Inhalt – Kurzübersicht

1 Allgemeine Gesundheits- und Krankheitslehre 1

2 Spezielle Gesundheits- und Krankheitslehre 79

3 Gerontopsychiatrische Erkrankungen 451

4 Infektion und Hygiene 511

5 Ernährung im Alter 559

6 Pflege in Notfallsituationen 633

Altenpflege konkret
Gesundheits- und Krankheitslehre

Zur Reihe Altenpflege konkret gehören folgende Titel
Gesundheits- und Krankheitslehre
Pflegetheorie und -praxis
Sozialwissenschaften

Altenpflege konkret
Gesundheits- und Krankheitslehre

4. Auflage

Redaktionsleitung: Bernd Hein, München

Autoren: Sigrid Fleischer, Germering (Kap. 4); Dr. Rosemarie Gehart, München (Kap. 1, 2); Dr. Gerald Gatterer, Neudorf (Kap. 3); Brigitte Haase, Haimhausen (Kap. 5); Dr. Angela Simon-Jödicke, Liebefeld (Kap. 3)

Mit Textbeiträgen von: Ulrike Bazlen, Weinheim; Stephanie Engelhardt, Augsburg; Gerhard Grevers, München; Rosi Hertlein, Bad Winsheim; Maria Katrynoik, Bad Bramstedt; Sylvia Röhm-Kleine, Schlitz; Arne Schäffler, München; Sabine Schmidt, München

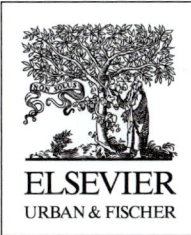

URBAN & FISCHER München

Zuschriften an:
Elsevier GmbH, Urban & Fischer Verlag, Hackerbrücke 6, 80335 München
E-Mail: pflege@elsevier.de

Wichtiger Hinweis für den Benutzer
Die Erkenntnisse in der Pflege und Medizin unterliegen laufendem Wandel durch Forschung und klinische Erfahrungen. Herausgeber und Autoren dieses Werkes haben große Sorgfalt darauf verwendet, dass die in diesem Werk gemachten therapeutischen Angaben (insbesondere hinsichtlich Indikation, Dosierung und unerwünschter Wirkungen) dem derzeitigen Wissensstand entsprechen. Das entbindet den Nutzer dieses Werkes aber nicht von der Verpflichtung, anhand weiterer schriftlicher Informationsquellen zu überprüfen, ob die dort gemachten Angaben von denen in diesem Werk abweichen und seine Verordnung in eigener Verantwortung zu treffen.
Für die Vollständigkeit und Auswahl der aufgeführten Medikamente übernimmt der Verlag keine Gewähr.
Geschützte Warennamen (Warenzeichen) werden in der Regel besonders kenntlich gemacht (®). Aus dem Fehlen eines solchen Hinweises kann jedoch nicht automatisch geschlossen werden, dass es sich um einen freien Warennamen handelt.

Bibliografische Information der Deutschen Nationalbibliothek
Die Deutsche Nationalbibliothek verzeichnet diese Publikation in der Deutschen Nationalbibliografie; detaillierte bibliografische Daten sind im Internet über http://www.d-nb.de/ abrufbar.

Alle Rechte vorbehalten
4. Auflage 2012
© Elsevier GmbH, München
Der Urban & Fischer Verlag ist ein Imprint der Elsevier GmbH.

14 15 16   5 4 3

Für Copyright in Bezug auf das verwendete Bildmaterial siehe Abbildungsnachweis.

Das Werk einschließlich aller seiner Teile ist urheberrechtlich geschützt. Jede Verwertung außerhalb der engen Grenzen des Urheberrechtsgesetzes ist ohne Zustimmung des Verlages unzulässig und strafbar. Das gilt insbesondere für Vervielfältigungen, Übersetzungen, Mikroverfilmungen und die Einspeicherung und Verarbeitung in elektronischen Systemen.

Um den Textfluss nicht zu stören, wurde bei Patienten und Berufsbezeichnungen die grammatikalisch maskuline Form gewählt. Selbstverständlich sind in diesen Fällen immer Frauen und Männer gemeint.

Planung: Regina Papadopoulos, München
Projektmanagement: Martina Gärtner, München
Redaktion: Bernd Hein, München
Herstellung: Kerstin Wilk, Leipzig; Ulrike Schmidt, München
Satz: abavo GmbH, Buchloe/Deutschland; TnQ, Chennai/Indien
Druck und Bindung: Printer Trento S.r.l., Trento/Italien
Umschlaggestaltung: SpieszDesign, Neu-Ulm
Titelfotografie: Werner Krüper, Bielefeld

ISBN Print 978-3-437-27711-5
ISBN e-Book 978-3-437-59169-3

Aktuelle Informationen finden Sie im Internet unter www.elsevier.de und www.elsevier.com

Vorwort zur 4. Auflage

Altenpflege hat in den vergangenen Jahren ihr Profil geschärft. Der Antrieb für diese Entwicklung kam vor allem aus dem Selbstbewusstsein der engagierten Berufsangehörigen sowie der öffentlich ausgetragenen Diskussion um die Bedingungen, die das Gesundheitssystem für Pflegequalität schafft.
Der Prozess ist noch längst nicht an sein Ende gelangt.

Die Versorgung alter Menschen; die Konzentration auf individuelle und gesellschaftliche Voraussetzungen, unter denen Menschen im Alter leben; die Anstrengung, das Leben auch für jene lebenswert zu machen, die sich vom Alltag bezahlter Beschäftigung verabschiedet haben, sind Aufgaben, die unter den gegenwärtigen demografischen Bedingungen eine zentrale Bedeutung erlangen.

Altenpflegerinnen und Altenpfleger können ihre Aufgaben wahrnehmen, wenn sie über die entsprechenden theoretischen und praktischen Kenntnisse verfügen. Die Ausbildungsrichtlinien sind darauf ausgerichtet, das erforderliche Wissen handlungsorientiert zu vermitteln.

Die Reihe „Altenpflege konkret" begleitet Schülerinnen und Schüler schon seit vielen Jahren auf dem Weg der Professionalisierung. Mit jeder Überarbeitung haben Verlag und Autoren die Inhalte der Lehrbücher noch genauer an die Erfordernisse der dreijährigen Ausbildung angepasst. Dazu wurden unter anderem ausgedehnte Umfragen unter erfahren Praktikern und Dozenten durchgeführt. Ihre kritischen Anmerkungen halfen, die Inhalte zu präzisieren und aus der Fülle pflegerischer und medizinischer Themen jene auszuwählen, die für die Grundausbildung notwendig sind.

Auch für die 4. Auflage von „Altenpflege konkret – Gesundheits- und Krankheitslehre" haben wir den angebotenen Stoff erneut einer umfassenden Kontrolle unterzogen. Dabei ging es vor allem um die Frage, welche Themen für die Examensprüfungen relevant sind.

Gemäß der Ausbildungsordnung sind die Inhalte nach Lernfeldern gegliedert zu vermitteln. Damit hat der Gesetzgeber versucht, die Beziehungen zwischen Theorie und Praxis zu straffen. „Altenpflege konkret" ist diesem Prinzip verpflichtet und setzt es beispielsweise mithilfe vieler Verweise um, die thematisch verwandte Wissenskomplexe verbinden. Die Leser können also während der Lektüre sachverwandte Themen leicht finden, ohne den Umweg über das Inhaltsverzeichnis oder den Index nehmen zu müssen. Besonders wichtige Aspekte sind mit Kästen unterschiedlicher Bedeutung aus dem Text herausgehoben und damit der Aufmerksamkeit der Leser empfohlen.

Professionelle Pflegekräfte benötigen fundiertes Wissen aus Anatomie, Physiologie und Pathophysiologie, um Beobachtungen, die sie im Alltag bei den von ihnen versorgten Menschen machen, in einen sinnvollen Zusammenhang bringen und angemessene pflegerische Maßnahmen daraus ableiten zu können.

Deshalb bietet das vorliegende Werk einen umfassenden Überblick über den menschlichen Körper und seine Funktionen. Unmittelbar damit verknüpft sind jeweils die Veränderungen, die der normale Alterungsprozess mit sich bringt. Auf dieser Basis erschließen sich für die Nutzer des Buches auch die Ursachen von Krankheiten, unter denen alte Menschen leiden. Die Autoren haben großen Wert darauf gelegt, alle theoretischen Hintergründe in die Praxis zu überführen und didaktisch greifbar zu machen.

In diesem Zusammenhang ging es nicht nur um medizinische Behandlungen, die sich dem Einfluss der Pflegekräfte weitgehend entziehen, sondern immer auch um pflegerische Maßnahmen, die unter entsprechenden Umständen unterstützend einzusetzen sind.

Ein verständlicher und präziser Sprachstil war dem Autorenteam besonders wichtig. Fachausdrücke sind ein zentraler Teil professioneller Kommunikation, doch es ist die Aufgabe eines Lehrbuchs der Altenpflege, den Zugang zur medizinischen Terminologie zu erleichtern. In den Kapiteln finden Leser die Erklärung von Fachworten immer in der Nähe ihrer ersten Nennung. Auch medizinische Prozeduren sind verständlich erklärt. Damit schafft dieses Werk die Voraussetzung für umfassende pflegerische Beratung, die sich nicht nur auf berufstypische Maßnahmen bezieht, sondern alle Behandlungsoptionen umfassen muss, die einem Erkrankten zur Verfügung stehen.

Der Verlag und das Autorenteam hoffen, dass „Altenpflege konkret" auch in der neuen Auflage seine Leser begeistert. Alle, die an diesem Werk beteiligt waren, wünschen sich den Dialog mit den Nutzern. Kritische (und natürlich auch lobende) Anmerkungen sind jederzeit willkommen, weil sie die Entwicklung dieses Lehrbuches unterstützen und dazu beitragen, dass die Attraktivität und Professionalität der Berufe in der Altenpflege weiter zunimmt.

München-Daglfing, Mai 2012
Bernd Hein für das Autorenteam

Vorwort zur ersten Auflage

Altenpflege konkret
Altenpflege ist die Gesamtheit aller sozialpflegerischen Aufgaben und Tätigkeiten für pflegebedürftige alte Menschen und ihre Angehörigen. Um den Anforderungen der Praxis gerecht zu werden, brauchen Altenpflegerinnen und Altenpfleger eine qualifizierte Ausbildung, in der theoretische Grundlagen und praktische Beispielen aufeinander bezogen sind. Nur so kann *Altenpflege konkret* werden.

Berufsfeldorientiertes Lernen
Die Beschäftigung mit aktuellen Themen in der Pflege hört nicht mit dem Examen auf. Dazu sind die fachlichen Anforderungen der Praxis zu vielfältig und ist die Arbeit mit Menschen zu verantwortungsvoll. Im Rahmen der Fort- und Weiterbildung, von Stationsbesprechungen und Supervisionen setzt sich das Lernen fort. Je nach Berufsfeld (stationär, teilstationär oder ambulant) werden neue Kompetenzen erworben und Lösungen für die tägliche Pflege erarbeitet.

Eine neue Lehrbuchreihe
Um den Bedürfnissen von Altenpflegeschülerinnen, -schülern und examinierten Pflegekräften gerecht zu werden, wurde in mehrjähriger Arbeit eine neue Lehrbuchreihe fertig gestellt. Darin wird fundiertes Wissen praxisnah dargestellt. Die Reihe *Altenpflege konkret* enthält in drei Bänden alle Fächer der Altenpflegeausbildung. Damit ist *Altenpflege konkret* Lehrbuch und Arbeitsmittel für den Unterricht und Nachschlagewerk für die Pflegekräfte in der Praxis. Den Unterrichtenden in der Aus-, Fort- und Weiterbildung bietet sie didaktisch hervorragend aufbereitetes Unterrichtsmaterial.

Verbindung von Theorie und Praxis
Die Autorinnen und Autoren von *Altenpflege konkret* unterrichten seit langem in der Aus-, Fort- und Weiterbildung. Ihre Unterrichtserfahrungen fließen in die Darstellungen von Themen und Inhalten ein. Deutlich wird dies an den vielen Pflegehinweisen, detaillierten Informationen zu ausgewählten Fakten sowie den zahlreichen inhaltlichen Verknüpfungen, die die Vernetzung der verschiedenen Fachgebiete veranschaulichen. Dadurch kann der hohe Anspruch einer anwendungsbezogenen Verbindung von Theorie und Praxis eingelöst werden.

Im Mittelpunkt: Der Mensch
Alle Einzeldisziplinen der Lehrbuchreihe *Altenpflege konkret* stellen den Menschen in den Mittelpunkt der Betrachtung. Dies können der alte, kranke oder behinderte Mensch, seine Angehörigen oder die einzelnen Mitarbeiter in der Altenpflege sein. Dabei geht es in den einzelnen Kapiteln nicht nur um die Betreuung, Versorgung und Pflege durch Pflegekräfte (Fremdpflege), sondern auch um den Erhalt der eigenen körperlichen, psychischen und sozialen Gesundheit (Selbstpflege). Dies entspricht dem Verständnis der Autoren: Nur wer sich selbst pflegt, kann andere pflegen.

Pflegen mit Kopf, Herz und Hand und mit allen Sinnen
Zur professionellen Pflege gehört, die aktuellen Entwicklungen in diesem Handlungsfeld kritisch zu verfolgen und sich die erforderlichen Kenntnisse und Fertigkeiten anzueignen. Die Inhalte der Gesundheits- und Krankheitslehre können dabei helfen, das eigene Verhalten bewußter zu erleben, verständnisvoll und einfühlend mit anderen Menschen umzugehen und sich selbst und seine Umwelt mit allen Sinnen wahrzunehmen.

Altenpflege ist Arbeit im multiprofessionellen Team
In den letzten 20 Jahren hat es im Handlungsfeld Pflege einen strukturellen und inhaltlichen Wandel gegeben. Durch das Gesundheitsstrukturgesetz, die Pflegeversicherung und die Einführung von Qualitätssicherung und Pflegestandards werden hohe Anforderungen an Pflegekräfte gestellt. Bedürfnisorientierte Pflegemodelle orientieren sich an alten Menschen und ihren Angehörigen als Kunden und Nutzern von Dienstleistungen. Mitarbeiter mit unterschiedlicher Ausbildung sind nötig, um in einer Einrichtung der Altenpflege diesen verschiedenen Bedürfnissen und Anforderungen gerecht zu werden. Deshalb ist Altenpflege die Arbeit in einem multiprofessionellen Team. Diese Zusammenarbeit erfordert die Bereitschaft zur Kommunikation und Kooperation ebenso wie das Wissen um die fachlichen Inhalte und Methoden der jeweils anderen Berufsgruppen.

Vernetzungen
Die Elemente der Umwelt und damit jeder einzelne Mensch bilden ein Netzwerk aus unterschiedlichen Systemen. Jedes Teilsystem entwickelt sich individuell, gemeinsam nutzen sie ihre Ressourcen und bündeln ihre Energien.

Diesen Gedanken nimmt die Lehrbuchreihe auf: Jede Einzeldisziplin stellt ihre wesentlichen Schlüsselbegriffe für die Praxis der Altenpflege vor. Mit ihrer Hilfe können sich die Leser die Themen und Inhalte erschließen. Viele Querverweise verknüpfen die einzelnen Kapitel, so daß durch Vernetzungen Wissen gebündelt und Erfahrungen genutzt werden können.

Unser Wunsch: Ihre Kritik
Alle Texte der Lehrbuchreihe wurden vor der Herausgabe von Pflegekräften in der Praxis gegengelesen und von Lernenden und Lehrenden in der Altenpflegeaus- und -weiterbildung kritisch auf ihre Verständlichkeit geprüft.

Weil wir uns intensiv um die Aktualisierung und Weiterentwicklung der Lehrbuchreihe bemühen, bitten wir alle Leser herzlich um konstruktive Rückmeldungen. Nur so können wir unserem Anspruch gerecht werden, Lehrbücher aus der Praxis für die Praxis anzubieten.

Im Winter 1998
Der Verlag

Benutzerhinweise

Damit Sie dieses Lehrbuch optimal nutzen können, werden im Folgenden seine Besonderheiten kurz erklärt:

Farbleitsystem

Im Buch wird bei den Textkästen ein durchgängiges Farbleitsystem verwendet. So lässt sich der jeweilige Informationsschwerpunkt des Kastentextes auf einen Blick erkennen. Dabei werden folgende Leitfarben verwendet.

DEFINITION
Leitfarbe Gelb: Kästen mit Definitionen

Leitfarbe Grün: Informationsschwerpunkt Altenpflege

FALLBEISPIEL
Leitfarbe Lila: Typische Beispiele und Fallbeispiele. Die Fallbeispiele bestehen immer aus mehreren Teilen und sind entsprechend der Abfolge des Pflegeprozesses gegliedert. Zu jeder Pflegediagnose gibt es ein Fallbeispiel.

VORSICHT
Leitfarbe Rot: Warnhinweise und vermeidbare Fehler in der Altenpflege.

SURFTIPP
Leitfarbe Grau: Surftipps und Kontaktadressen

Wiederholungsfragen
In diesem Kasten finden Sie die Wiederholungsfragen zum Lerninhalt des Kapitels.

Abbildungen und Tabellen

Ein Bild sagt mehr als viele Worte – über 720 Abbildungen veranschaulichen komplizierte Zusammenhänge oder zeigen typische Situationen aus dem praktischen Berufsalltag der Altenpflege.

Über 100 Tabellen fassen bestimmte Sachverhalte in einer schnell zu überschauenden Weise zusammen und erleichtern dadurch das Lernen in besonderem Maße.

Die Abbildungen und Tabellen sind, getrennt voneinander, kapitelweise nummeriert. An den entsprechenden Textstellen wird auf die dazugehörige Abbildung oder Tabelle verwiesen (z. B.: ➤ Abb. 2.90, ➤ Tab. 5.44).

Vernetzungen und Querverweise

Die Texte eines Lehrbuches für Altenpflege lassen sich nicht wie eine Perlenkette Kapitel für Kapitel und Satz für Satz aneinanderreihen. Viele Themen werden während der Altenpflege-Ausbildung von verschiedenen Seiten beleuchtet. So kann z. B. das Themenfeld „Nährstoffe" sowohl von den Fachgebieten Chemie, Anatomie und Physiologie als auch von der Krankheits- und Ernährungslehre aus betrachtet werden. Um Wiederholungen zu vermeiden, beziehen sich die entsprechenden Textstellen der einzelnen Kapitel aufeinander, indem sie durch Verweise miteinander vernetzt sind.

Glücklicherweise funktioniert auch unser Gedächtnis vernetzt: Wir bilden keine Faktenarchive, sondern lernen assoziativ, d. h. wir knüpfen an Bekanntes an – auch, wenn wir es in einem ganz anderen Zusammenhang ins Gedächtnis übernommen haben.

Altenpflege konkret – Gesundheits- und Krankheitslehre unterstützt diese natürliche Art zu lernen – es bietet die vielfältigen Anknüpfungspunkte, die Sie brauchen, um nicht nur verstehen, sondern das Verstandene auch tatsächlich behalten und in der Praxis z. B. auf pflegerische Fallsituationen anwenden zu können.

Ein Hilfsmittel hierzu sind, neben den zahlreichen Beispielen aus der Pflegepraxis, die zahlreichen ➤ Querverweise, die mit einem Pfeil gekennzeichnet sind.

Gewichtete Terminologie

In der Medizin herrscht ein gewisses Neben- oder Durcheinander von lateinischen, griechischen und neuerdings auch immer mehr englischen Fachbegriffen.

Die Realität ist bunt gemischt: Kaum ein Arzt wird jemals das lateinische Wort für die Gallenblase über die Lippen bringen, während umgekehrt bei vielen anderen Begriffen wie zum Beispiel dem „Hakenarmmuskel" die deutschen Fachwörter eher ungebräuchlich sind.

Dieses Buch hilft Ihnen, sich den jeweils gebräuchlicheren Begriff einzuprägen. Bei der Erstnennung eines Begriffs werden die zugehörigen Fachwörter in beiden Sprachen vorgestellt, der häufigere aber in Fettschrift und der weniger gebräuchliche in Klammern und in Kursivschrift:

Ikterus (*Gelbsucht*)
Spondylarthrose (*Arthrose der kleinen Wirbelgelenke*)

Geschlechteransprache

Lange und kontrovers wurde darüber nachgedacht, wie man auch in der Schreibweise der Tatsache gerecht werden kann, dass Pflegende, Ärzte, Angehörige anderer Berufsgruppen Frauen *und* Männer sind.

Die konsequenteste Lösung, nämlich die durchgängige Verwendung der männlichen und weiblichen Schreibweise, würde die Lesbarkeit der Texte jedoch erheblich erschweren.

Wir sind der Meinung, in einem Lehrbuch sollte das Verstehen-können des Textes im Vordergrund stehen.

Der besseren Lesbarkeit und Übersichtlichkeit wegen haben wir uns daher auf die Verwendung der männlichen Schreibweise (zu Pflegender, Pflegender) geeinigt. Wir sind uns trotzdem der Tatsache bewusst, dass in der Altenpflege überwiegend Frauen arbeiten und auch die Pflegebedürftigen zu über 80 % weiblich sind.

Lernfeldgliederung

Hinten im Buch auf Seite 649 finden Sie eine Übersicht der Lernfelder. Diese Tabelle ordnet die Inhalte des vorliegenden Werkes den Lernfeldern zu.

Die Auswahl soll einen Überblick geben und erhebt keinen Anspruch auf Vollständigkeit. Da die Lernfelder und die Inhalte der Kapitel sich überschneiden, kommen einige der Lernfelder in mehreren Kapiteln vor, auch in solchen, die hier nicht ausdrücklich genannt sind.

Abkürzungen

A., Aa.	Arterie, Arterien (lat. Arteria, Arteriae)
Abb.	Abbildung
Abk.	Abkürzung
AIDS	Aquired Immune Deficiency Syndrome (erworbenes Immundefektsyndrom)
Amp.	Ampulle
Aufl.	Auflage
AZ	Allgemeinzustand
BE	Broteinheit
BGB	Bürgerliches Gesetzbuch
BMI	Bodymass Index
BSE	bovine spongiforme Enzephalopathie
BSG	Blutsenkungsgeschwindigkeit
BZ	Blutzucker (korrekter: Blutglukosekonzentration)
bzw.	beziehungsweise
ca.	circa (ungefähr)
Ca^{2+}	Kalzium-Kation
Ch	Charrière (1 Ch = 1/3 mm Durchmesser)
Cl^-	Chlor-Anion
cm	Zentimeter
CT	Computertomografie
DGE	Deutsche Gesellschaft für Ernährung
d. h.	das heißt
DIN	Normen des Deutschen Instituts für Normung
DNS	Desoxyribonukleinsäure
DSM IV	Diagnostic Statistical Manual IV
EEG	Elektroenzephalografie
EKG	Elektrokardiografie
ERCP	endoskopisch retrograde Cholangiopankreatikographie
e. V.	eingetragener Verein
EZ	Ernährungszustand
engl.	englisch
evtl.	eventuell
franz.	französisch
g	Gramm
ggf.	gegebenenfalls
griech.	griechisch
Hb	Hämoglobin
HIV	Humanes Immundefizienz Virus
Hrsg.	Herausgeber
ICD-10	International Classification of Diseases-10
ICF	International Classification of Functioning, Disability and Health
IE	Internationale Einheit
IfSG	Gesetz zur Verhütung und Bekämpfung von Infektionskrankheiten beim Menschen
i. m.	intramuskulär
i. v.	intravenös
K^+	Kalium-Kation
kg	Kilogramm
KG	Körpergewicht
km	Kilometer
l	Liter
lat.	lateinisch
m	Meter
M.	Morbus
M., Mm.	Muskel, Muskeln
Min.	Minute
mind.	mindestens
mm	Millimeter
µg	Mikrogramm (10^{-6} Gramm)
µl	Mikroliter (10^{-6} Liter)
mg	Milligramm
ml	Milliliter
MRT	Magnetresonanztomografie, (Kernspintomografie, „Kernspin")
ms	Millisekunden
N., Nn	Nerv, Nerven, (lat.: Nervus, Nervi)
Na^+	Natrium-Kation
ng	Nanogramm (10^{-9} Gramm)
nl	Nanoliter (10^{-9} Liter)
OP	Operation
PEG	perkutane endoskopische Gastrostomie
REM	rapid eye movement (Schlafphase)
RKI	Robert Koch-Institut
RNS	Ribonukleinsäure
Rö	Röntgen
s. c.	subkutan (unter die Haut)
Sek.	Sekunde
Std.	Stunde
STIKO	ständige Impf-Kommission
Tab.	Tabelle
Tabl.	Tablette(n)
TIA	transitorische ischämische Attacke
Tr.	Tropfen
u. a.	unter anderem
u. U.	unter Umständen
v. a.	vor allem
V. a.	Verdacht auf
V., Vv.	Vene, Venen, (lat.: Vena, Venae)
Vit.	Vitamin(e)
WHO	Weltgesundheitsorganisation (World Health Organization)
z. B.	zum Beispiel
ZNS	zentrales Nervensystem (Gehirn und Rückenmark)
ZVD	zentraler Venendruck

Inhaltsverzeichnis

1	**Allgemeine Gesundheits- und Krankheitslehre**	**1**
1.1	Chemie und Biochemie	1
1.1.1	Chemische Elemente	1
1.1.2	Chemische Bindungen	4
1.1.3	Chemische Reaktionen	5
1.1.4	Chemische Verbindungen	5
1.2	Zelle	9
1.2.1	Zellleib	9
1.2.2	Zellkern	10
1.2.3	Zellmembran	12
1.2.4	Zellzyklus	14
1.3	Gewebe	17
1.3.1	Epithelgewebe	17
1.3.2	Binde- und Stützgewebe	19
1.3.3	Muskelgewebe	21
1.3.4	Nervengewebe	22
1.3.5	Lebewesen	25
1.4	Gesundheit und Krankheit	26
1.4.1	Bedingungen des Lebens	26
1.4.2	Schmerz	33
1.4.3	Entzündung	39
1.4.4	Schutz vor Infektionen	42
1.4.5	Tumoren	46
1.5	Diagnostik und Therapie	50
1.5.1	Wege der Diagnostik	50
1.5.2	Ärztliche Untersuchung	51
1.5.3	Labordiagnostik	56
1.5.4	EKG und EEG	58
1.5.5	Radiologische Diagnostik	61
1.5.6	Endoskopische Untersuchungen	65
1.5.7	Allgemeine Arzneimittellehre	65
1.5.8	Chirurgische Therapien	75
1.5.9	Radiologische Therapien	76
2	**Spezielle Gesundheits- und Krankheitslehre**	**79**
2.1	Erkrankungen des Bewegungsapparates, Wunden und Wundversorgung	81
2.1.1	Skelettsystem und Knochen	81
2.1.2	Gelenke	84
2.1.3	Skelettmuskulatur	85
2.1.4	Kopf	89
2.1.5	Körperstamm	92
2.1.6	Schultergürtel	96
2.1.7	Obere Extremität	98
2.1.8	Becken	102
2.1.9	Untere Extremität	105
2.1.10	Leitsymptome bei orthopädischen Erkrankungen	109
2.1.11	Degenerative Erkrankungen des Bewegungsapparates	111
2.1.12	Erkrankungen des rheumatischen Formenkreises	116
2.1.13	Weitere Knochenerkrankungen	121
2.1.14	Tumoren und Metastasen des Stützapparates	123
2.1.15	Leitsymptome und -befunde in der Traumatologie	124
2.1.16	Allgemeine Frakturenlehre	125
2.1.17	Amputationen	134
2.1.18	Wunden und Wundversorgung	136
2.2	Erkrankungen von Haut und Hautanhangsgebilden	141
2.2.1	Aufbau der Haut	141
2.2.2	Sinneskörperchen der Haut	144
2.2.3	Hautanhangsgebilde	144
2.2.4	Leitsymptome bei Hauterkrankungen	146
2.2.5	Dekubitus	151
2.2.6	Infektiöse Hauterkrankungen	154
2.2.7	Allergische bedingte Hauterkrankungen	159
2.2.8	Psoriasis (vulgaris)	161
2.2.9	Fehlbildungen der Haut und Hauttumoren	163
2.3	Erkrankungen des Auges	166
2.3.1	Aufbau des Auges	166
2.3.2	Leitsymptome bei Augenerkrankungen	169
2.3.3	Augenliderkrankungen	170
2.3.4	Bindehautentzündung	171
2.3.5	Brechungsfehler	172
2.3.6	Glaukom	173
2.3.7	Katarakt	174
2.3.8	Netzhauterkrankungen	175
2.3.9	Herabgesetzte Sehschärfe, hochgradige Sehschwäche, Blindheit	176
2.3.10	Therapie von Augenerkrankungen	178
2.3.11	Pflege bei Augenerkrankungen	178
2.3.12	Augenverbände und Verbandswechsel	180
2.3.13	Umgang mit Augenprothesen und Linsen	181
2.4	Erkrankungen des Hör- und Gleichgewichtsorgans	182
2.4.1	Aufbau des Hör- und Gleichgewichtsorgans	182
2.4.2	Leitsymptome bei Erkrankungen des Hör- und Gleichgewichtsorgans	185
2.4.3	Schwerhörigkeit	186
2.4.4	Hörgeräte	190
2.5	Endokrine, stoffwechsel- und ernährungsbedingte Erkrankungen	192

2.5.1	Endokrines System	192	2.9	Erkrankungen des Atemsystems	287	
2.5.2	Allgemeiner Aufbau und Funktionsprinzipien des endokrinen Systems	193	2.9.1	Nase und Nasennebenhöhlen	287	
2.5.3	Hypothalamus und Hypophyse	194	2.9.2	Rachen	290	
2.5.4	Schilddrüse und ihre Hormone	196	2.9.3	Kehlkopf	290	
2.5.5	Nebenschilddrüse und Regulation des Kalzium- und Phosphathaushalts	196	2.9.4	Tracheobronchialbaum	292	
2.5.6	Hormone der Nebennieren	197	2.9.5	Lunge	293	
2.5.7	Hormone des Verdauungstrakts	198	2.9.6	Steuerung der Atmung	297	
2.5.8	Erkrankungen der Hypophyse	199	2.9.7	Leitsymptome bei Erkrankungen des Atemsystems	297	
2.5.9	Erkrankungen der Schilddrüse	200	2.9.8	Entzündungen der Atemwege	300	
2.5.10	Erkrankungen der Nebenschilddrüsen	204	2.9.9	Chronische Lungenerkrankungen	306	
2.5.11	Erkrankungen der Nebennierenrinde	204	2.9.10	Lungentumoren	310	
2.5.12	Hyperurikämie und Gicht	206	2.9.11	Lungenembolie	312	
2.5.13	Diabetes mellitus	207	2.9.12	Erkrankungen der Pleura	312	
2.5.14	Erkrankungen des Fettstoffwechsels	214	2.10	Erkrankungen des Verdauungssystems	314	
2.6	Erkrankungen des Blutes und des lymphatischen Systems	216	2.10.1	Übersicht	314	
			2.10.2	Mundhöhle und Rachenraum	317	
2.6.1	Zusammensetzung und Aufgaben des Blutes	216	2.10.3	Speiseröhre	319	
2.6.2	Erythrozyten	219	2.10.4	Magen	321	
2.6.3	Gerinnungssystem	221	2.10.5	Dünndarm	322	
2.6.4	Leukozyten	223	2.10.6	Bauchspeicheldrüse	323	
2.6.5	Immunabwehr	225	2.10.7	Gallenwege	324	
2.6.6	Lymphatisches System	227	2.10.8	Verdauung und Resorption der Nahrungsbestandteile	325	
2.6.7	Erkrankungen der roten Blutzellen	230	2.10.9	Dickdarm	326	
2.6.8	Störungen der Blutgerinnung	232	2.10.10	Leber	328	
2.6.9	Erkrankungen der weißen Blutzellen	235	2.10.11	Mundkrankheiten	330	
2.6.10	Störungen der Immunabwehr	237	2.10.12	Erkrankungen der Speiseröhre	332	
2.6.11	Erkrankungen des Immunsystems	242	2.10.13	Erkrankungen von Magen und Duodenum	336	
2.7	Herzerkrankungen	245	2.10.14	Leitsymptome bei Darmerkrankungen	341	
2.7.1	Das Herz von außen	245	2.10.15	Erkrankungen des Darms	344	
2.7.2	Das Herz von innen	246	2.10.16	Hernien	353	
2.7.3	Herzarbeit	249	2.10.17	Erkrankungen der Leber	354	
2.7.4	Leitsymptome bei Herzerkrankungen	250	2.10.18	Erkrankungen der Gallenwege	360	
2.7.5	Durchblutungsstörungen des Herzens	251	2.10.19	Erkrankungen der Bauchspeicheldrüse	362	
2.7.6	Herzinsuffizienz	255	2.11	Erkrankungen des Harnsystems	366	
2.7.7	Herzrhythmusstörungen	258	2.11.1	Niere	366	
2.7.8	Elektrotherapie	262	2.11.2	Ableitende Harnwege	370	
2.7.9	Kardiomyopathien	263	2.11.3	Wasser-, Elektrolyt- und Säure-Basen-Haushalt	372	
2.7.10	Herzklappenfehler	264				
2.7.11	Entzündliche Herzerkrankungen	265	2.11.4	Erkrankungen der Nieren und Harnleiter	376	
2.8	Erkrankungen des Kreislaufsystems	267	2.11.5	Erkrankungen der Harnblase und Harnröhre	385	
2.8.1	Arterien	267				
2.8.2	Physiologie der Blutströmung	269	2.11.6	Störungen des Wasser- und Elektrolythaushalts	388	
2.8.3	Kapillaren	270				
2.8.4	Venen	271	2.12	Erkrankungen der Geschlechtsorgane	393	
2.8.5	Leitsymptome bei Kreislauf- und Gefäßerkrankungen	272				
			2.12.1	Männliche Geschlechtsorgane	393	
2.8.6	Veränderungen des Blutdrucks	274	2.12.2	Geschlechtsorgane der Frau	396	
2.8.7	Arteriosklerose	276	2.12.3	Weibliche Brust	399	
2.8.8	Arterielle Durchblutungsstörungen	278	2.12.4	Sexueller Reaktionszyklus von Frau und Mann	400	
2.8.9	Erkrankungen der Venen	281	2.12.5	Erkrankungen der männlichen Geschlechtsorgane	401	
2.8.10	Störungen der Mikrozirkulation	284				

2.12.6	Geschlechtskrankheiten	403
2.12.7	Erkrankungen der weiblichen Geschlechtsorgane	404
2.12.8	Mammakarzinom	410
2.13	**Neurologische Erkrankungen**	**414**
2.13.1	Zentrales Nervensystem	414
2.13.2	Versorgungs- und Schutzeinrichtungen des ZNS	420
2.13.3	Peripheres Nervensystem	423
2.13.4	Vegetatives Nervensystem	426
2.13.5	Leitsymptome bei neurologischen Erkrankungen	429
2.13.6	Schlaganfall	434
2.13.7	Schädel-Hirn-Trauma und kranielle Blutungen	436
2.13.8	Infektiöse und entzündliche Erkrankungen des ZNS	438
2.13.9	Parkinson-Syndrom	441
2.13.10	Anfallsleiden	443
2.13.11	Intrakranielle Tumoren	445
2.13.12	Erkrankungen des peripheren Nervensystems	446
3	**Gerontopsychiatrische Erkrankungen**	**451**
3.1	**Psychische Gesundheit und Krankheit im Alter**	**451**
3.1.1	Altern als multifaktorielles Geschehen	451
3.1.2	Probleme der Definition von Gesundheit und Krankheit im Alter	453
3.1.3	Normale Veränderungen im Alter	457
3.1.4	Ursachen psychischer Erkrankungen	459
3.1.5	Behandlung psychischer Erkrankungen	460
3.2	**Einteilung psychischer Erkrankungen**	**462**
3.2.1	Erhebung des psychopathologischen Befundes	462
3.2.2	Psychopharmaka	469
3.3	**Psychosen**	**474**
3.3.1	Demenzen	475
3.3.2	Affektive Störungen: Depression und Manie	482
3.3.3	Schizophrenie	488
3.4	**Angst- und Zwangsstörungen**	**491**
3.5	**Belastungs- und Anpassungsstörungen**	**493**
3.6	**Persönlichkeitsstörungen**	**494**
3.7	**Suchterkrankungen**	**496**
3.8	**Psychosomatische StörungenR**	**501**
3.9	**Schlafstörungen**	**503**
3.10	**Suizid**	**505**
4	**Infektion und Hygiene**	**511**
4.1	**Medizinische Mikrobiologie**	**511**
4.1.1	Mensch und Mikroben	512
4.1.2	Bedrohlichkeit von Mikroorganismen	513
4.1.3	Bakterien	514
4.1.4	Viren	519
4.1.5	Prionen	521
4.1.6	Pilze	521
4.1.7	Parasiten	522
4.2	**Allgemeine Infektionslehre**	**525**
4.2.1	Infektionskette	525
4.2.2	Formen und Ablauf von Infektionen	527
4.2.3	Nosokomiale Infektionen	529
4.2.4	Meldepflicht von Infektionserkrankungen	529
4.3	**Methoden der Erregerbekämpfung**	**531**
4.3.1	Reinigung	531
4.3.2	Desinfektion	531
4.3.3	Sterilisation	538
4.4	**Hygienisch handeln**	**540**
4.4.1	Rechtliche und organisatorische Voraussetzungen	541
4.4.2	Mitarbeiterschutz	542
4.4.3	Personalhygiene	545
4.4.4	Umgebungshygiene	550
4.4.5	Hygiene in der ambulanten Pflege	552
4.5	**Hygienisch handeln in besonderen Situationen**	**553**
4.5.1	Standardhygiene	553
4.5.2	Infektionsprävention	554
4.5.3	Nachhaltig handeln	556
5	**Ernährung im Alter**	**559**
5.1	**Vollwertige Ernährung**	**559**
5.1.1	Energiebedarf gesunder Menschen im Alter	559
5.1.2	Nährstoffbedarf	561
5.1.3	Gesundheitsfördernde Stoffe	585
5.2	**Vollwertige Mischkost**	**588**
5.2.1	Definition „vollwertige Mischkost, DGE"	588
5.2.2	Nährstoffverteilung „vollwertige Mischkost"	589
5.2.3	Praktische Umsetzung „DGE-Ernährungskreis"	589
5.2.4	Leichte Vollkost	592
5.3	**Ernährungsmanagement in der Pflege**	**592**
5.3.1	Ess- und Trinkbiografie	592
5.3.2	Energiebedarfsberechnung in der Pflege	593
5.3.3	Flüssigkeitsbedarfsberechnung in der Pflege	594
5.3.4	Ernährungssituation erfassen und einschätzen	596
5.3.5	Ernährungsprobleme erkennen	599
5.3.6	Mögliche Ursachen für Ernährungsprobleme	599
5.3.7	Speiseangebot bei bestimmten Gesundheitsproblemen	603
5.4	**Ernährungstherapie bei Krankheiten**	**607**
5.4.1	Ernährungstherapie bei Mangelernährung	607
5.4.2	Ernährungstherapie bei Adipositas	608
5.4.3	Ernährungstherapie bei Diabetes mellitus	609
5.4.4	Ernährungstherapie bei Fettstoffwechselstörungen	613
5.4.5	Ernährungstherapie bei arterieller Hypertonie	614
5.4.6	Ernährungstherapie bei Hyperurikämie und Gicht	614

5.4.7	Ernährungstherapie bei Osteoporose	615	6.3.3	H = Herzdruckmassage	636
5.4.8	Ernährungstherapie bei Diarrhö	616	6.3.4	A = Atemspende	637
5.4.9	Ernährungstherapie bei Obstipation	616	6.3.5	D = Defibrillation	638
5.4.10	Ernährungstherapie bei chronischen Nierenerkrankungen	617	6.3.6	D = (drugs) Notfallmedikamente	639
5.5	**Enterale Ernährung**	618	6.4	**Vergiftungen und Rauschzustände**	640
5.5.1	Ziele der enteralen Ernährung in der Geriatrie	619	6.4.1	Allgemeines	640
5.5.2	Einsatz, Einteilung und Zusammensetzung bilanzierter Diäten	619	6.4.2	Alkoholvergiftung	640
			6.4.3	Benzodiazepinvergiftung	641
			6.4.4	Antidepressivavergiftung	641
5.5.3	Indikationen für enterale Ernährung	620	6.5	**Verätzungen**	641
5.5.4	Kontraindikationen für enterale Ernährung	620	6.6	**Verbrennungen und Kälteschäden**	642
5.5.5	Verordnungsfähigkeit von bilanzierten Diäten zur enteralen Ernährung	621	6.6.1	Verbrennungen	642
			6.6.2	Kälteschäden	643
5.6	**Lebensmittelrecht**	622	6.7	**Stromunfälle**	644
5.6.1	Ziele und Wirkungen	622	6.8	**Ertrinken**	644
5.6.2	Lebensmittelhygienekonzept	623	6.9	**Krampfanfälle**	645
5.6.3	Betriebliches Eigenkontrollsystem	628	6.10	**Aspiration**	646
			6.11	**Kanülenverletzung**	646
6	**Pflege in Notfallsituationen**	633			
6.1	**Was ist ein Notfall?**	633		**Zuordnung der Lernfelder für den theoretischen Unterricht**	649
6.2	**Prüfung der Vitalfunktionen**	633			
6.2.1	Prüfung des Bewusstseins	634			
6.2.2	Prüfung der Atmung und des Kreislaufs	634		**Abbildungsnachweis**	651
6.3	**Vorgehen bei einem Notfall**	635			
6.3.1	Reanimation nach der ERC-Richtlinie 2010	635		**Register**	655
6.3.2	A = Atemwege freimachen	635			

KAPITEL 1

Allgemeine Gesundheits- und Krankheitslehre

1.1	**Chemie und Biochemie**	1	1.4	**Gesundheit und Krankheit** 26
1.1.1	Chemische Elemente	1	1.4.1	Bedingungen des Lebens 26
1.1.2	Chemische Bindungen	4	1.4.2	Schmerz 33
1.1.3	Chemische Reaktionen	5	1.4.3	Entzündung 39
1.1.4	Chemische Verbindungen	5	1.4.4	Schutz vor Infektionen 42
			1.4.5	Tumoren 46
1.2	**Zelle**	9		
1.2.1	Zellleib	9	1.5	**Diagnostik und Therapie** 50
1.2.2	Zellkern	10	1.5.1	Wege der Diagnostik 50
1.2.3	Zellmembran	12	1.5.2	Ärztliche Untersuchung 51
1.2.4	Zellzyklus	14	1.5.3	Labordiagnostik 56
			1.5.4	EKG und EEG 58
1.3	**Gewebe**	17	1.5.5	Radiologische Diagnostik 61
1.3.1	Epithelgewebe	17	1.5.6	Endoskopische Untersuchungen 65
1.3.2	Binde- und Stützgewebe	19	1.5.7	Allgemeine Arzneimittellehre 65
1.3.3	Muskelgewebe	21	1.5.8	Chirurgische Therapien 75
1.3.4	Nervengewebe	22	1.5.9	Radiologische Therapien 76
1.3.5	Lebewesen	25		

1.1 Chemie und Biochemie

Alle lebenden und toten Gegenstände bestehen aus **Materie**, die Raum beansprucht und eine **Masse** besitzt. Materie kann in flüssigem, festem oder gasförmigem Zustand vorliegen. Grundlage der Materie sind die **chemischen Elemente**.

1.1.1 Chemische Elemente

Überblick über die chemischen Elemente

Ein **chemisches Element** ist eine Substanz, die auf chemischem Weg nicht noch weiter zerlegt werden kann. Elemente werden gewöhnlich durch chemische Symbole abgekürzt. Die wichtigsten chemischen Elemente (➤ Tab. 1.1):
- Sauerstoff (chemisches Symbol: O)
- Kohlenstoff (C)
- Wasserstoff (H)
- Stickstoff (N)

Allein diese vier Schlüsselelemente bilden ungefähr 96 % der Körpermasse. [1]

Weitere sieben Elemente – Kalzium (Ca), Phosphor (P), Kalium (K), Schwefel (S), Natrium (Na), Chlor (Cl) und Magnesium (Mg) – werden oft als **Mineralstoffe** bezeichnet (➤ 5.1.2). Die **Spurenelemente**, wie Jod (J), Eisen (Fe), Kupfer (Cu), Fluor (F) oder Zink (Zn), sind nur „in Spuren" im menschlichen Organismus anzutreffen (➤ 5.1.2).

Tab. 1.1 Die wichtigsten chemischen Elemente des menschlichen Körpers sind Sauerstoff, Kohlenstoff, Wasserstoff und Stickstoff. [A400]

chemisches Element (Symbol)	Anteil am Körpergewicht	biologische Funktion
Sauerstoff (O)	65,0 %	Bestandteil des Wassers und vieler organischer Moleküle
Kohlenstoff (C)	18,5 %	Bestandteil jedes organischen Moleküls
Wasserstoff (H)	9,5 %	Bestandteil des Wassers und organischer Moleküle; als Ion (H^+) ist es für die Säureeigenschaft einer Lösung verantwortlich
Stickstoff (N)	3,2 %	Bestandteil vieler organischer Moleküle, z. B. aller Proteine und Nukleinsäuren

1 Allgemeine Gesundheits- und Krankheitslehre

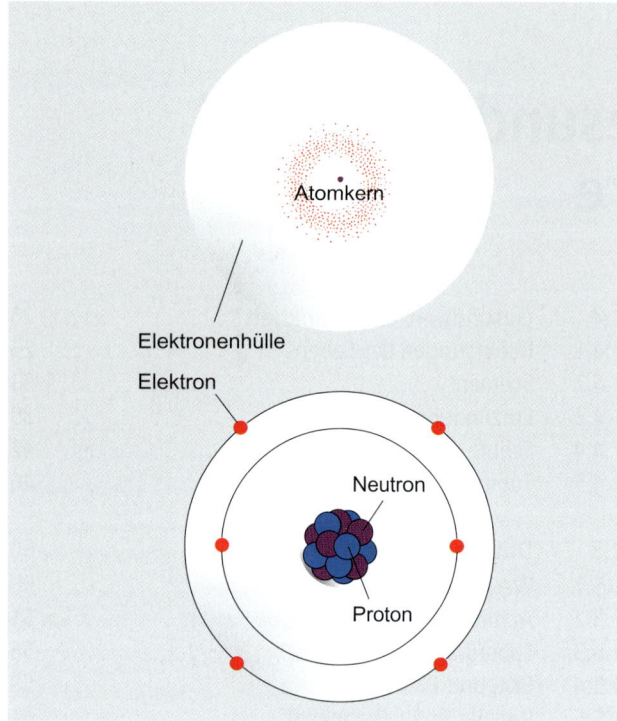

Abb. 1.1 Der Aufbau eines Atoms, unten mit stark vergrößertem Kern, sodass Protonen und Neutronen erkennbar sind. [L190]

Atome

Aufbau

Jedes chemische Element ist aus Atomen aufgebaut. Ein Atom besteht aus drei Teilen (➤ Abb. 1.1):
- positiv geladenen **Protonen**
- elektrisch neutralen **Neutronen**
- negativ geladenen **Elektronen**

Während Protonen und Neutronen zum **Kern** eines Atoms gehören, bewegen sich Elektronen um den Kern und bilden die **Elektronenhülle**. Die Zahl der negativ geladenen Elektronen und der positiv geladenen Protonen ist gleich, wenn das chemische Element als Ganzes **nach außen elektrisch neutral** ist.

Ordnungszahl und Massenzahl

Die chemischen Elemente unterscheiden sich in ihrer Protonen- und Elektronenzahl. Kennzeichen ist die **Ordnungszahl** (➤ Abb. 1.3). Sie gibt die Zahl der Protonen eines Atoms (*Elements*) an. Anhand dieser Zahl sind die Bindungskapazitäten eines Elements abzulesen, weil sie gleichzeitig die Zahl der Elektronen wiedergibt. Atome mit gleicher Protonenzahl, aber unterschiedlicher Massenzahl sind **Isotope** des betreffenden Elements. Die **Massenzahl** ist die Summe aus Protonen und Neutronen.

Schalenmodell der Elektronenhülle

Ein Elektron, das den Atomkern umkreist, nimmt in Abhängigkeit von der Energie des Elektrons einen bestimmten Raum (*Energieniveau*) ein. Modellhaft stellt man sich diesen Raum als **Elektronenschale** vor. Elektronen mit gleicher Energie bewegen sich in der gleichen Elektronenschale.

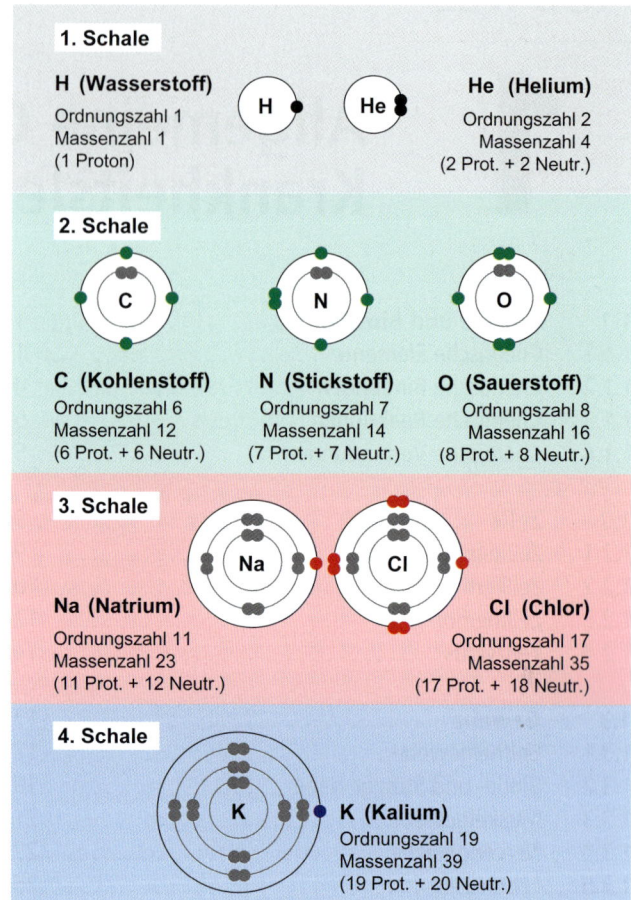

Abb. 1.2 Aufbau der Elektronenschalen bei einigen wichtigen Elementen. Die Elektronen sind jeweils paarweise dargestellt. [L190]

Die Atome (Elemente) der ersten **Periode** (➤ Abb. 1.3), Wasserstoff und Helium, besitzen nur eine Elektronenschale. In der zweiten Periode (z. B. Sauerstoff- und Lithiumatom) kommt außen eine weitere, größere Schale dazu. Jede weitere Periode bedeutet eine Schale mehr. Die siebte Periode hat sieben Schalen (z. B. Radium).

Die erste **Schale** (➤ Abb. 1.2) ist bereits mit **zwei Elektronen** vollständig besetzt. **Jede weitere Schale** kann (muss aber nicht) **acht Elektronen** aufnehmen. Ist eine Schale vollständig besetzt, wird die nächste Schale aufgefüllt. Die Elektronen in der äußersten Schale der Elemente sind für ihre chemischen und zum Teil auch physikalischen Eigenschaften verantwortlich.

Periodensystem der Elemente

Aufbau des Periodensystems

Das Periodensystem ist eine tabellarische Aufstellung mit 7 Perioden und 8 Gruppen.

- Die **waagrechten** Anordnungen nach **steigender Ordnungszahl** sind die Reihen oder **Perioden**. Die in einer Periode stehenden Elemente **haben unterschiedliche Eigenschaften**.

1.1 Chemie und Biochemie

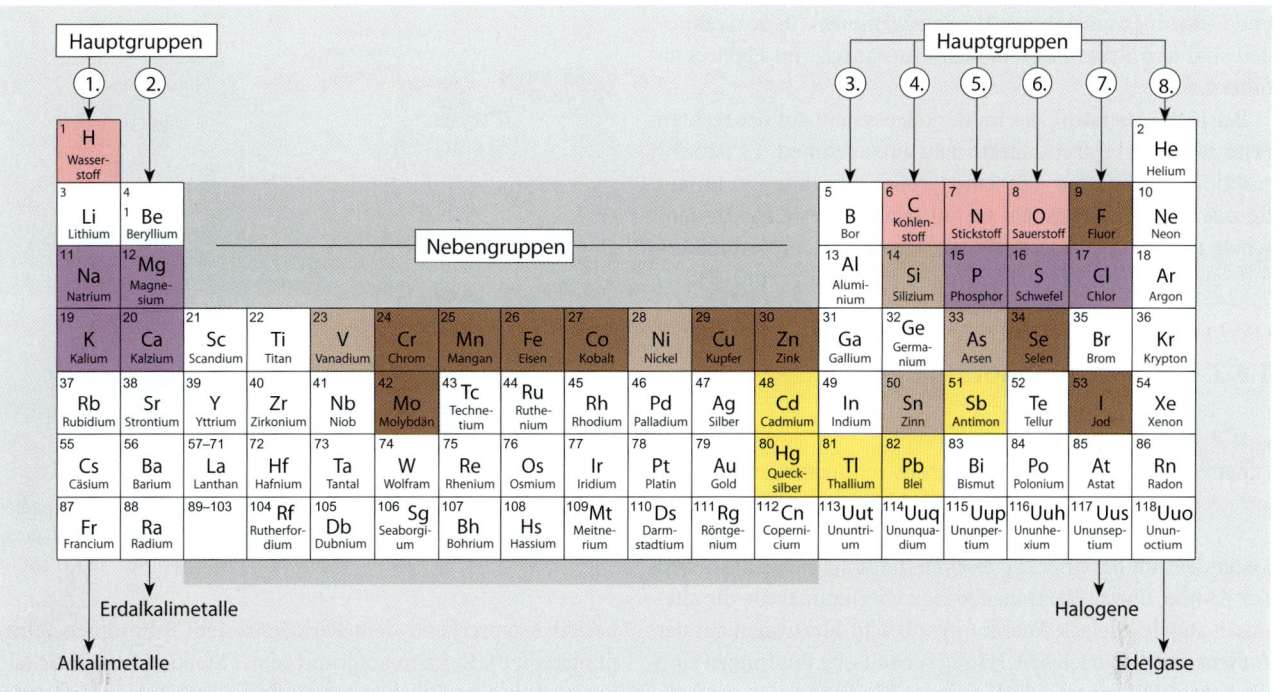

Abb. 1.3 Auszug aus dem Periodensystem der Elemente. Die Elemente, die waagerecht auf einer Linie stehen, bilden jeweils eine Periode. Die Elemente, die senkrecht in einer Spalte stehen, bilden jeweils eine Hauptgruppe oder, zwischen 2. und 3. Hauptgruppe eingeschoben, eine Nebengruppe (mittelgrau unterlegt). Die vier Schlüsselelemente des Lebens sind rot, die sieben wichtigsten Mineralien violett, die Spurenelemente braun, fragliche Spurenelemente hellbraun und einige wichtige toxische (*giftige*) Elemente gelb gefärbt. [A400]

- Die **senkrechten** Anordnungen nach **chemischer Ähnlichkeit** werden als Spalten oder **Gruppen** bezeichnet.

Hauptgruppen

Zu den Hauptgruppenelementen (*repräsentative Elemente*) zählen Elemente, deren **äußere Schalen**, im Unterschied zu den Nebengruppen, besetzt werden. Mit Ausnahme der äußersten sind die übrigen Schalen entweder vollständig, leer oder besitzen eine anderweitig stabile Konfiguration.

Alkali- und Erdalkalimetalle

Alkalimetalle (*weiche Metalle*) stehen in der ersten Hauptgruppe, weil sie alle auf ihrer äußersten Elektronenschale ein Elektron besitzen. Hauptvertreter sind Natrium und Kalium. Die Elemente der zweiten Hauptgruppe haben in ihrer äußersten Elektronenschale zwei Elektronen und werden als **Erdalkalimetalle** bezeichnet. Die wichtigsten Vertreter im menschlichen Körper sind **Magnesium** und **Kalzium**.

Halogene und Edelgase

Die Elemente der siebten Hauptgruppe haben sieben Elektronen auf ihrer äußersten Schale. Diese Elemente werden auch als **Halogene** (*Salzbildner*) bezeichnet, weil sie sich leicht mit Metallen zu Salzen umsetzen lassen. Zu ihnen zählen **Chlor** und **Fluor**.

Die Elemente der achten Hauptgruppe, die **Edelgase**, besitzen in ihrer äußersten Elektronenschale acht Elektronen. Eine so besetzte äußerste Schale stellt einen außerordentlich stabilen Zustand her. Aus diesem Grund gehen Edelgase keine chemischen Reaktionen ein und spielen auch im Stoffwechsel des Körpers keine Rolle. Edelgase sind z. B. **Helium** und **Neon**.

Elemente der verbliebenen Hauptgruppen

Auch die Elemente der Hauptgruppen 3–6 versuchen den stabilen Elektronenzustand der Edelgase zu erreichen, und zwar umso stärker, je näher sie der Edelgaskonfiguration bereits sind. Die Anzahl der Elektronen auf der äußeren Schale und die Zahl der Elektronen, die zum Erreichen der Edelgaskonfiguration fehlen, hat bei allen chemischen Prozessen eine enorme Bedeutung.

Nebengruppen

Bei den Nebengruppen (*Übergangselemente*) werden Elektronen in **innere Schalen** eingebaut. Alle Nebengruppen sind Metalle. Zu den biochemisch wichtigen Nebengruppen zählen die Spurenelemente.

Oxydation und Reduktion

> **DEFINITION**
> **Oxydation**: Abgabe von Elektronen.
> **Reduktion**: Aufnahme von Elektronen.

Oxidations- und Reduktionsreaktionen sind untrennbar miteinander verbunden. Immer wenn eine Substanz **oxidiert** wird und **Elektronen abgibt**, muss eine andere **reduziert** werden und Elektronen **aufnehmen** (*Redoxreaktionen*). Redoxreaktionen sind also Reaktionen, die zum Austausch von Elektronen führen.

Beispiel: **Sauerstoff**, der im Periodensystem auf der rechten Seite steht, ist bestrebt, Elektronen aufzunehmen. Er ist sehr reaktionsfreudig und übt eine große Anziehungskraft auf fremde Elektronen aus, um sie auf seine äußerste Elektronenschale zu ziehen. Wasserstoffatome werden z. B. in Verbindung mit Sauerstoff oxidiert, der Sauerstoff selbst wird reduziert.

1.1.2 Chemische Bindungen

DEFINITION
Chemische Bindung: Zusammenschluss von Atomen zu Molekülen.

Leitende Kraft bei einer chemischen Bindung ist das Bestreben der Atome, durch Elektronenabgabe oder -aufnahme die chemisch stabile Edelgas-Anordnung mit acht Elektronen auf der Außenschale zu erreichen. Häufige chemische Bindungen sind die **Ionenbindung** und die **kovalente Bindung**.

Ionenbindung

DEFINITION
Ionenbindung: Die Edelgas-Anordnung der Elektronen auf der Außenschale wird entweder durch die Abgabe sämtlicher Elektronen der Außenschale oder durch Aufnahme von Elektronen erzielt.
Anion: Ion oder Ionenkomplex, der eine negative Ladung besitzt.
Kation: Ion oder Ionenkomplex, der positiv geladen ist.

Allgemein werden elektrisch geladene Partikel als **Ionen** bezeichnet. Die Bindung, die durch die elektrische Anziehung der gegensätzlich geladenen Ionen erfolgt, nennt man **Ionenbindung**.

Vorgang einer Ionenbindung
Die Voraussetzung für eine **Ionenbindung** ist, dass eine **vollständige** Übertragung **eines** oder **mehrerer Elektronen** von einem Ion zum anderen stattfindet. Das Resultat heißt **Anion** bzw. **Kation**.

Elektronenabgabe
Elemente der **ersten Gruppe** (➤ Abb. 1.3) geben gewöhnlich **Elektronen ab**. Beispiel: Das Wasserstoffion (H^+) ist positiv geladen (also ein Kation), weil durch die Abgabe eines Elektrons im Kern ein Proton mit positiver Ladung zuviel ist. Für einen neutralen Zustand muss die Zahl von Protonen und Elektronen gleich sein (➤ oben).

Elektronenaufnahme
Elemente der **sechsten** und **siebten Gruppe** nehmen allgemein Elektronen auf. Ein Beispiel: Sauerstoff in der sechsten Gruppe

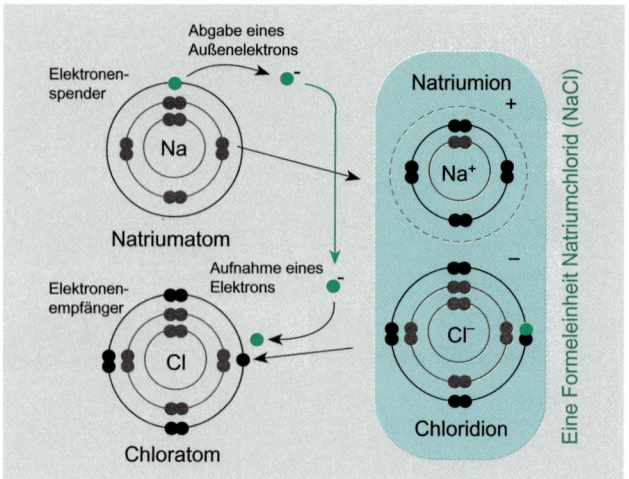

Abb. 1.4 Die Ausbildung einer Ionenbindung am Beispiel des Ionenpaares Na^+- Cl^-. Natrium gibt sein Außenelektron an das Chlor ab. Dadurch erreichen beide Partner die stabile Edelgaskonfiguration. [L190]

besitzt entsprechend dem Periodensystem 8 Protonen (Ordnungszahl 8). Er kann aufgrund seiner Stellung (innere Schale komplett mit zwei Elektronen, äußere Schale inkomplett mit 6 Elektronen) zwei Elektronen aufnehmen, um eine stabile Edelgas-Anordnung mit acht Elektronen auf der Außenschale zu erreichen. Da nun eine erhöhte Zahl von Elektronen gegenüber den Protonen besteht, ist das Sauerstoffion ein **Anion** mit zweifach negativer Ladung (O^{2-}).

Verbindungen zwischen Alkali- und Erdalkali-Elementen am Beispiel Natriumchlorid (*NaCl*)
Natrium steht in der ersten Hauptgruppe des Periodensystems und hat ein Elektron auf seiner äußersten Elektronenschale. **Chlor** steht in der siebten Hauptgruppe und hat sieben Elektronen auf seiner äußersten Schale. Natrium tritt in dieser Reaktion als Elektronenspender, das Chloratom als Elektronenempfänger auf. Dadurch haben beide Partner die Edelgaskonfiguration erreicht (➤ Abb. 1.4). Die entstandene Ionenverbindung bezeichnet man als **Salz**, in diesem Beispiel ist es Kochsalz (NaCl).

Kovalente Bindung

DEFINITION
Kovalente Bindung (*Elektronenpaarbindung, Atombindung*): Die Edelgas-Anordnung der betreffenden Atome wird durch ein gemeinsames Elektronenpaar der Bindungspartner erzielt.

Bei einer **kovalenten Bindung** rücken Atome so eng zusammen, dass sie Elektronen gemeinsam benutzen können. Auf diese Weise entstehen ein **Elektronenpaar** und ein stabiler, edelgasähnlicher Zustand.

Beispiele: Wenn sich zwei Wasserstoffatome verbinden, besitzt jedes der beteiligten Wasserstoffatome (Ordnungszahl 1) nun zwei Elektronen auf seiner Schale. Der Edelgaszustand ist erreicht, weil es in der 1. Gruppe (➤ Abb. 1.3) nur zwei Elektronen für die erste Schale gibt. Das Teilchen H-H oder **H_2** heißt

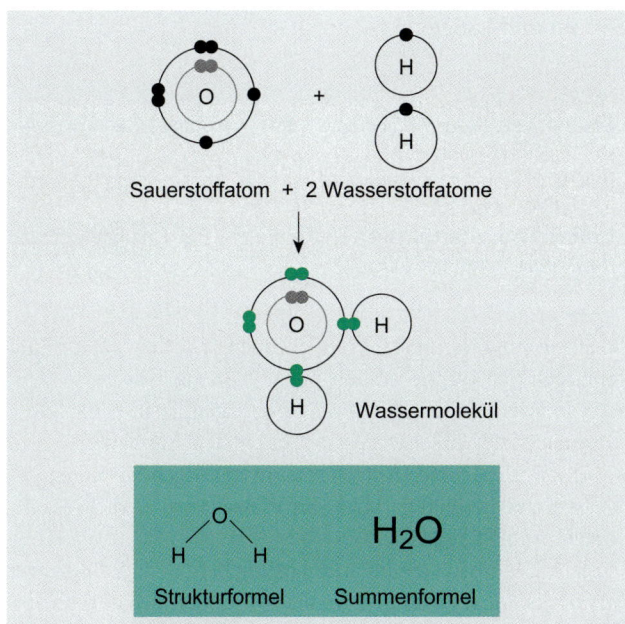

Abb. 1.5 H$_2$O (*Wasser*) – kovalente Bindung von zwei Wasserstoffatomen mit einem Sauerstoffatom. [L190]

Wasserstoffmolekül. Ebenso verhält es sich mit dem **Wassermolekül H$_2$O** (➤ Abb. 1.5).

Kovalente Bindungen kommen im menschlichen Organismus wesentlich häufiger vor als die Ionenbindung. Sie sind deutlich stabiler und können zwischen unterschiedlichen und auch beliebig vielen Atomen eingegangen werden.

1.1.3 Chemische Reaktionen

Bei **chemischen Reaktionen** werden neue Bindungen zwischen Atomen geknüpft oder, umgekehrt, bestehende chemische Bindungen aufgebrochen. Solche Reaktionen finden in jeder menschlichen Zelle ständig und in großem Ausmaß statt, weil der Organismus nur aufgrund von chemischen Reaktionen Stoffwechselprozesse ausführen kann.

Bei einer chemischen Reaktion bleibt die **Gesamtzahl der Atome erhalten**, während sich die **Bindungen zwischen den Atomen ändern**. Dadurch entstehen neue Moleküle mit anderen Eigenschaften.

Anabole Reaktionen

> **DEFINITION**
> **Anabole Reaktionen** (*Aufbaureaktionen*): Atome, Ionen oder Moleküle verbinden sich zu komplexen Molekülen.

Bei einer **anabolen Reaktion** findet die Neubildung (*Synthese*) eines Moleküls bzw. der Aufbau zu einem Riesenmolekül statt. Alle Körpereiweiße (z.B. Hämoglobin, Muskeleiweiße) sind über anabole Reaktionen entstanden.

Katabole Reaktionen

> **DEFINITION**
> **Katabole Reaktionen** (*Abbaureaktionen*): Komplexe chemische Bindungen werden gelöst.

Katabole Reaktionen sind das Gegenteil anaboler Reaktionen. Bestehende Verbindungen werden aufgebrochen, Atome, Ionen oder kleinere Moleküle aus dem Riesenmolekül abgespalten. Alle Lysevorgänge (Lyse = *Abbau, Auflösung*) gehören zu den katabolen Reaktionen: die Auflösung eines Blutgerinnsels, der Abbau überalterter Blutzellen und der Knochenabbau. Katabole Reaktionen spielen auch bei der Verdauung eine große Rolle, weil die meist riesigen Nährstoffmoleküle (Fette, Eiweiße, Kohlenhydrate) erst nach der Spaltung in Bruchstücke von der Darmschleimhaut ins Blut überführt werden können.

ATP

Anabole Reaktionen sind üblicherweise an die Zufuhr von Energie gebunden, die der „Zellakku" **ATP** (*Adenosintriphosphat*) bereitstellt (➤ 1.2.1). Bei katabolen Reaktionen kommt es zur Spaltung bereits bestehender Bindungen, wobei Energie frei wird. Diese freie Energie dient üblicherweise zur Regeneration des verbrauchten ATP. Der Wirkungsgrad dieser Energieumwandlungen in ATP ist nicht 100-prozentig, weil als Nebenprodukt Wärme anfällt.

> **Anabole Reaktionen** benötigen Energie, katabole Reaktionen setzen Energie frei.

1.1.4 Chemische Verbindungen

Die meisten chemischen Elemente liegen im Organismus nicht als Atome vor, sondern in Form von Verbindungen.

Anorganische Verbindungen

> **DEFINITION**
> **Anorganische Verbindungen**: Chemische Verbindungen, die mit wenigen Ausnahmen keinen Kohlenstoff enthalten und hauptsächlich ionische Bindungen aufweisen.

Zur anorganischen Chemie zählen vorwiegend Stoffe aus der unbelebten Natur, z.B. Wasser, Salze, Säuren und Laugen.

Wasser
Da der menschliche Körper überwiegend aus **Wasser** besteht, spielen sich Stoffwechselprozesse weitgehend in einem wässrigen Milieu ab (*Wasserhaushalt* ➤ 2.11.3). Wasser ist ein ausgezeichnetes Lösungsmittel und vielfältiger Reaktionspartner. Lebenswichtige Substanzen wie Sauerstoff- oder Nährstoffmo-

leküle können über die wässrige Lösung Blut alle Zellen erreichen, um von diesen verwertet zu werden. Andererseits können Stoffwechselprodukte auf umgekehrtem Wege abtransportiert werden.

Salze

DEFINITION
Salze: Umfasst die Gruppe aller aus Ionen aufgebauten Verbindungen, die nicht Säuren, Basen oder Oxyde (*Verbindung eines chemischen Elements mit Sauerstoff*) sind.

Salze werden mit den Endsilben -at, -it und -id versehen. Salze, die im Mineralstoffwechsel des menschlichen Organismus eine wichtige Rolle spielen, sind Magnesiumchlor**id**, Calciumphosph**at** und Calciumchlor**id**. Allgegenwärtig ist Natriumchlor**id** (NaCl).

Salzbildung
Zur **Salzbildung** kommt es,
- wenn ein oder mehrere Wasserstoffionen einer Säure durch ein anderes Kation (*positives Ion*) ersetzt werden.
- als Produkt, das neben Wasser aus einer Reaktion zwischen Base und Säure entsteht.

Salze sind Stoffe, die sich in **festem Zustand** befinden. Über ihre ionischen Bindungen bilden sie dreidimensionale **Kristallgitter**, die ganz unterschiedlich aussehen können. Am Beispiel von **Kochsalz** (NaCl) liegen Na^+- und Cl^--Ionen in einem festen Mengenverhältnis von 1:1 in einem würfelförmigen Kristallgitter vor. Der Gitterverband ist elektrisch neutral (➤ Abb. 1.6).

Wasserlöslichkeit
Salze sind meist **wasserlöslich**. Versetzt man z. B. Kochsalzkristalle oder Kristalle anderer Salze mit einer ausreichenden Menge Wasser, dringen Wassermoleküle in das Kristallgitter ein und lösen es auf. Die Lösung wird als **Elektrolytlösung** (*wässrige Lösung*) bezeichnet, der Vorgang heißt **Dissoziation**.

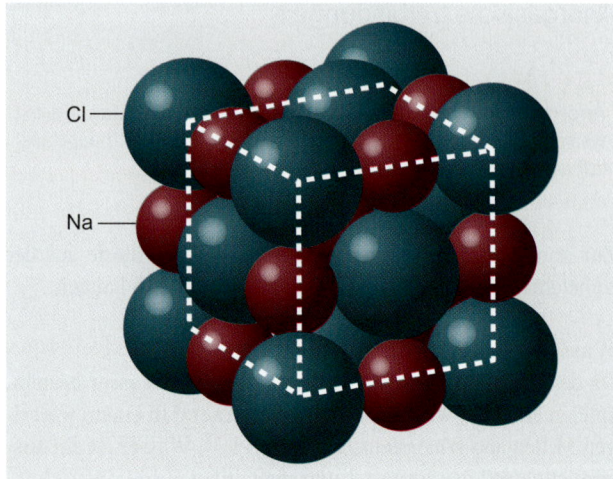

Abb. 1.6 Das NaCl-Kristallgitter. [L157]

Säuren und Laugen

DEFINITION
Säuren: Chemische Verbindungen, die in wässriger Lösung Wasserstoffionen (H^+) abgeben.
Basen: Chemische Verbindungen, die in wässriger Lösung Hydroxid-Ionen (OH^-) abgeben.
Laugen: Wässrige Lösungen starker Basen (z. B. Natriumhydroxid/NaOH, Kaliumhydroxid/KOH).

Beispiele für die Abgabe von Protonen (H^+) bzw. Hydroxid-Ionen (OH^-) in wässrigen Lösungen:
- **Chlorwasserstoff** (*HCl*) gibt in wässrigen Lösungen H^+-Ionen ab; das Wasser wird sauer, es entsteht Salzsäure.
- **Natriumhydroxid** (*NaOH*) setzt in wässrigen Lösungen Hydroxid-Ionen (OH^-) frei, das Wasser wird basisch, es entsteht Natronlauge.

Je mehr H^+-Ionen sich in einer Lösung befinden, desto **saurer** (*azider*) ist diese Lösung, je weniger H^+-Ionen sich darin befinden, desto **basischer** (*alkalischer*) ist sie.

pH-Wert

DEFINITION
pH-Wert: Logarithmisches Maß für die Konzentration von Wasserstoffionen in Lösungen.

In den meisten Lösungen liegen **pH-Werte** zwischen **0–14** vor. Der Säuregrad einer Lösung lässt sich laborchemisch messen. Dabei gilt:
- Saure Lösungen haben einen pH-Wert < 7.
- Neutrale Lösungen (z. B. reines Wasser) haben einen pH-Wert von 7,0.
- Alkalische Lösungen haben einen pH-Wert > 7.

Je kleiner der pH-Wert einer Flüssigkeit ausfällt, desto saurer ist sie. Beispiele: Magensaft hat einen pH-Wert von 1–2, ist also eine sehr saure Lösung. Der pH-Wert von Verdauungssaft der Bauchspeicheldrüse beträgt 8, liegt also im basischen Bereich (➤ Abb. 1.7).

Puffer

DEFINITION
Puffer: Substanzen (Lösungen), die überschüssige H^+-Ionen aufnehmen und H^+-Ionen in basischem Milieu abgeben.

Körperflüssigkeiten weisen unterschiedliche pH-Werte auf (➤ Abb. 1.7). Innerhalb einer Flüssigkeit muss der pH-Wert aber konstant gehalten werden, um die darin ablaufenden Stoffwechselvorgänge nicht zu stören. Äußere Einflüsse wie die Aufnahme von Nährstoffen, körperliche Anstrengung oder Erkrankungen (z. B. Diabetes mellitus) verändern z. B. den Blut-pH-Wert erheblich. In einem bestimmten Umfang sorgen die

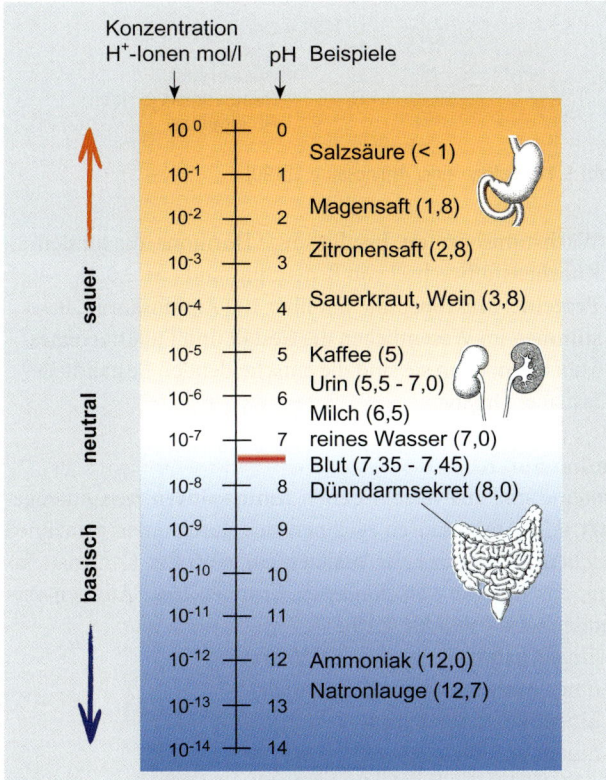

Abb. 1.7 pH-Werte bekannter Flüssigkeiten. [L190]

Dadurch ist der Körper in der Lage, sowohl auf **Azidose** (*Säureüberladung*) als auch auf **Alkalose** (*Basenüberladung*) flexibel und sehr schnell zu reagieren. Dies geschieht folgendermaßen:

Bei Azidose, z. B. durch die Anhäufung von Milchsäure bei körperlicher Tätigkeit, nimmt die Pufferbase (HCO_3^- = Bikarbonat) H^+ auf und wird dadurch zur Puffersäure (H_2CO_3 = Kohlensäure). Diese zerfällt in Wasser (H_2O) und Kohlendioxid (CO_2). Letzteres kann rasch über eine Steigerung der Atemtätigkeit abgeatmet werden. Bei Alkalose (*erhöhter Basenanteil*) dagegen kann – in begrenztem Maß – durch verminderte Atmung die Abgabe von CO_2 gedrosselt werden. Ferner reguliert die Niere die Ausscheidung von H^+- bzw. HCO_3^--Ionen (➤ 2.11.3).

Organische Verbindungen

> **DEFINITION**
>
> **Organische Verbindungen**: Verbindungen, die hauptsächlich aus Kohlenstoff- und Wasserstoffatomen bestehen und überwiegend durch kovalente Bindungen zusammengehalten werden (➤ 1.1.2).

Alle Schlüsselmoleküle des Lebens wie Kohlenhydrate, Fette und Eiweiße gehören zur Gruppe der **organischen Verbindungen**.

Kohlenhydrate
Kohlenhydrate sind aus Kohlenstoff (C), Wasserstoff (H) und Sauerstoff (O) zusammengesetzt.

Im menschlichen Organismus spielen Kohlenhydrate als schnell verfügbare Energiequelle eine wichtige Rolle (Details ➤ 5.1.2). Entsprechend ihrer Größe werden sie in drei Gruppen eingeteilt:
- **Monosaccharide** (mono = *eins*, Saccharide = *Zucker*). Der bekannteste Einfachzucker im menschlichen Organismus ist die **Glukose** (*Traubenzucker*).

Puffer für einen stabilen pH-Wert, sie „federn" also pH-Schwankungen ab.

Kohlensäure-Bikarbonat-Puffer
Das klinisch wichtigste Puffersystem ist das **Kohlensäure-Bikarbonat-System** (➤ Abb. 1.8): Es besteht aus zwei Puffer-Bestandteilen:
- H_2CO_3 (Kohlensäure = Puffersäure)
- HCO_3^- (Bikarbonat = Pufferbase)

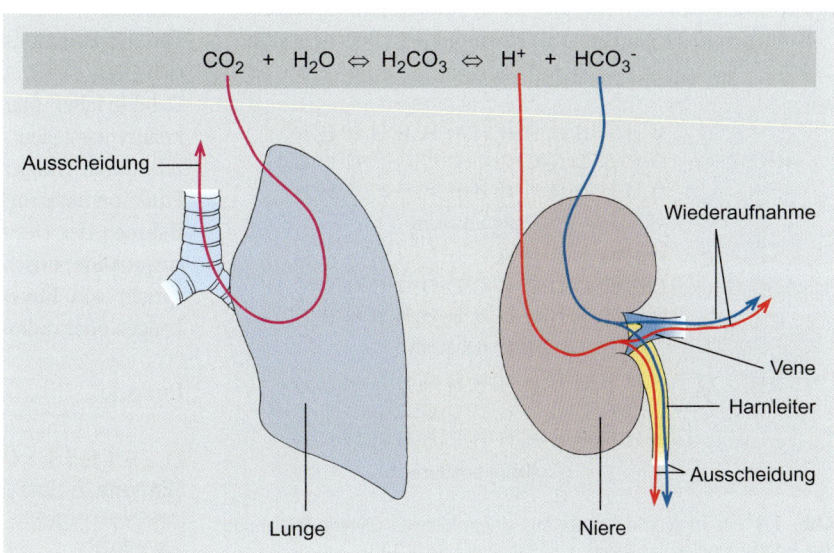

Abb. 1.8 Kohlensäure-Bikarbonat als lebenswichtiges Puffersystem. [L123]

- **Disaccharide** (di = *zwei*). Zweifachzucker, z. B. Milchzucker (*Laktose*).
- **Polysaccharide** (poly = *viele*). Vielfachzucker, z. B. die in Kartoffeln, Mais und Weizen enthaltene Stärke.

Fette und fettähnliche Stoffe

Fette braucht der menschliche Organismus zur Bildung von Nervenleitungsstrukturen, als Bestandteil von Zellmembranen, zur Bildung von Hormonen und als Depot zur Energiegewinnung. Die größte Gruppe der natürlich vorkommenden Fette sind Gemische von **Triglyceriden**.

Jedes Triglycerid ist aus einem Molekül **Glyzerin** und drei **Fettsäuremolekülen** zusammengesetzt. Fettsäuren sind lange Kohlenwasserstoffketten mit meist 16 oder 18 Kohlenstoffatomen (*C-Atomen*). Ein Beispiel für eine Fettsäure ist die Palmitinsäure, die wichtigste Fettsäure zum Aufbau von Surfactant (*Antiatelektasefaktor*). Das ist eine Substanz, die für die Atemtätigkeit von erheblicher Bedeutung ist, weil sie das Zusammenfallen der Lungenbläschen bei der Ausatmung verhindert (➤ Abb. 1.9, 2.9.5).

Zu den Fetten gehören auch die fettähnlichen Stoffe. Bekannte Vertreter sind **Cholesterin** und die Gruppe der **Phospholipide**. **Cholesterin** spielt im menschlichen Organismus als Grundbestandteil aller Kortikoide (Hormone der Nebennierenrinde ➤ 2.5.6) eine wichtige Rolle. Phospholipide braucht der Körper für die Synthese von Zellmembranen. Sie kommen auch in größeren Mengen im Nervengewebe vor.

Eiweiße

> **DEFINITION**
> **Eiweiße** (*Proteine*): Moleküle aus Aminosäuren; sie sind die Grundbausteine des Körpers.

Gliederung

Die riesige Zahl von Eiweißen kann prinzipiell in zwei Gruppen eingeteilt werden:
- **Peptide**. Kleine Eiweiße aus bis zu hundert Aminosäuren. Kommen im Organismus als Hormone vor. Beispiele sind:

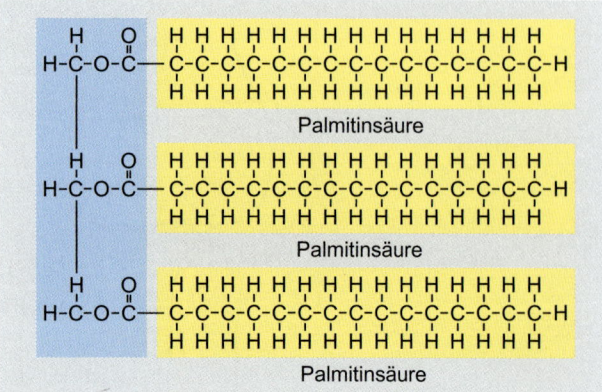

Abb. 1.9 Ein Triglycerid besteht aus einem Molekül Glyzerin (blau) und drei Fettsäuremolekülen (gelb), z. B. Palmitinsäure. [L190]

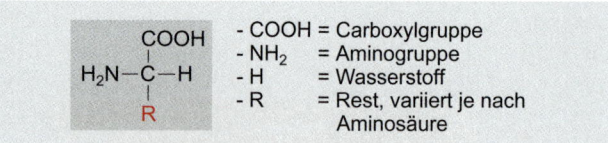

Abb. 1.10 Aufbau einer Aminosäure. [L190]

Wachstumshormon, Insulin sowie Hormone, die für den Knochenstoffwechsel von Bedeutung sind (➤ 2.5.2).
- **Proteine**. Makropeptide mit über 100 Aminosäuren. Bestimmen im Wesentlichen die Gestalt und Funktion eines Menschen, denn sie sind die entscheidenden Bestandteile fast aller Organe.

Aminosäuren

Proteine sind aus verschiedenen **Aminosäuren** zusammengesetzt. Alle Aminosäuren zeichnen sich durch einen prinzipiell gleichen Aufbau aus: Sie besitzen ein zentrales Kohlenstoffatom, das mit vier verschiedenen Gruppen bzw. Atomen verbunden wird (➤ Abb. 1.10):
- Einer **Carboxylgruppe** (*COOH-Gruppe*)
- Einer **Aminogruppe** (*NH$_2$-Gruppe*)
- Einem Wasserstoffatom
- Einem variablen Rest (*R*)

Die 20 Aminosäuren, die in menschlichen Proteinen vorkommen (➤ 5.1.2), unterscheiden sich durch den Rest.

Verkettung der Aminosäuren

Jedes Peptid besitzt an seinem freien Ende eine COOH-Gruppe oder eine NH$_2$-Gruppe, an denen weitere Aminosäuren anlagern können. Die meisten menschlichen Proteine bestehen aus 100–500 Aminosäuren. Da einerseits 20 verschiedene Aminosäuren für den Aufbau von Proteinen verwendet werden und andererseits die Reihenfolge der einzelnen Aminosäuren veränderlich ist, ergibt sich eine riesige Zahl unterschiedlicher Proteine.

Faltung

Für die Funktionsfähigkeit des Proteins ist entscheidend, dass sich diese lange Aminosäurekette zu einem dreidimensionalen Gebilde faltet. Man kann sich eine solche Struktur wie ein Wollknäuel vorstellen. Geht die dreidimensionale Struktur verloren, z. B. durch Hitzeeinwirkung, kann das Eiweiß seine biologische Funktion nicht mehr erfüllen. Deshalb lassen sich durch Hitze im Rahmen der Desinfektion und Sterilisation Bakterien- und Virusproteine unschädlich machen (➤ 4.3.2, ➤ 4.3.3). Man spricht von **Eiweißdenaturierung** durch Hitze. Auch Säuren, Laugen oder radioaktive Strahlung können Eiweiße denaturieren.

Enzyme

> **DEFINITION**
> **Enzyme** (*Biokatalysatoren*, Fermente): Eiweißmoleküle, die im Stoffwechsel chemische Reaktionen beschleunigen, ohne selbst verändert zu werden.

Enzyme ermöglichen rasche chemische Reaktionen, indem sie die reagierenden Moleküle in geeigneter Weise zusammenbringen. Damit Enzyme ihre Funktion ausüben können, sind die meisten von ihnen auf einen „Helfer" angewiesen, den man **Coenzym** nennt.

Beispiele für Enzyme (die meist mit der Endung -**ase** belegt werden): Peptid**ase** zur Aufschlüsselung von kurzkettigen Eiweißen oder Amyl**ase** zur Spaltung von Stärke. Das Enzym Zyklooxygenase (*COX*) spielt bei der Bildung von Prostaglandin, einer Schlüsselsubstanz bei Entzündungsreaktionen, eine wichtige Rolle. COX-Hemmer sind bekannte Schmerzmittel (z. B. Ibuprofen).

1.2 Zelle

DEFINITION
Zelle: Kleinste lebensfähige Baueinheit eines Organismus.

Der menschliche Körper ist aus ca. 70 Billionen **Zellen** aufgebaut. [2]

Zellen nehmen Substanzen auf, verwerten sie und setzen Zellprodukte frei. Aufgrund der verschiedenen Funktionen von Körperzellen gibt es zahlreiche Unterschiede hinsichtlich Form, Gestalt und Größe (➤ Abb. 1.11). Die meisten Zellen des menschlichen Organismus bestehen aus:
- **Zellleib**
- **Zellkern** (*Nucleus*)
- **Zellmembran**

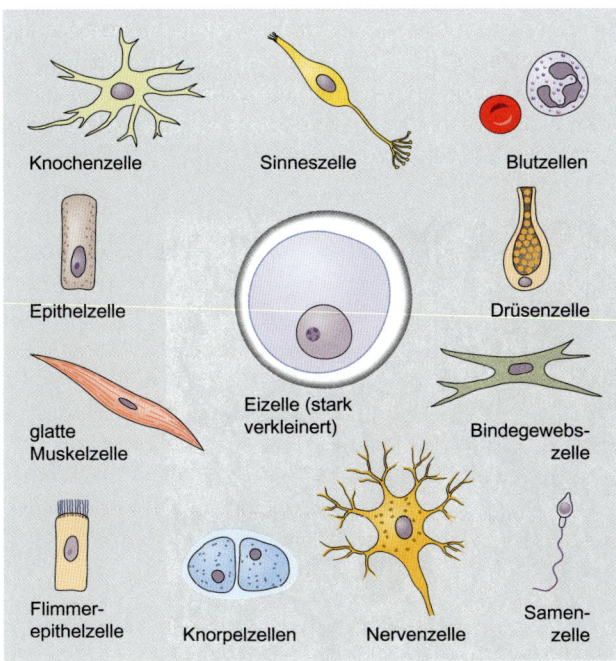

Abb. 1.11 Beispiele für die Differenzierung menschlicher Zellen. [L190]

1.2.1 Zellleib

Der Zellleib setzt sich aus **Zytoplasma**, **Zellskelett** (*Zytoskelett*) und **Zellorganellen** zusammen. Er ist von einer **Zellmembran** umgeben (➤ 1.2.3).

Zytoplasma

Das **Zytoplasma** enthält Wasser, Eiweiße, Fette, Kohlenhydrate, Mineralien und Spurenelemente. Die Hauptmasse des Körperwassers ist im Zytoplasma gespeichert. In dieser wässrigen Substanz befinden sich das Zytoskelett und die Zellorganellen.

Zytoskelett

Zum **Zytoskelett** (*Zellskelett*) zählen **Mikrofilamente** und **Mikrotubuli**. Die bekanntesten Mikrofilamente sind die Aktin- und Myosinfilamente in der Muskelzelle. Röhrenförmige Mikrotubuli stabilisieren die Zelle und spielen z. B. bei der Zellteilung eine wichtige Rolle, weil sie den Spindelapparat aufbauen.

Zellorganellen

Zu den Zellorganellen gehören das **endoplasmatische Retikulum**, **Ribosomen**, **Golgi-Apparat**, **Lysosomen**, **Zentriolen** und **Mitochondrien** (➤ Abb. 1.12).

Endoplasmatisches Retikulum
Das **endoplasmatische Retikulum** durchzieht die Zelle wie ein verzweigtes Kanalsystem, steuert ihren Stoff- und Flüssigkeitstransport, stellt Verbindungswege zwischen den Zellorganellen und dem Zellkern her und ist der Ort der Proteinsynthese (➤ 1.2.4). Wenn die Membranen dieses Verbindungsnetzes mit zahlreichen Ribosomen besetzt sind, spricht man vom **rauen**, ansonsten vom **glatten** endoplasmatischen Retikulum.

Ribosomen
Ribosomen sind kleine, kugelige Enzymkomplexe aus Eiweiß und Ribonukleinsäure (*RNS*). Sie haben zahlreiche Funktionen im Rahmen der Proteinbiosynthese (*Eiweißherstellung*).

Golgi-Apparat
Der **Golgi-Apparat** besteht aus Membransäckchen, die in Stapeln aufeinander liegen. Er ist an der Ausschleusung von Zellprodukten aus der Zelle und an der Bildung von Lysosomen beteiligt.

Lysosomen
Lysosomen sind winzige, von einer Membran umschlossene Bläschen, deren Enzyminhalt Fremdstoffe oder nicht mehr funktionsfähige, zelleigene Organellen auflöst.

Zentriolen
Zentriolen sind Hohlzylinder aus Mikrotubili, die steuernde Funktionen bei der Zellteilung besitzen.

1 Allgemeine Gesundheits- und Krankheitslehre

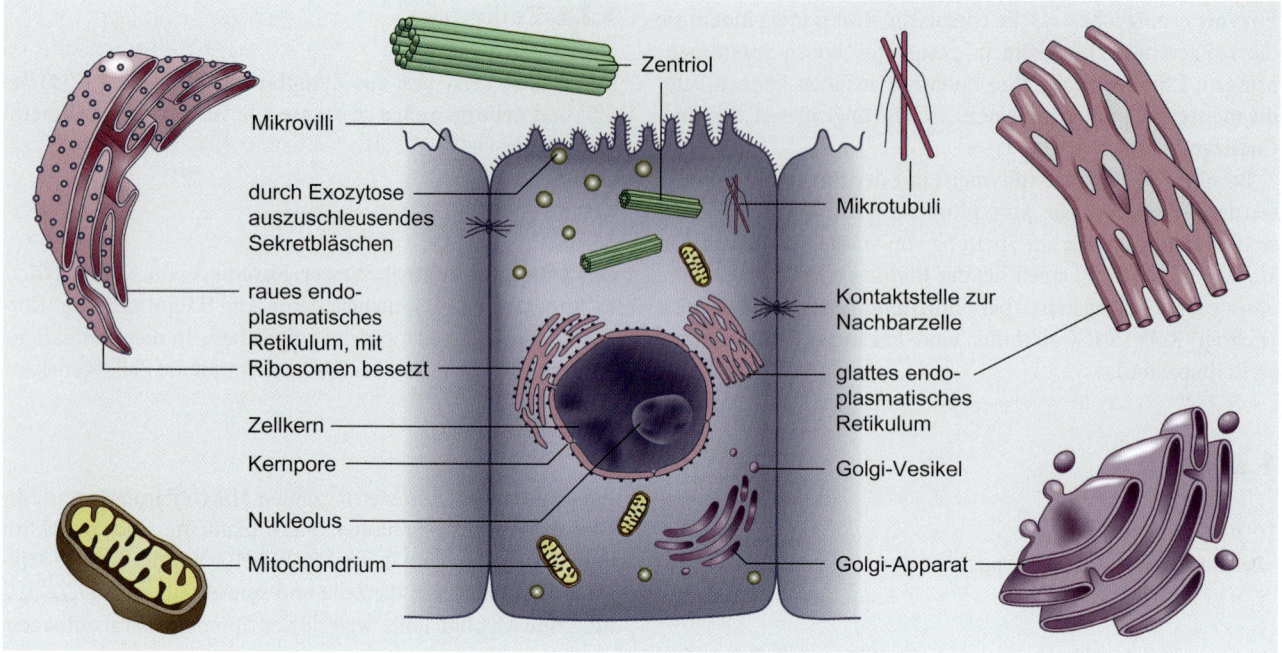

Abb. 1.12 Schnitt durch eine Zelle. Jede Zelle besteht aus kleinen Funktionseinheiten, den Organellen. [L157]

Mitochondrien

Aufbau und Funktion

Mitochondrien (➤ Abb. 1.14) besitzen eine charakteristische Eiform und sind aus einer inneren und äußeren Membran aufgebaut. Die Zahl der Mitochondrien spiegelt den Energiebedarf einer Zelle, weil die für den Stoffwechsel notwendige **Energie ATP** (*Adenosintriphosphat*) unter Verbrauch von Sauerstoff und Grundnährstoffen in den **Mitochondrien** erzeugt wird.

Adenosintriphosphat

Adenosintriphosphat (*ATP*) besteht aus der stickstoffhaltigen Base **Adenin**, dem Zuckermolekül **Ribose** und drei **Phosphatgruppen**. Bindungen zwischen den Phosphatgruppen sind sehr energiereich. Spaltet sich eine Phosphatgruppe aus dem Molekül ATP ab, wird Energie verfügbar. ATP hat also die Funktion eines „Akkus" in der Zelle (➤ Abb. 1.13).

1.2.2 Zellkern

Der **Zellkern** (*Nukleus*) ist das Steuerzentrum der Zelle (➤ Abb. 1.15). Er ist von einer Kernmembran umgeben, die zahlreiche Poren aufweist. Im Zellkern befinden sich:
- Chromosomen (Ort der Erbinformation)
- Kernkörperchen (dienen der Synthese von Ribonukleinsäure)
- Kernplasma (*Karyoplasma*)

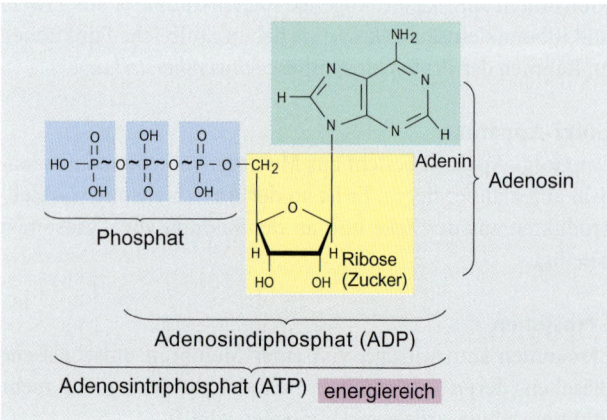

Abb. 1.13 Aufbau des ATP, bestehend aus Adenin und Ribose (die zusammen als Adenosin bezeichnet werden) sowie drei Phosphatgruppen. ADP besitzt dagegen nur zwei Phosphatgruppen. [A400]

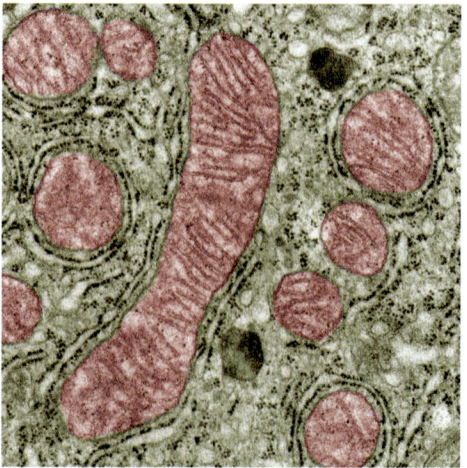

Abb. 1.14 Mitochondrium im Längsschnitt (elektronenmikroskopische Darstellung). Gut zu erkennen sind die äußere und innere Membran sowie die Auffaltungen der inneren Membran. [X243]

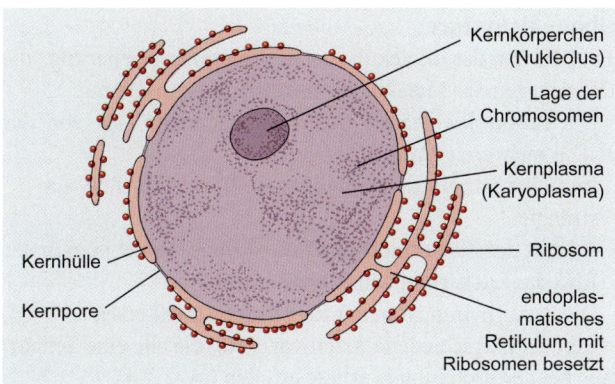

Abb. 1.15 Zellkern. [L190]

Chromosomen

In menschlichen Zellen liegt meist ein **diploider** (*doppelter*) **Chromosomensatz** mit 46 Chromosomen (➤ Abb. 1.16) vor. Ausnahmen sind reife Ei- und Samenzellen (➤ 1.2.4)

Autosomen und Gonosomen

Zwei der 46 Chromosomen sind die **Geschlechtschromosomen** (*Gonosomen*). Dieses Chromosomenpaar unterscheidet sich bei Mann und Frau. Männer haben ein **X-Chromosom** und ein wesentlich kleineres **Y-Chromosom**, Frauen dagegen **zwei X-Chromosomen**. Die übrigen 44 Chromosomen (22 Paare) bezeichnet man als **Autosomen**.

Chromosomenkonfiguration

Chromosomen unterscheiden sich durch drei Merkmale:
- Größe
- Lage des Zentromers
- Länge der Chromosomenarme

Chromosomen verändern sich hinsichtlich ihrer Größe von 1–22, wobei die größeren Chromosomen mit einstelligen Nummern belegt sind. Die Gliederung eines Chromosoms in unterschiedlich lange Chromosomenarme erfolgt durch eine Einschnürung, das **Zentromer**. Hier liegt auch die Ansatzstelle für den Spindelapparat während der Zellteilung. Die Chromosomenarme führen die Bezeichnungen **p-Arm** (*kurzer Chromosomenschenkel*) bzw. **q-Arm** (*langer Chromosomenschenkel*).

Chromatiden

Chromatiden sind die beiden gleichartigen Hälften eines Chromosoms. Jede Chromatide weist eine **DNS-Doppelhelix** auf, die auf Eiweißkörper (*Histone*) gewickelt ist.

Nukleinsäuren

> **DEFINITION**
>
> **Nukleinsäuren**: Riesenmoleküle, bestehend aus Phosphaten und stickstoffhaltigen Basen, die an einen Zuckerreste gebunden sind.

Zu den **Nukleinsäuren** gehören die **DNS** und die **RNS**. Die bekanntere Nukleinsäure ist die **DNS**.

> In der Literatur gehen die Abkürzungen DNS/DNA und RNS/RNA wild durcheinander: **D**esoxyribo**n**ukleins**ä**ure (DNS) und **R**ibo**n**ukleins**ä**ure (RNS) oder, aus dem Englischen, **d**esoxyribo**n**ucleic **a**cid (DNA) und **r**ibo**n**ucleic **a**cid (RNA).

Desoxyribonukleinsäure

Aufbau

Die **DNS** kann in ihrem Aufbau mit einer schraubenartig gewundenen Strickleiter verglichen werden. Jeder der beiden Stränge besteht abwechselnd aus **Zuckermolekülen** (*Desoxyribose*) und **Phosphatgruppen**, die fest miteinander verknüpft sind.

Die „Sprossen" dieser Strickleiter gehen jeweils von den Zuckermolekülen aus und werden von **stickstoffhaltigen Basen** (Adenin, Thymin, Guanin und Cytosin) gebildet. Die Basenpaarung ist aufgrund der chemischen Struktur der Basen

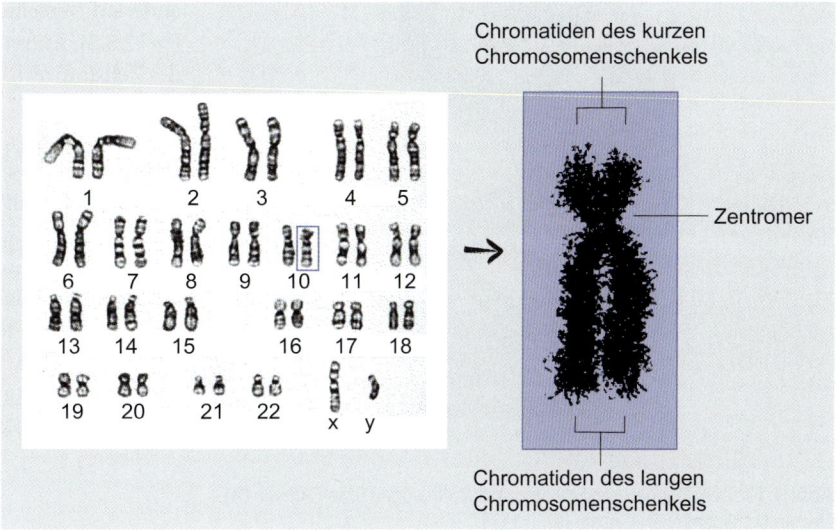

Abb. 1.16 Chromosomen des Menschen kurz vor der Zellteilung. Die Abbildung oben zeigt den Chromosomensatz eines Mannes. Rechts ist ein einzelnes Chromosom in stärkerer Vergrößerung dargestellt. [L190]

streng vorgegeben (➤ Abb. 1.17). Folgende Basenpaare passen zusammen:
- **Adenin** (A) und **Thymin** (T)
- **Guanin** (G) und **Cytosin** (C)

Die beiden Stränge der DNS besitzen Millionen solcher Basenpaare – oder anders ausgedrückt, die „Strickleiter" hat viele Millionen „Sprossen". Ein DNS-Abschnitt mit ungefähr 1.000 Sprossen bildet eine Erbeinheit, die als **Gen** bezeichnet wird. Der genetische Code umfasst etwa 30.000 Gene.

Genetischer Code

Der **genetische Code** als „Strickanleitung" für die Proteinherstellung ist folgendermaßen aufgebaut: Jeweils drei aufeinander folgende Basen des Stranges kodieren die Bildung einer Aminosäure. Man spricht deshalb von **Basentripletts**.

Allele

Da bei einem diploiden Chromosomensatz die Chromosomen mit Ausnahme der männlichen Gonosomen X und Y paarweise vorliegen, sind auch die Gene zweifach (kurz vor der Zellteilung vierfach) vorhanden. Gene am gleichen Lokalisationsort auf homologen (*gleichen*) Chromosomen werden als **Allele** bezeichnet.

Ribonukleinsäure

Die DNS ist das Molekül zur Informationsspeicherung, die RNS dagegen das Molekül zur Informationsumsetzung.

Die **Ribonukleinsäure** (*RNS*) unterscheidet sich von der DNS in mehreren Punkten:
- Im Gegensatz zur doppelsträngigen DNS ist die RNS einsträngig.
- Anstatt des Zuckermoleküls Desoxyribose findet man in der RNS das Zuckermolekül **Ribose**.
- Die Base Thymin ist in der RNS durch **Uracil** ersetzt.

Es gibt drei verschiedene Arten von RNS, die alle eine Teilaufgabe bei der Proteinbiosynthese erfüllen (➤ 1.2.4).

1.2.3 Zellmembran

Aufbau

In elektronenmikroskopischen Darstellungen ist ein **dreischichtiger** Aufbau der Zellmembran zu erkennen, der einer festgelegten Anordnung von Phospholipiden entspricht. Eine Schicht von Zuckermolekülen (*Glykokalix*) liegt an der Außenseite der Zellmembran. Der Aufbau der **Glykokalix** ist genetisch festgelegt und dient als Hinweis für das Immunsystem, dass es sich um eine körpereigene Zelle handelt.

> Die Glykokalix enthält z. B. das **HLA-System** (HLA = *H*uman *L*eukocyte-*A*ntigen oder Hauptkompatibilitätskomplex/MHC = *Ma*jor *H*istocompatibility *C*omplex). HLA-Antigene spielen eine große Rolle bei der Gewebeverträglichkeit nach Stammzell- oder Organtransplantationen. Hierzu ist eine weitgehende Übereinstimmung der HLA-Antigene erforderlich. Die Gene für die Synthese der HLA-Antigene liegen auf dem Chromosom Nr. 6.

Darüber hinaus enthält die Zellmembran Proteine, wobei **Tunnelproteine** die Phospholipidschicht vollständig durchdringen. Auf der Zellmembran befinden sich **Rezeptoren**, die unter anderem verschiedene Botenstoffe (z. B. Hormone) binden (➤ 2.5.2). Aufgrund der Bindung erfolgt dann eine Änderung des Zellstoffwechsels.

Transportfunktion

Die Zellmembran reguliert den Durchtritt von Stoffen und bestimmt, welche Stoffe in die Zelle eintreten bzw. die Zelle verlassen können. So müssen z. B. Sauerstoff und Nährstoffe kontinuierlich in jede einzelne Zelle gelangen. Prinzipiell gilt:
- Je größer und fettunlöslicher ein Molekül ist, desto schwerer kann es die Zellmembran durchdringen.
- Manche Substanzen überwinden die Membran mit Hilfe von Trägermolekülen (*Carriern*), die ihre Fettlöslichkeit erhöhen.

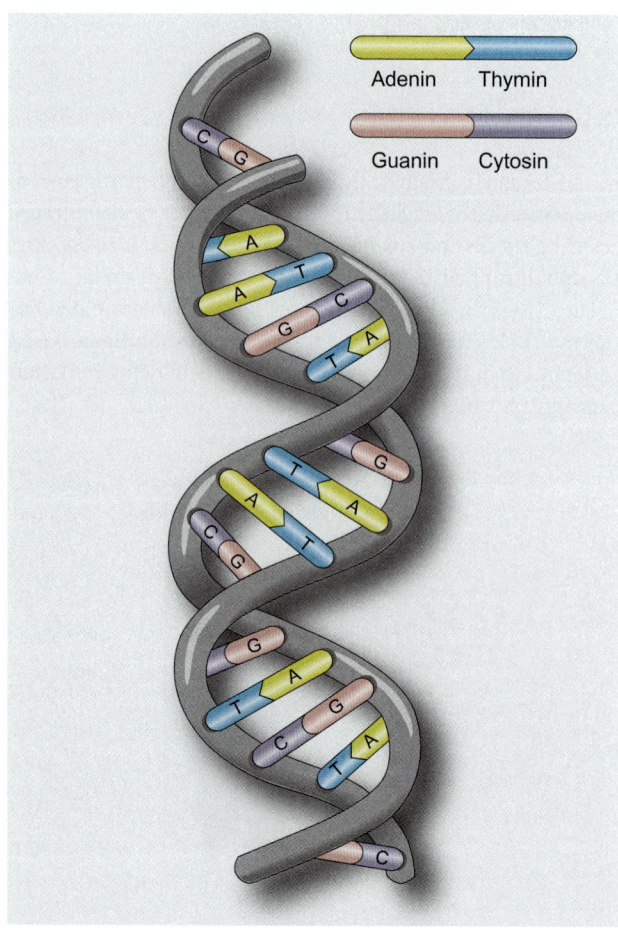

Abb. 1.17 DNS-Doppelstrang mit den stickstoffhaltigen Basen Adenin (A), Thymin (T), Guanin (G), Cytosin (C). [L157]

- Viele elektrisch geladene Teilchen (*Ionen*) sind für den Transport durch die Zellmembran auf die oben genannten Tunnelproteine angewiesen.

Generell können Transportprozesse **passiv** (ohne ATP-Verbrauch) und **aktiv** (mit ATP-Verbrauch) erfolgen.

Passive Transportprozesse
Diffusion

> **DEFINITION**
> **Diffusion**: Teilchenbewegung von Orten mit höherer Konzentration zu Orten mit niedrigerer Konzentration entlang des Konzentrationsgefälles.

Sobald in einem Flüssigkeitsraum unterschiedliche Teilchenkonzentrationen herrschen, setzt eine Bewegung von Teilchen ein: Die gelösten Moleküle wandern von Orten höherer Konzentration zu Orten niedrigerer Konzentration (➤ Abb. 1.18). So diffundiert z. B. der Sauerstoff aus dem arteriellen Schenkel der Kapillaren entlang eines Konzentrationsgefälles in die Zellen. Durch den ständigen Sauerstoffverbrauch innerhalb der Zellen bleibt hier die O_2-Konzentration immer niedriger als im arteriellen Schenkel, sodass ständig Sauerstoff in die Zelle diffundiert.

Osmose

> **DEFINITION**
> **Osmose:** Übergang eines Lösungsmittels (z. B. Wasser) aus einer Lösung in eine stärker konzentrierte Lösung durch eine **semipermeable** (*halbdurchlässige*) Membran.

Voraussetzung ist, dass die semipermeable Membran zwar für das **Lösungsmittel** (z. B. Wasser), nicht aber für die Teilchen (z. B. Eiweiße), die sich in diesem Lösungsmittel befinden, **passierbar** ist. Weitere Bedingung ist, dass unterschiedliche Konzentrationen an **Teilchen** auf beiden Seiten der semipermeablen Membran vorhanden sind. Um einen Konzentrationsausgleich auf beiden Seiten herzustellen, kommt es zu **Wasserverschiebungen** (➤ Abb. 1.19).

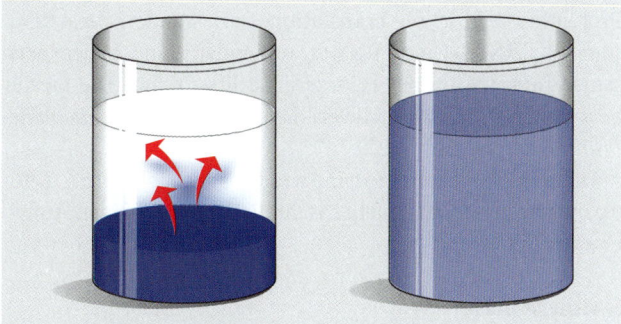

Abb. 1.18 Diffusion am Beispiel von Tintenpartikeln in einem Wasserglas. Die Tinte verteilt sich so lange, bis im ganzen Gefäß die Konzentration der Tinte gleich und damit die Flüssigkeit einheitlich blau ist. [L157]

Filtration

> **DEFINITION**
> **Filtration**: Der Transport von Flüssigkeiten durch eine semipermeable (*halbdurchlässige*) Membran wird durch einen Druckunterschied ausgelöst.

Im menschlichen Organismus erfolgt die **Filtration** z. B. in der Niere. Die Menge der gefilterten Flüssigkeit (*Filtrat*) hängt von der Druckdifferenz zwischen beiden Seiten der Membran sowie der Membranfläche ab (➤ 2.11.1).

Aktive Transportprozesse
Aktiver Transport bedeutet die Beförderung einer Substanz durch die Zellmembran mit Hilfe eines Transportsystems, das Energie verbraucht und auch *gegen* ein Konzentrationsgefälle erfolgen kann.

Über aktive Transportmechanismen werden z. B. unterschiedliche Ionenkonzentrationen zwischen dem Zellinneren und dem Interstitium aufrechterhalten. So ist die Kaliumkonzentration in der Zelle höher als im Interstitium und im Blutplasma.

Die beschriebenen aktiven und passiven Transportprozesse durch die Zellmembran beziehen sich auf kleinmolekulare Substanzen.

Pinozytose

Größere Teilchen (z. B. Reste abgestorbener Zellen, Eiweißkörper) können die Zellmembran durch **Pinozytose** passieren. Dabei wird das aufzunehmende Teilchen zunächst von Ausläufern des Zellleibs umflossen. Sobald das Teilchen vollständig umgeben ist, verschmilzt die äußere Zellmembran, und das aufgenommene Teilchen befindet sich in einem membranumschlossenen Bläschen. Der Inhalt dieses Bläschens kann nun von **Lysosomen** abgebaut werden. Der Vorgang verläuft auch in umgekehrter Richtung, wenn Zellprodukte aus der Zelle ausgeschleust werden.

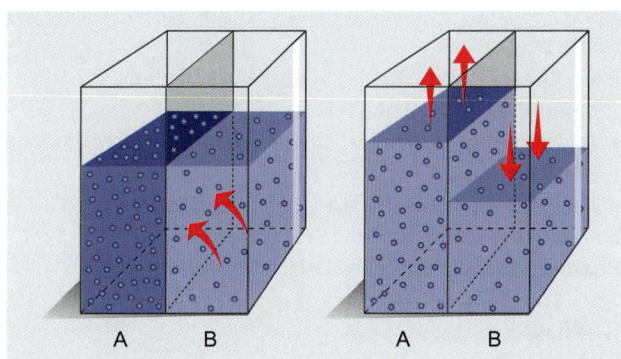

Abb. 1.19 Gefäß A und B sind durch eine semipermeable Membran getrennt. Die Teilchenkonzentration im Gefäß A ist höher als im Gefäß B. Um einen Konzentrationsausgleich herbeizuführen, fließt das Lösungsmittel vom Gefäß niederer Teilchenkonzentration zum Gefäß mit hoher Teilchenkonzentration. [L157]

14   1 Allgemeine Gesundheits- und Krankheitslehre

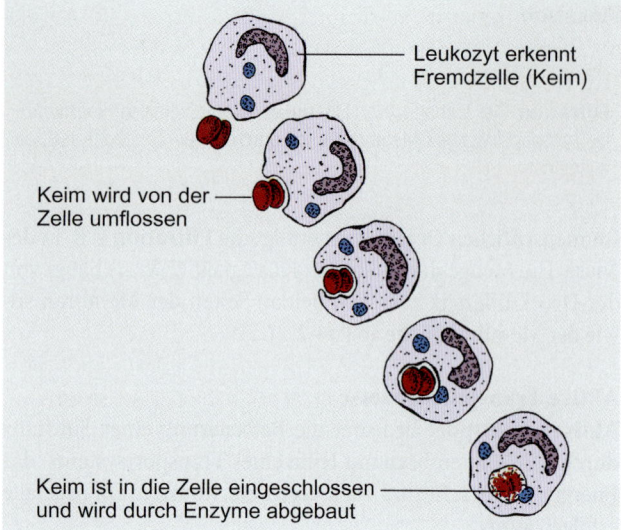

Abb. 1.20 Weiße Blutkörperchen sind im besonderen Maße zur Phagozytose fähig. Mit Hilfe der Phagozytose vernichten diese Abwehrzellen Krankheitserreger und Fremdkörper. [L190]

Phagozytose
Unter **Phagozytose** („*Zellfressen*") versteht man die Aufnahme ganzer Zellen. Viele Abwehrzellen sind auf Phagozytose spezialisiert und können Fremdkörper oder Bakterien „auffressen" (➤ 2.6.5, ➤ Abb. 1.20).

1.2.4 Zellzyklus

Phasen des Zellzyklus

Viele Körperzellen durchlaufen einen Zellzyklus der aus der **Interphase** und der **Zellteilung** (*Mitose*) besteht (➤ Abb. 1.21).

Interphase
Die **Interphase** (inter = *zwischen zwei Zellteilungen*) setzt sich aus G_1-, S- und G_2-Phase (G von engl. growth = *Wachstum*) zusammen:
- **G_1-Phase** (*Arbeitsphase*). In dieser Phase läuft die Proteinbiosynthese auf Hochtouren.
- In der **Synthesephase** (*S-Phase*) erfolgt die Verdoppelung (*Replikation*) der DNS.
- Die letzte Phase vor der Mitose heißt **G_2-Phase**.

Eine **G_1-Phase** ohne folgende Synthesephase wird auch als **G_0-Phase** oder Ruhephase bezeichnet.

G_1-Phase
In der **G_1-Phase** ist die Herstellung von **Proteinen** eine wesentliche Aufgabe aller Zellen. Proteine dienen dem Aufbau der Zelle, regulieren als Enzyme alle chemischen Reaktionen und sind Transportvehikel.

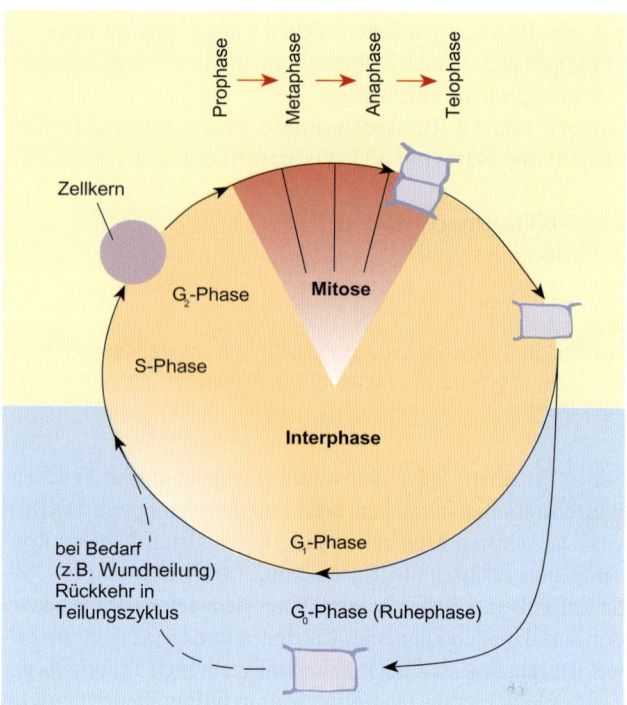

Abb. 1.21 Schematische Darstellung des Zellzyklus. Interphase = Zeitraum zwischen zwei Mitosen, G_1-Phase = Arbeitsphase, G_0-Phase = Arbeitsphase ohne neue Mitose, G_2-Phase = Phase unmittelbar vor der Mitose. [L190]

Proteinsynthese
Beim Menschen findet die **Proteinsynthese** (*Protein*biosynthese, *Herstellung von Eiweißen*) am rauen endoplasmatischen Retikulum statt, während der **genetische Code** für den Aufbau aller Proteine im Zellkern liegt. Aufgrund dieser räumlichen Trennung zwischen dem Sitz der genetischen Information (Zellkern) und dem Produktionsort am endoplasmatischen Retikulum ist eine „Zwischenkopie" von den Abschnitten des genetischen Codes erforderlich, die für das benötigte Protein kodieren.

m-RNS, r-RNS, t-RNS
Ein RNS-Strang, die **m-RNS** (messenger-RNS = *Boten-Ribonukleinsäure*) ist eine solche Kopie. Die „Abschrift" des betreffenden DNS-Abschnitts bezeichnet man als **Transkription**. Nach Ankunft der m-RNS im Zytoplasma beginnt die eigentliche Proteinherstellung, die **Translation**. Dazu wandern viele Ribosomen (r-RNS) den m-RNS-Strang entlang und bauen nach seiner Information das erforderliche Eiweiß auf. Die hierfür benötigten Aminosäuren liefert die **t-RNS** (*transfer-Ribonukleinsäure*) an (➤ Abb. 1.22).

Die fertig gestellten Proteine werden anschließend ins Zytoplasma freigesetzt und stehen dann für ihre vielfältigen Aufgaben zur Verfügung.

Synthesephase
In der **Synthesephase** wird die DNS wie ein Reißverschluss zwischen den Basen aufgetrennt (➤ Abb. 1.23). An die frei werdenden Basen beider Stränge lagern sich dann die jeweils korrespondierenden Basen so an, dass schließlich zwei neue

1.2 Zelle

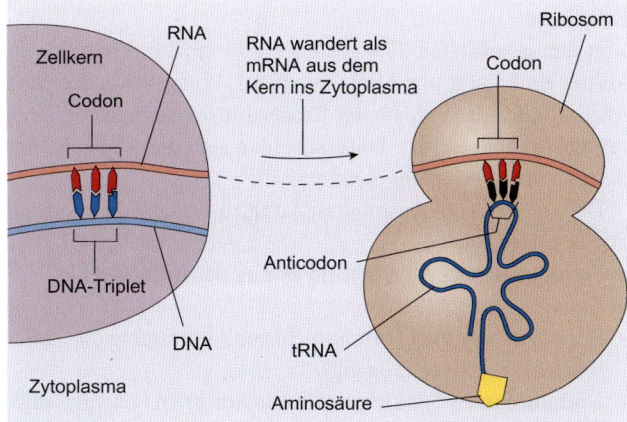

Abb. 1.22 Einzelne Schritte der Proteinsynthese. Die Transkription erfolgt im Zellkern. Die Translation findet am endoplasmatischen Retikulum statt. [L190]

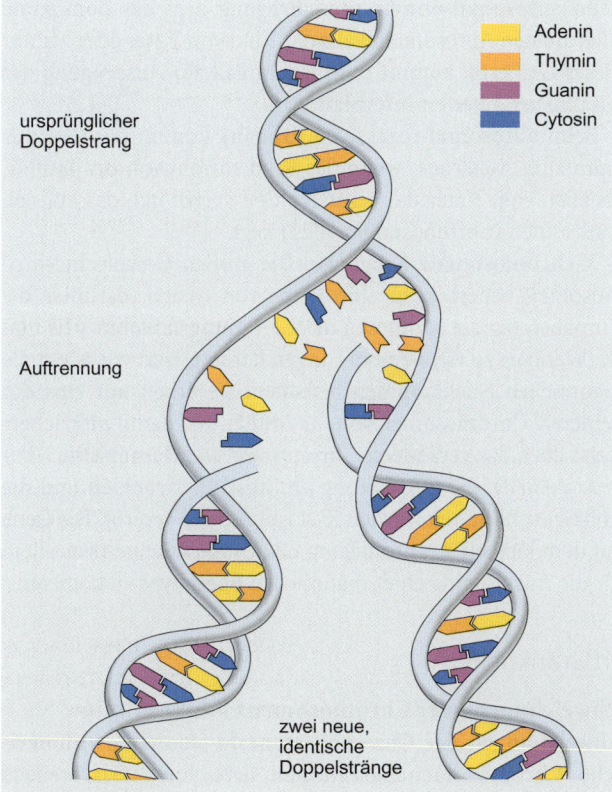

Abb. 1.23 Replikation der DNS. An die freien Basen lagern sich sofort korrespondierende Basen an, die zu einem neuen Strang verknüpft werden. [L190]

Neue Körperzellen entstehen ausschließlich durch **Zellteilung**. Zellen müssen Tag für Tag neu gebildet werden, um *Wachstumsvorgänge* zu ermöglichen und sie müssen ersetzt werden, weil ständig und überall im Organismus Zellen zugrunde gehen. Nicht teilungsfähig sind Muskel- und Nervenzellen.

Mitosephasen

Der wichtigste Vorgang während der Mitose ist die gleichmäßige Verteilung der Chromatiden auf zwei Zellen. Die Mitose verläuft in vier Phasen (Erklärung ➤ Abb. 1.24):
- **Prophase** (*Vorbereitungsphase*)
- **Metaphase** (*mittlere Phase*, in der die Chromosomen in einer Mittellinie = Äquatorialebene angeordnet werden)
- **Anaphase** (*Trennungsphase*, in der die Chromatiden getrennt und zu den Polen gezogen werden)
- **Telophase** (*Schlussphase*)

Während der Telophase schnürt sich die Zellmembran in der Zellmitte vom Rand her zunehmend ein, bis schließlich zwei etwa gleich große Zellen mit eigenem Zytoplasma und Organellen entstanden sind.

Meiose

> **DEFINITION**
>
> **Meiose** (*Reifeteilung*, *Reduktionsteilung*): Ausgehend von einem diploiden Chromosomensatz teilen sich Ei- bzw. Samenzelle so, dass zum Schluss ein **haploider Chromosomensatz** in **vier Zellen** vorliegt. Bedingt durch die Mischung väterlicher und mütterlicher Chromosomen ist das **Erbgut** der Tochterzellen **verändert**.

Ablauf der Meiose

Wenn Ei- und Samenzelle sich bei der Befruchtung vereinigen, darf sich das Erbgut nicht verdoppeln. Daher muss der diploide (*doppelte*) Chromosomensatz mit 2x23 Chromosomen auf einen haploiden (*einfachen*) Chromosomensatz mit 1x23 Chromosomen reduziert werden. Die Reduktionsschritte der **Meiose** erfolgen während der Entwicklung unreifer Geschlechtszellen zu reifen Formen (➤ Abb. 1.25).

Die Meiose verläuft in zwei Schritten:
- **1. Reifeteilung** – Ergebnis sind **zwei Zellen mit je 23 Chromosomen**: Die erste Reifeteilung mit Pro-, Meta-, Ana- und Telophase führt zur **Verteilung** der Chromosomen. In der Prophase erfolgt ein Austausch identischer Genorte (*crossing over*) auf den Allelen.
- **2. Reifeteilung** – Ergebnis sind **vier Zellen mit je 23 Chromatiden**: Die zweite Reifeteilung gliedert sich erneut in Meta-, Ana- und Telophase. Der Ablauf ist mit der Mitose vergleichbar, es kommt zur **Auftrennung** der Chromosomen.

Doppelstränge entstehen, die mit dem ursprünglichen Doppelstrang identisch sind.

Mitose

> **DEFINITION**
>
> **Mitose**: Zellteilung, wobei nach Abschluss der Mitose **zwei erbgleiche** Zellen mit einem **diploiden Chromosomensatz** vorliegen.

Vererbung

Bei der **Vererbung** werden arteigene, anlagebedingte Merkmale und Eigenschaften (*Erbgut*) auf nachkommende Generationen übertragen.

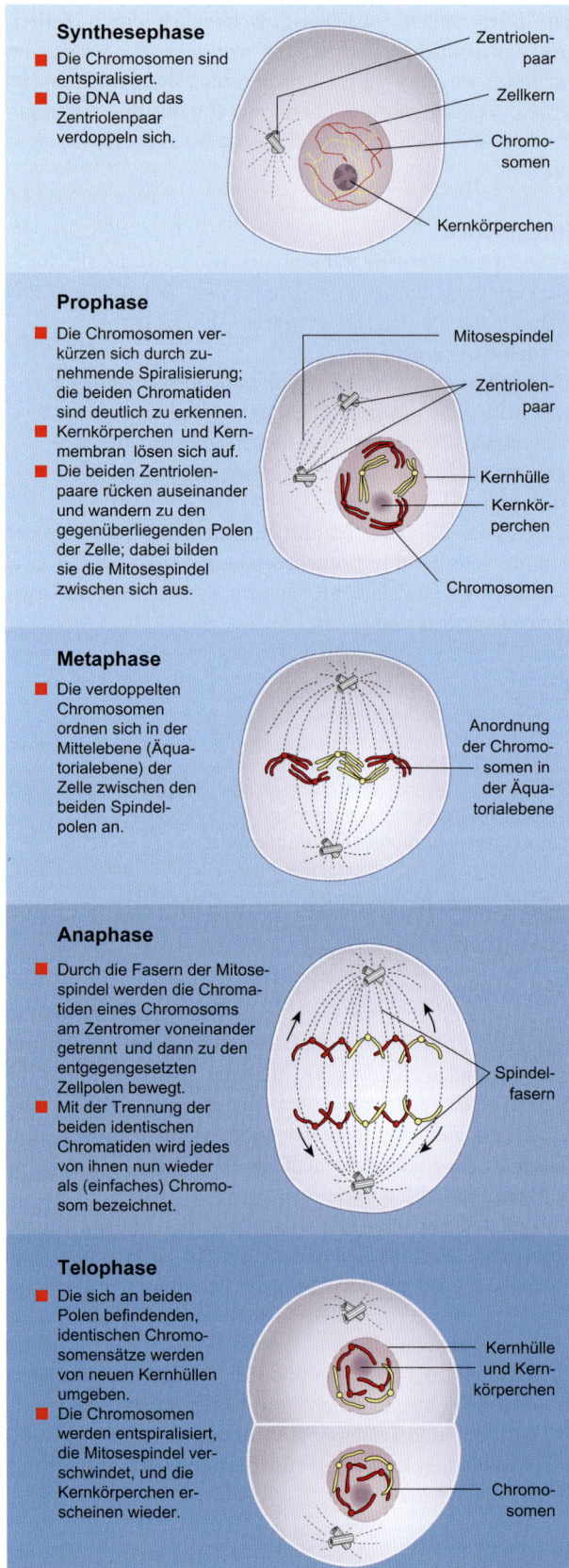

Abb. 1.24 Synthesephase und die vier Phasen der Mitose. [L190]

Erbgänge

Von den geschätzten 30.000 Genen erbt ein Kind jeweils von Mutter und Vater ein **Allel** (> oben). Wenn beide geerbten Allele **identisch** sind, ist der Träger hinsichtlich dieses Gens **reinerbig** (*homozygot*). **Unterscheiden sich die Allele**, ist der Betreffende **mischerbig** (*heterozygot*).

Die heterozygote Ausprägung kann zu verschieden Formen des Genotyps führen:
- Ein **dominantes** Allel bewirkt immer das Auftreten des Gens.
- Ein **rezessives** Allel kommt nicht zur Ausprägung (> autosomal rezessiver Erbgang).
- **Kodominantes** (*gleichberechtigtes*) Auftreten bedeutet, dass die beiden Allele in ihrer Ausprägung gleichrangig sind (z. B. die Blutgruppe AB, bei der das Kind z. B. vom Vater das Allel für die Blutgruppe A, von der Mutter das Allel für die Blutgruppe B geerbt hat).

Beim **autosomal-dominanten Erbgang** liegt das dominante Allel auf den Autosomen. Falls das Kind von Vater oder Mutter dieses Gen erbt, kommt es in jedem Fall zur Ausprägung der auf ihm verankerten Informationen.

Beim **autosomal-rezessiven Erbgang** kommt das Gen nur dann zum Ausdruck, wenn das Kind sowohl von der Mutter, als auch vom Vater das rezessive Gen geerbt hat, das auf den Autosomen (Chromosomen 1–22) liegt.

X-chromosomale Erbgänge: Die großen Geschlechtschromosomen beherbergen eine Reihe von Genen, darunter die Vorgaben für die Synthesen der Gerinnungsfaktoren VIII und IX. Wenn es zu Genveränderungen kommt, sind vor allem die männlichen Nachkommen betroffen. Sie erben nur eins der beiden X-Chromosomen von der Mutter und damit möglicherweise eben das veränderte Chromosom. Die **Hämophilie** (*Bluterkrankheit*), die Erkrankung an Muskeldystrophien und die Rot-Grün-Blindheit werden X-chromosomal vererbt. Die Gene auf dem kleinen Y-Chromosom des Vaters scheinen vor allem für die Ausprägung eines männlichen Phänotyps zu kodieren.

Erbkrankheiten

Abweichungen der Chromosomenzahl

Abweichungen der Chromosomenzahl werden als **numerische Chromosomenaberrationen** bezeichnet. Das weitaus häufigste Beispiel ist die **Trisomie 21** mit einem Chromosomensatz von 47 Chromosomen. Das Chromosom Nr. 21 liegt also nicht zweifach, sondern dreifach vor. Das Krankheitsbild wird auch **Down-Syndrom** oder umgangssprachlich (nach der typischen Augenform betroffener Kinder) Mongolismus genannt.

Das **Fehlen eines X-Chromosoms** mit einem Chromosomensatz von 45 Chromosomen führt bei Mädchen zu Kleinwuchs, zum Ausbleiben der sekundären Geschlechtsmerkmale und zur Unfruchtbarkeit, während sich die Intelligenz normal entwickelt. Man bezeichnet diese Chromosomenabweichung als X0- (sprich: X-Null) Konfiguration und das klinische Bild als **(Ullrich-)Turner-Syndrom**.

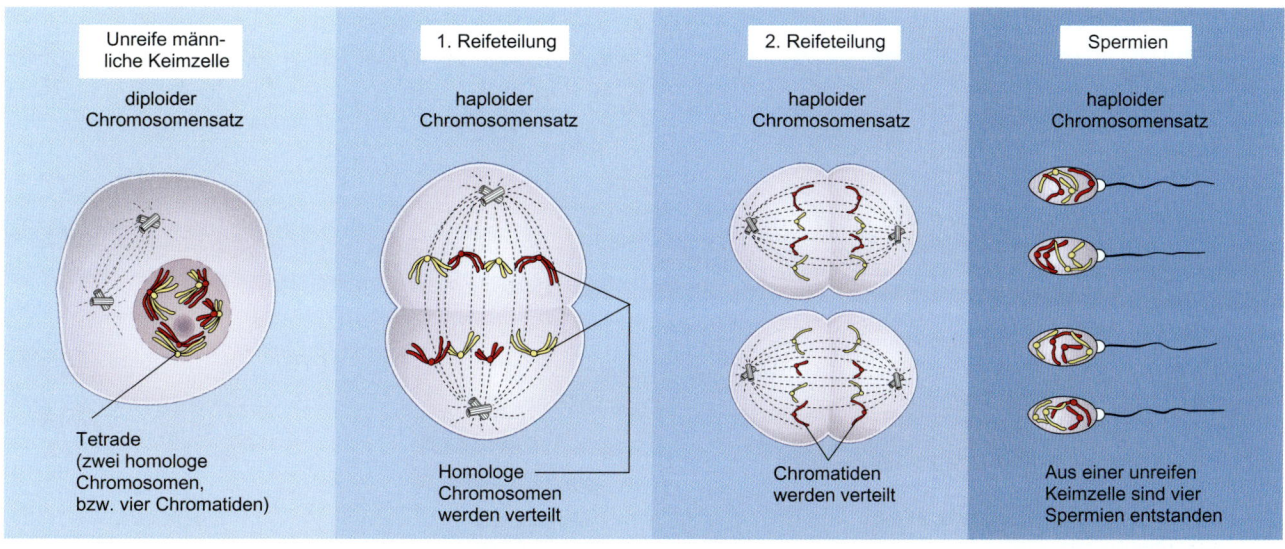

Abb. 1.25 Die Meiose am Beispiel der Spermienbildung (*Spermatogenese*) im Hoden. Aus einer einzigen unreifen männlichen Keimzelle mit diploidem Chromosomensatz entstehen vier Spermien mit einem jeweils haploiden Chromosomensatz. [L190]

Strukturelle Veränderungen der Chromosomenzahl

Wenn Stücke eines Chromosoms falsch verbunden werden oder verloren gehen, ändert sich die Struktur der betroffenen Chromosomen. **Strukturelle Chromosomenaberrationen** lösen z. B. das **Katzenschreisyndrom** aus, dessen Bezeichnung durch den katzenartigen Schrei der betroffenen Babys entstanden ist. Schwere Herzfehler und geistige Behinderungen sind hier mit dem Verlust des p-Arms am Chromosom Nr. 5 verknüpft. Strukturelle Chromosomenveränderungen sind auch die Ursache für das Auftreten des **Philadelphia-Chromosoms**, das Leukämien auslöst (➤ 2.6.9).

Genmutationen

Genmutationen sind wesentlich häufiger als numerische oder strukturelle Chromosomenveränderungen. Sie entstehen z. B. aufgrund von Umweltfaktoren (Strahlen-, Benzol-, Pestizidbelastung) oder durch die Einnahme von Zytostatika bei Tumorerkrankungen.

1.3 Gewebe

DEFINITION

Gewebe: Verbände von Zellen und Zwischenzellstrukturen mit gleicher Differenzierung (*Spezialisierung, Bauart*) und Funktion.
Degeneration: Schädigung von Zellen bzw. Geweben aufgrund intrazellulärer Veränderungen.
Nekrose: Absterben von Zellen bzw. Zellverbänden in einem lebenden Organismus.

Alle Organe bestehen aus einer unterschiedlichen Zusammensetzung der vier Gewebearten (➤ Abb. 1.26):
- Epithelgewebe
- Binde- und Stützgewebe
- Muskelgewebe
- Nervengewebe

1.3.1 Epithelgewebe

DEFINITION

Epithelgewebe (*Deckgewebe*): Ist aus dichten Zellverbänden aufgebaut. Da Epithelgewebe keine Blutgefäße besitzt, muss es über Diffusionsvorgänge versorgt werden.
Basalmembran (*Grundhäutchen*): Trennt die Epithelzellen vom darunter liegenden Bindegewebe.

Epithelarten

Es gibt verschiedene Arten von Epithelien, die sich ganz unterschiedlich spezialisiert haben:
- **Oberflächenepithelien** bedecken äußere und innere Körperoberflächen. Ihre Schichtenbildung, die Zellhöhe und das Aussehen der Zelloberfläche lassen Rückschlüsse auf ihre Funktion zu.
- **Drüsenepithelien** (*Sekretionsepithelien*) sondern Sekrete ab, z. B. Schweißdrüsenepithelzellen Schweiß, Schilddrüsenzellen Hormone (z.B. Thyroxin).
- **Sinnesepithelien** haben sich auf die Umsetzung von chemischen und physikalischen Reizen in elektrische Impulse spezialisiert. Dazu zählen z. B. die Stäbchen und Zapfen der Netzhaut im Auge, die Lichtreize aufnehmen.

Oberflächenepithel

Zellformen und Funktion

Es gibt **platte, kubische** und **zylindrische** Zellen. Die kubischen Epithelverbände werden auch **isoprismatische**, die zylindrischen auch **hochprismatische** Epithelien genannt.

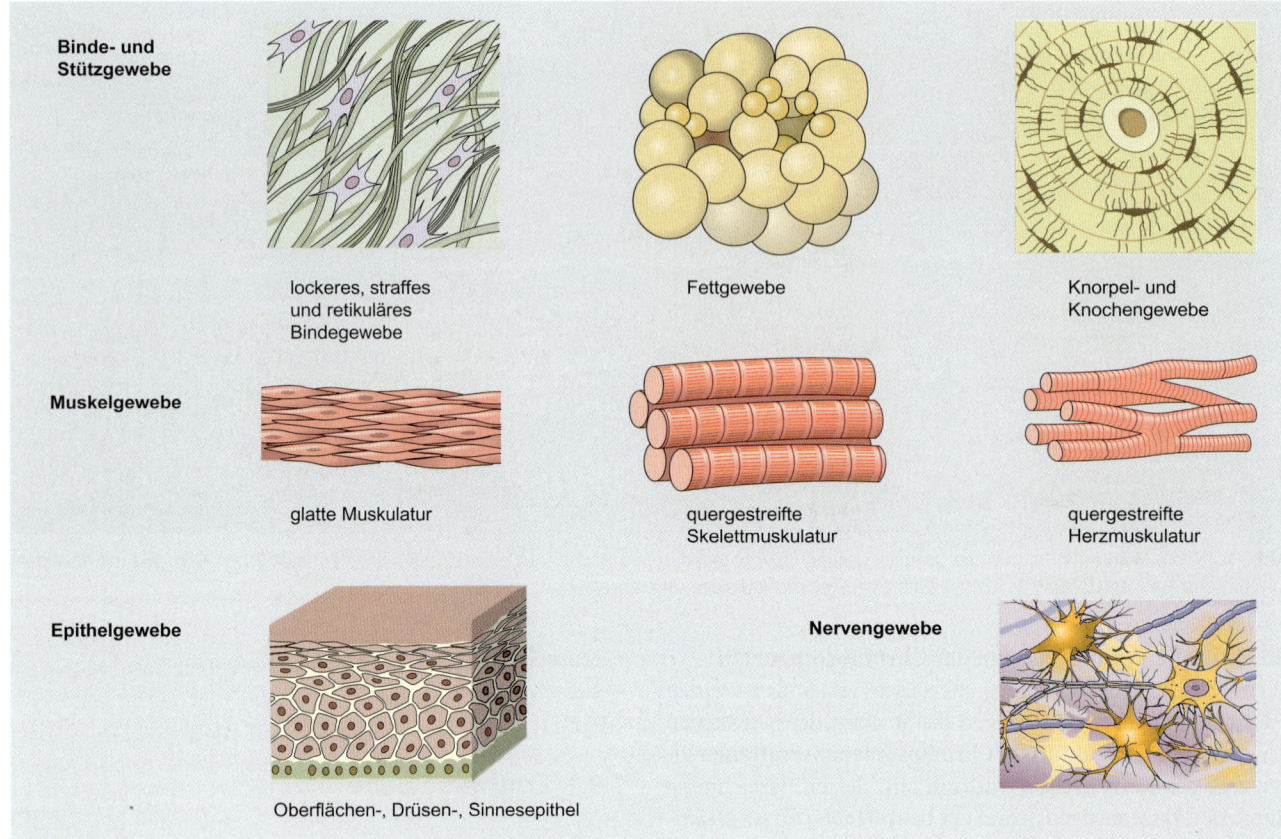

Abb. 1.26 Übersicht über die vier Gewebearten des menschlichen Körpers. [L190]

Bei den platten Epithelien steht die Schutz- und Abtrennungsfunktion, bei prismatischen Epithelformen die Stoffaufnahme (*Resorption*) oder -abgabe (*Sekretion*) im Vordergrund. Insbesondere das mehrschichtige **Plattenepithel** dient dem mechanischen Schutz.

Zellschichten

Die Zellen in den Zellverbänden können einschichtig, mehrschichtig oder mehrreihig angeordnet sein: Beim **einschichtigen Epithel** haben alle Zellen Kontakt mit der Basalmembran. Gleiches gilt für die Zellen des **mehrreihigen Epithels**, bei dem jedoch nicht alle Zellen die Epitheloberfläche erreichen. Beim **mehrschichtigen Epithel** steht nur die unterste Zellschicht mit der Basalmembran in direkter Verbindung.

Eine Sonderform ist das **Übergangsepithel** (*Urothel*), das den Harntrakt auskleidet. Es kann sich den wechselnden Füllungszuständen der Harnblase anpassen. Bei Dehnung nimmt die Zahl der Zellreihen ab. Die oberflächlichen Deckzellen, die stets mehrere darunter liegende Zellen überdecken, werden flacher. Eine Verdichtung ihres Zytoplasmas schützt die Epitheloberfläche vor der Reizwirkung des Urins.

Oberflächenstrukturen

Das **Flimmerepithel** kommt zustande, weil eine Seite der Zellen überaus bewegliche Härchen (*Kinozilien*) trägt. Deren Funktion ist es, Partikel in der Einatemluft abzufangen und sie rachenwärts zu transportieren. Das schleimige Sekret der ebenfalls im Flimmerepithel vorhandenen Becherzellen erleichtert die Reinigungsvorgänge (➤ Abb. 1.27).

Drüsenepithelien

DEFINITION

Drüsen (*Glandulae*): Ansammlungen von Epithelzellen, die Sekrete oder Hormone bilden und absondern (z. B. Tränen-, Schweißdrüsen, Insulin, Wachstumshormon).

Exokrine Drüsen (➤ Abb. 1.28) geben ihr Sekret über einen Ausführungsgang an die Oberfläche von Haut oder Schleimhäuten ab. Die einfachste Form einer solchen Drüse sind die **Becherzellen** des Darms und der Atemwege, die nur aus einer einzigen Zelle bestehen. Die meisten Drüsen sind aber größere Gebilde (➤ Abb. 1.28).

Wenn eine Drüse vornehmlich wässrige Sekrete abgibt, heißt sie **seröse Drüse**, sezerniert sie vor allem schleimige Sekrete, wird sie **muköse Drüse** genannt. Gemischte Drüsen können je nach Bedarf sowohl seröse als auch muköse Substanzen produzieren (z. B. Speicheldrüsen ➤ 2.10.2).

Endokrine Drüsen (➤ Abb. 1.28) sind hormonbildende Drüsen. Sie haben keinen Ausführungsgang, weil ihre Hormone in die Blutkapillaren diffundieren und ihre Zielzellen über den Blutkreislauf erreichen (➤ 2.5.1).

1.3 Gewebe

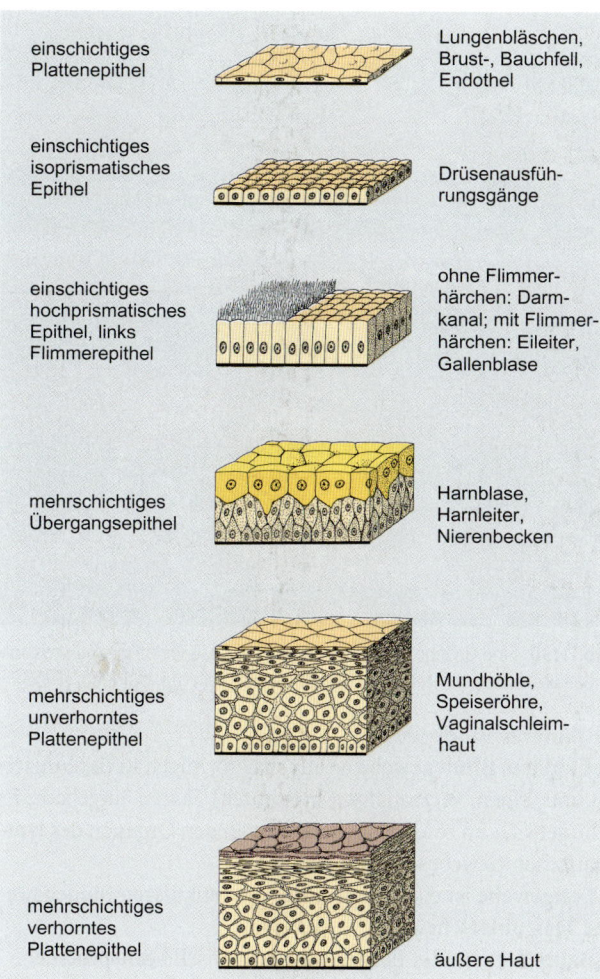

Abb. 1.27 Verschiedene Epithelarten. [L190]

1.3.2 Binde- und Stützgewebe

DEFINITION

Binde- und Stützgewebe: Gewebe, das aus Zellen, Grundsubstanz und Fasern besteht.

Bindegewebe

DEFINITION

Stroma: Bindegewebsgerüst eines Organs, das Nerven und Gefäße umgibt; im Vergleich dazu ist unter einem Parenchym das Funktionsgewebe (alle Zellen eines Organs, die für dessen Funktion zuständig sind) zu verstehen.
Fibrose: Vermehrung von Bindegewebe; beruht oft auf einer Mehrproduktion von kollagenen Fasern. Das betroffene Gewebe verhärtet (*Sklerose*), seine Elastizität nimmt ab.

Aufbau
Bindegewebe verbindet verschiedene Gewebe miteinander, umhüllt Organe, baut das Stroma (➤ Definition) auf, verknüpft Blutgefäße und Nerven mit dem umgebenden Gewebe und ist an der Abwehr sowie am Wasserhaushalt und an Stoffwechselvorgängen beteiligt.

Zellen
Sternförmige Bindegewebszellen (*Fibrozyten*) die verstreut in der Grundsubstanz liegen, haben die Aufgabe, nach den Anweisungen aus dem jeweiligen Zellkern unterschiedliche Fasern und die Grundsubstanz zu bilden.

Grundsubstanz
Die **Grundsubstanz** (*Interzellularsubstanz*) besteht hauptsächlich aus **Proteoglykanen** (*Riesenmoleküle mit hohem Kohlen-*

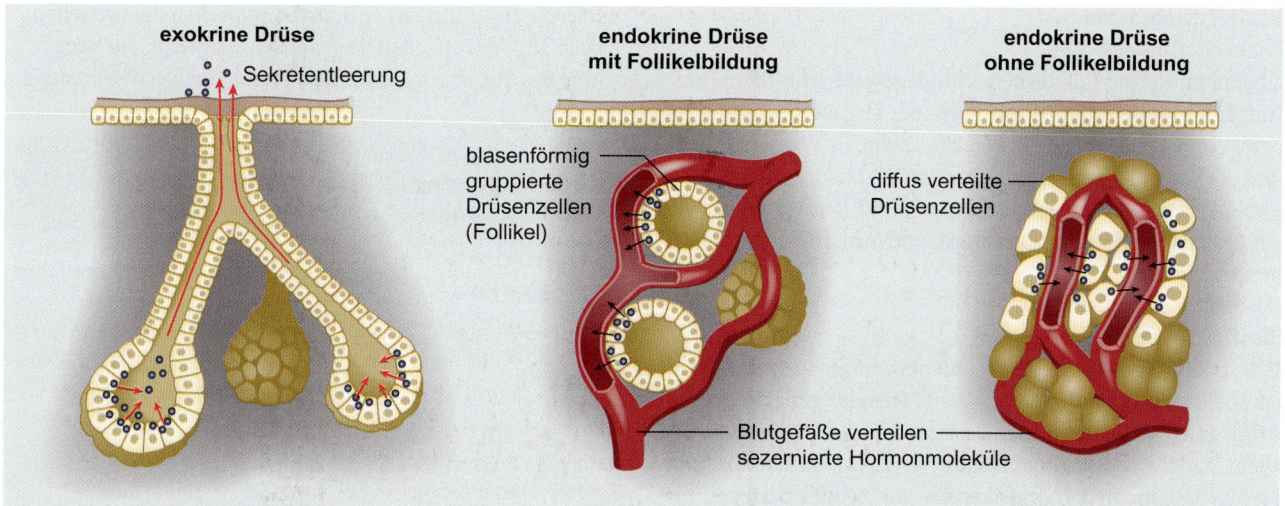

Abb. 1.28 Verschiedene Drüsen. **Links**: Exokrine Drüse mit Ausführungsgängen, über die das Drüsensekret auf die Gewebeoberfläche gelangt (Beispiel: Schweißbildung). **Mitte**: Endokrine Drüse mit Follikelbildung. Das Hormon sammelt sich in dem von den Drüsenzellen ausgebildeten Hohlraum (*Follikel*). Bei Bedarf wird es ins Blut abgegeben (z. B. Schilddrüse). **Rechts**: Endokrine Drüse ohne Follikelbildung, das Sekret wird direkt ins Blut abgegeben (z. B. Nebennierenrinde). [L157]

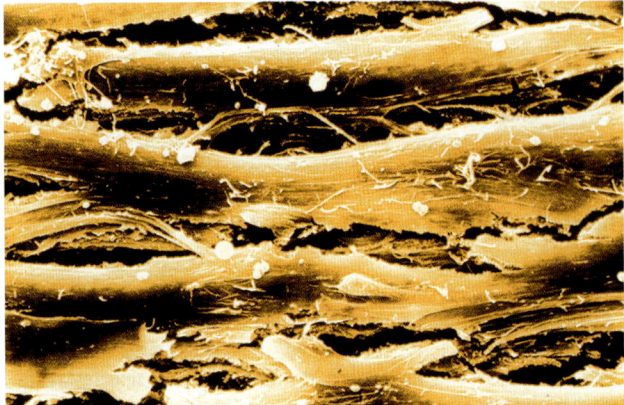

Abb. 1.29 Kollagenfasern, dargestellt mit einem Elektronenmikroskop. [X243]

hydratanteil). Proteoglykane speichern Wasser und beeinflussen durch den Wassergehalt die Elastizität und Belastbarkeit eines Gewebes.

Fasern

Kollagene Fasern (> Abb. 1.29) finden sich z. B. in den Sehnen und Gelenkbändern. Durch ihre große Zugfestigkeit sind sie für die Ausübung von Haltefunktionen besonders geeignet.

Die **elastischen Fasern** geben Arterien (> 2.8.1) ihre erhebliche Elastizität und verhindern, dass die Gefäßwände platzen, wenn das Blut mit hohem Druck hineingepresst wird. Auch die Elastizität der Lunge und der Haut beruht auf ihrem beträchtlichen Gehalt an elastischen Fasern.

Retikuläre Fasern (*Gitterfasern*) befinden sich als Stützgerüst vor allem im lymphatischen Gewebe und im Fettgewebe. Außerdem sind sie ein wichtiger Bestandteil der Basalmembranen.

Bindegewebsarten

Lockeres Bindegewebe

Überall im Körper füllt **lockeres Bindegewebe** Hohlräume aus. Auf diese Weise erhält es die Form der Organe und des Körpers. Es begleitet Nerven und Gefäße, dient als Wasserspeicher und als Verschiebeschicht. Zudem erfüllt das lockere Bindegewebe wichtige Aufgaben bei Immun- und Regenerationsvorgängen, da es viele Entzündungs- und Abwehrzellen beherbergt.

Straffes Bindegewebe

Das **straffe Bindegewebe** wird unterteilt in geflechtartiges und parallelfaseriges Bindegewebe. Die Fasern des **geflechtartigen Bindegewebes** bilden einen filzartigen Verband. Es kommt vor allem in der Lederhaut des Auges (> 2.3.1), in der Hirnhaut (> 2.13.2) und in den Organkapseln vor. Sehnen bestehen aus **parallelfaserigem Bindegewebe**.

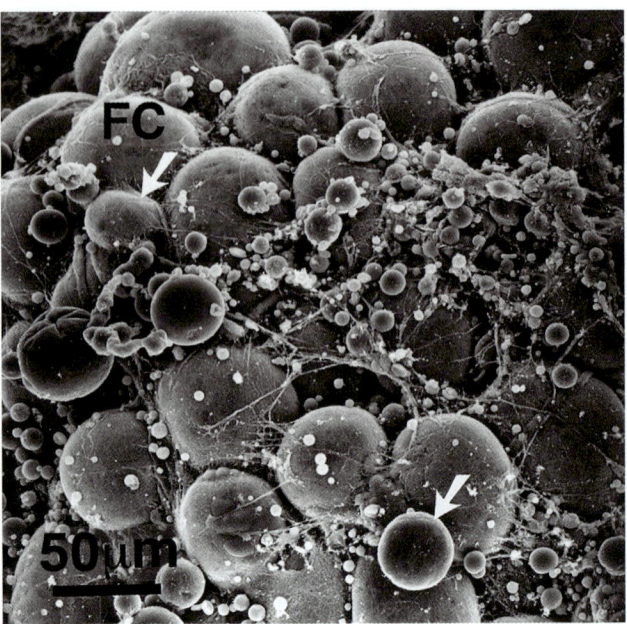

Abb. 1.30 Eine Gruppe von Fettzellen (FZ) in rasterelektronenmikroskopischer Aufnahme mit retikulären Fasern, die die Zellen umspinnen. [F253]

Retikuläres Bindegewebe

Retikuläres Bindegewebe ist aus sternförmigen Retikulumzellen und feinen, verzweigten (*retikulären*) Fasern aufgebaut. Es befindet sich im roten Knochenmark, in den Organen des lymphatischen Gewebes und im Fettgewebe.

Fettgewebe ist eine Sonderform des retikulären Bindegewebes. Man unterscheidet:
- **Baufett**. Dient der Polsterung mechanisch beanspruchter Körperregionen (z. B. Gesäß, Handteller, Fußsohlen), ist Wärmeschutz und hält als Polsterfett (z. B. Nierenlager) ein Organ an seinem Platz.
- In den Fettzellen hortet der Körper fast seinen gesamten Energievorrat als **Speicherfett**. Wird dem Körper mehr Energie zugeführt, als er braucht, schwellen die Fettzellen. Die Zahl der Fettzellen ist genetisch festgelegt, die Verteilung des Speicherfettes ist alters- und geschlechtsabhängig.

> Je mehr Fettgewebe gebildet wird, desto größer wird die Zahl der Kapillaren – dadurch ist der Kreislauf von übergewichtigen Menschen häufig zusätzlich belastet.

Stützgewebe

Knorpel

DEFINITION
Knorpel: Druckfestes Stützgewebe, widersteht starken mechanischen Beanspruchungen, insbesondere Scherkräften.

Aufbau

Knorpel besteht aus schwefelhaltiger **Grundsubstanz**, kollagenen bzw. elastischen **Fasern** und **Knorpelzellen** (*Chondrozy-*

1.3 Gewebe

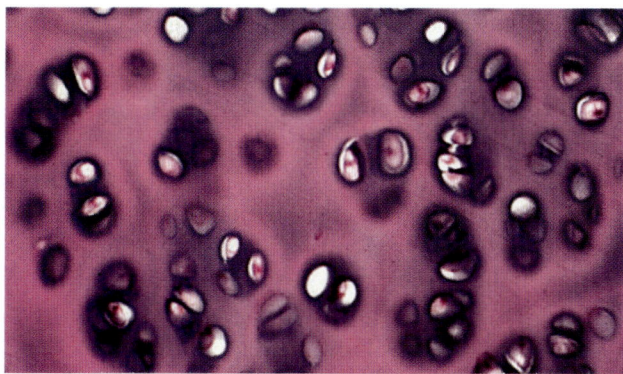

Abb. 1.31 Hyaliner Knorpel. Knorpelzellen sind von einem dunkel angefärbten Bereich, dem Knorpelhof, umgeben. Zwischen den Zellen liegt die deutlich heller eingefärbte Interzellularsubstanz. [R170–3]

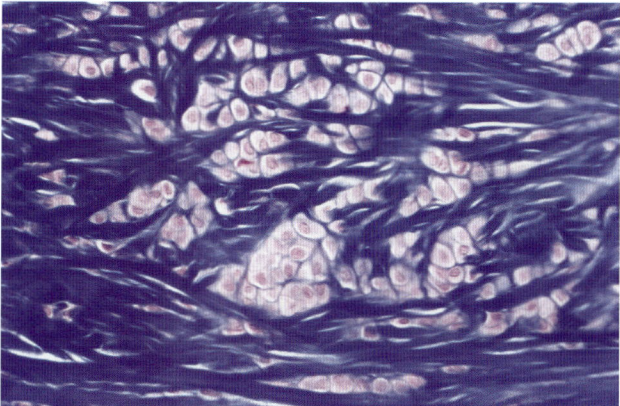

Abb. 1.32 Faserknorpel. Die Stränge aus bläulich gefärbten Kollagenfasern bilden ein Fischgrätenmuster. Es garantiert eine hohe Zugfestigkeit. [R170–3]

ten). Die Grundsubstanz verleiht dem Stützgewebe eine feste Konsistenz, Elastizität und mechanische Belastbarkeit. Knorpel besitzt keine Blutgefäße und ist daher kaum regenerationsfähig. Die Versorgung mit Sauerstoff und Nährstoffen findet über die Knorpelhaut (*Perichondrium*) statt.

Knorpelarten

- **Hyaliner Knorpel** ist sowohl druckfest als auch elastisch. Die knorpelige Skelettanlage des Embryos besteht aus hyalinem Knorpel. Beim Erwachsenen überzieht hyaliner Knorpel die Gelenkflächen und bildet die Rippenknorpel. Daneben kommt er an verschiedenen Stellen der Atemwege (Spangen der Luftröhre, Hauptbronchien) vor. Auch Teile der Nasenscheidewand und des Kehlkopfgerüsts bestehen aus hyalinem Knorpel (➤ Abb. 1.31).
- **Elastischer Knorpel.** Ein hoher Anteil elastischer Fasern gibt ihm seine gelbe Farbe. Der Kehldeckel und die Ohrmuscheln bestehen aus diesem sehr verformbaren Material.
- **Faserknorpel.** Seine Interzellularsubstanz wird von zahlreichen, dicht gepackten kollagenen Bindegewebsfasern durchzogen, was ihn besonders widerstandsfähig gegenüber mechanischen Einflüssen macht. Faserknorpel bildet die Bandscheiben der Wirbelsäule, die halbmondförmigen Knorpelscheiben des Kniegelenks (*Menisken*) und verbindet die beiden Schambeine (*Symphyse*) (➤ Abb. 1.32).

Knochen

DEFINITION
Knochen (*Os*): Bildet das Körpergerüst; neben den Zähnen das härteste Gewebe.

Die Kombination aus Fasern, harter Grundsubstanz und Zellen macht den **Knochen** außerordentlich widerstandsfähig gegenüber Druck, Biegung und Drehung (➤ 2.1.1).

Geflecht- und Lamellenknochen
Die kollagenen Fasern bilden im embryonalen Knochen ein Flechtwerk, das als **Geflechtknochen** zu bezeichnen ist. In den ersten zehn Lebensjahren erfolgt ein Umbau zum mechanisch höherwertigen **Lamellenknochen** (➤ 2.1.1).

1.3.3 Muskelgewebe

DEFINITION
Muskelgewebe: Ermöglicht Bewegungen durch kontraktile Elemente.

Aufgaben des **Muskelgewebes** sind, den Körper durch Kontraktionen zu bewegen, den Sekretfluss in den Drüsen zu beschleunigen, Inhalte in Hohlorganen zu transportieren und den Kreislauf in Gang zu halten. Die Kontraktionen einer Muskelzelle finden durch Eiweiße (Aktin bzw. Myosin ➤ 2.1.3) statt.

Glatte Muskulatur

Vorkommen
Glatte Muskulatur findet sich in den Muskelwänden des Magen-Darm-Trakts (Ausnahme: obere Speiseröhre), im Urogenitaltrakt, in den Wänden der Blutgefäße und in Haarbälgen.

Aufbau und Funktion
Glatte Muskulatur besteht aus länglichen Zellen, die in Strängen oder Schichten angeordnet sind. In der Mitte jeder Zelle liegt der Zellkern. Die Kontraktionen der glatten Muskulatur verlaufen langsam und unwillkürlich. Auch in Ruhe sind glatte Muskelzellen immer leicht angespannt (*Ruhetonus*). Kontraktionen der glatten Muskulatur werden entweder durch lokale Faktoren (z. B. Darmdehnung) oder durch das vegetative Nervensystem ausgelöst (➤ 2.13.4, ➤ Abb. 1.33).

Quergestreifte Muskulatur

Die **quergestreifte Muskulatur** bildet das gesamte System der Skelettmuskeln (➤ 2.1.3). Die Kontraktionen quergestreifter

1 Allgemeine Gesundheits- und Krankheitslehre

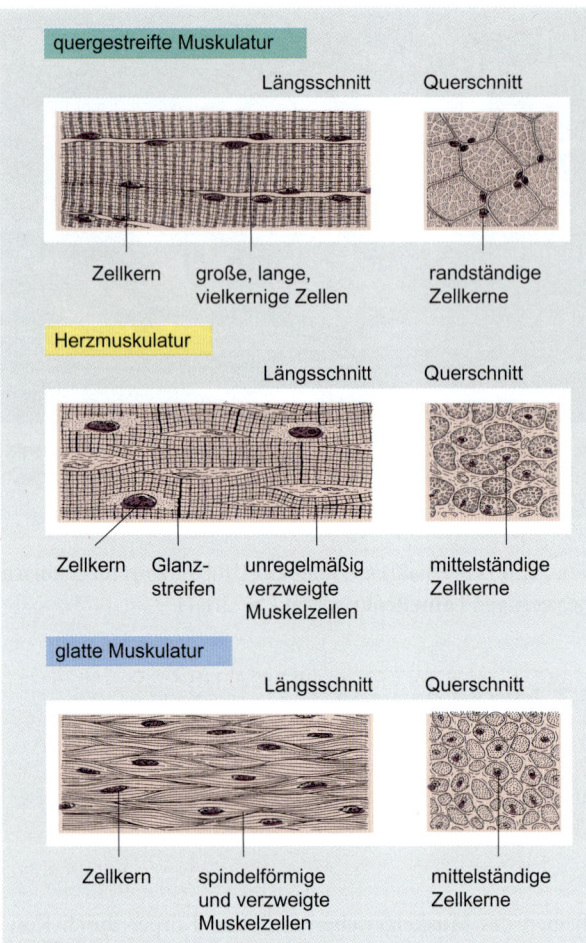

Muskelzellen werden vom zentralen Nervensystem gesteuert und sind größtenteils dem Willen unterworfen (> 2.1.3).

Herzmuskulatur

Die **Herzmuskulatur** ist quergestreift, die Zellkerne liegen in der Zellmitte. Herzmuskelzellen sind durch **Kittlinien** (*Glanzstreifen*) miteinander verbunden und arbeiten autonom nach der Vorgabe des Reizleitungssystems (> 2.7.2, > Abb. 1.33).

1.3.4 Nervengewebe

DEFINITION
Nervengewebe: Besteht aus zwei unterschiedlichen Zelltypen, den **Nervenzellen** (*Neurone*) und der Neuroglia.

Nervenzelle

Nervenzellen sind hochspezialisierte Zellen, die zur Erregungsbildung, -leitung und -verarbeitung fähig sind. Sie stehen mit dem Muskelgewebe und anderen Neuronen über Kontaktstellen (*Synapsen*) in Verbindung.

Aufbau
Eine Nervenzelle (*Neuron*) wird in drei Abschnitte unterteilt (> Abb. 1.34):
- **Dendriten**. Nehmen elektrische Signale aus benachbarten Zellen auf und leiten sie zum Zellkörper.
- **Perikaryon** (*Zellkörper*). Im Lichtmikroskop ist das reichlich vorhandene endoplasmatischem Retikulum (hier: *Nissl-Schollen*) für die Proteinbildung gut zu erkennen.

Abb. 1.33 Längs- und Querschnitt durch einen quergestreiften Muskel (*Skelettmuskel*), den Herzmuskel und einen glatten Muskel. [L190]

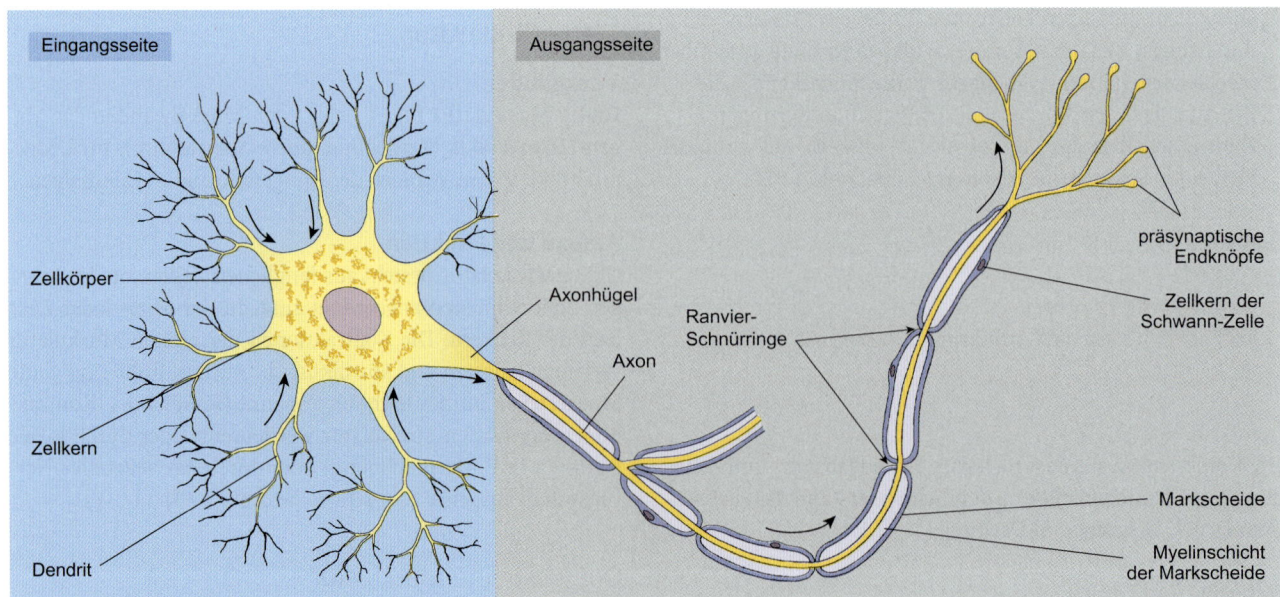

Abb. 1.34 Aufbau einer Nervenzelle. Aufnahme von Informationen im Bereich der „Eingangsseite", Fortleitung zu anderen Nerven- oder Muskelzellen auf der „Ausgangsseite". [L190]

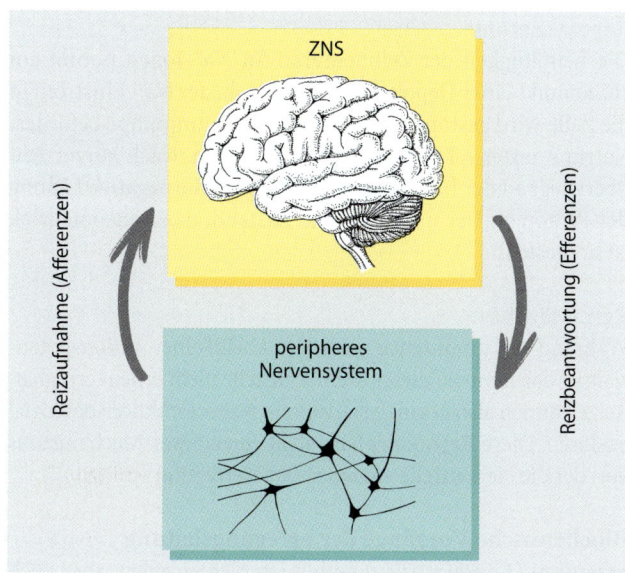

Abb. 1.35 Afferenzen erreichen das ZNS. Nach Verarbeitung und Entwurf einer adäquaten Reaktion wird über Efferenzen die Muskulatur für die Reizbeantwortung erregt. [L190]

- **Axon** (*Neurit*). Kabelartiger, vom Perikaryon wegführender Fortsatz.

Die meisten Nervenzellen haben mehrere Dendriten, aber nur ein Axon, das sich am Ende in viele Verzweigungen (*präsynaptische Endknöpfe*) teilt (➤ Abb. 1.34). Hier werden Signale mit Hilfe von Neurotransmittern übertragen.

> Mit zunehmendem Alter kommt es zu einem **Verlust von Neuronen**. Da Nervenzellen hochspezialisierte Zellen sind, können sie sich nicht regenerieren. Zugrunde gegangene Zellen werden also nicht ersetzt. Allerdings ist ein Nachlassen der geistigen Fähigkeiten nicht unbedingt damit verknüpft, da es vermutlich 10 Milliarden Neurone im Gehirn gibt.

Afferente und efferente Nervenzellen

Die Nervenzellen lassen sich entsprechend der Richtung einer Signalleitung in afferente oder efferente Neurone gliedern. **Afferente Nervenzellen** leiten Impulse von den Sinneszellen oder peripher liegenden Nervenzellen zum ZNS, während **efferente Nervenzellen** Impulse vom zentralen Nervensystem (*ZNS*) weg zu den Zielzellen in der Peripherie (z. B. zu Muskel- oder Drüsenzellen) leiten (➤ Abb. 1.35).

Neuroglia

Zellen der Neuroglia

Gliazellen erfüllen Ernährungs-, Isolierungs- und Schutzfunktionen. Zur Glia des **zentralen Nervensystems** (*Gehirn und Rückenmark*) gehören:
- **Astrozyten**. Sternförmige Zellen mit zahlreichen Fortsätzen, die mit den Blutkapillaren des ZNS in enger Verbindung stehen und den Übergang von Stoffen aus dem Blut zu den empfindlichen Nervenzellen kontrollieren (Blut-Hirn-Schranke).
- **Oligodendrozyten**. Bilden im ZNS die Markscheiden.
- **Ependymzellen**. Kleiden den Zentralkanal des Rückenmarks und die Hirnkammern aus.
- **Hortega-Zellen**. Können phagozytieren (*fressen*) und werden auch als Mikroglia bezeichnet.

Die Glia des **peripheren Nervensystems** (*Hirnnerven, Spinalnerven*) heißen **Schwann-Zellen**. Sie bilden die Markscheide der peripheren Nerven.

Markscheide

Die Ummantelung eines Neuriten wird **Markscheide** (*Myelinscheide*) genannt. **Myelin** ist eine aus Wasser, Fetten und etwas Eiweiß bestehende Substanz in den Schwann-Zellen bzw. in den Oligodendrozyten. Die Umwickelung erfolgt so, dass sich Gliazellen mit ihren langen Ausläufern mehrmals um den Neuriten herum legen und ihn Abschnitt für Abschnitt einhüllen. Je dicker die Hülle wird, desto **markreicher** ist der Nerv (*Bündel aus Neuriten*). Zwischen den Gliazellen bleiben Abstände (*Schnürringe*) frei. Diese Stellen heißen **Ranvier-Schnürringe** und dienen einer schnellen (*saltatorischen*) Weiterleitung von Impulsen, da die Signale von einem Schnürring zum nächsten „springen" können.

Erregungsleitung

Die hoch spezialisierte Fähigkeit von Neuronen, Informationen aufzunehmen, zu verarbeiten und weiterzuleiten, beruht auf elektrischen und biochemischen Vorgängen.

Elektrische Vorgänge der Erregungsleitung

Damit eine Nervenzelle Informationen in elektrische Impulse übersetzen kann, sind – vergleichbar mit den digitalen Prozessen der Computer – mindestens zwei unterschiedliche Zustände erforderlich: ein Ruhezustand („Aus") und ein Aktionszustand („Ein" ➤ Abb. 1.36).

Ruhepotenzial

Das **Ruhepotenzial** entspricht dem Ruhezustand der Nervenzelle. Dabei besteht eine Spannung von etwa −70 mV (Bezeichnung: *Membranpotenzial*), wobei das Zellinnere gegenüber dem Extrazellulärraum **negativ** geladen ist (deshalb −70 mV). Die negative Spannung des Ruhepotenzials entsteht durch:
- **Unterschiedliche Ionenkonzentrationen** von positiv (z. B. Kalium, Natrium) und negativ geladenen Teilchen (z. B. Proteine) inner- und außerhalb der Nervenzellen.
- **Unterschiedliche Durchlässigkeit** der Zellmembran für bestimmte Ionen. So können die positiv geladenen Kaliumionen die Membran passieren, die negativ geladenen Proteine bleiben im Zellinnern.

Durch eine Aktivierung von Synapsen auf der Eingangsseite der Nervenzelle, also im Bereich der Dendriten und des Zellkörpers (➤ Abb. 1.36), kommt es zu Änderungen des Membranpotenzials im Sinne einer **Depolarisation**. Wird ein bestimmter Schwellenwert erreicht, führt dies zu einem Aktionspotenzial („Ein").

Aktionspotenzial

Die während des Ruhepotenzials nur sehr geringe Durchlässigkeit der Nervenzellmembran für Na$^+$-Ionen nimmt explosionsartig zu. Daraufhin setzt ein starker Einstrom der Na$^+$-Ionen in die Zelle ein. Die Ladungsverhältnisse kehren sich um: Jetzt überwiegt an der Innenseite der Membran die **positive** Ladung, sie beträgt +30 mV. Damit ist das **Aktionspotenzial** entstanden und kann über das Axon weitergeleitet werden.

Repolarisation

Die Leitfähigkeit der Zellmembran für Na$^+$-Ionen nimmt am Höhepunkt einer Depolarisation rasch ab, der Na$^+$-Einstrom in die Zelle wird gestoppt. Eine Natrium-Kaliumpumpe befördert Natrium unter ATP-Verbrauch nach außen. Nach kurzer Zeit überwiegt an der Innenseite der Membran die negative Ladung der Protonen. Der ursprüngliche Zustand, das Ruhepotenzial, ist hergestellt.

Refraktärphase

Während und unmittelbar nach dem Ablauf eines Aktionspotenzials ist das Axon an dieser Membranstelle nicht erneut erregbar, Reize können also normalerweise kein weiteres Aktionspotenzial auslösen. Diese **Refraktärphase** stellt einen Filter-Mechanismus dar, der die Nervenzelle vor einer Dauererregung schützt.

Biochemische Vorgänge der Erregungsleitung

Synapsen (*Kontaktstellen*) verbinden Nervenzellen, aber auch Nervenzellen mit Muskelgewebe (➤ 2.1.3).

Anteile einer Synapse

Eine Synapse hat drei Anteile (➤ Abb. 1.37):
- Die **präsynaptischen Endknöpfe** des (präsynaptischen) Neurons enthalten Bläschen, die mit **Neurotransmittern** gefüllt sind (➤ unten).
- Die nachgeschaltete **postsynaptische Zelle** besitzt Rezeptoren für die Bindung der Neurotransmitter auf der (postsynaptischen) Membran.
- Zwischen dem präsynaptischen Neuron und der postsynaptischen Zelle liegt der **synaptische Spalt**.

Biochemische Prozesse

Trifft an den Endaufzweigungen des präsynaptischen Neurons ein Erregungsimpuls ein, kommt es zur Freisetzung von **Neurotransmittern** aus den Bläschen des präsynaptischen Axo-

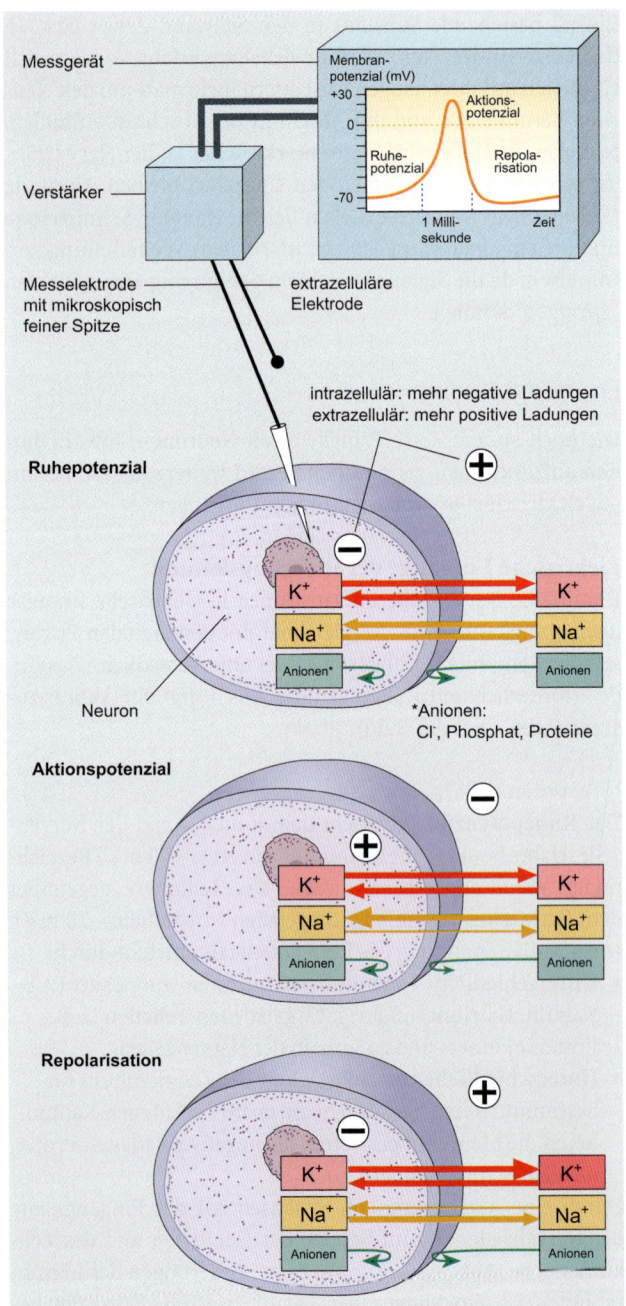

Abb. 1.36 Ladungsverschiebung an der Zellmembran eines Neurons im Verlauf eines Aktionspotenzials. [L190]

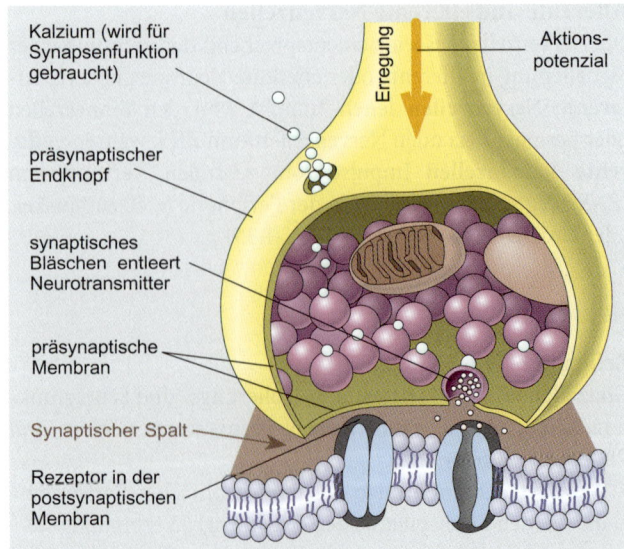

Abb. 1.37 Aufbau einer Synapse. [L190]

nendes. Sie diffundieren durch den synaptischen Spalt und verbinden sich mit den Rezeptoren der postsynaptischen Membran. Dadurch ändert sich dort das Membranpotenzial.

Erregende und hemmende Synapsen

Je nach Art des Neurotransmitters und des Rezeptortyps können unterschiedliche Effekte an der postsynaptischen Membran auftreten: Bei **erregenden Synapsen** ist der Neurotransmitter in der Lage, eine Depolarisation und damit ein Aktionspotenzial an der postsynaptischen Membran auszulösen. An **hemmenden Synapsen** bewirkt der Transmitter eine weitere Senkung des Ruhepotenzials an der postsynaptischen Membran und blockiert somit deren Depolarisation.

Nach der Reaktion mit dem Rezeptor erfolgt ein Abbau der Neurotransmitter durch Enzyme.

Neurotransmitter

> **DEFINITION**
> **Neurotransmitter**: Substanzen, die in Bläschen des präsynaptischen Axonendes gespeichert sind und die Erregungsleitung über die Synapsen leisten.
> **Myasthenia gravis**: Autoimmunerkrankung mit Störungen der neuromuskulären Reizübertragung. Die Acetylcholinrezeptoren der motorischen Endplatte werden durch Autoantikörper blockiert. Symptome sind die belastungsabhängige Ermüdung der Skelettmuskulatur, gefürchtet sind eine Schluck- und Atemlähmung.

Für die Funktion des Nervensystems ist ein Gleichgewicht der verschiedenen Neurotransmitter von elementarer Bedeutung, wobei davon auszugehen ist, dass in den Bläschen zu jeder Zeit unterschiedliche **Neurotransmitter** vorliegen.

> Wird die **Balance** der Neurotransmitter im ZNS gestört, treten seelische oder körperliche Erkrankungen auf. Die Mehrzahl der Psychopharmaka greift in den Neurotransmitterhaushalt ein.

Neurotransmitter sind z. B.:
- **Acetylcholin**. Neurotransmitter aller Nervenfasern, die das ZNS verlassen. Es wirkt an der motorischen Endplatte (➤ 2.1.3) und spielt eine große Rolle im vegetativen Nervensystem. Acetylcholin wirkt grundsätzlich erregend auf die nachgeschalteten Strukturen. Es wird durch das Enzym Acetylcholinesterase abgebaut.
- **Noradrenalin**. Ist an Synapsen vorhanden, die dem Sympathikus zugeordnet werden und führt z. B. zur Erhöhung der peripheren Gefäßwiderstände (und somit des Blutdrucks).
- **Dopamin**. Ist für die Steuerung der extrapyramidalen Motorik von großer Bedeutung (➤ 2.13.5).
- **Serotonin**. Beeinflusst die Stimmung, den Schlaf-Wachrhythmus, die Nahrungsaufnahme und die Schmerzwahrnehmung. Ein Mangel an Serotonin wird als Ursache für die Entwicklung von endogenen Depressionen diskutiert.

1.3.5 Lebewesen

Im Gegensatz zu nicht lebenden Strukturen weisen alle Lebewesen – egal ob Bakterium, Pflanze, Tier oder Mensch – einige gemeinsame Eigenschaften auf (➤ Abb. 1.38). Sie kommen durch die akribische Abstimmung von Zell- und Gewebefunktionen zustande.

Stoffwechsel

Unter **Stoffwechsel** (*Metabolismus*) versteht man ständig im Organismus ablaufende chemische Reaktionen in den Zellen und Geweben, die dem Auf- und Abbau von Produkten dienen. Beispiele:
- Insulinbildung in den B-Zellen der Bauchspeicheldrüse
- Aufnahme von Nährstoffen vom hochprismatischen Epithel des Dünndarms

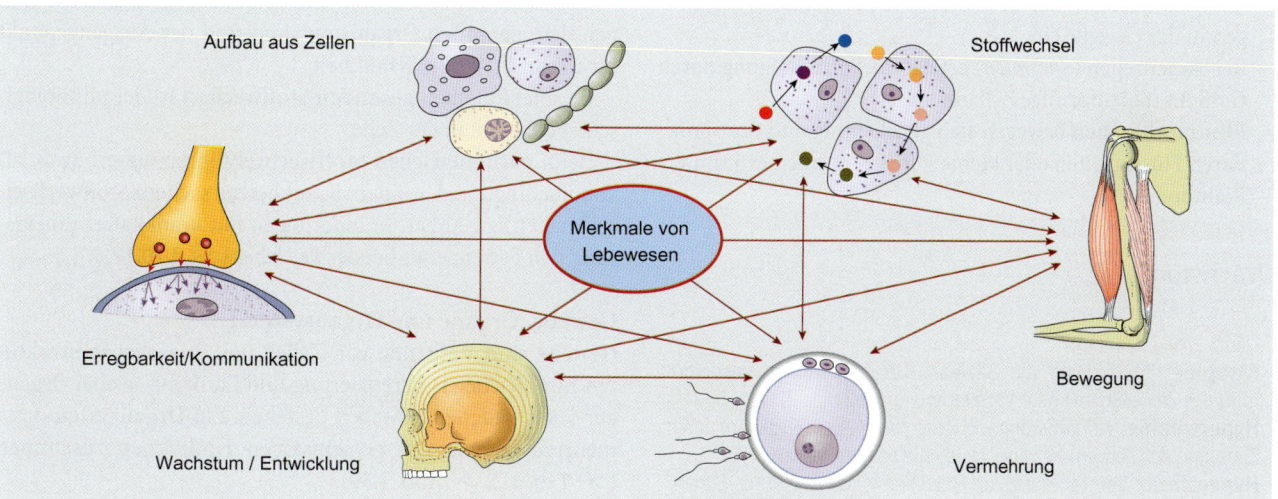

Abb. 1.38 Die sechs Merkmale höherer Lebewesen in ihren Wechselbeziehungen zur Umwelt. [L190]

1 Allgemeine Gesundheits- und Krankheitslehre

- Diffusion des Sauerstoffs durch das einschichtige Epithel des Lungenbläschens

Erregbarkeit

Erregbarkeit ist die Fähigkeit eines Organismus, Veränderungen (z. B. Hitze, Kälte, Dunkelheit) inner- und außerhalb des Organismus aufzunehmen und darauf zu antworten. Die Informationsaufnahme ist an spezialisierte Sinnesorgane gebunden (z. B. Temperatur- und Schmerzrezeptoren), die Informationsverarbeitung und Reizbeantwortung erfolgen überwiegend im Nervengewebe des zentralen Nervensystems.

Innere Kommunikation

Der Organismus versucht stets, trotz sich verändernden inneren (z. B. Flüssigkeitsmangel) und äußeren (z. B. Hitze) Bedingungen ein konstantes Gleichgewicht (*Homöostase*) zu erhalten. Die schnelle Anpassungsfähigkeit des Körpers erfolgt mit Hilfe der inneren Kommunikation und wird als Voraussetzung für die Erhaltung seiner Gesundheit betrachtet.

Den Austausch von Informationen gewährleisten folgende Systeme:
- Das **Nervengewebe** übermittelt jede Sekunde Millionen von elektrischen Impulsen (➤ 2.13.3).
- Das **Hormonsystem** verändert intrazelluläre Stoffwechselabläufe in den Zielzellen (➤ 2.5.1).
- Das **Immunsystem** (*Abwehrsystem* ➤ 2.6.5) wehrt Krankheitserreger und Fremdkörper, die sich in allen Geweben befinden können durch eine Vielzahl von Substanzen und Zellen (z. B. Antikörper, Fresszellen) ab.

Bewegung

Der Mensch muss auf äußere Reize aktiv durch **Bewegungen** (Kontraktionen des Muskelgewebes) reagieren können. Innerhalb des Organismus gibt es weitere Formen der Bewegung:
- **Granulozyten** (➤ 2.6.4) verlassen die Blutbahn und dringen in das Gewebe ein.
- Bei Samenzellen (*Spermien*) erfolgt die Fortbewegung durch **Geißeln** (fadenförmige Zellanhängsel).
- **Flimmerhärchen** bewegen sich gleichsinnig und transportieren Flüssigkeiten oder kleine Partikel in eine bestimmte Richtung.

Wachstum

> **DEFINITION**
> **Atrophie**: Rückbildung von Geweben (Organen) durch Verkleinerung des Zellvolumens oder Verminderung der Zellzahl.
> **Hypertrophie**: Vergrößerung von Zellen (Geweben, Organen) durch Zunahme des Zellvolumens bei gleich bleibender Zellzahl.
> **Hyperplasie**: Vergrößerung von Geweben (Organen) durch Zunahme der Zellzahl.

Für die Entwicklung des menschlichen Körpers spielt **Wachstum** eine wichtige Rolle. Wachstum kann erfolgen über:
- Vergrößerung vorhandener Zellen
- Erhöhung der Zellzahl
- Vermehrung von Grundsubstanz (z. B. der Mineralsubstanz des Knochens)
- Zuwachs an Fasern

Teilungsfähigkeit

Epithelgewebe, Bindegewebe, Blutstamm- und Geschlechtszellen besitzen die Fähigkeit zur **Teilung**. Diese Teilungsfähigkeit ist eine der wesentlichen Voraussetzungen für Wachstum, Fortpflanzung und Heilungsvorgänge.

Differenzierung

Alle höheren Organismen bestehen aus einer Vielzahl von Zellen, die sich durch Teilungen aus einer befruchteten Eizelle entwickelt haben. Im Verlauf ihrer Entwicklung **differenzieren** (*spezialisieren*) sich die Zellen und ermöglichen es dem Organismus, in seiner Umwelt zu überleben.

1.4 Gesundheit und Krankheit

1.4.1 Bedingungen des Lebens

Aufbauebenen des menschlichen Körpers

Atome, Moleküle und Zellen

Atome, die kleinsten chemischen Bausteine des Körpers, schließen sich zu **Molekülen** zusammen. Die nächstgrößere Einheit bilden die **Organellen**. Sie sind im Gegensatz zu Molekülen durch eine Membran von ihrer Umgebung abgegrenzt. Ihre Funktion wird von der intakten (oder veränderten) genetischen Vorgabe aus dem Zellkern diktiert. Mehrere Organellen verbinden sich zu einer **Zelle**, der Grundeinheit aller lebenden Organismen (➤ 1.2).

Der Zellstoffwechsel bzw. die Zellprodukte einer Zelle dienen dem gesamten Organismus und sind der Ausgangspunkt für Gesundheit oder Krankheit.

Beispiel für einen **gesunden Stoffwechsel** ist der physiologische Fettabbau in der Zelle.

Beim **pathologischen Stoffwechsel** führen äußere (z. B. alkoholbedingte) oder innere Krankheitsursachen (Stoffwechselanomalien) zu Abbauveränderungen mit krankhafter Einlagerung von Fetten, etwa bei der Fettleber (➤ 2.10.17).

Gewebe, Organe und Organsysteme

Gewebe sind Verbände von Zellen und Zwischenzellstrukturen mit gleicher Differenzierung und Funktion, wobei Organe aus verschiedenen Geweben bestehen. Ein **Organsystem** fasst mehrere Organe mit gemeinsamen Funktionen zusammen (➤ Tab. 1.2, ➤ Abb. 1.39).

1.4 Gesundheit und Krankheit

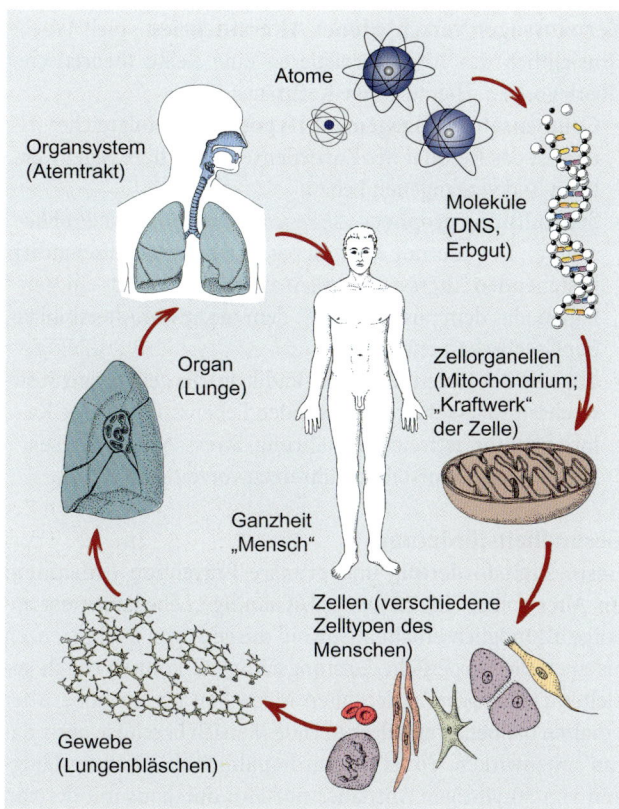

Abb. 1.39 Der Aufbau des menschlichen Körpers mit Beispielen für die unterschiedlichen Organisationsstufen vom Atom bis zum komplexen Organsystem. [L190]

Anatomie und Physiologie

Anatomie und Physiologie sind wissenschaftliche Disziplinen, die von einem gesunden Körper ausgehen. Die **Anatomie** (griech. anatemno = *ich zerschneide*) ist die Lehre vom Bau des gesunden menschlichen Körpers. Sie beschreibt Lage und Lagebeziehungen der Körperteile (*Topografie*), beschäftigt sich mit intakten Zellen (Zytologie = *Lehre von den Zellen*) und untersucht die Strukturen gesunder Gewebe (*Histologie*). Die **Physiologie** befasst sich mit den normalen körperlichen Funktionen (griech. physis = *natürlich, körperlich*).

Gesundheit

> **DEFINITION**
> **WHO-Definition von Gesundheit**: Gesundheit ist der Zustand vollständigen körperlichen, seelischen, geistigen und sozialen Wohlbefindens (*well-being*).

Die Definition der WHO hat für viel Diskussionsstoff gesorgt.

Umgang mit dem Gesundheitsbegriff
Die **individuellen Gesundheitsleistungen** (*IGEL*) der Ärzte und die unüberschaubare Zahl der Gesundheitsprodukte in Apotheken und Drogeriemärkten bezeugen ein großes Interesse an **Gesundheit**. Zahlreiche Gesundheitsprojekte wie Antiraucherkampagnen (z. B. „be smart, don't start"), Aufklärung

Tab. 1.2 Organsysteme des Menschen im Überblick. [L190]

Organsystem	zugehörige Strukturen	wichtige Aufgaben
Haut	• Haut und Hautanhangsgebilde, (Haare, Nägel, Hautdrüsen)	• schützt den Körper vor Außeneinflüssen • dient als Sinnesorgan für Temperatur, Druck und Schmerz
Bewegungs- und Stützapparat	• alle Knochen des Körpers (*Skelett*) mit Bändern, Sehnen und Muskeln	• ermöglicht aktive Körperbewegungen • beherbergt das Knochenmark, das die Blutzellen bildet • Mineralspeicher
Nervensystem	• Gehirn, Rückenmark, Nerven	• Steuerung und schnelle Regulation fast aller Körperaktivitäten • Regulationszentrum für das innere Milieu (z. B. Temperaturzentrum)
Hormonsystem	• Drüsen und Gewebe, die Hormone und hormonähnliche Stoffe produzieren	• langsame Regulation fast aller Stoffwechselaktivitäten
Immunsystem	• Leukozyten, lymphatisches System	• Erkennung und Bekämpfung körperfremder Stoffe • Unterstützung von Entzündungs- und Heilungsprozessen
Atemsystem	• Atemwege (Nase, Rachen, Kehlkopf, Luftröhre, Bronchien und Lunge)	• Austausch der Atemgase • Mitwirkung bei der Aufrechterhaltung des Säure-Basen-Gleichgewichts
Herz-Kreislauf-System	• Herz, Blutgefäße	• Transport von Sauerstoff, Nährstoffen und Stoffwechselprodukten
Verdauungssystem	• Mund, Speiseröhre, Magen, Darm, Leber, Bauchspeicheldrüse	• Resorption von Nährstoffen • Ausscheidung von Stoffwechselprodukten • Leber: chemische Synthesefabrik
Harntrakt (Urosystem)	• Nieren, Harnleiter, Harnblase, Harnröhre	• Produktion und Ausscheidung des Urins • Regulation des Flüssigkeits- und Elektrolythaushalts • Aufrechterhaltung des Säure-Basen-Gleichgewichts
Fortpflanzungssystem (Genitalsystem)	• Mann: Hoden, Nebenhoden, Prostata, Samenbläschen und Penis • Frau: Eierstock, Eileiter, Gebärmutter, Scheide und Brustdrüse	• Fortpflanzung des Organismus

bezüglich einer gesunden Ernährung (z. B. „5 am Tag") oder Veranstaltungen zur Suchtprävention zeigen jedoch, wie viel Gesundheitserziehung noch nötig ist, bis der Einzelne begreift, dass er selbst erheblich dazu beitragen muss, wenn er bis ins hohe Alter gesund bleiben will.

Gesundes Altern

> **DEFINITION**
> **Altern**: Biologischer Prozess, der im Lauf des Lebens zu psychischen und physischen Veränderungen führt.

Die Verdoppelung der mittleren Lebenserwartung hat sich in den meisten Industrieländern in erster Linie durch verbesserte Lebensbedingungen (bezüglich der Ernährung, der Hygiene, der Vermeidung von Infektionen) ergeben. Zu den Themen Altern, alt werden und alt sein hat die WHO folgende Einteilung getroffen: [4]
- 60–75 Jahre – älterer Mensch
- 75–90 Jahre – alter Mensch
- \> 90 Jahre – hochbetagter Mensch
- \> 100 Jahre – langlebiger Mensch

Physiologische Vorgänge
Mit dem Beginn der Entwicklung eines menschlichen Wesens bis zu dessen Tod verändern sich seine Zellen, Gewebe und Organe fortwährend.

Zellalterung ist so zu verstehen, dass die Aktivität vieler Enzyme mit zunehmendem Lebensalter abnimmt, eine langsamere Anpassungsgeschwindigkeit an innere und äußere Einflüsse stattfindet und die Rate der Zellteilungen sinkt. Zellverkleinerung und die Abnahme der Zellzahl betreffen vor allem Gehirn, Herz- und Skelettmuskulatur, Knochen und Haut. Diese physiologischen Abbauvorgänge schränken zwar die Bewältigung der alltäglichen Anforderungen eines gesunden alten Menschen in der Regel nicht wesentlich ein, sie verringern aber die Leistungsreserven und die Anpassungsfähigkeit des Organismus. Dadurch ist die Wahrscheinlichkeit, dass Erkrankungen auftreten, erhöht.

Lebensalter und biologisches Alter

> **DEFINITION**
> **Gerontologie**: Wissenschaft vom Altern.

Obwohl Alterungsvorgänge grundsätzlich physiologische Prozesse sind deren Ablauf genetisch vorgegeben ist, werden sie durch die individuellen Lebensumstände modifiziert. Das **Lebensalter** eines Menschen, das anhand der Geburtsurkunde zu errechnen ist, stimmt daher **nicht** mit seinem **biologischen Alter** überein, weil sich das **biologische Alter** aufgrund der persönlichen gesundheitlichen Situation sowie des praktizierten Lebensstils ergibt.

Kernaussagen verschiedener Alterstheorien
Hinsichtlich des Alterns existieren eine Reihe theoretischer Überlegungen. Hierzu einige Kernsätze: [3]
- **Compensatory-engagement Hypothesis**: Erfolgreiches Altern ist das Resultat des Zufriedenseins mit dem gegenwärtigen und vergangenen Leben.
- **Self-fulfilling prophecy** (*SEP/sich selbst erfüllende Prophezeiung*): Der alternde Mensch passt sich den gesellschaftlich bestehenden Altersstereotypien an und entwickelt ein Verhalten, das dem positiven bzw. dem negativen Altersbild einer Gesellschaft entspricht.
- **Theorie der freien Radikale**: Radikale, die gehäuft im Stoffwechselprozess durch ungesunden Lebensstil (erhöhte Kalorienzufuhr, fettreiche Ernährung, Stress, Nikotinabusus, Schlafmangel) entstehen, führen zu vorzeitigem Altern.

Gesundheitsförderung
Gesundheitsförderung und primäre Prävention (➤ unten) im Alter sollen eine aktive selbstständige Lebensführung solange als möglich erhalten. Sowohl die geistigen Kompetenzen als auch die körperliche Leistungsfähigkeit können durch gezieltes Training bei vielen alten Menschen bis ins hohe Alter erhalten bleiben, wenn der alternde Mensch bereit ist, aktiv daran mitzuwirken. So ist die kardiopulmonale Leistungsfähigkeit von 70-jährigen Ausdauersportlern durchaus mit der von untrainierten 30-Jährigen zu vergleichen. [5]

Krankheit

> **DEFINITION**
> **Krankheit**: Störungen von Stoffwechselfunktionen, die zu körperlichen, geistigen bzw. seelischen Veränderungen führen.

Krankheitsursachen
Äußere Krankheitsursachen sind von den Lebensbedingungen abhängig:
- **Umweltbelastungen.** Chemische Schadstoffe (z. B. Dioxin, Benzol) lösen Vergiftungen aus oder induzieren Tumoren.
- **Soziale Missstände.** Beengtes Wohnen, Armut, Hungersnöte und Kriege führen weltweit zum Ausbruch von Seuchen.
- **Krankheitserreger.** Viren (➤ 4.1.4), Bakterien (➤ 4.1.3) und Pilze (➤ 4.1.6) sind eine ständig lauernde Gesundheitsgefahr.
- **Physikalische Einflüsse.** Auslösung des Zelltods mit Absterben von Gewebe durch Hitze und Kälte. Strahlungen können Tumorerkrankungen hervorrufen.
- **Psychische Belastungen.** Mangelnde Anerkennung oder Mobbing können körperliche Krankheitserscheinungen provozieren.
- **Individueller Lebensstil.** Nikotinabusus, Alkoholkonsum, Konsum überwiegend fetthaltiger Nahrungsmittel, Bewegungsmangel, Schlafmangel und Reizüberflutung provozieren viele Erkrankungen.

1.4 Gesundheit und Krankheit

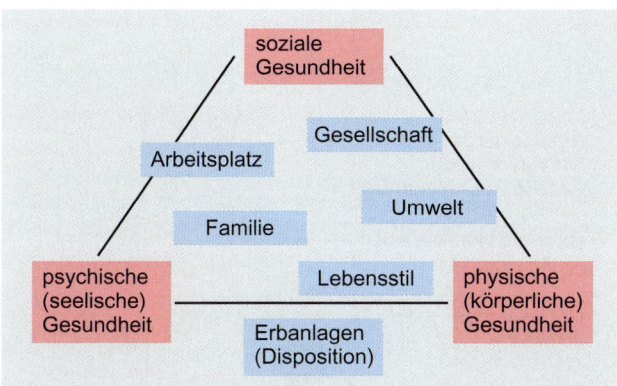

Abb. 1.40 Funktionen des Lebens im Spannungsfeld der drei Eckpfeiler der Gesundheit nach dem Verständnis der Weltgesundheitsorganisation (*WHO*). [L190]

- **Unerwünschte Wirkungen von Medikamenten.** Oft ist zunächst unklar, ob die Symptomatik krankheitsbedingt oder eine Folge der medikamentösen Therapie ist.

Zu den **inneren Krankheitsursachen** zählen ererbte Anfälligkeiten (*Disposition*) für bestimmte Erkrankungen. Hauttumoren treten z. B. überwiegend bei hellhäutigen Menschen auf.

Äußere und innere Krankheitsursachen sind häufig miteinander verknüpft. Beispiel: Eine ererbte Neigung zur Zuckerkrankheit (*Diabetes mellitus* ➤ 2.5.13) in Verbindung mit kalorienreicher Ernährung löst einen „Altersdiabetes" aus.

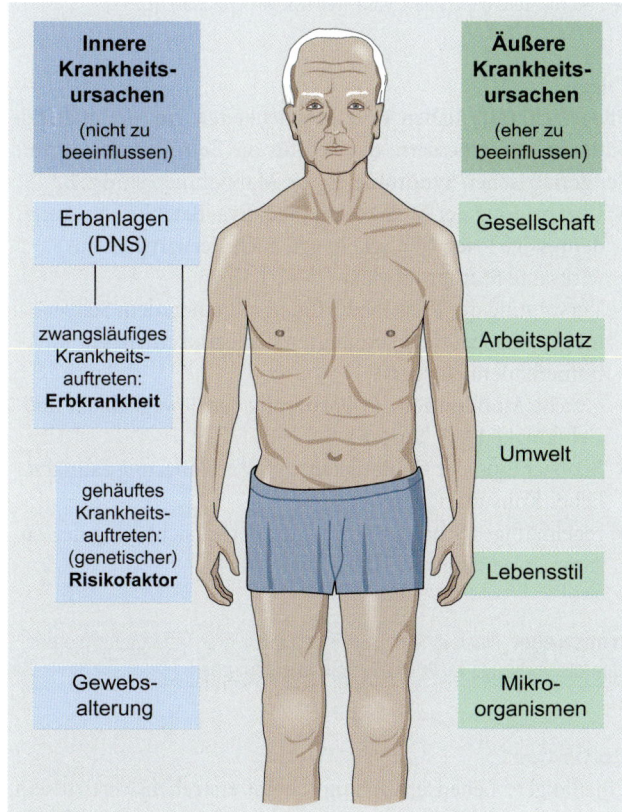

Abb. 1.41 Innere und äußere Krankheitsursachen. [L157]

Krankheitslehre

Inhalte der Krankheitslehre
Die **Krankheitslehre** beschreibt:
- **Krankheitsentstehung.** Krankheiten entstehen häufig durch äußere Einwirkungen (➤ oben) auf den Körper in Verbindung mit den genetischen Vorgaben.
- **Symptome.** Sie lassen eine erste Verdachtsdiagnose zu.
- **Untersuchungsbefund.** Durch diagnostische Verfahren erhärtet sich die Diagnose (➤ 1.5.1).
- **Komplikationen.** Zweiterkrankungen, die in einem engen zeitlichen Zusammenhang mit der Ersterkrankung stehen.
- **Therapie.** Umfasst die Behandlung einer Erkrankung (➤ 1.5.7, ➤ 1.5.8, ➤ 1.5.9).
- **Prognose.** Beruht auf statistischen Erkenntnissen oder persönlichen Erfahrungen.

Krankheitsverläufe
Unabhängig von einer bestimmten Erkrankung reagiert der Körper auf lange Sicht recht gleichförmig:
- **Heilung** (*restitutio ad integrum*): Wiederherstellung des vor der Erkrankung vorhandenen Zustands.
- **Defektheilung**: Defekte struktureller oder funktioneller Art, die bestehen bleiben.
- **Rezidiv**: Wiederaufflackern einer Erkrankung nach einem beschwerdefreien Intervall (z. B. Tumorrezidiv).
- **Chronifizierung**: Zustand, in dem eine Krankheit nicht ausheilt oder die Krankheitsursache nicht beseitigt werden kann.
- **Dekompensation** (*Entgleisung*): Erkrankungszustand, der vom Organismus nicht mehr auszugleichen ist.

Altern eine Krankheit?
Defizittheorie und ihre Folgen
Inhalt der **Defizittheorie** ist die Vermutung, dass Altern ein ständig fortschreitender körperlicher, seelischer und geistiger Abbau und Verschleißprozess ist. Diese Verfallserscheinungen beim alten Menschen wurden vor etwa 20 Jahren in langen Tabellen zusammengestellt; eine kleine Auswahl zeigt ➤ Tab. 1.3. Diese Daten spuken noch heute in vielen Köpfen herum und haben der Gesellschaft ein sehr negatives Bild des alternden und alten Menschen mit allen Konsequenzen (➤ SEP) beschert.

Multimorbidität und Gebrechlichkeit

> **DEFINITION**
> **Gebrechlichkeit:** Ein mit dem Altern verknüpfter Abbau körperlicher und kognitiver Funktionen in Verbindung mit erhöhter Anfälligkeit für Erkrankungen und deren psychosoziale Folgen.

Ältere Menschen leiden häufig an Beschwerden und Erkrankungen des Herz-Kreislauf-Systems (Herzinsuffizienz, Arteriosklerose), des Bewegungsapparats (Osteoporose, Arthritis), des Atemsystems (chronisch obstruktive Bronchitis) sowie des

1 Allgemeine Gesundheits- und Krankheitslehre

Tab. 1.3 Übersicht über die Abnahme von Organfunktionen zwischen dem 30. und dem 75. Lebensjahr (Prozentwerte nach Sloane, 1992).

Organ(-funktionen)	sinkt um	daraus resultierende mögliche Probleme
• Gehirngewicht	• 44 %	• sinkende Gedächtnisleistung
• Nervenleitgeschwindigkeit	• 10 %	• Herabsetzung der Reaktionsgeschwindigkeit (relevant beim Autofahren)
• maximaler Pulsschlag • Herzschlagvolumen in Ruhe	• 25 % • 30 %	• geringere körperliche Leistung
• Nierenfiltrationsleistung • Nierendurchblutung	• 31 % • 50 %	• langsamere Ausscheidung von Medikamenten
Mineralgehalt der Knochen: • Frauen • Männer	 • 30 % • 15 %	• Osteoporose mit Gefahr pathologischer Frakturen
• Muskelmasse • maximale körperliche Dauerleistung	• 30 % • 30 %	• geringere körperliche Leistungskraft

zentralen Nervensystems (Schlaganfall, Demenz). Die Erkrankungswahrscheinlichkeit an Tumoren und Stoffwechselerkrankungen (Diabetes mellitus Typ 2) steigt ebenfalls mit dem Alter an. Oft treten mehrere Erkrankungen gleichzeitig auf (*Multimorbidität* ➤ Abb. 1.42). Zudem wirkt der alte Mensch häufig **gebrechlich** (➤ Definition).

Geriatrische Syndrome

> **DEFINITION**
> **Geriatrie**: Teilgebiet der Medizin, das sich mit Erkrankungen älterer Menschen befasst.
> **Post-Fallsyndrom**: Die Angst vor erneuten Stürzen führt dazu, dass der Betroffene die Wohnung nicht mehr verlässt, soziale Kontakte einschränkt, körperliche Verrichtungen (Anziehen, Baden) und häusliche Tätigkeiten (Einkäufe, Wohnung instand halten) einstellt.

Geriatrische Syndrome treten als Ergebnis verschiedener Faktoren auf, die sich aus körperlichen Dysfunktionen in Verbindung mit ungünstigen äußeren Einwirkungen zusammensetzen. Sie schränken die Lebensqualität des alten Menschen erheblich ein. Geriatrische Syndrome sind:
- **Harn-** und **Stuhlinkontinenz** (➤ 2.11.5, ➤ 2.10.14)
- **Malnutrition** mit Exsikkose und Elektrolytentgleisung (➤ 2.10.14)
- **Akute Verwirrtheitszustände**, Schwindel, Synkopen, Schlafstörungen (➤ 3.3)
- **Chronischer Schmerz** (➤ 1.4.2)
- Stürze mit **Post-Fallsyndrom** (➤ Definition)
- **Immobilisation** (➤ 2.1.10) und **Dekubitus** (➤ 2.2.5)

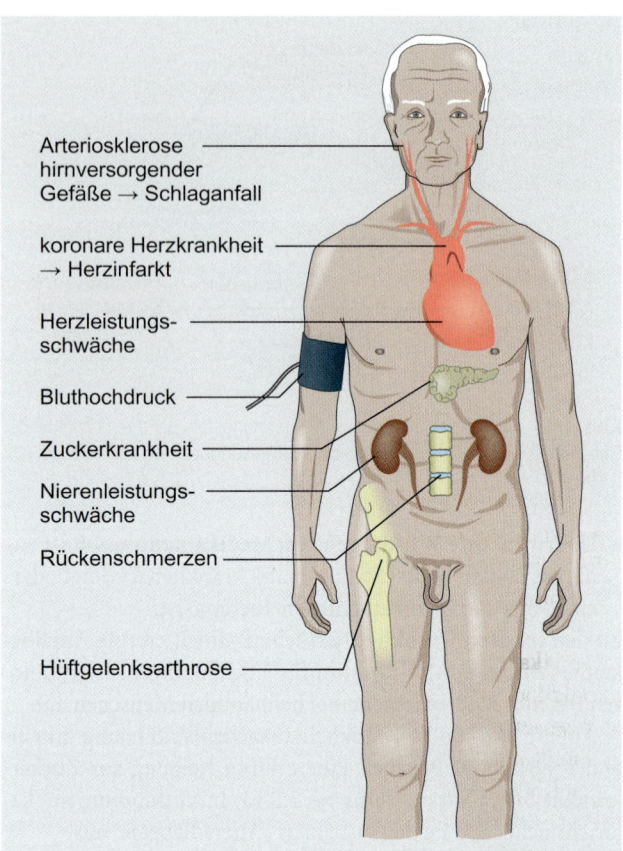

Abb. 1.42 Häufige medizinische Probleme des älteren Menschen, von denen oft mehrere gleichzeitig vorliegen (*Multimorbidität*). [L157]

Pflege
Pflegefachkräfte haben viele Möglichkeiten, um die quälende Situation zu verbessern, die sich für die Betroffenen aufgrund der geriatrischen Syndrome ergibt. Maßnahmen sind z. B.:
- Überprüfung der Medikation (Sedativa, Betablocker, Antidepressiva lösen Müdigkeit, ggf. auch Verwirrtheit aus)
- wirksame Sturzprophylaxe (➤ 2.1.13)
- Versorgung der Pflegebedürftigen mit einer, dem Sehvermögen angepassten, gereinigten Brille und einem gut funktionierendem Hörgerät
- gezielte Mobilisation zur Förderung der Beweglichkeit und Gehfähigkeit (➤ Kasten)
- Beobachtung der Kautätigkeit, ggf. Vereinbarung zahnärztlicher Konsultationen
- regelmäßiges Schlucktraining mit Berücksichtigung der Zusammensetzung von Mahlzeiten

> **Faustregel**: Nach einem Tag Liegen muss drei Tage geübt werden, um die vorherige Kraft und Mobilität zu erlangen. [5]

Prävention
Eine längere Lebenserwartung scheint erstrebenswert zu sein, wenn der Mensch bis kurz vor seinem Tod ein Leben führen kann, das von einer guten Lebensqualität geprägt ist. Daher

muss aufgrund der erhöhten Krankheitsanfälligkeit die **Prävention** für alte Menschen ein wichtiges Thema sein. Es gibt drei Formen von Prävention:
- **Primäre Prävention**. Erfassung von Risikofaktoren, die eine künftige Behinderung auslösen können. Auch bei betagten Menschen ist eine gesunde Lebensführung wichtig. Körperliche Aktivität reduziert z. B. die Sturzhäufigkeit und verbessert das Herz-Kreislauf- und Atemsystem.
- **Sekundäre Prävention**. Maßnahmen, die nach Möglichkeit Komplikationen und Rezidive einer bestehenden Erkrankung vermeiden. Beispiel wäre die Verordnung einer bedarfsgerechten Antikoagulation bei Vorhofflimmern, damit es nicht zu einem Schlaganfall kommt.
- **Tertiäre Prävention**. Alle rehabilitativen Maßnahmen, um alten Menschen trotz ihrer Erkrankung oder Behinderung das gewohnte Lebensumfeld möglichst lange zu erhalten, z. B. durch Informationen und unbürokratische Hilfen für Betroffene und Angehörige über rehabilitative Möglichkeiten rund um die Wohnung.

Geriatrika

Geriatrika sind eine uneinheitliche Gruppe von Arzneimitteln (*Pflanzenextrakte*, *Vitamine*, *Nootropika*). Sie sollen:
- Altersvorgänge verhindern oder aufhalten,
- den Körper regenerieren und revitalisieren,
- altersbedingte Mangelzustände ausgleichen,
- altersbedingte Beschwerden lindern.

Die meisten Geriatrika sind rezeptfrei erhältlich und werden oft zusätzlich zur vom Arzt verordneten Medikation eingenommen.

Pflanzenextrakte

Häufig eingenommene pflanzliche Extrakte:
- **Baldrian** (bei Unruhezuständen, nervös bedingten Einschlafstörungen)
- **Ginseng** (bei Erschöpfungszuständen, zur Stärkung sowie Kräftigung bei Müdigkeit und Schwächegefühl)
- **Hopfen** (bei Unruhe, Angst, Schlafstörungen)
- **Knoblauch** (zur Unterstützung diätetischer Maßnahmen bei erhöhten Blutfetten und zur Prophylaxe bei altersbedingten Gefäßveränderungen)
- **Weißdorn** (als herzstärkendes Mittel)

Vitamine

Überblick Vitamine > 5.1.2

Vitaminmangelerscheinungen können beim alten Menschen manchmal aufgrund einer einseitigen Ernährung (z. B. bedingt durch Magen-Darm-Erkrankungen) eine medikamentöse Substitution rechtfertigen.

Nootrope Geriatrika

> **DEFINITION**
> **Nootropika** (*Neurotropika*, *Antidementiva*): Arzneimittel, die eine altersbedingt verminderte Hirnleistung verbessern sollen.

Die Therapie mit **Nootropika** zielt darauf ab, die Hirndurchblutung und den zerebralen Stoffwechsel zu erhöhen, um Gedächtnis-, Auffassungs-, Denk- und Konzentrationsfähigkeit zu fördern. Häufig eingesetzte Nootropika sind Ginkgo (z. B. Tebonin®), Nimodipin (z. B. Nimotop®) und Piracetam (z. B. Nootrop®).

> **SURFTIPP**
> Deutsche Gesellschaft für Gerontologie und Geriatrie e. V.: www.dggg-online.de

Ende des Lebens

Sterben

> **DEFINITION**
> **Sterben**: Erlöschen der Lebensfunktionen.
> **Thanatologie**: Wissenschaft, die sich mit dem Sterbevorgang und dem Tod befasst.
> **Aktive Sterbehilfe**: „Tötung auf Verlangen"; ist in Deutschland nach § 216 StGB strafbar.
> **Passive Sterbehilfe**: Quälende Symptome werden nach den Regeln der Palliativmedizin behandelt, alle lebensverlängernden medizinischen Maßnahmen hingegen unterlassen.
> **Patientenverfügung**: Schriftliche Anordnung eines Menschen, wie im Falle einer unheilbaren Erkrankung mit sicherer Todesprognose zu verfahren ist.

Der nahende Tod ist die letzte Herausforderung, der sich ein Mensch stellen muss. Beobachtungen zeigen, dass der Tod leichter akzeptiert werden kann, wenn der Sterbende sein eigenes Leben als sinnvoll und erfüllt empfindet. Sterbende, die durch unbewältigte Probleme belastet sind, haben deutlich größere Schwierigkeiten loszulassen und ihren Tod anzunehmen.

Sterbeforscher (*Thanatologen*) befassen sich mit Fragen, wie sich ein Sterbender mit dem Tod auseinander setzt. Am bekanntesten sind die Sterbephasen nach Elisabeth Kübler-Ross.

Sterbephasen nach Kübler-Ross

Das Phasenmodell nach Kübler-Ross hat ebensoviel Kritik hervorgerufen, wie alle anderen Modelle auch. Es nennt fünf Abschnitte, die allerdings nicht streng nacheinander, sondern in einem stetigen Auf und Ab durchschritten werden. Kernsätze aus diesen fünf Stadien:
- **Nicht wahrhaben wollen** und **Isolierung**: Der Betroffene kann sich mit seiner zum Tode führenden Erkrankung nicht abfinden und verleugnet die Situation.
- **Zorn**: Zorn auf andere, die nicht dem Tod geweiht sind, verbunden mit einer Flut von negativen Emotionen.
- **Verhandeln**: Der bevorstehende Tod wird als unvermeidbar erkannt, der Sterbende versucht aber, einen Aufschub zu erreichen, indem er z. B. ein Gelübde ablegt.
- **Depression** (*Stadium der Traurigkeit*): Der Sterbende gibt jede Hoffnung auf und trauert um alles, was er verlieren wird.
- **Zustimmung**: Der Sterbende akzeptiert seinen Tod, er hat seinen Frieden gefunden.

Therapie und Pflege bei Sterbenden

> **DEFINITION**
>
> **Hospizbewegung**: Ziel ist die umfassende und ganzheitliche Begleitung eines unheilbar Kranken in der Endphase seines Lebens. Ambulante Hospizdienste betreuen Sterbende in ihrer häuslichen Umgebung, stationäre Hospize nehmen schwerstkranke Menschen auf. Tageshospizdienste versorgen den Sterbenden tagsüber.
>
> **Palliativmedizin**: Fachgebiet, das sich mit der Linderung von Beschwerden bei Menschen mit begrenzter Lebenserwartung befasst. Palliativstationen sind den Krankenhäusern angeschlossen.

Eine der Aufgaben in der Geriatrie ist es, dem Sterbenden durch Sterbebegleitung und angepasste Therapie bzw. Pflege ein menschenwürdiges Sterben zu ermöglichen. Wichtige Maßnahmen sind:
- menschenwürdige Unterbringung
- Gewährleistung von Selbstbestimmung und Selbstwertgefühl
- bedarfsgerechte Schmerztherapie
- adäquate Behandlung von Beschwerden wie Schwäche, Atemnot, Übelkeit, Schlafstörungen
- Reduzierung pflegerischer Maßnahmen auf das notwenige Maß
- Verhinderung des Austrocknens der Schleimhäute durch Vernebler, Augen- und Nasentropfen
- Zufuhr von Frischluft und warmes Zudecken

Veränderungen der Vitalfunktionen

Den **nahenden Tod** erkennen Pflegende an folgenden Veränderungen:
- Unruhe des Sterbenden
- Schnappatmung mit rasselnden Geräuschen
- blasse, bläulich marmorierte und kalte Haut
- unregelmäßiger Pulsschlag, der gelegentlich aussetzt, Blutdruckabfall
- schwindendes Bewusstsein

Während des Sterbevorgangs ist es oft schwierig, den genauen **Zeitpunkt des Todes** anzugeben, da die einzelnen Organfunktionen eine Zeit lang unabhängig voneinander bestehen bleiben können. (z. B. ein noch schlagendes Herz, während die Atmung schon aufgehört hat).

Tod

> **DEFINITION**
>
> **Agonie**: Vorstadium des Exitus letalis mit reduzierten Lebensvorgängen. Sie endet mit dem Eintritt des Individualtodes.
> **Scheintod** (*Vita minima*): An die Möglichkeit des Scheintodes sollte bei Vergiftungen (z. B. mit Schlafmitteln), Blitzschlag und starker Unterkühlung gedacht werden, wobei der Arzt während der klinischen Untersuchung weder Atmung noch Herzschlag wahrnehmen kann.
> **Klinischer Tod**: Herz-Kreislauf-Stillstand in Verbindung mit unsicheren Todeszeichen (➤ unten).
> **Biologischer Tod**: Erlöschen aller Organfunktionen und sichere Todeszeichen (➤ unten).

Der **Tod** (*Exitus letalis*) ist das Lebensende eines Individuums. Die Haupttodesursachen im Alter sind koronare Herzkrankheit, Karzinome, chronisch-obstruktive Bronchitis und Schlaganfall.

Der Zeitpunkt des **Hirntods** mit dem irreversiblen Ausfall aller Hirnfunktionen gestattet es dem Arzt, die Therapie abzubrechen und ggf. eine Organentnahme für eine Transplantation unter den rechtlichen Voraussetzungen zu veranlassen.

> **Zeichen des Hirntods** (Beispiele):
> - Koma
> - Pupillenstarre
> - fehlende Korneal-, Pharyngeal- und Schmerzreflexe
> - Abfall der Körpertemperatur
> - Fehlen jeglicher hirnelektrischer Aktivität

Unsichere Todeszeichen sind z. B.:
- Bewusstlosigkeit mit dem Ausfall von Schutzreflexen (z. B. Kornealreflex) und weiten, lichtstarren Pupillen
- Ausfall der Spontanatmung
- Herz-Kreislauf-Stillstand
- Muskelatonie (*Muskelschlaffheit*) und reflexlose Extremitäten

> **REANIMATION**
>
> *Durchführung* ➤ 6.3
> Formal ist der behandelnde Arzt für die Entscheidung zur **Reanimation** verantwortlich. Soll ein Pflegebedürftiger nicht reanimiert werden, muss der Arzt das mit Handzeichen ins Dokumentationssystem eintragen. Anderenfalls sind Pflegefachkräfte zur Reanimation verpflichtet. In Notfallsituationen müssen Pflegefachkräfte und der Arzt davon ausgehen, dass ein Lebenswille besteht und mit der Reanimation beginnen.

Sichere Todeszeichen
- **Totenflecken** (*Livores, Leichenflecken*). Sie entstehen durch die Absenkung des Blutes in tiefer gelegene Körperregionen. Bei der Rückenlage werden z. B. die Kapillaren in der Lederhaut des Rückens zunächst arealweise gefüllt und als blau- bis grauviolette Flecken sichtbar. Allerdings treten Totenflecken nur dort auf, wo der Rücken **nicht** aufliegt, andernfalls sind die Kapillaren komprimiert und die Haut ist weiß. Totenflecken erscheinen ungefähr 30 Min. nach dem Tod und sind nach 6–12 Std. voll ausgeprägt.
- **Totenstarre** (*Rigor mortis, Leichenstarre*). Sie hängt mit dem absinkenden ATP-Spiegel zusammen, beginnt meist 2 Std. nach dem Tod im Kieferbereich und ist nach 6–12 Std. voll ausgeprägt. Eine Lösung der Totenstarre erfolgt temperaturabhängig nach 3–4 Tagen.
- **Fäulnis-** und **Auflösungsprozesse**. Die Fäulnisbakterien stammen vorwiegend aus dem Darm. Daher beginnen die Auflösungsprozesse meist am rechten Unterbauch mit grünlichen Verfärbungen.

1.4.2 Schmerz

DEFINITION
Schmerz: „Unangenehmes Sinnes- und Gefühlserlebnis, das mit aktuellen oder potenziellen Gewebeschädigungen verknüpft ist oder mit Begriffen solcher Schädigungen beschrieben wird" (Definition der International Association for the Study of Pain) [4]

Schmerzphysiologie

Schmerzrezeptoren
Schmerzrezeptoren kommen überall in der Haut und in vielen Regionen des Körperinneren als freie Nervenendigungen (*Nocizeptoren*) vor. Sie werden z. B. durch Prostaglandin oder lokalen Sauerstoffmangel erregt. Nocizeptoren besitzen schnell leitende **A-Delta-Fasern** und **langsame C-Fasern**. Beide Nervenfaserarten führen zum Rückenmark (➤ 2.13.1).

Schmerzleitung
Die Schmerzfasern (A-Delta-, C-Fasern) treten über die Hinterwurzel in das Rückenmark ein.
Reflexverschaltungen lösen eine Fluchtreaktion aus.

Modifizierung der Schmerzimpulse
Die Weiterleitung des Schmerzreizes kann im Hinterhorn des Rückenmarks durch folgende Prozesse modifiziert werden:
- **Überlagerung der Schmerzimpulse** durch andere sensible Impulse aus der Peripherie (z. B. Reiben der schmerzenden Stelle und – aufgrund einer Überlagerung der Schmerzimpulse durch Signale aus den Mechanorezeptoren – ein Nachlassen des Schmerzes)
- **Endorphinausschüttung** über die Synapsen (➤ 1.3.4) absteigender Rückenmarksbahnen. Endorphine haben morphinähnliche Wirkungen (*endogene Morphine*)
- **Hemmung** durch die Neurotransmitter GABA (*Gamma-Amino-Buttersäure*) und Serotonin
- **Verstärkung** der Schmerzreize durch die Neurotransmitter Glutamat und Substanz P (von Pain) und die **Neuroplastizität**

Neuroplastizität von Nervenzellen
Nervenzellen erhöhen in Abhängigkeit von äußeren Einflüssen die Intensität und Häufigkeit der Impulsweitergabe mit dem Ergebnis, dass die Reaktionen auf das Signal „Schmerz" schneller und heftiger erfolgen. Physiologisch gesehen bilden sich bei wiederholten Schmerzreizen vermehrt Synapsen in den schmerzleitenden Strukturen aus, die letztlich schon bei schwachen Reizen (oder unabhängig von Schmerzreizen) ein Schmerzsignal im Rückenmark übermitteln. Diese „Lernfähigkeit" der Nervenzellen wird als **Neuroplastizität** bezeichnet.

Opioid-Rezeptoren sind sowohl in verschiedenen Hirngebieten, als auch im Rückenmark, in den Darmgeflechten und in der Harnblase vorhanden.

Schmerzbahn
Die in ihrer Intensität veränderten Schmerzimpulse ziehen über aufsteigende Bahnen im **Vorderseitenstrang** des Rückenmarks zum Hirnstamm und von dort zum **Thalamus**.

Schmerzverarbeitung
Im Thalamus erfolgt die Beurteilung, inwieweit das Schmerzsignal für den Betroffenen von Bedeutung ist. Wenn das in den Thalamuskernen eintreffende Schmerzsignal als wichtig für den Betroffenen eingeordnet wird, erfolgt die Weiterleitung zum limbischen System und zu Rindenfeldern des Scheitellappens:
- Die Weiterleitung zum limbischen System (*emotionales System* ➤ Abb. 2.422) bewirkt die Auslösung von Affekt- und Angstreaktionen.
- Im Scheitellappen löst der Vergleich des aktuellen Schmerzsignals mit früheren Erfahrungen die individuelle Schmerzwahrnehmung aus.

Schmerzverstärkend wirken Angst, Einsamkeit, Abhängigkeit, Sorgen, Langeweile oder Depressionen, **schmerzlindernd** Zuwendung, Selbstbestimmung, Hoffnung und Freude.

Akuter und chronischer Schmerz

DEFINITION
Oberflächenschmerz: Heller, scharfer, stechender, gut lokalisierbarer Schmerz (*Erstschmerz*) mit Übergang in einen dumpfen Schmerz (*Zweitschmerz*).
Tiefenschmerz: Dumpfer, brennender, schwerer zu lokalisierender Schmerz.

Akuter Schmerz hat die Funktion eines Warnsignals. Er ist von begrenzter Dauer und klingt rasch ab. Akute Schmerzen können aufgrund einer unzureichenden Schmerztherapie in chronische Schmerzen übergehen.

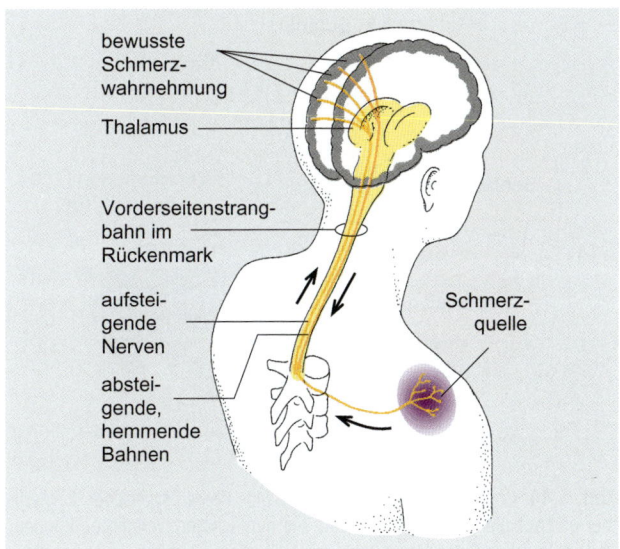

Abb. 1.43 Vom Schmerzreiz zur Schmerzwahrnehmung. [L190]

Wenn Schmerzen über einen längeren Zeitraum (etwa ab drei Monaten) auftreten, spricht man von **chronischen Schmerzen**. In Altenpflegeeinrichtungen klagen 45–80 % der Pflegebedürftigen über ständige oder wiederholte Schmerzen. [5]
Hauptsächliche Schmerzursachen bei alten Menschen:
- degenerative Gelenkerkrankungen und Rückenschmerzen
- Tumorschmerzen
- Schmerzen bei Osteoporose
- Schmerzen während oder nach einer Erkrankung an Herpes zoster (postzosterische Schmerzen)

Chronische Schmerzen schränken die Lebensqualität des Betroffenen erheblich ein. Folgeerscheinungen chronischer Schmerzen sind aus ➤ Abb. 1.44 zu ersehen.

Schmerzformen

Man unterscheidet nach dem Entstehungsort verschiedene Arten von Schmerz:
- **Somatischer Schmerz**. Hierzu gehören Schmerzempfindungen aus der Haut (Oberflächenschmerz) sowie der Tiefenschmerz aus dem Bewegungsapparat (Muskeln, Gelenke, Knochen) und dem Bindegewebe (Tiefenschmerz ➤ Definition).
- **Viszeraler Schmerz** (*Eingeweideschmerz*). Ähnelt dem Tiefenschmerz; Ursachen sind z. B. Dehnung und Spasmen (*Krämpfe*) der glatten Muskulatur. Letztere werden auch als **Kolik** bezeichnet, wenn die Spasmen Hohlorgane betreffen (Darm, Harnleiter, Gallengang).
- **Neurogener** (*neuropathischer*) Schmerz. Entsteht durch die Reizung von Nervenfasern und -bahnen, wenn diese geschädigt oder unterbrochen werden; er hat einen hellen, einschießenden Charakter (z. B. Phantomschmerz nach Amputationen).

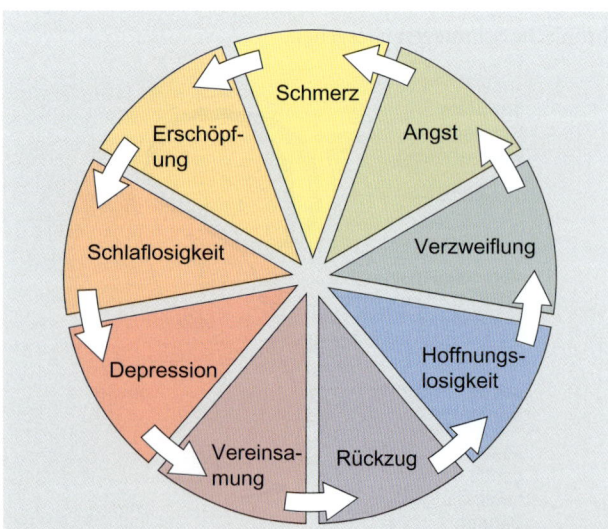

Abb. 1.44 Chronische Schmerzen setzen eine Reihe psychischer, körperlicher und sozialer Störungen in Gang, die den Schmerz verstärken können. Ohne Hilfe ist es Betroffenen kaum möglich, diese Spirale zu unterbrechen. [V227]

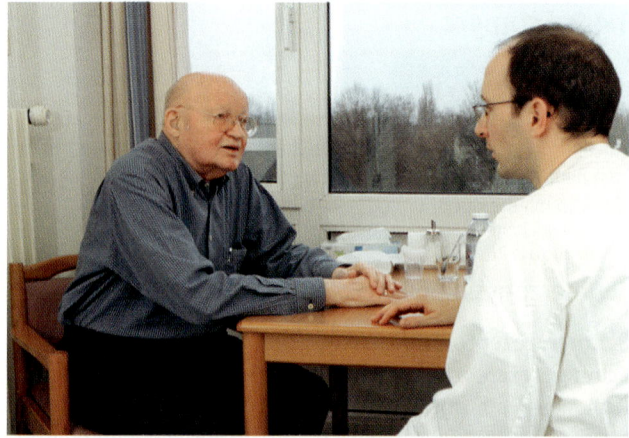

Abb. 1.45 In einem umfassenden Anamnesegespräch lassen sich die Umstände der jeweiligen Schmerzsituation erheben. [K115]

Schmerzeinschätzung

Zur **Schmerzeinschätzung** (*Schmerzassessment*) zählt die Schmerzanamnese.

Schmerzanamnese

Gezielte Fragen helfen dem Betroffenen, die Art seiner Schmerzen zu präzisieren:
- **Lokalisation des Schmerzes**. Lokalisiert, diffus, ausstrahlend?
- **Veränderungen der Schmerzstärke**. Gleich bleibender Schmerz, Veränderungen in Ruhe, bei Bewegung, in Abhängigkeit von der Tageszeit, vom Wetter?
- **Schmerzqualität**. Brennend, pochend, bohrend, krampfartig, ziehend?
- **Begleitsymptome**. Schwellung und Rötung, Übelkeit/Erbrechen?
- **Bisherige Therapien**. Erfahrungen des Betroffenen, Erfolge, unerwünschte Wirkungen?
- **Auswirkungen auf das Alltagsleben**?

Standardisierte Instrumente zur Schmerzeinschätzung

Formalisierte **Assessment-Instrumente** (*Schmerzeinschätzungsinstrumente*) visualisieren den vom Betroffenen erlebten Schmerz. Es gibt sie als ein- oder mehrdimensionale Skalen. **Eindimensionale Skalen** geben einen raschen Überblick über die Schmerzintensität, **mehrdimensionale Instrumente** erfassen neben der Schmerzintensität weitere Schmerzdimensionen (Schmerzlokalisation, Schmerzqualität, Maßnahmen zur Schmerzlinderung). Vielen Betroffenen ist das **Schmerztagebuch** vertraut.

Eindimensionale Skalen

Mit Hilfe **eindimensionaler Skalen** kann der Pflegebedürftige seine **Schmerzintensität** beschreiben. Einige Beispiele:
- Bei **numerischen Rangskalen** (*NRS* ➤ Tab. 1.4) ordnet der Betroffene seinen Schmerzen Zahlenwerte zu. Eine verbreitete Form ist die NRS (1–10) mit Werten von 0 (kein Schmerz) bis 10 (stärkster vorstellbarer Schmerz).

1.4 Gesundheit und Krankheit

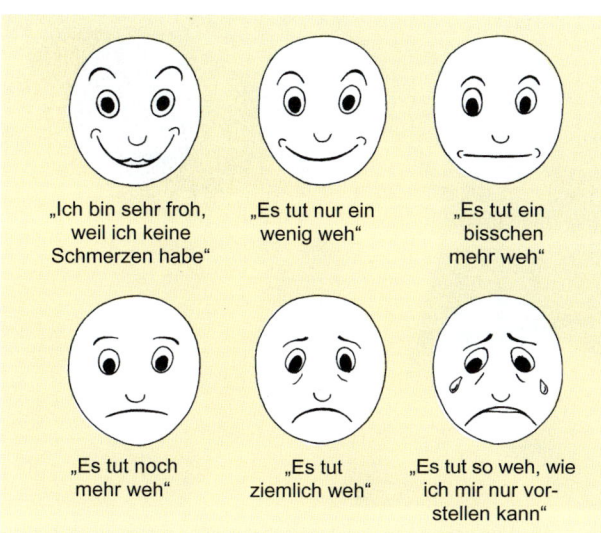

Abb. 1.46 Die Gesichter auf dieser Schmerzskala signalisieren unterschiedlich starke Schmerzen. Mit ihrer Hilfe können Betroffene nonverbal mitteilen, wie sie sich fühlen. [L190]

- Die **visuelle Analogskala** ist eine 10 oder 15 cm lange Linie, an deren Enden die Begriffe „kein Schmerz" beziehungsweise „stärkster vorstellbarer Schmerz" eingetragen sind. Der Erkrankte markiert, wo er seine Schmerzen einordnet.
- Die **Gesichter-Rating-Skalen** arbeiten mit Bildern von Gesichtern, die unterschiedlich starken Schmerz ausdrücken. Der Erkrankte zeigt, welches Bild seinen Schmerz am besten darstellt (➤ Abb. 1.46).

Schmerztagebuch

Pflegebedürftige können ihre chronischen Schmerzen in einem **Schmerztagebuch** dokumentieren. Schmerztagebücher schulen die Selbstbeobachtung der Betroffenen, vermitteln ihnen das Gefühl, dass ihre Schmerzen ernst genommen werden und geben Ärzten und Pflegefachkräften wichtige Hinweise zu Zusammenhängen zwischen Alltagssituationen und schmerzauslösenden Faktoren (➤ Abb. 1.47).

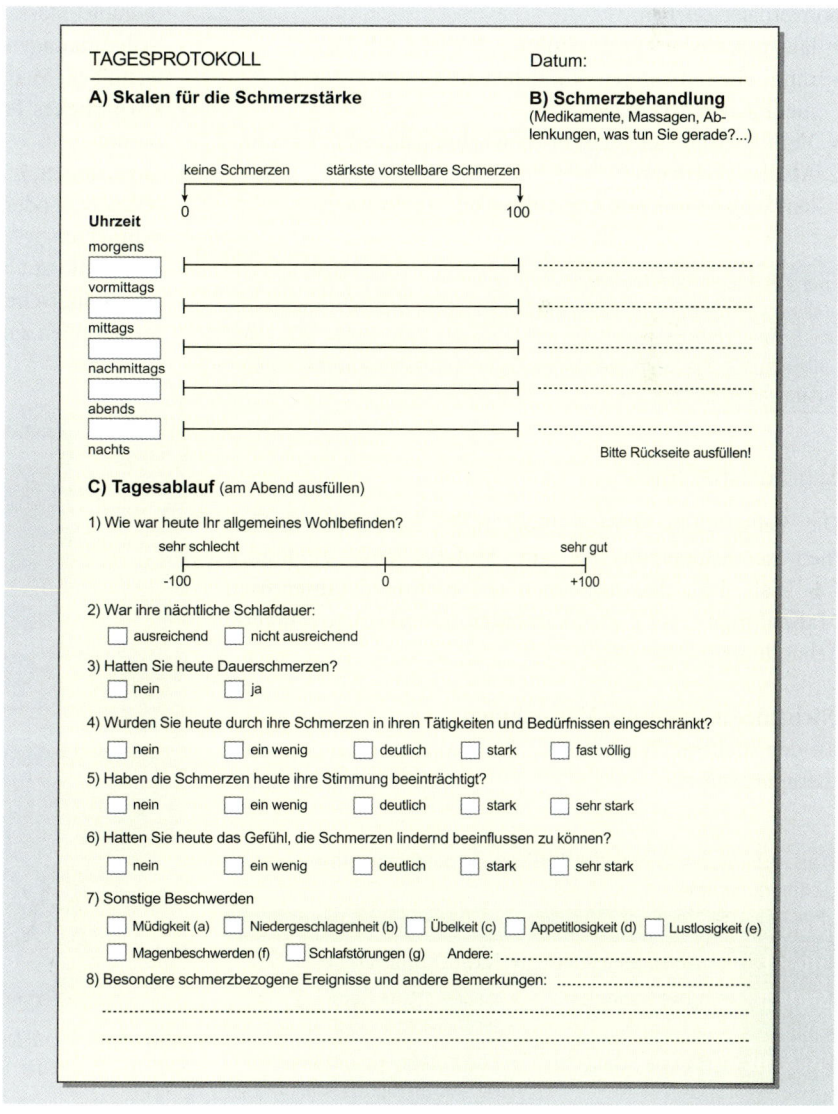

Abb. 1.47 Tagesprotokoll aus dem Heidelberger Schmerz-Tagebuch. [L157]

Tab. 1.4 Die numerische Rangskala ermöglicht die Einteilung von Schmerzen in Stufen von 0–10.

0	1	2	3	4	5	6	7	8	9	10
keine Schmerzen						stärkste vorstellbare Schmerzen				

SURFTIPP
Expertenstandard „Schmerzmanagement": www.dnqp.de

Fremdeinschätzung von Schmerzen
Menschen mit schweren kognitiven Einschränkungen, im Wachkoma oder während einer Bewusstlosigkeit, sind zu einer Selbsteinschätzung nicht fähig. Bei diesen Pflegebedürftigen besteht die Gefahr, dass die schmerztherapeutische Versorgung unzureichend ist. Grundsätzlich ist auch bei bewusstlosen oder wachkomatösen Menschen von einem Schmerzempfinden auszugehen. In diesen Fällen muss auf die Möglichkeit der **Fremdeinschätzung** zurückgegriffen werden.

Die Fremdeinschätzung des Schmerzes erfolgt z. B. anhand nonverbaler Zeichen:
- lautsprachliche Signale (Stöhnen, Weinen, Schreien)
- mimische Indikatoren (Verziehen des Gesichts, Zusammenkneifen der Augen)
- Verhaltensmuster (Abwehr- und Schonhaltungen, Unruhe, Apathie, Reizbarkeit, Reiben oder Betasten von Körperteilen, Schlafstörungen, Appetitlosigkeit, Tachypnoe)

Bei der Pflege von Menschen, mit denen die Kommunikation erschwert oder unmöglich ist, ist in allen Situationen, die erfahrungsgemäß mit Schmerzen assoziiert sind, davon auszugehen, dass der Pflegebedürftige Schmerzen leidet. Daher ist eine entsprechende Behandlung einzuleiten.

Schmerztherapie

Die Weltgesundheitsorganisation (*WHO*) hat für die medikamentöse Schmerztherapie ein **Stufenschema** empfohlen (➤ Tab. 1.5), das zusammen mit **nichtmedikamentösen Maßnahmen** und **Co-Medikamenten** eine adäquate Schmerzbehandlung sichern soll.

Nichtmedikamentöse Maßnahmen
Zu den **nichtmedikamentösen Maßnahmen** einer Schmerztherapie gehören:

Tab. 1.5 Stufenschema der WHO für die medikamentöse Schmerztherapie.

Stufe	Schmerzstärke	Medikamentöse Therapie
Stufe I	• mäßige Schmerzen	• Nicht-Opioid-Analgetika
Stufe II	• starke Schmerzen	• niederpotente Opioid-Analgetika + Nicht-Opioid-Analgetika
Stufe III	• stärkste Schmerzen	• hochpotente Opioid-Analgetika + Nicht-Opioid-Analgetika

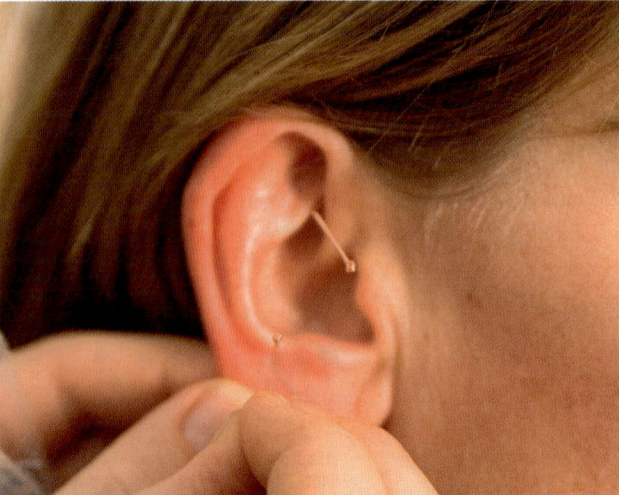

Abb. 1.48 Akupunktur kann bei lang anhaltenden Schmerzen als begleitende Maßnahme lindernd wirken. [J787]

- **physiotherapeutische Maßnahmen** (Physiotherapie, Ergotherapie, Massagen, physikalische Behandlungen)
- **Selbstmanagement** der Schmerzbewältigung durch Atemtechniken, Meditation
- **körperliches Training** (Aktivierung körpereigener Endorphine)
- **Lagerungen**, z. B. Stufenlagerung bei Bauch- und Rückenschmerzen oder Ruhigstellung bei bewegungsabhängigen Schmerzen
- **Akupunktur** (➤ Abb. 1.48)
- **psychologische Schmerztherapie** mit Aufklärung und Informationen zur Stressbewältigung; Verhaltenstherapie

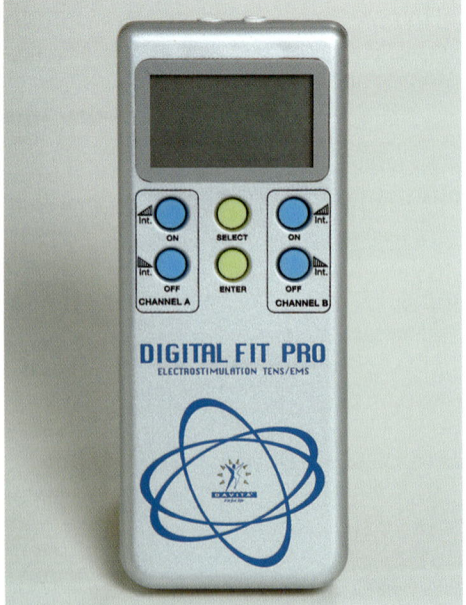

Abb. 1.49 Ein TENS-Gerät (*transkutane elektrische Nervenstimulation*) gibt über Elektroden Stromimpulse an die Haut des Erkrankten ab. [V429]

- **Neurostimulation** über TENS (*transkutane elektrische Nervenstimulation*), um die Schmerzleitung zu unterdrücken
- **Neurolyse** (dauerhafte Verödung von Nerven)

Weitere Strategien
- **Schmerzpumpen**. Implantierte Schmerzpumpen unter der Haut geben über einen dünnen Schlauch das in der Pumpe enthaltene Schmerzmittel kontinuierlich an das Rückenmark ab. Externe Schmerzpumpen sind direkt an eine Vene angeschlossen.
- **Therapeutische Anästhesie** erfolgt über periphere Leitungsblockaden (z. B. Plexusanästhesie), Periduralanästhesie (*PDA/Epiduralanästhesie*).

Co-Medikation
Da die Empfindung von Schmerz ein multifaktorielles Geschehen darstellt, kann eine entsprechende Co-Medikation bei der Schmerztherapie sehr hilfreich sein, weil sich hierdurch der Verbrauch von Opiaten reduziert. Häufig verschriebene Präparate sind:
- **Trizyklische Antidepressiva**. Erhöhen die Dichte der Opiatrezeptoren (Amitriptylin/Saroten®).
- **Antikonvulsiva** (*Antiepileptika*). Hemmen die Entladungsfrequenz von schmerzleitenden Nervenfasern (Carbamazepin/Timonil®, Phenytoin/Phenhydan®).
- **Glukokortikoide**. Wirken entzündungshemmend (Dexamethason®).
- **Neuroleptika**. Haben dämpfenden, angstlösenden Einfluss (Haloperidol/Haldol®, Promethazin/Atosil®).

Schmerzmedikation nach dem Stufenschema der WHO

Nicht-Opioid-Analgetika

DEFINITION
Nicht-Opioid-Analgetika (*Nichtopioide*): Schmerzmittel unterschiedlicher chemischer Struktur, die hauptsächlich über eine Hemmung der Cyclooxidase (*COX*), einem Schlüsselenzym bei der Prostaglandinbildung wirken (Prostaglandin steigert die Empfindlichkeit der Nocizeptoren auf Schmerzreize).

Nicht-Opioid-Analgetika werden bei leichten bis mäßigen Schmerzen, zur Fiebersenkung und zur Entzündungshemmung verordnet. Zu den Nicht-Opioid-Analgetika gehören:
- Acetylsalicylsäure
- Paracetamol
- NSAR (Diclofenac, Ibuprofen, Indometacin > 2.1.12)
- Metamizol
- COX2-Hemmer (> 2.1.12)

Acetylsalicylsäure
Acetylsalicylsäure (ASS®) wirkt vorzugsweise analgetisch (*schmerzhemmend*), in geringerem Ausmaß antipyretisch (*fiebersenkend*) und antiphlogistisch (*entzündungshemmend*). Es ist zur Behandlung leichter bis mäßiger Schmerzen, insbesondere von Kopf- oder Gliederschmerzen geeignet. Die wichtigsten unerwünschten Wirkungen beim Erwachsenen sind gastrointestinale Beschwerden, Verlängerung der Blutungszeit und allergische Reaktionen.

Paracetamol
Paracetamol (z. B. ben-u-ron®) wirkt in erster Linie antipyretisch und analgetisch, kaum antiphlogistisch. Unerwünschte Wirkungen sind allergische Hautausschläge, Leber- und Nierenschäden.

Metamizol
Metamizol (Novaminsulfon/Novalgin®) besitzt die höchste analgetische sowie antipyretische Potenz der Nicht-Opioid-Analgetika und wirkt spasmolytisch (*krampflösend*, z. B. bei Nieren- oder Gallenkoliken). Unklar bleibt die Häufigkeit toxischer Knochenmarkschädigungen.

Opioid-Analgetika

DEFINITION
Opioid-Analgetika (*opioide Analgetika, zentral wirkende Analgetika*): Entfalten ihre Wirkung über verschiedene Opiatrezeptoren des zentralen Nervensystems. Hochpotente Opioide unterliegen der Betäubungsmittel-Verschreibungsverordnung und dem Betäubungsmittelgesetz (> 1.5.7).

Opium (griech. = Mohnsaft) ist ein aus der Kapsel des Schlafmohns gewonnener, getrockneter Milchsaft. In diesem Gemisch sind **Morphin**, Codein, Thebain, Papaverin, Noscapin und weitere Opioide enthalten. Halbsynthetische Morphin-Derivate sind Hydromorphon, Oxycodon und Buprenorphin, vollsynthetische Pethidin und Fentanyl.

Morphin ist ein stark wirksames Analgetikum mit einer geringen therapeutischen Breite. Morphin und morphinartige Substanzen
- lösen eine Atemdepression aus,
- können bei erstmaliger Anwendung Erbrechen verursachen,
- wirken euphorisierend und bei schneller Anflutung im Gehirn suchtauslösend,
- haben sedative, analgetische und hustendämpfende Eigenschaften.

Peripher nimmt der Tonus glatter Muskulatur zu: Der Magen reagiert mit Entleerungsverzögerung, es kommt zur spastischen Obstipation, zum Harnverhalt und Spasmen der Gallengänge.

> Morphin dient als Referenzsubstanz für die Beurteilung der analgetischen Wirkung anderer Opiate. Die analgetische Potenz ist also die relative Wirkstärke im Vergleich zu Morphin (> unten).

Substanzen
Das Stufenschema der Schmerztherapie nach WHO unterscheidet **niederpotente** und **hochpotente Opioide** (> Tab. 1.6).

Niederpotente Opioide sind häufig (nur) rezeptpflichtig. Zu ihnen gehören z. B. (mit etwa 0,2-facher analgetischer Potenz):
- **Tilidin**. Wird mit dem Opioidantagonisten Naloxon kombiniert (Valeron®); zu beachten ist das Abhängigkeitspotenzial.
- **Tramadol** (Tramal®). Reicht bei schwersten Schmerzen nicht aus. Kaum Atemdepression und ohne Abhängigkeitspotenzial; relativ häufig jedoch Übelkeit und Erbrechen als unerwünschte Wirkung.
- **Dihydrocodein** (DHC®). Nutzung vorwiegend als Antitussivum (*Hustenstiller*) mit geringem Abhängigkeitspotenzial.

Die Verordnung **hochpotenter Opioide** erfolgt auf einem Betäubungsmittelrezept.

Die verschiedenen Opioide binden sich unterschiedlich stark an die **Opioidrezeptoren** (genannt δ-, κ- und μ-Rezeptoren) im Körper und unterscheiden sich daher in ihren klinischen Effekten mit Betonung der analgetischen, atemdepressiven, suchterzeugenden oder sedierenden Wirkung.

Analgetische Potenz und Besonderheiten ausgewählter hochpotenter Opioide:
- **Fentanyl** – 125-mal höhere analgetische Potenz mit hochpotenter Analgesie und einer großen therapeutischen Breite. Fentanyl-Pflaster bei schweren chronischen Schmerzen, Nasenspray bei Durchbruchschmerzen (> 1.4.5)
- **Buprenorphin** (Temgesic®) – 30–40-mal höhere analgetische Potenz; Suchtpotenzial eher niedrig
- **Hydromorphon** (Palladon®) – 7-mal höhere analgetische Potenz (hohes Suchtpotenzial!)
- **Oxycodon** (Oxygesic®) – 2-mal höhere analgetische Potenz; „Heroin des armen Mannes" mit hohem Suchtpotenzial
- **Piritramid** (Dipidolor®) – 0,7-mal höhere analgetische Potenz; stärkere Sedierung als Morphin, geringes Suchtpotenzial
- **Pethidin** (Dolantin®) – 0,1-mal höhere analgetische Potenz, in den Wirkungen dem Morphin sehr ähnlich

Die Darreichungsform, durchschnittliche Wirkdauer und Nebenwirkungen der genannten Opioide sind in > Tab. 1.6 zusammengestellt.

> **VORSICHT**
> - Zeichen der Opiatvergiftung ist eine Trias aus **Atemdepression**, **Koma** und **Miosis** (*enge Pupillen*).
> - **Antidot** (*Gegenmittel*) ist **Naloxon**. (Naloxon wirkt **nicht** bei Buprenorphin, da sich Buprenorphin nicht aus der Rezeptorbindung verdrängen lässt.)

Pflege

> **DEFINITION**
> **Toleranzentwicklung** (*Gewöhnung*): Wirkungsabschwächung und Verkürzung der Wirkdauer bei wiederholter Zufuhr von Opioiden beruhen auf einer gesteigerten Enzymaktivität und erfordern eine Dosiserhöhung.
> **Ceiling-Effekt** (*Sättigungseffekt*): Trotz Dosissteigerung kommt es zu keiner gesteigerten Wirkung.

Tab. 1.6 Häufig verwendete Opioid-Analgetika. [6] [7]

Häufig verwendete Opioid-Analgetika				
Substanz/Handelsnamen (Beispiele)	BTM (*)	Darreichungsformen	Durchschnittliche Wirkdauer	Unerwünschte Wirkungen (alle Substanzen)
Niederpotente Opioide				• Obstipation • Atemdepression • Übelkeit, Erbrechen • Schwindel, Benommenheit • Sedierung • Mundtrockenheit
Dihydrocodein retard (DHC Mundipharma®)	• nein	• oral	• 8–12 Std.	
Tilidin-Naloxon (z. B. Valoron® N)	• nein	• oral	• 2–4 Std.	
Tramadol (z. B. Tramal®)	• nein	• oral, rektal, s. c., i. m. oder i. v.	• 2–4 Std.	
Hochpotente Opioide				
Pethidin (z. B. Dolantin®)	• ja	• oral, s. c., i. m., i. v	• 2–4 Std.	
Piritramid (Dipidolor®)	• ja	• s. c., i. m., i. v.	• 6–8 Std.	
Morphin	• ja	• oral, rektal • s. c., i. m., i. v. • epidural (= *peridural*; zwischen Knochen und Dura mater spinalis) • intrathekal (z. B. in den Liquorraum)	• 4–8 Std.	
Buprenorphin (z. B. Temgesic®)	• ja • ja	• sublingual • i. m., i. v. • transdermal	• 6–8 Std.	
Fentanyl	• ja	v. a. • transdermal (als Pflaster) • sublingual • intranasal (als Nasenspray)	• 20–30 Min.	

(*) BTM = Verordnung erfordert Betäubungsmittelrezept (> 1.5.7)

Bei der Pflege von Menschen, die unter einer **Opioidmedikation** stehen, ist besonders zu beachten:
- Information des Betroffenen zur Bedeutung des Zeitplans (Konstanz des Wirkspiegels), zu Wirkungen und unerwünschten Wirkungen der Medikation
- Pneumonieprophylaxe aufgrund des reduzierten Hustenreflexes
- auf Blasenentleerung und Stuhlgang achten (Harnverhalt und Obstipation als unerwünschte Wirkungen der Medikation)
- Mitteilung, dass eine Zunahme der Medikation nicht automatisch eine Verschlechterung der Krankheit bedeutet, sondern Folge einer **Toleranzentwicklung** sein kann

Viele Situationen der medizinischen Versorgung sind mit Schmerzen verbunden (z. B. Verbandswechsel, Punktionen, Umlagerung). Eine **vorausschauende Pflegeplanung** umfasst:
- Kontrolle aller mit Schmerzen verbundenen Maßnahmen auf ihre Notwendigkeit (z. B. Intervalle zwischen Verbandwechseln verlängern)
- vorausschauender Einsatz von Schmerzmitteln oder Sedativa; Berücksichtigung der Wartezeit bis zum Wirkeintritt
- zeitliche Bündelung verschiedener Pflegemaßnahmen, um dem Pflegebedürftigen längere Erholungszeiten zu ermöglichen
- Einbeziehung des Erkrankten in die Pflegemaßnahmen (z. B. Verband selbstständig lösen)
- schmerzarme Durchführung der Maßnahmen (z. B. Durchfeuchten von Verbänden mit Ringer-Lösung)
- Absprachen zwischen den Berufsgruppen, damit pflegerische Maßnahmen zur Schmerzprophylaxe planbar werden (z. B. Schmerzmittelgabe vor der Mobilisation durch den Physiotherapeuten)

1.4.3 Entzündung

DEFINITION

Entzündung (*Entzündungsreaktion*): Allgemeine Reaktion des Gewebes (bzw. Organismus) auf Zell- und Gewebeschäden.

Die Entzündungsreaktion dient dem Schutz des Körpers vor der Ausbreitung einer Noxe (*Schadstoff*) sowie der Entfernung des schädigenden Stoffes aus dem Körper durch Abbau, Vernichtung und Abräumung von Nekrosen. Auslöser einer **Entzündung** können sein:
- Gewebezerstörung mit Entstehung von Gewebetrümmern durch Fremdkörper (z. B. Holzsplitter)
- Erreger (Bakterien, Viren, Pilze bzw. ihre Toxine)
- Chemikalien
- körpereigenes Gewebe

Reaktionen im Entzündungsgebiet

Aktivierung von Entzündungsmediatoren

DEFINITION

Entzündungsmediatoren (*Vermittler, Botenstoffe*): Hormonähnliche Botenstoffe, die bei entzündlichen Reaktionen den Ablauf der Entzündungsreaktion und die Funktionen des Immunsystems steuern.

Im geschädigten Körperteil werden **Entzündungsmediatoren** aktiviert, die eine Schlüsselstellung für den weiteren Ablauf der Entzündungsreaktion besitzen.
Entzündungs**mediatoren** sind z. B.:
- **Histamin**. Wird in basophilen Granulozyten, Mastzellen und Nervenzellen gespeichert. Für die Bindung von Histamin stehen grundsätzlich verschiedene Histaminrezeptoren (H_1, H_2, H_3, H_4) bereit. H_1-Rezeptoren sind v. a. im zentralen Nervensystem und im Abwehrsystem vertreten, H_2-Rezeptoren befinden sich im Magen-Darm-Trakt (➢ 2.10.4). Funktionen sind z. B. die Erhöhung der Schmerzempfindlichkeit und die Steigerung der Gefäßpermeabilität (*Gefäßdurchlässigkeit*).
- **Prostaglandine** wurden nach der ursprünglichen Entdeckung im Prostatasekret benannt. Es gibt mehrere Gruppen, z. B. Prostaglandin D_2, E_2, F_2. Sie erhöhen die Gefäßdurchlässigkeit, steigern die Körpertemperatur und das Schmerzempfinden.

Unspezifische Entzündungszeichen
- Fieber
- Leukozytose (*Erhöhung der Anzahl von weißen Blutkörperchen*)
- CRP (➢ 2.6.5)
- Erhöhung der BSG (*Blutkörperchensenkungsgeschwindigkeit*)

Spezifische Entzündungszeichen
Die **spezifischen Entzündungszeichen** drücken sich in fünf **Kardinalsymptomen** aus:
- **Schmerz** (*Dolor*)
- **Rötung** (*Rubor*)
- **Überwärmung** (*Calor*)
- **Schwellung** (*Tumor*)
- **Gestörte Funktion** (*Functio laesa*)

Die Kardinalsymptome kommen folgendermaßen zustande: Die Schädigung des Gewebes mit der Freisetzung von Entzündungsmediatoren reizt **Schmerz**fasern. Es kommt zur Auslösung des Symptoms „Schmerz". Da ein akuter Schmerz ein physiologisches Warnsignal für den Organismus darstellt, wird die betroffene Körperregion nach Möglichkeit **geschont**. Immunologische Vorgänge und die **Durchblutung** im gereizten Gewebe nehmen zu. Am Ort der Entzündung treten Blutplasma und Leukozyten aufgrund der erhöhten Gefäßpermeabilität aus dem Blut aus und führen zur **Ödembildung** und **Schwellung** in diesem Areal (➢ Abb. 1.50).

1 Allgemeine Gesundheits- und Krankheitslehre

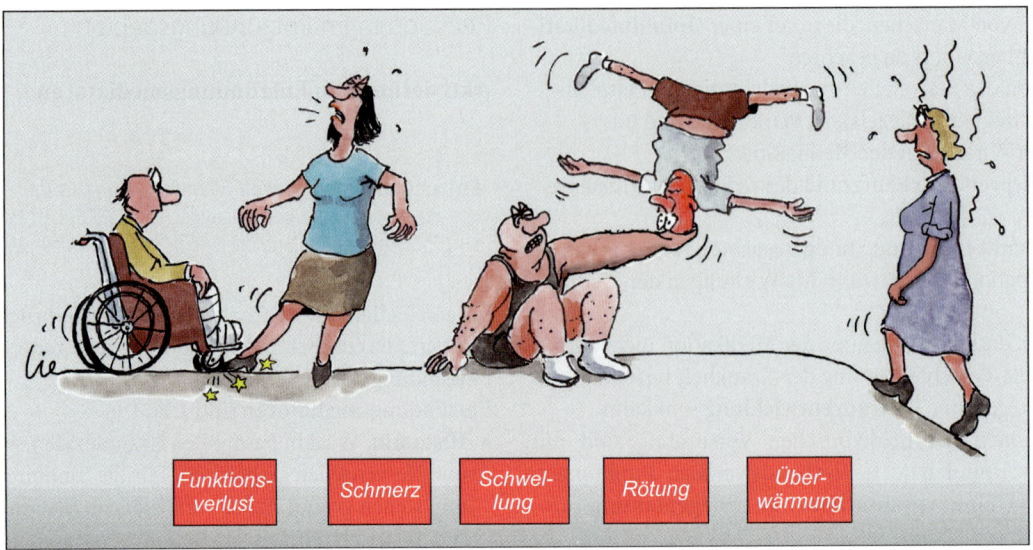

Abb. 1.50 Kardinalsymptome der Entzündung. [L142]

Entzündungsformen

> **DEFINITION**
> **Abszess** (*Eiterbeule*): Eiteransammlung in einem Hohlraum, der durch Einschmelzung von abgestorbenem Gewebe entstanden ist.
> **Phlegmone**: Flächenhafte, eitrige Entzündung ohne Abkapselung des Entzündungsherdes.
> **Empyem**: Eiteransammlung in einem vorgebildeten Hohlraum (z. B. im Pleuraspalt oder in der Gallenblase).

Entzündungen lösen unterschiedliche Folgeerscheinungen aus.

Seröse Entzündung
Die **serös-schleimige Entzündung** tritt bei entzündeten Schleimhäuten auf. Beispiel: Bei einem Schnupfen zeigt die Nasenschleimhaut die oben genannten Kardinalsymptome, zusätzlich spült ein wässriges Nasensekret die Erreger aus der Nasenhöhle.

Eitrige Entzündung
Bei **eitrigen** (*pyogenen*) **Entzündungen** stehen besonders Abwehrvorgänge durch Leukozyten (*weiße Blutkörperchen*) im Vordergrund. Die Reaktion führt dazu, dass **Eiter** (*Leukozyten*, *Erreger* und *Gewebereste*) aus dem Körper ausgestoßen wird. Zu den eitrigen Entzündungsfolgen zählen Abszess, Phlegmone und Empyem (➤ Definition).

Ulzerative Entzündung
Ulzerative (*geschwürige*) **Entzündungen** lösen im Verlauf der Entzündungsreaktionen einen tiefreichenden Defekt (*Ulkus*, *Geschwür*) in der Haut oder Schleimhaut aus.

Proliferative und granulomatöse Entzündung
Bei **proliferativen Entzündungen** steht die Neubildung (*Proliferation*) von faserreichem Bindegewebe im Vordergrund. Gegenüber dem üblichen Heilungsvorgang wachsen hier nur wenige Kapillaren in das Entzündungsgebiet ein. Beispiel: Ist die Lunge von dieser Entzündungsform betroffen, beeinträchtigt das neu gebildete Bindegewebe ihre Ausdehnungsfähigkeit und führt zur Lungenfibrose (➤ 2.9.9).

Beispiel einer **granulomatösen** Entzündung ist das tuberkulöse Granulom (*Tuberkel* ➤ 2.9.8): Abwehrzellen umschließen die eingedrungenen Tuberkelbakterien und bilden **Knötchen** (*Granulome*).

Chronische Entzündung
Eine **chronische Entzündung** tritt meist auf, wenn der Körper zwar an der Entzündungsursache nicht zugrunde geht, sie aber auch nicht beseitigen kann. Zu den chronischen Entzündungen gehört z. B. die rheumatoide Arthritis (➤ 2.1.12).

Wärmehaushalt

> **DEFINITION**
> **Wärmehaushalt**: Regulationsvorgänge im menschlichen Organismus, die eine konstante Körpertemperatur (vor allem im Körperkern) trotz Temperaturveränderungen in der Außenwelt bewahren.

Körperkern und Körperschale
Organe, die einen hohen Energieumsatz mit hoher Wärmebildung aufweisen (Nieren, Herz, Leber, Gehirn), zählen zum **Körperkern**. Hier liegt eine beständige Körpertemperatur von 37 °C vor, während die Temperatur der Körperschale von der Umgebungstemperatur abhängig ist (➤ Abb. 1.51).

Funktion
Die Regulation des Wärmehaushalts hat großen Einfluss auf den Stoffwechsel. Eine Temperaturerhöhung fördert ihn, wobei Stoffwechselprozesse ihrerseits ebenfalls zur Wärmebildung führen. Eine Senkung der Körperwärme hemmt die Stoffwechselvorgänge in der betroffenen Körperregion.

Wärmeregulation

Afferente Signale von Wärme- und Kälterezeptoren aus der Haut werden mit den im Wärmeregulationszentrum des Hypothalamus vorliegenden, zentralen Temperaturinformationen verglichen. Stellmechanismen zur Wärmebildung bzw. Wärmeabgabe (➤ Abb. 1.51):

- Schnelle Muskelkontraktionen (*Muskelzittern*) verbessern die Wärmebildung.
- Vasodilatation (*Gefäßerweiterung*) oder Vasokonstriktion (*Gefäßverengung*) verändern die Durchblutung (und damit den Wärmetransport).
- Schweißbildung entzieht dem Körper durch die entstehende Verdunstungskälte Wärme.

Fieber

DEFINITION

Fieber: Erhöhung der Körperkerntemperatur auf mehr als 38,0 °C aufgrund einer Sollwertverstellung im Temperaturzentrum des Hypothalamus (*Zwischenhirn* ➤ 2.13.1).
Hyperthermie: Tritt auf, wenn der Körper keine ausreichende Möglichkeit hat, überschüssige Wärme abzugeben (z. B. Durstfieber infolge eines Flüssigkeitsmangels); der Sollwert im Temperaturzentrum ist normal.

Ursachen

Fieber ist Teil der physiologischen Abwehrreaktionen, weil Abwehrvorgänge bei erhöhter Temperatur schneller in Gang kommen. Zahlreiche Erkrankungen gehen mit Temperaturerhöhungen oder Fieber einher:

- Entzündungen
- Tumoren (z. B. maligne Lymphome ➤ 2.6.11)
- Bindegewebserkrankungen (z. B. akuter Schub bei rheumatoider Arthritis ➤ 2.1.12)
- Arzneimittelunverträglichkeit
- Infektionserkrankungen
- Resorptionsfieber (durch Eiweißzerfallsprodukte erzeugtes Fieber)
- zentrales Fieber (Störung des Wärmeregulationszentrums durch ein Schädel-Hirntrauma)

Pyrogene

Pyrogene (griech. „*Feuermacher*") sind fiebererzeugende Stoffe. Sie entstehen durch den Stoffwechsel von Bakterien (➤ 4.1.3), Viren (➤ 4.1.4) und Pilzen (➤ 4.1.6). Auch körpereigene Eiweiße, die nach Verbrennungen oder größeren Operationen in die Blutbahn gelangen, wirken als Pyrogene und lösen im Wärmeregulationszentrum des Hypothalamus

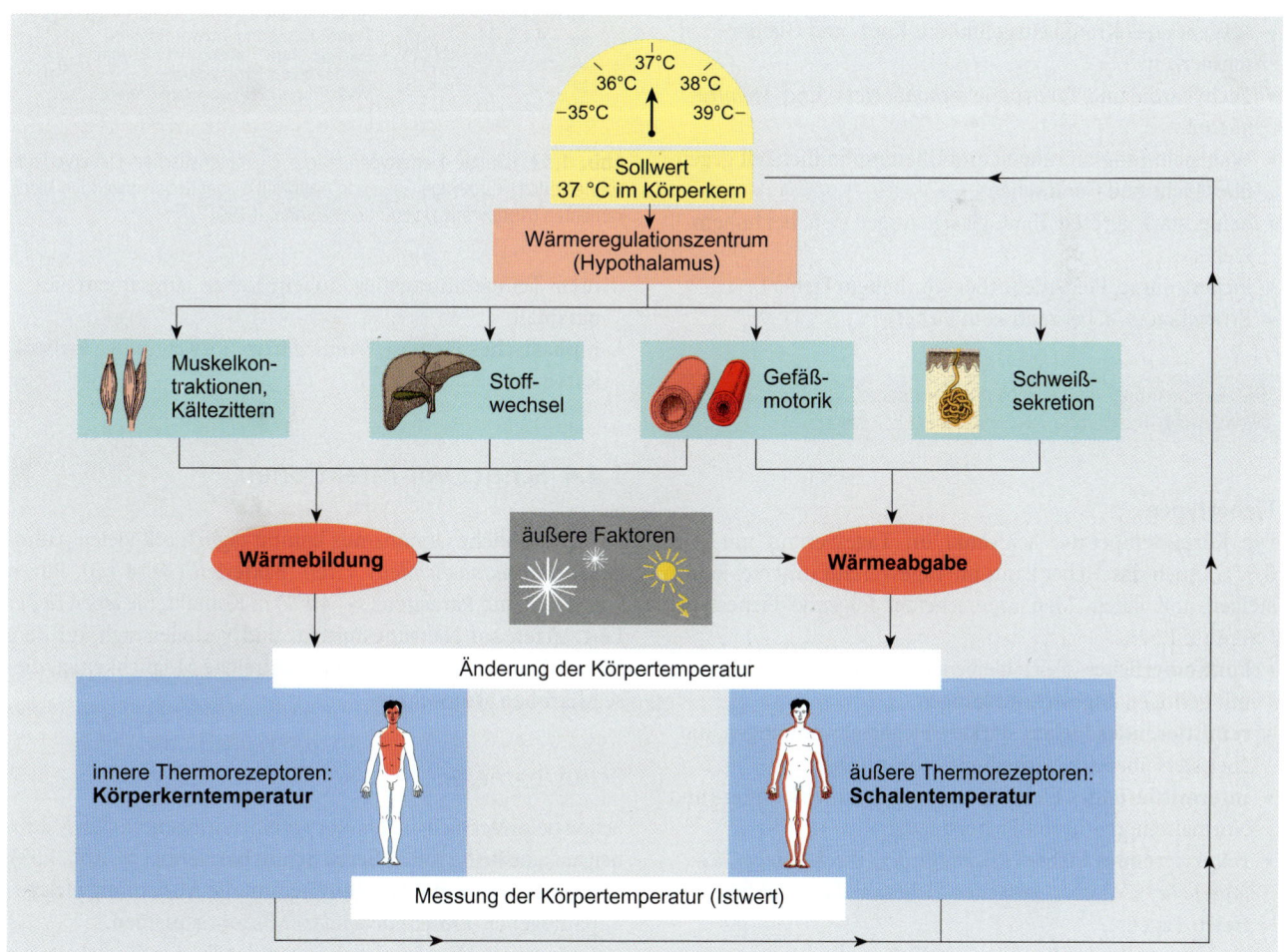

Abb. 1.51 Anpassungsmechanismus des Körpers am Beispiel des Regelkreises zur Einstellung der Körpertemperatur. [L190, L215]

eine **Sollwertverstellung** mit Erhöhung der Körpertemperatur aus.

Beurteilung der Fieberhöhe

Je nach Temperatur werden verschiedene **Fieberhöhen** unterschieden.
- 36,3–37,4 °C: physiologischer Bereich, Normaltemperatur
- 37,5–38,0 °C: subfebrile Temperatur
- 38,1–38,5 °C: leichtes Fieber
- 38,6–39,0 °C: mäßiges Fieber
- 39,1–39,9 °C: hohes Fieber
- 40,0–42,0 °C: sehr hohes Fieber

Ab einer Temperatur von 42 °C beginnt die Eiweißgerinnung im menschlichen Körper. Sie ist mit dem Leben nicht vereinbar. Temperaturen unter 36,3 °C werden als **Untertemperaturen** bezeichnet. Bei Temperaturen unter 25,0 °C tritt der Tod ein (➤ 1.4.1).

> **Wadenwickel** erzeugen Verdunstungskälte und entziehen dem bei Fieber sehr gut durchbluteten Hautgewebe viel Wärme.

Fieberzeichen

Fieberhafte Erkrankungen sind meist von Symptomen begleitet:
- ausgeprägtes Krankheitsgefühl mit Kopf- und Gliederschmerzen
- Tachykardie und Tachypnoe (*erhöhte Herz-* und *Atemfrequenz*)
- Wahrnehmungsstörungen und Überempfindlichkeit gegenüber Licht und Geräuschen
- heiße, stark gerötete Haut, glasige Augen (v. a. bei hohem Fieber)
- Fieberträume, Fieberdelir (bei sehr hohem Fieber)
- Erbrechen (v. a. bei zentralem Fieber)

> Die Beobachtung dieser Begleiterscheinungen kann ein **exaktes Messen** der Temperatur (➤ 1.5.2) nicht ersetzen.

Fiebertypen

Die Körpertemperatur schwankt im Tagesverlauf um etwa 0,5 °C. Auch das Fieber kann im Tagesverlauf unterschiedlich steigen und fallen. Man unterscheidet folgende Fiebertypen (➤ Abb. 1.52):
- **kontinuierliches** (gleich bleibendes) **Fieber**; meist über 39 °C mit geringen Tagesschwankungen
- **remittierendes Fieber**; stärkere Fieberschwankungen, die aber stets über der Normaltemperatur liegen
- **intermittierendes Fieber** (inter = *dazwischen*); Unter- und Normaltemperatur mit Fieberspitzen
- **rekurrierendes Fieber** (*Rückfallfieber, Wechselfieber, Relapsefieber*); Wechsel zwischen Fieberanfällen und fieberfreien Tagen
- **undulierendes** (*wellenförmiges*) **Fieber**; die Temperaturkurve mehrerer Tage entspricht einer Welle mit langsa-

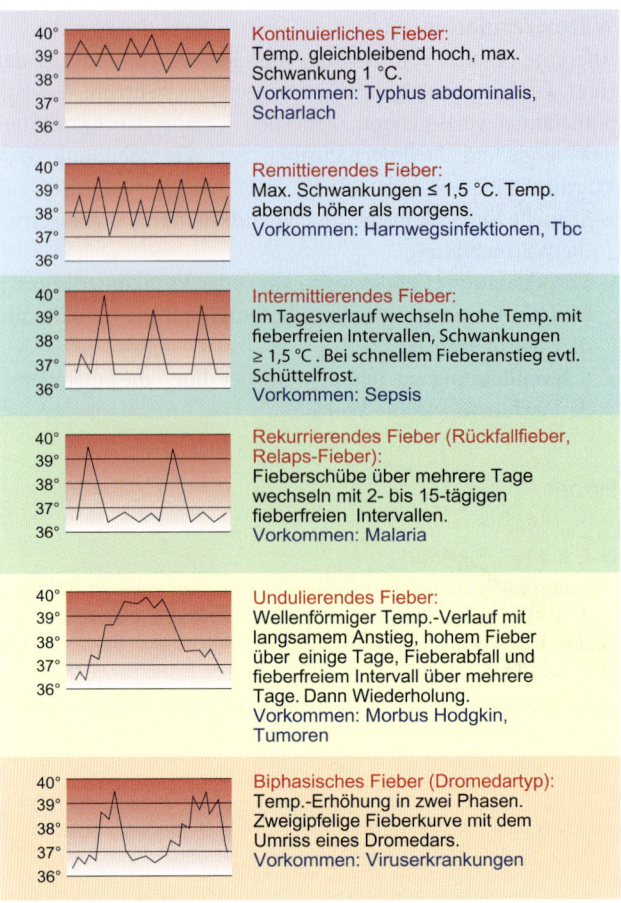

Abb. 1.52 Häufige Fiebertypen. Diese charakteristischen Fieberverläufe können durch frühzeitige Gabe von Antibiotika oder fiebersenkenden Medikamenten (*Antipyretika*) verändert werden. [L190]

mem Temperaturanstieg, hohem Fieber, langsamem Fieberabfall
- **biphasisches Fieber** („*Dromedartyp*"); zweigipflige Fieberkurve

1.4.4 Schutz vor Infektionen

Der menschliche Organismus kommt täglich mit vielen pathogenen (*krankmachenden*) Viren, Bakterien (➤ 4.1.3), Pilzen (➤ 4.1.6) und Parasiten (➤ 4.1.7) in Kontakt. Sie leben in der Luft, sitzen auf Nahrungsmitteln und verteilen sich auf dem Boden. Der Körper verfügt über zahlreiche Möglichkeiten, diese Mikroben abzuwehren.

Schutzbarrieren

Schon beim Versuch, in den Körper einzudringen, stoßen Mikroben auf eine Reihe von **äußeren Schutzbarrieren** (➤ Abb. 1.53):
- **Saures Milieu auf der Haut** hemmt die Ansiedlung vieler pathogener (*krankmachender*) Mikroorganismen.
- **Enzyme** im Mundspeichel und in der Tränenflüssigkeit (vor allem das *Lysozym*) töten ständig Erreger ab.

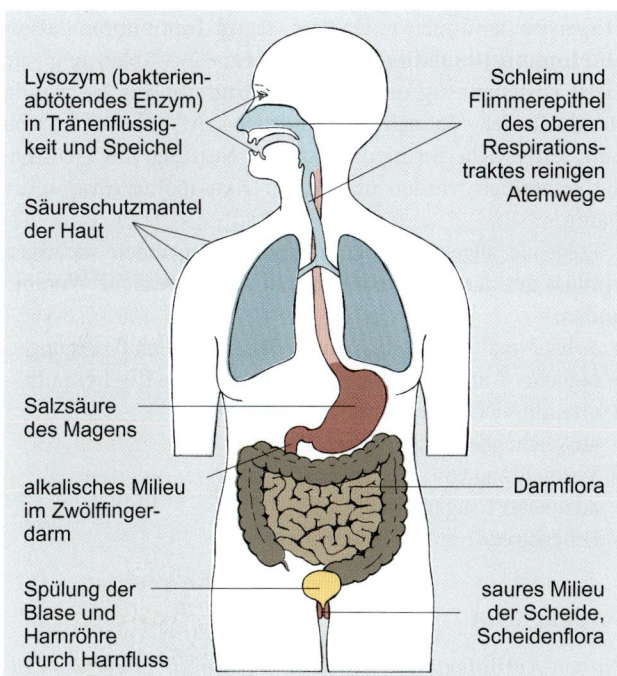

Abb. 1.53 Äußere Schutzbarrieren des menschlichen Organismus. [L190]

- **Flimmerepithel in den Atemwegen** fängt eingeatmete Mikroben ab und transportiert sie rachenwärts.
- **Magensäure** macht viele Keime aus der Nahrung unschädlich.
- **Harnstrom** entfernt Fäkalkeime aus dem Harntrakt.

Normalflora

Eine Besiedelung äußerer und innerer Körperoberflächen durch apathogene (*nicht krankheitserregende*) Mikroben hält nach Art des „Hausrechts" pathogene Krankheitserreger fern. Die **Normalflora** findet sich auf der Haut (➤ 2.2.1) sowie auf den Schleimhäuten von Nase, Rachen und Mundhöhle.

Die Zusammensetzung der **Darmflora** ist von Ernährungsgewohnheiten (Vegetarier, vorwiegend Fleischkonsument, Veganer) abhängig und besteht aus etwa 10^{11} Bakterien/g Stuhl. [4]

Durch die Einnahme von Antibiotika kann sich die Zusammensetzung der Bakterienarten jedoch so verändern, dass Durchfälle auftreten.

Döderlein-Stäbchen besiedeln die Vagina (*Scheide*) in Abhängigkeit von der hormonellen Lage. Diese Stäbchenbakterien sorgen für ein saures Milieu, das Fäkalkeime aus der Region des Afters an der Ausbreitung in der Scheide hindert.

Immunsystem

DEFINITION

Immunsystem: Hoch entwickeltes Abwehrsystem, das den Menschen vor schädlichen Mikroorganismen der Außenwelt, aber auch vor abnormen Zellen des eigenen Körpers (z. B. Krebszellen) schützt.

Wenn es Krankheitserregern gelingt, die äußeren Barrieren zu durchbrechen und in den Körper einzudringen, werden sie vom **Immunsystem** bekämpft. Zum Immunsystem gehören alle Zellen, die mit Abwehr beschäftigt sind (➤ 2.6.5) sowie die Organe des lymphatischen Systems (➤ 2.6.6).

Immunität

DEFINITION

Immunität (*Abwehrkraft*): Unempfänglichkeit eines Organismus für eine Infektion mit pathogenen Mikroorganismen oder deren Toxinen.

Gedächtniszellen (➤ 2.6.5) schützen den Organismus für mehrere Monate bis lebenslang vor einer abermaligen Erkrankung durch den gleichen Mikroorganismus. Auch **inapparente** (*vom Betroffenen nicht wahrgenommene*) Infektionen können eine Immunität hinterlassen (*stille* oder stumme Feiung).

Die **Dauer der Immunität** hängt vom **Erreger** und von der **individuellen Leistungsfähigkeit** des Immunsystems (Immunstimulation, -modulation) ab:

- Viele **äußere Einflüsse**, wie starker emotionaler Stress, Schlafmangel, mangelhafte Ernährung, Alkohol und Nikotin beeinträchtigen die Abwehrkraft.
- Manche Erreger, z. B. das Grippevirus, verändern ihre Antigenmuster von Jahr zu Jahr. Bereits produzierte Antikörper sind nicht in der Lage, die neuen Virustypen zu erkennen und zu bekämpfen.
- **Lokale Infektionen** (z. B. Hauteiterungen) ohne wesentlichen Blutkontakt mit dem Erreger hinterlassen in der Regel keine Immunität.

Faustregel: **Generalisierte** Infektionen (*Allgemeininfektionen*) hinterlassen eine länger dauernde Immunität, **Lokalinfektionen** hinterlassen keine Immunität.

Impfungen

DEFINITION

Schutzimpfung: Künstliche Immunisierung, ohne dass der Betroffene die Erkrankung durchmachen muss.

Es gibt zwei Arten der **Schutzimpfung**:
- Aktivimmunisierung (aktive Immunisierung)
- Passivimmunisierung (passive Immunisierung)

Aktivimmunisierung

Die „künstliche" Erzeugung einer „abgeschwächten Erkrankung" erfolgt bei der **Aktivimmunisierung** durch die Verabreichung von:

- **Lebendimpfstoffen** (abgeschwächte Krankheitserreger)
- **Totimpfstoffen** (Antigene toter Krankheitserreger)
- **Toxoidimpfstoffen** („entschärfte" Giftstoffe)

Bei der **aktiven Immunisierung** wird das Immunsystem angeregt (*aktiviert*), passende Antikörper und Gedächtniszellen zu bilden, die dann bei einer tatsächlichen Infektion bereitstehen und die Krankheitserreger schnell vernichten. Die Impfempfehlungen werden von der **Ständigen Impfkommission** (STIKO) am Robert Koch-Institut veröffentlicht und in bestimmten Zeitabständen aktualisiert. ➤ Tab. 1.7 gibt einen kleinen Ausschnitt aus den Empfehlungen der STIKO für Erwachsene wieder.

Passivimmunisierung
Eine **Passivimmunisierung** findet statt, wenn spezifische Antikörper gegen Erreger oder deren Toxine übertragen werden. Sie erfolgen, wenn kein sicherer Impfschutz vorliegt und für die aktive Immunisierung mit der körpereigenen Antikörperbildung nicht genügend Zeit zur Verfügung steht. Antikörper für die Passivimmunisierung können aus dem Blutplasma von Plasmaspendern gewonnen werden.

Simultanimpfung zur Tetanusprophylaxe
Sie erfolgt nach Verletzungen, wenn der Schutz vor einer Tetanuserkrankung unklar bleibt. Bei der Simultanimpfung zur Tetanusprophylaxe wird eine Passivimmunisierung mit der Aktivimmunisierung verbunden:
- Die zugeführten **Antikörper** (mit Tetagam®) schützen den Organismus sofort, werden aber innerhalb der folgenden vier Wochen abgebaut.
- Die Aktivimmunisierung mit Tetanol® bewirkt im Organismus die Synthese von **eigenen Antikörpern** innerhalb der folgenden Tage.

Die **passive Immunisierung** schützt also **sofort**, die **aktive Immunisierung** führt **langsam** zur Bildung von Antikörpern und schützt den Menschen dann, wenn die passiv zugeführten Antikörper nicht mehr verfügbar sind.

Immunstimulation und Immunmodulation

DEFINITION
Immunstimulation (lat. stimulatio = *Anregung*): Auslöser oder Reize, die eine erhöhte Immunreaktion zur Folge haben.
Immunmodulation (lat. modus = *Maß*): Reize, die eine angemessene Immunreaktion hervorrufen.

Tab. 1.7 Wichtige Aktivimpfungen.

Erkrankung	Impfempfehlungen (Beispiele)
Diphtherie	• Auffrischungsimpfung alle zehn Jahre
Hepatitis B (➤ 2.10.17)	• gefährdete Personen (z. B. medizinisches Personal, dialysepflichtige Menschen, Risikogruppen wie homosexuelle Männer oder Drogenabhängige) • Auffrischungsimpfung etwa alle fünf Jahre
Influenza (➤ 2.9.8)	• ältere Menschen • Impfung jährlich
Tetanus (➤ 2.1.18)	• Auffrischungsimpfung alle zehn Jahre gemeinsam mit Diphtherie • bei Verletzung Überprüfung des Impfstatus

Früher verstand man unter dem Begriff **Immunmodulation** und **Immunstimulation** ganz allgemein eine „Abhärtung" die meist kostengünstig und nahezu unbegrenzt zur Verfügung stand. Zu den Maßnahmen gehörten kaltes Wasser, frische Luft, körperliche Betätigung und die Nutzung von Pflanzen, die gesammelt wurden und in der Hausapotheke verfügbar waren.

Folgende allgemeine Maßnahmen haben einen wichtigen Einfluss auf das Immunsystem und das körperliche Wohlbefinden:
- 2- bis 3-mal wöchentlich mind. 30 Min. täglich Bewegung
- täglicher Aufenthalt (bei jeder Witterung) in frischer Luft
- vitaminreiche, ausgewogene Ernährung
- ausreichender Schlaf von ca. 7–9 Std.
- Vermeidung von Alkohol und Nikotin
- adäquater Umgang mit Stress
- Lebensfreude und -zufriedenheit

Antiinfektiva

Zu den **Antiinfektiva** (*Arzneimittel gegen die Erreger von Infektionskrankheiten*) gehören alle Medikamente, die gegen Mikroben eingesetzt werden.

Antibiotika

DEFINITION
Antibiotika: Gegen Bakterien wirksame Antiinfektiva. Hemmen das Wachstum von Bakterien (wirken *bakteriostatisch*) oder töten diese ab (wirken *bakterizid*).
Beta-Lactam-Antibiotika: Antibiotika mit einem speziellen chemischen Bauteil, dem Beta-Lactam-Ring. Er führt bei sich vermehrenden Bakterien zu einem Zellwanddefekt, die Erreger schwellen an, platzen und sterben ab. Verschiedene Bakterien verfügen über Beta-Lactamasen. Diese Enzyme öffnen den Beta-Lactam-Ring, blockieren somit seine Wirkung und verleihen diesen Erregern eine Resistenz gegenüber Beta-Lactam-Antibiotika. Im Gegenzug wurden von der Pharmaindustrie Beta-Lactamase resistente Antibiotika (z. B. Flucloxacillin/Staphylex®) entwickelt.

Wirkung
Mit den **Antibiotika** werden die Unterschiede im **Stoffwechsel** zwischen der menschlichen Zelle und der Mikrobe genutzt. Antibiotika können folgende Stoffwechselvorgänge der Bakterien stören:
- Zellwandsynthese
- Proteinsynthese
- DNS-Synthese

Substanzen, Präparate und unerwünschte Wirkungen
Antibiotika, die ihre **Wirkung an der Bakterienwand** entfalten:
- **Penicilline**, z. B. Phenoxymethylpenicillin (Isocillin®), Flucloxacillin (Staphylex®); der Einsatz erfolgt vor allem bei Infektionen durch Kokken. Mezlocillin (Baypen®) ist ein

Breitbandpenicillin, also gegen etliche Erreger wirksam. Unerwünschte Wirkungen sind z. B. allergische Erscheinungen.
- **Cephalosporine**, z. B. Cefaclor (Panoral®) oder Cefotaxim (Claforan®) haben ein breites Wirkungsspektrum (Verordnung bei Otitis media, Sinusitis, Tonsillitis, Pharyngitis, Infektionen des Urogenitalsystems). Unerwünschte Wirkungen sind z. B. Blutbildveränderungen.
- **Glykopeptide**, z. B. Vancomycin (VANCO-cell®), Teicoplanin (Targocid®) werden als Reserveantibiotika bei Staphylokokkeninfektionen genutzt. Unerwünschte Wirkungen sind z. B. ototoxische und nephrotoxische Reaktionen (*Schädigung des Innenohrs und der Niere*).

Antibiotika als Hemmstoffe der Proteinsynthese

Die Proteinsynthese findet nach der Translation (> 1.2.4) statt. Zu den Hemmstoffen gehören:
- **Tetracyclin**, z. B. Tetracyclin Wolff®; findet vor allem bei Atemwegsinfekten, Infektionen des Urogenitalsystems, bei Borreliose Verwendung. Unerwünschte Wirkungen sind z. B. Leber- und Nierenschädigung und Photosensibilisierung.
- **Makrolide**, z. B. Erythromycin (Erythrocin®), Clarithromycin (Klacid®); werden oft bei Atemwegsinfektionen (Bronchitis, Pneumonie, Sinusitis, Pharyngitis, Tonsillitis) eingesetzt. Unerwünschte Wirkungen sind z. B. allergische Reaktionen, ZNS-Störungen (Schwindel, Schlaflosigkeit, Alpträume, Halluzinationen).
- **Lincosamide**, z. B. Clindamycin (Sobelin®); ein Antibiotikum, das bei Anaerobier-Infekten verabreicht wird (z. B. bei Knochen-, Gelenk-, Zahn-, Kieferinfektionen). Unerwünschte Wirkungen sind z. B. Blutbildveränderungen.
- **Aminoglykoside**, z. B. Gentamicin (Refobacin®). Werden vor allem bei schweren Infektionen der Harn- und Geschlechtsorgane, Pneumonien, Endokarditis und Meningitis verwendet. Unerwünschte Wirkungen sind z. B. ototoxische und nephrotoxische Reaktionen.

VORSICHT

Tetracycline bilden bei gleichzeitiger Einnahme von Milch (und Milchprodukten) unlösliche Komplexe mit dem enthaltenen Kalzium. Dies führt zur Inaktivierung der Wirkstoffe.

Antibiotika als Hemmstoffe der bakteriellen DNS-Funktion

Hierzu gehören z. B.:
- **Gyrasehemmer**, z. B. Ciprofloxacin (Ciprobay®) und Ofloxacin (Tarivid®); breites Wirkungsspektrum (Medikation bei bronchopulmonalen Infektionen, Harnwegsinfektionen). Unerwünschte Wirkungen sind z. B. gastrointestinale Beschwerden.
- **Sulfonamide** in Kombination mit Trimethoprim, (z. B. Eusaprim®); v. a. bei Infektionen durch Fäkalkeime im Einsatz. Unerwünschte Wirkungen sind z. B. allergische Reaktionen.
- **Nitromidazol**, z. B. Metronidazol (Clont®); Behandlung von Anaerobier-Infektionen, Amöben und Trichomonaden. Unerwünschte Wirkungen sind z. B. ZNS-Störungen (Kopfschmerzen, Schwindel, Schläfrigkeit, Depression).

Hinweise zur Anwendung

Im Idealfall wird das Präparat entsprechend der Erregeridentifizierung im **Antibiogramm** (*Untersuchungsmethoden zur Bestimmung von Resistenzen*) ausgewählt. Meist erfolgt jedoch eine sofortige Antibiotikatherapie, deren Auswahl sich an der Infektlokalisation, den besonderen Risiken (z. B. Abwehrschwäche, Katheterträger) und dem Aufenthaltsort des Erkrankten zu Beginn der Infektion (zu Hause, in Altenpflegeeinrichtungen, im Krankenhaus) orientiert.

Eine begonnene Therapie ist in **vorgeschriebener Dosierung** und **ausreichend lange** durchzuführen. Halbherzig durchgeführte Antibiosen leisten der Ausbreitung von Resistenzen und einem Wiederaufflackern (*Rezidiv*) der Infektion Vorschub.

Kann ein Antibiotikum einen bestimmten Erreger nicht schädigen, spricht man von **Resistenz** des Erregers gegenüber dieser Substanz. Die Resistenz kann eine von Anfang an vorhandene Eigenschaft sein oder durch Übertragung von Bakterien-DNS (*Plasmide*) zwischen den Keimen erfolgen. **Multiresistente Keime** stellen in stationären Einrichtungen ein großes Problem dar.

Pflege bei Antibiotikatherapie
- Genaue Einhaltung der Dosierung und Dosierungsintervalle; „Dreimal täglich" bedeutet eine gleichmäßige Verteilung über 24 Std., also einen 8-Stunden-Rhythmus (z. B. 6 Uhr, 14 Uhr, 22 Uhr).
- Beobachtung der Ausscheidungen des Pflegebedürftigen, um das Auftreten von Durchfall als eine der unerwünschten Wirkungen rechtzeitig zu erkennen.
- Beobachtung der Haut auf Exanthem oder Pilzbefall als unerwünschte Wirkungen.
- Bei Erbrechen an die verminderte Resorption des Antibiotikums und damit an das Versagen der Therapie denken.
- Mögliche Wechselwirkungen mit Nahrungsmitteln (insbesondere Tetracyclin/Milch) beachten.

Antimykotika

DEFINITION

Antimykotika: Medikamente gegen Pilzinfektionen.

Wirkung

Die Wirksubstanzen der **Antimykotika** greifen in den Stoffwechsel der Pilze ein.

Substanzen, Präparate und unerwünschte Wirkungen

Bekannte Substanzen sind z. B. (> 2.2.6):
- **Amphotericin B** (Ampho-Moronal®), **Nystatin** (Moronal®) bei Candidainfektionen (*Soor*)
- **Clotrimazol** (Canesten®) bei Dermatomykosen (Beispiel: Tinea pedis/Fußpilz)
- **Ketoconazol** (Nizoral®) bei schweren Haut- oder Organmykosen

Präparate, die lokal auf die Haut oder Schleimhaut aufgetragen werden, sind hinsichtlich unerwünschter Wirkungen in der Regel unproblematisch. Antimykotika oral oder intravenös gegeben, können jedoch unerwünschte Folgen hervorrufen, z. B. Leberfunktionsstörungen oder gastrointestinale Symptome (z. B. Übelkeit, Erbrechen, Durchfälle).

Virostatika

> **DEFINITION**
>
> **Virostatika** (*Virustatika*): Medikamente zur Behandlung von Virusinfektionen. Die Viren werden in ihrer Vermehrung gehemmt, aber nicht getötet.

Wirkung

Viren haben keinen eigenen Stoffwechsel (> 4.1.4). Während Antibiotika gezielt in den Bakterienstoffwechsel eingreifen und die menschliche Zelle weitgehend verschonen, gelingt dies bei Virostatika nicht, da Viren sich menschlicher Enzyme und Stoffwechselreaktionen bedienen. Nur wenige **virusspezifische Enzyme** können durch die derzeit verfügbaren Virostatika gezielt blockiert werden. Aciclovir z. B. hemmt Enzyme, die Herpesviren zum Aufbau ihrer DNS benötigen.

Substanzen, Präparate und unerwünschte Wirkungen

Beispiele für Virostatika sind Aciclovir (Zovirax®) bei Herpes-Infektionen oder Oseltamivir (Tamiflu®) bei Influenza. Zidovudin (Retrovir®) ist eins der Medikamente, das bei HIV verordnet wird. Unerwünschte Wirkungen sind Nieren-, Leberschäden, ZNS-Wirkungen und Knochenmarkdepressionen.

1.4.5 Tumoren

> **DEFINITION**
>
> **Tumor** (lat. *Schwellung, entartetes Gewebe*): Pathologische Zellansammlung, die durch überschießendes Wachstum körpereigener Zellen entsteht, wobei die Zellen unterschiedlich stark verändert sind.
> **Onkologie**: Medizinische Disziplin, die sich mit der Entstehung und der Behandlung von Tumoren befasst.

Krankheitsentstehung

Es gibt viele Ursachen für eine Tumorentstehung. Einige Beispiele:
- **Vererbung**. Die familiäre adenomatöse Polyposis (> 2.10.15) führt bei allen Betroffenen einer Familie zum Dickdarmkrebs.
- **Energiereiche Strahlung**. Die Auswirkungen auf den menschlichen Körper, Zeitdauer der Tumorentwicklung und häufige Tumorlokalisationen sind spätestens seit dem Reaktorunfall von Tschernobyl bekannt.
- **Viren**. Der Einbau des Virusgenoms in die menschliche DNS löst z. B. bei einer Hepatitis-C-Infektion Leberkrebs aus.
- **Chemische Stoffe**. Es gibt viele chemische Stoffe, die krebserregend sind. Beispiel sind Nitrosamine. Sie stehen in Zusammenhang mit der Auslösung eines Magenkarzinoms (Nitrosamine kommen in Räucherwaren und im Zigarettenrauch vor).
- **Pharmaka**. Zytostatika greifen in die Zellteilung ein und können, oft nach Jahren oder Jahrzehnten zur Entstehung eines Zweittumors führen.
- **Lebensgewohnheiten**. Häufige Tumoren sind bei Nikotinabusus ein Bronchialkarzinom; bei Alkoholabusus ein Mundbodenkarzinom; aufgrund fettreicher und vitaminarmer Ernährung ein Dickdarmkarzinom.

Symptome

Oft berichten die Erkrankten über unspezifische Symptome:
- Änderungen im Ausscheidungssystem; z. B. Blut im Stuhl bzw. Urin, unerklärbarer Wechsel von Durchfall und Obstipation
- schlecht heilende Wunden und Hautveränderungen
- erneut auftretende Blutungen nach der Menopause
- Verhärtungen oder Knoten in der Brustdrüse
- Schluckstörungen
- anhaltender Husten oder Heiserkeit
- unerklärlicher Gewichtsverlust

Kriterien gutartiger und bösartiger Tumoren

> **DEFINITION**
>
> **Präkanzerosen**: Gewebeveränderungen, die ein erhöhtes Risiko zur malignen Entartung bergen.
> **Carcinoma in situ**: Bösartiger Tumor mit hochgradig atypischen Zellen, der aber noch nicht die Kriterien des invasiven Wachstums zeigt.
> **Semimaligne Tumoren**: Nehmen eine Zwischenstellung ein; sie wachsen am Ort ihrer Entstehung invasiv und destruierend, metastasieren aber in aller Regel nicht.

Gutartige Tumoren wachsen langsam. Die Zellteilungsrate ist eher niedrig, das Tumorgewebe unterscheidet sich oft kaum vom Ursprungsgewebe. Die Geschwulst verschiebt das umgebende Gewebe, wächst aber nicht in dieses hinein (> Abb. 1.54).
Bösartige Tumoren (*Malignome*) zeichnen sich durch ein meist schnelles Wachstum mit hoher Zellteilungsrate aus. Sie wachsen **invasiv** (*infiltrierend*) und **destruierend**, d. h. der maligne Tumor bricht in Organe und Gefäße ein, zerstört dabei das ortsständige Gewebe (> Abb. 1.55) und bildet **Metastasen** (*Tochtergeschwülste*).

Die endgültige Entscheidung, ob ein Tumor gut- oder bösartig ist, kann letztlich erst nach der histologischen (*feingeweblichen*) Untersuchung einer **Biopsie** (*Gewebeprobe*) getroffen werden (> Tab. 1.8).

> **VORSICHT**
>
> **Verwechslungsgefahr**
> - **Geschwür** (*Ulkus*): Oft entzündlich bedingter Oberflächendefekt von Haut oder Schleimhaut
> - **Geschwulst**: Gut- oder bösartiger Tumor

Klassifizierung von Tumoren

Es gibt einige Möglichkeiten, Tumoren zu klassifizieren. Beispiele:
- TNM-Klassifikation
- Klassifikation hinsichtlich der Gewebeart

TNM-Klassifikation

Die Stadieneinteilung von malignen Tumoren, so wie sie von der „Union internationale contre le cancer" vorgeschlagen wurde, erfasst die Größe des Tumors, die Beteiligung der Lymphknoten und das Auftreten von Fernmetastasen: [4]
- **T** = Tumor. Ausdehnung des Primärtumors von T1 (kleiner Tumor)–T4
- **N** = Nodulus. Befall regionärer bzw. entfernter Lymphknoten; von N0–N4
- **M** = Metastasen; M0– keine Fernmetastasen; M1 mit Fernmetastasen

Tab. 1.8 Unterscheidungsmerkmale von benignen (*gutartigen*) und malignen (*bösartigen*) Tumoren.

	Gutartige (*benigne*) Tumoren	Bösartige (*maligne*) Tumoren
Größenzunahme	• meist langsam	• meist rasch
Abgrenzung	• meist scharf abgrenzbar („abgekapselt")	• unscharf oder nicht abgrenzbar, keine „Rücksicht" auf Organgrenzen
Verschieblichkeit	• bleibt gegen Umgebung verschieblich	• oft unverschieblich, mit Nachbargeweben verbacken
Histologie	• feingeweblich und zellulär differenziert • wenige und typische Mitosen (➤ 1.2.4) • expansives Wachstum	• feingeweblich und zellulär undifferenziert • zahlreiche Mitosen • infiltrierendes und invasives Wachstum mit Zerstörung der Nachbargewebe
Metastasen	• keine Metastasierung	• invasives Wachstum mit lymphogener und hämatogener Metastasierung
Auswirkung auf den Organismus	• meist lokale Wirkungen	• Auswirkungen auf den Gesamtorganismus: Tumorkachexie, Anämie, eventuell paraneoplastische Syndrome (➤ unten)

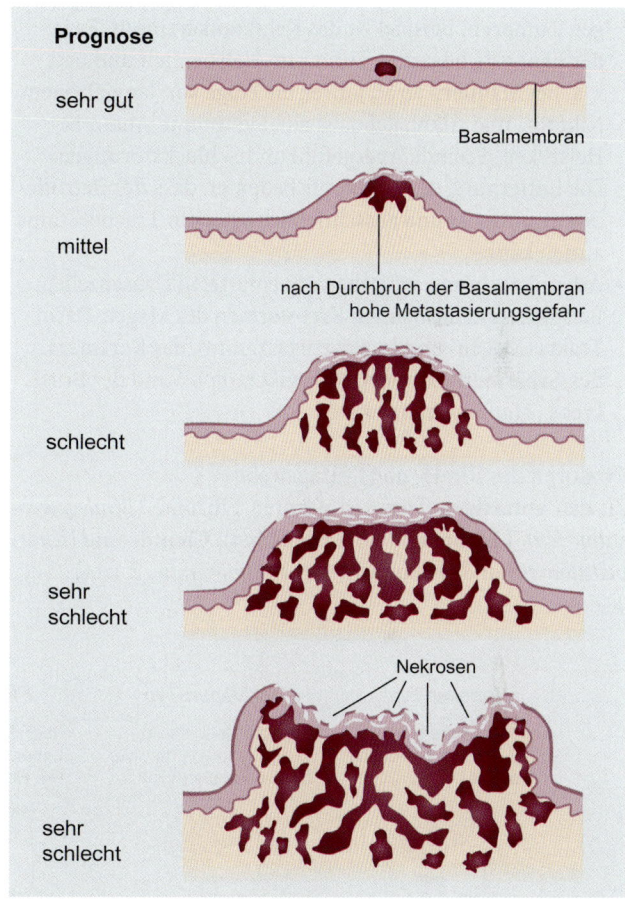

Abb. 1.55 Entstehung, Durchbrechen der Basalmembran, ausgedehntes invasives Wachstum und schließlich geschwüriger Zerfall eines bösartigen Tumors. [L157]

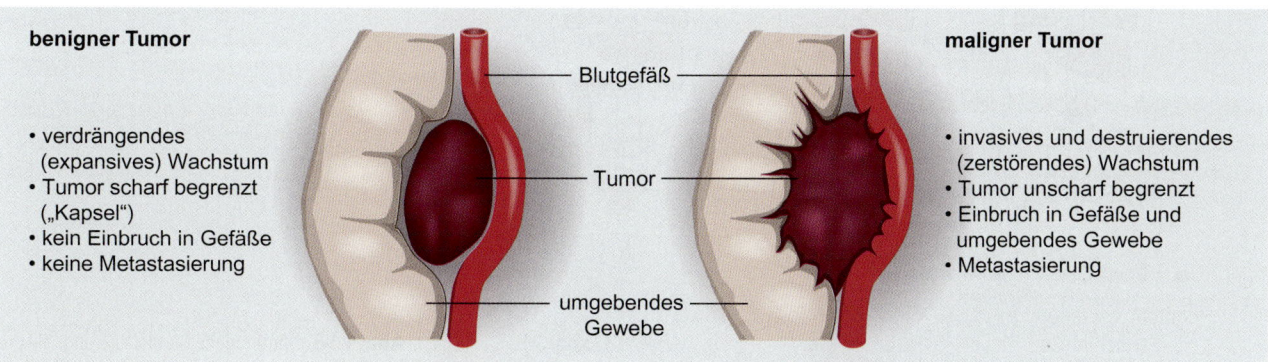

Abb. 1.54 Expansives und invasives Wachstum im Vergleich. [L157]

Klassifikation der Tumoren hinsichtlich der Gewebeart

Tumoren des Epithelgewebes

Die häufigsten **gutartigen** epithelialen Tumoren sind die vom Drüsenepithel ausgehenden **Adenome**, (z. B. das Prostataadenom). Gutartige Tumoren, die vom nichtdrüsigen Gewebe der Haut und der Schleimhäute ausgehen, heißen **Papillome** (z. B. Hautwarzen).

Die **bösartigen** epithelialen Tumoren werden als **Karzinome** bezeichnet:
- **Plattenepithelkarzinome** gehen von der Haut oder Schleimhaut aus und gehören zu den häufigsten bösartigen Tumoren. Beispiel ist das Kehlkopfkarzinom. Es ist der häufigste bösartige Tumor im Halsbereich und tritt v. a. bei Männern ab 50 Jahren als Folge von langjährigem Nikotin- und Alkoholabusus auf. Symptome sind z. B. Heiserkeit, Fremdkörpergefühl und Schluckstörungen. Die Entfernung des Kehlkopfs bedeutet, dass der Betroffene stimmlos ist und ausschließlich über ein Tracheostoma atmen kann.
- **Adenokarzinome** entstehen aus entarteten Drüsenzellen. Beispiele sind die meisten Krebsformen des Magen-Darm-Trakts (Magen- und Dickdarmkarzinom), das Karzinom des Gebärmutterkörpers (*Korpuskarzinom*) und der Brustkrebs (*Mammakarzinom*).

Tumoren des Binde- und Stützgewebes

Zu den **gutartigen** Tumoren gehören **Fibrome** (*Bindegewebstumoren*), **Lipome** (*Fettgewebstumoren*), **Chondrome** (*Knorpeltumoren*) und **Osteome** (*Knochentumoren* ➤ 2.1.14).

Zu den **bösartigen** Tumoren, die man auch als **Sarkome** bezeichnet, zählt z. B. das Osteosarkom, das vom Knochengewebe ausgeht.

Tumoren des Muskelgewebes

Gutartige Tumoren werden als **Myom** (z. B. Uterusmyom), **bösartige** als **Myosarkome** bezeichnet.

Tumoren des Nervengewebes

Einige Beispiele: **Neurinome** sind **benigne** Tumoren der Nerven; das Akustikusneurinom ist eine Geschwulst, die am VIII. Hirnnerv im Kleinhirnbrückenwinkel (➤ Abb. 2.450) entsteht. Wenn ein äußerst **bösartiger** Tumor im Gehirn diagnostiziert wird, kann es sich um ein **Glioblastom** handeln.

Metastasen

Die **Metastasen**bildung (*Bildung von Tochtergeschwülsten*) ist ein Kennzeichen maligner Tumoren. Wenn Malignome (*bösartige Tumoren*) direkt in Nachbarorgane einwachsen, spricht man von **Metastasierung per continuitatem**. Bei der **lymphogenen Metastasierung** gelangen Tumorzellen mit der Lymphe zunächst in die regionalen Lymphknoten und entwickeln sich dort als Lymphknotenmetastasen weiter. Im Verlauf der **hämatogenen Metastasierung** wachsen Tumorzellen über eine Zerstörung der Gefäßwand in Blutgefäße ein, werden mit dem Blut abtransportiert und bleiben meist im nächsten Kapillarnetz hängen. Einige Beispiele (➤ Abb. 1.56):
- Beim **Hohlvenen-Metastasierungstyp** gelangen Tumorzellen z. B. aus der Leber über die untere oder obere Hohlvene

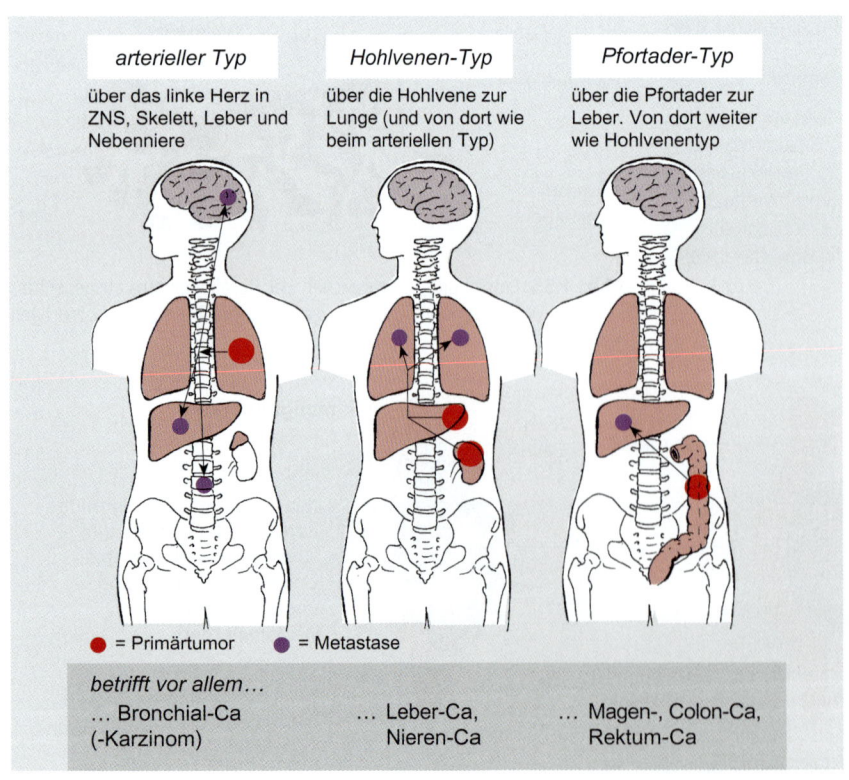

Abb. 1.56 Hämatogene Metastasierung, die drei häufigsten Metastasierungswege der Tumoren. [L190]

ins Herz und von dort in kleine Lungengefäße. Dies führt zu Lungenmetastasen.
- Beim **Pfortader-Metastasierungstyp** metastasieren Tumorzellen aus Karzinomen des Gastrointestinaltrakts über die Pfortader in die Leber, Lebermetastasen entstehen.
- Beim **arteriellen Metastasierungstyp** erreichen Tumorzellen, z. B. eines Bronchialkarzinoms, über die Lungenvenen und die linke Herzhälfte den großen Kreislauf; dann treten Knochen- oder Lebermetastasen auf.

Paraneoplastische Syndrome

Verschiedene Tumorprodukte können **paraneoplastische Syndrome** (para = *neben*; Neoplasie = *Neubildung*) hervorrufen. Diese Krankheitserscheinungen werden nicht durch den Tumor selbst, sondern durch von ihm erzeugte Hormone oder Stoffwechselprodukte ausgelöst. Wenn z. B. ein Bronchialkarzinom das kortisolstimulierende ACTH freisetzt, kommt es zu einem Cushing-Syndrom (➤ 2.5.11).

Tumormarker

Manche Tumorzellen bilden vermehrt Substanzen (Proteine, Metaboliten, Hormone oder Enzyme), die im normalen Stoffwechsel des Menschen nicht oder nur in sehr geringer Menge vorkommen. Als Tumormarker sind sie im Blut oder Urin in erhöhter Menge nachweisbar und spielen bei der Verlaufskontrolle mancher Tumoren eine wichtige Rolle. Beispiele für Tumormarker:
- PSA (*prostataspezifisches Antigen*) beim Prostatakarzinom
- CEA (*carcino-embryonales Antigen*) beim Darmkarzinom
- AFP (*Alpha-Fetoprotein*) beim Leberzellkarzinom
- CA 15–3 beim Mammakarzinom

Behandlung

Grundsätzliche Behandlungsmöglichkeiten (➤ Abb. 1.57):
- **operative Entfernung** des Tumors
- **Bestrahlung** (Vor, nach oder anstelle der operativen Tumorentfernung kann die Tumormasse durch energiereiche Strahlung verkleinert [*downstaging*] oder beseitigt werden.)
- **Medikamente** (Hormone, Biologica, Zytostatika)

Medikamente
Zur Behandlung von Malignomen stehen je nach Tumor **Hormone**, **Biologica** (z. B. monoklonale Antikörper) und **Zytostatika** zur Verfügung. Einen großen Stellenwert hat die **Schmerztherapie** (➤ 1.4.2).

Hormontherapie: Vor allem Tumoren der Geschlechtsorgane und das Mammakarzinom (*Brustkrebs*) verlangsamen oder stoppen in einem Teil der Fälle ihr Wachstum bei der Gabe von Antihormonen. Beispiel ist Tamoxifen mit antiöstrogener Wirkung.

Monoklonale Antikörper: Kenntnisse bezüglich des Immunsystems und seiner Substanzen haben zur Entwicklung von monoklonalen Antikörpern geführt, die Enzyme oder Oberflächenproteine blockieren. Beispiele:
- **Imatinib.** Der monoklonale Antikörper ist ein Tyrosinkinasehemmer, der zur Behandlung chronisch myeloischer Leukämien (➤ 2.6.9) genutzt wird (Tyrosinkinase ist ein wichtiges Enzym bei der Zellvermehrung).
- **Trastuzumab.** Dieser monoklonale Antikörper richtet sich gegen ein Oberflächenprotein, das HER2 genannt wird und bei einem Teil der Mammakarzinome vorkommt. Die Bindung an dieses Oberflächenprotein markiert die betreffende Zelle. Diese Zelle wird vom körpereigenen Immunsystem zerstört.
- **Bevacizumab.** Der monoklonale Antikörper unterbindet die Wirkung von VEGF (*vascular endothelial growth factor*), der die Neubildung von Gefäßen anregt. Schnell wachsende Tumoren sind auf eine schnelle Gefäßneubildung angewiesen und können daher über Bevacizumab in ihrem Wachstum blockiert werden. Indikationen sind z. B. Mamma- und Kolonkarzinom.

Mittlerweile bekannte unerwünschte Wirkungen monoklonaler Antikörper sind z. B. Fieber, Bronchospasmus und Blutdruckabfall.

Zytostatika
Die Wirkung der **Zytostatika** beruht darauf, dass durch die erhöhte Zellteilungsrate das Tumorwachstum in den empfindli-

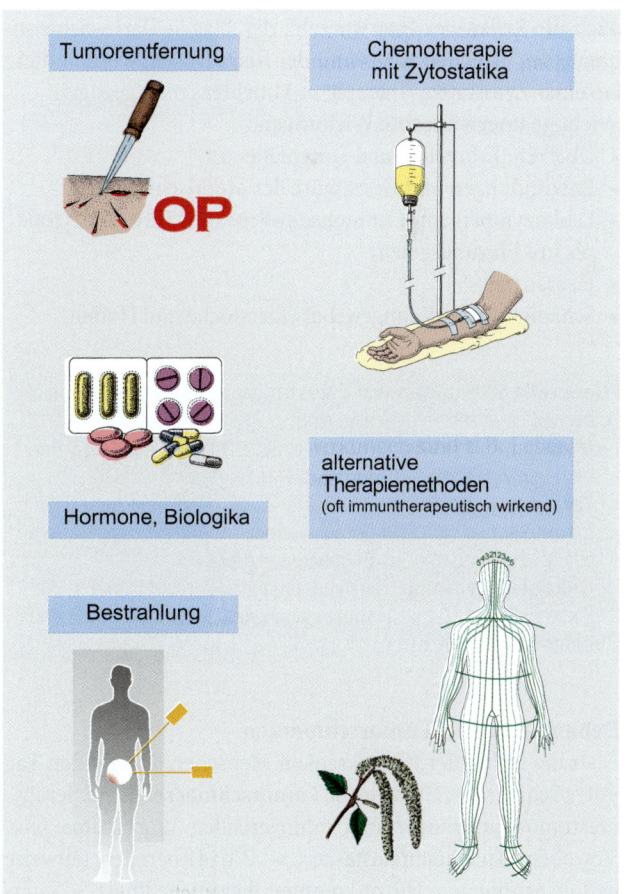

Abb. 1.57 Säulen der Therapie bösartiger Tumoren. [L190]

chen Zellteilungsphasen oder bei der Verdopplung der DNS (> 1.2.4) gestört werden kann. Weil aber auch Tumoren stets einen gewissen Anteil ruhender Zellen enthalten, ist eine wiederholte Behandlung in standardisierten Serien (*Zyklen*) erforderlich. Häufig eingesetzte Zytostatika:

- **Alkylantien**, z. B. Cyclophosphamid (Endoxan®) – Störung des DNS-Aufbaus
- **Vinca-Alkaloide**, z. B. Vincristin (cellcristin®) – Hemmung der Ausbildung des Spindelapparates
- **Folsäure-Analoga**, z. B. Methotrexat (MTX®) – Einbau als falscher Stoffwechselbaustein mit Hemmung der DNS-Synthese
- **Pyrimidin-Analoga**, z. B. Fluorouracil (5FU®) – Blockierung des DNS-Aufbaus durch ein „falsches" Pyrimidin (statt Thymin)
- **Antibiotika**, z. B. Doxorubicin (Adrimedac®) – Förderung von Strangbrüchen an der DNS
- **Platinverbindungen**, Cisplatin – Bildung von falschen Verknüpfungen in der DNS
- **Podophyllotoxine**, z. B. Etoposid (ETO-cell®) – Aktivierung eines Enzyms, das DNS spalten kann
- **Taxane**, z. B. Paclitaxel (Taxol®) – Hemmung des Spindelapparatabbaus

Unerwünschte Wirkungen gründen auf der Tatsache, dass Zytostatika das Wachstum **aller** schnell wachsenden Zellen hemmen. Da sich aber nicht nur Tumorzellen rasch teilen, sondern auch die Zellen der Haarwurzeln, der Magen-Darm-Schleimhäute, des Knochenmarks und der Keimdrüsen, werden diese bei einer Zytostatika-Therapie in Mitleidenschaft gezogen.

Wichtige **unerwünschte Wirkungen**:
- Übelkeit, Erbrechen und Durchfälle
- Entzündungen und Geschwüre der Mundschleimhaut
- Leukozytopenie mit Immunschwäche und Thrombozytopenie mit Blutungsgefahr
- Haarausfall
- Schädigung des Keimgewebes (Eierstöcke und Hoden)

> **Generelle Wirkungen von Zytostatika**, die auch im Umgang mit diesen Substanzen zu beachten sind:
> - **Mutagene Wirkung**. Der ungeschützte Umgang oder eine Therapie mit Zytostatika kann Erbgutveränderungen auslösen.
> - **Teratogene Wirkung**. Ein direkter Kontakt oder die Behandlung mit Zytostatika während der Schwangerschaft kann zum Auftreten von Missbildungen beim Ungeborenen führen.
> - **Onkogene Wirkung**. Die Behandlung mit Zytostatika kann die Entstehung von Zweittumoren, insbesondere von Leukämien und Lymphomen provozieren.

Behandlung von Tumorschmerzen

Über die Hälfte der tumorkranken Menschen leidet jeden Tag unter Schmerzen. Ursache für **Tumorschmerzen** kann der Primärtumor aufgrund seines infiltrierenden Wachstums sein. Vor allem Knochenmetastasen (> 2.1.14) bereiten teilweise heftige Schmerzen. Hinzu kommen therapiebedingte Schmerzen durch Zytostatika, Schmerzen nach Bestrahlung und **Durchbruchschmerzen**.

Durchbruchschmerzen sind starke zusätzliche Schmerzattacken, die trotz einer adäquaten Schmerztherapie täglich mehrfach auftreten können und etwa 30 Min. lang anhalten. Manchmal lösen bestimmte Bewegungen oder psychische Situationen Durchbruchschmerzen aus, meist bleibt die Ursache ihres Auftretens aber unbekannt. Die Therapie erfordert die Stufe III der Schmerzbehandlung nach WHO mit hochpotenten Opioiden wie Fentanyl- oder Buprenorphin-Transdermalpflastern (> 1.4.2).

> **VORSICHT**
>
> Misteltherapien, Sauerstoffüberdruckbehandlungen, hoch dosierte Vitamingaben, Diäten und viele weitere Methoden finden Anwendung, wenn naturheilkundlich orientierte Ärzte und Heilpraktiker behandeln. Obwohl z. T. spektakuläre Heilungsberichte vorliegen, sind diese Methoden kritisch zu betrachten und können allenfalls als adjuvante (*unterstützende*) Therapie in Betracht kommen.

Tumorprophylaxe

Durch verschiedene **prophylaktische Maßnahmen** lässt sich die Wahrscheinlichkeit an Krebs zu erkranken reduzieren:
- **Primäre Tumorprophylaxe**. Die Umsetzung der primären Prophylaxe geht hauptsächlich an die Adresse des Einzelnen, seinen Lebensstil so zu planen, dass keine Risikofaktoren (Nikotin-, Alkoholabusus, Bewegungsmangel, fettreiche Ernährung) auftreten.
- **Sekundäre Tumorprophylaxe**. Sie umfasst die Maßnahmen der Früherkennung, z. B. die rektale Untersuchung bei Männern über 45 Jahren sowie die Krebsfrüherkennungsuntersuchungen bei Frauen ab dem 30. Lebensjahr.
- **Tertiäre Tumorprophylaxe**. Hierzu gehören die Verhütung bzw. Früherkennung von Rückfällen oder Rezidiven, während der ersten zwei Jahre durch mehrmalige Kontrollen pro Jahr; nach längerem rezidivfreiem Verlauf kann das Kontrollintervall verlängert werden.

> **SURFTIPP**
>
> Bundeszentrale für gesundheitliche Aufklärung (BzGA): www.bzga.de

1.5 Diagnostik und Therapie

1.5.1 Wege der Diagnostik

Diagnosefindung

> **DEFINITION**
>
> **Diagnose** (lat. *unterscheidende Beurteilung, Erkenntnis*): **Erkennen** einer Krankheit durch das Sammeln, Vergleichen und Bewerten von diagnostischen Informationen sowie das **Benennen** der Erkrankung innerhalb eines Systems von Krankheitsnamen.

Die **Diagnosefindung** ist ein Informationsprozess: Der Erkrankte schildert dem Arzt seine Beschwerden in der **Anamnese**. Diese Informationen zusammen mit den Befunden aus der körperlichen Untersuchung des Erkrankten führen zu einer **Verdachtsdiagnose**. Weitere Erkenntnisse, gewonnen aus Laboruntersuchungen, radiologischer Diagnostik und endoskopischen Befunden sichern die **endgültige Diagnose**. Der Arzt ist **verpflichtet**, den Erkrankten über seine Krankheit und deren Behandlung **aufzuklären**. Diese ärztliche Aufgabe ist **nicht** an das Pflegepersonal delegierbar (➤ Abb. 1.58).

Pflegefachkräfte gewährleisten im Diagnoseprozess den Informationsfluss und organisieren z. B. Termine zu weiteren, vom Arzt angeordneten Untersuchungen.

Fünf Gebote der Angemessenheit

Diagnostische Maßnahmen sollen den fünf Geboten der Angemessenheit genügen:

- **Aufklärung**. Der Kranke ist angemessen über den zu erwartenden Erkenntnisgewinn durch die Untersuchung zu informieren und aufzuklären.
- **Zustimmung**. Ohne Zustimmung des Kranken kann die diagnostische Maßnahme nicht durchgeführt werden.
- **Nutzen**. Der Informationsgewinn steht in angemessenem Verhältnis zu den Risiken und möglichen Komplikationen der Untersuchung.
- **Preis**. Die Kosten stehen in vernünftigem Verhältnis zum Nutzen für den Kranken. Gerade Kosten-Nutzen-Rechnungen bewegen sich immer im Spannungsfeld zwischen Individual- und Allgemeininteressen.
- **Therapeutische Konsequenz**. Der Informationsgewinn trägt angemessen zu einer korrekten Therapie bei bzw. verhindert eine unnötige Therapie.

Obduktion: Grenzgebiet der Diagnostik

Manchmal wird die richtige Diagnose erst nach dem Tode des Erkrankten während einer **klinischen Obduktion** (*Leichenöffnung, Autopsie, Sektion*), durch den Pathologen gestellt. Eine Obduktion erfordert meist die Zustimmung der Angehörigen des Verstorbenen. Bei Verdacht auf eine unnatürliche Todesursache oder aus seuchenhygienischen Gründen ist eine Obduktion gesetzlich vorgeschrieben und auch ohne Zustimmung der Angehörigen möglich.

1.5.2 Ärztliche Untersuchung

Anamnese

DEFINITION
Anamnese („*Erinnerung*"): Vorgeschichte des Kranken.

Eigen- und Fremdanamnese

Wenn möglich, sollte die Anamnese als **Eigenanamnese** erhoben werden. Dabei schildert der Kranke, so gut er kann, seine Beschwerden und beantwortet, so gut er kann, die Fragen des Untersuchers. Bei der **Fremdanamnese** werden die Auskünfte über den Kranken und den Krankheitsverlauf von Dritten, z. B. pflegenden Angehörigen, eingeholt (➤ Abb. 1.59).

Aktuelle Beschwerden

Die Anamnese beginnt nach der Erhebung identifizierender Daten (z. B. Name, Vorname, Geburtsdatum) in der Regel mit

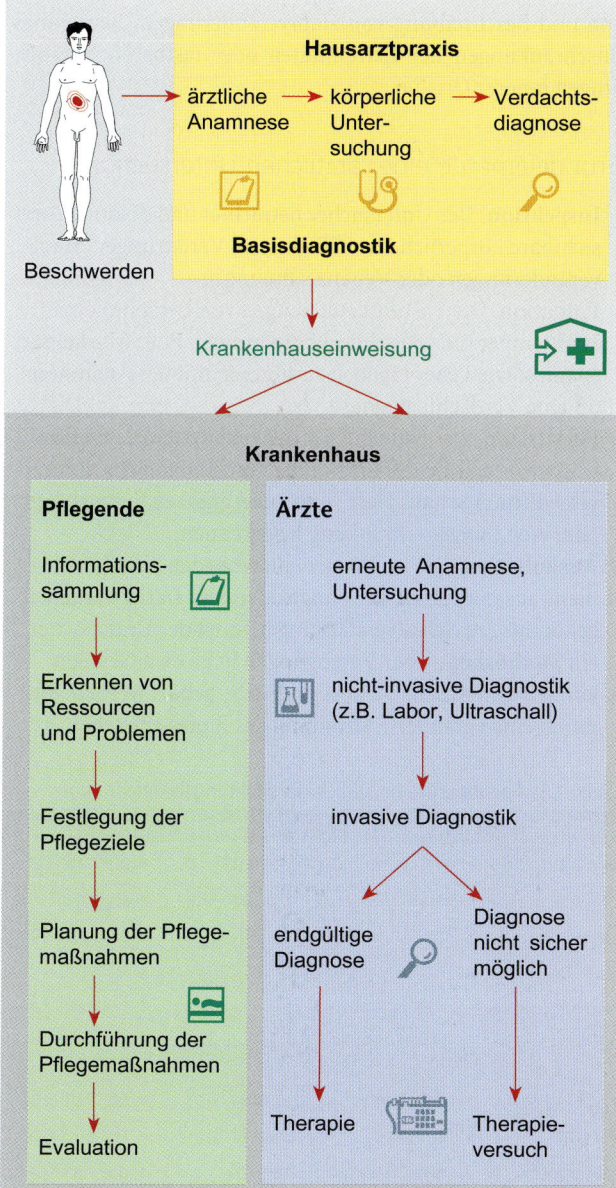

Abb. 1.58 Der Informationsprozess bis zur endgültigen Diagnose beginnt z. B. mit der Basisdiagnostik in einer Altenpflegeeinrichtung. Bei bedrohlichen Gesundheitsstörungen führt er zur Krankenhauseinweisung. Dort wird die aus der Basisdiagnostik resultierende Einweisungsdiagnose durch weitere Diagnoseschritte bestätigt oder korrigiert. [L157]

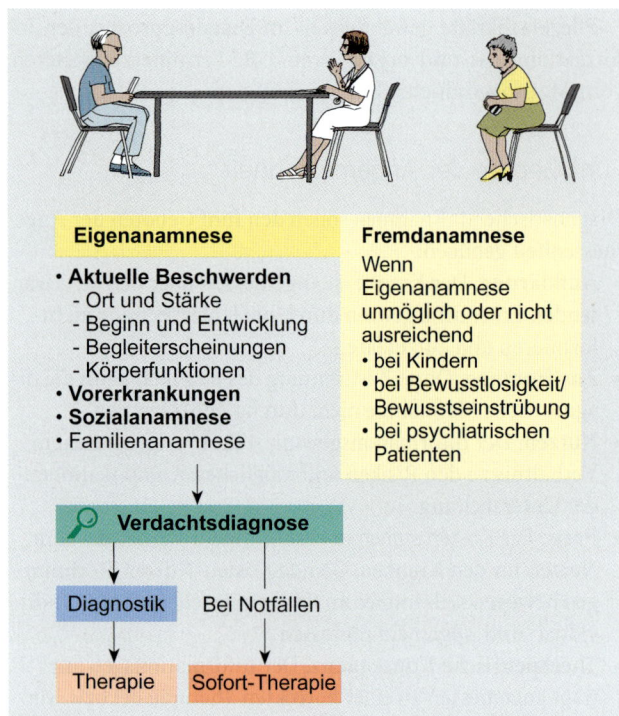

Abb. 1.59 Die Elemente der Anamnese des Pflegebedürftigen (*Eigenanamnese*) und der Angehörigen (*Fremdanamnese*). [L215]

den **aktuellen Beschwerden**. Dabei erfragt der Untersucher gezielt:
- Lokalisation, Art und Stärke
- zeitliche Entwicklung
- auslösende, verstärkende oder lindernde Faktoren
- Begleiterscheinungen
- bisherige Behandlungsmaßnahmen

Dann wird der Erkrankte nach den wichtigsten **Körperfunktionen** (z. B. Appetit, Durst, Stuhlgang, Wasserlassen, Schwitzen) gefragt. Die aktuelle Medikation und eventuelle Allergien sind ebenfalls zu notieren.

Vorerkrankungen

Es folgt die Erfassung der **Vorerkrankungen** (*frühere Anamnese*), verbunden mit der Frage nach früheren Operationen und Krankenhausaufenthalten.

Sozial- und Familienanamnese

Die **soziale Anamnese** ist z. B. bei pflegebedürftigen Menschen zur Abschätzung der Versorgungslage wichtig. Gefragt wird nach den nächsten Angehörigen oder anderen Bezugspersonen, nach den Wohnverhältnissen und dem erlernten Beruf.

Da viele Erkrankungen erblich zumindest mitbedingt sind, ist meist auch eine **Familienanamnese** angezeigt. Der Untersucher erkundigt sich insbesondere nach Herz-Kreislauf-Erkrankungen, bösartigen Erkrankungen, Diabetes mellitus und psychischen Erkrankungen in der Verwandtschaft des Betroffenen.

Körperliche Untersuchung

An die Anamnese schließt sich die **ärztliche Erstuntersuchung** an. Sie erfasst den allgemeinen Gesundheitszustand und die Vitalfunktionen. Die Befunderhebung und deren anschließende schriftliche Dokumentation beruht auf der **anatomischen Standardposition**: Hierbei steht der Mensch aufrecht, seine Handflächen und seine Gesichtsseite sind dem Betrachter zugewandt.

Orientierung am menschlichen Körper

Die in ➤ Abb. 1.60 und ➤ Tab. 1.9 genannten Fachbegriffe zu den Richtungsbezeichnungen dienen der exakten Lokalisation und Beschreibung von Hautveränderungen, Bewegungseinschränkungen der Extremitäten oder tastbaren Veränderungen innerer Organe.

Grundelemente einer ärztlichen Untersuchung

- **Inspektion**. Der Untersucher betrachtet und dokumentiert sichtbare körperliche Auffälligkeiten, Verletzungen, Hautveränderungen oder Venenzeichnungen.
- **Palpation**. Die Tastuntersuchungen von Lymphknoten, Hauttemperatur, Bauchdeckenspannung, Puls, Muskelhartspann sowie Leber ergeben zusammen mit der Anamnese oft eine Verdachtsdiagnose.
- **Perkussion**. Der Untersucher beklopft systematisch die Körperoberfläche des Erkrankten, um anhand des unterschiedlichen Schalls Herz- und Lebergrenzen festzustellen oder eine Lungenerkrankung zu erkennen.
- **Auskultation**. Die im Körper entstehenden Schallphänomene aus dem Herz, der Lunge oder dem Darm werden abgehorcht. Zur Schallverstärkung benutzt der Untersucher ein **Stethoskop**. Über Verengungen in großen Gefäßen können oft typische Stenosegeräusche gehört werden, die durch eine veränderte Strömung des Blutes entstehen.

Tab. 1.9 Fachbegriffe bezüglich der Richtungsbezeichnungen.

Fachbegriff	Übersetzung	Fachbegriff	Übersetzung
anterior	nach vorn	posterior	nach hinten
kranial	kopfwärts	kaudal	steißwärts
proximal	auf den Rumpf zu	distal	vom Rumpf weg
ventral	bauchwärts	dorsal	rückenwärts
fibular	zum Wadenbein hin	tibial	zum Schienbein hin
superior	nach oben	inferior	nach unten
lateral	seitwärts	medial	zur Mitte hin
peripher	zum Körperrand	zentral	auf das Körperinnere zu
palmar (volar)	zur Hohlhand hin	plantar	zur Fußsohle hin
radial	speichenwärts	ulnar	ellenwärts

1.5 Diagnostik und Therapie

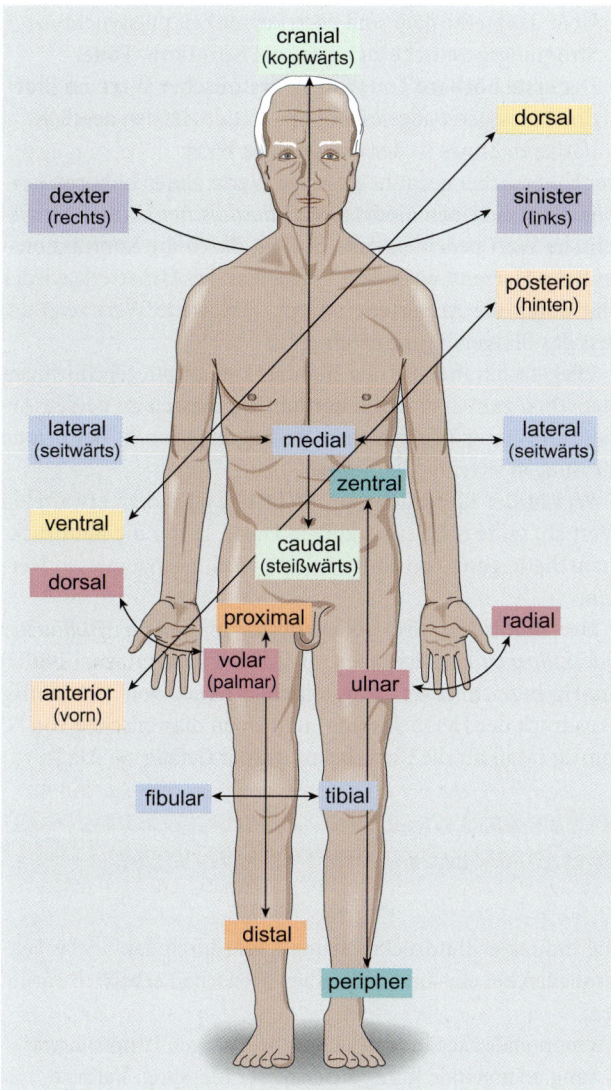

Abb. 1.60 Richtungsbezeichnungen am menschlichen Körper. [L157]

Vitalzeichenkontrolle

Zu den Vitalzeichen zählen die Beobachtung von Bewusstsein und Atmung (➤ 2.9.5) sowie die Messung von Blutdruck, Puls und Temperatur.

Bewusstseinsstörungen

DEFINITION
Bewusstseinsstörung: Störung des menschlichen Gesamterlebens.

Bewusstseinsstörungen können unterteilt werden in:
- **quantitative** Bewusstseinsstörungen
  - **Benommenheit**. Leichteste Form der Bewusstseinsstörung mit verlangsamtem Denken und Handeln. Der Betroffene ist noch relativ wach, örtlich, zeitlich und zur eigenen Person (Name, Wohnort, Geburtstag) orientiert.
  - **Somnolenz**. Abnorme Schläfrigkeit. Der Betroffene ist für kurze Zeit erweckbar und gerade noch zu Ort, Zeit und Person orientiert, vermag aber nur noch einfache Fragen zu beantworten.
  - **Sopor**. Schlafähnlicher Zustand. Der Pflegebedürftige ist durch Ansprache nicht mehr erweckbar, reagiert aber gezielt auf Schmerzreize.
  - **Koma**. Der Erkrankte reagiert auch auf Schmerzreize nicht.
- **qualitative** Bewusstseinsstörungen
  - **Delir**. Desorientiertheit, evtl. verbunden mit Halluzinationen.
  - **Dämmerzustand**. Einschränkung der psychomotorischen Funktionen, u. a. mit ungeordnetem Denken und Veränderungen der Affektivität.
  - **Verwirrtheitszustand**. Dazu gehören Denkstörungen, sprunghaftes Denken, Ideenflucht.

SURFTIPP
Medizinische Untersuchungsmethoden: www.medknowledge.de

Blutdruckmessung

DEFINITION
Blutdruckmessung: Dient der Überprüfung der Kreislaufsituation (Blutdruck ➤ 2.8.6).

Der **Blutdruck** lässt sich durch zwei grundsätzlich unterschiedliche Messmethoden bestimmen:
- Die **indirekte, unblutige Blutdruckmessung** geht auf den italienischen Kinderarzt **Riva-Rocci**, kurz **RR**, zurück. Hier werden die Strömungsgeräusche in einer der beiden Armarterien erfasst. Der gemessene Blutdruck nach Riva-Rocci ist ein **Situationswert**, der sich sehr schnell ändert. Psychische Einflüsse können den systolischen Blutdruck bei der Untersuchung sofort um bis zu 40 mmHg steigen lassen. Diese Druckerhöhung ist besonders häufig bei Untersuchungen durch einen Arzt, verbunden mit bestimmten Erwartungen oder Ängsten (*Weißkittelhochdruck*) des Untersuchten.
- Bei der **direkten, blutigen Blutdruckmessung** wird der Blutdruck über eine Sonde direkt im Gefäß gemessen. Dieses Verfahren kommt während der Narkose im Operationssaal sowie auf Intensivstationen zur Anwendung.

Prinzip der indirekten Blutdruckmessung
Bei der **indirekten Blutdruckmessung** nach Riva-Rocci benötigt der Untersucher ein Stethoskop und eine Blutdruckmanschette, die über Schläuche mit einem Blutdruckmessgerät (*Manometer*) verbunden ist (➤ Abb. 1.61). Neben dem beschriebenen klassischen Blutdruckmessgerät gibt es zahlreiche elektronische Geräte für die Selbstmessung oder die kontinuierliche Blutdruckerfassung.

Folgende Hinweise sind bei der Blutdruckmessung nach Riva-Rocci zu beachten:
- Der Pflegebedürftige sollte vor der Blutdruckmessung eine Ruhepause von etwa 15 Min. einhalten.
- Kleidung, die den zu messenden Arm bedeckt, ist grundsätzlich zu entfernen.
- Die Manschette muss luftleer, der Oberarmdicke angepasst (bis 35–40 cm Oberarmdicke genügt beim Erwachsenen die normale Manschette) und so platziert sein, dass der Manschettenunterrand ca. 2,5 cm oberhalb der Ellenbeuge zu liegen kommt.
- Die Manschette sollte nicht zu locker und nicht zu fest anliegen, etwa so, dass 1–2 Finger gerade zwischen Arm und Manschette passen.
- Ventil des Blutdruckapparates schließen, Ohr-Oliven des Stethoskops in die Ohren stecken, die Membran des Stethoskops in der Ellenbeuge auflegen, weil die A. brachiales (manchmal auch als A. cubitalis bezeichnet), etwa in der Mitte der Ellenbeuge nach distal zieht.
- Manschette mit dem Aufblasballon füllen, bis keine Strömungsgeräusche mehr zu hören sind (oder der Puls an der A. radialis nicht mehr zu tasten ist). Das bedeutet, dass unter dem aktuellen Druck, der am Blutdruckmessgerät (*Manometer*) abgelesen werden kann, kein Blut mehr durch die Armarterie strömt.
- Unter Beobachtung des Manometerzeigers werden zusätzlich etwa 30 mmHg in die Manschette gepumpt.
- Durch vorsichtiges Öffnen des Ventils entweicht die Luft aus der Manschette. Der Manschettendruck sollte langsam, etwa um 3–5 mmHg pro Sek. sinken.
- Über das Stethoskop sind nach kurzer Zeit pulssynchrone Strömungsgeräusche zu hören, die **Korotkow-Töne**.
- Der **erste hörbare** Ton wird als **systolischer Wert** am Blutdruckmessgerät abgelesen. Der Wert des letzten deutlich hörbaren Tones ist der **diastolische Wert**.

Der Untersucher gewinnt also zwei Werte: Einen **höheren** (*systolischen*) und einen **niedrigeren** (*diastolischen*) Wert. Der systolische Wert bedeutet, dass, bedingt durch die Kontraktionskraft des Herzens, nach dem Verschluss der Armarterie wieder Blut durch die Armarterie strömt, der zweite Wert zeigt an, dass das Blutgefäß ganz geöffnet ist.

Pflegefachkräfte, die den Blutdruck eines pflegebedürftigen Menschen zum ersten Mal bestimmen, messen an beiden Armen und unter den **gleichen Bedingungen**, z. B. bei beiden Messungen sitzend oder liegend.

Weicht der Blutdruck vom Richtwert oder dem erwarteten Wert ab, sollte nach einer kurzen Pause, in der die Blutdruckmanschette **ganz von Luft entleert** wird, nachgemessen werden.

Der Blutdruck wird üblicherweise in **mmHg** (*Millimeter Quecksilbersäule*) angegeben. Beispiel: Ein Wert von 140/80 mmHg bezeichnet einen systolischen Druck von 140 mmHg (Ausdruck der Herzbelastung) und einen diastolischen von 80 mmHg (Maß für die Dauerbelastung der Gefäße ➤ 2.8.2).

> Blutdruck-Richtwert beim gesunden älteren Menschen: systolischer Druck 120–140 mmHg, diastolischer Druck 60–90 mmHg.

Die indirekte Blutdruckmessung kann durch zahlreiche Fehlerquellen bei ein- und demselben Menschen erheblich variieren:
- emotionale Zustände des Pflegebedürftigen (Angst, Erwartung, mangelnde Ruhepause vor der Messung, Verärgerung, Weißkittelhochdruck)
- unpassende Manschettengröße
- nicht vollständig luftleere Manschette
- falsche Platzierung von Manschette und Stethoskop
- zu schnelle oder zu langsame Ablassgeschwindigkeit
- Unkonzentriertheit des Untersuchers
- störende Geräusche (Gespräche, Fernseher im Hintergrund)

Aus den genannten Gründen ist die unblutige Blutdruckmessung nur ein Richtwert, der jede Menge Unsicherheiten birgt. Unklarheiten sollten durch wiederholte Messungen durch verschiedene Personen oder mit einer 24-Stunden Blutdruckmessung abgeklärt werden.

Pulsmessung

> **DEFINITION**
> **Puls** (lat. pulsus = *Stoß*): Manchmal sichtbare, aber an bestimmten Körperstellen auch tastbare Fortleitung der systolischen Blutdruckwelle in einer Arterie (*Schlagader*).

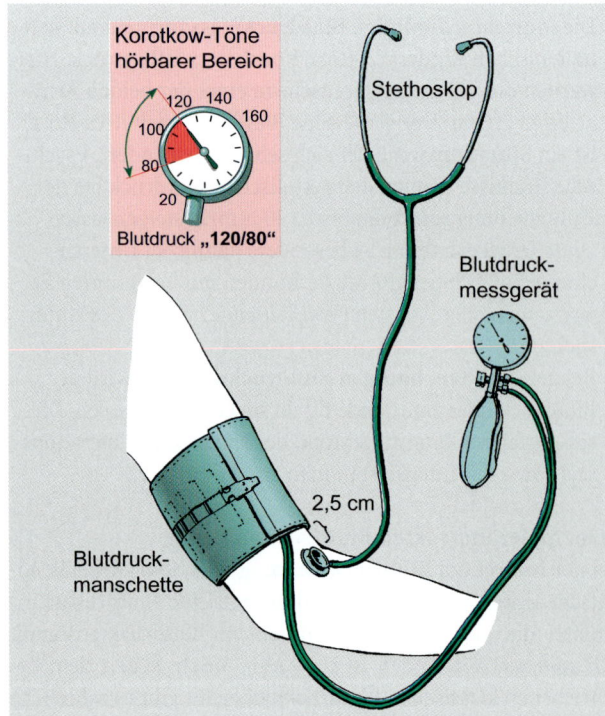

Abb. 1.61 Unblutige, indirekte Blutdruckmessung nach Riva-Rocci. [L190]

Der **Puls** entsteht bei jedem Herzschlag durch den Ausstoß von Blut in die Aorta. Die Druckwelle ist als Puls an allen Arterien tastbar, die oberflächlich verlaufen und gegen einen harten Widerstand (meist Knochen) gedrückt werden können. Der erspürte Pulsschlag lässt Rückschlüsse auf Herzarbeit, Herzfrequenz und die Durchgängigkeit des Gefäßsystems zu.

Prinzip des Pulstastens

Der Puls kann sowohl an **peripheren** als auch an **zentralen** Arterien palpiert werden. Gut zugängliche Arterien sind in ➤ Abb. 1.62 dargestellt. Üblicherweise wird der Puls an der **A. radialis** (*Speichenschlagader*) gefühlt. Um den Puls sicher zu tasten, setzt man Zeige-, Mittel- und Ringfingerkuppe auf das periphere Ende der Speiche und drückt die Speichenarterie leicht gegen den knöchernen Radius (*Speiche*) (➤ Abb. 1.62).

Bei dieser Methode können schwache Pulswellen (bei Arrhythmien, niedrigem Blutdruck) nicht immer erfasst werden. Deshalb tastet der Untersucher den Puls bei Unklarheiten an der **A. carotis** (*Halsschlagader*). Sie ist im seitlichen Halsdreieck, in Höhe des Schildknorpels zu fühlen.

Der **Puls** wird 15 Sek. lang gezählt. Der erste Schlag gilt hierbei als „0". Zur Ermittlung der **Pulsfrequenz/Min.** multipliziert der Untersucher den gezählten Puls mit vier. Bei allen Neuzugängen oder bei Menschen mit sehr langsamem oder unregelmäßigem Puls ist es sicherer, eine volle Minute zu zählen.

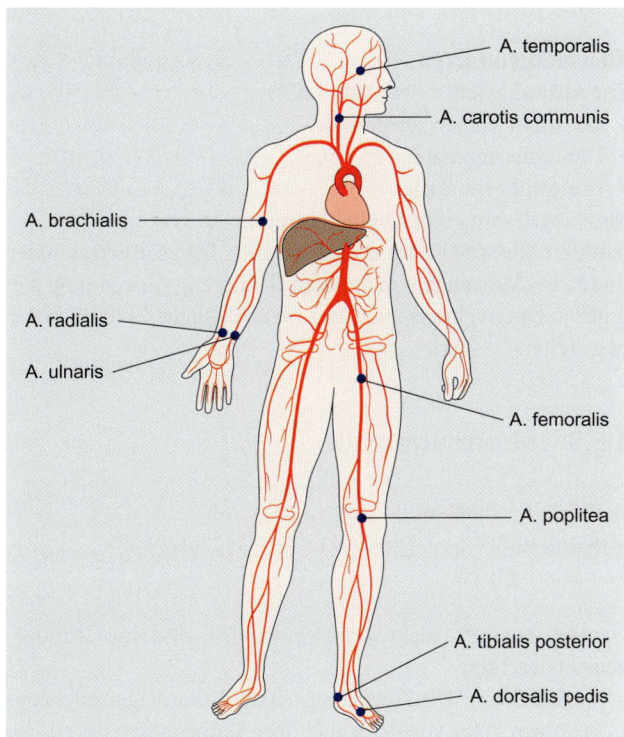

Abb. 1.62 Tastpunkte zur Pulsmessung. [L190]

> **VORSICHT**
> **Messfehler:**
> - Verwechslung des eigenen Pulses mit dem des Untersuchten
> - schwacher Druck der palpierenden Finger erfasst nicht alle Schläge. Folge: zu niedrige Pulszahl
> - starker Druck der tastenden Finger unterdrückt Pulswellen. Ergebnis: zu niedrige Pulszahl

Beurteilung des getasteten Pulses

Während der Puls palpiert wird, kann der Untersucher mehrere Parameter beurteilen.

Pulsfrequenz. Die Pulsfrequenz liegt beim Erwachsenen bei 60–80 Schlägen/Min. Beispiele einer Tachy- bzw. Bradykardie sind aus Tab. 1.10 zu ersehen.

Pulsrhythmus. Der getastete Puls soll regelmäßig sein. **Kleine** physiologische Abweichungen ergeben sich in Abhängigkeit von der Ein- und Ausatmung. **Deutliche** Veränderungen des Plusrhythmus treten bei Herzerkrankungen, Elektrolyt-Verschiebungen im Blut oder Hormonstörungen auf. Wenn es zur Differenz zwischen der durch Auskultation oder EKG ermittelten Herzfrequenz (*zentraler Puls*) und der peripher gemessenen Pulsfrequenz (*peripherer Puls*) kommt, die getastete Pulsfrequenz also **nicht** der tatsächlichen Zahl der Herzkontraktionen entspricht, ist von einem **Pulsdefizit** auszugehen. Ursachen können sein:
- Herzrhythmusstörungen oder schwere Herzinsuffizienz mit geringer ausgestoßener Blutmenge und schwacher Pulswelle
- Stenosen (*Verengungen*) der Arterien (Aorta, A. subclavia, A. axillaris, A. brachialis, A. radialis ➤ Abb. 2.242) durch Verletzungen, Embolien oder Thrombenbildung
- fehlerhafte Pulsmessung

Die **Pulsqualität** gibt Auskunft über den Füllungs- und Spannungszustand der Gefäße, wie kräftig also die Pulswelle ist oder ob sich das Gefäß zwischen zwei Pulsschlägen „prall gefüllt" erspüren lässt. Ein kräftiger Puls hängt von verschiedenen Faktoren ab:
- Füllung der Blutgefäße
- zirkulierende Blutmenge
- Schlagvolumen des Herzens
- Elastizität der Arterien

Tab. 1.10 Beispiele von Tachy- und Bradykardien.

physiologische Ursachen	pathologische Ursachen
Hauptursachen der Tachykardie (> 100 Schläge/Min.)	
• erhöhter Sauerstoffbedarf bei körperlicher Betätigung • Anpassungsreaktion des Körpers auf Aufregung, Freude, Trauer	• erhöhter Sauerstoffbedarf bei krankhaft gesteigertem Stoffwechsel (Fieber, Schilddrüsenüberfunktion ➤ 2.5.9) • zur Kompensation bei Anämie oder Blutverlust
Hauptursachen der Bradykardie (< 60 Schlägen/Min.)	
• Entspannung • Schlaf	• Bewusstlosigkeit, Koma • Herzrhythmusstörungen (➤ 2.7.7)

Abweichungen von der normalen Pulsqualität sind z. B.:
- harter Pulsschlag bei hohem Blutdruck (*Hypertonie*) oder bei arteriosklerotisch veränderten („*verkalkten*") Gefäßen
- sehr weicher und schlecht gefüllter Puls bei niedrigem Blutdruck (*Hypotonie*), Herzinsuffizienz (➤ 2.7.6) oder Fieber
- fadenförmiger, schwach gefüllter und beschleunigter Puls bei Kollaps oder im Schock (➤ 2.8.10)

Temperaturmessung

DEFINITION
Temperaturmessung: Die Messung der Körperkerntemperatur gibt Hinweise auf Erkrankungen und Krankheitsverläufe.

Messstellen

Grundsätzlich kann an verschiedenen Körperstellen gemessen werden, wobei zu beachten ist, dass nur Messungen an gleichen Körperstellen vergleichbar sind und die Körpertemperatur im Tagesverlauf schwankt:
- **sublingual** (*unter der Zunge*)
- **axillär** (*in der Achselhöhle*)
- **rektal** (*im Mastdarm*)
- **aurikulär** (*im äußeren Gehörgang*)
- **oral** (*in der Mundhöhle*)
- **vaginal** (*in der Scheide*)
- **inguinal** (*in der Leiste*)

Am bekanntesten sind die drei erstgenannten Körperstellen.

Bei der **sublingualen Temperaturmessung** wird das Fieberthermometer unter die Zunge gelegt. Die Lippen sind während der gesamten Messzeit geschlossen, weil der feuchte Mundraum sonst durch Verdunstungskälte auskühlt und das Messergebnis verfälscht. Die Messung dauert mit einem klassischen Fieberthermometer 5 Min. Diese Methode findet bei unruhigen, verwirrten Menschen keine Anwendung, weil sie das Thermometer zerbeißen könnten. Atemnot, Hustenreiz oder Gesichtslähmungen, kurz vor der Messung konsumierte heiße oder kalte Getränke verfälschen den Messwert ebenfalls. Der Wert der sublingualen Temperatur liegt 0,3–0,5 °C unter der rektal gemessenen Temperatur.

Voraussetzung der **axillären Temperaturmessung** ist, dass der Pflegebedürftige die lange Messdauer von **10 Min**. mit einem **klassischen Fieberthermometer** einhalten kann. Das Thermometer wird in die trockene Achselhöhle gelegt; es muss ganz von Haut umschlossen sein. Der Oberarm des Pflegebedürftigen liegt seitlich am Oberkörper an, der Unterarm ruht auf dem Brustkorb. Die lange Messdauer kann Fehlerquellen (durch Achselschweiß oder Dislokation) provozieren. Die Werte der axillären Temperaturmessung liegen 0,5 °C unterhalb der rektal gemessenen Temperatur.

Die rektale Temperaturmessung entspricht bei entleertem Darm am genauesten der tatsächlichen Körperkerntemperatur. Sie erfordert mit den klassischen Fieberthermometern 3–4 Min. Diese Methode stellt einen Eingriff in die Intimsphäre des zu Untersuchenden dar. Bei unruhigen und verwirrten Menschen ist eine rektale Messung nur zu empfehlen, wenn sichergestellt ist, dass es nicht zu Darmverletzungen kommen kann. Bei Analprolaps, Diarrhö und Analfissuren sollten keine rektalen Messungen stattfinden. Bei rektaler Messung sind Werte zwischen 36,5–37,4 °C normal.

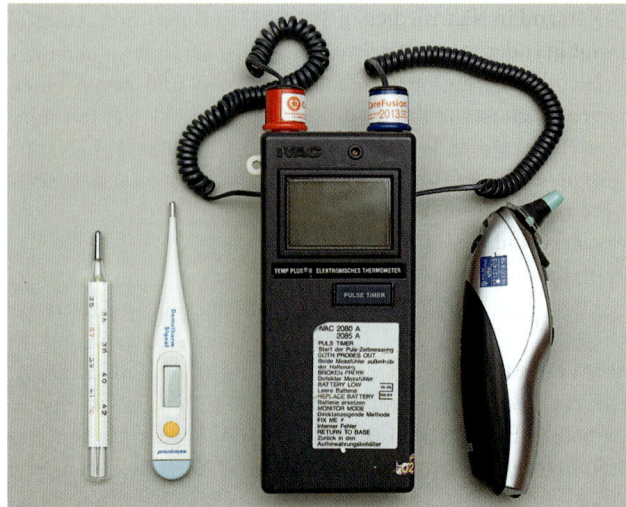

Abb. 1.63 Klassisches Fieberthermometer, Digitalthermometer, elektronisches Thermometer und Infrarotthermometer zum Vergleich. [K115]

VORSICHT
Keine rektale Temperaturmessung bei Pflegebedürftigen nach Hämorrhoidenoperationen oder Operationen am Enddarm.

Thermometerarten

Zur Auswahl stehen (➤ Abb. 1.63):
- klassische Fieberthermometer
- Digitalthermometer
- Infrarotthermometer

Messungen mit dem Digitalthermometer verkürzen die genannten Messzeiten um etwa die Hälfte. Infrarotthermometer finden bei Messungen im äußeren Gehörgang Anwendung. Sie ergeben einen sehr genauen Messwert und haben extrem kurze Messzeiten (1–2 Sek.).

1.5.3 Labordiagnostik

DEFINITION
Labordiagnostik: Untersuchung von Körperflüssigkeiten.

Damit Laborwerte nicht verfälscht werden, sind drei Grundregeln zu beachten:
- **Vorbereitung**. Die Zuverlässigkeit der Labordiagnostik hängt in hohem Maße von der sorgfältigen Vorbereitung des zu Untersuchenden (z. B. nüchtern lassen) und der Probengewinnung (z. B. korrekte Gewinnung des Mittelstrahlurins) ab.
- **Transport**. Besonders bei Spezialuntersuchungen sind häufig gesonderte Transportbedingungen erforderlich, z. B. ein

Versand in Nährmedien, lichtgeschützten Behältern, kalt auf Eis oder warm mit Brutschrankzwischenlagerung. Die Nichtbeachtung dieser Vorschriften führt zu falschen Ergebnissen und fehlerhaften therapeutischen Konsequenzen.
- **Identifikation**. Die Probengefäße sind frühzeitig (vor Probenentnahme) vollständig zu beschriften und mit Etiketten zu versehen, auf denen die Daten des Untersuchten vermerkt sind.

Untersuchungsmedium Blut

Am häufigsten wird das **Blut** untersucht, da viele Erkrankungen die Zusammensetzung des Blutes verändern. Die Medikamente des Pflegebedürftigen sind auf der Laboranforderung zu dokumentieren, damit die Untersuchungsresultate entsprechend bewertet werden können. Blutuntersuchungen lassen sich in drei wesentliche Gruppen einteilen (➤ Tab. 1.11).

Klinisch-chemische Untersuchungen
Zu den **klinisch-chemischen Untersuchungen** gehört z. B. die Bestimmung von:
- **Elektrolyten**. Die Untersuchung der Elektrolyte Natrium, Kalium, Kalzium, Chlorid, Magnesium und Phosphat deckt Störungen des Wasser- und Elektrolythaushalts sowie Nierenerkrankungen auf (➤ 1.2.3, ➤ 2.11.3).
- **Enzymen** (➤ 1.1.4). Gehen bei einer Organschädigung Zellen zugrunde, treten die Enzyme dieser Zellen vermehrt in den Blutkreislauf über. Die Enzymverteilung (*Enzymmuster*) ist von Organ zu Organ sehr unterschiedlich. Deshalb kann der Arzt aufgrund auffälliger Enzymwerte auf Organveränderungen schließen. Beispiele: Eine Erhöhung der Leberenzyme (GOT, GPT, γ-GT) lassen an eine Lebererkrankung denken, die herzspezifische CK-MB (*Kreatinkinase der Herzmuskulatur*) ist nach einem Herzinfarkt erhöht.
- **Blutfetten**. Hauptvertreter der Fette im Blut sind **Cholesterin** und **Triglyzeride**. Da diese als Fette im wässrigen Medium Blut nicht löslich sind, werden sie an bestimmte Eiweiße (Lipoproteine wie LDL oder HDL) gebunden (➤ 2.6.1).

Hämatologische Untersuchungen
Das **kleine Blutbild** umfasst das **rote Blutbild** (Aussehen und Zahl der Erythrozyten/*roten Blutkörperchen*, Menge des Hämoglobins/*Blutfarbstoff*), die Gesamtleukozytenzahl/Leukozyten = *weiße Blutkörperchen* und die Zahl der Thrombozyten/*Blutplättchen*, während das **große Blutbild** (*Differentialblutbild*) zusätzlich die verschiedenen Gruppen der weißen Blutzellen zeigt.

Serologisch-immunologische Untersuchungen

> **DEFINITION**
> **PCR** (*polymerase chain reaktion*): Molekularbiologisches Verfahren mit dem anhand von Untersuchungen an DNS-Abschnitten z. B. Krankheitserreger exakt bestimmt werden können.

Serologisch-immunologische Untersuchungen nutzen Antigen-Antikörper-Reaktionen (➤ 2.6.5) zum Nachweis von Infektionskrankheiten, Allergien, Autoimmunerkrankungen und zur Blutgruppenbestimmung.

Untersuchungsmedium Urin

Urinuntersuchungen erlauben bei Erkrankungen der Harn- und Geschlechtsorgane sowie des Hormonhaushalts Rückschlüsse auf die Krankheitsursache.

Gewinnung der Proben
Am häufigsten wird **Mittelstrahlurin** untersucht, für den der erste Teil der Urinportion verworfen, der zweite Teil (*Mittelstrahl*) aufgefangen und der dritte Teil wieder verworfen wird. Manchmal muss zur Uringewinnung die Harnblase **katheterisiert** oder punktiert werden. Für einige Untersuchungen ist es erforderlich, einen **24-h-Urin** zu sammeln.

Klinische Untersuchungen des Urins
Zunächst werden mit dem bloßen Auge Farbe und Beimengungen des Urins beurteilt. So ist z. B. eine **Makrohämaturie** (*Rotfärbung des Urins durch Blutbeimengung* ➤ 2.11.5) sehr schnell zu erkennen. Das **spezifische Gewicht** gibt an, wie konzentriert der Urin ist und erlaubt Rückschlüsse auf die Nierenfunktion.

Durch **chemische Untersuchungen** wird Urin auf einige physiologische bzw. pathologische Bestandteile kontrolliert. Viele dieser Parameter sind mit Streifenschnelltests rasch zu überprüfen:
- Der **pH-Wert** kann Hinweise auf Nieren- oder Blasensteine geben.
- Beim Nachweis von **Eiweiß** in größeren Mengen liegen schwere Nierenfunktionsstörungen vor.
- Ein **Glukosenachweis** im Urin erhärtet den Verdacht auf Diabetes mellitus (➤ 2.5.13).
- Der Nachweis von **Nitrit** lässt auf einen Harnwegsinfekt schließen.

Die **mikroskopische Untersuchung** erfasst Zahl und Aussehen von Erythrozyten (bei Mikrohämaturie), Leukozyten (bei Leukozyturie) oder Bakterien (bei Bakteriurie). Eine **Urinkultur** dient dem Nachweis eines Erregers bei einem Harnwegsinfekt.

Tab. 1.11 Auswahl gebräuchlicher Blutuntersuchungen.

Blut		
klinisch-chemische Diagnostik	hämatologische Diagnostik	serologisch-immunologische Diagnostik
• Elektrolyte	• kleines Blutbild	• Blutgruppenbestimmung (➤ 2.6.2)
• Enzyme	• großes Blutbild	• Infektionsnachweis
• Blutfette		• Nachweis von Allergien und Autoimmunantikörper

Andere Untersuchungsmedien

Auch die Untersuchung auf **Blut im Stuhl** ist mit einem einfachen Schnelltest (z. B. Hämoccult®) möglich. **Mikrobiologische Stuhluntersuchungen** sind z. B. bei salmonellenverdächtigen Durchfällen angezeigt.

Labordiagnostische Untersuchungen krankhafter Körperflüssigkeiten (Wundsekrete, Eiteransammlungen, Gelenk- oder Pleuraergüsse und Aszites ➤ 2.10.17) bestätigen Verdachtsdiagnosen, erfassen Tumorzellen oder Erreger.

Der **Liquor cerebrospinalis** ist eine Flüssigkeit des Gehirns und des Rückenmarks (➤ 2.13.2), die beim Gesunden wasserklar ist. Die **Liquorentnahme** erfolgt im unteren Bereich der Wirbelsäule. Zellzahl, Eiweißbeimengungen oder Krankheitskeime im entnommenen Liquor geben Hinweise auf Erkrankungen des zentralen Nervensystems (z. B. Meningitis, Multiple Sklerose).

1.5.4 EKG und EEG

Elektrokardiogramm

> **DEFINITION**
>
> **Elektrokardiogramm** (*EKG*): Stromflusskurve des Herzens; wird durch das EKG-Gerät (*Elektrokardiograf*) erfasst und grafisch dargestellt.

Voraussetzungen

Grundlage für die Ableitung eines EKGs ist das Reizleitungssystem im Herzen (➤ 2.7.2), das eigenständig Impulse entwickelt und diese über die gesamte Herzmuskulatur leitet. Bei der Weiterleitung der elektrischen Impulse über das Herz entsteht ein geringer Stromfluss, der sich an der Thoraxwand oder an Armen und Beinen mittels entsprechender Elektroden und einer Verstärkereinrichtung messen lässt. Voraussetzung für eine einwandfreie Ableitung ist, dass der Untersuchte entspannt ist und nicht friert.

Indikationen

Meist wird ein **Ruhe-EKG** aufgezeichnet, bei dem der Untersuchte ruhig auf einer Liege oder im Bett liegt. Sonderformen des EKG sind das **Belastungs-EKG** und das **Langzeit-EKG**. Indikationen zur EKG-Aufzeichnung sind:
- Verdacht auf Herzerkrankungen
- Herzschrittmacherkontrolle (➤ 2.7.8)
- Gesundheitsvorsorge
- Überprüfung der Herzfunktion vor und während der Operation
- Überwachung von Notfallopfern und Menschen auf Intensiv-Pflegestationen.

Ableitungen

Ein EKG kann bis zu 12 Ableitungen aufweisen. Um standardisierte und damit auswertbare Ergebnisse zu erhalten, sind die Stellen zur Ableitung der Herzströme festgelegt (➤ Abb. 1.64).

Die angebrachten Ableitungen zeigen normalerweise zwar alle zu erwartenden Wellen und Zacken, aber durch die unterschiedlichen Positionierung der Ableitungen und die Definition als positive oder negative Elektroden sind die Ausschläge mal höher, mal niedriger, zeigen mal nach oben, mal nach unten.

Extremitätenableitungen

Die **Extremitätenableitungen** nach Einthoven (I, II, III) und Goldberger (aVR, aVL, aVF ➤ Abb. 1.64) erlauben eine Betrachtung der Impulsleitung in der **Frontalebene**.

Ableitung nach Einthofen: Durch das Anbringen von Elektroden am rechten und linken Arm sowie am linken Fuß ergibt sich ein Dreieck (Einthoven-Dreieck), dessen Seiten mit I, II und III bezeichnet werden. Die Elektrode am rechten Fuß dient der Erdung.

Ableitung nach Goldberger: Bei der Ableitung aVR wird der rechte Arm als positive Elektrode angesehen, während die anderen Extremitäten-Elektroden zusammengeschaltet werden und **eine** negative Elektrode bilden (Bedeutung der Buchstaben: Der Buchstabe a = augmented/verstärkt, V = Voltage/Spannung, R = rechter Arm. Ebenso verhält es sich mit den Ableitungen aVF und aVL). Somit kommen zu den drei Extremitätenableitungen nach Einthoven weitere 3 Ableitungen hinzu. Es gibt also insgesamt 6 Extremitätenableitungen.

Brustwandableitungen

Die sechs **Brustwandableitungen** lassen eine Betrachtung des Herzens in der **Horizontalebene** (von vorn und von der linken Seite) zu. Brustwandableitungen werden immer als positive Elektroden verstanden, d. h. eine Depolarisation, die sich auf die Elektrode zubewegt, zeigt eine positive, also nach oben gerichtete Zacke im EKG, eine Depolarisation, die sich weg bewegt, ergibt einen negativen, nach unten gerichteten Ausschlag.

Sinn der insgesamt 12 Ableitungen ist, die Erregung der Herzmuskulatur von möglichst vielen Seiten zu begutachten. Das ist etwa vergleichbar mit dem Wunsch eines Käufers, ein gebrauchtes Auto zu erwerben. Bevor er das tut, wird er dieses Auto von möglichst vielen Seiten inspizieren, um Auffälligkeiten zu entdecken.

Auswertung des EKGs

Ein EKG besteht aus (gerundeten) Wellen und (spitzen) Zacken, die mit den Buchstaben **P–T** zu bezeichnen sind. Bei der Betrachtung eines EKGs zeigt sich zunächst eine **P-Welle**. Die erste Zacke ist die **Q-Zacke**. Ihr folgt die **R-Zacke**. Eine Q-Zacke liegt immer vor, eine **S-Zacke** immer nach einer R-Zacke (➤ Abb. 1.66). Das Gesamtbild von Q-, R- und S-Zacken wird QRS-Komplex genannt. Auf den QRS-Komplex folgt eine Pause, an die sich die T-Welle anschließt. Die Erregungspause nennt man ST-Strecke.

Die beim Gesunden im EKG regelmäßig wiederkehrenden Zacken, Wellen, Strecken und Komplexe haben folgende Bedeutung (➤ Abb. 1.66):
- Die **P-Welle** entspricht der Vorhoferregung.
- Die **PQ-Zeit**, die mit der P-Welle beginnt und mit Beginn des QRS-Komplexes aufhört, gibt die atrioventrikuläre Überleitungszeit an (Erregungsleitung des Herzens ➤ 2.7.2).

1.5 Diagnostik und Therapie

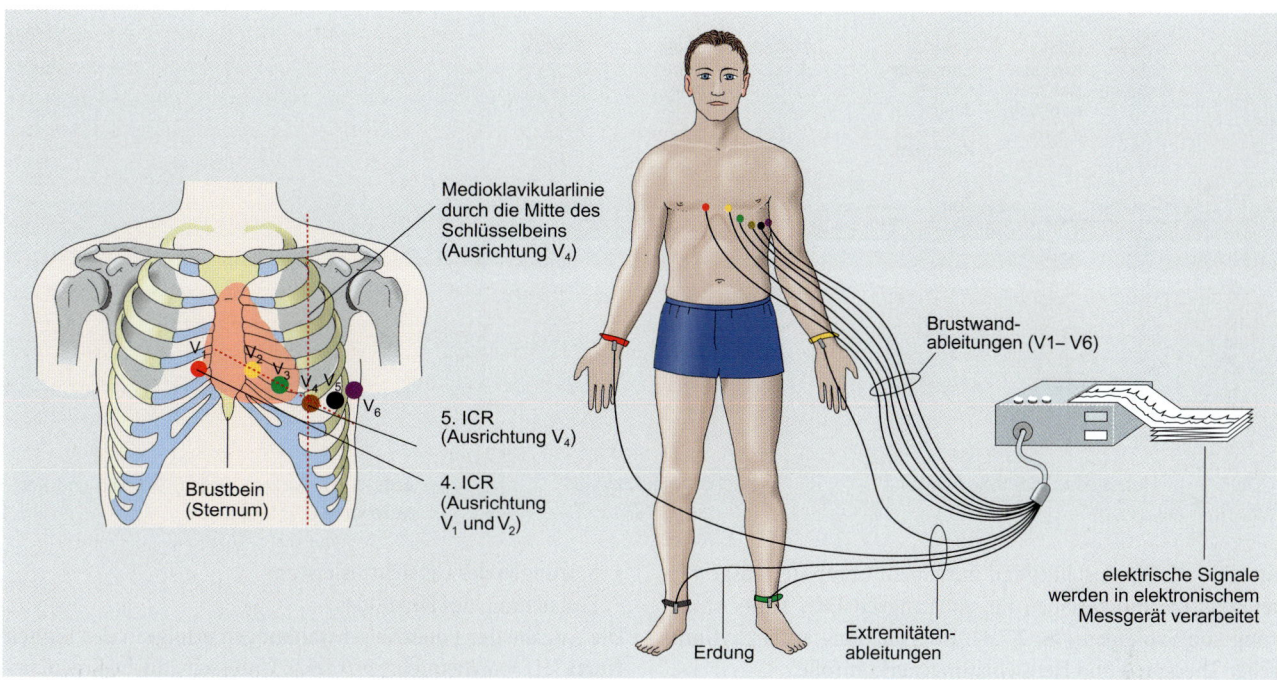

Abb. 1.64 Platzierung der EKG-Elektroden an der Brustwand und den Extremitäten (ICR = **I**nter**c**ostal**r**aum = Zwischenrippenraum). [L190]

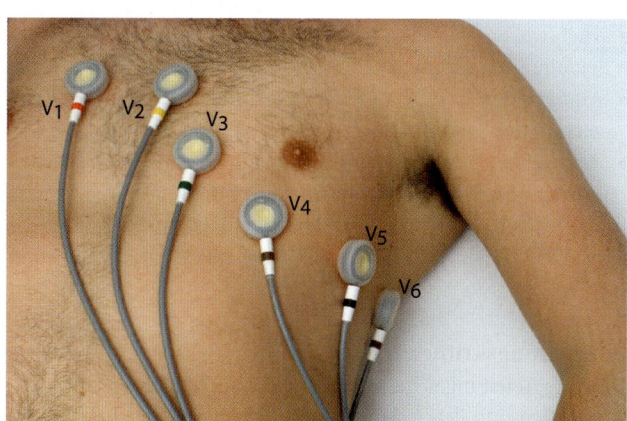

Abb. 1.65 Korrekt angelegte Brustwandableitungen mit Saugelektroden. Ableitung im Ausdruck (➤ Abb. 1.66). [K115]

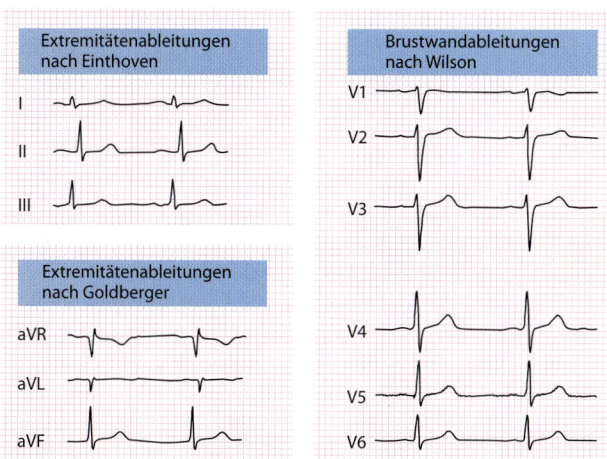

Abb. 1.66 Die Ableitungen in einer EKG-Aufzeichnung. [L190]

- Der **QRS-Komplex** entspricht der Kammererregung. Die **Q-Zacke** zeigt die Erregung des Kammerseptums, die **R-Zacke** die Erregung des größten Anteils des Kammermyokards und die **S-Zacke** die Erregung der „letzten Ecke" des Herzmuskels.
- Die **T-Welle** zeigt die Erregungsrückbildung in den Kammern.

Die Erregungsrückbildung in den Vorhöfen wird vom QRS-Komplex überlagert und ist daher im EKG nicht sichtbar.

Bei der Auswertung eines EKGs überprüft der Arzt, ob alle Zacken, Wellen, Komplexe und Strecken normal aussehen und ob ihre Dauer im Normbereich liegt (➤ Abb. 1.67).

Belastungs- und Langzeit-EKG

Ein physiologisches Ruhe-EKG schließt eine Herzerkrankung nicht aus, da in Ruhe die Sauerstoffversorgung des Herzens noch ausreichen kann. In Verdachtsfällen wird daher ein **Belastungs-EKG** (*Ergometrie*) meist in Form einer **Fahrrad-Ergometrie** vorgeschlagen, um die Durchblutungssituation des Herzens unter Belastung zu erkennen.

Die Fahrrad-Ergometrie (➤ Abb. 1.68) erfolgt im Liegen oder Sitzen mit Hilfe einer Art „Home-Trainer". Der Untersuchte tritt während der gesamten Belastungszeit mit einer vorgeschriebenen Geschwindigkeit in die Pedale. Der Tretwiderstand wird stufenweise erhöht, bis 80–90 % der altersabhängigen maximalen Herzfrequenz erreicht sind (Faustregel: 220 minus Alter). Auffälligkeiten, z. B. stark zunehmende Dyspnoe, Schwindel, Kopfschmerzen, Angina pectoris und ausgeprägte Herzrhythmusstörungen, erfordern einen Abbruch der Untersuchung.

Langzeit-EKG: Häufig treten Herzrhythmusstörungen nur zeitweise auf. Dann ist es sinnvoll, die Herzströme über einen längeren Zeitraum (meist 24 Std.) abzuleiten. Die Aufzeich-

1 Allgemeine Gesundheits- und Krankheitslehre

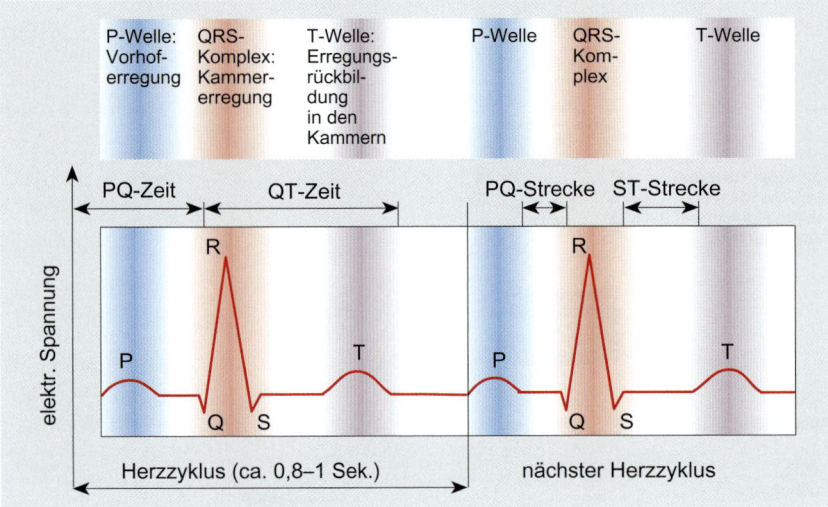

Abb. 1.67 Zacken, Wellen, Strecken und Komplexe im EKG. [L190]

nungen werden anschließend mit einem Computer ausgewertet. Weitere Indikationen für ein Langzeit-EKG sind: Abklärung von Synkopen (> 2.7.4), Überwachung antiarrhythmischer Therapien und Herzschrittmacherkontrolle.

Elektroenzephalografie

DEFINITION
Elektroenzephalografie (*EEG*): Registrierung von Potenzialschwankungen des Gehirns (*Hirnströme*).

Indikationen
- Verdacht auf hirnorganische Schäden
- Tumoren
- Störungen der Gedächtnisleistung
- Feststellung des Hirntodes

Die Angabe der Potenzialschwankungen erfolgt in der Einheit **Hertz** (Hz = *Schwingung pro Sek.*). Unterschiedliche Frequenzbereiche, Wellen, sind:
- Deltawellen (1–3 Hz), normal im Tiefschlaf
- Thetawellen (4–7 Hz), normal beim Einschlafen und in den leichteren Schlafphasen
- Alphawellen (8–12 Hz), Grundrhythmus bei normalen Reizen auf den Organismus
- Betawellen (13–30 Hz), im Alter häufiger, z. B. auch unter Einwirkung von Psychopharmaka

Im normalen EEG nicht zu sehen sind Gamma-Wellen, die über 30 Hz liegen und Ausdruck einer starken Konzentration sind.

Beurteilungskriterien
Die EEG-Ableitungen geben anhand der am häufigsten auftretenden Wellen und deren Amplituden Aufschluss über Erkrankungen: Bei **diffusen zerebralen Funktionsstörungen** (etwa bei Hirnatrophie) zeigt sich z. B. eine Verlangsamung der Grundaktivität. **Herdbefunde** können durch eine Abflachung oder Verlangsamung der Wellen in einem bestimmten Hirnareal dargestellt werden. Sie kommen bei Hirntumoren vor (> 2.13.11). Die Nulllinie ohne Potenzialschwankungen tritt beim Hirntod auf.

Pflege
- Keine anregenden Getränke wie Kaffee, Tee oder Cola vor der Untersuchung anbieten.
- Nicht nüchtern lassen, da verringerte Blutzuckerwerte oder Unterzuckerung die Hirnströme verändern können.
- Medikamente des Untersuchten auf Anmeldebogen notieren oder mit den Unterlagen zur Untersuchung mitgeben.
- Pflegebedürftigen bei Bedarf zur Untersuchung begleiten.

SURFTIPP
Medizinproduktegesetz: www.gesetze-im-internet.de

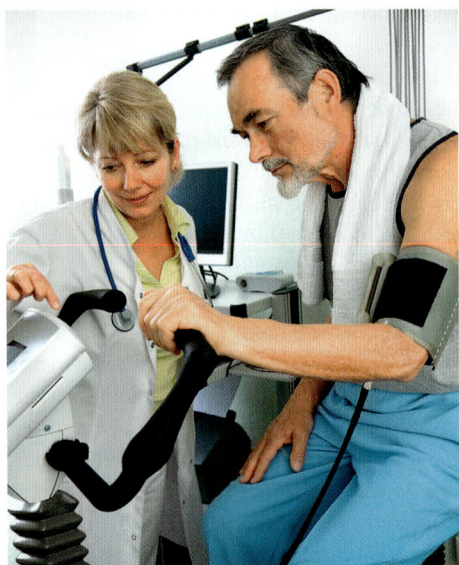

Abb. 1.68 Fahrrad-Ergometrie im Sitzen. In festen Intervallen wird der Blutdruck des Untersuchten gemessen, ohne die Belastung zu unterbrechen. [J784–14]

1.5.5 Radiologische Diagnostik

DEFINITION
Radiologie: Strahlenheilkunde.

Zu den radiologischen diagnostischen Verfahren zählen:
- Sonografie (Echografie, Ultraschall)
- Konventionelle Röntgenuntersuchung
- CT
- MRT
- nuklearmedizinische Untersuchungen

Speziell bei der radiologischen Diagnostik sind Kenntnisse bezüglich der Ebenen und Achsen des menschlichen Körpers von großer Bedeutung (> Abb. 1.69, > Abb. 1.70).

Sonografie

DEFINITION
Sonografie: Nutzung von Ultraschall als bildgebendes Verfahren.
Ultraschall: Mechanische Schwingungen mit einer Frequenz von ca. 20 kHz (1 kHz = 1 Kilohertz = 1.000 Schwingungen pro Sek.).

Physikalische Grundlagen
Die Ultraschallwellen werden vom Schallkopf produziert. Ein abwaschbares Gel dient als Kontaktmedium zwischen Schallkopf und Körperoberfläche des Untersuchten, um Luftbrücken zu vermeiden. Die von den Geweben reflektierten Schwingungen (*Echos*) werden durch den gleichen Schallkopf aufgefangen. Gemessen wird die Zeit, die eine Schallwelle braucht, um vom Schallkopf auf ein Hindernis und von dort auf den Schallkopf zurück geworfen zu werden. Elektronische Prozesse liefern schließlich das Ultraschallbild.

Verfahren
Entsprechend der Auswertungsmöglichkeiten werden sonografische Verfahren als mode (engl. *Methode*) bezeichnet. Zu unterscheiden sind:
- **B-Mode-Verfahren** (engl. **b**rigthness = *Helligkeit*, B-Bild). Durch Bewegen der Sonde entsteht das typische zweidimensionale Helligkeitsschnittbild, das jeder Laie mit dem Begriff „Ultraschalldiagnostik" gleichsetzt (> Abb. 1.71).
- **M-mode-Verfahren** (auch TM-Mode/**t**ime **m**otion = Bewegung). Darstellung von sich bewegenden Strukturen (z. B. Herzmuskulatur, Herzklappen). Findet in der Echokardiografie Anwendung.
- **Dopplerverfahren**. Ultraschallverfahren zur Gefäßdiagnostik. Sie registrieren Strömungsrichtungen und Strömungsveränderungen.
- **Farbkodierte Duplexsonografie.** Stellt Informationen über den Blutfluss in einer Farbskala dar.

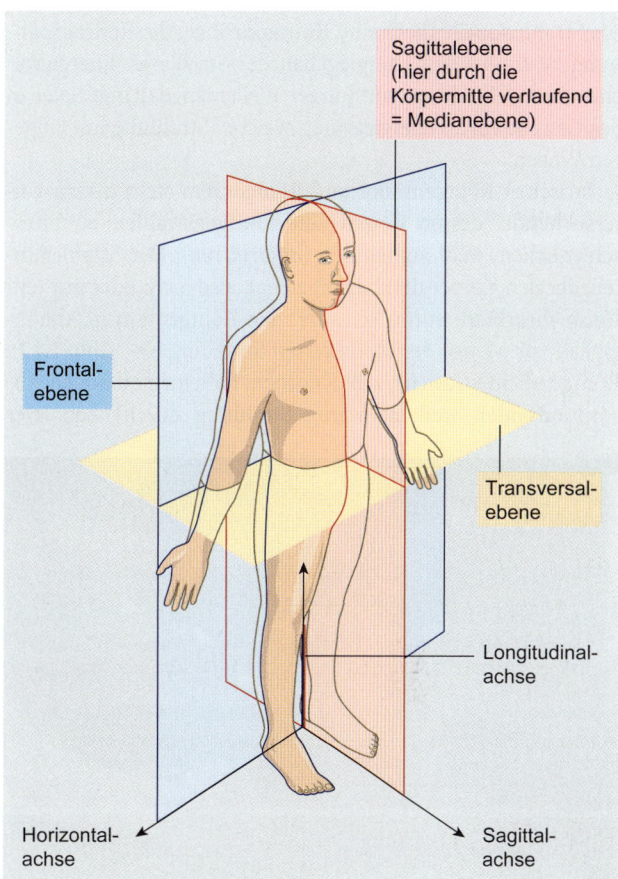

Abb. 1.69 Die Hauptachsen und -ebenen des menschlichen Körpers. [L138]

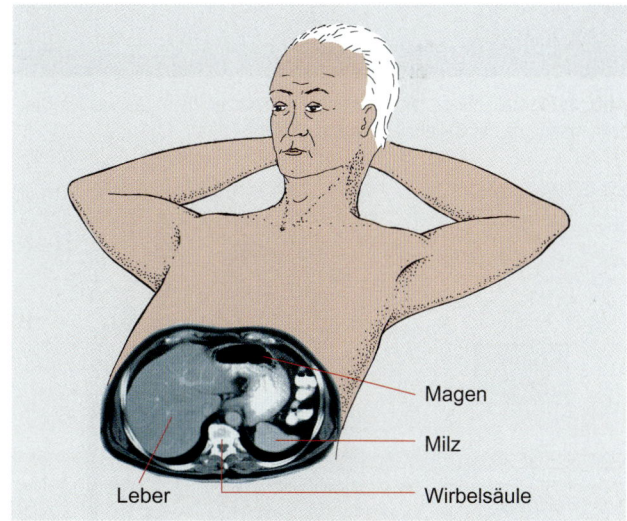

Abb. 1.70 Transversalschnitt durch den Bauchraum, wie ihn die **Computertomografie** (*CT*) als modernes computergestütztes Röntgenverfahren erzeugt. [L190]

Konventionelle Röntgenuntersuchung

Physikalische Grundlagen
Die **Röntgenstrahlung** ist eine hochenergetische elektromagnetische Strahlung mit der Eigenschaft, verschiedene Körpergewebe in unterschiedlichem Maß zu durchdringen.

Als Strahlenquelle dient eine **Röntgenröhre**, die Röhrenspannung bestimmt den Energiegehalt der Strahlung. Energiereiche, „harte" Strahlung mit kurzer Wellenlänge dringt tiefer in das Gewebe ein als energiearme, „weiche" Strahlung mit längeren Wellen.

Zwischen Röntgenröhre und Röntgenfilm steht der zu Untersuchende, dessen Gewebe die Röntgenstrahlen in unterschiedlichem Maß aufnehmen (*absorbieren*). Der Strahlenanteil, der den Körper durchdrungen hat, also nicht oder nur teilweise absorbiert wurde, schwärzt den Röntgenfilm in Abhängigkeit zur Menge der absorbierten Strahlung (➤ Abb. 1.72). Röntgendichte Gewebe, z. B. Knochen, haben einen hohen Absorptionsanteil weil sie wenig Strahlung durchlassen. Der Röntgenfilm wird hinter ihnen also nur gering geschwärzt. Der Bereich erscheint im Negativ hell.

> Die **Röntgenverordnung** (*Strahlenschutzverordnung*) dient dem Schutz von Personen, die im Beruf radioaktiver Strahlung ausgesetzt sind.
> Um mutagene (*Veränderungen an der DNS auslösend*) und teratogene (*fruchtschädigende*) Folgeschäden durch die im Körper absorbierte Strahlung zu vermeiden, müssen die Richtlinien des Strahlenschutzes eingehalten werden. Hauptprinzipien des praktischen Strahlenschutzes sind Abschirmung der Strahlung z. B. durch Strahlenschutzkleidung (Bleischürzen, Bleiabdeckungen der Keimdrüsenregion des Untersuchten ➤ Abb. 1.73) sowie Abstand halten.

Bei den **konventionellen Röntgenleeraufnahmen** resultieren die Helligkeitsunterschiede im Röntgenbild allein aus der unterschiedlichen Abschwächung der Röntgenstrahlen durch die Gewebe. Typische Anwendungsgebiete sind z. B. Röntgenleeraufnahmen des Thorax oder bei Fragen aus der Traumatologie.

Durchleuchtungen erlauben durch kontinuierliches Röntgen etwa die Beurteilung von Prozessen im Brustraum (z. B. Abklärung von Verschattungen im Lungengewebe).

Röntgenverfahren mit Kontrastmittel ermöglichen eine bessere Darstellung verschiedener Organe und Strukturen. Je nach diagnostischer Fragestellung kommen positive oder negative Röntgenkontrastmittel zur Anwendung: **Positive Röntgenkontrastmittel** wie Jod oder Barium werden v. a. bei der **Magen-Darm-Passage** (Barium), dem **Kolonkontrasteinlauf** (Barium) und der **Urografie** (Jod), sowie zur Darstellung der Gefäße/Angiografie (Jod) verwendet. Die **Angiografie** findet Anwendung zur Diagnostik bei der pAVK (➤ 2.8.8), Phlebothrombose (➤ 2.8.9) oder bei Herzkatheteruntersuchungen:

- Beim **Linksherzkatheter** zur Darstellung der Herzkranzarterien mit Kontrastmittel (*Koronarangiografie*) geht der Untersucher z. B. an der Leiste in die Oberschenkelarterie (*A. femoralis*) ein und schiebt den Katheter unter Röntgenkontrolle bis zum Abgang der Herzkranzgefäße aus der aufsteigenden Aorta. Dann verabreicht er Kontrastmittel und kann so Veränderungen der Herzkranzarterien sehen.

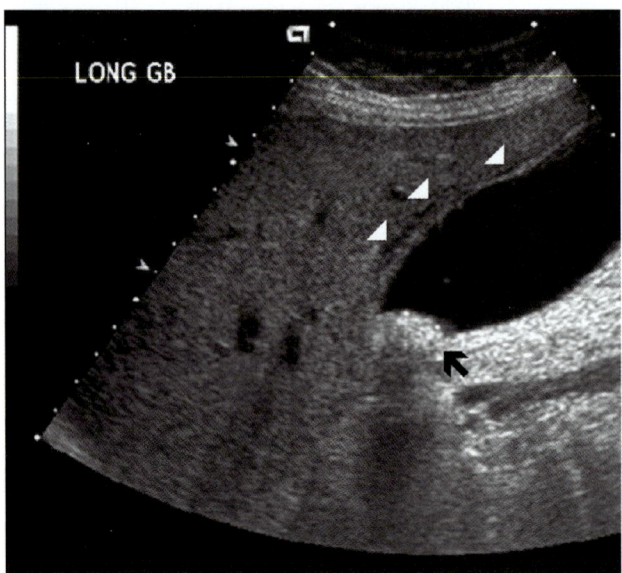

Abb. 1.71 Gallenblase mit Gallenstein (schwarzer Pfeil). Die weißen Dreiecke markieren die Gallenblasenwand. [F254]

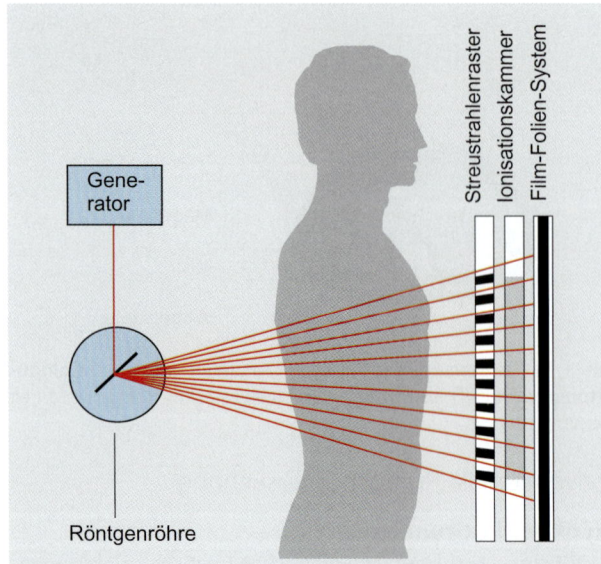

Abb. 1.72 Schematische Darstellung der Bildentstehung bei konventionellen Röntgenverfahren. [L215]

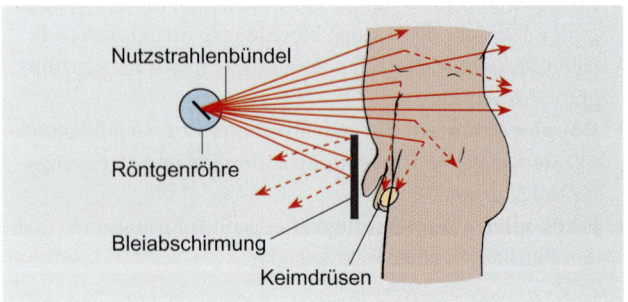

Abb. 1.73 Keimdrüsenschutz durch Bleiabschirmung. [L215]

1.5 Diagnostik und Therapie

- Die **Phlebografie** ist ein Untersuchungsverfahren zur Beurteilung der Durchgängigkeit von Venen. Durch Kontrastmittelaussparungen im Gefäßverlauf lassen sich z. B. Thrombosen erkennen.

Negative Röntgenkontrastmittel, z. B. Luft oder CO_2, haben eine sehr niedrige Dichte und erscheinen im Röntgenbild dunkel (> Abb. 1.74).

VORSICHT

Bei jeder Gabe von Kontrastmitteln kann eine möglicherweise lebensgefährliche Kontrastmittelallergie vom Typ I nach Cooms und Gell (> 2.6.10) auftreten.

ERCP und Cholezystografie

Eine **ERCP** (*endoskopisch retrograde Cholangiopancreatikografie*) erlaubt die Darstellung der Gallenwege und des Pankreasgangs. Mit einem durch den Mund eingeführten Endoskop wird die Papilla Vateri im Dünndarm (> 2.10.7) aufgesucht und das Kontrastmittel retrograd (entgegen der normalen Flussrichtung der Galle) in die Gallenwege oder den Pankreasgang injiziert. Verengungen durch Gallensteine oder Tumoren werden sichtbar. Neben der diagnostischen Komponente werden therapeutische Maßnahmen möglich, z. B. die Entfernung eines Gallensteins aus dem Ductus choledochus (> 2.10.18) oder die Schlitzung der Papilla Vateri. Weitere Möglichkeiten sind das Einbringen eines Stent bei Verengungen durch Tumoren oder Entzündungen, um den Abfluss von Gallen- und Pankreassaft zu verbessern.

Eine **Cholezystografie** dient der Darstellung von Steinen in der Gallenblase. Die Kontraktilität der Gallenblase lässt sich durch eine Reizmahlzeit z. B. mit Schokolade überprüfen.

SURFTIPP

Röntgenverordnung: www.umwelt-online.de

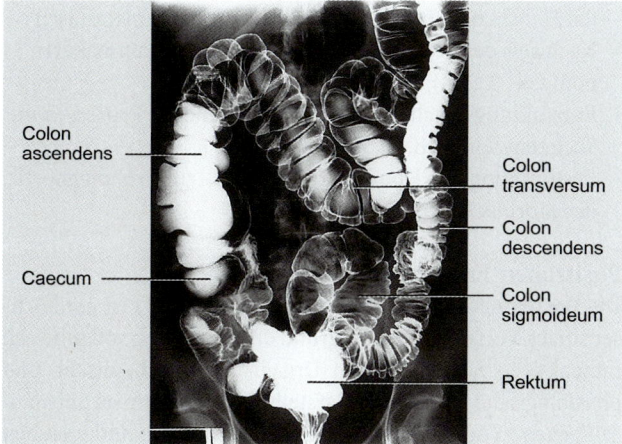

Abb. 1.74 Doppelkontrastaufnahme des Kolons. Durch nacheinander eingesetzte positive und negative Kontrastmittel resultiert ein dünner Beschlag der Schleimhaut mit dem positiven Kontrastmittel. [E362]

Computertomografie

DEFINITION

Computertomografie (*CT*): Verfahren, das den Körper schichtweise darstellt (> Abb. 1.75).

Die **CT** ist das Verfahren der Wahl, wenn es darum geht, eine überlagerungsfreie Darstellung von inneren Organen zu erhalten. Die **kraniale Computertomografie** (*CCT*) des Gehirns ist aus der neurologischen Diagnostik nicht wegzudenken. Die **Thorax-**, **Abdomen-** oder **Becken-CT** wird v. a. zur diagnostischen Abklärung unklarer Raumforderungen – d. h. bei Tumorverdacht – und zur Metastasensuche bei Tumorerkrankungen eingesetzt (> Abb. 1.76). Auch knöcherne Strukturen lassen sich sehr gut beurteilen. Computertomografische Aufnahmen sind mit einer relativ hohen Strahlenexposition verbunden, die um ein Mehrfaches höher liegt, als konventionelle Röntgenaufnahmen.

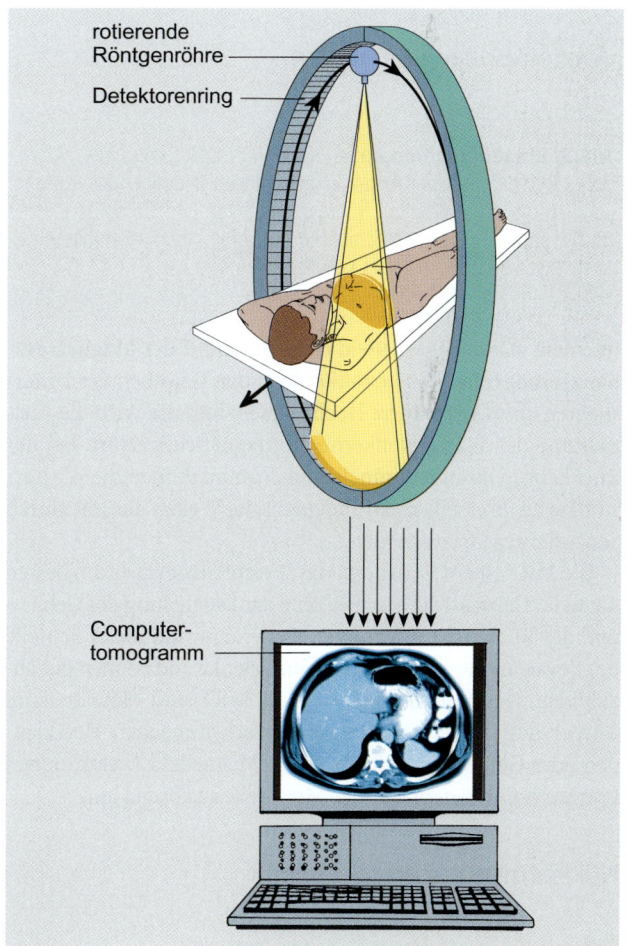

Abb. 1.75 Schematische Darstellung der Arbeitsweise eines Computertomografen. Bei jeder Rotation der Röntgenröhre entsteht ein Schnittbild des Körpers. Nach Vorschieben des Tisches wird die jeweils nächste Körperschicht geröntgt. Die entsprechenden Bilder erscheinen auf einem Computermonitor. [L215]

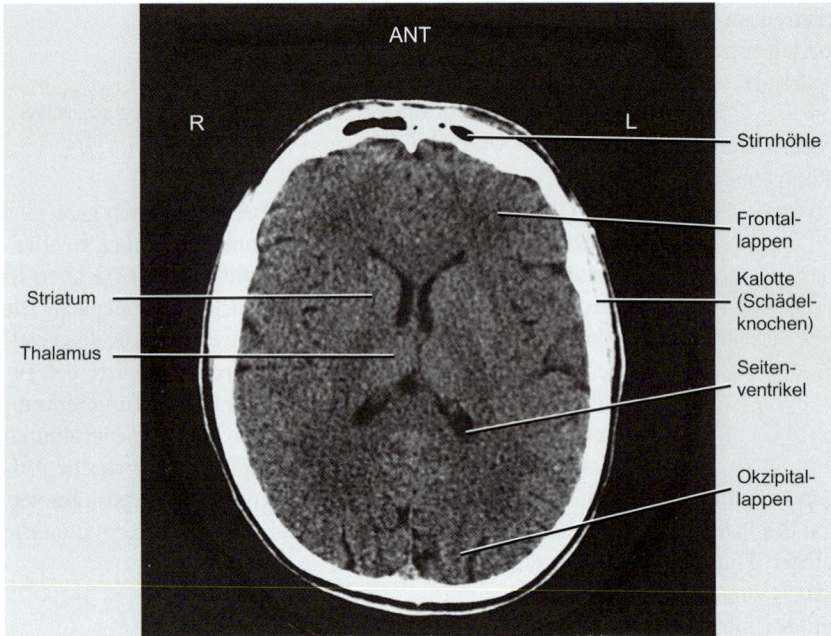

Abb. 1.76 Kraniale Computertomografie. [E283]

Magnetresonanztomografie

DEFINITION

Magnetresonanztomografie (*MRT, Kernspintomografie, Kernspin, NMR* von **n**uclear **m**agnetic **r**esonance): Bildgebendes Verfahren, das im Gegensatz zur Röntgendiagnostik und Computertomografie ohne ionisierende Strahlung auskommt und ebenfalls eine schichtweise Darstellung des Körpers ermöglicht.

In einem starken Magnetfeld richten sich bei der **Magnetresonanztomografie** Wasserstoffkerne in den Geweben des Untersuchten aus. Durch kurze Hochfrequenzimpulse wird die Ausrichtung der Wasserstoffkerne im Magnetfeld gestört. Bei der Rückkehr in ihren ursprünglichen Zustand senden die Wasserstoffkerne ihrerseits elektromagnetische Wellen aus, die durch Sensoren registriert werden.

Die MRT ist ein Verfahren, das Weichteilkontraste am besten darstellt. Daher ist sie hervorragend zur Darstellung des Gehirns und des Rückenmarks geeignet. Außerdem sind die Weichteile des Bewegungsapparates, Muskeln, Gelenke und Sehnen gut abzubilden. Kontraindikationen für die MRT sind Metallteile im Körper des Untersuchten, etwa Herzschrittmacher, Herzklappen oder Gefäßclips, weil das starke Magnetfeld Dislokationen (*Veränderungen der Lage*) der Metallteile auslösen kann.

Nuklearmedizinische Verfahren

DEFINITION

Nuklearmedizinische Verfahren: Untersuchungen mit Hilfe radioaktiver Substanzen, die größtenteils künstlich im Zyklotron (Teilchenbeschleuniger), Nuklidgenerator oder im Kernreaktor hergestellt werden.

Für **nuklearmedizinische Verfahren** kommen radioaktive Substanzen zum Einsatz, die in geringsten Mengen in den menschlichen Stoffwechsel eindringen, um Durchblutungsverhältnisse, Stoffwechselvorgänge und Rezeptoren sichtbar zu machen.

Untersuchungen

- Myokardperfusion (Perfusion = *Durchblutung*) – von Bedeutung nach einem Herzinfarkt
- Nierenfunktion – z. B. zur Abklärung der Durchblutungs- und Abflussverhältnisse in den Nieren
- Lungenperfusion – zur Beurteilung des durchbluteten Restgewebes nach einer Lungenembolie
- Hirnperfusion – zur Diagnostik von Epilepsie, Demenzen
- Schilddrüsendiagnostik – Suche nach Knoten, Kontrolle nach Radiojodtherapie beim Schilddrüsenkarzinom
- Knochenszintigrafie – Nachweis eines pathologisch erhöhten Knochenstoffwechsels z. B. beim Knochenmetastasen
- Nachweis des Wächterlymphknotens – bei Mammakarzinom (> 2.12.8)
- Entzündungslokalisation – bei entzündlichen Prozessen im Skelettsystem (z. B. Osteomyelitis)
- Bestimmung von Dopaminrezeptoren – zur Frühdiagnostik des Morbus Parkinson

Positronen-Emissions-Tomografie

Die **Positronen-Emmissions-Tomografie** (*PET*) ist ein hochsensitives Verfahren, das aufgrund der Verteilung von schwach radioaktiven Substanzen im Organismus biochemische und physiologische Funktionen darstellt. Die radioaktiven Substanzen gehen in den gewöhnlichen Stoffwechsel ein und erlauben das Auffinden von Tumoren und Metastasen mit Hilfe der veränderten Stoffwechselaktivität.

Die PET/CT verbindet die Vorteile der nuklearmedizinischen Funktionsdiagnostik mit den hohen Auflösungen anatomischer Strukturen durch die CT. Mit ihrer Hilfe können pathologische Stoffwechselvorgänge entsprechenden anatomischen Lokalisationen noch besser zugeordnet werden.

1.5.6 Endoskopische Untersuchungen

> **DEFINITION**
> **Endoskopische Untersuchung**: Direkte Betrachtung von Körperhöhlen oder -hohlräumen mittels spezieller, röhrenförmiger Instrumente (*Endoskope*), die über optische Systeme mit Beleuchtung verfügen.

Laparoskopie

Bei einer **Laparoskopie** wird die Bauchdecke durch das Einbringen von Gas etwas angehoben. Dann kann der Trokar durch die Bauchhaut in die Bauchhöhle eingestochen werden. Der Anschluss einer Videokamera und einer Lichtquelle erlaubt die Beurteilung z. B. von Blutungen oder Entzündungen, die Gewebeentnahme (*Biopsie*) und Eingriffe im Rahmen der minimal-invasiven Chirurgie (➤ 1.5.8).

Gastroskopie

Die **Gastroskopie** (*Magenspiegelung*), manchmal auch aufgrund umfangreicherer Diagnostik zur **Ösophagogastroduodenoskopie** (*ÖGD*) erweitert, ermöglicht die Beurteilung der Schleimhaut, die Entnahme von Gewebeproben (*Biopsie*), die Entfernung von Fremdkörpern oder Polypen und die Dehnung von Verengungen (*Stenosen*). Blutungen aus Magengeschwüren oder Ösophagusvarizen (➤ 2.10.17) können gestillt oder abgeklemmt werden.

Bronchoskopie

Flexible Bronchoskope mit einem Durchmesser von wenigen mm werden über den Mund oder die Nase eingeführt und durch den Kehlkopf und die Trachea in die Bronchien vorgeschoben. Der diagnostische Einsatz der **Bronchoskopie** erfolgt zur Abklärung von Lungentumoren, Entnahme von Biopsiematerial, Durchführung einer Bronchiallavage (*Spülung, um Zellen/Erreger nachzuweisen*, z. B. bei Pneumonie) und zur Entfernung von Fremdkörpern.

Koloskopie

Die **Koloskopie** (*Darmspiegelung*) dient der Untersuchung des Dickdarms. Indikationen sind Vorsorgemaßnahmen zur Abklärung von Polypen, Blut im Stuhl, chronisch entzündliche Darmerkrankungen (➤ 2.10.15) sowie Kontrolluntersuchungen nach Dickdarmkrebs. Das flexible Koloskop hat etwa einen Durchmesser von 1 cm und wird von anal langsam in Richtung terminales Ileum geleitet.

Arthroskopie

Mittels der **Arthroskopie** erfolgt die Beurteilung eines Gelenkraums. Indikationen sind unklare Gelenkbeschwerden, Probeentnahmen der Gelenkinnenhaut und therapeutische Maßnahmen, z. B. die Entfernung von Meniskusteilen bei einem Meniskusriss.

1.5.7 Allgemeine Arzneimittellehre

Zu den häufigsten therapeutischen Maßnahmen gehört die Verordnung von Medikamenten.

Begriffsbestimmungen und Vorschriften

> **DEFINITION**
> **Arzneistoffe**: Substanzen, die der Verhütung, Heilung, Linderung oder Erkennung von Krankheiten dienen.
> **Arzneimittel** (*Medikamente*, engl. *drugs*): Arzneistoffe, die in einer der Verwendung angebrachten Arzneiform (Tablette, Dragee, Injektion) vertrieben werden.
> **Pharmakologie**: Lehre von den Arzneistoffen.

Ein Arzneimittel besteht in der Regel aus **Wirk-** und **Hilfsstoffen**. Wirkstoffe können chemische Elemente oder deren Verbindungen sein, aber auch Pflanzenteile sowie Bestandteile oder Stoffwechselprodukte von Tieren, Bakterien oder Viren. Hilfsstoffe dienen der Konservierung des Arzneimittels oder verändern die Resorption der Wirksubstanz im Organismus.

Während **Arzneirezepturen** individuell in der Apotheke hergestellt werden, handelt es sich bei **Fertigarzneimitteln** (*Arzneimittelspezialitäten*, *Arzneimittelpräparaten*) um industriell hergestellte Fertigmedikamente.

Bezeichnungen

Jedes Medikament hat in der Regel mehrere Bezeichnungen. Ein Beispiel:
- Der **chemische Name** ist die genaue chemische Bezeichnung der Substanz, z. B. **4-Hydroxyacetanilid**; er ist in erster Linie für den Apotheker und den Chemiker interessant.
- Der **Wirkstoff** erhält von der WHO einen internationalen **Freinamen** (*generic name* = international non-proprietary name/INN), im oben genannten Beispiel **Paracetamol**. Als Generikum bezeichnet man ein Arzneimittel, das unter seinem Freinamen und dem Namen der Pharmafirma (z. B. **Paracetamol-CT**) auf dem Markt ist. Generika gewinnen an Bedeutung, da sie generell kostengünstiger als das Original sind.
- Der **Handelsname** (*Präparatename*) ist die Bezeichnung, unter der das Medikament vom jeweiligen Hersteller vertrieben wird (im genannten Fall z. B. ben-u-ron®). Der Handelsname ist auf Dauer, die Zusammensetzung des Medikaments patentrechtlich für 20 Jahre ab Anmeldung ge-

schützt. Der Handelsname ist durch ein ® (*Registered trade mark* = eingetragenes Warenzeichen) gekennzeichnet.

Namenszusätze
Viele Präparate tragen **Namenszusätze**, die auf besondere Eigenschaften des Medikaments hinweisen:
- **Zahlen** geben häufig den Wirkstoffgehalt an. So enthält etwa eine Tablette „Aspirin® 100" 100 mg Acetylsalicylsäure, eine Tablette „Aspirin® 300" dagegen 300 mg.
- Die Zusätze **minor** oder **pico** (z. B. Digimerck® minor, Digimerck pico) weisen auf eine geringere Dosis, der Zusatz **forte** (z. B. Eusaprim® forte) auf eine höhere Dosis verglichen mit dem zuerst auf dem Markt erschienenen Präparat hin.
- **Depot** (z. B. Fluanxol® Depot) bedeutet, dass das Arzneimittel nur langsam vom Körper aufgenommen wird und die Wirkung somit länger anhält. Dies wird erreicht, indem das Arzneimittel in kristalliner Form vorliegt oder bestimmte Stoffe enthält, z. B. Protamin oder Zink.
- **Retard** (z. B. Isoket® retard) deutet ebenfalls auf eine verzögerte oder verlängerte Wirkung des Präparats hin. Dies wird durch Ummantelung des Arzneistoffes erreicht, z. B. durch einen magensaftresistenten Überzug bei Tabletten, der sich erst im Dünndarm auflöst.
- Präparate mit dem Zusatz **mono** enthalten in der Regel nur einen Wirkstoff (z. B. Codicaps® mono). Dagegen stellen Präparate mit dem Zusatz **plus** (z. B. Buscopan® plus) eine Kombination mehrerer Wirksubstanzen dar (Butylscopolaminiumbromid/Buscopan® + Paracetamol).

Arzneimittelgruppen

Arzneimittel werden je nach ihrem **Anwendungsgebiet** in Gruppen eingeteilt. Innerhalb dieser Gruppen kann es aber Medikamente mit unterschiedlichen Wirkmechanismen geben. Viele Antirheumatika wirken z. B. sowohl analgetisch (*schmerzstillend*) als auch antientzündlich (*antiphlogistisch*).

Tab. 1.12 Wichtige Arzneimittelgruppen.

Arzneimittelgruppe	Anwendungsgebiet	Beispiele
Analgetika, Antirheumatika	• Schmerzmittel • Mittel gegen rheumatische Erkrankungen des Bewegungsapparates	• Acetylsalicylsäure (Aspirin®) • Diclofenac (Voltaren®)
Antiallergika	• Mittel zur Behandlung von allergischen Reaktionen	• Clemastin (Tavegil®)
Antiarrhythmika (➤ Tab. 2.30)	• Mittel zur Behandlung von Herzrhythmusstörungen	• Propafenon (Rytmonorm®)
Antibiotika	• Mittel zur Behandlung von Infektionen	• Phenoxymethylpenicillin (Penicillin V Stada®)
Antidementiva (Nootropika ➤ 3.3.1)	• Mittel zur Behandlung von hirnorganisch bedingten Leistungsstörungen	• Extrakt aus Ginkgo-biloba-Blättern (Tebonin® forte)
Antidiabetika (➤ 2.5.13)	• Mittel zur Behandlung des Diabetes mellitus	• Glibenclamid (Euglucon® N)
Antiemetika/Antivertiginosa (➤ 2.10.13)	• Mittel gegen Erbrechen • Mittel gegen Übelkeit und Schwindel bei Störungen des Gleichgewichtsorgans (z. B. Reisekrankheit)	• Dimenhydrinat (Vomex A®)
Antiepileptika (➤ 2.13.10)	• Mittel zur Behandlung der Epilepsie	• Phenobarbital (Luminal®)
Antihypertonika (Antihypertensiva ➤ 2.8.6)	• Mittel gegen Bluthochdruck	• Prazosin (Prazosin-ratiopharm®)
Antikoagulanzien (➤ 2.6.8)	• Mittel zur Verminderung der Blutgerinnung	• Heparin (Hepathrombin®)
Antimykotika	• Mittel zur Behandlung von Pilzinfektionen	• Nystatin (Moronal®)
Antiphlogistika	• Mittel zur Behandlung von Entzündungen	• Kamillenblütenauszug (Kamillosan®) • Diclofenac (Diclofenac Stada®)
Antitussiva (➤ 2.9.8)	• Mittel zur Hustenstillung	• Dihydrocodein (Paracodin®)
Broncholytika	• Mittel zur Behandlung von Bronchialspasmen	• Orciprenalin (Alupent®)
Diuretika (➤ 2.11.4)	• harntreibende Mittel	• Furosemid (Lasix®)
Antiinsomnika/Hypnotika/Sedativa (➤ 3.2.2)	• Schlafmittel/Beruhigungsmittel	• Benzodiazepine, z. B. Flunitrazepam (Rohypnol®)
Kardiaka (➤ 2.7.6)	• Herzmittel	• Herzglykoside (Lanitop®)
Laxanzien (➤ 2.10.14)	• Abführmittel	• Sennesblätter und -früchte (Regulax®N)
Muskelrelaxanzien	• Mittel zur Entspannung der Muskulatur, z. B. bei gesteigertem Muskeltonus bei M. Parkinson	• Baclofen (Lioresal®)
Ophthalmika (➤ Tab. 2.14)	• Augenheilmittel	• Timolol (Tim-Ophtal®)
Psychopharmaka (➤ 3.2.2)	• Mittel zur Behandlung von psychischen Störungen, z. B. Antidepressiva	• Haloperidol, ein Neuroleptikum (Haldol® Janssen)
Spasmolytika (➤ 2.10.18)	• Mittel gegen Koliken des Magen-Darm-Bereichs, der Gallenwege, der abführenden Harnwege	• Butylscopolamin (Buscopan®)

Wichtige Arzneimittelgruppen sind in ➤ Tab. 1.12 zusammengefasst und erklärt.

Gesetzliche Vorschriften

Das **Arzneimittelgesetz** (*AMG*) regelt den Umgang mit Arzneimitteln. Es enthält Vorschriften über die Herstellung, Zulassung, Kontrolle, Verschreibung und Abgabe von Arzneimitteln sowie Informationen zur Verbraucheraufklärung und Produkthaftung. Im Alltag sind vor allem die Vorschriften über die Verschreibung und Abgabe der Arzneimittel von Bedeutung:

- **Frei verkäufliche Arzneimittel** (z. B. Mund- und Rachendesinfektionsmittel, bestimmte pflanzliche Tees oder Mineralstoffpräparate) sind nicht nur in Apotheken, sondern auch in Drogerien und zum Teil in Supermärkten erhältlich.
- **Apothekenpflichtige Arzneimittel** dürfen nur in Apotheken verkauft werden. Hierzu gehören die typischen Medikamente zur Selbstmedikation. Charakteristische Beispiele sind Schmerzmittel wie Acetylsalicylsäure und Paracetamol.
- **Verschreibungspflichtige** (*rezeptpflichtige*) **Arzneimittel**, z. B. Antibiotika, werden vom Apotheker nur auf Vorlage einer schriftlichen ärztlichen Verordnung (*Rezept*) abgegeben, da diese Medikamente bei unkontrollierter Einnahme entweder häufig zu unerwünschten Wirkungen oder im Fall der Antibiotika auch zu Resistenzen der Bakterien führen.
- **Verschreibungsfähige Betäubungsmittel**, z. B. Fentanyl oder Buprenorphin (Temgesic®) unterliegen dem BtMG und der BtMVV (➤ unten).

Ausstellung eines Rezepts

Ein **Rezept** ist juristisch gesehen eine Urkunde. Es enthält u. a. folgende Angaben:
- Name und Anschrift des Erkrankten
- Medikamentenname (Freiname, Handelsname)
- Dosierung
- Darreichungsform (z. B. Tablette)
- abzugebende Menge (N1 entspricht 10–20 Dosiseinheiten zur Kurzbehandlung, N2 20–50 Dosiseinheiten zur mittleren Behandlungsdauer, N3 50–120 Dosiseinheiten zur Dauertherapie)
- vollständige Adresse des verschreibenden Arztes, eigenhändige Unterschrift sowie Datum der Ausfertigung

Das einfache Rezept hat in der Regel drei Monate Gültigkeit, während Betäubungsmittelrezepte nur 7 Tage gültig sind. **Aut idem-Regelung**: Apotheker sind seit dem Jahr 2002 verpflichtet, ein wirkstoffgleiches Präparat aus dem unteren Preisbereich abzugeben, es sei denn, der Arzt schließt dies ausdrücklich aus.

Besonderheiten im Umgang mit Betäubungsmitteln

> **DEFINITION**
> **Betäubungsmittel** (*BtM*): Stoffe, die Vorschriften unterliegen, die im **Betäubungsmittelgesetz** (*BtMG*) und der **Betäubungsmittel-Verschreibungsverordnung** (*BtMVV*) verankert sind.

Die **Betäubungsmittelverschreibungs-Verordnung** regelt die Verordnung von Betäubungsmitteln für Erkrankte, für den Praxis-/Stationsbedarf, und im Rettungsdienst. Sie dürfen verschrieben und verabreicht werden, wenn ihre Anwendung am oder im menschlichen Körper begründet ist und der beabsichtigte Zweck auf andere Weise nicht erreicht werden kann (§ 13 Abs. 1 BtMG). Außerdem können nur solche BTM verschrieben werden, die in der BtMVV aufgeführt sind. Wichtige Regeln zum Umgang mit Betäubungsmitteln:

- Die Verordnung von Betäubungsmitteln erfolgt auf einem dreiteiligen amtlichen Formular (*Betäubungsmittelrezept*), das von der Bundesopiumstelle nach Anforderung durch den Arzt ausgegeben wird (➤ Abb. 1.77). Teil I und II wird der Apotheke vorgelegt, Teil III archiviert der verordnende Arzt als Verbleibnachweis.
- Betäubungsmittel unterliegen der Höchstmengenbegrenzung, die dem durchschnittlichen Bedarf an 30 Tagen entspricht (z. B. Fentanyl-HEXAL TTS 25 µg/h, Membranpflaster/transdermales Pflaster), Höchstmenge 500 mg in 30 Tagen.

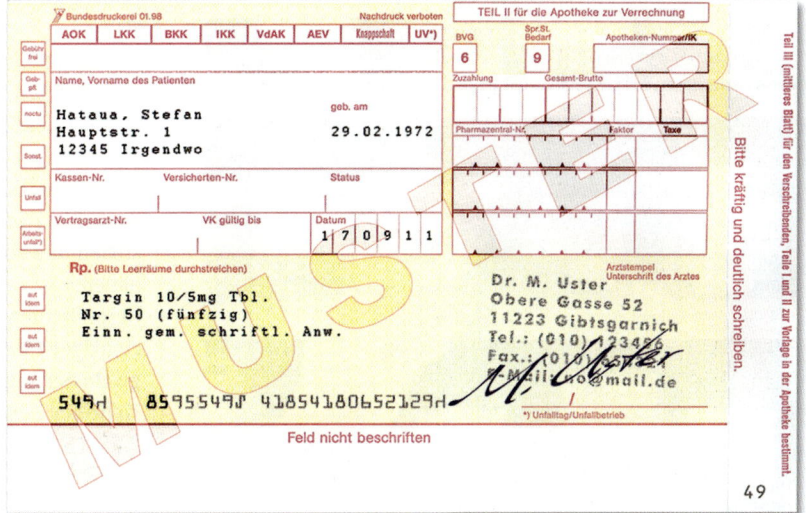

Abb. 1.77 Korrekt ausgefülltes BtM-Rezept. [K115]

- Alle Medikamente, die unter das Betäubungsmittelgesetz fallen, müssen getrennt von den übrigen Arzneimitteln unter **ständigem Verschluss** aufbewahrt werden. Die Verantwortung für den Schlüssel des Faches trägt die Einrichtungs- oder Pflegedienstleitung.
- Im **Betäubungsmittelbuch** sind alle auf der Station vorrätigen Betäubungsmittel verzeichnet. Änderungen (Abgabe an einen Pflegebedürftigen) sind mit Datum, vollständigem Namen des Bewohners, Art und Menge des entnommenen Betäubungsmittels, verordnendem Arzt sowie entnehmender und verabreichender Pflegefachkraft dokumentiert. Auch zu Bruch gegangene Ampullen werden protokolliert. Bei Schreibfehlern ist das falsch geschriebene Wort **einmal** durchzustreichen. Auf keinen Fall dürfen Seiten herausgerissen oder Korrekturen vorgenommen werden, die das Geschriebene unkenntlich machen (z. B. durch Tipp-Ex®).

Umgang mit Arzneimitteln

Lagerung von Medikamenten

Arzneimittel, die sich bei Licht zersetzen oder ihre Wirksamkeit verlieren (z. B. Tinkturen) werden im Regelfall in dunklen Flaschen geliefert. Medikamente, die aus Pulver oder Kristallen bestehen (z. B. Tabletten, Puder), müssen trocken gelagert werden, weil sie sonst verklumpen. Die **Lagerungstemperatur** für ein Medikament ist aus dem Beipackzettel oder der Medikamentenverpackung ersichtlich:

- Die meisten Medikamente können bei Zimmertemperatur, d. h. bei 15–25 °C, gelagert werden.
- Ätherische Öle, Fette und Salben bedürfen einer kühlen Lagerung bei 6–15 °C
- Einige Medikamente, (z. B. Insulin), müssen im Kühlschrank bei 2–8 °C bevorratet werden.
- Feuergefährliche Stoffe wie Alkohol oder Äther werden in verschließbaren, bruchsicheren Behältern mit besonderer Kennzeichnung (*Flammensymbol*) verwahrt, dürfen nicht in der Nähe von Heizungen stehen und müssen vor Sonneneinstrahlung geschützt werden (*Explosionsgefahr*).

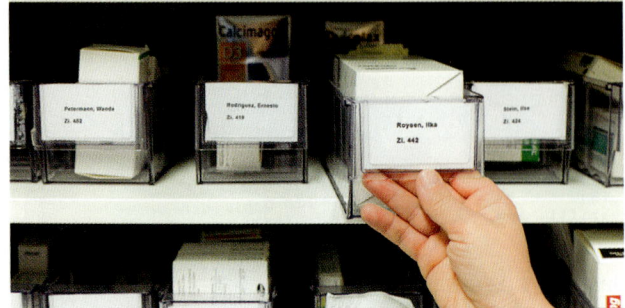

Abb. 1.78 Korrekte Aufbewahrung von Medikamenten im Arzneimittelschrank. Die Medikamentenfächer sind nach der Station, der Zimmernummer und den Namen der Bewohner geordnet. [K115]

> **VORSICHT**
> **Medikamentendiebstähle** sind leider häufig. Wichtigste Vorsichtsmaßnahme: Arzneimittelschrank stets zugesperrt halten.

Arzneimittel sind in einem **abschließbaren Schrank** (➤ Abb. 1.78) aufzubewahren, der immer versperrt sein muss, damit Unbefugte nicht an die Medikamente gelangen können. Der Medikamentenschrank ist in regelmäßigen Abständen auf Bestand und verfallene Medikamente zu kontrollieren.

In der **ambulanten Pflege** ist die Forderung nach Lagerung in permanent versperrten Schränken nicht umsetzbar. Hier sorgen die Pflegekräfte dafür, dass die Arzneimittel sachgerecht gelagert werden und Unbefugte keinen Zugriff haben.

Haltbarkeit von Medikamenten

Auf allen Medikamentenpackungen ist das **Verfallsdatum** aufgedruckt, das aber nur für original verschlossene Medikamente gilt. Medikamente aus geöffneten Originalpackungen, die aus ihrer Folie herausgeholt oder sogar weiterverarbeitet worden sind (z. B. Antibiotikalösungen aus Pulver und Lösungsmittel), halten sich nicht so lange. Dies gilt auch für Tropfen (z. B. Augentropfen), die nach Anbruch eine verringerte Haltbarkeit haben.

Verfallene Medikamente kann man häufig an folgenden Veränderungen erkennen:

- Verfärbungen des gesamten Medikaments oder lokale Farbveränderungen, z. B. Flecken auf Tabletten (➤ Abb. 1.79)
- Konsistenzveränderungen, etwa nicht aufschüttelbare Suspensionen (fester Bodensatz mit flüssigem Überstand), aufgeplatzte Oberflächen bei Dragees (➤ Abb. 1.80) oder verklebte Kapseln (➤ Abb. 1.81)
- ungewöhnliche Beimengungen in sonst klaren Flüssigkeiten wie Trübungen oder Flocken in Trinkampullen oder Infusionslösungen (➤ Abb. 1.82)
- Geruchsveränderungen, z. B. ranzig riechende Salben

Medikamente, die nicht mehr benötigt werden oder verfallen sind, gelten als Sondermüll. Sie gehen an die Apotheke zurück.

Richten von Medikamenten

Grundregeln für das **Richten von Medikamenten** (➤ Abb. 1.83):

- Vor jedem Umgang mit Arzneimitteln Hände waschen und desinfizieren, Medikamente nicht mit der Hand berühren.
- Medikamente bezüglich ihres Aussehens kontrollieren (➤ oben).
- Nach dem Richten der Medikamente das Tablett bis zum Austeilen nach Möglichkeit in den Medikamentenschrank stellen und abschließen, damit Unbefugte keinen Zugriff haben.
- Beim Richten der Medikamente die „5-R-Regel" beachten: **richtiger Pflegebedürftiger**, **richtiges Medikament**, **richtige Dosierung**, **richtige Applikationsform** (➤ Tab. 1.13), **richtiger Zeitpunkt**.

1.5 Diagnostik und Therapie

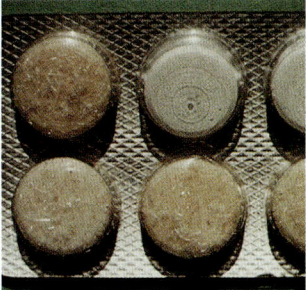

Abb. 1.79 Verfärbung und Zersetzung von Tabletten. [E160]

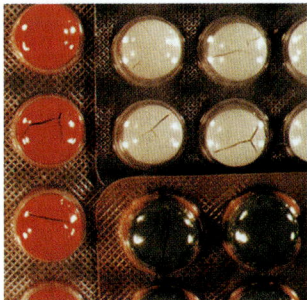

Abb. 1.80 Aufgeplatzte Oberflächen bei Dragées. [E160]

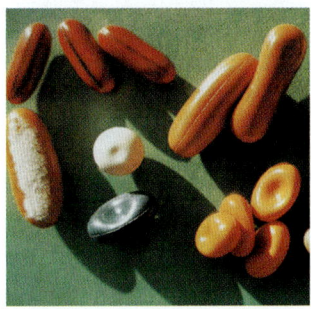

Abb. 1.81 Verformung und Verklebung bei Weichkapseln. [E160]

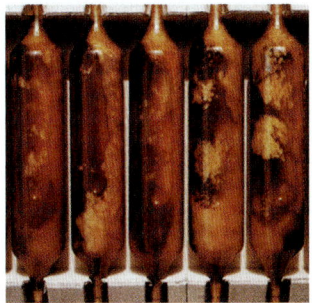

Abb. 1.82 Starke Ausfällungen in Trinkampullen. [E160]

Verabreichung von Arzneimitteln
Voraussetzungen der Medikamentengabe
Medikamente werden auf **ärztliche Anordnung** hin verabreicht. Auf dem Medikamententablett oder den Dispensern (➤ Abb. 1.84) muss der vollständige Name des Bewohners stehen.

Ist keine Flüssigkeitseinschränkung angeordnet, sollten Tabletten mit **ausreichend Flüssigkeit** eingenommen werden, weil sie dann leichter zu schlucken sind. Außerdem sind viele Tabletten durch den Zusatz der Flüssigkeit für den Magen ver-

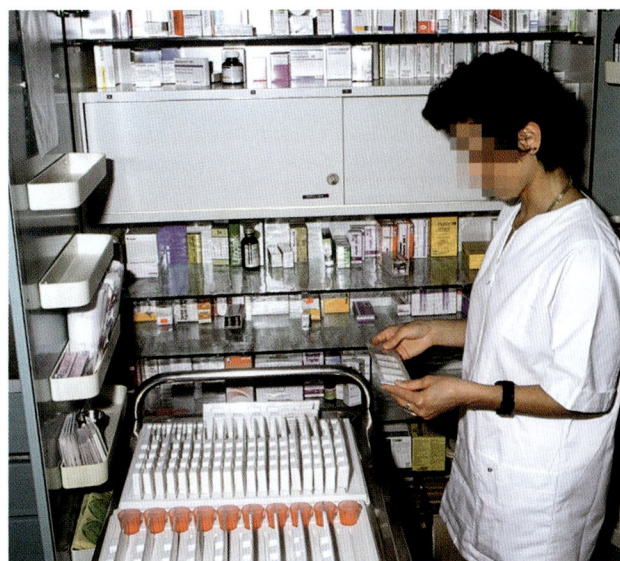

Abb. 1.83 Das Richten der Medikamente auf der Station erfordert Konzentration und geduldiges Kontrollieren. Die Pflegekraft sollte nicht z. B. durch Telefonklingeln gestört werden, da die Verwechslungsgefahr generell gegeben ist. [K183]

träglicher. Bis auf wenige Ausnahmen eignen sich zur Einnahme der Tabletten alle Getränke außer Alkoholika. Bestimmte Medikamente (z. B. das Antibiotikum Tetracyclin) dürfen nicht zusammen mit Milch(-produkten) eingenommen werden, da das Kalzium der Milch die Resorption des Antibiotikums behindert. Derlei Einschränkungen sind auf dem Beipackzettel vermerkt.

Hinweise zur Medikamentenverabreichung
Bei Pflegebedürftigen, die schlecht schlucken können oder eine Ernährungssonde haben, klären Pflegende vor der Medikamentenverabreichung, ob sie Kapseln öffnen und Tabletten mörsern dürfen. Das Öffnen einer Kapsel mit magensaftresistenter Umhüllung kann z. B. zu erheblichen Resorptions- und Wirkungsveränderungen führen (➤ Pharmakokinetik und -dynamik).

Tropfen dürfen erst unmittelbar vor der Einnahme in das Einnahmegläschen gefüllt werden, um ein **Verdunsten des Arzneimittels** zu verhindern.

Bei der Verabreichung von Schlafmitteln und starken Schmerzmitteln sollten Pflegefachkräfte bei der Einnahme zugegen sein, um ein **Sammeln der Arzneimittel** zu verhindern (Suizidgefahr).

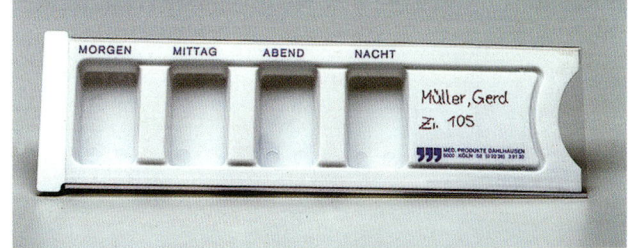

Abb. 1.84 Dispenser zur Verteilung von Medikamenten. Die Schale enthält den gesamten Tagesbedarf an Tabletten für jeweils einen Bewohner. [K183]

Tab. 1.13 Überblick über gasförmige, flüssige und halbfeste Arzneimittel.

	Applikationsform (Arzneimittelform), Applikationsart (> Tab. 1.14)	Besonderheiten
gasförmige Arzneimittelformen		
	Gase: reine Gase ohne Zusatz; Verabreichung über das Atemsystem [V083]	• Sauerstoffgabe bei Atemstörungen
	Aerosole: schwebende feste oder flüssige Wirkstoffteilchen (Durchmesser 0,5–5 µm) in einem Gas, meist Luft; Verabreichung als Bronchialspray [K183]	• Dosieraerosole zur Asthmatherapie
flüssige Arzneimittelformen		
	Lösung: fester Wirkstoff, in einem geeigneten Lösungsmittel (z. B. Wasser, Alkohol) gelöst; Verabreichung kutan, peroral, parenteral [K115]	• lat.: *Solutio*, Abk. *Sol.* • Ausgangsmaterial zur Herstellung von Inhalaten
	Tinktur: alkoholischer Auszug aus pflanzlichen oder tierischen Stoffen; Verabreichung kutan, peroral [K115]	
	Suspension: Aufschwemmung eines festen Wirkstoffes in einer Flüssigkeit; Verabreichung kutan, peroral [K115]	• Teilchen „schweben" in der Flüssigkeit • Ausgangsmaterial zur Herstellung von Inhalaten
	Emulsion: Vermengung (feinste Verteilung) zweier Flüssigkeiten; Verabreichung kutan [K115]	Beispiele: • Öl-in-Wasser-Emulsion • Wasser-in-Öl-Emulsion

1.5 Diagnostik und Therapie

Tab. 1.13 Überblick über gasförmige, flüssige und halbfeste Arzneimittel. (Forts.)

	Applikationsform (Arzneimittelform), Applikationsart (> Tab. 1.14)	Besonderheiten
halbfeste Arzneimittelformen		
	Salbe: Wirkstoff in meist fetthaltiger Grundmasse; Verabreichung kutan [K115]	
	Creme: weiche „Salbe" mit hohem Wassergehalt; Verabreichung kutan [K183]	
	Paste: relativ feste „Salbe" mit hohem Pulveranteil; Verabreichung kutan [K183]	
	Gel: Wirkstoff eingebettet in wasserlösliche Grundmasse mit Quellstoffen und Geliermitteln; Verabreichung kutan [K115]	• wirkt kühlend auf der Haut
feste Arzneimittelformen		
	Pulver: sehr fein zerkleinerte, feste Substanzen; Verabreichung meist lokal auf die Haut [K115]	• Pulver verklumpt durch Luftfeuchtigkeit • Dosierung ungenau, falls nicht als Einmaldosis verpackt
	Granulat: grobkörnig zerkleinerte, feste Substanzen; Verabreichung meist peroral mit Flüssigkeit [K115]	• Dosierung ungenau, falls nicht als Einmaldosis verpackt

Tab. 1.13 Überblick über gasförmige, flüssige und halbfeste Arzneimittel. (Forts.)

	Applikationsform (Arzneimittelform), Applikationsart (➤ Tab. 1.14)	Besonderheiten
feste Arzneimittelformen		
	Tablette: Wirkstoff mit Hilfsstoffen fest gepresstes Pulver in meist runder Form; Verabreichung peroral [K115]	• genaue Dosierung • häufig teilbar (Kerbungen)
	Dragee (*Lacktablette*): Tablette mit Überzug (Zuckerguss, ggf. mit säurefestem Überzug), damit sie sich erst im Magen/Dünndarm auflöst; Verabreichung peroral [K115]	• genaue Dosierung • gut zu schlucken • geschmacksneutral • nicht teilbar
	Kapsel: feste oder flüssige Arzneisubstanz in einer im Magen-Darm-Kanal löslichen Hülle auf Stärke- oder Gelatinebasis; Verabreichung meist peroral. Zerbeißkapseln nicht schlucken, sondern zerbeißen [K115]	• Ausgangsmaterial zur Herstellung von Inhalaten • nicht teilbar • Öffnen oft möglich
	Tee: zerkleinerte und getrocknete Pflanzenteile; Verabreichung peroral [0408]	• Beachtung der Haltbarkeit
	Zäpfchen (*Suppositorium*): Einbettung des Wirkstoffs in eine Fettgrundlage, die bei Körpertemperatur schmilzt; Verabreichung meist rektal, Vaginalzäpfchen vaginal [0408]	• Wirkstoffmenge variiert aufgrund stark schwankender Resorption erheblich

Die **Verabreichungszeiten** werden normalerweise vom Arzt im entsprechenden Dokumentationsbogen angegeben:
- appetitfördernde Mittel vor den Mahlzeiten
- Eisenpräparate während der Mahlzeiten
- Antazida (*Magensäureblocker*) ca. 1 Std. nach dem Essen
- Schlaf- und Beruhigungsmittel etwa 30–60 Min. vor dem Einschlafen
- alle Mittel ohne besondere Anwendungshinweise nach den Mahlzeiten

Reaktionen des Organismus auf Arzneimittel

DEFINITION

Pharmakokinetik: Untersucht die Wirkungen des Organismus auf das Arzneimittel („was macht der Körper mit dem Arzneimittel")
Pharmakodynamik: Lehre von den Pharmawirkungen am Wirkort („was macht das Arzneimittel mit dem Körper").

Bei der Verabreichung von Arzneimitteln lassen sich Reaktionen im Organismus sowohl von der pharmakokinetischen als auch von der phamakodynamischen Seite beschreiben. Ausgangspunkt ist die Applikationsform und -art, sowie der Zerfall des Medikaments mit der Lösung seiner Wirkstoffe.

Applikationsform und Applikationsart

Unter **Applikationsform** versteht man die Art, wie ein Medikament dem Organismus verabreicht (*appliziert*) wird (> Tab. 1.14). Die **Applikationsart** kann lokal oder systemisch (*den gesamten Körper einbeziehend*) erfolgen. Sie ist von mehreren Faktoren abhängig:

Tab. 1.14 Verschiedene Applikationsarten von Medikamenten.

Fachbegriff	Bedeutung
i. v., intravenös	• in die Vene spritzen
i. m., intramuskulär	• in den Muskel spritzen
s. c., subkutan	• unter die Kutis in das subkutane Fettgewebe spritzen
per os; p. o. (peroral)	• durch den Mund
kutan	• auf die Haut auftragen, z. B. Salben, Cremes
konjunktival	• auf die Bindehaut des Auges aufbringen
nasal	• in die Nase einbringen
bukkal	• in der Wangentasche zergehen lassen
sublingual	• unter der Zunge zergehen lassen/unter die Zunge sprühen
vaginal	• in die Scheide einbringen, z. B. Scheidenzäpfchen
rektal	• in den After einführen

- **Arzneimittelform** (z. B. Tabletten, Salben, Gele, Dragees, Injektionen)
- **Art des Arzneistoffes** (Eiweiße würden z. B. bei oraler Gabe durch die Verdauungsenzyme des Magen-Darm-Trakts zerstört, daher erfolgt die Verabreichung etwa von Insulin oder Heparin parenteral, z. B. subkutan.)
- **Gewünschter Wirkungseintritt** (Parenteral verabreichte Medikamente wirken in der Regel schneller als oral eingenommene Präparate.)
- **Zustand des Bewohners** (Die meisten Bewohner bevorzugen Tabletten, Dragees oder Kapseln. Ein Bewohner mit starker Übelkeit erhält besser eine Spritze.)

Zerfall des Arzneimittels und Lösung der Wirkstoffe

Damit der Wirkstoff resorbiert wird, muss er in gelöster Form vorliegen. Die **Teilchengröße** des Wirkstoffs und verwendete **Hilfsstoffe** sind wichtige Einflussgrößen, die den Grad der Wirkstofflösung aus dem Medikament sowie die Zeitdauer bis zur Lösung bestimmen. Säurefeste Überzüge schützen z. B. Medikamente, wenn sie erst im Dünndarm ihren Wirkstoff freisetzen sollen. Der **Füllungszustand des Magens** ist eine weitere Einflussgröße, weil eine gleichzeitige Nahrungszufuhr den Transport des Medikaments zum Dünndarm verlangsamt.

Pharmakokinetik

Zur **Pharmakokinetik** zählen folgende Abläufe:
- **Resorption** des Wirkstoffs (Aufnahme eines Arzneistoffes in die Darmschleimhaut)

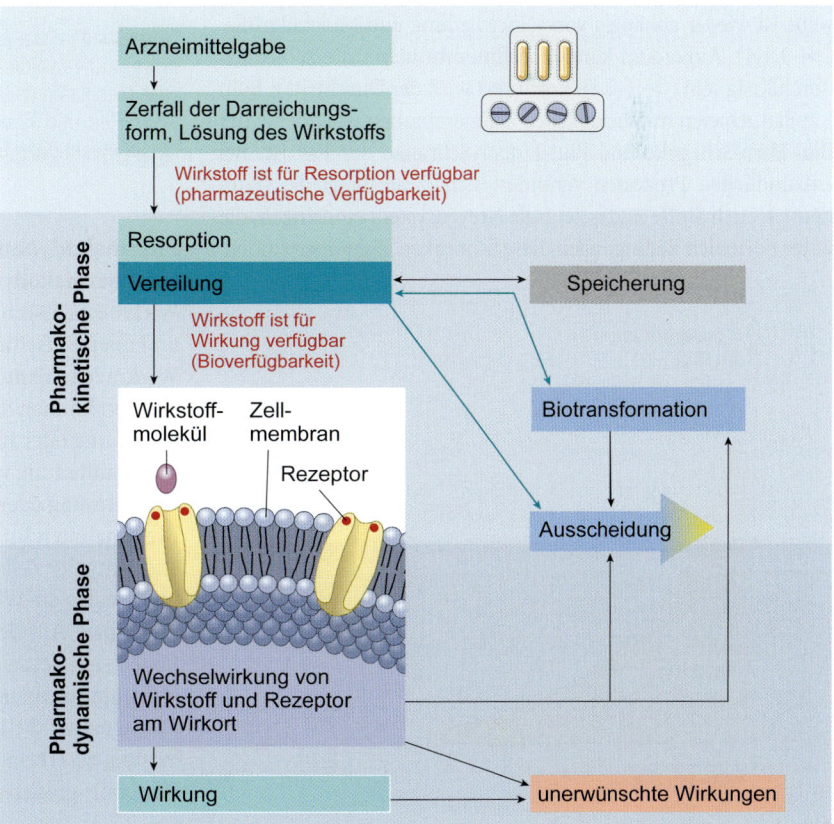

Abb. 1.85 Pharmakokinetik und Pharmakodynamik eines Medikaments. [L190]

- **Verteilung** des Wirkstoffs (Stofftransport im Kreislauf)
- **Elimination** des Wirkstoffs (Metabolisierung und Ausscheidung)

Im Dünndarm erfolgen generell die höchsten **Resorptionsleistungen** (➤ 2.10.8). Die Resorption der meisten Arzneistoffe geschieht durch **Diffusion**. Von den Zellen der Darmschleimhaut geht es über die Kapillaren meist zur **Pfortader**, die das Blut aus dem Magen-Darmtrakt in die **Leber** führt.

Der **First-Pass-Effekt** eines Wirkstoffs beschreibt den physiologischen Vorgang in der Leber. Das Organ entnimmt während der Leberpassage einen Teil des Wirkstoffs, wodurch sich ein Wirkungsverlust ergibt. Der First-Pass-Effekt kann durch parenterale, sublinguale und rektale Verabreichung umgangen werden.

Verteilung

Ist das oral aufgenommene Pharmakon über die Leber in den Körperkreislauf gelangt, zirkuliert es mit dem Blutstrom. **Parenteral** (*unter Umgehung des Magen-Darm-Trakts*) gegebene Pharmaka erreichen den Körperkreislauf auf direktem Weg. Die Menge des Wirkstoffs kann durch Messungen des Blutspiegels bestimmt werden (➤ Abb. 1.86).

Infolge des Konzentrationsgefälles zwischen Blut und Gewebe verlässt der Arzneistoff die Blutbahn und tritt in das Gewebe über. Der Übertritt hängt von etlichen Faktoren ab:
- Durchblutung des Gewebes
- Durchlässigkeit der Zellmembranen und Molekülgröße des Wirkstoffs
- Bindung an Plasmaproteine (➤ Pharmakodynamik)

Der Durchtritt des Wirkstoffs durch die Zellmembranen im Gewebe ist wieder abhängig von seiner Ladung und Molekülgröße (➤ 1.1.4). Außerdem können **Zellmembranen** unterschiedlich durchlässig sein (➤ 1.2.3). Erschwert wird der Durchtritt z. B. in Kapillargebieten mit lückenlosen Zellmembranen wie das bei der Blut-Hirn-Schranke und Blut-Liquor-Schranke der Fall ist. Bei entzündlichen Prozessen verändert sich diese Blockade. Dann können auch Stoffe in das zentrale Nervensystem eindringen, die unter normalen Bedingungen diese Schranken nicht überwinden.

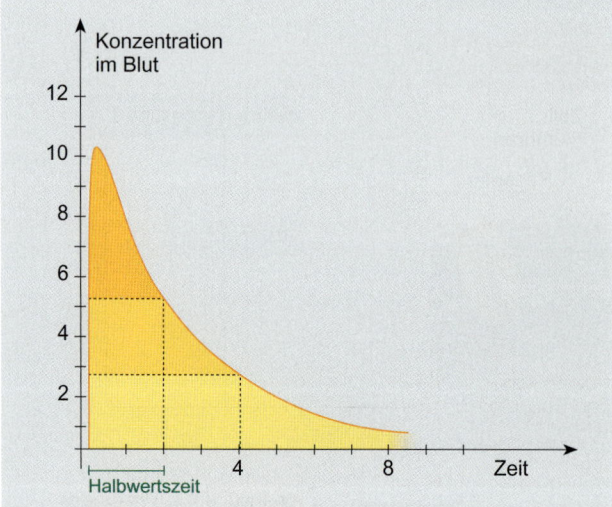

Abb. 1.86 Blutspiegelkurve eines Arzneimittels. [A400]

Elimination

DEFINITION
Therapeutische Breite: Abstand zwischen therapeutischer und toxischer (*giftiger*) Wirkstoffdosis.

Als **Elimination** werden Vorgänge bezeichnet, die zu einer **Konzentrationsabnahme** des Wirkstoffs im Blut führen. Im Wesentlichen sind das die **Biotransformation** (*Metabolisierung*) und die **Ausscheidung**.

Die Metabolisierung erfolgt meist durch Leberenzyme, die in der Regel untoxische Abbauprodukte entstehen lassen. Im höheren Alter laufen Enzymreaktionen jedoch langsamer ab, die Metabolisierungsgeschwindigkeit sinkt; durch Kumulation (*Anhäufung*) können toxische Metaboliten auftreten. Die Dosierung ist daher beim älteren Menschen häufig niedriger anzusetzen als bei jüngeren Erwachsenen.

Die **Halbwertszeit** gibt die Zeit an, nach der die Hälfte der ursprünglichen Arzneimittelmenge den Blutkreislauf verlassen hat. Anhand der Blutspiegelkurve und der Halbwertszeit können **Dosierung** und Abstand der Medikamentengabe bei Medikamenten mit geringer therapeutischer Breite festgelegt werden (➤ Definition, z. B. Digitalispräparate).

Arzneimittel werden über verschiedene Wege **ausgeschieden**:
- renale Ausscheidung durch glomeruläre Filtration, tubuläre Sekretion, tubuläre Resorption (➤ 2.11.1)
- biliäre Ausscheidung über die Galle
- Ausscheidung über die Lunge

> Insbesondere bei alten Menschen sowie Leber- und Nierenkranken kann nicht nur die Enzymtätigkeit, sondern auch die Ausscheidung des Medikaments so beeinträchtigt sein, dass die Substanz im Körper kumuliert und zu erheblichen unerwünschten Wirkungen oder toxischen Reaktionen führt.

Pharmakodynamik

Die **Pharmakodynamik** beschäftigt sich mit der Frage nach Wirkmechanismus/Wirkung, Dosis-/Wirkungsbeziehungen und unerwünschten Wirkungen.

Wirkmechanismen sind:
- Interaktionen des Wirkstoffs mit spezifischen **Rezeptoren**
- Öffnung oder Blockade von **Ionenkanälen**
- Beeinflussung von **Transportsystemen**
- Hemmung oder Aktivierung von **Enzymen**

Die genannten Interaktionen verändern die Zellarbeit. Die Veränderung der Zellarbeit und deren Bedeutung für den Organismus ist also die Wirkung, die ein Arzneistoff im Körper auslöst.

Beispiel: Auf den Zellmembranen der Herzmuskelzellen befinden sich Betarezeptoren. Mit der Bindung von Noradrenalin (Neurotransmitter des Sympathikus) an diese Rezeptoren erfolgt das Signal für die Herzmuskelzellen, eine erhöhte Kontraktionsleistung zu erbringen. Das Ergebnis ist eine Herzarbeit, die das Blut mit größerem Druck aus den Herzkammern auswirft (➤ 2.7.3). Der gemessene systolische Blutdruckwert ist erhöht.

Ein **Betablocker** (z. B. Metoprolol/Beloc-Zok®), bei Bluthochdruck peroral verabreicht, besetzt nach seiner Resorption und Verteilung diese Betarezeptoren, indem er z. B. das Noradrenalin aus seiner Bindung verdrängt. Durch die Blockade dieser Rezeptoren bleibt die Kontraktionsleistung der Herzmuskelzellen auf einem niedrigeren Niveau. Der Druck, mit dem das Herz das Blut auswirft – und damit der gemessene systolische Blutdruckwert – ist jetzt niedriger.

Wirkungseintritt

Der **Wirkungseintritt** ist von der Applikationsform abhängig:
- Sublingualkapseln, Nasenspray, Bronchial-Spray, i. v.-Injektionen ca. 1 Min.
- Tropfen, Saft ca. 10 Min.
- i. m.- und s. c.-Injektionen ca. 20 Min.
- Tabletten, Kapseln und Dragees ca. 30 Min.

Dosis-/Wirkungsbeziehungen

An **Plasmaproteine** gebundene Teile eines Wirkstoffs können nicht aus dem Kapillarsystem in die Gewebe diffundieren. Infolge der begrenzten Zahl von Bindungsstellen der Plasmaeiweiße wird das Maß der Wirkung von der Menge **frei zirkulierender Wirkstoffe** bestimmt. Je höher diese ist, desto mehr Wirkstoffmoleküle können ihre Wirkungen entfalten. Zur Vereinfachung der Dosierungsrichtlinien geht man von einem Durchschnittsgewicht von 70 kg aus.

Wenn bei einer gleichzeitigen Anwendung von zwei oder mehr Wirkstoffen der Effekt der Kombination größer ist als der der Einzelsubstanzen spricht man von **Synergismus**. Eine **Toleranzentwicklung** tritt auf, wenn nach wiederholter Zufuhr eines Arzneistoffes die Dosis erhöht werden muss, um die gleiche Wirkung zu erreichen. Die Wirkungsabnahme beruht vorwiegend auf einer Enzyminduktion (*vermehrte Bildung von Enzymen*) bezüglich einer rascheren Metabolisierung des Wirkstoffs.

Unerwünschte Wirkungen kommen zustande, weil der Arzneistoff nicht nur mit den Rezeptoren der gewünschten, sondern mit allen Körperzellen reagiert, die diese Rezeptoren besitzen. Im obigen Beispiel besitzen auch die glatten Muskelzellen der Bronchialmuskulatur Betarezeptoren. Betablocker können hier als unerwünschte Wirkung einen Bronchospasmus (*Krampf der Bronchialmuskulatur*) auslösen.
Wichtige Symptome unerwünschter Arzneimittelwirkungen:
- Kreislaufstörungen (z. B. Bluthochdruck, niedriger Blutdruck, Herzrhythmusstörungen)
- Atemstörungen (z. B. Atemnot, flache Atmung)
- Störungen des Magen-Darm-Trakts (Übelkeit, Erbrechen, Durchfälle)
- Hautausschläge
- psychische Veränderungen (z. B. veränderte Stimmungslage, Müdigkeit, Nervosität)
- Händezittern (*Tremor*)
- Sehstörungen

Unabhängig von diesen substanzspezifischen unerwünschten Wirkungen kann der Pflegebedürftige auf jedes Medikament mit einer **Allergie** (➤ 2.6.10) reagieren, und zwar nicht nur

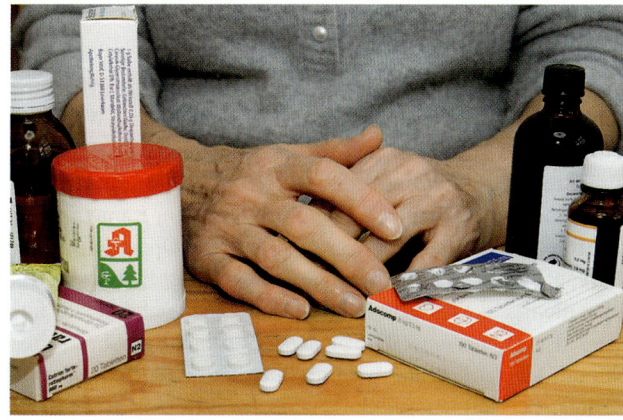

Abb. 1.87 Zum „Normalprogramm" vieler alter Menschen gehört die tägliche Einnahme mehrerer Medikamente. Somit steigt die Gefahr unerwünschter Wechselwirkungen zwischen den verschiedenen Arzneimitteln. [K313]

gegen den Wirkstoff selbst, sondern auch gegen die in der jeweiligen Zubereitung enthaltenen Hilfsstoffe. Die meisten Allergien sind relativ harmlos (z. B. Hautausschläge). Es kann aber auch zu einer allergischen Sofortreaktion bis hin zum anaphylaktischen Schock kommen (➤ 2.8.10).

Wechselwirkungen

Bei der gleichzeitigen Gabe mehrerer Arzneimittel treten oft **Wechselwirkungen** (*Interaktionen*) auf, weil beide Wirkstoffe z. B. die gleichen Rezeptoren besetzen oder dieselben Enzyme beanspruchen. So kann es zur Verstärkung oder Abschwächung der Wirkung des einzelnen Medikaments kommen. Beispiele:
- Die Wirkung von Sulfonylharnstoffen (zur Blutzuckersenkung bei Diabetes mellitus) wird durch Acetylsalicylsäure (Aspirin®) verstärkt. Es kann eine gefährliche Unterzuckerung eintreten.
- Bei gleichzeitiger Gabe von Digitalispräparaten (zur Therapie einer Herzinsuffizienz) und Thiazid-Diuretika können gefährliche Herzrhythmusstörungen durch Hypokaliämie (➤ 2.7.7, 2.11.6) auftreten.

1.5.8 Chirurgische Therapien

Die Chirurgie der Neuzeit umfasst nicht nur die immer noch häufigen offenen Operationen, sondern auch die minimal invasive Chirurgie (*Schlüssellochchirurgie*, *Knopflochchirurgie*), NOTES-Technik und die computer-assistierte Chirurgie.

Offene Operationen

Bei **offenen Operationen** verschafft sich der Chirurg mit einem entsprechenden Hautschnitt den Zugang zum erkrankten Organ. Vorteil einer offenen Operation ist die gute Übersicht über den Problembereich und die Möglichkeit, bei Bedarf den Eingriff zu erweitern. Nachteile sind z. B. die längere Bettlägerigkeit, die größere Gefahr von Wundheilungsstörungen und größere (Haut)-Narben.

1 Allgemeine Gesundheits- und Krankheitslehre

Minimal-invasive Chirurgie

Operative Eingriffe der **miminal-invasiven Chirurgie** (*MIC*) finden über möglichst kleine Verletzungen von Haut und Weichteilen statt und gehen mit geringer Narbenbildung einher. Zum Einführen der Mikroinstrumente (z. B. Scheren, Fasszangen, Clips und Nahtinstrumente, Saugvorrichtungen, Kamera) sind mehrere kleine Hautschnitte erforderlich. Der Operationsablauf wird auf einem Monitor übertragen, ein direkter Einblick in das Operationsgebiet ist nicht möglich. Anwendungen der MIC finden z. B. bei Gelenkoperationen, in der Gynäkologie, zur Appendektomie (*Entfernung des Wurmfortsatzes*) und Gallenblasenentfernung, bei Hernienoperationen und in der Herzchirurgie statt.

NOTES-Technik

Mittels der **NOTES-Technik**: (N*atural* O*rifice* T*ranslumenal* E*ndoscopic* S*urgery*) werden Narben vollständig vermieden, denn der Zugang zum Operationsgebiet erfolgt über natürliche Körperöffnungen. Der Weg über den Mund, das Rektum oder die Scheide gestattet es z. B., nach der Perforation von Magen, Rektum oder hinterem Scheidengewölbe in die Bauchhöhle vorzudringen. Der zweite Zugang bei der NOTES-Technik wird über den Nabel angelegt.

Computer-assistierte Chirurgie

Bei **computer-assistierten chirurgischen Maßnahmen** sind Roboter im Einsatz. Das Gerät wird anhand präoperativer diagnostischer Verfahren (z. B. CT) programmiert. Die robotergestützte Chirurgie bietet sich aufgrund der erreichbaren Präzision bei Implantationen von Gelenkprothesen an.

Andere Verfahren arbeiten mit Hilfe von Anweisungen des Chirurgen und setzen diese in Steuersignale um. Die Signale werden von dem am Operationstisch positionierten Robotersystem ausgeführt. Da die Informationen vom Chirurgen zum Roboter durch digitale Übertragung erfolgt, ist die Anwesenheit des Chirurgen im Operationssaal nicht erforderlich.

Der Begriff „**Telechirurgie**" beschreibt Operationen durch einen Roboter, bei denen sich der ausführende Chirurg in einer anderen Stadt oder in einem anderen Land aufhält und von dort aus seine Anweisungen erteilt.

1.5.9 Radiologische Therapien

Strahlentherapie

Wirkungen
Die **Strahlentherapie** wird hauptsächlich zur Behandlung von bösartigen Tumoren genutzt, wobei schlecht durchblutete und sauerstoffarme Tumoren meist strahlenresistent sind. Die Wirkung der Strahlen führt zu Strangbrüchen der DNS von Tumorzellen, hindert diese somit an der Zellteilung und löst den **Zelltod** (*Apoptose*) aus. Da der Tumor während der Strahlenbehandlungsintervalle weiter wächst, sind Gesamtbehandlungszeiten von etwa 2–8 Wochen erforderlich. Die **neoadjuvante** Strahlentherapie soll den bösartigen Tumor für eine spätere Operation verkleinern (*Downstaging*), die **adjuvante** Strahlentherapie das Ergebnis der vorausgegangenen Operation sichern und evtl. vorhandene Mikrometastasen eliminieren. Nebenwirkungen treten in Abhängigkeit von der Dosis, Eindringtiefe und Zahl der Einzeldosen auf.

- **Frühreaktionen**: Hautrötungen im bestrahlten Feld – und in Abhängigkeit vom bestrahlten Gebiet Haarausfall, Stomatitis bei Bestrahlungen der Kopf-Hals-Region, Völlegefühl, Übelkeit oder Durchfälle bei Bestrahlungen der Bauchregion
- **Spätreaktionen** (nach ca. drei Monaten): Verfärbungen der Haut, Verhärtungen, Xerostomie (*Mundtrockenheit*), Geschmacksverlust und Lungenfibrose

Verfahren
- **Radiotherapie** bei strahlensensiblen Tumoren (z. B. Lymphomen), zur Linderung von Tumorschmerzen und zur palliativen Behandlung von krebskranken Menschen
- **Radio-Chemotherapie** zur Wirkungsverstärkung z. B. bei Lungen- und Dickdarmkarzinomen
- Kombination von **Strahlentherapie** und **Hyperthermie**, z. B. bei malignem Melanom (*schwarzem Hautkrebs*) und Sarkomen (➤ 2.1.14)

Brachytherapie
Im Gegensatz zu perkutanen strahlentherapeutischen Maßnahmen, bei denen hochenergetische Strahlen von außen auf den Körper gerichtet werden, erfolgt bei der **Brachytherapie** die Platzierung der Strahlenquellen direkt im Tumorgebiet. Die Behandlung kann oft ambulant durchgeführt werden. Zu den Verfahren der Brachytherapie gehören die **Afterloadingverfahren** und **Implantationen**.

Afterloaden (engl. *nachladen*): Der Begriff bedeutet, dass z. B. bei Gebärmutterkrebs Kunststoffapplikatoren in der Gebärmutter positioniert werden. Im Nachladeverfahren, wenn das medizinische Personal aus Strahlenschutzgründen den Raum verlassen hat, werden mithilfe eines Afterloading-Geräts dann Strahlungsquellen in diese Kunststoffapplikatoren eingebracht.

Bei den **Implantationsverfahren** erfolgt das Einbringen kleiner Strahlungsquellen in Form eines Drahtes, einer Nadel oder eines Korns (*Seed*). Sie bleiben entweder permanent (*immer*) oder temporär (*zeitbegrenzt*) im Körper. Eine typische Anwendung sind Seed-Implantationen in die Prostata bei Prostatakarzinom (➤ 2.12.5). Sie haben eine Halbwertszeit von 60 Tagen und bleiben auch nach dem Abklingen der Strahlung im Prostatagewebe.

Reizbestrahlung
Bestrahlungen (mit deutlich geringeren Dosen als bei der Krebstherapie) finden ihre Anwendung bei chronisch-entzündlichen und degenerativen Erkrankungen des Bewegungsapparates (z. B. Fersensporn, Tennisellenbogen, Arthrosen). Die Bestrahlung reduziert die Aktivität des Abwehrsystems und hemmt so akute und chronische Entzündungsprozesse.

Nuklearmedizinische Therapie

In der **nuklearmedizinischen Therapie** (*Nuklidtherapie*) spielen v. a. β-Strahler eine große Rolle, weil sie eine geringe Reichweite und eine hohe biologische Wirksamkeit haben.

Wenn die Nuklidtherapie systemisch angewandt wird, reichert sie sich nach oraler oder intravenöser Verabreichung im Zielgewebe an. Beispiel ist die **Radiojodtherapie** (➤ 2.5.9). Zu den lokalen Nuklidtherapien gehört die **Radiosynoviorthese** (➤ 2.1.12).

Literaturnachweis

1. Fry, M.: Startwissen Chemie. Spektrum Akademischer Verlag, Heidelberg, 2007.
2. Pirlet, K.: Naturheilkunde ist Naturwissenschaft. Karger GmbH, Freiburg, 2004.
3. Steidl, S.: Gerontologie, Geriatrie und Gerontopsychiatrie. Facultas Verlags- und Buchhandels AG, Wien, 2011.
4. Pschyrembel: Klinisches Wörterbuch. de Gruyter Verlag, Berlin, 2011.
5. Zeyfang, A.: Medizin des Alterns und des alten Menschen. Springer Verlag, Heidelberg, 2008.
6. Karow, T: Allgemeine und Spezielle Pharmakologie und Toxikologie. (Vorlesungsorientierte Darstellung), 2011.
7. Rote Liste. Cantor Verlag, Aulendorf, 2011.
8. Klinke, R.; Silbernagl, S.; Pape, H.-C.: Physiologie. Thieme Verlag, Stuttgart, 2005.
9. Schmidt, R. et al.: Physiologie des Menschen mit Pathophysiologie. Springer Verlag, Heidelberg, 2005.
10. Gehart, R.: Anatomie und Physiologie verstehen. Elsevier Verlag, München, 2009.
11. Kugler, P.: Zelle Organ Mensch. Elsevier Verlag, München, 2006.
12. Posel, P.: Spielend durch die Histologie. Elsevier Verlag, München, 2009.
13. Huch, R: Mensch, Körper, Krankheit. Elsevier Verlag, München, 2011.
14. Schmidt, R. et al.: Physiologie des Menschen mit Pathophysiologie. Springer Verlag, Heidelberg, 2005.
15. Gerlach, U.: Innere Medizin für Gesundheits- und Krankenpflege. Thieme Verlag, Stuttgart, 2011.
16. Lüllmann, H.: Taschenatlas Pharmakologie. Thieme Verlag, Stuttgart, 2008.
17. Paetz, B.: Chirurgie für Pflegeberufe. Thieme Verlag, Stuttgart, 2009.
18. Reiser, M.: Radiologie. Thieme Verlag, Stuttgart, 2011.

Wiederholungsfragen

1. Was ist unter dem Begriff „Redoxreaktion" zu verstehen? (➤ 1.1.1)
2. Nennen Sie Bespiele für anabole und katabole Reaktionen? (➤ 1.1.3)
3. Was sind Puffer? (➤ 1.1.4)
4. Was ist ein Enzym? (➤ 1.1.4)
5. Welche Aufgaben haben die verschiedenen Zellorganellen? (➤ 1.2.1)
6. Wo liegen die Unterschiede zwischen Chromosom, DNS und Gen? (➤ 1.2.2)
7. Schildern Sie den Aufbau der DNS. (➤ 1.2.2)
8. Nennen Sie die passiven Transportprozesse. (➤ 1.2.3)
9. Wo liegt der Unterschied zwischen Mitose und Meiose? (➤ 1.2.4)
10. Schildern Sie die Phasen der Mitose. (➤ 1.2.4)
11. Welche vier Haupt-Gewebearten gibt es? (➤ 1.3)
12. Wodurch unterscheiden sich exokrine von endokrinen Drüsen? (➤ 1.3.1)
13. Welche drei Arten von Knorpel unterscheidet man und wo kommen sie hauptsächlich vor? (➤ 1.3.2)
14. Welche Typen von Muskelgewebe kennen Sie? (➤ 1.3.3)
15. Schildern Sie den Aufbau einer Nervenzelle. (➤ 1.3.4)
16. Wie funktioniert eine Synapse? (➤ 1.3.4)
17. Welche sicheren Todeszeichen gibt es? (➤ 1.4.1)
18. Erklären Sie das Stufen-Modell der Schmerztherapie laut WHO. (➤ 1.4.2)
19. Wie heißen die typischen Entzündungszeichen und wie kommen sie zustande? (➤ 1.4.3)
20. Erklären Sie Aktivimmunisierung und Passivimmunisierung am Beispiel der Tetanus-Simultanimpfung. (➤ 1.4.4)
21. Nennen Sie die hauptsächlichen Metastasierungswege bösartiger Tumoren? (➤ 1.4.5)
22. Erläutern Sie das Prinzip der indirekten Blutdruckmessung. (➤ 1.5.2)
23. Zeichnen Sie bitte eine normale Herzaktion im EKG auf und benennen Sie die verschiedenen Zacken, Wellen, Strecken und Komplexe (P-Welle, PQ-Zeit, QRS-Komplex, T-Welle, Q-Zacke, R-Zacke, S-Zacke, QT-Zeit). (➤ 1.5.4)
24. Welche schädigenden Auswirkungen können Röntgenstrahlen auf den Organismus haben? (➤ 1.5.5)
25. Wo liegen die Unterschiede zwischen Frei- und Handelsnamen? (➤ 1.5.7)
26. Nennen Sie Besonderheiten im Umgang mit Betäubungsmitteln. (➤ 1.5.7)
27. Was ist unter dem Begriff „Pharmakokinetik", was unter dem Begriff „Pharmakodynamik" zu verstehen? (➤ 1.5.7)
28. Arzneimittel können unerwünschte Wirkungen hervorrufen. Bitte nennen Sie einige häufige Symptome, die den Verdacht auf diese Arzneimittelwirkungen lenken. (➤ 1.5.7)
29. Warum werden Arzneimittel bei älteren Menschen häufig anders dosiert als bei jüngeren? (➤ 1.5.7).
30. Was verstehen Sie unter dem Begriff Brachytherapie? (➤ 1.5.9)

KAPITEL 2
Spezielle Gesundheits- und Krankheitslehre

2.1	**Erkrankungen des Bewegungsapparates, Wunden und Wundversorgung** 81	2.3.5	Brechungsfehler 172
2.1.1	Skelettsystem und Knochen 81	2.3.6	Glaukom 173
2.1.2	Gelenke 84	2.3.7	Katarakt 174
2.1.3	Skelettmuskulatur 85	2.3.8	Netzhauterkrankungen 175
2.1.4	Regionen des Kopfes 89	2.3.9	Herabgesetzte Sehschärfe, hochgradige Sehschwäche, Blindheit 176
2.1.5	Körperstamm 92	2.3.10	Therapie von Augenerkrankungen 178
2.1.6	Schultergürtel 96	2.3.11	Pflege bei Augenerkrankungen 178
2.1.7	Obere Extremität 98	2.3.12	Augenverbände und Verbandswechsel 180
2.1.8	Becken 101	2.3.13	Umgang mit Augenprothesen und Linsen ... 181
2.1.9	Untere Extremität 105		
2.1.10	Leitsymptome bei orthopädischen Erkrankungen 109	2.4	**Erkrankungen des Hör- und Gleichgewichtsorgans** 182
2.1.11	Degenerative Erkrankungen des Bewegungsapparates 110	2.4.1	Aufbau des Hör- und Gleichgewichtsorgans 182
2.1.12	Erkrankungen des rheumatischen Formenkreises 116	2.4.2	Leitsymptome bei Erkrankungen des Hör- und Gleichgewichtsorgans 184
2.1.13	Weitere Knochenerkrankungen 121	2.4.3	Schwerhörigkeit 186
2.1.14	Tumoren und Metastasen des Stützapparates 123	2.4.4	Hörgeräte 190
2.1.15	Leitsymptome und -befunde in der Traumatologie 124	2.5	**Endokrine, stoffwechsel- und ernährungsbedingte Erkrankungen** 192
2.1.16	Allgemeine Frakturenlehre 125	2.5.1	Endokrines System 192
2.1.17	Amputationen 134	2.5.2	Allgemeiner Aufbau und Funktionsprinzipien des endokrinen Systems 193
2.1.18	Wunden und Wundversorgung 136	2.5.3	Hypothalamus und Hypophyse 194
2.2	**Erkrankungen von Haut und Hautanhangsgebilden** 141	2.5.4	Schilddrüse und ihre Hormone 195
2.2.1	Aufbau der Haut 141	2.5.5	Nebenschilddrüse und Regulation des Kalzium- und Phosphathaushalts 196
2.2.2	Sinneskörperchen der Haut 144	2.5.6	Hormone der Nebennieren 196
2.2.3	Hautanhangsgebilde 144	2.5.7	Hormone des Verdauungstrakts 198
2.2.4	Leitsymptome bei Hauterkrankungen 146	2.5.8	Erkrankungen der Hypophyse 199
2.2.5	Dekubitus 151	2.5.9	Erkrankungen der Schilddrüse 200
2.2.6	Infektiöse Hauterkrankungen 154	2.5.10	Erkrankungen der Nebenschilddrüsen 204
2.2.7	Allergische bedingte Hauterkrankungen ... 159	2.5.11	Erkrankungen der Nebennierenrinde 204
2.2.8	Psoriasis (vulgaris) 161	2.5.12	Hyperurikämie und Gicht 206
2.2.9	Fehlbildungen der Haut und Hauttumoren 163	2.5.13	Diabetes mellitus 207
		2.5.14	Erkrankungen des Fettstoffwechsels 214
2.3	**Erkrankungen des Auges** 166	2.6	**Erkrankungen des Blutes und des lymphatischen Systems** 216
2.3.1	Aufbau des Auges 166		
2.3.2	Leitsymptome bei Augenerkrankungen ... 169	2.6.1	Zusammensetzung und Aufgaben des Blutes 216
2.3.3	Augenliderkrankungen 170		
2.3.4	Bindehautentzündung 171	2.6.2	Erythrozyten 219

2 Spezielle Gesundheits- und Krankheitslehre

2.6.3	Gerinnungssystem	221
2.6.4	Leukozyten	223
2.6.5	Immunabwehr	225
2.6.6	Lymphatisches System	227
2.6.7	Erkrankungen der roten Blutzellen	230
2.6.8	Störungen der Blutgerinnung	232
2.6.9	Erkrankungen der weißen Blutzellen	235
2.6.10	Störungen der Immunabwehr	237
2.6.11	Erkrankungen des Immunsystems	242

2.7 Herzerkrankungen … 245
- 2.7.1 Das Herz von außen … 245
- 2.7.2 Das Herz von innen … 246
- 2.7.3 Herzarbeit … 249
- 2.7.4 Leitsymptome bei Herzerkrankungen … 250
- 2.7.5 Durchblutungsstörungen des Herzens … 251
- 2.7.6 Herzinsuffizienz … 255
- 2.7.7 Herzrhythmusstörungen … 258
- 2.7.8 Elektrotherapie … 262
- 2.7.9 Kardiomyopathien … 263
- 2.7.10 Herzklappenfehler … 264
- 2.7.11 Entzündliche Herzerkrankungen … 265

2.8 Erkrankungen des Kreislaufsystems … 267
- 2.8.1 Arterien … 267
- 2.8.2 Physiologie der Blutströmung … 269
- 2.8.3 Kapillaren … 270
- 2.8.4 Venen … 271
- 2.8.5 Leitsymptome bei Kreislauf- und Gefäßerkrankungen … 272
- 2.8.6 Veränderungen des Blutdrucks … 274
- 2.8.7 Arteriosklerose … 276
- 2.8.8 Arterielle Durchblutungsstörungen … 278
- 2.8.9 Erkrankungen der Venen … 281
- 2.8.10 Störungen der Mikrozirkulation … 284

2.9 Erkrankungen des Atemsystems … 287
- 2.9.1 Nase und Nasennebenhöhlen … 287
- 2.9.2 Rachen … 290
- 2.9.3 Kehlkopf … 290
- 2.9.4 Tracheobronchialbaum … 292
- 2.9.5 Lunge … 293
- 2.9.6 Steuerung der Atmung … 297
- 2.9.7 Leitsymptome bei Erkrankungen des Atemsystems … 297
- 2.9.8 Entzündungen der Atemwege … 300
- 2.9.9 Chronische Lungenerkrankungen … 306
- 2.9.10 Lungentumoren … 310
- 2.9.11 Lungenembolie … 312
- 2.9.12 Erkrankungen der Pleura … 312

2.10 Erkrankungen des Verdauungssystems … 314
- 2.10.1 Übersicht … 314
- 2.10.2 Mundhöhle und Rachenraum … 317
- 2.10.3 Speiseröhre … 319
- 2.10.4 Magen … 321
- 2.10.5 Dünndarm … 322
- 2.10.6 Bauchspeicheldrüse … 323
- 2.10.7 Gallenwege … 324
- 2.10.8 Verdauung und Resorption der Nahrungsbestandteile … 325
- 2.10.9 Dickdarm … 326
- 2.10.10 Leber … 328
- 2.10.11 Mundkrankheiten … 330
- 2.10.12 Erkrankungen der Speiseröhre … 332
- 2.10.13 Erkrankungen von Magen und Duodenum … 336
- 2.10.14 Leitsymptome bei Darmerkrankungen … 341
- 2.10.15 Erkrankungen des Darms … 344
- 2.10.16 Hernien … 353
- 2.10.17 Erkrankungen der Leber … 354
- 2.10.18 Erkrankungen der Gallenwege … 360
- 2.10.19 Erkrankungen der Bauchspeicheldrüse … 362

2.11 Erkrankungen des Harnsystems … 366
- 2.11.1 Niere … 366
- 2.11.2 Ableitende Harnwege … 370
- 2.11.3 Wasser-, Elektrolyt- und Säure-Basen-Haushalt … 372
- 2.11.4 Erkrankungen der Nieren und Harnleiter … 376
- 2.11.5 Erkrankungen der Harnblase und Harnröhre … 385
- 2.11.6 Störungen des Wasser- und Elektrolythaushalts … 388

2.12 Erkrankungen der Geschlechtsorgane … 393
- 2.12.1 Männliche Geschlechtsorgane … 393
- 2.12.2 Geschlechtsorgane der Frau … 396
- 2.12.3 Weibliche Brust … 399
- 2.12.4 Sexueller Reaktionszyklus von Frau und Mann … 400
- 2.12.5 Erkrankungen der männlichen Geschlechtsorgane … 401
- 2.12.6 Geschlechtskrankheiten … 403
- 2.12.7 Erkrankungen der weiblichen Geschlechtsorgane … 404
- 2.12.8 Mammakarzinom … 410

2.13 Neurologische Erkrankungen … 414
- 2.13.1 Zentrales Nervensystem … 414
- 2.13.2 Versorgungs- und Schutzeinrichtungen des ZNS … 420

2.13.3	Peripheres Nervensystem 423	2.13.8	Infektiöse und entzündliche Erkrankungen des ZNS 438
2.13.4	Vegetatives Nervensystem 426	2.13.9	Parkinson-Syndrom 441
2.13.5	Leitsymptome bei neurologischen Erkrankungen 429	2.13.10	Anfallsleiden 443
2.13.6	Schlaganfall 434	2.13.11	Intrakranielle Tumoren 445
2.13.7	Schädel-Hirn-Trauma und kranielle Blutungen 436	2.13.12	Erkrankungen des peripheren Nervensystems 446

2.1 Erkrankungen des Bewegungsapparates, Wunden und Wundversorgung

> **DEFINITION**
>
> **Bewegungsapparat:** Umfasst knöcherne und knorpelige Skelettelemente, bindegewebige Verbindungen und die Skelettmuskulatur.
> **Orthopädie** (griech. *orthos: gerade, richtig* und *paideia: Erziehung*): Medizinisches Fachgebiet, zu dem Erkrankungen des Bewegungsapparates (Knochen, Gelenke, Muskeln, Sehnen) zählen. Dazu gehören z. B.:
> - degenerative Erkrankungen (Arthrose, Bandscheibenvorfall)
> - Erkrankungen des rheumatischen Formenkreises (rheumatoide Arthritis, Morbus Bechterew)
> - Osteoporose und Osteomalazie
> - Tumoren des Stützapparates
>
> **Rheumatologie:** Lehre von den rheumatischen Erkrankungen (> 2.1.12). Dazu gehören chronische Krankheiten des Bewegungsapparates und immunogen bedingte Entzündungen des Bindegewebes der inneren Organe (*Kollagenosen*) oder der Gefäße (*Vaskulitiden*).
> **Traumatologie** (griech. *Trauma: Verletzung, Wunde*): Unfallmedizin, befasst sich mit Auswirkungen, Behandlungen und Verhütung von Unfällen.

Mit Erkrankungen des **Bewegungsapparates** befassen sich die Fachgebiete **Orthopädie, Traumatologie** und **Rheumatologie,** wobei Teilgebiete der Rheumatologie und der Traumatologie in die Orthopädie integriert sind.

2.1.1 Skelettsystem und Knochen

Skelettsystem

Das **Skelett** des Erwachsenen (> Abb. 2.1) besteht aus über 200 Knochen verschiedener Gruppen:
- **Schädel** (Cranium)
- **Wirbelsäule** (Columna vertebralis)
- **Knöcherner Brustkorb** (Thorax)
- **Schulter-** und **Beckengürtel**
- **Arme** (obere Extremitäten)
- **Beine** (untere Extremitäten).

Brust, Bauch, Becken und Rücken werden zusammenfassend als Rumpf (*Torso*) bezeichnet. Dieser ist über den Schulter- und den Beckengürtel mit den Extremitäten verbunden.

Das Skelett gewährt dem Körper **Stabilität**, **schützt** innere Organe vor Verletzungen und dient als wichtiger **Mineralspeicher**. Im roten Knochenmark findet die **Blutbildung** statt (> 2.6.1).

Knochentypen und -formen

Nach ihrer Form und Funktion können Knochen folgendermaßen unterschieden werden:
- **Röhrenknochen** (Oberarm-, Oberschenkel-, Unterarm-, Unterschenkel-, Finger- und Zehenknochen) bestehen aus einem röhrenförmigen Schaft, der **Diaphyse,** und zwei meist verdickten Enden, der proximalen und distalen **Epiphyse.** Die zwischen Diaphyse und Epiphyse liegende Übergangszone wird als **Metaphyse** bezeichnet (> Abb. 2.2).
- **Platte Knochen** (Knochen des Schädeldaches, die Schulterblätter, das Brustbein, die Rippen und die Darmbeinschaufeln) sind flach geformt und enthalten zwischen zwei festen Außenschichten eine schmale spongiöse Innenschicht.
- Zu den **kurzen** und **unregelmäßigen Knochen** gehören die Hand- und Fußwurzelknochen, die Wirbel und viele Knochen des **Gesichtsschädels**.
- **Sesambeine** sind kleine in Muskelsehnen eingebettete Knochen. Sie dienen der Führung von Muskelsehnen an Stellen hoher mechanischer Belastung. Die größten Sesambeine heißen Kniescheiben. Jeweils zwei Sesambeinchen sind an Daumen und großer Zehe regelmäßig vorhanden.

Durchtrittsstellen von Leitungsbahnen

Viele Knochen haben spezielle Ausformungen:
- Ein **Foramen** (*Loch*) ist eine Öffnung für den Durchtritt von Nerven und Gefäßen; durch das große Hinterhauptsloch (> Abb. 2.14) zieht das Rückenmark.
- Ein **Meatus** (*Gang*) befindet sich im Inneren eines Knochens, z. B. für die Ohrtrompete (> Abb. 2.143) oder für Leitungsbahnen.
- Andere Knochen besitzen eine **Fossa** (*Grube*) oder **Incisura** (*Einsenkung*), in der Muskeln, Sehnen, Nerven oder Gefäße verlaufen.

Aufbau und Entwicklung der Knochen

Knochenoberfläche

Die Gelenkflächen der Knochen sind von einer dünnen Schicht aus hyalinem Knorpel bedeckt. Dieses Knorpelgewebe vermin-

2 Spezielle Gesundheits- und Krankheitslehre

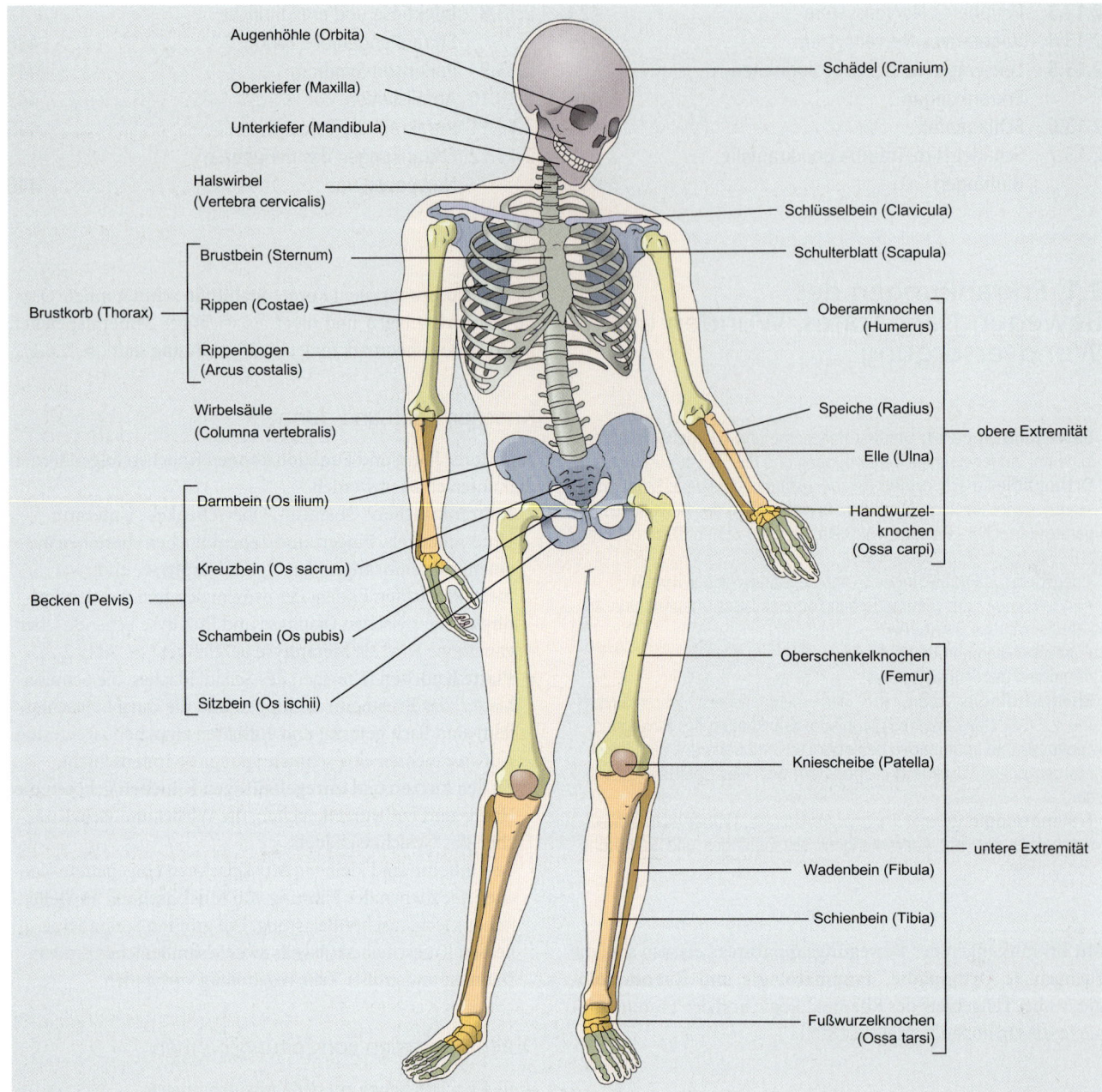

Abb. 2.1 Übersicht über das menschliche Skelett (Ansicht von vorn). Bei den Extremitäten symbolisieren gleiche Farben einander entsprechende Knochengruppen. [L190]

dert die Reibung zwischen zwei Knochen innerhalb eines Gelenks.

Außerhalb der Gelenkflächen ist der Knochen von einer schmerzempfindlichen **Knochenhaut** (*Periost*) umgeben. Sie besteht aus Bindegewebe und enthält Nerven und Gefäße, die den Knochen mit Nährstoffen versorgen.

Kortikalis und Spongiosa

Bestünden Knochen durchgehend aus dichtem Knochengewebe, wäre das Skelett sehr viel schwerer. Da aber nur die Außenschicht, die **Kortikalis** (*Kompakta*), aus dichtem Knochengewebe aufgebaut ist und sich im Inneren des Knochens Knochenbälkchen und Hohlräume befinden, wiegt das Skelett durchschnittlich nur etwa 7 kg.

Einwirkende Kräfte beeinflussen die Anordnung der **Spongiosa** (*Knochenbälkchen*) so, dass für jede Belastungsart genau die nötige Zahl und Stärke verstrebender Bälkchen gebildet wird (> Abb. 2.2). Zwischen den Knochenbälkchen befindet sich das blutbildende **Knochenmark** (*rotes Knochenmark* > 2.6.1), das beim Erwachsenen in den meisten Knochen, die kurz, platt oder unregelmäßig geformt sind sowie in den Epiphysen der Röhrenknochen vorkommt. Die Markhöhlen der Röhrenknochen sind beim Erwachsenen mit **Fettmark** (*gelbem Knochenmark*) gefüllt.

2.1 Erkrankungen des Bewegungsapparates, Wunden und Wundversorgung

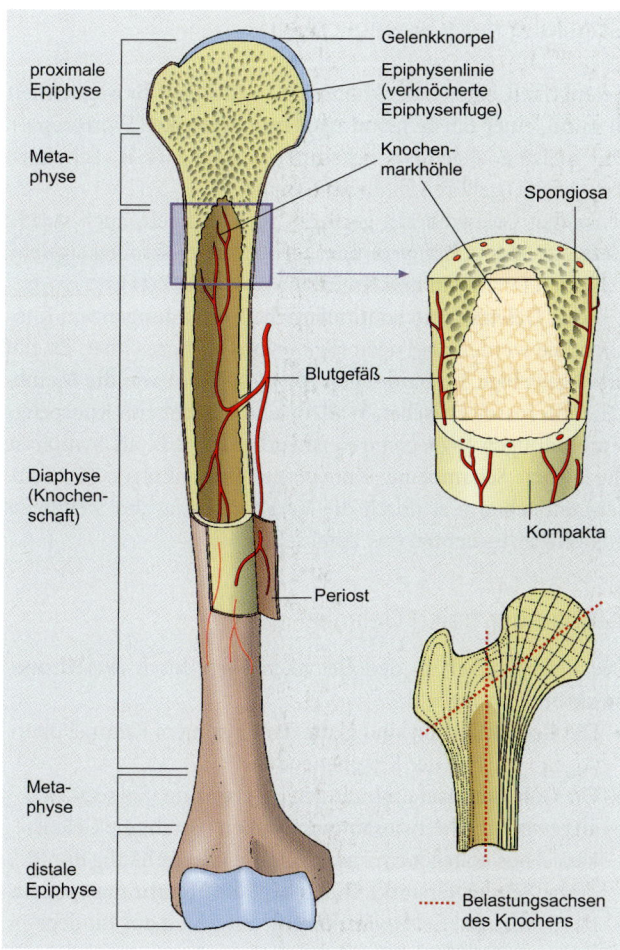

Abb. 2.2 Aufbau eines Röhrenknochens. Links: teilweise längs eröffnet. Rechts: vergrößerter Ausschnitt. [L190]

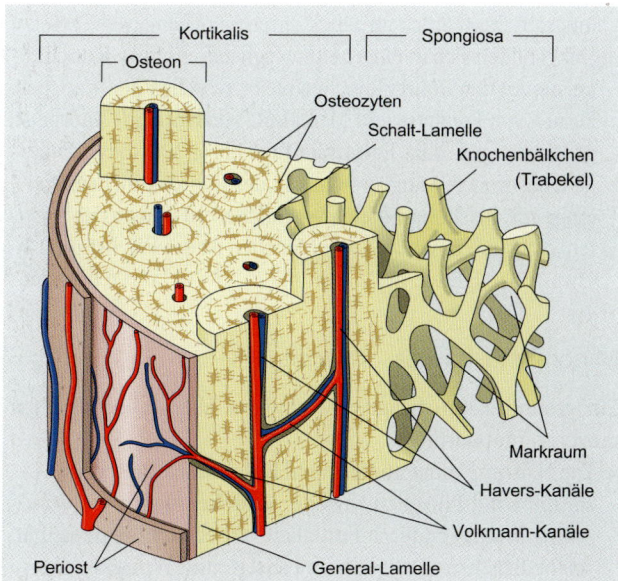

Abb. 2.3 Aufbau eines Lamellenknochens. [L190]

Ernährung des Knochens

Der Knochen wird auf zwei Wegen mit Blut versorgt. Einerseits sprossen winzige Blutgefäße aus der Knochenhaut in den Knochen. Andererseits durchbohren größere Adern die Kortikalis, verzweigen sich zu einem Gefäßnetz und beliefern den Knochen von innen mit Nährstoffen.

Im Inneren der Kompakta verlaufen die kleinen Gefäße in **Havers-Kanälen**. Die Querverbindungen zwischen diesen längs verlaufenden Kanälchen werden **Volkmann-Kanäle** genannt (➤ Abb. 2.3).

Lamellenknochen

Die meisten Knochen bestehen aus feinen Plättchen, die nur Bruchteile von mm dick sind (*Lamellenknochen* ➤ Abb. 2.3). Eine Reihe von Lamellen ordnet sich jeweils röhrenförmig um einen Havers-Kanal an. Aufgrund dieser Anordnung entsteht eine Vielzahl feiner, wenige mm langer Säulen, die **Havers-Säulen** oder **Osteone**. Sie bilden die Baueinheit des Knochens. Osteone verlaufen vorwiegend in Längsrichtung und bestimmen die Biegefestigkeit des Knochens. Zu den Rändern des Knochens hin gruppieren sich die Lamellen zu größeren Platten, den **Generallamellen**.

Bildung von Knochengewebe

Da das Knochengewebe zu den Binde- und Stützgeweben gehört (➤ 1.3.2), findet man auch hier **Zellen, Fasern** und **Grundsubstanz**.

Es gibt drei Arten von Knochenzellen, die für den Auf- und Abbau des Knochens zuständig sind:
- **Osteoblasten** bauen Knochen auf.
- **Osteozyten** regulieren den Knochenstoffwechsel.
- **Osteoklasten** bauen Knochen ab.

Zwischen Osteoblasten und Osteoklasten besteht ein **dynamisches Gleichgewicht**, in dem ständig Knochen auf- und abgebaut wird. Dadurch kann sich der Knochen erhöhen bzw. veränderten Anforderungen (z. B. während des Wachstums oder der Heilungsphase nach Knochenbrüchen) anpassen.

> Bei **Ruhigstellung**, z. B. durch Bettlägerigkeit, überwiegen schon nach wenigen Wochen mangelnder Belastung die Abbauvorgänge. Der Knochen verliert an Stabilität, weil die Knochenbälkchen dünner werden.

Knochenentwicklung

Der Vorgang der **Knochenentwicklung** heißt **Verknöcherung** (*Ossifikation*).

In einem sehr frühen Entwicklungsabschnitt befinden sich an den Stellen der späteren Knochen zusammenhängende Stränge aus embryonalem Bindegewebe. Von diesem Stadium aus gibt es zwei Möglichkeiten der Knochenbildung.
- **Desmale Ossifikation**: Die Knochen des Schädeldaches, die Mehrzahl der Gesichtsknochen und das Schlüsselbein verknöchern auf direktem Wege.
- **Chondrale Ossifikation**: Zunächst entstehen aus den embryonalen Bindegewebssträngen Stäbe aus **hyalinem Knorpel** (➤ 1.3.2). Der Knorpel wird dann in einem zweiten Entwick-

lungsabschnitt Stück für Stück durch Knochengewebe ersetzt. Dabei bilden sich in einer zeitlich genauen Abfolge **Knochenkerne**. An den Röhrenknochen bleibt zwischen den Knochenkernen von Epiphyse und Metaphyse zunächst eine knorpelige Wachstums- oder **Epiphysenfuge** übrig. Von dieser Fuge geht das weitere Längenwachstum des Röhrenknochens so lange aus, bis dieser Bereich verknöchert ist und so das Skelettwachstum abschließt. Bei Mädchen ist das Wachstum mit etwa 17–18 Jahren, bei Jungen mit ca. 18–19 Jahren beendet.

Mineralhaushalt des Knochens

Für gesundes Knochengewebe sind vor allem folgende Substanzen verantwortlich:
- Die Nahrung muss ausreichend **Kalzium** enthalten – zusammen mit Phosphat wird der **Knochenmatrix** (*Interzellularsubstanz*) dadurch Festigkeit verliehen. Eine phosphatreiche Ernährung mit hohem Fleisch- und Wurstkonsum kann sich allerdings negativ auf die Knochenmineralisierung auswirken, weil Phosphat die Kalziumaufnahme stört.
- **Vitamin D** (auch *Calciferole* ➤ 5.1.2) braucht der Körper für die Kalziumaufnahme aus dem Verdauungstrakt. Die Regulation des Kalziumhaushalts übernehmen die Hormone **Parathormon** (aus den Nebenschilddrüsen) und **Kalzitonin** (aus der Schilddrüse). **Sexualhormone** unterstützen den Knochenerhalt.

Sehnen und Bänder

> **DEFINITION**
> **Sehne** (*Tendo*): Aus überwiegend kollagenen Fasern bestehendes Verbindungsstück zwischen Skelettmuskel und Knochen. Flächige Sehnenplatten heißen **Aponeurosen**.
> **Band** (*Lig.*): Stränge aus Bindegewebe.

Sehnen übertragen die Muskelkräfte auf den Knochen. Die Anhaftungsstellen von **Sehnen** und **Bändern** an der Knochenoberfläche müssen hohen mechanischen Belastungen standhalten. Deshalb bildet der Knochen entsprechend der Zugbelastung spezielle Oberflächenstrukturen. Beispiele sind:
- **Crista**: Knochenleiste, z. B. die Crista iliaca des Darmbeins (➤ Abb. 2.30)
- **Epikondylus**: Knochenvorsprung, der einem Kondylus (*Gelenkknorren*) aufsitzt, z. B. beim Oberarmknochen (➤ Abb. 2.23)
- **Tuberositas**: Rauigkeit zum Ansatz von Bändern oder Sehnen

Bänder verstärken Gelenkkapseln oder stabilisieren die Stellung der Knochen und Gelenke.

2.1.2 Gelenke

> **DEFINITION**
> **Gelenk**: Verbindungsstelle zwischen zwei oder mehreren Knochen.

Einteilung nach Beweglichkeit

Gelenke mit einer Gelenkhöhle und deutlicher **Beweglichkeit** in mind. einer Ebene nennt man **freie Gelenke** (*Diarthrosen*). Die meisten allgemein bekannten Gelenke (z. B. Schulter-, Kniegelenk) gehören zu dieser Gruppe.

Zu den Gelenken mit geringer Beweglichkeit, auch **straffe Gelenke** oder *Amphiarthrosen*, gehört das Sakroiliakalgelenk zwischen Darmbein und Kreuzbein (➤ Abb. 2.31).

Feste Gelenke sind kontinuierliche Verbindungen von Knochen. Sie werden als Fugen (*Synarthrosen*) bezeichnet. Es gibt bindegewebige Verbindungen (*Syndesmosen*) wie die Membrana interossea zwischen Waden- und Schienbein. Knorpelige Verbindungen (*Synchondrosen*) verbinden z. B. als Symphyse die beiden Schambeine. Knöcherne Verbindungen (*Synostosen*) entstehen u. a. durch die Verknöcherung des Steißbeins aus Wirbelsegmenten (➤ Abb. 2.19).

Aufbau der freien Gelenke

Die Beweglichkeit in den Gelenken wird durch drei Grundstrukturen ermöglicht:
- Die **Gelenkflächen** sind glatte, von hyalinem Knorpel überzogene Flächen der Knochenenden.
- Die **Gelenkkapsel** umhüllt den Gelenkraum. Sie setzt sich aus zwei Schichten zusammen. Außen besteht die Gelenkkapsel aus kollagenem Fasermaterial und ist häufig durch derbe Bänder verstärkt. Innen liegt die **Membrana synovialis** (*Synovialis, Gelenkinnenhaut*), aufgebaut aus Bindegewebe mit Gefäßen und Nerven und sondert Synovialflüssigkeit (*Synovia, Gelenkflüssigkeit*) ab.
- Der **Gelenkspalt** wird durch Gelenkflüssigkeit (*Synovia*) ausgefüllt. Diese schmiert wie ein Getriebeöl die Gelenkflächen und ernährt zudem den gefäßlosen Knorpel durch Diffusionsvorgänge (➤ 1.2.3).

Schleimbeutel und Menisken

An mechanisch besonders belasteten Stellen liegen **Schleimbeutel** (*Bursae synoviales*), dünnwandige, mit Synovialmembran ausgekleidete Säckchen, die den Druck verteilen, das Gleiten der Strukturen verbessern und als Puffer bei Bewegungen dienen.

Menisken liegen als scheibenförmige Zwischenknorpel im Gelenkspalt. Durch eine bessere Druckverteilung federn sie Stöße auf die Epiphysen ab und schonen so den Gelenkknorpel.

Gelenkformen

Die Beweglichkeit des Gelenks ist entscheidend von der Gestalt der gegenüberstehenden Gelenkflächen bestimmt. Es gibt im Wesentlichen fünf **Gelenkformen** (➤ Abb. 2.4) und max. drei Freiheitsgrade.

Kugelgelenk

Das **Kugelgelenk** besteht aus einer kugeligen Gelenkfläche, dem Gelenkkopf, der sich in einer kugelförmig ausgehöhlten

2.1 Erkrankungen des Bewegungsapparates, Wunden und Wundversorgung

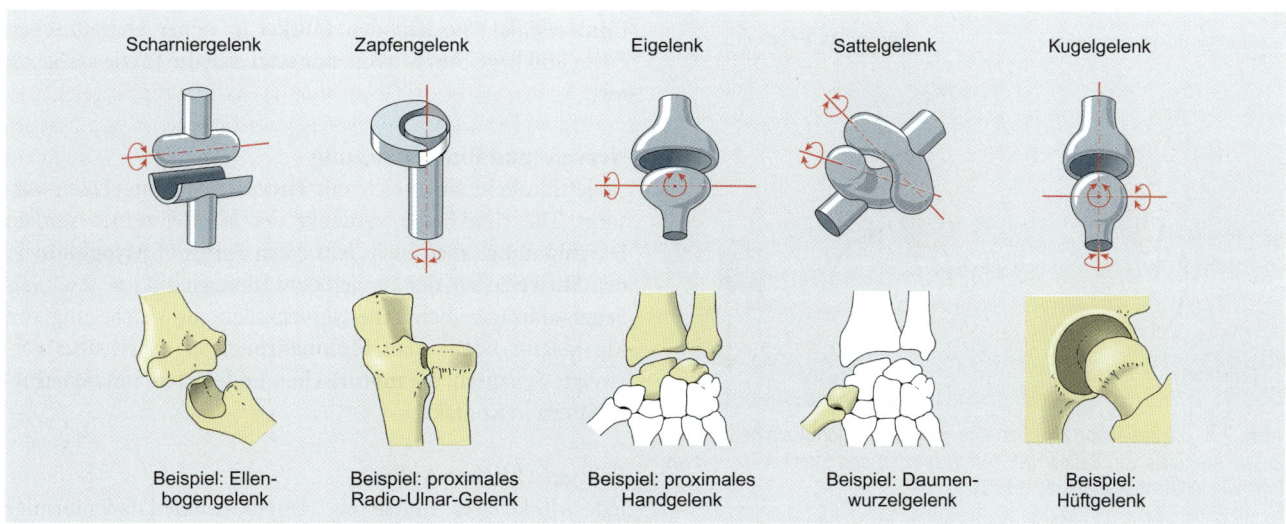

Abb. 2.4 Verschiedene Gelenkformen. [L190]

Gelenkpfanne befindet (> Abb. 2.5). Mit einem Kugelgelenk sind Bewegungen der Extremitäten in allen drei Freiheitsgraden möglich:
- Um die Horizontalachse: **Anteversion** (*Vorwärtsheben*) und **Retroversion** (*Rückwärtsheben*)
- Um die Sagittalachse: **Abduktion** (*Abspreizen*) und **Adduktion** (*Heranziehen*)
- Um die Longitudinalachse: **Innen-** und **Außenrotation**.

Eigelenk
Beim **Eigelenk** liegt ein konvexer ovaler Gelenkkopf in einer konkaven Gelenkpfanne. Ein Eigelenk (z. B. das proximale Handgelenk zwischen Speiche und Handwurzelknochen) dient sowohl der Beuge-Streck-Bewegung als auch der Seit-zu-Seit-Bewegung (> Abb. 2.4). Das Eigelenk hat somit zwei Freiheitsgrade.

Sattelgelenk
Beim **Sattelgelenk** besitzt eine Gelenkfläche die Form eines Sattels, während die andere der Form eines Reiters auf seinem Sattel ähnelt. Ein Beispiel ist das Daumenwurzelgelenk zwischen dem großen Vieleckbein und dem ersten Mittelhandknochen (> Abb. 2.27). Dieses Gelenk erlaubt die Seit-zu-Seit- sowie die Vorwärts-Rückwärts-Bewegung. Es hat also zwei Freiheitsgrade.

Scharniergelenk
Wird eine nach außen gewölbte (*konvexe*) Gelenkfläche in Rollenform von einer nach innen gewölbten (*konkaven*) Gelenkfläche schalenförmig umgriffen, sind Scharnierbewegungen möglich. So wie das Öffnen und Schließen einer Tür eine Bewegung in zwei Richtungen darstellt, haben auch **Scharniergelenke** des Körpers nur einen Freiheitsgrad.

Scharniergelenke sind z. B. Mittel- und Endgelenke der Finger und Zehen, das Ellenbogen- und das obere Sprunggelenk. Auch das Kniegelenk wird häufig zu den Scharniergelenken ge-

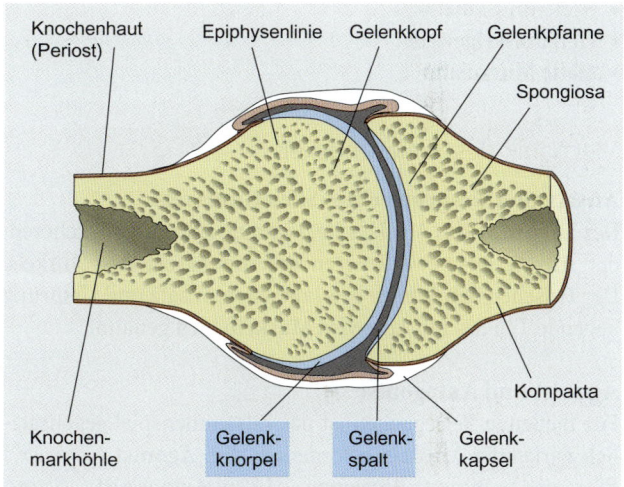

Abb. 2.5 Längsschnitt durch ein Kugelgelenk. [L190]

zählt, obwohl es – unüblich für echte Scharniergelenke – in der Beugestellung eine geringe Rotationsbewegung zulässt.

Radgelenk
Beim **Rad-/Zapfengelenk** dreht sich ein scheibenförmiger Gelenkkopf in einer leicht ausgehöhlten Pfanne. Das proximale Radioulnargelenk, eine Verbindung zwischen Elle und Speiche gleich unterhalb des Ellenbogengelenks, ist ein Radgelenk und hat nur einen Freiheitsgrad.

2.1.3 Skelettmuskulatur

DEFINITION

Skelettmuskulatur: Muskelgewebe, das durch die Koordination von **Anspannung** (*Kontraktion*) und **Erschlaffung** aktive Bewegungen und die aufrechte Körperhaltung des Menschen ermöglicht. Die Skelettmuskulatur ist außerdem an der Wärmeproduktion des Körpers beteiligt.

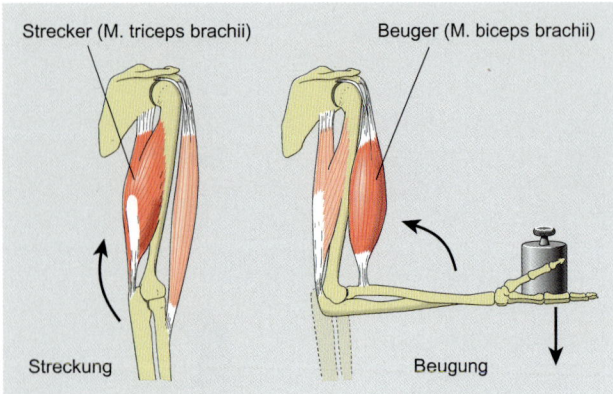

Abb. 2.6 Die Beziehung zwischen Agonist und Antagonist am Beispiel des Zusammenspiels von Beuger (*M. biceps brachii*) und Strecker (*M. triceps brachii*) am Ellenbogengelenk. [L190]

Wie in > Kap. 1.3.3 erläutert, gibt es drei Grundtypen von Muskelgewebe:
- Skelettmuskulatur
- Herzmuskelgewebe
- glatte Muskulatur.

Mechanik des Skelettmuskels

Ansatz und Ursprung eines Skelettmuskels
Der **Ursprung** des Muskels liegt immer am unbeweglicheren, der **Ansatz** am beweglicheren Befestigungsort des Muskels. Der zwischen den Sehnen bzw. zwischen Ansatz und Ursprung liegende Teil des Muskels wird **Muskelbauch** genannt.

Agonist und Antagonist
Für fließende Bewegungen ist das Zusammenspiel gegensätzlich wirkender Muskeln erforderlich. Ein **Agonist** („*Spieler*") führt eine bestimmte Bewegung aus, sein **Antagonist** („*Gegenspieler*") ist für die entgegengesetzte Bewegung verantwortlich (> Abb. 2.6).

Bei gezielten Bewegungen korrigieren ein Muskel und sein Gegenspieler sich mit fein dosierten Kontraktionen. Kontrahieren sich Agonist und Antagonist gleichzeitig mit gleicher Kraft, entsteht eine **isometrische Kontraktion**.

Muskeln, die sich gegenseitig in ihrer Arbeit unterstützen, nennt man **Synergisten**. So unterstützt der M. brachialis, der unter dem Bizeps liegt, die Arbeit des M. biceps brachii bei der Armbeugung (> 2.1.7).

Aufbau der Skelettmuskeln

Der elementare Baustein des Skelettmuskelgewebes ist die **quergestreifte Muskelfaser** (> Abb. 2.7).

Hüllstrukturen
Die einzelnen Muskelfasern sind von Bindegewebe umgeben, mehrere Muskelfasern durch weiteres Bindegewebe zu **Muskelfaserbündeln** zusammengefasst (> Abb. 2.7b). Die äußere Bindegewebshülle eines ganzen Muskels ist die **Muskelfaszie** (*Muskelhülle*). Sie hält den Muskel in seiner anatomischen Form und Lage. Am Muskelende setzt sich die Faszie als Sehne fort.

Nerven- und Blutversorgung
Skelettmuskeln sind reich mit Nerven und Blutgefäßen versorgt. Die rote Farbe verdankt der Muskel seiner starken Durchblutung, aber auch dem roten Farbstoff **Myoglobin** in den Muskelzellen, der ähnlich dem Hämoglobin (> 2.6.2) als Sauerstoffträger dient. Die Nervenzellen zur Versorgung von Muskulatur nennt man **Motoneurone**. Sie treten über verzweigte Synapsen, die **motorischen Endplatten**, mit den Muskelfasern in Kontakt.

Feingeweblicher Aufbau
Jede Muskelfaser enthält als Hauptbestandteil fadenförmige **Myofibrillen** (> Abb. 2.7d). Sie bestehen aus langen Ketten von zwei einander abwechselnden Strukturproteinen (*Muskeleiweißen*), den dünnen **Aktinfilamenten** und den dicken **Myosinfilamenten**. Diese erscheinen im mikroskopischen Bild als helle und dunkle Streifen und geben der quergestreiften Muskulatur ihren Namen (> Abb. 2.8). Die Filamente sind zu **Sarkomeren**, den funktionellen Untereinheiten der Muskelfibrillen, zusammengelagert. Im Zellinnern der Muskelfasern, **Sarkoplasma** genannt, befinden sich neben den Myofibrillen und vielen randständigen Zellkernen auch zahlreiche Mitochondrien.

Kontraktion des Skelettmuskels

Muskelerregung
Details zur Erregungsübertragung > 1.3.4

In den motorischen Endplatten (> Abb. 2.7c) liegen Sekretbläschen, die einen chemischen Übertragerstoff, den Neurotransmitter **Acetylcholin**, enthalten. Kommt ein Nervenreiz (> 1.3.4) an der motorischen Endplatte an, wird Acetylcholin ausgeschüttet. An der Zellmembran der Muskelfaser verbinden sich Acetylcholinmoleküle mit Rezeptoren und bewirken die Kontraktion der Muskelfaser.

Kontraktion
Bei einer Kontraktion gleiten die Aktinfilamente weiter zwischen die Myosinfilamente. Damit verkürzen sich die Sarkomere (> Abb. 2.8). Kontrahieren sich alle Myofibrillen gleichzeitig, verkürzt sich der gesamte Skelettmuskel. Nach der **Alles-oder-Nichts-Regel** zieht sich die Muskelfaser nach einem Nervenreiz entweder zusammen oder es erfolgt keine Kontraktion dieser Faser.

Eine Kontraktion erfordert Energie in Form der energiereichen Verbindung ATP (> 1.1.3). Zur Erneuerung der ATP-Speicher dient bei kurzfristiger Muskelarbeit der phosphat- und damit energiehaltige Stoff **Kreatinphosphat**, der in den Muskelzellen vorliegt. Bei längerer Tätigkeit (etwa ab 15 Sek.) wird **Glukose** (*Traubenzucker*) zur Energielieferung herangezogen (> 5.1.2).

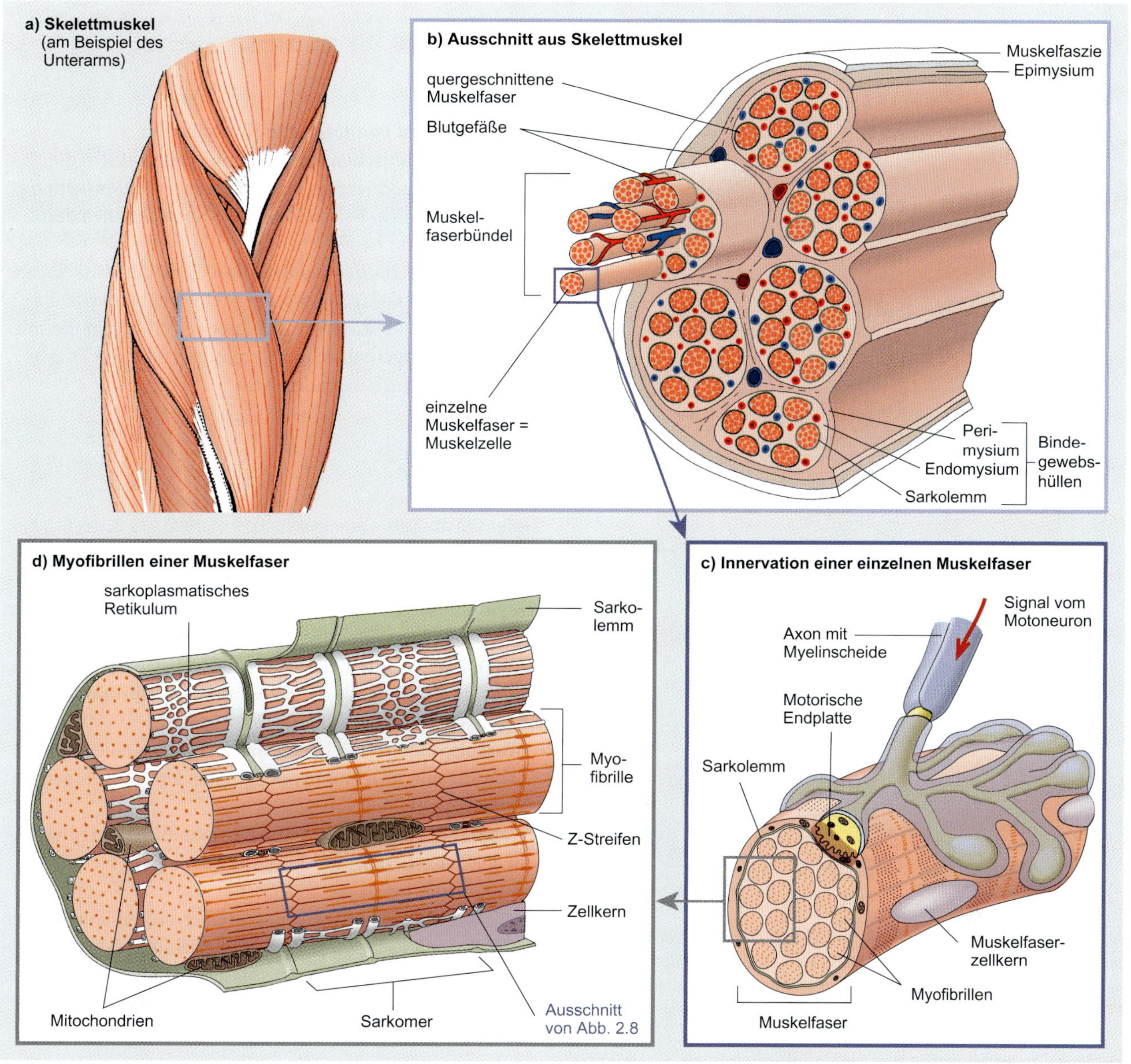

Abb. 2.7 a–d Skelettmuskel in einer stufenweise stärkeren Vergrößerung von der makroskopischen Sicht (a) bis hin zur nur noch elektronenmikroskopisch erfassbaren Elementarstruktur (d). [L190]

Die Muskelerregung endet, wenn das Acetylcholin mit Hilfe des Enzyms **Acetylcholinesterase** chemisch gespalten ist. Die Spaltprodukte werden wieder in die motorische Endplatte aufgenommen, zu Acetylcholin zusammengefügt und für erneute Kontraktionen bereitgestellt.

Der Organismus bei körperlicher Arbeit

Bei schwerer **Muskelarbeit** muss bis zu 500-mal mehr Sauerstoff zur Muskulatur transportiert werden als in körperlicher Ruhe. Dies erfolgt einerseits über eine Zunahme der **Atemfrequenz** und der **Atemtiefe**, andererseits über die **zunehmende Durchblutung** der Muskulatur. Damit der arbeitenden Muskulatur mehr Blut zur Verfügung steht, kommt es zu einer **Vasodilatation** (*Weitstellung der Gefäße*). Stoffwechselprodukte wie Laktat (*Milchsäure*) und Kohlendioxid, die bei der Muskel-

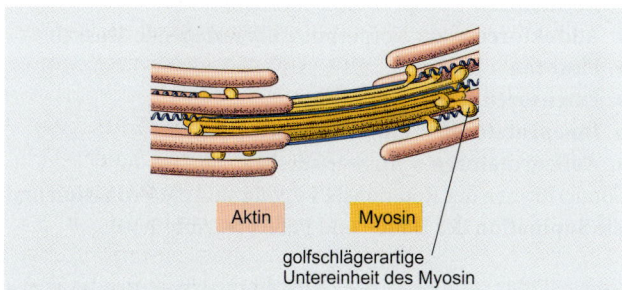

Abb. 2.8 Prinzip der Muskelkontraktion: Verkürzung des Sarkomers durch Verbindungen zwischen den Aktin- und Myosinfilamenten. [L190]

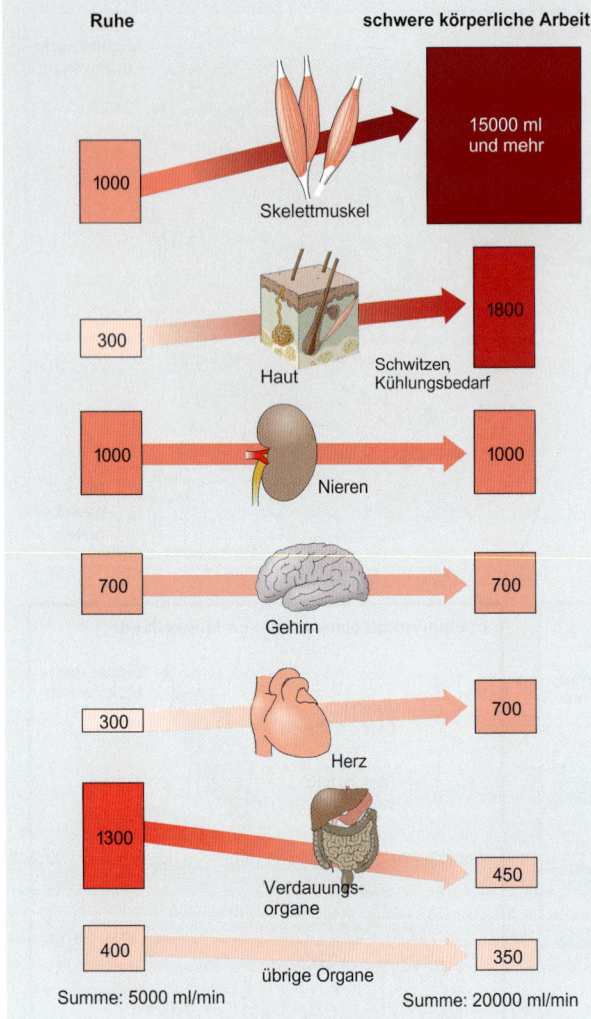

Abb. 2.9 Organdurchblutung in Ruhe und bei schwerer körperlicher Arbeit. Beim Übergang vom Ruhezustand zur Arbeit steigt die Durchblutung der Skelettmuskulatur, während die Durchblutung der Verdauungsorgane sinkt. [L190]

kontraktion anfallen, fördern die Gefäßweitstellung. Das **Herz-Kreislauf-System** sichert die Bereitstellung von Nährstoffen und Sauerstoff. Statt des Ruhewertes von 6 l/Min. pumpt das Herz bis zu 25 l/Min. in den Körperkreislauf (➤ Abb. 2.9).

> Mit zunehmendem Alter verändern sich, in Abhängigkeit vom Lebensstil (Training, Rauchen, mangelnde Bewegung), der Mineralsalzgehalt des Knochens und die Muskelmasse. Die Elastizität und Dehnbarkeit von Bändern und Sehnen nimmt ab und leistet Rupturen (*Rissen*) Vorschub. Der Wasserverlust in den Gelenkknorpeln vermindert die Knorpelhöhe. Besonders gut ist das auf einem Röntgenbild der Wirbelsäule (➤ Abb. 2.1.5) zu sehen.

Muskeltonus

DEFINITION
Muskeltonus: Grundspannung, mit der unter normalen Bedingungen Muskelfasern der Skelettmuskulatur und der glatten Muskulatur dauerhaft kontrahiert sind. Diese Muskelspannung erzeugt keine Bewegung, ermöglicht aber die aufrechte Körperhaltung.

Isotonische und isometrische Kontraktion
- Bei einer **isotonischen Kontraktion** verändert sich die Muskellänge und erzeugt eine Bewegung. Der Muskeltonus bleibt etwa gleich. Beispiele sind die Kontraktionen der Beinmuskulatur beim Gehen.
- Bei der **isometrischen Kontraktion** bleibt die Muskellänge gleich, die Muskelspannung steigt. Obwohl hier keine Bewegung zustande kommt, wird Energie verbraucht. Beispiele sind das Fingerhakeln am Stammtisch oder das Tragen einer Tasche am hängenden Arm.

Tiefensensibilität

DEFINITION
Tiefensensibilität: Wahrnehmung der Stellung und Bewegung des Körpers.

Rezeptoren in Muskeln, Sehnen und Gelenken registrieren Muskelspannung, Muskellänge und Gelenkstellungen:
- **Vater-Pacini-Lamellenkörperchen** in Gelenken bzw. Gelenkkapseln erkennen die mechanische Verformung von Gelenkkapseln.
- **Muskelspindeln** sind in der Muskulatur liegende Sinnesorgane, die durch Dehnung des betreffenden Muskels gereizt werden.
- **Golgi-Sehnenorgane**, dehnungsempfindliche Rezeptoren in den Sehnen, bewirken bei einer Reizung die Hemmung der Kontraktion.

Die Signale der genannten Rezeptoren erreichen über Nerven die Rückenmarksebene. Unter Einbeziehung des Gleichgewichtssinnes und von Impulsen aus den Sinneskörperchen der Haut werden diese Informationen im Scheitellappen des Gehirns (➤ 2.13.1) und im Kleinhirn verarbeitet.

Bewegungsrichtungen der Muskelgruppen

Man kann Skelettmuskeln nach den von ihnen bewirkten **Bewegungsrichtungen** von Arm und Bein in verschiedene Gruppen einteilen (➤ Abb. 2.11):
- **Abduktoren** = abspreizende Muskeln
- **Adduktoren** = zur Körpermitte heranziehende Muskeln
- **Flexoren** = Beuger
- **Extensoren** = Strecker
- **Innenrotatoren** = Einwärtsdreher
- **Außenrotatoren** = Auswärtsdreher

Sonderformen der Rotationsbewegung sind die **Pronation** und die **Supination** der Hände und Füße (➤ Abb. 2.10).

> **Merkspruch**: Man greift zum **Brot** mit **pronierter** Hand und hält den **Suppenteller** mit **supinierter** Hand.

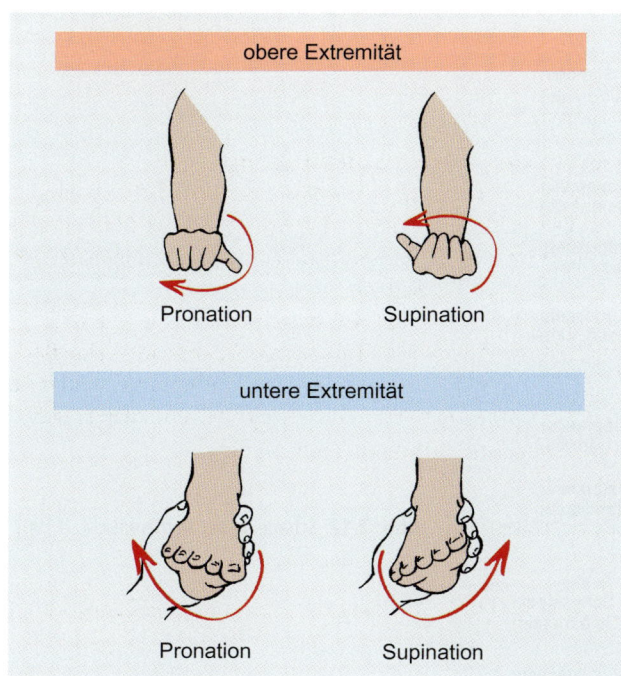

Abb. 2.10 Die Rotationsbewegungen an Hand und Fuß – Pronation und Supination. [L190]

2.1.4 Kopf

Knöcherner Schädel

Der **Schädel** (> Abb. 2.12, > Abb. 2.13) sitzt auf der Wirbelsäule und besteht aus zwei Knochengruppen: dem **Hirnschädel** (*Neurocranium*) und dem **Gesichtsschädel** (*Viscerocranium*).

Knochen der Schädelregion
Zum **Hirnschädel** gehören:
- **Stirnbein** (*Os frontale*)
- Paariges **Scheitelbein** (*Os parietale*)
- Paariges **Schläfenbein** (*Os temporale*)
- **Hinterhauptsbein** (*Os occipitale*)
- **Keilbein** (*Os sphenoidale*)

Zum **Gesichtsschädel** zählen:
- **Siebbein** (*Os ethmoidale*)
- Paariges **Nasenbein** (*Os nasale*)
- Paariges **Tränenbein** (*Os lacrimale*)
- **Pflugscharbein** (*Vomer*)
- Paarige **untere Nasenmuschel** (*Concha nasalis inferior*)
- Paariger **Oberkiefer** (*Os maxillare*)
- Paariges **Jochbein** (*Os zygomaticum*)
- Paariges **Gaumenbein** (*Os palatinum*)
- **Unterkiefer** (*Os mandibulare*)
- **Zungenbein** (*Os hyoideum*)

Schädelkalotte und Fontanellen
Die Knochen des Hirnschädels umschließen die Schädelhöhle, die das Gehirn enthält. Dieses ruht auf der knöchernen Schä-

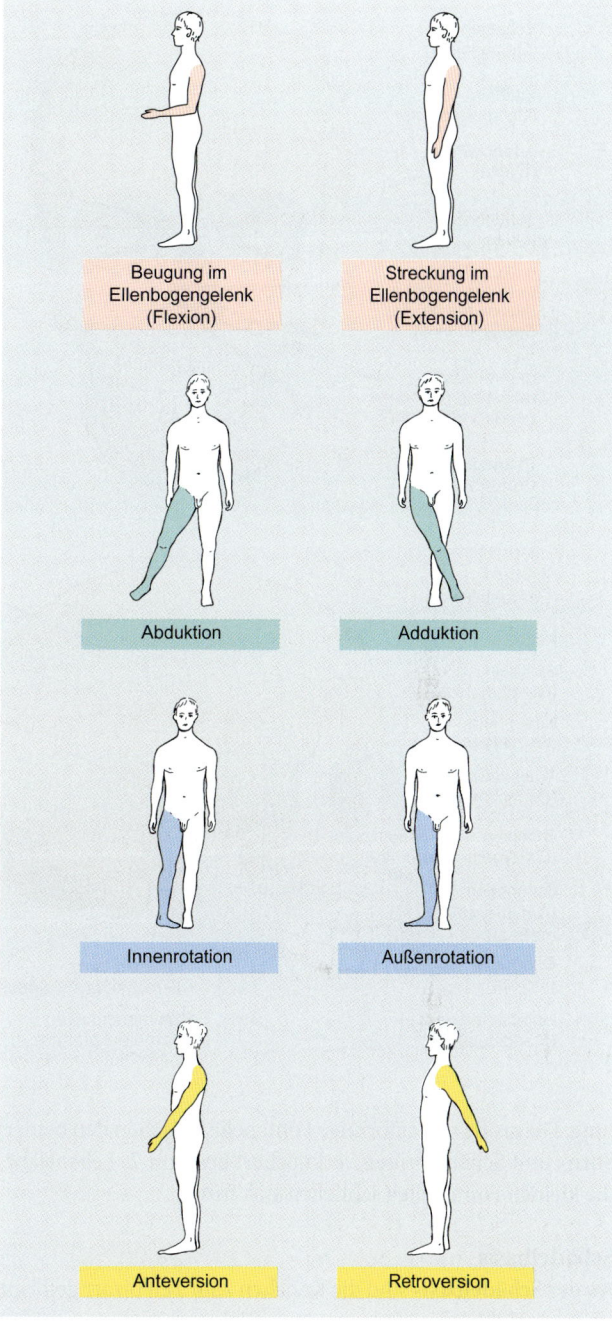

Abb. 2.11 Bewegungsrichtungen und ihre korrekten Bezeichnungen. [L190]

delbasis (*Schädelgrundplatte*) und wird von der **Schädelkalotte** (*Schädeldach*) kapselartig umschlossen.

Die Verbindung der platten und schollenartig geformten Schädelknochen erfolgt über die **Schädelnähte** (*Suturae*). Diese bestehen zum Zeitpunkt der Geburt aus Bindegewebe (*Syndesmosen*). Wenn drei oder mehr Knochenplatten aneinander stoßen, entstehen relativ weite Lücken, die **Fontanellen**. Syndesmosen und Fontanellen erleichtern den Durchtritt des kindlichen Kopfes durch den Geburtskanal und sind für das weitere Hirnwachstum nach der Geburt von großer Bedeu-

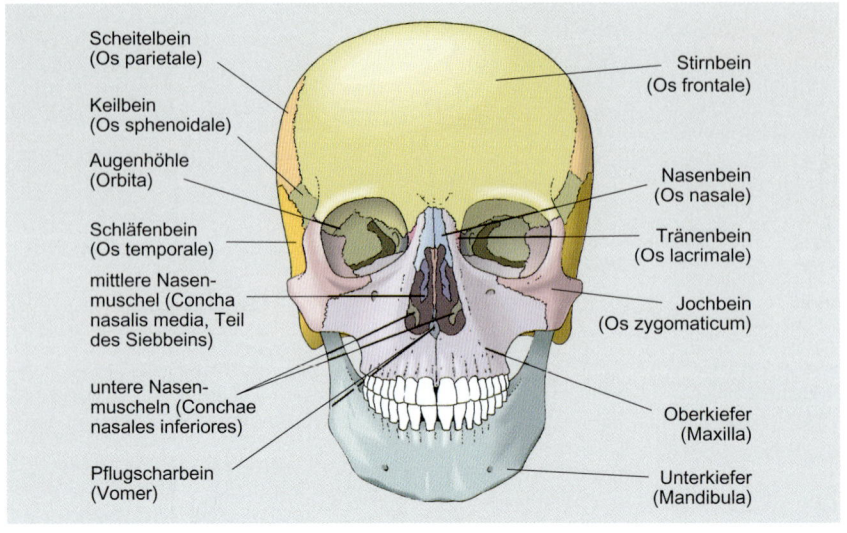

Abb. 2.12 Schädel in der Vorderansicht. [L190]

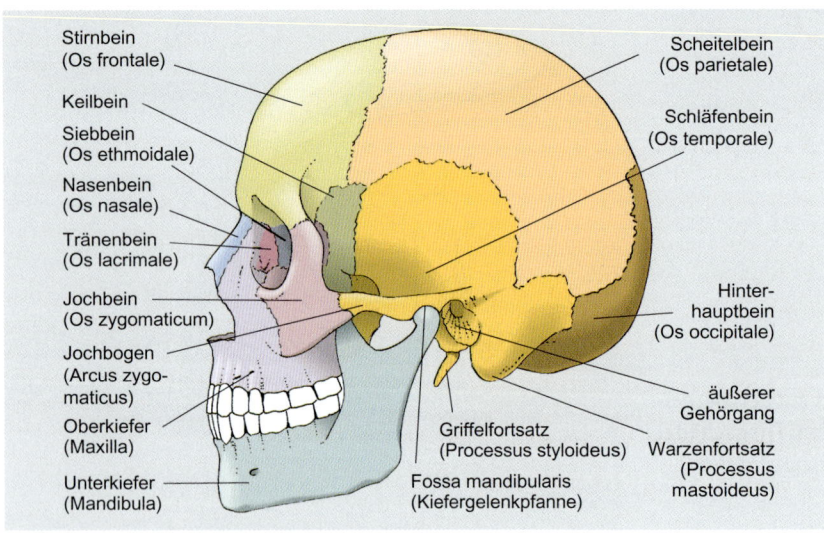

Abb. 2.13 Schädel in der Seitenansicht. [L190]

tung. Die große rautenförmige Fontanelle zwischen den beiden Stirn- und Scheitelbeinen verknöchert etwa im 2. Lebensjahr, die kleinen Fontanellen schließen sich früher.

Schädelbasis

An der **Schädelbasis** sind die Knochen zum Teil bizarr geformt und mit Hohlräumen ausgestattet. Viele Öffnungen und Furchen gewährleisten den Verlauf von Leitungsbahnen zwischen dem Schädelinnerem und dem Kopf- und Halsbereich.

Die **innere Schädelbasis** enthält von vorn nach hinten treppenförmig angeordnet drei **Schädelgruben** (➤ Abb. 2.14):

- Die **vordere Schädelgrube** liegt oberhalb der Augenhöhlen. Sie nimmt die Stirnlappen des Großhirns auf.
- Die **mittlere Schädelgrube** trägt die Schläfenlappen des Gehirns. Sie wird vom Keilbein und den Felsenbeinen gebildet (den inneren Anteilen der Schläfenbeine). Die Oberfläche des Keilbeinkörpers nimmt zur Mitte hin eine so charakteristische Form an, dass ihr der Begriff **Türkensattel** (*Sella turcica*) zugeordnet wurde. Hier liegt gut geschützt die **Hypophyse** (*Hirnanhangsdrüse* ➤ Abb. 2.421).
- In der **hinteren Schädelgrube** tritt das **Rückenmark** durch das **Foramen magnum** (*großes Hinterhauptsloch*). Seitlich und dahinter liegt dieser Grube das Kleinhirn auf.

Nasennebenhöhlen

Einige Schädelknochen enthalten luftgefüllte und mit Schleimhaut ausgekleidete Hohlräume, die der Einsparung von Gewicht und als Resonanzraum für die Stimme dienen. Diese **Nasennebenhöhlen** stehen entweder mit dem Mittelohr (➤ 2.4.1) oder mit der Nasenhöhle in Verbindung (➤ 2.9.1).

Kopfmuskulatur

Zur **Kopfmuskulatur** (➤ Abb. 2.15) gehören die mimische Muskulatur, Kaumuskeln und die Muskulatur der Zunge sowie die Gaumenmuskeln.

Mimische Muskulatur

Die **mimischen Muskeln** sind überwiegend um Augen, Nase, Mund und Ohren angeordnet und setzen meist nicht an

2.1 Erkrankungen des Bewegungsapparates, Wunden und Wundversorgung

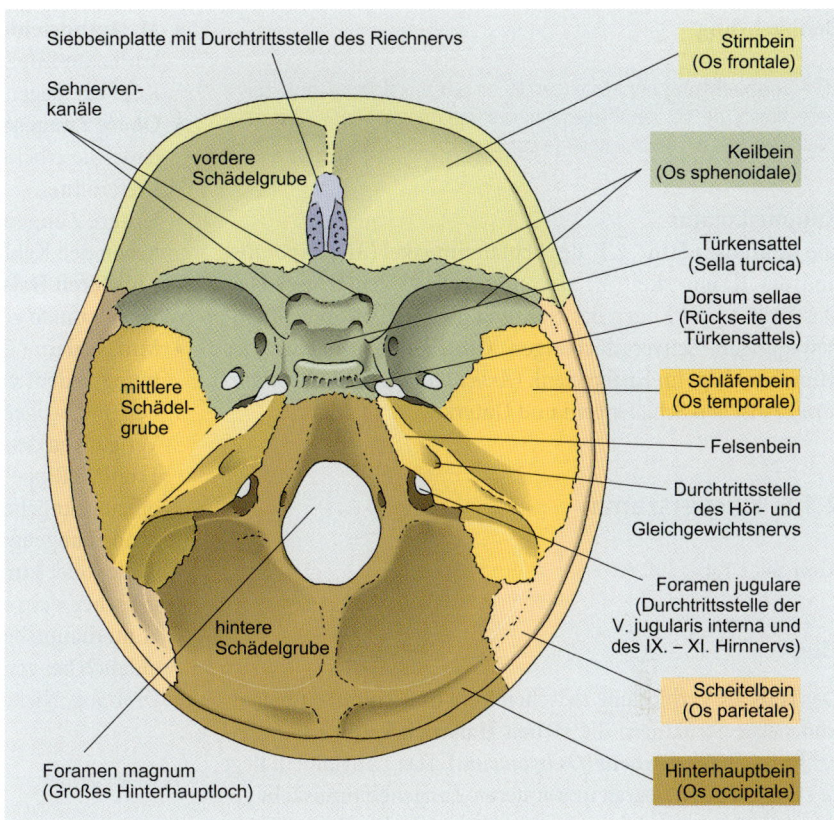

Abb. 2.14 Innere Schädelbasis nach Entfernung der Schädelkalotte, Ansicht von oben. [L190]

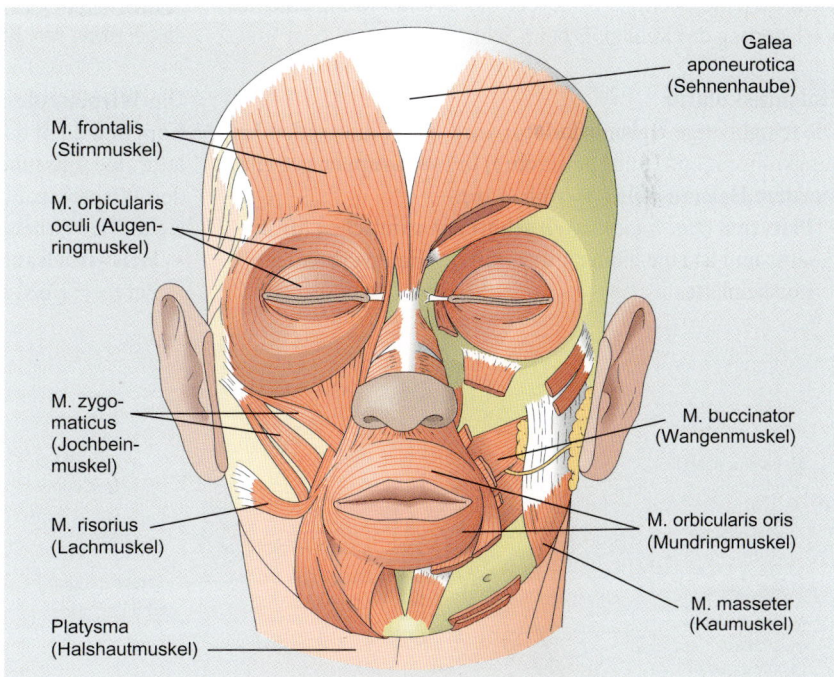

Abb. 2.15 Wichtige mimische Muskeln und Kaumuskeln. Die rechte Gesichtshälfte zeigt die oberflächliche Muskelschicht, während links die tiefere Schicht freigelegt wurde. Man erkennt in der linken Gesichtshälfte den M. masseter (*Kaumuskel*). Der M. masseter entspringt am Jochbogen und setzt am Unterkieferwinkel an. [L190]

einem der Knochen, sondern an der Haut an. Sie verschieben Gesichtshautpartien und lassen Falten und Grübchen entstehen. Damit verleihen sie dem Gesicht seinen Reichtum an Ausdrucksmöglichkeiten. Beispiele der mimischen Muskeln:

- **Stirnmuskel** (*M. frontalis*), der die Stirn runzelt.
- **Augenringmuskel** (*M. orbicularis oculi*), der die Augen schließt.
- **Ringmuskel des Mundes** (*M. orbicularis oris*), der den Mund schließt und die Lippen zusammenpresst.

Beobachtung

> Die **Beobachtung** der Mimik gehört zur ganzheitlichen Krankenbeobachtung, da sie den Pflegenden wichtige Informationen über das Befinden und die Stimmungslage der Pflegebedürftigen gibt.

Kaumuskulatur

Die **Kaumuskulatur**, z. B. der **Schläfenmuskel** (*M. temporalis*) und der **Kaumuskel** (*M. masseter*), bewegt den Unterkiefer. Das Beißen und Kauen der Nahrung über kreisförmige Mahlbewegungen, Seitverschiebungen, Öffnen und Schließen des Mundes erfolgt im Kiefergelenk (*Articulatio temporomandibularis*) zwischen Schläfenbein und Unterkiefer.

2.1.5 Körperstamm

Kopf ➤ 2.1.4

Hals

Der **Hals** als Verbindung zwischen Kopf und Rumpf enthält als knöcherne Strukturen die **sieben Halswirbel** und das hufeisenförmige **Zungenbein** (*Os hyoideum*). Das Zungenbein liegt in einer von den oberen und unteren Zungenbeinmuskeln gebildeten Schlinge und spielt zusammen mit den Zungenbeinmuskeln eine wichtige Rolle bei der Mundöffnung und der Verlagerung des Kehlkopfs beim Schlucken.

Halsmuskulatur

Die feingliedrige **Halsmuskulatur** wird durch die großen Leitungsröhren (Luft- und Speiseröhre) in zwei Gruppen getrennt. **Vordere Halsmuskeln** (➤ Abb. 2.16):

- **Platysma** (*Halshautmuskel*) gehört zur mimischen Muskulatur und ist eine dünne, direkt mit der Haut verbundene Muskelplatte.
- **M. sternocleidomastoideus** (*Kopfwender*) zieht vom Brustkorb zum Kopf. Bei einseitiger Kontraktion dreht er den Kopf zur Gegenseite und neigt den Kopf zur gleichen Seite.
- **Obere Zungenbeinmuskeln** bilden die Mundbodenmuskulatur. Sie arbeiten (bei fixiertem Zungenbein) vor allem als Kieferöffner.
- **Untere Zungenbeinmuskeln** fixieren das Zungenbein und heben den Kehlkopf.

Die **hinteren Halsmuskeln** liegen hinter der Luft- und Speiseröhre. Zu ihnen gehören:

- **Mm. scaleni** (*Treppenmuskeln*). Sie unterstützen die Einatmung, indem sie die ersten Rippen anheben. Außerdem drehen und beugen sie die Halswirbelsäule. In ihrem gesamten Verlauf von den Querfortsätzen der sieben Halswirbel bis zur 1. und 2. Rippe überziehen sie zeltförmig einen Teil des oben offenen, knöchernen Thorax und schützen das darunter liegende Lungengewebe und die dort verlaufenden Gefäße.
- **Tiefe** (oder **kurze**) **Nackenmuskeln**. Sie verlaufen dorsal zwischen dem ersten oder zweiten Halswirbel und dem Hinterhauptsbein. Sie wirken sowohl bei der Kopfhaltung als auch bei verschiedenen Kopfbewegungen (Seitneigung, Drehung, Nicken des Kopfes) mit.

Wirbelsäule

DEFINITION

> **Wirbelsäule** (*Columna vertebralis*): Besteht aus 24 **Wirbeln** (*Vertebrae*) sowie dem **Kreuz-** und dem **Steißbein**.

Die **Wirbelsäule** ist ein bewegliches Achsenskelett, trägt den Kopf und dient der Anheftung von Rippen und Rückenmuskulatur. Sie umschließt und schützt das Rückenmark, das durch den Wirbelkanal (*Spinalkanal*, *Canalis vertebralis*) nach unten zieht. Die Wirbelsäule ist in **fünf Abschnitte** gegliedert:

- **Halswirbelsäule** (*HWS*) weist sieben Halswirbel (*C1–C7*, Zervix = *Hals*) auf.

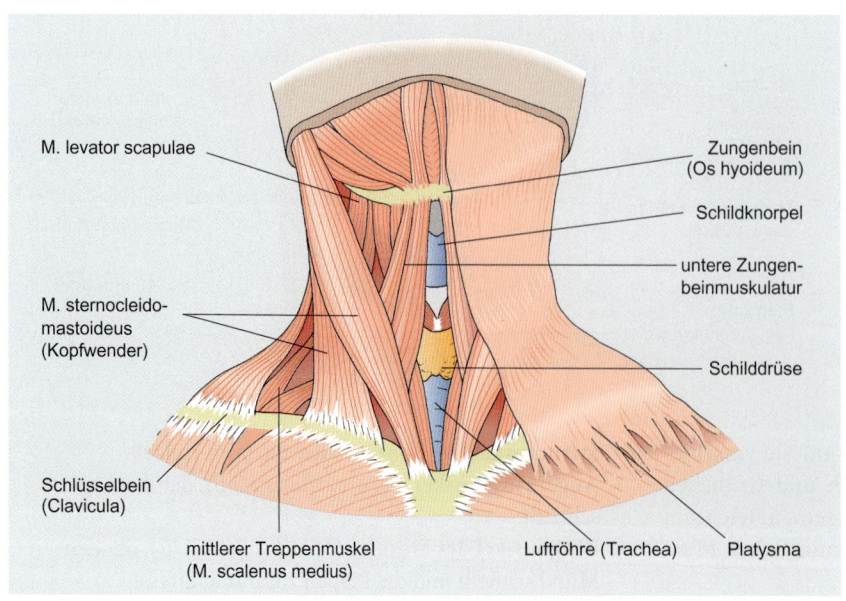

Abb. 2.16 Vordere Halsmuskulatur. Auf der rechten Halsseite ist das Platysma entfernt worden und zeigt den Verlauf der oberen und unteren Zungenbeinmuskulatur. [L190]

- **Brustwirbelsäule** (*BWS*) mit zwölf Brustwirbeln, ist mit den Rippen verbunden (*Th1–Th12*, Th = Thorax).
- **Lendenwirbelsäule** (*LWS*) besteht aus fünf Lendenwirbeln (*L1–L5*).
- Fünf Sakralwirbel (beim Kind) verschmelzen beim Erwachsenen zum **Kreuzbein** (*Os sacrum* ➤ Abb. 2.19).
- Etwa drei bis fünf Steißwirbel (beim Kind) bilden beim Erwachsenen das **Steißbein** (*Os coccygis* ➤ Abb. 2.19).

Krümmungen der Wirbelsäule
Von vorn gesehen ist die gesunde Wirbelsäule nahezu gerade. Betrachtet man die Wirbelsäule von der Seite, weist sie vier charakteristische **Krümmungen** auf (➤ Abb. 2.17). Bei der **Hals-** und **Lendenlordose** ist der Bogen nach **vorn** gewölbt, bei der **Brust-** und **Sakralkyphose** weist die Bogenkrümmung nach **hinten**. Der Übergang der Lendenwirbelsäule zum hier stark vorspringenden Kreuzbein wird **Promontorium** genannt.

Wirbel
Die **Wirbel** sind gegeneinander beweglich und erlauben Bewegungen des Körpers nach allen Seiten und um die eigene Achse.

Die beiden ersten **Halswirbel** weisen besondere Merkmale auf: Der **erste Halswirbel** (*Atlas*) hat die Form eines Rings. An seiner Oberfläche befinden sich zwei Gelenkflächen, denen der knöcherne Schädel aufsitzt; diese Gelenkverbindung ermöglicht **Nickbewegungen** und **Seitwärtsneigungen** des Kopfes.

Der zweite Halswirbel, **Axis** (*Dreher*), hat als Besonderheit einen vorn emporragenden Knochenzapfen, genannt **Dens axis**. Er ragt vor dem Rückenmark in den Atlasring. Diese gelenkige Verbindung ist eine Voraussetzung für die **Drehbewegungen** des Kopfes.

Vom dritten Halswirbel bis zum fünften Lendenwirbel haben die Wirbel einen grundsätzlich einheitlichen Aufbau (➤ Abb. 2.18), obwohl sie je nach den funktionellen Erfordernissen der einzelnen Wirbelsäulenabschnitte in Größe und Form unterschiedlich aussehen.

Die **Wirbelkörper** (*Corpora vertebrae*) bilden als dicke, rundliche, belastbare „Knochenscheiben" den tragenden Teil der Wirbelsäule. Da alle Wirbelkörper übereinander liegen, entsteht die charakteristische Säulenform der Körperachse.

An der Hinterfläche des Wirbelkörpers setzt eine Knochenspange, der **Wirbelbogen** (*Arcus vertebrae*) an. Er umgibt das **Wirbelloch** (*Foramen vertebrale*). Alle Wirbellöcher zusammen bilden den **Wirbelkanal** (*Spinalkanal*), durch den das Rückenmark zieht.

Jeder Wirbel besitzt mehrere Knochenfortsätze. Der **Dornfortsatz** (*Processus spinosus*) zeigt nach hinten. Seitlich entspringen nach links und rechts je ein **Querfortsatz** (*Processus*

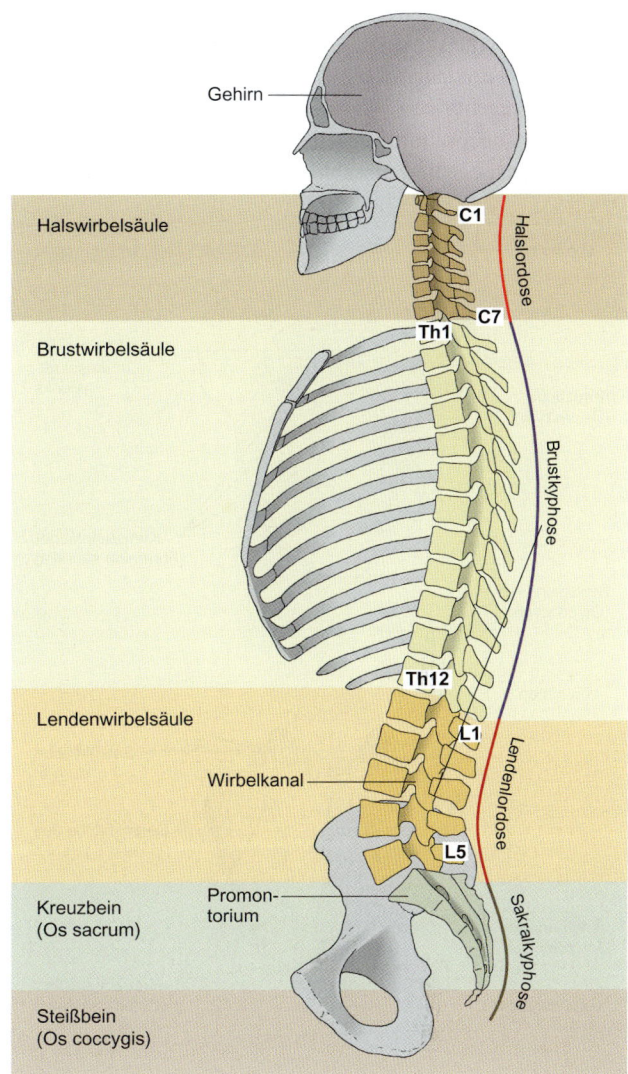

Abb. 2.17 Aufbau der Wirbelsäule im Längsschnitt. Gezeigt sind die vier physiologischen Krümmungen Halslordose, Brustkyphose, Lendenlordose und Sakralkyphose. [L190]

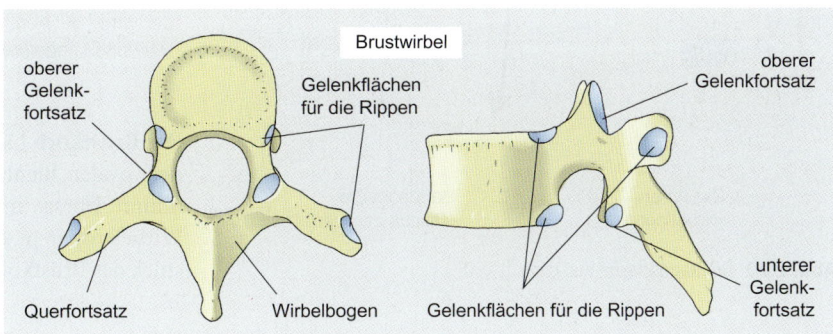

Abb. 2.18 Brustwirbel von oben und von der Seite. [L190]

transversus). Jeweils zwei **Gelenkfortsätze** nach oben und unten verbinden die Wirbel untereinander über die kleinen Wirbelgelenke (*Facettengelenke*). Zwischen den Gelenkfortsätzen und dem zugehörigen Wirbelkörper bleibt immer ein Einschnitt. Diese Einschnitte liegen bei benachbarten Wirbeln direkt übereinander und umschließen das **Zwischenwirbelloch** (*Foramen intervertebrale* ➤ Abb. 2.20). Durch die Zwischenwirbellöcher ziehen die **Spinalnerven** (➤ Abb. 2.432).

Bandscheiben

Die erste **Bandscheibe** (*Zwischenwirbelscheibe, Discus intervertebralis*) liegt zwischen dem 2. und 3. Halswirbelkörper. Ab dann sind bis zum Beginn des Kreuzbeins zwischen allen Wirbeln die gefäßlosen und nervenfreien Knorpelscheiben als Stoßdämpfer eingefügt. Der **Außenring** (*Anulus fibrosus*) einer Bandscheibe ist aus Faserknorpel aufgebaut, der innen liegende **Gallertkern**, (*Nucleus pulposus*) aus einer gallertartigen Masse, die ein hohes Wasserbindungsvermögen hat. Der Nucleus pulposus gleicht die Druckunterschiede zwischen zwei Wirbeln aus, wenn sie sich gegeneinander bewegen. Diesen Vorgang zeigt ➤ Abb. 2.20.

> **Fehlbelastungen** der Wirbelsäule können bei den Pflegenden zu chronischen Rückenschmerzen führen. Richtige Techniken beim Heben und Tragen beugen Folgeschäden ebenso vor wie gezieltes Training der Rückenmuskulatur. Ferner sollte die Bauchmuskulatur trainiert werden, da auch sie an den Bewegungen der Wirbelsäule beteiligt ist.

Beweglichkeit der Wirbelsäule

Die **Beweglichkeit** der Wirbelsäule ist an der Halswirbelsäule am höchsten. Über die Brustwirbelsäule können v. a. Drehbewegungen, über die Lendenwirbelsäule hauptsächlich Rumpfbeugung und -streckung ausgeführt werden. Das komplexe System aus Muskelfaserzügen entlang der Wirbelsäule wird in seiner Gesamtheit als **autochthone Rückenmuskulatur** (*Rumpfaufrichter, M. erector spinae*) bezeichnet. Die Muskeln der autochthonen Rückenmuskulatur verbinden sämtliche Wirbel an Dorn- und Querfortsätzen miteinander und ziehen zu Knochenleisten am Kreuzbein und am Hinterhaupt. So unterstützen sie die Bewegungsmöglichkeiten der Wirbelsäule mit Ausnahme der Beugung nach vorn. Gebeugt wird die Wirbelsäule vor allem durch die vordere Bauchwandmuskulatur und den M. psoas major (*großer Lendenmuskel*).

Brustkorb

> **DEFINITION**
> **Brustkorb** (*Thorax*): Skelett der Brustwand, das vom **Brustbein** (*Sternum*), den **Rippen** (*Costae*) und der **Brustwirbelsäule** gebildet wird (➤ Abb. 2.21). Der Thorax umschließt die Brusthöhle mit Herz und Lunge sowie den oberen Teil der Bauchhöhle.

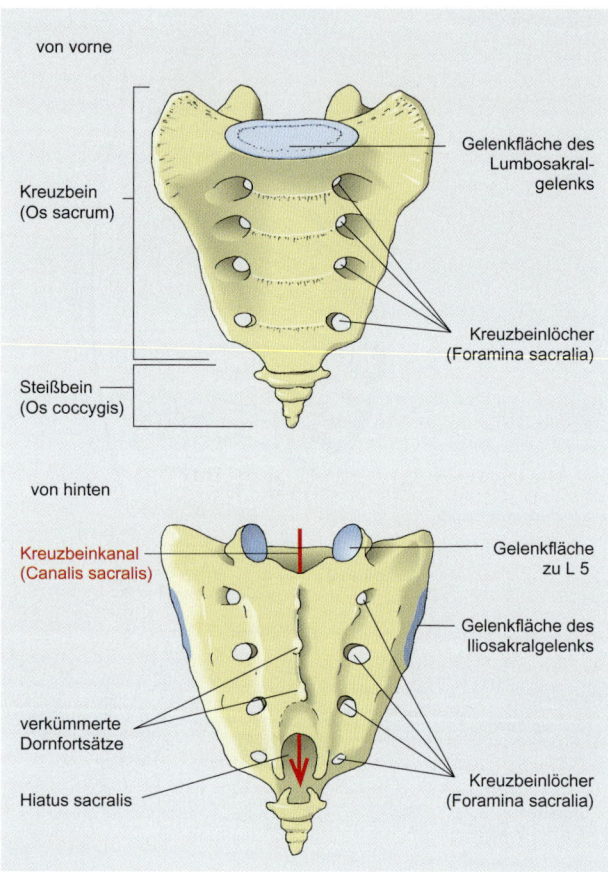

Abb. 2.19 Kreuzbein und Steißbein. Das Kreuzbein besitzt vier paarige Kreuzbeinlöcher. Durch sie verlassen die Spinalnerven den Kreuzbeinkanal. [L190]

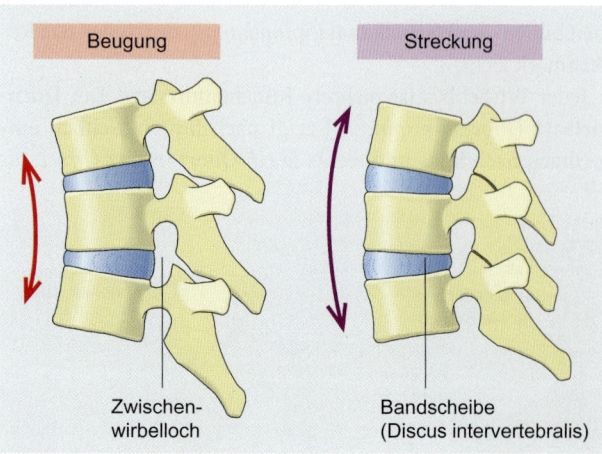

Abb. 2.20 Die Bandscheibenfunktion. [L190]

Der **Brustkorb** hat die Form eines nach oben und unten offenen, ovalen Bienenkorbs dessen Umfang nach unten hin zunimmt. Dorsal, in der Mitte, liegt die Brustwirbelsäule, deren Wirbelkörper in den Brustraum ragen. Das ventrale Mittelstück des Brustkorbs bildet das flache, schmale Brustbein.

2.1 Erkrankungen des Bewegungsapparates, Wunden und Wundversorgung

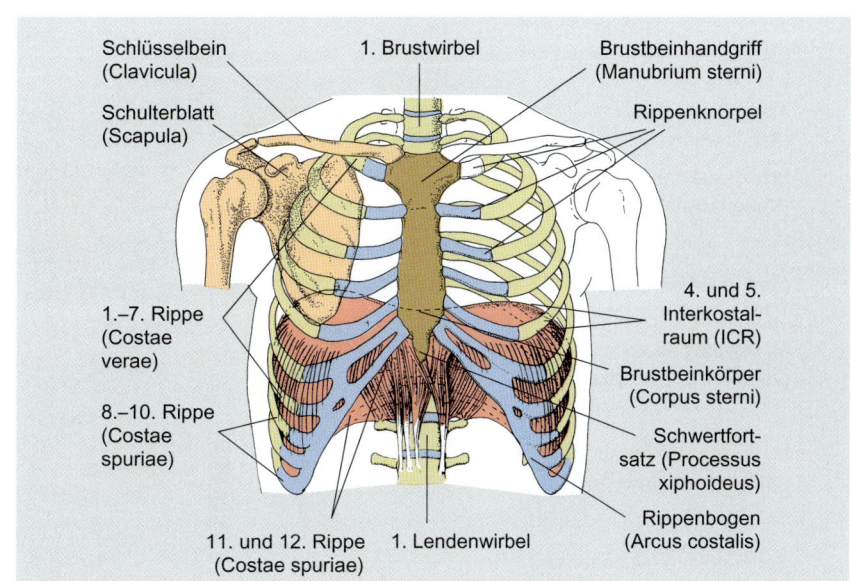

Abb. 2.21 Brustkorb in der Vorderansicht (knöcherne und knorpelige Anteile) mit Darstellung des knöchernen Schultergürtels und des Zwerchfells. [L190]

Rippen

Am Aufbau des Brustkorbs (➤ Abb. 2.21) sind zwölf **Rippenpaare** beteiligt. Die 1.–10. Rippen bestehen aus einem dorsalen knöchernen und einem ventralen knorpeligen Anteil. Ihre Länge nimmt bis zur 7. Rippe zu, danach ab. Die Knorpel der 1.–7. (links und rechts) Rippen haben eine direkte Verbindung mit dem Brustbein (**echte Rippen**, *Costae verae*). Die restlichen fünf Rippenpaare werden als **falsche Rippen** (*Costae spuriae*) bezeichnet, weil sie entweder nur indirekten Kontakt zum Brustbein haben (8.–10. Rippen) oder frei enden (11.–12. Rippen). Die Rippenknorpel acht, neun und zehn sind über Knorpelstege verbunden, die den **Rippenbogen** (*Arcus costalis*) bilden. Die Rippen 11 und 12 enden frei.

Die Gelenkverbindungen der Rippen mit der Wirbelsäule und mit dem Brustbein gewährleisten die Beweglichkeit des knöchernen Brustkorbs. Das ist eine der Voraussetzungen für die Atemtätigkeit (➤ 2.9.5).

Der schmale Raum zwischen den einzelnen Rippen ist der **Interkostalraum** (*ICR*). Er wird von den **Interkostalmuskeln** (*Zwischenrippenmuskeln*) überspannt. Im Interkostalraum, am Unterrand der Rippen, verlaufen jeweils eine Arterie, eine Vene und ein Nerv.

> Mit zunehmendem Alter verlaufen die Rippen steiler abwärts, der Brustkorb wird flacher und der Thoraxraum kleiner.

Brustbein

Das **Brustbein** (*Sternum*) besteht aus drei Teilen:
- **Handgriff** (*Manubrium sterni*), einer kurzen Knochenplatte zwischen dem Schlüsselbein und dem ersten Rippenpaar.
- **Brustbeinkörper** (*Corpus sterni*), einer längs verlaufenden schmalen Knochenplatte mit Gelenkflächen für die 2.–7. Rippe.
- **Schwertfortsatz** (*Processus xiphoideus*), der frei nach unten ragt.

Atemmuskulatur

> **DEFINITION**
> **Atemmuskulatur**: Muskulatur, die das Volumen im Thoraxraum verändert und damit zur Ein- und Ausatmung beiträgt. Wichtige Muskeln sind die **Zwischenrippenmuskeln** (*Interkostalmuskeln*) und das **Zwerchfell** (*Diaphragma*).

Die **äußeren Zwischenrippenmuskeln** (*Mm. intercostales externi*) heben die Rippen und erweitern den Brustkorb bei der Einatmung. Die **inneren Zwischenrippenmuskeln** (*Mm. intercostales interni*) senken die Rippen und verkleinern den Brustraum bei der Ausatmung (➤ 2.9.5).

Damit unterstützen sie das Zwerchfell, den wichtigsten Atemmuskel. Das **Zwerchfell** (*Diaphragma*) liegt kuppelförmig zwischen dem Brustbein, den unteren sechs Rippen und der Lendenwirbelsäule und trennt die Brust- von der Bauchhöhle. Eine Kontraktion des Zwerchfells führt zur Einatmung, eine Entspannung des Zwerchfells zur Ausatmung (➤ 2.9.5).

Bauchmuskulatur

Die **Bauchwand** mit geraden und seitlichen Bauchmuskeln schließt die Bauchhöhle nach vorn und zur Seite ab. Je nach Verlauf bewirken Bauchmuskeln in Zusammenarbeit mit der Wirbelsäule eine Rumpfbeugung und -drehung. Ziehen sich alle Bauchmuskeln zusammen, pressen sie die Bauchorgane zusammen und unterstützen die Darm- und Harnblasenentleerung und die Ausatmung (*Bauchpresse*).

Die längs verlaufenden **geraden Bauchmuskeln** (Einzahl: *M. rectus abdominis*) liegen beidseits neben der Mittellinie der Bauchwand. Sind jeweils durch drei bis vier Zwischensehnen unterbrochen (➤ Abb. 2.22).

Die **schrägen Bauchmuskeln** (*M. obliquus externus abdominis* und *M. obliquus internus abdominis*) verlaufen an der seitlichen Bauchwand.

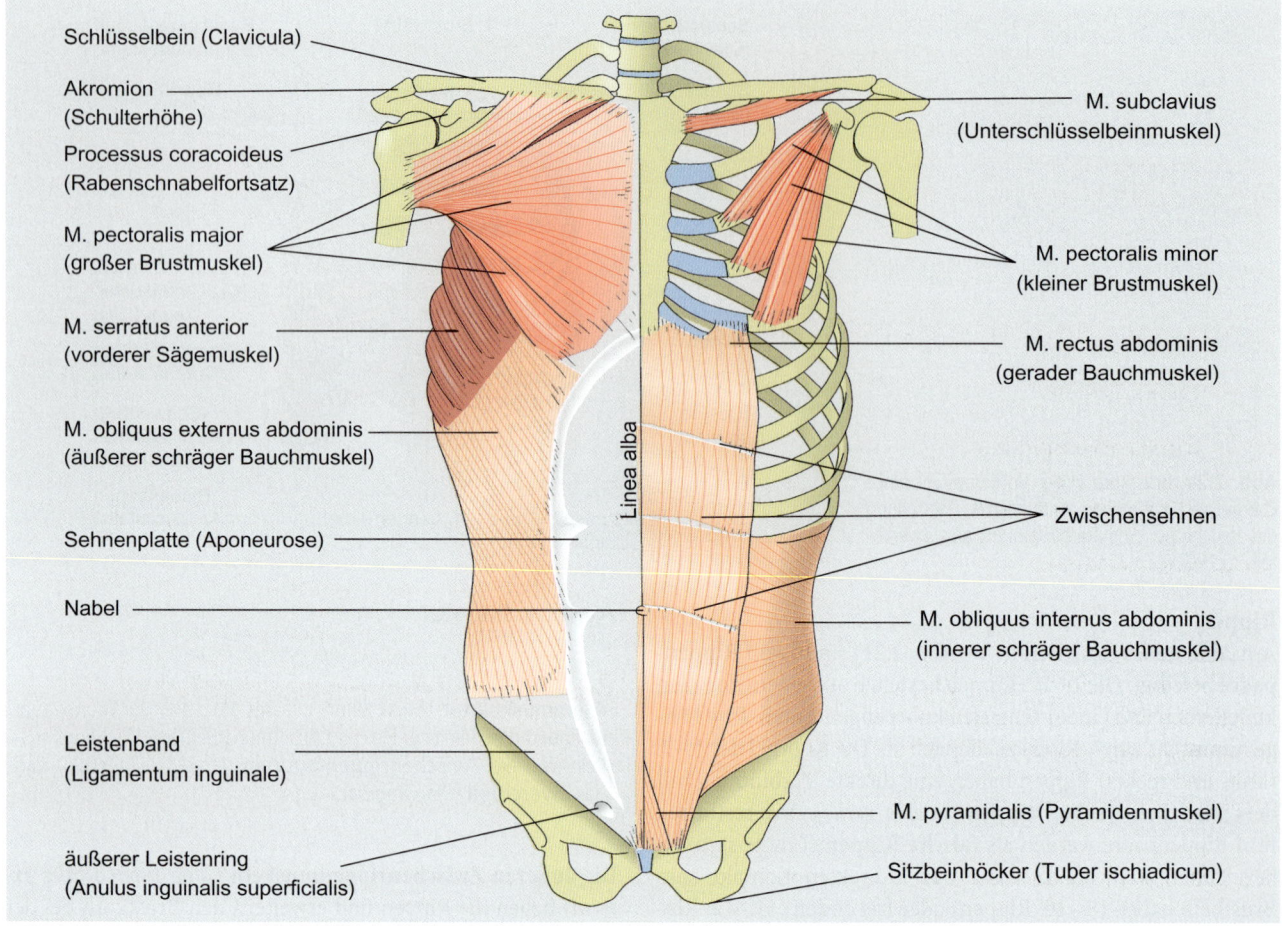

Abb. 2.22 Muskulatur der vorderen Bauchwand. Durch Abtragen der oberflächlichen Sehnenplatte und des großen Brustmuskels erkennt man auf der linken Körperseite den geraden Bauchmuskel, den inneren schrägen Bauchmuskel und den kleinen Brustmuskel. Der innere quere Bauchmuskel ist nicht sichtbar. [L190]

Die tiefste Schicht der Bauchmuskeln wird vom **queren Bauchmuskel** (*M. transversus abdominis*) gebildet.

Die sehnigen Ansätze der schrägen und des queren Bauchmuskels gehen vorn in breite Sehnenplatten (*Aponeurosen*) über. Diese umschließen den M. rectus abdominis (*gerader Bauchmuskel*) und werden deshalb auch **Rektusscheide** genannt. In der Mittellinie verbinden sich die Sehnenplatten zu einem straffen Bindegewebsstreifen, der **Linea alba** (*weiße Linie*).

2.1.6 Schultergürtel

Knochen des Schultergürtels

> **DEFINITION**
> **Schultergürtel**: Verbindet die Knochen der oberen Extremitäten mit dem Rumpf. Besteht beidseits aus zwei Knochen, dem **Schlüsselbein** (*Clavicula*) und dem **Schulterblatt** (*Scapula*).

Schlüsselbein
Das **Schlüsselbein** (*Clavicula*), ein dünner, s-förmiger Knochen, hat medial über das **Sternoclavikulargelenk** mit dem **Brustbein** (*Sternum*) und lateral über das **Akromioclavikulargelenk** (*AC-Gelenk*) mit dem dorsal liegenden **Schulterblatt** (*Scapula*) Kontakt.

Schulterblatt
Das **Schulterblatt** (*Scapula*) ist ein dreieckiger platter Knochen, an dessen Rückwand die **Spina scapulae** (*Schulterblattgräte*) hervorspringt (➤ Abb. 2.23). Seitlich bildet das **Akromion** (*Schulterhöhe*), mit dem Schlüsselbein das AC-Gelenk. Der hakenförmige kräftige Fortsatz am oberen Rand des Schulterblattes wird als **Rabenschnabelfortsatz** (*Processus coracoideus*) (➤ Abb. 2.22) bezeichnet. Er dient einem der beiden Bizepsköpfe als Ursprung. Die muldenförmige Vertiefung unterhalb des Akromions ist die **Gelenkpfanne** (*Cavitas glenoidalis*). Sie bildet mit dem Kopf des Oberarmknochens ein Kugelgelenk. Die kleine und relativ flache Schulterpfanne kann den Oberarmkopf nur teilweise aufnehmen. Damit das Schultergelenk trotzdem stabil bleibt, ist es von einer bindegewebigen Kapsel und Muskeln umschlossen.

Das Schultergelenk ist das beweglichste Gelenk des Körpers. Dieses Kugelgelenk ermöglicht folgende Bewegungsrichtungen des Armes:

2.1 Erkrankungen des Bewegungsapparates, Wunden und Wundversorgung

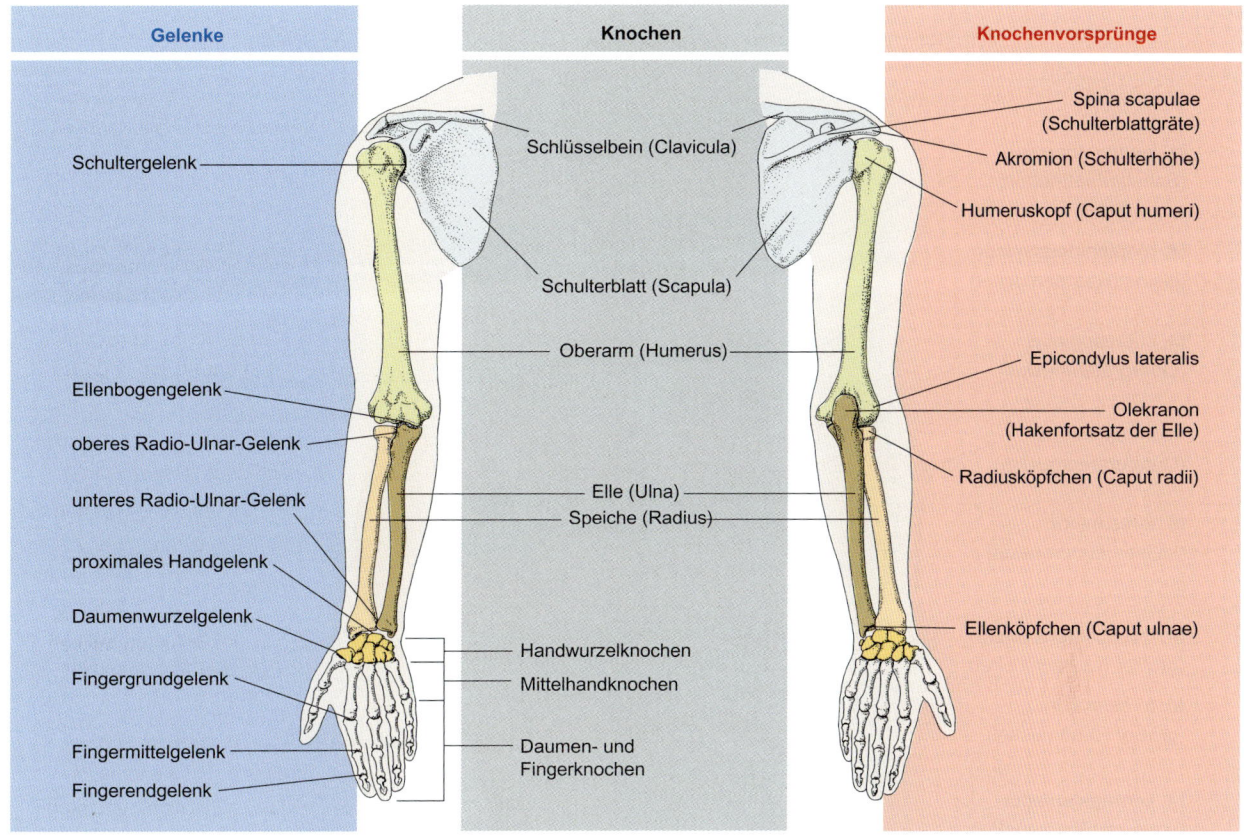

Abb. 2.23 Übersicht über die Knochen der oberen Extremität, links Ansicht von vorn und rechts Ansicht von hinten. [L190]

- Vorwärtsheben (*Anteversion*)
- Rückwärtsheben (*Retroversion*)
- Abspreizen (*Abduktion*; über die Horizontale hinaus = *Elevation*)
- Anlegen (*Adduktion*)
- Innen- und Außenrotation

Muskulatur der Schulterregion

Brustmuskeln
Der **M. pectoralis major** (*großer Brustmuskel*) kann, je nachdem welche Anteile des Muskels aktiviert werden, die Schulter senken, den Arm an den Rumpf heran führen sowie den Arm nach vorn heben oder nach innen drehen. Durch die seitliche Begrenzung des M. pectoralis major entsteht die vordere Achselfalte. Der darunter liegende **M. pectoralis minor** (*kleiner Brustmuskel*) zieht das Schulterblatt nach vorn unten. Der **M. serratus anterior** (*vorderer Sägemuskel*) verläuft von der 1.–9. Rippe um den Brustkorb herum nach hinten zum medialen Rand des Schulterblattes. Er hält das Schulterblatt dicht am Rumpf (➤ Abb. 2.22). Alle drei Brustmuskeln zählen zur Atemhilfsmuskulatur, weil sie aufgrund ihrer Funktionen den Thoraxraum verändern.

Oberflächliche Rückenmuskeln
Der **M. trapezius** (*Kappen- oder Kapuzenmuskel*) verläuft breitflächig vom Hinterhauptsbein und allen Hals- und Brustwirbeln zum Schlüsselbein und zum Schulterblatt. Abhängig vom aktivierten Anteil kann er die Schultern heben, nach hinten ziehen und das Schulterblatt so drehen, dass der Arm über den Kopf geführt wird. Der **M. latissimus dorsi** (*breiter Rückenmuskel*) dient der Innenrotation, Adduktion und der Retroversion des Oberarms, also z.B. der Bewegung, mit der man sich eine Schürze hinten zubindet (➤ Abb. 2.24). Sein lateraler Rand bildet die hintere Achselfalte.

Schultermuskeln
Der **M. deltoideus** (*Deltamuskel* ➤ Abb. 2.24) überdeckt das Schultergelenk. Seine wichtigste Funktion ist das Abspreizen des Arms vom Rumpf. Von der dorsalen Fläche des Schulterblattes ziehen der **M. supraspinatus** (*Obergrätenmuskel*) und der **M. infraspinatus** (*Untergrätenmuskel*) zum Oberarmknochen. Die beiden Muskeln steuern vor allem die Außenrotation des Arms. Der **M. teres major** (*großer Rundmuskel* ➤ Abb. 2.24) und **M. subscapularis** (*Unterschulterblattmuskel, nicht abgebildet, an der Innenseite des Schulterblatts*) dienen der Innenrotation des Arms und sind als Adduktoren Gegenspieler des Deltamuskels.

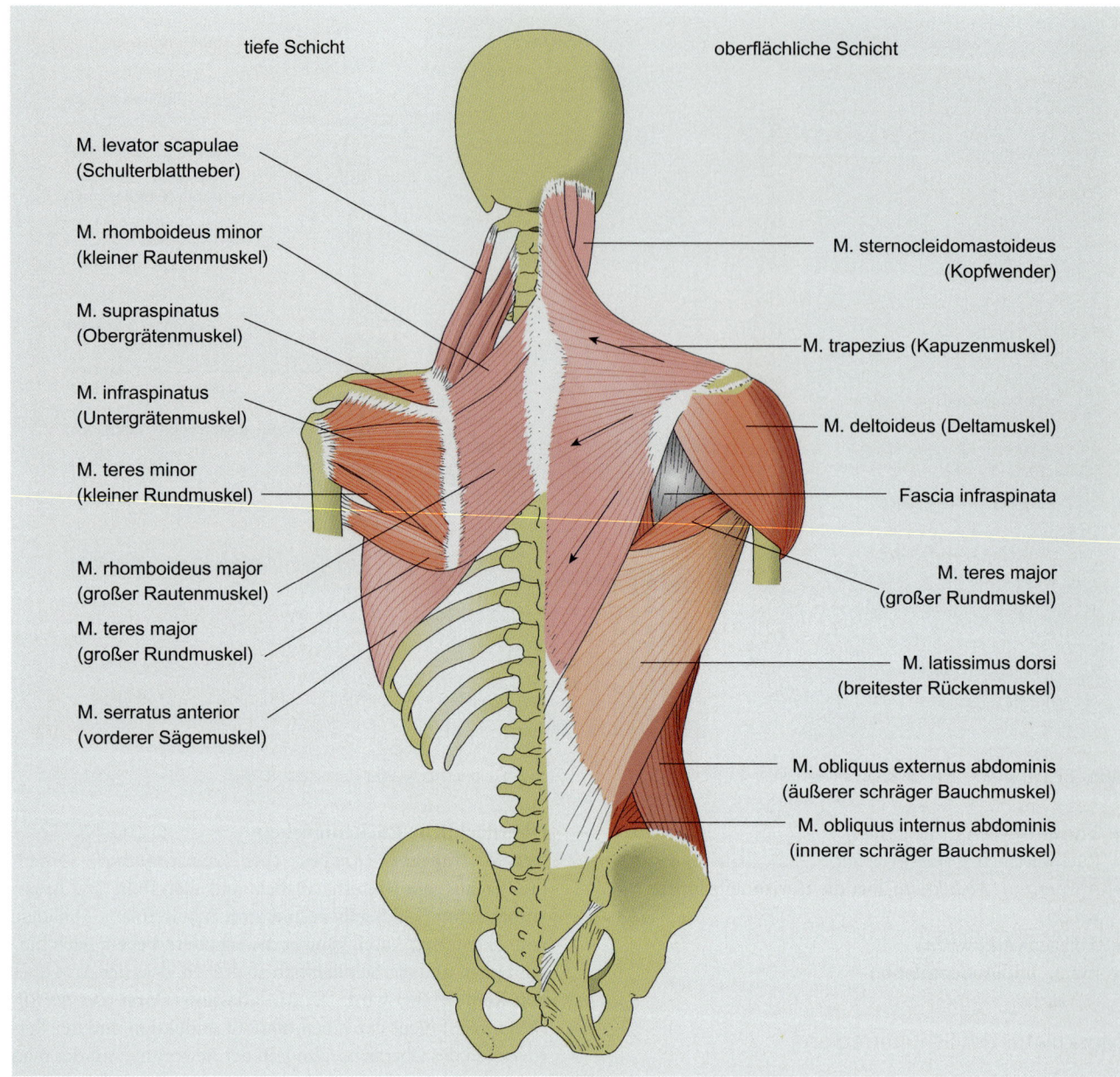

Abb. 2.24 Hintere Schultergürtelmuskulatur; rechts die bis zum Becken reichende oberflächliche Schicht, links die tiefe Schicht. [L190]

2.1.7 Obere Extremität

> **DEFINITION**
> **Obere Extremität** (*Arm*): Umfasst (mit den zwei kleinen Sesambeinchen am Daumen) 32 Knochen und lässt sich in drei Abschnitte gliedern:
> - Oberarm mit dem **Oberarmknochen** (*Humerus*)
> - Unterarm mit Elle (*Ulna*) und **Speiche** (*Radius*)
> - **Hand** (*Manus*) mit acht Handwurzel- (*Ossa carpi*), fünf **Mittelhand-** (*Ossa metacarpi*) und 14 **Fingerknochen** (*Phalanges manus*)

Oberarm

Der **Oberarmknochen** (*Humerus* ➤ Abb. 2.23) ist der längste und größte Knochen der oberen Extremität. Der **Humeruskopf** (*Caput humeri*) liegt am proximalen Ende des Oberarmknochens, etwas darunter befindet sich lateral das **große**, sowie ventral das **kleine Höckerchen** (*Tuberculum majus, Tuberculum minus*). Der sich anschließende **Humerusschaft** (*Corpus humeri*) ist röhrenförmig, verbreitert sich nach distal und läuft innen und außen in die **Oberarmknorren** (*Kondylen*) aus. Die Kondylen bilden die Gelenkflächen für das **Ellenbogengelenk**. An die beiden Oberarmknorren fügen sich als Muskelansatz- bzw. Muskelursprungsfläche die **Epikondylen** (*Epicondylus medialis und lateralis*) an.

Beuge- und Streckmuskeln im -Ellenbogengelenk

Die **Oberarmmuskeln** (➤ Abb. 2.25) entspringen am Oberarmknochen sowie an den Knochen des Schultergürtels und ziehen über das Ellenbogengelenk zu den Unterarmknochen. Streck- und Beugemuskeln im Ellenbogengelenk sind:

- **M. biceps brachii** (*zweiköpfiger* Armmuskel, *„Bizeps"*). Der eher flache Muskel entspringt vom Rabenschnabelfortsatz und der Oberkante der Schultergelenkpfanne. Er setzt an der Speiche und mit einer Abspaltung der Bizepssehne an der Elle an. Im Schultergelenk bewirkt er eine Anteversion (*Vorwärtshebung*) der oberen Extremität, im Ellenbogengelenk eine Beugung und im Radioulnargelenk eine Supination (➤ 2.1.3).
- **M. brachialis** (*Armbeuger*). Dieser recht kräftige Muskel liegt unter dem M. biceps brachii und ist ebenfalls ein Beugemuskel.
- **M. triceps brachii** (*dreiköpfiger Armmuskel, „Trizeps"*). Ein Kopf kommt vom Schulterblatt, die beiden anderen Köpfe vom Oberarmknochen. Der M. triceps brachii verläuft an der Rückseite des Humerus und setzt an der Elle an. Er veranlasst im Schultergelenk eine Rückwärtsführung (*Retroversion*) des Arms und eine Streckung im Ellenbogengelenk. Damit ist er Gegenspieler (*Antagonist* ➤ 2.1.3) der beiden zuvor genannten Muskeln.
- **M. brachioradialis** (*Oberarm-Speichenmuskel*). Er kommt vom Humerus, verläuft an der lateralen Kante der Speiche und setzt am Radius an. Er bringt den Arm aus einer Pronations- oder Supinationsstellung in die Mittelstellung zurück. Der Muskel liegt in der Supinationshaltung am weitesten lateral und bestimmt die Armkontur am Ellenbogen.

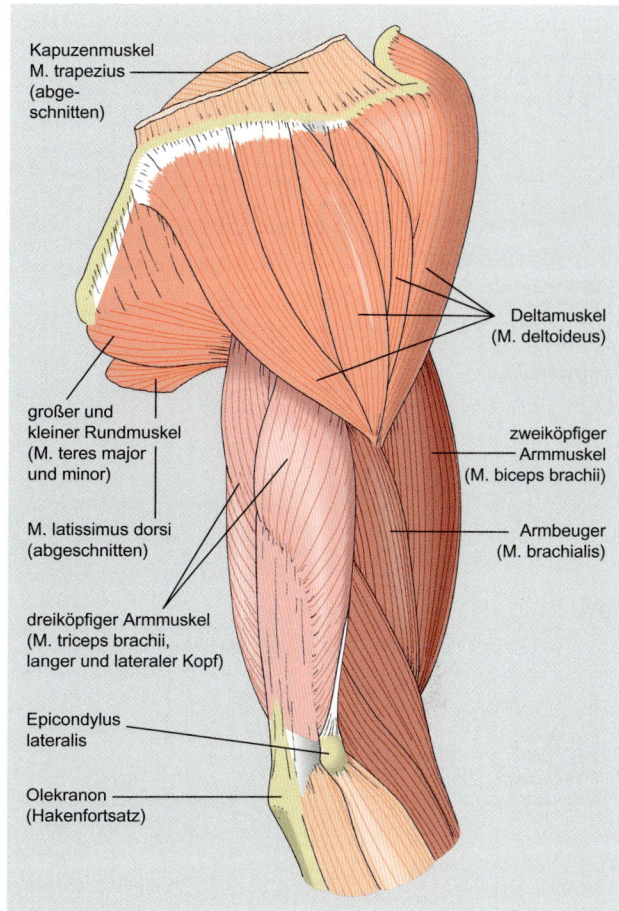

Abb. 2.25 Muskeln des rechten Oberarmes von seitlich hinten. [L190]

Unterarm

Der **Unterarm** erstreckt sich vom Ellenbogengelenk bis zur Handwurzel. Er enthält zwei Knochen: **Elle** (*Ulna*) und **Speiche** (*Radius*).

Knochen des Unterarms

Elle: An ihrem oberen Ende weist die Elle einen tiefen, halbrunden Ausschnitt auf, der als Gelenkpfanne des Ellenbogengelenks dient und den Oberarmknochen aufnimmt (➤ Abb. 2.23). Die Gelenkpfanne wird hinten vom **Olekranon**, dem großen **Ellen-Hakenfortsatz**, überragt. Das Olekranon ist als Ellenbogenspitze von außen gut zu tasten. Unterhalb dieser Gelenkpfanne liegt eine zweite kleine Gelenkfläche, die mit dem **Radiusköpfchen** (*Caput radii*) das **obere** (*proximale*) **Radioulnargelenk** bildet. Das schmale distale Ende wird als **Ellenköpfchen** (*Caput ulnae*) bezeichnet.

Speiche: Sie liegt auf der Daumenseite. Der proximale Teil beginnt mit dem Radiusköpfchen, das die Form einer oben eingedellten Scheibe hat. Der Speichenschaft ist etwas kantiger und schmaler als der Ellenschaft. Das untere (*distale*) Ende wird breit und trägt die Gelenkflächen für einige Handwurzelknochen. An ihren unteren Enden stehen Speiche und Elle durch das distale Radioulnargelenk miteinander in Kontakt.

Beide Unterarmknochen weisen distal einen Fortsatz (*Processus styloideus*) auf. Der Processus styloideus ulnae ist dorsal durch die Haut zu tasten.

Eine feste Bindegewebsplatte, die **Zwischenknochenhaut** (*Membrana interossea*) verhindert Verschiebungen der beiden Unterarmknochen.

Unterarmmuskulatur

Die **Unterarmmuskeln** (➤ Abb. 2.26) können entsprechend ihrer Funktion in vier Gruppen eingeteilt werden:

- **Pronatoren** ermöglichen eine Drehung der Speiche um die Elle. Die Bewegung der Speiche um ihre Längsachse führt dazu, dass die Handfläche nach hinten oder unten gedreht wird (➤ Abb. 2.10).
- **Supinatoren** bewirken die entgegengesetzte Bewegung. Die Speiche wandert um die Elle nach außen (*Supination*), wodurch die Handfläche nach vorn oder oben gedreht werden kann.
- **Hand-** und **Fingerbeuger** haben im Wesentlichen ihren Ursprung am **Epicondylus medialis** des Oberarms.
- **Hand- und Fingerstrecker** entspringen am **Epicondylus lateralis** des Humerus.

2 Spezielle Gesundheits- und Krankheitslehre

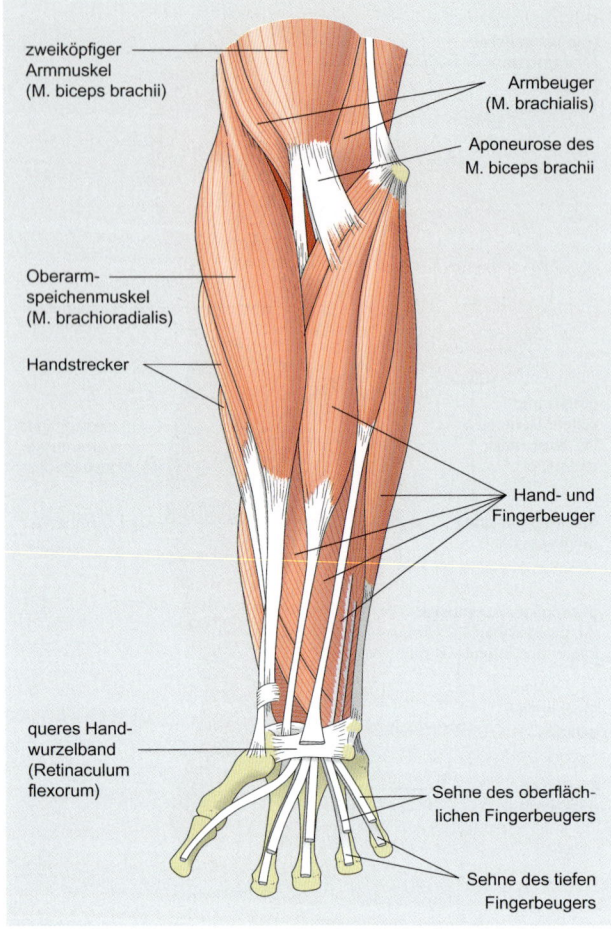

Abb. 2.26 Unterarmmuskulatur von vorn (ventral). [L190]

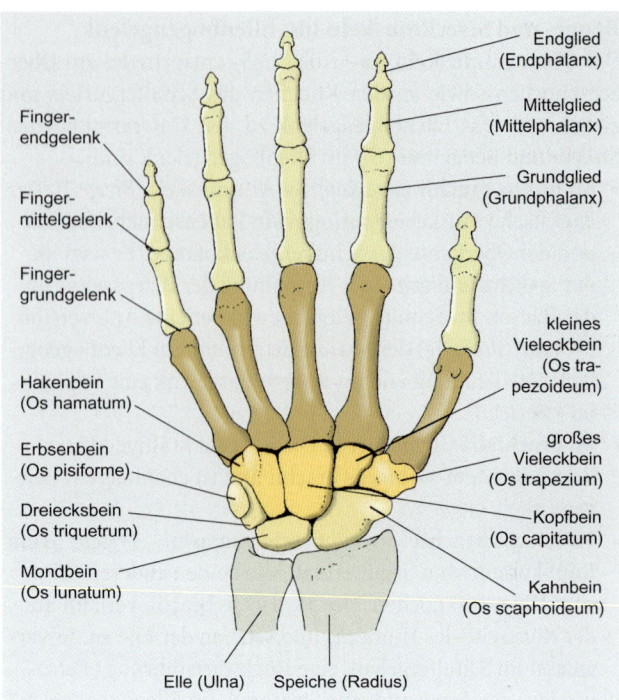

Abb. 2.27 Handskelett (Ansicht der Handfläche). [L190]

Hand

Handwurzelknochen

Die **Handwurzel** (*Carpus* ➤ Abb. 2.27) besteht aus acht **Handwurzelknochen** (*Ossa carpi*). Sie sind untereinander durch Bänder verbunden und in zwei Reihen zu je vier Knochen angeordnet. Jeweils von radial (*Daumenseite*) nach ulnar (*Kleinfingerseite*) betrachtet sind das:

- In der proximalen Reihe: **Kahnbein** (*Os scaphoideum*), **Mondbein** (*Os lunatum*), **Dreieckbein** (*Os triquetrum*), **Erbsenbein** (*Os pisiforme*)
- In der distalen Reihe: **Großes Vieleckbein** (*Os trapezium*), **kleines Vieleckbein** (*Os trapezoideum*), **Kopfbein** (*Os capitatum*), **Hakenbein** (*Os hamatum*)

> **Merkspruch** für die Reihenfolge der Handwurzelknochen: Ein **Kahn**, der fuhr im **Mond**enschein im **Dreieck** um das **Erbsen**bein; **Vieleck groß, Vieleck klein** – am **Kopf**, da muss ein **Haken** sein.

Die proximalen Gelenkflächen von Kahnbein, Mondbein und Dreieckbein bilden mit der Gelenkfläche der Speiche das **proximale Handgelenk**. Dieses wirkt als Eigelenk (➤ Abb. 2.4), weil die drei Gelenkflächen der Handwurzelknochen eine Eiform bilden. Das Ellenköpfchen ist den Handwurzelknochen nur indirekt über eine Knorpelscheibe (*Discus*) angelagert. Das proximale Handgelenk ermöglicht folgende Bewegungen:

- Palmarflexion (*Handbeugung*)
- Dorsalextension (auch *Dorsalflexion, Handstreckung*)
- Radialabduktion (*Kippen der Hand zur Daumenseite*)
- Ulnarabduktion (*Kippen der Hand zur Kleinfingerseite*)

Mittelhandknochen

An die vielkantigen Handwurzelknochen schließen sich die Röhrenknochen der Mittelhand (➤ Abb. 2.27) an. Proximale (*Basis*) und distale Enden (*Köpfchen*) der **Mittelhandknochen** tragen Gelenkflächen für die Verbindungen mit den Handwurzelknochen und den Fingerknochen. Der Mittelhandknochen des ersten Fingers (Daumen) ist über ein **Sattelgelenk** (➤ Abb. 2.4) mit der Handwurzel verbunden (*Carpometacarpal- oder Daumenwurzelgelenk*). Aufgrund der Konstruktion dieses Gelenks wird der Daumen den anderen Fingern gegenübergestellt, ermöglicht gezielte Greifbewegungen und das Festhalten von Gegenständen. Die anderen Gelenke zwischen Handwurzel und Mittelhand sind durch straffe Bänder fixiert und nicht so beweglich.

Fingerknochen

Auf die fünf Mittelhandknochen folgen die Finger, die beim Daumen aus zwei, sonst aus drei Fingergliedern (➤ Abb. 2.27), den **Phalangen**, bestehen. Von proximal nach distal werden sie als **Grund**-, **Mittel**- und **Endglied** (*Grund-, Mittel- und Endphalanx, beim Daumen Grund- und Endphalanx*) bezeichnet.

Die Verbindungen zwischen Mittelhandknochen und Grundphalangen heißen **Fingergrundgelenke** und sind mit Ausnahme des Daumens Kugelgelenke. Die beiden Gelenkreihen zwischen den Gliedern heißen **Fingermittelgelenke** bzw. **Fingerendgelenke** (*proximale* bzw. *distale Interphalangealgelenke*). Bei allen Interphalangealgelenken und dem Daumengrundgelenk handelt es sich um Scharniergelenke (> Abb. 2.4).

Muskulatur der Hand
Alle langen Hand- und Fingerstreckmuskeln liegen ebenso wie die langen Hand- und Fingerbeuger mit ihren Muskelbäuchen am Unterarm (> Abb. 2.26). Sie setzen über dünne Sehnen an den Hand- und Fingerknochen an. Entsprechend ihrem Verlauf können diese Muskeln die Hand beugen bzw. strecken und nach radial bzw. ulnar kippen.

Sowohl Beuge- als auch Strecksehnen werden durch quer verlaufende Bänder in ihrer Position gehalten. So überspannt das **Retinaculum flexorum** (*queres Handwurzelband*) die Beugesehnen. Die Anordnung der Handwurzelknochen bildet in diesem Bereich eine Längsrinne. Dieser gleichsam überdachte Kanal wird als **Karpaltunnel** bezeichnet (> Abb. 2.28). Damit die langen Handsehnen im Karpaltunnel reibungsarm gleiten können, sind sie hier von Sehnenscheiden umschlossen.

Die hohe **Beweglichkeit der Finger** wird durch einen komplexen Aufbau der Hand- und Fingermuskulatur ermöglicht:
- Die Sehnen des **oberflächlichen Fingerbeugers** (*M. flexor digitorum superficialis*) ziehen nach Aufteilung in vier Einzelsehnen zu den Mittelgliedern der Finger II–V.
- Die Sehnen des **tiefen Fingerbeugers** (*M. flexor digitorum profundus*) ziehen zu den Endgliedern der Finger II–V.
- Die Sehnen des **Fingerstreckers** (*M. extensor digitorum*) ziehen zu den Endphalangen der Finger II–V.
- Lange und kurze **Muskeln** zum Daumen ermöglichen dessen hohe Beweglichkeit und die Greiffunktion (> Abb. 2.28, > Abb. 2.29).
- Die **Zwischenknochenmuskeln** (*Mm. interossei*) spreizen ihrem Verlauf entsprechend als *Mm. interossei dorsales* die Finger in den Grundgelenken, die *Mm. interossei palmares* ziehen sie zusammen (> Abb. 2.29).

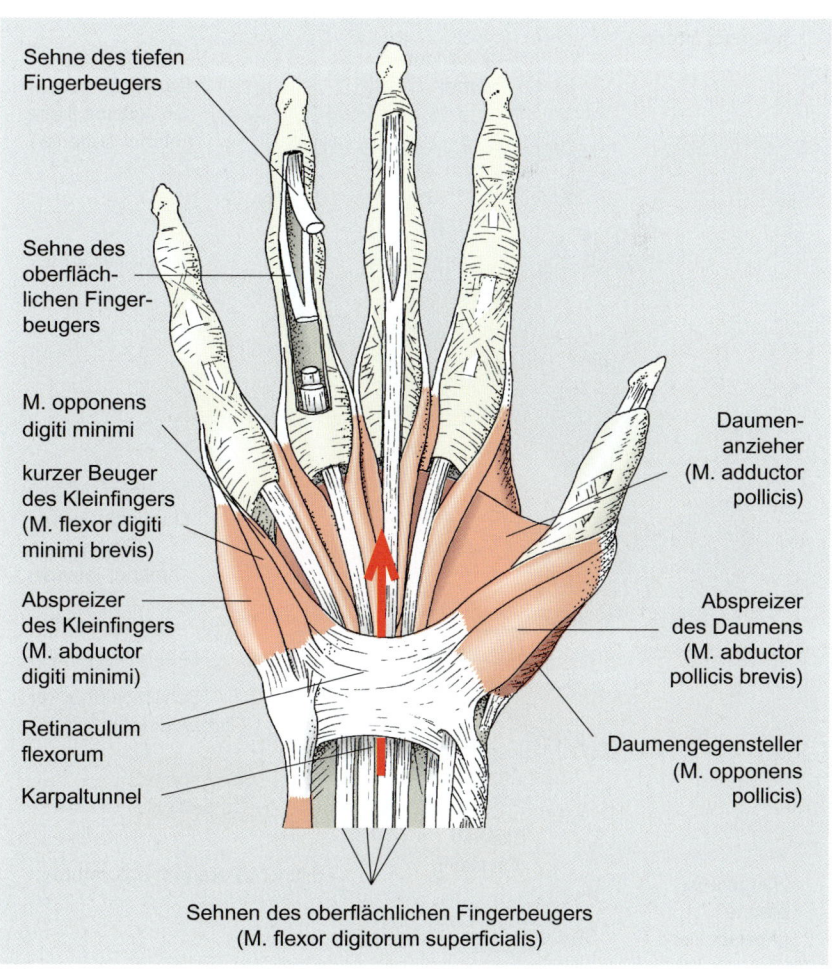

Abb. 2.28 Muskulatur der Handfläche. Unter dem queren Handwurzelband liegt der Karpaltunnel, durch den die Beugesehnen, aber auch der N. medianus (> 2.13.3) verlaufen (Pfeil). [L190]

2.1.8 Becken

Knöchernes Becken

> **DEFINITION**
> **Becken** (*Pelvis*): Verbindung zwischen den beiden Hüftbeinen und dem Kreuzbein. Über das Becken stehen die unteren Extremitäten mit dem Rumpf in Verbindung.

Das **Kreuzbein** (*Os sacrum* ➤ Abb. 2.19) formt die Rückwand des knöchernen Beckens. Es liegt zwischen den beiden **Hüftbeinen** (*Ossa coxae*), deren Ausläufer in einem Bogen nach vorn führen und an der knorpeligen **Schambeinfuge** (*Symphyse, Symphysis pubis*) zusammentreffen. Die beiden **Iliosakralgelenke** (ISG, Kreuzbein-Darmbeingelenk, *Articulatio sacroiliaca*) zwischen Kreuz- und Hüftbein sind durch einen festen Bandapparat gesichert und nahezu unbeweglich.

Jedes **Hüftbein** besteht aus drei Knochen: **Darmbein** (*Os ilium*), **Sitzbein** (*Os ischii*) und **Schambein** (*Os pubis*). Im Laufe der Wachstumsperiode wachsen diese drei Knochen zusammen. Da das Darmbein rotes, also blutbildendes Knochenmark

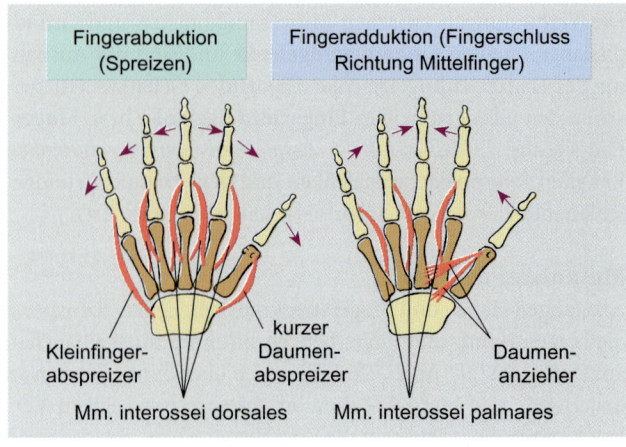

Abb. 2.29 Fingerspreizung (*Abduktion*) und Fingerschluss (*Adduktion*). [L190]

enthält, ist der **Darmbeinkamm** (*Crista iliaca* ➤ Abb. 2.30) neben dem Sternum die zweite gut zugängliche Stelle für eine **Knochenmarkpunktion**.

Das Darmbein hat vier charakteristische Knochenvorsprünge (*Spinae*). Der am weitesten vorspringende und neben dem

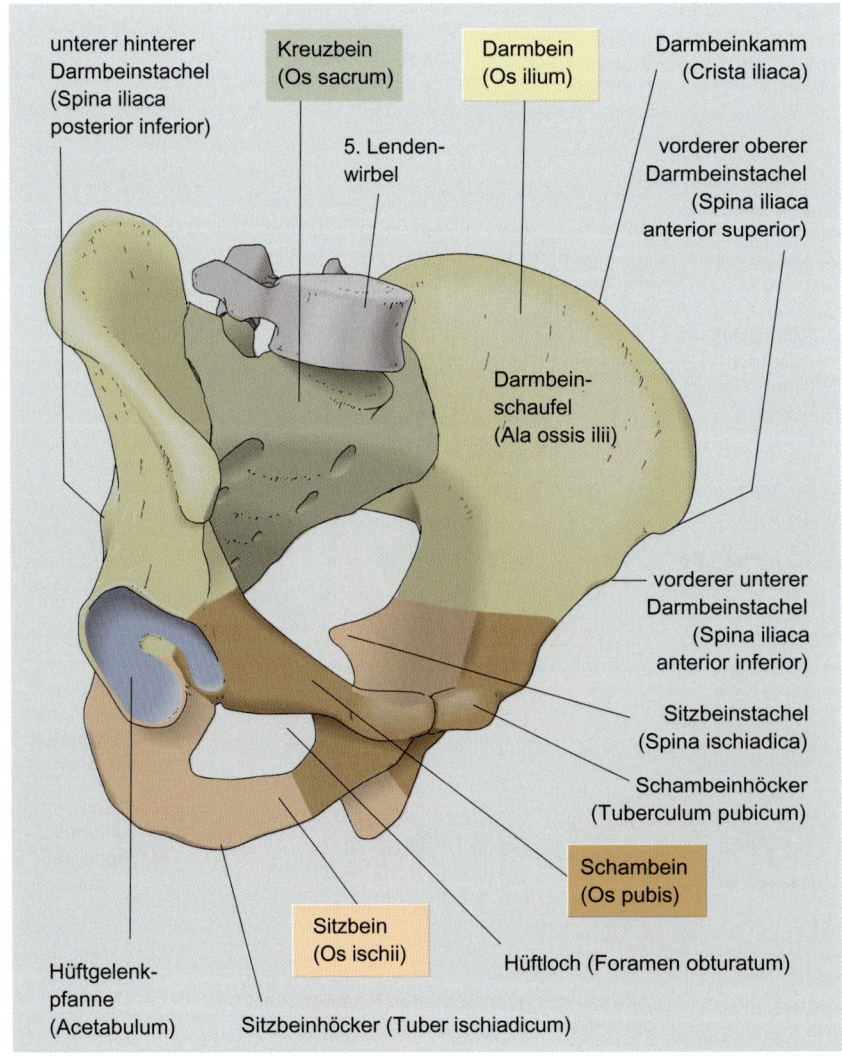

Abb. 2.30 Hüftbein (*Os coxae*) in der Ansicht schräg von vorn. Darmbein, Sitzbein und Schambein bilden zusammen die Hüftgelenkpfanne. [L190]

Darmbeinkamm leicht durch die Haut tastbare Teil des Darmbeins ist die **Spina iliaca anterior superior** (*vorderer oberer Darmbeinstachel* ➤ Abb. 2.34).

Hüftgelenk und umgebende Strukturen

Die drei Teile des Hüftbeins treffen in der **Hüftgelenkpfanne** (*Acetabulum*) aufeinander und bilden eine schüsselförmige Vertiefung, die den Kopf des Oberschenkelknochens aufnimmt und mit ihm das **Hüftgelenk** bildet. Dieses wird häufig nicht nur als Kugelgelenk, sondern auch als **Nussgelenk** bezeichnet, weil der Oberschenkelkopf (*Hüftkopf*) sehr tief in der Gelenkpfanne steht. Ein straffer Bandapparat sichert das Gelenk, das starken Gewichts- und Bewegungsbelastungen ausgesetzt ist.

Großes und kleines Becken

Das knöcherne Becken erinnert an einen Trichter. Die obere weite Öffnung wird von den Darmbeinschaufeln gebildet. Das **große Becken** (*Pelvis major*) reicht bis zu einem scharfen knöchernen Rand, der vom Promontorium bis zur Symphyse verläuft. Er markiert als **Linea terminalis** die Grenze (*Beckeneingang*) zwischen großem Becken und **kleinem Becken** (*Pelvis minor*). Unterhalb der Linie terminalis, im **kleinen Becken** (*Pelvis minor*) mit deutlich engerer Öffnung befinden sich die Bögen der Scham- und Sitzbeine, ein Teil des Kreuzbeins und das Steißbein. Am **Beckenausgang** liegt die Beckenbodenmuskulatur (➤ Abb. 2.31).

Weibliches und männliches Becken

Anhand verschiedener Merkmale, die für eine Schwangerschaft und den Geburtsvorgang, aber auch für rechtsmedizinische Fragestellungen von Bedeutung sind, können weibliches und männliches Becken unterschieden werden:
- Der **Übergang vom großen zum kleinen Becken** ist bei der Frau eher rundlich-oval, beim Mann eher herzförmig.
- Die **Darmbeinschaufeln** sind bei der Frau ausladender als beim Mann.
- Das **Becken** der Frau ist im Vergleich zum männlichen Becken insgesamt niedriger.
- Der **Schambeinwinkel** (Winkel zwischen den beiden Schambeinbögen, ➤ Abb. 2.31) ist bei der Frau stumpf (über 90°), beim Mann spitz (kleiner als 90°).

Muskulatur

Beckenboden

Der knöcherne Beckenausgang wird durch die **Beckenbodenmuskulatur** abgeschlossen. In dieser Platte aus Muskeln und Bindegewebe liegen die Verschlussmechanismen des Afters und der Harnröhre. Daher kann es bei einer Beckenbodenschwäche oder nach gynäkologischen und urologischen Operationen zur Stuhl- oder Urininkontinenz kommen.

Hüft- und Oberschenkelmuskulatur

Die meisten Muskeln der Hüftregion ziehen zum Oberschenkel. Dadurch kann das Bein im Hüftgelenk Bewegungen um alle drei Achsen ausführen: Anteversion (im Hüftgelenk auch als Beugung bezeichnet) und Retroversion (im Hüftgelenk auch als Streckung bezeichnet), Ab- und Adduktion, Innen- und Außenrotation. Einige dieser Muskeln setzen nicht am Oberschenkel an, sondern ziehen nach distal an den Unterschenkel. Über diese Muskeln erfolgt eine Bewegung sowohl im Hüft- als auch im Kniegelenk (➤ Abb. 2.32–Abb. 2.34).

Beuger im Hüftgelenk

Der wichtigste Beugemuskel im Hüftgelenk ist der **M. iliopsoas** (*Darmbeinlendenmuskel* ➤ Abb. 2.33). Er hat zwei Anteile, den **M. iliacus** (*Darmbeinmuskel*) und den **M. psoas major** (*großer Lendenmuskel*), die funktionell eine Einheit bilden und zum Oberschenkelknochen ziehen. Der M. iliopsoas beugt das Bein gegen den Rumpf („*Laufmuskel*") und ist an der Au-

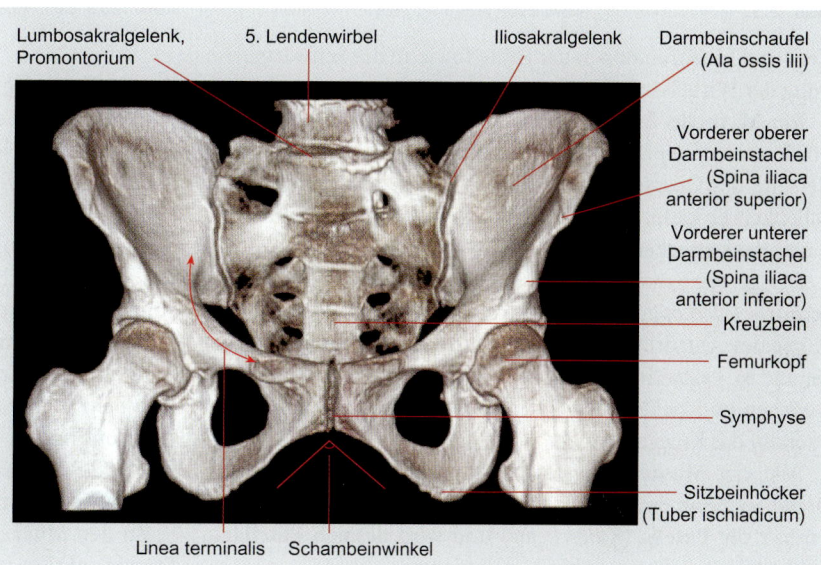

Abb. 2.31 Dreidimensionale Rekonstruktion eines weiblichen Beckens auf der Grundlage von Computertomografien. [R264]

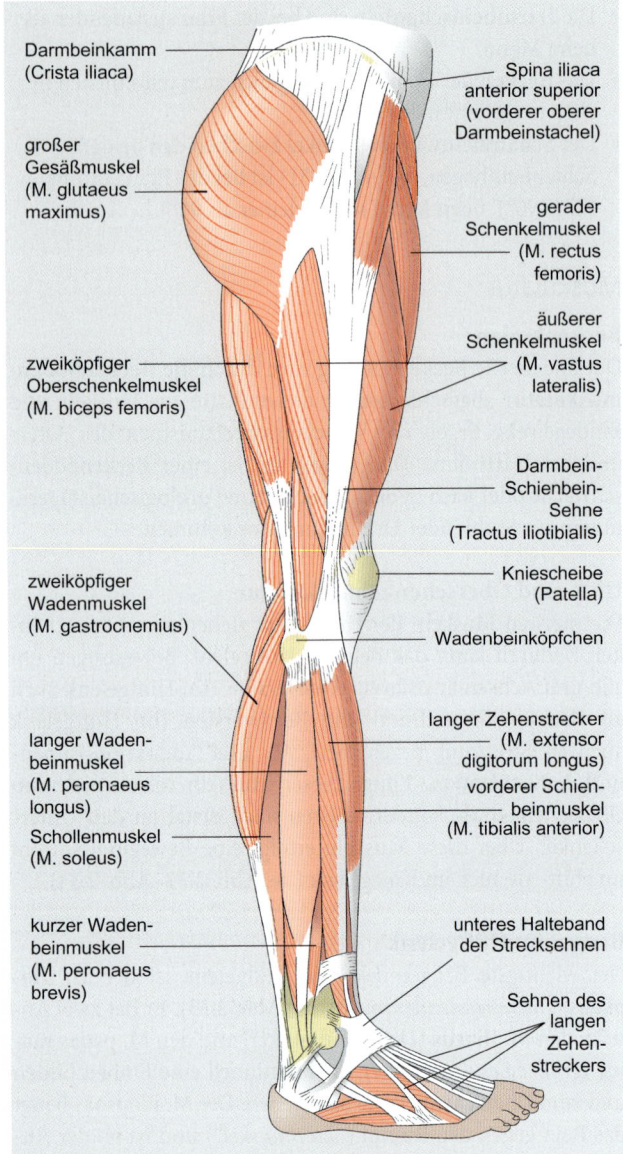

Abb. 2.32 Beinmuskulatur, Ansicht von lateral. [L190]

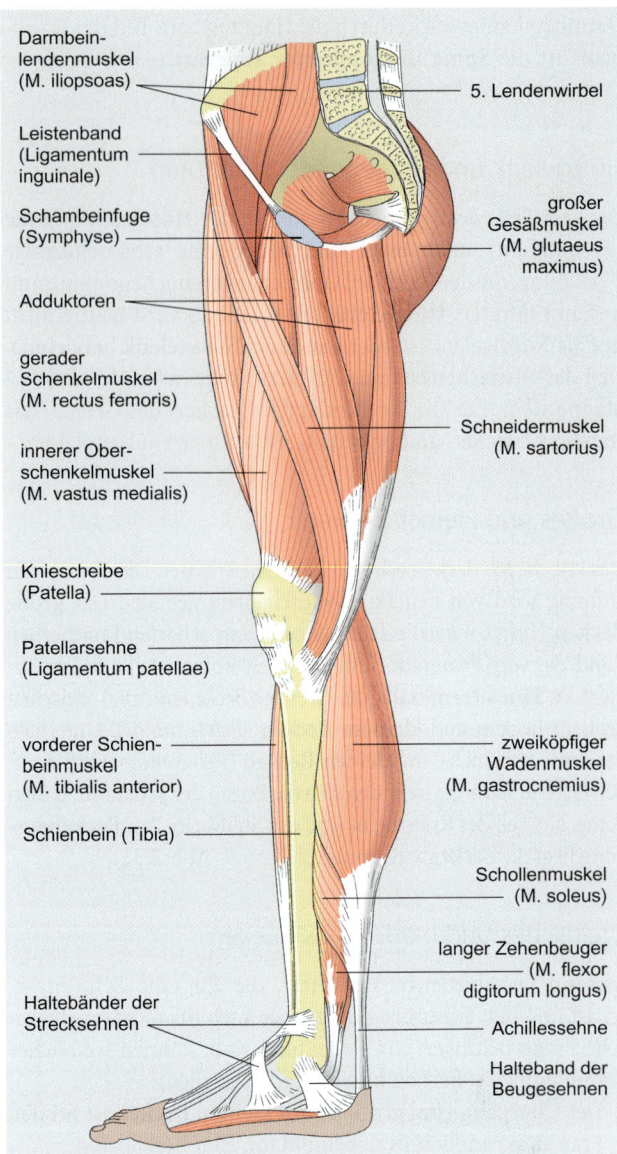

Abb. 2.33 Beinmuskulatur, Ansicht von medial. [L190]

ßen- und Innenrotation in der Hüfte sowie an der Seitwärtsneigung der Wirbelsäule beteiligt.

Der **M. rectus femoris** (*gerader Schenkelmuskel*) zieht vom vorderen unteren Darmbeinstachel (➤ Abb. 2.34) an der Vorderseite des Oberschenkels über das Kniegelenk zum Unterschenkel. Er kann sowohl im Hüftgelenk beugen als auch im Kniegelenk strecken.

Der gerade Schenkelmuskel ist ein Teil des **M. quadriceps femoris** (*vierköpfiger Oberschenkelmuskel*). Die drei anderen Köpfe des „Quadrizeps", **M. vastus medialis**, **M. vastus lateralis** und **M. vastus intermedius**, entspringen am Oberschenkelknochen und ziehen zum Unterschenkel. Sie wirken als Strecker auf das Kniegelenk.

Alle vier Muskelköpfe des „Quadrizeps" setzen über eine breite Sehne an der Vorderseite des Schienbeins an. Die Sehne enthält die **Patella** (*Kniescheibe*) und wird deshalb **Patellarsehne** (*Lig. patellae* ➤ Abb. 2.33) genannt.

Zur Hüftbeugung trägt auch der **Schneidermuskel** (*M. sartorius*) bei, der von der Spina iliaca anterior superior des Beckens schräg über die Vorderseite des Oberschenkels zur medialen Seite des Schienbeins zieht (➤ Abb. 2.33).

Strecker im Hüftgelenk

Die Streckmuskeln ziehen hinter dem Hüftgelenk vom Becken zum Oberschenkelknochen. Der wichtigste Strecker ist der **M. glutaeus maximus** (*großer Gesäßmuskel* ➤ Abb. 2.32, ➤ Abb. 2.33). Er hat seinen Ursprung am Darm-, Kreuz- und Steißbein, zieht schräg nach lateral an den Oberschenkelknochen und ist für die Form der Gesäßbacken verantwortlich. Neben der Streckung dient er der Abduktion und Außenrotation des Oberschenkels.

Zu den Muskeln, die den M. glutaeus maximus in seiner Streckfunktion unterstützen, gehört der **M. biceps femoris**

2.1.9 Untere Extremität

DEFINITION

Untere Extremität: Umfasst inklusive des größten Sesambeins, der Patella und zwei kleiner Sesambeinchen an der Großzehe ebenfalls 32 Knochen. Das Bein lässt sich in drei Abschnitte einteilen:
• **Oberschenkel** mit **Oberschenkelknochen** (*Os femoris, Femur*)
• **Unterschenkel** mit **Schienbein** (*Tibia*) und **Wadenbein** (*Fibula*)
• **Fuß** (*Pes*) mit sieben **Fußwurzel-** (*Ossa tarsi*), fünf **Mittelfuß-** (*Ossa metatarsi*) und 14 **Zehenknochen** (*Phalanges*)

Oberschenkel

Knochen des Oberschenkels

Der **Oberschenkelknochen** (*Femur*) ist der längste und schwerste Knochen des Körpers. An seinem proximalen Ende befindet sich der **Oberschenkelkopf** (*Caput femoris, Hüftkopf*), der mit der Hüftpfanne des Beckens das Hüftgelenk bildet. Das distale Ende steht mit dem **Schienbein** (*Tibia*) in gelenkiger Verbindung.

Der Oberschenkelkopf ist über den **Schenkelhals** (*Collum femoris*) mit dem Knochenschaft verbunden. Am Übergang vom Schenkelhals zum Schaft befinden sich zwei kräftige Knochenvorsprünge, der **große** und der **kleine Rollhügel** (*Trochanter major und minor*). An beiden Trochanteren setzen Hüftmuskeln an. Der Trochanter major ist gut durch die Haut tastbar und gehört zu den Orientierungsstellen für intramuskuläre Injektionen (➤ Abb. 2.35).

Der **Oberschenkelschaft** (*Corpus femoris*) zieht schräg nach medial. An seinem distalen Ende verbreitert er sich kolbenförmig. Ähnlich wie der Oberarmknochen (➤ 2.1.6, ➤ 2.1.7) besitzt der Oberschenkel Kondylen (*Gelenkknorren*) und je einen **Epicondylus medialis** und **lateralis**. Die gekrümmten Gelenkflächen der Kondylen ziehen bis auf die Hinterfläche des Knochens. Dieser Verlauf ermöglicht die Rollbewegung beim Beugen und Strecken im Kniegelenk.

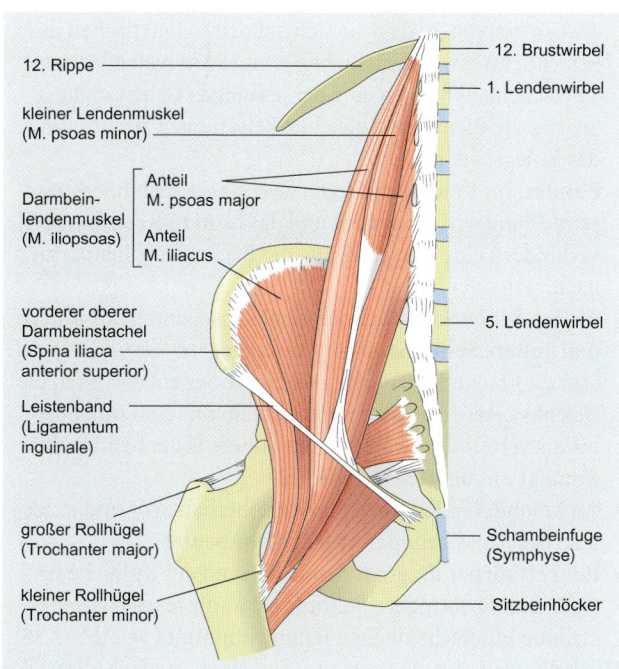

Abb. 2.34 Strukturen der Hüftregion in der Ansicht von vorn. [L190]

(*zweiköpfiger Oberschenkelmuskel*). Er verläuft an der Rückseite des Beines zur lateralen Seite des Unterschenkels (➤ Abb. 2.32) und ist deshalb nicht nur Hüftstrecker, sondern auch Kniebeuger (➤ 2.1.9).

Eine **intramuskuläre Injektion** ins Gesäß soll so vorgenommen werden, dass der unter dem M. glutaeus maximus verlaufende Ischiasnerv nicht verletzt wird. Bei der Methode der intramuskulären Injektion z. B. nach Hochstetter wird der Injektionsort folgendermaßen bestimmt: Der Handteller liegt auf dem **Trochanter major**, die Zeigefingerspitze auf der **Spina iliaca anterior superior** und der abgespreizte Mittelfinger auf dem **Darmbeinkamm**. In dem Dreieck zwischen Zeige- und Mittelfinger liegt über dem M. glutaeus medius der gesuchte Punktionsort (➤ Abb. 2.35).

Abduktoren und Adduktoren im Hüftgelenk

DEFINITION

Leistenband (*Lig. inguinale*): Stellt die Grenze zwischen vorderer Bauchwand und Oberschenkel dar (➤ Abb. 2.34). Es verläuft vom **oberen vorderen Darmbeinstachel** (*Spina iliaca anterior superior*) zum **Schambeinhöckerchen** (*Tuberculum pubicum*). Bei sehr schlanken Menschen entspricht der Verlauf des Leistenbandes der Leistenbeuge.

Als wichtigste **Abduktoren** (*Abspreizer*) des Beines im Hüftgelenk verlaufen der **M. glutaeus medius** und **M. glutaeus minimus** (*mittlerer und kleiner Gesäßmuskel*), halb bedeckt vom großen Gesäßmuskel, von der Außenfläche der Darmbeinschaufel zum **Trochanter major** (*großer Rollhügel* ➤ 2.1.9). Mehrere **Adduktoren** (➤ Abb. 2.33) ziehen das Bein nach dem Abspreizen an den Körper heran. Sie verlaufen vom Sitz- und vom Schambein zur Innenseite des Oberschenkelknochens.

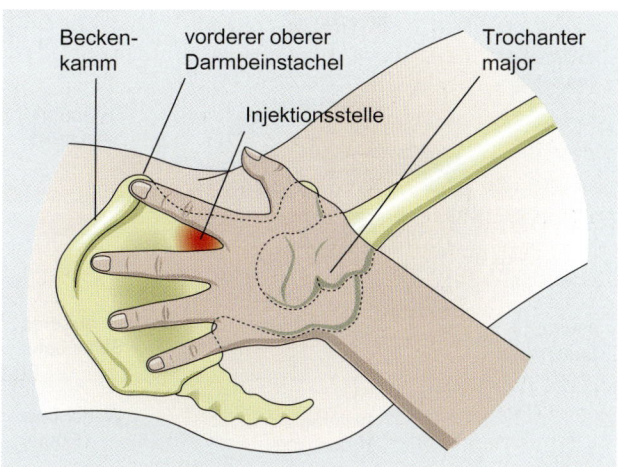

Abb. 2.35 Die Methode zur intramuskulären Injektion nach von Hochstetter vermeidet eine Schädigung des Ischiasnervs. [L157]

Der **Trochanter major** gehört zu den durch Dekubitus gefährdeten Stellen (➤ 2.2.5).

Oberschenkelmuskulatur

Die Muskelmasse der unteren Extremität sind viel mächtiger als die der oberen Extremität, da jedes Bein große Gewichte halten und bewegen muss. Deshalb entspringen manche **Oberschenkelmuskeln** schon am Hüftbein und verlaufen über das Kniegelenk zum Schienbein. Im Zusammenhang mit dem Hüftgelenk sind diese Muskeln bereits erwähnt worden.

Der **Tractus iliotibialis** (➤ Abb. 2.32) zieht als breites Verstärkungsband vom Darmbeinkamm zum Schienbein. Er stellt eine Sicherungseinrichtung dar, die verhindert, dass sich der Oberschenkel in der Standbeinphase nach außen biegt.

Kniegelenk

> **DEFINITION**
>
> **Hoffa-Krankheit**: Vergrößerung des Fettkörpers aufgrund von Traumen oder Entzündungen. Bei häufig auftretenden, schmerzhaften Einklemmungserscheinungen der betroffenen Fettzotten werden diese operativ entfernt.

Das **Kniegelenk** ist das größte Gelenk des Körpers. Es liegt zwischen den Femurkondylen und dem Schienbeinkopf. Die Fibula ist an der Bildung des Kniegelenks nicht beteiligt. Im Kniegelenk erfolgen Beuge- und Streckbewegungen. Im gebeugten Zustand sind zusätzlich kleine Rotationsbewegungen möglich. Zum Kniegelenk gehören knorpelige und bindegewebige Strukturen.

- **Menisken**: Die halbmondförmigen Faserknorpel werden entsprechend ihrer Lage als **Innen-** und **Außenmeniskus** bezeichnet (➤ Abb. 2.36). Sie sind an ihrem verdickten Außenrand mit der Gelenkkapsel verwachsen, insgesamt aber so beweglich, dass sie sich auf den Gelenkflächen des Schienbeins etwas verschieben können. So bieten sie dem Oberschenkelknochen eine der jeweiligen Gelenkstellung angepasste Pfanne und gleichen Belastungen aus, die auf das Kniegelenk wirken.
- **Bänder**: Im Kniegelenk liegen zwei starke, sich überkreuzende Bänder, das **vordere** und das **hintere Kreuzband**. Sie verhindern eine Verschiebung der beiden Knochenpartner nach vorn oder hinten.
- An den Seiten wird die Kniegelenkkapsel durch das **innere** und **äußere Seitenband** (*Lig. collaterale tibiale* und *Lig. collaterale fibulare*) verstärkt. Das innere Seitenband ist in die Gelenkkapsel eingelassen und deshalb mit dem Innenmeniskus verbunden, während das äußere Seitenband keinen Kontakt mit der Gelenkkapsel hat.
- An besonderen Reibungspunkten oberhalb, vor und unterhalb des Knies befinden sich **Schleimbeutel**.
- Ein **Fettkörper** umgreift den Unterrand der Kniescheibe. Er stellt eine verformbare Füllmasse dar, die je nach Gelenkstellung unterschiedlichen Raum einnimmt (➤ Abb. 2.36).

Muskeln: Auf der Vorderseite des Oberschenkels liegt der **Kniegelenksstrecker**, der vierköpfige Oberschenkelmuskel (*M. quadriceps femoris* ➤ Abb. 2.32, ➤ Abb. 2.33).

Der **Schneidermuskel** (*M. sartorius*) nimmt eine Sonderstellung ein, denn er liegt auf der Vorderseite des Oberschenkels, kann aber durch seinen Verlauf im Hüftgelenk und im Kniegelenk beugen (➤ Abb. 2.33).

Zu den **Kniegelenkbeugern**, die an der Rückseite des Beines liegen, gehören der **M. biceps femoris** und der **M. gastrocnemius** (*zweiköpfiger Wadenmuskel* ➤ Abb. 2.32).

Unterschenkel

Der Unterschenkel enthält das **Schienbein** (*Tibia*) und das **Wadenbein** (*Fibula*), sowie eine um diese Knochen angeordnete Muskulatur.

Knochen des Unterschenkels

Das **Schienbein** ist der kräftigere von beiden Knochen. Sein Schaft (*Corpus tibiae*) hat im Querschnitt die Form eines nach vorn spitz zulaufenden Dreiecks (➤ Abb. 2.37). Die Vorderkante ist durch die Haut gut tastbar und wird beim berühmten „Tritt vor das Schienbein" getroffen. Das proximale Schienbeinende, der **Schienbeinkopf** (*Caput tibiae*), zeigt an zwei Seiten Verbreiterungen, den **Condylus medialis** und **Condylus lateralis** (*innerer und äußerer Gelenkknorren*). Zwischen beiden Kondylen trägt der Schienbeinkopf eine abgeflachte Gelenkfläche (*Tibiaplateau*). Sie dient als Gelenkpfanne für die Femurkondylen und als Anheftungsstelle für die Kreuzbänder.

Unterhalb des Kniegelenks befindet sich an der Außenseite des Schienbeins eine weitere kleine Gelenkfläche, die mit dem Wadenbeinkopf kontaktiert (➤ Abb. 2.37). Das untere Ende des Schienbeins besitzt medial einen Knochenzapfen (*Malleolus medialis*), der als **Innenknöchel** gefühlt werden kann.

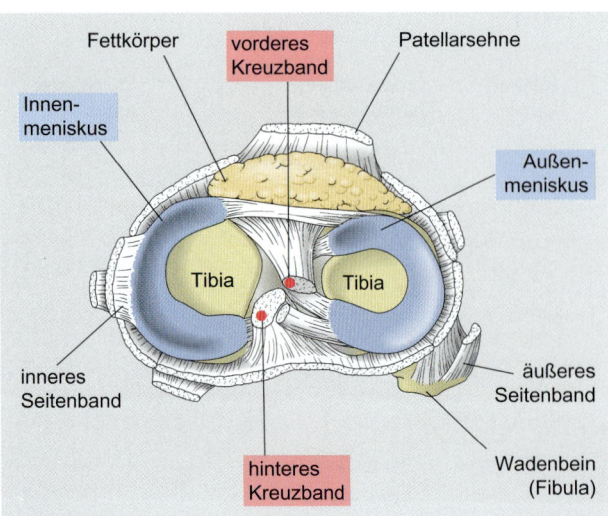

Abb. 2.36 Blick auf das eröffnete rechte Kniegelenk von oben. Die beiden Kreuzbänder verlaufen diagonal überkreuzt durch das Kniegelenk. [L190]

Das **Wadenbein**, ein dünner Röhrenknochen, liegt lateral des Schienbeins. Sein verbreitertes oberes Ende, der **Wadenbeinkopf** (*Caput fibulae*), ist als knöcherner Vorsprung seitlich unterhalb des Kniegelenks durch die Haut tastbar. Das deutlich verbreiterte untere Ende des Wadenbeins bildet den vorspringenden **Außenknöchel** (*Malleolus lateralis*). Schienbeinschaft und Wadenbeinschaft sind auf ganzer Länge durch eine feste Bindegewebsplatte (*Membrana interossea*) verbunden.

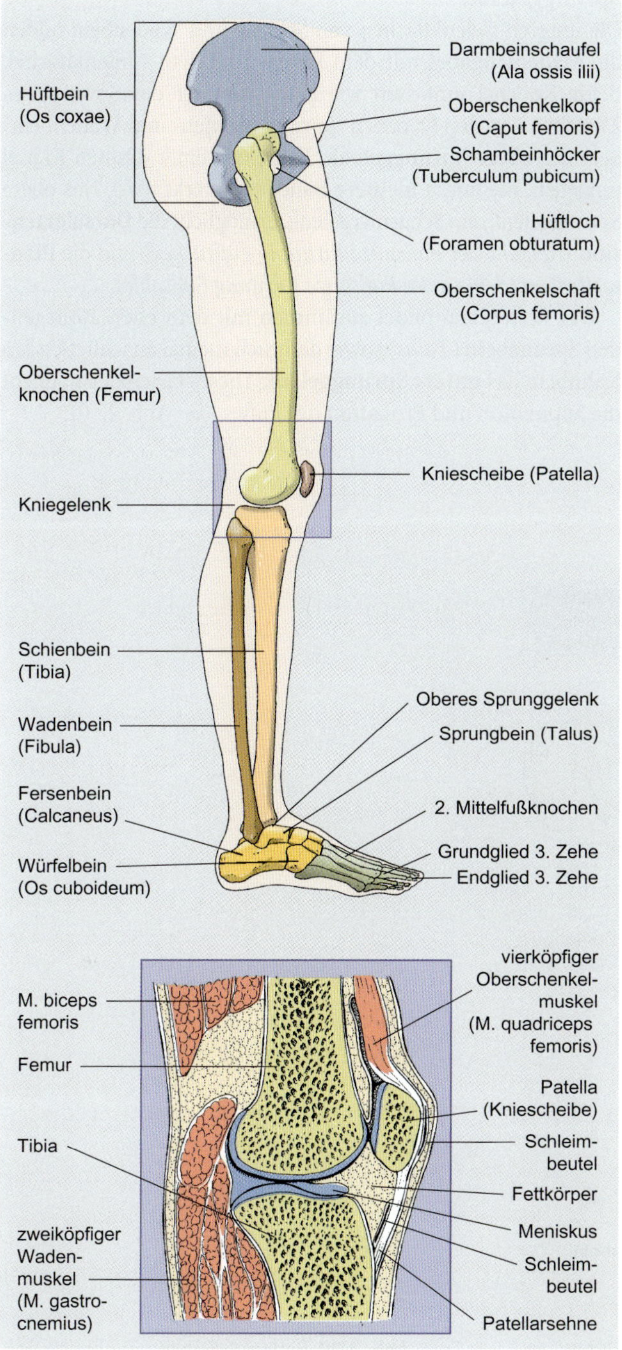

Unterschenkelmuskulatur – die langen Fußmuskeln

Die charakteristische Form des Unterschenkels entsteht durch die Ausbildung der Muskelbäuche (➤ Abb. 2.32, ➤ Abb. 2.33). Alle Unterschenkelmuskeln verjüngen sich zum Fuß hin und bewegen ihn in den Sprung-, Fuß- und Zehengelenken. Sie werden auch **lange Fußmuskeln** genannt, im Gegensatz zu den kurzen Fußmuskeln, die ausschließlich am Fuß entspringen und ansetzen.

Die **Strecker** unter den langen Fußmuskeln ziehen den gesamten Fuß bzw. die Zehen nach oben (*Dorsalextension, auch Dorsalflexion*), die **Beuger** nach unten (*Plantarflexion*). Ihrem Verlauf entsprechend dienen die Unterschenkelmuskeln außerdem der **Pronation** (*Kippen der Fußsohle nach lateral oben*) und der **Supination** (*Kippen der Fußsohle nach medial oben* ➤ Abb. 2.10).

Derbe bindegewebige Trennwände (*Septen*) bilden vier **Muskellogen** (*Muskelkammern*) für die Unterschenkelmuskulatur (➤ Abb. 2.38):

- Vorn liegt die Loge der **Streckergruppe**. Sie enthält den M. tibialis anterior (*vorderer Schienbeinmuskel*), der den Fuß im oberen Sprunggelenk streckt, und die langen Zehenstrecker. Mit diesen Muskeln ist z. B. der „Fersengang" möglich.
- Vorn seitlich befindet sich die Kammer der **Peronaeusgruppe**. Sie birgt die Wadenbeinmuskeln (*M. peronaeus longus* bzw. *brevis*). Diese ziehen um den Außenknöchel herum zur Fußsohle und bewirken eine Pronation.
- In der Mitte des Unterschenkels zieht die **tiefe Beugemuskulatur** mit dem M. tibialis posterior (*hinterer Schienbeinmuskel*) und den langen Zehenbeugern.
- An der Rückseite der Wade verläuft das Fach für die **oberflächlichen Beuger** mit dem M. triceps surae (*dreiköpfiger Wadenmuskel*), dem größten Unterschenkelmuskel. Dieser

Abb. 2.37 Knöcherner Aufbau der unteren Extremität von der Seite mit Längsschnitt durch das Kniegelenk. [L190]

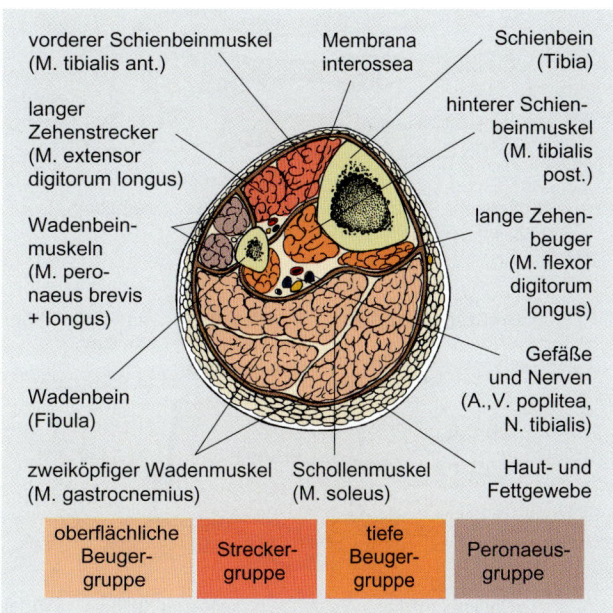

Abb. 2.38 Querschnitt durch den proximalen (*oberen*) Teil des Unterschenkels. Septen zwischen den Muskelgruppen bilden vier Muskellogen. [L190]

besteht aus dem M. gastrocnemius (*zweiköpfiger Wadenmuskel*) und dem darunter gelegenen M. soleus (*Schollenmuskel*). Mit der gemeinsamen und gut tastbaren Achillessehne, setzt der dreiköpfige Wadenmuskel am Fersenbeinhöcker an. Die Beuger ermöglichen den „Zehenspitzengang". Die Muskeln der oberflächlichen und tiefen Beuger ermöglichen die **Supination** des Fußes.

Fuß

Fuß und Hand haben einen ähnlichen Aufbau. Während bei der Hand die Greiffunktion im Vordergrund steht, stabilisiert der Fuß den Körper beim Gehen. Durch seine vielen Gelenke, stützenden Bänder und Muskeln, kann sich der Fuß blitzschnell dem unter der Fußsohle liegenden Boden anpassen.

Fußknochen

Der **Fuß** (*Pes*) besteht aus drei Abschnitten:
- **Fußwurzel** (*Tarsus*) mit sieben **Fußwurzelknochen** (*Ossa tarsi*)
- **Mittelfuß** (*Metatarsus*) mit fünf **Mittelfußknochen** (*Ossa metatarsalia*)
- fünf **Zehen**, wobei die **Großzehe** (*Hallux*) zwei, die übrigen Zehen (*Digiti pedis*) jeweils drei Knochen enthalten (Zehenknochen = *Phalanges pedis*)

Fußwurzel

Größter **Fußwurzelknochen** ist das **Fersenbein** (*Calcaneus*). Seine dorsale Begrenzung, der **Fersenbeinhöcker**, dient der Achillessehne als Ansatz und bildet den hinteren Pfeiler des Fußlängsgewölbes. Dem Fersenbein liegt das **Sprungbein** (*Talus*) auf.

Zehenwärts vom Sprungbein bzw. medial von Fersenbein liegt das **Kahnbein** (*Os naviculare*). Ventral schließen sich die drei **Keilbeine** (*Ossa cuneiformia*), lateral das **Würfelbein** (*Os cuboideum*) an (> Abb. 2.39).

Sprunggelenke

Die unteren Gelenkflächen von Schien- und Wadenbein bilden die **Malleolengabel** mit dem Innen- und dem Außenknöchel. Beide Knöchel umfassen wie eine Klammer das Sprungbein. Zwischen den drei Knochen (Sprung-, Schien- und Wadenbein) liegt das **obere Sprunggelenk**. Es ist von einer dünnen Kapsel umgeben, die durch mehrere Bänder verstärkt wird. Das obere Sprunggelenk, ein Scharniergelenk, ermöglicht die **Dorsalextension** (*Neigung der Fußspitze Richtung Fußrücken*) und die **Plantarflexion** (*Senken der Fußspitze Richtung Fußsohle*).

Das Fersenbein bildet zusammen mit dem oben aufliegenden Sprungbein (*Talus*) sowie dem sich medial anschließenden Kahnbein das **untere Sprunggelenk**. Dieses Gelenk ermöglicht die Supination und Pronation des Fußes (> Abb. 2.10).

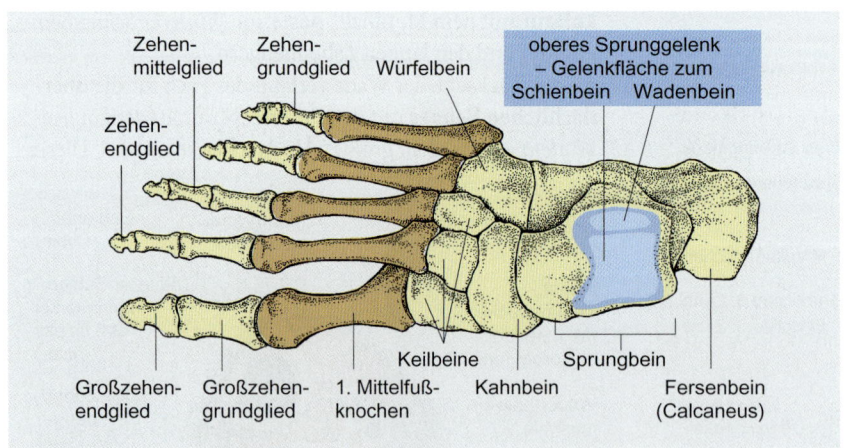
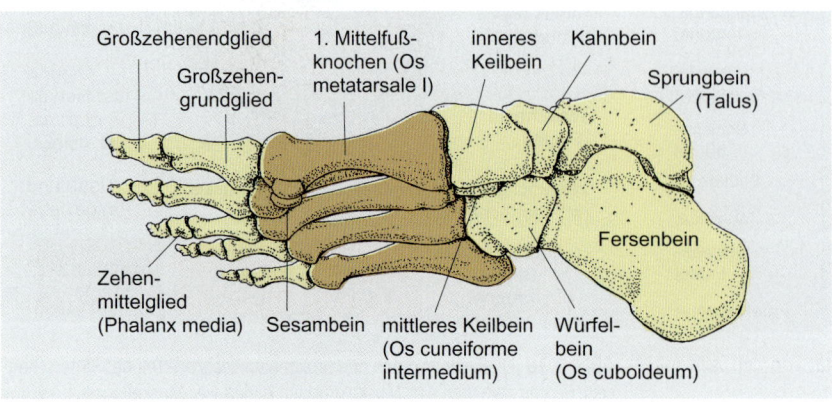

Abb. 2.39 Rechtes Fußskelett von oben mit oberem Sprunggelenk (oben). Fußskelett von unten mit Blick auf das Fußgewölbe (unten). [L190]

Mittelfuß und Zehen

An die Keilbeine und das Würfelbein der Fußwurzel schließen sich strahlenförmig nebeneinander liegend die fünf **Mittelfußknochen** (*Ossa metatarsalia*) an (> Abb. 2.39). Ihr proximales Ende wird Basis, das distale Ende Kopf genannt. Die Köpfe der Mittelfußknochen sind über kleine Kugelgelenke mit den Grundgliedern der Zehen verbunden. Die Zehenmittel- und Endgelenke sind Scharniergelenke.

Fußgewölbe

Das Fußskelett besitzt ein **Quer**- und ein **Längsgewölbe**. Obwohl die Gewölbe durch straffe Bänder, Sehnen und Muskeln verspannt sind, haben sie eine gewisse Flexibilität, um auf den Fuß wirkende Belastungen abzufedern.

Das **Längsgewölbe** liegt auf der Innenseite des Fußes und wird vom Sprungbein, dem Kahnbein, den Keilbeinen und den Mittelfußknochen gebildet und von Bändern und kurzen Fußmuskeln gehalten. Der physiologische Fußabdruck, z. B. in feuchtem Sand, zeigt einen bogenförmigen Verlauf. Die beiden Hauptauflagepunkte des Fußlängsgewölbes, die Ferse und der Vorfuß (*Mittelfußknochen* und *Zehenglieder*) sind durch eine Fettschicht gepolstert. Diese schützt die Knochen vor Druckschäden.

Das **Quergewölbe** entsteht durch die bindegewebige und muskuläre Verspannung von lateralen und medialen Anteilen der Fußwurzel- und der Mittelfußknochen. Trotz aller Stützeinrichtungen kommt es aber oft zu Fehlfunktionen des Fußgewölbes mit der Ausbildung eines **Platt**- oder **Hohlfußes** (> Abb. 2.40).

Kurze Fußmuskeln

Die kurzen Fußmuskeln werden grob in zwei Gruppen eingeteilt:
- **Muskeln des Fußrückens** (*Extensoren*) strecken die Zehen.
- **Muskeln der Fußsohle** (*Flexoren*) beugen die Zehen und unterstützen das Längsgewölbe des Fußes.

Hinweise zu gesundheitsförderndem Verhalten

Veränderungen des Bewegungsapparates finden während der gesamten Lebenszeit statt. Regelmäßige Bewegung, z.B. Radfahren, Schwimmen, Walking, Jogging, Tanzen (z.B. Sitztänze, Tänze für Rollstuhlfahrer, klassische Tänze) oder ein strammer Spaziergang von etwa 30 Min. fördert im Alter Muskel- sowie Gelenkfunktionen und verzögert den Knochenabbau. Körperliche Tätigkeit schult den Gleichgewichtssinn und ist eine wirksame Sturzprophylaxe. Die Aktivierung der Muskelpumpe beugt Thrombosen vor, Leistungen des Kreislaufsystems werden verbessert, Abwehrmöglichkeiten des Immunsystems gefördert und die Hirndurchblutung gesteigert. Gleichzeitig erfolgt eine Freisetzung von Substanzen, die in Laienkreisen als **„Glückshormone"** (in der Medizin **Endorphine**/*morphinähnliche Substanzen*) bekannt sind und eine zusätzliche Portion Lebensqualität in den Alltag bringen.

2.1.10 Leitsymptome bei orthopädischen Erkrankungen

Schmerzen, Schwellung und Bewegungseinschränkung

Schmerzen, Schwellung und Bewegungseinschränkung sind häufige Leitsymptome in der Orthopädie. Einige Ursachen und die Lokalisation sind in Verbindung mit einer Verdachtsdiagnose in > Tab. 2.1 aufgeführt.

Tab. 2.1 Leitsymptome in der Orthopädie und ihre wahrscheinlichen Ursachen, abhängig von der Lokalisation.

Leitsymptome	Verdachtsdiagnose
Wirbelsäule	
• akute Rückenschmerzen mit Ausstrahlung in das Versorgungsgebiet der betroffenen Nervenwurzel	• Bandscheibenvorfall
• Schmerzen, unabhängig von der Lagerung mit Ausstrahlung in verschiedene, voneinander unabhängige Körperregionen	• Spinalkanalstenose
Schulter	
• Schmerzen, bei Armabduktion und Elevation; (painful arc/ schmerzhafter Bogen)	• Supraspinatussehnensyndrom (Impingement-Syndrom/Reizzustand der Supraspinatussehne)
Ellenbogen	
• Schmerzen am Ursprung der Hand- und Fingerstrecker	• Tennisellenbogen
• Schmerzen am Ursprung der Hand- und Fingerbeuger	• Golferellenbogen
Hüfte und Bein	
• Schmerzen in der Leisten- und Gesäßregion	• Koxarthrose
Knie und Unterschenkel	
• Beuge- und Streckhemmung, Einklemmungsbeschwerden (Blockierungen) bei bestimmten Bewegungen	• Meniskuserkrankung

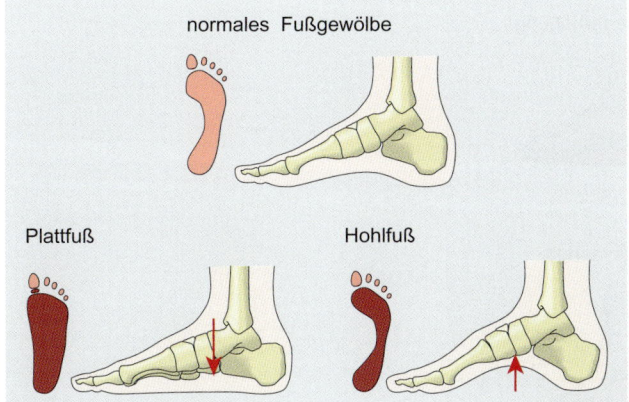

Abb. 2.40 Oben: Gesundes Fußgewölbe in der Seitenansicht mit typischem Fußabdruck. Unten links: Plattfuß mit Abflachung von Quer- und Längsgewölbe, beim Spreizfuß ist nur das Quergewölbe abgeflacht. Unten rechts: Hohlfuß mit überhöhtem Längsgewölbe. [L190]

Tab. 2.1 Leitsymptome in der Orthopädie und ihre wahrscheinlichen Ursachen, abhängig von der Lokalisation. (Forts.)

Leitsymptome	Verdachtsdiagnose
Fuß	
• Schmerzen am verbreiterten Vorfuß mit Abflachung des Quergewölbes	• Spreizfuß

Hinken

> **DEFINITION**
> **Hinken**: Störung von Rhythmus und Symmetrie des Gangbildes.
> **Trendelenburg-Zeichen**: Wenn der Betroffene auf dem Bein der erkrankten Seite steht, kippt das Becken zur gesunden Seite.
> **Duchenne-Zeichen**: Kompensatorisch zur Beckenkippung neigt der Betroffene den Rumpf zur erkrankten Seite.

Die Bewegungen des gesunden Menschen wirken beim Gehen gleichmäßig und symmetrisch. Je nach Ursache (z. B. Lähmungen, Kontrakturen, Fußdeformitäten, Ischialgie, Verletzungen) werden verschiedene Formen des **Hinkens** unterschieden.

Verkürzungshinken
Beinlängendifferenzen oder Beugekontrakturen des Hüft- oder Kniegelenks führen zum **Verkürzungshinken**, wobei sich der Körper des Betroffenen zum verkürzten Bein neigt.

Schonhinken
Schonhinken ist durch Schmerzen bedingt. Der Betroffene tritt mit dem schmerzhaften Bein nur ganz kurz auf. Häufig berührt er nicht mit der Ferse, sondern mit den Zehen zuerst den Boden.

Hüfthinken
Bei einer Beeinträchtigung der Hüftabduktoren oder einer Lähmung des M. glutaeus maximus steht das Becken während des Einbeinstandes nicht in der Waagrechten. Es resultiert ein watschelndes Gangbild, das als **Hüfthinken** (*Trendelenburg-Duchenne-Hinken*) bezeichnet wird.

Beinlängendifferenzen

> **DEFINITION**
> **Beinlängendifferenz**: Angeborener oder erworbener (z. B. infolge von Lähmungen, Gelenkerkrankungen, Verletzungen) Längenunterschied der Beine.

Krankheitsentstehung und Einteilung
Unterschieden wird die **scheinbare** Beinverkürzung, etwa bei einer Hüftluxation, die **echte** Beinverkürzung (im Röntgenbild durch die Verkürzung des Abstands zwischen Hüftkopf und oberem Sprunggelenks nachzuweisen) und die **funktionelle** Beinverkürzung bei Beugekontrakturen im Hüft- und Kniegelenk.

Symptome, Befund
Bei größeren Beinlängendifferenzen treten aufgrund des oft jahre- manchmal jahrzehntelangen Hinkens Wirbelsäulen- und Hüftbeschwerden auf, die Folge der veränderten Statik sind.

Behandlung
Empfohlen werden bei einer Beinverkürzung entsprechend der auszugleichenden Höhe: Einlage mit Absatzerhöhung oder orthopädische Schuhe bzw. ein Etagenschuh (➤ Abb. 2.41).

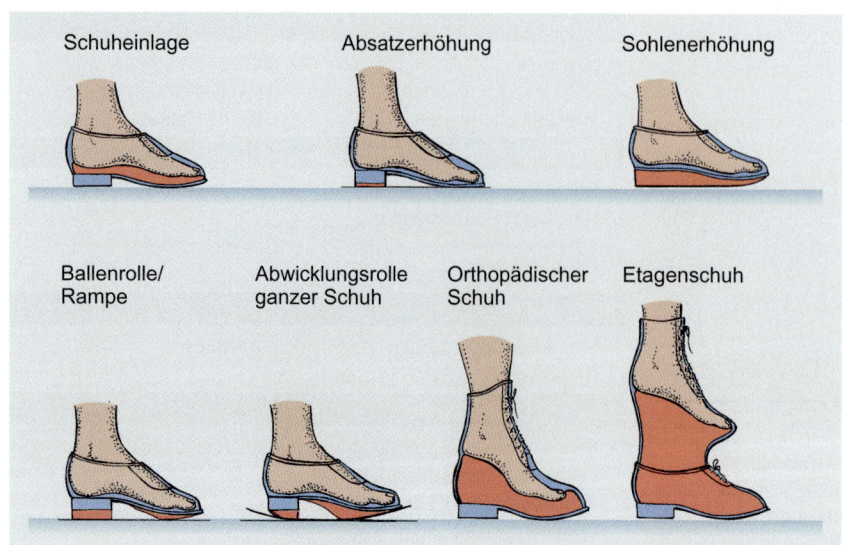

Abb. 2.41 Schuhzurichtungen. [L190]

2.1.11 Degenerative Erkrankungen des Bewegungsapparates

Arthrose

Übersicht

DEFINITION
Arthrose (*Arthrosis deformans*): Primär nichtentzündliche degenerative Gelenkerkrankung.

Krankheitsentstehung
Ursache der **Arthrose** ist häufig ein Missverhältnis zwischen der Belastungsfähigkeit eines Gelenks und seiner tatsächlichen Beanspruchung.
- **Primäre Arthrose**: Auftreten ohne bekannte Ursache; vermutet werden genetische Faktoren.
- **Sekundäre Arthrosen**: Entstehen durch Fehlstellungen (Skoliose, Beckenschiefstand, Fußdeformitäten), nach Luxationen, im Verlauf einer **Arthritis** (*Gelenkentzündung*), bei Adipositas oder nach einer Verletzung (*posttraumatische Arthrose*).

Störungen des Knorpelstoffwechsels und Auswirkungen auf die Gelenkfunktion
Durch Veränderungen und Störungen des Knorpelstoffwechsels entstehen im Verlauf der Zeit Auffaserungen und Erosionen der **Gelenkknorpeloberflächen**. Gelenkknorpel wird abgebaut, die Knochenenden nähern sich an. Dies ist im Röntgenbild als Verschmälerung des Gelenkspalts zu erkennen. Druck und Reibung bei Gelenkbewegungen können eine schmerzhafte Synovialitis (*Entzündung der Gelenkinnenhaut*) auslösen. Es resultieren Sklerosierungen (*Verhärtung* ➤ Abb. 2.42) und Verdickungen der Gelenkkapsel sowie reaktive Knochenwucherungen mit Zysten- und Randzackenbildung.

Die drei Stadien einer fortschreitenden Arthrose erstrecken sich von der klinisch beschwerdefreien Arthrose über die aktivierte Arthrose mit Entzündungen und akuten Schmerzen (reaktive Arthritis) zur Arthrose, die mit Dauerschmerzen und Funktionsverlust einhergeht.

Symptome und Befund
In den betroffenen Gelenken können sich zunächst Spannungs- und Steifheitsgefühle bemerkbar machen. Schmerzen, die zu Beginn einer Belastung (*Anlaufschmerz*, „*eingerostete Gelenke*") auftreten, werden im Lauf der Zeit zu bleibenden Belastungsschmerzen. Im Spätstadium berichten die Betroffenen von Dauerschmerzen in Ruhe, die sich während der Nacht verstärken und sie klagen über Bewegungseinschränkungen.

Behandlung
Ziele der Behandlung sind die Funktionserhaltung des betroffenen Gelenks, das Bemühen, einen progredienten (*zunehmenden*) chronischen Verlauf der Erkrankung einzudämmen und die Schmerzbehandlung.
Symptomatische Therapie:
- **allgemeine Maßnahmen**; Gewichtsabnahme bei Übergewicht, sorgfältige Auswahl der Schuhe, Warmhalten der Gelenke
- **physiotherapeutische Maßnahmen** z. B. mit Bewegungstherapie, Massage, Wärmeanwendungen bei muskulären Verspannungen oder steifen Gelenken, Kältebehandlung bei Beschwerden in der akuten Phase
- **medikamentöse Therapie** mit Paracetamol und **NSAR** (z. B. Diclofenac/Voltaren®, Ibuprofen/Imbun®)
- **intraartikuläre Injektionen**, z. B. Einbringen von Glukokortikoiden in das Gelenk
- **Orthopädietechnik**; mit Orthesen (*medizinische Hilfsmittel*, z. B. zur Entlastung) und speziellem Schuhwerk
- **operative Maßnahmen** mit gelenkerhaltenden Operationen oder Operationen mit Gelenkersatz
- **Röntgentiefentherapie** (*Röntgenreizbestrahlung*) mit u. a. antiphlogistischen (*entzündungshemmende*) Wirkungen und Veränderung der Gewebedurchblutung

Tab. 2.2 Arthrosen verschiedener Gelenke.

Bezeichnung	Symptome
Omarthrose (*Arthrose des Schultergelenks*)	• schmerzhafte Bewegungseinschränkung, z. B. beim Kämmen der Haare
Rhizarthrose (*Arthrose des Daumensattelgelenks*)	• Schmerzen beim Zufassen mit Opposition des Daumens, z. B. beim Auswringen von Wäsche, Schlüssel drehen
Heberden-Arthrose (*Arthrose der distalen Fingergelenke*)	• knotenförmige Auftreibungen an der Dorsalseite der Endgelenke mit geringem Streckdefizit
Koxarthrose (*Arthrose des Hüftgelenks*)	• ➤ 2.1.11; das Bein wird zur Schmerzreduktion in leichter Beugung, Adduktion und Außenrotation positioniert
Gonarthrose (*Arthrose des Kniegelenks*)	• ➤ 2.1.11; Schmerzen im Knie beim Treppensteigen und Treppenabwärtsgehen
Hallux rigidus (*Arthrose des Großzehengrundgelenks*)	• Schmerzen beim Abrollen des Fußes und bei der Dorsalflexion

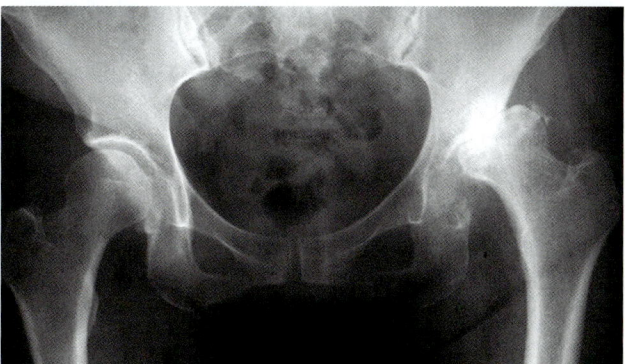

Abb. 2.42 Schwere Koxarthrose des linken Hüftgelenks mit Subluxation des Oberschenkelkopfs. [F225]

Pflege und Information des Erkrankten

Zur **Schmerzbewältigung** gehört auch der Einsatz von Entspannungsmethoden. Eine **ausreichende und regelmäßige Bewegung**, die dem Gelenkzustand angepasst ist, verbessert die Versorgung des Gelenkknorpels mit Sauerstoff und Nährstoffen. Belastungsarme Bewegungsformen sind z. B. Radfahren, Gymnastik und Schwimmen.

Die richtige Benutzung von **hochwertigen Schuhen** und **Gehstöcken** entlastet die Gelenke der unteren Extremität. Der Gehstock soll gleichzeitig mit dem erkrankten Bein aufgesetzt werden. Speziell angefertigte Absätze (z. B. Pufferabsätze, Abrollhilfen ➤ Abb. 2.41) können Belastungsspitzen regulieren. Eine **Ruhigstellung** ist nur während hochakuter Schübe sinnvoll, da sie eine Versteifung des Gelenks begünstigt.

Wenn der Erkrankte NSAR einnimmt, kann ein blutendes Magengeschwür auftreten. Deswegen ist auf Blut im Stuhl zu achten.

Prognose

Viele Erkrankte kommen mit den konservativen Möglichkeiten zurecht ohne dass sie massive Einschränkungen ihrer Lebensqualität befürchten müssen.

Koxarthrose

> **DEFINITION**
> **Koxarthrose**: Arthrose des Hüftgelenks (➤ Abb. 2.42).

Krankheitsentstehung

Wenn eine **Koxarthrose** beim älteren Menschen als primäre Erkrankung auftritt, ist die Hauptursache ein anhaltendes Missverhältnis zwischen Belastung und Belastungsfähigkeit des Hüftgelenks. Die sekundäre Koxarthrose entsteht nach Verletzungen der Hüfte oder aufgrund von Durchblutungsstörungen des Gelenks (z. B. bei Gicht, Diabetes mellitus, Alkoholabusus).

Symptome

Der Erkrankte klagt über zunehmende Schmerzen in der Leiste, im Gesäß und über dem Trochanter major (*großer Rollhügel*). Besonders häufig strahlen die Schmerzen in das Kniegelenk aus. Anfänglich sind Rotationsbewegungen, später auch die Abduktion des Beins zunehmend eingeschränkt. Schmerzen führen zu einem auffälligen Schonhinken (➤ 2.1.10). Eine Komplikation der Koxarthrose ist die Beugekontraktur des Hüftgelenks. Sie löst eine kompensatorische Fehlhaltung mit Veränderungen in der Lendenwirbelsäule aus.

Behandlung und Pflege

Operative Therapien erfolgen in der Regel erst nach Ausschöpfung aller konservativen Möglichkeiten:
- **Hüftgelenkerhaltende Operationen** mit Verschiebung der Hauptbelastungszone (z. B. Entfernung eines Knochenkeils aus dem proximalen Oberschenkelknochen); betreffen v. a.

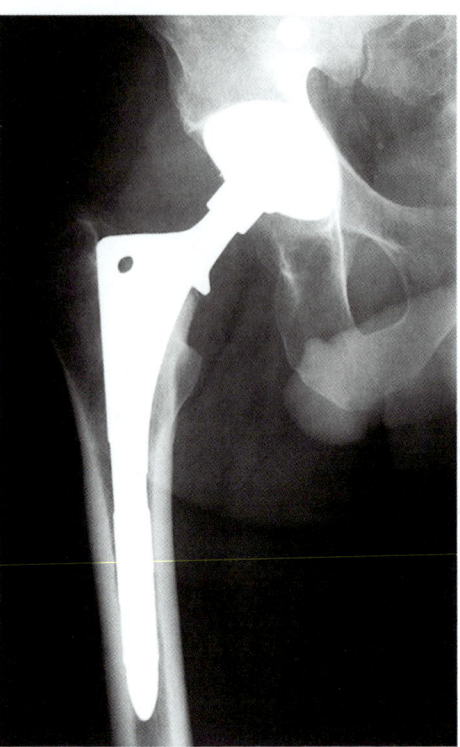

Abb. 2.43 Hüfttotalendoprothese (*HTEP*) auf der rechten Seite. [E372]

jüngere Menschen, sind postoperativ von der Pflege her aufwändiger und haben höhere Komplikationsraten als die endoprothetische Versorgung.
- **Endoprothetischer Gelenkersatz** wobei die zerstörten Gelenkstrukturen entfernt und durch ein künstliches Gelenk (TEP = *Totalendoprothese*) ersetzt werden (➤ Abb. 2.43).

Bei den endoprothetischen Hüftoperationen unterscheidet man die **HTEP** (H*üft-T*otalendoprothese), von der **HHEP** (H*üft-H*emiendoprothese, hemi = halb). Bei der HTEP werden Pfanne und Oberschenkelkopf, bei der HHEP nur der Oberschenkelkopf ersetzt. Die Indikation zur HHEP betrifft den älteren Menschen mit Schenkelhalsfraktur.

Die **zementfreie HTEP** wird meist bei rüstigen Menschen bis ca. 70 Jahren vorgenommen. Der Knochen verwächst mit der porösen Oberflächenbeschichtung der Prothese. Bei der Entscheidung für eine zementfreie HTEP ist zu bedenken, dass sie mehrere Wochen lang nur teilbelastet werden darf.

Die **zementierte HTEP** mit Einbringen von Knochenzement (*Palacos*) zwischen Prothese und Knochen erfolgt in höherem Alter, ab ca. 70 Jahren. Vorteil ist die sofortige Belastbarkeit, Nachteil, die Lockerung des Knochenzements im Verlauf von ca. 10–15 Jahren. Der Prothesenwechsel ist dann schwieriger als bei der zementfreien TEP.

Gonarthrose

> **DEFINITION**
> **Gonarthrose**: Arthrose des Kniegelenks; häufigste Arthrose der großen Gelenke.

Krankheitsentstehung

Eine primäre Gonarthrose entsteht z. B. als Folge erheblicher Adipositas, wenn die Belastung durch das Körpergewicht die Belastungsfähigkeit des Kniegelenks überschreitet. Ursachen der **sekundären Gonarthrose** sind z. B. Achsenfehlstellungen (Genu varum entspricht dem O-Bein, Genu valgum dem X-Bein), Unfälle, Entzündungsprozesse, chronische Instabilität und operative Eingriffe (z. B. Operation am Meniskus).

Symptome

Die Betroffenen klagen über Anlauf- und Ermüdungsbeschwerden. Besonders das Auf- und Abwärtsgehen von Treppen führt zunächst zu diffusen Schmerzen. Allmählich wird der Anlaufschmerz von einem Dauerschmerz bei Belastung abgelöst, der erst nach längerer Ruhe nachlässt. Oft sind die Beschwerden wetterabhängig. Stets muss eine gleichzeitig vorhandene Hüfterkrankung ausgeschlossen werden, da Menschen mit Hüfterkrankungen manchmal primär über Kniebeschwerden klagen.

Behandlung

Die Behandlung der Gonarthrose entspricht den bei der Koxarthrose dargestellten Grundsätzen. Operative Möglichkeiten:
- **Gelenknahe Osteotomien** zur Korrektur von Varus- oder Valgusstellungen
- **Implantation einer Gelenkendoprothese**, z. B. eine Schlittenprothese (Ersatz der Gelenkoberflächen) oder ein Gleitachsengelenk (tiefe Verankerung des Implantats im Knochen)
- **Arthrodese** (*Versteifung des Kniegelenks*)

Kontrakturen

DEFINITION

Kontraktur (lat. *contrahere: zusammenziehen*): Dauerhafte Verkürzung von Weichteilen, insbesondere von Muskeln.

Durch **Kontrakturen** kommt es zu bleibenden Gelenkfehlstellungen. Besonders kontrakturgefährdet sind Menschen, die unter degenerativen Gelenkerkrankungen oder Lähmungen leiden sowie Bettlägerige.

Ursachen

- Erkrankungen des zentralen Nervensystems (> 2.13.1) verursachen spastische Lähmungen, die unbehandelt **neurogene Kontrakturen** nach sich ziehen.
- Kontrakturen durch **Schonhaltung** entstehen oft infolge chronischer Schmerzen.
- Nach schweren Verbrennungen entwickeln sich häufig Narben (> 2.1.18). Die Narben schrumpfen und es entsteht ein **Narbenzug**, der Bewegungen behindert (*dermatogene Kontrakturen*).
- Kontrakturen durch **Immobilität** treten bei Pflegebedürftigen auf, die keine Möglichkeit haben, ihre Gelenkstellungen regelmäßig zu verändern. Da an der oberen und an der unteren Extremität die Beugemuskulatur stärker als die Streckmuskulatur ist, entwickelt sich eine Beugekontraktur. Beispiel ist der **Spitzfuß** (> Abb. 2.44). Er entsteht durch die Wadenmuskulatur, die den Fuß in eine Flexionsstellung zieht und in dieser Stellung hält. Der Druck der Bettdecke fixiert den Fuß in dieser Stellung, wenn der Erkrankte auf dem Rücken liegt. Versteift das Gelenk in dieser Position ist ein Abrollen des Fußes nicht mehr möglich.

Prinzipien der Kontrakturprophylaxe

> **Ziel der Kontrakturprophylaxe** ist, die Beweglichkeit der Gelenke durch aktive und passive Bewegungsübungen sowie durch regelmäßiges Umlagern des Pflegebedürftigen zu erhalten.

Die **aktivierende Pflege** bietet zahlreiche Möglichkeiten um die Entstehung von Kontrakturen zu verhindern, z. B. im Rahmen der Körperpflege, beim Essen, in Verbindung mit der Mobilisation, der Thrombose- und Pneumonieprophylaxe.

Kontrakturprophylaktische Maßnahmen sind mehrmals täglich durchzuführen. Schmerzen sollten durch geeignete Maßnahmen (z. B. Physiotherapie, Analgetika) reduziert werden, um das Bewegungstraining zu erleichtern.

Spezielle Maßnahmen:
- beginnende Bewegungseinschränkung rechtzeitig erkennen
- regelmäßiges Mobilisieren
- täglich aktive und passive Bewegungsübungen (ohne Schmerzauslösung)
- Lagern in physiologischer Mittelstellung **und** Wechsellagerung

Weiter tragen zur Kontrakturprophylaxe bei:
- enge Zusammenarbeit mit den Physiotherapeuten
- ausreichende Schmerzmedikation auf Anordnung des Arztes
- Angebot von Hilfsmitteln (z. B. Fuß-Aktivstütze gegen Spitzfuß, Handexpander, Gummi-Noppen-Bälle zum Greiftraining)

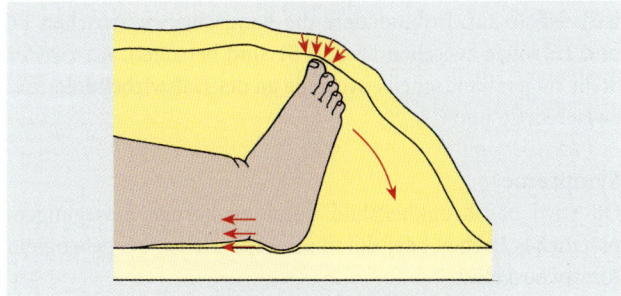

Abb. 2.44 Sowohl der Zug der Wadenmuskulatur als auch der Druck der Bettdecke fördern die Entstehung eines Spitzfußes. [L157]

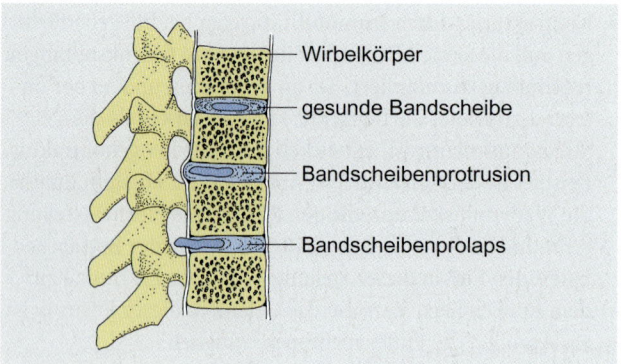

Abb. 2.45 Gesunde Bandscheibe (oben), Protrusion (Mitte) und Prolaps (unten). [L190]

Bandscheibenvorfall

DEFINITION
Bandscheibenvorfall (*Bandscheibenprolaps, Diskusprolaps, Diskopathie*): Vorwölbung bzw. Austritt von Bandscheibengewebe.

Krankheitsentstehung

Ursache eines **Bandscheibenvorfalls** ist die Verlagerung des weichen Gallertkerns (*Nucleus pulposus* > 2.1.5) mit stärkerer Beanspruchung des Fasermantels (*Anulus fibrosus*). Durch ein Missverhältnis zwischen (Fehl-) Belastung und Belastbarkeit kommt es zum Einriss des Fasermantels. Dieser führt zunächst zu einer **Protrusion** (*Vorwölbung*), später zu einem **Prolaps** (*Vorfall*) des Nucleus pulposus.

Verlagerungen der Bandscheibenanteile **zur Seite** (> Abb. 2.45) drücken im Zwischenwirbelraum auf die Wurzeln von Spinalnerven. Eine **Lumbago** (*starke Schmerzen*) bzw. neurologische Ausfälle (z. B. Blasen- oder Mastdarmlähmungen) sind die Folgen. Ein Bandscheibenprolaps **nach hinten** in den Wirbelkanal kann eine akute **Querschnittläsion** auslösen. Das Vordringen **nach vorn** führt zu reaktiven Knochenneubildungen der benachbarten Wirbelkörper in Form von Randzacken- oder Randwulstbildungen (*Spondylose*). Wenn sich knöcherne Brücken zwischen mehreren Wirbeln bilden, entsteht eine Spondylitis ankylosans (*Versteifung des Wirbelsäulenabschnitts*).

Am häufigsten tritt das Bandscheibenleiden an der Lendenwirbelsäule auf. Insbesondere die Bandscheiben zwischen L4 und L5 sowie zwischen L5 und S1 sind betroffen. An zweiter Stelle folgen Bandscheibenvorfälle an der Halswirbelsäule, v. a. zwischen C6 und C7.

Symptome

Oft wird das Krankheitsbild durch ruckartige Bewegungen, plötzliches Drehen oder durch schweres Heben bei gebeugtem Rumpf ausgelöst.
Die Krankheitszeichen beim **lumbalen Prolaps**:
- **akute starke Rückenschmerzen** mit Ausstrahlung in das Versorgungsgebiet der betroffenen Wurzel (z. B. L5: Außenseite Unterschenkel, Fußrücken, Großzehe)
- **Verstärkung** der Schmerzen beim Husten, Pressen oder Niesen
- **Schonhaltung** (> Abb. 2.46)
- **Sensibilitätsstörungen** mit Taubheitsgefühl im betroffenen Gebiet (z. B. Gesäß, Oberschenkel, Unterschenkel, Fuß)
- **Lasègue-Zeichen:** Das Anheben des Beines in liegender Position führt zu Schmerzen, die vom Rücken in das Bein ziehen.
- evtl. **Kaudasyndrom** (> Vorsicht-Kasten)
- **Lähmung bestimmter Kennmuskeln**

Kennmuskeln sind Muskeln, deren Lähmung auf die Schädigung eines bestimmten Rückenmarksegments hinweist. Für L5 sind dies z. B. die Fußhebemuskeln mit der Folge, dass der Betroffene den Fuß beim Gehen auf dem Boden schleifen lässt.

Analog bestehen bei **zervikalen Bandscheibenvorfällen** Schmerzen und neurologische Ausfälle an Schulter, Arm bzw. Hand.

VORSICHT
Bei Schädigung der **Cauda equina** (> 2.13.3) entwickelt sich ein **Kaudasyndrom** mit Sensibilitätsstörungen in der Analregion und an der Oberschenkelinnenseite (*Reithosenanästhesie*), schlaffen Lähmungen der unteren Extremität, Blasen- und Mastdarminkontinenz, sowie bei Männern Potenzstörungen. Die Erkrankten müssen unverzüglich in eine neurochirurgische Klinik verlegt werden.

Behandlung und Prognose

Beim **unkomplizierten Bandscheibenvorfall** ohne neurologische Ausfälle hemmen physiotherapeutische Maßnahmen und Antiphlogistika (z. B. Diclofenac/Voltaren®) Schmerzen und Begleitentzündungen. Die **Stufenbettlagerung**, bei der Betroffene auf dem Rücken liegen und deren Unterschenkel so unterpolstert sind, dass Hüftgelenke und Kniegelenke um 90° gebeugt sind, kann Erleichterung bringen (> Abb. 2.47).

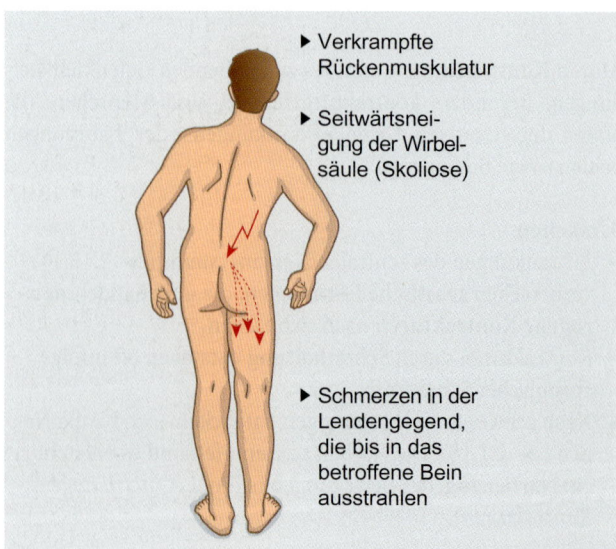

Abb. 2.46 Typische Fehlhaltung bei lumbalem Bandscheibenvorfall. [L138]

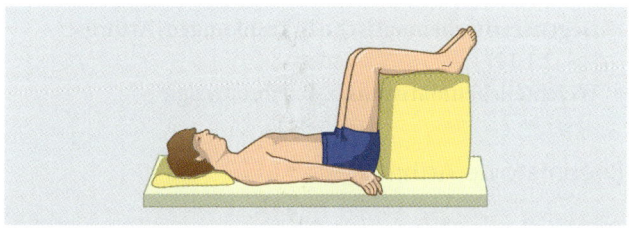

Abb. 2.47 Stufenbettlagerung bei lumbalem Bandscheibenvorfall. [L138]

Sobald als möglich wird mit aktiver Bewegungstherapie zum Muskelaufbau begonnen. Ziel ist die Kräftigung und die Verbesserung der Koordination des Rumpfaufrichters (*M. erector spinae, autochthone Rückenmuskulatur* > 2.1.5).

Beim **komplizierten Bandscheibenvorfall** mit neurologischen Ausfällen oder Blasen-Mastdarmstörungen (> Vorsicht-Kasten), muss operiert werden, um Lähmungen oder eine bleibende Inkontinenz zu verhindern. Bei der **Nukleotomie** (*Diskotomie*) entfernt der Chirurg den vorgefallenen Teil des Nucleus pulposus.

Information des Erkrankten

Die Zahl der Vereine oder Kurse, die Gymnastik mit Training insbesondere der Wirbelsäulen- und Bauchmuskulatur anbieten, ist unübersehbar. Die (Noch-)Gesunden und (schon) Kranken mit chronischen Rückenschmerzen sollten das nutzen und lernen, mit welchen Bewegungen sie die Wirbelsäulenstabilität verbessern können. Kurze, geeignete Übungen lassen sich auch zu Hause in den Tagesablauf einplanen.

Prognose

Das Bandscheibenleiden ist meist ein chronisch-rezidivierendes Geschehen. Konsequente konservative Therapie sowie eigenverantwortlich vorgenommene, regelmäßige Bewegungsübungen können häufig eine Operation vermeiden. Ist eine Operation nötig, können viele Erkrankte mit einem guten Ergebnis rechnen. Der chronische Prozess bleibt aber bestehen und oft ist es eine Frage der Zeit, wann ein weiterer Bandscheibenprolaps Symptome auslöst.

Degenerative Wirbelsäulenveränderungen

Chronische Veränderungen der Wirbelsäulenstatik u. a. durch Bandscheibenschäden lösen eine **Spondylarthrose** (*Arthrose der kleinen Wirbelgelenke*) aus. Auch mit zunehmendem Alter treten häufig in allen Etagen der Wirbelsäule **degenerative Veränderungen** in unterschiedlichem Ausmaß auf und können zu Fehlstellungen und Bewegungseinschränkungen führen.

Symptome

Der Erkrankte leidet unter Rückenschmerzen von dumpfem Charakter. Sie strahlen oft in eine Extremität aus, sind nach der Nachtruhe am schlimmsten und verstärken sich nach längerer Belastung.

Behandlung

Degenerative Wirbelsäulenveränderungen werden konservativ mit Antiphlogistika (z. B. Diclofenac/Voltaren®) und Wärme (Fangopackungen, Moorbäder) therapiert. Physiotherapeutische Übungen zur Haltungsschulung und zur Kräftigung der Rücken- und Bauchmuskulatur sind unverzichtbar. In fortgeschrittenen Fällen oder unterstützend bei besonderen Belastungen (z. B. körperliche Arbeit) kommen Rumpforthesen (v. a. Leibbinden, aber auch Mieder oder Korsetts) zur Anwendung.

Skoliosen

> **DEFINITION**
>
> **Skoliose**: Seitliche Verbiegung der Wirbelsäule mit Rotation einzelner Wirbel.

Krankheitsentstehung und Einteilung

Dem größten Teil aller Skoliosen kann keine Ursache zugeordnet werden. Idiopathische Fälle manifestieren sich vor der Pubertät. In etwa 20 % findet sich ein Auslöser, wie angeborene Fehlbildungen der Wirbel, entzündliche, traumatische oder metastatische Veränderungen, Folgeerscheinung von Lähmungen oder unterschiedlichen Beinlängen. [4]

Symptome und Befund

Die meisten Skoliosen bereiten keine Beschwerden und werden zufällig entdeckt. Bei der körperlichen Untersuchung fallen die Seitendifferenz des Schulter- und des Beckenstandes, sowie ein unterschiedlich geformtes Taillendreieck auf. Bei erheblicher Skoliose ist der Rippenbuckel nicht zu übersehen (> Abb. 2.48).

Behandlung und Pflege

Fast alle Skoliosen können physiotherapeutisch (Muskelaufbau, Haltungsverbesserung) und mit Orthesen **konservativ** behandelt werden. Die Behandlung schwerer Skoliosen mit der Versteifung von Wirbelsäulensegmenten (*Spondylodese*) oder die Entfernung des Rippenbuckels erfolgt **operativ**.

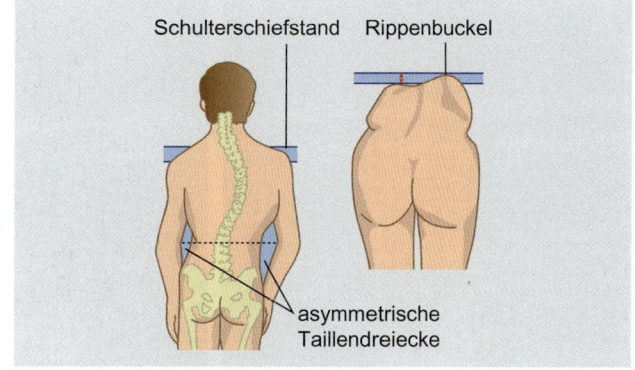

Abb. 2.48 Klinische Zeichen der Skoliose. [L138]

Spondylolyse und Spondylolisthesis

DEFINITION

Spondylolyse: Spaltbildung im Wirbelbogen zwischen oberem und unterem Gelenkfortsatz. Ursachen sind degenerativer Art oder Folge entzündlicher bzw. traumatischer Erkrankungen.
Spondylolisthesis (*Wirbelgleiten*): Abgleiten des Wirbels nach vorn; in der Regel ist die untere Lendenwirbelsäule betroffen. Ursachen sind Überbeanspruchung mit degenerativen Veränderungen, Entzündungen, Frakturen oder Tumoren.

Symptome und Befund
Die **Spondylolyse** bereitet dem Erkrankten meist keine Beschwerden. Bei der **Spondylolisthesis** klagt der Erkrankte über lage- und belastungsabhängige Rückenschmerzen. Wenn das Wirbelgleiten Wurzeln der Spinalnerven komprimiert, kommt es zu neurologischen Symptomen (Taubheitsgefühle, Schmerzen, Lähmungen).

Behandlung
Therapeutisch ist die regelmäßige Wirbelsäulengymnastik zu empfehlen. Ggf. findet eine Orthesenanpassung statt. Bei neurologischen Ausfällen erfolgt eine operative Stabilisierung der Wirbelsäule.

2.1.12 Erkrankungen des rheumatischen Formenkreises

DEFINITION

Rheuma (griech. *rheumatismos = fließender, ziehender Schmerz*): Schmerzhafte Bindegewebserkrankung, die zu chronischen Beschwerden führt.

Zuordnung:
- **Entzündlich-rheumatische Formen**, z. B. rheumatoide Arthritis, Kollagenosen, Spondylitis ankylosans (*Morbus Bechterew*), Psoriasis-Arthritis (➤ 2.2.8) und Vaskulitiden
- **Degenerativ-rheumatische Erkrankungen**, Arthrose (➤ 2.1.11)
- **Weichteilrheumatismus**, z. B. Fibromyalgie

Rheumatoide Arthritis

DEFINITION

Rheumatoide Arthritis (*RA* ➤ Abb. 2.49): Chronisch-entzündliche, in Schüben verlaufende Erkrankung, die von einer Synovialitis (*Entzündung der Gelenkinnenhaut*) ausgeht. Betroffen ist etwa 1 % der erwachsenen Bevölkerung, der Erkrankungsgipfel liegt zwischen dem 55.–75. Lebensjahr, Frauen sind häufiger betroffen als Männer. Etwa 70 % der Betroffenen weisen ein HLA-Antigen (DR4 bzw. DRB1) auf. [1]

Krankheitsentstehung
Vermutlich aufgrund von Autoimmunreaktionen (➤ 2.6.10) entzündet sich die **Synovialis** (*Gelenkinnenhaut*). Sie beginnt zu wuchern. Es kommt zur Bildung eines **Pannus** (*Verdickung der Synovialis*). Die Synovialis gibt ein entzündliches Sekret ab, das einen **Gelenkerguss** (*Flüssigkeit im Gelenkinneren*) auslöst. So entsteht eine Gelenkschwellung mit schmerzhafter Gelenkkapselspannung und Bewegungseinschränkungen. Der Gelenkknorpel wird durch das infiltrierende Wachstum des Pannus in den Krankheitsprozess einbezogen und in dessen Verlauf zerstört. Im Endstadium steifen die Gelenke ein.

Der Entzündungsprozess beginnt bei vielen Betroffenen häufig symmetrisch an den Hand-, Fingergrund- und Fingermittelgelenken. Später weitet sich der Krankheitsprozess auf die größeren Gelenke und die Wirbelsäulengelenke aus.

Bei vielen Rheumakranken greift die Entzündung auf Schleimbeutel und Sehnenscheiden über. Daher leiden Rheumatiker häufig nicht nur an den Folgen einer **Arthritis**, sondern auch unter **Schleimbeutelentzündungen** (*Bursitis*) und **Sehnenscheidenentzündungen** (*Tendovaginitis*).

Symptome und Untersuchungsbefund
Typisch für die rheumatoide Arthritis ist die **Morgensteifigkeit** der betroffenen Gelenke. Sie sind geschwollen, überwärmt

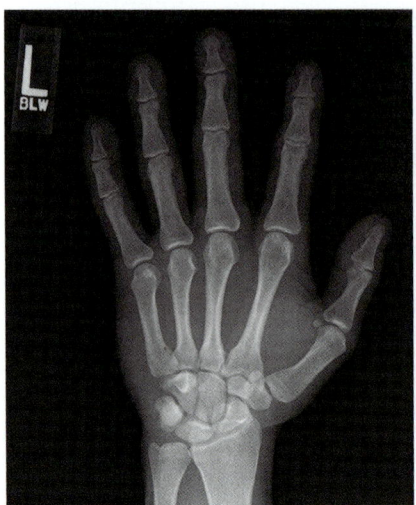
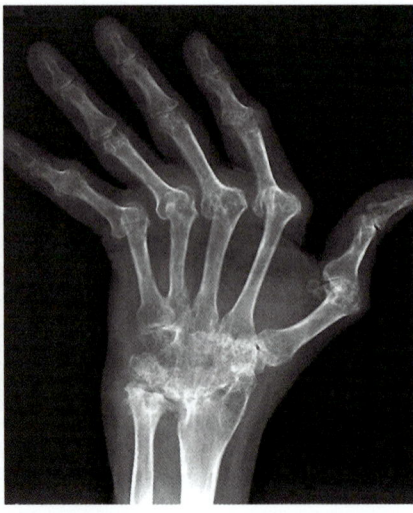

Abb. 2.49 Röntgenaufnahme der Hand eines gesunden und eines an Rheuma erkrankten Menschen mit fortgeschrittener rheumatoider Arthritis (rechts). Die von Rheuma gezeichnete Hand weist eine Zerstörung der Handgelenkknochen und der Gelenkflächen der Fingerknochen auf. [E373, E374]

und bei allen Bewegungen schmerzhaft. Erguss und Weichteilschwellung lassen die Gelenkkonturen verstreichen.

Die Zerstörung von Gelenken, Bändern und Sehnen hat langfristig Fehlstellungen zur Folge, die gerade an den Händen so typisch sind, dass man sie auch als „Aushängeschild" eines Rheumatikers bezeichnet.

Die wichtigsten Deformierungen einer länger bestehenden rheumatoiden Arthritis an den Händen (➤ Abb. 2.50, ➤ Abb. 2.51):

- **Ulnardeviation**, „Abwanderung" der Finger ulnarwärts durch eine Verschiebung der Gelenkflächen von Fingergrundgelenken (*Subluxation*)
- **Schwanenhalsdeformität**, Überstreckung im Fingermittelgelenk bei gleichzeitiger Beugung im Endgelenk (➤ Abb. 2.51)
- **Knopflochdeformität**, Beugekontraktur im Mittelgelenk und Überstreckung im Endgelenk der Finger (umgekehrt wie die Schwanenhalsdeformität)

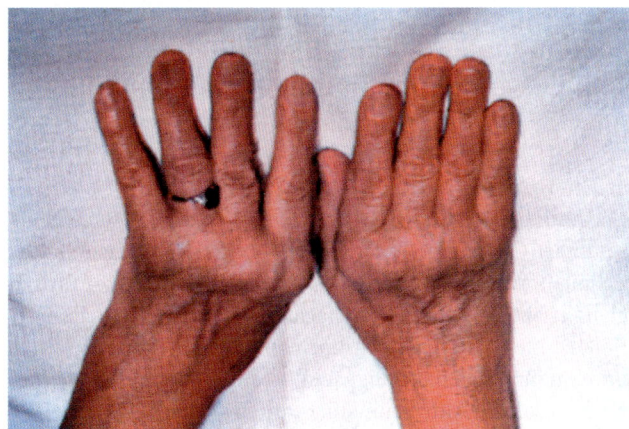

Abb. 2.50 Die „typischen" Hände eines Rheumakranken: aufgetriebene Fingergrund- und -mittelgelenke, starke Abknickung der Finger in Richtung Kleinfinger (*Ulnardeviation*); entzündliche Schwellung des linken Unterarms. [E375]

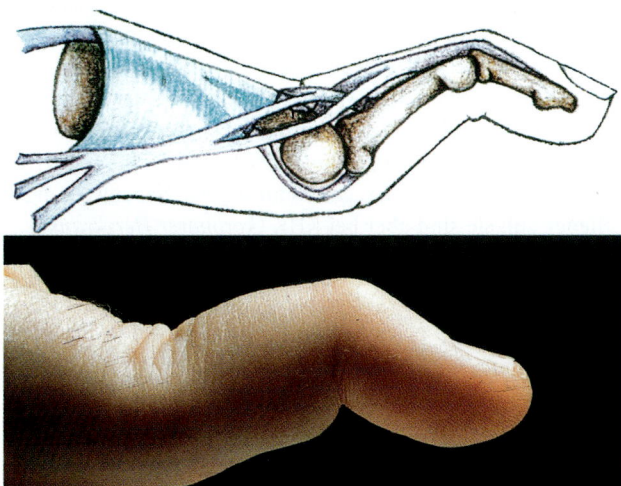

Abb. 2.51 Schwanenhalsdeformität eines Fingers bei rheumatoider Arthritis. [E376]

Rheumaknoten sind subkutane, derbe Knoten, die besonders an den Streckseiten der Extremitäten auftreten. Sie kommen bei ca. 30 % der Rheumakranken vor. [4]

Komplikationen
Bei einigen Rheumakranken befällt der Prozess auch Gefäße und innere Organe, z. B. Herz (mit Perikarditis, Myokarditis) und Lunge (mit Lungenfibrose, pulmonaler Hypertonie).

Komplikationen, die in Zusammenhang mit der Therapie auftreten sind z. B. Magen- und Duodenalulzera mit Blutungen, Infektionen und Osteoporose.

Diagnostik
Zur Diagnostik gehören die körperliche Untersuchung, Laboruntersuchungen und die Auswertung von Befunden bildgebender Verfahren:

- Die **Klassifikationskriterien** von ACR/EULAR (American College of Rheumatology/European League against Rheumatism) umfassen u. a. den Schweregrad der Schwellung und des Druckschmerzes an den betroffenen Gelenken, die Zahl der erkrankten Gelenke und die Dauer der Beschwerden.
- Im **Laborbericht** finden sich z. B. eine Erhöhung der unspezifischen Entzündungszeichen (CRP, BSG), häufig die Zeichen einer hypochromen Anämie und in 40–80 % der Fälle ein positiver Nachweis von Rheumafaktoren. [1] Rheumafaktoren sind Antikörper gegen körpereigene Immunglobuline. Die Produktion der Rheumafaktoren wird vom HLA-Antigen DRB1 beeinflusst. [4]
- Der Nachweis von **Knorpel- und Gelenkveränderungen** ist durch Arthrosonografie, Röntgen, Szintigrafie und MRT möglich.

FALLBEISPIEL

Frau Schmid, Teil I

Frau Schmid ist eine 75-jährige, gutsituierte Witwe. Die Seniorin leidet an rheumatoider Arthritis. Die Erkrankung ist weit fortgeschritten. Ihre Hände sind verkrümmt und steif, mehrere Finger weisen eine Schwanenhalsdeformität auf. Frau Schmid braucht Hilfe bei der Körperpflege aber auch bei vielen anderen täglichen Verrichtungen. Früher hat Frau Schmid gern gekocht, aber nun kann sie kein Gemüse mehr putzen oder Salat waschen. Das Öffnen von Verpackungen ist ihr unmöglich. Frau Schmid denkt öfter über einen Umzug in eine Altenpflegeeinrichtung nach, aber sie fühlt sich so wohl in ihrer Wohnung, dass sie diese Entscheidung hinauszögert.

Allgemeine Behandlung
Allgemeine Maßnahmen mit Physiotherapie (z. B. Massagen, Elektrotherapie, Bewegungsübungen) und Ergotherapie (z. B. Gelenkschutztraining) sollen Gelenkfunktionen und damit die Selbstständigkeit des Betroffenen solange wie möglich erhalten, damit es nicht zu Kontrakturen und Muskelatrophien kommt. Bei akut entzündeten Gelenken wirkt die Kälte in Kältekammern schmerzlindernd.

SURFTIPP
Rheuma-Liga e. V.: www.rheuma-liga.de

Selbsthilfegruppen und psychologische Maßnahmen zur Schmerzbekämpfung können eine große Hilfe für den Betroffenen sein.

Glukokortikoide

Glukokortikoide besitzen die stärkste entzündungshemmende Wirkung. Sie ist in den Abendstunden und nachts aufgrund des zirkadianen Rhythmus stärker ausgeprägt als morgens. Kortison wird aufgrund seiner Nebenwirkungen zeitlich begrenzt verordnet (➤ 2.5.6).

Basistherapeutika

Basistherapeutika sind Substanzen, die langfristig verabreicht eine Minderung der Entzündungsaktivität rheumatischer Erkrankungen bewirken. Da der Wirkungseintritt von Basistherapeutika erst nach mehreren Wochen erfolgt, ist zu Behandlungsbeginn eine Therapie mit Glukokortikoiden erforderlich. Gold wird wegen seiner Nebenwirkungen nicht mehr verwendet.

Wirkung

Zytostatika (Methotrexat/MTX, Cyclophosphamid) blockieren Zellteilungen. Das betrifft auch die Vermehrung von Entzündungszellen. Die genauen Wirkungen, die **Sulfasalazin** und **Hydroxychloroquin** auf Entzündungsprozesse haben, scheinen noch unklar zu sein. ➤ Tab. 2.3 gibt einen Überblick über Basistherapeutika.

Tab. 2.3 Basistherapeutika.

Substanz, Handelsname (Bsp.)	Unerwünschte Wirkungen (Auswahl)	Hinweise
Zytostatika (Methotrexat, Cyclophosphamid) MTX Hexal®	• Blutbildungsstörungen • Leberschäden • Teratogene Wirkung • Depressionen • Haarausfall	• die niedrige Dosierung mindert unerwünschte Wirkungen • Wirkungseintritt nach etwa sechs Wochen • Antikonzeption beachten wegen teratogener Wirkung
Hydroxychloroquin Quensyl®	• oft gastrointestinale Symptome • Hornhauteinlagerungen • Retinopathien	• nach den Mahlzeiten mit viel Wasser einnehmen • augenärztliche Kontrollen • Reaktionsvermögen beachten wegen gelegentlicher Schläfrigkeit als Nebenwirkung
Sulfasalazin Azulfidine® RA	• gastrointestinale Symptome • Haut- und Schleimhautveränderungen • Kopfschmerzen • Blutbildveränderungen • Geruchsstörungen	• Blutbildkontrollen wegen Folsäuremangelanämie und Agranulozytose

Biologika

Medikamente aus der Gruppe der **Biologika**, z. B. Infliximab (Remicade®), richten sich gegen den Tumornekrosefaktor-α (TNF-α), der bei Entzündungen eine Schlüsselrolle spielt. Das Medikament wird in der Regel mit einem konventionellen Basistherapeutikum kombiniert (z. B. Infliximab mit MTX). Schwere Nebenwirkungen von Infliximab sind die erhöhte Infektionsneigung bis hin zur Sepsis und die Reaktivierung einer Tuberkulose sowie die mögliche Auslösung von Lymphomen oder anderen Tumoren.

Nichtsteroidale Antirheumatika

DEFINITION
Nichtsteroidale Antirheumatika (NSAR): Substanzen, die **keine** Steroide enthalten. (Steroide bezeichnen das chemische Ringsystem, wie es im Kortisol vorhanden ist).

Zu den **NSAR** gehören:
- **unselektive COX-1/2-Hemmer**, z. B. Diclofenac (Voltaren®), Ibuprofen (Imbun®)
- **selektive COX-2-Hemmer** (Coxibe), z. B. Celecoxib (Celebrex®).

Wirkungen und Indikation

COX-Inhibitoren bewirken eine Hemmung der **Zyklooxygenase** (daher COX), einem Enzym, das aus Fetten, die z. B. in der Zellmembran liegen (das Fett heißt Arachidonsäure) Prostaglandin entstehen lässt. Prostaglandine sind hormonähnliche Botenstoffe, die u. a. an der Entstehung von Fieber, Schmerzen und Entzündungen beteiligt sind.
Nichtsteroidale Antirheumatika wirken grundsätzlich:
- schmerzlindernd (*analgetisch*)
- entzündungshemmend (*antiphlogistisch*)
- fiebersenkend (*antipyretisch*)

Nebenwirkungen

Die **Nebenwirkungen** betreffen v. a. den Gastrointestinaltrakt. Magenulcera und -blutungen sind am häufigsten, weil durch die Hemmung der Prostaglandinsynthese die Magenschleimproduktion blockiert wird. Weitere unerwünschte Wirkungen sind Bronchospasmus (*Aspirinasthma*), Leber-, Nieren- und ZNS-Störungen (z. B. Kopfschmerz, Schwindel). Bei selektiven COX-2-Hemmern treten gastrointestinale Nebenwirkungen seltener auf, sie sind aber bei KHK (*koronarer Herzkrankheit*) und pAVK (*peripherer arterieller Verschlusskrankheit*) kontraindiziert.

Hinweise zur Therapie und Anwendung
Nichtsteroidale Antirheumatika sollten im Sitzen oder Stehen mit viel Wasser eingenommen werden, um eine lokale Schleimhautschädigung zu vermeiden. Günstig ist die gleichzeitige Einnahme einer kleinen Mahlzeit. Wichtig sind Tests auf Blut im Stuhl, wenn NSAR häufiger oder über einen längeren Zeitraum eingenommen werden.

Acetylsalizylsäure (ASS®) wird zur Behandlung von Erkrankungen aus dem rheumatischen Formenkreis nicht empfohlen, weil eine hohe Dosis zur Analgesie erforderlich wäre und die dann zu erwartenden Nebenwirkungen nicht vertretbar sind.

FALLBEISPIEL

Frau Schmid, Teil II

Frau Schmid versucht, die Anweisungen ihres Hausarztes genau zu befolgen und ihre Medikamente zuverlässig einzunehmen, sofern es ihr gelingt, mit ihren Händen die Blisterpackungen oder die Schraubdeckelverschlüsse zu öffnen. Oft muss sie warten, bis die Pflegefachkraft Frau Mutz kommt und ihr die Tabletten richtet. Demnächst hat sie einen Termin bei einem Handchirurgen. Sie hofft, dass dieser eine Lösung findet, damit sie mit ihren Händen wieder besser greifen kann.

Nichtmedikamentöse Möglichkeiten
- **Synovektomie** (Entfernung der Gelenkinnenhaut)
- **Osteotomie** (Herausschneiden eines Knochenkeils zur Korrektur der Fehlstellung)
- **Prothetischer Gelenkersatz**
- **Radiosynoviorthese** (Injektion von radioaktiven Substanzen in das betroffene Gelenk, um eine Vernarbung der Synovia zu erreichen und die Entzündung zu stoppen)

Prognose
Verlauf und **Prognose** der rheumatoiden Arthritis variieren erheblich. Viele Betroffene erleben ihre Erkrankung als langsamen, aber stetig fortschreitenden Prozess, der letztlich ihre Beweglichkeit und damit ihre Lebensqualität erheblich einschränkt.

FALLBEISPIEL

Frau Schmid, Teil III

Wenn ein weiterer Schub auftritt und die Hand-, Finger- und Kniegelenke schmerzhaft und geschwollen sind, wird das Leben für Frau Schmid zur Qual. Die Pflegefachkraft Frau Mutz kann verstehen, dass Frau Schmid in dieser Zeit sehr mit ihrem Schicksal hadert, das ihr einen schmerzenden Körper mit immer größerer Bewegungseinschränkung zumutet.
Während dieser Schübe ist Frau Mutz mit ihren Pflegehandlungen besonders vorsichtig und behutsam.

Kollagenosen

DEFINITION

Kollagenosen: Gruppe von Autoimmunerkrankungen, die das Bindegewebe betreffen. (Kollagen ist ein wichtiger Bestandteil des Bindegewebes). In der Regel können Autoantikörper nachgewiesen werden. Frauen erkranken häufiger als Männer.

Die Ursachen sind unklar. Diskutiert werden genetische Faktoren in Verbindung mit Virusinfektionen, unbekannten Umweltfaktoren und Immunreaktionen, die als unerwünschte Medikamentenwirkung auftreten können.

Systemischer Lupus erythematodes
Der **systemische Lupus erythematodes** (*SLE*) ist eine Erkrankung der Haut und des Bindegewebes mit Gefäßentzündungen (*Vaskulitis*) und Ablagerungen von Immunkomplexen. Krankheitssymptome sind:
- Störungen des Allgemeinbefindens mit Fieber, Gewichtsverlust, Schwäche
- Gelenk- und Muskelentzündungen
- Hautveränderungen (lat. lupus = *Wolf*; an der Gesichtshaut erscheinen z. B. Veränderungen, die an Bissverletzungen erinnern). Eine bekannte Hautveränderung ist auch das Schmetterlingserythem, das sich an Wangen und Nase abzeichnet.
- Betroffene Organe sind v. a.: Herz (z. B. KHK, Myokarditis, Endokarditis), Lunge (Pleuritis, Pneumonie), Nieren, zentrales Nervensystem (Apoplex, Depressionen).

Die Therapie umfasst die Gabe von NSAR und Hydroxychloroquin. Im Schub erfolgt die Verordnung von Glukokortikoiden bzw. Immunsuppressiva (z. B. Ciclosporin/Sandimmun®). Wenn Organe in den Krankheitsverlauf einbezogen werden, müssen ggf. Zytostatika oder das Biologikum Rituximab verabreicht werden.

Polymyositis und Dermatomyositis
Eine entzündliche Erkrankung der Skelettmuskulatur, die **Polymyositis**, führt zu einer symmetrischen Muskelschwäche im Schulter- und Beckengürtel. Den Erkrankten fällt es zunehmend schwer, vom Stuhl bzw. aus dem Bett aufzustehen oder Treppen zu steigen. Etwa die Hälfte der Erkrankten klagt über muskelkaterartige Schmerzen.

Bei der **Dermatomyositis** (*Lilakrankheit*) treten zu der Muskelerkrankung zusätzlich Hautveränderungen auf, insbesondere:
- Rötlich-livide Ödeme um die Augen
- Lilafarbene Erytheme (*Rötungen*) an den Streckseiten der Gelenke
- Fleckförmige Rötungen an den Händen
- Weinerlicher Gesichtsausdruck
- Mimische Starre

Mit dem Krankheitsbild Dermatomyositis sind häufig bösartige Tumoren verknüpft. Therapeutisch werden sowohl bei der Polymyositis als auch bei der Dermatomyositis Immunsuppressiva und Glukokortikoide gegeben.

SURFTIPP

Deutsche Gesellschaft für Autoimmun-Erkrankungen e. V.: www.autoimmun.org

Sklerodermie
Die **Sklerodermie** (*progressive systemische Sklerose*) führt zu einer Fibrose (*Vermehrung*) des Bindegewebes der Haut und der inneren Organe. Wenn sich durch die Bindegewebsvermehrung kleine Gefäße verschließen, kommt es zu Hautnekrosen und Organinfarkten. Die Fingerspitzen zeigen dann Veränderungen, die an Rattenbisse erinnern. Auffällig sind die mimische Starre und eine ausgeprägte Faltenbildung um den Mund (*Tabaksbeutelmund*). Typisch ist auch eine Verkürzung des

Zungenbändchens. Die systemische Sklerodermie führt zu schweren Schluckstörungen durch die Wandstarre des Ösophagus, zu Lungenfibrose, Nieren- und Herzerkrankungen.

Therapeutisch sind Glukokortikoide, Immunsuppressiva und physiotherapeutische Maßnahmen angezeigt.

Vaskulitiden

Vaskulitiden (*Gefäßentzündungen*) treten auf, wenn Immunkomplexe, die z. B. aufgrund eines Lupus erythematodes oder einer Infektion mit Hepatitis-B-Viren entstehen, im Kreislauf zirkulieren und sich an Gefäßwände anlagern. Dies löst Entzündungsreaktionen aus, mit dem Ergebnis, dass eine Minderdurchblutung der Organe auftritt, die von diesen Gefäßen versorgt werden.

Die **Riesenzellarteriitis** betrifft größere und mittlere Arterien. Menschen, die unter einer Arteriitis temporalis (*Entzündung der Schläfenarterie*) leiden, klagen über starke, pochende Kopfschmerzen an den Schläfen. Außerdem können Sehstörungen, Augenschmerzen und eine plötzliche reversible Erblindung (*Amaurosis fugax*) auftreten. Die A. temporalis (*Schläfenarterie*) fühlt sich hart an und ist druckschmerzhaft. Therapie der Wahl sind Glukokortikoide.

Morbus Bechterew

> **DEFINITION**
>
> **Morbus Bechterew** (*Spondylitis ankylosans*): Entzündlich-rheumatische Allgemeinerkrankung mit Hauptmanifestation an der Wirbelsäule und der Sakroiliakalgelenke. Im Endstadium kommt es zu einer typischen Versteifung (*Ankylose*) der Wirbelsäule (➤ Abb. 2.52). Der Erkrankungsbeginn liegt meist zwischen dem 16. und dem 40. Lebensjahr.

Symptome und Befund

Leitsymptom des **Morbus Bechterew** ist ein tief sitzender Rückenschmerz, der sich in den frühen Morgenstunden verstärkt. Bewegung bessert die Schmerzen. Entzündungsprozesse treten auch auf in:
- Gelenken der Extremitäten
- Regenbogenhaut (*Iritis*)
- Sehnenansätzen (z. B. Achillessehne)

Die eingeschränkte Wirbelsäulenbeweglichkeit und eine verminderte Dehnbarkeit des Brustkorbs sind während der körperlichen Untersuchung leicht festzustellen. Ohne Physiotherapie entwickelt sich die charakteristische Haltung des Erkrankten (*„Begrüßungshaltung"* ➤ Abb. 2.53). Die endgültige knöcherne Fixierung der Wirbelsäule lässt sich durch konsequentes tägliches Bewegungstraining vermeiden oder verzögern.

Behandlung

Schwerpunkt der Therapie ist das lebenslange, tägliche Bewegungstraining. Massagen und Maßnahmen aus der Balneotherapie und der Elektrotherapie unterstützen die Behandlung. Medikamentös werden je nach Schwere der Entzündungsprozesse nichtsteroidale Antirheumatika (NSAR), Glukokortikoide, Sulfasalazin oder Biologica (Infliximab) verordnet.

Prognose

Die Erkrankung tritt oft in Schüben auf und hat unterschiedliche Krankheitsverläufe. Das konsequente Bewegungstraining verhindert in der Mehrzahl der Fälle den Endzustand der Wirbelsäulenverknöcherung.

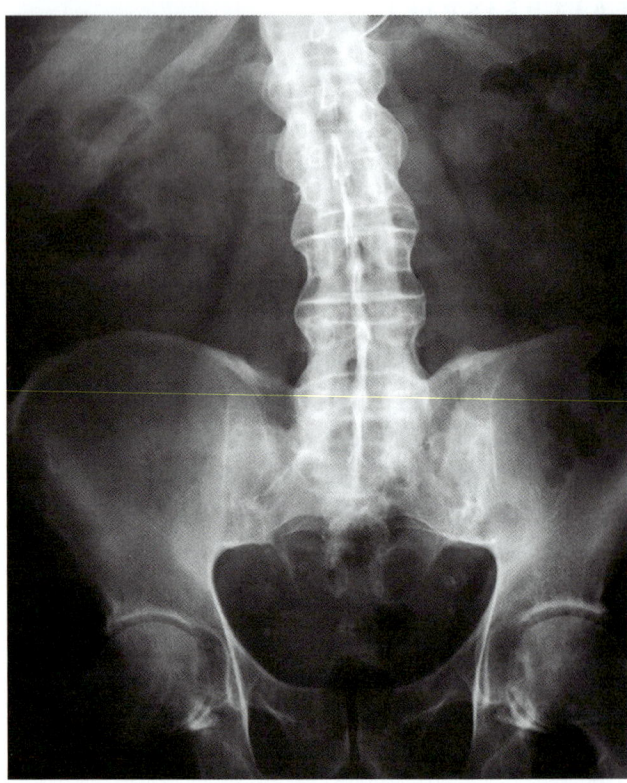

Abb. 2.52 Röntgenaufnahme der Lendenwirbelsäule bei Morbus Bechterew. Durch den chronischen Entzündungsreiz haben sich zwischen den Wirbeln knöcherne Brücken gebildet. Die Wirbelsäule ist zu einem unbeweglichen Stab geworden: „Bambusstab-Wirbelsäule". [E377]

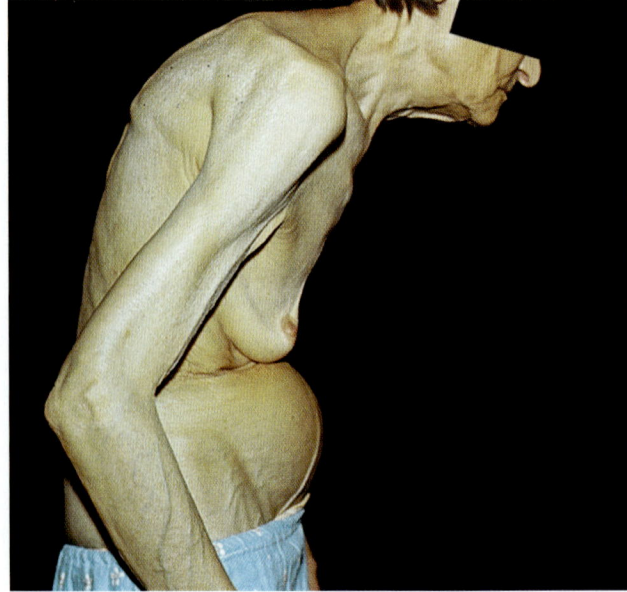

Abb. 2.53 Stark vorgebeugter Rumpf, dadurch charakteristische „Begrüßungshaltung" des Erkrankten bei fortgeschrittenem Morbus Bechterew. [R246]

Fibromyalgiesyndrom

DEFINITION

Fibromyalgiesyndrom: Generalisierte Muskel- und Bindegewebsschmerzen mit deutlichen Druckschmerzpunkten (Tender-Points), verbunden mit vegetativen und allgemeinen Beschwerden.

Als Ursachen für das **Fibromyalgiesyndrom** werden Krisensituationen, familiäre Konflikte, berufliche Überforderungen aber auch hormonelle Umstellungen diskutiert.

Bei der klinischen Untersuchung liegen die typischen schmerzhaften Druckpunkte u. a. im Bereich der Schultern, der Schlüsselbeine, des Darmbeinkamms und des Gesäßes (➤ Abb. 2.54).

Neben den Druckpunkten berichten die Betroffenen über vegetative Symptome wie trockener Mund, übermäßiges Schwitzen, Zittern und allgemeine Beschwerden (z. B. Schlafstörungen, Abgeschlagenheit, steife Gelenke, Atem- und Herzbeschwerden).

Behandlung
Die Therapie stützt sich auf drei Säulen:
- Physiotherapie
- Medikamente (Analgetika wie Paracetamol oder Tramadol) und evtl. Antidepressiva
- psychologische Hilfe (Stressbewältigung, verhaltenstherapeutische Ansätze zur Minderung der Schmerzen)

Prognose
In etwa der Hälfte der Fälle vermindern sich die belastenden Krankheitserscheinungen nach dem 60. Lebensjahr. [1]

2.1.13 Weitere Knochenerkrankungen

Osteoporose

DEFINITION

Osteoporose: Generalisierte Knochenerkrankung mit Verminderung der Knochenmasse (➤ Abb. 2.55) und erhöhtem Frakturrisiko (v. a. Oberarm-, Radius-, Schenkelhals- und Wirbelfrakturen).

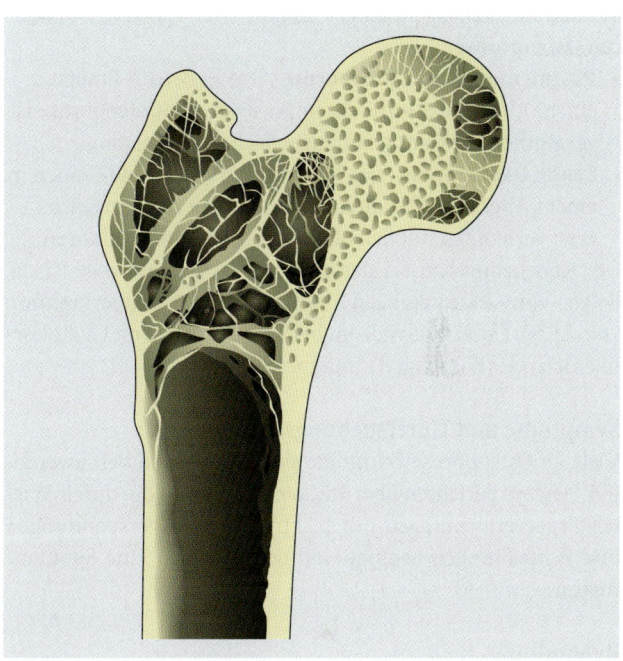

Abb. 2.55 Deutlicher Abbau der Knochenbälkchen bei Osteoporose. [L157]

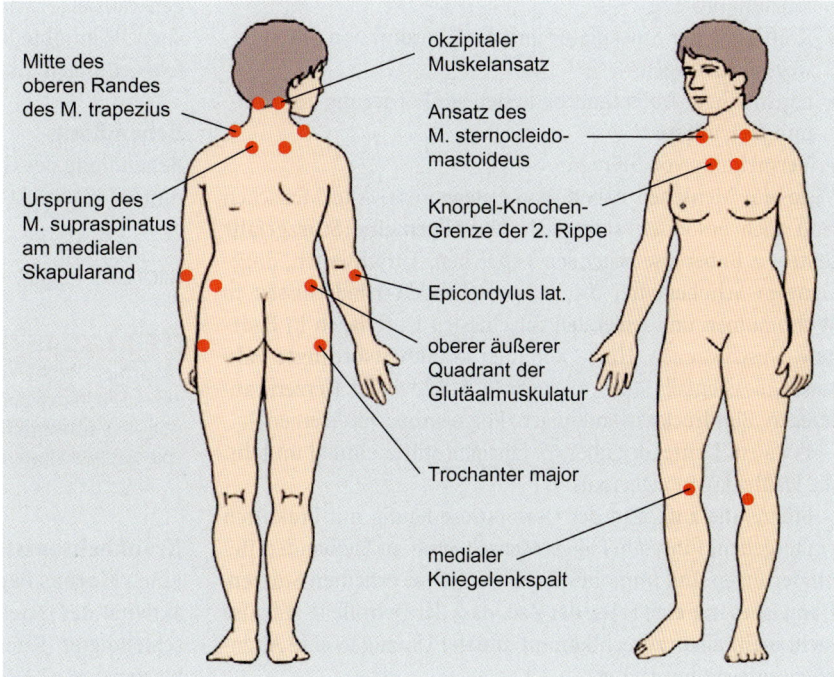

Abb. 2.54 Tender-Points bei Fibromyalgie. [E378]

Die (primäre und sekundäre) **Osteoporose** ist gekennzeichnet durch eine im Verlauf der Erkrankung schmaler werdende Kortikalis (*Knochenrinde*) und einen Schwund von Spongiosabälkchen. Die Knochenaufbauvorgänge sind deutlich reduziert. Am häufigsten tritt die primäre Osteoporose auf.

Krankheitsentstehung
Risikofaktoren für die Entwicklung einer Osteoporose sind z. B.: kalziumarme Kost, Vitamin-D-Mangel, Nikotin- und Alkoholabusus, mangelnde Bewegung, Medikamente (Glukokortikoide) und Östrogenmangel. Es gibt zwei Typen der **primären Osteoporose**.
- **Postmenopausale Osteoporose** (Typ I): Betrifft Frauen in einem Alter von 50–70 Jahren; Auslöser der Osteoporose ist vermutlich der Östrogenmangel nach der Menopause.
- **Senile Osteoporose** (Typ II): Betrifft Männer und Frauen in einem Alter über 70 Jahre; Ursache ist der Alterungsprozess, verbunden mit den oben genannten Risikofaktoren.

Der Knochenumbau bei der **sekundären Osteoporose** ist die Folge von Erkrankungen, z. B. Schilddrüsenüberfunktion (➤ 2.5.9), Cushing-Syndrom bei Langzeitgabe von Glukokortikoiden oder bösartige Tumoren.

Symptome und Untersuchungsbefund
Viele an Osteoporose Erkrankte sind weitgehend beschwerdefrei. Andere berichten über Rückenschmerzen, die durch Wirbelkörperverformungen mit reaktiven Muskelverspannungen und Fehlhaltungen bedingt sind oder erleiden eine Spontanfraktur.

Behandlung
Allgemeinmaßnahmen und Prävention:
- vitamin- und kalziumreiche Ernährung (ca. 1.000–1.500 mg Kalzium pro Tag)
- Kräftigung der Muskulatur und der Koordination durch Bewegungsübungen
- regelmäßiger Aufenthalt im Freien zur Förderung der Vitamin D-Synthese
- Vermeidung von Stürzen

Viele alte Menschen haben eine Osteoporose. Alte Menschen sind auch besonders sturzgefährdet. **Allgemeine Sturzgefahr** besteht z. B. bei lose liegenden Teppichen, Türschwellen, ungeeigneten Schuhen, frei im Raum stehenden Hindernissen in Wohnräumen und fehlenden rutschfesten Unterlagen in Bade- bzw. Duschwannen. Hinzu kommen **krankheitsbedingte Faktoren**, die ebenfalls Stürze auslösen (z. B. Schwindel, Herzerkrankungen, Blutdruckschwankungen, Polyneuropathie, Demenz).

Etwa ein Drittel der über 65-Jährigen stürzt einmal im Jahr, die Hälfte davon mehrmals. [7]

Stürze, die aufgrund der Osteoporose häufig mit Frakturen einhergehen, führen bei alten Menschen oft zu bleibenden Behinderungen und Immobilität aus Angst vor erneuten Stürzen. Dann ist es nur eine Frage der Zeit, dass der Betroffene zuhause nicht mehr allein zurechtkommt und der Umzug in eine Altenpflegeeinrichtung erfolgt.

> **SURFTIPP**
> Kuratorium Knochengesundheit e. V.: www.osteoporose.org

Medikamentöse Therapie:
- **Bisphosphonate** wie Aledronsäure (Fosamax®) hemmen die Osteoklastentätigkeit.
- **Strontiumranelat** (Protelos®) stimuliert die Osteoblasten.
- **Denosumab** (Prolia®), ein monoklonaler Antikörper, blockiert den Knochenabbau.
- **NSAR** (z. B. Voltaren®) hemmen Schmerzen.

Osteomalazie

> **DEFINITION**
> **Osteomalazie** (*bei Kindern Rachitis genannt*): Mineralisationsstörung im Knochen. Durch den geringen Gehalt an Kalzium und Phosphat verliert der Knochen seine Festigkeit und wird **weich** und **verformbar**.

Krankheitsentstehung
Ursachen für mangelnde Vitamin-D-Versorgung oder eine Störung im Vitamin-D-Stoffwechsel können sein:
- ungenügende Bildung des Vitamins in der Haut bei unzureichender Sonnenexposition (Bettlägerigkeit)
- Vitamin-D-arme Ernährung (Vitamin D ist enthalten in Fisch, Fischöl, Avocado, Fleisch, Milch und Milchprodukten)
- verminderte Resorption des Vitamins bei Magen-Darmerkrankungen
- mangelhafte Umwandlung des Vitamins in seine aktive Form bei Nieren- oder Leberinsuffizienz

Symptome
Bei fortgeschrittener Osteomalazie klagen die Betroffenen über generalisierte Schmerzen im Skelettsystem und Muskelschwäche. Die erhöhte Biegsamkeit des Knochens führt zu Knochenfehlstellungen mit schweren Gehstörungen (Watschelgang).

Behandlung
Behandlung der Grunderkrankung und Verordnung von Vitamin D (Vigantol Öl®).

Morbus Paget

> **DEFINITION**
> **Morbus Paget** (*Osteodystrophia deformans Paget*): Lokalisierte Knochenerkrankung (im Gegensatz zu Osteoporose und Osteomalazie) mit **übermäßigem Knochenumbau**. Nach der Osteoporose die zweithäufigste Erkrankung.

Krankheitsentstehung
Einen **Morbus Paget** kennzeichnet die Vermehrung und Überaktivität der Osteoklasten (➤ 2.1.1). Das Ergebnis ist ein beschleunigter Knochenabbau. Reparaturversuche der Osteoblasten (➤ 2.1.1) führen zu einem unkoordinierten Anbau

von mechanisch minderwertigem Knochen mit erhöhter Frakturgefahr und zunehmenden Deformitäten.

Symptome, Befund und Diagnose
Etwa ein Drittel aller Betroffenen ist beschwerdefrei, der Morbus Paget wird zufällig diagnostiziert. [1] Wenn **Symptome** auftreten, dann oft in Form von ziehenden Schmerzen, bevorzugt am Becken und an der Lendenwirbelsäule. Im fortgeschrittenen Stadium sind die Knochen oft erheblich deformiert („*Säbelscheidentibia*"). Es kommt zu pathologischen Knochenfrakturen. Weitere Komplikationen der Erkrankung sind eine Hyperkalzämie (*zuviel Kalzium im Blut*) und Hyperkalzurie (*zuviel Kalzium im Urin*) mit der Gefahr von Nierensteinen (➤ 2.11.4) aufgrund des gesteigerten Stoffwechsels.

Behandlung
Die **medikamentöse Behandlung** besteht in der Hemmung der gesteigerten Osteoklastentätigkeit durch Bisphosphonate und, weniger wirksam, Kalzitonin. Bei Bedarf werden Analgetika verordnet. Bewegungsübungen und physikalische Maßnahmen ergänzen die Therapie.

2.1.14 Tumoren und Metastasen des Stützapparates

DEFINITION
Knochentumoren: Primäre Knochentumoren entwickeln sich im Knochengewebe, sekundäre Knochentumoren sind Metastasen bösartiger Tumoren.

Krankheitsentstehung und Einteilung

Prinzipiell können alle im Knochen vorhandenen Gewebe- und Zellformen entarten. Die Nomenklatur mit Beispielen von **gut- und bösartigen Tumoren** des Stützapparates ist in ➤ Tab. 2.4 gezeigt.

Symptome

Im Vordergrund stehen Auftreibungen des Knochens bzw. der Extremität, lokale Schmerzen, Bewegungseinschränkung und Spontanfrakturen. Manchmal werden Knochentumoren zufällig entdeckt.

Behandlung

Benigne Tumoren erfordern eine operativ Behandlung, wenn sie auf benachbarte Strukturen drücken und dadurch Schmerzen auslösen und wenn die Gefahr von Spontanfrakturen besteht. Bei einigen Knochentumoren kann eine abwartende Verlaufsbeobachtung in Betracht kommen.

Die optimale Therapie maligner Tumoren ist von der Histologie abhängig und umfasst oft eine Kombination aus Operation, Radio- und Chemotherapie.

Tab. 2.4 Nomenklatur einiger gut- und bösartiger Tumoren des Stützgewebes.

Ursprungsgewebe	Benigne	Maligne
Knorpel	• Osteochondrom • Enchondrom (*Chondrom*)	• Chondrosarkom
Knochen	• Osteom	• Osteosarkom

Ausgewählte gutartige Knochentumoren

Exostosen

Eine **Exostose** (*Osteochondrom*) entwickelt sich bevorzugt am Knie oder Oberarm. Sie ist eher als Wachstumsstörung zu beurteilen. Meist bleibt die solitäre (*einzelne*) Exostose symptomlos und wird zufällig diagnostiziert. Die maligne Entartung einer Exostose tritt äußerst selten auf.

Enchondrom

Das **Enchondrom** (*Chondrom*) besteht aus Knorpelgewebe und löst meist keine Beschwerden aus. Sichtbare Schwellungen an Händen und Füßen können mit einer Kürettage (*Entfernung des Tumorgewebes mit einem chirurgischen Löffel*) und anschließender Spongiosaauffüllung des Defekts behandelt werden.

Osteom

Das **Osteom** ist eine gutartige Neubildung des Knochengewebes und oft ein Zufallsbefund, da selten klinische Symptome vorkommen. Es wächst sehr langsam und ist v. a. an Ober- und Unterkiefer, Nasennebenhöhlen und Schädeldach lokalisiert. Eine Therapie erfolgt bei symptomatischen Beschwerden.

Ausgewählte bösartige Knochentumoren

Osteosarkom

DEFINITION
Osteosarkom: Maligner Knochentumor, der v. a. in der Pubertät und ab 40 Jahren auftritt. Bevorzugte Lokalisation ist im kniegelenknahen Bereich (distaler Oberschenkelknochen, proximales Schienbein) und am Humerus. Besonders bösartig ist er durch seine frühe Metastasierung in die Lunge.

Symptome und Befund
Schmerzen und Schwellung, manchmal mit Bewegungseinschränkungen gekoppelt, sind so untypisch, dass die Symptome von den Betroffenen oft auf ein Bagatelltrauma zurückgeführt werden.

Behandlung und Prognose
Eine mehrwöchige Chemotherapie zu Beginn verkleinert das Tumorgewebe (*Downstaging*). Bei der Operation wird das Tumorgewebe nach Möglichkeit vollständig reseziert, wobei die betroffene Extremität erhalten bleiben soll. Die Prognose hängt vom Umfang der Fernmetastasierung ab.

Chondrosarkom

> **DEFINITION**
> **Chondrosarkom**: Hauptsächlich im mittleren und höheren Lebensalter auftretender bösartiger Tumor. Seine Hauptlokalisationen sind das Becken, der proximale Oberschenkelknochen, der Schultergürtel und der proximale Oberarmknochen.

Auch beim **Chondrosarkom** sind die Schmerzen äußerst untypisch, wobei die Schmerzanamnese länger besteht als beim Osteosarkom. Die operative radikale Tumorausräumung ist die einzige Behandlungsmöglichkeit, weil Chemo- und Strahlentherapie wirkungslos sind. Knorpel ist ein bradytrophes Gewebe (➤ 1.3.2).

Knochenmetastasen

> **DEFINITION**
> **Knochenmetastasen**: Absiedlungen von anderen Gewebetumoren. Metastasen sind die häufigsten Knochentumoren.

Mamma-, Lungen-, Prostata-, Nieren- und Schilddrüsenkarzinome führen häufig zu **Knochenmetastasen.** Sie manifestieren sich meist in der Wirbelsäule. Der Nachweis erfolgt über eine Knochenszintigrafie (➤ Abb. 2.56). Symptome sind:

- **Schmerzen**, die als Ischiasbeschwerden fehlgedeutet werden können
- **Spontanfrakturen** (*pathologische Frakturen*)
- **neurologische Komplikationen** durch Kompression der Nervenwurzeln bzw. des Rückenmarks mit Lähmungen, Parästhesien, Querschnittsyndrom

Die Therapie bei Knochenmetastasen umfasst eine ausreichende Schmerzbehandlung, die Behandlung der Frakturen und der neurologischen Ausfälle.

2.1.15 Leitsymptome und -befunde in der Traumatologie

Schmerzen

Schmerzen nach einem Unfall sind als Warnsignal des Körpers zu verstehen und bedürfen immer der diagnostischen Abklärung.

Schwellungen

Verletzungsbedingte **Schwellungen** können Zeichen einer Prellung, einer Fraktur oder einer Gelenkverletzung sein.

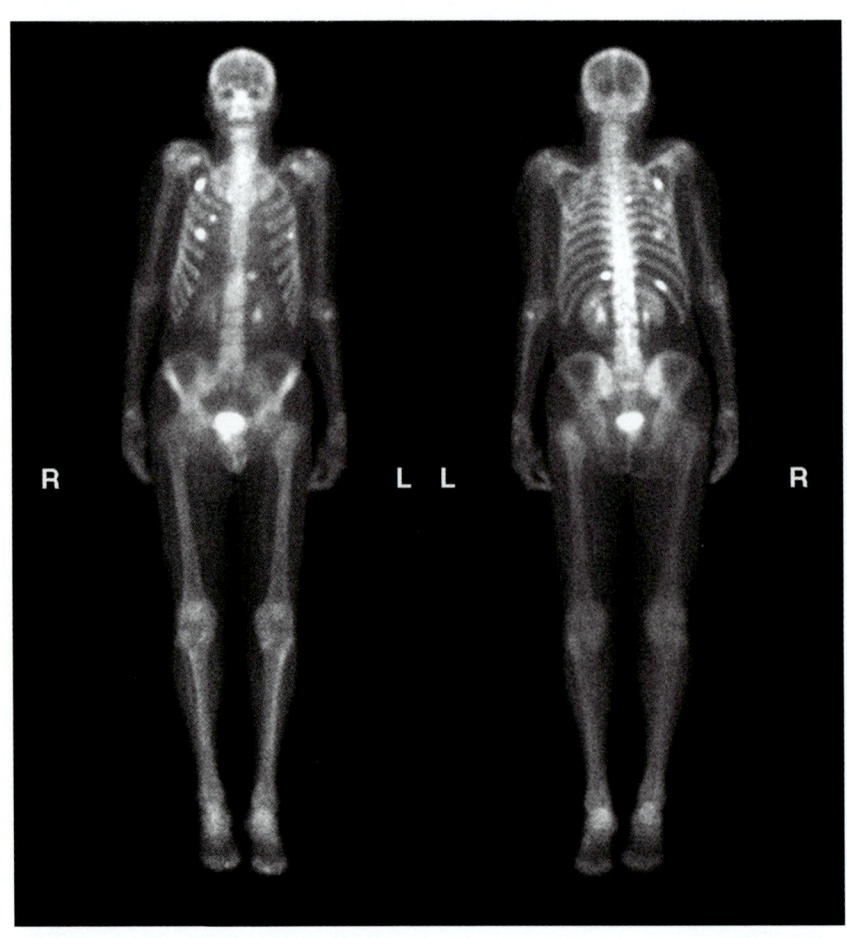

Abb. 2.56 Die Knochenszintigrafie zeigt multiple Knochenmetastasen, insbesondere im Bereich der Rippen. [E379]

Ruhigstellung, Hochlagerung und Kühlung wirken abschwellend und lindern den Schmerz.

Blutungen

Blutungen treten auf, wenn bei einer Verletzung Arterien oder Venen eröffnet werden (➤ 2.1.18).

Äußere Blutungen
Blutungen aus einer Wunde oder aus einer Körperöffnung **nach außen** werden in der Regel rasch erkannt. Pulsierende Blutungen weisen auf eine arterielle, eher kontinuierliche Blutungen auf eine venöse Verletzung hin.

Innere Blutungen
Blutungen ins Körperinnere, (z. B. bei Milzruptur) sind nicht so offensichtlich und deshalb gefährlich. Symptome können Hautblässe, brettharter Bauch sowie Blutdruckabfall mit Pulsanstieg (*Schock* ➤ 2.8.10) sein.

> **VORSICHT**
> **Pflegerische Erstmaßnahmen bei äußeren Blutungen**
> - Arzt informieren.
> - Handschuhe überstreifen.
> - Wunde mit sterilen Kompressen abdecken, bei sehr starken Blutungen ggf. Druckverband anlegen (➤ 2.1.18).
> - Verletzten in eine liegende Position bringen, da auch bei kleineren Blutverlusten Kreislaufreaktionen (z. B. Schwindel) eintreten können.
> - Bei Pulsanstieg und Blutdruckabfall Schocklagerung herstellen (Oberkörper tief, Beine über Kopfhöhe).
> - Verletzte Extremität hochlagern, falls kein Frakturverdacht besteht.
> - Engmaschig Vitalzeichen kontrollieren.
>
> **Pflegerische Erstmaßnahmen bei inneren Blutungen**
> - Notarzt alarmieren.
> - Engmaschig Vitalzeichen kontrollieren.
> - Schocklagerung durchführen.
> - Verletzten nicht allein lassen.

Traumatisch bedingte periphere Durchblutungsstörungen

Durchblutungsstörungen entstehen nach direkten Gefäßverletzungen oder Gefäßkompressionen durch ein Hämatom oder Knochenfragment.

Arterielle Durchblutungsstörungen führen distal der Verletzungsstelle zu fehlendem oder abgeschwächtem Puls und Schmerzen. Die blasse Haut fühlt sich kühl an.

Bei **venösen Durchblutungsstörungen** ist die Haut blaurot und warm. Der Extremitätenumfang nimmt zu. Venöse Durchblutungsstörungen verlaufen manchmal symptomarm. Sie können aber eine venöse Thrombose (➤ 2.8.9) oder eine Lungenembolie (➤ 2.9.11) auslösen.

Neurologische Symptome

Posttraumatische **Sensibilitätsstörungen** sind Ausdruck einer Nervenbeteiligung (z. B. Nervenverletzung oder -kompression). Sie verursachen Kribbeln und Missempfindungen (*Parästhesien*). **Motorische Ausfälle** führen zu Lähmungen unterschiedlicher Schweregrade (➤ 2.13.5).

> **Pflegerische Erstmaßnahmen**
> Die Pflegenden kümmern sich um den Verletzten bis zum Eintreffen des Arztes und dokumentieren Art, Ausprägung, Lokalisation und zeitlichen Verlauf der neurologischen Ausfälle.

2.1.16 Allgemeine Frakturenlehre

> **DEFINITION**
> **Fraktur** (*Knochenbruch*): Durchtrennung des Knochens unter Bildung von mind. zwei **Knochenfragmenten** (*Bruchstücken*), die durch einen **Bruchspalt** voneinander getrennt sind.
> **Fissur**: Sonderform der Fraktur mit Spaltbildung im Knochen ohne vollständige Knochendurchtrennung.

Einteilung von Frakturen

Aspekte der Klassifizierung:
- Entstehungsmechanismus (direktes, indirektes Trauma, Spontan- oder pathologische Fraktur)
- Verlauf von Frakturlinien (quer, längs, schräg, spiralförmig ➤ Abb. 2.57)
- Zahl der Knochenfragmente (z. B. einfacher Bruch, Trümmerbruch)
- Dislokationsform (z. B. Längsverschiebung, Achsenknickung, Drehbruch)
- Beteiligung von Haut und Weichteilen

Entstehungsmechanismus
Wenn Kräfte auf den Knochen wirken und eine **traumatische Fraktur** auslösen, sind zwei Mechanismen zu unterscheiden:
- Bei **direkten Frakturen** bricht der Knochen am Ort der Gewalteinwirkung (Beispiel: Sturz bei Glatteis auf die Schulter und proximale Humerusfraktur).
- **Indirekte Frakturen** entstehen, wenn der Ort der Gewalteinwirkung nicht identisch ist mit dem Ort der Fraktur. Sie sind durch **Drehung** (*Torsion*), **Stauchung** (*Kompression*) oder **Biegung** verursacht (Beispiel: Ausrutschen beim Verlassen der Badewanne. Der Betroffene findet sich sitzend auf dem Boden wieder, durch Kompression ist ein Wirbelkörper gebrochen).

Bei einer **Spontanfraktur** (*pathologische Fraktur*) ist der Knochen z. B. durch Osteoporose, Skelettmetastasen oder Knochentumoren geschädigt und bricht ohne adäquates Trauma.

Die **Ermüdungsfraktur** entsteht durch wiederholte Einwirkung erhöhter Belastung (Beispiel: Marschfraktur des zweiten oder dritten Mittelfußknochens nach langem Laufen).

Zahl der Knochenfragmente

Zwei Fragmente entstehen, wenn der Knochen beim **einfachen Bruch** an einer Stelle frakturiert ist. Bei einem **Mehrfragmentbruch** sind 3–6 Fragmente vorhanden, bei einem **Trümmerbruch** mehr als sechs Fragmente. Sonderfall des Mehrfragmentbruchs ist der **Stückbruch** (*Etagenbruch*, *Doppelbruch*), bei dem der Knochen an zwei Stellen gebrochen ist und sich zwischen den beiden Bruchstellen ein größeres Bruchstück befindet (➤ Abb. 2.58).

Dislokationsform

Verschiebungen (*Dislokation*) **der Fragmente** entstehen durch von außen einwirkende Gewalt, durch Muskelzug an den Fragmenten, aber auch durch falsche Lagerung sowie im weiteren Verlauf durch zu frühe Bewegung oder Belastung (➤ Abb. 2.59). Unterschieden werden:
- Längsverschiebung
- Seitenverschiebung
- Achsenknickung
- Stauchung
- Drehbruch

Beteiligung der Haut und der Weichteile

Die **Beteiligung der Haut und der Weichteile** ist hinsichtlich der Infektionsgefahr von großer Bedeutung. Ist die Haut über der Frakturstelle intakt, spricht man von einer **geschlossenen Fraktur**. Wenn es durch Haut- und Weichteilverletzungen zu einer offenen Verbindung zwischen Knochen und Außenwelt gekommen ist, handelt es sich um eine **offene Fraktur**. Die weitere Einteilung der offenen Frakturen erfolgt nach dem Ausmaß des Haut- und Weichteilschadens (➤ Tab. 2.5).

> Bei allen offenen Frakturen liegt die Gefahr in der bakteriellen Kontamination von Weichteilen und Knochen. Je größer der Haut- und Weichteilschaden ausfällt, desto höher ist das Risiko einer schweren Infektion.

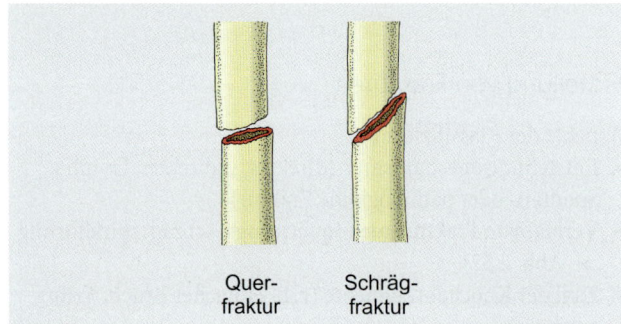

Abb. 2.57 Frakturen, Einteilung nach Verlauf der Frakturlinien. [L190]

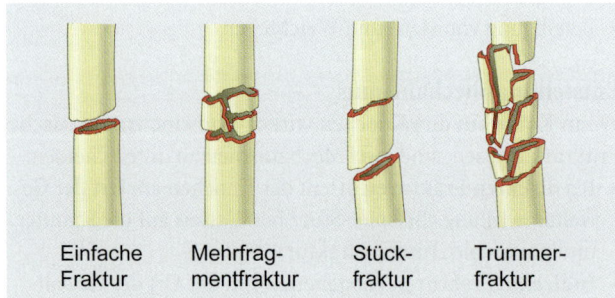

Abb. 2.58 Frakturen, Einteilung nach Zahl der Fragmente. [L190]

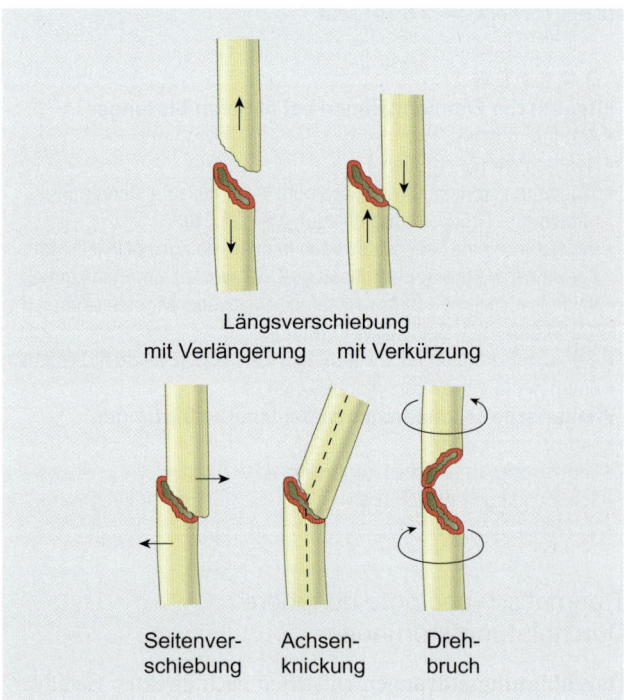

Abb. 2.59 Dislokationsformen bei Frakturen. [L190]

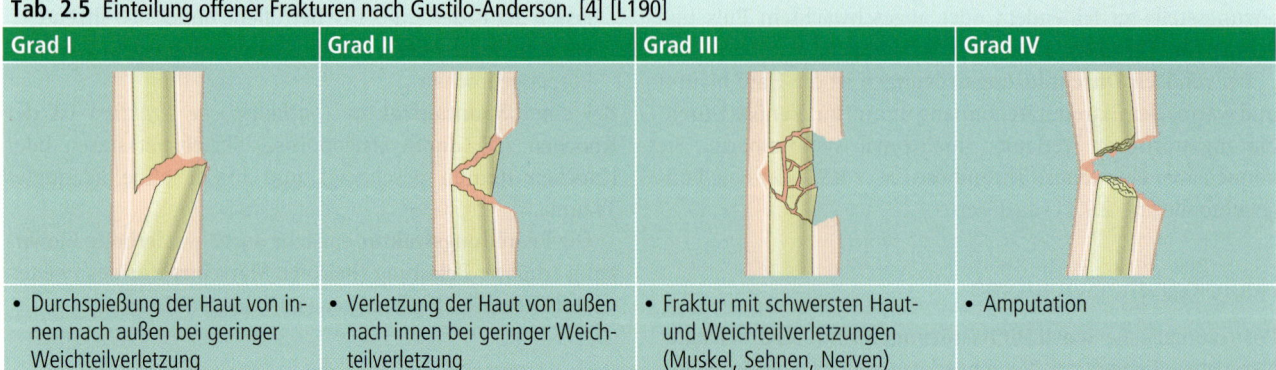

Tab. 2.5 Einteilung offener Frakturen nach Gustilo-Anderson. [4] [L190]

Grad I	Grad II	Grad III	Grad IV
• Durchspießung der Haut von innen nach außen bei geringer Weichteilverletzung	• Verletzung der Haut von außen nach innen bei geringer Weichteilverletzung	• Fraktur mit schwersten Haut- und Weichteilverletzungen (Muskel, Sehnen, Nerven)	• Amputation

Klinik und Diagnostik von Frakturen

Klinische Frakturzeichen

Unsichere Frakturzeichen sind Schmerzen, Schwellungen, Blutergüsse (*Hämatome*) und eingeschränkte Bewegung. Diese Zeichen können auf eine Fraktur deuten, sie treten aber auch bei Prellungen und Gelenkverletzungen auf.

Zu den **sicheren Frakturzeichen** gehören:
- sichtbare Fehlstellung durch die Verschiebung der Knochenfragmente
- ungewöhnliche (abnorme) Beweglichkeit im betroffenen Knochen
- ein fühl- oder hörbares Knistern aneinander reibender Knochenenden (*Krepitation*) bei Bewegung
- sichtbare, aus der Haut ragende Knochenteile oder große Wunden, die den Blick auf Knochenbruchstellen freigeben

Röntgendiagnostik

Zum Ausschluss oder Beweis einer Fraktur sowie für die Therapieplanung sind stets **Röntgenbilder** anzufertigen. Bei unklaren Röntgenbefunden sind Zielaufnahmen oder eine CT erforderlich.

DMS-Kontrolle

Frakturen der Extremitäten erfordern zum Ausschluss von Begleitverletzungen eine Kontrolle der drei Parameter D-M-S:
- **D**urchblutung (Beurteilung der Pulsqualität distal der Fraktur)
- **M**otorik (Beobachtung der Finger- bzw. Zehenbewegungen)
- **S**ensibilität (Überprüfung durch Berührung oder Kneifen)

Blutverlust durch Frakturen

Bei Oberschenkelfrakturen des Erwachsenen sind Blutverluste bis 2.000 ml möglich, bei Beckenfrakturen bis 4.000 ml und bei Oberarmfrakturen immerhin bis 700 ml. Insbesondere bei Frakturen großer Knochen oder ausgedehnten Weichteilverletzungen gerät der Verletzte schnell in einen **hypovolämischen Schock** (> 2.8.10).

Frakturheilung

Primäre Frakturheilung

> **DEFINITION**
>
> **Primäre Frakturheilung**: Entsteht durch direkte knöcherne Überbrückung des Frakturspaltes.

Wenn die Knochenfragmente nahezu fugenlos aneinander liegen, eine gute Durchblutung garantiert ist und die Fraktur konsequent ruhig gestellt wird, überbrücken Osteoblasten mit der Fähigkeit zur Bildung von Knochengrundsubstanz den Bruchspalt. Diese Situation liegt bei der Fissur oder nach einer idealen osteosynthetischen Versorgung vor.

Sekundäre Frakturheilung

> **DEFINITION**
>
> **Sekundäre Frakturheilung**: Ausbildung eines **Kallus** (nicht-knöchernes Zwischengewebe), das sich anschließend in Knochengewebe umwandelt.

Eine **sekundäre Frakturheilung** (z. B. bei konservativen Frakturbehandlungen) läuft in mehreren Schritten:
- Nach dem Fraktureignis füllt ein Hämatom den Frakturspalt aus.
- Bindegewebszellen (*Fibroblasten*) wandern aus der Umgebung in das Hämatom ein.
- Sie bilden den **Kallus**, der im Röntgenbild als Auftreibung im Frakturbereich zu sehen ist.
- Im Verlauf der nächsten Monate bildet sich aus dem Kallus Lamellenknochen.

Heilungsdauer

Die **Heilungsdauer** einer Fraktur ist abhängig:
- vom **Alter** des Verletzten (bei Kindern etwa um die Hälfte kürzer als bei Erwachsenen)
- von der **Lokalisation** und der **Durchblutungssituation** des Knochenbruchs
- von **Begleitverletzungen**

Pauschal ist bei Frakturen oberhalb der Taille von einer Heilungsdauer zwischen 4–6 Wochen, unterhalb der Taille zwischen 8–10 Wochen auszugehen. Ausnahmen sind Becken-, Oberschenkelhals- und Handwurzelknochen mit bis zu 14 Wochen Heilungsdauer (> Abb. 2.60).

Störungen und Komplikationen der Frakturheilung

Kompartment-Syndrom

> **DEFINITION**
>
> **Kompartment-Syndrom** (*Muskelkammer-Syndrom*): Mit Schmerzen, Bewegungseinschränkung und neurologischen Symptomen einhergehende Muskelschädigung nach einer Fraktur. Ursache ist ein erhöhter Gewebedruck, Endzustand ist die **ischämische Kontraktur**.
> **Ischämische Kontraktur**: Weichteilverkürzung, die aufgrund mangelnder Blutversorgung und durch Nervenschädigung entsteht.

Durch ein Hämatom, ein posttraumatisches Muskelödem, einen zu engen Gipsverband oder eine venöse Thrombose kann in unnachgiebigen, durch Faszien eingegrenzten **Muskellogen** der Gewebedruck so stark steigen, dass dort verlaufende Gefäße und Nerven komprimiert werden. Diese Komplikation heißt **Kompartment-Syndrom**. Besonders häufig ist der Unterschenkel (*Tibialis-anterior-Syndrom*) betroffen.

Symptome:
- zunächst akut zunehmende Schmerzen, harte, druckschmerzhafte Schwellung im Bereich der betroffenen Muskelloge, Parästhesien bei erhaltenem Extremitätenpuls

2 Spezielle Gesundheits- und Krankheitslehre

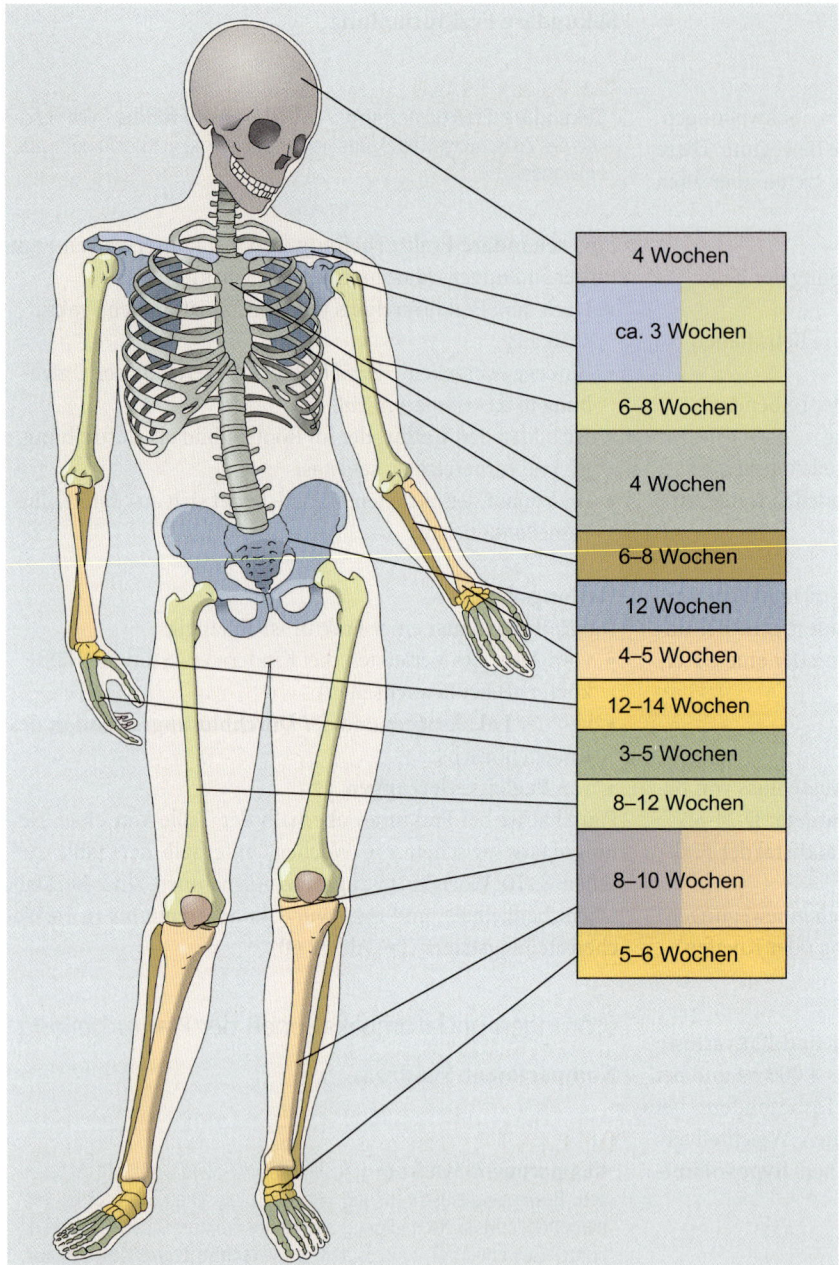

Abb. 2.60 Heilungsdauer verschiedener Frakturen. [L190]

- zu einem späteren Zeitpunkt Bewegungseinschränkungen durch den Druckanstieg
- im Endstadium irreversible Lähmungen und Sensibilitätsstörungen

Therapeutisch muss eine sofortige Druckentlastung durch Entfernung des Gipsverbands oder eine Faszienspaltung der betroffenen Muskelloge (> 2.1.9, > Abb. 2.38) erfolgen.

Infektion, Osteomyelitis, Osteitis

Bei offenen Frakturen und nach einer Osteosynthese besteht die Gefahr, dass es zu einer Keimbesiedlung mit **Infektion** der Wunde (> 2.1.18), des Knochens (*Osteitis, Ostitis*) oder des Knochenmarks (*Osteomyelitis*) kommt.

Verzögerte Bruchheilung und Pseudarthrose

DEFINITION
Verzögerte Bruchheilung: Verlängerung der Frakturheilung auf 4–6 Monate.
Pseudarthrose (*Falschgelenk*): Bindegewebige und bewegliche Verbindung im Frakturspalt.

Hohes Lebensalter des Erkrankten, Eiweiß- und Vitaminmangel oder die Einnahme bestimmter Medikamente (z. B. Glukokortikoide) können zu einer **verzögerten Bruchheilung** führen. > Abb. 2.61 zeigt weitere Faktoren, die eine Frakturheilung stören.

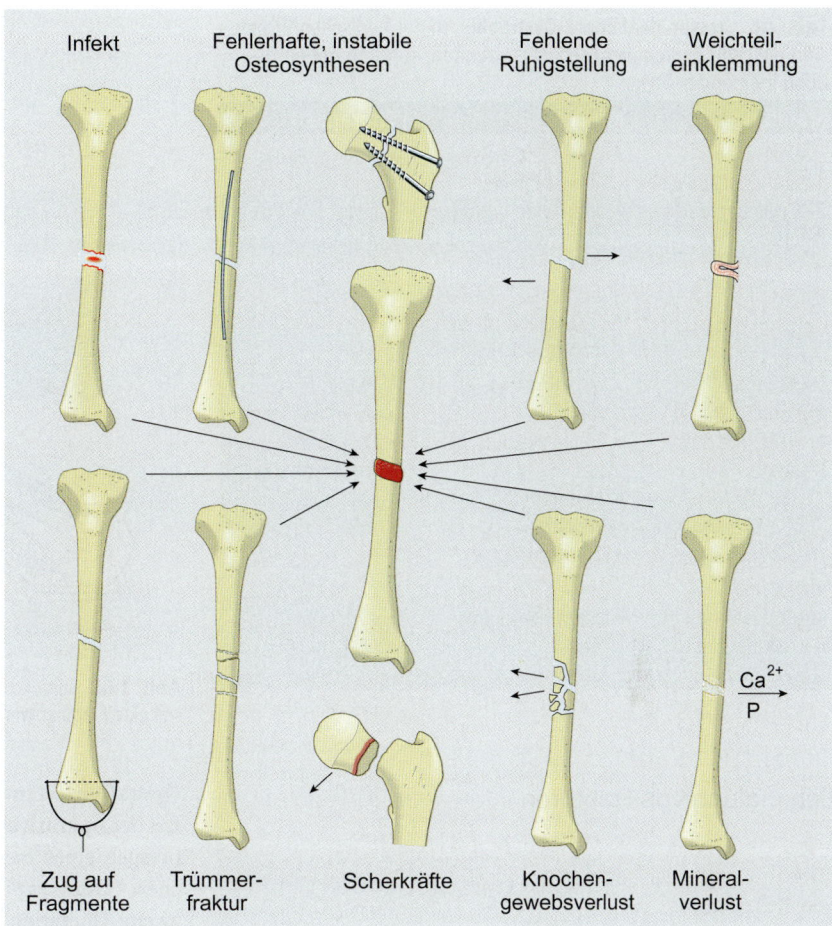

Abb. 2.61 Ursachen für verzögerte Frakturheilung und Pseudarthrosen. [L190]

Formen einer **Pseudarthrose**:
- **Hypertrophe Pseudarthrose** mit vermehrter Kallusbildung ist die Folge einer unzureichenden Ruhigstellung bei guter Durchblutung.
- **Hypotrophe Pseudarthrose** mit verminderter Kallusbildung entsteht bei einer Minderdurchblutung der Fragmente. Die Fragmente werden zum Bruchspalt hin dünner.
- **Defektpseudarthrose** bei Fehlen von Knochenteilen.
- **Infektpseudarthrose** bei Ostitis oder Osteomyelitis.

Klinisch fallen Druck- und Belastungsschmerzen, Schwellung, die Funktionseinschränkung der betroffenen Extremität und eine abnorme Beweglichkeit auf. Die Therapie hängt von der Ursache der Pseudarthrose ab.

Komplexes regionales Schmerzsyndrom

Kennzeichen eines **komplexen regionalen Schmerzsyndroms** (*complex regional pain syndrome/CRPS*):
- Betrifft Extremitäten.
- Entwickelt sich nach einem schädigenden Ereignis.
- Manifestiert sich mit anhaltenden Schmerzen.
- Geht mit Störungen des vegetativen Nervensystems einher.
- Beeinträchtigt Sensibilität und Motorik.

Das bekannteste Beispiel eines CRPS ist die **Sudeck-Dystrophie** (*Sudeck-Syndrom*).

Nach einem eher geringfügigen Trauma – typischerweise nach einer distalen Radiusfraktur – kommt es aus ungeklärten Gründen zu schmerzhaften, lokalen Durchblutungs- und Stoffwechselstörungen, die im dritten Stadium schwere Weichteil- und Knochenveränderungen auslösen. Klinik und Therapie der drei Krankheitsstadien fasst ➤ Tab. 2.6 zusammen.

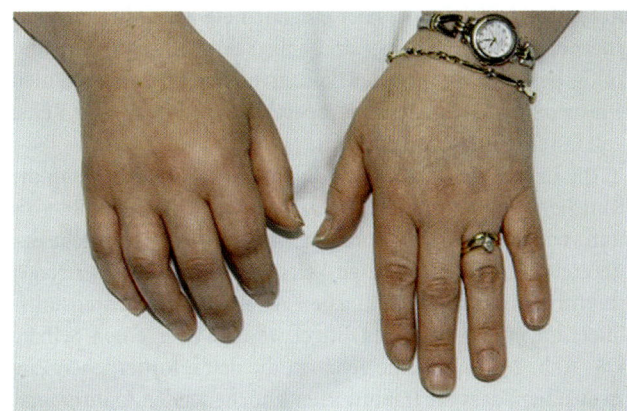

Abb. 2.62 CRPS – die rechte Hand ist geschwollen und die Finger werden gebeugt gehalten. [E380]

Tab. 2.6 Stadien der Sudeck-Dystrophie. In der klinischen Praxis sind die drei Stadien nicht scharf zu trennen, sondern gehen fließend ineinander über.

Stadium	Klinik	Therapie
Stadium I (Entzündungsphase) 2–8 Wochen nach Trauma	• Ruhe- und Bewegungsschmerz • blau-livide Verfärbung, warme Haut und Schwellung • gestörte Schweißdrüsenaktivität mit vermehrtem Schwitzen	• Ruhigstellung und Hochlagerung • Analgetika • Physiotherapie
Stadium II (dystrophe Phase) 1–3 Monate nach Trauma	• Abnahme der Schmerzen • kühle, zyanotische Haut • Schrumpfung der Weichteile • Muskelatrophie	• Physiotherapie • Antiphlogistika • durchblutungsfördernde Medikamente
Stadium III (atrophe Phase) 3–6 Monate nach Trauma	• keine Schmerzen • pergamentdünne Haut • Gelenkversteifung	• Physiotherapie • evtl. operative Maßnahmen

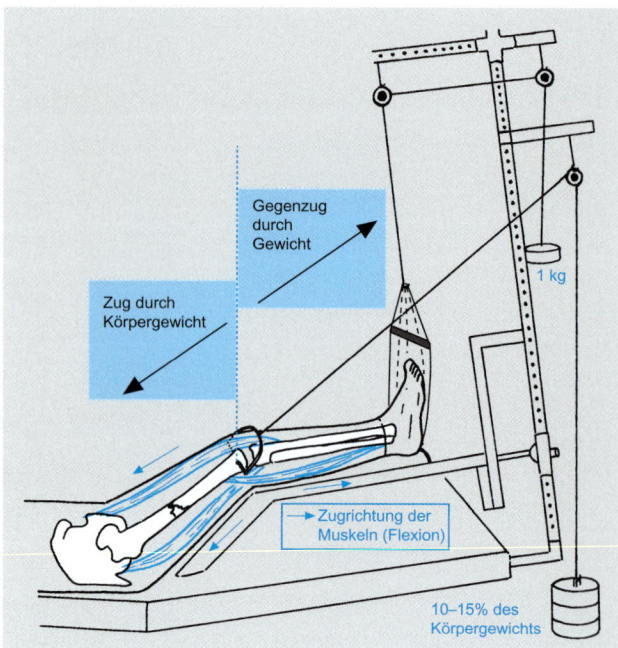

Abb. 2.63 Suprakondyläre Extension bei Beckenringfraktur. Die Extension soll eine Fragmentverschiebung durch Muskelzug verhindern. [L157]

Behandlung von Frakturen

Eine Frakturbehandlung besteht aus drei Teilen: **R**eposition, **R**etention, **R**ehabilitation.

Reposition
Reposition heißt Einrichten. Bei der **geschlossenen Reposition** wird durch manuellen Zug und Gegenzug auf die betroffene Extremität erreicht, dass die Frakturenden wieder anatomisch korrekt aufeinander stehen. Wesentliche Voraussetzung hierfür ist die Schmerzausschaltung. Gelingt die geschlossene Reposition nicht, ist operativ die **offene Reposition** durchzuführen.

Retention
Retention bedeutet, dass der eingerichtete Bruch bis zur knöchernen Heilung in seiner anatomischen Stellung fixiert und ruhig gestellt wird. Zu den konservativen Methoden zählen Gipsverband und Extension, operativ bieten sich eine Reihe von Osteosyntheseverfahren an.

Die **Extension** (*Streckbehandlung*) ist erforderlich, wenn die Knochenfragmente durch starken Muskelzug nach der Reposition verschoben werden könnten. Das betrifft meist Brüche der unteren Extremität. Dann wird ein spezieller Draht oder Nagel frakturfern durch einen Knochen gebohrt und ein Extensionsbügel angebracht. An den Bügel werden über einen Seilzug (> Abb. 2.63) Gewichte gehängt, die den erforderlichen Zug so ausüben, dass die frakturierten Knochenenden in ihrer anatomischen Stellung bleiben. Eine Extension überbrückt in der Regel die Zeit bis zum Operationstermin.

Operative Retention
Bei der **operativen Retention** wird die Fraktur durch das Einbringen eines meist aus Metall bestehenden Implantats gesichert (*Osteosynthese*), das nach Wochen oder Monaten eine zweite Operation zur **Metallentfernung** erfordert. Osteosynthesen werden z. B. vorgenommen bei:
• Frakturen mit Gelenkbeteiligung
• offenen Frakturen
• Frakturen mit Nerven- und Gefäßverletzungen

Stabilitätsgrade: In der Regel ist die Fraktur nach einer Osteosynthese **übungsstabil**, der Betroffene soll die Extremität bewegen, aber nicht belasten. **Belastungsstabil** bedeutet, dass die operierte Extremität bewegt und belastet werden kann, wobei Teilbelastung und Vollbelastung zu unterscheiden sind. Es gibt aber auch den Begriff der **Lagerungsstabilität**. Lagerungsstabilität bedeutet, dass der Pflegebedürftige die verletzte Extremität weder bewegen noch belasten darf.

Rehabilitation
Die **Rehabilitation** (*Wiederherstellung*) beginnt bereits im Krankenhaus mit physiotherapeutischen Übungen. Pflegende können zur Rehabilitation beitragen, indem sie den Betroffenen die Aktivitäten des täglichen Lebens, soweit er dazu in der Lage ist, selbst ausführen lassen bzw. Anleitung und Unterstützung geben.

Osteosyntheseverfahren
Es gibt zahlreiche **Osteosyntheseverfahren**, die auch miteinander kombiniert werden können (> Abb. 2.65) und unterschiedliche Stabilitätsgrade haben.

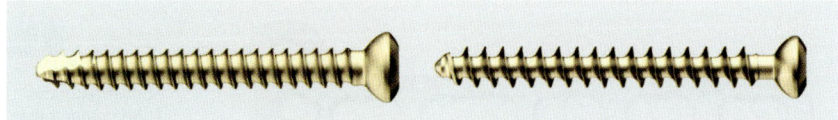

Abb. 2.64 Kortikalis- und Spongiosaschraube. [V228]

- **Schraubenosteosynthese**: Einbringen von Kortikalis- oder Spongiosaschrauben (➤ Abb. 2.64) in den diaphysären bzw. spongiösen Knochen; meist übungsstabil
- **Plattenosteosynthese**: Stabilisierung mittels einer durch Schrauben fixierten Metallplatte (➤ Abb. 2.66); Anwendung v. a. bei Frakturen von Röhrenknochen; meist übungsstabil
- **Marknagelosteosynthese**: Einschlagen eines Marknagels in den Markraum z. B. bei Oberschenkel- und Unterschenkelschaftfrakturen; belastungsstabil
- **Spickdrahtosteosynthese** (*Kirschner-Draht-Fixation*): Einbringen von Drahtstiften bei distalen Radiusfrakturen bzw. Frakturen von Hand- oder Fußknochen; lagerungsstabil
- **Zuggurtung**: Umwandlung von Zug- in Druckkraft um den Frakturspalt zu komprimieren; z. B. bei Olecranon- (*Ellen-Hakenfortsatz*) oder Patellafrakturen; übungsstabil
- **Fixateur externe**: Stabilisierung der Fraktur über eine Metallkonstruktion außerhalb des Körpers; erfolgt bei offenen Frakturen mit Weichteilschäden, Pseudarthrosen und Knochendefekten; übungsstabil
- **Dynamische Hüftschraube** (*DHS*): Eine im Hüftkopf zentrierte Schraube gleitet in einer am proximalen Femur fixierten Platte; Anwendung bei pertrochantären Femurfrakturen; belastungsstabil

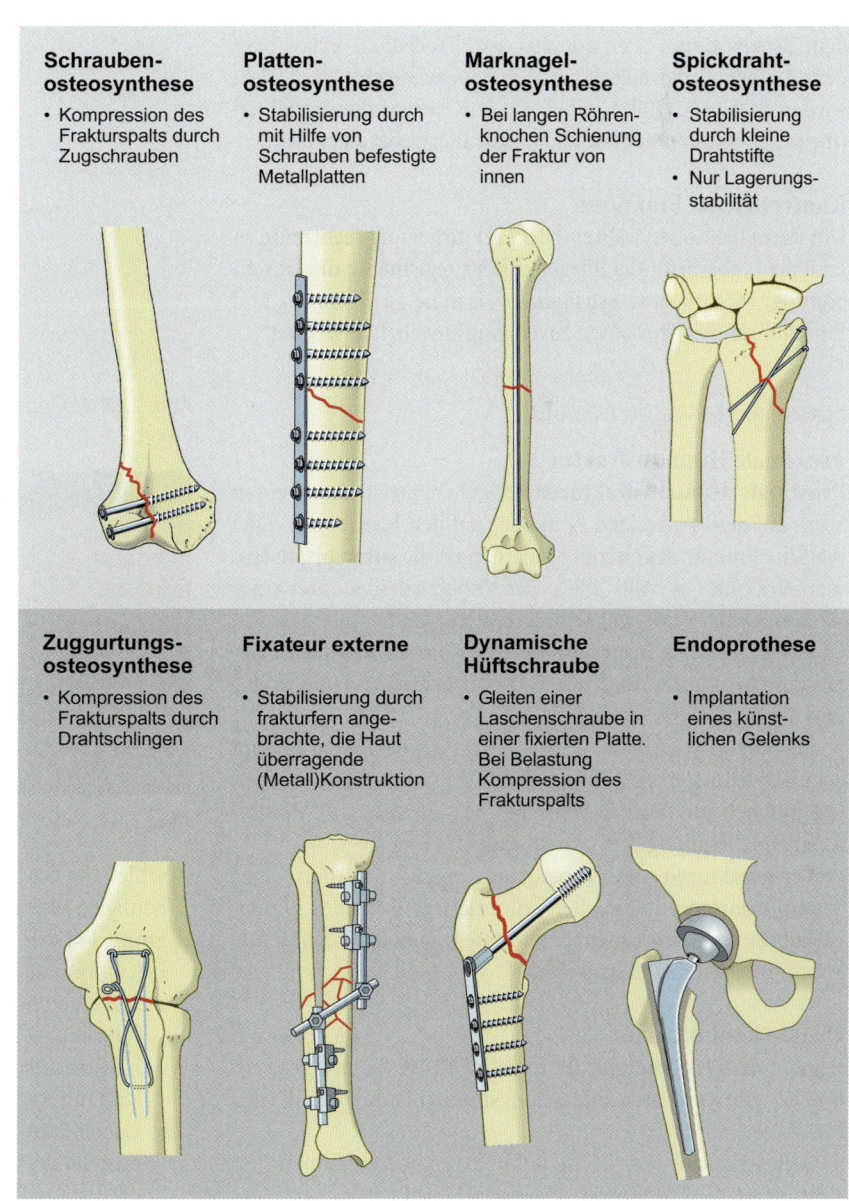

Abb. 2.65 Osteosyntheseverfahren in der Schemazeichnung. [L190]

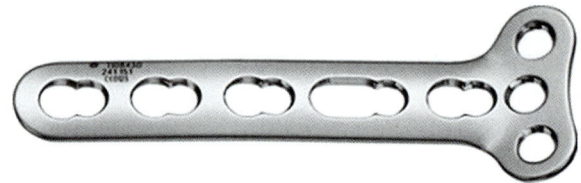

Abb. 2.66 Kleine T-Platte. [V228]

- **Verbundosteosynthese**: Kombination z. B. einer Plattenosteosynthese mit Knochenzement zum Auffüllen großer Knochendefekte nach pathologischen Frakturen; belastungsstabil
- **Endoprothesen**: Implantation eines künstlichen Gelenks bei Schenkelhalsfrakturen und Gonarthrose; belastungsstabil

Spongiosaplastik

Bei großen Knochendefekten ist eine **Spongiosaplastik** erforderlich. Der Chirurg entnimmt die benötigte Menge Spongiosa aus dem Beckenkamm, alternativ aus dem Trochanter major oder dem Tibiakopf und füllt damit den Knochendefekt. Der Defekt wird nach dem Auffüllen mit einem der Osteosyntheseverfahren (meist Plattenosteosynthese oder Fixateur externe) stabilisiert.

Kontrollen bei Frakturen

Um Komplikationen während der Frakturheilung rechtzeitig zu erkennen, überprüft die Pflegefachkraft regelmäßig die Durchblutung, Motorik und Sensibilität. Termine zu Röntgen- und Funktionskontrollen sollten zuverlässig eingehalten werden.

Spezielle Frakturen im Alter

Proximale Humerusfraktur

Proximale Humerusfrakturen entstehen meist durch einen Sturz auf den gestreckten Arm oder auf den Ellenbogen. Eine typische Fraktur des älteren Menschen ist die **subkapitale** Humerusfraktur. (➤ Abb. 2.67). Der Verletzte leidet unter einer schmerzhaften Bewegungseinschränkung des Schultergelenks. Oft bildet sich ein ausgedehntes Hämatom am Oberarm. Gefährdete Strukturen sind der **Plexus brachialis** (*Armgeflecht*) und die **A. axillaris** (*Achselarterie*).

Die Fraktur wird in der Regel konservativ behandelt und im Schulter-Arm-Verband ruhiggestellt. Danach erfolgen so früh wie möglich physiotherapeutische Maßnahmen, um Versteifungen im Schultergelenk vorzubeugen.

Abrissfrakturen des Tuberculum majus erfordern eine Schraubenosteosynthese. Bei Trümmerfrakturen des Humeruskopfes oder bei Knochenmetastasen kann eine Humeruskopfprothese implantiert werden.

Distale Radiusfraktur

Bei den **distalen Radiusfrakturen** (*handgelenknahe Speichenbrüche*) gibt es je nach Entstehungsmechanismus zwei Typen (➤ Abb. 2.68):

- **Colles-Fraktur** (*Radiusfraktur loco typico*) durch einen Sturz auf die überstreckte Hand mit Einstauchung und Ver-

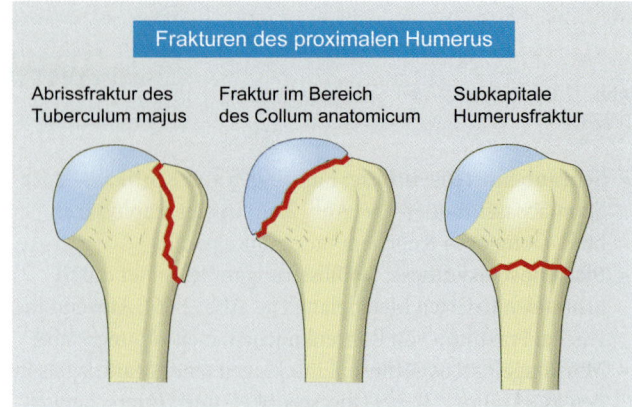

Abb. 2.67 Proximale Humerusfrakturen. [L190]

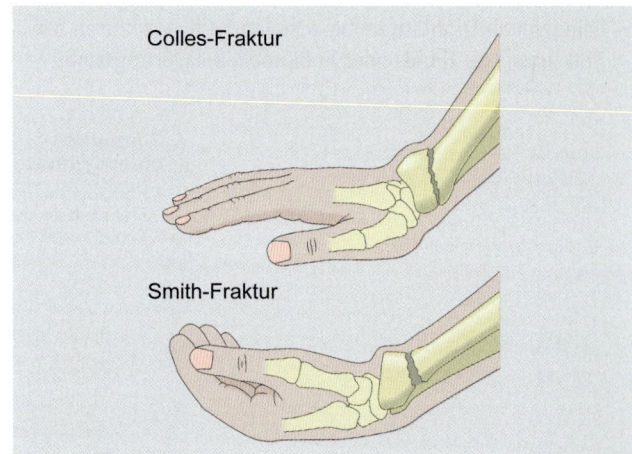

Abb. 2.68 Oben Colles-Fraktur, unten Smith-Fraktur des distalen Radius. [L190]

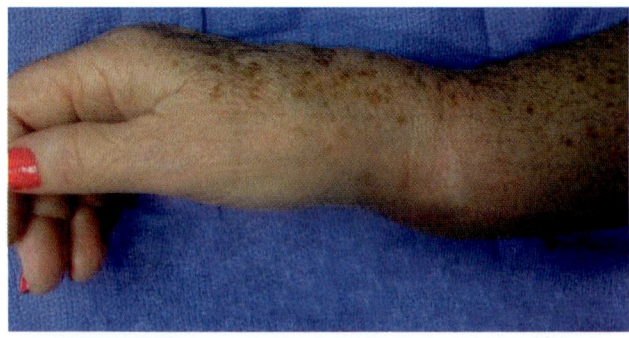

Abb. 2.69 Gabelstellung bei einer Radiusfraktur loco typico. [E381]

schiebung des handgelenknahen Fragments nach dorsal; die häufigste aller Frakturen
- **Smith-Fraktur** durch einen Sturz auf das gebeugte Handgelenk
Leitsymptome der Radiusfraktur loco typico sind neben den unsicheren und sicheren Frakturzeichen:
  - **Bajonettstellung**. Bei der Betrachtung des betroffenen Handrückens zeigt sich eine Winkelbildung im Handgelenk mit Radialabduktion.
  - **Gabelbildung**. Bei der Sicht auf die verletzte Hand von radial bemerkt der Untersucher eine stufenförmige Verschiebung des distalen Radiusfragments nach dorsal (➤ Abb. 2.69).

Bei **Colles-Frakturen** erfolgt die Reposition mit Hilfe des Mädchenfängers (➤ Abb. 2.70). Anschließend ist eine ca. 4-wöchige Ruhigstellung im Unterarmgips angezeigt. Dislozierte Frakturen, die nach Reposition erneut abzurutschen drohen und **Smith-Frakturen** werden operativ durch eine Plattenosteosynthese versorgt. Komplikationen einer Radiusfraktur sind:
- Erneute Dislokation der Fraktur
- Sudeck-Syndrom
- Pseudarthrose
- Sekundäre Arthrose (➤ 2.1.11)

Oberschenkelfrakturen

Typische **Oberschenkelfrakturen** im Alter sind **Schenkelhalsfrakturen**, **pertrochantäre** und **subtrochantäre Femurfrakturen**. Oberschenkelfrakturen am proximalen Femur werden entsprechend ihrer Lokalisation eingeteilt in:
- **Mediale Schenkelhalsfrakturen**. Die Frakturlinie liegt in der Gelenkkapsel; in Abhängigkeit vom Winkel zwischen der Frakturlinie und der Horizontalen erfolgt z. B. die Gradeinteilung (I–III) nach Pauwels (➤ Abb. 2.71).
- **Laterale Schenkelhalsfrakturen**. Die Frakturlinie liegt außerhalb der Gelenkkapsel.
- **Pertrochantäre Oberschenkelfrakturen**. Die Frakturlinie verläuft zwischen Trochanter major und Trochanter minor (➤ 2.1.9).
- **Subtrochantäre Oberschenkelfrakturen**. Die Frakturlinie befindet sich unterhalb der Trochanteren.

Bei einer Schenkelhalsfraktur oder den per- bzw. subtrochantären Frakturen ist das betroffene Bein verkürzt und nach außen rotiert. Die meisten Schenkelhalsfrakturen werden operativ versorgt. Ab einem Alter von ca. 65 Jahren bietet sich aufgrund der Vorteile, die eine sofortige Belastungsstabilität bietet, die Implantation einer Hüft-Endoprothese an. Bei per- und subtrochantären Oberschen-

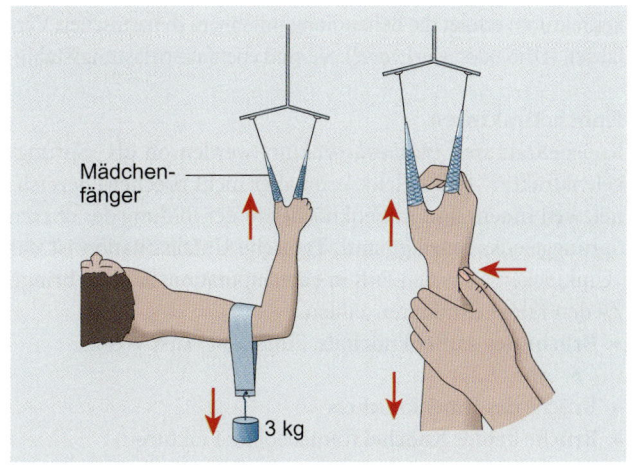

Abb. 2.70 Gut geeignet zur Reposition einer Radiusfraktur loco typico ist der Mädchenfänger, eine sich auf Längszug verengende Hülse aus Bast- oder Drahtgeflecht, die über Daumen und Zeigefinger gestülpt wird. [L190]

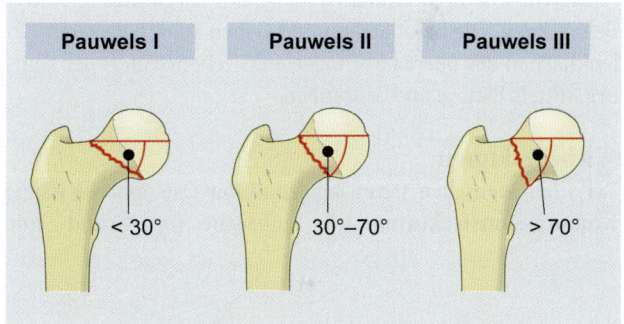

Abb. 2.71 Klassifikation der medialen Schenkelhalsfrakturen nach Pauwels. [L190]

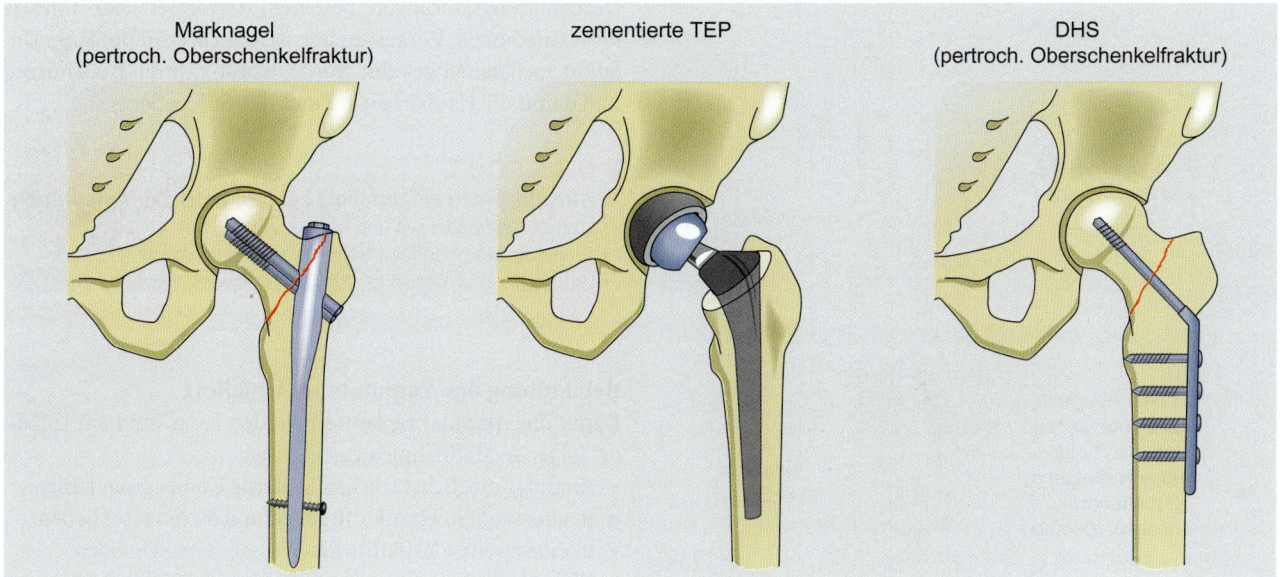

Abb. 2.72 Osteosyntheseverfahren bei Schenkelhalsfraktur. [L157]

kelfrakturen erfolgt die Behandlung mit einem dynamischen Verfahren (*DHS* oder *Marknagel*). Sie sind ebenfalls belastungsstabil.

Knöchelfrakturen

Knöchelfrakturen (*Malleolarfraktur*) werden oft als „Sprunggelenkfraktur" (ein Gelenk kann aber nicht brechen) bezeichnet, weil Innen- und Außenknöchel an der Bildung des oberen Sprunggelenks beteiligt sind. Typische Unfallsituation ist das „Umknicken", das den Fuß in eine Supinationshaltung bringt. Zu den Knöchelfrakturen zählen:

- **Brüche des Außenknöchels**; Einteilung nach Weber (➤ Abb. 2.73)
- **Brüche des Innenknöchels**
- **Brüche beider Knöchel** (bimalleoläre Frakturen)
- **Brüche beider Knöchel und zusätzlich Abbruch an der hinteren Schienbeinkante** (trimalleoläre Fraktur) mit dem Volkmann-Dreieck

Bei der Untersuchung des verletzten Sprunggelenks ist es schwer, eine Fraktur von reinen Bandverletzungen abzugrenzen. Dazu bedarf es der Abklärung durch Röntgenaufnahmen.

Knöchelfrakturen erfordern meist eine sorgfältige operative Behandlung. Die beim Stehen und Gehen stark belasteten Gelenkflächen des oberen Sprunggelenks rekonstruiert der Chirurg mittels Platten und Schrauben.

Wirbelfrakturen

Bei alten Menschen treten aufgrund der Osteoporose häufig **Kompressionsfrakturen** auf. Einbrüche von Grund- und Deckplatten der Wirbelkörper oder Frakturen der Wirbelkörpervorderkante betreffen häufig die Wirbelkörper der **Brust- und Lendenwirbelsäule**. Die akut auftretenden Schmerzen sind meist gut lokalisierbar, verstärken sich beim Husten oder Niesen und lassen in der Rückenlage nach. Kompressionsfrakturen an den Brustwirbeln führen zur **Verminderung der Körpergröße** mit zunehmender **Kyphosierung der Brustwirbelsäule** (Rundrückenbildung, auch „Witwenbuckel"). Der osteoporotische **Kugelbauch** entsteht durch mehrfache Kompressionsfrakturen, die Bauch- und Brusthöhle zunehmend einengen und zur Verlagerung von Bauchorganen nach vorn führen. Die Entstehung von Hautfalten in der Taille durch die verkürzte Wirbelsäule führt den Begriff „Tannenbaumphänomen".

Grundsätzlich ist zwischen **stabilen** und **instabilen Wirbelbrüchen** zu unterscheiden. Bei instabilen Wirbelkörperfrakturen können sich Knochenfragmente in den Spinalkanal verlagern und ein Querschnittsyndrom auslösen. Spontane Kompressionsfrakturen im Alter sind jedoch meist stabil, eine Beteiligung des Rückenmarks und der Cauda equina kommt selten vor.

Die konservative Behandlung umfasst Analgetika und Physiotherapie.

2.1.17 Amputationen

DEFINITION

Amputation: Entfernung eines Körperteils.

Traumatische Amputationen

Unter **traumatischen Amputationen** versteht man die Abtrennung von Gliedmaßen aufgrund von Unfällen. Wenn eine glatte Abtrennung ohne ausgedehnte Weichteilschäden mit sauberen Wunden vorliegt und keine Gefäßerkrankungen mit Durchblutungsstörungen bestehen, replantiert der Chirurg diese Gliedmaße. Voraussetzung ist, dass das Amputat am Unfallort sachgemäß gekühlt wurde, damit sich die Ischämiezeit und damit die Haltbarkeit auf mehrere Std. verlängert.

VORSICHT

Erstmaßnahmen am Unfallort bei traumatischer Amputation
- Stumpf steril abdecken und hochlagern.
- Amputat suchen und mit Hilfe von zwei Plastikbeuteln kühlen.
- Unfallopfer und verpacktes Amputat möglichst schnell in die Klinik transportieren.

Behandlung des Amputats am Unfallort

Damit das Amputat replantiert werden kann, sind am Unfallort folgende Maßnahmen zu beachten:

- Amputat möglichst trocken in sterile Kompressen hüllen.
- In eine saubere Plastiktüte geben und diese verschließen.
- In eine zweite Plastiktüte Eis-Wasser-Gemisch füllen.
- Die erste Tüte in die zweite Tüte legen (➤ Abb. 2.74).
- Auf keinen Fall das Amputat direkt mit Eis oder Wasser in Kontakt bringen. Es kommt sonst zu irreversiblen Käl-

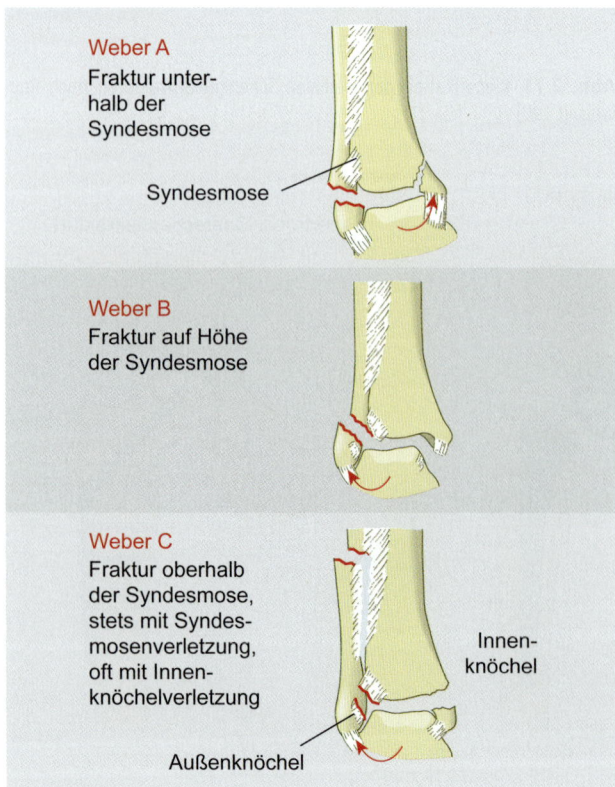

Abb. 2.73 Klassifikation der Außenknöchelfrakturen nach Weber. [L190]

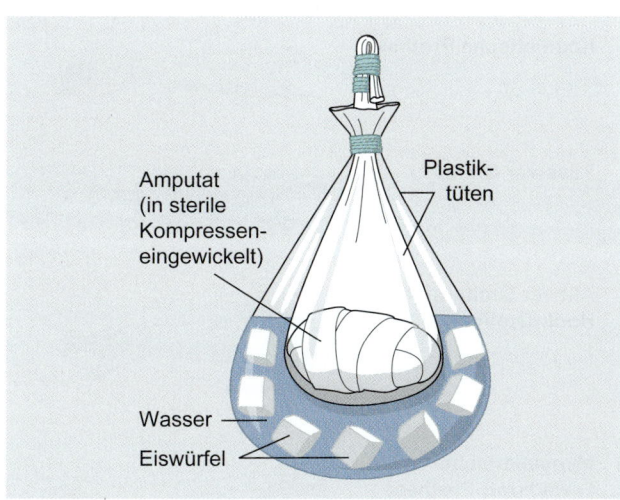

Abb. 2.74 Transport eines Amputats. [L138]

teschäden und zur Quellung der abgetrennten Gliedmaße. Eine Replantation ist dann nicht mehr möglich.

Amputation als therapeutische Maßnahme

Indikationen zur Amputation sind Traumen, schwere Durchblutungsstörungen, maligne Tumoren und anders nicht zu beherrschende Knochenentzündungen.

Während der Operation ist an die spätere prothetische Versorgung zu denken. Der Stumpf soll eine leicht konische Form aufweisen und bei Belastung schmerzfrei bleiben. Eine Prothese wird zwar schon in den ersten postoperativen Wochen nach der Wundheilung angepasst, seine bleibende Form hat der Stumpf aber erst nach 3–6 Monaten. Erst dann erfolgt die endgültige Prothesenversorgung.

Komplikationen

Komplikationen nach Amputationen und Prothesenanpassung sind z. B.:
- Wundheilungsstörungen (➤ Abb. 2.75)
- Infektionen
- Kontaktekzem, Drucknekrosen der Haut im Stumpfgebiet
- Stumpfneurome (Knotenbildung durch Axonwachstum mit Überempfindlichkeit gegenüber Schmerz-, Temperatur- und Berührungsreizen)
- Phantomschmerzen (Schmerzkrankheit, die sich im Gehirn manifestiert und bei der ein Betroffener massive Schmerzen im amputierten Körperteil spürt)

Prothesenversorgung nach Amputationen

DEFINITION

Prothese: Körperersatzteil zum Ausgleich fehlender Gliedmaßen und Gliedmaßenabschnitte.

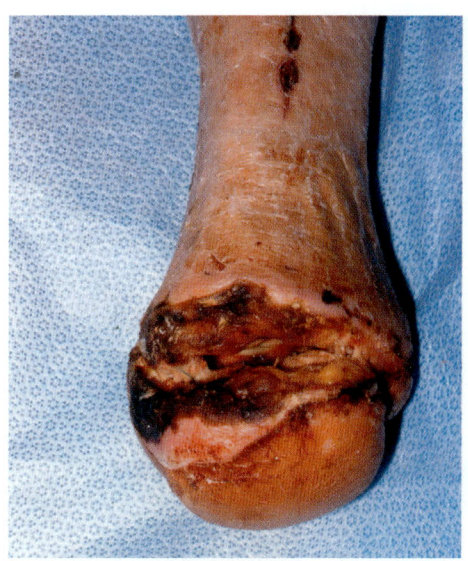

Abb. 2.75 Sekundär heilender Unterschenkelstumpf. [E382]

Bei der Auswahl von **Prothesen** nach Amputationen sind berufliche, kosmetische und funktionelle Aspekte zu berücksichtigen. Der Orthopädietechniker passt die Prothese in Abhängigkeit von der Amputationshöhe, der Stumpfform und den Bedürfnissen des Betroffenen individuell an. Eine Schulung hilft dem Prothesenträger beim Gebrauch und der Pflege seiner Prothese.

Hauptziele von **Beinprothesen** sind die Steh- und Gehfähigkeit des Prothesenträgers. Beinprothesen werden v. a. auf Druck belastet (➤ Abb. 2.77). Umsichtige Pflege, sorgfältige Schulung des Betroffenen und rechtzeitige Informationen an

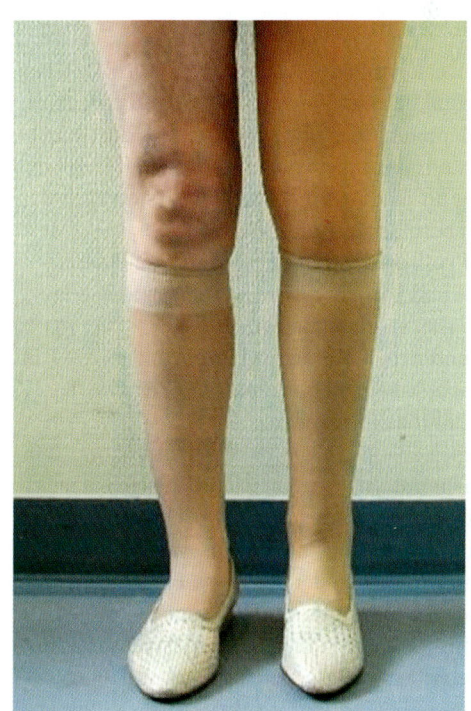

Abb. 2.76 Beinprothese links in der Ansicht von vorne. [M161]

2 Spezielle Gesundheits- und Krankheitslehre

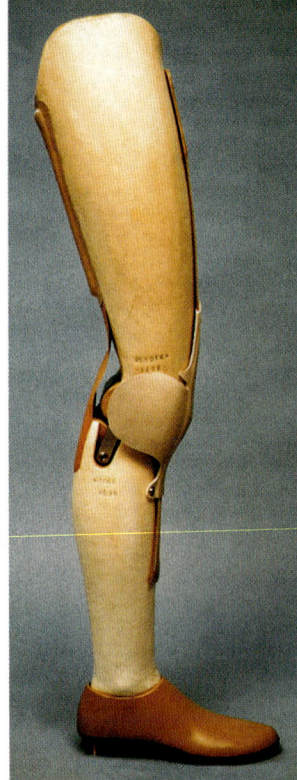
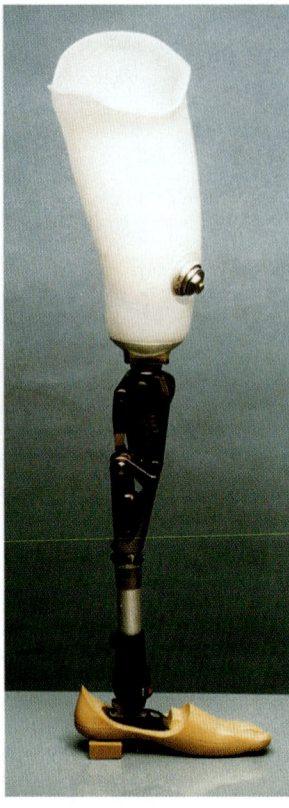

Abb. 2.77 Verschiedene Bauprinzipien von Oberschenkelprothesen. Links eine klassische Holzprothese, rechts eine Modularprothese im Probezustand. [M161]

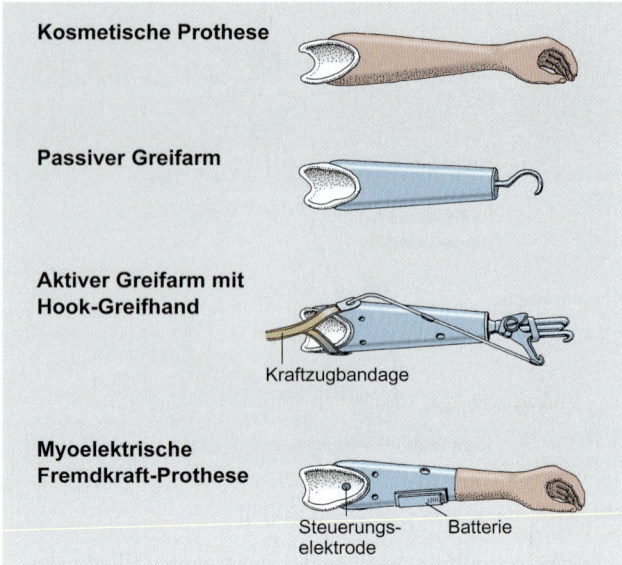

Abb. 2.78 Verschiedene Unterarmprothesen. [L190]

den Arzt bei Auffälligkeiten helfen, Komplikationen zu vermeiden.

Armprothesen

Bei der Prothesenversorgung des Armes (➤ Abb. 2.78) stehen Greif- und Haltefunktion im Vordergrund. Allerdings ist die differenzierte Feinmotorik der oberen Extremität durch technische Hilfsmittel nur unzureichend zu ersetzen. Die individuelle Entscheidung für eine Armprothese richtet sich nach den persönlichen und beruflichen Anforderungen.

- **Kosmetische Prothesen** (*Schmuckprothesen*) sind der natürlichen Farbe und Form der Extremität angepasst, erlauben aber keine aktiven Bewegungen.
- **Arbeitsarme und Arbeitshilfen** sind Prothesen, an die z. B. Haken geschraubt werden können; passive Greifarme eignen sich v. a. für grobe Tätigkeiten.
- **Aktive Prothesen** erlauben einfache Ersatzfunktionen. Ein **aktiver Greifarm** mit Hook-Greifhand arbeitet z. B. über eine Kraftzugbandage, die Bewegungen des Schultergürtels auf die Mechanik der Prothese überträgt (z. B. Öffnen der Greifhand beim Vorbringen der Schulter). **Fremdkraft-Prothesen** erlauben abgestufte Greifbewegungen, wobei willkürliche Muskelkontraktionen über einen Sensor zu einem batteriebetriebenen Motor geleitet werden. Fremdkraft-Prothesen sind für kraftvolle Arbeiten weniger geeignet und stellen hohe Anforderungen an die koordinativen Fähigkeiten des Prothesenträgers.

2.1.18 Wunden und Wundversorgung

DEFINITION
Wunde: Umschriebene Zerstörung von Haut und Schleimhäuten.

Einteilung der Wunden

- **akute Wunden**, ausgelöst durch mechanische (Stich, Riss, Biss), thermische (Kälte, Wärme) oder chemische (Säure, Lauge) Einwirkungen
- **chronische Wunden**, entstanden aufgrund eines Dekubitus oder durch periphere arterielle bzw. venöse Durchblutungsstörungen

Erste Maßnahmen bei Wunden

Zur Standardversorgung einer kleinen, unauffälligen Wunde durch Pflegende gehört:
- Reinigung der Wunde
- Aufbringen einer Desinfektionslösung
- steriler Wundschnellverband

Bei der ersten Betrachtung einer Wunde fällt die Entscheidung, ob diese Behandlung ausreichend ist oder ob der Verletzte einem Arzt vorgestellt werden muss.

Provisorische Blutstillung

Bei stark blutenden Wunden gibt es folgende Möglichkeiten einer **provisorischen Blutstillung**:

- Verwundeten aufgrund zu erwartender Kreislaufreaktionen auf den Boden legen und die betroffene Extremität hoch halten (➤ Abb. 2.79).
- Keimfreie Wundauflagen auf die Wunde drücken, bis die Blutung aufhört.
- Blutstillung mit Hilfe einer **Blutdruckmanschette**, die etwas höher als der systolische Blutdruck aufgepumpt wird.
- Wenn keine Blutdruckmanschette verfügbar ist, kann im Notfall ein **Druckverband** angelegt werden, der aber nicht zu fest gewickelt werden darf, da sonst die Blutversorgung der betroffenen Extremität gefährdet ist (➤ Abb. 2.80).

Das **Abbinden** einer Extremität mit Schlauchbinden sollte nicht mehr praktiziert werden, weil die Verletzungsgefahr von Nerven und Gefäßen zu groß ist.

Mechanische Wunden

Mechanisch bedingte Wunden entstehen durch Gewalteinwirkung von außen. ➤ Tab. 2.7 gibt einen Überblick über

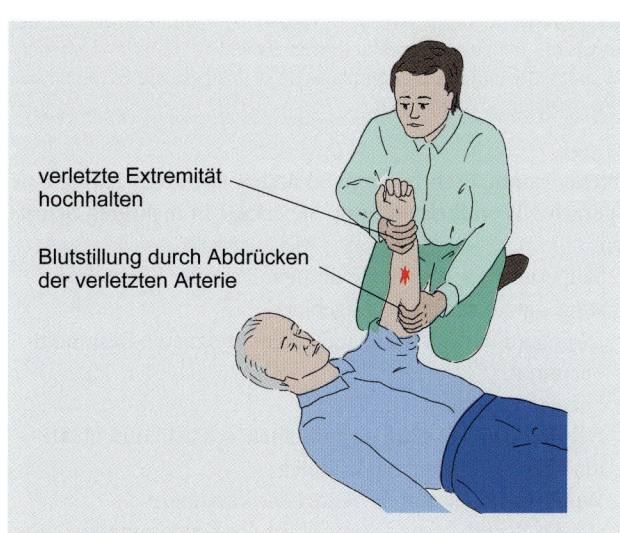

Abb. 2.79 Blutstillung bei stark blutenden Verletzungen mit Kompression des eröffneten Gefäßes und gleichzeitigem Hochhalten der blutenden Extremität. [L190]

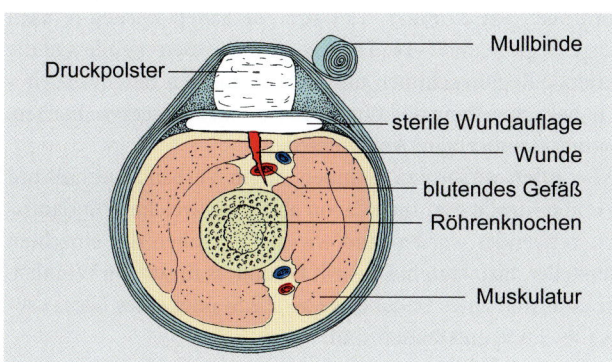

Abb. 2.80 Technik des Druckverbandes. [L190]

Tab. 2.7 Die mechanischen Wunden und ihre Nomenklatur. Die genannten Wundarten können auch kombiniert auftreten, etwa als Riss-Quetschwunde. [Zeichner: L190]

Bezeichnung	Schematische Darstellung	Kurzcharakterisierung
Platzwunde		• durch starken Druck oder Schlag bedingte oberflächliche Wunde mit ausgerissenen Wundrändern (Aufplatzen der Haut) und Prellung benachbarter Gewebe ❶
Schnittwunde		• durch scharfe Instrumente entstandene, unterschiedlich tiefe Wunde mit glatten Rändern ❷
Quetschwunde		• Wundentstehung ähnlich wie bei der Platzwunde, jedoch oft Zerstörung tieferer Gewebeschichten mit Bildung tiefer Wundtaschen. Hautoberfläche evtl. intakt ❸
Risswunde		• durch scharfe/spitze Instrumente (z. B. Nägel) bedingte Wunde mit unregelmäßigen, zerfetzten Wundrändern ❹
Stichwunde		• durch spitze Instrumente verursachte (oft kleine) Wunde mit tiefem Stichkanal ❺
Ablederungswunde (*Décollement*)		• durch tangential einwirkende Kräfte (*Scherkräfte*) hervorgerufene, meist großflächige Wunde mit Ablösung oberflächlicher von tiefen Hautschichten bzw. der Haut von tiefer liegenden Weichteilen ❻
Schürfwunde		• oberflächliche Wunde mit Zerstörung nur der oberen Hautschichten bis zur Lederhaut. Durch Eröffnung der Blutgefäße in der Lederhaut punktförmige Blutungen ❼
Kratzwunde		• in der Regel durch Tierkrallen verursachte, oberflächliche Risswunde ❽

Tab. 2.7 Die mechanischen Wunden und ihre Nomenklatur. Die genannten Wundarten können auch kombiniert auftreten, etwa als Riss-Quetschwunde. [L190] (Forts.)

Bezeichnung	Schematische Darstellung	Kurzcharakterisierung
Schusswunde		Durch Schuss entstandene Wunde mit oft erheblicher Gewebezerstörung. Differenzierung zwischen **Streifschuss** (Kugel streift den Körper tangential), **Steckschuss** (Kugel dringt in den Körper ein und verbleibt im Gewebe) und **Durchschuss** (Kugel durchschlägt den Körper, Ausschussöffnung meist erheblich größer als Einschussöffnung) ❾
Pfählungsverletzung		durch Einstoßen pfahlartiger Gegenstände verursachte Wunde. Oft sehr tief und mit erheblicher Gewebezerstörung einhergehend ❿
Bisswunde		durch Tier- oder Menschenbiss bedingte Wunde mit unterschiedlicher Gewebequetschung in Abhängigkeit von der Größe des Tieres ⓫

Wundarten und ihre Entstehungsursachen. Die Behandlung richtet sich nach Art bzw. Ursache.

> Je größer das Ausmaß einer Wunde und je länger der Abstand zwischen Entstehung und definitiver Wundversorgung, desto höher ist die Gefahr der Wundinfektion.

Aseptische und septische Wunden

Aseptische Wunden sind nicht infizierte oder durch geeignete chirurgische Maßnahmen von der Verschmutzung – und damit von Infektionserregern – gereinigte Wunden. Hierzu gehören z. B. Operationswunden.

Septisch ist eine Wunde, wenn sie entweder **primär** (*von Anfang an*), z. B. durch den Entstehungsmechanismus, oder **sekundär**, also später, z. B. durch Unachtsamkeit bei der Versorgung mit pathogenen Erregern (meist Bakterien) infiziert worden ist.

Wundversorgung

Wundversorgung mit Primärverschluss

Bei sauberen Wunden (aseptische Operationswunden oder saubere oberflächliche Schnitt- und Platzwunden) kann meist ein **primärer Wundverschluss** erfolgen. Nachdem sich der Behandelnde die Wunde angesehen und sie ggf. von Blutresten gesäubert hat, desinfiziert er den Wundbereich und bedeckt die Wunde mit sterilem Verbandsmaterial. Die **Primärnaht** gewährleistet eine schnellere Wundheilung.

Offene Wundbehandlung

Bei der **offenen Wundbehandlung** wird die Wunde gesäubert und ggf. ein **Debridement** durchgeführt. Die offene Wundversorgung (Wundversorgung ohne Primärnaht) erfolgt grundsätzlich bei Hieb-, Stich-, Biss- und Schussverletzungen, weil von einer Verschleppung von Keimen in tiefere Gewebeschichten auszugehen ist. Zeigt eine offen versorgte Wunde nach fünf bis sieben Tagen eine gute Heilungstendenz ohne Infektionszeichen, kann eine **sekundäre Wundnaht** erfolgen, um die Heilungszeit zu verkürzen und das kosmetische Ergebnis zu verbessern.

Operative Wundbehandlung

> **DEFINITION**
>
> **Débridement** (franz. débrider = *abzäumen, einschneiden*): Wundexzision; Wundausschneidung nach Friedrich; Ausschneiden der Wundränder und des Wundgrundes bis in das gesunde Gewebe, um eine Infektion zu verhindern.

Offene, traumatisch bedingte Wunden erfordern häufig eine **operative Wundbehandlung**. Sie erfolgt in mehreren Schritten:

- Säuberung der Wunde (Spülung mit steriler Kochsalzlösung, ggf. Rasur im Wundgebiet)
- Desinfektion der Wunde mit einem geeigneten Desinfektionsmittel
- Lokalanästhesie
- Débridement bei stark gequetschten, schlecht durchbluteten oder verschmutzten Wunden
- Wundverschluss durch Nähte oder Klammern
- steriler Wundverband zum Schutz vor Kontamination

Nachsorge

Nach **komplikationsloser** primärer Wundnaht reichen Wundkontrollen am 2. und 7. Tag aus. Die Fäden werden je nach Körperregion am 7.–14. Tag gezogen. Der Betreffende soll die verletzte Region schonen und sich bei lokalen Beschwerden – z. B. bei Schwellung der Wundumgebung, Schmerzen, Pochen, Rötung – sofort beim Arzt vorstellen.

Bei **offen** versorgten Wunden ist ein Verbandswechsel mit Wundkontrolle u. a. auch davon abhängig, welche Wundauflagen verwendet wurden und wie die Vorgaben der einzelnen Hersteller dazu lauten. Dies gilt besonders für offene Wunden, die aufgrund eines Dekubitus (➤ 2.2.5) oder eines Ulcus cruris (➤ 2.8.9) entstanden sind.

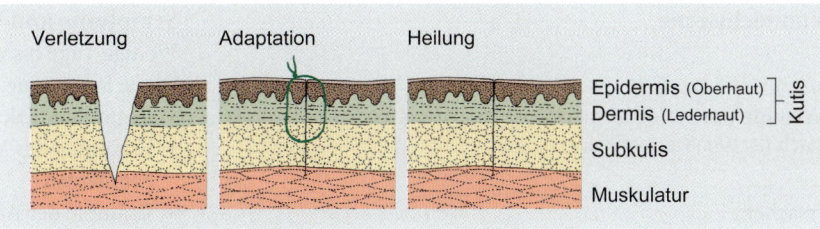

Abb. 2.81 Primäre Wundheilung, hier nach einer sofort chirurgisch versorgten Verletzung. [L190]

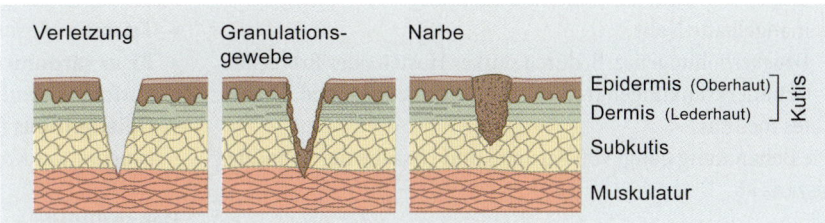

Abb. 2.82 Die sekundäre Wundheilung verläuft wesentlich langsamer als die primäre. [L190]

Wundheilung

> **DEFINITION**
> **Wundheilung**: Physiologische Vorgänge zum Verschluss der Wunde und zur Regeneration des zerstörten Gewebes.

Primäre und sekundäre Wundheilung

Die Wundheilung hängt grundsätzlich von der Art der Einwirkung und der Keimbesiedelung ab. Voraussetzungen der **primären Wundheilung**:
- glatte, direkt adaptierte Wundränder
- keine Infektion
- Alter der Wunde < 6 Std.

Aseptische Operationswunden heilen ebenfalls primär. Die Wundheilung wird mit einer schmalen Narbe abgeschlossen (➤ Abb. 2.81).

Wunden mit größeren Gewebedefekten, klaffenden Wundrändern sowie bakteriell kontaminierte Wunden und Wunden, die älter als 6 Std. sind, durchlaufen eine **sekundären Wundheilung** (➤ Abb. 2.82).

Phasen der Wundheilung

Die **Phasen der Wundheilung** gelten sowohl für die primär wie auch für die sekundär heilende Wunde (hier mit längerer Phasendauer):

- **Exsudationsphase** (Reinigungsphase; 1.–4. Tag). Während dieser Zeit kommt es zur Blutstillung und Blutgerinnung. Die Entzündungszeichen entstehen durch Entzündungsmediatoren und die Aktivität von Abwehrzellen.
- **Proliferationsphase** (Granulationsphase; 5.–10. Tag). Kapillaren und Bindegewebszellen sprossen von den Wundrändern in das Wundbett ein – es bildet sich das gefäßreiche Granulationsgewebe. Nach knapp einer Woche beginnt mit dem Aufbau von Kollagenfasern die **Wundkontraktion** (*Schrumpfung der Wunde*).
- **Regenerationsphase** (11.–21. Tag). Das Bindegewebe wird zellärmer und faserreicher, die Narbe festigt sich durch die Vernetzung der kollagenen Fasern. Ab dem 3. Monat ist eine Narbe meist belastbar.

Störungen der Wundheilung

Es gibt zahlreiche Faktoren, die eine Wundheilung beeinflussen. Zu den **allgemeinen Einflüssen** zählen z. B. das Alter (schnellere Wundheilung im jugendlichen Alter), Allgemeinzustand (Vitamin- und Eiweißmangel, Erkrankungen an Diabetes mellitus hemmen die Wundheilung), Medikamenteneinnahme (Kortison blockiert Heilungsvorgänge) und das Ausmaß der Ruhigstellung. Die folgenden **lokalen Faktoren** beeinflussen die Heilung ebenfalls.

Wundinfektion

> **DEFINITION**
> **Wundinfektion**: Störung der Wundheilung durch Krankheitserreger.

Finden die nahezu in jeder unfallbedingten Wunde vorhandenen Bakterien gute Stoffwechselbedingungen (z. B. tiefe Wundtaschen), können sie sich vermehren und zur klinisch manifesten **Wundinfektion** führen. Diese zeigt sich nach drei bis sieben Tagen durch die klassischen Entzündungszeichen (➤ Abb. 1.50):
- **Rubor** (*Rötung*)
- **Calor** (*Überwärmung*)
- **Tumor** (*Schwellung*)
- **Dolor** (*Schmerz*)
- **Functio laesa** (*beeinträchtigte Funktion*)

Behandlung

Eine breite Eröffnung der infizierten Wunde lässt den Eiter abfließen. Über eine zusätzliche Antibiotikatherapie entscheidet der Arzt.

Wunddehiszenz

> **DEFINITION**
> **Wunddehiszenz**: Auseinanderweichen („Aufplatzen") einer Wunde **nach** der Wundversorgung.

Ursachen:
- Hämatome (*Blutergüsse*) im Wundbereich
- infizierte Wunden mit Eiteransammlung
- mangelhafte Naht
- Druckerhöhungen, z. B. durch starkes Husten oder Erbrechen
- Grunderkrankungen (reduzierter Allgemeinzustand, Diabetes mellitus)

Die Behandlung hängt von Ausmaß und Ursache der Wunddehiszenz ab.

Wundhämatom

> **DEFINITION**
> **Wundhämatom**: Bluterguss; entsteht durch eine Nachblutung aus Gefäßen im Bereich der Wunde.

Meist wird ein **Wundhämatom** im Verlauf der folgenden Wochen resorbiert. Bei größeren Hämatomen muss ggf. eine chirurgische Hämatomausräumung erfolgen.

Wundinfektion mit Tetanus

> **DEFINITION**
> **Tetanus** (*Wundstarrkrampf*): Schwere Erkrankung mit Muskelkrämpfen, die tödlich verlaufen kann. Sie wird durch das Toxin von **Clostridium tetani**, einem grampositiven, anaeroben Sporenbildner ausgelöst. Ursache der Infektion sind meist Bagatellverletzungen. Meldepflichtige Erkrankung (➤ 4.2.4).

Übertragung

Clostridium tetani ist praktisch überall im Erdreich vorhanden. Bei **jeder** verunreinigten Verletzung (auch einer banalen Holzsplitterverletzung) können die Tetanuserreger in die Wunde gelangen. In tiefen oder zerklüfteten Wunden mit mangelhafter Sauerstoffversorgung vermehren sie sich rasch und produzieren ein Toxin, das auf das Nervensystem wirkt.

Symptome und Untersuchungsbefund

Wenige Tage bis zwei Wochen nach der Verletzung treten folgende Symptome auf:
- Beginn der Erkrankung mit Kopfschmerzen und Müdigkeit
- Erhöhung der Muskelspannung mit muskelkaterartigen Schmerzen
- Krämpfe der Atemmuskulatur mit lebensgefährlichen Atemnotanfällen

Das Vollbild der Erkrankung zeigt drei typische Symptome:
- **Trismus** (*Kieferklemme*)
- **Risus sardonicus** (*verzerrtes Grinsen durch Krämpfe der Gesichtsmuskulatur*)
- **Opisthotonus** (*Überstreckung des Rumpfes und Rückwärtsbeugung des Kopfes*)

Behandlung

Die sofortige Antitoxin-Gabe (➤ 1.4.4) ist entscheidend. Dabei vermag das Antitoxin aber nur den Teil des Toxins zu neutralisieren, der noch nicht im Nervensystem gebunden ist. Aus diesem Grund kommt die Antitoxin-Gabe beim **manifesten** Tetanus meist zu spät. Die intensivmedizinische Behandlung umfasst z. B. die Gabe von Beruhigungsmitteln und Muskelrelaxanzien zur Krampflösung. Der Erkrankte wird für die Dauer der oben beschriebenen Krämpfe in ein künstliches Koma versetzt.

Impfinformation

Die früher häufigen Todesfälle sind heute selten, da die meisten Betroffenen zumindest in der Kindheit einige Male geimpft wurden und somit mit einer **Teilimmunität** zu rechnen ist. Nach den Impfempfehlungen der **STIKO** (*Ständige Impfkommission*) sollte der Impfschutz alle zehn Jahre aufgefrischt werden.

Tetanusprophylaxe im Verletzungsfall

Wenn ein ausreichender Tetanusschutz unklar ist oder der Betroffene keinen Impfausweis vorlegen kann, erfolgt eine **simultane** (*gleichzeitige*) Impfung mit Tetanustoxoid (*aktive Impfung*) und mit Tetanus-Antitoxin (*passive Impfung*).

Dabei werden die beiden Wirkstoffe voneinander getrennt aufgezogen und an unterschiedlichen Körperstellen intramuskulär injiziert. Die Impfung ist in einem Impfausweis zu dokumentieren. Sind weitere Injektionen zur Vervollständigung des Impfschutzes erforderlich, hat der Arzt ausdrücklich darauf hinzuweisen.

Literaturnachweis

1. Herold, G. et al.: Innere Medizin (eine vorlesungsorientierte Darstellung), 2011.
2. Kugler, P: Zelle, Organ, Mensch. Elsevier Verlag, München, 2006.
3. Paetz, B: Chirurgie für Pflegeberufe. Thieme Verlag, Stuttgart, 2009.
4. Pschyrembel: Klinisches Wörterbuch. De Gruyter GmbH, Berlin, 2011.
5. Rote Liste. Cantor Verlag, Aulendorf, 2011.
6. Von zur Mühlen, M.; Keller, C.: Chirurgie, Urologie, Orthopädie. Elsevier Verlag, München, 2010.
7. Zeyfang, A: Basiswissen Medizin des Alterns und des alten Menschen. Springer Verlag, Heidelberg, 2008.

Wiederholungsfragen

1. Wie ist ein Röhrenknochen aufgebaut? (➤ 2.1.1)
2. Welches sind die wichtigsten Formen der freien Gelenke? (➤ 2.1.2)
3. Was versteht man unter einer isotonischen, was unter einer isometrischen Muskelkontraktion? (➤ 2.1.3)
4. Aus welchen beiden Knochengruppen besteht der Schädel? (➤ 2.1.4)
5. Wie ist die Wirbelsäule aufgebaut? (➤ 2.1.5)
6. Aus welchen Knochen setzt sich der Schultergürtel zusammen? (➤ 2.1.6)
7. Welche Knochen bilden die Handwurzel? (➤ 2.1.7)
8. Aus welchen Knochen ist der Beckenring aufgebaut? (➤ 2.1.8)
9. Wie heißt der wichtigste Beugemuskel, wie der wichtigste Streckmuskel im Hüftgelenk? (➤ 2.1.8)
10. Welche Knochen und Knorpel gehören zum Kniegelenk, welche wichtigen Bänder stabilisieren es? (➤ 2.1.9)
11. Welche Bewegungen ermöglicht das obere Sprunggelenk, welche das untere Sprunggelenk? (➤ 2.1.9)
12. Wie ist Arthrose definiert? (➤ 2.1.11)
13. Was ist eine Kontraktur? Wodurch können Kontrakturen verursacht werden? (➤ 2.1.11)
14. Welche Ursachen einer rheumatoiden Arthritis werden vermutet? Nennen Sie die Symptome der Erkrankung. (➤ 2.1.12)
15. Nennen Sie die Behandlungsstrategie bei einer primären Osteoporose. (➤ 2.1.13)
16. Welche Primärtumoren setzen v. a. Knochenmetastasen? (➤ 2.1.14)
17. Was versteht man unter einer DMS-Kontrolle nach einer Fraktur? (➤ 2.1.16)
18. Welche Störungen und Komplikationen können während der Frakturheilung eintreten? (➤ 2.1.16)
19. Wie versorgen Sie eine traumatisch amputierte Gliedmaße für eine eventuelle Replantation? (➤ 2.1.17)
20. Welche Faktoren beeinflussen die Wundheilung? (➤ 2.1.18)

2.2 Erkrankungen von Haut und Hautanhangsgebilden

DEFINITION

Haut: Mit einer Fläche von 1,5–2 m², einem Gewicht von 3,5–10 kg sowie etwa 5.000 Sinneskörperchen pro Quadratzentimeter ist die Haut das größte Sinnesorgan des Menschen. Zur Haut gehören **Hautanhangsgebilde** (Haare, Hautdrüsen und Nägel).

Die **Haut** bildet die Grenze zwischen Innen- und Außenwelt. Sie ist ein bedeutsamer Faktor bei zwischenmenschlichen Beziehungen und ein Spiegelbild der Persönlichkeit.
Funktionen der Haut sind:
- **Schutz** des Körpers vor Umwelteinflüssen (Hitze, Kälte, Strahlen, Fremdkörper, Mikroben)
- Mitwirkung bei der **Regulation** des **Wasserhaushalts** (durch Schweißbildung)
- **Temperaturregulation** (durch Schweißbildung und wechselnde Hautdurchblutung)
- Bildung von **Vorstufen des Vitamin D**
- **Sinnesorgan** (für Berührung, Druck, Wärme, Kälte und Schmerzreize)
- **Speicherung** von Fett als Depotfett

2.2.1 Aufbau der Haut

Die Haut besteht aus drei Hauptschichten:
- **Oberhaut** (*Epidermis*)
- **Lederhaut** (*Korium, Dermis*)
- **Unterhaut** (*Subkutis*)

Die beiden oberen Schichten – Ober- und Lederhaut – werden mit dem Begriff **Cutis** bezeichnet. Die Dicke der Cutis ist mit etwa 4 mm am Rücken und ca. 2 mm an der Stirn sehr variabel.

Der Begriff **Leistenhaut** bezeichnet das genetisch festgelegte Leistenmuster an den Handflächen und den Fußsohlen. Die typische Zeichnung kommt durch zwei untereinander liegenden Papillarreihen zustande. Die verbleibende Hautfläche heißt aufgrund der rautenförmigen Zeichnung **Felderhaut**. Im Unterschied zur Felderhaut befinden sich in der Leistenhaut keine Haare.

Oberhaut

Die **Oberhaut** (*Epidermis*) besteht aus einem mehrschichtigen verhornten Plattenepithel (➤ 1.3.1). Die Zellen heißen **Keratinozyten** (*Hornzellen*). Keratinozyten produzieren den wasserabweisenden Hornstoff **Keratin** und werden je nach Schicht auch als Basal-, Stachel-, Körnerzellen oder Hornschuppen bezeichnet. Keratin verleiht der Haut Schutz und Festigkeit.

Schichten der Epidermis
Die fünf **Schichten der Epidermis** sind im Lichtmikroskop vor allem an den Handflächen oder Fußsohlen deutlich erkennbar. Von der Grenze zur Dermis bis zur Außenfläche sind dies:
- **Basalzellschicht** (*Stratum basale*) mit Melanozyten, Merkel-Tastscheiben und Zellteilungen der Keratinozyten
- **Stachelzellschicht** (*Stratum spinosum*) mit Langerhans-Zellen und Keratinozyten mit langen Zellausläufern („Stacheln") für den Informations- und Nährstoffaustausch zwischen den Zellen
- **Körnerschicht** (*Stratum granulosum*) mit Verhornungszeichen und allmählichem Verlust von Zellorganellen

- **Leuchtschicht** (*Stratum lucidum*) nur in Bereichen der Leistenhaut vorhanden; reflektiert das Sonnenlicht
- **Hornschicht** (*Stratum corneum*) mit etwa 25–100 Lagen von kernlosen Keratinozyten

Die Bildung der Keratinozyten findet also in der Basalzellschicht statt. Auf dem Weg zur Körperoberfläche gehen Zellkern und Zellorganellen verloren. Die Zellen lagern zunehmend Hornsubstanz ein, bis sie als feine Hornschüppchen abgestoßen werden. Die Zeit von der Zellteilung in der Basalzellschicht bis zur Abschilferung dieser Zellen beträgt etwa vier Wochen.

Hautfarbe

> **DEFINITION**
>
> **Altersflecken** (*Lentigo senilis*): Umschriebene Pigmentvermehrungen, die am häufigsten im Gesicht und an den Armen auftreten. Entstehen durch chronische Exposition gegen ultraviolette Strahlung und verleihen der Haut des alten Menschen ein fleckiges Aussehen.
>
> **Alterswarzen**: Fettige, braune Neubildungen, v. a. an Kopf, Hals, Rücken und Brustwand; treten ab dem 5. Lebensjahrzehnt auf. Wichtigste Differentialdiagnose ist das maligne Melanom (➤ 2.2.9).

Ursachen der individuellen Hautfarbe:
- Einlagerung von Melanin
- Speicherung von Karotin, einer Vorstufe des Vitamins A (Karotin ist u. a. in Paprika, Karotten, Tomaten enthalten)
- Dicke der Epidermis
- Sauerstoffgehalt des Blutes
- Durchblutung

In der Basalzellschicht liegen pigmentbildende **Melanozyten.** Die braunen Pigmentkörnchen tragen die Bezeichnung **Melanin** und schützen die tieferen Hautschichten mit ihren kernhaltigen Zellen vor energiereichem, für die Zellkerne schädlichem UV-Licht. Während die UVA-Strahlung des ultravioletten Sonnenlichts tiefer als die UVB-Strahlung eindringt und die Hautalterung verursacht, führt die UVB-Strahlung zu Sonnenbrand und DNS-Schäden. UVB-Strahlung wird hauptsächlich für die Entwicklung von Hautkrebs verantwortlich gemacht.

Lederhaut

> **DEFINITION**
>
> **Hautturgor**: Spannungszustand der Haut; abhängig von der Wasserspeicherkapazität der kollagenen Fasern.

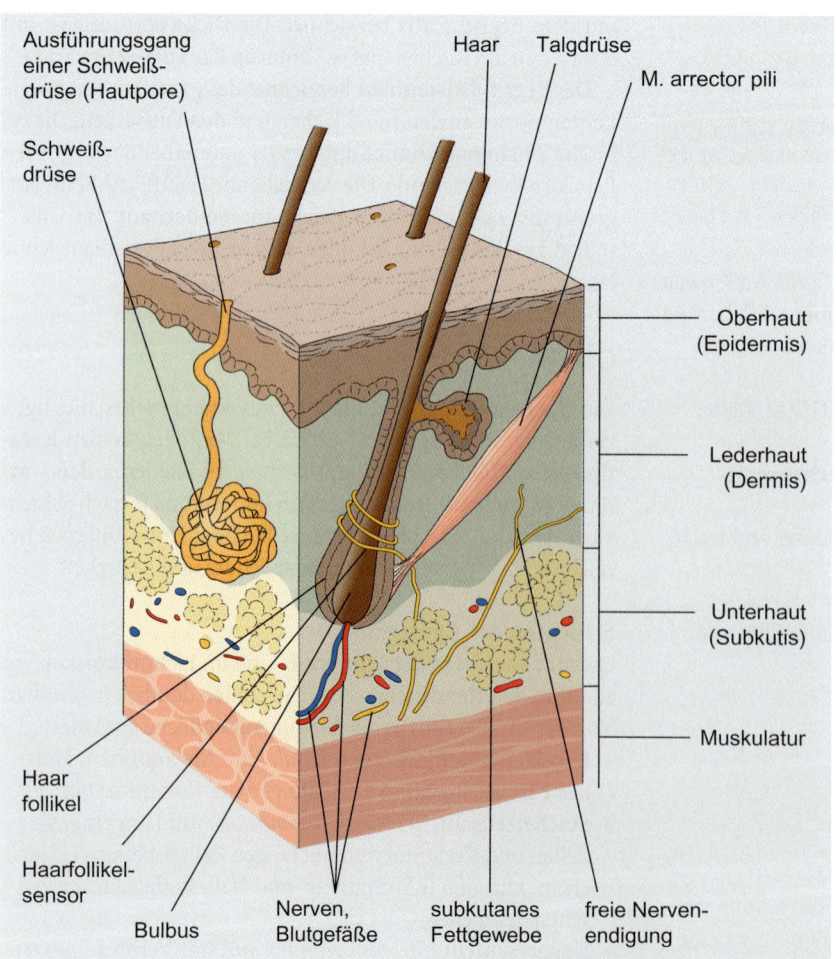

Abb. 2.83 Der Aufbau der Haut. [L190]

Die Basalmembran kennzeichnet den Übergang von der Epidermis zur bindegewebigen **Lederhaut** (*Korium*). Lichtmikroskopisch sind in der Lederhaut zwei Schichten zu erkennen:
- **Papillarschicht** (*Stratum papillare*)
- **Geflechtschicht** (*Stratum reticulare*)

Die **Papillarschicht** besteht aus lockerem Bindegewebe mit feinen elastischen und dünnen kollagenen Fasern. Kleine, zapfenartige Ausziehungen (*Papillen*) markieren die Grenze zur Oberhaut. Im Bereich der Papillen verlaufen Blutgefäße, die auch eine Ernährung der gefäßlosen Epidermis gewährleisten. In den Papillen liegen feine Nervenfasern für die Empfindung von Schmerz- und Juckreiz sowie Berührungsrezeptoren, die als **Meissner-Tastkörperchen** (➤ Abb. 2.85) bezeichnet werden.

Der untere Abschnitt der Lederhaut, die **Geflechtschicht**, ist aus festem, unregelmäßig angeordnetem Bindegewebe aufgebaut, das neben kollagenen und elastischen Fasern (➤ 1.3.2) Blutgefäße, Haarwurzeln, Talgdrüsen, Nerven und Gänge von Schweißdrüsen enthält. Die Kombination von kollagenen und elastischen Fasern hält die Haut dehnbar aber stabil.

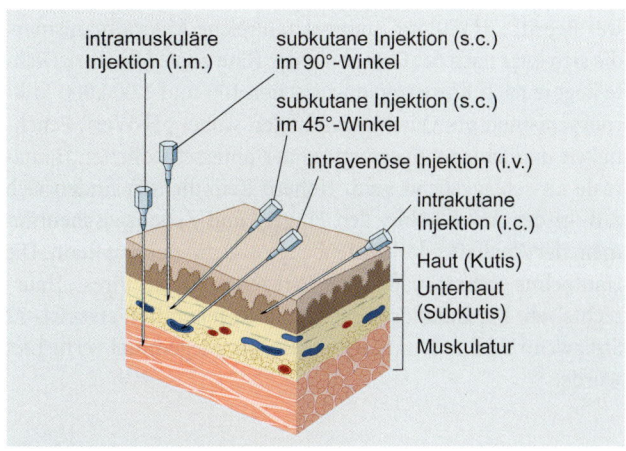

Abb. 2.84 Verschiedene Injektionsarten. Der Vorteil der subkutanen Injektion ist eine langsame und gleichmäßige Aufnahme des Arzneimittels ins Blut. Sie erfolgt in Abhängigkeit von der Subkutisdicke im 90- oder 45-Grad-Winkel. Die intravenöse Injektion führt dagegen sofort zu relativ hohen Wirkspiegeln im Blut, die aber rasch abnehmen. Die intramuskuläre Injektion nimmt eine Zwischenstellung ein. [L138]

> **Altershaut:** Die biologische Alterung eines Menschen ist an der Haut am schnellsten erkennbar. Der Alterungsprozess hängt vom Lebensalter und vom Lebensstil ab.

Ursachen für Veränderungen der Altershaut:
Die **trockene Haut** und der **reduzierte Hautturgor** zeigen, dass die kollagenen Fasern weniger Wasser speichern. Da alle drei Hautschichten mit zunehmendem Lebensalter atrophieren, wird die Haut **dünner** und **verletzlicher**. Durch die unregelmäßige Anordnung der Hornzellen und der reduzierten Talgdrüsensekretion entwickelt sich die **raue Haut** des alten Menschen. Aufgrund der Proliferationsschwäche (Proliferation = *Wucherung*) der am Wiederaufbau beteiligten Zellen verzögert sich die **Wundheilung**. Die Reduktion der Gefäße im Bindegewebe von Leder- und Unterhaut bestimmt die Ausbildung der **Altersblässe**.

Unterhaut

Das lockere Bindegewebe der **Unterhaut** (*Subkutis*) mit Gefäßen, Pacini-Körperchen (➤ Abb. 2.85), und Schweißdrüsen dient als Verschiebeschicht der Cutis zu den darunter liegenden Strukturen wie **Muskelfaszien** oder **Knochenhaut**. Auch Haarwurzeln können bis in die Unterhaut reichen.

Je nach Körperstelle und Körperbau enthält die Unterhaut mehr oder weniger Fettzellen. Fettgewebsarm sind z. B. Augenlid, Nase, Ohrmuschel und Lippe. Reich an Fettgewebe ist die Subkutis am Bauch, in der Gesäßgegend, der Fußsohle sowie in der weiblichen Brustdrüse. Das Fettgewebe ist über bindegewebige Stränge so gegliedert, dass kleine Kammern entstehen.

> Fettzellen in den Kammern drücken durch das locker vernetzte Bindegewebe. Dadurch ergeben sich unebene Konturen und Einziehungen (Cellulite), die mit einer **Orangenhaut** verglichen und v. a. am Gesäß, Bauch und Oberschenkel deutlich werden. Frauen sind oft davon betroffen, weil ihr Bindegewebe weitmaschiger ist.

Wie bei allen Geweben, die einer hohen Auf- und Abbaurate unterliegen, ist auch das Fettgewebe mit zahlreichen Kapillaren versorgt.

> Die Unterhaut eignet sich gut für **Injektionen**. Die bevorzugten Stellen für subkutane (s. c.) Injektionen sind die Bauchhaut und der Oberschenkel. In diesen Bereichen ist die Unterhaut besonders dick und gut zugänglich (➤ Abb. 2.84).

Säureschutzmantel und Hautflora

Das saure Substanzgemisch aus Schweiß und Talg lässt auf der Hautoberfläche einen pH-Wert von 5–6,5 entstehen. Er verhindert, dass sich pathogene Bakterien auf der Hautoberfläche vermehren.

Wenn die Hautreinigung mit einer herkömmlichen Seife erfolgt, verändert sich der physiologische saure pH-Wert in den basischen Bereich (bis pH 9). Es dauert ca. ½–3 Std., bis eine gesunde Haut durch Selbstregulation ihren sauren pH-Wert zurückgewonnen hat.

> Die **Selbstregulierung** der Haut ist bei Säuglingen, Kleinkindern und alten Menschen vermindert. Diabetiker, Nierenkranke und alle Menschen mit trockener Haut haben generell einen höheren pH-Wert. Daher ist ihre Haut anfälliger für Infektionen.

Der Begriff „Hautflora" umfasst zahlreiche Mikroorganismen, die sich kurz nach der Geburt auf der Haut ansiedeln. Ihre Dichte liegt je nach Körperregion zwischen 100 und 1.000.000 Mikroorganismen pro Quadratzentimeter, wobei pH-Wert, Feuchtigkeit und Sauerstoffversorgung der unterschiedlichen Hautareale ausschlaggebend sind. Höhere Keimdichten finden sich z. B. in der Achselhöhle, den Finger- und Zehenzwischenräumen, der Analfalte, der Leistenbeuge und auf der Kopfhaut. Die Hautkeime wehren pathogene Erreger aufgrund ihres „Hausrechts" ab. Die Hautflora braucht zur Regeneration etwa 24–72 Std., wenn sie durch ungeeignete Körperpflegemittel vernichtet wurde.

2.2.2 Sinneskörperchen der Haut

DEFINITION

Hautsensibilität: Ermöglicht über Sinneskörperchen die Wahrnehmung von Berührung, Druck, Erschütterungen, Temperatur und für den Organismus bedrohliche Kontakte (durch Auslösung von Schmerzen).
Sinneskörperchen der Haut (*Hautrezeptoren*): Bestehen aus Fortsätzen sensibler Nervenzellen, die als freie Nervenendigungen in der Haut liegen oder in Tastkörperchen eingebettet sind und Erregungen an das zentrale Nervensystem übermitteln.

Fingerspitzen, Handflächen, Fußsohlen, Augenlider und Lippen besitzen besonders viele **Sinneskörperchen**. Die bekanntesten sind:
- **Merkel-Tastscheiben** (zwischen den Basalzellen); Rezeptoren für Druckstärke
- **Meissner-Körperchen** (im Korium); Rezeptoren für Druckänderung bei feinen Berührungen (➤ Abb. 2.85)
- **Freie Nervenendigungen** (im Korium und in der Subkutis) als Temperatur-, Druck- und Schmerzrezeptoren
- **Vater-Pacini-Lamellenkörperchen** (in der Subkutis); Rezeptoren für das Vibrations-/Erschütterungsempfinden (➤ Abb. 2.85)

Temperaturrezeptoren können Temperaturen von 10 °C bis 45 °C registrieren. Oberhalb und unterhalb dieses Bereichs werden vorwiegend Schmerzrezeptoren (*Nozizeptoren*) stimuliert.

Unterscheidung der Sinnesqualitäten (nach Head):
- **protopathische Sensibilität** mit Wahrnehmung von Schmerz- und Temperaturreizen
- **epikritische Sensibilität** mit Wahrnehmung z. B. von Berührung
- **propriozeptive Sensibilität** (*Tiefensensibilität*)

Druck-, Berührungs-, Schmerz-, Vibrations- und Temperaturreize gelangen über **afferente Nerven** und **Rückenmarksbahnen** (*Hinterstrangbahnen* bzw. *Vorder-Seitenstrangbahnen*) zum Thalamus und von dort zu den **sensiblen Rindenfeldern des Großhirns** (➤ 2.13.1). Hier erfolgt die Verarbeitung der eintreffenden Informationen aus der Haut in Abhängigkeit von Erfahrungen und psychischen Voraussetzungen. Die Reaktion geschieht über **muskuläre Reaktionen** (Hinwendung zur auslösenden Ursache oder Abwendung) und in Form von **vegetativen Erscheinungen** (z. B. Herzklopfen, Schweißausbruch, flache Atmung).

2.2.3 Hautanhangsgebilde

DEFINITION

Hautanhangsgebilde: Haare, Nägel und verschiedene Drüsen. Haare und Nägel sind eine Sonderform der Hornschicht (*Stratum corneum*).

Haare

Haare haben Schutz- und Tastfunktion: Kopfhaare schützen vor zu starker Sonneneinstrahlung, Augenbrauen und Wimpern bewahren das Auge zusammen mit den Lidreflexen vor Verletzungen durch Fremdkörper. Haare in den Nasenlöchern verhindern, dass Insekten oder Schmutzpartikel eingeatmet werden und Körperhaare erspüren feine Berührungen.

Auf dem Kopf befinden sich ungefähr 100.000 Haare, Blonde haben mehr, Rothaarige weniger. Pro Tag fallen ca. 30–80 Haare aus. Die Lebensdauer eines Haares beträgt etwa 2–6 Jahre.

Das Haar gliedert sich in zwei Abschnitte:
- Haarschaft, der sichtbare Teil
- Haarwurzel, in der Wurzelscheide steckend

Anatomisch gesehen muss man sich ein Haar als einen Hornfaden vorstellen. Das untere Ende der Haarwurzel ist zur **Haarzwiebel** verbreitert (*Bulbus*). Diese bildet den Hornfaden „Haar" und sitzt auf der **Haarpapille**. Über eine Blutkapillare in der Haarpapille gelangen Sauerstoff und Nährstoffe zur Haarzwiebel. Die **Wurzelscheide** umschließt die Haarwurzel. Sie besteht aus zwei Teilen: einem Anteil aus Epithelzellen (epitheliale Wurzelscheide), der unmittelbar an der Haarwurzel liegt und einem bindegewebigen Teil. Die bindegewebige Wurzelscheide wird auch als **Haarbalg** bezeichnet. Epitheliale und bindegewebige Wurzelscheide bilden zusammen den **Haarfollikel**.

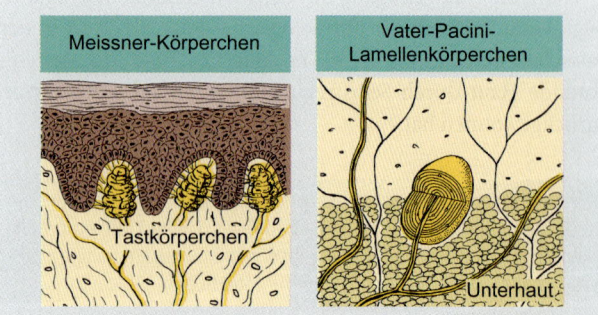

Abb. 2.85 Zwei wichtige Sinneskörperchen der Haut: die Meissner-Körperchen und die Vater-Pacini-Lamellenkörperchen. [L190]

Geschlechtsspezifische Behaarung: Beim **Mann** sind spitz zum Nabel aufsteigende Schambehaarung, die Behaarung der Brust, der Innenfläche der Oberschenkel sowie der Bart typisch. Die **Frau** weist eine horizontal begrenzte Schambehaarung und eine geringere Behaarung des Rumpfes auf.

Die **Haarfarbe** wird vom Typ und der Menge an Melanin bestimmt, das von den Melanozyten über feine Kanälchen in die Haarzellen gelangt. Prinzipiell unterscheidet man zwei Arten von Melanin:
- **Eumelanin** (Farbton für schwarze oder braune Haare)
- **Phaeomelanin** (Farbton für rote oder blonde Haare)

Das Mischungsverhältnis der beiden Melanintypen ergibt letztlich die individuelle Haarfarbe.

Der Begriff „graues" Haar ist mit dem Wort „Greis" verwandt. Die **nachlassende Melaninproduktion** im Haar macht sich etwa ab dem 40. Lebensjahr mit dem Auftreten der ersten grauen Haare bemerkbar. Im hohen Alter gehen die Melanozyten völlig verloren, das Haar wird weiß.

In jeden **Haarfollikel** münden in Höhe der Lederhaut eine oder mehrere Talgdrüsen. Ein Bündel glatter Muskelzellen (*M. arrector pili* > Abb. 2.83) kann das Haar bei Kälte oder Stress aufrichten („*Gänsehaut*"). Der Haarfollikel wird von Haarfollikelrezeptoren umsponnen; diese registrieren auch feinste Haarbewegungen.

Im Haar können Gerichtsmediziner z. B. Drogen, Medikamentenbestandteile oder Gifte nachweisen, die im Blut zirkulieren und mit dem Blutfluss an die Haarzwiebel heran getragen werden. Da ein Kopfhaar ungefähr 10 mm pro Monat wächst, ist anhand der Einlagerungsstelle der Zeitpunkt einer Substanzeinnahme zu errechnen. Der Nachweis kann prinzipiell in allen Körperhaaren erfolgen.

Hautdrüsen

Bei den Hautdrüsen unterscheidet man **Talg-, Schweiß-** und **Duftdrüsen**.

Talgdrüsen sind meist an die Haarfollikel gebunden, kommen aber auch als freie Talgdrüsen vor, z. B. in den Lippen. In der Leistenhaut fehlen sie. Besonders zahlreich sind Talgdrüsen an Nase, Ohr, Rücken und Brust. Talgdrüsen produzieren **Talg**, ein charakteristisches Fettgemisch, das Haare und Haut mit einem dünnen Fettfilm überzieht. Talg bewahrt das Haar vor Austrocknung, erhält die Haut geschmeidig und ist aufgrund seines Gehalts an Fettsäuren keimtötend.

Mit zunehmendem Lebensalter nimmt die **Talgproduktion** ab (*Sebostase*). Talgdrüsenarme Köperregionen, v. a. Oberarme und Unterschenkel, beginnen zu jucken.

Der Mensch verfügt über 2–3 Millionen **Schweißdrüsen**. Sie sind im Bereich der Handflächen und Fußsohlen am dichtesten. Die Ausführungsgänge der Schweißdrüsen enden in einer Hautpore.

Die **Schweißbildung**, mit etwa 1 l täglich (bei Schwerstarbeit bis zu 1,5 l/Std.) und einem pH-Wert von 4,5, dient der:
- **Regulation** der Körpertemperatur
- **Ausscheidung** von Stoffwechselprodukten (z. B. Harnstoff, Kochsalz)
- **Erhaltung** des Säureschutzmantels der Haut

Duftdrüsen befinden sich in den Achselhöhlen, der Schamregion und an den Brustwarzen. Sie produzieren Pheromone, ein Sekret, das die zwischenmenschliche (Bio-)Kommunikation steuert.

Nägel

Nägel sind Platten von dicht gepackten, harten, verhornten Zellen der Oberhaut. Sie erleichtern das Greifen, verhindern Verletzungen an Finger- und Zehenenden und dienen als Widerlager beim Tasten.

Da die Nägel **transparent** sind, ist die Farbe des Nagelbettes ein guter Beobachtungsparameter für die Gewebedurchblutung und Sauerstoffversorgung des Organismus: Rosige Fingernägel bestätigen eine ausreichende Sauerstoffsättigung des Blutes. Blaue oder blasse Färbung deutet auf eine geringe Sauerstoffsättigung des Blutes oder eine schlechte Durchblutung der Extremität (z. B. durch Kälte, Schock) hin.

Der überwiegende Teil des sichtbaren Nagels (> Abb. 2.86), die **Nagelplatte**, erscheint wegen des darunter liegenden, gut durchbluteten **Nagelbettes** rosafarben. Auf dem Nagelbett schiebt sich der Nagel nach vorn. Damit der Nagel als Rupf-, Kratz- und Zupfwerkzeug genutzt werden kann, ist das Nagelbett fest mit dem Periost der Finger- und Zehenglieder verbunden. Von der **Nagelmatrix**, dem Hinterrand des Nagelbetts, geht das Nagelwachstum aus. Der weißliche, halbmondförmige Abschnitt am Nagel wird **Lunula** („*kleiner Mond*") genannt. Die weiße Farbe der Lunula entsteht dadurch, dass die Nagelschichten noch nicht fest miteinander verwachsen sind und die Lichtbrechung anders erfolgt als bei den verwachsenen Nagelschichten. Der **Nagelfalz**, ein Hautwulst an den Rändern der

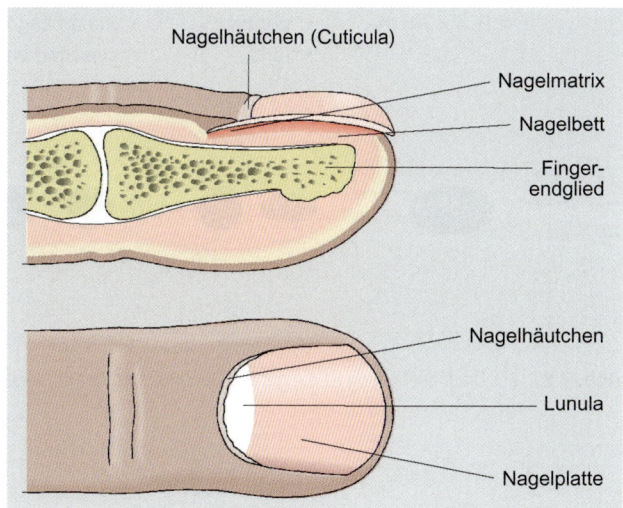

Abb. 2.86 Fingernagel im Längsschnitt und in der Aufsicht. [L190]

Nagelplatte, kann Eintrittspforte für Bakterien sein, die eine Entzündung des Fingers (*Panaritium*) verursachen.

> **Hinweise zu gesundheitsförderndem Verhalten**
>
> Um **Alterserscheinungen** der Haut hinauszuzögern, ist eine sorgfältige Pflege der Haut von großer Bedeutung. Weder ein junger noch ein alter Mensch sollte sie vernachlässigen.
> **Hochwertige Körperlotionen**, die den Säureschutzmantel der Haut nicht zerstören, halten die Haut geschmeidig. Besonderes Augenmerk ist auf die Pflege der Hände und Füße zu legen.
> Die Pflege der Oberhaut durch Salben und Cremes kann allerdings eine gesunde Ernährung nicht ersetzen. Eiweiße aus der Ernährung sind die Grundlage für die körpereigene Produktion von Bindegewebsfasern, also auch von kollagenen und elastischen Fasern in der Lederhaut. Eine ausreichende Flüssigkeitsaufnahme von ca. 1,5 l/Tag ist die Voraussetzung für einen altersentsprechenden Hautturgor.
> **Wasseranwendungen**, z. B. Kneippsche Güsse aller Art oder Bürstenmassagen, regen die Blutzirkulation in Leder- und Unterhaut an. Damit erfolgt eine bessere Versorgung der Epidermis mit Sauerstoff und Nährstoffen, da diese von der Blutversorgung durch die Lederhaut abhängig ist.
> **Rauchen** führt zu einer schlechteren Versorgung der Epidermis, weil aufgrund der größeren Affinität von **Kohlenmonoxid** (im Zigarettenrauch enthalten) zum Hämoglobin, der Sauerstoff aus der Hämoglobinbindung verdrängt wird. Das Ergebnis ist eine fahle, graue, trockene Haut, die etwa ab dem 50. Lebensjahr auftritt.

2.2.4 Leitsymptome bei Hauterkrankungen

Effloreszenzen

> **DEFINITION**
>
> **Effloreszenzen** (lat. *„Aufblühen"*, *Hautblüte*): Veränderung der erkrankten Haut; charakteristisch in Form, Begrenzung, Anordnung, Struktur und Entstehung.

Effloreszenzen sind die kleinsten Elemente eines **Exanthems** (*Hautausschlag*) oder **Enanthems** (*Ausschlag an der Schleimhaut*).

SURFTIPP
Deutsche Dermatologische Gesellschaft (*DDG*): www.derma.de

Form, **Begrenzung** und **Anordnung** (*Verteilung*) von Effloreszenzen können wertvolle Hinweise für Diagnosen liefern (> Abb. 2.87, > Tab. 2.8).

Unter den Effloreszenzen sind primäre und sekundäre Effloreszenzen zu unterscheiden. **Primäre Effloreszenzen** werden unmittelbar durch die Hauterkrankung hervorgerufen.
Dazu gehören:
- Fleck (*Macula*)
- Knötchen, Papel (*Papula*)
- Knoten (*Nodus*)
- Quaddel (*Urtica*)
- Bläschen (*Vesicula*)
- Blase (*Bulla*)
- Eiterbläschen (*Pustula*)
- Zyste (*Cystis*)

Sekundäre Effloreszenzen entstehen auf dem Boden von primären Effloreszenzen, z. B. durch Entzündungen oder äußere Manipulationen wie Kratzen. Hier sind aufgrund ihrer **Struktur** zu unterscheiden:
- Schuppe (*Squama*)
- Kruste (*Crusta*)
- Schrunde (*Rhagade, Fissur*)
- Narbe (*Cicatrix*)
- oberflächlicher Gewebedefekt (*Erosion*)
- Geschwür (*Ulcus*)
- Hautschwund (*Atrophie*)

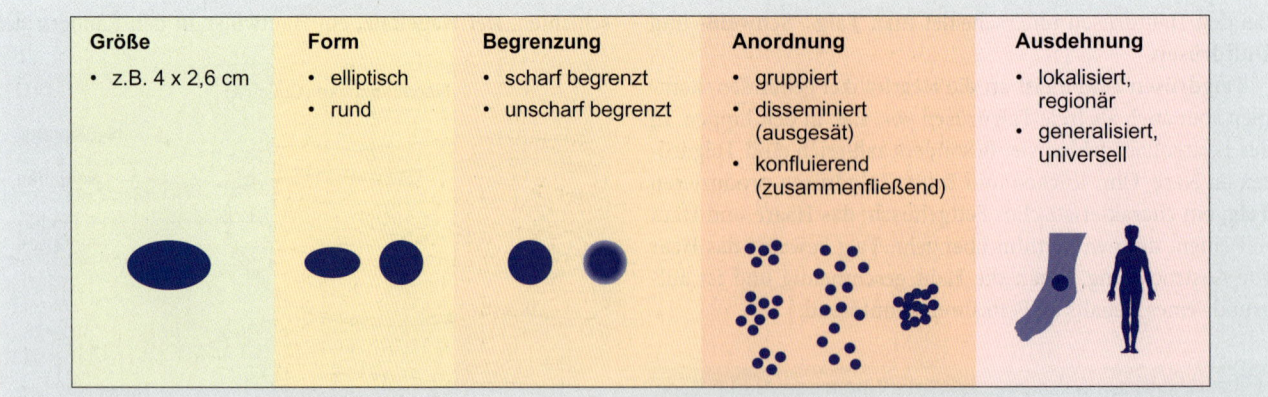

Abb. 2.87 Zur Diagnosefindung ist die genaue Beschreibung der Effloreszenzen wesentlich. [L215]

2.2 Erkrankungen von Haut und Hautanhangsgebilden

Tab. 2.8 Wichtige Effloreszenzen im Überblick.

Fleck (*Macula*): Umschriebene Farbänderung der Haut im Hautniveau, z. B.: • Gefäßweitstellung mit flächenhafter Hautrötung • Pigmentschwund – Bei der **Vitiligo** (*Weißfleckenkrankheit*) treten durch Melanozytenverlust helle Flecken auf • verstärkte Pigmentierung sind Sommersprossen oder **Leberflecke** (*Naevi*) • punktförmige Hautblutungen (*Petechien*) • tiefe Einblutung in Haut oder Gewebe (*Hämatom*) **Knoten** (*Nodus*): Umschriebene, derbe, das Hautniveau überragende Verdickung, meist von der Dermis oder Subkutis ausgehend	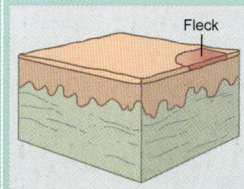 Fleck (*Macula*). [L190] 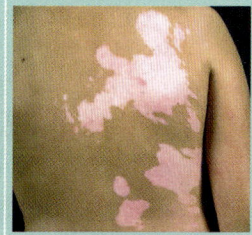 (oben): Vitiligo. [M123]
Papel (*Papula*): Eine über dem Hautniveau liegende Erhabenheit, meist mit einem Durchmesser unter 5 mm **Epidermale Papeln** bilden sich durch eine Verdickung der Epidermis, z. B. bei der gewöhnlichen Warze **Kutane Papeln** entstehen über eine Gewebevermehrung im Korium	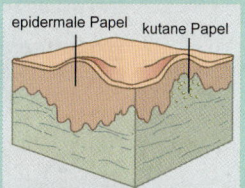 Epidermale und kutane Papel. [L190] 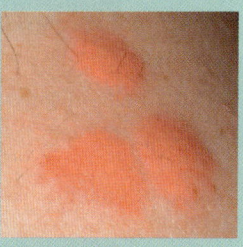 Papel. [E452]
Bläschen (*Vesicula*) und **Blase** (*Bulla*): Flüssigkeitsgefüllter Hohlraum in (*intraepidermal*), unter (*subepidermal*) der Oberhaut (*Epidermis*) oder unter der Hornschicht (*subkorneal*). Bläschen sind etwa 0,5–1 cm groß, Blasen größer als 1 cm. Bläschen und Blasen fluktuieren, d. h. ihr Inhalt lässt sich per Fingerdruck verschieben. Wasserklare Blasen enthalten seröse Flüssigkeit, rötliche bis schwarze Blasen Blut. Bläschen kommen z. B. beim Herpes labialis (➤ 2.2.6) vor	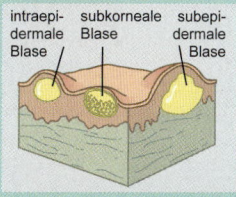 Intraepidermale, subkorneale und subepidermale Blase. [L190] 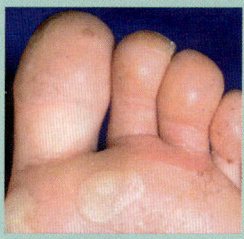 Blasen (*Bullae*) durch das Tragen ungeeigneter Schuhe. [F226]

Tab. 2.8 Wichtige Effloreszenzen im Überblick. (Forts.)

Pustel (*Pustula*): Gefüllter Hohlraum in der Epidermis, der steril oder erregerhaltig sein kann
Quaddel (*Urtica*): Umschriebenes, akutes Ödem in der Lederhaut (*Korium*), das durch Plasmaaustritt aus den Gefäßen bedingt ist und juckt (typische Effloreszenzen nach Kontakt mit Brennnesseln)
Zyste (*Cystis*): Epithelumkleideter Hohlraum, z. B. **Atherom** (*Grützbeutel*); gehört zu den Epidermalzysten, die vom Haarfollikel ausgehen und Hornlamellen enthalten

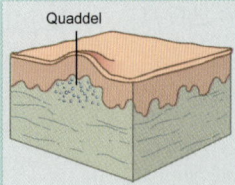

Quaddel (*Urtica*). [L190]

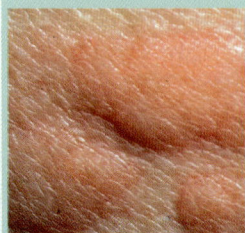

Wiesengräserdermatitis – Quaddelbildung als phototoxische Reaktion bei Kontakt mit bestimmten Pflanzen in Verbindung mit Sonnenlicht. [E451]

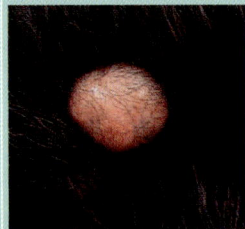

Atherom am Hinterkopf. [E453]

Schuppe (*Squama*): Locker oder fest anliegendes Hornzellenmaterial
Bei einer **Schuppung** löst sich Hornzellenmaterial sichtbar von der Hornschicht (*äußerste Schicht der Epidermis* ➤ Abb. 2.83). Trockene Schuppen sehen weißlich, fettdurchtränkte gelblich aus

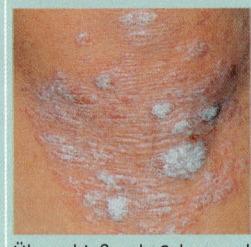

Überschießende Schuppenbildung am Knie. [E383]

Kruste (*Crusta, Borke*): Entsteht durch Serum- oder Blutaustritt; sekundäre Effloreszenz
Rhagade (*Schrunde*): Spaltförmiger glatter Hauteinriss, der durch Dehnung ausgetrockneter oder stark verhornter Hautareale entsteht, z. B. am Mundwinkel. Als Fissur werden radiäre, also strahlenförmige Haut- oder Schleimhauteinrisse bezeichnet (*Analfissur* ➤ 2.10.15)
Narbe (*Cicatrix*): Bindegewebiger Ersatz von Epithelgewebe bei Verletzungen unterhalb der Basalmembran

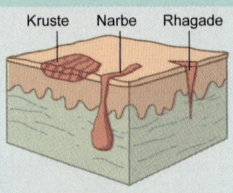

Kruste, Narbe und Rhagade. [L190]

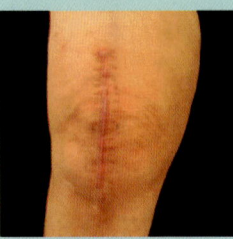

Narbenbildung. [F227]

Tab. 2.8 Wichtige Effloreszenzen im Überblick. (Forts.)

Erosion: Oberflächlicher Substanzdefekt, der auf die Oberhaut (*Epidermis*) beschränkt ist und die Basalmembran nicht überschreitet; entstehen oft durch Kratzen

Exkoriation: tiefe, bis in die Dermis reichende Abschürfung

Ulkus (*Geschwür*): Tiefer Defekt von Epidermis, Lederhaut und manchmal auch Unterhaut; entsteht meist auf geschädigter Haut, z. B. bei chronischem Venenleiden

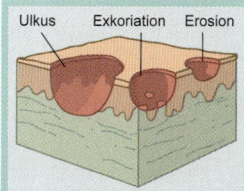

Ulkus, Exkoriation und Erosion. [L190]

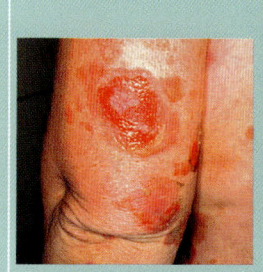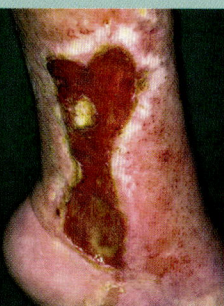

(oben): Erosion am Unterarm; (unten): Chronisches Ulkus am Knöchel. [M123]

Atrophie (*Gewebeschwund*): Verminderung der Hautschichten und der Hautanhangsgebilde

Pruritus

DEFINITION
Pruritus (*Juckreiz*): Hautjucken, das mit zwanghaftem Kratzen einhergeht. Häufiges, manchmal erstes Symptom von Haut- und Allgemeinerkrankungen.

Juckreiz tritt auf:
- **allgemein** aufgrund von häufigem Duschen/Baden mit ungenügender Rückfettung der Haut, als Pruritus senilis, bei Alkoholmissbrauch
- als **Begleiterscheinung** bei Pilzinfektionen, Urtikaria (*Nesselsucht*), Krätze, Psoriasis
- bei **Erkrankungen innerer Organe** (Nieren-, Leber- und Gallenerkrankungen, Diabetes mellitus, Leukämien und Lymphomen)
- als **Nebenwirkung von Medikamenten** (z. B. Opiate, ACE-Hemmer, ASS, Codein)

Der **Pruritus senilis** beim älteren Menschen ist ein Zeichen dafür, dass die Haut aufgrund mangelnder Flüssigkeitszufuhr, nachlassender Regulationsmechanismen und Atrophie austrocknet.

Antipruriginöse Maßnahmen
Bei quälendem Juckreiz lindern **antipruriginöse** (*gegen den Juckreiz gerichtete*) Maßnahmen kratzbedingte Folgen.

Allgemeine Vorkehrungen:
- auf kühle Raumtemperatur achten, da Wärme den Juckreiz fördert
- nachts Baumwollhandschuhe anziehen (Schutz der Haut vor Verletzungen durch Kratzen)
- Vermeidung von zusätzlichen Reizungen durch scheuernde Kleidungsstücke oder ungeeignete Seifen und Waschmittel
- Pflege der Altershaut, z. B. mit Linola®Urea
- **juckreizstillende** Medikamente

Die **medikamentöse Therapie** erfolgt mit Antihistaminika. Zur Auswahl stehen **Interna** (*Medikamente zum Einnehmen*) und **Externa** (*Salben, Cremes, Gele*). Interna sind z. B. Fenistil® (Dimetinden) und Cetiderm® (Cetirizin), Externa Tavegil® (Clemastin) oder Soventol® (Bamipin) bzw. Bamipin kombiniert mit Kortison als Soventol Hydocort®. Zu den Nebenwirkungen der genannten Interna zählen Schwindel und Müdigkeit, zu den Nebenwirkungen der Externa allergische Reaktionen.

Veränderungen der Haardichte von Kopf- und Körperbehaarung

Zahlreiche Erkrankungen können zu **Veränderungen der Haardichte** führen.
- **Hypertrichose**: Verstärkte Körperbehaarung bei ansonsten geschlechtstypischem Behaarungstyp; kann familiär, ethnisch (*abhängig von der Volksgruppe*), aber auch medikamentös (z. B. durch Glukokortikoide) bedingt sein
- **Hirsutismus**: Verstärkte Behaarung, die bei Frauen dem männlichen Behaarungstyp entspricht; Ursache sind z. B. Hyperplasie oder Tumoren der Nebennierenrinde und Medikamente (u. a. Glukokortikoide, Spironolacton)

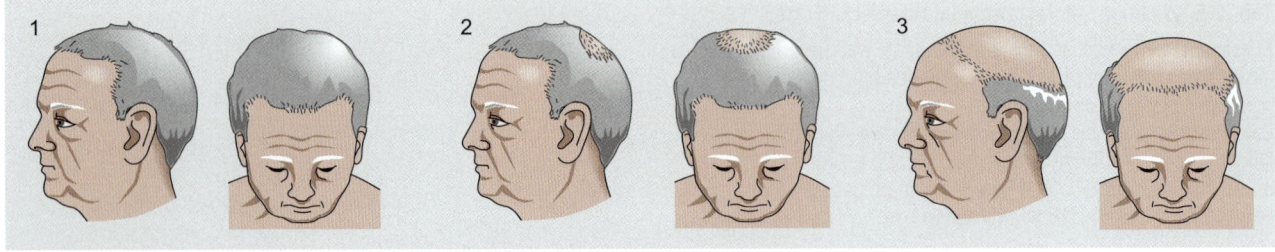

Abb. 2.88a Androgenetische Alopezie des Mannes. [L157]

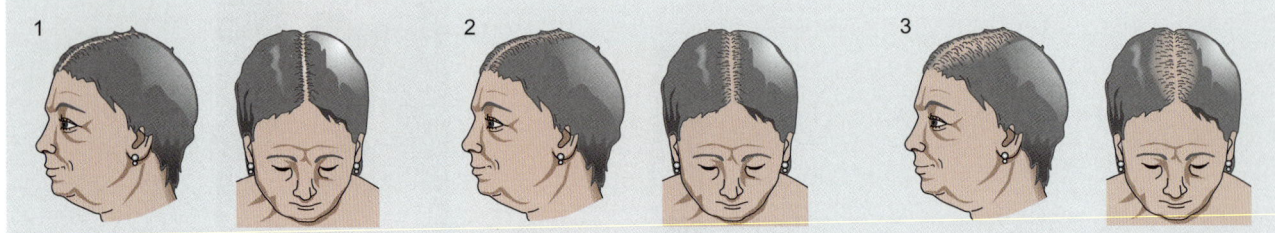

Abb. 2.88b Androgenetische Alopezie der Frau. [L157]

- **Virilismus**: Männliches Behaarungsmuster und weitere Zeichen einer Vermännlichung bei Frauen z. B. als Nebenwirkung von Medikamenten (Glukokortikoide, Anabolika)
- **Haarausfall**: Ursachen sind hormonelle Veränderungen, Stressfaktoren, mechanische Belastungen (allzu straffe Frisur) und Medikamenteneinnahme (z. B. Zytostatika, Betablocker, Thyreostatika)
- **Hypotrichose**: Verminderte Körperbehaarung; kann zu Alopezie führen

Alopezie

Alopezien (*Haarlosigkeit*) haben verschiedene Ursachen: Erhöhte Empfindlichkeit von Haarfollikeln auf Androgene (Androgene = *männliche Geschlechtshormone*), nach Verbrennungen, aufgrund von Pilzerkrankungen, vernarbenden Entzündungen, familiär bedingt, hervorgerufen durch spezielle Kopfbedeckungen oder aufgrund von Medikamenteneinnahmen (Thyreostatika, Antikoagulanzien, Betablocker).

Die Alopezie aufgrund der **erhöhten Androgenempfindlichkeit** der Haarfollikel ist die häufigste Alopezie des Mannes (➤ Abb. 2.88a). Sie beginnt oft im frühen Erwachsenenalter mit der Ausdehnung über den Stirn-Schläfen-Bereich („*Geheimratsecken*") und setzt sich in den Scheitelbereich fort. Es entsteht die typische männliche Glatze mit dem verbleibenden hinteren und seitlichen Haarbezirk. Bei der Frau beginnt der Haarverlust meist nach dem Klimakterium aufgrund der hormonellen Verschiebungen als diffuse Veränderung im Scheitelbereich (➤ Abb. 2.88b).

Die **Alopezia areata** kommt familiär gehäuft vor und zeigt sich durch plötzliches Auftreten einer oder mehrerer kahler Stellen an der Kopfhaut. Spontanremissionen sind häufig, die Rezidivquote ist sehr hoch.

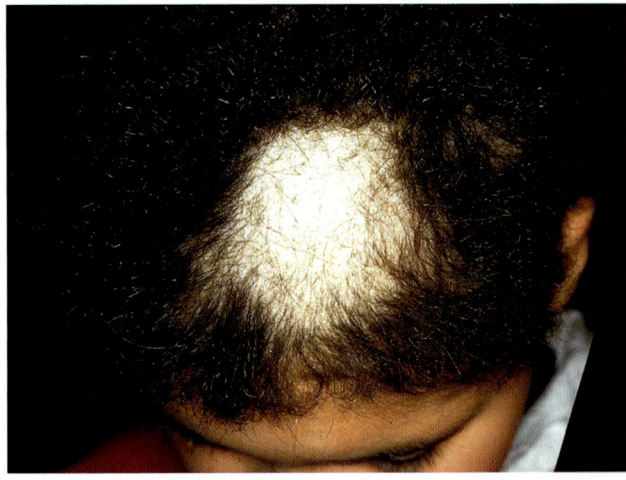

Abb. 2.89 Alopecia areata. Typisch für die Alopecia areata sind fast kreisrunde Herde mit einigen stummelartigen Resthaaren. [M123]

Nagelveränderungen

Schwere **Nagelveränderungen** sind nicht nur kosmetisch störend, sie beeinträchtigen den Erkrankten auch im täglichen Leben, da die Nägel als Widerlager für die Finger- und Zehenkuppen beim Tasten unentbehrlich sind.

Veränderungen der Nagelfarbe
- **weißliche** Verfärbung als Flecken oder Streifen; Folge hormoneller Umstellungen im Alter, evtl. Kalziummangel, nach Traumen
- **gelbgraue** Verfärbung; Nagelpilzerkrankung (*Onychomykose* ➤ 2.2.6, ➤ Abb. 2.90)
- **braune** Verfärbung; bei Morbus Addison (➤ 2.5.11), durch Chemikalien. Umschriebene Braunverfärbungen bei (harmlosem) Naevus oder (bösartigem) Melanom
- **schwarze** Verfärbung; durch Hämatom, Naevus, Melanom

2.2 Erkrankungen von Haut und Hautanhangsgebilden

Veränderungen der Nagelform
- **Längsriffelung** mit erhabenen, parallel verlaufenden Riffeln; auftretend im Alter oder bei Durchblutungsstörungen des Nagelbetts
- **Tüpfelnägel** mit grübchenförmigen Vertiefungen; typisch bei Psoriasis (➤ 2.2.8)
- **Uhrglasnägel** und **Trommelschlegelfinger** (➤ Abb. 2.91– Abb. 2.93); Uhrglasnägel (große, gewölbte Nägel); meist in Verbindung mit Trommelschlegelfingern; Trommelschlegelfinger sind kolbenförmige Auftreibungen der Fingerendglieder; meist Zeichen einer Hypoxie bei Herzfehlern oder chronischen Lungenerkrankungen
- **Löffelnägel** (*Hohlnägel*) mit dünnen, löffelartig eingedellten Nagelplatten; bei Eisenmangelanämien, Arbeiten im feucht-warmen Milieu und häufigem Kontakt mit Waschmitteln oder Chemikalien
- **Röhrennägel** mit röhrenförmiger Struktur der Nagelplatte auf; entstehen aufgrund von Fußveränderungen, nach Traumen, bei Psoriasis

Veränderungen der Nagelkonsistenz
Ein **krümeliger Zerfall** des Nagels deutet auf einen Pilzbefall (*Onychomykose*) hin. Eine **Ablösung der Nagelplatte** (*Onycholyse*) kann z. B. chemische Ursachen (scharfe Putzmittel, häufige Anwendung von Nagellackentfernern) haben, durch Traumen (Hammerschlag auf den Fingernagel) oder durch ungeschickte Maniküre bedingt sein. **Brüchige Nägel** (*Onychorrhexis*) treten im Alter und bei allgemeiner Hauttrockenheit auf.

Prophylaxe von Nagelveränderungen
- Bei Kontakt mit Chemikalien Handschuhe tragen.
- Um Fußnägel zu schützen, weite Schuhe wählen.
- Bei feuchten Füßen Strümpfe aus Baumwolle tragen, tagsüber mehrmals die Schuhe wechseln und möglichst viel barfuß gehen.
- Auf eine ausgewogene Ernährung achten (➤ 5.1), um Vitaminmangelzuständen oder einer Eisenmangelanämie vorzubeugen.

Maniküre
- Das Nagelhäutchen vorsichtig zurückschieben, nicht schneiden.
- Bewusst mit Nagellack und Nagellackentfernern umgehen.
- Nägel häufig einfetten.

Nagelschnitt
- Brechende, sich spaltende und lösende Nägel kurz halten.
- Fingernägel feilen, nicht schneiden.
- Fußnägel gerade schneiden, nicht an den Ecken abrunden.

2.2.5 Dekubitus

> **DEFINITION**
> **Dekubitus** (lat. decumbere = *sich niederlegen*, *Druckgeschwür*): Schlecht und langsam heilende Wunde, die durch Druck auf die Haut entstanden ist.

Ursachen

Bei der **Dekubitusentstehung** spielen drei Faktoren eine entscheidende Rolle (➤ Abb. 2.94):
- Auflagedruck
- Zeit (*Druckverweildauer*)
- Disposition

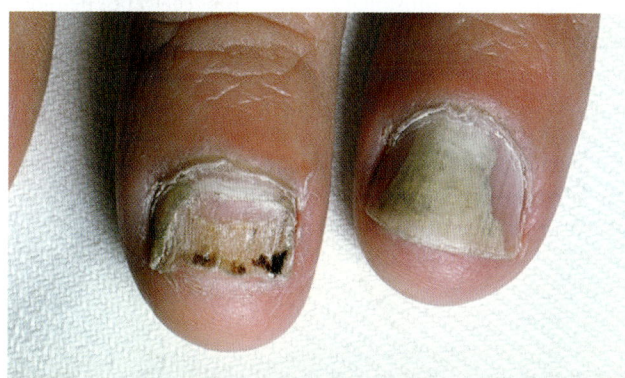

Abb. 2.90 Nagelmykose. Typisch sind die gelblichgraue Verfärbung und die Brüchigkeit der Nägel. Vom ursprünglichen gesunden Nagel ist nur noch ein schmaler Randsaum vorhanden. [M123]

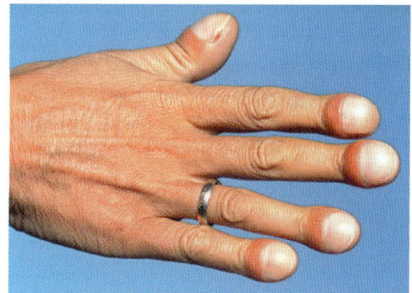

Abb. 2.91 Trommelschlegelfinger. [K183]

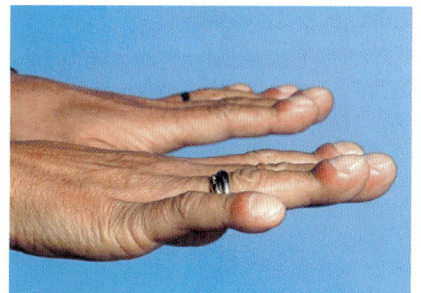

Abb. 2.92 Trommelschlegelfinger in der Seitenansicht. [K183]

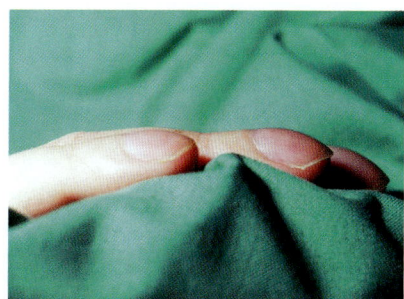

Abb. 2.93 Uhrglasnägel. [K183]

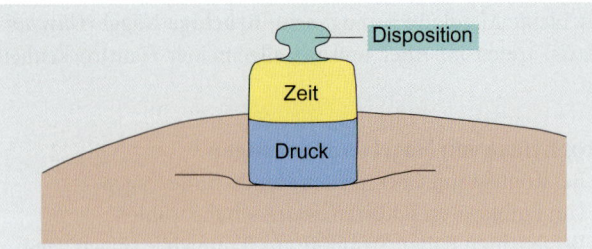

Abb. 2.94 Die drei Faktoren der Dekubitusentstehung: Druck, Zeit und Disposition. [L190]

Auflagedruck

Die Durchblutung der Hautkapillaren wird behindert, sobald der Druck auf die Kapillaren größer ist als der mittlere kapilläre Blutdruck, der etwa 20–25 mmHg beträgt. Druck auf die Kapillaren des Korium und der Subkutis kann von außen oder von innen ausgeübt werden:

- Von außen z. B. durch Falten im Bettlaken, Krümel im Bett oder auf der Sitzfläche, aber auch durch Katheter und Sonden, wenn sie unter dem Pflegebedürftigen platziert sind.
- Von innen durch Knochen, die ohne Muskel- und Fettpolster direkt unter der Haut liegen.

Zeit

Entscheidend ist, wie lange der Druck auf den Hautbezirken lastet. Wenn die Ernährung der Hautzellen weniger als 2 Std. unterbrochen wurde, können sie sich in der Regel wieder erholen. Bei länger anhaltendem Sauerstoffmangel sterben die Zellen ab und es bildet sich eine **Nekrose** (*Gewebetod*).

Disposition

Die Haut wird zusätzlich geschädigt durch:
- **Feuchtigkeit** (Schwitzen, Inkontinenz)
- **Scherkräfte**, die zu einer Verschiebung der Hautschichten gegeneinander führen

- **schlechte Durchblutung** (bei Anämie, Herzinsuffizienz, Diabetes mellitus)
- **mangelnde Schmerzempfindung** aufgrund einer Polyneuropathie
- **Immobilität** (Lähmungen, Immobilitätssyndrom)

FALLBEISPIEL
Frau Caspari, Teil I

Frau Caspari war bis kurz vor ihrem 75. Geburtstag eine rüstige Frau. Sie suchte regelmäßig ihren Hausarzt wegen ihrer Hypertonie auf. Bei großen Aufregungen kam es wiederholt zu Blutdruckkrisen, die häufig ein Vorhofflimmern auslösten.
In der allgemein hektischen Zeit vor Weihnachten erlitt sie aufgrund einer erneuten Blutdruckkrise und des nachfolgenden Vorhofflimmerns einen ausgedehnten ischämischen Insult. Auf einer stroke unit (*Spezialabteilung zur Behandlung von Schlaganfällen*) wurden sämtliche medizinischen Maßnahmen ergriffen, doch die Ischämiezeit war zu lang; Frau Caspari überlebte, aber mit schweren geistigen und körperlichen Behinderungen.
Nach mehreren Wochen wird Frau Caspari in eine Altenpflegeeinrichtung verlegt. Bei der Umlagerung von der Trage ins Bett stellt die Pflegefachkraft Frau Meier einen beginnenden Dekubitus fest.

Gefährdete Körperstellen

Dekubitusgefahr besteht vor allem an Körperstellen, an denen sich zwischen Haut und darunter liegenden Knochen keine bzw. nur wenig Muskulatur bzw. Bindegewebe befindet (➤ Abb. 2.95).

Dekubitus-Risikoeinschätzung

Die **Norton-Skala** ermöglicht anhand einfach zu überprüfender Kriterien eine verlässliche Einstufung des Dekubitusrisikos. Ihre erweiterte Fassung berücksichtigt Kriterien, die in ➤ Tab. 2.9 aufgeführt sind.

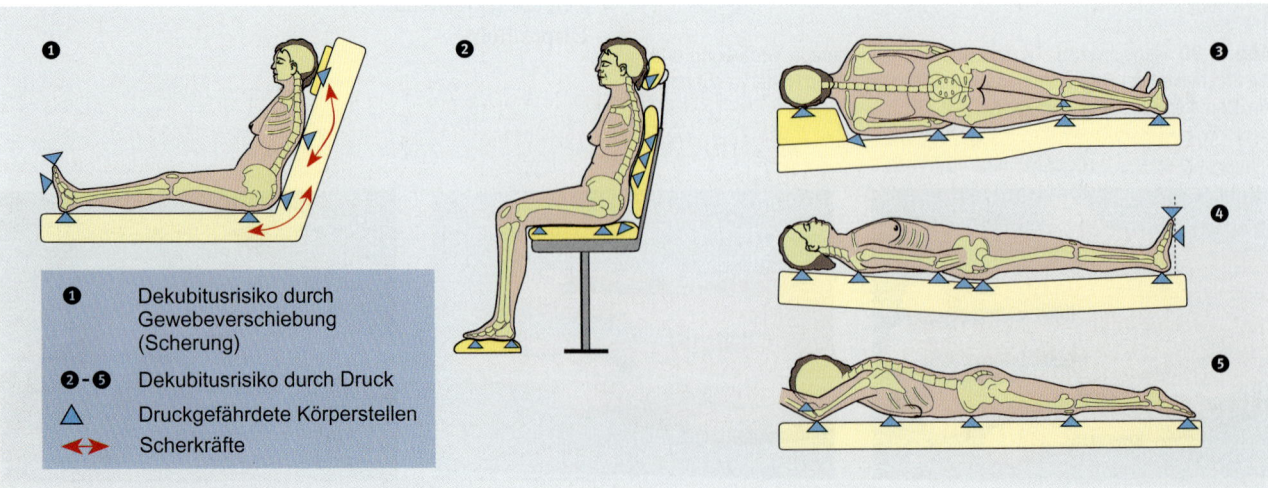

Abb. 2.95 Druckgefährdete Körperstellen beim Liegen auf der Seite, dem Rücken und dem Bauch sowie beim Sitzen auf dem Stuhl. [L157]

2.2 Erkrankungen von Haut und Hautanhangsgebilden

Tab. 2.9 Erweiterte Norton-Skala zur Einstufung der Dekubitusgefährdung. Für jede Kategorie wird eine Punktzahl zwischen 1 und 4 vergeben. Die Summe der Punkte ermöglicht eine Aussage über das Dekubitusrisiko (bei weniger als 25 Punkten ist der Betroffene leicht und bei weniger als 20 Punkten erheblicher dekubitusgefährdet).

Punkte	Körperlicher Zustand	Inkontinenz	Aktivität	Beweglichkeit	Bewusstseinslage	Kooperation, Motivation	Alter [Jahre]	Hautzustand	Zusätzliche Erkrankungen
4	• gut	• keine	• geht ohne Hilfe	• voll	• klar	• voll	• < 10	• normal	• keine
3	• leidlich	• manchmal	• geht mit Hilfe	• kaum eingeschränkt	• apathisch	• wenig	• < 30	• schuppig trocken	• Fieber • Diabetes • Anämie
2	• schlecht	• meist Urin	• rollstuhlbedürftig	• sehr eingeschränkt	• verwirrt	• teilweise	• < 60	• feucht	• Multiple Sklerose • Karzinom • Kachexie, Adipositas
1	• sehr schlecht	• Urin und Stuhl	• bettlägerig	• voll eingeschränkt	• stuporös (> 1.5.2)	• keine	• > 60	• Allergie Risse	• Koma • Lähmung

Die ebenfalls weit verbreitete **Braden-Skala** beurteilt Aktivität, Mobilität, Ernährung, sensorisches Empfindungsvermögen, Feuchtigkeit sowie die Wirkung von Reibung und Scherkräften auf die Haut.

Zur Vereinheitlichung der Dekubitusprophylaxe hat das **deutsche Netzwerk für Qualitätsentwicklung in der Pflege** (*DNQP*) im Jahr 2004 einen Expertenstandard zur Dekubitusprophylaxe entwickelt und 2010 aktualisiert.

SURFTIPP
Deutsches Netzwerk für Qualitätsentwicklung in der Pflege: www.dnqp.de

Stadien des Dekubitus

Die Beurteilung eines Dekubitus richtet sich nach den beteiligten Gewebeschichten. Die Einteilung nach EPUAP nennt vier Kategorien, die vergleichbar mit den derzeit üblichen Graden oder Stufen sind (> Tab. 2.10). [3]

FALLBEISPIEL
Frau Caspari, Teil II
Bei Frau Caspari besteht eine oberflächliche Hautrötung im Bereich des Kreuzbeins und der Dornfortsätze. Die Altenpflegeschülerin Laura Kiesel drückt auf die Hautrötungen und bemerkt, dass sie bestehen bleiben. In der Dokumentation notiert sie einen Dekubitus Kategorie I.

Tab. 2.10 Dekubitusstadien nach EPUAP.

Schweregrad	Beschreibung
Kategorie I	nicht wegdrückbare Hautrötung
Kategorie II	oberflächlicher Hautdefekt mit Blasenbildung
Kategorie III	Defekt aller Hautschichten
Kategorie IV	Beteiligung aller Hautschichten, der Sehnen, Bänder, Muskeln und Knochen

Prinzipien der Dekubitusprophylaxe

Da Druck die Hauptursache für die Entstehung eines Dekubitus ist, hat die Entlastung gefährdeter Körperstellen oberste Priorität. Dies kann erreicht werden durch:
• Mobilisation
• Lagerung
• Hautpflege

Mobilisation

DEFINITION
Immobilisationssyndrom: Komplex aus physischen und psychischen Schädigungen aufgrund dementieller Entwicklungen, Beeinträchtigungen des Bewegungsapparates und iatrogener Ursachen (Verordnung von Bettruhe, Sedativa). Sie schränken den Aktionsradius des Betroffenen soweit ein, dass er das Zimmer und schließlich das Bett nicht mehr verlässt. Komplikationen sind Dekubitus, Pneumonie, Thrombose und Lungenembolie.

Mobilisation verbessert die Blutzirkulation, die Beweglichkeit, die Atmung und das Herz-Kreislauf-System. Bewegungsübungen können im Bett, Rollstuhl oder im Sessel durchgeführt werden. Bei schwachen Pflegebedürftigen sind **passive** Bewegungsübungen geeignet. Wenn sie in andere Pflegeabläufe, z. B. die Ganzwaschung oder Umlagerung, integriert sind, erfordern sie nur einen geringen Mehraufwand an Zeit.

Lagerung

Lagerungen zur Dekubitusprophylaxe vergrößern die Auflagefläche und verringern so den Druck auf einzelne Körperstellen. **Umlagerungen** erfolgen in zweistündigem Rhythmus, je nach Bedarf auch in kürzeren Abständen. Lagerungsregeln sind:
• nicht so lagern, das Haut auf Haut liegt
• physiologische Mittelstellung der Gelenke berücksichtigen

- leichte Erhöhung der Extremitäten zur Verbesserung des venösen Rückflusses
- keine Einwirkung von Scherkräften auf die Haut

Wenn Umlagerungen allein keine ausreichende Druckentlastung erzielen, kommen spezielle Lagerungen hinzu:
- Bei der **Weich- und Superweichlagerung** mit Hilfe spezieller Matratzen oder -auflagen ist der Auflagedruck geringer als der Druck in den Kapillaren.
- Bei der Hohllagerung werden gefährdete Körperbereiche (z. B. die Ferse) so gelagert, dass kein Druck auf sie wirkt.

Hautpflege

Maßnahmen zur **Hautpflege** ergänzen die Druckentlastung, können sie aber nicht ersetzen. Die Haut muss von den Pflegefachkräften regelmäßig beobachtet werden, um Veränderungen frühzeitig zu erkennen. Die Hautpflege soll die Haut vor Feuchtigkeit durch Stuhl und Urin aber auch vor dem Austrocknen schützen. Zur **Durchblutungsförderung** kann die Haut z. B. während der Körperpflege leicht massiert und frottiert werden.

Behandlung

Hat sich trotz Dekubitusprophylaxe ein Dekubitus gebildet, bieten sich folgende Behandlungsmaßnahmen an:
- Bei der **Mobilisation** darf die Dekubituswunde nicht belastet werden, z. B. beim Aufstehen aus dem Bett durch Drehung auf Wunden am Steiß.
- Bei jedem Lagerungs- und Verbandswechsel den Dekubitus gezielt **beobachten**, (mind. 1–2-mal täglich), Wundzustand dokumentieren.
- **Wundbehandlung**. Feuchte Wundbehandlung, z. B. mit Alginaten, Hydrokolloid, Hydrogelen ggf. Wundausschneidung (*Débridement*), durchführen.
- **Infektionsbekämpfung** (Antibiotika auf ärztliche Anweisung geben.)
- Auf **ausreichende Schmerzbehandlung** achten.
- **Eiweiß- und vitaminreiche Kost** (> 5.1) anbieten, da Eiweiße und Vitamine die Wundheilung verbessern.
- Ausreichende **Flüssigkeitszufuhr** sicherstellen, denn Flüssigkeitsmangel trocknet die Haut aus und mindert die Hautspannung.

> **FALLBEISPIEL**
> **Frau Caspari, Teil III**
>
> Frau Caspari entfernt immer wieder die Inkontinenzvorlagen und liegt in ihrem Stuhl und Urin. Diese schwierigen Voraussetzungen führen dazu, dass sich im Kreuzbeinbereich zunächst Blasen bilden, die schnell in ein Geschwür übergehen, bei dem schließlich der Knochen sichtbar wird. Aufgrund der zeitraubenden Pflegemaßnahmen, die bei Frau Caspari und den meisten Pflegebedürftigen in der Abteilung erforderlich sind, verbunden mit der außerordentlich schwierigen Personalsituation in der Altenpflegeeinrichtung, ist eine professionelle Pflege von Frau Caspari nicht zu leisten. Frau Meier leidet unter dieser Situation und weiß, dass sie einen Weg finden muss, auf dem sie die Pflege so umsetzen kann, wie es ihrem Verständnis entspricht. Andererseits will sie alles tun, um ein Burn-out-Syndrom zu vermeiden.

2.2.6 Infektiöse Hauterkrankungen

Bakteriell bedingte Hauterkrankungen

Breiten sich bakteriell verursachte Hauterkrankungen flächenhaft aus, sind sie häufig durch Streptokokken verursacht. Eher umschriebene, abgekapselte und an die Hautanhangsgebilde gebundene Hautentzündungen beruhen meist auf einer Infektion durch Staphylokokken.

Furunkel, Karbunkel

> **DEFINITION**
> **Follikulitis**: Oberflächliche Entzündung des Haarbalges, meist durch Staphylococcus aureus.
> **Furunkel**: Tiefe Entzündung des Haarbalges mit Abszessbildung.
> **Karbunkel**: Flächenhafte, eitrige Entzündung durch Verschmelzen mehrerer Furunkel.

Die **Follikulitis** zeigt sich als gelblichgrüne Pustel um ein Haar herum.

Furunkel sind schmerzhafte, gerötete Knoten mit Eiterpfropf (> Abb. 2.96). Meist ist auch die Umgebung des Herdes gerötet und geschwollen. Allgemeinsymptome sind Fieber und Abgeschlagenheit. Bei wiederholtem Auftreten sollten Diabetes mellitus oder eine Leukämie ausgeschlossen werden.

Die sehr schmerzhaften **Karbunkel** kommen v. a. am Nacken vor.

> **VORSICHT**
> An Lippen, Nase und Wangen sind Furunkel besonders bedenklich, da der venöse Abfluss aus diesem Teil des Gesichts über die V. angularis *(Vene im medialen Augenwinkel)* zu Venen an der Hirnbasis erfolgt und eine Keimverschleppung eine Sinusthrombose (> 2.13.6), Meningitis (> 2.13.8) oder Enzephalitis (> 2.13.8) auslösen kann.

Behandlung und Pflege: Furunkel und Karbunkel werden vom Arzt eröffnet, der Eiter entfernt und die Wunde in geeigneter Weise verbunden. Beim Lippenfurunkel besteht Sprech-

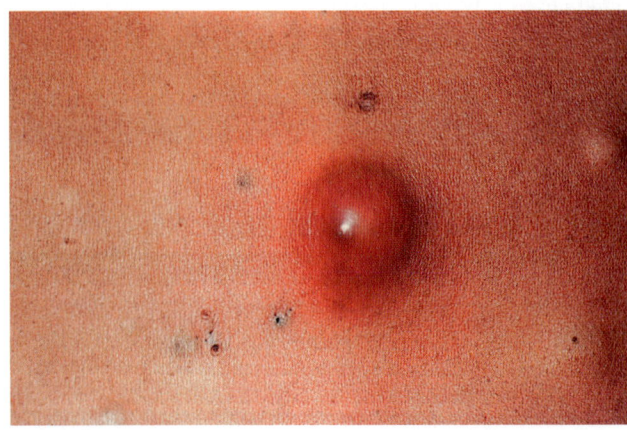

Abb. 2.96 Furunkel. [E384]

und Kauverbot (> Vorsicht-Kasten). Die systemische Antibiotikagabe erfolgt nach Arztanweisung.

Abszess
Ein **Abszess** ist eine Eiteransammlung in einem, durch Einschmelzung von Gewebe entstandenem Hohlraum (> 1.4.3). Meist sind Staphylokokken die verursachenden Erreger.

Symptome: Ein Abszess äußert sich durch das Auftreten der klassischen Entzündungszeichen (Rötung, Überwärmung, Schmerz, Schwellung, eingeschränkte Funktion), fühlt sich prall elastisch an und ist druckschmerzhaft.

Behandlung: Inzision, Drainage des Abszessherdes durch die Einlage einer Gummilasche, Kühlung und Antibiose.

Erysipel

> **DEFINITION**
> **Erysipel**: Akute, flächenhafte Infektion der Haut. Wegen der intensiven roten Farbe der betroffenen Haut wird das Erysipel auch Wundrose genannt.

Die Erreger sind meist hämolysierende Streptokokken, die durch kleine Läsionen in die Haut gelangen und sich flächenhaft entlang der regionalen Lymphbahnen ausbreiten.

Symptome: Am häufigsten tritt ein Erysipel an den unteren Gliedmaßen sowie an der Nase, den Augen, Ohren oder in der Genitalregion mit folgenden Symptomen auf: hohes Fieber, Schüttelfrost, Leukozytose, schmerzhafte, ödematöse Rötung, evtl. Blasenbildung und Schwellung der regionalen Lymphknoten.

Die **Behandlung** umfasst:
- Bettruhe und Kühlung der betroffenen Region
- bei einem Erysipel an den Gliedmaßen Ruhigstellung und Hochlagerung
- bei einem Gesichtserysipel Sprech- und Kauverbot (nur flüssige Kost oder Brei erlaubt)
- systemische Antibiotikagabe nach Arztanweisung

Viral bedingte Hauterkrankungen

Warzen
Warzen (*Verrucae*) entstehen durch humane Papillomaviren (*HPV*). HPV sind DNS-Viren mit ca. 140 Typen. HPV 16 und HPV 18 sind onkogene Viren, die z. B. das Zervixkarzinom oder ein Analkarzinom auslösen können. Gewöhnliche Warzen werden von HPV 2, Feigwarzen von HPV 6 und HPV 11 verursacht.

Es gibt viele **Therapieansätze** zur Behandlung von Warzen: Auftragen von Salizylsäure (Verrucid®) auf die betroffenen Hautstellen, Abtragung mit dem scharfen Löffel, Elektrokoagulation, Kryotherapie (*Einsatz von Kälteanwendung*), Laserchirurgie.

Verrucae vulgares (*gewöhnliche Warzen, Stachelwarzen*) sind harte Papeln, die durch zunehmende Verhornung rauer werden. Sie kommen v. a. an Händen und Fingern vor (> Abb. 2.97).

An den Augenlidern finden sich insbesondere bei älteren Menschen die **Verrucae filiformes** (*Pinsel- oder Fadenwarzen*).

Verrucae plantares (*Dornwarzen*) sind meist an der Fußsohle und am Zehenballen lokalisiert (> Abb. 2.98). Bei jedem Schritt werden sie durch das Körpergewicht in die Haut eingedrückt. Dies äußert sich in stechenden Schmerzen – daher der Name **Dornwarze**.

Condylomata acuminata (*Feigwarzen, spitze Kondylome*) entstehen bevorzugt im feuchten Milieu des Genital- und Analbereichs und werden durch Geschlechtsverkehr übertragen. Sie sehen blumenkohlartig aus (> Abb. 2.99).

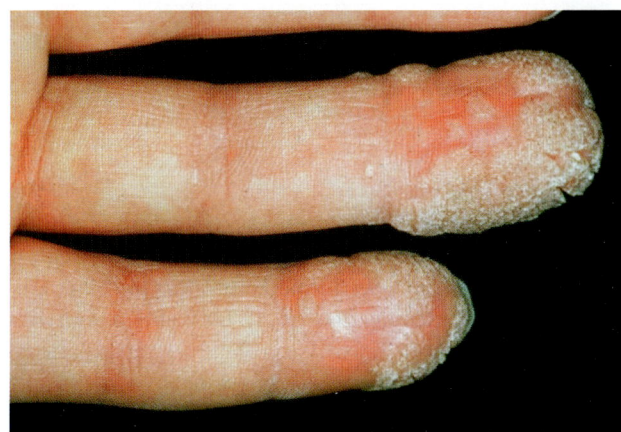

Abb. 2.97 Verrucae vulgares. [M123]

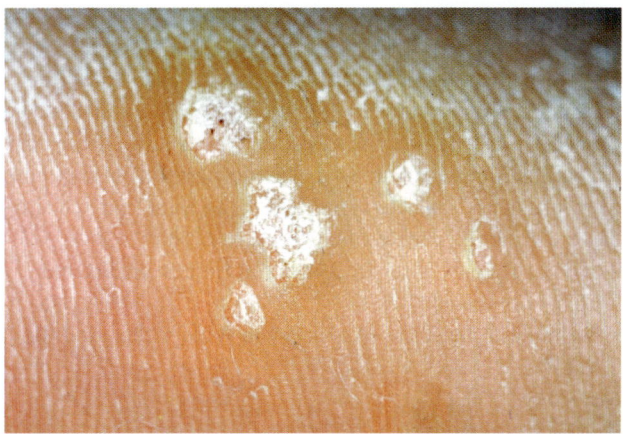

Abb. 2.98 Verrucae plantares der Fußsohle. Sie sind nach außen meist flach und unterbrechen optisch die Fußsohlenfurchung. [M123]

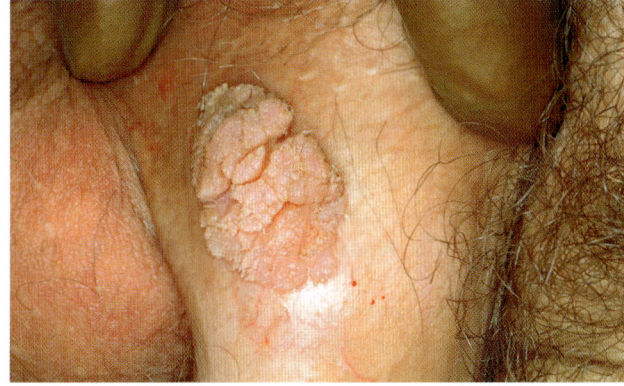

Abb. 2.99 Condylomata acuminata. [M123]

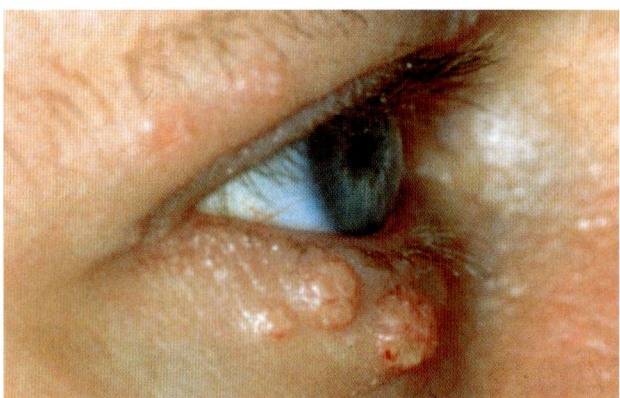

Abb. 2.100 Mollusca contagiosa am Unterlid. [M123]

Mollusca contagiosa
Verursacher der rundlichen **Mollusca contagiosa** (*Dellwarzen*), ist ein Virus der Pockengruppe und von Mensch zu Mensch übertragbar. Über kleine Hautdefekte gelangt das Virus durch Schmierinfektion in die Haut. Beim Anritzen oder Aufkratzen der Dellwarze (so genannt wegen ihrer deutlich sichtbaren zentralen Delle) entleert sich ein weißliches Material, das infektiös ist. Dellwarzen treten v. a. im Gesicht und im Genitalbereich auf. Sie müssen chirurgisch entfernt werden.

Herpesviren
Gemeinsamkeit der Herpesviren ist, dass sie nach einer Infektion in den Ganglien des Nervensystems verbleiben. Bei herabgesetzter Immunabwehr (Stresssituationen, körperliche Anstrengung, Menstruation, Sonnenlichtexposition) erfolgt eine Aktivierung und erneute Manifestation an Haut und Schleimhäuten. Wichtige Vertreter der Herpesviren sind:
- Herpes-simplex-Virus (Auslöser von Herpes labialis und Herpes genitalis)
- Varizella zoster-Virus (Auslöser von Windpocken und Gürtelrose)

Herpes simplex Viren
Ein Großteil der Bevölkerung hat sich – oft unbemerkt – mit **Herpes simplex Viren** (*HSV*) über Schmier- oder Tröpfcheninfektion aus Herpesläsionen infiziert. Zu Beginn empfindet der Erkrankte ein unangenehmes Spannungsgefühl, verbunden mit Juckreiz und Schmerzen. Dann bilden sich schmerzhafte Bläschen mit infektiösem Inhalt. Im weiteren Verlauf kommt es zur Krustenbildung. Lokalisationen sind:
- Lippen (*Herpes labialis*)
- Genitalbereich (*Herpes genitalis*)
- Mundhöhle (*Stomatitis aphthosa*, *Mundfäule*)
- Augenhornhaut und Bindehäute (*Keratokonjunktivitis herpetica*)

Nur im Frühstadium hemmen Salben mit dem Wirkstoff Aciclovir (Zovirax®) den Verlauf.

Herpes zoster
Windpocken sind hochinfektiös und die häufigste Erkrankung im Kleinkindesalter. Die Übertragung erfolgt durch Tröpfchen. Mittlerweile gehört die Impfung gegen Windpocken zu den empfohlenen Impfungen der STIKO (Ständigen Impfkommission).

Nach einer Windpockenerkrankung verbleiben Viren in den **Spinalganglien** nahe dem Rückenmark und werden bei Abwehrschwäche reaktiviert. Sie wandern über die Nervenbahnen zu dem von diesem Spinalganglion sensibel versorgten Hautgebiet, das von der Wirbelsäule gürtelförmig (daher Gürtelrose) nach vorn bis zur Mittellinie reicht.

Symptome und Untersuchungsbefund: Nach einer Inkubationszeit von etwa 1 Woche kommt es zu heftigen Schmerzen. Dann schießen kleine Bläschen in Gruppen im betroffenen Hautgebiet auf. Nach 1–2 Wochen heilen sie unter Krustenbildung ab. Die starken, als brennend beschriebenen Schmerzen können über Monate anhalten.

Komplikationen sind:
- Neuralgien mit brennendem Schmerzcharakter (postzosterische Neuralgie)
- Zoster ophthalmicus mit der Gefahr einer Erblindung
- Zoster oticus mit Fazialisparese
- Meningoenzephalitis
- Zoster generalisatus mit Beteiligung innerer Organe bei Immunsuppression

Behandlung: Antivirale Therapie innerhalb der ersten 2–3 Tage nach dem Auftreten von Symptomen mit Aciclovir sowie ausreichende Schmerzbehandlung.

Bei der **Pflege** ist zu beachten:
- Trockenhalten der befallenen Hautpartien (Vorgehen nach Arztanweisung)
- leichte, möglichst luftdurchlässige Verbände
- darauf achten, dass sich der Erkrankte schont und bei schweren Verläufen Bettruhe einhält
- Aufklärung des Betroffenen, dass er sich von Kindern (Gefahr von Windpocken) und abwehrgeschwächten Erwachsenen fernhalten muss
- Information des Erkrankten, dass er sich nach dem Berühren der betroffenen Körperregion oder kontaminierter Kleidung die Hände desinfizieren soll
- Pflegende tragen beim Waschen des Erkrankten Handschuhe und verwenden desinfizierende Waschzusätze

Prognose: Ist in der Regel gut; Rezidive sind wahrscheinlich.

Pilzbedingte Hauterkrankungen

> **DEFINITION**
> **Dermatomykosen:** Lokale Pilzinfektionen der Haut, meist durch Dermatophyten und Hefen, selten durch Schimmelpilze verursacht (➤ Tab. 2.11).

Hautmykosen durch Dermatophyten
Hautmykosen durch Dermatophyten betreffen sowohl die Haut, als auch Hautanhangsgebilde, da die Pilze das Keratin in

2.2 Erkrankungen von Haut und Hautanhangsgebilden

Tab. 2.11 Nomenklatur der Dermatomykosen.

Erreger	Befallene Region	Bezeichnung
Dermatophyten (*Fadenpilze*)	• Körper • Fuß • Nägel • Kopfhaar	• Tinea corporis • Tinea pedis • Tinea unguium • Tinea capitis
Hefepilze (*Sprosspilze*, z. B. Candida albicans)	• Hautfalten • Nägel, Nagelwall • Vulva, Vagina • Mundhöhle, Speiseröhre	• Soorintertrigo • Paronychie • Soorvulvovaginitis • Mundsoor, Soorösophagitis

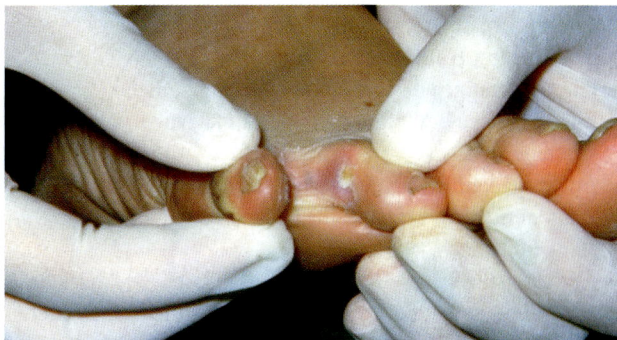

Abb. 2.101 Stark juckende Zwischenzehenmykose bei einer Diabetikerin. [T195]

den Hautzellen für ihren Stoffwechsel nutzen. Deshalb liegen die Erkrankungsherde direkt an der Kontaktstelle. Pilze haben ein Wachstumsoptimum bei 25–30 °C. Reservoir ist der Mensch, aber auch Tiere oder der Erdboden. Eine Pilzinfektion aufgrund von Dermatophyten wird als Tinea (*Flechte*) bezeichnet.

Symptome bei **Tinea corporis** (*Ringelflechte*):
- kreisrunde Rötung
- Schuppung mit Randbetonung (dort finden Pilzvermehrung und Entzündungsreaktionen statt)
- zentrale Blässe (> Abb. 2.102)

Tinea pedis (*Fußpilz*): Häufige Erkrankung, mit starkem Juckreiz verbunden.

Tinea unguium (*Nagelmykose*): schwierig zu behandeln; nach Entfernung des pilzbefallenen Gewebes wird Antipilzlack (z. B. Loceryl®) aufgetragen.

Tinea capitis: Hohe Ansteckungsgefahr, daher so schnell wie möglich mikroskopische Sicherung der Diagnose.

Die **Behandlung** bei Infektionen durch Dermatophyten erfolgt lokal z. B. mit Ciclopirox (Batrafen®). Wenn die lokale Behandlung nicht ausreicht, ist an die systemische Verordnung von Griseofulvin (Griseo-CT®) oder Itraconazol (z. B. Sempera®) zu denken.

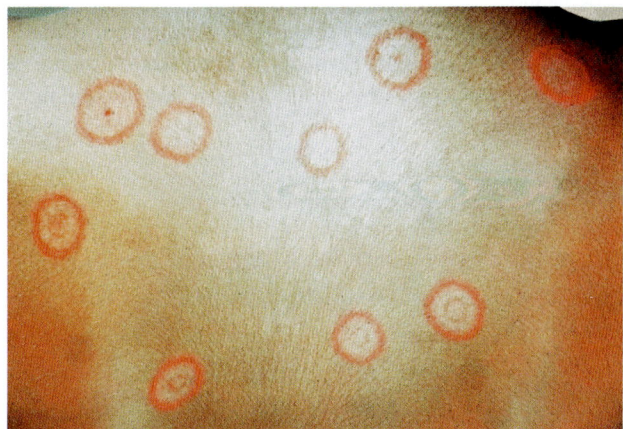

Abb. 2.102 Dermatophyteninfektion am Rücken. [M123]

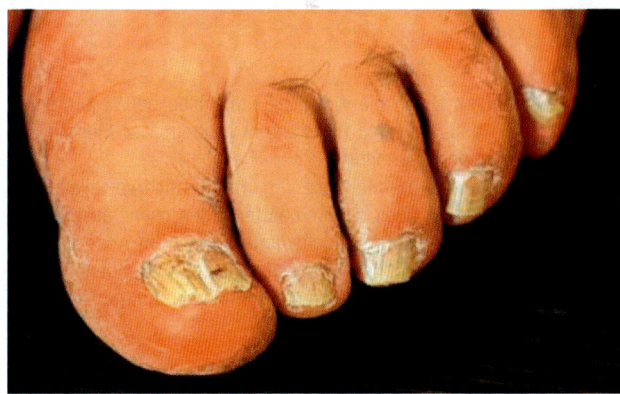

Abb. 2.103 Nagelmykose am Fuß während der Behandlung. [E454]

Hautmykosen durch Hefen

Hefepilze gehören zur Haut- und Schleimhautflora. Der Übergang von der harmlosen Besiedelung zur Infektion erfolgt, wenn das Gleichgewicht der Haut- bzw. Schleimhautflora gestört ist. Das betrifft Säuglinge, Diabetiker, Menschen mit Immunsuppression (z. B. nach Radiatio oder Zytostase) und Personen, die aufgrund einer bakteriellen Erkrankung Antibiotika einnehmen. Hefepilze benötigen ein Temperaturoptimum von 37 °C. Sie wachsen daher an Stellen, die warm und feucht sind. Sie können, im Gegensatz zu den Dermatophyten, auch Schleimhäute und innere Organe infizieren. Der wichtigste Vertreter der Hefepilze ist **Candida albicans**.

Erkrankungen:
- Paronychie (*Nagelbettentzündung*) und Interdigitalmykose
- Candidose der Hautfalten (*Soorintertrigo*)
- Soorvulvovaginitis
- Mundsoor, Soorösophagitis

Hinweise auf eine **Soorintertrigo** (Intertrigo = *Wolf, Wundreiben*) geben die roten und juckenden Hautveränderungen in Körperfalten (Analfalte, zwischen den Oberschenkeln, unter den Brüsten, in der Leiste, unter Fettschürzen), die mit brennenden Schmerzen einhergehen.

Therapie: Zur medikamentösen Behandlung einer Candidose stehen lokal z. B. Nystatin (Candio-Hermal®) oder Amphotericin B (Ampho-Moronal®) zur Verfügung. Ein schwerer Befall erfordert die orale Gabe von Fluconazol (Diflucan®) oder Itraconazol (z. B. Sempera®). Zusätzlich sollten an Körperstellen, an denen Haut auf Haut zu liegen kommt (z. B. Leisten, weibliche Brüste), Kompressen oder Tücher aus Baumwolle eingelegt werden. Sie sorgen für „Abstand und Belüftung".

Pflege und Information des Betroffenen bei pilzbedingten Hauterkrankungen

- Für Waschungen desinfizierende Seifen benutzen.
- Infizierte Areale zuletzt waschen, Einmalartikel zum Waschen bevorzugen.
- Auf ausgedehnte warme Bäder verzichten. Sie lassen die Haut aufquellen, wodurch die Pilzsporen leichter in die Haut eindringen.
- Alle Utensilien (Badewanne, Waschschüssel, Steckbecken) nach Gebrauch mit einem geeigneten Desinfektionsmittel behandeln, dann trocknen lassen.
- Erkrankte bezüglich geeigneter Kleidung beraten. Günstig ist atmungsaktive Leibwäsche, die bei 95° C gewaschen werden kann.
- Erkrankte über geeignete Schuhe aufklären: luftige Schuhe und Baumwollstrümpfe bevorzugen, keine Gummistiefel oder Synthetiksocken tragen, um Wärme- und Sekretstau zu vermeiden.

> **Fußsprühanlagen**, wie sie in Schwimmbädern vorkommen, sind bei üblicher Anwendung wirkungslos. Üblich ist: Fuß kurz unter die Sprühanlage halten und sofort barfuß weiterlaufen. Desinfektion ist nur sinnvoll, wenn die Einwirkzeit eingehalten wird.

Parasitär bedingte Hauterkrankungen

Milben und Läuse rufen die häufigsten **parasitär bedingten Hauterkrankungen** hervor.

Skabies

> **DEFINITION**
> **Skabies** (*Krätze*): Durch die weibliche Krätzmilbe hervorgerufene, ansteckende Hauterkrankung mit starkem Juckreiz. Der Mensch ist der einzige Wirt der Krätzmilbe.
> **Scabies crustosa**: Hochinfektiöse Variante, die sich vor allem bei immunsupprimierten oder unterernährten Menschen ausbreitet. Kennzeichen sind die durch ungehemmte Vermehrung der Milben großflächig auftretenden Hauterscheinungen mit Schuppenbildung und bräunlichen Krusten, die massenhaft Milben enthalten.

Entwicklungszyklus und Übertragung

Krätzmilben saugen im Gegensatz zu Läusen, Flöhen und Zecken kein Blut, sondern fressen Hautzellen. Die befruchteten, etwa 0,2–0,5 mm großen Weibchen graben sich in die Epidermis. Am Ende des Milbengangs bleibt das Weibchen sitzen und legt täglich zwei bis drei Eier, bis es nach etwa ein bis zwei Monaten stirbt. Aus den Eiern entwickeln sich über mehrere Zwischenstadien Larven, die sich auf die Hautoberfläche begeben. Nach weiteren Entwicklungsstadien beginnt der etwa 4 Wochen dauernde Zyklus von neuem.

Außerhalb der Hornschicht können Milben etwa 2–3 Tage in Kleidung, Bettwäsche, auf Polstermöbeln und Fußböden überleben. Übertragen werden die Milben in der Regel aber durch direkten Körperkontakt.

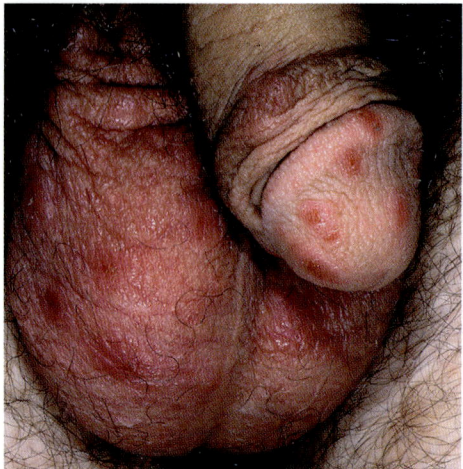

Abb. 2.104 Milbengänge der Krätzmilbe am Penis. [E385]

Erscheinungsbild

Vorherrschendes Symptom ist ein quälender Juckreiz, der v. a. nachts in der Bettwärme zunimmt. Typische Stellen, an denen Kratzspuren und entzündliche Papeln auftreten, sind: Zwischenräume zwischen den Fingern (v. a. Innenseite) und Zehen, Achselhöhlen, Brustwarzen und Penisschaft (➤ Abb. 2.104). Die Milbengänge können aber an allen anderen Körperstellen (mit Ausnahme des behaarten Kopfes und des Gesichts) vorhanden sein. Sie sind als kleine, bräunliche Linien unter der Haut sichtbar. Am Ende des etwa 1 cm langen Hautgangs ist die Milbe als dunkles Pünktchen zu sehen.

Behandlung

Die Therapie besteht bei Erwachsenen in der äußerlichen Anwendung eines antiparasitären Mittels z. B. Crotamiton (Crotamitex®).

Hygienemaßnahmen

Voraussetzungen sind das Auffinden der Infektionsquelle, die Suche nach weiteren, noch unbekannten Erkrankten, die Mitbehandlung aller Kontaktpersonen in Verbindung mit den Hygieneplänen der Altenpflegeeinrichtung und den Vorgaben des Robert Koch-Instituts (*RKI*).

> **SURFTIPP**
> Robert Koch Institut: www.rki.de

Vorgaben des RKI sind z. B.: [6]
- zeitgleiche Therapie aller Bewohner der Altenpflegeeinrichtung und der Pflegefachkräfte
- Tragen von Schutzkleidung und Einmalhandschuhen bei der Pflege
- 14-tägige Isolierung der Pflegebedürftigen, die an einer Scabies crustosa leiden

Laut **Infektionsschutzgesetz** (*IfSG*) besteht Meldepflicht, wenn Krätze in Gemeinschaftseinrichtungen auftritt.

Pedikulose

DEFINITION
Pedikulose: Erkrankungen durch Läuse.

Entwicklungszyklus und Übertragung von Kopfläusen

Der Zyklus verläuft vom Ei über die Larve zur Laus und dauert etwa drei Wochen. Getrennt von ihrem Wirt können Kopfläuse etwa drei Tage überleben, auf dem Kopfhaar werden sie wenige Wochen alt. Während dieser Zeit kleben die befruchteten Weibchen etwa 100–150 Eier (*Nissen*), die ungefähr 0,8 mm groß sind, mit einem wasserunlöslichen Kitt dicht oberhalb des Haaransatzes an die Kopfhaare (> Abb. 2.105).

Kopfläuse werden meist durch engen direkten Körperkontakt, aber auch über alle Gegenstände, die mit dem Kopfhaar in Berührung gekommen sind, übertragen. Da die Läuse weder springen noch unabhängig von ihrem Wirt größere Strecken zurücklegen können, finden sie z. B. über Kopfbedeckungen, Schals, Kämme, Haarbürsten oder -schmuck neue Wirte.

Läuse ernähren sich vom Blut ihres Wirtes, das sie mehrmals täglich saugen.

Erscheinungsbild

Die zwei- bis dreistündlichen Stiche der **Kopfläuse** führen zu hochroten, quaddelähnlichen Papeln (> 2.2.4), die aufgrund des Läusespeichels stark jucken. Wird der Lausbefall nicht therapiert, entstehen durch das Kratzen Hautwunden und Entzündungen, häufig sind die Haare stark verfilzt.

Filzläuse bevorzugen die Nähe zu Duftdrüsen, sind also an Genitalien, in Achseln sowie in starker Brust- und Bauchbehaarung zu finden. Die Übertragung erfolgt durch den Geschlechtsverkehr oder kontaminierte Hotelbetten. Der Juckreiz ist mäßig und nachts stärker als am Tag.

Kleiderläuse rufen Rötungen, Quaddeln und Knötchen mit starkem Juckreiz hervor. Sie haben derzeit keine Bedeutung.

Behandlung und Pflege bei Kopfläusen
Allgemeine Maßnahmen: [1]

- Kleidung und Bettwäsche bei mind. 60 °C waschen.
- Kämme und Haarbürsten gründlich reinigen.
- Nicht waschbare Gegenstände mit Lindan behandeln und für 2–4 Wochen in einen fest verschließbaren Plastikbeutel geben (führt zum Hungertod der Läuse).

Medikamentöse Therapie: Die wichtigsten Wirkstoffe zur externen Behandlung sind Lindan (Jacutin®Gel), Pyrethrin (Goldgeist forte®) oder Permethrin (Infectopedicul®). Die Hinweise der Hersteller sind zu beachten.

Laut **Infektionsschutzgesetz** (*IfSG*) besteht Meldepflicht, wenn Läuse in Gemeinschaftseinrichtungen auftreten.

2.2.7 Allergische bedingte Hauterkrankungen

Von einer **allergisch bedingten Hauterkrankung** spricht man, wenn eine Antigen-Antikörper-Reaktion Hauterscheinungen hervorruft.

Urtikaria

DEFINITION
Urtikaria (*Nesselsucht, Quaddelsucht*): Aus Quaddeln bestehendes Exanthem, das stark juckt.

Krankheitsentstehung und Entwicklung

Auslöser sind z. B.:
- Arzneimittel (z. B. Betablocker, ACE-Hemmer, ASS), Insektenstiche oder Nahrungsmittel (allergische Urtikaria)
- Quallen, Brennnesseln oder Schalen von Zitrusfrüchten (Kontakturtikaria)
- Kälte, Wärme, Licht, Scherkräfte (physikalische Urikaria)

Durch die Auslöser setzen Mastzellen und basophile Granulozyten Histamin frei. Damit werden die Kapillaren durchlässiger, das austretende Plasma führt zu einem Ödem und damit zur Quaddelbildung (> Abb. 2.106).

Symptome und Untersuchungsbefund

Kurze Zeit nach der Exposition schießen unterschiedlich große, leicht erhabene und meist rötliche Quaddeln auf. Sie ähneln denen nach Brennnesselkontakt und bilden sich in der Regel nach Std. oder Tagen zurück.

Der Betroffene klagt über heftigen Juckreiz. Typischerweise werden die Quaddeln aber nicht zerkratzt, sondern gescheuert oder gerieben. Während der allergischen Reaktion können zusätzlich Luftnot und Kopfschmerzen auftreten. Ein anaphylaktischer Schock ist selten.

Im Rahmen einer Urtikaria kann ein **Quincke-Ödem** (*Angioödem*) entstehen, bei dem es hoch akut zu einer entstellenden Gesichtsschwellung, vor allem um die Augen und den Mund kommt (> Abb. 2.107). Bei einer Beteiligung der Luftwege, insbesondere des Kehlkopfs, gerät der Betroffene rasch in eine lebensbedrohliche Atemnot.

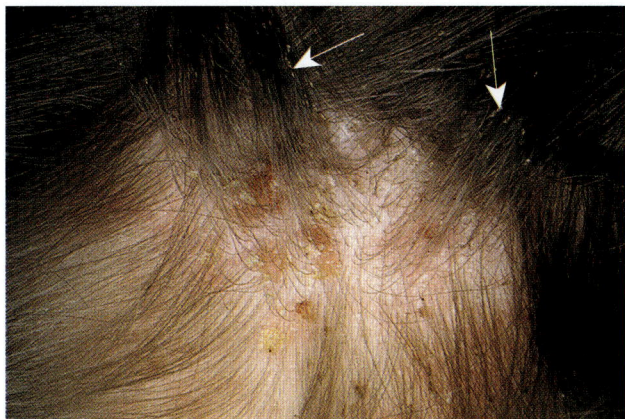

Abb. 2.105 Haare mit Nissen. [E385]

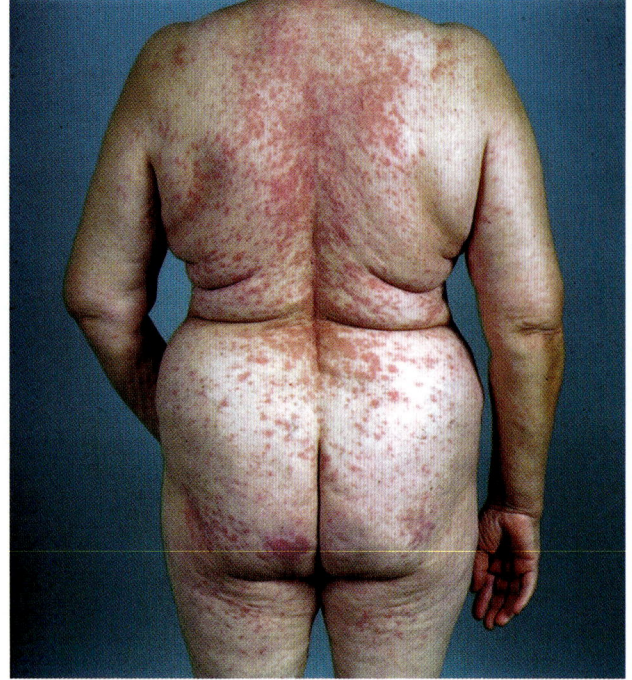

Abb. 2.106 Arzneimittelexanthem. Rötliche, stark juckende Quaddeln bedecken den gesamten Körper der erkrankten Frau. [M123]

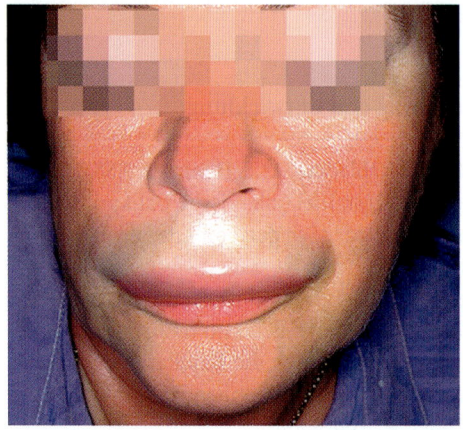

Abb. 2.107 Quincke-Ödem mit erheblicher perioraler Schwellung. [M123]

Therapie
In leichten Fällen helfen kühlende antihistaminikahaltige Gele (Soventol®). Ausgeprägte Hauterscheinungen und ein Quincke-Ödem erfordern die systemische Gabe von Antihistaminika bzw. Glukokortikoiden. Beim Quincke-Ödem kann eine Intubation erforderlich werden.

Pflege
Besonders wichtig ist die Beobachtung des Kreislaufs und der Atmung, um eine Gefährdung des Erkrankten durch einen anaphylaktischen Schock oder ein Ödem, das die Atmung behindert, möglichst frühzeitig erkennen und den Notarzt kontaktieren zu können.

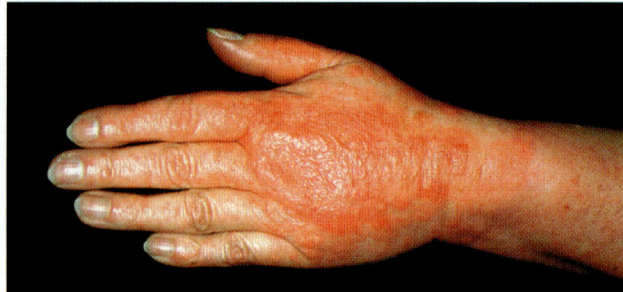

Abb. 2.108 Allergisches Kontaktekzem an der Hand mit Streuherden am Unterarm. [M123]

Allergisches Kontaktekzem

> **DEFINITION**
>
> **Allergisches Kontaktekzem**: Ekzem, das aufgrund einer von außen einwirkenden allergieauslösenden Substanz auftritt.

Symptome und Untersuchungsbefund
Die Symptome beginnen typischerweise 12–48 Std. nach dem Allergenkontakt und erreichen nach zwei Tagen ihr Maximum. Beim **akuten Kontaktekzem** kommt es neben einem starken Juckreiz zu Rötung, Schwellung und Bläschenbildung am Wirkungsort des Allergens (➤ Abb. 2.108).

Wenn es nicht gelingt, das auslösende Allergen zu vermeiden, entwickelt sich ein **chronisches Kontaktekzem** mit verändertem Erscheinungsbild. Die Haut des Erkrankten ist verdickt, **lichenifiziert** (*vergröbertes Hautfaltenrelief*) und schuppt. Da der Kranke meist unter Juckreiz leidet, sind Kratzeffekte häufig. Oft sind Rhagaden und entzündungsbedingte Pigmentverschiebungen zu beobachten.

Behandlung
Wichtig wäre eine **Allergenkarenz**. Von großer Bedeutung ist eine regelmäßige, sorgfältige Hautpflege mit rückfettenden und harnstoffhaltigen Salben und Ölbädern. Antihistaminika unterbrechen den Teufelskreis zwischen Juckreiz – Kratzen – Ekzem – Juckreiz. Hinzu kommt die lokale Therapie mit glukokortikoidhaltigen Salben z. B. Prednisolon (Linola®H).

Prognose
Ein akutes allergisches Kontaktekzem heilt nach Allergenkarenz in der Regel narbenlos ab. **Berufsbedingte Kontaktekzeme** sind der Berufsgenossenschaft zu melden. Führen auch Schutzmaßnahmen nicht zum gewünschten Erfolg, ist an eine Umschulung in einen anderen Beruf zu denken.

Neurodermitis

> **DEFINITION**
>
> **Neurodermitis** (*atopisches Ekzem, endogenes Ekzem*): Chronisch-rezidivierende Entzündung der trockenen Haut mit Juckreiz. Betrifft v. a. Kinder und jüngere Erwachsene.

Krankheitsentstehung

Bei der Neurodermitis spielen Fettstoffwechselstörungen der Haut, Vererbung, psycho- und neurovegetative Faktoren eine große Rolle. **Leitsymptome** der Neurodermitis sind eine trockene Haut und starker Juckreiz bei symmetrischem Befall.

Gut geheizte Innenräume, psychische Belastungen und Bekleidung aus Wolle verstärken die Symptomatik. Eine deutliche Besserung tritt bei Klimawechsel (Gebirgs- oder Meeresklima) auf.

Erscheinungsbild bei Erwachsenen

Bevorzugt werden Hals, Gelenkbeugen (Hand-, Ellenbogen-, Kniegelenk) und Handrücken befallen. Die betroffenen Stellen sind gerötet und weisen Kratzeffekte mit Verkrustungen und **Lichenifikation** (*Vergröberung des Hautreliefs*) auf.

Behandlung

Die **Therapie** erfolgt mit fetthaltigen Salben, glukokortikoidhaltigen Präparaten während eines Schubes, Antihistaminika und Ölbädern.

Information des Erkrankten

- Nach dem Duschen die noch feuchte Haut mit fetthaltigen Salben behandeln, ebenso nach dem täglichen Waschen.
- Hautaustrocknende Externa vermeiden, z. B. keine alkoholischen Lösungen und Gele verwenden.
- Baumwollkleidung bevorzugen.
- Auf Nikotin und Alkohol verzichten.

Prognose

Die Intensität der Erkrankung vermindert sich mit zunehmendem Alter (ab etwa 30 Jahren).

2.2.8 Psoriasis (vulgaris)

> **DEFINITION**
>
> **Psoriasis vulgaris** (*Schuppenflechte*): Rezidivierende Entzündung der Haut mit gesteigerter Zellneubildung und Verhornungsstörungen. Typ I: Erstmanifestation vor dem 40. Lebensjahr bei positiver Familienanamnese, Typ II: Beginn in höherem Alter bei negativer Familienanamnese.

Die zu den Autoimmunerkrankungen zählende **Psoriasis** tritt auf, wenn T-Zellen Zytokine bilden, die eine Entzündung und Steigerung der Keratinozytenbildung in Gang setzen. Die Zeit, in der sich die Epidermis einmal vollständig erneuert, wird dann von 28 auf 3–4 Tage reduziert. Dieser Prozess ruft die starke Schuppung hervor. Die Auslösung der Erkrankung hat verschiedene Ursachen, z. B. Infektion durch β-hämolysierende Streptokokken, Medikamenteneinnahme (etwa Beta-Blocker, Lithium), Alkohol und Stressfaktoren wie Ehescheidungen oder beruflicher Druck (> Abb. 2.109).

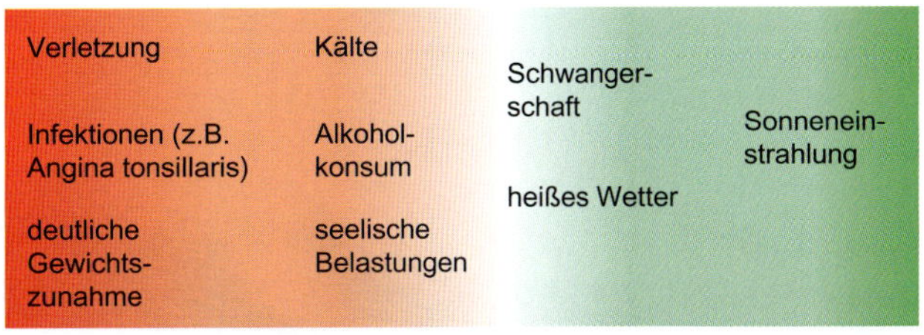

Abb. 2.109 Zahlreiche exogene und endogene Faktoren beeinflussen den Krankheitsverlauf bei Psoriasis. Die Abbildung zeigt, welche Faktoren erfahrungsgemäß zu einer Verschlechterung (rot) oder Verbesserung (grün) führen. [L190]

> **Psoriasisphänomene**
> - **Koebnerphänomen**: Entstehung neuer Krankheitsherde an Stellen, die z. B. mechanisch (durch Kratzen) gereizt werden.
> - **Kerzenwachsphänomen**: Die Schuppen einer betroffenen Hautstelle lassen sich mit einem Spatel wie Wachs von einer Kerze schaben.
> - **Phänomen des letzten Häutchens**: Wenn die letzte Schuppe dieser Hautstelle abgekratzt ist, wirkt die Epidermis pergamentartig und trocken.

Erscheinungsbild

Die Effloreszenzen der Psoriasis sind erythematöse Plaques. Sie fallen in Form, Größe und Intensität sehr unterschiedlich aus, von punktförmig bis über handtellergroß. Die Herde verteilen sich symmetrisch auf beide Seiten des Körpers und sind besonders ausgeprägt an den Streckseiten der Extremitäten (Ellenbogen, Knie), an den unteren Wirbelsäulenabschnitten und am behaarten Kopf (> Abb. 2.110).

Die zuweilen juckenden Herde weisen folgende Zeichen auf (> Abb. 2.111):

- flach über das Hautniveau erhaben
- entzündlich gerötet (*erythematös*)
- scharf begrenzt
- von silbrig glänzenden Schuppen bedeckt

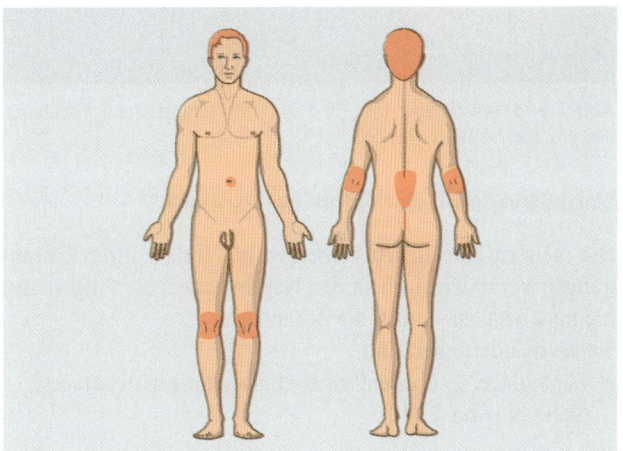

Abb. 2.110 Prädilektionsstellen der Psoriasis vulgaris. [L138]

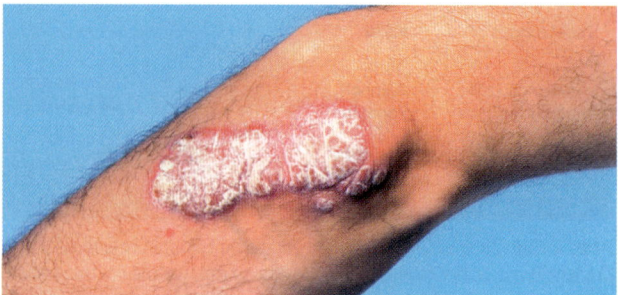

Abb. 2.111 Typischer Psoriasis-Herd an der typischen Prädilektionsstelle Ellenbogen. [K183]

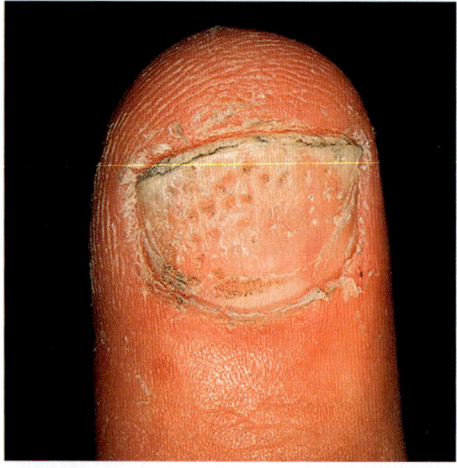

Abb. 2.112 Tüpfelnägel. Diese grübchenförmigen Vertiefungen der Nagelplatte sind charakteristisch für eine Psoriasis. [E386]

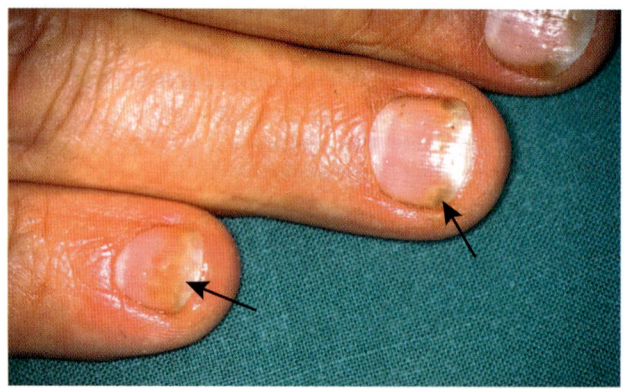

Abb. 2.113 Ölflecknägel. Die „Ölflecken" bei Psoriasis sind gelblichbraun und unscharf begrenzt. [M123]

Veränderungen der Nägel bei Psoriasis

Die meisten Betroffenen bemerken im Verlauf ihrer Erkrankungen Veränderungen an den Nägeln, wobei die Fingernägel häufiger befallen sind als die Zehennägel.
Nagelveränderungen sind:
- Tüpfelnägel (grübchenförmige Einsenkungen der Nagelplatte ➤ Abb. 2.112)

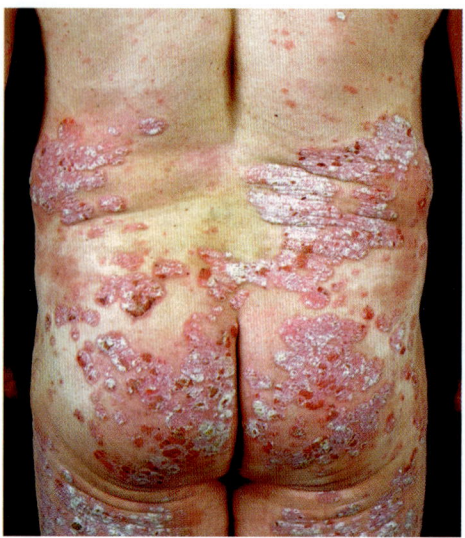

Abb. 2.114 Schwere Form der Psoriasis. Deutlich erkennbar sind zahlreiche entzündlich gerötete, von silbrig glänzenden Schuppen bedeckte Herde, die zum Teil zusammenfließen. [M123]

- Ölflecke (gelbliche Verfärbungen), die durch Veränderungen des Nagelbetts bedingt sind (➤ Abb. 2.113)
- Krümelnägel bei vollständiger Zerstörung der Nagelplatte

Psoriasis-Arthritis

Bei etwa 10 % der Betroffenen wird der Bewegungsapparat in den Krankheitsprozess einbezogen. Die häufigste Form ist eine Arthritis mit Befall der Finger- und Zehenendgelenke und die Beteiligung der Wirbelsäule. Entzündungen der Knie-, Hüft- und Sprunggelenke und Knochenresorptionen können ebenfalls auftreten. [4]

Behandlung

Da die Psoriasis die Lebensqualität der Betroffenen stark vermindert und oft lebenslange Behandlungen erforderlich macht, muss die Indikation für jeden Erkrankten individuell getroffen werden. Die drei Säulen der Behandlung sind:
- lokale Therapie mit Glukokortikoiden, Vitamin-D-Analoga, Cignolin
- Fototherapie (UVB-Bestrahlung, PUVA)
- in schweren Fällen systemische Therapie mit Methotrexat, Ciclosporin, Biologica

Vitamin-D-Analoga (Calcipotriol/Psorcutan®) hemmen Zellteilungen und die Aktivität der Immunzellen.

Cignolin, ein klassischer Wirkstoff in der Behandlung der Psoriasis, wirkt lokal zytostatisch; als Minutentherapie mit kurzfristigem Auftragen und Abwaschen oder in Kombination mit UVB-Bestrahlung und Teerbädern.

2.2 Erkrankungen von Haut und Hautanhangsgebilden

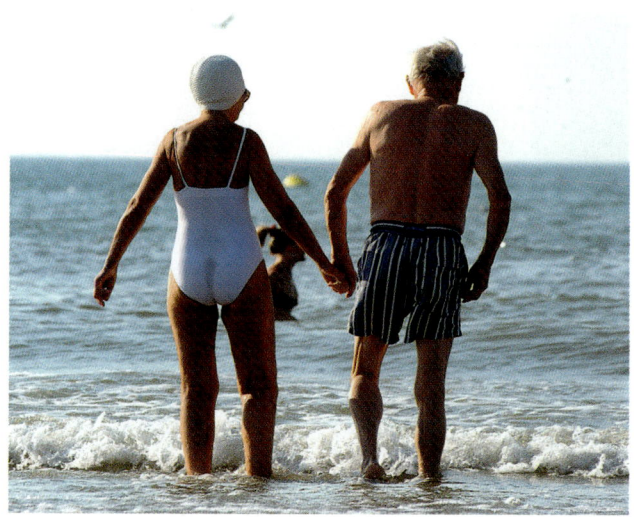

Abb. 2.115 Positiv wirkt sich bei der Psoriasis die Kombination aus Baden im Meer (wichtig ist der Salzgehalt) und Sonnenexposition aus. Die Wirkung hält allerdings nur begrenzte Zeit an. [J787]

PUVA (Psoralene und UVA): Die Kombination einer fotosensibilisierenden Substanz (Methoxsalen/Meladinine®) mit UV-Bestrahlung ist eine Möglichkeit bei schweren Verläufen die epidermale DNS-Synthese und damit Zellteilungen zu hemmen.

Methotrexat ist ein Zytostatikum, **Ciclosporin** ein Immunsuppressivum. Infliximab (Remicade®), das zu den **Biologica** gehört, richtet sich gezielt gegen den Tumornekrosefaktor-α (ein Faktor, der Entzündungen fördert).

Information des Erkrankten

Durch die auffälligen Hauterscheinungen sind die Betroffenen in ihrer Lebensqualität stark eingeschränkt. Selbsthilfegruppen und psychotherapeutische Maßnahmen können neben der medikamentösen Therapie bei der Bewältigung und dem Akzeptieren dieser lebenslang beeinträchtigenden und so offensichtlichen Hauterkrankung hilfreich sein.

> **SURFTIPP**
> Deutscher Psoriasis-Bund e. V.: www.psoriasis-bund.de

2.2.9 Fehlbildungen der Haut und Hauttumoren

Fehlbildungen der Haut

Naevi

> **DEFINITION**
> **Naevus** (*Muttermal*): Scharf umschriebene Fehlbildung der Haut, die als **Pigmentnaevus** (*„Leberfleck"*) oder **Naevus flammeus** (*Feuermal*) auftritt.

Ein **Pigmentnaevus** (*Naevuszellnaevus, Leberfleck*) entsteht durch die Anhäufung pigmentbildender Zellen (*Melanozyten* ➤ 2.2.1) in der Haut. Die Oberfläche ist meist glatt, kann aber auch warzenähnlich oder behaart sein (➤ Abb. 2.116). Bei Veränderungen der Form, Farbe, Größe und Begrenzung sollten Leberflecken wegen des Entartungsrisikos operativ entfernt und histologisch untersucht werden.

Ein **Feuermal** (*Naevus flammeus, Weinmal*) ist ein angeborener, rotblauer Hautbezirk, der durch Kapillarerweiterungen bedingt ist (➤ Abb. 2.117). Form und Größe der Flecken variieren stark und sind insbesondere in Gesicht und Nacken zu finden. Wenn Feuermale im Gesicht auftreten, gibt es Möglichkeiten für die Betroffenen, medizinisches Schminken zu erlernen.

Gutartige Tumoren

Hämangiom

> **DEFINITION**
> **Hämangiom** (*Blutschwamm*): Gutartiger Tumor der Blutgefäße mit starker Rückbildungstendenz bis zur Pubertät.

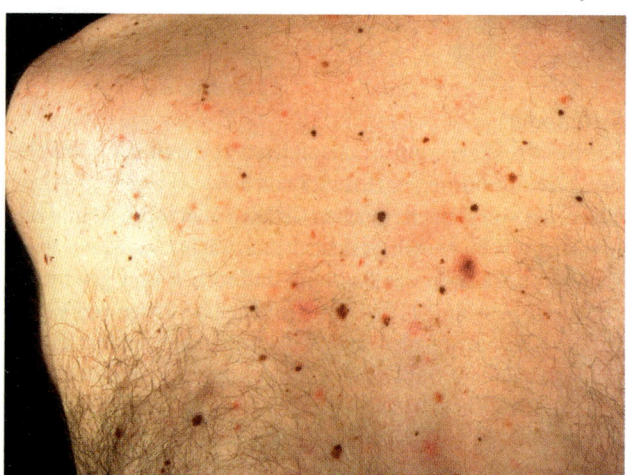

Abb. 2.116 Multiple Naevuszellnaevi. Diese Naevi sollten in regelmäßigen Abständen auf Veränderungen kontrolliert werden. [M123]

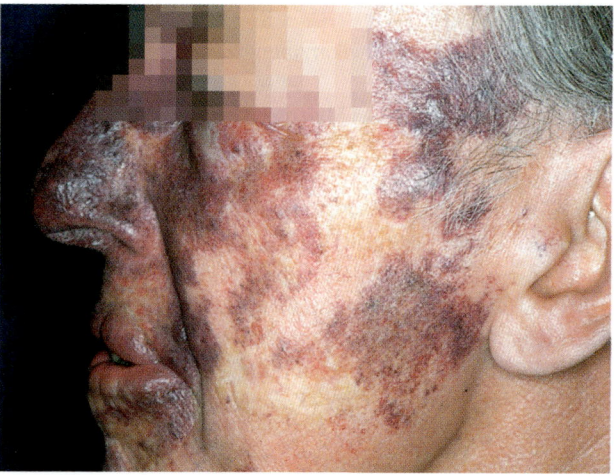

Abb. 2.117 Naevus flammeus. [E456]

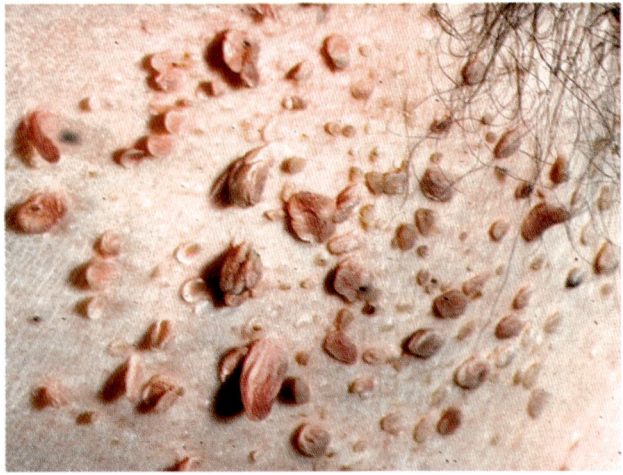

Abb. 2.118 Fibrome. [M123]

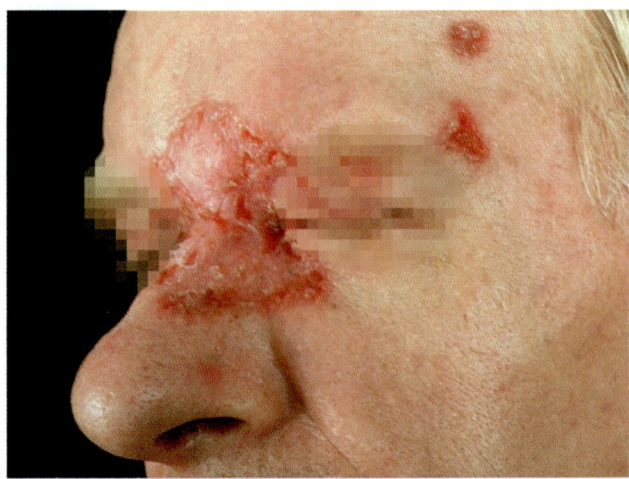

Abb. 2.119 Basalzellkarzinom im Gesicht. [M123]

Hämangiome entwickeln sich oft erst nach der Geburt und wachsen bis etwa zum 14. Lebensmonat. Ein völliger Rückgang ohne Therapie ist so häufig, dass eine Behandlung der Hämangiome in der Mehrzahl der Fälle nicht angezeigt ist.

Fibrom

> **DEFINITION**
> **Fibrom**: Gutartiger Bindegewebstumor mit Fibroblasten- und Kollagenvermehrung.

Fibrome sind derbe, leicht erhabene, kugelförmige Knoten. Da sie Lipide und Pigmente speichern, ergibt sich meist ein gelbbräunlicher Farbton. Gestielte, weiche Fibrome kommen an Augenlidern, am Hals und unter der Achsel vor (➤ Abb. 2.118).

Primäre bösartige Hauttumoren

Primäre bösartige Hauttumoren (*Hautkrebs*) entwickeln sich aus unterschiedlichen Ursprungszellen. Die häufigsten malignen Hauttumoren sind:
- Basalzellkarzinom/Basaliom (aus Keratinozyten der Basalzellschicht)
- Spinaliom/Plattenepithelkarzinom (aus Keratinozyten der Stachelzellschicht)
- malignes Melanom (aus Melanozyten)

Aktinische Keratose

Die häufigste Präkanzerose (Vorstufe, die im Verlauf in einen malignen Tumor übergeht) ist die **aktinische Keratose**. Sie entsteht in höherem Alter als Antwort auf chronische Sonnenschäden. Bevorzugte Lokalisationen sind Nase, Stirn, Ohrmuschel, Glatze, Handrücken. Betroffen sind oft Menschen, die eine helle Haut haben. Die Behandlung erfolgt mit Hilfe des Lasers oder durch Kryotherapie (*Kältetherapie*).

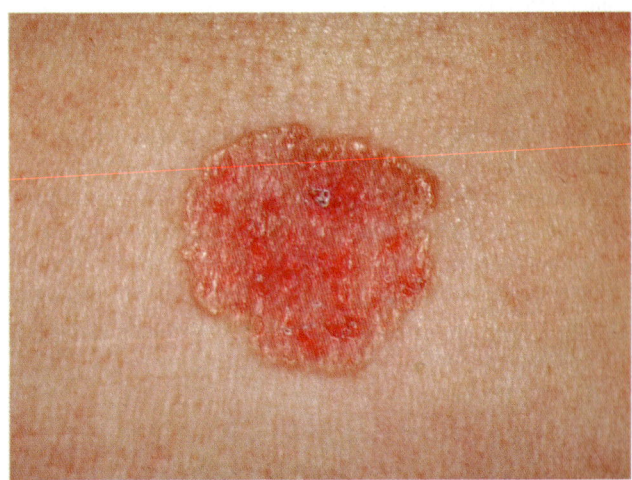

Abb. 2.120 Basaliom am Rumpf. [M123]

Basalzellkarzinom

> **DEFINITION**
> **Basalzellkarzinom** (*Basaliom*): Häufiger Hauttumor, der lokal zerstörend wächst, aber nicht metastasiert. Der Häufigkeitsgipfel der Erkrankung liegt im 6.–8. Lebensjahrzehnt.

Symptome
Ein **Basalzellkarzinom** ist charakterisiert durch ein hautfarbenes, halbkugelförmiges, derbes Knötchen von perlmuttartigem Glanz, das von kleinen rötlichen Gefäßen überzogen ist und sehr langsam, v. a. im oberen Gesichtsdrittel, wächst. Zu einem späteren Zeitpunkt kann das Basaliom aufbrechen und geschwürig zerfallen (➤ Abb. 2.119). Die Betroffenen berichten von Verletzungen, die „nicht heilen wollen". Unbehandelt zerstört das Basaliom im Verlauf von Monaten und Jahren angrenzende Weichteile und Knochen, setzt aber in aller Regel keine Metastasen. Daher wird es auch als **semimaligner Tumor** bezeichnet.

Behandlung
Die Therapie hängt von der Größe und dem Sitz des Tumors ab. Der Einbruch in Knochen und Weichteile erfordert radikale operative Maßnahmen, Kryo- (*Kältetherapie*) oder Strahlentherapie.

Prognose
Die Prognose ist bei vollständiger Entfernung des Tumors gut.

Spinaliom

> **DEFINITION**
> **Spinaliom** (*Stachelzellkarzinom, Plattenepithelkarzinom*): Bösartiger Hauttumor der lymphogen metastasiert. Betroffen sind ältere Menschen ab etwa 70 Jahren.

Das **Spinaliom** wächst als harter, schmerzloser, knotenbildner und ulzerierender Tumor, erinnert manchmal aber auch an einen unscharf begrenzten, verkrusteten Ekzemherd. Die Ursache dieser malignen Hautveränderung liegt überwiegend in einer jahrelangen chronischen Sonnenexposition. Das Plattenepithelkarzinom kann nach einer Radiotherapie als Strahlenkrebs auftreten. Plattenepithelkarzinome der Haut kommen auch im Bereich der Lippen, des Penis, der Vulva und als Analkarzinom vor.

Melanom

> **DEFINITION**
> **Malignes Melanom**: Sehr bösartiger Tumor, der durch Entartung der Melanozyten entsteht und schnell metastasiert.

Maligne Melanome gehören zu den bösartigsten Tumoren der Haut und Schleimhäute. Grund dafür ist die Neigung zur schnellen lymphogenen und hämatogenen Metastasenbildung. Der Altersgipfel liegt zwischen dem 30.–60. Lebensjahr.
Risikofaktoren:
- Zahl und Größe vorhandener Naevi
- heller Hauttyp
- Melanom in der Familienanamnese
- Zahl und Schweregrade von Sonnenbränden in der Kindheit

Symptome
Melanome können bräunlich bis schwarz, rötlich und völlig pigmentfrei (*amelanotisch*) sein. Sie entwickeln sich bei Männern oft am Rumpf, bei Frauen häufig an der unteren Extremität. Folgende Kriterien nach der **ABCD-Regel** wecken den Verdacht auf ein malignes Melanom:
- **A**symmetrie des Herdes
- **B**egrenzung unscharf, unregelmäßig oder polyzyklisch
- **C**oloration (*Färbung*) variabel mit unterschiedlichen Farbnuancen, d. h. hellbraune, dunkle und schwarze Anteile
- **D**urchmesser größer als 5 mm

Weitere Hinweise sind die rasche Zunahme der Größe oder Erhabenheit eines Fleckes, Bluten bei geringen Reizen (z. B. beim Abtrocknen) und plötzlich auftretender Juckreiz an der betroffenen Hautstelle. Besonders tückisch sind die amelanotischen Melanome, die sich farblich kaum von der Umgebung abheben und daher erst spät erkannt werden.

Behandlung und Prognose
- operative Entfernung des malignen Melanoms weit im Gesunden
- Chemotherapie und Immuntherapie (z. B. mit Interferon) bei fortgeschrittenen Tumoren
- palliative Bestrahlungen

Die **Prognose** hängt maßgeblich von der Eindringtiefe des Melanoms ab. Erkrankte mit Fernmetastasen haben eine sehr schlechte Prognose.

Risikofaktor Nr. 1: UV-Licht
Für alle drei Formen des bösartigen Hauttumors ist eine **Risikoerhöhung durch Sonneneinstrahlung** gesichert. Trotzdem setzen sich viele Menschen bewusst zu jeder Jahreszeit so lang wie möglich der Sonne aus, um braun zu werden. Paradoxerweise wird sonnengebräunte Haut immer noch mit Gesundheit gleichgesetzt, obwohl bekannt ist, dass die Sonnenanbeter ein deutlich erhöhtes Hautkrebsrisiko haben.

Literaturnachweis

1. Groß, U: Kurzlehrbuch Medizinische Mikrobiologie und Infektiologie. Thieme Verlag, Stuttgart, 2006.
2. Hengge, U; Ruzicka, T: Dermatologie und Venerologie. Wissenschaftliche Verlagsgesellschaft mbH, Stuttgart, 2006.
3. Protz, K: Moderne Wundversorgung. Elsevier Verlag, München, 2011.
4. Pschyrembel: Klinisches Wörterbuch. de Gruyter Verlag, Berlin, 2011.
5. Rote Liste. Cantor Verlag, Aulendorf, 2011.
6. www.rki.de/cln_153/nn_468408/DE/Content/Infekt/Epid-Bull/Merkblaetter/Ratgeber__Mbl__Skabies__voll.html#doc1522746bodyText11 (letzter Zugriff: 14. Juli 2011).

Wiederholungsfragen

1. Welche Funktionen hat die Haut? (➤ 2.2.1)
2. Aus welchen Schichten besteht die Haut? (➤ 2.2.1)
3. Welche Funktion haben die Melanozyten? (➤ 2.2.1)
4. Welche Drüsen gibt es in der Haut? (➤ 2.2.3)
5. Erläutern Sie die Begriffe Bläschen, Quaddel, Zyste und Ulkus. (➤ 2.2.4)
6. Bei welchen Erkrankungen treten Trommelschlegelfinger und Uhrglasnägel auf? (➤ 2.2.4)

7. Worauf achten Sie bei der Maniküre und beim Nagelschnitt, damit keine Nagelveränderungen und -schädigungen eintreten? (➤ 2.2.4)
8. Nennen Sie drei entscheidende Faktoren, die zur Entstehung des Dekubitus beitragen. (➤ 2.2.5)
9. Wodurch entstehen Hautschäden, die die Entstehung eines Dekubitus begünstigen? (➤ 2.2.5)
10. Geben Sie die Hautstellen an, die besonders druck- und damit dekubitusgefährdet sind. (➤ Abb. 2.95)
11. Definieren Sie Furunkel und Karbunkel. (➤ 2.2.6)
12. Was ist bei Furunkeln an Lippen, Nase und Wangen zu bedenken? (➤ 2.2.6)
13. Welche Kleidung und Ernährung ist einem Pflegebedürftigen zu empfehlen, wenn er unter pilzbedingten Hauterkrankungen leidet? (➤ 2.2.6)
14. Zählen Sie die bösartigen Hauttumoren auf. (➤ 2.2.9)
15. Nach welcher Regel ist das klinische Bild eines Melanoms benannt. Wie lauten die einzelnen Kriterien der Regel? (➤ 2.2.9)

2.3 Erkrankungen des Auges

2.3.1 Aufbau des Auges

Übersicht

Zum Auge (*Oculus*) gehören der **Augapfel** mit dem **Sehnerv** und die **Hilfseinrichtungen** des Auges (Augenmuskeln, Tränenapparat, Augenlider und Augenbindehaut).

Augapfel

Der kugelförmige **Augapfel** (➤ Abb. 2.121) besitzt einen Durchmesser von etwa 2,5 cm und liegt in der mit Fettgewebe ausgekleideten **Augenhöhle** (*Orbita*). Die **Wand des Auges** ist aus drei Schichten aufgebaut: der äußeren, mittleren und inneren Augenhaut. Der **Glaskörper** nimmt den Hauptteil des Augapfels ein. Der vordere Teil des Augapfels enthält die **lichtbrechenden Strukturen**, im hinteren Abschnitt liegt der **Wahrnehmungsapparat**. Der Sehnerv tritt am hinteren Pol aus dem Augapfel und leitet die optischen Signale zum Gehirn.

Aufbau des Augapfels

Äußere Augenhaut und vordere Augenkammer
Zur **äußeren Augenhaut** zählen **Leder-** und **Hornhaut** (*Kornea*). Die **Lederhaut** (*Sklera*) besteht aus festem Bindegewebe und bildet „das Weiße" im Auge. Sie umhüllt den Augapfel und gibt ihm seine Form. Vorn geht die Lederhaut in die lichtdurchlässige, gefäßlose **Hornhaut** über. Diese weist eine etwas

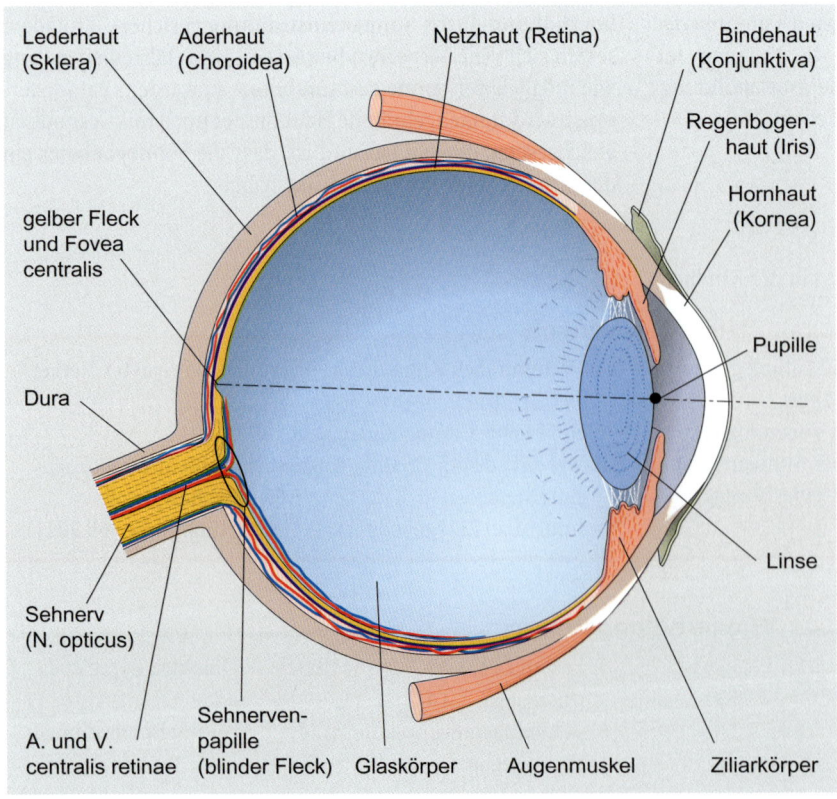

Abb. 2.121 Struktur des Augapfels mit Hornhaut und Sehnerv. [L190]

stärkere Wölbung als der übrige Augapfel auf und ist maßgeblich an der Lichtbrechung beteiligt.

DEFINITION
Arcus senilis (*Greisenbogen*): Harmlose Einlagerung von Cholesterin und Kalzium im Hornhautrand, etwa ab dem 60. Lebensjahr.

Die **vordere Augenkammer** befindet sich hinter der Hornhaut und enthält Kammerwasser. Nach hinten reicht die vordere Augenkammer bis zur Pupille und der Iris (*Regenbogenhaut*). Seitlich treffen Iris und Hornhaut im **Kammerwinkel** aufeinander.

Mittlere Augenhaut
Die **mittlere Augenhaut** enthält zahlreiche Pigmente und wird deshalb auch als **Uvea** (*Weinbeere*) bezeichnet. Zur mittleren Augenhaut zählen:
- **Iris** (*Regenbogenhaut*)
- **Ziliarkörper** (*Strahlenkörper, Corpus ciliare*)
- **Aderhaut** (*Choroidea*)

Die **Iris** besteht aus zwei Teilen (*Blättern*): das **hintere Blatt** gibt die charakteristische Irisfarbe, der **vordere Teil** enthält **glatte Muskelzellen**, die entsprechend ihrer Funktion als **M. sphincter pupillae** oder als **M. dilatator pupillae** bezeichnet werden.

Bei starker Helligkeit, Müdigkeit oder beim Betrachten naheliegender Gegenstände tritt reflektorisch eine **Miosis** (*Pupillenverengung*) ein. Diese wird vom M. sphincter pupillae hervorgerufen, dessen Innervation über die parasympathischen Fasern des N. oculomotorius (III. Hirnnerv) erfolgt.

Bei Dämmerung, Fernsicht oder Stress kommt es hingegen zu einer **Mydriasis** (*Erweiterung der Pupille*) über die Aktivierung des M. dilatator pupillae, der von sympathischen Fasern versorgt wird.

Die reflektorische Verengung beider Pupillen nach Lichteinfall bezeichnet man als **Pupillenreflex** oder *Lichtreflex*. Im Alter nimmt die Geschwindigkeit der Pupillenreaktion ab. Daher reagiert der alte Mensch beim Übergang von der Dunkelheit ins Licht mit einer erhöhten Blendungsempfindlichkeit.

Der **Ziliarkörper** (*Strahlenkörper*) enthält ebenfalls glatte Muskelzellen, den **Ziliarmuskel**, der den Krümmungszustand der Linse für Nah- und Fernsicht (*Akkommodation*) verändern kann. Das Epithel des Ziliarkörpers bildet das **Kammerwasser**.

Die reichlichen Blutgefäße in der **Aderhaut** (*Choroidea*) dienen der Ernährung von äußeren Netzhautschichten.

Linse, hintere Augenkammer und Glaskörper
Die gefäßlose, nervenfreie und durchsichtige **Linse** ist durch ein Fasersystem (*Zonulafasern*) am Ziliarkörper fixiert. Sie besitzt Eigenelastizität, wodurch sich die Linsenkrümmung verstärkt.

Die **hintere Augenkammer** dehnt sich von der Hinterfläche der Iris und des Ziliarkörpers bis zur Vorderfläche des Glaskörpers aus.

Das **Kammerwasser** ist in der Zusammensetzung dem Liquor ähnlich. Es dient der Formerhaltung des Augapfels und der Ernährung von Hornhaut und Linse. Das Kammerwasser zirkuliert, vom Ziliarepithel in der hinteren Augenkammer ausgehend, über die Pupille in die vordere Augenkammer, um im **Kammerwinkel** über den **Schlemm-Kanal** in kleine Venen abzufließen.

Der **Glaskörper** (*Corpus vitreum*) besteht aus einer klaren, gallertartigen Masse und stabilisiert das Auge.

Im Lauf des Lebens verändert sich die Glaskörpermasse so, dass sich strukturelle Bestandteile von der viskösen Grundsubstanz trennen. Die verdichteten Strukturen machen sich als „Mouches volantes" beim Blick auf einen hellen Untergrund bemerkbar. Durch die fortschreitende Verflüssigung entsteht eine Instabilität im Glaskörperraum, die zur Ablösung des Glaskörpers von der Netzhaut führen kann (➤ 2.3.8).

Innere Augenhaut

DEFINITION
Fundus hypertonicus: Bei einem chronischen Bluthochdruck sind Veränderungen an der Netzhaut sichtbar: Schlängelung der Netzhautarteriolen, kleine Blutungen (sofern sie nicht im Bereich der Makula sind, bemerkt sie der Betroffene nicht), Cotton-Wool-Herde (weiße unscharf begrenzte Bezirke).

Die **innere Augenhaut** (*Netzhaut, Retina*) gliedert sich in einen:
- lichtunempfindlichen, einfacher aufgebauten, vorderen Teil an der Hinterfläche von Iris und Ziliarkörper,
- lichtempfindlichen hinteren Abschnitt.

Zu den 10 Schichten des **lichtempfindlichen Bereichs** gehört die **Pigmentschicht**, die der Ernährung von Fotorezeptoren dient, und hintereinander geschaltete Neurone. Zum ersten Neuron, das auf die Pigmentschicht folgt, zählt das Sinnesepithel mit den **Fotorezeptoren** (*Stäbchen* und *Zapfen*).

Die **Zapfen** nehmen Farbunterschiede (rot, grün, blau) und genaue Abbildungen wahr; sie sind für das Sehen bei Tage zuständig. Die meisten der etwa sechs Millionen Zapfen befinden sich im Zentrum der Netzhaut, direkt gegenüber der optischen Augenachse (*Sehachse*), die als Gerade durch den Krümmungsmittelpunkt von Hornhaut und Pupille geht. Dieses zapfenreiche Gebiet wird als **gelber Fleck** (*Macula lutea*) bezeichnet, die Grube in der Macula lutea (*Fovea centralis retinae*) ist der Ort des schärfsten Sehens. Die **Stäbchen** (ca. 120 Millionen) erkennen Helligkeitsstufen sowie schemenhafte Bewegungseindrücke und ermöglichen das Dämmerungssehen.

An der **Papille**, der Stelle des Sehnervenaustritts, gibt es weder Stäbchen noch Zapfen, sodass hier das Sehvermögen fehlt. Diese Stelle wird deshalb auch „**blinder Fleck**" genannt.

Der **Gefäßzustand** in der Netzhaut kann durch die Augenspiegelung gut beurteilt werden. Die Versorgung der inneren Netzhautschichten mit Sauerstoff und Nährstoffen erfolgt durch die A. centralis retinae (*Zentralarterie*, aus der A. ophthalmica). Sie tritt im Bereich des Sehnervs in den Augapfel ein und verzweigt sich mit vier Hauptästen strahlenförmig an der inneren Oberfläche der Retina.

Hilfseinrichtungen des Auges

Zu den Hilfseinrichtungen des Auges zählen die äußeren Augenmuskeln und Schutzeinrichtungen.

Äußere Augenmuskeln

Die sechs **äußeren Augenmuskeln** (vier gerade, zwei schräge Muskeln), entspringen von den Knochen der Augenhöhle und setzen an der Lederhaut an. Sie werden von drei Hirnnerven (N. oculomotorius/III. Hirnnerv, N. trochlearis/IV. Hirnnerv, N. abducens/VI. Hirnnerv) gesteuert. Die Beweglichkeit ist wichtig für die Feineinstellung der Blickrichtung und die Koordination beider Augäpfel. Die Regulation von synchronen Augenbewegungen erfolgt im Mittelhirn.

Schutzeinrichtungen

Die **Augenbrauen** schützen das Auge vor dem Schweiß im Gesicht.

Die **Augenlider** enthalten zahlreiche Talgdrüsen (*Meibom-Drüsen*). An den **Wimpern** liegen schweißdrüsenähnliche Gebilde (Moll-Drüsen) und Talgdrüsen (Zeiss-Drüsen). Der Lidschluss schützt das Auge vor Fremdkörpern.

Die **Bindehaut** (*Konjunktiva*) überzieht die Innenseite der Augenlider, bildet eine Umschlagfalte und bedeckt die Lederhaut. Sie geht am Hornhautrand in das gefäßlose Hornhautepithel über und erfüllt aufgrund der zahlreichen Blutgefäße Abwehraufgaben.

Zum **Tränenapparat** gehören die **Tränendrüse** oberhalb des äußeren Augenwinkels und **Tränenwege**. Tränen verhindern das Austrocknen der **Kornea** (*Hornhaut*). Die **Tränenflüssigkeit** wird über die Hornhaut zu den inneren Augenwinkeln und dann über den **Tränen-Nasen-Gang** in die Nasenhöhle abgeleitet.

> **Veränderungen der Hilfseinrichtungen des Auges im Alter**
> - **Blepharochalasis**: Fortschreitende Senkung des Oberlids aufgrund des verminderten Hauttonus.
> - **Sicca-Syndrom**: Durch den Verlust von Mucin haften die Tränen nicht mehr auf der Hornhaut, es kommt zu einem ständigen Tränenfluss über die Unterlider, während die Hornhaut zu trocken wird und Reizerscheinungen auslöst.
> - **Konjunktivitis senilis** (*chronische Bindehautentzündung*) mit erweiterten Gefäßen in der Bindehaut und Ablagerungen in den Lidwinkeln. Die Betroffenen klagen über Fremdkörpergefühl und Lidschwere.

Sehen

> **DEFINITION**
> **Gesichtsfeld**: Der gesamte Raum, der von einem oder beiden unbewegten Augen erfasst werden kann.
> **Gesichtsfeldausfall** (*Hemianopsie*, *Skotom*): Verkleinerung des Gesichtsfeldes z. B. bei grauem (*Katarakt*) oder grünem Star (*Glaukom*), diabetischer Retinopathie, Netzhautablösung.

Lichtbrechung

Lichtreize müssen die **lichtbrechenden Schichten** des optischen Apparates (Hornhaut, Pupille, Linse, Glaskörper, Augenkammern mit dem Kammerwasser) durchdringen, bevor sie die Netzhaut erreichen. Die **Gesamtbrechkraft** des Auges beträgt etwa 60 Dioptrien (➤ 2.3.5), wobei die Hornhaut mit 43 Dioptrien den Hauptteil der Brechkraft leistet.

Um sowohl von nahen als auch entfernten Gegenständen stets scharfe Bilder zu erhalten, wird die **Brechkraft** des Auges ständig variiert, indem die Linse ihren Krümmungsgrad verändert. Daran sind sowohl die Eigenelastizität der Linse, als auch die Zonulafasern und der Ziliarmuskel beteiligt. Dieser Vorgang wird als **Akkommodation** bezeichnet (➤ Abb. 2.122).

Beim Betrachten eines Gegenstandes in der **Nähe** treten folgende Reaktionen auf:
- Kontraktion des Ziliarmuskels
- Entspannung des Fasersystems
- Erhöhung der Eigenelastizität der Linse
- Folge: Erhöhung der Brechkraft der Linse

Beim Betrachten eines Gegenstandes in der **Ferne** kommt es zu folgenden Mechanismen:
- Erschlaffung des Ziliarmuskels
- Straffung des Fasersystems
- Abflachung der Linsenkrümmung
- Folge: Abnahme der Brechkraft der Linse

Sehbahn

Der von den Sinneszellen aufgenommene Licht- bzw. Farbeindruck wird über die beiden Sehnerven (*N. opticus*) an das Gehirn weitergeleitet. Vor der Hypophyse erfolgt die **Sehnervenkreuzung** (*Chiasma opticum*). Die Fasern aus der nasalen Hälfte der Retina kreuzen, die temporalen bleiben auf der gleichen Seite. Über den **Thalamus** bestehen Verbindungen zur Vierhügelplatte im Mittelhirn (wichtig für die Steuerung der Augenbewegung und den Pupillenreflex). Vom Thalamus zieht die Sehstrahlung zur **Sehrinde** im Hinterhauptslappen. Dort erfolgt die eigentliche visuelle Wahrnehmung.

> **Hinweise zu gesundheitsförderndem Verhalten**
>
> Die **optischen Signale**, die vom Umfeld ausgehen, kann der Thalamus schnell und präzise filtern. Über die Sehbahnen erreichen nur die für das Individuum wichtigen Signale den Hinterhauptslappen. Das primäre optische Rindenfeld besitzt die Fähigkeit des Farben- und des Konturensehens. Sekundäre Rindenfelder leisten das visuelle Sehen und die Interpretation des Gesehenen.
>
> Da Wahrnehmungsvorgänge von Wünschen, Ängsten, Gewohnheiten und Vorurteilen entscheidend beeinflusst werden, sind Lebensfreude, aufrichtiges Interesse an der Außenwelt sowie Gelassenheit gute Voraussetzungen dafür, dass das Gehirn viele optische Reize positiv bewertet und somit Einfluss auf das Wohlbefinden des Betreffenden nimmt.

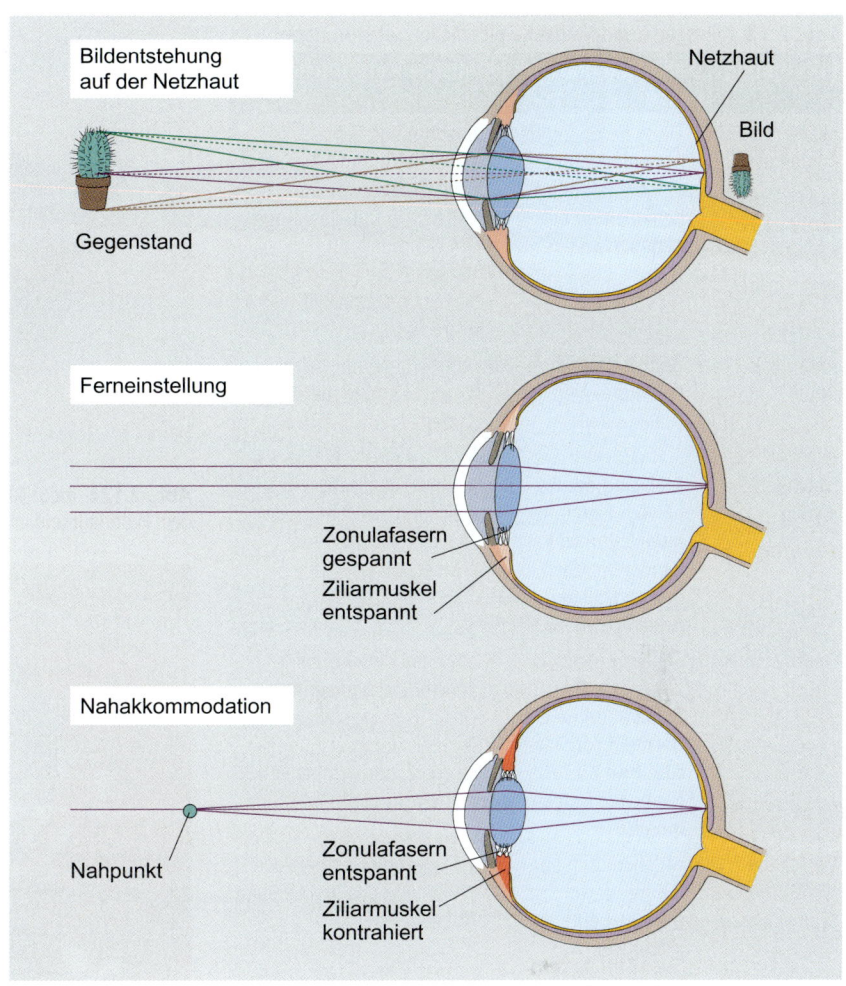

Abb. 2.122 Nah- und Fernakkommodation der Linse. [L190]

2.3.2 Leitsymptome bei Augenerkrankungen

Sehstörung

Sehstörungen sind bei alten Menschen häufig. Sie kommen zustande, weil z. B. die Brille dem aktuellen Sehvermögen nicht angepasst ist, durch akute Erkrankungen des Auges (> Tab. 2.12) oder einen schleichenden chronischen Prozess (z. B. aufgrund einer diabetische Retinopathie oder einer Makuladegeneration). Sehstörungen stellen eine hochgradige Sturzgefahr dar.

Plötzliche Sehstörung

> Eine plötzliche Sehverschlechterung oder Erblindung ist für den Erkrankten stets ein dramatisches Ereignis und ein Notfall, der sofort abgeklärt werden muss.

Augenschmerzen

Ursachen können z. B. sein:
- lokale Entzündungen, z. B. Gerstenkorn, Lidentzündung, Bindehautentzündung, Hornhautdefekt
- Augenschmerzen mit Kopfschmerzen, z. B. Glaukom (> 2.3.6), Migräne (> 2.13.5)
- Schmerzen beim Bewegen der Augen, z. B. durch Entzündungen der Augenmuskeln, Fremdkörper im Auge
- Schmerzen nach längerem Lesen, z. B. durch unzureichend korrigierte Brechungsfehler (> 2.3.5) oder Überanstrengung

Rötung des Auges

Eine **Rötung des Auges** (> Abb. 2.123–Abb. 2.125) ist oft durch eine entzündliche Gefäßerweiterung bedingt:
- Bei einer **Konjunktivitis** (*Bindehautentzündung* > 2.3.4) liegt das Maximum der Rötung eher in der Peripherie zu den Lidern und Augenwinkeln hin.
- Eine bläulichrote Verfärbung der Bindehaut nahe dem Hornhautrand mit Hornhautödem deutet auf eine **Iridozyklitis** (*Entzündung der Iris und des Ziliarkörpers* > Abb. 2.124) hin.

2 Spezielle Gesundheits- und Krankheitslehre

Tab. 2.12 Klinische Charakteristika plötzlicher Sehstörungen.

Erkrankung	Definition und Hinweise	Klinische Kennzeichen
akuter Glaukomanfall	• akute Erhöhung des Augeninnendrucks durch eine Abflussbehinderung des Kammerwassers	• hochgradige Sehverschlechterung, Nebel- oder Schleiersehen • Sehen von farbigen Ringen um Lichtquellen • heftige Augen- und Kopfschmerzen, Übelkeit und Erbrechen
Amaurosis fugax	• Warnzeichen für einen drohenden Schlaganfall	• vorübergehende, schmerzlose Erblindung meist eines Auges • Dauer: Sek. bis Min.
Netzhautablösung	• Ablösung der Retina vom Pigmentepithel mit nachfolgender Blindheit in den abgelösten Arealen (➤ 2.3.8)	• je nach Lokalisation der Ablösung „Vorhang oder Mauer vor dem Auge" • schmerzlos
Neuritis nervi optici	• Sehnervenentzündung; als „Retrobulbärneuritis" z. B. bei multipler Sklerose (➤ 2.13.8). Bleibende Defekte möglich	• einseitige, hochgradige Sehstörung und zentraler Gesichtsfeldausfall • leichter, dumpfer Augenschmerz, der sich bei Druck auf den Augapfel verstärkt
Verschluss der Zentralarterie	• oft embolisch bedingter Verschluss der Netzhautschlagader	• schlagartige, schmerzlose Erblindung des betroffenen Auges
Verschluss der Zentralvene	• thrombotischer Verschluss der Zentralvene, z. B. bei Hypertonie, Veränderungen in der Blutzusammensetzung	• zunächst Schleiersehen • in Std. bis Tagen stärkere Gesichtsfeldverdunkelung • evtl. Beeinträchtigung der Sehschärfe • schmerzlos

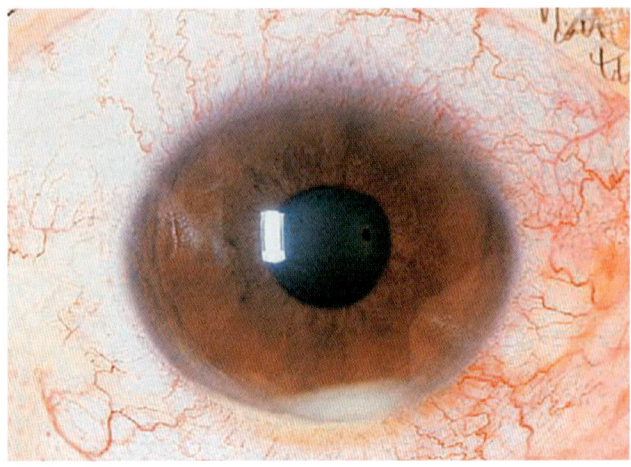

Abb. 2.124 Iridozyklitis mit bläulich-roter Verfärbung der Bindehaut nahe dem Hornhautrand und getrübte Hornhaut. [E428]

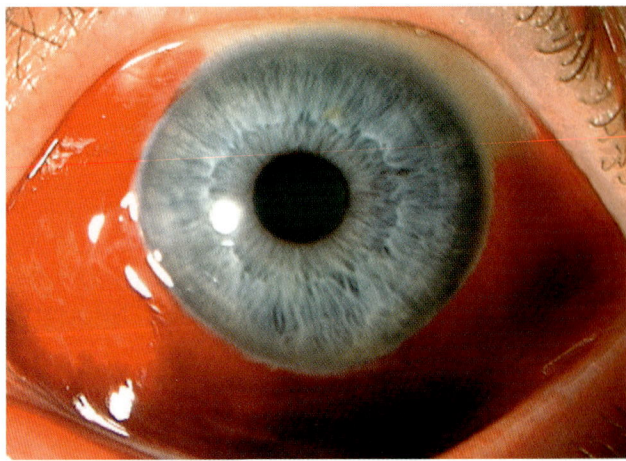

Abb. 2.125 Hyposphagma, eine flächenhafte Blutung unter die Augenbindehaut. [F255]

- Ein **Hyposphagma** (➤ Abb. 2.125) ist eine flächenhafte Blutung unter die Augenbindehaut (*subkonjunktivale Blutung*), kann Zeichen einer Hypertonie (➤ 2.8.6), eines Diabetes mellitus (➤ 2.5.13) oder einer Blutgerinnungsstörung (➤ 2.6.8) sein, tritt aber auch nach starkem Husten, Pressen oder nach Verletzungen auf.

2.3.3 Augenliderkrankungen

Gerstenkorn

DEFINITION

Gerstenkorn (*Hordeolum*): Meist durch Staphylokokken bedingte, akute, eitrige Entzündung der Liddrüsen.

Leitsymptome des **Gerstenkorns** sind Rötung, Schwellung und Schmerzen des betroffenen Lides. Innerhalb weniger Tage tritt eine Eiterkuppe an der Lidaußen- oder -innenseite auf (➤ Abb. 2.126).

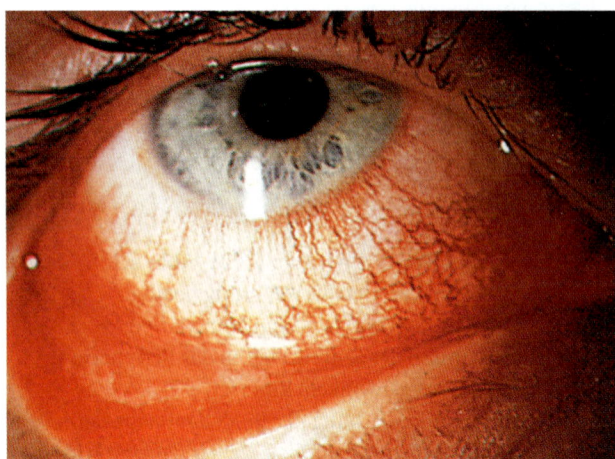

Abb. 2.123 Rötung bei einer Konjunktivitis. Vorherrschend sind die geröteten Gefäße. Ihre Zahl nimmt zur Übergangsfalte hin zu. [E326]

2.3 Erkrankungen des Auges

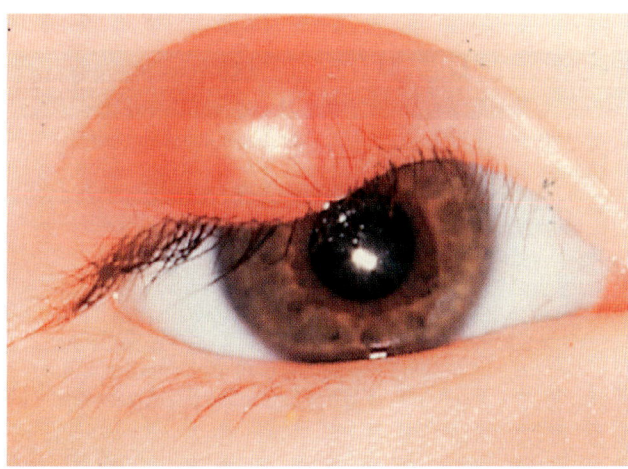

Abb. 2.126 Gerstenkorn an der Lidkante des rechten Oberlids (*Hordeolum*). [E429]

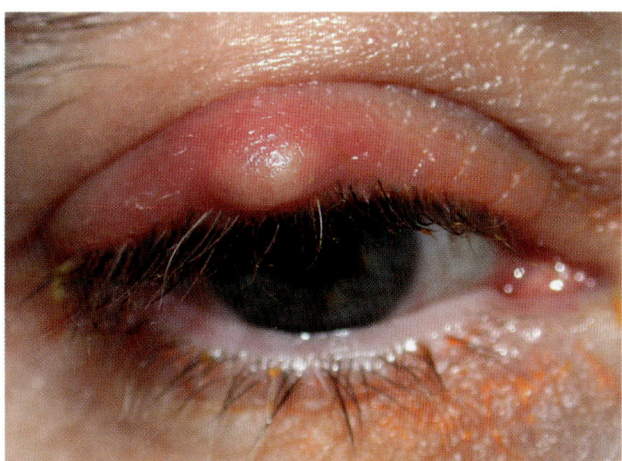

Abb. 2.127 Hagelkorn: Schwellung am Oberlid. [E430]

Die **Behandlung** erfolgt mit trockener Wärme (z. B. Rotlicht) und antibiotischen Augensalben. Ein Verband ist wegen des Sekretstaus eher ungünstig, kann aber erforderlich sein, um ein Reiben der Augen zu unterbinden. Das Gerstenkorn öffnet sich in der Regel nach einigen Tagen und heilt komplikationslos ab.

> Bei **rezidivierenden** Gerstenkörnern sollte ein Diabetes mellitus ausgeschlossen werden.

Hagelkorn

DEFINITION
Hagelkorn (*Chalazion*): Chronische Entzündung bei Sekretstau der Meibom-Drüsen im Ober- oder Unterlid.

Das **Hagelkorn** ist ein schmerzloser, derber Knoten des Lides (➤ Abb. 2.127). Störend sind das Spannungsgefühl und die kosmetische Beeinträchtigung.

Der Arzt eröffnet das Hagelkorn, räumt die Talgmasse mit dem scharfen Löffel aus und versorgt die Wunde mit einem antibiotischen Augensalbenverband.

Entropium

Beim **Entropium** verlagert sich der Lidrand zum Augapfel hin. Es entsteht durch ein Ungleichgewicht der erschlafften Lidmuskeln. Meist ist das Unterlid betroffen. Das Scheuern der Wimpern kann eine Hornhautreizung oder Hornhautgeschwüre auslösen. Die Therapie erfolgt operativ über eine Wiederherstellung der anatomischen Lidstellung.

Ektropium

Im Alter kann es aber auch durch einen verminderten Muskeltonus des M. orbicularis oculi zum **Ektropium** (➤ Abb. 2.128)

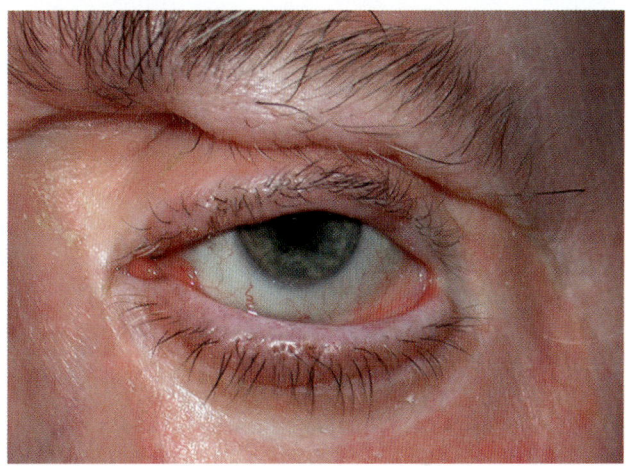

Abb. 2.128 Ektropium am linken Unterlid. [E430]

kommen. Dabei verlagert sich der Lidrand (meist ebenfalls des Unterlids) nach außen. Symptome sind Tränenträufeln, Binde- und Hornhautreizung. Auch hier erfolgt die Therapie operativ.

2.3.4 Bindehautentzündung

DEFINITION
Konjunktivitis: Akute oder chronische Augenbindehautentzündung.

Krankheitsentstehung

Eine **Konjunktivitis** kann infektiöse oder nicht-infektiöse Ursachen haben (➤ Tab. 2.13):
- infektiöse Konjunktivitis durch Bakterien, Chlamydien, Pilze oder Viren
- nicht-infektiöse Konjunktivitis durch Fremdkörper, Tabakrauch, Staub, unbehandelte Brechungsfehler oder Allergien

2 Spezielle Gesundheits- und Krankheitslehre

Tab. 2.13 Übersicht über die wichtigsten Konjunktivitiden.

Krankheitsbild	Ursache (Bsp.)	Typische Klinik	Therapie und Pflege	Besonderes
Infektiöse Konjunktividen				
bakterielle Konjunktivitis	• Pneumo-, Strepto-, Staphylokokken • Pseudomonas aeruginosa	• oft eitrige Sekretion • Übergreifen auf Hornhaut möglich	• antibiotikahaltige Augentropfen • antibiotikahaltige Augentropfen	• keine Verbände (Keimnährböden) • oft Übertragung durch kontaminierte Tropfflaschen
Keratokonjunktivitis epidemica	• Viren	• Beginn meist einseitig, dann Übergreifen auf das zweite Auge • auffällige Bindehautrötung und Lidschwellung • seröses Sekret • häufig starke Augenschmerzen	• Erkrankte isolieren (hochinfektiös) • symptomatische Therapie z. B. mit kühlen Umschlägen	• Hornhautbeteiligung möglich • Übertragung nicht nur durch Tröpfcheninfektion, sondern auch durch kontaminierte medizinische Geräte • aufgrund der hohen Infektiosität sorgfältige Einhaltung der Hygieneregeln
Nichtinfektiöse Konjunktividen				
Konjunktivitis simplex (einfache Bindehautentzündung)	• Staub • nicht korrigierte Brechungsfehler • Ektropium	• Fremdkörpergefühl • Jucken, Brennen • morgens verklebte Lidränder	• symptomatisch • möglichst Ursache beseitigen	
Konjunktivitis sicca („trockenes Auge")	• unzureichende Tränensekretion	• Augenbrennen	• „künstliche Tränen"	• betrifft v. a. ältere Menschen • aufgrund von Autoimmunerkrankungen

Symptome

- Jucken, Brennen, Fremdkörpergefühl („Sand in den Augen")
- geringe bis mäßige Schmerzen der Augen
- Lichtscheu, Tränenfluss und krampfhafter Lidschluss
- Rötung der Bindehaut (➤ Abb. 2.123)
- Schwellung unterschiedlichen Ausmaßes
- Sekretion, die je nach Krankheitsursache wässrig, schleimig oder eitrig ist

Behandlung

Die Behandlung ist ursachenabhängig (➤ Tab. 2.13) und kann oft ambulant durchgeführt werden.

2.3.5 Brechungsfehler

DEFINITION
Normalsichtigkeit (*Emmetropie*): Repräsentation eines jederzeit scharfen Bildes auf der Netzhaut.
Brechungsfehler (*Refraktionsanomalie*): Verursacher einer unscharfen Abbildung der Außenwelt auf der Netzhaut.
Dioptrie (*dpt*): Maß für die Brechkraft optischer Linsen (1 Dioptrie = Kehrwert der Brennweite in m).

Ursachen von **Brechungsfehlern** sind:
- veränderte Brechkraft der Hornhaut durch einen abnormen Krümmungsradius (angeboren, verletzungsbedingt)
- Veränderungen der Eigenelastizität der Linse (Altersweitsichtigkeit)
- abweichende Durchmesser des Augapfels (zu kurz oder zu lang)

Unterschieden werden die **Kurz-, Weit-** und **Alterssichtigkeit** (➤ Abb. 2.129).

Kurzsichtigkeit

DEFINITION
Kurzsichtigkeit (*Myopie*): Vereinigung parallel einfallender Lichtstrahlen vor der Netzhaut.

Ursächlich liegt der **Kurzsichtigkeit** meist ein zu langer Augapfel, seltener eine zu starke Brechkraft von Hornhaut oder Linse zugrunde. Kurzsichtige können Gegenstände in der Nähe klar erkennen, in der Ferne aber nur verschwommen sehen. Die Kurzsichtigkeit wird durch konkave Brillengläser (*Minusgläser*) korrigiert, die einfallende Strahlen zerstreuen.

Weitsichtigkeit

DEFINITION
Weitsichtigkeit (*Hyperopie, Übersichtigkeit*): Vereinigung parallel einfallender Strahlen hinter der Netzhaut.

Bei der **Weitsichtigkeit** ist entweder der Augapfel zu kurz oder die Brechkraft von Hornhaut oder Linse zu gering. Die Betroffenen können in der Ferne gut sehen, da durch Akkommodation (➤ 2.3.1) ein scharfes Bild auf der Netzhaut erreicht wird. Nahe Gegenstände erscheinen unscharf. Die Weitsichtigkeit kann durch konvexe Brillengläser (*Plusgläser*) korrigiert werden, die einfallende Strahlen zusätzlich bündeln.

2.3 Erkrankungen des Auges

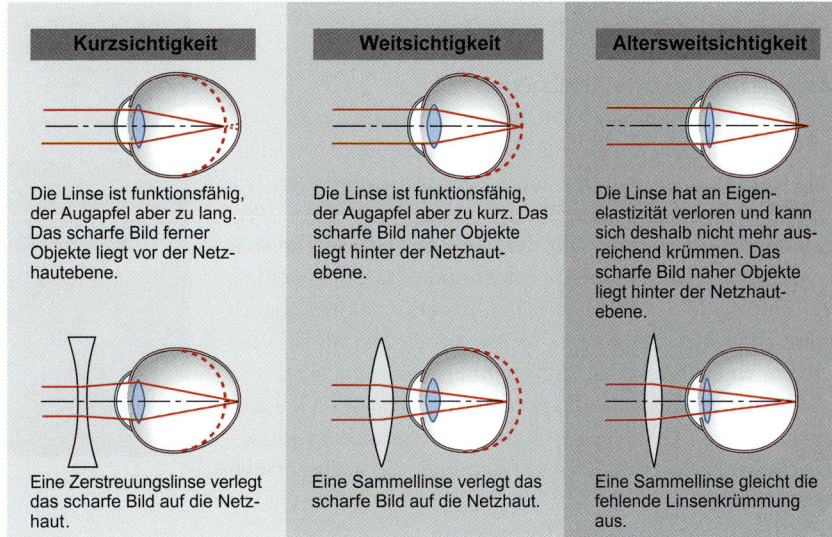

Abb. 2.129 Strahlengang bei den verschiedenen Brechungsfehlern. [L190]

Alterssichtigkeit

DEFINITION
Alterssichtigkeit (*Presbyopie*): Weitsichtigkeit, bedingt durch physiologische Alterungsprozesse der Linse.

Bei der **Alterssichtigkeit** ist das Sehen in die Ferne wenig beeinträchtigt. Etwa ab dem 50. Lebensjahr können nah liegende Gegenstände nicht deutlich erkannt, Schrift in Büchern nur mit Mühe entziffert werden. Das ist ein Zeichen dafür, dass die Elastizität der Linse abnimmt. Die Akkommodationsfähigkeit lässt kontinuierlich nach und sistiert etwa um das 65. Lebensjahr.

Pflegende achten darauf, dass Pflegebedürftige ihre Brille griffbereit haben. Sie soll regelmäßig gereinigt werden. Wichtig ist, gelegentlich zu kontrollieren, ob die Brille dem Sehvermögen noch entspricht.

2.3.6 Glaukom

DEFINITION
Glaukom (*Grüner Star*): Sammelbezeichnung für Erkrankungen, die zu einem charakteristischen Papillenbefund am Sehnervenaustritt und zu bestimmten Mustern von Gesichtsfeldausfällen führen. Neben dem Diabetes mellitus eine der häufigsten Erblindungsursachen in den Industrieländern.

Krankheitsentstehung und Einteilung

In der Augenheilkunde wird das **primäre Glaukom** vom **sekundären Glaukom** unterschieden, das aufgrund anderer Augenerkrankungen oder als unerwünschte Medikamentenwirkung auftritt. Generelle Risikofaktoren für die Entwicklung eines primären Glaukoms sind familiäre Belastung und Diabetes mellitus. Zu den ophthalmologischen Ursachen, die ein primäres Glaukom auslösen, gehören:

- Abflussbehinderung des Kammerwassers im Kammerwinkel (> 2.3.1) mit Erhöhung des Augeninnendrucks (je höher der Augeninnendruck, desto schlechter die Netzhautdurchblutung)
- instabile Blutversorgung der Netzhaut mit Gewebeschäden
- extreme Empfindlichkeit der Retina gegenüber Blutdruckschwankungen

Der normale Wert des Augeninnendrucks (*intraokulärer Druck/IOD*) beträgt durchschnittlich 15–21 mmHg, ein erhöhter Augeninnendruck liegt ab etwa 25 mmHg vor. Ab einem Wert von 28 mmHg ist mit einer Schädigung der Netzhaut zu rechnen.

Einteilung

Die grobe **Einteilung** der Glaukome kennt das **Offenwinkelglaukom** (*Weitwinkelglaukom*) und das **Winkelblockglaukom** (*Engwinkelglaukom*).

Problem beim **Offenwinkelglaukom** sind die Trabekel im Kammerwinkel, weil die Trabekel mit zunehmendem Alter breiter werden können, und die Spalten, durch die das Kammerwasser abfließt, sich entsprechend verschmälern.

Beim **Winkelblockglaukom** behindert die vorgewölbte Iris den Abfluss des Kammerwassers. Die Stellung der Iris ist abhängig vom Volumen der Augenlinse (> Kasten).

Im Alter nimmt die Stärke der Linse durch den Verlust der Eigenelastizität ungefähr um das 5-fache zu. Diabetes mellitus führt zur Quellung der Linse und damit ebenfalls zu einer Volumenzunahme.

Diagnostik

Die Diagnosestellung und Differenzierung der verschiedenen Glaukomformen erfolgt durch Gesichtsfelduntersuchungen, Inspektion des Kammerwinkels (*Gonioskopie*) und Beurteilung der **Papille** (*Sehnervenaustritt*) durch eine Augenspiegelung.

Einzelne Krankheitsbilder

Chronisches Offenwinkelglaukom

Das (primäre, chronische) **Offenwinkelglaukom** beginnt im mittleren und späteren Lebensalter. Es ist die häufigste Glaukomform. Manchmal treten unspezifische Beschwerden wie Kopfschmerzen, Augenbrennen, Augenrötung oder verschwommenes Sehen auf. Die Gesichtsfeldausfälle imponieren als schwarze, größer werdende Felder und erfassen schließlich das Zentrum des Gesichtsfeldes. Der Sehverlust ist irreversibel. Daher empfehlen Augenärzte Menschen ab dem 40.–45. Lebensjahr eine regelmäßige Früherkennungsuntersuchung.

Medikamentöse Behandlungsmöglichkeiten sind z. B. Parasympathikomimetika, die den **Kammerwasserabfluss** verbessern. β-Blocker (*Sympatholytika*) **hemmen** die **Kammerwasserproduktion**.
Indikationen zur **operativen** Therapie:
- nicht ausreichende medikamentöse Therapie
- Unverträglichkeiten
- mangelnde Compliance oder Geschicklichkeit beim Tropfen

Die operative Behandlung erfolgt durch eine Lasertrabekuloplastik mit Erweiterung des Maschenwerks am Kammerwinkel oder eine Trabekulektomie (Skleraöffnung mit Ableitung des Kammerwassers unter die Bindehaut).

Akutes Winkelblockglaukom

Eine typische Situation, die zur Auslösung eines **akuten Winkelblockglaukoms** (*akuter Glaukomanfall*) führen kann, ist eine **starke psychische Erregung** (Angst, Schreck) in einer **dunklen Umgebung**. Eine charakteristische Situation wäre also ein dunkles Zimmer (weite Pupille; der Kammerwasserabfluss ist physiologisch bedingt reduziert), ein spannender Krimi im Fernsehen und eine plötzliche Schrecksituation, die den Kammerwinkel endgültig verlegt. **Pupillenerweiternde Medikamente** zur Augenspiegelung oder **Psychopharmaka** können ebenfalls einen Anfall auslösen.
Symptome:
- akut einsetzende starke Augenschmerzen
- deutlich herabgesetztes Sehvermögen mit verschwommenem Sehen, Farbringe um Lichtquellen
- rotes Auge
- Hornhautödem
- mittelweite reaktionslose Pupille
- palpatorisch steinharter Augapfel (IOD kann bis 80 mmHg betragen)
- heftige Kopfschmerzen mit Übelkeit und Erbrechen

> **VORSICHT**
> Ein akuter **Glaukomanfall** ist ein Notfall, der eine sofortige **augenärztliche Behandlung** erfordert.

Behandlung eines akuten Glaukomanfalls:
- Pupillenverengung durch Pilocarpin in Form von Augentropfen (z. B. Pilomann®), zunächst alle 10 bis 15 Min.

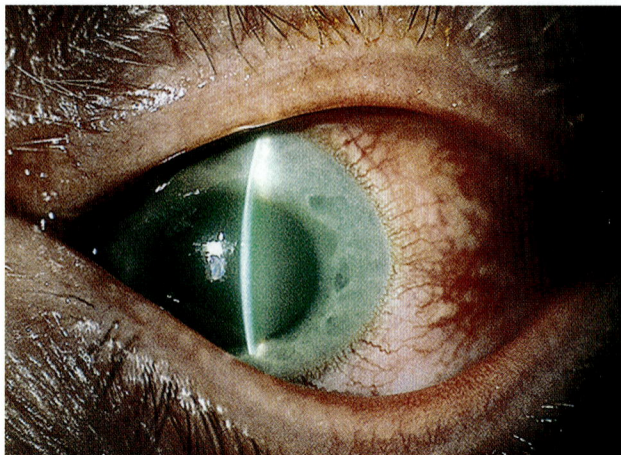

Abb. 2.130 Untersuchung mit der Spaltlampe bei einem akuten Glaukomanfall. Die Gefäßzeichnung ist deutlich. Zum inneren Augenwinkel hin ist ein deutliches Hornhautödem zu sehen. [E326]

- Hemmung der Kammerwasserbildung durch orale oder intravenöse Gabe von Karboanhydrase-Hemmern, etwa Acetazolamid (z. B. Diamox®)
- Verminderung des Glaskörpervolumens durch osmotisch wirksame Infusionen (z. B. Mannitol)
- Gabe von Analgetika, Antiemetika und Sedativa

Ein operativ angelegter Hinterkammer-Vorderkammer-Shunt verbessert den Abfluss des Kammerwassers. Die Shuntverbindung erfolgt durch die Entfernung eines kleinen Teils der Iris.

> **SURFTIPP**
> Bundesverband Glaukom-Selbsthilfe e. V.: www.bundesverband-glaukom.de

2.3.7 Katarakt

> **DEFINITION**
> **Katarakt** (*Cataracta*, *Grauer Star*): Trübung der Augenlinse mit Beeinträchtigung des Sehvermögens.
> **Altersstar**: Veränderungen der Linseneiweiße führen zu einer Verdichtung der Linse mit einer verminderten Lichtdurchlässigkeit und einer Streuung der einfallenden Lichtstrahlen.

Krankheitsentstehung und Einteilung

Linsentrübungen können angeboren (frühembryonale Schädigung z. B. nach Röteln) oder erworben sein (z. B. aufgrund eines Diabetes mellitus oder nach augenärztlichen Eingriffen).

> **FALLBEISPIEL**
> **Frau Landauer, Teil I**
>
> Frau Landauer ist 77 Jahre alt und wohnt allein. Sie hält einen regen und liebevollen Kontakt zu ihren Verwandten. Die Seniorin fühlt sich noch recht rüstig, benötigt jedoch Medikamente aufgrund einer Herzinsuffizienz. Die Verwandten von Frau Landauer stellen jedoch übereinstimmend fest, dass die Wohnung dringend zu putzen wäre und

es fällt ihnen auch auf, dass Frau Landauer oft fleckige Kleidung trägt. Als Frau Landauer ihrem Hausarzt schwere Vorwürfe macht, weil die Kalium-Brausetabletten, die sie nehmen soll, so fürchterlich schmecken, stellt sich heraus, dass sie versehentlich die Reinigungstablette für das Gebiss getrunken hat. Weil sie zunehmend ihre Medikamente verwechselt, die Wohnung verwahrlost und sie immer ungepflegter aussieht, wenden sich die Verwandten an einen ambulanten Pflegedienst. Künftig wird die Pflegefachkraft Frau Meister die Tabletten für Frau Landauer richten und ihr bei alltäglichen Verrichtungen helfen.

Symptome

Erkrankte sehen ihre Umwelt wie durch einen „grauen Nebel" oder durch einen Schleier. Die Farben verblassen und Konturen verschwimmen. Sie klagen über Blendungserscheinungen bei Tageslicht und können oft in der Dämmerung besser sehen, weil sie bei weiter Pupille an der meist zentral gelegenen Trübung vorbeischauen können und die Lichtstreuung geringer ist. Schmerzen treten nicht auf. Eine fortgeschrittene Linsentrübung ist bereits bei bloßer Betrachtung des Auges erkennbar (➤ Abb. 2.131). Die Sehstörungen nehmen allmählich zu und schränken den Erkrankten schließlich in allen Aktivitäten erheblich ein.

Behandlung

Die häufigste Indikation für eine Staroperation ist die Sehverbesserung. Der Eingriff wird meist ambulant durchgeführt. Ein stationärer Aufenthalt über drei bis vier Tage ist zu empfehlen, wenn die ambulante Nachbehandlung nicht gesichert ist.

FALLBEISPIEL
Frau Landauer, Teil II

Als Frau Landauer eines Tages die Straße überquert, wird sie von einem Radfahrer erfasst und stürzt. Frau Meister empfiehlt zum wiederholten Mal eine Konsultation beim Augenarzt. Es stellt sich heraus, dass Frau Landauer große Angst vor der Untersuchung hat, weil sie eine schlimme Diagnose befürchtet. Als sie sich endlich bei einem Augenarzt vorstellt, diagnostiziert dieser eine beidseitige Katarakt und rät zur Operation.

Kataraktoperation

Bei einer **Kataraktoperation** (*Staroperation*) wird die getrübte Augenlinse durch eine Kunstlinse ersetzt. Der Eingriff erfolgt in Lokalanästhesie oder Vollnarkose mit Hilfe eines Operationsmikroskops.

Das frisch operierte Auge wird für ca. 3 Tage mit Kompresse und Schale oder Siebklappe verbunden (➤ 2.3.12).

Prognose

Nach Staroperationen treten selten Komplikationen auf. Für den Erkrankten bedeutet das verbesserte Sehen nach einer Staroperation eine deutliche Steigerung der Lebensqualität.

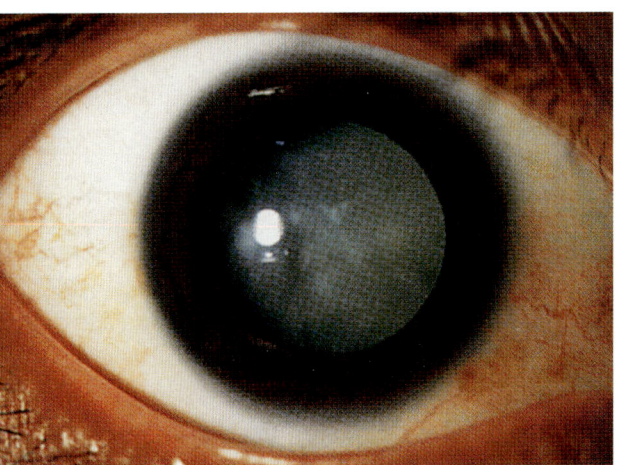

Abb. 2.131 Katarakt. Hier ist die Linsentrübung bereits so weit fortgeschritten, dass sie mit dem bloßen Auge sichtbar ist. [E326]

FALLBEISPIEL
Frau Landauer, Teil III

Frau Landauer hat große Angst, dass sie durch die Augenoperation blind wird. Doch nach einiger Zeit und vielem Zureden durch die Familie, stimmt sie dem Eingriff zu. Drei Tage später, als die Kompresse entfernt wird, ist sie erstaunt über die Intensität der Farben, die sie plötzlich sieht. Und sie freut sich sehr, dass sie die Gesichter ihrer Verwandten wieder unterscheiden kann.

2.3.8 Netzhauterkrankungen

Die häufigsten Ursachen für eine Erblindung sind Glaukom (*Grüner Star* ➤ 2.3.6), diabetische Retinopathie und Makuladegeneration.

Netzhautablösung

DEFINITION

Netzhautablösung (*Ablatio retinae*): Ablösung der neuronalen Netzhautschichten vom Pigmentepithel.

Krankheitsentstehung

Die **Netzhautablösung** entsteht durch degenerative Glaskörper- oder Netzhautveränderungen, bei diabetischer Retinopathie, nach Trauma und Augenoperationen. **Netzhautablösungen durch Glaskörperveränderungen** im Alter kommen zustande durch:
- Veränderung der Glaskörperstruktur (Folge ist eine Instabilität des Glaskörpers)
- Abhebung der Netzhaut, da der Glaskörper an verschiedenen Stellen mit der Netzhaut verwachsen ist (Folge ist die Ernährungsstörung der Netzhaut mit dem Untergang der Neurone)

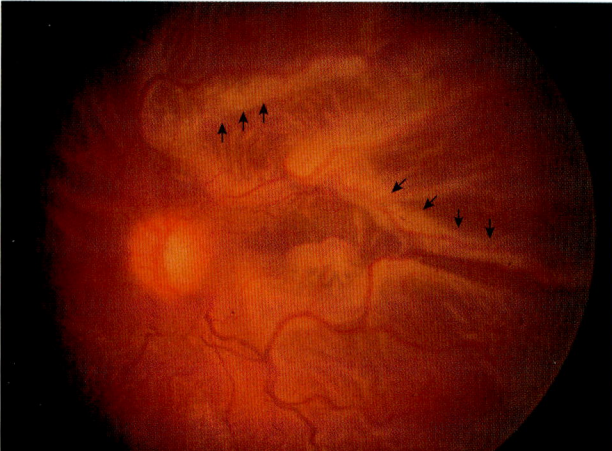

Abb. 2.132 Augenhintergrund bei massiver Netzhautablösung. [E431]

Symptome und Untersuchungsbefund

Bei der Ablösung des Glaskörpers kann es zum Symptom des „**Rußregens**" durch Einblutungen in den Glaskörper kommen. **Lichtblitze** deuten auf den Zug an der Netzhaut hin. Ein „**sich senkender schwarzer Vorhang**" oder eine „**aufsteigende schwarze Mauer**" sind typische Symptome einer Netzhautablösung. Wenn das Zentrum der Netzhaut erfasst wird, bemerken die Betroffenen eine rasche Sehverschlechterung, bei Beteiligung der Makula nehmen sie die Umgebung verzerrt wahr. Schmerzen bestehen nicht.

Die Diagnosesicherung erfolgt durch die Spiegelung des Augenhintergrundes. Der abgelöste Bezirk ist weiß und ödematös (➤ Abb. 2.132).

Behandlung

Netzhautablösungen werden mittels **Fotokoagulation** behandelt. Dabei verklebt der Arzt die Netzhautschichten mit einem Laser so, dass sie sich an der betroffenen Stelle nicht mehr voneinander lösen können.

Netzhautveränderungen aufgrund von Durchblutungsstörungen

Retinopathia diabetica

Weil die Erkrankung an Diabetes mellitus bei einem Teil der Betroffenen die kleinen Gefäße (*Mikroangiopathie*) und damit auch die Versorgungseinheiten der Netzhaut erfasst, ist die **Retinopathia diabetica** (➤ 2.5.13) eine gefürchtete Komplikation. Sie geht einher mit:
- Netzhautblutungen
- Gefäßneubildungen in der Netzhaut
- Netzhautablösung

Therapeutisch bietet sich ebenfalls die Fotokoagulation an. Die Prophylaxe besteht in regelmäßigen augenärztlichen Untersuchungen und einer optimalen Einstellung des Blutzuckers.

Altersbezogene Makuladegeneration

Risikofaktoren sind neben einer genetischen Disposition, Nikotinabusus und intensive Sonnenlichtexposition. Es gibt zwei Formen der Makuladegeneration:

- **Trockene Makuladegeneration** (*Frühform*). Ablagerungen von lipidreichem Material in der Netzhaut (Drusenbildung) führen zur Zerstörung des Pigmentepithels.
- **Feuchte Makuladegeneration** (*Spätform*). Durchblutungsstörungen in der Aderhaut lösen eine Minderversorgung der Netzhautschichten aus. Reaktiv kommt es zur Bildung eines Wachstumsfaktors, der die Entwicklung neuer Gefäße induziert. Durch die Wand dieser neu gebildeten Gefäße treten seröse Flüssigkeit und Blut aus.

Hauptsymptom der trockenen Makuladegeneration ist eine langsame Sehverschlechterung im zentralen Teil des Gesichtsfeldes. Bei der feuchten Makuladegeneration klagen die Betroffenen zusätzlich über Verzerrtsehen sowie Störungen im Kontrast- und Farbensehen.

Therapeutisch werden bei der trockenen Makuladegeneration Zink und Antioxidantien empfohlen. Bei der feuchten Makuladegeneration kommen zum Einsatz:
- Lasertherapie, um die neu gebildeten Gefäße zu veröden
- fotodynamische Therapie (Kombination eines fotosensibilisierenden Farbstoffs mit Lasertherapie)
- in Erprobung: Die zu den Biologika gehörende Substanz Ranibizumab (ein monoklonaler Antikörper) scheint den Wachstumsfaktor zu hemmen

2.3.9 Herabgesetzte Sehschärfe, hochgradige Sehschwäche, Blindheit

> **DEFINITION**
> **Sehschärfe**: Sehvermögen bei Korrektur durch Brillengläser.
> **Sehleistung**: Sehvermögen ohne Korrektur durch Brillengläser.
> **Blindheit** (*Amaurose*): Fehlen der Lichtwahrnehmung.

Ein gutes Sehvermögen ist gerade im Alter wichtig. Es erhöht die Sicherheit vor Stürzen und Unfällen.

Prüfung der Sehschärfe

Die **Prüfung der Sehschärfe** erfolgt durch Sehprobenzeichen in verschieden großen Zahlen- oder Buchstabenreihen (➤ Abb. 2.133).

> Der Schutz der Augen vor Verletzungen und die Früherkennung von Augen- oder Allgemeinerkrankungen, die das Augenlicht gefährden, sind von besonders großer Bedeutung:
> - Anschnallen beim Autofahren (bei Autounfällen besteht sonst die Gefahr schwerer Augenverletzungen)
> - Vorsicht im Umgang mit chemischen Substanzen (das betrifft auch Reinigungsmittel im Haushalt)
> - Tragen einer Schutzbrille bei Heimwerkerarbeiten, z. B. beim Schleifen und Schweißen
> - Schutz der Augen vor UV-Strahlen oder blendendem Sonnenlicht durch eine geeignete Sonnenbrille
> - regelmäßige Früherkennungsuntersuchungen durch den Augenarzt ab dem 40. Lebensjahr

2.3 Erkrankungen des Auges

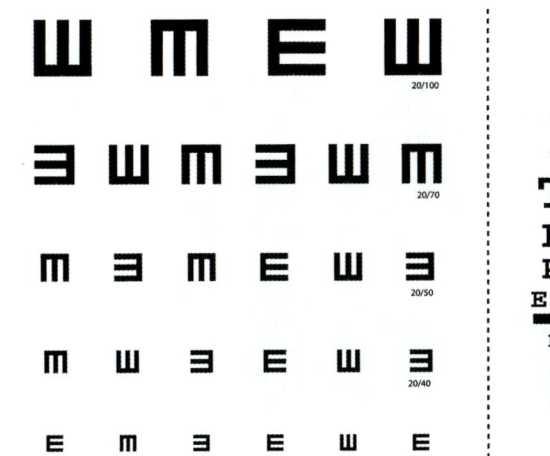

Abb. 2.133 Sehprobenzeichen für Erwachsene. [J745–021]

Pflege von Sehbehinderten und Blinden

Die Sehbehinderung kann sich in einer verminderten Sehschärfe (*verschwommenes Sehen*) oder einer Veränderung des Bildeindrucks durch Verzerrung, Doppelbilder oder Gesichtsfeldeinschränkungen äußern.

Sicherheit gewährleisten
- Umgebung möglichst frei von Hindernissen gestalten.
- Erkrankten auffordern, die Arme beim Gehen leicht angewinkelt vorzustrecken, damit er sich im Falle einer Kollision „auffangen" kann.
- Beim Führen einen halben Schritt voraus gehen und den Sehbehinderten unterhaken oder seine Hand auf die Schulter des Begleiters legen lassen (➤ Abb. 2.134).
- Nach Möglichkeit auf Bodenunebenheiten, Absätze, Richtungswechsel, Schwingtüren und Hindernisse aller Art aufmerksam machen.
- Vor dem Hinsetzen Stuhl abtasten lassen, beim Hinsetzen die Hand des Erkrankten zur besseren Orientierung auf die Stuhllehne oder Sitzfläche legen.
- Blindenstock zur Verfügung stellen.
- Zimmertüren nicht halb offen stehen lassen, sie bilden ein hohes Verletzungsrisiko.

SURFTIPP
Bayerischer Blinden und Sehbehindertenbund e. V.: www.bbsb.org

Körperpflege
- Persönliche Ordnung des Sehbehinderten einhalten.
- Sehbehinderten fragen, was er anziehen und wie er frisiert werden möchte.
- Auf defekte oder beschmutzte Kleidung aufmerksam machen.

Ernährung
- Große Serviette bereithalten.
- Große Teller verwenden, Besteck (Messer, Gabel, Löffel) auswählen lassen, Tassen nur halb füllen.
- Erklären, was es zu essen gibt und wo sich was auf dem Teller befindet, z. B. „Kartoffeln bei 12 Uhr".
- Nahrung auf Wunsch mundgerecht herrichten.

Kommunikation und Beschäftigung
Ziel der Pflege ist es, die Kommunikation der Betroffenen zu unterstützen und Vereinsamung und Rückzug zu vermeiden:
- Hören von Radiosendungen
- Hörbücher
- Bücher in Blindenschrift
- Schilderung von Farben und Formen durch den Pflegenden während eines Spaziergangs
- Riechen und Betasten von Materialien aus der Natur
- Vorlesen
- Besucherkontakte
- Ermutigung und Unterstützung zur Eigeninitiative und Selbsthilfe

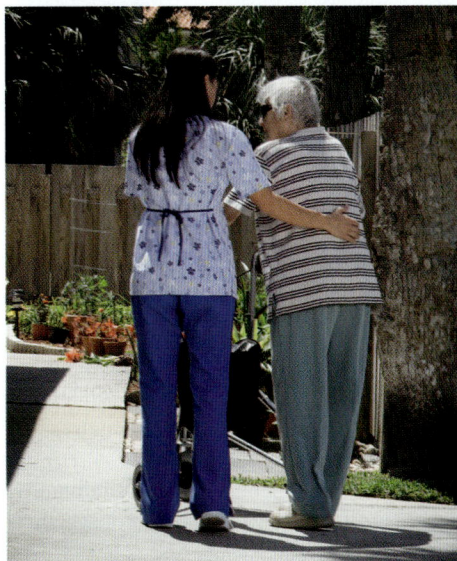

Abb. 2.134 Der sehbehinderte Mensch bedarf in einer neuen Umgebung oft der Führung durch Pflegende. [J751–064]

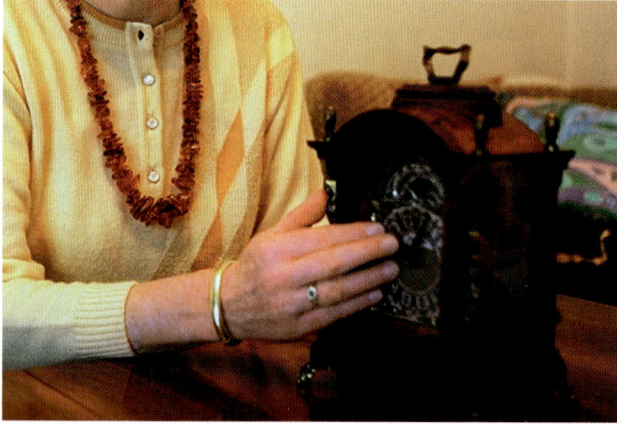

Abb. 2.135 Sehbehinderte und Blinde gewinnen viele Informationen aus dem Abtasten von Gegenständen und Personen. [K157]

2.3.10 Therapie von Augenerkrankungen

Therapie bei vielen Augenerkrankungen ist die Verabreichung von Augentropfen oder Augensalben. Allerdings müssen die Lokaltherapeutika relativ häufig aufgetragen werden, da die Tränenflüssigkeit alle aufgetragenen Wirksubstanzen schnell wegspült.

2.3.11 Pflege bei Augenerkrankungen

Applikation von Augentropfen und -salben

Besonderheiten im Umgang mit Augenmedikamenten:
- gebräuchliche Abkürzungen kennen:
  - **OD** = Oculus dexter; rechtes Auge (RA)
  - **OS** = Oculus sinister; linkes Auge (LA)
  - **OU** = Oculi uterque; beide Augen (R/L, bds.)
- Medikament mit den Daten des Betroffenen kennzeichnen und ausschließlich für ihn verwenden.
- Kontakt zwischen Applikator und Auge vermeiden, um eine Kontamination auszuschließen.
- Augentropfen stets vor Augensalbe verabreichen.

Durchführung
- Erkrankten informieren.
- Hände desinfizieren.
- Erkrankten hinsetzen oder -legen, Kopf leicht nach hinten neigen lassen.
- Erkrankten nach oben blicken lassen, damit die Augentropfen nicht auf die empfindliche Hornhaut fallen.
- Unterlid nahe dem Wimpernrand leicht nach unten ziehen.
- Medikamentenapplizierende Hand an der Stirn des Erkrankten abstützen.
- Einen Tropfen bzw. einen etwa 1 cm langen Salbenstrang in die Mitte des Bindehautsackes geben (➤ Abb. 2.136, ➤ Abb. 2.137).

Tab. 2.14 Lokaltherapeutika in der Augenheilkunde.

Substanz (Bsp.)	Indikation (Bsp.) Dosierung	Besonderheiten/ unerwünschte Wirkungen (Bsp.)
Antibiotika		
z. B. Chlortetracyclin (Aureomycin® Augensalbe)	• Infektionen des Auges z. B. mit Streptokokken und Staphylokokken • zweistündlich in den Bindehautsack einbringen	• allergische Haut- und Schleimhautreaktionen
Virostatika		
Aciclovir (z. B. Zovirax® Augensalbe)	• Hornhautentzündung mit Herpes simplex • 5-mal täglich je einen 1 cm langen Salbenstrang einbringen	• längerfristige Anwendung (> 14 Tage) wegen Keratitis vermeiden
Kortikoide		
Prednisolon (z. B. Ultracortenol®)	• schwere allergische Konjunktivitis, nach Katarakt-OP, Keratitis • 1–4-mal täglich 1 Tropfen	• keine längerfristige Anwendung. Gefahr von Hornhautschäden
Filmbildner (künstliche Tränen)		
Polyvinylalkohol (z. B. Lacrimal®)	• verminderte Tränenbildung • 4–6-mal täglich 1 Tropfen	• Schleiersehen
Glaukommittel		
Sympatholytika/β-Blocker: Metipranolol (z. B. Betamann®)	• chronisches Offenwinkelglaukom • 2-mal täglich 1 Tropfen	• Anwendungsbeschränkung z. B. bei Asthma bronchiale, Herzinsuffizienz
Cholinergikum/Parasympathomimetikum Carbachol (z. B. Isopto-Carbachol®)	• chronisches Offenwinkelglaukom • 3-mal täglich 1 Tropfen	• Miosis, Augenbrennen (➤ Sympatholytika)
Vitamine		
Dexpanthenol (z. B. Bepanthen® Augen- und Nasensalbe)	• Begleittherapie bei Horn- und Bindehauterkrankungen • 2–3-mal täglich einen 1 cm langen Salbenstrang in den Bindehautsack geben	• evtl. allergische Unverträglichkeiten

- Erkrankten zur gleichmäßigen Verteilung des Medikaments die Augen langsam schließen lassen, ohne zu kneifen.
- Überflüssige Lösung abtupfen.
- Flasche bzw. Tube sofort verschließen, um Verunreinigungen des Medikaments mit nachfolgender Infektionsgefahr für den Pflegebedürftigen vorzubeugen.
- Hände desinfizieren.

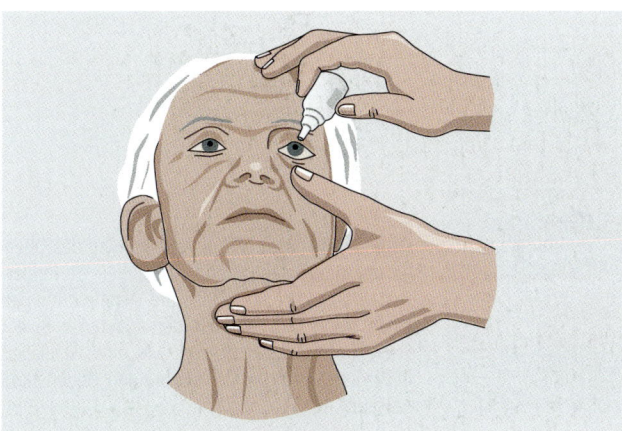

Abb. 2.136 Applikation von Augentropfen. [L157]

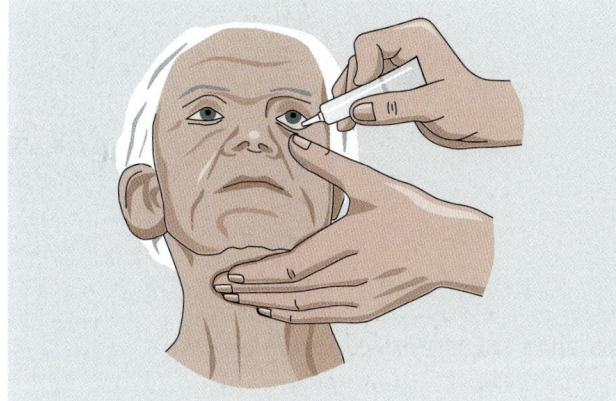

Abb. 2.137 Applikation von Augensalbe. [L157]

> Pflegende können die Tropfenapplikation erleichtern, indem sie das Augenmedikament in einem Kühlschrank lagern (erlaubte Lagerungstemperatur beachten). Der Erkrankte spürt dann besser, ob der Tropfen tatsächlich ins Auge gelangt ist.

Nach Möglichkeit den Erkrankten oder seine Angehörigen zur **selbstständigen** Verabreichung der Augentropfen anleiten.

Augenspülung

Bei einer akuten Gefährdung des Auges, z. B. durch Verätzung mit Haushaltsreinigern oder nach dem Eindringen fester Fremdkörper (z. B. Metallspäne) ist das Auge sofort mit reichlich Wasser zu spülen. Nach der Erstversorgung erfolgt der Transport des Betroffenen in die nächste Augenklinik oder in ein Allgemeinkrankenhaus.

> Die möglichst **rasche Entfernung** der schädigenden Substanz ist entscheidend für eine günstige Prognose.

Benötigte Materialien
- Spülflüssigkeit: Wasser oder nach Anordnung des Arztes
- 20-ml-Spritze oder Spülflasche (im Notfall sauberes Gefäß mit schmaler Ausflussöffnung, z. B. Mineralwasserflasche)

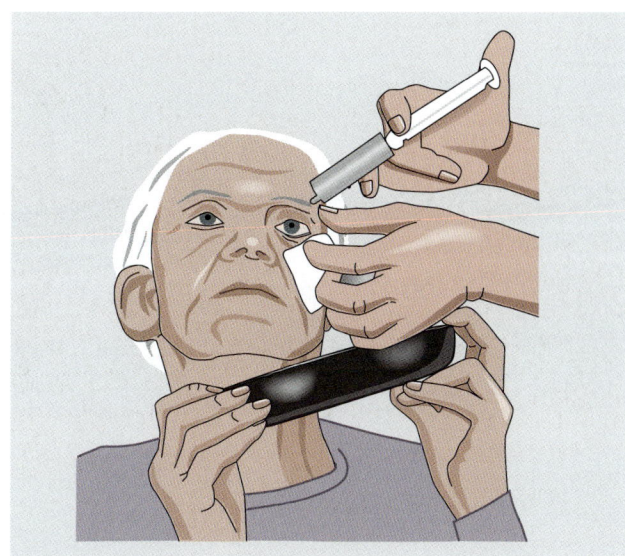

Abb. 2.138 Augenspülung. [L157]

- Watteträger, Tupfer und Lidhalter (im Notfall Servietten, saubere Tücher)
- Auffangschale oder Tücher
- Tücher zum Abdecken
- Gummihandschuhe

Durchführung
- Pflegebedürftigen informieren.
- Im Liegen oder Sitzen Kopf zur betroffenen Seite neigen lassen; Spülflüssigkeit sollte nicht ins andere Auge laufen.
- Lokalanästhetikum direkt auf die Hornhaut tropfen.
- Augenlider mit Daumen und Zeigefinger spreizen (alternativ Lider mit einem Lidhalter offen halten oder mit einem Watteträger **ektropionieren**, *nach außen stülpen* ➤ Abb. 2.139).
- Versuchen, festsitzende Partikel vorsichtig mit einem sterilen Watteträger zu entfernen.
- Spülflüssigkeit (insgesamt etwa 500 ml pro Spülung), aus ca. 10 cm Entfernung aus der Spülflasche über das Auge und den Bindehautsack laufen lassen.
- Pflegebedürftigen während der Spülung auffordern, nacheinander nach oben, unten, links und rechts zu schauen.

Nachsorge
Nach der Augenspülung verabreichen Pflegende je nach Arztanordnung Augensalbe oder -tropfen und legen einen Augenverband an (➤ Abb. 2.140).

Hinweise für die Pflege nach Augenoperationen

Eine Verlegung nach Hause oder in die Altenpflegeeinrichtung erfolgt, wenn die zuverlässige Nachbehandlung gewährleistet ist. Generell wird der Operierte nach ambulanten Eingriffen aufgrund seiner postoperativ eingeschränkten Sehfähigkeit und eventueller Narkosefolgen nur in Begleitung entlassen.

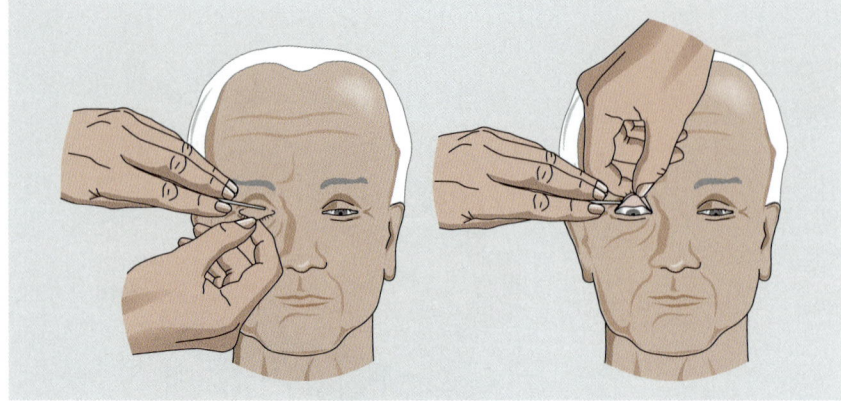

Abb. 2.139 Beim Ektropionieren wird das Oberlid um einen Gegenstand nach oben gewendet. Der Untersucher fasst dazu die Wimpern mit der einen Hand und legt mit der anderen z. B. ein Streichholz auf das Oberlid. Mit einer schnellen Bewegung wird das Lid nun um den Gegenstand geklappt. [L157]

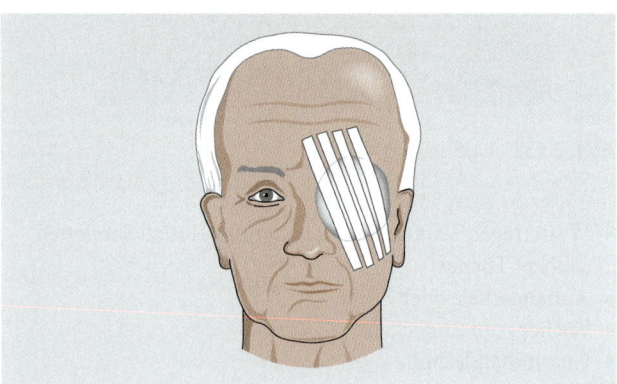

Abb. 2.140 Anlegen eines Augenverbandes: Die Pflaster werden parallel zum Nasenflügel der betroffenen Seite geklebt. [L157]

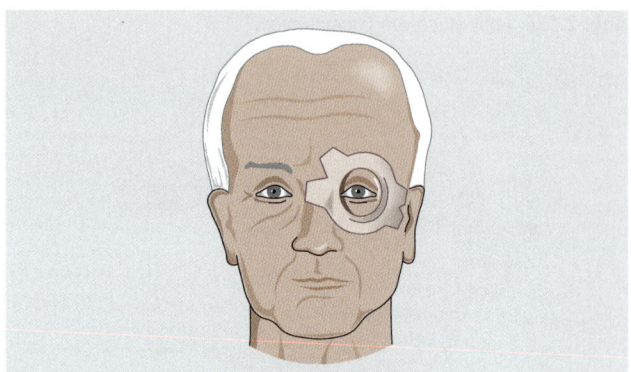

Abb. 2.141 Gebrauchsfertiger Uhrglasverband. [L157]

Postoperative Pflege
Neben der nach jeder Operation erforderlichen Pflege sind nach Augenoperationen ggf. spezielle Maßnahmen erforderlich, die geeignet sind, das Auge weitgehend ruhigzustellen und einen konstanten Augeninnendruck zu sichern, um den Heilungsprozess zu fördern:
- Vermeidung jeder akuten Steigerung des Augeninnendrucks (z. B. durch Husten, bei Erbrechen, Obstipation), die zu Einblutungen und Druck auf die Operationswunde führen kann.
- Augenverband regelmäßig äußerlich z. B. auf Nachblutungen und einen korrekten Sitz überprüfen.
- Operierte informieren. Sie sollen sich nicht bücken (statt dessen in die Hocke gehen), das Auge nicht reiben, nicht schwer heben, in den ersten Tagen nicht viel lesen und ggf. auf Augen-Make-up verzichten.
- Operiertes Auge vor Schadstoffen schützen, zum Duschen und zur Haarwäsche einen Uhrglasverband anlegen.

2.3.12 Augenverbände und Verbandswechsel

Augenverbände

- **Einfacher Augenverband**: Ovale Augenkompresse, die mit zwei bis drei Pflasterstreifen fixiert ist (➤ Abb. 2.140). Zur Nacht sollte zum Schutz zusätzlich eine Augenklappe getragen werden.
- **Uhrglasverband**: Mit Pflaster eingefasste, durchsichtige Plexiglasklappe. Vermeidet bei fehlendem Lidschluss ein Austrocknen der Hornhaut und schützt das operierte oder verletzte Auge vor Druck und Fremdkörpern (➤ Abb. 2.141).
- **Hohlverband**: Kunststoffsiebklappe ohne Kompresse, die v. a. zur Druckvermeidung nach einer Hornhauttransplantation, bzw. nach Verletzungen angelegt wird.
- **Salbenverband**: Reichlich Salbe in den unteren Bindehautsack geben, Kompresse auflegen und mit einer Siebklappe fixieren (z. B. bei Hornhauterosionen).
- **Siebklappe**: Kunststoffklappe mit vielen kleinen Löchern; ermöglicht einen Schutz des Auges (z. B. nach Kataraktoperationen) bei ausreichender Sehfähigkeit.
- **Druckverband**: Mehrere übereinander gelegte Kompressen mit Pflaster oder einer elastischen Binde fixieren (➤ Abb. 2.142). Anwendung z. B. nach der **Entfernung eines Auges** (*Enukleation*) aufgrund eines Tumors oder einer schweren Verletzung.

Wechsel des einfachen Augenverbandes

Das Anlegen und Entfernen des **Augenverbandes** findet unter Berücksichtigung der üblichen Hygieneregeln statt.

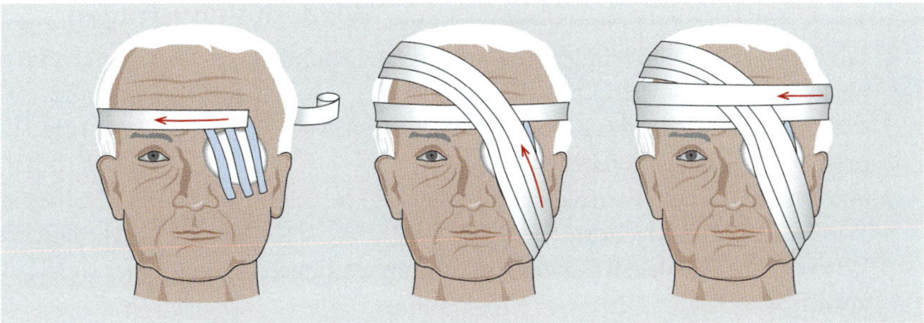

Abb. 2.142 Anlegen eines Druckverbands mit einer elastischen Binde. [L157]

Durchführung
- Pflegebedürftigen informieren.
- Pflegebedürftigen hinsetzen oder hinlegen und den Kopf leicht in den Nacken legen lassen. Das Anlehnen des Kopfes sorgt für eine ruhige Kopfhaltung.
- Hände desinfizieren, evtl. Handschuhe anziehen.
- Alten Verband und Klappe vorsichtig lösen, dabei nicht an der Haut zerren. Verband entsorgen.
- Pflegebedürftigen bitten, das Auge zu schließen und den Bezirk von Sekret und Salbenresten mit feuchten Mulltupfern reinigen. Dabei Druck auf das Auge vermeiden. Die meisten Pflegebedürftigen empfinden die Reinigung als sehr angenehm. Außerdem dient sie der Infektionsprophylaxe, da Wundsekret einen optimalen Nährboden für Keime darstellt.
- Handschuhe ausziehen.
- Sterile Augenkompresse und Augenklappe ans Auge halten. Die dem Auge zugewandte Seite des Verbandes zur Verhinderung einer Keimübertragung nicht berühren.
- Kompresse und Augenklappe mit zwei bis drei Pflasterstreifen festkleben (> Abb. 2.140). Dazu ggf. Pflegebedürftigen um Mithilfe bitten.
- Benutztes Material entsorgen und Hände desinfizieren.

2.3.13 Umgang mit Augenprothesen und Linsen

Augenprothese

> **DEFINITION**
> **Augenprothese** (*künstliches Auge*): Halbkugelförmige Glasprothese, die der kosmetischen Korrektur nach Entfernung eines Augapfels dient und im Aussehen dem sichtbaren Teil des gesunden Auges gleicht.

Prothesenwechsel
Die **Prothese** wird einmal täglich herausgenommen, gereinigt und erneut eingesetzt. Am besten lässt sie sich wechseln, wenn der Betroffene bequem sitzt oder entspannt liegt. Eine weiche Unterlage verhindert Beschädigungen der Prothese.
- Zum Herausnehmen der Prothese den Betroffenen nach oben blicken lassen und das Unterlid unter den Prothesenrand schieben.
- Gelockerte Prothese in die bereitgehaltene Hand fallen lassen oder vorsichtig herausnehmen.
- Prothese zur Reinigung und Verbesserung der Gleitfähigkeit mit NaCl 0,9 % spülen.
- Prothese erst unter das hochgezogene Oberlid und dann unter das heruntergezogene Unterlid schieben. Der spitze Teil der Prothese zeigt zur Nase, der breite zur Schläfe. Betroffenen zur Lagekontrolle langsam die Augen schließen und mehrmals blinzeln lassen.
- Alternativ Prothese abtrocknen und in den Behälter legen.

> **VORSICHT**
> Augenprothesen bestehen aus **Spezialglas**, das leicht rau wird, zerschrammt oder zerspringt. Deshalb werden sie zum Reinigen nicht länger als 10 Min. eingeweicht und bei Nichtbenutzung trocken und gut gepolstert aufbewahrt.

Literaturnachweis

1. Hansen, W.: Medizin des Alterns und des alten Menschen. Schattauer Verlag, Stuttgart, 2007.
2. Lang, G.: Augenheilkunde. Thieme Verlag, Stuttgart, 2008.
3. Gehart, R.: Anatomie und Physiologie verstehen. Elsevier Verlag, München, 2009.
4. Posel, P.: Spielend durch die Histologie. Elsevier Verlag, München, 2007.
5. Rote Liste. Cantor Verlag, Aulendorf, 2011.
6. Pschyrembel: Klinisches Wörterbuch. de Gruyter Verlag, Berlin, 2011.

Wiederholungsfragen

1. Wo liegen gelber und blinder Fleck und welche Funktionen haben sie? (➤ 2.3.1)
2. Welche Funktion hat das Kammerwasser, wo wird es produziert, wohin abgeleitet (➤ 2.3.1)
3. Wo werden die optischen Signale verarbeitet? (➤ 2.3.1)
4. Wie ist die Linse aufgebaut? (➤ 2.3.1)
5. Woran erkennen Sie ein Gerstenkorn, woran ein Hagelkorn? (➤ 2.3.3)
6. Welche der Bindehautentzündungen ist hochinfektiös? (➤ Tab. 2.13)
7. Was kennzeichnet die Kurzsichtigkeit, was die Weitsichtigkeit? (➤ 2.3.5)
8. Was ist ein Glaukom, welche Glaukomarten sind zu unterscheiden? (➤ 2.3.6)
9. Erläutern Sie die Symptome des akuten Winkelblockglaukoms. (➤ 2.3.6)
10. Was ist eine Katarakt, durch welche Symptome ist sie gekennzeichnet? (➤ 2.3.7)
11. Welche Veränderungen der Sehfähigkeit und der Seheindrücke beschreibt ein Pflegebedürftiger, wenn er unter einer Netzhautablösung leidet? (➤ 2.3.8)
12. Nennen Sie Maßnahmen durch die Sie sich vor Augenverletzungen schützen können (➤ 2.3.9)
13. Beschreiben Sie Maßnahmen, die beim Umgang mit Sehbehinderten und Blinden vorrangig zu beachten sind. (➤ 2.3.9)

2.4 Erkrankungen des Hör- und Gleichgewichtsorgans

2.4.1 Aufbau des Hör- und Gleichgewichtsorgans

Übersicht

Die Sinneszellen des **Hör- und Gleichgewichtsorgans** verfügen über feine Härchen (daher auch Haarzellen) und liegen in unterschiedlichen Strukturen des **Innenohrs** (➤ Abb. 2.143). Über den **VIII. Hirnnerv** (*Hör- und Gleichgewichtsnerv/N. vestibulocochlearis*) erreichen die akustischen und vestibulären Signale verschiedene Gehirnzentren und lösen Verarbeitungsprozesse aus.

Hörorgan

Das **Hörorgan** gliedert sich in äußeres Ohr, Mittelohr und Innenohr.

Äußeres Ohr

Zum **äußeren Ohr** gehören die **Ohrmuschel** und der **äußere Gehörgang**. Der äußere Gehörgang, der leicht abgewinkelt von der knorpeligen Ohrmuschel zum Trommelfell zieht, enthält Drüsen, die **Cerumen** (*Ohrenschmalz*) bilden. Cerumen hält das physiologische Milieu im sauren Bereich und verhindert die Ansiedelung von pathogenen Keimen.

Das **Trommelfell**, eine dünne, bindegewebige Membran, bildet die Grenze zwischen äußerem Ohr und Mittelohr. Bei der **Ohrspiegelung** (*Otoskopie*) kann es direkt eingesehen und beurteilt werden.

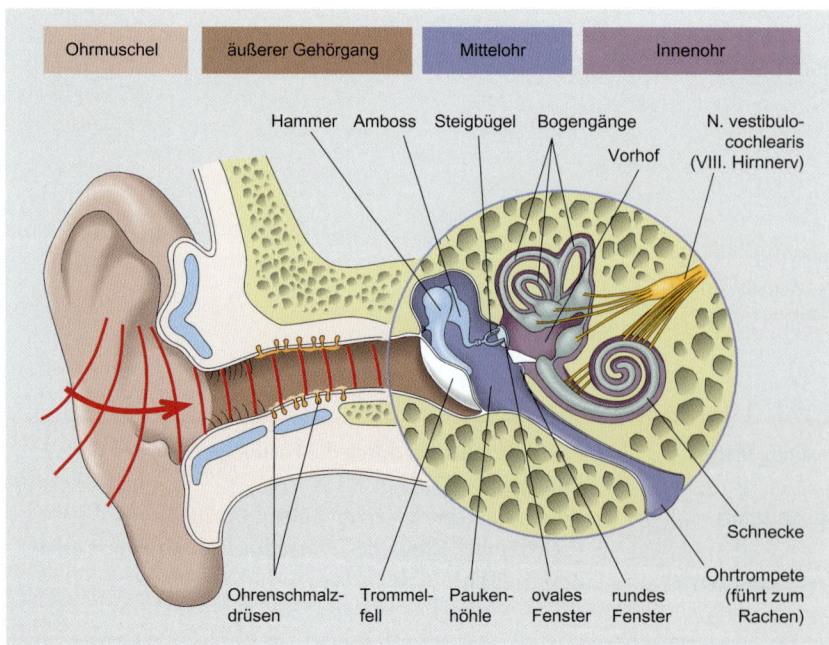

Abb. 2.143 Übersicht über das äußere Ohr, Mittelohr und Innenohr (vergrößert dargestellt). [L190]

Mittelohr

Das **Mittelohr** liegt in der **Paukenhöhle**, einem kleinen, luftgefüllten Hohlraum im Felsenbein, der mit Epithel ausgekleidet ist. Am Übergang der Paukenhöhle zum Innenohr befinden sich zwei mit Membranen verschlossene Knochenlücken (**ovales** und **rundes Fenster**). Nach hinten geht die Paukenhöhle in die Hohlräume des **Warzenfortsatzes** über.

Die **Ohrtrompete** (*Eustachische Röhre*, *Tuba auditiva*) verknüpft das Mittelohr mit dem oberen Rachenraum und gewährleistet den Luftdruckausgleich zwischen beiden Räumen.

In der Paukenhöhle selbst liegen die drei **Gehörknöchelchen**: **Hammer** (*Malleus*), **Amboss** (*Incus*) und **Steigbügel** (*Stapes*). Der Hammergriff ist mit dem Trommelfell verwachsen und hat gelenkigen Kontakt mit dem Amboss. Der Amboss ist mit dem Steigbügel verbunden, der Steigbügel mit seiner Fußplatte im ovalen Fenster befestigt.

Innenohr

> **DEFINITION**
>
> **Perilymphe**: Befindet sich zwischen der knöchernen Wand und den häutigen Strukturen des Innenohrs. Sie ist mit ihrem Natriumgehalt extrazellulären Lösungen ähnlich.
> **Endolymhe**: Inhalt der häutigen Strukturen; entspricht aufgrund des Kaliumgehaltes intrazellulären Flüssigkeiten.

Im **Innenohr** (*Labyrinth*) zirkulieren zwei Flüssigkeiten: **Perilymphe** und **Endolymphe**. Zum Innenohr gehören:
- Schnecke mit Sinneszellen für die Registrierung von akustischen Einwirkungen
- Vorhof mit Sinneszellen für Linearbewegungen
- 3 Bogengänge mit Sinneszellen für Drehbewegungen

Die **knöcherne Schnecke** (*Cochlea*), ein spiralig gewundener, mit **Perilymphe** gefüllter Knochenraum, wird durch eine Zwischenwand in zwei Etagen unterteilt: Die obere **Scala vestibuli** (*Vorhoftreppe*) beginnt am ovalen Fenster, steigt bis zur Schneckenspitze hoch und geht in die **Scala tympani** (*Paukentreppe*) über, die nach unten bis zum runden Fenster reicht.

In der knöchernen Schnecke liegt die mit Endolymphe gefüllte **häutige Schnecke**. Sie beherbergt das **Corti-Organ** (*Sinnesepithel* mit *Stütz-*, *Sinnes-* und *Haarzellen* ➤ Abb. 2.144). Die Haarzellen werden an ihrer Basis von Fasern des VIII. Hirnnerven umfasst.

Hörfunktion

Schallwellen sind Luftschwingungen, die sich wellenförmig ausbreiten.

Das gesunde Ohr hört Schall mit Frequenzen zwischen 16 und 20.000 Hz (Hertz: *Schwingungen pro Sek.*).

Auf das Ohr treffende Schallwellen werden von der Ohrmuschel aufgenommen und durch den äußeren Gehörgang zum **Trommelfell** geleitet. Das Trommelfell gerät in Schwingungen und aktiviert durch den am Trommelfell fixierten Hammer die **Gehörknöchelchenkette**. Die Bewegungen der drei Gehörknöchelchen werden vom Steigbügel auf das **ovale Fenster** übertragen.

Die Steigbügelaktionen am ovalen Fenster versetzen die Perilymphe der Scala vestibuli in Schwingungen. Diese laufen als **Wanderwellen** bis zur Schneckenspitze und von dort über die Scala tympani zurück zum runden Fenster, wo sie verebben.

Die Bewegungen der Perilymphe bringen die Endolymphe der häutigen Schnecke zum Schwingen. Dadurch werden die Sinneszellenhärchen des **Corti-Organs** in ihrer Stellung verändert und lösen Erregungen im **VIII. Hirnnerv** (*N. vestibulocochlearis*, *Hör- und Gleichgewichtsnerv*) aus. Dieser leitet die Signale zum Hirnstamm. Dort beginnt die **Hörbahn**, die über das Mittelhirn und seine Reflexzentren zum Thalamus zieht. Die Hörstrahlung führt zu den Rindenfeldern im Schläfenlappen (➤ 2.13.1).

Gleichgewichtsorgan

Das **Gleichgewichtsorgan** dient zusammen mit den Augen der Orientierung im Raum und der Steuerung von Kopf- und Körperhaltung in Ruhe und bei Bewegungen. Zum **Gleichgewichtsorgan** (*Vestibularapparat*) gehören der **Vorhof** (*Vestibulum*) und die drei **Bogengänge** (Einzahl: *Ductus semicircula-*

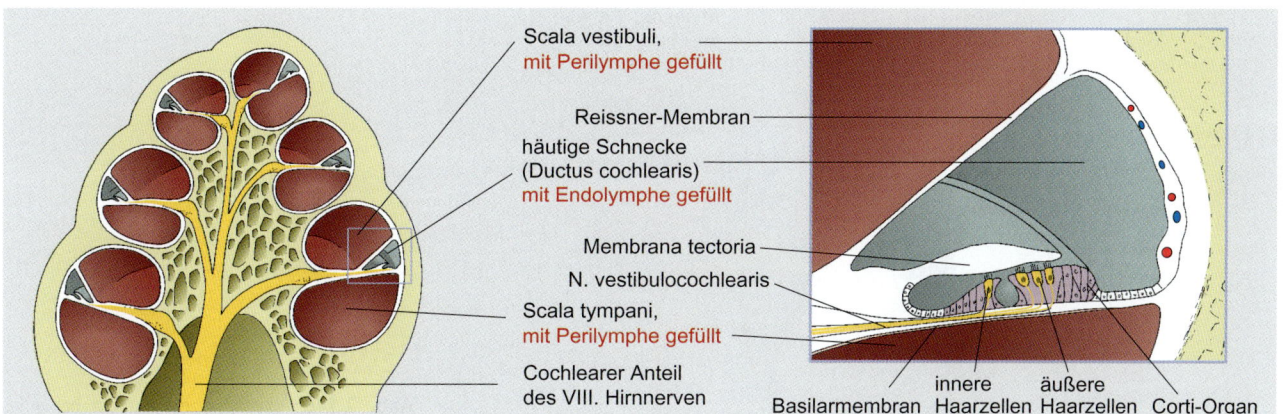

Abb. 2.144 Schnitt durch die Schnecke. Man erkennt die Scala vestibuli, die häutige Schnecke und die Scala tympani. [L190]

2 Spezielle Gesundheits- und Krankheitslehre

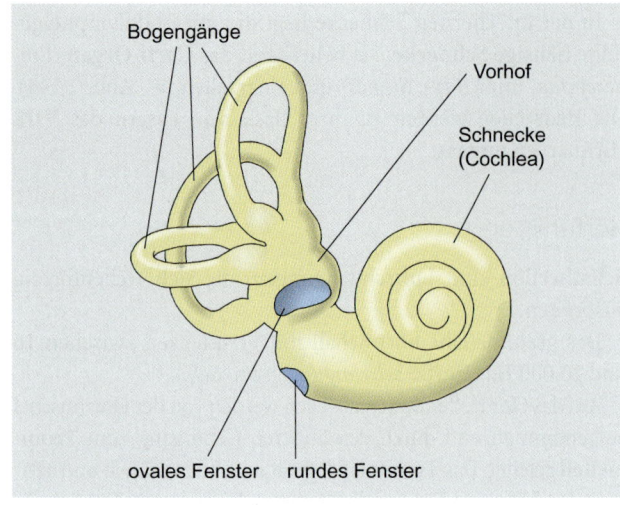

Abb. 2.145 Das knöcherne Labyrinth als Ausgussmodell. [L157]

ris). Die Sinnesfelder des Gleichgewichtsapparates bestehen aus Sinneszellen und gallertigen Strukturen.

Vorhof

Vom **Vorhof** (*Vestibulum*), dem Zentrum des knöchernen Labyrinths, gehen nach hinten die drei Bogengänge und nach vorn die Schnecke des Hörorgans ab (> Abb. 2.145). Wie das gesamte knöcherne Labyrinth ist auch der Vorhof mit Perilymphe gefüllt und enthält häutige Strukturen mit Endolymphe.

Die bindegewebigen Strukturen im Vorhof werden als **großes Vorhofsäckchen** (*Utriculus*) und **kleines Vorhofsäckchen** (*Sacculus*) bezeichnet. Sie sind durch zwei feine Gänge verbunden.

Im Bereich der Sinnesfelder (*Macula utriculi*, *Macula sacculi*) die in den beiden Vorhofsäckchen liegen, befindet sich ein **gallertiges Kissen**, das mit kleinen **Steinchen** (*Statolithen, Otolithen, Gehörsand*) bestückt ist (> Abb. 2.146). Sie verschieben durch ihre Trägheit die Härchen der Sinneszellen bei Linearbeschleunigungen des Körpers. Die entstehenden Impulse erreichen ebenfalls über den Hör- und Gleichgewichtsnerv (*VIII. Hirnnerv*) das

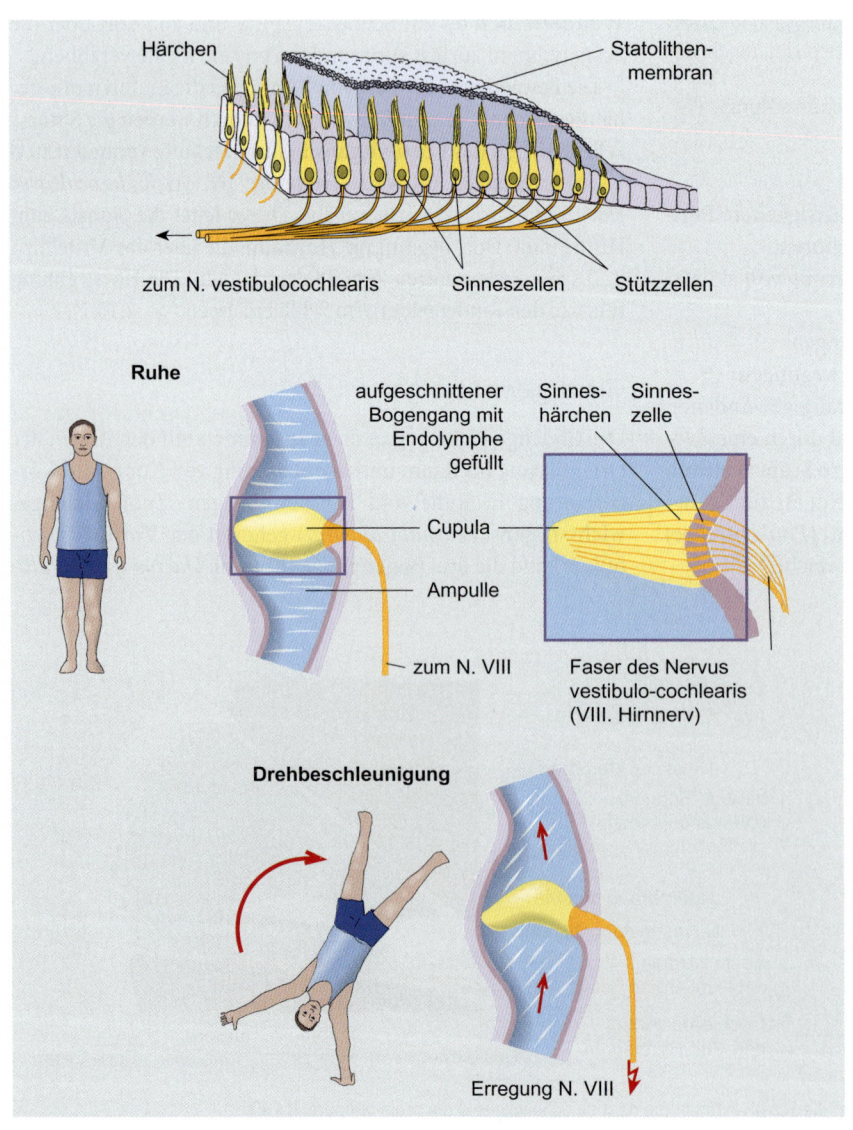

Abb. 2.146 Ablenkung der Cupula bei einer Drehbewegung. Aufbau der Macula utriculi und Macula sacculi. [L190]

zentrale Nervensystem und lösen Empfindungen wie „Vorwärtsbewegung", „Fallen", „Bremsen" oder „Steigen" aus.

Bogengänge

Die drei **Bogengänge** stehen etwa im rechten Winkel zueinander in den drei Raumebenen. Sie beginnen und enden am Vorhof. In den knöchernen Bogengängen verlaufen die häutigen Bogengänge.

Jeder Bogengang ist am Ende zu einer **Ampulle** erweitert. In jeder der drei Ampullen befindet sich ein halbmondförmig vorspringender Kamm, der mit Sinnesepithel überzogen ist. Über den **Sinneszellen** (*Haarzellen*) schwebt ein **Gallertkörper** (*Cupula*). Bei Drehbewegungen beeinflusst er die Stellung der Sinneszellenhärchen und löst eine Erregung des VIII. Hirnnerven aus (➤ Abb. 2.146).

Leitungsbahnen und Funktion des Gleichgewichtsorgans

DEFINITION

Benigner, paroxysmaler Lagerungsschwindel: Entsteht durch frei bewegliche Statolithen in einem oder mehreren Bogengängen, die aufgrund bestimmter Kopfbewegungen oder Lagewechsel (v. a. beim Aufrichten aus der horizontalen Lage) das Sinnesepithel der Cupula so beeinflussen, dass kurze Drehschwindelanfälle von etwa 30 Sek. auftreten. Das Hörvermögen ist nicht beeinträchtigt. Therapie: Standardisierte Bewegungsmanöver, die den Drehschwindel beenden.

Die Impulse erreichen über den **N. vestibulocochlearis** (*VIII. Hirnnerv*) zahlreiche Gebiete des zentralen Nervensystems (z. B. Mittelhirn, Thalamus, Kleinhirn). Über diese Verbindungen werden die Erregungen des Gleichgewichtsapparates so mit dem motorischen System verknüpft, dass reflektorische Muskelbewegungen eine physiologische Stellung des Kopfes und eine sichere Körperhaltung gewährleisten.

Hinweise zu gesundheitsförderndem Verhalten

Um das Hörvermögen möglichst lange zu erhalten, ist es wichtig, bewusst mit Lärmquellen umzugehen.
Lärm bedeutet „störender Schall" und die Einordnung ist subjektiv. Das Geräusch eines laufenden Ferrarimotors ist vielleicht Musik in den Ohren eines Autofans. Der Nachbar ist möglicherweise nicht so begeistert von dem Geräusch und reagiert aggressiv, während sein Blutdruck eklatant aussteigt.
Lärmschutzverordnungen regeln häuslichen und gewerblichen Lärm. Sie sollten von **jedem Menschen** beachtet werden, denn empfundener Lärm führt zu rascher Ermüdung, verlangsamten Reaktionen, zu Fehlleistungen und Stressreaktionen.
Jeder Mensch braucht Momente der **Stille**, um seelisch gesund zu bleiben. Stille ist eine schallarme Situation, die der Erholung des Körpers dient.

2.4.2 Leitsymptome bei Erkrankungen des Hör- und Gleichgewichtsorgans

Ohrenschmerzen

Ursachen für **Ohrenschmerzen** (*Otalgien*):
- Erkrankungen des äußeren Ohrs (z. B. nach Trommelfellperforation)
- Erkrankungen des Mittelohrs (bei Otitis media)
- Tonsillitis (➤ 2.10.11)
- Pharyngitis
- Parotitis (➤ 2.10.11)

Ohrenschmerzen gehen oft mit einer Hörminderung oder einer Sekretion aus dem Ohr (*Otorrhö*) einher.

Ohrgeräusche

DEFINITION

Ohrgeräusche (*Tinnitus* aurium, „*Ohrensausen*"): Geräusche im betroffenen Ohr, die ohne akustische Stimulation von außen wahrgenommen werden.

Ohrgeräusche treten z. B. nach Lärmbelastung, aufgrund otologischer Krankheitsbilder (Hörsturz, Morbus Menière, Otosklerose) oder bei Veränderungen der Halswirbelsäule auf. Es sind rauschende, brummende, klingende, pfeifende, zischende oder summende Geräusche, die den Betroffenen sehr beeinträchtigen. Die Ohrgeräusche nehmen vor allem in Ruhe zu und sind häufig durch körperliche Belastung, Stress oder mit einer bestimmten Kopfhaltung zu beeinflussen. Begleitsymptome sind Schlafstörungen, Angstzustände und Depressionen.

Vielfach kann trotz gründlicher Untersuchung keine Ursache für das Ohrgeräusch gefunden werden. Hilfreich ist oft der Kontakt zu Selbsthilfegruppen, z. B. der Tinnitus-Liga (➤ Surftipp).

Therapeutische Maßnahmen beim **akuten Tinnitus** sind Glukokortikoide, Infusionsbehandlung mit Rheologika (z. B. Haes®, um die Durchblutung zu verbessern) und evtl. hyperbare Sauerstofftherapie. Der chronische Tinnitus erfordert psychologisch ausgerichtete Behandlungskonzepte.

SURFTIPP
Deutsche Tinnitus-Liga e. V.: www.tinnitus-liga.de

Schwindel

DEFINITION

Schwindel (*Vertigo*): Störung der Orientierungsempfindung des Körpers im Raum. Der Betroffene nimmt Bewegungen seines Körpers und der Umwelt wahr, die in Wirklichkeit nicht vorhanden sind. Erzeugt oft Übelkeit und Erbrechen.

2 Spezielle Gesundheits- und Krankheitslehre

Das Gleichgewicht wird vom **vestibulären System** (Innenohr, zugehörige Bahnen und Hirnzentren), dem **visuellen System** (Auge, Sehbahn, optische Rindenfelder) und der Tiefensensibilität (Registrierung von Muskeltonus und -spannung) gesteuert. Bei Störung eines der drei Systeme kommt es zu Schwindel. Schwindel im Alter hat viele Ursachen, z. B.:

- Erkrankungen des Innenohrs (z. B. Morbus Menière, Labyrinthitis)
- Augenerkrankungen
- Erkrankungen des Herzkreislaufsystems (mit Durchblutungsstörungen des Labyrinths)
- Polyneuropathien mit gestörter Tiefensensibilität
- Erkrankungen des zentralen Nervensystems (Schlaganfall, Kleinhirnerkrankungen)
- Veränderungen der Halswirbelsäule (Durchblutung des Labyrinths erfolgt durch Äste der A. vertebralis, die in den Querfortsatzlöchern der Wirbelsäule zum Gehirn zieht)
- Nebenwirkung von Medikamenten

Typische **Schwindelformen** sind Drehschwindel („wie im Karussell"), Liftschwindel („wie das Fahren im Aufzug") und Schwankschwindel („der Boden scheint zu schwanken"). Wenn im Alter Sinneszellen und Neuronen degenerieren, verursachen sie häufig einen Drehschwindel.

> **Schwindelanfälle** führen im Alter zu einer erhöhten Sturzgefährdung. Unterstützende Maßnahmen zur Erhaltung des Gleichgewichts sind regelmäßiges Bewegungstraining und der Gebrauch von Gehhilfen.

2.4.3 Schwerhörigkeit

Schwerhörige Menschen hören Geräusche und Sprache leiser und bruchstückhaft. Besonders auffallend ist dies im Gespräch mit mehreren Personen, wenn Überlagerungen durch Störschall auftreten (*Cocktailparty-Effekt*). **Otoskopie** (*direkte Untersuchung des äußeren Gehörgangs und des Trommelfells*) und **Audiometrie** (*Hörprüfung*) ergeben Hinweise darauf, ob es sich um eine **Schallleitungsschwerhörigkeit** oder eine **Schallempfindungsschwerhörigkeit** handelt.

Schallleitungsschwerhörigkeit

Eine **Schallleitungsschwerhörigkeit** ist die Folge von Störungen der Schallleitungsstrukturen wie Trommelfell und Gehörknöchelchenkette, z. B. durch:

- Cerumen und Fremdkörper im äußeren Gehörgang
- Mittelohrentzündungen
- Cholesteatom
- Otosklerose

Ohrenschmalzpfropf

Ein **Ohrenschmalzpfropf** (*Cerumenpfropf*) entsteht häufig dadurch, dass der Betroffene seine äußeren Gehörgänge mit Wattestäbchen reinigt und damit das Cerumen tiefer in den Gehörgang schiebt.

> **FALLBEISPIEL**
> **Herr Albers, Teil I**
> Der 76-jährige Herr Albers ist vor zwei Jahren mit seiner Ehefrau in eine Altenpflegeeinrichtung gezogen. Die Ehefrau leidet an der Parkinsonschen Krankheit und braucht Hilfe bei der Körperpflege und der Nahrungsaufnahme. Die Pflegefachkraft Herr Kurz kümmert sich um sie. Herr Albers ist ein agiler, fröhlicher Mann, der großen Wert auf seine Körperpflege legt. Jeden Tag rasiert er sich sorgfältig, überprüft seine grauen Haare und reinigt gewissenhaft seine Ohren mit Wattestäbchen. Seit einiger Zeit bemerkt Herr Kurz, dass Herr Albers zunehmend abwesend wirkt. Wenn er das Zimmer betritt und ihn grüßt, kommt oft keine Antwort, besonders wenn Herr Albers mit dem Rücken zur Tür sitzt.

Der Pfropf kann mit der Zeit den äußeren Gehörgang vollständig verlegen und die Hörleistung erheblich vermindern.

> **FALLBEISPIEL**
> **Herr Albers, Teil II**
> Herr Kurz macht sich große Sorgen um Herrn Albers. Dieser hat keine Lust mehr, die zahlreichen Veranstaltungen zu besuchen, sondern zieht sich zurück. Herr Kurz bespricht seine Beobachtungen mit den Teamkollegen. Daraufhin wird Herrn Albers geraten, einen HNO-Arzt aufzusuchen.

Die **Diagnose** eines Ohrenschmalzpfropfs ist mittels Otoskopie sofort zu stellen. Der Pfropf wird durch Ohrspülungen und mechanische Extraktion entfernt.

> **VORSICHT**
> Gelegentlich stecken desorientierte Menschen **Fremdkörper** wie Nüsse, Steinchen oder Kerne in den äußeren Gehörgang. Bei der oft versuchten Entfernung mit einer Pinzette besteht die Gefahr, dass der Fremdkörper noch weiter in den Gehörgang rutscht und das Trommelfell zerstört.

> **FALLBEISPIEL**
> **Herr Albers, Teil III**
> Der HNO-Arzt sieht bei der Otoskopie zunächst weder das Trommelfell, noch kann er den äußeren Gehörgang einsehen. Massive Ohrenschmalzpfropfen verlegen beide Gehörgänge. Nach einer längeren Sitzung sind jedoch die Gehörgänge gereinigt und Herr Albers wirkt wie befreit. Sein Hörvermögen ist wieder in Ordnung und er nimmt mit der alten Fröhlichkeit die Kontakte mit der Umgebung wieder auf.

Mittelohrentzündung

Akute Mittelohrentzündung
Die **akute Mittelohrentzündung** (*Otitis media acuta*) entsteht meist als viral bedingte, aufsteigende Infektion über die Ohrtrompete oder tritt nach Trommelfellverletzungen auf. Die Schleimhaut der Paukenhöhle reagiert mit einer Entzündung, die einen Paukenerguss auslöst.

Symptome

Die Erkrankten klagen über heftige, pulsierende Ohrenschmerzen und Hörminderung (*Schallleitungsschwerhörigkeit*). Sie fühlen sich krank, haben Fieber und Kopfschmerzen. Kommt es zu einer Spontanperforation des Trommelfells, die der Erkrankte an der **Otorrhö**, am Austritt von Flüssigkeit aus dem Gehörgang (*Ohrlaufen*), bemerkt, lassen die Schmerzen fast schlagartig nach.

Diagnostik und Therapie

Per **Otoskopie** sind die Rötung und Vorwölbung des Trommelfells erkennbar. Falls es zur Perforation des Trommelfells kam, ist auch das zu sehen (> Abb. 2.149). Zur Verbesserung der Tubenbelüftung verordnet der Arzt abschwellende Nasentropfen (z. B. Nasivin®) und nach Bedarf Analgetika und Antibiotika. Bei einem Paukenerguss mit stark vorgewölbtem Trommelfell und heftigen Schmerzen, ist eine **Parazentese** – ein kleiner Trommelfellschnitt – angebracht, damit das Sekret aus der Paukenhöhle abfließen kann (> Abb. 2.147). Wenn die kleine Öffnung länger bestehen bleiben soll, wird ein Paukenröhrchen eingelegt (> Abb. 2.148), andernfalls verschließt sich der Schnitt in der Regel von selbst.

Komplikationen einer akuten Mittelohrentzündung sind die Innenohrbeteiligung mit Entzündung des Innenohrs (*Labyrinthitis*), Meningitis, Hirnabszess und Mastoiditis (*Warzenfortsatzentzündung*).

> Viele Erkrankte haben Schwierigkeiten, Nasentropfen richtig einzubringen. Da die Tropfen bei einer Mittelohrentzündung den Nasenrachen erreichen sollen (dort liegt die Öffnung der Ohrtrompete), soll der Erkrankte sie in Rückenlage bei zurückgelegtem Kopf eintropfen und kurz in Rückenlage bleiben.

Chronische Mittelohrentzündung

DEFINITION

Myringoplastik: Verfahren zur Wiederherstellung des Trommelfells, z. B. mit der Faszie des M. temporalis (*Schläfenmuskel*) oder Periost (*Knochenhaut*).
Tympanoplastik: Umfassende Sanierung des Mittelohrs durch Schaffung von Belüftungswegen, Rekonstruktion der Gehörknöchelchenkette und des Trommelfells.

Die Ursache einer **chronischen Mittelohrentzündung** ist ein nicht heilender Trommelfelldefekt, entstanden durch eine akute Mittelohrentzündung, aufgrund von Tubenfunktionsstörungen (z. B. als Folge chronischer Nasennebenhöhlenentzündungen oder behinderter Nasenatmung) oder nach einer traumatischen Trommelfellperforation.

Symptome

Die chronische Otitis media ist mit einer erheblichen Hörminderung und schubweiser, eitrig-fötider Sekretion aus dem Ohr verbunden. Schmerzen bestehen selten.

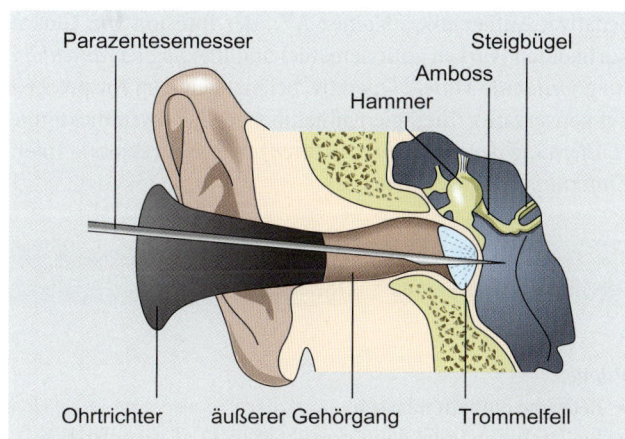

Abb. 2.147 Lage des Parazentesemessers in Beziehung zu Ohrtrichter, Gehörgang und Trommelfell. [L157]

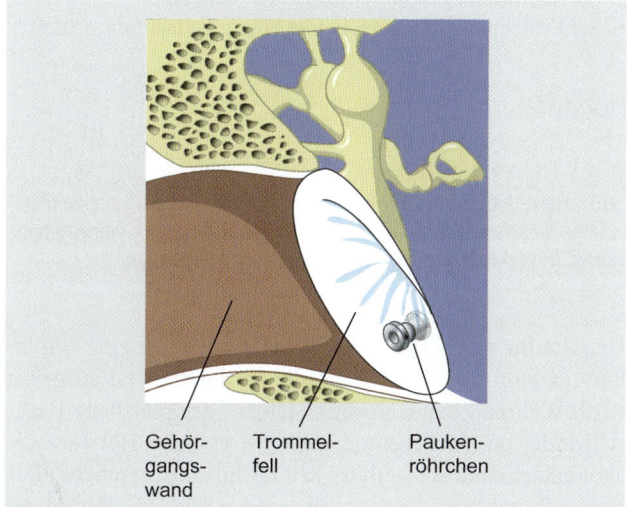

Abb. 2.148 Liegendes Paukenröhrchen, oben im Längsschnitt durch Gehörgang und Mittelohr. [L138]

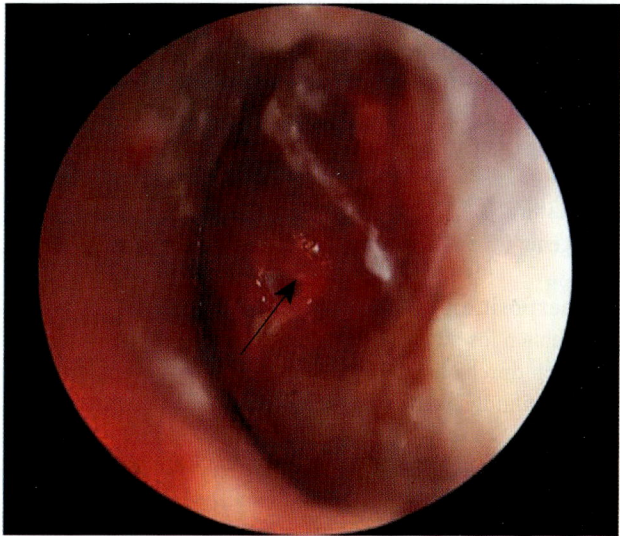

Abb. 2.149 Trommelfellperforation. [E387]

Diagnostik und Therapie

Die Otoskopie zeigt ein Trommelfell, das meist zentral eine Perforation aufweist. Weitere diagnostische Maßnahmen sind Abstrich, Hörprüfungen, Röntgenaufnahmen und CT um Komplikationen zu erfassen. Die Behandlung umfasst je nach Schweregrad antibiotikahaltige Ohrentropfen bis hin zu einer Myringo- oder einer Tympanoplastik.

Cholesteatom

Durch das Einwachsen der Schleimhaut aus dem äußeren Gehörgang über einen Trommelfelldefekt in das Mittelohr kann es zu einem **Cholesteatom** (*Perlgeschwulst*) kommen. Ein Cholesteatom führt zur Zerstörung des umliegenden Knochens.

Symptomatisch tritt eine zunehmende Schallleitungsstörung mit dumpfen Kopfschmerzen und einem **fötiden** (*stinkenden*) **Ohrfluss** auf. Um Komplikationen wie Fazialisparese, Hirnabszess, Sinusvenenthrombose und Meningitis vorzubeugen, ist immer eine umfassende operative Entfernung des Cholesteatoms erforderlich. Anschließend muss der Schallleitungsapparat durch eine Tympanoplastik wiederhergestellt werden.

Otosklerose

> **DEFINITION**
> **Otosklerose**: Mineralstoffwechselstörung des Labyrinths, die zu Verknöcherungsherden am ovalen Fenster führt und die Steigbügelfußplatte fixiert.

Die **Otosklerose** behindert die Gehörknöchelchenkette in ihrer Beweglichkeit. Die operative Behandlung durch eine **Stapesplastik** besteht in einem Ersatz des Steigbügels durch eine winzige Prothese.

Schallempfindungsschwerhörigkeit

Eine **Schallempfindungsschwerhörigkeit** entwickelt sich aufgrund einer Beeinträchtigung des Innenohrs oder der Nervenbahnen z. B. durch:
- chronische Lärmexposition
- M. Menière
- Hörsturz
- degenerative Veränderungen (Altersschwerhörigkeit)

Lärmexposition

Maßgeblich für die Entstehung der Schallempfindungsschwerhörigkeit durch **Lärm** sind Lautstärke, Dauer und individuelle Lärmempfindlichkeit. Lärmexposition findet berufsbedingt und in der Freizeit statt und schädigt auf Dauer die Sinneszellen. Derzeit scheinen v. a. Jugendliche und junge Erwachsene durch zu laute Musik gefährdet zu sein. Die Lärmschwerhörigkeit erfasst immer beide Ohren.

Morbus Menière

> **DEFINITION**
> **Morbus Menière**: Innenohrerkrankung mit meist **einseitig** und anfallsweise auftretendem Drehschwindel, Hörminderung und Tinnitus (*Ohrgeräuschen*). Der Erkrankungsgipfel liegt im mittleren Lebensalter.

Als **Ursache** wird eine Volumenveränderung der Endolymphe angenommen. **Symptome**:
- plötzlicher heftiger Drehschwindel von Min. (bis Std.)
- Hörverlust im tiefen oder mittleren Bereich
- Tinnitus
- Aura mit Druckgefühl im Ohr („Wattegefühl"), Völlegefühl und leichter Übelkeit

Die Anfälle treten unregelmäßig auf und rezidivieren v. a. unter Stress. Die Hörminderung ist zunächst reversibel, später kommt es zu permantem Tinnitus, ständigem Schwindel und Hörverlust. Die **Therapie** besteht aus allgemeinen Maßnahmen (Stressabbau, Kaffee- und Alkoholkarenz), der Gabe von Sedativa, Antiemetika (Vomex A®), der Infusion von Glukokortikoiden (wirken antiödematös) und Rheologika (*durchblutungsfördernde Mittel*). Operativ, bei mangelndem Ansprechen auf konservative Therapiemaßnahmen, evtl. Labyrinthektomie (*Entfernung der Innenohrstrukturen*) oder Neurektomie (hier: *Entfernung des N. vestibularis*)

> Die Erkrankten sind im **Akutstadium** der Menière-Krankheit durch den Drehschwindel extrem sturzgefährdet.

Pflege:
- Bettruhe einhalten lassen.
- Bei Drehschwindel den Erkrankten nicht allein aufstehen lassen.
- Vitalzeichen kontrollieren.
- An Aspirationsgefahr bei Erbrechen denken.
- Bei Erbrechen auf ausreichende Flüssigkeitszufuhr achten.

Hörsturz

> **DEFINITION**
> **Hörsturz**: Plötzlich auftretende, meist **einseitige** (Schallempfindungs-)Schwerhörigkeit, die mit Schwindel und Tinnitus einhergehen kann. Der Erkrankungsgipfel liegt um das 50. Lebensjahr.

Ursache für einen **Hörsturz** ist wahrscheinlich eine Durchblutungsstörung im Innenohr, die oft durch Stress ausgelöst wird. Während beim Morbus Menière der plötzliche Drehschwindel im Vordergrund steht, ist es beim Hörsturz die akut einsetzende Schwerhörigkeit bis hin zur Ertaubung. Das Vorstadium (*Aura*) beginnt mit einem pelzigen Gefühl an der Ohrmuschel.

2.4 Erkrankungen des Hör- und Gleichgewichtsorgans

VORSICHT
Ein **Hörsturz** ist ein HNO-ärztlicher Notfall, der eine sofortige stationäre Aufnahme und die unverzügliche Information des Arztes erfordert.

Die **Therapie** besteht z. B. in der Verabreichung von Glukokortikoiden und Infusionen zur Verbesserung der Innenohrdurchblutung. Die **Prognose** ist umso günstiger, je früher die Therapie einsetzt.
Pflege:
- regelmäßige Kontrollen von Blutdruck und Puls
- ruhige Atmosphäre
- evtl. Bettruhe
- Beratung des Betroffenen zu Maßnahmen im Umgang mit Stress (z. B. über Entspannungsverfahren)

Labyrinthitis

DEFINITION
Labyrinthitis: Entzündung des Innenohrs, die aufgrund von Ohrerkrankungen oder über den Blutweg ausgelöst wird.

Symptome einer **Labyrinthitis** sind Gleichgewichtsstörungen, Schwerhörigkeit und Tinnitus. Es treten keine Schmerzen auf. Die Therapie richtet sich nach der Ursache.

Altersschwerhörigkeit

DEFINITION
Altersschwerhörigkeit (*Presbyakusis*): **Beidseitige**, langsam zunehmende Verschlechterung des Hörvermögens. Beginn meist im 50.–60. Lebensjahr.

Ursache der **Altersschwerhörigkeit** sind degenerative Prozesse, die das Corti-Organ, die Hörnerven sowie neuronale Strukturen der Hörbahn betreffen. Sie entwickeln sich nach jahrelanger Lärmexposition. Zusätzliche Risikofaktoren sind kalorien- und fettreiche Ernährung, Alkohol- und Nikotinabusus, Hypertonie, Diabetes mellitus sowie Einflüsse von Benzol und Schwermetallen. **Symptome** sind die zunehmende, symmetrische (Schallempfindungs-)Schwerhörigkeit. Die **Therapie** besteht in einer Hörgeräteversorgung und der Ausschaltung von exogenen Noxen (Lärm, Alkohol, Nikotin). Einige Medikamente wirken ototoxisch (z. B. Antibiotika der Aminoglycosidgruppe/Refobacin®, Zytostatika). In seltenen Fällen können auch Schleifendiuretika (Furosemid) eine Hörminderung auslösen.

Umgang mit Schwerhörigen und Gehörlosen
Viele **Gehörlose** verständigen sich mit der Gebärdensprache (➤ Abb. 2.151). Wenn der Gehörlose spricht, hört er seine eigene Sprache nicht und kann sie daher weder kontrollieren noch korrigieren. Aus diesem Grund ist die Sprache eines Gehörlosen oft schwer verständlich.

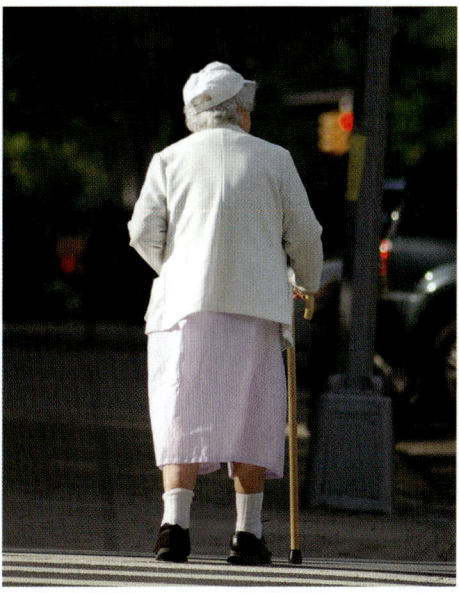
Abb. 2.150 Schwerhörige und gehörlose Menschen sind im Straßenverkehr gefährdet. [J751–081]

> Alle Mitglieder eine Pflegeteams sind über die Schwerhörigkeit des Pflegebedürftigen zu informieren. Nur so können sie ihm angemessen begegnen.

Viele **Schwerhörige** und **Gehörlose** können vom Mund des Sprechenden ablesen, wenn dieser langsam und deutlich spricht. Pflegefachkräfte sollten daher im Umgang mit Schwerhörigen oder Gehörlosen folgende Regeln berücksichtigen:
- Der Sprechende (insbesondere Gesicht und Mimik) muss für den Betroffenen gut sichtbar sein.
- Mundbewegungen nicht durch Kaugummi-Kauen oder eine vor den Mund gehaltene Hand „verfälschen".

Angemessen sprechen: Die Kommunikation durch Schreien verbessern zu wollen, erschwert die Verständigung, denn es verzerrt den Wortklang. Besser ist es, langsam, deutlich und in angemessener Lautstärke zu sprechen sowie kurze und klare Sätze zu formulieren. Fremdwörter sollten vermieden werden.

Verstehen sicherstellen: Zu Beginn eines Gesprächs sollte man das Thema der Unterhaltung zusammenfassen. Dann kann der Hörgeschädigte die Informationen besser einordnen. Bei wichtigen Mitteilungen immer wieder nachfragen, ob alles verstanden wurde.

Hilfsmittel benutzen: Je nach dem Grad der Schwerhörigkeit ist es sinnvoll, andere Kommunikationsmittel bereitzuhalten (z. B. Papier und Schreibzeug).

SURFTIPP
Deutscher Schwerhörigenbund e. V. (*DSB*): www.schwerhoerigennetz.de

2 Spezielle Gesundheits- und Krankheitslehre

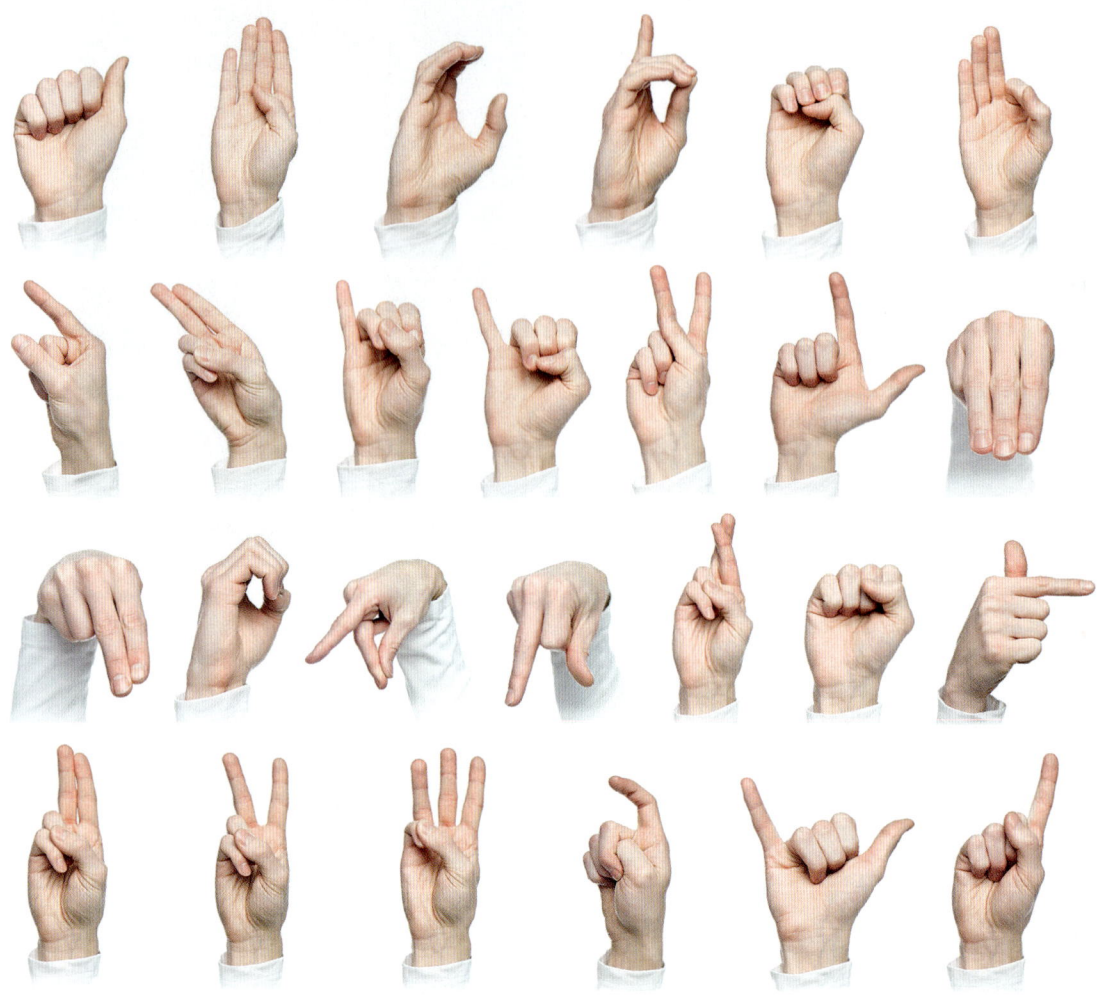

Abb. 2.151 Alphabet der Gehörlosensprache. [J751–082]

2.4.4 Hörgeräte

> Obwohl das **Hörgerät** ein Hilfsmittel zur Steigerung der Lebensqualität ist und die Sicherheit z. B. im Straßenverkehr erhöht, benutzen es viele Schwerhörige ungern, selten oder nie.

Prinzipielle Funktion von Hörgeräten
Grundsätzlich besteht jedes Hörgerät aus Mikrofon, elektrischem Verstärker und Hörer. Das Mikrofon gibt die aufgefangenen Schallwellen als elektrische Signale an den Verstärker weiter, der sie über den Hörer auf das Trommelfell überträgt. Zu unterscheiden sind IO- und HdO-Systeme. **I**m-**O**hr-Geräte (**IO**-Geräte) sind so klein, dass sie in den knorpeligen Anteil des äußeren Gehörgangs passen (➤ Abb. 2.154, ➤ Abb. 2.155).

HdO-Geräte

Am gebräuchlichsten sind **H**inter-**d**em-**O**hr-Geräte (**HdO**-Geräte) (➤ Abb. 2.153). Hörgerät, Mikrofon, Verstärker und Hörer sitzen halbmondförmig hinter der Ohrmuschel und sind durch einen Schallschlauch mit dem individuell angepassten Ohrpassstück im äußeren Gehörgang verbunden. Das Ohrpassstück schließt den Gehörgang nach außen dicht ab (➤ Abb. 2.152). Die Hörfunktion gewährleisten kleine Batterien.

Bedienung des HdO-Geräts
Die **Bedienung eines HdO-Geräts** ist für den Benutzer zunehmend einfacher geworden. Der Hörgeräteakustiker erfragt die Wünsche des Kunden und programmiert das Hörgerät. Das Hörsystem passt dann z. B. die Lautstärke automatisch der akustischen Umgebung an. Zusätzliche Hörprogramme können akustische Situationen optimieren (z. B. Musikhören, Fernsehen) oder Hintergrundgeräusche reduzieren.

2.4 Erkrankungen des Hör- und Gleichgewichtsorgans

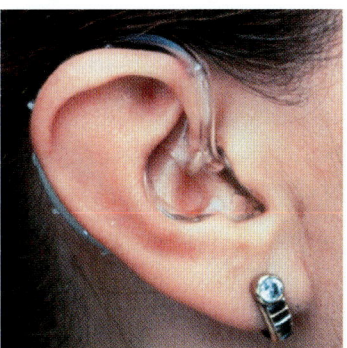

Abb. 2.152 HdO-Gerät mit platziertem Ohrpassstück. [V137]

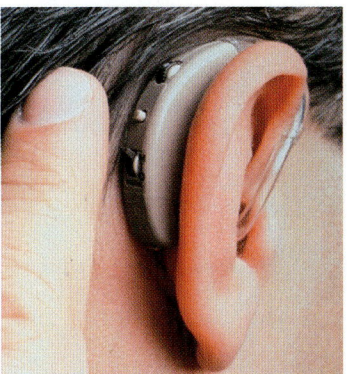

Abb. 2.153 Position des HdO-Geräts hinter dem Ohr. [V137]

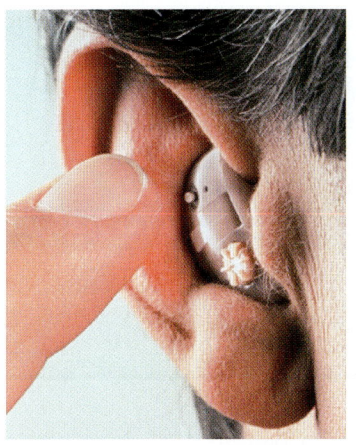

Abb. 2.154 IO-Gerät mit Bedienelementen am Gerät. [V137]

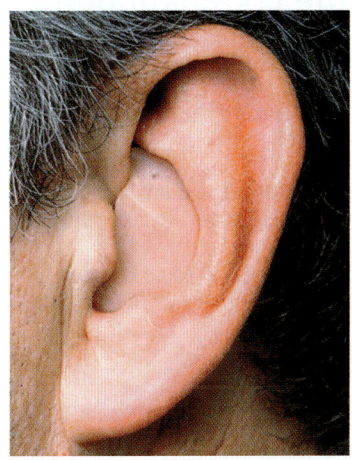

Abb. 2.155 Vollautomatisches IO-Gerät. Durch Farbanpassung an die Haut ist das Gerät völlig unauffällig (die Firma GN Hearing bietet dieses Gerät im Moment nicht mehr an). [V216]

Hörbrillen entsprechen HdO-Geräten, wobei das Hörgerät in den Brillenbügel integriert ist.

Voraussetzungen für die Versorgung mit einem HdO-Gerät:
- Der Erkrankte ist motiviert und bereit, die Hörhilfe zu benutzen.
- Der Erkrankte ist imstande, die Bedienung eines Hörgeräts zu verstehen.
- Der Erkrankte kann die Hörhilfe selbst einsetzen.

Hinweise zum Betrieb und zur Pflege eines HdO-Geräts:
- Batterien korrekt einsetzen.
- Ohrpassstück korrekt im äußeren Gehörgang platzieren (Gerät anschließend von oben hinter die Ohrmuschel legen).
- Schallschlauch nicht knicken.
- Hörhilfe mit Pflegemitteln (beim Hörgeräteakustiker erhältlich) sauber halten.
- Bei Nichtgebrauch Batteriefach offen stehen lassen, damit das Gerät auslüftet und etwaige Feuchtigkeit verdunsten kann.

> Es ist wichtig, dass der Schwerhörige **Geduld** hat und bereit ist, das Einsetzen des Hörgeräts zu üben. Sensibilitätsstörungen oder Zittern der Hände erschweren die Bedienung der winzigen Schalter und das korrekte Einsetzen des Ohrpassstücks.

Literaturnachweis

1. Arnold, W.; Ganzer, U.: Checkliste Hals-Nasen-Ohren-Heilkunde. Thieme Verlag, Stuttgart, 2005.
2. Hansen, W.: Medizin des Alterns und des alten Menschen. Schattauer Verlag, Stuttgart, 2007.
3. Huch, R.: Mensch, Körper, Krankheit. Elsevier Verlag, München, 2007.
4. Pschyrembel: Klinisches Wörterbuch. de Gruyter Verlag, Berlin, 2011.
5. Rote Liste. Cantor Verlag, Aulendorf, 2011.
6. Schmidt, R. et al.: Physiologie des Menschen mit Pathophysiologie. Springer Verlag, Heidelberg, 2005.

Wiederholungsfragen

1. Wie ist das Ohr gegliedert? (➤ 2.4.1)
2. Welche Funktion hat die Ohrtrompete? (➤ 2.4.1)
3. Welche Strukturen befinden sich in der Paukenhöhle? (➤ 2.4.1)
4. Wie verläuft die Hörbahn? (➤ 2.4.1)
5. Wo liegen die Sinnesrezeptoren für das Gehör und den Gleichgewichtssinn? (➤ 2.4.1)
6. Welche Erkrankungen zählen zu den Schallleitungsschwerhörigkeiten, welche zu den Schallempfindungsschwerhörigkeiten? (➤ 2.4.3)
7. Wie kommt es zu Ohrenschmalzpfropfen? (➤ 2.4.3)
8. Erläutern Sie das Krankheitsbild des Morbus Menière bzw. des Hörsturzes. (➤ 2.4.3)
9. Nennen Sie Komplikationen, die bei einer akuten Mittelohrentzündung auftreten können. (➤ 2.4.3)
10. Was ist ein Cholesteatom? (➤ 2.4.3)
11. Erklären Sie die Grundregeln für das Leben und Arbeiten mit Schwerhörigen. (➤ 2.4.3)
12. Was unterscheidet HdO- von IO-Hörgeräten? (➤ 2.4.4)

2.5 Endokrine, stoffwechsel- und ernährungsbedingte Erkrankungen

Physiologie der Ernährung ➤ 5.1
Hyperlipoproteinämie ➤ 5.4.4

DEFINITION
Endokrine Erkrankungen: Erkrankungen, die hormonproduzierende Organe und die hormonelle Steuerung des Organismus betreffen.
Stoffwechselerkrankungen (*metabolische Erkrankungen*): Erkrankungen, die aufgrund gestörter chemischer Auf-, Ab- oder Umbauvorgänge im Körper auftreten. Zeigt sich beim Erwachsenen v. a. hinsichtlich der Verwertung von Nahrungsbestandteilen.

2.5.1 Endokrines System

Das **endokrine System** dient der Bildung von Hormonen. Sie sind in sehr geringen Konzentrationen im Blut und im Urin nachweisbar. Schon geringfügige Konzentrationsänderungen rufen Stoffwechselveränderungen hervor. Hormone werden weitgehend in der Leber und der Niere inaktiviert, die Abbauprodukte über den Darm und die Nieren ausgeschieden.

Gliederung

Zum endokrinen System gehören (➤ Abb. 2.156):
- endokrine Organe (Hypophyse, Schilddrüse, Nebenschilddrüse, Nebennieren)
- hormonproduzierende Zellgruppen verschiedener Organe (z. B. Gastrinbildung im Magen, Reninbildung in der Niere, Calzitoninbildung in der Schilddrüse, Insulinsynthese im Inselapparat der Bauchspeicheldrüse)

Hormone und allgemeine Hormonfunktionen

DEFINITION
Hormone: Biochemische Botenstoffe, die Informationen innerhalb des Körpers übermitteln und mit Ausnahme der Gewebehormone über den Blutkreislauf zu ihren Zielorten transportiert werden.

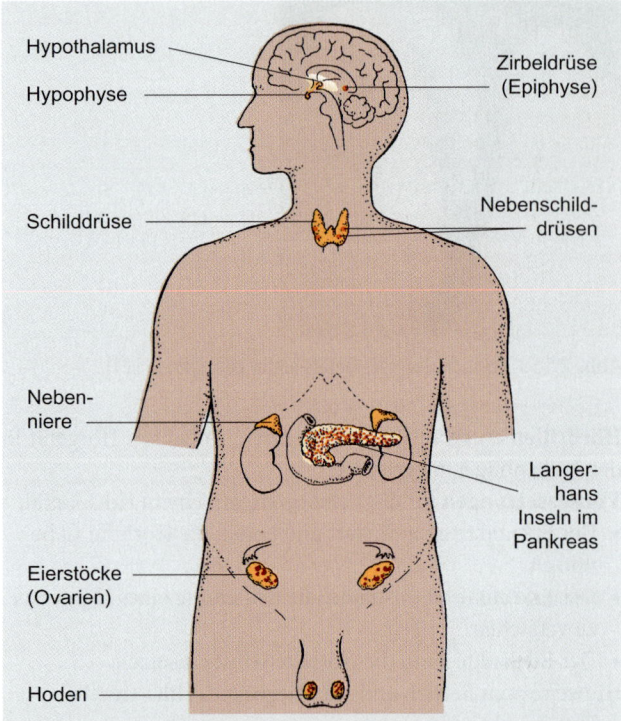

Abb. 2.156 Endokrine Organe und hormonproduzierende Zellgruppen. [L190]

Allgemeine Hormonfunktionen
- Regulation des Stoffwechsels und des Energiehaushalts
- Unterstützung des Körpers bei Belastungssituationen wie Verletzungen, Stress, Durst oder Hunger
- Förderung von Wachstum und Entwicklung
- Steuerung der Fortpflanzungsvorgänge

Hormon- und Nervensignale im Vergleich

Während das Nervensystem seine Informationen nur zu ausgewählten Zellen, z. B. Muskelfasern, Drüsenzellen oder anderen Neuronen weiterleitet, werden Hormone über den Blutweg im Prinzip an **alle** Zellen des Körpers verteilt, die Rezeptoren für das Hormon besitzen (➤ Tab. 2.15).

2.5 Endokrine, stoffwechsel- und ernährungsbedingte Erkrankungen

Tab. 2.15 Vergleich zwischen Nerven- und Hormonsignalen.

Merkmale	Nervensystem	Hormonsystem
Signalübermittlung	elektrisch (Neuron, Axon) und chemisch (Synapse)	chemisch
Zielzellen	glatte und quergestreifte Muskulatur, Nervenzellen	alle Körperzellen mit dem betreffenden Hormonrezeptor
Wirkungseintritt	Millisek. – Sek.	Sek. – Monate
Folgereaktionen	Aktivierung anderer Nervenzellen, Muskelkontraktionen oder Drüsensekretion	Änderungen der Stoffwechselaktivität

2.5.2 Allgemeiner Aufbau und Funktionsprinzipien des endokrinen Systems

Hormon und Zielzelle

Damit eine **Zielzelle** auf ein Hormonsignal reagieren kann, muss sie spezifische **Hormonrezeptoren** besitzen. Hormone und Hormonrezeptoren passen zusammen wie Schlüssel und Schloss (> Abb. 2.157). Nachdem das Hormon an die Zelle gebunden worden ist, wird eine Reihe von intrazellulären Stoffwechselvorgängen ausgelöst.

Jede Zelle ist Zielzelle für mehrere Hormone und besitzt entsprechend verschiedene Hormonrezeptoren. Die **Wirkung eines Hormons am Zielorgan** wird von verschiedenen Faktoren bestimmt:
- Hormonkonzentration
- Geschwindigkeit der Bindung an den Rezeptor
- Zahl der verfügbaren Rezeptoren
- Geschwindigkeit des Hormonabbaus

Chemische Struktur der Hormone

Die meisten Hormone bestehen aus Eiweißen. Zu den Hormonen, die aus Fetten (*Steroiden*) gebildet werden, gehören Hormone der Nebennierenrinde und die Geschlechtshormone (> Tab. 2.16).

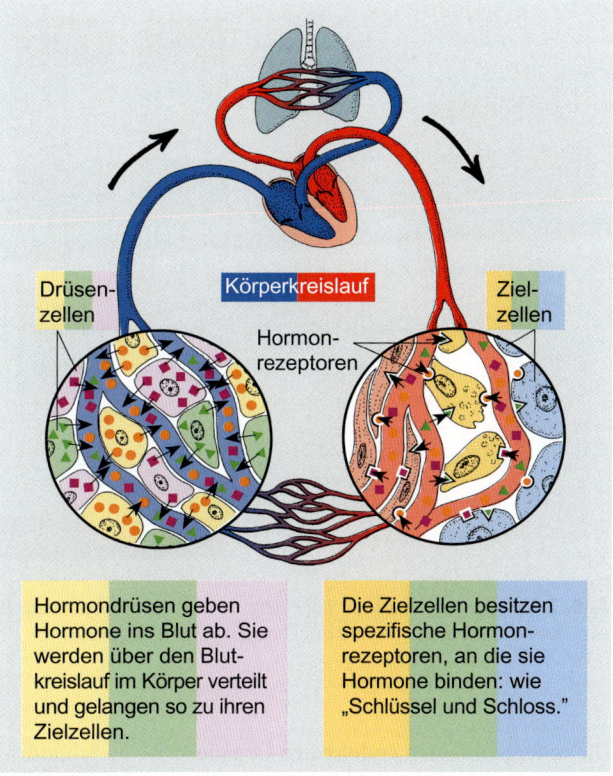

Abb. 2.157 Die Freisetzung von Hormonen aus Hormondrüsen und ihre Bindung an verschiedene Körperzellen, schematisierte Darstellung. **Hinweis**: Zielzellen befinden sich sowohl auf der Seite des Körperkreislaufs wie auch im Lungenkreislauf. [L190]

Hierarchie der hormonellen Sekretion

Regelkreise
Die exakte Steuerung meist der Hormonsekretion geschieht bei den endokrinen Organen durch **Regelkreise** (> Abb. 2.158).

Als oberster Regler wirkt der **Hypothalamus**. Hier laufen viele Informationen über die Außenwelt und das innere Milieu zusammen und werden mit Neuronen des vegetativen Nervensystems verknüpft. Der Hypothalamus beeinflusst über Hormone einen zweiten Regler, den **Hypophysenvorderlappen**.

Der Hypophysenvorderlappen wiederum gibt Hormone ab, die untergeordnete endokrine Organe beeinflussen.

Tab. 2.16 Übersicht über wichtige Hormone und ihre Bildungsorte.

Hormone (Bsp.), die aus Eiweißen bestehen	Hauptbildungsort	Hormon (Bsp.), die aus Fetten bestehen	Hauptbildungsort
Thyroxin, Trijodthyronin Kalzitonin	Schilddrüse	Aldosteron, Kortisol	Nebennierenrinde
Adrenalin, Noradrenalin, Dopamin	Nebennierenmark	Androgene	Hoden
Oxytocin, Adiuretin Releasing und Inhibiting Hormone	Hypothalamus	Östrogene, Gestagene	Eierstöcke
Insulin, Glukagon	Bauchspeicheldrüse		
Wachstumshormon, Prolaktin TSH, ACTH, FSH, LH	Hypophysenvorderlappen		
Parathormon (PTH)	Nebenschilddrüse		

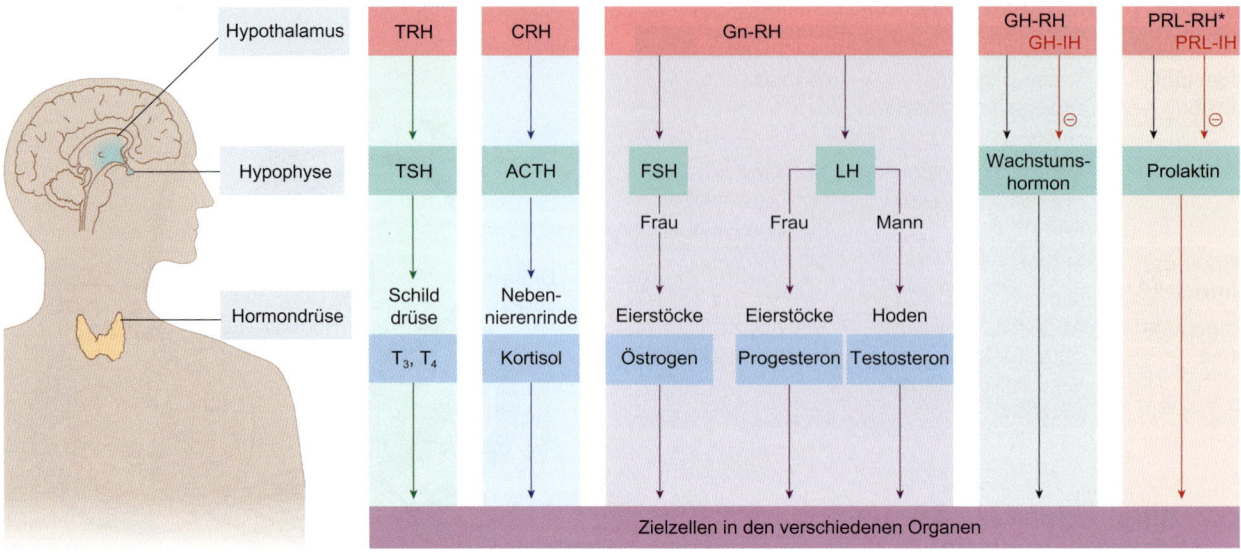

Abb. 2.158 Die Hormonachsen von Hypothalamus, Hypophyse und peripheren Hormondrüsen. * PRL-RH bezeichnet nicht ein einzelnes Hormon, sondern eine Funktion, die durch mehrere Hormone ausgeübt wird. [L190]

Die untergeordneten **endokrinen Organe**, z. B. die Schilddrüse, stehen am Ende dieser Hierarchie und beeinflussen mit ihren **Hormonen** die ihnen zugeordneten **Zielzellen**.

Die Konzentrationen der peripheren Hormone im Blut werden von Rezeptoren, die sich im Hypothalamus und in der Hypophyse befinden, registriert. Niedrige Konzentrationen der peripheren Hormone fördern die Freisetzung von Hormonen aus dem Hypothalamus und der Hypophyse. Hohe periphere Hormonspiegel hemmen die übergeordneten Drüsen.

Verkürzte Hierarchien

Nicht alle Hormondrüsen unterliegen dieser komplizierten hierarchischen Ordnung über drei Ebenen. So wirken die Hormone des Hypophysenhinterlappens (*Oxytocin* und *Adiuretin* ➤ 2.5.3) direkt auf die Zielzellen. Manche Hormondrüsen arbeiten weitgehend unabhängig von Hypothalamus und Hypophyse, z. B. die Nebenschilddrüse (*Parathormon* ➤ 2.5.5) und der Inselapparat der Bauchspeicheldrüse (*Insulin* und *Glukagon* ➤ 2.5.7).

> Im Alter sprechen die Zellen **langsamer** auf Hormone an.

2.5.3 Hypothalamus und Hypophyse

Hypothalamus und **Hypophyse** (*Hirnanhangsdrüse*) liegen in den unteren Abschnitten des Zwischenhirns (➤ 2.13.1). Die **Hypophyse** wiegt ca. 0,5 g. Sie befindet sich gut geschützt im Türkensattel des Keilbeins (➤ Abb. 2.14) und ist über den Hypophysenstiel mit dem Hypothalamus verbunden. Histologisch (*feingeweblich*) besteht die Hypophyse aus dem größeren **Hypophysenvorderlappen** (*HVL*) und dem kleineren **Hypophysenhinterlappen** (*HHL*), der hauptsächlich aus einem Geflecht von Axonen aufgebaut ist. Die Zellkörper dieser Axone liegen im Hypothalamus, sodass der Hypophysenhinterlappen funktionell und anatomisch als „Anhängsel" des Hypothalamus gesehen werden muss (➤ Abb. 2.159).

Hormone des Hypothalamus

Im **Hypothalamus** findet die Synthese von **Releasing-Hormonen** (*RH*) und **Inhibiting-Hormonen** (*IH*) statt. Auf dem Blutweg erreichen diese Hormone die Hypophyse. Releasing-Hormone stimulieren die Ausschüttung von Hormonen des Hypophysenvorderlappens. Inhibiting-Hormone hemmen den Hypophysenvorderlappen in seiner Hormonproduktion.

In weiteren Kerngebieten des Hypothalamus erfolgt die Bildung von ADH und Oxytocin, die über Neurone in den **Hypophysenhinterlappen** gelangen, dort gespeichert und bei Bedarf ins Blut abgegeben werden:

- **ADH** = **a**nti**d**iuretisches **H**ormon (*gegen die Ausscheidung mit dem Harn, auch Vasopressin, Adiuretin*), fördert die Wasserrückresorption aus den Harnkanälchen ins Blut. Dadurch sinkt die Urinausscheidung.
- **Oxytocin** bewirkt die Auslösung von Wehen der geburtsbereiten Gebärmutter sowie den Milcheinschuss während der Stillperiode.

> Alkohol vermindert die Wirkung von Adiuretin und bewirkt so eine erhöhte Wasserausscheidung. Nach umfangreicherem Alkoholgenuss macht sich dies oft in einem gesteigertem Durstgefühl bemerkbar, dem „Brand" am Morgen danach.

2.5 Endokrine, stoffwechsel- und ernährungsbedingte Erkrankungen

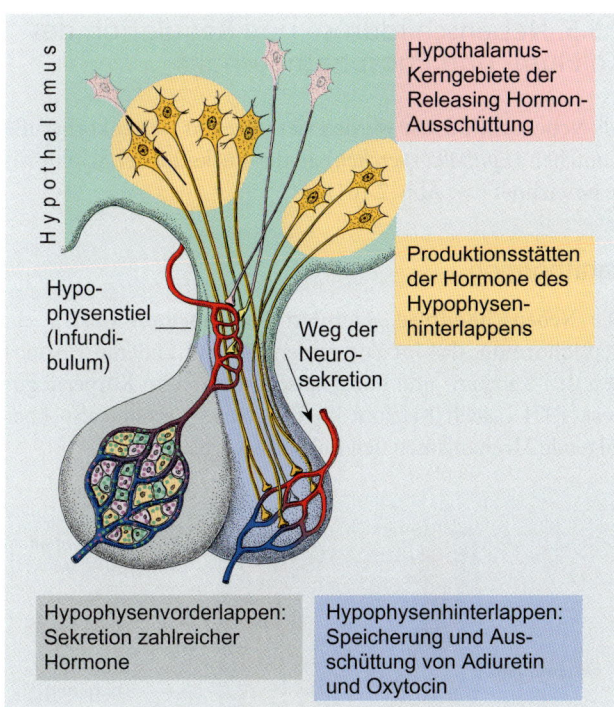

Abb. 2.159 Die Hypophyse. [L190]

Hypophysenvorderlappen

Der **Hypophysenvorderlappen** bildet eine große Zahl verschiedener Peptidhormone. Zum einen sind dies **glandotrope** Hormone (glandotrop: *auf Drüsen einwirkend*), die untergeordnete Hormondrüsen steuern, zum anderen **gonadotrope** Hormone, die untergeordnete Geschlechtsorgane beeinflussen und Hormone, die **direkt** auf die Zielzellen wirken.

Glandotrope Hormone des Hypophysenvorderlappens:
- **TSH** (*Thyroidea-stimulierendes Hormon*), regt die Bildung und Freisetzung der Schilddrüsenhormone an.
- **ACTH** (*Adrenokortikotropes Hormon*), stimuliert die Kortisolausschüttung in der Nebennierenrinde (➤ 2.5.6).

Gonadotrope Hormone des Hypophysenvorderlappens:
- **FSH** (*Follikel-stimulierendes Hormon*), regt die Follikelreifung und damit die Bildung von Östradiol (bei der Frau) sowie die Spermienentwicklung beim Mann an.
- **LH** (*Luteinisierendes Hormon*), fördert den Eisprung, die Umwandlung der im Eierstock verbliebenen Follikelepithelzellen zum Gelbkörper und die Progesteron- bzw. Testosteronbildung.

Direkt auf **Zielzellen** wirken:
- **Prolaktin**, setzt die Milchproduktion in der Brustdrüse in Gang.

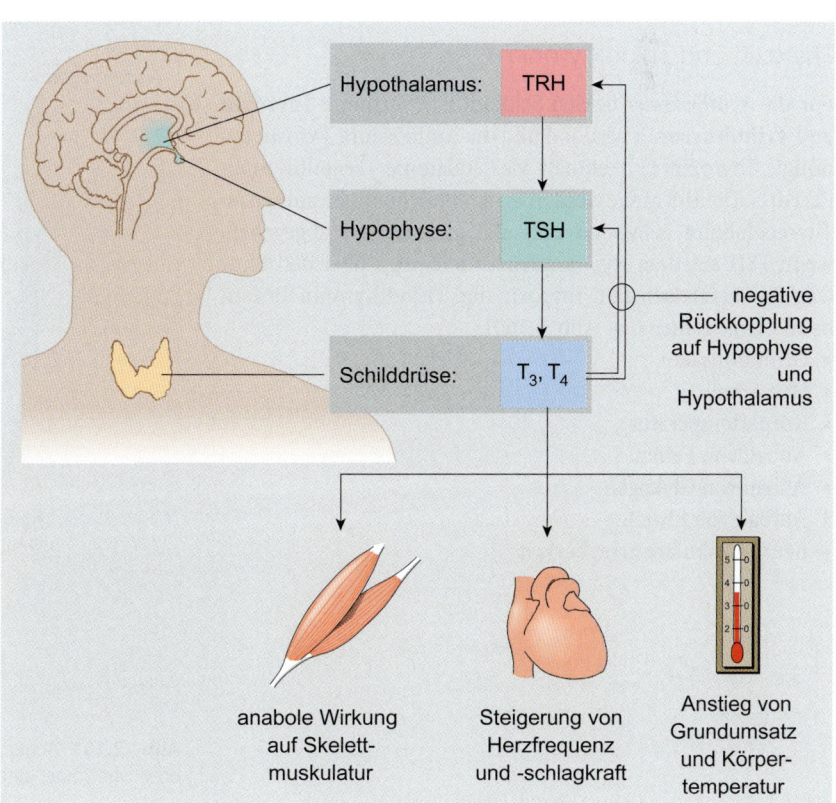

Abb. 2.160 Wirkung der Schilddrüsenhormone T3 und T4 auf verschiedene Organe (TRH = *Thyrotropin-Releasing-Hormon des Hypothalamus*; TSH = *Thyroidea-stimulierendes Hormon der Hypophyse*). [L190]

- **MSH** (Melanozyten-stimulierendes Hormon) wird aus einer Vorläufersubstanz zusammen mit ACTH gebildet und beeinflusst die Bildung von Melanin in der Epidermis so, dass eine vermehrte Hautbräunung entsteht.
- **Wachstumshormon**, auch somatotropes Hormon (STH) oder human growth hormone (HGH) genannt, kontrolliert das Körperwachstum, fördert die Zellerneuerung und hat Einfluss auf den Zucker-, Fett- und Knochenstoffwechsel.

> Altern geht mit einem **kontinuierlichen Sinken** des Wachstumshormon-Spiegels einher. Zellen werden also nicht mehr so schnell erneuert. Diese Tatsache ruft die Anti-Aging-Bewegung auf den Plan, denn Zellerneuerung bedeutet die Chance zur Verjüngung.

2.5.4 Schilddrüse und ihre Hormone

Aufbau der Schilddrüse

Die **Schilddrüse** (Glandula thyroidea), ein 20–50 g schweres Organ, liegt unterhalb des Schildknorpels. Die Hufeisenform kommt durch die beiden Seitenlappen und deren Verbindung durch eine Gewebebrücke (Isthmus) zustande (> Abb. 2.161). Mikroskopisch betrachtet ist das Schilddrüsengewebe aus vielen kleinen Bläschen, den **Follikeln** aufgebaut. Deren Wand besteht aus einschichtigem Epithel, das die Schilddrüsenhormone T_4 und das drei- bis fünfmal wirksamere T_3 synthetisiert. Zwischen den Follikeln liegen Kalzitonin bildende **C-Zellen**.

Thyroxin und Trijodthyronin

Für die Synthese der beiden Schilddrüsenhormone **Thyroxin** und **Trijodthyronin** wird Jod und die Aminosäure Tyrosin benötigt. Thyroxin (T_4) enthält vier Jodatome, Trijodthyronin (T_3) drei. Die Hormone werden in den Bläschenhohlräumen an Thyreoglobulin gebunden und erst an das Blut abgegeben, wenn TSH aus dem Hypophysenvorderlappen über den Blutweg das Signal dazu gibt. Thyroxin und Trijodthyronin fördern beim Erwachsenen (> Abb. 2.160):
- Grundumsatz
- Herzarbeit
- Körpertemperatur
- Abbau von Fetten
- Abbau von Glykogen
- Aufbau von Eiweiß
- neuromuskuläre Erregbarkeit

2.5.5 Nebenschilddrüse und Regulation des Kalzium- und Phosphathaushalts

Als **Nebenschilddrüse** werden vier ungefähr weizenkorngroße Knötchen (Epithelkörperchen) an der Rückseite der Schilddrüse bezeichnet (> Abb. 2.161).

Parathormon

Die Nebenschilddrüse sezerniert **Parathormon** (PTH), ein Peptidhormon, das im Zusammenspiel mit anderen Hormonen den Kalzium- und Phosphatstoffwechsel im Körper reguliert. PTH („stellt Kalzium im Blut parat") erhöht also über folgende Mechanismen den Kalziumspiegel:

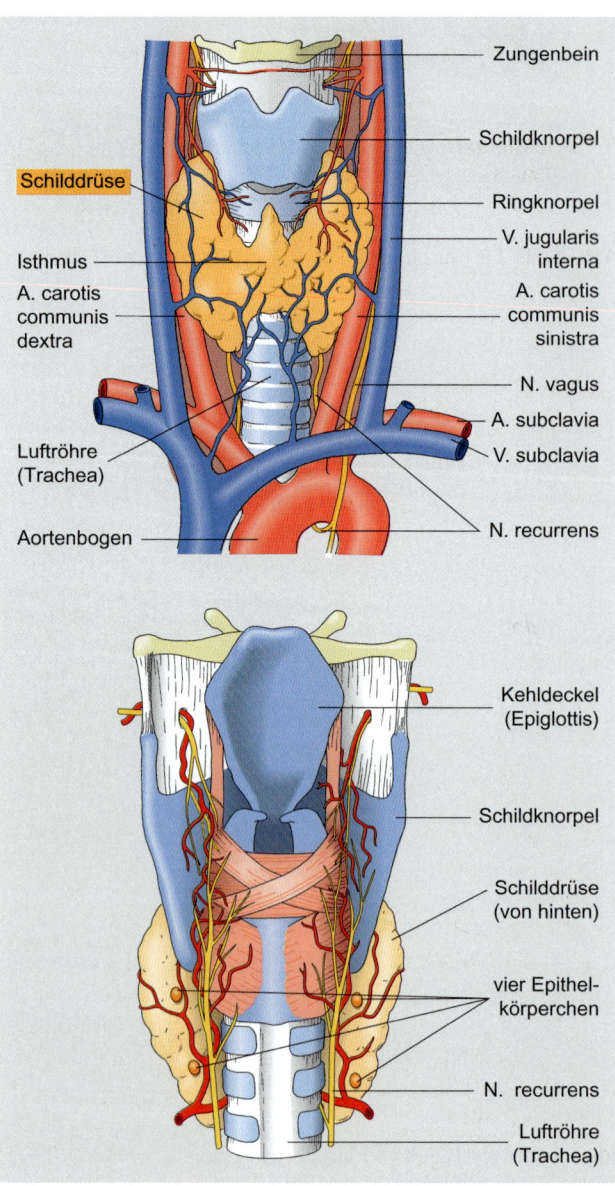

Abb. 2.161 Anatomie der Schilddrüse und Nebenschilddrüse. Ansicht oben: von vorne; unten: von hinten auf Luftröhre und Schilddrüse. [L190]

- Kalziumfreisetzung aus dem Knochen
- verminderte Kalziumausscheidung über die Niere
- Steigerung der Kalziumresorption im Darm

Niedrige Serumkalziumspiegel begünstigen eine vermehrte Ausschüttung von Parathormon, hohe Spiegel hemmen sie.

Kalzitonin

An der Regulation des Kalzium- und Phosphathaushalts ist ferner **Kalzitonin** aus den C-Zellen (auch *Kalzitonin*, daher *C-Zellen*) der Schilddrüse beteiligt.

Kalzitonin ist der Gegenspieler von Parathormon, fördert also den Einbau von Kalzium in den Knochen, steigert die Ausscheidung von Kalzium über die Niere und hemmt die Kalziumresorption im Darm.

2.5.6 Hormone der Nebennieren

Die **Nebennieren** (*Glandulae suprarenales*) sind jeweils 5–10 g schwere Organe. Sie sitzen beidseits kappenförmig den oberen Nierenpolen auf. Aufgrund ihrer unterschiedlichen Funktionen werden sie in Nebennierenrinde und Nebennierenmark gegliedert.

Nebennierenrinde

Die **Nebennierenrinde** (> Abb. 2.162) lässt lichtmikroskopisch drei Zonen erkennen:
- **äußere** Zone (*Zona glomerulosa*) – Bildung von Mineralokortikoiden (z. B. Aldosteron)
- **mittlere** Zone (*Zona fasciculata*) – Synthese von Glukokortikoiden (z. B. Kortisol)
- **innere** Zone (*Zona reticularis*) – Produktion von DHEA (*Dehydroepiandrosteron*)

Alle Nebennierenrindenhormone sind Steroidhormone, also Abkömmlinge des Cholesterins.

Mineralokortikoide

Das wichtigste Mineralokortikoid ist **Aldosteron**. Eine Ausschüttung wird durch das in der Niere gebildete Hormon Renin (Niere = *Ren*), durch niedrige Serumnatriumspiegel, geringes Blutvolumen sowie niedrigen Blutdruck stimuliert. Wirkungen des Aldosterons sind:
- Erhöhung des Blut-Natriumspiegels
- Senkung des Blut-Kaliumspiegels

Glukokortikoide

Das wirksamste Glukokortikoid ist **Kortisol**. Gemeinsam mit anderen Hormonen steuern Glukokortikoide verschiedene Stoffwechselvorgänge.

Kortisol **steigert**:
- Fettabbau und Freisetzung von Fettsäuren ins Blut
- Abbau von Proteinen (z. B. in Bindegewebe und Muskulatur)
- Knochenabbau
- Herzarbeit und Blutdruck
- Bereitstellung von Blutzucker

Kortisol **hemmt**:
- Bildung von Lymphozyten und Monozyten
- Ausschüttung von Entzündungsmediatoren (z. B. Prostaglandin, Histamin)
- Zellteilung
- Kollagensynthese und Geweberegeneration nach Verletzungen

> Aufgrund ihrer Wirkungen auf das Immunsystem eignen sich Glukokortikoide zur Therapie von Allergien, chronischen Entzündungen (z. B. rheumatoide Arthritis) und Autoimmunerkrankungen – also überall dort, wo eine Entzündungshemmung oder Immunsuppression erwünscht ist (> 2.6.10).

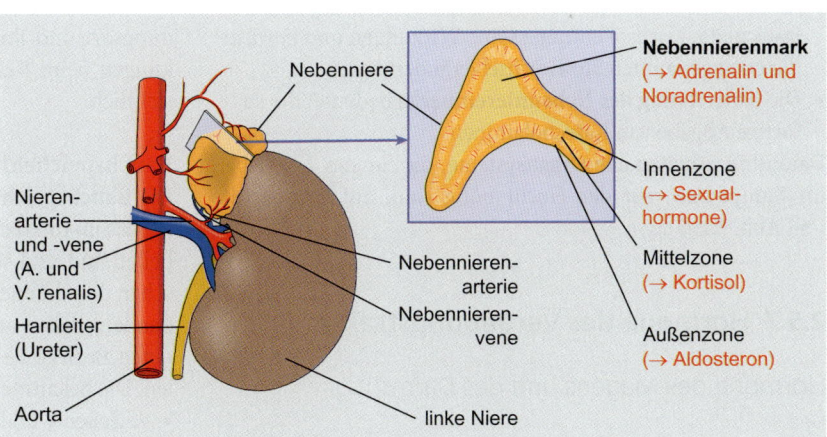

Abb. 2.162 Anatomie der Nebenniere. Die Schnittebene links oben ist rechts als „Glasscheibe" markiert. [L190]

Sexualhormone

Aus **DHEA** (D*ehydroepiandrosteron*), dem Hormon der Zona reticularis, kann über Zwischenschritte sowohl Testosteron als auch Östradiol gebildet werden.

> **Anti-Aging** (engl: *gegen das Älterwerden*), also immer jung sein und schön mit einem straffen Körper, ist für etliche Menschen wohl zum Lebensziel geworden. **Melatonin**, ein Hormon aus der Epiphyse (*Zirbeldrüse, Corpus pineale*) stimmt körperliche Funktionen auf den Tag-Nacht-Rhythmus ab und dient der Zellregeneration. Es zählt wie DHEA zu den Präparaten, die altersbedingte Veränderungen des Körpers hemmen sollen. Eine Alternative, die frei von unerwünschten Wirkungen ist, wäre ein Anti-Aging-Programm entsprechend einem Vorschlag der Deutschen Gesellschaft für Prävention und Anti-Aging-Medizin: die gesunde Lebensweise.

SURFTIPP
Deutsche Gesellschaft für Prävention und Anti-Aging-Medizin: www.gsaam.de

Nebennierenmark

Im Gegensatz zur Nebennierenrinde kann das **Nebennierenmark** als verlängerter Arm des vegetativen Nervensystems aufgefasst werden (> 2.13.4). Im Nebennierenmark erfolgt die Bildung von **Katecholaminen** (Adrenalin, Noradrenalin, Dopamin). Die Wirkungen dieser Substanzen führen in Stresssituationen zu einer schnellen Energiebereitstellung, indem freie Fettsäuren aus dem Fettgewebe mobilisiert und der Blutzucker erhöht wird.

Stressreaktion

Stressauslösende Ereignisse wie Infektionen, Operationen, aber auch Angst, Frustration, Aggression und Leistungsdruck setzen im zentralen Nervensystem zwei parallel laufende Reaktionsketten in Gang, die zusammen als **Stressreaktion** bezeichnet werden (> Abb. 2.163):
- Die **Aktivierung der Hypothalamus-Hypophysenachse** führt zur Freisetzung von ACTH mit Stimulierung der Zona fasciculata. Kortisol entfaltet seine Wirkungen und bewirkt die oben genannten Stoffwechselveränderungen.
- Die **Aktivierung des Nebennierenmarks** bedeutet die sofortige Abgabe von Katecholaminen.

Daraufhin arbeiten alle Organsysteme, die für das Überleben im Kampf bzw. auf der Flucht nötig sind, auf Höchststufe (> Abb. 2.163).

2.5.7 Hormone des Verdauungstrakts

Hormone des Magens und des Darms

Viele Hormone sind am Verdauungsprozess beteiligt. Sie stimmen die einzelnen Verdauungsschritte in Magen und Darm

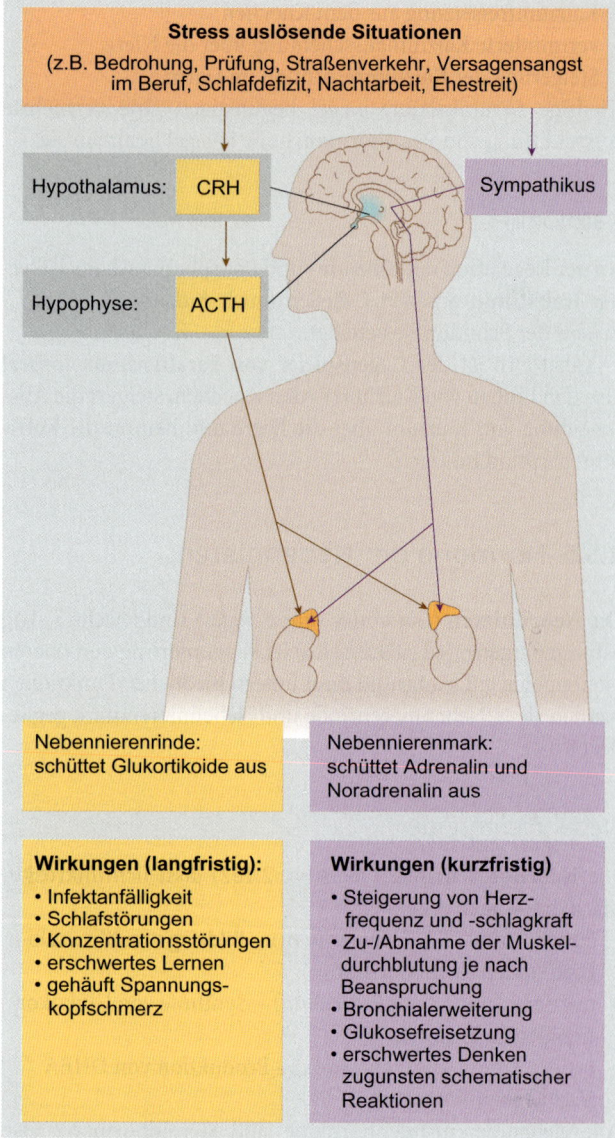

Abb. 2.163 Die Reaktionsketten bei der Stressreaktion. [L190]

aufeinander ab (> 2.10.8). Beispiele einiger Hormone, ihr Bildungsort und ihre agonistischen bzw. antagonistischen Wirkungen beim Verdauungsvorgang sind aus > Tab. 2.17 ersichtlich.

Bauchspeicheldrüsenhormone

Die **Bauchspeicheldrüse** (*Pankreas*) besteht aus Epithelgewebe, das im mikroskopischen Präparat Zellen erkennen lässt, die heller sind und so zusammen liegen, dass sie wie Inseln zwischen den dunkler gefärbten (exokrinen, also Pankreassaft bildenden) Zellen aussehen. Die als **Langerhans-Inseln** bezeichneten Bezirke bestehen wiederum aus unterschiedlichen Zellen. Die bekanntesten sind:
- A-Zellen – bilden **Glukagon**
- B-Zellen – produzieren **Insulin**

2.5 Endokrine, stoffwechsel- und ernährungsbedingte Erkrankungen

Tab. 2.17 Einige Hormone des Magen-Darm-Trakts.

Hormone	Bildungsort	Wirkung (Bsp.)
Gastrin	• G-Zellen der Magenschleimhaut	• steigert Salzsäuresekretion und Magenperistaltik
Chole**c**ysto**k**inin (CCK) = Pankreozymin	• Dünndarmschleimhaut	• steigert Bauchspeicheldrüsensekretion • bewirkt Gallenblasenkontraktionen
gastrin-**i**nhibitorisches **P**eptid (GIP)	• Dünndarmschleimhaut	• hemmt die Magensaftsekretion
pankreatisches **P**olypeptid (PP)	• (F-) Zellen der Langerhans-Inseln im Pankreas	• hemmt die Pankreassekretion und die Darmmotilität

Hinweise zu gesundheitsförderndem Verhalten

Wenn äußere Signale für den Organismus bedrohlich erscheinen, muss er sich für Flucht oder Angriff entscheiden. In beiden Fällen reagiert der Körper seit Jahrtausenden auf die gleiche Art mit den oben genannten Stressreaktionen, damit für einen zu erwartenden Kampf oder das Wegrennen die nötigen Reserven an Energie bereitstehen. In der modernen Zeit ist es aber so, dass der Einzelne bei Stressfaktoren (Lärm, Ärger, Hektik, Dauerfrust) eher regungslos verharrt. Damit werden die bereitgestellten Körpersubstrate nicht mehr verbraucht und führen langfristig zu einem dauerhaft **erhöhten Blutdruck** (*Hypertonus*) und einem **erhöhten Blutzucker** (*Hyperglykämie*), beides Risikofaktoren für die Entwicklung einer Arteriosklerose. Stress hat jeder, keiner kann ihm entkommen. Daher ist es zunächst wichtig, die Stressoren als solche zu erkennen und nach Bewältigungsstrategien zu suchen. Eine Möglichkeit wäre die sportliche Betätigung, mit deren Hilfe der Organismus die in der Stresssituation bereitgestellten Blutzucker- und Fettreserven schnell verbraucht.

Glukagon und Insulin

Als Gegenspieler des Insulins erhöht Glukagon den Blutzuckerspiegel durch **Förderung** der Glykogenolyse (*Abbau von Glykogen*), der Lipolyse (*Aufspaltung von Fetten*) und der Proteolyse (*Eiweißabbau*) und steuert die Bildung von Ketonkörpern aus Fettsäuren. Die Wirkungen des **Insulins** führen prinzipiell **zur Speicherung von Energiesubstanzen**. Dies erfolgt durch mehrere Mechanismen:

- **gesteigerte Aufnahme** von Glukose, Aminosäuren und Fettsäuren in die Zellen
- **Förderung der Synthese** von Speicherformen, z. B. Bildung von Glykogen
- **Hemmung von Abbauvorgängen** wie der Lipolyse, Glykogenolyse und Proteolyse

Die wichtigste und med. vordergründige Funktion von Insulin ist die Senkung des Blutzuckerspiegels. Die Insulinwirkung an den Zielzellen (v. a. Muskel- und Leberzellen) erfolgt über Insulinrezeptoren, deren Dichte von der Insulinmenge im Blut abhängig ist.
Bei einem Insulinüberangebot vermindert sich die Rezeptordichte (*Down-Regulation*), bei einem Insulinmangel steigt die Rezeptordichte (*Up-Regulation*).

2.5.8 Erkrankungen der Hypophyse

Hypophysenvorderlappeninsuffizienz

DEFINITION

Hypophysenvorderlappeninsuffizienz (*Hypopituitarismus*): Unterfunktion des Hypophysenvorderlappens mit teilweisem oder völligem Fehlen von Hypophysenvorderlappenhormonen.
Sheehan-Syndrom: Nekrose der Hypophyse aufgrund einer Ischämie (z. B. nach hypovolämischem Schock).

Krankheitsentstehung

Ursachen, die eine Zerstörung des Hypophysenvorderlappens auslösen sind z. B. neurochirurgische Eingriffe, Unfälle, Bestrahlungsfolgen, Sheehan-Syndrom oder Entzündungen (selten).

Wenn ein **Panhypopituitarismus** auftritt, bedeutet dies ein Fehlen aller Hormone, die der Hypophysenvorderlappen produziert. Häufiger ist jedoch der partielle Ausfall mit Symptomen, die durch den jeweiligen Hormonmangel bedingt sind.

Symptome und Untersuchungsbefund

Bei einem Ausfall des **Wachstumshormons** im Erwachsenenalter kommt es zur Abnahme der Muskelmasse; das Arterioskleroserisiko und das Osteoporoserisiko steigen. [2]

Sind die **Gonadotropine** (FSH, LH) betroffen, reagiert der Körper mit Libido- bzw. Potenzverlust, die Sekundärbehaarung geht verloren. Frauen klagen über Zyklusstörungen.

Wenn **TSH** fehlt, treten Symptome der Hypothyreose mit Kälteempfindlichkeit, verlangsamtem Herzschlag und Müdigkeit auf.

Bei einem Ausfall von **ACTH** kommt es zur Gewichtsabnahme, Depigmentation, einem erniedrigten Blutdruck (*Hypotonie*), Verlangsamung und Hypoglykämie (*niedriger Blutzucker*).

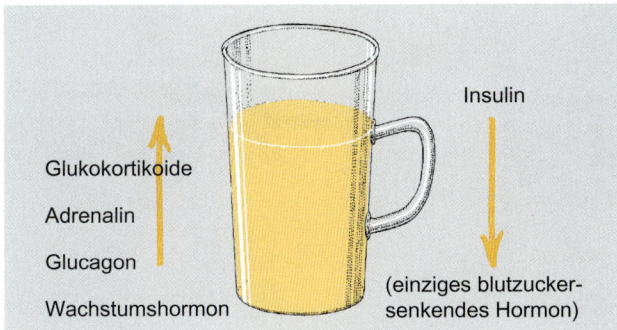

Abb. 2.164 Wichtige Hormone für die Regulierung des Blutzuckerspiegels. [L190]

Hypophysäres Koma
Zusätzliche Belastungen (Verletzungen, Operationen, Infektionen) können durch den ACTH- bzw. TSH-Mangel zu einem akuten Koma mit Atem- und Kreislaufstörungen (Hypoventilation, Bradykardie, Hypotonie), Hypothermie (*Abfall der Körpertemperatur*) sowie Hypoglykämie (*Unterzuckerung* ➤ 2.5.13) führen.

Behandlung
Die fehlenden Hormone werden durch Medikamente (z. B. Hydrokortison oder L-Thyroxin) ersetzt.

Überfunktion des Hypophysenvorderlappens

> **DEFINITION**
> **Überfunktion des Hypophysenvorderlappens**: Mehrsekretion von Hypophysenvorderlappenhormonen aufgrund hormonproduzierender Tumoren.

Etwa 10 % aller Hirntumoren sind Hypophysentumoren, die sowohl endokrin inaktiv als auch endokrin aktiv sein können. [2] Zu den endokrin aktiven Hypophysentumoren zählen:
- Prolaktin-produzierende Tumoren (die häufigsten Hypophysentumoren)
- Wachstumshormon-produzierende Tumoren
- ACTH-produzierende Tumoren

Symptome und Untersuchungsbefund
Das **Prolaktinom** führt bei Frauen zu Zyklusstörungen, Sterilität, Brustwachstum und Milchfluss; bei Männern treten Libidostörungen auf. Oft handelt es sich um sehr kleine Tumoren, die schwer nachzuweisen sind.

Durch eine Überproduktion von **Wachstumshormon** kommt es bei Erwachsenen neben Vergrößerungen innerer Organe (*Viszeromegalie*) zu einer **Akromegalie** (Akren = *distale Körperteile*). Symptome sind:
- Veränderung der Gesichtszüge (Vergrößerung von Kinn, Jochbeinen)
- Vergrößerung von Händen und Füßen (Handschuhe, Schuhe passen nicht mehr)
- Vergrößerung der Zunge mit kloßiger Sprache

ACTH-produzierende Tumoren lösen den **Morbus Cushing** aus. Bei den Erkrankten treten die gleichen Symptome wie bei der medikamentösen Überdosierung von Glukokortikoiden oder bei Tumoren der Nebennierenrinde auf (➤ 2.5.11).

Behandlung
Bei **Prolaktinomen** hemmt z. B. das Medikament Bromocriptin (Pravidel®) die Hormonproduktion. Oft führt diese Behandlung zur Rückbildung des Tumors.

Die Therapie der **Akromegalie** besteht in einer Entfernung des Tumors durch Operation oder Strahlentherapie. Die medikamentöse Hemmung der Sekretion von Wachstumshormon erfolgt durch Bromocriptin (Pravidel®), Octreotid (Sandostatin®) oder Pegvisomant (Somavert®).

Diabetes insipidus

> **DEFINITION**
> **Diabetes insipidus**: Fehlendes ADH (oder mangelnde Ansprechbarkeit der Niere auf ADH) blockiert die Wasserresorption in der Niere.

Tumoren oder Metastasen im Hypothalamus bzw. im Hypophysenhinterlappen, Meningitis oder Enzephalitis lösen einen ADH-Mangel aus. Da ADH die Wasserresorption von den Harnkanälchen in die Begleitkapillaren reguliert, fehlt bei ADH-Mangel diese Funktion. Der Betroffene scheidet pro Tag mehrere Liter von unkonzentriertem Urin (*Polyurie*) aus und leidet an erheblichem Durstgefühl (*Polydipsie*). Therapeutische Maßnahmen sind die Behandlung der Grunderkrankung bzw. die Gabe eines ADH-Analogon (Desmopressin/Minirin®).

2.5.9 Erkrankungen der Schilddrüse

Im Alter verändert sich das Schilddrüsengewebe. Es weist knotige Umgestaltungen und Kalkeinlagerungen auf. Die Hypo- bzw. Hyperthyreose nimmt zu, bleibt oft aber unerkannt, weil sich die Symptomatik im Alter anders darstellt.
Schilddrüsenerkrankungen können eingeteilt werden in:
- Erkrankungen mit normalen Schilddrüsenhormonspiegeln (*Euthyreose*)
- Erkrankungen mit erhöhtem Schilddrüsenhormonspiegel (*Hyperthyreose/Schilddrüsenüberfunktion*)
- Erkrankungen mit erniedrigtem Schilddrüsenhormonspiegel (*Hypothyreose/Schilddrüsenunterfunktion*)

Euthyreote Struma und Schilddrüsenoperation

> **DEFINITION**
> **Euthyreote Struma** (*blande Struma*): Schilddrüsenvergrößerung bei regelrechter (Schilddrüsen-) Stoffwechsellage (➤ Abb. 2.165). Eine **Struma diffusa** bedeutet die gleichmäßige Vergrößerung des Schilddrüsengewebes; sind Knoten vorhanden, ist es eine **Struma nodosa** (*Knotenstruma*).

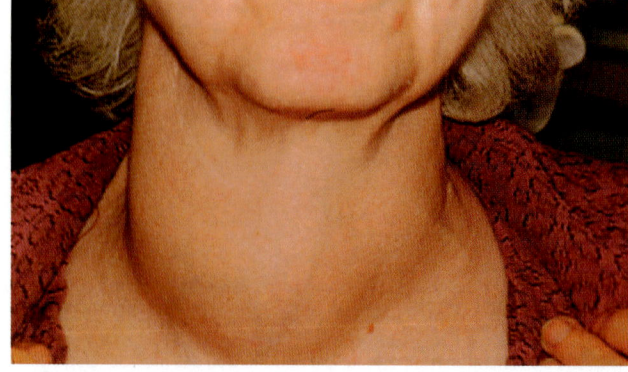

Abb. 2.165 Die Diagnostik zeigt, ob es sich bei dieser Struma um eine euthyreote, hyperthyreote oder hypothyreote Struma handelt. [E432]

Krankheitsentstehung

Die häufigste Ursache einer Struma (*Kropf*) gründet sich auf einen Jodmangel in der Nahrung. Fehlt Jod, reagiert der Organismus mit der lokalen Stimulation von Wachstumsfaktoren (z. B. IGF/*Insulin-Like-Growth-Faktor*) die zusammen mit der erhöhten Ausschüttung von TSH zur Hyperplasie (*Vergrößerung*) und Hypertrophie (*Vermehrung*) der Schilddrüsenzellen führen.

Symptome und Untersuchungsbefund

Wenn sich die zunächst unauffällige Jodmangelstruma im Lauf der Zeit verändert und Symptome verursacht, schildern Erkrankte diese als störende „Verdickung des Halses" oder als Gefühl der Enge im Hals. Bedingt durch ihre Lokalisation führt die **Verdrängung der Luftröhre** aufgrund der zunehmenden Vergrößerung des Schilddrüsengewebes zu inspiratorischem Stridor, Kloßgefühl und Schluckbeschwerden.

Behandlung

Die **medikamentöse Behandlung** erfolgt durch Jodid-Substitution oder als Kombinationstherapie von Jod und Thyroxin (Thyronajod®). Vor der Verabreichung von Schilddrüsenhormonen oder Jodpräparaten muss eine funktionelle Autonomie (*Unabhängigkeit des Schilddrüsengewebes von TSH*) ausgeschlossen werden. Die Medikation erfordert regelmäßige Kontrolluntersuchungen. Große Knotenstrumen, kalte Knoten, die den Verdacht auf ein Schilddrüsenkarzinom wecken, und die Beeinträchtigung der Luftwege bedürfen einer **operativen Therapie** mit Teil- oder Totalresektion (*Strumektomie*). Indikationen für eine Radiojodtherapie sind Rezidivstruma, erhöhtes Operationsrisiko und Kropfbildungen im höheren Lebensalter.

Als Komplikationen nach Schilddrüsenoperationen können die **Rekurrensparese** und eine postoperativ auftretende **Unterfunktion der Nebenschilddrüse** auftreten.

Die **Rekurrensparese** mit Lähmung der Kehlkopfmuskulatur ist durch eine Schädigung des N. recurrens bedingt. Dieser Ast des N. vagus (*X. Hirnnerv*) verläuft auf beiden Seiten unmittelbar hinter der Schilddrüse und kann während einer Schilddrüsenoperation gedehnt oder auch verletzt werden. Postoperativ kommt es entweder zu einer kurzfristigen (bei Dehnung des N. recurrens) oder zu einer bleibenden Heiserkeit (bei Verletzung des N. recurrens).

Bei einer versehentlichen **Entfernung der Epithelkörperchen** entsteht ein Hypoparathyreoidismus (➤ 2.5.10).

Pflege

- Atmung beobachten.
- Atmungserleichternde Oberkörperhochlagerung ermöglichen.
- Wegen Schluckbeschwerden auf ausreichende Nahrungs- und Flüssigkeitszufuhr achten.
- Schluckvorgang durch weiche, passierte Kost erleichtern.
- Nahrungsaufnahme im Sitzen mit leicht nach vorn gebeugtem Körper ermöglichen.

Hyperthyreose

> **DEFINITION**
>
> **Hyperthyreose** (*Schilddrüsenüberfunktion*): Überangebot von Schilddrüsenhormonen; kann ohne Struma, mit Knotenstruma oder diffuser Struma auftreten.

Krankheitsentstehung

Ursachen einer Hyperthyreose sind eine **vermehrte Produktion** oder auch die **Therapie mit Schilddrüsenhormonen**. Die erhöhte Synthese der Hormone erfolgt bei:

- Schilddrüsenautonomie
- Morbus Basedow

Die Jodmangelstruma entwickelt eine zunehmende Tendenz in eine **Autonomie** überzugehen, bei der sich Bezirke des Schilddrüsengewebes der TSH-Kontrolle entziehen. Es kommt im Verlauf zu einem Umbau mit einem oder mehreren vermehrt speichernden Knoten (autonomes Adenom), die szintigraphisch nachweisbar sind. Übersteigt die autonome Hormonproduktion den Bedarf des Organismus, ist dies als klinische Manifestation einer Hyperthyreose sichtbar.

Genetische Disposition und unbekannte Faktoren als Auslöser verursachen einen **Morbus Basedow**. Typisch für diese Erkrankung ist die Bildung von TSH-Rezeptor-Antikörpern. Diese Antikörper besetzen die TSH-Rezeptoren an der Schilddrüsenzelle und induzieren (unabhängig vom TSH aus der Hypophyse) eine Produktion von Schilddrüsenhormonen.

> **VORSICHT**
>
> Das Antiarrhythmikum Amiodaron enthält einen Jodanteil von 37 % und kann eine Schilddrüsenautonomie auslösen. [3]

Symptome und Untersuchungsbefund

Leitsymptome der Hyperthyreose:

- Rastlosigkeit, Nervosität, leichte Erregbarkeit
- erhöhte Herzfrequenz, evtl. Herzrhythmusstörungen, Hypertonie
- warme, zarte, feuchte Haut („Samthaut") sowie dünnes, weiches Haar
- Wärmeempfindlichkeit mit vermehrter Neigung zum Schwitzen
- erhöhte Stuhlfrequenz, Gewichtsverlust trotz Heißhunger
- Muskelschwäche und feinschlägiger Fingertremor (*Zittern der Finger*)

> **VORSICHT**
>
> Bei alten Menschen, die an einer Hyperthyreose leiden, stehen oft andere Symptome im Vordergrund. Hier dominieren Appetitlosigkeit, Apathie, Verwirrtheit und Herzrhythmusstörungen. Jedes dieser Symptome kann zu **Fehldiagnosen** führen (Tumorkachexie, „Altersdepression", Demenz, Herzerkrankung).

Zusätzliche Symptome beim **Morbus Basedow** sind (➤ Abb. 2.166):

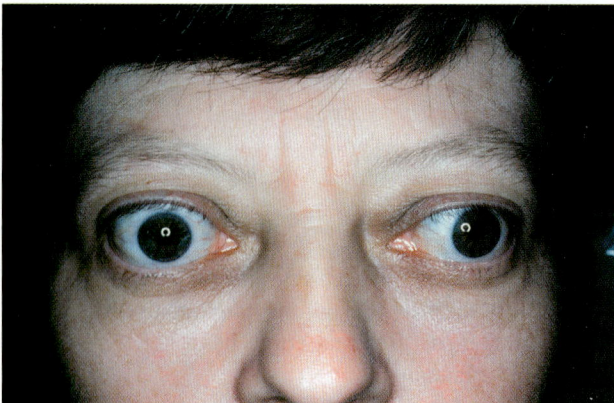

Abb. 2.166 Frau mit Morbus Basedow. Auffallend sind die hervortretenden Augen und der starre Blick. [E433]

- endokrine Orbitopathie
- Merseburger Trias (Struma, Exophthalmus und die schon erwähnte Tachykardie)

Die Ursache der endokrinen Orbitopathie liegt darin, dass TSH-Rezeptoren, die auch im Orbitagewebe (*Gewebe in der Augenhöhle*) vorkommen, auf die TSH-Rezeptor-Antikörper ansprechen. Symptome sind bedingt durch die Druckerhöhung in der Augenhöhle mit Schäden an Augenmuskeln, Augapfel und Sehnerv. Es kommt zu Lichtempfindlichkeit, Fremdkörpergefühl, verschwommenem Sehen, Kopfschmerzen und Doppelbildern.

Behandlung

Behandlungsziel einer Hyperthyreose ist die euthyreote Stoffwechsellage. **Thyreostatika** können eine Hyperthyreose in eine euthyreote Stoffwechsellage umwandeln.

Thyreostatika

Thyreostatika setzen an zwei Stoffwechselvorgängen an:
- Medikamente aus der **Thioharnstoffgruppe** hemmen die Synthese von Vorstufen der Schilddrüsenhormone. Zu diesen Medikamenten gehören Thiamazol (Favistan®), Carbimazol und Propylthiouracil (Propycil®).
- **Perchlorate** (Irenat®) drosseln die Aufnahme von Jodid.

Da die Vorstufen durch Thyreostatika der Thioharnstoffgruppe gehemmt, die Ausschüttung der „fertigen" Hormone aber nicht blockiert wird, braucht es etwa 1 Woche bis zum Wirkungseintritt. Aufgrund der Nebenwirkungen sollten Blutbild und Leberwerte beobachtet werden. Perchlorate blockieren die Schilddrüse sofort. β-Blocker (Propanolol/Dociton®) und Sedativa ergänzen die Therapie. Nach dem Erreichen einer euthyreoten Stoffwechsellage sind eine Operation oder Radiojodtherapie anzustreben.

Besonderheiten bei der Behandlung des Morbus Basedow: Die medikamentöse Therapie mit Thyreostatika wird etwa ein Jahr lang durchgeführt. Nach dem Absetzen der Medikamente kommt es in der Hälfte der Fälle zu einem Rezidiv. Raucher haben ein besonders hohes Rezidivrisiko. [2] Bei Rezidiven erfolgen ebenfalls Operation oder Radiojodtherapie. Die Behandlung der **endokrinen Orbitopathie** erfordert Glukokortikoide und eine Retrobulbärbestrahlung (*Bestrahlung der Orbita, hinter dem Augapfel*). Lokale Maßnahmen sind das Tragen getönter Brillen, künstliche Tränen bei Konjunktivitis sicca (*Entzündung der Augenbindehaut aufgrund verminderter Tränensekretion*), Diuretikagabe und Hochlagern des Kopfes beim Liegen, damit der Lymph- und Blutabfluss besser gewährleistet ist.

> **VORSICHT**
>
> **Thyreotoxische Krise**: Spontan auftretende, lebensbedrohliche Komplikation einer Hyperthyreose nach **zusätzlicher Jodaufnahme** (Röntgenkontrastmittel, Behandlung mit Amiodaron), Wechselwirkungen mit Wirkungsverstärkung durch andere Medikamente oder nach Beenden der thryeostatischen Behandlung. Symptome sind Tachykardie, hohes Fieber, psychomotorische Unruhe, Erbrechen, Durchfälle, Bewusstseinsstörungen und Kreislaufversagen.

Pflege bei Hyperthyreose

- regelmäßige Kontrolle der Vitalzeichen um eine thyreotoxische Krise rechtzeitig zu erkennen
- Hektik in der Nähe von Erkrankten vermeiden
- Unterbringung in einem ruhigen Zimmer
- nach Möglichkeit Stressoren ausschalten
- auf eher kühle (etwa 20 °C) Raumtemperatur achten
- Verzicht auf stimulierende Getränke wie Kaffee oder Schwarztee

> **VORSICHT**
>
> Im Hinblick auf die Gefahr der thyreotoxischen Krise sollen Erkrankte, die an einer Hyperthyreose leiden, Medikamente nicht eigenmächtig einnehmen, da sie nicht wissen können, ob diese Medikamente Jod enthalten oder die Wirkung der Thyreostatika beeinflussen.

Hypothyreose

> **DEFINITION**
>
> **Hypothyreose** (*Schilddrüsenunterfunktion*): Mangel an Schilddrüsenhormonen; kann angeboren oder erworben sein.

Eine **Hypothyreose** entsteht
- aufgrund einer Autoimmunerkrankung (Hashimoto-Thyreoiditis),
- bei Hypophysenvorderlappeninsuffizienz (> 2.5.8),
- iatrogen nach Strumektomie, Radiojodtherapie, Behandlung mit Thyreostatika.

Symptome und Untersuchungsbefund

Da sich die Symptome über viele Jahre entwickeln, wird die Hypothyreose beim alten Menschen häufig übersehen. Leistungsminderung, allgemeine Schwäche, Müdigkeit, Kälteempfindlichkeit, struppige, trockene Haare, Gesichtsschwellungen, Appetitlosigkeit, Obstipation und die raue, trockene Haut werden als typische Altersveränderungen interpretiert und die

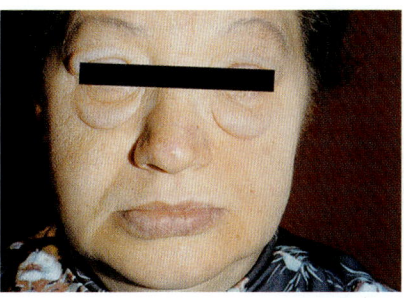 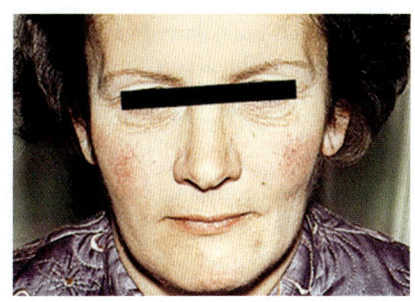

Abb. 2.167 Links: Frau mit Hypothyreose. Auffällig ist die ödematös teigige Gesichtsschwellung. Rechts: Die gleiche Frau unter der Therapie mit Schilddrüsenhormonen. [R168]

Symptome mit Begriffen wie „immobil", „depressiv", „verkalkt" und „apathisch" belegt (➤ Abb. 2.167).

> Das (seltene) Myxödemkoma (*hypothyreotes Koma*) kann v. a. bei älteren Menschen, die an einer Hypothyreose leiden, nach Operationen, Verletzungen und Infektionen auftreten. Es kommt zu schweren vegetativen Entgleisungen (Hypothermie, Hypoventilation, Hypotonie, Bradykardie) mit hoher Letalität.

Behandlung
Die Behandlung erfolgt durch eine **Dauersubstitution** mit L-Thyroxin. Es wird mit einer niedrigen Dosierung begonnen, weil der Sauerstoffverbrauch des Myokards durch die Gabe von Schilddrüsenhormonen steigt und Angina pectoris-Anfälle oder einen Herzinfarkt auslösen kann.

Pflege
- Beobachtung des Pflegebedürftigen, um Veränderungen der Herzfunktionen rechtzeitig zu erfassen.
- Mehr Zeit für die aktivierende Pflege einplanen.
- Wegen der trockenen Haut auf adäquate Haut- und Haarpflege achten.
- Für warme Räume sorgen.
- Auf eine vollwertige Ernährung achten.

Prognose
Die Prognose einer erworbenen Hypothyreose ist grundsätzlich gut.

Hashimoto-Thyreoiditis und andere Schilddrüsenentzündungen

> **DEFINITION**
> **Thyreoiditis**: Schilddrüsenentzündung. Kann als **akute eitrige Thyreoiditis** nach bakteriellem Infekt, als **Strahlenthyreoiditis** nach Radiojodtherapie bzw. externer Bestrahlung oder als **subakute granulomatöse Thyreoiditis de Quervain** mit unklarer Ursache auftreten.

Die chronische **Hashimoto-Thyreoiditis** ist die häufigste Thyreoiditis. Sie verläuft symptomarm und wird erst diagnostiziert, wenn im Spätstadium das Schilddrüsengewebe aufgrund entzündlicher Prozesse durch Bindegewebe ersetzt wurde und die daraus resultierende Hypothyreose Symptome verursacht. Die Hashimoto-Thyreoiditis zählt wie der Morbus Basedow zu den Autoimmunerkrankungen.

Die Behandlung erfolgt durch L-Thyroxin.

Bösartige Schilddrüsentumoren

> **DEFINITION**
> **Bösartige Schilddrüsentumoren**: Gehen als differenziertes oder **undifferenziertes Schilddrüsenkarzinom** vom Follikelepithel aus oder entstehen als **medulläres Karzinom** durch Entartung der C-Zellen.

Bekannte **Ursache** ist die Exposition gegenüber ionisierenden Strahlen, beim medullären Karzinom besteht ein genetischer Hintergrund.

Symptome und Untersuchungsbefund
Verdächtig sind tastbare harte Knoten in der Schilddrüse, die schnell an Größe zunehmen oder szintigraphisch nachgewiesene kalte Knoten im Schilddrüsengewebe. Lokale Spätsymptome können ein fixierter Hautbezirk im Schilddrüsengebiet, tastbare Halslymphknoten, Heiserkeit durch die Rekurrensparese, Stridor, Halsschmerzen und Schluckbeschwerden sein.

Behandlung
Die Behandlung des Schilddrüsenkarzinoms erfolgt chirurgisch durch eine **radikale Thyreoidektomie** (*operative Entfernung der gesamten Schilddrüse*) mit Entfernung der Halslymphknoten. Postoperativ schließt sich eine **Radiojodtherapie** an, um Schilddrüsenreste und Metastasen zu erfassen. Die hochdosierte Behandlung mit Schilddrüsenhormonen soll einen TSH-Reiz auf evtl. vorhandene Metastasen blockieren.

Radiojodtherapie
Die **Radiojodtherapie** ist eine Form der nuklearmedizinischen Strahlentherapie. Das oral zugeführte (radioaktive) Jod wird vom Schilddrüsengewebe nahezu vollständig gespeichert, sodass kaum radioaktives Material in die übrigen Organe gelangt. Dies bedeutet, dass bei Zufuhr radioaktiven Jods aktive, jodspeichernde Schilddrüsenbezirke mit sehr hohen Dosen bestrahlt und so gezielt zerstört werden können.

Die Radiojodtherapie erfolgt aus Strahlenschutzgründen nur in Stationen mit Strahlenschutzeinrichtungen. Die Erkrankten schlucken das radioaktive Jod und bleiben so lange in der Klinik, bis die von ihnen ausgehende Radioaktivität unter den gesetzlichen Grenzwert gefallen ist.

Prognose
Die Prognose ist abhängig von der Histologie des Schilddrüsenkarzinoms.

SURFTIPP
Schilddrüsen-Liga Deutschland e. V.: www.schilddruesenliga.de

2.5.10 Erkrankungen der Nebenschilddrüsen

Überfunktion der Nebenschilddrüsen

DEFINITION
Hyperparathyreoidismus: Symptomkomplex, der aufgrund einer gesteigerten Sekretion von Parathormon (*PTH*) auftritt.

Krankheitsentstehung
Ursachen des **primären Hyperparathyreoidismus** ist ein Nebenschilddrüsenadenom oder eine Hyperplasie der Epithelkörperchen. Beim **sekundären Hyperparathyreoidismus** führt ein erniedrigter Kalziumspiegel im Blut (z. B. bei chronischer Niereninsuffizienz oder verminderter Kalziumresorption aufgrund von Darmerkrankungen wie Morbus Crohn oder Vitamin D-Mangel) zu einer gesteigerten PTH-Sekretion.

Symptome und Untersuchungsbefund
Leitsymptome sind „Bein-, Stein- und Magenpein":
- Knochenschmerzen und Verminderung der Knochensubstanz durch Knochenabbau
- Nierensteine durch erhöhten Blutkalziumspiegel
- gastrointestinale Symptome (z. B. ein Ulcus ventriculi, weil ein erhöhter Kalziumspiegel die Magensäurebildung anregt)

Behandlung
Behandlungsziel ist die **Senkung des Kalziumspiegels** im Blut. Dies erfolgt durch die operative Entfernung des Adenoms. Bei Hyperplasie aller Epithelkörperchen entfernt der Chirurg drei Epithelkörperchen und belässt vom vierten einen kleinen Rest.
Konservative Empfehlungen sind:
- erhöhte Flüssigkeitsaufnahme (mind. 2 l/Tag) zur Nierensteinprophylaxe
- Osteoporoseprophylaxe mit Bisphosphonaten
- Überprüfung der Medikamenteneinnahme (z. B. keine Thiaziddiuretika, kein Digitalis ➤ Vorsicht-Kasten)

VORSICHT
Thiaziddiuretika bewirken im Gegensatz zu Schleifendiuretika eine verminderte Kalziumausscheidung. Digitalispräparate können aufgrund des gestörten Kalziumhaushalts zu schweren Herzrhythmusstörungen bis hin zum Herzstillstand führen.

Komplikationen
Warnsymptome einer lebensbedrohlichen **hyperkalzämischen Krise** (➤ 2.11.6):
- erhöhte Urinausscheidung und starker Durst
- Erbrechen und Exsikkose
- Herzrhythmusstörungen
- psychotische Erscheinungen
- Somnolenz und Koma

Unterfunktion der Nebenschilddrüsen

DEFINITION
Hypoparathyreoidismus: Parathormon-Mangel; entsteht am häufigsten nach Strumektomie. [2]

Leitsymptom ist die **Tetanie** mit Pelzigkeitsgefühl und meist periorolem (*um den Mund*) Kribbeln der Haut sowie Muskelkrämpfen mit typischer „Pfötchenstellung" der Hände und Spitzfußstellung der Füße. Die Langzeitbehandlung erfolgt medikamentös durch Kalziumzufuhr in Kombination mit Vitamin D (➤ 2.11.6).

2.5.11 Erkrankungen der Nebennierenrinde

Überfunktion der Nebennierenrinde

Die Überproduktion einzelner oder mehrerer Nebennierenrindenhormone führt zu typischen Krankheitsbildern. Klinisch bedeutsam sind v. a. das **Cushing-Syndrom** und der **Hyperaldosteronismus**.

Cushing-Syndrom

DEFINITION
Cushing-Syndrom: Krankheitsbild, das aufgrund einer erhöhten Kortisol-Konzentration im Plasma entsteht.

Krankheitsentstehung
Ein **Cushing-Syndrom** kann bedingt sein durch:
- Glukokortikoid-Dauertherapie
- Kortisol-Mehrsekretion bei Nebennierenrindenadenom oder -karzinom
- paraneoplastische ACTH-Sekretion (z. B. Bronchialkarzinome, die ACTH sezernieren)
- erhöhte ACTH-Ausschüttung durch Hypophysenadenome (Morbus Cushing)

Symptome und Untersuchungsbefund
Das Cushing-Syndrom beginnt unspezifisch mit Leistungsabfall, Müdigkeit und Schwäche. Das Vollbild weist Symptome auf, die sich mit den Wirkungen der Glukokortikoide auf Körperzellen erklären.

- **Fettstoffwechsel**: Stammfettsucht, Vollmondgesicht, Stiernacken
- **Eiweißstoffwechsel**: Muskelschwäche, Bindegewebsatrophie mit dunkelroten Striae, Osteoporose, schlechte Wundheilung, Atrophie der Haut, Infektanfälligkeit
- **Kohlenhydratstoffwechsel**: Hyperglykämie

Häufig berichten die Erkrankten auch über Zyklus- bzw. Potenzstörungen und psychische Probleme bis hin zur Depression.

Behandlung
Bei Adenomen in der Nebennierenrinde wird eine **Adrenalektomie** (*Entfernung der Nebenniere*) vorgenommen.

Beim **paraneoplastischen Cushing-Syndrom** oder **inoperablen Nebennierenkarzinomen** hemmen adrenostatische Medikamente (z. B. Ketoconazol/Nizoral® in Verbindung mit Octreotid/Sandostatin®) die Kortisolproduktion.

Die Entfernung von Hypophysenadenomen erfolgt transnasal/transsphenoidal (*durch die Nase und das Keilbein*), bei inoperablen Pflegebedürftigen ist eine Strahlentherapie in Erwägung zu ziehen.

Pflege
- tägliche Gewichtskontrolle wegen der Gefahr der Flüssigkeitsretention
- kalorien- und salzarme, jedoch kaliumreiche Kost (kaliumreich, weil es zu einem Kaliumverlust kommt, wenn die 1. Schicht der Nebennierenrinde mit reagiert)
- wegen der Hautveränderungen sorgfältige Hautpflege und Vermeidung zusätzlicher Hautbelastungen, z. B. keine Pflaster

Prognose
Die Prognose ist vor allem abhängig von der Grunderkrankung. Nach der Entfernung eines einzelnen Nebennierenadenoms ist sie in der Regel gut, bei paraneoplastischem Cushing-Syndrom sehr ernst.

Hyperaldosteronismus

> **DEFINITION**
> **Hyperaldosteronismus**: Überproduktion von Aldosteron (➤ 2.5.6).

Krankheitsentstehung
- Unterschieden werden **primärer** und **sekundärer Hyperaldosteronismus**. Der primäre Hyperaldosteronismus (*Conn-Syndrom*) entsteht aufgrund einer Mehrproduktion von Aldosteron durch Adenome in der Nebennierenrinde oder durch eine beidseitige Nebennierenrindenhyperplasie.
- Der sekundäre Hyperaldosteronismus ist Folge einer Aktivierung des Renin-Angiotensin-Aldosteron-Systems (➤ 2.11.3), das bei Leberzirrhose, Herzinsuffizienz, Nierentumoren, Hyperthyreose, Diuretika-Therapie oder bei arteriosklerotischer Nierenarterienstenose (Stenose = *Enge*) in Gang gesetzt wird.

Die erhöhte Aldosteronsekretion bewirkt:
- erhöhte Kaliumausscheidung
- erhöhte Natriumresorption

Leitsymptom ist (aufgrund der erhöhten Natriumresorption und der damit verbundenen Wasserretention) die Hypertonie. Als Folge der Hypokaliämie klagen die Betroffenen über Muskelschmerzen und -schwäche, aber auch über Muskelkrämpfe und Parästhesien (*Missempfindungen*).

Behandlung
Bei Adenomen erfolgt die operative Entfernung der betroffenen Nebenniere. Die erhöhte Aldosteronproduktion bei Nebennierenrindenhyperplasie wird mit dem Aldosteronantagonisten Spironolacton (z. B. Aldactone®) dauerhaft unterdrückt.

Unterfunktion der Nebennierenrinde

> **DEFINITION**
> **Nebennierenrindeninsuffizienz** (*Unterfunktion der Nebennierenrinde*): Mangel an Mineralo- und Glukokortikoiden (➤ 2.5.6).

Krankheitsentstehung
Liegt die Ursache in einem Zelluntergang von Nebennierenrindenzellen, spricht man von **primärer** Nebennierenrindeninsuffizienz (*Morbus Addison, Addison-Krankheit*). Der Zelluntergang ist am häufigsten Folge einer autoimmun bedingten Zerstörung der Nebennieren.

Die **sekundäre** Nebennierenrindeninsuffizienz tritt nach einer verminderten Stimulation bei Hypothalamus- oder Hypophysenerkrankungen oder als Auswirkung einer Glukokortikoiddauerbehandlung auf.

Symptome und Untersuchungsbefund
Typisch beim Morbus Addison ist eine **Hyperpigmentierung** auch nicht sonnenbeschienener Hautbezirke, z. B. der Handinnenflächen (besonders der Handlinien), der Fußsohlen und der Mundschleimhaut. Weitere Symptome aufgrund der Elektrolytstörungen:
- Müdigkeit und allgemeine Schwäche
- Hypotonie, Schwindel
- Übelkeit, Erbrechen, Dehydratation, Gewichtsverlust
- Neigung zu Hypoglykämie

> **VORSICHT**
> Eine **Addison-Krise** wird durch erhöhte Belastungen (z. B. Infekte, Unfälle, Blutungen) ausgelöst. Zusätzlich zu den oben aufgeführten Symptomen kommt es zu:
> - Blutdruckabfall und Schock,
> - hohem Fieber,
> - Exsikkose,
> - Verwirrtheitszuständen und Koma.

Behandlung
Die Behandlung besteht in einer lebenslangen **Substitutionstherapie** von Mineralo- und Glukokortikoiden. Um den normalen Tagesrhythmus des Kortisols nachzuahmen, soll ein größerer Teil der Tagesdosis morgens genommen werden.

Pflege
- regelmäßige Blutdruckkontrollen zur Erkennung der Hypotonie
- auf die Trinkmenge achten (die Erkrankten sollten mind. 2 l täglich trinken)
- eher kochsalzreiche Ernährung aufgrund des Natriumverlusts

Prognose und Information der Erkrankten
Bei ausreichender Einstellung ist die Prognose gut.

2.5.12 Hyperurikämie und Gicht

> **DEFINITION**
> **Gicht** (*Urikopathie, Arthritis urica*): Störung des Purinstoffwechsels, der durch die Erhöhung der Harnsäure im Blut (*Hyperurikämie*) Gelenk- und Organschäden hervorruft.
> **Purine**: Bestandteile der Nukleinsäuren. Endprodukt des Purinstoffwechsels ist beim Menschen in erster Linie die **Harnsäure**.

Ursachen

Die **primäre** Hyperurikämie entsteht durch eine erbliche Störung im Purinstoffwechsel, die sich bei purinreicher Ernährung manifestiert. Eine **sekundäre** Hyperurikämie tritt auf, wenn sich der Harnsäurespiegel im Blut erhöht:
- durch vermehrten Zelluntergang (z. B. nach Zytostatikatherapie, Strahlentherapie, bei Leukämie, hämolytischer Anämie)
- aufgrund von Nierenfunktionsstörungen
- als Nebenwirkung von Medikamenten (z. B. Diuretika)
- bei strengen Fastenkuren

Symptome und Untersuchungsbefund

Die **Hyperurikämie** verläuft über lange Zeit symptomlos, bis dann völlig überraschend und meist in der Nacht ein **akuter Gichtanfall** einsetzt. Auslöser sind Ess- und Trinkexzesse, also **Fasten** und **Feiern**. Am häufigsten ist zunächst das Großzehengrundgelenk betroffen (*Podagra*). Das Gelenk ist stark geschwollen, gerötet und extrem schmerzhaft. Selbst das Gewicht der Bettdecke und leichteste Berührungen oder Erschütterungen lösen heftige Schmerzen aus. Nach Tagen bis Wochen klingt der akute Gichtanfall ab. Im weiteren Verlauf der Erkrankung wechseln Gichtanfälle mit symptomfreien Intervallen.

Unbehandelt entwickelt sich nach ca. 5–15 Jahren die inzwischen seltene **chronische Gicht**, die durch Gelenkdeformierungen und Harnsäureablagerungen in Weichteilen und Knochen gekennzeichnet ist. Die sichtbaren Ablagerungen werden auch als **Gichttophi** bezeichnet (> Abb. 2.168).

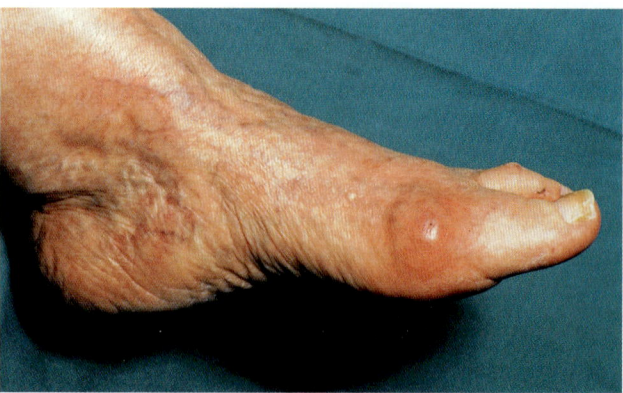

Abb. 2.168 Gichttophus (Tophus = *Knoten*) am Grundgelenk der linken Großzehe. [E273]

Uratablagerungen (Urate = *Harnsäuresalze*) können in allen Stadien der Erkrankung zu einer **Gichtnephropathie** (*Gichtniere*) führen, die alle Nierenfunktionen zunehmend einschränkt. Auch Nierensteine treten gehäuft auf.

> Beim alten Menschen kann die Gicht ohne akute Symptome an mehreren Gelenken gleichzeitig auftreten, weshalb sich die Betroffenen ihre Beschwerden oft mit arthrotischen Veränderungen der Gelenke erklären.

Behandlung

Beim **akuten Gichtanfall** wird das schmerzende Gelenk gekühlt. Nichtsteroidale Analgetika (Diclofenac/Voltaren®) lindern die Schmerzen.

Nach Abklingen des akuten Gichtanfalls sollte der Harnsäurespiegel dauerhaft durch Diät (> 5.4.6) gesenkt werden. Bei Fastenkuren beachten, dass der Harnsäurespiegel während dieser Zeit stark ansteigen kann und daher zur Neutralisierung des Urins entsprechend Flüssigkeit aufgenommen werden sollte.

Indikation für eine Dauerbehandlung ist die manifeste Gicht mit Harnsäurewerten über 9 mg/100 ml. [2] Folgende Medikamente stehen zur Auswahl:
- **Uricostatika** (Allopurinol, z. B. Zyloric®) hemmen die Xanthinoxidase (*Enzym, das im Purinstoffwechsel zu Harnsäurebildung führt*) und **vermindern** so den Harnsäureanfall.
- **Uricosurika steigern** die Harnsäureausscheidung. Wirkstoffe sind Benzbromeron bzw. Probenecid.

Pflege

- Im akuten Gichtanfall lindern kühlende Umschläge und die Ruhigstellung des betroffenen Gelenks die Beschwerden.
- Da bereits der Druck der Bettdecke dem Erkrankten Schmerzen bereiten kann, ist ein Bettbogen hilfreich.
- Bei der Behandlung mit Urikosurika soll der Erkrankte mind. 2 l täglich trinken, um die Bildung von Harnsäuresteinen zu verhindern.
- Bei übergewichtigen Kranken ist eine mittelfristige Gewichtsnormalisierung (ohne drastische Fastenkuren) anzustreben.

Information des Erkrankten

Die **Prognose** ist gut. Die Erkrankten sind darüber aufzuklären, dass die Einhaltung einer purinarmen bzw. -freien Ernährung lebenslang erforderlich ist und Alkohol möglichst gemieden werden sollte. Bei einer Nierenschädigung ist die Prognose durch die Nierenerkrankung bestimmt.

2.5.13 Diabetes mellitus

DEFINITION

Diabetes mellitus (*Zuckerkrankheit*): Chronische Erkrankung, die durch einen erhöhten Blutzucker charakterisiert ist.

Der erhöhte Blutzucker kann entweder aufgrund einer **nachlassenden Insulinproduktion** oder einer **reduzierten Insulinwirkung** (*Insulinresistenz*) auftreten. Es kommt zu Veränderungen an den Blutgefäßen mit zahlreichen Folgeerkrankungen (Herzinfarkt, Retinopathie, diabetisches Fußsyndrom, Polyneuropathie).

Klassifikation

Etwa 10 % aller Menschen im Alter über 60 Jahre leiden unter einem Diabetes mellitus. Davon sind über 90 % Diabetiker Typ 2, etwa 5 % Typ 1. [2]

Einteilung des Diabetes mellitus hinsichtlich seiner Ursachen:
- **Diabetes mellitus Typ I** (Zelluntergang von B-Zellen der Langerhans-Inseln in der Bauchspeicheldrüse; Folge ist der absolute Insulinmangel)
- **Diabetes mellitus Typ II** (Grund ist die Insulinresistenz der Zielzellen)
- **sekundäre Diabetes mellitus-Formen** (bedingt z. B. durch Pankreatitis ➤ 2.10.19, Cushing-Syndrom ➤ 2.5.11 oder als Nebenwirkungen von Medikamenten, z. B. Glukokortikoiden, Schilddrüsenhormonen, Kontrazeptiva)

Krankheitsentstehung

Diabetes mellitus Typ 1

Der **Diabetes mellitus Typ I** ist durch einen schweren Insulinmangel gekennzeichnet. Er tritt bei jungen Menschen auf. Verschiedene genetische Faktoren im Zusammenhang mit Viruserkrankungen spielen bei der Krankheitsentwicklung eine wichtige Rolle:
- HLA-Merkmale (DR3, DR4)
- Antikörper gegen Inselzellen
- Virusinfektionen z. B. Coxackieviren, Epstein-Barr-Viren

Erst wenn der größte Teil der Langerhans-Inseln zerstört ist, steigt der Blutzucker.

Tab. 2.18 Unterscheidung von Typ-I- und Typ-II-Diabetes.

	Typ-I-Diabetes	Typ-II-Diabetes
Manifestationsalter	meist vor dem 40. Lebensjahr	meist im höheren Lebensalter
Ursache	Autoimmunerkrankung mit Zerstörung der B-Zellen im Pankreas	meist Übergewicht mit verminderter Insulinwirkung
Erbliche Komponente	wahrscheinlich	stärker ausgeprägt als bei Typ 1
Klinik	rasche Entwicklung der Symptomatik (Polyurie, Polydipsie, Gewichtsabnahme, Neigung zu Ketoazidose)	langsamer Beginn mit untypischen Symptomen (Harnwegsinfekte, Pilzinfektionen, häufige Furunkelbildung)
Stoffwechsellage	eher labil, insulinempfindlich	eher stabil, insulinresistent
Therapie	Insulingabe und Diabetesdiät	Gewichtsreduktion, Diät; erst bei Versagen dieser Maßnahmen orale Antidiabetika, ggf. Insulin

Diabetes mellitus Typ 2

Der Diabetes mellitus Typ II kommt vor allem in höherem Alter vor. In Altenpflegeeinrichtungen leiden über 30 % der Bewohner daran. [1]

In Abhängigkeit von der Überernährung steigt die Zahl der Betroffenen, die an Diabetes Typ II („Alterszucker") erkranken. Beim Typ-II-Diabetiker steht die **Insulinresistenz mit verminderter Insulinwirkung** an den Zielzellen im Vordergrund. Die körpereigene Insulinproduktion bleibt weitgehend erhalten und ist im Anfangsstadium der Erkrankung sogar erhöht. Down- und Upregulation der Rezeptordichte (➤ 2.5.2) bieten eine realistische Chance, mittels Gewichtsabnahme und Veränderungen der Nahrungsaufnahme den aufgetretenen erhöhten Blutzuckerspiegel zu normalisieren.

Die wichtigsten Unterschiede zwischen Typ-I- und Typ-II-Diabetes fasst ➤ Tab. 2.18 zusammen.

Symptome

Die Entwicklung zu einem Diabetes mellitus Typ I verläuft eher rasch, beim Diabetes mellitus Typ II jedoch langsam und schleichend. Beim Diabetes mellitus Typ I kommt es zu folgenden Symptomen:
- unspezifische Allgemeinsymptome (Müdigkeit, Leistungsschwäche)
- Glukosurie (*erhöhte Zuckerausscheidung mit dem Urin* ➤ Abb. 2.169)

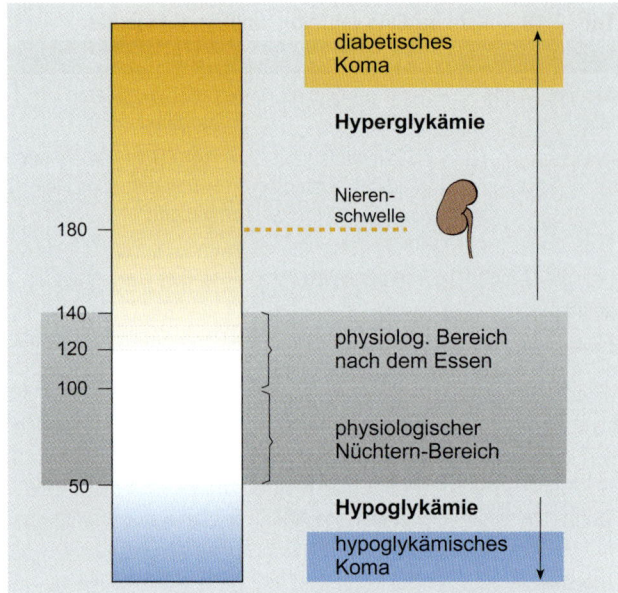

Abb. 2.169 Blutzuckerspiegel (alle Angaben in mg/dl). Unterhalb eines Wertes von 50 mg/dl liegt eine Hypoglykämie (*Unterzuckerung*) vor. Ab einer Blutzuckerkonzentration von 180 mg/dl ist die Nierenschwelle überschritten. [L190]

- erhöhte, osmotisch bedingte Urinausscheidung (*Polyurie*)
- Durst und vermehrte Flüssigkeitsaufnahme (*Polydipsie*)
- Gewichtsabnahme trotz Heißhunger
- gesteigerte Lipolyse mit vermehrter Bildung von Ketonkörpern (*Ketoazidose*)
- Infektanfälligkeit
- Juckreiz

Die genannten Symptome treten beim Diabetes mellitus Typ II eher selten und wenn, dann in späteren Stadien auf. Hinweise auf eine Erkrankung an Diabetes mellitus Typ II können rezidivierende Harnwegsinfekte, hartnäckige Pilzinfektionen, häufige Nasen- oder Lippenfurunkel, Juckreiz und Sehverschlechterung sein.

Diagnostik

Anamnese (insbesondere die Familienanamnese), Klinik und Labor erhärten die Diagnose.
Folgende labortechnische Methoden stehen zur Verfügung:
- Nüchternblutzucker (➤ Kasten)
- wiederholter Nachweis von Glukose im Urin
- Bestimmung der Glykohämoglobine HbA_1 im Blut (➤ Kasten)
- Bestätigung von Ketonkörpern mit Teststreifen im Urin
- oraler Glukosetoleranztest (*OGTT*) bei Blutzuckerwerten im Grenzbereich als weiterführende Diagnostik
- Blutzuckermessung über 24 Std. bei unklaren Hypo- und Hyperglykämien

---

Nüchternblutzucker
Nüchtern bedeutet, dass die letzte Nahrungsaufnahme 8 Std. zuvor erfolgte. [2] Richtwerte bei der kapilaren Blutentnahme sind dann: unauffällig < 100 mg/dl, kontrollbedürftig = 101–120 mg/dl, Diabetes > 120 mg/dl.
HbA_{1c} auch als „Blutzuckergedächtnis" bezeichnete Untergruppe von HbA_1 (➤ 2.6.2) erlaubt eine Aussage über den mittleren Blutzuckerspiegel der vergangenen zwei Monate, da sich in Abhängigkeit vom Blutzuckerspiegel Glukose an Hämoglobinmoleküle anlagert.

Behandlung

Therapieziel beim Typ-I-Diabetiker ist immer ein möglichst normaler Blutzucker, um Langzeitschäden vorzubeugen. Bei älteren Betroffenen mit Diabetes mellitus Typ II stehen die Vermeidung von Blutzuckerentgleisungen und des diabetischen Fußsyndroms im Vordergrund. Die Behandlung umfasst grundsätzlich:
- beim Diabetes mellitus Typ I Insulin und Diät
- beim Diabetes mellitus Typ II Gewichtsnormalisierung und Diät

Diabetesdiät und Gewichtsnormalisierung

Beim normalgewichtigen **Diabetiker Typ I** müssen Nahrungs- und Insulinzufuhr so optimal wie möglich aufeinander abgestimmt werden. Die exakte Berücksichtigung der Kohlenhydrateinheiten (*Broteinheiten/BE*) ist die Grundlage für die Berechnung der Insulineinheiten. Bei adipösen **Typ-II-Diabetikern** reicht häufig eine Diät, verbunden mit einer Gewichtsabnahme, z. B. durch regelmäßige körperliche Aktivität, zur Behandlung aus (➤ 5.4.3).

Bewegung

Regelmäßige **Bewegung** ist ein unverzichtbares Element, weil der Blutzucker physiologischerweise gesenkt wird. Geeignete Sportarten sind Laufen, Wandern, Radfahren und Schwimmen.

Medikation

Der **Diabetes mellitus Typ I** erfordert lebenslange Insulingaben. Beim **Diabetiker Typ II** erfolgt erst dann eine medikamentöse Therapie mit oralen Antidiabetika, wenn durch Diät und Gewichtsabnahme keine ausreichende Senkung des Blutzuckers zu erzielen ist. Verläuft auch die Behandlung mit oralen Antidiabetika unbefriedigend, muss Insulin gespritzt werden (➤ Abb. 2.170).

Prognose und Information des Erkrankten

Die Prognose des Diabetes mellitus Typ I hat sich durch die Fortschritte in der Insulinbehandlung wesentlich verbessert. Die Lebenserwartung eines Typ-II-Diabetikers ist bei guter Kooperation des Erkrankten und ohne weitere Risikofaktoren bzw. Vorerkrankungen gut.

Insulinformen

Alle Typ-I-Diabetiker und ein Teil der Typ-II-Diabetiker brauchen eine Substitutionstherapie, bei der das fehlende Insulin subkutan injiziert wird. Die Art der Insulinbehandlung ist abhängig von der Schwere der Erkrankung, von Alter, Persönlichkeit und

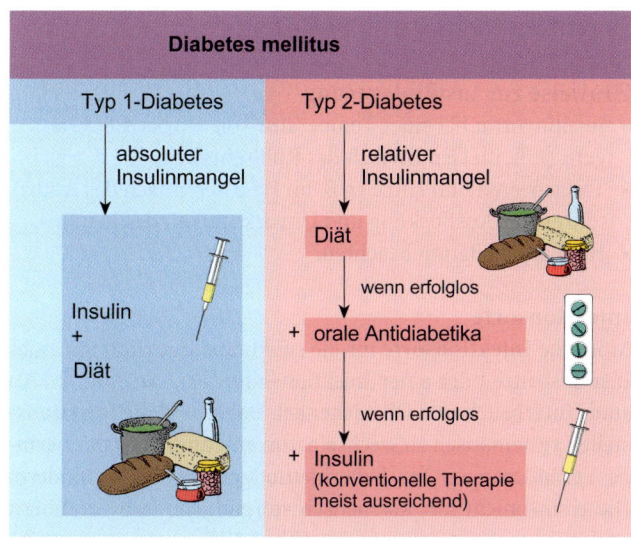

Abb. 2.170 Bausteine der Diabetestherapie. [L190]

Tab. 2.19 Beispiele für Insulinpräparate (Auswahl).

Insulinformen	Handelsnamen	Therapieformen
Kurz wirksame Insuline	• Humaninsuline (Normalinsulin): Actrapid®, Berlinsulin®, Huminsulin® • Insulinanaloga, z. B.: Apidra®, NovoRapid®, HUMALOG®	• ICT (➤ Text) • Insulinpumpentherapie • Normalinsulin kann als einziges Insulin i. v. gegeben werden
Intermediärinsulin	• Humaninsuline, z. B.: Insuman®Basal, Protaphane® • Insulinanaloga, z. B. NovoMix®, Liprolog®	• CT (➤ Text) • ICT (➤ Text)
Langzeitinsulin	• Insulinanaloga, z. B.: Lantus®, Levemir®	• ICT (➤ Text)

der Kooperationsfähigkeit des Erkrankten. Einen groben Überblick über die Wirkungen des Insulins zeigt ➤ Abb. 2.171.
Für die Insulintherapie gilt grundsätzlich:
- Die Verabreichung von Insulin erfolgt parenteral, da Insulin im Magen-Darm-Trakt wie jedes Eiweiß zerstört wird.
- Es besteht Hypoglykämiegefahr.
- Voraussetzung der Insulintherapie ist die Diabetes-Diät (➤ 5.4.3).

Grundsätzlich gibt es **Humaninsulin** und **Insulinanaloga**. Insulinanaloga sind durch Austausch einzelner Aminosäuren in der Struktur veränderte Insuline.

Alle Insuline werden nach **i**nternationalen **E**inheiten, kurz IE, dosiert. Prinzipiell steht Insulin in zwei Konzentrationen (40 IE/ml und 100 IE/ml) zur Verfügung (wobei Konzentrationen von 40 IE/ml nur noch von einer Firma angeboten werden). Der Tagesbedarf an Insulin beträgt ca. 40 IE.

Kurz wirksame Insuline
Zu dieser Gruppe gehören:
- Normalinsulin (z. B. Insulin human/Actrapid®)
- Insulinanaloga (z. B. Insulinaspart/Novorapid®)

Der Spritz-Essabstand bei Normalinsulinen (früher Altinsulin) beträgt ca. 15 Min. Die Insulinwirkung tritt nach 15–30 Min. ein und hält etwa 5–8 Std. an. [3]
Das Präparat kann s. c. oder beim Koma i. v. gegeben werden. Vorteil der Insulinanaloga ist, dass kein Spritz-Ess-Abstand eingehalten werden muss, weil die Wirkung schon nach 5–10 Min. eintritt und etwa 1–3 Std. anhält. [3] (➤ Tab. 2.19).

Verzögerungsinsuline
Zu den Verzögerungsinsulinen gehören die **Intermediärinsuline** und die **Langzeitinsuline**.

VORSICHT
Verzögerungsinsuline dürfen nicht intravenös verabreicht werden.

Intermediärinsuline
Zu den **Intermediärinsulinen** zählen die **NPH-Insuline** (*Neutral-Protamin-Hagedorn-Insuline*). Der Wirkeintritt erfolgt nach 45–60 Min. und hält max. 24 Std. an. [3] Indikationen nennt ➤ Tab. 2.19.

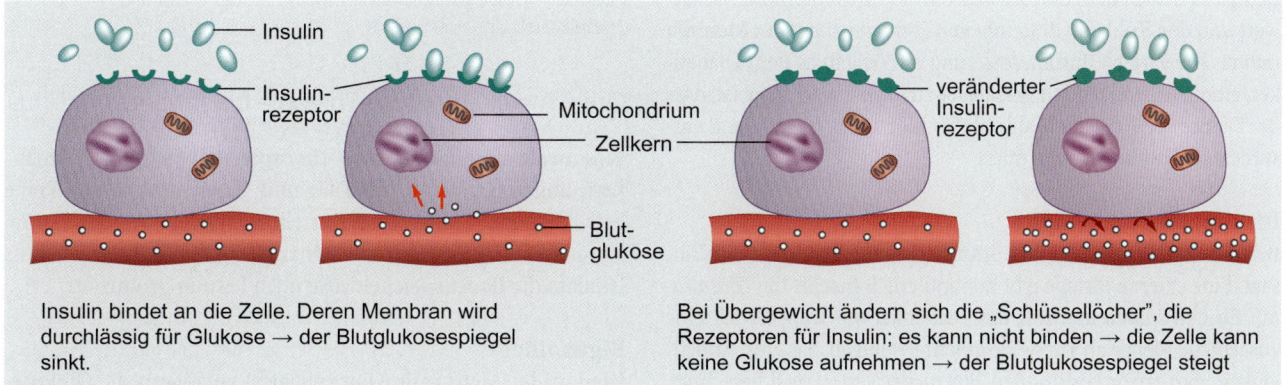

Insulin bindet an die Zelle. Deren Membran wird durchlässig für Glukose → der Blutglukosespiegel sinkt.

Bei Übergewicht ändern sich die „Schlüssellöcher", die Rezeptoren für Insulin; es kann nicht binden → die Zelle kann keine Glukose aufnehmen → der Blutglukosespiegel steigt

Abb. 2.171 Wirkung des Insulins an der Zelle. [L157]

Langzeitinsuline
Der Wirkeintritt z. B. von Insulinlargin (Lantus®) erfolgt nach 2–4 Std., die Wirkdauer erreicht etwa 24–36 Std. [3] Indikationen nennt ➤ Tab. 2.19.

Kombinationsinsuline
Kombinationsinsuline (Insuman Comb®, HumalogMix®) eignen sich für die konventionelle Insulintherapie und sind Mischungen von kurzwirksamen Insulinen mit NPH-Insulin. Es dürfen nur NPH-Insuline (NPH = *Neutral-Protamin-Hagedorn*) verwendet werden, da bei einer Verwendung von zinkhaltigen Verzögerungsinsulinen das Insulin an Wirkung verliert. Zinkhaltige Verzögerungsinsuline sind z. B. die Insulinanaloga Lantus® und Levemir®.

Insulintherapie

Konventionelle Insulintherapie
Die **konventionelle Insulintherapie** (*CT*) erfolgt meist in der Kombination **Normalinsulin** und **Intermediärinsulin**, wobei 2/3 des Tagesbedarfs an Insulin vor dem Frühstück gespritzt werden. Der Vorteil der konventionellen Insulintherapie besteht darin, dass nur 2–3 Injektionen am Tag nötig sind. Nachteil ist, dass der Tagesablauf des Diabetikers völlig an das Wirkprofil des Insulins angepasst wird. Der Diabetiker muss essen, nicht weil er Hunger hat, sondern weil es die Vorgaben der CT erfordern.

Intensivierte Insulintherapie
Die **intensivierte Insulintherapie** ahmt die physiologische Freisetzung des Insulins im Körper nach. Zu einer Basalrate kommt vor der Nahrungsaufnahme weiteres Insulin hinzu.

Intensivierte konventionelle Insulintherapie
Die **intensivierte konventionelle Insulintherapie** (*ICT*) erfordert die Compliance des Betroffenen und eine intensive Schulung, denn der Erkrankte passt auf der Grundlage der BZ (Blutzucker)-Selbstkontrollen die Insulindosis der Nahrungsaufnahme und dem Tagesrhythmus an. Zur Deckung des Basalbedarfs spritzt der Diabetiker ein **Verzögerungsinsulin** (*Basalrate*). Zusätzlich ist 15–20 Min. vor den Hauptmahlzeiten – also dreimal täglich – die Gabe von einem **kurzwirksamen Insulin** erforderlich, dessen Menge sich nach dem unmittelbar davor bestimmten Blutzuckerwert und den Kohlenhydrateinheiten (*Broteinheiten*) der Mahlzeit richtet. Die variable Insulindosierung ermöglicht es dem Diabetiker, einem individuellen Tagesablauf zu folgen. Nachteilig ist, dass der Diabetiker vor jeder Mahlzeit den Blutzucker messen und entsprechend Insulin spritzen muss.

Insulinpumpentherapie
Bei dieser Therapie kommen **kurzwirksame Insuline** zum Einsatz. Eine externe Pumpe gibt kontinuierlich Insulin frei (*Basalrate*). Zu den Mahlzeiten ruft der Diabetiker auf Knopfdruck eine zusätzliche Menge an kurzwirksamem Insulin ab, das er in Abhängigkeit vom zuvor bestimmten Blutzuckerwert aktuell berechnet. Auch hier ist eine intensive Schulung des Betroffenen notwendig.

Durchführung der Insulininjektion

Hinweise zur Insulinlagerung
- Insulinvorrat bei einer Temperatur von + 2 bis + 8 °C lagern (z. B. im Gemüsefach des Kühlschranks).
- Tiefgefrieren und Hitze (z. B. im Handschuhfach des Autos) führen zur Ausflockung und Unwirksamkeit des Insulins.
- Haltbarkeitsdatum beachten.

Injektionsorte
Mögliche **Injektionsorte** für die subkutane Injektion mit einer Insulinspritze oder einer Injektionshilfe (*Pen* ➤ Abb. 2.172) sind Unterbauch und Oberschenkel. Dabei sind die Injektionsstellen systematisch zu wechseln, um entzündliche oder narbige Veränderungen des Unterhautfettgewebes zu verhindern. Diese sind nicht nur kosmetisch störend, sondern verändern auch die Insulinresorption (➤ Abb. 2.173).

Hinweise zur Insulininjektion
- Insulin vor dem Aufziehen durch mehrfaches Kippen (Pen) oder Rollen (Flaschen, Ampullen) durchmischen.
- Eine Hautdesinfektion ist bei Verabreichung des Insulins durch Pflegefachkräfte **immer** notwendig.
- An der geplanten Injektionsstelle eine Hautfalte abheben, in einem Winkel zwischen 45 und 90° einstechen und Insulin injizieren (nicht aspirieren).
- Bei der Injektion in den Bauch müssen rund 2 cm Abstand vom Nabel, bei Injektionen in den Oberschenkel eine Handbreit vom Knie eingehalten werden.

Komplikationen der Insulintherapie
An folgende Komplikationen ist zu denken:
- Hypoglykämie durch Überdosierung von Insulin (durch fehlende oder zu geringe Nahrungsaufnahme, bei erhöhter körperlicher Aktivität, Alkoholabusus)
- Lipodystrophie des subkutanen Fettgewebes an den Injektionsstellen
- Insulinresistenz aufgrund von Übergewicht, Infektionen, durch Stresssituationen

> **SURFTIPP**
> Deutsche Diabetes Gesellschaft: www.deutsche-diabetes-gesellschaft.de

Orale medikamentöse Therapie bei Diabetes mellitus

Eine **orale medikamentöse Therapie** ist bei Typ-II-Diabetikern angezeigt, wenn mit Diät und Gewichtsabnahme keine befriedigende Stoffwechseleinstellung erzielt werden kann. Voraussetzung für jede orale Behandlung des Diabetes mellitus ist, dass die Bauchspeicheldrüse noch Insulin produziert.

Biguanide
Biguanide (Metformin/Glucophage®) verzögern die Glukoseresorption im Darm und haben eine leicht appetitsenkende

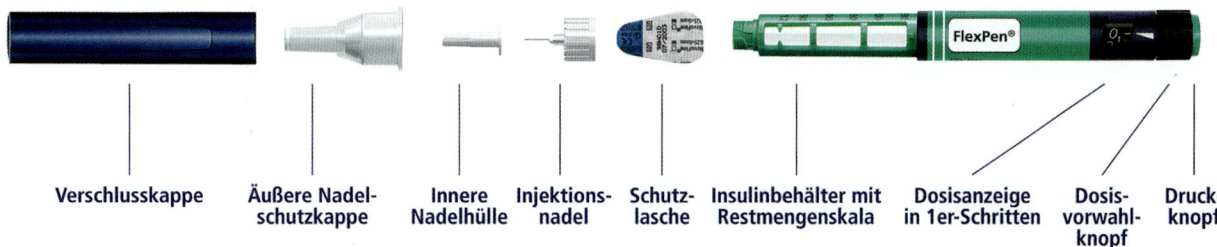

Abb. 2.172 Insulinpen, zerlegt in seine Einzelteile. [U107]

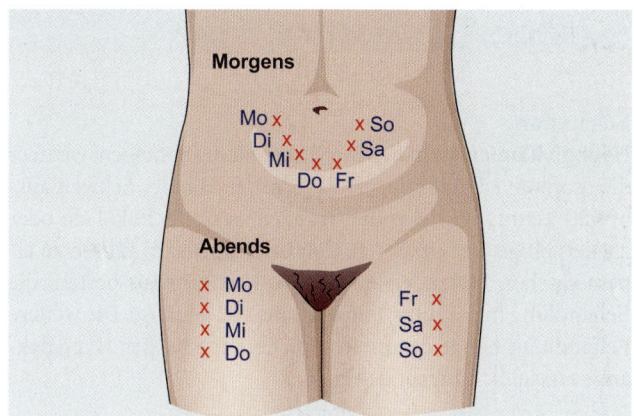

Abb. 2.173 Beispiel eines Spritzenkalenders für die Insulininjektion. Bevorzugte Bereiche sind das Unterhautfettgewebe des Bauches und des Oberschenkels, weil sie bei der Selbstinjektion gut erreichbar sind. [L157]

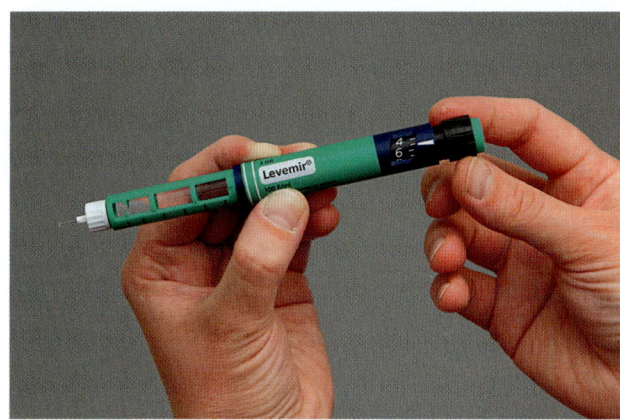

Abb. 2.174 Dosierung der Insulineinheiten im Pen. Mit dem Dosierknopf lassen sich je nach Ausführung die Einheiten in 2er- oder 4er-Schritten einstellen und im Sichtfenster kontrollieren. [K115]

Wirkung. Unerwünschte Wirkungen sind besonders die Magen-Darm-Beschwerden und die Beobachtung, dass selten, aber mit hoher Letalität verbunden, eine Laktatazidose auftreten kann.

Sulfonylharnstoffe

Für Laien sind **Sulfonylharnstoffe** die „Zuckertablette" schlechthin. Sie stimulieren die Insulinsekretion der Bauchspeicheldrüse. Beispiele sind Glibenclamid (Euglucon®), Glimepirid (Amaryl®) oder Gliquidon (Glurenorm®). Nebenwirkungen:
- Hypoglykämie (v. a. bei einem Alter über 70 Jahre, Alkoholabusus, unregelmäßiger Nahrungsaufnahme, cerebralen oder kardialen Erkrankungen, infolge von Wechselwirkungen z. B. mit β-Blockern, NSAR/nichtsteroidalen Antirheumatika, ACE-Hemmern)
- allergische Hautreaktionen
- Übelkeit, Erbrechen
- Blutbildveränderungen

Glukosidasehemmer

Diese Medikamente (Acarbose/Glucobay®, Miglitol/Diastabol®), hemmen die Kohlenhydratresorption im Magen-Darm-Trakt. Blähungen, Flatulenz und Völlegefühl als Folge der nicht resorbierten Kohlenhydrate im Dickdarm sind häufige unerwünschte Wirkungen. Diese Präparategruppe hat den Vorteil, dass sie selten Hypoglykämien hervorruft.

Glitazone (Insulinsensitizer)

Das Medikament (Pioglitazon/Actos®) verbessert die Empfindlichkeit der Zellen für Insulin, vermindert also die Insulinresistenz. Glitazone bergen kein Hypoglykämierisiko. Nebenwirkungen sind Gewichtszunahme, Veränderungen der Leberenzyme und Ödembildung.

Komaformen

Wenn Diabetesdiät und strikte Vorgaben zur Medikation missachtet werden, hat der Erkrankte mit dem Auftreten verschiedener Bewusstseinsstörungen (*Koma*) und mit Spätfolgen zu rechnen.

Hyperglykämisches Koma

Der Diabetes mellitus Typ I löst das ketoazidotische Koma, der Diabetes mellitus Typ II das hyperosmolare Koma aus (➤ Tab. 2.20).

Diabetisches Koma

> **DEFINITION**
> **Diabetisches Koma** (*Coma diabeticum*): Lebensbedrohliche Komplikation des Diabetes mellitus aufgrund eines Insulinmangel mit Blutzuckerwerten bis 700 mg/dl.

Tab. 2.20 Symptome bei ketoazidotischem und bei hyperosmolarem Koma.

	Ketoazidotisches Koma	Hyperosmolares Koma
Betroffene	• Typ-I-Diabetiker	• Typ-II-Diabetiker
Dauer	• Std. – Tage	• Tage – Wochen
typische Symptome	• Azetongeruch in der Atemluft, vertiefte Atmung (*Kussmaul-Atmung*), trockene Haut	• starke Exsikkose
gemeinsame Symptome	• gerötetes Gesicht, Durst, Übelkeit, Bauchschmerzen, Bewusstseinsstörungen	

Auslösende Faktoren sind Fehler in der Medikation, erhöhter Insulinbedarf (durch Infektionen, Operationen, Unfälle, Magen-Darmerkrankungen) oder die Erstmanifestation einer Diabeteserkrankung. Die Verdachtsdiagnose wird durch einen einfachen **BZ-Stix** (*Streifen-Schnelltest zur Blutzuckerbestimmung aus Kapillarblut*) erhärtet.

Ketoazidotisches Koma
Symptome der Hyperglykämie bei Diabetes mellitus Typ 1:
- Die **Hyperglykämie** löst aufgrund der osmotischen Vorgänge einen intrazellulären (*in den Zellen*) Wassermangel aus. Folgen sind **Bewusstseinsstörungen** und **osmotische Diurese** mit der Gefahr des **Nierenversagens** und des **Volumenmangelschocks**.
- Durch **Lipolyse** (*Abbau von Fetten*) entstehen **Ketonkörper** (hinweisend ist der Azetongeruch in der Atemluft) und eine **metabolische Azidose** mit vertiefter Atmung (*Kussmaul-Atmung*).

Hyperosmolares Koma
Beim **hyperosmolaren Koma** führt die extreme Blutzuckererhöhung zu einer ausgeprägten Glukosurie mit hohen Flüssigkeits- und Elektrolytverlusten über die Niere, sodass sich eine deutliche Exsikkose entwickelt. Die vom Körper selbst produzierten Insulinmengen reichen aber zur Hemmung der Lipolyse aus. Daher findet keine erhöhte Produktion von Ketonkörpern statt.

Hypoglykämie

DEFINITION
Hypoglykämie: Blutzucker < 50 mg/dl.

Krankheitsentstehung
Ursachen einer Hypoglykämie bei Diabetikern:
- Überdosierung von Insulin oder Sulfonylharnstoffen
- Alkoholabusus
- Mahlzeiten vergessen, Spritz-Essabstand nicht eingehalten
- vermehrte Bewegung ohne den erhöhten Blutzuckerverbrauch bei der Berechnung zu berücksichtigen
- Wechselwirkungen mit anderen Medikamenten

Oft haben vor allem ältere Menschen keinen Appetit. Sie essen dann wenig oder gar nichts, spritzen aber trotzdem die verordnete Menge Insulin oder nehmen wie gewohnt ihre Tabletten ein.

Symptome und Untersuchungsbefund
Im typischen Falle verspürt der Erkrankte plötzlichen Heißhunger, wird unruhig und zittrig. Seine Haut ist blass, kalt und infolge eines Schweißausbruches feucht. Zunehmende Bewusstseinstrübungen, Bewusstlosigkeit und neurologische Ausfälle können dem klinischen Bild eines Schlaganfalls ähnlich sein.

> β-Blocker und NSAR (*nichtsteroidale Antirheumatika*) verstärken die Insulinwirkung und die Wirkung der Sulfonylharnstoffe.

Behandlung
Hypoglykämien kann der Diabetiker häufig abfangen, wenn er die Vorboten (Heißhunger, Zittern der Hände, Schweißausbruch) kennt. Würfel- oder Traubenzucker, Schokolade oder zuckerhaltige Getränke (z. B. Cola oder Apfelsaft) führen zu einem raschen Blutzuckeranstieg. Im Krankenhaus besteht die Behandlung in der intravenösen Gabe von Glukose. Die weitere Behandlung hängt davon ab, welche Ursache der Hypoglykämie tatsächlich zugrunde lag.

VORSICHT
- Bei Bewusstlosigkeit unbekannter Ursache nach Möglichkeit BZ-Stix machen.
- Bei unklaren Bewusstseinsstörungen **nie Insulin**, sondern Glukose geben und die Wirkung abwarten. Bei einer Hyperglykämie schaden die 10 g Zucker auch nicht mehr, Insulin bei Hypoglykämie kann tödlich sein.

Information des Erkrankten
Alle Diabetiker sind über die Symptome einer Hypoglykämie aufzuklären und sollten immer Traubenzucker bei sich haben.

VORSICHT
Bei Hypoglykämien unter einer Therapie mit Acarbose (z. B. Glucobay®) wirkt nur reine Glukose (Traubenzucker).

FALLBEISPIEL
Herr Deimler, Teil I
Der 70-jährige Herr Deimler bricht in einem Supermarkt bewusstlos zusammen.
Im Krankenhaus werden folgende Befunde erhoben: Größe 1,90 m, Gewicht 110 kg, Blutzucker 50 mg/dl, Tremor, blasse, kalte und feuchte Haut, infizierte große Wunde an der Ferse.
Herr Deimler hat sich nach der Glukoseinfusion schnell erholt und berichtet, dass er am Vortag mit Freunden seinen Geburtstag gefeiert und auf das Frühstück am nächsten Tag aufgrund der Nachwirkungen seines Alkoholkonsums verzichtet hatte. Seine „Zuckertablette" (Euglucon®) habe er jedoch wie immer genommen. Zur Wunde am Fuß befragt, erklärt Herr Deimler, dass er seine Fußpflege selbst durchführt, indem er die dicken Hornhautschwielen, die am Rand der Ferse vorhanden sind, mit der Rasierklinge wegschneidet. Dabei habe er sich verletzt.

2.5 Endokrine, stoffwechsel- und ernährungsbedingte Erkrankungen

Tab. 2.21 Unterschiede zwischen hyper- und hypoglykämischer Bewusstseinsstörung.

	Hyperglykämisches Koma	Hypoglykämie
Beginn	langsam; über Std., Tage, Wochen	rasch; innerhalb von Min.
Bedürfnis	starker Durst	Heißhunger
Muskulatur	hypoton	Tremor
Haut	trocken	feucht
Atmung	vertieft bei Ketoazidose	normal
Weitere Symptome	Bauchschmerzen	Konzentrationsstörungen, neurologische Ausfälle

Spätfolgen

Bei einem schlecht eingestellten Diabetiker treten die ersten Spätfolgen (> Abb. 2.175). nach ungefähr fünf bis zehn Jahren auf und sind überwiegend das Ergebnis langjähriger Hyperglykämien und deren Auswirkungen auf die Gefäße (> Abb. 2.176).

Erkrankungen der Gefäße

Ein langjähriger, dauerhaft erhöhter Blutzucker löst arteriosklerotische Veränderungen der Gefäßintima mit Folgeerkrankungen aus.

Folgeerkrankungen aufgrund einer **Makroangiopathie** (*Erkrankung der größeren Blutgefäße*) sind:

- koronare Herzkrankheit (> 2.7.5) und Herzinfarkt (> 2.7.5)
- Schlaganfall (> 2.13.6)
- periphere arterielle Verschlusskrankheit (*pAVK* > 2.8.8)
- Nephropathie mit Nierenfunktionsstörung (> 2.11.4)

VORSICHT

Ein Herzinfarkt beim Diabetiker kann aufgrund einer gleichzeitig bestehenden Polyneuropathie klinisch „stumm", d. h. ohne typische Schmerzen verlaufen.

Die **Mikroangiopathie** (*Erkrankung der kleinen Blutgefäße*) betrifft insbesondere Nieren (*Glomerulosklerose/Kimmelstiel-Wilson* > 2.11.4) und Augen (*diabetische Retinopathie* > 2.3.8).

Diabetische Polyneuropathie

Die **diabetische Polyneuropathie** (*Nervenschädigung infolge eines Diabetes mellitus*) entsteht aufgrund der Mikroangiopathie mit Schädigung der winzigen, die Nerven versorgenden Blutgefäße. Typische Symptome:

- brennende Schmerzen (*burning feet*), die oft nachts auftreten und sich durch Gehen bessern
- Kribbeln, Gefühl von Ameisenlaufen
- Gangstörungen
- Kältegefühl und Wadenkrämpfe

Bei der **autonomen Polyneuropathie**, d. h. einer Mitbeteiligung des vegetativen Nervensystems, kommt es zu Herzrhythmusstörungen, Blutdruckregulationsstörungen mit Schwindel und Übelkeit, Völlegefühl durch eine Magenentleerungsstörung und Durchfall oder Obstipation durch Beeinträchtigung der Darmperistaltik.

Besonders belastend für die Betroffenen sind Störungen der Blasenentleerung und Impotenz.

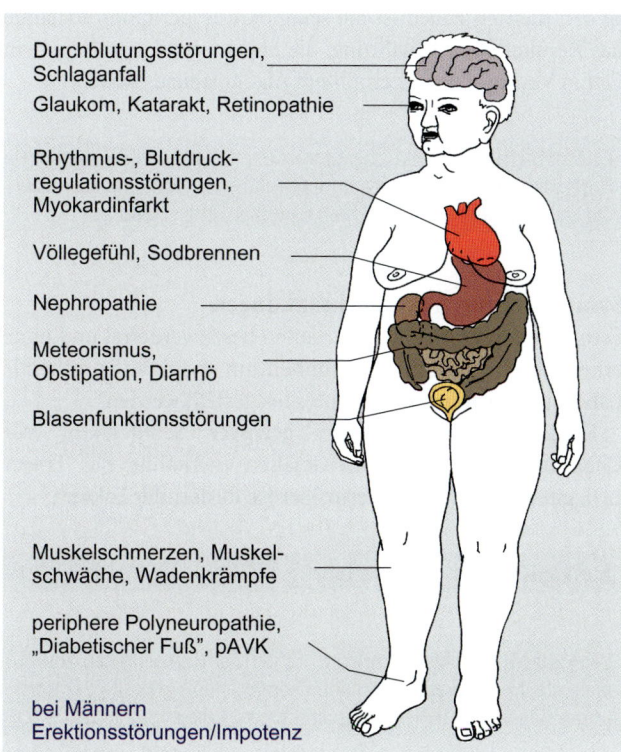

Abb. 2.175 Diabetische Akut- und Spätschäden. [L190]

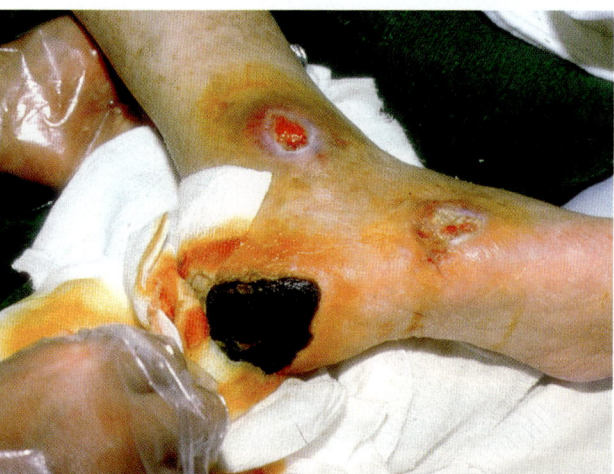

Abb. 2.176 Diabetisches Fußsyndrom. Der gleiche Befund kann auch im Rahmen einer peripheren arteriellen Verschlusskrankheit (*pAVK* > 2.8.8) auftreten. [T195]

FALLBEISPIEL
Herr Deimler, Teil II

Die Wunde an der Ferse heilt nicht. Es entwickelt sich ein tiefes Ulkus, das schließlich eine Amputation im Unterschenkelbereich notwendig macht. Herr Deimler wird nach der Operation zur Erholung in ein Sanatorium verlegt.
Im Sanatorium übernimmt die Pflegefachkraft Frau Schnell die Pflege von Herrn Deimler. Er braucht Hilfe bei der Körperpflege sowie beim An- und Auskleiden. Der Amputationsstumpf muss weiterhin regelmäßig verbunden werden.

Diabetisches Fußsyndrom

Das **diabetische Fußsyndrom** ist durch ein Zusammenspiel von Makroangiopathie, Mikroangiopathie, Neuropathie und erhöhter Infektneigung des Diabetikers bedingt. Ungeeignetes Schuhwerk, das Druckstellen an Zehen, Fersen oder kleine Wunden hervorruft, führt rasch zu einer **diabetischen Gangrän**. Das **Mal perforans** ist ein wie ausgestanzt wirkendes Fußulkus, das vor allem in mechanisch belasteten Fußregionen (*Vorfuß*) auftritt (> Abb. 2.177).

FALLBEISPIEL
Herr Deimler, Teil III

Im Sanatorium fühlt sich Herr Deimler ab dem ersten Tag als Gast, der rundum bedient wird. Morgens sind lange Diskussionen notwendig, bis Herr Deimler mit Frau Schnells Hilfe das Bett verlässt und im Rollstuhl sitzt. Endlich am Waschbecken, weigert er sich, die Körperpflege, soweit er es kann, zu übernehmen. Die Mahlzeiten möchte er im Zimmer einnehmen. Frau Schnell soll sie ihm bringen und mundgerecht schneiden.
Frau Schnell bemerkt, wie zornig, aggressiv und unsicher sie nach einigen Tagen auf Herrn Deimler mit seinen überzogenen Ansprüchen und seinem lauten, unhöflichen Benehmen reagiert. Sie berichtet ausführlich in der nächsten Teambesprechung über ihre Schwierigkeiten. Die Lösung sieht letztendlich so aus, dass Herr Deimler einen sofort umzusetzenden, umfangreichen Tätigkeits- und Übungsplan erhält. Er wird künftig seinen Tag weitgehend in der Ergotherapie, beim Physiotherapeuten, im Schwimmbad, beim Bewegungstraining im Freien oder beim Psychologen verbringen.

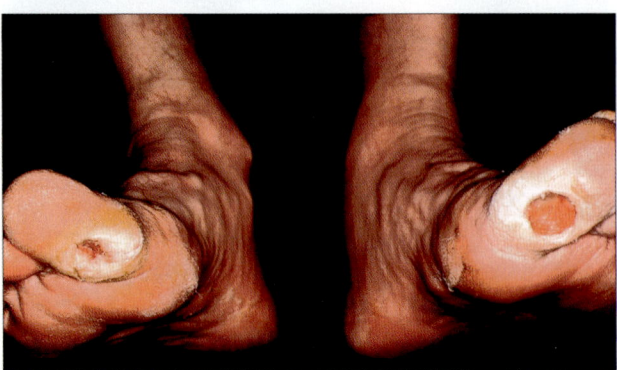

Abb. 2.177 Mal perforans an beiden Großzehen. [E434]

2.5.14 Erkrankungen des Fettstoffwechsels

DEFINITION
Fettstoffwechselstörungen (*Dyslipidämie*): Verschiebung der Zusammensetzung von Fetten im Blut.
Hyperlipidämie: Auftreten von erhöhten Fettwerten im Blut.
Hypercholesterinämie: Erhöhung der Cholesterinwerte im Blut.

Fettstoffwechselstörungen sind Risikofaktoren für die Entwicklung einer Arteriosklerose. Die Fette im Blut (Triglyzeride, Cholesterin, Phospholipide) werden an Proteine gebunden und zirkulieren als Lipoproteine. Von den Lipoproteinen liegen vier Fraktionen vor:

- **Chylomikronen** – treten nach fettreichen Mahlzeiten im Plasma auf, bestehen vor allem aus Triglyzeriden und sind die größten Lipoproteine.
- **VLDL** (*very low densitiy lipoproteins*) – transportieren Triglyzeride.
- **LDL** (*light densitiy lipoproteins*) – bringen Cholesterin zu den verschiedenen Organen.
- **HDL** (*high densitiy lipoproteins*) – die kleinsten Lipoproteine nehmen Cholesterin aus Arterien und Organen auf und befördern es zur Leber.

Krankheitsentstehung

Eine Hyperlipoproteinämie kann genetische Ursachen haben (*primäre Hyperlipoproteinämie*) oder erworben sein (*sekundäre Hyperlipoproteinämie*). Ursachen sind Diabetes mellitus, Alkoholabusus, Fehlernährung oder die Nebenwirkung bei Medikamenteneinnahme (Kontrazeptiva, β-Blocker, Glukokortikoide). In den meisten Fällen ist die sekundäre Hyperlipoproteinämie das Resultat einer Ernährung, die überwiegend aus tierischem Fett in Verbindung mit erhöhtem Alkoholabusus besteht.

Cholesterin wird in der Leber produziert, weil es für die Bildung von Hormonen und Gallensäuren erforderlich ist. Es wird aber auch über die Nahrung durch das Verzehren tierischer Fette zugeführt.

Symptome durch Folgeerkrankungen

Fettstoffwechselstörungen verlaufen beschwerdefrei und ohne erkennbare Symptome. Sie können nur durch entsprechende Laboruntersuchungen des Blutes festgestellt werden.
Klinisch wird HDL ein gewisser Schutzfaktor vor Cholesterinablagerungen in Gefäßen zuerkannt, der Träger LDL gilt als negativer, Arteriosklerose fördernder Faktor.

Merkspruch: LDL – Lass die Leberwurst; HDL – Halt die Leberwurst.

Beim **metabolischen Syndrom** treffen vier Risikofaktoren zusammen, die Wohlstandsgesellschaften auszeichnen: Adipositas, Dyslipoproteinämie, Hypertonie und Insulinresistenz (Diabetes mellitus Typ 2).

Folgeerkrankungen aufgrund der Fettstoffwechselstörungen sind:
- koronare Herzerkrankung und Herzinfarkt
- Pankreatitis bei ausgeprägter Hypertriglyzeridämie
- Fettleber

Adipositas

DEFINITION
Adipositas (*Fettleibigkeit*, *Fettsucht*): Übergewicht ≥ 10 % über dem Broca-Normalgewicht bzw. > 25 kg/m² Bodymass-Index (➤ 5.3.4).

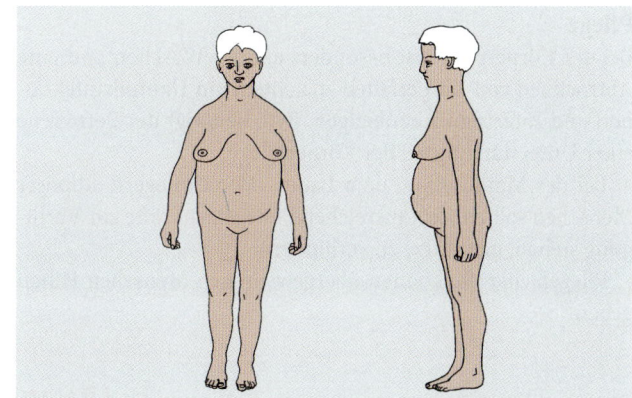

Abb. 2.178 Androider Fettverteilungstyp: „Apfelform" mit schlanken Extremitäten. [L215]

Krankheitsentstehung
Eine **Adipositas** entsteht aufgrund genetischer, stoffwechselbedingter und psychischer Voraussetzungen und wird vom Lebensstil entscheidend beeinflusst. Meist ist über einen längeren Zeitraum die Kalorienzufuhr zu hoch und der Kalorienverbrauch zu niedrig. Nur bei einem geringen Teil der Fettsüchtigen können hormonelle Ursachen (*Schilddrüsenunterfunktion* ➤ 2.5.9; *Cushing-Syndrom* ➤ 2.5.11) oder ein Hirntumor gefunden werden.

Symptome und Untersuchungsbefund
Bei der körperlichen Untersuchung richtet sich zunächst das Augenmerk auf Körpergewicht und Fettverteilung: Beim **androiden Fettverteilungstyp** (*männlicher Fettverteilungstyp* „*Apfelform*" ➤ Abb. 2.178) befinden sich die Hauptfettansammlungen am Körperstamm. Die Extremitäten sind relativ schlank. Menschen mit dieser Fettverteilung scheinen ein höheres Risiko zu haben, die oben genannten Folgeerkrankungen zu entwickeln. Beim **gynäkoiden Fettverteilungstyp** (*weiblicher Fettverteilungstyp* „*Birnenform*" ➤ Abb. 2.179) lagert sich das Fett mehr an Hüften und Oberschenkeln an. Die Gefahr von Folgeerkrankungen ist anscheinend geringer.

Weitere Befunde bei einer Adipositas sind die oft auftretende Hypertonie, eine flache und beschleunigte Atmung (das Zwerchfell kann sich aufgrund der Fettansammlungen wenig kontrahieren) und **Varizen** (*Krampfadern*). Viele Adipöse klagen über Rücken- und Gelenkschmerzen.

Das Labor zeigt:
- vermindertes HDL und erhöhte Blutfette (bedeutet Gefahr einer Arteriosklerose)
- erhöhte Harnsäure (kann Gicht auslösen)
- erhöhten Blutzucker (diabetogene Stoffwechsellage/Diabetes mellitus Typ 2)

Behandlung
Zu den **allgemeinen Maßnahmen** gehören die Veränderung der Ernährungsgewohnheiten (tierische Produkte nach Möglichkeit meiden, Reduktionsdiät) und des Lebensstils (Alkoholkarenz, Bewegung), sowie die Behandlung bestehender Grunderkrankungen (z. B. optimale Einstellung des Diabetes mellitus). Ist mit den o. g. Maßnahmen keine zufriedenstellen-

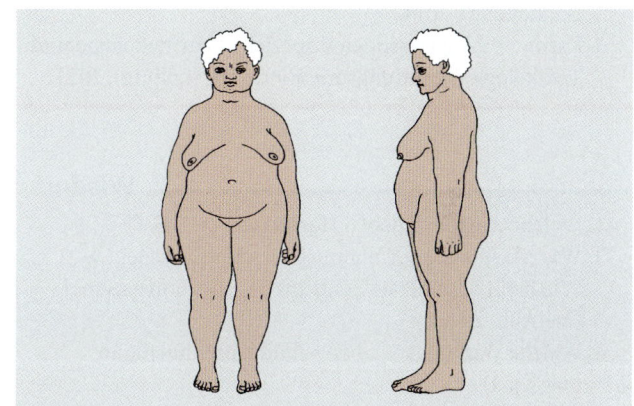

Abb. 2.179 Gynäkoider Fettverteilungstyp: „Birnenform" mit Fettansatz hauptsächlich an Hüften und Oberschenkeln. [L215]

de Senkung der Blutfette zu erreichen, wird unter Beibehaltung der Diät der Einsatz von **Lipidsenkern** zu diskutieren sein. Es stehen folgende Präparate zur Auswahl:
- **Statine** (*Cholesterin-Synthese-Enzymhemmer* oder *HMG-CoA-Reduktasehemmer*) hemmen das Schlüsselenzym (*HMG-CoA-Reduktase*) in der Cholesterinsynthese. Beispiele sind Atorvastatin (Sortis®) und Simvastatin (Zocor®). Zu den Nebenwirkungen zählen Muskelschmerzen und gastrointestinale Beschwerden.
- **Ionenaustauscher** (Colestyramin/Quantalan®) binden Gallensäuren (diese enthalten Cholesterin). Nachteilig sind Blähungen und Völlegefühl.
- **Cholesterinabsorptionshemmer** (Ezetimib/Ezetrol®) verstärken in Kombination mit Statinen die LDL-Senkung. Nebenwirkungen sind Muskelschmerzen.
- **Fibrate** (Bezafibrat, Fenofibrat) beschleunigen den Lipoproteinabbau und senken die Triglyzeride. Nachteilig sind gastrointestinale Störungen.
- **Nikotinsäurederivate** aktivieren die Lipoproteinlipase (*lipoprotein-abbauendes Enzym*); sie senken v. a. Triglyzeride. Unerwünschte Wirkungen sind Magen-Darm-Beschwerden und ein Anstieg der Harnsäure- und Blutzuckerspiegel.

Pflege
Bei der Körperpflege ist besonders auf das Waschen und gute Abtrocknen von Körperfalten zu achten, um Hautpilzinfektionen und Intertrigo vorzubeugen. Evtl. benötigt der Betroffene einer Unterstützung bei der Körperpflege.

Bei der Mobilisation, dem Baden oder Umlagern adipöser Menschen sollten stets ausreichend Pflegefachkräfte zur Verfügung stehen, um Stürze zu verhindern.

Pflegefachkräfte können übergewichtigen Menschen Hilfen geben:

- Diätplan erstellen.
- Informationsveranstaltungen über sinnvolle Reduktionsdiät (➤ 5.4.2) ermöglichen.
- Selbstkontrolle unterstützen (z. B. Tagebuch über das Essverhalten führen).
- Wöchentliche Gewichtskontrollen anregen.
- Körperliche Aktivität fördern (z. B. durch gemeinsame Spaziergänge).
- Evtl. den Kontakt zu Selbsthilfegruppen für Übergewichtige vermitteln.

Literaturnachweis

1. Füsgen, I.: Geriatrie, Band 2, Kohlhammer-Verlag, Stuttgart, 2004.
2. Herold, G. et al.: Innere Medizin (vorlesungsorientierte Darstellung), 2011.
3. Karow, T.: Allgemeine und spezielle Pharmakologie und Toxikologie (vorlesungsorientierte Darstellung), 2011.
4. Pschyrembel: Klinisches Wörterbuch. de Gruyter Verlag, Berlin, 2011.
5. Rote Liste. Cantor Verlag, Aulendorf, 2011.
6. Schünke, M.: Der Körper des Menschen, Thieme-Verlag, Stuttgart, 2004.

Wiederholungsfragen

1. Welche Aufgaben haben Hormone? (➤ 2.5.1)
2. Wie erkennt ein Hormonmolekül seine Zielzelle? (➤ 2.5.2)
3. Wie heißt das oberste Zentrum des Hormonsystems? (➤ Abb. 2.158)
4. Welche Wirkungen haben Schilddrüsenhormone? (➤ 2.5.4)
5. Welche Wirkungen hat Parathormon? (➤ 2.5.5)
6. Welche Hormone werden in der Nebennierenrinde, welche im Nebennierenmark produziert? (➤ 2.5.6)
7. Welche Wirkungen haben Glukokortikoide? (➤ 2.5.6)
8. Welche Wirkungen haben Katecholamine in einer Stressreaktion? (➤ 2.5.6)
9. Welche Hormone werden von den Langerhans-Inseln der Bauchspeicheldrüse gebildet? (➤ 2.5.7)
10. Erklären Sie bitte die Begriffe Euthyreose, Hyperthyreose und Hypothyreose. (➤ 2.5.9)
11. Was ist eine thyreotoxische Krise und wann tritt sie auf? (➤ 2.5.9)
12. Beschreiben Sie die typischen Symptome einer Hypothyreose. (➤ 2.5.9)
13. Was ist ein Hyperparathyreoidismus? Nennen Sie die typischen Symptome. (➤ 2.5.10)
14. Beschreiben Sie die typischen Symptome des Cushing-Syndroms. (➤ 2.5.11)
15. Was ist ein Morbus Addison? (➤ 2.5.11)
16. Wodurch wird eine Gicht verursacht? (➤ 2.5.12)
17. Welche beiden wichtigen Formen des Diabetes mellitus kennen Sie? (➤ 2.5.13)
18. Warum werden die beiden Diabetes-Formen unterschiedlich behandelt? (➤ 2.5.13)
19. Wie können die einzelnen Bewusstseinsstörungen (Komaformen), die bei einem Diabetes mellitus auftreten, unterschieden werden? (➤ 2.5.13)
20. Welche Spätkomplikationen des Diabetes mellitus können eintreten? (➤ 2.5.13)

2.6 Erkrankungen des Blutes und des lymphatischen Systems

2.6.1 Zusammensetzung und Aufgaben des Blutes

DEFINITION

Blut: Flüssigkeit, die in den Blutgefäßen zirkuliert.
Hämatokrit: Anteil der Blutkörperchen am Gesamtblutvolumen; beträgt bei Männern 40–52 %, bei Frauen: 37–47 %. [1]
Serum: Plasma ohne Gerinnungsfaktoren, insbesondere ohne Fibrinogen.
Blutkörperchensenkungsgeschwindigkeit (*BSG* oder *BKS*): Darstellung der Sedimentationsgeschwindigkeit (*Senkungsgeschwindigkeit*) von Blutzellen. Einstundenwert: Männer 15–20 mm/Std., Frauen 20–30 mm/Std. [1]
Bei Entzündungen, Tumoren und Veränderungen des Eiweißgehaltes im Blut ist die BSG höher.

2.6 Erkrankungen des Blutes und des lymphatischen Systems

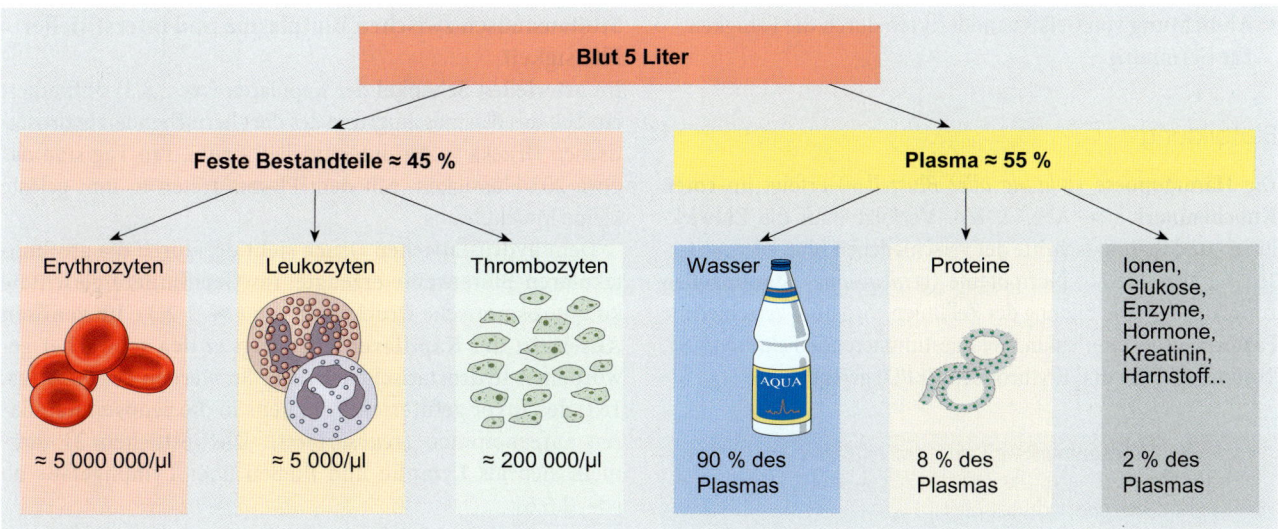

Abb. 2.180 Übersicht über die Bestandteile des Blutes. [L190]

Zusammensetzung des Blutes

Das Blutvolumen beträgt etwa 8 % des Körpergewichts, also durchschnittlich etwa 5–6 l. Davon entfallen: [1]
- etwa 55 % auf das **Blutplasma**, bestehend aus Wasser, Proteinen und kleinmolekularen Substanzen
- etwa 45 % auf die **Blutzellen** mit Erythrozyten (*rote Blutkörperchen*), Leukozyten (*weiße Blutkörperchen*) und Thrombozyten (*Blutplättchen*) (➤ Abb. 2.180)

Aufgaben des Blutes

Das Blut hat folgende Aufgaben:

- **Transportfunktion**. Beförderung von Sauerstoff und Nährstoffen zu den Zellen und Abtransport von Kohlendioxid und Stoffwechselprodukten
- **Abwehrfunktion**. Bekämpfung körperfremder Partikel und Krankheitserreger sowie Erkennung entarteter oder infizierter körpereigener Zellen
- **Wärmeregulationsfunktion**. Erhaltung einer gleich bleibenden Temperatur von etwa 36,5 °C durch ständige Blutzirkulation
- **Pufferfunktion**. Ausgleich von Schwankungen des pH-Wertes durch die im Blut enthaltenen Puffersysteme (➤ 2.11.6)

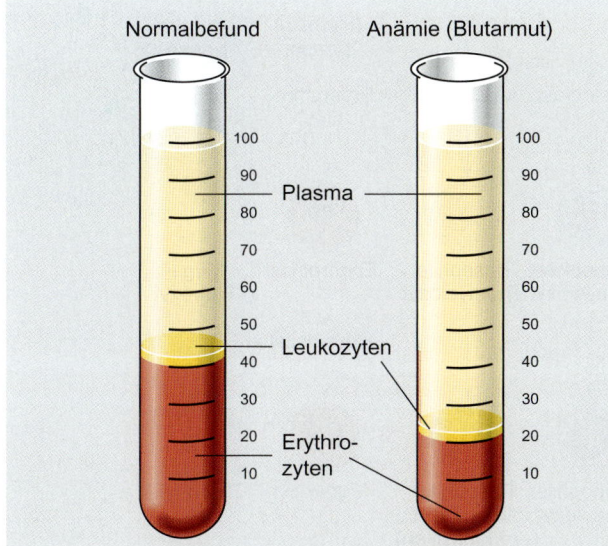

Abb. 2.181 Hämatokrit: Normalbefund und Befund bei Anämie. Durch Zentrifugieren haben sich die festen Bestandteile am Boden des Reagenzglases abgesetzt. Zwischen Plasma und Erythrozyten liegen in einer schmalen Schicht die Leukozyten. Rechts: Befund bei schwerer Anämie. [L190]

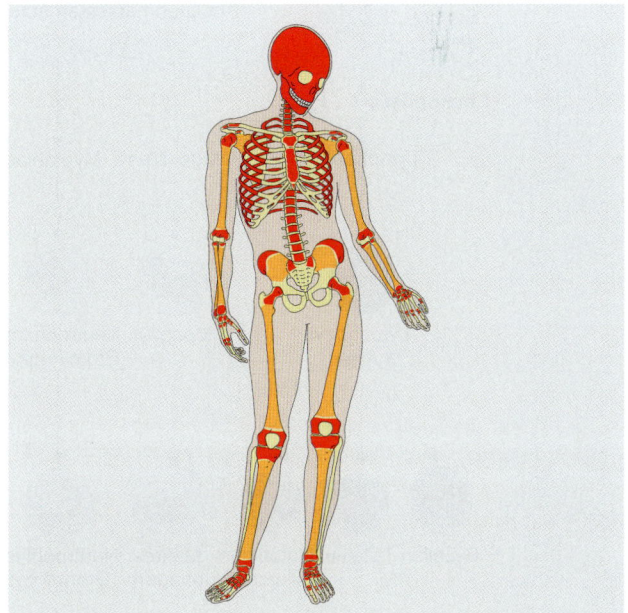

Abb. 2.182 Rotes, blutbildendes Knochenmark findet sich beim Kind durchgehend in allen Knochen (orange markiert), beim Erwachsenen vor allem in den kurzen und flachen Knochen sowie in den Epiphysen der Röhrenknochen. [L190]

- **Abdichtung** von Gefäßwanddefekten durch die Fähigkeit zur Gerinnung

Blutbildung

Die **Hämatopoese** (*Bildung aller Blutzellen*) erfolgt im **roten Knochenmark** (➤ Abb. 2.183). Verfolgt man die Entwicklungs- und Reifungsschritte der verschiedenen Blutzellen, so lassen sie sich alle auf pluripotente (*gemeinsame*) **Stammzellen** zurückführen. Die Bildung der Zelllinien wird über verschiedene Faktoren (z. B. Interleukin, koloniestimulierende Faktoren/CSF, Thrombopoietin und Erythropoetin/EPO) geregelt.

> In das **rote Knochenmark** wird mit fortschreitendem Alter Fett und Bindegewebe eingelagert. Die Zellzahl sinkt zwar ab, das periphere Blutbild ist davon aber nicht betroffen.

Blutplasma

Das **Blutplasma** ist eine klare gelbliche Flüssigkeit, die aus Wasser, Proteinen und kleinmolekularen Substanzen wie z. B. Glukose, Harnstoff, Kreatinin und Hormonen besteht (➤ Abb. 2.184).

Stoffaustausch zwischen Blutplasma und interstitieller Flüssigkeit

Im **arteriellen Schenkel** der Kapillaren (➤ 2.8.3) diffundiert ein Teil des Plasmas aufgrund des dort herrschenden hydrostatischen Drucks in den interstitiellen Raum. Pro Tag sind das etwa 20 l Flüssigkeit. Mit dem Plasma treten in ihm gelöste kleine Moleküle aus.

Dem hydrostatischen Druck steht der durch die großmolekularen Bluteiweiße erzeugte, ins Gefäßinnere gerichtete kolloid-osmotische Druck entgegen (➤ 1.2.3). Im **venösen Abschnitt der Kapillaren** übersteigt er den schwächer gewordenen hydrostatischen Druck. So werden ca. 90 % (ca. 18 l) des zuvor gefilterten Volumens in die venösen Kapillaren aufgenommen (*reabsorbiert*). Die restlichen 2 l sammeln sich als **Lymphe** und fließen über Lymphgefäße ab (➤ 2.6.6).

> Verringert sich der **Eiweißgehalt des Plasmas** durch Unterernährung oder Eiweißverlust, sinkt der kolloid-osmotische Druck; es wird nicht mehr so viel Wasser aus dem Interstitium (*Zwischenzellgewebe*) in die Kapillaren reabsorbiert. Im Gewebe verbleibt mehr Flüssigkeit, Ödeme entstehen.

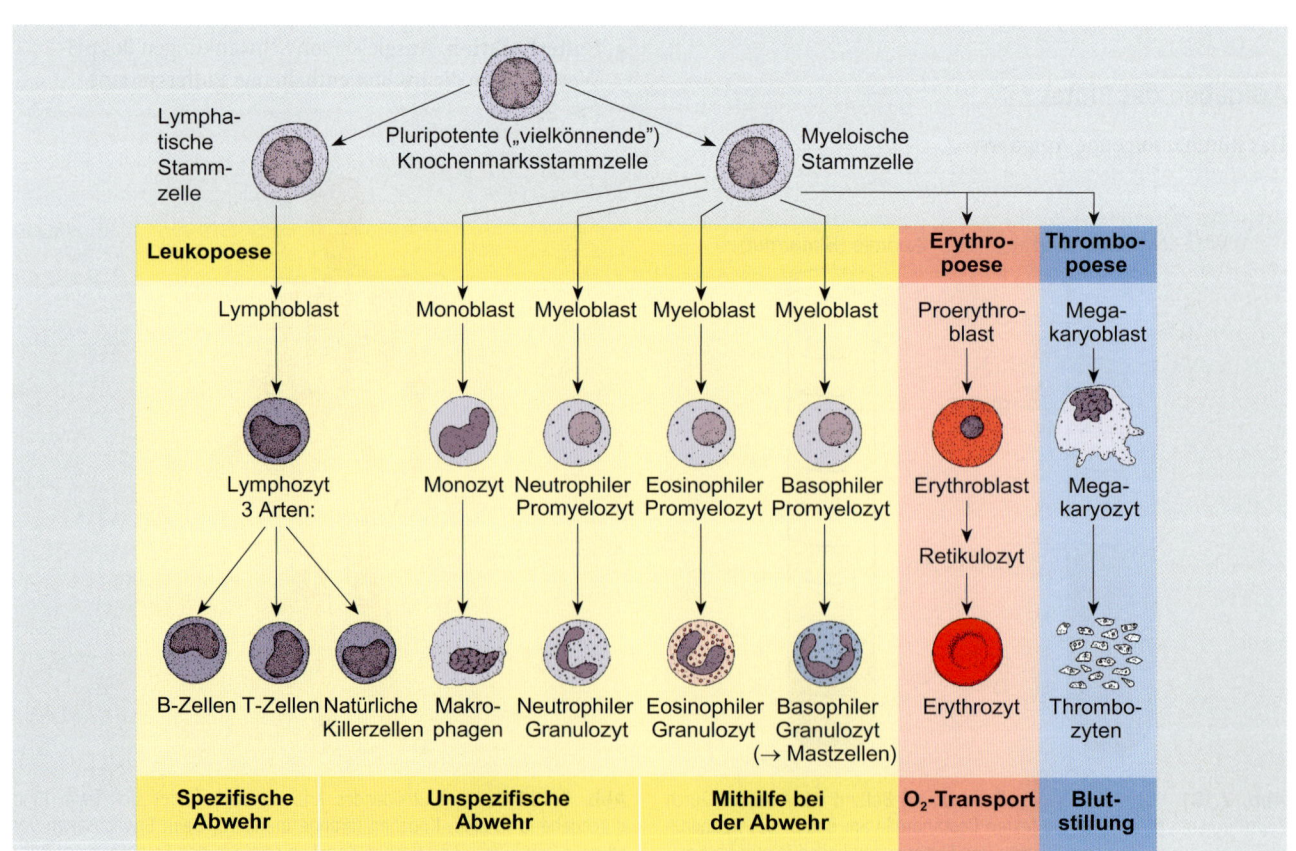

Abb. 2.183 Hämatopoese, vereinfachtes Schema. [L190]

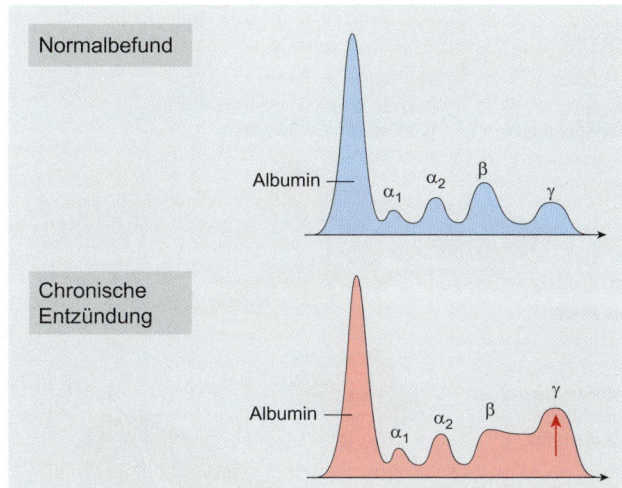

Abb. 2.184 Eiweißelektrophorese: Bei der chronischen Entzündung fällt die erhöhte Gammaglobulin-Fraktion auf, die durch eine Vermehrung der Antikörper entstanden ist. [L190]

Plasmaproteine
Plasmaproteine sind ein Gemisch aus verschiedenen, im Plasma gelösten Eiweißen. Ihre Gesamtkonzentration beträgt 70–80 g/l Plasma. Durch die **Eiweißelektrophorese** (*Trennverfahren, bei dem die unterschiedlichen Wanderungsgeschwindigkeiten der Eiweiße in einem elektrischen Feld genutzt werden*) ist es möglich, fünf Gruppen von Plasmaeiweißen zu unterscheiden (➤ Abb. 2.184): **Albumin, Alpha-** und **Betaglobuline** stammen aus der Leber; **Gammaglobuline** werden von Plasmazellen (➤ 2.6.5) synthetisiert.

Plasmaproteine haben Transport-, Gerinnungs- und Abwehraufgaben:
- **Albumine**: Sie halten den kolloidosmotischen Druck aufrecht und dienen dem Transport von Bilirubin und freien Fettsäuren.
- **Alpha-1-Globuline**: Zu diesen Eiweißen gehören HDL, Thyroxin-bindendes Globulin, Transcobalamin für den Transport von Vitamin B_{12}, Transkortin (Transporter des Kortisols) und Prothrombin, ein Gerinnungsfaktor.
- **Alpha-2-Globuline**: In dieser Gruppe befindet sich Haptoglobin, das freies Hämoglobin befördert. Die Plasmaeiweiße Antithrombin und Plasminogen führen zur Auflösung von Gerinnseln.
- Zu den **Betaglobulinen** gehören LDL, Komplement und C-reaktives Protein (➤ 2.6.5).
- Die Abteilung der **Gammaglobuline** enthält die Antikörper (*Immunglobuline/Ig*).

2.6.2 Erythrozyten

DEFINITION
Erythrozyten (*rote Blutkörperchen, rote Blutzellen*): Enthalten den roten Blutfarbstoff Hämoglobin, der für den Sauerstoff- und Kohlendioxidtransport verantwortlich ist.

Rotes Blutbild:
- **Erythrozytenzahl** („*Erys*"). Beim Mann 4,6–6,2 Millionen Erythrozyten in einem Mikroliter (µl) Blut, bei der Frau 4,2–5,4 Millionen/µl
- **Hämoglobinkonzentration im Blut** (*Hb*). Normalwert beim Mann 14–18 g/dl (dl = 100 ml), bei der Frau 12–16 g/dl
- **MCH**. Durchschnittlicher Hämoglobingehalt des einzelnen Erythrozyten; Normwert: 28–32 pg/Erythrozyt [1]

Aufbau der Erythrozyten

Erythrozyten sind kernlose, in der Mitte eingedellte Scheiben mit einem Durchmesser von 7,5 µm. Die flache Oberfläche erleichtert den Gasaustausch. Während ihrer Entwicklung im roten Knochenmark verlieren sie ihren Kern (➤ Abb. 2.185), werden mit **Hämoglobin** vollgepackt und als **Retikulozyten** (*junge Erythrozyten mit Kernresten*) aus dem Knochenmark entlassen.

Hämoglobin
Der rote Blutfarbstoff **Hämoglobin** besteht aus **vier Eiweißketten**, wobei jeweils zwei Ketten identisch sind. Jede Kette enthält einen Molekülkomplex (**Häm**), in dem **zweiwertiges Eisen** liegt. Das Eisen dieser Hämgruppe lagert den Sauerstoff in Abhängigkeit von Temperatur und pH-Wert des Blutes in der Lunge an und gibt ihn im Kapillargebiet, in dem andere pH-Werte herrschen, ab.

Hämoglobin A
Hämoglobin A ist das Hämoglobin des Erwachsenen (HbA/A = *Adult*). Es kommt in zwei Formen vor:
- Der überwiegende Teil des Hämoglobins weist zwei Alpha- und zwei Betaketten auf (**HbA$_1$**). HbA$_1$ kann in die Untergruppen HbA$_{1a-c}$ gegliedert werden. Vor allem HbA$_{1c}$ wird auch als „Zuckergedächtnis" bezeichnet (➤ 2.5.13).
- HbA$_2$ besteht aus zwei Alpha- und zwei Deltaketten und macht nur einen geringen Teil des gesamten Hämoglobins beim Erwachsenen aus.

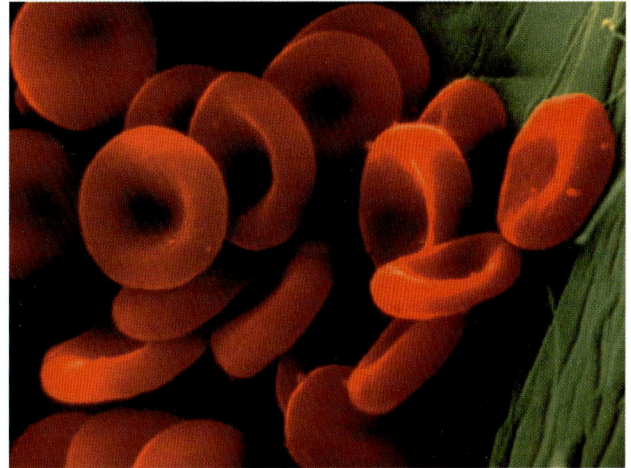

Abb. 2.185 Erythrozyten im Rasterelektronenmikroskop. [E366]

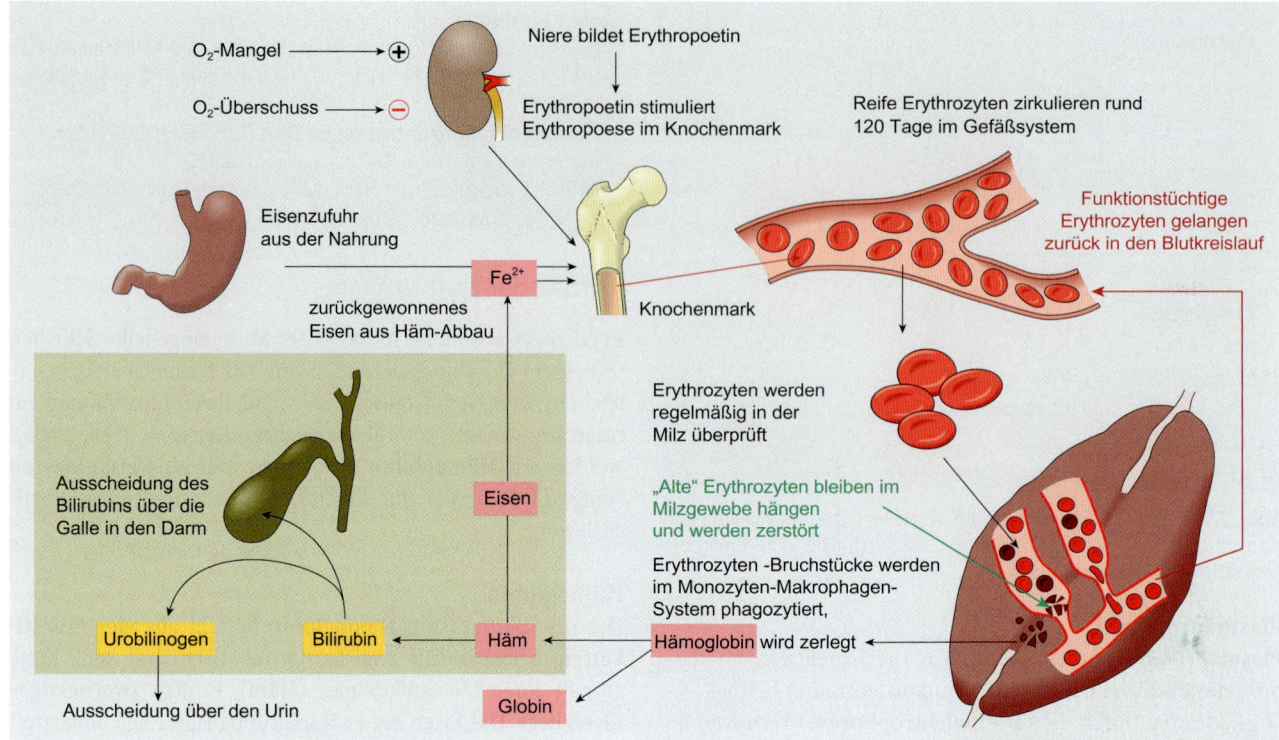

Abb. 2.186 Lebenszyklus der roten Blutkörperchen. [L190]

Lebenszyklus der Erythrozyten

Damit ausreichend Erythrozyten im Blutkreislauf zirkulieren, müssen sie laufend neu gebildet werden. Folgende Substanzen sind für die **Erythropoese** (*Neubildung von Erythrozyten*) erforderlich (➤ Abb. 2.186):
- **Erythropoetin** (ein Hormon aus der Niere)
- **Folsäure** (in grünem Gemüse, Weizenkeimen, Rinderleber)
- **Eisen** (in Fleisch, Vollkornerzeugnissen, Hülsenfrüchten)
- **Vitamin B$_{12}$** (in Fleisch, Milch und Milchprodukten, Hühnerei)

Die vom Knochenmark freigesetzten, ausgereiften Erythrozyten zirkulieren etwa 120 Tage im Blut. Aufgrund ihrer flexiblen Zellmembran können sie auch feine Kapillaren mit einem Durchmesser von nur 4 μm passieren. Mit zunehmendem Alter wird die Zellmembran der Erythrozyten starrer und sie bleiben vorzugsweise in den Milz- und Leberkapillaren, aber auch in den Spongiosaräumen der Knochen hängen. Fresszellen zerlegen sie in Bruchstücke. Der Abbau verläuft folgendermaßen:
- Spaltung des frei werdenden Hämoglobins in **Häm** und Stroma (*Gerüst*)
- Freisetzung des Eisens aus dem Häm-Molekül. Das Transportprotein Transferrin nimmt das Eisen-Ion auf und bringt es zurück ins rote Knochenmark
- Abbau des nun eisenfreien Häm-Molekülrestes über mehrere Zwischenschritte zu **Bilirubin**
- Ausscheidung des Bilirubins mit der Galle über den Darm (Dunkelfärbung des Stuhls) und über die Niere mit Gelbfärbung des Urins

> Jedes Missverhältnis zwischen Erythropoese und Erythrozytenverlust führt entweder zur Anämie (*Blutarmut* ➤ 2.6.7) oder zur Polyglobulie (*Blutfülle* ➤ 2.6.7).

> **Ikterus** (*Gelbsucht* ➤ 2.10.17) entsteht aufgrund von Störungen des **Bilirubinstoffwechsels** (bei Hämolyse, Lebererkrankungen, Gallenstau).

Blutgruppen

In der Zellmembran von Erythrozyten, aber auch von anderen Blut- und Gewebezellen sind Strukturen mit antigenen Eigenschaften verankert. Sie sind genetisch festgelegt und bestimmen die Blutgruppenmerkmale. Neben dem bekannten AB0- und Rhesussystem gibt es weitere Blutgruppen, z. B. Kell- und Duffy-Blutgruppen.

AB0-System

Jeder Mensch besitzt eine der **vier Blutgruppen A** (AA, A0), **B** (BB, B0), **AB** und **0**. Im Blutplasma bilden sich während des ersten Lebensjahres Antikörper gegen die Antigene auf den Erythrozytenoberflächen der jeweils anderen Blutgruppen; man nennt diese Antikörper **Agglutinine**. Sie machen die **Serumeigenschaft** einer Blutgruppe aus. Die Verteilung der Blutgruppen des AB0-Systems in Europa sieht so aus: [1]
- Etwa 44,5 % haben die **Blutgruppe A**. Im Plasma befinden sich Agglutinine (**Anti-B**) gegen Erythrozyten der Blutgruppe B.

2.6 Erkrankungen des Blutes und des lymphatischen Systems

- Zirka 10,5 % besitzen die **Blutgruppe B** mit den Agglutininen (**Anti-A**) gegen Erythrozyten der Blutgruppe A im Plasma.
- Ungefähr 40 % weisen die **Blutgruppe 0** auf. Diese Personen haben Agglutinine gegen die Blutgruppen A, B und AB (also **Anti-A und Anti-B**).
- Etwa 4,5 % haben die **Blutgruppe AB** und sind frei von Agglutininen des AB0-Systems.

Werden Erythrozyten der Blutgruppe A mit Anti-A-haltigem Plasma gemischt, kommt es zu einer Agglutination (*Verklumpung*). Diese Agglutinationsreaktion kann laborchemisch genutzt werden. Vermischt man Erythrozyten mit Anti-A- und Anti-B-Prüfseren, lässt sich die AB0-Blutgruppe bestimmen.

Um Unverträglichkeiten bei **Bluttransfusionen** auszuschließen, sind vor jeder Bluttransfusion **Kreuzproben** vorzunehmen. So wird beim **Major-Test** die Verträglichkeit der Spendererythrozyten mit dem Empfängerserum überprüft (➤ Abb. 2.187). Zur Vermeidung von Verwechslungen führt der Arzt unmittelbar vor der Transfusion zusätzlich den einfacheren **Bedside-Test** mit Hilfe von handlichen Prüfkärtchen durch (➤ Abb. 2.188).

Rhesus-System

Das Rhesus-System umfasst mehrere Blutgruppenantigene (Antigen C, c, D, E, e) von denen das **Antigen D** das Wichtigste ist. 86 % der Bevölkerung haben das D-Antigen auf ihrer Erythrozytenoberfläche – sie sind damit **Rhesus-positiv**. 14 % besitzen dagegen kein D-Antigen – sie sind **Rhesus-negativ**. Im Gegensatz zu den Agglutininen des AB0-Systems, werden die Antikörper des Rhesus-Systems erst nach Kontakt mit den Antigenen gebildet.

> **VORSICHT**
> Lebensbedrohliche **Transfusionszwischenfälle** äußern sich durch Rückenschmerzen, Fieber, Schüttelfrost und Zeichen einer akuten Hämolyse (*Zerfall von Erythrozyten*) und Schock.

2.6.3 Gerinnungssystem

> **DEFINITION**
> **Gerinnungssystem**: Schutzeinrichtung des Organismus gegen Verblutung. Der Mechanismus läuft in mehreren Stufen ab und wird durch Faktoren im Blutplasma gesteuert.

Bestandteile des Gerinnungssystems sind:
- Thrombozyten,
- Faktoren, die zur Blutgerinnung führen,
- Substanzen, die den Ablauf der Blutgerinnung hemmen,
- Stoffe, die eine Fibrinolyse (*Abbau von Fibrin mit Auflösung des Fibrinnetzes*) veranlassen.

Thrombozyten

> **DEFINITION**
> Neben Thrombozytenzahl und Blutungszeit sind wichtige Laborparameter der **Gerinnungsdiagnostik**:
> - **PTT** (*partielle Thromboplastinzeit*): Test des endogenen Systems
> - **TZ** (*Thrombinzeit*): Überwachung einer Vollheparinisierung
> - **Quick** (*TPZ, Thromboplastinzeit*): Globaltest des exogenen Systems. Normalwert 70–125 %, bei therapeutischer Antikoagulation 13–35 % [1]
> - **INR** (*International Normalized Ratio*): Verfahren zur Standardisierung der Thromboplastinzeit; löst zunehmend den Quick-Wert ab
> - **D-Dimere**: Fibrinspaltprodukte, die entstehen, wenn ein Fibrinnetz bereits aufgelöst wird; dienen als Hinweis auf eine Thrombose bzw. Embolie oder Verbrauchskoagulopathie (➤ 2.6.8)

Patient hat …		…und erhält Ery-Konzentrat der Blutgruppe			
Blutgruppe	Antikörper	A	B	AB	0
A	Anti-B	keine	Agglut.	Agglut.	keine
B	Anti-A	Agglut.	keine	Agglut.	keine
AB	—	keine	keine	keine	keine
0	Anti-A Anti-B	Agglut.	Agglut.	Agglut.	keine

Abb. 2.187 Major-Test. Empfängerserum wird mit Spendererythrozyten vermischt. Beispiel: Das Empfängerserum der Blutgruppe A zeigt keine Agglutination mit Erythrozyten der Blutgruppen A und 0. Erythrozyten der Blutgruppe 0 tragen auf ihrer Oberfläche keine Antigene des AB-Systems (deshalb Gruppe 0) und vertragen sich mit den Seren aller anderen Blutgruppen. [L190]

Bildung und Abbau

Thrombozyten (*Blutplättchen*) sind die kleinsten Blutzellen. Die 1–4 µm großen, kernlosen Scheibchen entstehen im roten Knochenmark durch Abschnürung aus Riesenzellen (*Megaka-*

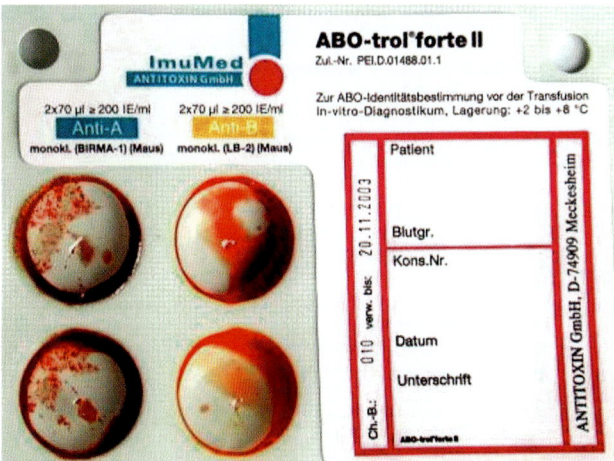

Abb. 2.188 Bedside-Test. Die vorbehandelten Prüfkärtchen enthalten in den einzelnen Feldern Anti-A, Anti-B und Anti-D. Nach dem Auftragen jeweils eines Tropfens Blut in die einzelnen Felder ist es in diesem Fall zu einer Agglutination bei Anti-A und Anti-D, nicht aber bei Anti-B gekommen. Der Patient hat also die Blutgruppe A und ist Rhesus-positiv. [V334]

ryozyten). Die **Thrombopoese** (*Thrombozytenbildung*) wird von verschiedenen Faktoren (Wachstumsfaktoren, Thrombopoietin) geregelt. Beim Gesunden findet man 150.000–400.000 Thrombozyten/µl Blut. Nach ein bis zwei Wochen erfolgt in Milz, Leber und rotem Knochenmark der Abbau.

Inhaltsstoffe
Thrombozyten enthalten Lysosomen, Gerinnungsfaktoren (z. B. Thrombin), Wachstumsfaktoren und das Enzym Thromboxan-Synthetase, die aus Zellmembranen freigesetzte Arachidonsäure in Thromboxan umbauen kann. **Thromboxan** steigert die Aggregationsneigung (*Zusammenballung*) der Thromboyzten.

Funktion
Wird ein Gefäß verletzt, lagern sich die Thrombozyten an die Bindegewebsfasern der Wundränder an. Aus der Thrombozytenmembran wird Thromboxan frei. Es kommt zur Thrombozytenaggregation mit der Bildung eines **Thrombozytenpfropfes**, der die Wunde provisorisch verschließt.

Blutstillung

> **DEFINITION**
> **Weißer Thrombus** (*Abscheidungsthrombus*): Bildet sich zur Blutstillung an Wundrändern.
> **Roter Thrombus**: Entsteht, wenn der Blutfluss in einem Gefäß unterbrochen wird und die Blutsäule erstarrt.

Zur möglichst schnellen **Blutstillung** sind folgende Reaktionen erforderlich (➤ Abb. 2.189):
- **Vasokonstriktion** (*Zusammenziehen*) des verletzten Blutgefäßes mit Gefäßverengung
- **Thrombozytenpfropf** in der Gefäßlücke

Blutgerinnung

Unter dem Begriff **Blutgerinnung** ist eine vielschichtige Reaktionskaskade zu verstehen, die sowohl durch physiologische als auch pathologische Prozesse startet.

Gerinnungsfaktoren
Im Plasma zirkulierende **Gerinnungsfaktoren** werden bei Zerstörungen von Zellen oder durch eine Thrombozytenaggregation im Sinne einer Kettenreaktion aktiviert. Man bezeichnet diese Hintereinanderschaltung von Reaktionsschritten als **Gerinnungskaskade** (➤ Abb. 2.190). 14 **Gerinnungsfaktoren** (incl. Kalzium) stehen für den Ablauf einer Gerinnung zur Verfügung. Die meisten Gerinnungsfaktoren werden in der Leber gebildet, einige (Faktor II, VII, IX, X), unter Mitwirkung von Vitamin K (➤ 5.1.2).

Aktivierung des Gerinnungssystems
Es gibt zwei Wege, die das **Gerinnungssystem** aktivieren:
- Das **exogene System** (*extrinsic system, extravaskulärer Weg*) wird bei Verletzungen durch Gewebsthromboplastin, einem Protein aus defekten Zellen, in Gang gesetzt.
- Das **endogene System** (*Intrinsic system, intravaskulärer Weg*) startet, wenn Plättchenfaktoren aus Thrombozyten als Folge von Thrombozytenaggregationen frei werden (Virchow-Trias ➤ 2.6.8).

Über mehrere Stufen der Gerinnungskaskade entsteht aus **Prothrombin** (*Faktor II*) **Thrombin**. Thrombin aktiviert das im Plasma gelöste **Fibrinogen** (*Faktor I*) zu **Fibrin**. Die nun entstandenen Fibrinfäden vernetzen sich und binden Blutzellen so ein, dass schließlich der Thrombus (*Blutgerinnsel* = geronnenes Blut, bestehend aus dem Fibrinnetz und eingelagerten Blutzellen) entsteht.

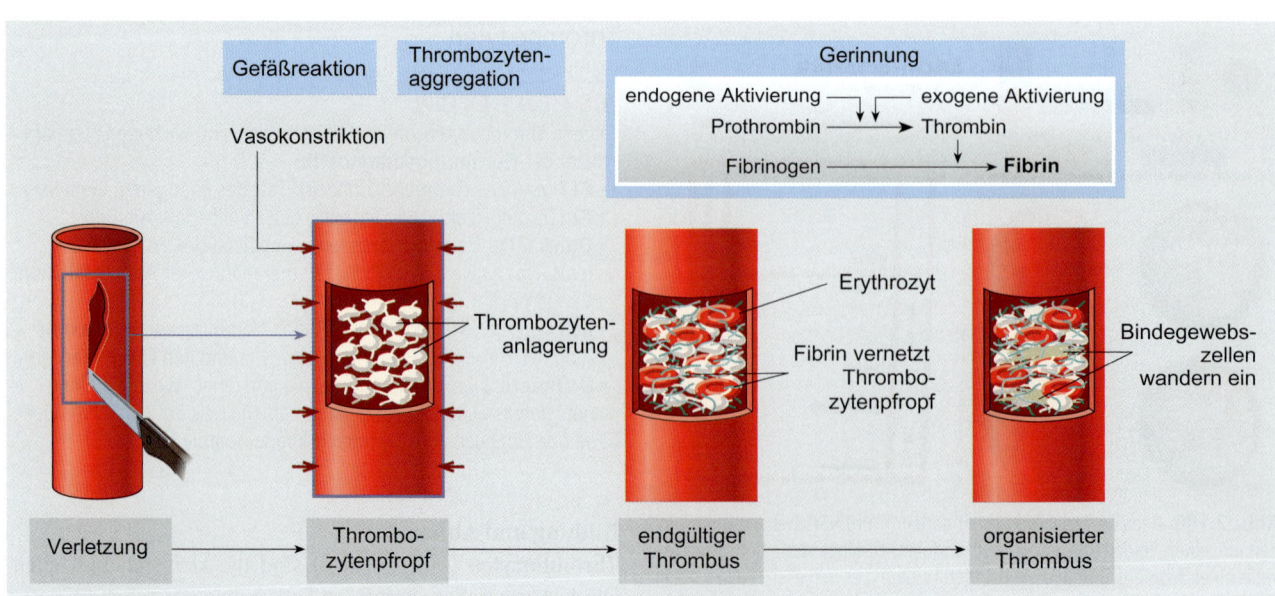

Abb. 2.189 Übersicht über die Vorgänge bei der Blutstillung und -gerinnung. [L190]

2.6 Erkrankungen des Blutes und des lymphatischen Systems

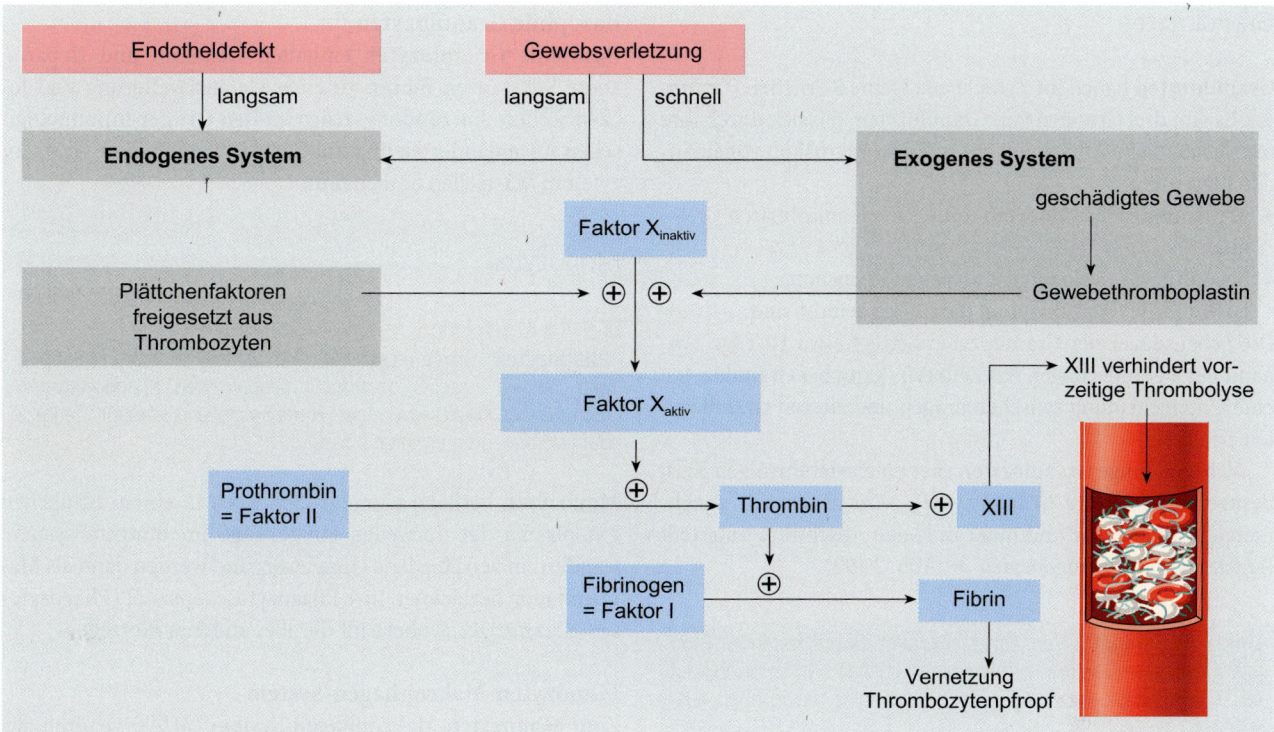

Abb. 2.190 Die Gerinnungskaskade. [L190]

Hemmung des Gerinnungssystems
Gegenspieler der Gerinnungsfaktoren sind z. B.:
- **Antithrombin** (verhindert eine überschießende Thrombinbildung)
- **Protein C** (hemmt die Gerinnungsfaktoren V und VIII)
- **Medikamente**, z. B. Heparine, Cumarine (➤ 2.8.9)

Fibrinolyse
Blutgerinnung, Hemmung des Blutgerinnungssystems und die Auflösung von Blutgerinnseln (*Fibrinolyse*) sind fein aufeinander abgestimmte Vorgänge, die ständig im Körper stattfinden.

Die Aktivierung der **Fibrinolyse** erfolgt durch **Plasmin**. Die Vorstufe von Plasmin ist **Plasminogen**. Zu den **plasminogenaktivierenden Faktoren** gehören der Gewebefaktor **t-PA** (*tissue-type Plasminogenaktivator*), **Urokinase** im Harntrakt und **Streptokinase**, ein Stoffwechselprodukt der Streptokokken (Lysetherapie ➤ 2.6.8).

2.6.4 Leukozyten

> **DEFINITION**
> **Leukozyten** (*weiße Blutkörperchen*): Kernhaltige Blutzellen, die der Abwehr von Fremdstoffen und Krankheitserregern dienen. Sie können aus unverletzten Blutgefäßen in die Gewebe gelangen (*Leukodiapedese*).

Leukozyten sind mit durchschnittlich 10 µm (Monozyten: 20 µm) größer als Erythrozyten. Sie werden, wie alle Blutzellen, im roten Knochenmark gebildet.

Die Gesamt-Leukozytenzahl im Blut beträgt 4.000–10.000/µl Blut. Das Blutgefäßsystem stellt für Leukozyten hauptsächlich einen Transportweg dar, auf dem sie von den Bildungsstätten an ihren Einsatzort in den Geweben gelangen. Von den drei Hauptgruppen der Leukozyten, den **Granulozyten**, den **Monozyten** und den **Lymphozyten**, sind die Granulozyten im Blut zahlenmäßig am stärksten vertreten (➤ Abb. 2.191).

> Eine Vermehrung der Leukozytenzahl im Blut über 10.000/µl bezeichnet man als Leukozytose, die Verminderung unter 4.000/µl als Leukopenie.

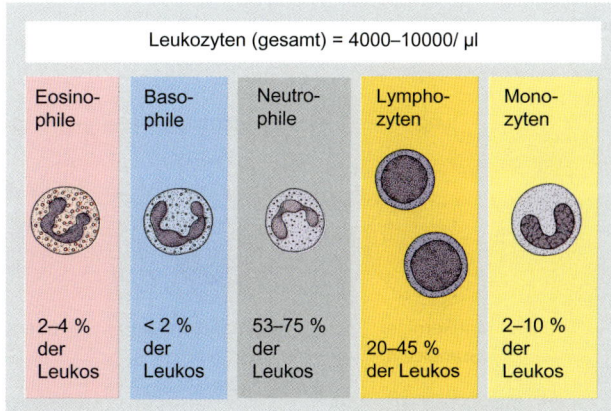

Abb. 2.191 Unterteilung (*Differenzierung*) der Leukozyten in die unterschiedlichen Zellarten. [L190]

Granulozyten

Granulozyten haben im Zytoplasma kleine Körnchen (*Granula*). Es gibt drei Gruppen von Granulozyten, die sich durch ihre unterschiedliche Anfärbung gut im Lichtmikroskop voneinander abgrenzen:
- **neutrophile Granulozyten** mit schwach anfärbbaren Granula,
- **basophile Granulozyten** mit blauen Körnchen,
- **eosinophile Granulozyten**, die rötlich gefärbt sind.

Die Lebensdauer der Granulozyten beträgt etwa 10 Tage. Anhand der Veränderungen des Zellkerns kann bei Granulozyten eine Unterscheidung zwischen jungen und älteren Granulozyten erfolgen.

Während junge Granulozyten eher einen stabförmigen Kern besitzen (*stabkernige Granulozyten*), wird dieser mit zunehmendem Alter mehr und mehr in kleine Abschnitte unterteilt (*segmentkernige Granulozyten* ➤ Abb. 2.192).

> **Linksverschiebung**: Vermehrt stabkernige Granulozyten im Blutbild geben einen Hinweis auf eine akute Infektion, in deren Verlauf das Knochenmark kurzfristig vermehrt Granulozyten ins Blut ausschüttet.
> **Rechtsverschiebung**: Gehäuft segmentierte bzw. **übersegmentierte** Granulozyten im Blutbild sind Zeichen einer Störung der Leukozytenbildung (*Leukopoese*) im Knochenmark.

Neutrophile Granulozyten
Neutrophile Granulozyten halten sich nach ihrer Reifung im Knochenmark nur wenige Std. im Blut auf, bevor sie zu ihren Einsatzorten auswandern. Sie phagozytieren („*fressen*") Bakterien. Das Gemisch aus Granulozyten, Bakterien und infiziertem Gewebe bezeichnet man als **Eiter**.

Eosinophile Granulozyten
Eosinophile Granulozyten mit ihren großen, durch den roten Farbstoff **Eosin** anfärbbaren Granula wirken toxisch auf Würmer und Parasiten. Eine Zunahme der eosinophilen Granulozyten (*Eosinophilie*) ist bei allergischen Reaktionen, Wurminfektionen und Autoimmunerkrankungen (➤ 2.6.10) zu beobachten.

Basophile Granulozyten
Basophile Granulozyten enthalten Histamin und Heparin. Diese Substanzen führen zu einer Gefäßerweiterung und locken weitere Entzündungszellen an den Ort der immunologischen Auseinandersetzung. Im Gewebe werden diese Granulozyten in Mastzellen umbenannt.

Monozyten

> **DEFINITION**
> **Phagozyten**: Große Fresszellen sind Monozyten bzw. Makrophagen, kleine Fresszellen neutrophile Granulozyten. Phagozyten nehmen belebte Krankheitserreger, Fremdkörper und sonstige Antigene auf und bauen sie enzymatisch ab.

Monozyten besitzen einen großen Kern in einem bläulichen Zytoplasma. Sie verweilen einige Tage im Blutgefäßsystem, wandern in verschiedene Organe aus und werden dann als **Makrophagen** bezeichnet. Ihre Phagozytosekapazität (Phagozytose = *Fresstätigkeit*) übertrifft die aller anderen Blutzellen.

Monozyten-Makrophagen-System
Zum **Monozyten-Makrophagen-System** (*MMS*) gehören alle Fresszellen, die von den Monozyten abstammen:
- Kupffer-Sternzellen in der Leber
- Alveolarmakrophagen in der Lunge
- Osteoklasten im Knochen
- Uferzellen in Milz und Lymphknoten
- Mikrogliazellen im zentralen Nervensystem
- Langerhans-Zellen in der Epidermis

Lymphozyten

Lymphozyten haben einen dunkelblau anfärbbaren runden Kern und einen schmalen Zytoplasmasaum. Anhand oberflächlicher Rezeptoren und funktioneller Merkmale werden folgende Lymphozytenarten unterschieden:
- B-Lymphozyten (*B-Zellen*)
- T-Lymphozyten (*T-Zellen*)
- natürliche Killerzellen

Lymphozyten reifen im Knochenmark heran. Die ausgereiften Lymphozyten gelangen aus dem Blut in das Interstitium, in

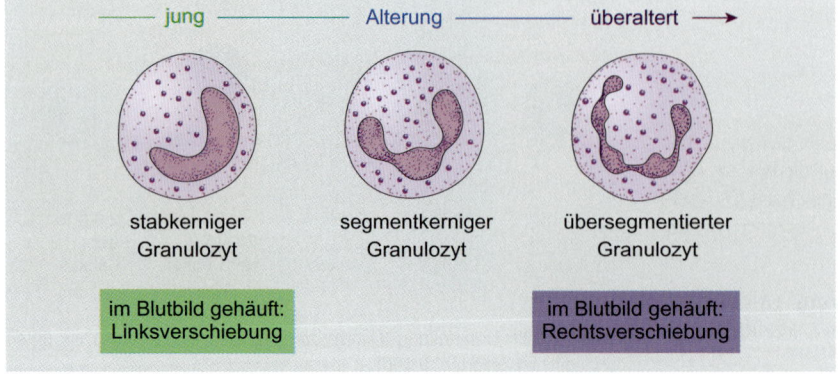

Abb. 2.192 Das Granulozytenalter lässt sich anhand der Kernform erkennen. [L190]

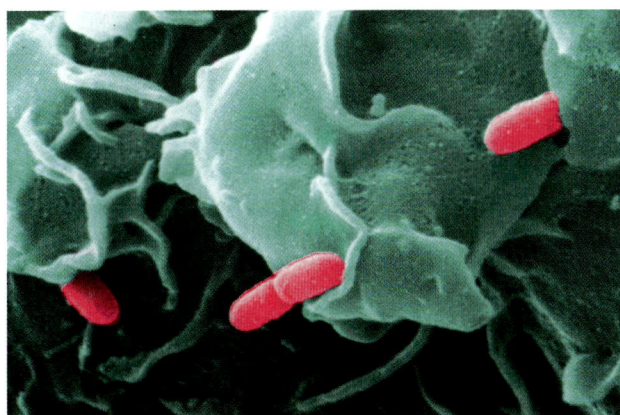

Abb. 2.193 Rasterelektronische Aufnahme von T-Lymphozyten (grün gefärbt) mit Bakterien (rosa gefärbt). [X243]

Lymphgefäße und in die Organe des lymphatischen Systems (➤ 2.6.6). Ihre Lebensdauer kann bis zu mehreren hundert Tagen betragen. Lymphozyten haben Schlüsselfunktionen bei der spezifischen zellulären und humoralen Abwehr (➤ 2.6.5).

Im Knochenmark bzw. im Thymus findet die **Prägung** zu B- bzw. T-Lymphozyten statt. Lymphozyten, die ihre Prägung im **Knochenmark** (engl. **b**one marrow) erfahren, werden **B-Lymphozyten** (*B-Zellen*) genannt. Im **Thymus** erfolgt die Differenzierung und Weiterentwicklung der **T-Lymphozyten** (*T-Zellen* ➤ Abb. 2.193).

2.6.5 Immunabwehr

DEFINITION
Immunabwehr: Fähigkeit des Körpers zur Abwehr von Krankheitserregern durch das Immunsystem. **Immunsystem**: Komplexes System, das zur Erhaltung der Gesundheit körperfremde Substanzen abwehrt und veränderte Körperzellen vernichtet.
Antigene: Alle Substanzen, die von ihrer Größe und Struktur her in der Lage sind, eine gezielte Abwehrreaktion des Organismus auszulösen.

Selbst- und Fremderkennung

Zellen der Abwehr müssen fremde Partikel, egal welcher Art und Herkunft, als solche erkennen können, um sie dann zu bekämpfen. Es muss also ständig entschieden werden, was fremd und was körpereigen ist. Als Erkennungszeichen dienen **MHC-Moleküle** (*Major Histocompatibility Complex* = *Hauptkompatibilitätskomplex*).

Bedeutung der MHC-Moleküle

MHC-Moleküle kennzeichnen Zellen als zum Körper gehörig. Alle Zellen müssen dem Immunsystem ständig diese „molekularen Passbilder" zeigen, um nicht als körperfremd zu gelten und angegriffen zu werden.

Darbietung (Präsentation) von Antigenen

Virusinfizierte Zellen sind in der Lage, ein Virusprotein als Antigen außen auf ihrer Zelloberfläche an MHC-Moleküle zu binden. Dadurch aktivieren sie zytotoxische (*zellabtötende*) T-Lymphozyten, die diese Zelle eliminieren. Da auch Tumorzellen sich oft durch bestimmte Strukturmerkmale von normalen Körperzellen unterscheiden, werden sie in der Regel von den Immunzellen als fremd erkannt und zerstört.

Antikörper

DEFINITION
Antikörper (*Immunglobuline, Ig*): Y-förmige, auf ganz bestimmte Antigene passende Proteine.

Der Körper bekämpft fremde **Antigene** häufig durch Bildung spezifischer Antikörper. Diese **Antikörper** kommen im Blutplasma oder auf der Oberfläche von B-Zellen oder Schleimhäuten (➤ unten) vor.

Ein Antikörper richtet sich „maßgeschneidert" nur gegen ein einziges Antigen, ähnlich einem Schlüssel-Schloss-Prinzip. Wenn der Schlüssel in das Schloss passt, entstehen **Immunkomplexe** (*Antigen-Antikörperkomplexe*). Die Y-Form der Antikörper wird also sowohl für die Bindung von Antigenen als auch zur Kommunikation mit anderen Abwehrzellen genutzt (➤ Abb. 2.194). Man unterscheidet fünf Klassen von **Immunglobulinen** (*Ig*):

- Das großmolekulare **Immunglobulin M** (*IgM*) ist als Rezeptor auf B-Zellen vorhanden, die noch keinen Antigenkontakt hatten und reagiert bei Erstkontakten mit Antigenen am schnellsten.
- Das kleinere **Immunglobulin G** (*IgG*) ist der häufigste Antikörper im Serum. Es ist das einzige Immunglobulin, das während einer Schwangerschaft die Plazentaschranke passieren kann.
- **Immunglobulin A** (*IgA*) ist auf den Schleimhäuten der Atemwege, des Verdauungs- und Genitaltrakts sowie in Speichel, Tränen und Muttermilch vorhanden.

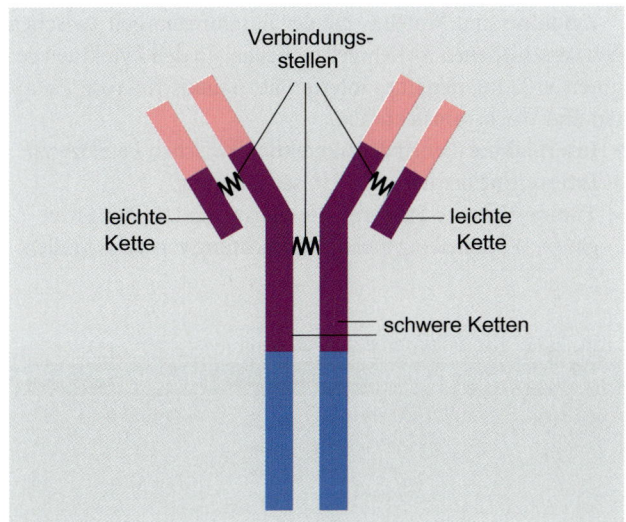

Abb. 2.194 Aufbau eines IgG-Antikörpers. Die Y-Form wird durch verknüpfte *schwere Ketten* gebildet, an deren kurzem Ende je eine *leichte Kette* sitzt. IgG-Antikörper besitzen Kontaktzonen für die Bindung von Antigenen und die Kommunikation mit anderen Abwehrzellen. [L190]

- **Immunglobulin D** (*IgD*) befindet sich ebenfalls als Rezeptor auf den B-Lymphozyten.
- **Immunglobulin E** (*IgE*) wird auf der Oberfläche von Mastzellen, basophilen und eosinophilen Granulozyten gebunden. Dieser Kontakt führt zu einer Ausschüttung von Histamin sowie zur Abwehr von Parasiten und zur Auslösung von allergischen Reaktionen.

Unspezifisches und spezifisches Abwehrsystem

Beide Abwehrsysteme ergänzen sich in der Funktion, den Körper vor pathogenen Erregern und anderen schädlichen Einflüssen zu schützen. Sowohl zum unspezifischen als auch zum spezifischen Abwehrsystem gehören Zellen (**zelluläre Abwehr**) und Substanzen (**humorale Abwehr**).

Die **unspezifische Abwehr** steht von Geburt an gegen alle Antigene zur Verfügung. **Spezifische Abwehrvorgänge** benötigen für jeden neuen Erreger bei der Erstinfektion eine Zeitspanne von etwa ein bis drei Wochen, bis die gezielten Abwehrreaktionen greifen und eine Immunität gegenüber dem betreffenden Keim aufgebaut ist. Die Immunität kann Monate, Jahre oder lebenslang bestehen, je nachdem, wie stark ein Erreger das immunologische Gedächtnis zu prägen vermag (➤ Tab. 2.22).

Die vier Teilsysteme der Abwehr:
- unspezifische zelluläre Abwehr
- unspezifische humorale Abwehr
- spezifische zelluläre Abwehr
- spezifische humorale Abwehr

Unspezifische humorale Abwehr

Zum **Komplementsystem** gehören etwa 25 Proteine, die wie das Gerinnungssystem kaskadenartig aktiviert werden und z. B. zu Veränderungen der Gefäßdurchlässigkeit führen, Entzündungen auslösen und weitere Leukozyten an den Ort des immunologischen Geschehens locken.

Zytokine sind Proteine, die der Zusammenarbeit zwischen den verschiedenen Abwehrzellen dienen. Zu den Zytokinen gehören z. B. Interleukine, Interferone, Tumor-Nekrose-Faktoren und Wachstumsfaktoren:
- **Interleukine** dienen der Interaktion zwischen Leukozyten.
- **Interferone** hemmen die Virusausbreitung.
- **Tumor-Nekrose-Faktoren** beeinflussen Entzündungsvorgänge, Wundheilung und die Vernichtung von Tumorzellen.

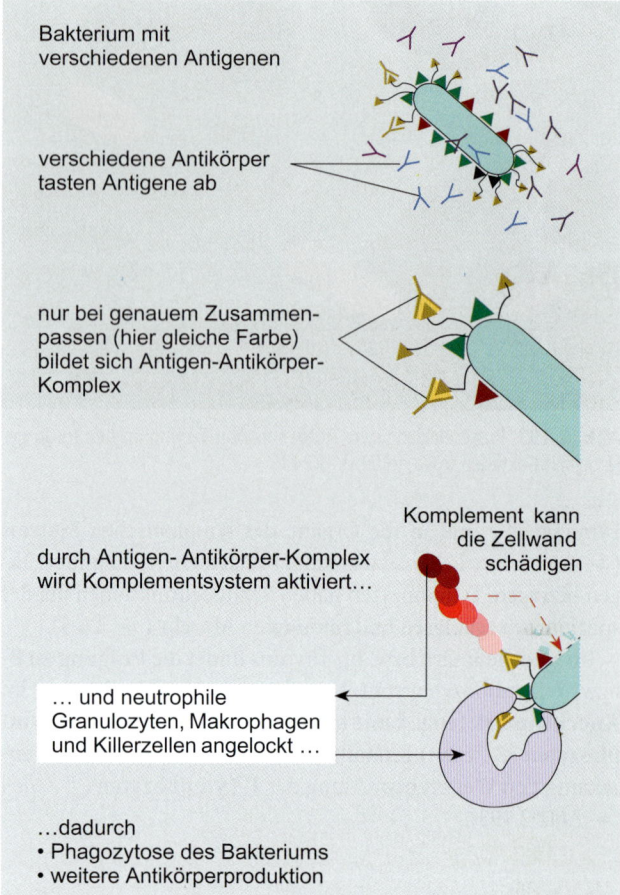

Abb. 2.195 Grundlegender Ablauf der Antigen-Antikörper-Reaktion, hier am Beispiel eines eingedrungenen Bakteriums. [L190]

- **Koloniestimulierende Faktoren** (*CSF*) steuern die Entwicklung von Blutzellen.

Das Enzym **Lysozym** kommt in Tränen, Nasen- und Darmsekreten sowie in Leukozyten vor. Es spaltet Bruchstücke aus der Zellwand von Bakterien, die Zellwand wird undicht, der Erreger stirbt ab.

C-reaktives Protein (*CRP*) bindet sich an Oberflächenstrukturen von Bakterien und kennzeichnet diese für den Angriff der Phagozyten.

Unspezifische zelluläre Abwehr

Zur **unspezifischen zellulären Abwehr** gehören:
- **Fresszellen** (*Phagozyten* ➤ 2.6.4); lösen alle Fremdstoffe auf, die sich im Gewebe befinden.
- **Natürliche Killerzellen**; können virusinfizierte Zellen auch dann finden, wenn keine entsprechenden MHC-Moleküle in Verbindung mit einem Virus-Antigen an der Zelloberfläche präsentiert werden. Natürliche Killerzellen müssen auch keine Prägung erfahren, sondern können von Geburt an andere Zellen vernichten.

Spezifische humorale Abwehr

Die **spezifische humorale Abwehr** besteht im Wesentlichen aus Antigen-Antikörper-Reaktionen. Nach dem Kontakt mit einem

Tab. 2.22 Vier Teilsysteme der Abwehr.

Abwehrsystem	Zellulär	Humoral
spezifisch	• T-Zellen: – T-Helferzellen – zytotoxische T-Zellen – T-Gedächtniszellen	• Antikörper
unspezifisch	• natürliche Killerzellen • Makrophagen • Monozyten • neutrophile Granulozyten	• Komplement • Zytokine • Lysozym • C-reaktives Protein

Antigen wandeln sich **B-Lymphozyten** unter starker Vermehrung zu **Plasmazellen** um. Diese produzieren in großen Mengen Antikörper (*Immunglobuline*) gegen dieses spezielle Antigen.

Antigen-Antikörper-Reaktionen erfolgen in Form einer **Agglutination** (*Verklumpung*). Die entstandenen Immunkomplexe werden von Phagozyten aufgenommen und verdaut.

Nach einer Infektion verbleibt ein Teil der aktivierten B-Lymphozyten als **B-Gedächtniszellen.** Diese können bei erneutem Kontakt mit demselben Antigen die Produktion von Antikörpern schnell in Gang bringen.

Spezifische zelluläre Abwehr

Für die **spezifische zelluläre Abwehr** sind die im Thymus geprägten T-Lymphozyten verantwortlich. Es gibt verschiedene T-Zell-Typen mit unterschiedlichen Funktionen (➤ Tab. 2.23):

- **T-Helferzellen** (T_H-*Zellen*, CD_4-*Zellen*)
- **zytotoxische T-Zellen** (T_C-*Zellen*, CD_8-*Zellen* ➤ Abb. 2.195)
- **T-Gedächtniszellen**
- **natürliche Killerzellen** (*NK-Zellen*)

Tab. 2.23 Die Funktionen der wichtigsten Abwehrzellen. So übersichtlich wie hier in der Tabelle funktioniert das Abwehrsystem in der Realität allerdings nicht. Es erreicht seine hohe Effektivität erst durch eine enge Vernetzung der verschiedenen Zellen und ihrer Funktionen. [A400]

Name	Funktion
Monozyten	• große Fresszellen im Blut
Makrophagen	• große Fresszellen in Geweben
Granulozyten	
neutrophile Granulozyten	• kleine Fresszellen, häufigste Immunzellen im Blut
eosinophile Granulozyten	• Abwehrzellen gegen Parasiten, sind an allergischen Reaktionen beteiligt
basophile Granulozyten	• geben Histamin und Heparin ab
Mastzellen	• sind ins Gewebe ausgewanderte basophile Granulozyten
B-Zellen	
B-Lymphozyten	• Vorläufer der Plasmazellen
B-Gedächtniszellen	• auf ein spezielles Antigen geprägte B-Zellen, die sich bei Antigenkontakt sofort vermehren und zu Plasmazellen differenzieren
Plasmazellen	• antikörperproduzierende Zellen
T-Zellen	
T-Helferzellen	• erkennen Antigene und aktivieren Plasmazellen und zytotoxische T-Zellen
T-Gedächtniszellen	• langlebige T-Zellen, die sich bei Antigenkontakt vermehren und differenzieren
zytotoxische T-Zellen	• erkennen infizierte Körperzellen und zerstören sie
natürliche Killerzellen (*NK*)	• greifen unspezifisch virusinfizierte Zellen und Tumorzellen an

2.6.6 Lymphatisches System

DEFINITION

Lymphatisches System: Umfasst die Gesamtheit aller Lymphbahnen und die lymphatischen Organe.

Aufgaben des lymphatischen Systems

- Immunabwehr
- Drainage des Interstitiums
- Transport von Nahrungsfetten aus dem Darm

Zu den „Hauptarbeitsplätzen" der Lymphozyten gehören die lymphatischen Organe (➤ Abb. 2.196). Diese Wirkungsorte werden mit Ausnahme des Thymus als **sekundär-lymphatische** Organe bezeichnet. **Primär-lymphatische Organe** sind aufgrund der Prägungsfunktion Knochenmark (*Bone*, deshalb: B-Zellen) und Thymus (T-Zellen).

Lymphe

Die **Lymphe** (*Lymphflüssigkeit*, *Gewebewasser*) ist mit Ausnahme der Darmlymphe (die Fette transportiert und daher milchig aussieht) eine klare bis hellgelbe Flüssigkeit. Sie besteht aus Wasser und allen Substanzen die sich im Gewebe befinden können, z. B. Lymphozyten, Zellpartikel, Elektrolyte, Erreger oder Fremdkörper. Täglich entstehen etwa 2 l Lymphe, die in „blind" im Gewebe liegende Lymphkapillaren gelangt (➤ Abb. 2.197).

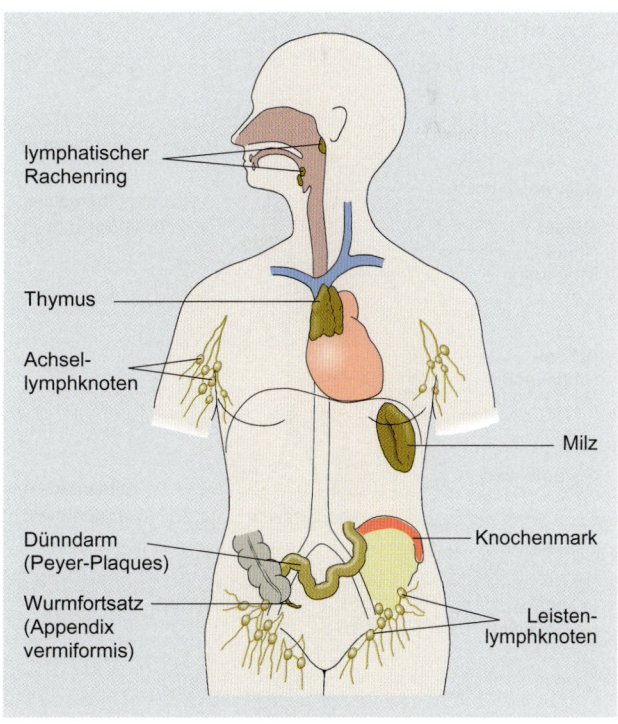

Abb. 2.196 Die lymphatischen Organe. Nach ihrer Bildung und Prägung wandern die Lymphozyten in die lymphatischen Organe aus, die über den ganzen Körper verstreut sind. [L190]

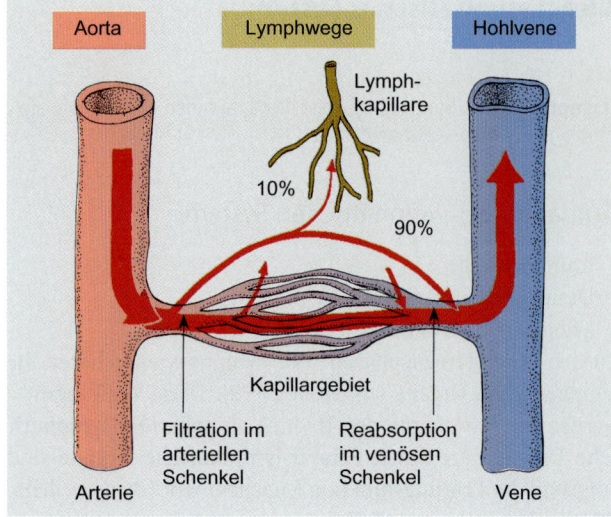

Abb. 2.197 Bildung der Lymphe im Kapillargebiet. Die Lymphkapillaren übernehmen etwa 10 % der ins Interstitium (*Zwischenzellgewebe*) gefilterten Flüssigkeit. [L190]

Lymphbahnen

Lymphbahnen stellen neben dem venösen System ein zweites Abflusssystem dar. Während das Venenblut schnell transportiert wird, verweilt die Lymphe recht lange in den Lymphbahnen. Dadurch hat der Körper Zeit, ständig einen Teil seiner interstitiellen Flüssigkeit gründlich zu reinigen und von Fremdstoffen zu befreien. Der Hauptteil dieser Reinigungs- und Abwehrarbeit geschieht in den **Lymphknoten,** die in die Lymphbahnen eingeschaltet sind.

Die großen Lymphbahnen der unteren Körperabschnitte vereinigen sich hinter dem Magen in der **Cisterna chyli** (*Erweiterung beim Zusammenfluss der großen Lymphstämme aus dem Becken und dem Bauch*). Der aus der Cisterna chyli entspringende **Ductus thoracicus** (*Milchbrustgang*) zieht durch das Zwerchfell und gelangt über den Brustraum zum linken **Venenwinkel** zwischen linker Kopf- und Unterschlüsselbeinvene (*V. jugularis interna* und *V. subclavia* ➤ Abb. 2.198). Die Lymphe der rechten oberen Körperseite mündet als **rechter Hauptlymphgang** (*Ductus lymphaticus dexter*) in den rechten Venenwinkel.

Lymphatische Organe

Lymphknoten

Jeder Körperregion lässt sich eine Gruppe **regionaler Lymphknoten** zuordnen. Ein **Lymphknoten** (*Nodus lymphaticus*) ist ein mehrere mm langes, bohnenförmiges Körperchen. Er wird von einer Bindegewebskapsel umschlossen, von der Trabekel (*Bindegewebsstränge*) ins Innere ragen. Im Lichtmikroskop sind im Bereich der **Rinde** kleine Knoten (*Lymphfollikel, hier auch Rindenfollikel*) zu erkennen. In diesem Bereich halten sich B-Lymphozyten auf. Unscharf von der Rinde abgesetzt, liegt die Zone mit den T-Lymphozyten. Im **Mark** befindet sich retikuläres (*netzartiges*) Bindegewebe mit weiten Räumen (*Lymphsinus*), die von Uferzellen (Phagozyten ➤ 2.6.4) besetzt sind.

Die Lymphe trifft über mehrere zuführende Lymphgefäße (*Vasa afferentia*) auf die konvexe Seite des Lymphknotens. Sie fließt dann langsam zwischen den Lymphfollikeln und den Lymphsinus hindurch in Richtung der konkaven Seite, wo sie durch ein Lymphgefäß (*Vas efferens*) austritt (➤ Abb. 2.199).

Die Aufgabe der Lymphknoten besteht darin, die Lymphe zu reinigen, Lymphozyten auszudifferenzieren und ausgereiften Abwehrzellen den Kontakt mit Antigenen in der Lymphe zu ermöglichen. Damit wird im Falle einer Infektion die spezifische Abwehr in Gang gesetzt (➤ 2.6.5).

Milz

Aufbau

Die etwa 200 g schwere **Milz** liegt im linken Oberbauch direkt unter dem Zwerchfell. Am **Milzhilus** tritt die **Milzarterie** (*A. lienalis*) als zuführendes Blutgefäß in die Milz ein, während die **Milzvene** (*V. lienalis*) sie hier verlässt.

Die Milz ist von einer mäßig derben Bindegewebskapsel umgeben, von der zahlreiche **Trabekel** in das Organinnere einstrahlen. Sie umschließen das eigentliche Milzgewebe, die **Pulpa**. Die Schnittfläche einer frischen Milz zeigt bei genauer Betrachtung ein dunkelrotes Gewebe, die **rote Pulpa**, in das viele stecknadelkopfgroße, weiße Stippchen eingestreut sind. Diese werden als **weiße Pulpa** bezeichnet (➤ Abb. 2.200).

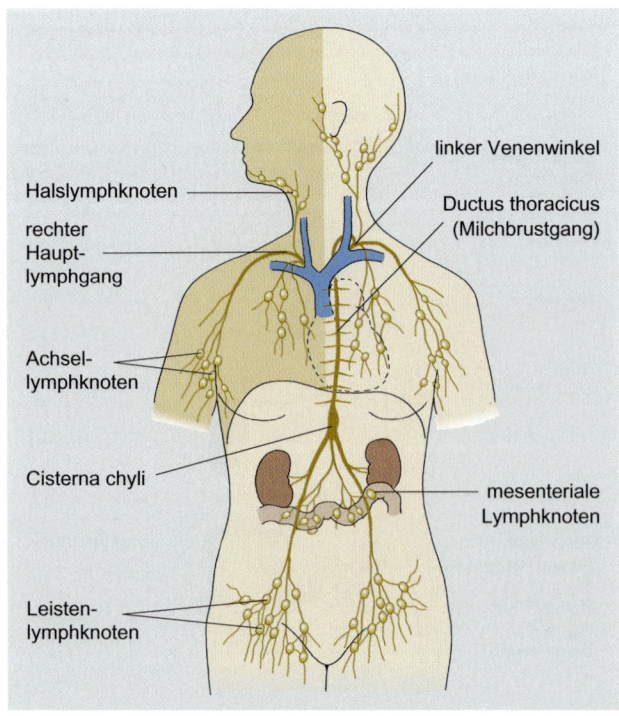

Abb. 2.198 Wichtige Lymphbahnen und Lymphknotenstationen. [L190]

2.6 Erkrankungen des Blutes und des lymphatischen Systems

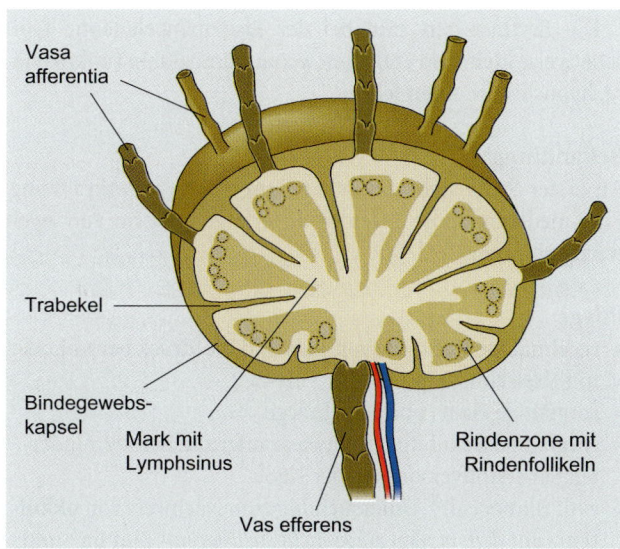

Abb. 2.199 Lymphknoten (schematisiert). [L190]

Die weiße Pulpa setzt sich aus lymphatischem Gewebe mit Lymphfollikeln zusammen, das sich entlang der arteriellen Gefäße ausbreitet. Die rote Pulpa besteht aus weiten Bluträumen (*Milzsinus*) und einem feinem, retikulär-bindegewebigem Maschenwerk, in das viele rote und weiße Blutzellen eingelagert sind.

Funktion
- Abbau von überalterten Blutzellen
- Thrombozytenspeicherung
- Lymphozytenbildung
- Teilnahme an der Immunabwehr

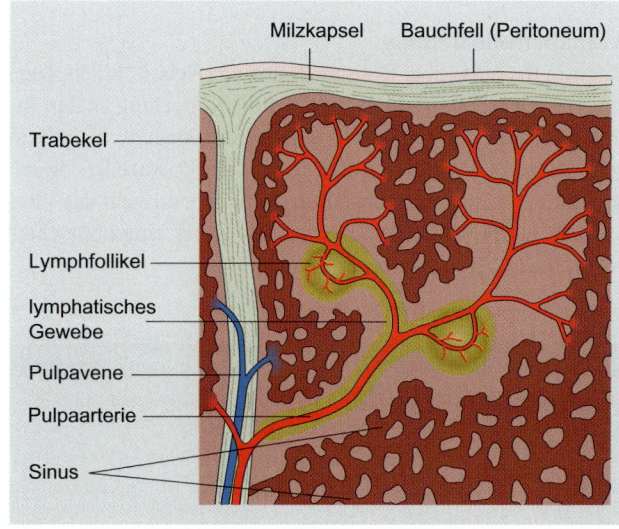

Abb. 2.200 Histologischer Feinbau der Milz (schematisiert). [L190]

Thymus
Der **Thymus** (*Bries*) liegt zwischen dem Brustbein und dem Herzbeutel. Bei Kindern ist das Organ voll ausgebildet. Ab der Pubertät bildet sich der Thymus zurück. Beim Erwachsenen sind nur noch Thymusreste, eingebettet in Fettgewebe vorhanden. Im Thymus findet die immunologische Prägung der T-Lymphozyten statt, wobei Thymushormone (z. B. Thymosin) die Differenzierung vermutlich stimulieren.

> Mit zunehmendem Alter sinken durch die Involution (*Rückbildung*) des Thymus Zahl und Aktivität von T-Lymphozyten. Dies kann die Ursache für Abwehrschwäche, Autoimmunerkrankungen und bösartige Neubildungen sein.

Lymphatischer Rachenring
Körperfremde Substanzen, die durch Nase und Mund eindringen, kommen frühzeitig mit Immunzellen in Kontakt, weil am Übergang zwischen Mund- bzw. Nasenhöhle in den Rachen die Schleimhaut reichlich **lymphatisches Gewebe** enthält (*lymphatischer Rachenring*). Hierzu gehören neben den Seitensträngen und der Ansammlung von lymphatischem Gewebe um die Öffnung der Ohrtrompete herum auch die **Mandeln** (*Tonsillen*). Sie sind etwa so groß wie eine Mandel (daher der Name) und sehen zerklüftet aus, weil tiefe **Einsenkungen** (*Krypten*) weit in das lymphatische Gewebe hineinreichen. In der Tiefe der Krypten befinden sich Lymphozyten und Granulozyten. Zu den Mandeln gehören:
- **Rachenmandel** (*Tonsilla pharyngea*) am Rachendach
- **Gaumenmandeln** (Einzahl: *Tonsilla palatina*) auf beiden Seiten zwischen vorderem und hinterem Gaumenbogen
- **Zungenmandel** (*Tonsilla lingualis*) am Zungengrund

> **Hinweise zu gesundheitsförderndem Verhalten**
>
> Die Bedeutung von **frischer Luft, ausreichender Bewegung** und einer **ausgewogenen Ernährung** für ein stabiles Immunsystem ist hinreichend bekannt. Vielfach wird jedoch die Notwendigkeit eines **ausreichenden Schlafs** für die Aufrechterhaltung eines funktionstüchtigen Immunsystems vergessen. Erholsamer Schlaf von 7–9 Std. kann nur in einem ruhigen Umfeld stattfinden, das nicht durch Licht, Lärmquellen aller Art oder unruhige fremde Menschen gestört wird. „Gut schlafen" ist deswegen so wichtig, weil z. B. während der Tiefschlafphasen eine Hemmung der Kortisolausschüttung aus der Nebennierenrinde stattfindet. Die verminderte Kortisolabgabe entspricht der Förderung des Abwehrsystems.
> Einschlaf- und Durchschlafprobleme können in vielen Fällen durch eine konsequente Schlafhygiene bewältigt werden. Dazu gehören der sinnvolle Umgang mit dem täglichen Fernsehangebot, eine gute Belüftung des Schlafraums und ein leichtes Abendessen. Schlafen dient der Erholung von Körper, Geist und Seele. Wer gut schläft, kann auf die Anforderungen des nächsten Tages gelassener reagieren und die vielfältigen Attacken auf sein Immunsystem besser abwehren.

2.6.7 Erkrankungen der roten Blutzellen

Leitsymptom Anämie

> **DEFINITION**
> **Anämie**: Verminderung der Erythrozytenzahl oder Hämoglobinkonzentration bei normalem Blutvolumen mit einem Hämoglobin < 12 g/dl bei Frauen, Hb < 13 g/dl bei Männern. [2]
> Erythrozyten mit erniedrigtem **MCH** (*mittleres korpuskuläres Hämoglobin*) heißen **hypochrom**, mit erhöhtem MCH **hyperchrom**.

Menschen, die unter einer **Anämie** leiden, sehen blass aus, fühlen sich müde und sind in ihrer Leistungsfähigkeit eingeschränkt. Damit trotz der Anämie genug Sauerstoff zu den Zellen gelangt, schlägt das Herz schneller (*Tachykardie*).
Anämien haben verschiedene Ursachen (➤ Tab. 2.24).

> **VORSICHT**
> Eine Anämie kann zunächst einziges Zeichen einer Tumorerkrankung sein.

Eisenmangelanämie

Der tägliche Eisenverlust z. B. durch Stuhl, Hautabschilferung und Schweiß, beträgt etwa 1 mg. Der Erwachsene besitzt ca. 35 mg/kg KG Eisen, also insgesamt etwa 2 g. [2] Eisenspeicher sind Leber, Milz, Darmschleimhaut und rotes Knochenmark. Die **Eisenmangelanämie** ist die häufigste Anämieform.

Krankheitsentstehung
- mangelhafte Eisenzufuhr über die Nahrung
- mangelhafte Eisenresorption bei Darmkrankungen, Malassimilationssyndrom (➤ 2.10.13)
- Blutungen (z. B. aus dem Verdauungs- oder Urogenitaltrakt, operativ, traumatisch)
- zu häufige Blutspenden (v. a. bei Frauen, die aufgrund der Menstruation regelmäßig Blut verlieren)

Symptome und Untersuchungsbefund
Zusätzlich zu den allgemeinen Symptomen einer Anämie (Blässe, Müdigkeit) muss bei folgenden Symptomen eine Eisenmangelanämie vermutet werden: Trockene, juckende und rissige Haut, brüchige Nägel, Mundwinkelrhagaden und Haarausfall.

Die Erythrozyten sind bei der Eisenmangelanämie typischerweise klein und enthalten wenig Hämoglobin (mikrozytäre, hypochrome Anämie).

Behandlung
An erster Stelle steht die Behandlung der Grunderkrankung. Eine medikamentöse Eisenzufuhr erfolgt in Form von zweiwertigem Eisen.

Pflege
- regelmäßige Kontrolle von Puls und Blutdruck bei Anämien mit Kreislaufsymptomen
- sorgfältige Haut- und Nagelpflege
- sorgfältige Dekubitusprophylaxe aufgrund der verminderten Sauerstoffversorgung der Haut
- evtl. Hämoccult®-Untersuchung zum Nachweis von **okkultem** (*mit dem bloßen Auge nicht sichtbarem*) Blut im Stuhl

Information des Erkrankten
- **Stuhlverfärbung**: Erkrankten aufklären, dass sich der Stuhl durch die Eisentabletten schwarz verfärbt.
- **Ernährung**: Tierisches Eisen, z. B. aus Fleisch und Innereien, wird besser resorbiert als pflanzliches Eisen, z. B. aus Hülsenfrüchten, Gemüsen oder Getreide. Vitamin C aus Obst und frischem Gemüse fördert die Eisenresorption. Schwarztee und Kaffee hemmen sie.

Megaloblastäre Anämie

Zahlreiche Mangelzustände und Allgemeinerkrankungen verhindern die regelgerechte Ausreifung der roten Blutkörperchen im Knochenmark. Die Erythrozyten sind typischerweise zu groß und enthalten sehr viel Hämoglobin (makrozytäre, hyperchrome Anämie). Von besonderer Bedeutung ist die **perniziöse Anämie** durch einen Vitamin B_{12}-Mangel.

Krankheitsentstehung
Vitamin B_{12} muss über tierische Nahrung (Fleisch, Milch, Eier) zugeführt werden. Im Magen erfolgt die Koppelung an den Intrinsic-Faktor, der von den Belegzellen der Magenschleimhaut gebildet wird. Im unteren Ileum nehmen Darmzellen diesen Komplex auf. An Transcobalamin gebunden, erreicht das Vitamin die Leber. Normalerweise hat die Leber einen Speichervorrat für ca. 3 Jahre.

Tab. 2.24 Übersicht über häufige Ursachen einer Anämie.

Blutverlust	verminderte Erythropoese		gesteigerte Hämolyse
• Blutungsanämien – chronische Magen-Darm-Blutungen – Darmtumoren (z. B. Dickdarmkarzinom) – zu häufige oder zu starke Menstruationsblutung	• hypochrome Anämien – Eisenmangelanämie	• Anämien bei chronischen Erkrankungen – Tumor – Erkrankungen des rheumatischen Formenkreises – Entzündungen	• Hämolytische Anämien – Infektionen – Nebenwirkungen von Medikamenten – Vergiftungen – Autoimmunerkrankungen – Erbkrankheiten (Enzymdefekte, Membrandefekte)
	• hyperchrome Anämien – Vit. B_{12}-Mangel – Folsäuremangel	• Erythropoetinmangel – chronische Niereninsuffizienz	

Folgende Störungen des Vitamin B_{12}-Haushalts können eine megaloblastäre Anämie (*megaloblastische Anämie*) auslösen:
- **vegane Ernährung** (Ernährung ohne tierische Nahrungsmittel)
- **Mangel an Intrinsic Faktor** aufgrund von Antikörpern gegen diesen Faktor, Antikörpern gegen Magenzellen, einer atrophischen Gastritis (➤ 2.10.13) oder einer Magenresektion
- Dünndarmerkrankungen, -operationen mit **Malabsorption** (*Störung der Nahrungsresorption*)
- schwere Rechtsherzinsuffizienz mit **Mangeldurchblutung** des Dünndarms

Eine **Folsäuremangelanämie** entwickelt sich bei Mangelernährung aufgrund eines chronischen Alkoholismus, internistischen Erkrankungen mit Malabsorption oder durch die Zytostatikabehandlung eines Tumors mit Folsäureantagonisten (z. B. Methotrexat).

Symptome und Untersuchungsbefund
Folgende Trias lassen an eine megaloblastäre Anämie denken:
- **hämatologische** Störungen (Müdigkeit, Blässe)
- **gastrointestinale** Veränderungen (glattrote, „brennende" Zunge, Appetitlosigkeit, diffuse Bauchschmerzen)
- **neurologische** Auffälligkeiten (Paresen, Gangunsicherheit, Kribbeln und schmerzhafte Missempfindungen)

Behandlung
Die medikamentöse Therapie umfasst die Verordnung von Vitamin B_{12} bzw. Folsäurepräparaten und die zusätzliche Gabe von Eisen und Kalium, da durch die rasche Erythrozytenneubildung nach Behandlungsbeginn ein Eisen- und Kaliummangel entsteht.

Pflege
Kaliumreiche Kost mit reichlich Obst (z. B. Bananen, Aprikosen) geben.

Hämolytische Anämien

> **DEFINITION**
> **Hämolytische Anämien:** Anämieformen mit ausreichender Bildung funktionsfähiger Erythrozyten, die jedoch vorzeitig zugrunde gehen.

Krankheitsentstehung
Erworbene hämolytische Anämien entstehen aufgrund von Autoantikörpern, Transfusionszwischenfällen, als Nebenwirkung von Medikamenten oder durch Infektionskrankheiten (z. B. Malaria).

Symptome und Befund
Zusätzlich zu den allgemeinen Anämiesymptomen bestehen meist eine Milzvergrößerung und eine Gelbsucht (*Ikterus* ➤ 2.10.17). Augenfällig ist die Dunkelfärbung des Urins durch die Bilirubin-Abbauprodukte.

Behandlung
Die **Behandlung** richtet sich nach der Ursache der Anämie. Die Autoantikörperbildung erfordert eine Behandlung mit Immunsuppressiva (➤ 2.6.10).

Polyglobulie und Polyzythämie

> **DEFINITION**
> **Polyglobulie:** Erythrozytenvermehrung im Blut.
> **Polyzythämie:** Allgemeine Vermehrung von Blutzellen (*Polycythaemia vera*).

Krankheitsentstehung
Ursachen von **Polyglobulien** sind chronisches Emphysem (➤ 2.9.9), längerer Höhenaufenthalt und chronische Herzinsuffizienz.

Die **Polyzythämie** gehört zu den **myeloproliferativen Erkrankungen,** die durch unkontrollierte Wucherung von einzelnen oder mehreren Zellreihen der Blutbildung im Knochenmark gekennzeichnet sind.

Symptome
Die Erkrankten haben sowohl bei einer Polyglobulie als auch bei einer Polyzythämie typischerweise eine rotblaue Hautfarbe („*blühendes Aussehen*"). Sie klagen über Kreislaufbeschwerden (Schwindel, Ohrensausen, Atemnot), Kopfschmerzen, Angina pectoris und Nasenbluten. Typisch für die Polyzythämie ist ein ständiger Juckreiz. Besonders gefährdet sind die Erkrankten durch Thrombosen, die sich aufgrund des erhöhten Hämatokrits entwickeln können. Bei der körperlichen Untersuchung fallen oft ein Bluthochdruck und eine Vergrößerung von Leber und Milz auf.

Behandlung
Während bei einer **Polyglobulie** die Behandlung der Grunderkrankung (z. B. von Lungenerkrankungen) vorrangig ist, sind bei einer **Polyzythämie** Aderlässe und evtl. die Gabe von ASS zur Verhinderung von Thrombosen erforderlich. In fortgeschrittenen Stadien führt eine milde Zytostatikabehandlung oft zu einer deutlichen Verminderung der Blutzellbildung.

Pflege
Pflegekräfte berücksichtigen vor allem das erhöhte Thromboserisiko der Erkrankten.

Prognose
Die Prognose der Polyglobulie ist abhängig von der Grunderkrankung. Die Haupttodesursachen bei Polyzythämie sind thromboembolische Komplikationen und Leukämien.

FALLBEISPIEL
Herr Fischer, Teil I

Herr Fischer ist 70 Jahre alt und allein stehend. Mit seinen roten Wangen sieht er sehr gesund aus, leidet aber seit vielen Jahren an einer chronischen Lungenerkrankung. Reaktiv dazu entwickelte sich vor einigen Jahren eine Polyglobulie.
Herr Fischer hatte vor einigen Wochen einen Fahrradunfall. Dabei zog er sich eine Clavikula- und eine Oberschenkelhalsfraktur zu. Beide Frakturen wurden in einem Akutkrankenhaus versorgt. Nun ist Herr Fischer in einer Rehabilitations-Klinik zur Anschlussheilbehandlung. Herr Fischer fühlt sich angesichts des Rucksackverbandes und der Hüftendoprothese in seiner linken Hüfte, deren Stabilität er sehr misstraut, ziemlich hilflos und fordert bei allen Verrichtungen des täglichen Lebens Hilfe ein. Die Zeit, in der die Pflegefachkraft Herr Meier bei ihm ist, nutzt er gerne für ausgedehnte Gespräche.

2.6.8 Störungen der Blutgerinnung

Erhöhte Blutgerinnung

Krankheitsentstehung
Bei Veränderungen der physiologischen Blutströmung (*Virchow-Trias*) besteht die Gefahr einer Thrombenbildung (*Thrombus = Blutgerinnsel*) mit nachfolgender Thrombose (*Verschluss von Blutgefäßen oder Herzhöhlen durch Thromben*). Zur **Virchow-Trias** gehören:
- **Schäden an der Gefäßinnenwand** (durch Entzündung, Arteriosklerose, Trauma)
- **herabgesetzte Blutströmungsgeschwindigkeit** (aufgrund von Varizen, Operation, Bettruhe, Herzinsuffizienz, Hämatom mit Einfluss auf das Gefäßlumen)
- **veränderte Blutzusammensetzung** mit Erhöhung des Hämatokrits (durch Wasserverlust/extremes Schwitzen, Diuretikatherapie, zuwenig Wasserzufuhr, erhöhte Erythrozytenzahl/Polyglobulie bei Lungenerkrankungen, Doping, längerer Aufenthalt im Hochgebirge)

FALLBEISPIEL
Herr Fischer, Teil II

Als die Pflegefachkraft Herr Meier wieder einmal den Sitz des Rucksackverbandes kontrolliert, berichtet Herr Fischer, dass er seit dem Morgen ein merkwürdiges Ziehen im operierten Bein verspürt. Angesichts der bekannten Polyglobulie und der erfolgten Operation verständigt Herr Meier den Arzt. Die Phlebografie (*radiologische Darstellung der Beinvenen nach Injektion eines Kontrastmittels*) zeigt eine Thrombose in der linken V. femoralis (*Oberschenkelvene*). Herr Fischer wird antikoaguliert.

Gerinnungshemmende Arzneimittel

Thrombozytenaggregationshemmer
Thrombozytenaggregationshemmer verhindern die Agglutination von Thrombozyten.
Medikamente dieser Gruppe sind:
- Acetylsalicylsäure (ASS®) – hemmt die Thromboxansynthese (➤ 2.6.3).
- Clopidogrel (Plavix®, Iscover®) – wirkt als Rezeptorantagonist von Thrombozytenrezeptoren und hemmt dadurch die Aktivierung von Thrombozyten.
- Abciximab (ReoPro®) – monoklonaler Antikörper; besetzt Thrombozytenrezeptoren und verhindert damit sowohl die Thrombozytenaggregation als auch die Bindung von Fibrinogen (zum Zwecke der weiteren Fibrinnetzbildung) an diesen Rezeptoren.

Unerwünschte Wirkungen der drei genannten Thrombozytenaggregationshemmer sind Blutungen.

VORSICHT
Kein ASS bei Asthma. ASS hemmt die Bildung von Prostaglandin. Prostaglandin bewirkt aber eine Bronchodilatation, sodass die Gabe von ASS einen Asthma-Anfall auslösen kann („ASS-Asthma").

Antikoagulanzien

DEFINITION
Antikoagulanzien: Medikamente zur Hemmung der Blutgerinnung.

Heparine
Zu den **Heparinen** tierischer Herkunft gehören das **unfraktionierte** Heparin und **niedermolekulares** (*fraktioniertes*) Heparin (Certoparin/Mono-Embolex®, Enoxaparin/Clexane®, Nadroparin/Fraxiparin®, Dalteparin/Fragmin®). Fondaparinux (Arixtra®) ist ein synthetisch hergestelltes, niedermolekulares Heparin-Analogon. Heparine werden im Gastrointestinaltrakt nicht resorbiert, sie müssen daher **parenteral** gegeben werden.

Heparine hemmen etliche Gerinnungsfaktoren (Thrombin, Faktoren X, XII), z. B. durch Aktivierung von Antithrombin.

Die Verabreichung einer hohen Dosis Heparin (**high-dose-Heparin**, 25.000–40.000 IE/Tag) erfolgt bei:
- venösen Thrombosen
- Lungenembolien
- akutem Koronarsyndrom

Die Gabe einer niedrigen Dosis Heparin (**low-dose-Heparin**, 2–3 × 5.000–7.000 IE/Tag) ist zur Thromboseprophylaxe vorgesehen.

Nebenwirkungen des Heparins sind z. B. Blutungen und die heparin-induzierte Thrombozytopenie (*HIT* ➤ Kasten). **Kontraindikationen** sind Erkrankungen, die mit einer erhöhten Blutungsbereitschaft einhergehen (z. B. schwere Leber- oder Niereninsuffizienz, schwere Hypertonie, Magenulcera). Bei Schmerzen darf kein ASS (z. B. Aspirin®) gegeben werden, da es die Blutungsgefahr steigert.

Bei **HIT** (*heparin-induzierte Thrombozytopenie* **Typ-I**-tritt ein Thrombozytenabfall ein, der sich spontan normalisiert, während **HIT Typ-II** durch eine Antikörperreaktion zur Thrombozytenaktivierung mit thromboembolischen Gefäßverschlüssen führt. Fraktionierte Heparine und Fondaparinux vermindern die Gefahr einer HIT.

Cumarine

Cumarine haben den Vorteil, dass sie **oral** gegeben werden können. Der Nachteil sind engmaschige Blutabnahmen zur Bestimmung des Quick oder – besser – des INR-Wertes (➤ Kasten). Außerdem sind erhebliche Interaktionen mit anderen Medikamenten oder Nahrungsmitteln, die Vitamin K enthalten, zu beobachten.

> Der Zielbereich für den Quick-Wert liegt laborabhängig bei 13–35 %; der standardisierte INR-Wert (*International Normalized Ratio*) entspricht z. B. bei einem Quick-Wert von 15 % einem INR-Wert von 4,5; bei einem Quick-Wert von 29 % einem Wert von INR 2,5. [3]

Zu den klassischen Cumarinen (*orale Antikoagulanzien*) zählen **Phenprocoumon** (Marcumar®) und **Warfarin** (Coumadin®). Neue orale Antikoagulanzien sind **Dabigatran** (Pradaxa®) und **Rivaroxaban** (Xarelto®). Sie weisen weniger Medikamenteninteraktionen auf, die Gerinnungsparameter müssen daher nicht so engmaschig kontrolliert werden.

Cumarine hemmen die Synthese verschiedener Gerinnungsfaktoren in der Leber, indem sie das hierzu notwendige Vitamin K aus seiner Bindung verdrängen. Die Wirkung der Cumarine setzt erst nach einigen Tagen ein, da zu Beginn der Behandlung noch genügend funktionsfähige Gerinnungsfaktoren im Blut vorhanden sind. Die Dosierung richtet sich nach dem Quick- bzw. INR-Wert und liegt als Erhaltungsdosis meist bei 1–2,5 Tabletten Marcumar® täglich. Nach dem Absetzen dauert es etwa eine Woche bis zur Normalisierung der Gerinnung.

Indikationen sind Phlebothrombose, Vorhofflimmern und Herzklappenersatz.

Gefürchtete Nebenwirkungen sind ZNS-Blutungen. Zu den **Kontraindikationen** gehören erhöhte Blutungsbereitschaft und Veränderungen des Gefäßsystems (durch schwere Hypertonie, diabetische Retinopathie) und Zustand nach operativen Eingriffen.

> **Pflege**
> - Wegen der Blutungsgefahr sind i. m.-Injektionen kontraindiziert.
> - Der Betreffende muss sorgfältig auf Blutungen beobachtet werden.
> - Jede Blutung ist sofort dem Arzt mitzuteilen.

> **Antagonisten von Heparinen und Cumarinen**
> **Protamin** neutralisiert Heparin sofort. Bei der Gabe von **Vitamin K₁** (Konakion®) verändert sich der Quick-Wert erst nach mehreren Std. Eine Normalisierung der Gerinnungsparameter erfordert mehrere Tage. [3]

Leben mit Cumarinen

Notwendige Schutzmaßnahmen:
- Minimierung des Verletzungsrisikos, z. B. Trocken- statt Nassrasur.
- Bei Beobachtung von schwarzem Stuhl (*Teerstuhl*) sofortige Vorstellung beim Arzt.
- Information aller behandelnden Ärzte (auch Zahnärzte) über die Einnahme von Marcumar®.
- Beim Verzehr von Vitamin-K-haltigen Lebensmitteln (grüne Gemüse, Salate, Kohl, Kräuter, grüne Äpfel) daran denken, dass sich der Quick-Wert verändern kann.
- Keine Selbstmedikation wegen der Gefahr der gegenseitigen Beeinflussung von Marcumar® mit anderen Medikamenten.
- Einnahme der Marcumar®-Tabletten immer zur gleichen Tageszeit.
- Regelmäßige Kontrollen der Blutgerinnung mit nachfolgender individueller Dosierung der Tabletten nach dem aktuell gemessenen Quick- oder INR-Wert.
- Ausstellung eines **Marcumar-Passes**, den der Erkrankte immer bei sich tragen sollte.

> **FALLBEISPIEL**
> **Herr Fischer, Teil III**
> Aufgrund der Polyglobulie und der abgelaufenen tiefen Beinvenenthrombose wird Herrn Fischer zu einer Behandlung mit Marcumar® geraten.
> Zurück in der Reha-Klinik hat die Pflegefachkraft Herr Meier die Pflege von Herrn Fischer wieder übernommen und Herr Fischer hat ein neues, umfassendes Gesprächsthema gefunden. Er will von Herrn Meier so viel wie möglich über Cumarine und ein Leben mit Marcumar® wissen.

Fibrinolytika

Fibrinolytika aktivieren Plasminogen zu Plasmin und fördern somit die Auflösung des Fibrinnetzes (bzw. des Thrombus). Zu den Fibrinolytika gehören:
- **Streptokinase** (Streptase®); Stoffwechselprodukt von Streptokokken. Daher sind allergische Reaktionen möglich. Indikation: akuter Myokardinfarkt, akute Lungenembolie, Phlebothrombose, akute Verschlüsse arterieller Gefäße
- **Alteplase** (Actilyse®; *rt-PA/recombinant tissue plasminogen activator*); physiologischer Gewebefaktor der Plasminogen aktiviert, gentechnisch hergestellt und daher ohne allergische Komponente ist. Indikation: akuter Myokardinfarkt, akute Lungenembolie, akuter ischämischer Schlaganfall
- **Urokinase** (rheotromb®-Actavis); aus menschlichem Urin isolierter Plasminogenaktivator. Indikationen sind akute Lungenembolie, Phlebothrombose, akute arterielle Thrombosen, Rekanalisierung von arterio-venösen Shunts

Nebenwirkungen der Fibrinolyse sind Blutungen, besonders gefürchtet sind zerebrale Blutungen.

Die Therapie mit **Fibrinolytika** bietet die Chance, v. a. akute arterielle (seltener venöse) thrombotische Verschlüsse so schnell wie möglich zu eröffnen. Eine **Lyse-Therapie** wird in der Regel innerhalb der ersten 3 Std. bis etwa zur 6. Std. nach dem Auftreten der Symptomatik vorgenommen.

Kontraindikation der Lyse-Therapie (*systemischen Fibrinolyse*) sind z. B. hämorrhagischer Insult, ischämischer Insult in den letzten 6 Monaten, größeres Trauma und Operationen innerhalb der letzten 3 Wochen.

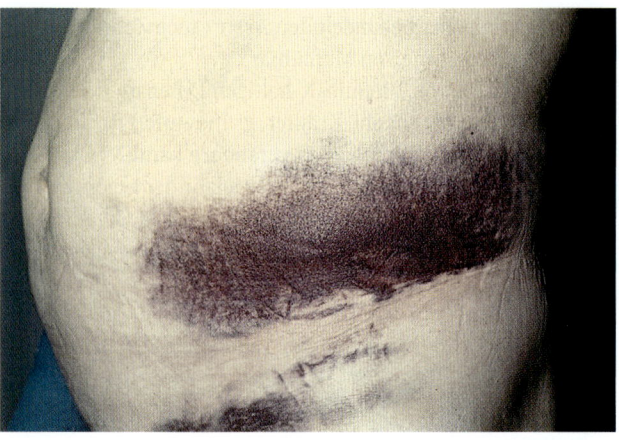

Abb. 2.201 Große, spontan entstandene Hämatome (*Sugillationen*). [R168]

Erhöhte Blutungsneigung

Viele Erkrankungen in der Hämatologie und Onkologie gehen mit einer **hämorrhagischen Diathese** (*gesteigerten Blutungsneigung*), mit **Petechien** (*kleinen, punktförmigen Einblutungen*) oder **Purpura** (*kleinflächigen Blutungen*) der Haut und Schleimhäute einher. Die Art der Blutung lässt Rückschlüsse auf die zugrunde liegende Ursache zu:

- **Koagulopathien** durch Mangel oder Funktionsstörungen der Gerinnungsfaktoren; bereits bei kleinen Verletzungen oder Stößen entstehen große Hämatome (➤ Abb. 2.201). Bekannte Koagulopathien sind die Hämophilie und die Verbrauchskoagulopathie.
- **Thrombozytär bedingte Blutungen**: **Thrombopenie** (*verminderte Thrombozytenzahl, Thrombozytopenie*) und **Thrombopathie** (*Funktionsstörungen der Thrombozyten*) mit Petechien und Purpura.
- **Vasopathien** (*Gefäßerkrankungen* ➤ 2.8).
- **Purpura senilis** (beim älteren Menschen) durch eine verminderte Widerstandsfähigkeit der Kapillaren; ist in der Regel harmlos.

Koagulopathien

Hämophilie A und B

> **DEFINITION**
>
> **Hämophilie** (*Bluterkrankheit*): Angeborene Erkrankung, bei der einzelne Gerinnungsfaktoren nicht oder nicht ausreichend gebildet werden. Am häufigsten ist die **Hämophilie A** mit gestörter Bildung des Gerinnungsfaktors VIII. Bei der selten auftretenden **Hämophilie B** ist der Gerinnungsfaktor IX betroffen.

Aufgrund des X-chromosomalen Erbgangs (➤ 1.2.4) waren früher fast alle **Hämophilie-Erkrankten** männlichen Geschlechts. Typischerweise führten bereits kleine Verletzungen zu ausgedehnten Blutungen. Auch Spontanblutungen in das Muskelgewebe und in Gelenke sind bekannt. Zur Behandlung der Hämophilie stehen Faktorenkonzentrate zur Verfügung.

> **SURFTIPP**
> Deutsche Hämophiliegesellschaft: www.dhg.de

Verbrauchskoagulopathie

> **DEFINITION**
>
> **Verbrauchskoagulopathie** (*disseminierte intravasale Gerinnung*, kurz *DIC*): Lebensbedrohliche Gerinnungsstörung.

Krankheitsentstehung

Ursachen einer **Verbrauchskoagulopathie** können Schockzustände, Sepsis, bösartige Erkrankungen, aber auch Operationen sein. Zunächst kommt es zur Bildung von Mikrothromben (*kleinsten Gerinnseln*) in den Gefäßen. Durch den Verbrauch von Gerinnungsfaktoren und Thrombozyten entsteht im weiteren Verlauf eine gesteigerte Blutungsneigung. Schließlich laufen Blutgerinnung und Blutung parallel zueinander ab. Bei Operationen an thrombokinasereichen Organen (Pankreas, Lunge, Prostata) ist die Gefahr einer Verbrauchskoagulopathie besonders zu berücksichtigen.

Symptome und Untersuchungsbefund

Zum voll ausgeprägten Krankheitsbild gehören:
- hämorrhagische Diathese mit Haut-, Schleimhaut-, Magen-, Darm-, Nieren- oder Gehirnblutungen
- gleichzeitiges Organversagen mit besonderer Gefährdung der Niere infolge von Mikrothromben

Behandlung

Intensivmedizinische Behandlung der Grunderkrankung und allgemeine Schocktherapie. In Frühstadien wird Heparin gegeben, um die Thrombenbildung zu verhindern, in späteren Stadien Gerinnungsfaktoren und Thrombozytenkonzentrate.

Thrombozytär bedingte Blutungen

> **DEFINITION**
>
> **HUS** (*Hämolytisch-urämisches Syndrom*): Kombination von hämolytischer Anämie und Thrombozytopenie, die ein Nierenversagen auslöst. Ursachen sind Infektionen (EHEC), Arzneimittelwirkungen oder immunologische Prozesse.

Sowohl eine **Thrombopenie** (*zu geringe Thrombozytenzahl, Thrombozytopenie*) als auch eine **Thrombopathie** (*Funktionsstörung der Blutplättchen*) führen zu erhöhter Blutungsneigung (➤ Abb. 2.202).

Krankheitsentstehung

- **verminderte Bildung von Thrombozyten im roten Knochenmark**, bedingt z. B. durch Medikamente (Zytostatika), Chemikalien (Benzol), Strahlen, Infektionen
- **gesteigerter Abbau**, z. B. durch maligne Erkrankungen, mechanische Schädigung durch künstliche Herzklappen, HUS (➤ Kasten)

2.6.9 Erkrankungen der weißen Blutzellen

Weiße Blutkörperchen > 2.6.4

Leukämien

DEFINITION

Leukämie: Bösartige Erkrankung des Knochenmarks, die das leukopoetische System betrifft (Leukopoese: *Bildung der weißen Blutzellen*).

Einteilung der Leukämien
Entsprechend ihrer Abstammung (> Abb. 2.183) gliedert man Leukämien in:
- **lymphatische Leukämien** – Veränderungen der Lymphozyten
- **myeloische Leukämien** – betrifft die Vorstufen der Granulozyten

Eine weitere Einteilung unterscheidet zwischen **akuten** und **chronischen** Leukämien. Akute Leukämien führen ohne Behandlung innerhalb eines Jahres zum Tod, während chronische Leukämien ohne Behandlung eine mehrjährige Überlebenszeit aufweisen.

Leukämien treten gehäuft bei chromosomalen Veränderungen auf. Deren Ursachen können sein:
- erhöhte oder dauerhafte Einwirkung ionisierender Strahlung
- frühere Zytostatikabehandlungen
- Infektionen durch onkogene Viren (Epstein-Barr-Virus, HIV)
- Trisomie 21, Klinefelter-Syndrom (> 1.2.4)

Akute Leukämien

Die **akute lymphatische Leukämie** (*ALL*) betrifft bevorzugt Kinder, während die **akute myeloische Leukämie** (*AML*) überwiegend bei Erwachsenen vorkommt. Beide Formen erfahren aber wie die chronischen Leukämien ab einem Alter von etwa 70 Jahren eine Zunahme der Erkrankungshäufigkeit.

Symptome und Untersuchungsbefund
Akute Leukämien beginnen plötzlich mit Fieber, Schüttelfrost und allgemeinem Krankheitsgefühl. Die klinischen Symptome sind das Ergebnis einer zunehmenden Knochenmarkinsuffizienz. Dadurch, dass die wuchernden weißen Zellen die Vorstufen der Erythrozyten und Thrombozyten verdrängen, gleichzeitig aber selbst funktionsunfähig sind, kommt es zu:
- Anämie mit Abgeschlagenheit und Müdigkeit
- erhöhter Blutungsneigung
- gehäuften Infektionen mit Sepsisgefahr

Therapeutisch von Bedeutung und prognostisch ungünstig ist die **B-Symptomatik**:
- Fieber > 38 °C
- Nachtschweiß
- unklare Gewichtsabnahme von mehr als 10 % während des letzten halben Jahres

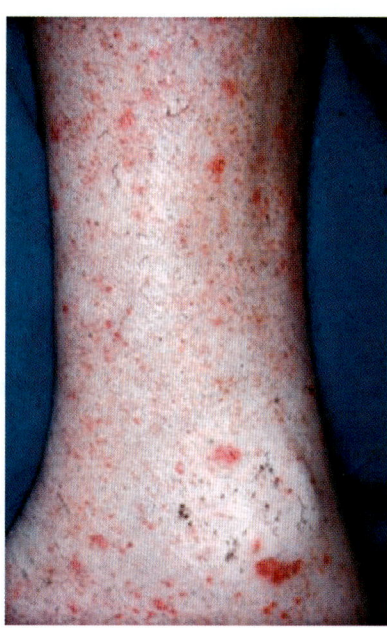

Abb. 2.202 Stecknadelkopfgroße Blutungen (*Petechien*) infolge einer Thrombozytopenie. [E413]

- **kombinierte Bildungs- und Abbaustörungen** bei alkoholtoxischer Leberzirrhose
- **idiopathische thrombozytopenische Purpura** (kurz *ITP*, auch *Morbus Werlhoff*), mit verkürzter Thrombozytenlebensdauer aufgrund von Autoantikörpern, nach Einnahme von Medikamenten (z. B. Barbiturate, Digitoxin, Chinin, Antibiotika), aber auch ohne erkennbare Ursache auftretend

Symptome und Untersuchungsbefund
In der Regel wird die erhöhte Blutungsneigung erst bei Thrombozytenzahlen unter 30.000/µl klinisch manifest (Normalwert: 150.000–400.000/µl). Bei den thrombozytär bedingten Blutungen handelt es sich meist um Petechien (> Abb. 2.202).

Behandlung
Die Behandlung ist abhängig von der Ursache der Erkrankung. Die bisher dem Erkrankten verordneten Medikamente sollten überprüft werden. Bei lebensbedrohlichen Blutungen sind **Thrombozytenkonzentrate** erforderlich.

Pflege
- bei akuten Blutungen Beobachtung auf Blut in Stuhl oder Urin; häufige Kontrollen von Blutdruck und Puls
- Schutz des Betroffenen vor Verletzungen; bei hoher Gefährdung Bettruhe
- keine rektalen Temperaturmessungen, keine Klysmen oder Einläufe, keine i. m.-Injektionen
- bei Männern Trockenrasur statt Nassrasur
- weiche Kost
- weiche Zahnbürste, evtl. nur Mundspülungen
- keine Medikamente, die eine Blutungsneigung erhöhen (z. B. ASS)

Bei akuten Leukämien treten meist hohe Leukozytenzahlen im Blut auf. Eine Knochenmarkpunktion bestätigt die Diagnose und erlaubt eine Charakterisierung der vorliegenden Leukämieform.

Behandlung

> **DEFINITION**
>
> **Graft-versus-Host-Reaktion**: Transplantat führt im Wirtsorganismus zu zahlreichen Abwehrreaktionen mit häufig tödlichem Ausgang.

Zur Behandlung gehören allgemeine Maßnahmen, eine Chemotherapie mit standardisierten Kombinationen von Zytostatika, ggf. die Transplantation von Stammzellen sowie die Bestrahlung des Schädels.

Zu den **allgemeinen Maßnahmen** zählen die kompetente Beachtung der Hygiene, eine sorgfältige Infektionsprophylaxe und die Substitution von Erythrozyten und Thrombozyten. Die **Zytostatikatherapie** (zunehmend in Kombination mit **Biologika**, z. B. Imatinib) soll alle Leukämiezellen vernichten und umfasst folgende Abschnitte:

- **Induktionstherapie**. Ziel ist die Vollremission (*Normalisierung von Blutbild und Knochenmark*)
- **Konsolidierungtherapie**. Vernichtung verbliebener Leukämiezellen
- **Erhaltungstherapie**. Sicherung des Therapieergebnisses

Eine **Transplantation von Stammzellen** muss sorgfältig erwogen werden. Voraussetzung ist ein geeigneter Spender. Das rote Knochenmark des Erkrankten wird durch eine intensive Zytostatikabehandlung und anschließender Ganzkörperbestrahlung vernichtet. In dieser Zeit ist der Erkrankte extrem durch Infektionen und Blutungen gefährdet. Nach einer intravenösen Infusion der Spenderzellen siedeln sich die Stammzellen im roten Knochenmark des Betroffenen an. Komplikation bei allogener Stammzelltransplantation ist die Graft-versus-Host-Reaktion, die in über der Hälfte der Fälle auftritt. [4]

Prognose

Nachdem sowohl die Chemotherapie als auch die Stammzellentransplantation sehr eingreifende Maßnahmen sind, sollte beim alten Menschen die Berücksichtigung der verbleibenden Lebenszeit und die Lebensqualität in die Therapieplanung einbezogen werden.

> **SURFTIPP**
>
> Deutsche Gesellschaft für Hämatologie und Onkologie e. V.: www.dgho.de

Chronische Leukämien

Eine **chronisch myeloische Leukämie** (*CML*) betrifft vor allem Erwachsene im berufstätigen Alter. Die Häufigkeit steigt aber ebenfalls ab einem Alter von etwa 70 Jahren an. Die **chronisch lymphatische Leukämie** (*CLL*) ist eine typische Erkrankung des höheren Lebensalters. Sie wird zu den Non-Hodgkin-Lymphomen (➤ 2.6.11) mit niedrigem Malignitätsgrad gezählt.

Krankheitsentstehung

Der hauptsächliche Grund für die Auslösung der CML liegt in der Veränderung der Chromosomen Nr. 22 und Nr. 9. Ein Stückchen des Chromosoms Nr. 9 lagert sich an das Chromosom Nr. 22 an. Durch die Verlagerung geraten zwei Gene (genannt *bcr* und *abl*) plötzlich in unmittelbare Nachbarschaft und lösen als **bcr-abl Fusionsgen** einen malignen Prozess in den pluripotenten Stammzellen aus. Das veränderte Chromosom Nr. 22 trägt den Begriff „**Philadelphiachromosom**". Es kommt auch bei akuten Leukämien vor.

Symptome und Untersuchungsbefund

Die chronisch myeloische Leukämie läuft in drei Krankheitsphasen ab:

- **stabile Phase** mit schleichendem Beginn, Leukozytose und Splenomegalie
- **Akzelerationsphase** mit zunehmender Leukozytose, Anämie, Thrombozyopenie
- **Blastenkrise** mit einem dramatischen Anstieg der Myeloblasten

Bei der CML finden sich die höchsten Leukozytenzahlen aller Leukämien. Daher kann es zu Thrombenbildungen kommen, die z. B. einen Milz- oder Herzinfarkt auslösen.

Behandlung

Die Behandlung einer bcr-abl CML erfolgt mit dem Tyrosinkinase-Inhibitor (Inhibitor = *Hemmer*) Imatinib (Glivec® ➤ Kasten).

> **DEFINITION**
>
> **Tyrosinkinase**: Schlüsselenzym bei der Zellproliferation und -differenzierung.

Allergisch-toxische Agranulozytose

> **DEFINITION**
>
> **Agranulozytose**: Weniger als 500 Granulozyten/µl bei einem Normwert von 2.400–6.000/µl.

Krankheitsentstehung

Die **allergisch bedingte Agranulozytose** kann nach der Einnahme zahlreicher Medikamente auftreten. Beispiele sind:

- **Analgetika**; Metamizol (Novalgin®)
- **Antidepressiva**; Clomipramin (Anafranil®)
- **Neuroleptika**; Clozapin (Leponex®)
- **Sulfonamide**; Sulfasalazin (Azulfidine®), Cotrimoxazol (Eusaprim®)
- **Thyreostatika**; Carbimazol, Thiamazol (Favistan®)

Die allergisch bedingte Knochenmarkschädigung als mögliche Nebenwirkung ist **dosisunabhängig**. Ursache ist die Verbindung des Medikaments mit Plasmaproteinen zu einem Antigen. Die wiederholte Medikamenteneinnahme verursacht in diesen Fällen eine Antikörperbildung. Der Prozess führt schließlich durch die Anlagerung von Antigen-Antikörperkomplexen zur Zerstörung der Granulozyten.

Symptome
Der Betroffene wird innerhalb weniger Tage schwer krank. **Hauptsymptome** sind Schüttelfrost, hohes Fieber und zahlreiche (Mund-) Schleimhautnekrosen.

Behandlung
Alle verdächtigen Medikamente müssen sofort abgesetzt werden, Gabe von z. B. Lenograstim (Granocyte®) einem Wachstumsfaktor (auch G-CSF/*granulocyte colony stimulating factor*), um die Granulozytenbildung zu stimulieren. Bei Fieber erfolgt die Verabreichung von Antibiotika.

2.6.10 Störungen der Immunabwehr

Allergien

DEFINITION
Allergie: Überschießende Reaktion des Immunsystems.

Krankheitsentstehung
Diskutiert wird eine **Überbelastung** des Organismus mit früher nicht gekannten Stoffen (exotische Früchte, Konservierungsstoffe, Aromastoffe, Luftverunreinigungen). Eine andere Hypothese geht davon aus, dass eine **Minderbelastung** an Antigenen in der frühen Kindheit dem Immunsystem wenige Möglichkeiten geboten hat, sich mit körperfremden Stoffen auseinanderzusetzen. 10–15 % der Bevölkerung gehören zur Gruppe der **Atopiker**, die eine erhöhte Disposition haben, Überempfindlichkeitsreaktionen von Allergie Typ-I zu entwickeln. [1]

Allergene
Antigene, die allergische Reaktionen auslösen, werden als **Allergene** bezeichnet. Man unterscheidet:
- **Inhalationsallergene** (Pollen, Schimmelpilze, Federstaub, Milbenkot)
- **Nahrungsmittelallergene** (Erdbeeren, Nüsse)
- **Kontaktallergene** (Salbengrundlagen, Nickel, Tierhaare)
- **Injektionsallergene** (Bienen, Quallen, Arzneimittel)

Typen allergischer Reaktionen nach Coombs und Gell
Die **vier Typen allergischer Reaktionen** nach Coombs und Gell unterscheiden sich in der Zeitspanne zwischen Allergenkontakt und allergischer Reaktion sowie im Mechanismus der Immunantwort:
- **Typ-I-**(*Soforttyp, anaphylaktischer Typ*): Die Reaktion von IgE mit Mastzellen und basophilen Granulozyten löst eine Freisetzung von Histamin aus (> Abb. 2.204). Die Symptome (Juckreiz, Ödeme, Blutdruckabfall, Atemnot) treten innerhalb von Sek.–Min. auf.
- **Typ-II-**(*zytotoxischer Typ*): Medikamente, die sich rezeptorgebunden auf Zellmembranen befinden oder Blutgruppenantigene reagieren mit Immunglobulinen (*IgG*). Dies wiederum ruft das Komplementsystem und zytotoxische T-Zellen auf den Plan, die diesbezügliche Körperzellen zerstören. Beispiele sind Transfusionszwischenfälle, medikamenteninduzierte hämolytische Anämie und Agranulozytose.
- **Typ-III-**(*Immunkomplextyp, Arthus-Typ*): Zirkulierende Immunkomplexe lösen Entzündungsreaktionen aus. Beispiel ist die Glomerulonephritis nach einer Angina tonsillaris (*Mandelentzündung aufgrund einer Streptokokkeninfektion*).
- **Typ-IV-**(*verzögerter Typ*): Zytokine aus T-Lymphozyten aktivieren das Monozyten-Makrophagen-System. Beispiele sind Kontaktekzem, Arzneimittelexanthem, Tuberkulinreaktion und Transplantatabstoßung.

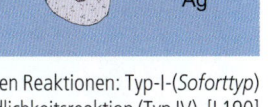

Abb. 2.204 Die zwei häufigsten allergischen Reaktionen: Typ-I-(*Soforttyp*) und T-Lymphozyten-vermittelte Überempfindlichkeitsreaktion (Typ IV). [L190]

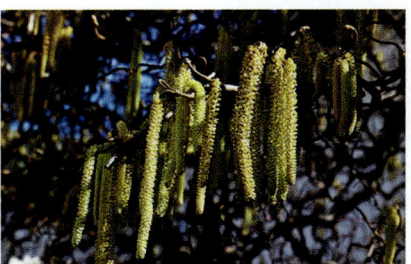
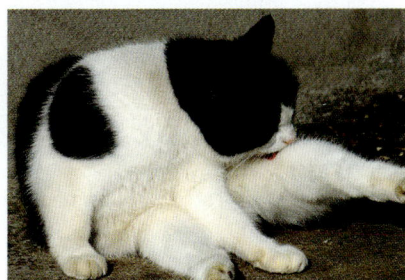

Abb. 2.203 Pollen und Katzenhaare als Beispiel für die Auslösung einer Allergie Typ I. [J787]

VORSICHT
Alte Menschen reagieren häufig mit einem Kontaktekzem auf Duftstoffe, die sich z. B. in Körperpflegeprodukten, Haushaltsmitteln oder im Bekleidungsstoff befinden.

Symptomatik und Diagnostik
Der häufigste Allergietyp ist Typ-I. Die Betroffenen leiden an:
- Heuschnupfen (*Rhinitis allergica*)
- allergischer Konjunktivitis (*Bindehautentzündung des Auges* ➤ 2.3.4)
- allergischem Asthma bronchiale
- allergischer Urtikaria (*Nesselsucht, Quaddelbildung in der Haut* ➤ 2.2.7)
- anaphylaktischem Schock

VORSICHT
Der **anaphylaktische Schock** kann innerhalb weniger Min. durch Blutdruckabfall und Spasmen (*Krämpfe*) der Bronchialmuskulatur zum Tode führen.

Zum Nachweis einer Allergie von Typ-I oder Typ-IV werden häufig **Hauttests** (Reibetest, Pflastertest, Pricktest oder Intrakutantest) vorgenommen (➤ Abb. 2.206). Der Untersucher bringt die Testsubstanzen entweder auf oder in die Haut. Reaktionen (Rötung, Schwellung, Bläschenbildung) erfolgen entweder nach 15–30 Min. (Soforttyp) oder nach 2–3 Tagen (Spättyp).

Behandlung
- Allergenkarenz
- Hyposensibilisierung
- Medikamente (Antihistaminika, Glukokortikoide ➤ Immunsuppressiva)

Jeder Allergiker erhält einen **Allergiepass**, den er immer bei sich tragen sollte.

Allergenkarenz
Wichtigste Maßnahme bei der Behandlung von Allergien Typ I wäre die **Allergenkarenz** (*Expositionsprophylaxe*), d.h. das Meiden des auslösenden Antigens (➤ Abb. 2.207). Gegen Hausstaub führen z. B. folgende Maßnahmen zu einer Verminderung der Belastung:
- Daunen- durch Synthetikbettdecken ersetzen
- regelmäßiger Hausputz
- Teppichböden vermeiden

Hyposensibilisierung
Betroffene, die unter Typ-I-Allergien leiden könnten von einer **Hyposensibilisierung** profitieren. Hierbei wird die IgE-vermittelte Reaktionsbereitschaft schrittweise durch die subkutane Injektion oder orale Zufuhr des auslösenden Allergens vermindert. Die Behandlungsdauer erstreckt sich über 3–5 Jahre.

Antihistaminika

DEFINITION
Antihistaminika: Medikamente, die Histaminwirkungen blockieren.

Mastzellen und basophile Granulozyten speichern **Histamin**. Über die Bindung an H1-Rezeptoren, die sich auf einer Vielzahl von Zellen befinden, führt Histamin zu:
- Kontraktion der Bronchialmuskulatur
- Vasokonstriktion (*Gefäßverengung*) der großen Blutgefäße
- Vasodilatation (*Gefäßerweiterung*) der kleinen Blutgefäße
- erhöhter Kapillardurchlässigkeit
- Schmerz und Juckreiz durch Wirkung auf sensible Nervenenden

Histaminrezeptorenblocker sind Clemastin (Tavegil®), Dimetinden (Fenistil®), Bamipin (Soventol®), Cetirizin (Zyrtec®), Loratadin (Lisino®). Sie verhindern die beschriebenen Reaktionen auf Histamin, indem sie die Histaminrezeptoren besetzen. Unerwünschte Wirkungen sind u. a. Sedierung und Appetitzunahme.

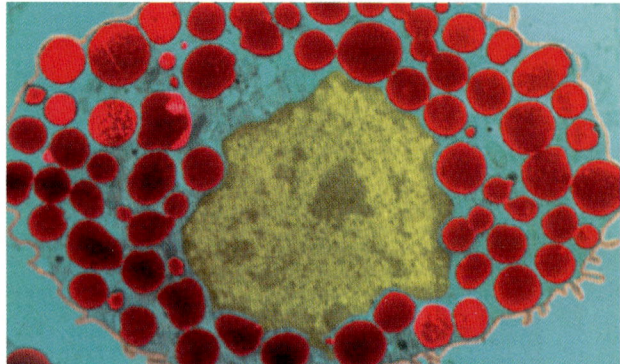

Abb. 2.205 Mastzelle. Die roten Kammern stellen Histaminbläschen dar, die bei einer allergischen Reaktion schlagartig ihren Inhalt freisetzen. [E419]

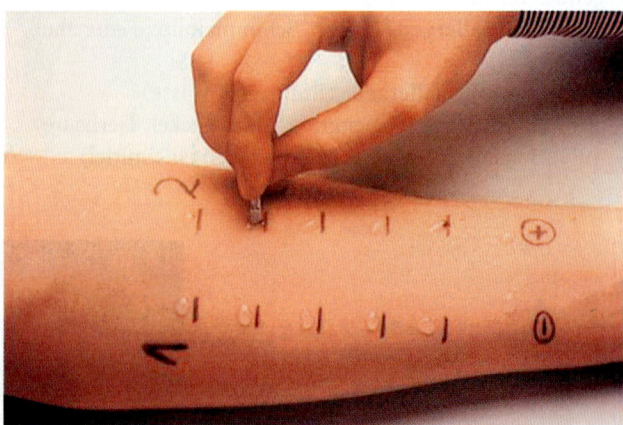

Abb. 2.206 Intrakutantest. Auf den Arm dieser Allergikerin werden verschiedene Allergenlösungen getropft und mit einer Lanzette in die Haut eingebracht. [U242]

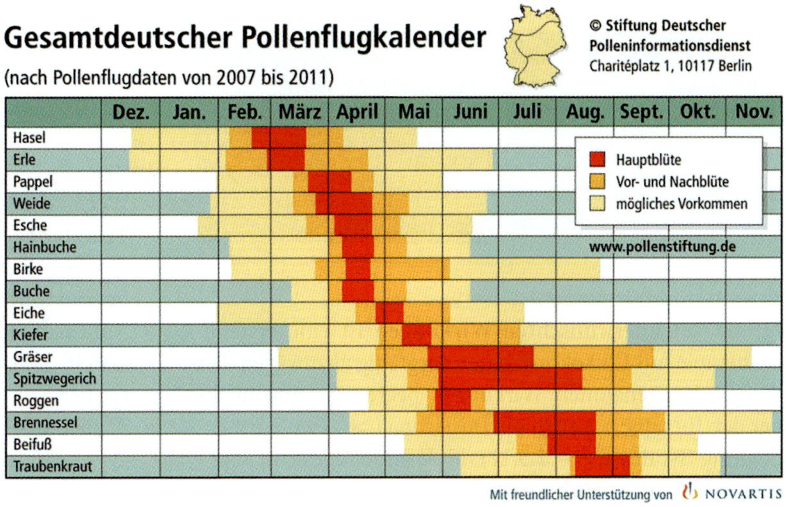

2.6 Erkrankungen des Blutes und des lymphatischen Systems

Abb. 2.207 Pollenflugkalender. Mit Umweltpartikeln (z. B. Ruß, Staub) belastete Pollen sind eine häufige Ursache für allergische Reaktionen vom Soforttyp. In Pollenflugkalendern sind die Hauptflugzeiten der verschiedenen Allergene vermerkt. [T398]

Cromoglicinsäure (Intal®) wirkt lokal durch Hemmung der **Histaminfreisetzung** aus den Mastzellen (➤ Abb. 2.205). Unerwünschte Wirkungen sind Reizzustände der Atemwege bis hin zum Bronchospasmus.

Ketotifen (Zatiden®) ist ein Antihistaminikum mit **mastzellstabilisierender** Wirkung. Nebenwirkung: vor allem Müdigkeit, aber auch Mundtrockenheit und Appetitzunahme.

Autoimmunerkrankungen

DEFINITION
Autoimmunerkrankung: Erkrankung, bei der Lymphozyten Antikörper gegen körpereigene Zellen bilden.

Krankheitsentstehung
Die Antikörper des Immunsystems sind aufgrund ihrer Vielfalt prinzipiell in der Lage, jeden beliebigen Eiweißkörper zu vernichten. Im Rahmen der Prägung im Thymus und im Knochenmark werden die gegen den eigenen Körper gerichteten Abwehrzellen im Normalfall aussortiert. In der Regel gelangen daher nur Abwehrzellen in die Blutbahn, die körpereigene Zellen nicht zerstören.

Im Lauf des Lebens kann die Immuntoleranz gegen Körpergewebe verloren gehen. Durch die (Auto)-Antikörperbildung entstehen **Autoimmunkrankheiten**. Einige Autoimmunkrankheiten sind in ➤ Tab. 2.25 aufgeführt.

Immunsuppressiva

DEFINITION
Immunsuppressiva: Medikamente, die das Immunsystem und die von ihm ausgehenden Abwehrreaktionen unterdrücken (*supprimieren*).

In bestimmten Situationen kann die **Suppression** (*Unterdrückung*) von Immunreaktionen notwendig sein, z. B. nach Organtransplantationen, zur Behandlung von Autoimmunerkrankungen und bei Allergien. Zu den Immunsuppressiva gehören:
- **Glukokortikoide** (➤ unten).
- **Zytostatika** (MTX, Cyclophosphamid) – hemmen die Antikörperbildung und die Aktivität von Entzündungszellen. Nebenwirkungen sind u. a. Blutbildungs-, Leber- und Nierenfunktionsstörungen (➤ 1.4.5).
- **Azathioprin** (Imurek®) – blockiert Funktionen der T-Lymphozyten. Mögliche Nebenwirkung ist die Knochenmarkschädigung.
- **Ciclosporin** (z. B. Sandimmun®) – Stoppt die Aktivierung von T-Lymphozyten. Nebenwirkungen sind z. B. Leber- und Nierenschädigung sowie Hypertonie.

Glukokortikoide

DEFINITION
Glukokortikoide: Hormone der Nebennierenrinde (➤ 2.5.6). Synthetisch hergestellte Glukokortikoide übertreffen die Wirksamkeit der natürlichen Glukokortikoide um ein Vielfaches.

Die antiphlogistischen (*entzündungshemmenden*) und immunsuppressiven Effekte der Glukokortikoide resultieren aus der Hemmung von Interleukinen und COX (Zyklooxygenase ➤ 2.1.12), die beide eine Entzündung induzieren.

➤ Tab. 2.26 enthält eine Auswahl häufig verabreichter Glukokortikoide.

Tab. 2.25 Einige Autoimmunerkrankungen.

Erkrankung	Kurzcharakterisierung
Diabetes mellitus Typ 1	insulinpflichtiger Diabetes mellitus (➤ 2.5.13) durch Autoantikörper gegen B-Zellen des Inselapparats
rheumatoide Arthritis	schwere Gelenkveränderungen (➤ 2.1.12) durch Autoantikörper gegen die Gelenkinnenhaut
Colitis ulcerosa	chronische Darmentzündung (➤ 2.10.15) durch Autoantikörper gegen die Darmschleimhaut
Morbus Basedow	chronische Schilddrüsenentzündung mit Schilddrüsenüberfunktion (➤ 2.5.9) durch Autoantikörper gegen das Schilddrüsengewebe

Tab. 2.26 Orale Glukokortikoide (Auswahl).

Substanz	Handelsname
• Hydrocortison	• Hydrocortison Hoechst®
• Dexamethason	• Fortecortin®
• Fluocortolon	• Ultralan®
• Methylprednisolon	• Urbason®
• Prednisolon	• Decortin®

Unerwünschte Wirkungen

Aufgrund der **unerwünschten Wirkungen** ist eine systemische Therapie mit Glukokortikoiden sorgfältig abzuwägen. Die im Folgenden genannten Wirkungen begrenzen sowohl die Dauer der Therapie, als auch die Dosierung (➤ Abb. 2.208):

- **Cushing-Syndrom** (➤ 2.5.11) mit Vollmondgesicht, Stiernacken, Stammfettsucht und Hypertonie (*Bluthochdruck*)
- **Steroiddiabetes** durch Erhöhung des Blutzuckerspiegels
- **Magen- und Dünndarmgeschwüre** durch die Förderung der Magensaftproduktion
- **Erhöhte Infektanfälligkeit** durch die Immunsuppression
- **Osteoporose** durch Störungen beim Knochenaufbau mit erhöhter Kalzium- und Phosphatausscheidung
- **Atrophische Haut** durch die katabole Wirkung und **Verzögerung der Wundheilung**
- **Katarakt** (*Trübung der Augenlinse* ➤ 2.3.7)
- **Muskelschwäche** aufgrund der sich entwickelnden Nebenniereninsuffizienz mit Elektrolytverschiebungen
- **Psychische Veränderungen** wie emotionale Labilität, Unruhe oder Schlafstörungen

Wenn möglich, sollte die lokale Gabe von Glukokortikoiden gegenüber der systemischen bevorzugt werden, da für die meisten unerwünschten Wirkungen die Höhe der Dosis im Blutkreislauf maßgeblich ist.

Die **Beendigung** einer Therapie mit Glukokortikoiden erfolgt schrittweise, da die Eigenproduktion von Glukokortikoiden in der Nebennierenrinde durch die Zufuhr von außen gestoppt wurde und erst allmählich wieder in Gang kommt.

Pflege

- Wegen der Möglichkeit blutender Magen-Darm-Ulzera auf **Teerstuhl** achten, ggf. Test auf okkultes Blut durchführen.
- **Temperatur** regelmäßig kontrollieren, auf Krankheits- oder Entzündungszeichen achten.
- Auf **Cushing-Symptome** achten.
- Eiweiß-, kalzium- und kaliumreiche, aber salzarme **Kost** reichen.
- Täglich **Gewicht** kontrollieren.

Immuninsuffizienz

DEFINITION

Immuninsuffizienz (*Immunschwäche*): Geschwächte oder fehlende Abwehr durch:
- **Entwicklungsstörungen** der pluripotenten Stammzellen im Knochenmark, der B-Lymphozyten oder der T-Lymphozyten
- **Zerstörung** der Abwehrzellen und Antikörper durch Erkrankung oder therapeutische Maßnahmen

Leitsymptom

Klinisch äußern sich alle Immunschwächen durch eine erhöhte, nicht selten lebensbedrohliche **Infektanfälligkeit** der Betroffenen. Steht ein **B-Zell-Defekt** mit Antikörpermangel im Vordergrund, entstehen vorwiegend bakterielle Infektionen, z. B. Lungenentzündungen durch Streptokokken. Bei Störungen des **T-Zell-Systems** hingegen ist im Wesentlichen die Abwehr von Viren, Pilzen und Protozoen (➤ 4.1) beeinträchtigt.

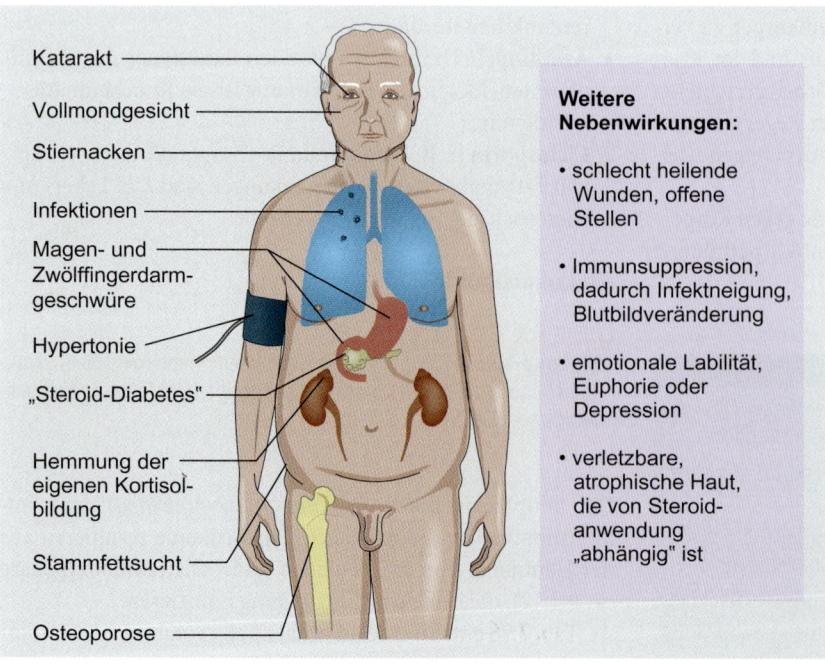

Abb. 2.208 Mögliche unerwünschte Wirkungen einer Glukokortikoidtherapie. [L157]

2.6 Erkrankungen des Blutes und des lymphatischen Systems

Schwere generalisierte Infektionen werden dann oftmals durch opportunistische Keime (> 4.1.2) hervorgerufen. Hierzu zählt z. B. ein ausgedehnter Befall der Schleimhäute durch Candida albicans (*Hefepilz*).

Krankheitsentstehung

Bei **endogenen** (*vom Körperinneren ausgehenden*) Immunschwächen sind es neben den sehr seltenen erblichen Störungen häufig bösartige Tumoren des lymphatischen Systems, die zur Abwehrschwäche führen, da diese Tumorzellen die Bildung der „normalen" Abwehrzellen behindern.

Exogene (*äußere*) Ursachen einer Immunschwäche:
- **Infektionen.** HI-Viren (*human immunodeficiency virus*) heften sich gezielt an Rezeptoren auf T-Helferzellen und schwächen sie (> Abb. 2.209).
- **Energiereiche Strahlung.** Radiotherapie oder Unfälle in Kernkraftwerken verändern die DNS der Stammzellen im roten (*blutbildenden*) Knochenmark.
- **Eiweißmangelsituationen** (> 5.4.10). Hunger führt zu einer mangelhaften Versorgung mit Eiweiß und damit bei den Betroffenen zu einer verminderten Bildung von Antikörpern, die aus Eiweißen bestehen.
- **Medikamente.** Einige Schmerzmittel (z. B. Novalgin®) bewirken manchmal eine lebensbedrohliche Agranulozytose (> 2.6.9). **Zytostatika** schädigen alle Gewebe mit hoher Zellteilungsrate, also auch die blutbildenden Stammzellen.

HIV-Infektion und AIDS

> **DEFINITION**
> **HIV-Erkrankung**: Durch humanes Immundefizienz-Virus (*HIV*) ausgelöste Erkrankung mit zunehmendem Immundefekt, opportunistischen Infektionen und spezifischen Tumoren im Endstadium AIDS (*acquired immune deficiency syndrome = erworbenes Immundefektsyndrom*).

Das **HI-Virus** wird durch den Kontakt mit infizierten Körpersekreten übertragen. Alle Körperausscheidungen wie Stuhl, Urin, Erbrochenes, Speichel, Sputum, Tränenflüssigkeit und Muttermilch sind potenziell infektiös. **Blut** und **Sperma** sind besonders virushaltig und gelten als Hauptübertragungswege.

Hauptrisikogruppen für eine HIV-Infektion sind aufgrund der Übertragungswege:
- männliche Homo- oder Bisexuelle mit häufig wechselnden Partnern, die Geschlechtsverkehr ohne Kondom praktizieren,
- Drogenabhängige, wenn sie Injektionsbestecke gemeinsam benutzen,
- Prostituierte, die Geschlechtsverkehr ohne Kondom akzeptieren,
- Kinder infizierter Mütter,
- Sextouristen.

Die **Klassifikation** erfolgt laut **CDC** (*Centers for Desease Control*) aufgrund der Anzahl der T-Helferzellen und dem klinischen Erscheinungsbild in drei Kategorien:
- **Kategorie A** (asymptomatische Infektion): Ungefähr ein bis drei Wochen nach der Infektion kommt es zu grippeähnlichen Symptomen mit Fieber, Gliederschmerzen, Rachenentzündung, Hautausschlag und Lymphknotenschwellung.
- **Kategorie B** (symptomatische Infektion): Bakterielle Pneumonien, Candidosen, Fieber, Diarrhö, ungewollter Gewichtsverlust von 10 % treten auf. Der Allgemeinzustand des Infizierten verschlechtert sich zunehmend.
- **Kategorie C** (*AIDS*): Schwere opportunistische Infektionen wie Pneumonien (durch Pneumocystis carinii), Soorösophagitis, Kaposi-Sarkom (*bösartiger Tumor, der von Bindegewebszellen ausgeht* > Abb. 2.211), maligne Lymphome und Kachexie kennzeichnen das Endstadium.

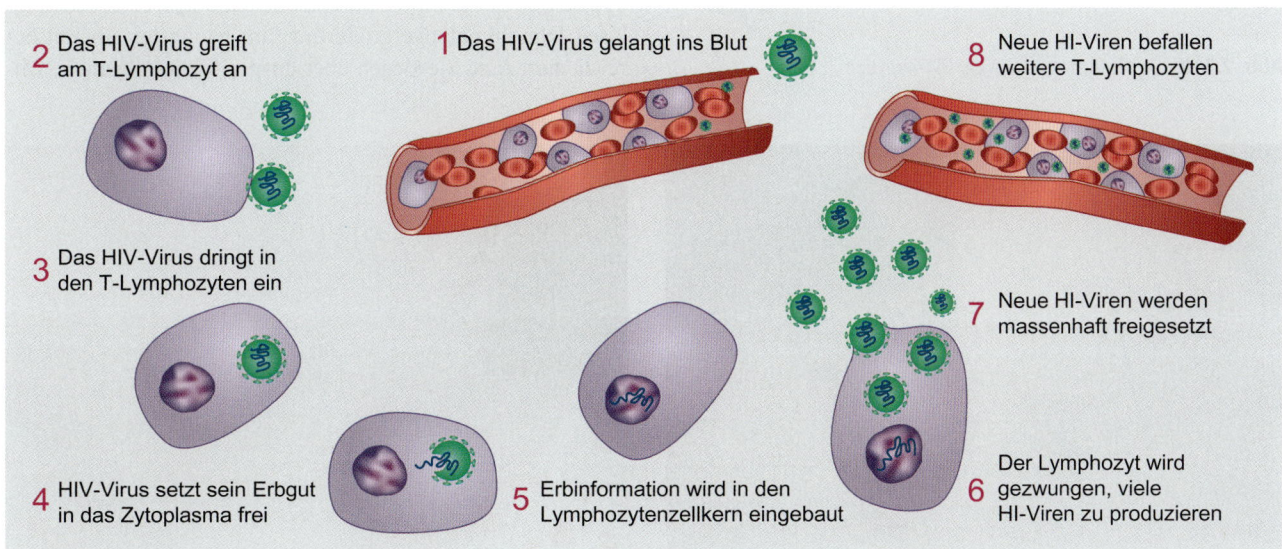

Abb. 2.209 Eindringen in die Wirtszelle, Vermehrung und Ausbreitung des HI-Virus. [L157]

Ungefähr drei Wochen bis drei Monate nach Beginn der Infektion sind im Blut des Infizierten **Antikörper gegen HIV** nachweisbar (*Serokonversion*).

Kombinationen verschiedener Virustatika (HAART/hoch aktive antiretrovirale Therapie) haben die Überlebenszeit in den vergangenen Jahren deutlich verlängert.

SURFTIPP
Bundeszentrale für gesundheitliche Aufklärung (*BzgA*): www.bzga.de

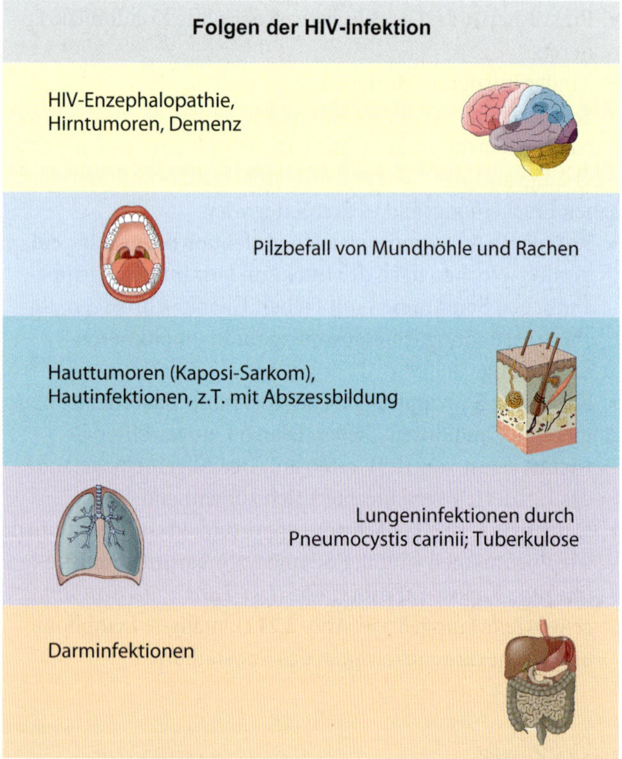

Abb. 2.210 Die häufigsten Folgen der HIV-Infektion. [L190]

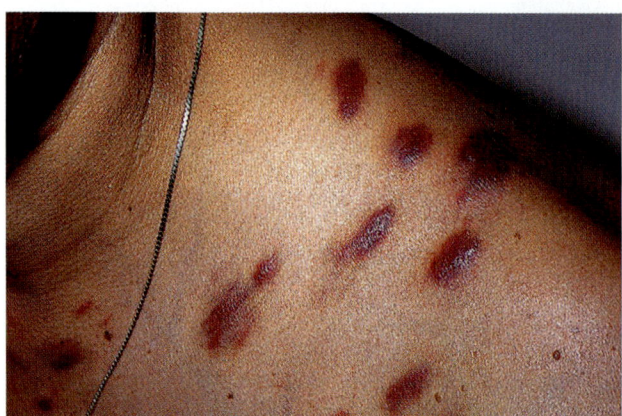

Abb. 2.211 Kaposi-Sarkome in Brust- und Halsbereich eines AIDS-Kranken. [E420]

2.6.11 Erkrankungen des Immunsystems

Maligne Lymphome

DEFINITION
Maligne Lymphome: Bösartige Erkrankungen, die vom lymphatischen System ausgehen.

Leitsymptom Lymphknotenvergrößerung
Maligne Lymphknotenvergrößerungen sind schmerzlos, hart und manchmal mit dem darunter liegenden Gewebe verbacken (➤ Abb. 2.212).

Die Lymphknotenschwellungen können lokal (*nur in einer Körperregion*) oder generalisiert (*über den Körper verteilt*) auftreten. Es lassen sich zwei Gruppen unterscheiden: das **Hodgkin-Lymphom** und die **Non-Hodgkin-Lymphome**.

Hodgkin-Lymphom

DEFINITION
Hodgkin-Lymphom (*Lymphogranulomatose*, *Morbus Hodgkin*): Zunächst lokalisierte Lymphknotenerkrankung, die sich im Verlauf zu einer systemischen Erkrankung mit Beteiligung zahlreicher Organe entwickelt; Altersgipfel im frühen und mittleren Erwachsenenalter.

Krankheitsentstehung
Die Ursache des **Hodgkin-Lymphoms** ist unklar, diskutiert werden:
- Viruserkrankungen (EBV/Epstein-Barr-Virus, HIV)
- Zweittumor nach Behandlung eines Tumors mit Bestrahlung oder Zytostatika
- Reaktion auf immunsuppressive Therapien

Symptome und Untersuchungsbefund
Typischerweise kommen die Betroffenen wegen einer schmerzlosen Lymphknotenvergrößerung, am häufigsten im Halsbereich, zum Arzt. Sie klagen über unspezifische Allgemeinsym-

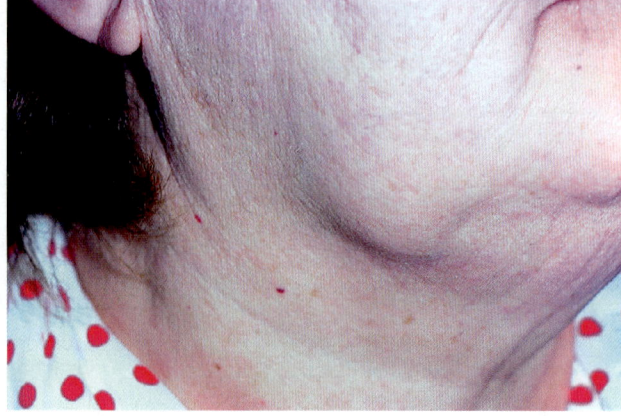

Abb. 2.212 Frau mit sichtbarem Knoten (*Lymphom*) am Unterkiefer. [E421]

ptome wie Müdigkeit, Leistungsabfall, Juckreiz, Fieber, Gewichtsverlust, Nachtschweiß (B-Symptomatik > 2.6.9) oder berichten über schmerzende Lymphknotenregionen nach Alkoholgenuss.

Diagnostisch entscheidend ist die histologische Untersuchung eines betroffenen Lymphknotens, der beim Morbus Hodgkin spezielle B-Zellen (Reed-Sternbergzellen) aufweist.

Behandlung
In Zentren wird je nach Stadium eine Chemo- und Strahlentherapie nach den Vorgaben der **Deutschen Hodgkin-Lymphom-Studiengruppe** durchgeführt.

SURFTIPP
Deutsche-Hodgkin-Lymphom-Studiengruppe: www.ghsg.org

Prognose
Die Prognose ist abhängig vom Stadium, der Verträglichkeit der Chemo- bzw. Strahlentherapie und dem Auftreten von weiteren Malignomen.

Non-Hodgkin-Lymphome

DEFINITION
Non-Hodgkin-Lymphom (*NHL*): Bösartige Erkrankung, die von den Lymphozyten des lymphatischen Gewebes ausgeht und **keine** Sternberg-Reed-Zellen aufweist.

Die Ursachen eines Hodgkin-Lymphoms und eines **Non-Hodgkin-Lymphoms** (*NHL*) gleichen sich. Non-Hodgkin-Lymphome können weiter unterteilt werden in B-Zell Lymphome (hierzu gehören das Plasmozytom und die chronisch lymphatische Leukämie) und in T-Zell-Lymphome. Die weitere Gliederung richtet sich nach der Aggressivität des NHL.

Chronisch lymphatische Leukämie (CLL)
Die CLL ist ein **indolentes** (*langsam wachsendes*) **B-Zell-NHL**, das vor allem im höheren Lebensalter auftritt. Die **Symptome** sind Lymphknotenschwellung und Hepatosplenomegalie. Oft treten Hauterscheinungen (> Abb. 2.213), Juckreiz, Ekzeme oder Mykosen auf. Die **Therapie** erfolgt in Abhängigkeit vom Stadium. Im Anfangsstadium kann häufig abgewartet werden (*watch and wait*), in fortgeschritteneren Stadien kommen monoklonale Antikörper (Rituximab), die Zytostatika Bendamustin (Ribomustin®) oder Chlorambucil (Leukeran®), Erythrozyten- und Thrombozytenkonzentrate, ggf. Strahlentherapie und allogene Stammzellentransplantation zum Einsatz.

Plasmozytom

DEFINITION
Plasmozytom (*M. Kahler, Multiples Myelom*): Aggressives B-Zell-NHL mit Beteiligung des Knochens.

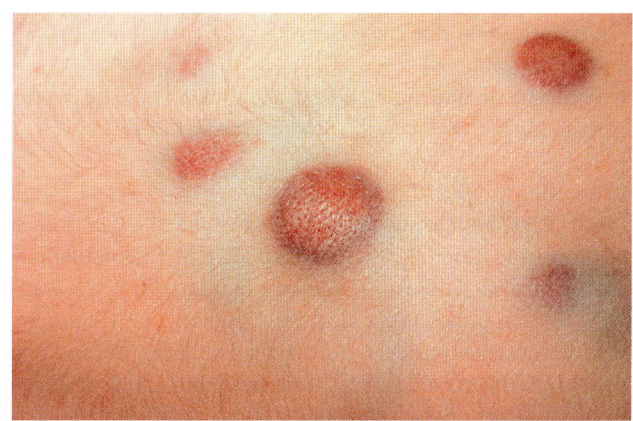

Abb. 2.213 Leukämisches (*myeloisches*) Hautinfiltrat. Die lividroten, leicht erhabenen Infiltrate finden sich bevorzugt an Extremitäten und Stamm. [E422]

Krankheitsentstehung
Betroffen sind meist Menschen jenseits des 60. Lebensjahres. Der Ausgangspunkt sind maligne Plasmazellen, die schnell die normale Blutbildung verdrängen. Sie produzieren massenhaft Immunglobuline oder Bruchstücke von Immunglobulinen (*Paraproteine*), die nicht funktionsfähig sind.

Symptome und Untersuchungsbefund
Durch die Aktivierung von Osteoklasten kommt es zur Auflösung von Knochensubstanz mit Knochenschmerzen und Spontanfrakturen. Eine Hyperkalzämie aufgrund des Knochenabbaus und die Ausscheidung von Paraproteinen können eine Niereninsuffizienz auslösen.

Laborbefunde und Röntgenaufnahmen weisen auf die Erkrankung hin:
- Sturzsenkung mit BSG > 100 mm in der ersten Std. (spitze Riesenzacke in der Serum-Eiweißelektrophorese > Abb. 2.214)

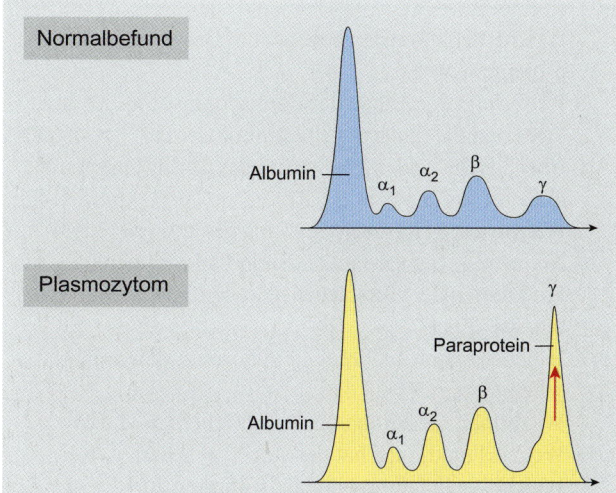

Abb. 2.214 Serum-Eiweißelektrophorese. Normalbefund und Befund bei Plasmozytom. Die hemmungslose Immunglobulinbildung des Plasmozytoms zeigt sich durch eine spitze Proteinzacke im Bereich der Gammaglobuline (*M-Gradient, M-Form des Kurvenverlaufs*). [L190]

- Urinelektrophorese zum Nachweis der **Bence-Jones-Proteine** (*Paraproteine*)
- Röntgenaufnahmen z. B. des Schädels; die zahlreiche Osteolysen führten zum Begriff „**Schrotschussschädel**"

Behandlung
Die Strategie besteht aus vielen Komponenten, die sich je nach Stadium und Komplikationen ergeben, z. B. Chemotherapie mit Melphalan (Alkeran®), autologe Stammzelltransplantation, Gabe von Glukokortikoiden, Bisphosphonaten (Hemmung der Osteoklastentätigkeit), Schmerzbehandlung, Behandlung von Knochenherden durch lokale Bestrahlung, Impfung gegen Pneumokokken, Behandlung einer Niereninsuffizienz, Erythropoetingabe bei Anämie.

SURFTIPP
Arbeitsgemeinschaft Plasmozytom/Multiples Myelom: www.myelom.de

Lymphangitis und Lymphadenitis

DEFINITION
Lymphangitis: Entzündung der Lymphgefäße in einem Lymphabflussgebiet.
Lymphadenitis: Entzündung der Lymphknoten.

Symptome und Untersuchungsbefund
Eine Entzündung der Lymphgefäße (*Lymphangitis*) zeigt sich durch rote Streifen im Verlauf der Lymphbahnen, die sich zum Körperstamm hin ausbreiten, warm anfühlen und druckschmerzhaft sind. Entzündete Lymphknoten (*Lymphadenitis*) sind vergrößert und ebenfalls druckschmerzhaft. Die Haut über dem betroffenen Lymphknoten kann gerötet und überwärmt sein. In schweren Fällen bilden sich Abszesse. Zusätzlich bestehen oft Fieber und eine Beeinträchtigung des Allgemeinbefindens.

Behandlung
Bei Entzündung erfolgt die Verabreichung von Antibiotika. Lymphknotenabszesse müssen chirurgisch versorgt werden. Bei unklaren Lymphknotenprozessen sollte zum Ausschluss einer malignen Erkrankung eine Lymphknotenentfernung mit Beurteilung des Lymphknotens durch einen Pathologen erfolgen.

Prognose
Mit Abklingen der Entzündung geht die Mitbeteiligung der Lymphgefäße und Lymphknoten zurück. Allerdings können wiederholte Lymphgefäßentzündungen den Lymphabfluss beeinträchtigen und zu einem Lymphödem führen.

Literaturnachweis

1. Pschyrembel: Klinisches Wörterbuch. de Gruyter Verlag, Berlin, 2011.
2. Herold, G. et al.: Innere Medizin (vorlesungsorientierte Darstellung), 2011.
3. Karow, T.: Allgemeine und spezielle Pharmakologie und Toxikologie (vorlesungsorientierte Darstellung), 2011.
4. Rote Liste. Cantor Verlag, Aulendorf, 2011.
5. Schünke, M.: Der Körper des Menschen, Thieme-Verlag, Stuttgart, 2004.
6. Schütt, C, Bröker, B: Grundwissen Immunologie. Spektrum Akademischer Verlag, Heidelberg, 2011.

Wiederholungsfragen

1. Welche Funktionen haben die fünf Gruppen der Plasmaproteine? (➤ 2.6.1)
2. Wie erfolgt der Abbau des Hämoglobins? (➤ 2.6.2)
3. Wie kann die Blutgruppe bestimmt werden? (➤ 2.6.2)
4. Über welche beiden Wege kann das Gerinnungssystem aktiviert werden? (➤ 2.6.3)
5. Wie wird die Fibrinolyse in Gang gesetzt? (➤ 2.6.3)
6. Nennen Sie Gemeinsamkeiten und unterschiedliche Funktionen der verschiedenen Zellgruppen der Leukozyten. (➤ 2.6.4)
7. Welche Organe und Systeme gehören zum lymphatischen System? (➤ 2.6.6)
8. Wie erfolgt die Reinigung der Lymphe? (➤ 2.6.6)
9. Welche Funktionen hat die Milz? (➤ 2.6.6)
10. Welche Anämieform tritt am häufigsten auf? (➤ 2.6.7)
11. Wie kommt es zu einer Polyglobulie? (➤ 2.6.7)
12. Wodurch kann es zu einer erhöhten Blutungsneigung kommen? (➤ 2.6.8)
13. Welche Antikoagulanzien kennen Sie? (➤ 2.6.8)
14. Was ist eine Verbrauchskoagulopathie? (➤ 2.6.8)
15. Welche vier wichtigen Formen der Leukämien kennen Sie? Nennen Sie bitte die wichtigsten Unterschiede der verschiedenen Formen. (➤ 2.6.9)
16. Nennen Sie die Allergietypen nach Coombs und Gell (➤ 2.6.10)
17. Welche Nebenwirkungen haben Antihistaminika? (➤ 2.6.10)
18. Was ist ein Lymphom? In welche beiden wichtigen Formen werden die Lymphome unterteilt? (➤ 2.6.11)
19. Nennen Sie bitte die charakteristischen Symptome und Befunde bei einem Plasmozytom. (➤ 2.6.11)
20. Was ist eine Lymphangitis, was eine Lymphadenitis? (➤ 2.6.11)

2.7 Herzerkrankungen

2.7.1 Das Herz von außen

DEFINITION
Herz (*Cor*): Hohlmuskel, der als zentrale Kreislaufpumpe die Transportvorgänge in allen Blutgefäßen antreibt.

Form und Lage des Herzens

Das gesunde Herz ist so groß wie eine geschlossene Faust und wiegt ungefähr 300 g. Es sieht aus wie ein Kegel, der schräg im **Mediastinum** liegt (> Abb. 2.215). Die Herzbasis befindet sich in Höhe der dritten Rippen. Hier verlaufen die großen Gefäße, die Blut zum Herzen hin-, aber auch vom Herzen wegführen. Etwas unterhalb der Herzbasis sind die Herzohren, zwei zipfelförmige Ausbuchtungen, die zu den Vorhöfen gehören. Die frei bewegliche **Herzspitze** zeigt nach links unten und reicht beim Erwachsenen bis in den linken 5. Zwischenrippenraum. Jeder Herzschlag überträgt sich als Stoß der Herzspitze auf die Brustwand und ist von außen zu spüren.

Die Lage der Koronargefäße ist durch Fettgewebe markiert.

Herznahe große Gefäße

Die senkrecht ziehenden mündungsnahen Abschnitte der oberen und unteren Hohlvene und die horizontal gerichteten Lungenvenen bilden ein Venenkreuz, das von den Ursprüngen der großen Körperschlagader und des Lungenarterienstamms überlagert wird.

Gefäße, die zum Herzen hinführen:
- obere Hohlvene (*V. cava superior*)
- untere Hohlvene (*V. cava inferior*)
- Lungenvenen (*Vv. pulmonales*)

Gefäße, die vom Herzen wegführen:
- große Körperschlagader (*Aorta*)
- Lungenarterienstamm (*Truncus pulmonalis*)

Herzkranzgefäße

Das stetig sich kontrahierende Myokard (*Herzmuskulatur*) wird von den Herzkranzgefäßen versorgt. Es benötigt etwa 300 ml/Min. um die erforderliche Blutmenge in die Kreisläufe zu pumpen.

Herzkranzarterien

Die **Herzkranzarterien** (*Aa. coronariae*) entspringen gleich oberhalb der Aortenklappe aus der Aorta. Die **rechte Herzkranzarterie** (*A. coronaria dextra*, *RCA/right koronar artery*) zieht am rechten Herzrand entlang zur Zwerchfellfläche und erreicht über die Hinterfläche des Herzens die Herzspitze. Die **linke Herzkranzarterie** (*A. coronaria sinistra*, *LCA/left koronar artery*) teilt sich nach wenigen cm in zwei größere Äste (> Abb. 2.216):

- **R. circumflexus** (*RCX*). Verläuft an der Herzbasis nach hinten und verästelt sich in der Wand der linken Herzkammer.
- **R. interventricularis anterior** (*RIVA*, *LAD/left anterior descending*). Gelangt an der Vorderfläche des Herzens zur Herzspitze und markiert mit seinem Verlauf die Lage des Kammerseptums.

Herzvenen

Die **Herzvenen** (*Vv. cordis*) ziehen mit den Arterien. Sie vereinigen sich zu immer größeren Gefäßen und münden größtenteils in den **Sinus coronarius**, eine an der Rückwand des linken Vorhofs gelegene Sammelvene. Diese mündet in den rechten Vorhof.

> Im Alter treten in Abhängigkeit vom jahrzehntelangen, praktizierten Lebensstil mit zunehmender Häufigkeit **arteriosklerotische Veränderungen** in den Koronargefäßen auf. Das Ergebnis ist eine kontinuierlich abnehmende Leistung des Herzmuskels (> 2.7.5).

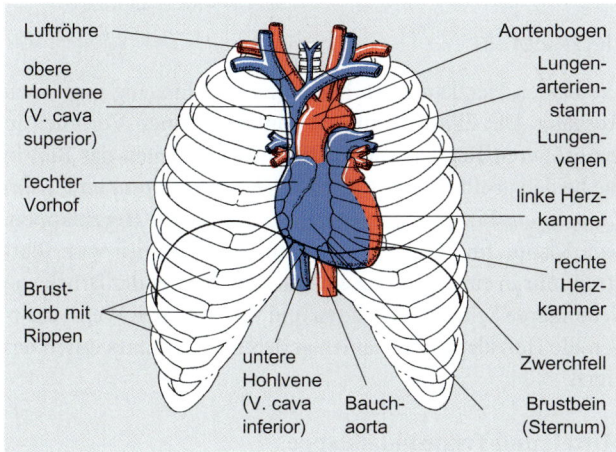

Abb. 2.215 Die Lage des Herzens im Mediastinalraum. [L190]

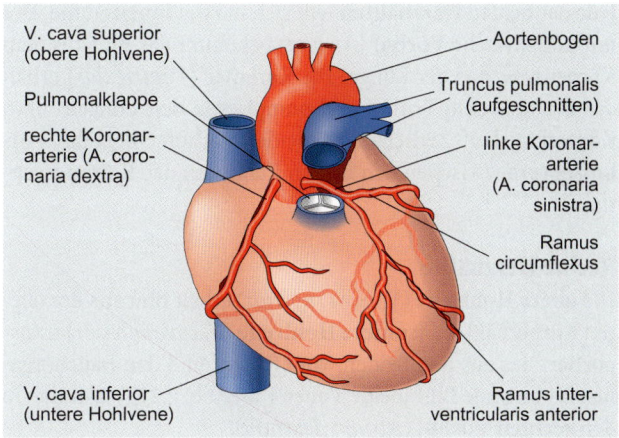

Abb. 2.216 Verlauf der Herzkranzarterien. [L190]

Herzbeutel

Der **Herzbeutel** besteht aus zwei Blättern. Das **Epikard** (*Herzaußenhaut*) ist eine feine, fast durchsichtige Schicht. Sie liegt direkt auf der Herzmuskulatur. Das gesamte Herz wird vom **Perikard** umschlossen, einer derben und reißfesten Bindegewebsschicht, die nach unten mit dem Zwerchfell und seitlich mit der Pleura verwachsen ist. An den Einmündungen und Abgängen der großen Gefäße geht das Epikard in das Perikard über. Zwischen Epikard und Perikard befindet sich ein schmaler, abgeschlossener Hohlraum, der eine geringe Menge klarer Flüssigkeit enthält. Diese dient als Gleitfilm während der Herzaktion und reduziert die Reibung zwischen den Blättern auf ein Minimum.

2.7.2 Das Herz von innen

Herzinnenraum

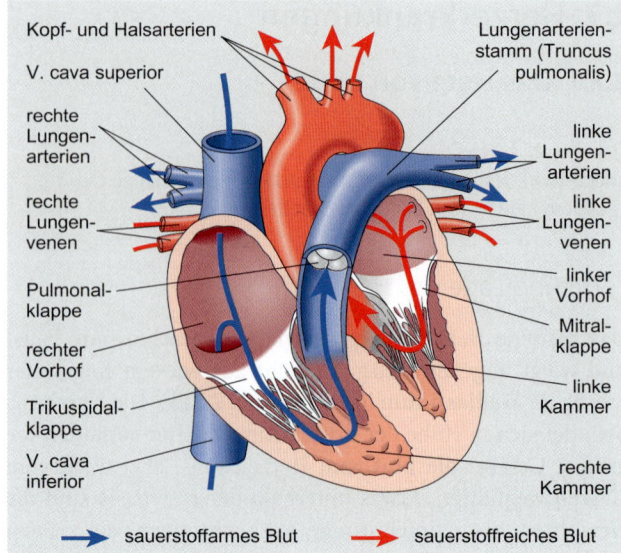

Abb. 2.217 Längsschnitt durch das Herz. Die Pfeile geben die Strömungsrichtung des Blutes an. [L190]

> **DEFINITION**
> **Körper- und Lungenkreislauf**: Abschnitte des Gefäßsystems, die von der rechten zur linken Herzhälfte reichen, passieren die **Lunge** (*Lungenkreislauf, auch kleiner Kreislauf genannt*). Die Gefäßabschnitte, die vom linken Herzen durch den gesamten Körper zum rechten Herzen ziehen, gehören zum **Körperkreislauf** (*großer Kreislauf*).

Die Innenräume des Herzens werden durch die **Herzscheidewand** und die Anordnung der **Herzklappen** bestimmt.

Herzscheidewand
Die **Herzscheidewand** (*Septum cardiale*) teilt das Herz in zwei Hälften:
- Die **rechte Herzhälfte** saugt das sauerstoffarme Blut aus dem Venensystem des Körpers an und pumpt es in den **Lungenkreislauf**, wo es mit Sauerstoff angereichert wird.
- Aus der Lunge gelangt das Blut in die **linke Herzhälfte**, die es in die große Körperschlagader (*Aorta*) und damit zurück in den **Körperkreislauf** presst.

Jede der beiden **Herzhälften** teilt sich in zwei Innenräume. Der muskelschwache **Vorhof** (*Atrium*) bekommt das Blut aus dem Körper bzw. aus der Lunge. Die **Kammer** (*Ventriculus*) erhält das Blut aus dem Vorhof und pumpt es in den Lungen- bzw. Körperkreislauf. Zwischen den beiden Vorhöfen liegt das **Vorhofseptum**, zwischen den beiden Kammern das **Kammerseptum**.

Rechte Herzhälfte

Die **obere Hohlvene** (*V. cava superior*) erhält Blut aus der oberen Körperhälfte, die **untere Hohlvene** (*V. cava inferior*) transportiert das aus den Beinen, vom Rumpf und den Bauchorganen kommende Blut. Beide Venen (➣ Abb. 2.217) münden in den **rechten Vorhof** (*Atrium dextrum*).

Vom rechten Vorhof gelangt das Blut über die Trikuspidalklappe in die **rechte Kammer** (*Ventriculus dexter*). Die Innenwand der Kammer ist durch **Trabekel** (viele vorspringende, dünne Muskelleisten) und **Papillarmuskeln** (dickere Muskelwülste) gekennzeichnet. Die Pulmonalklappe begrenzt die Ausflussbahn der rechten Kammer. Das Blut fließt durch diese Klappe in den **Lungenarterienstamm** (*Truncus pulmonalis*) und von dort über die **rechte** und **linke Lungenarterie** (*A. pulmonalis dextra, A. pulmonalis sinistra*) in die beiden Lungenflügel.

Linke Herzhälfte

Das Blut aus der Lunge gelangt über meist vier Lungenvenen in den **linken Vorhof** (*Atrium sinistrum*).

Die **Mitralklappe** bildet die „Eingangstür" zur **linken Kammer** (*Ventriculus sinister*), die ebenfalls mit Trabekeln und Papillarmuskeln ausgestattet ist. Von hier aus wird das Blut in die **Aorta** (*große Körperschlagader*) gepumpt. Die Aortenklappe trennt die linke Kammer von der Aorta.

Herzklappen

Die beiden Herzkammern haben je einen Eingang und einen Ausgang. Die Eingänge führen von den kleinen Vorhöfen in die größeren Herzkammern. Die Ausgänge leiten das Blut in die beiden größten Schlagadern des Körpers (*Aorta* und *Truncus pulmonalis*). An diesen vier Stellen sitzen die **Herzklappen**. Jede Klappe funktioniert als Ventil und lässt sich vom Blutstrom nur in eine Richtung aufdrücken. Kommt der Druck von der anderen Seite, schlägt sie zu und versperrt den Weg. So sorgen die Herzklappen für einen gerichteten Blutfluss durch das Herz.

Mitral- und Trikuspidalklappe

Die Klappen zwischen den Vorhöfen und den Kammern bestehen aus dünnem, hellem Bindegewebe. Aufgrund ihrer Form und der Tatsache, dass sie über feine Sehnenfäden (*Chordae tendinae*) an den Papillarmuskeln befestigt sind, werden sie als **Segelklappen** (auch **AV**-Klappen/**A**trio-**V**entrikular-Klappen) bezeichnet:

- Die **Bicuspidalklappe** ist die linke Segelklappe mit zwei Segeln (*bi cuspis*). Mit etwas Phantasie sieht sie wie eine Bischofsmütze (*Mitra*) aus und heißt daher auch **Mitralklappe**.
- Die rechte Segelklappe besitzt drei Segel (*tri cuspis*) und wird deshalb **Trikuspidalklappe** genannt.

Durch die Verankerung der Segelklappen an den Papillarmuskeln in den Kammern können die Segel bei der Kammersystole (*Systole* ➤ 2.7.3) nicht in die Vorhöfe zurückschlagen (➤ Abb. 2.218).

> Beim **Mitralklappenprolaps** wölbt sich das Mitralsegel während der Ventrikelsystole in den linken Vorhof. Der Mitralklappenprolaps bereitet in aller Regel keine Beschwerden.

Aorten- und Pulmonalklappe

Die **Taschenklappen** zwischen den Kammern und den großen Schlagadern bestehen aus drei kleinen Taschen. Wird das Blut aus den Kammern getrieben, weichen diese Taschen auseinander. Beginnt das Blut nach beendeter Austreibung zurück in Richtung Kammern zu fließen, füllen sich die Taschen mit Blut. Ihre Ränder legen sich aneinander und schließen die Öffnung.

Die Taschenklappe zwischen linker Kammer und Aorta heißt **Aortenklappe**, die Klappe zwischen rechter Kammer und Lungenschlagader **Pulmonalklappe**.

Alle vier Klappen liegen in einer Ebene, der Klappenebene des Herzens. Weil die Klappen wie Ventile arbeiten, spricht man auch von der **Ventilebene** (➤ Abb. 2.218).

Herzwand

Die **Herzwand** gliedert sich von innen nach außen in drei Schichten:

- Die **Innenhaut** (*Endokard*), überzieht als dünne Schicht den gesamten Innenraum des Herzens einschließlich der Herzklappen.
- Die **Muskelschicht** (*Myokard*) leistet die Pumpfunktion.
- Die **Außenhaut** (*Epikard*) gehört zum Herzbeutel.

Myokard

Das **Myokard** ist die arbeitende Schicht des Herzens. Die Muskulatur der linken Kammer ist mit 8–11 mm etwa **dreimal** so dick wie die der rechten Kammer mit etwa 2–4 mm. Das kommt daher, weil das Blut vom linken Ventrikel in den Körperkreislauf gepresst wird und dieser eine höhere Leistung erbringen muss, als der rechte Ventrikel.

Mikroskopisch besteht die Herzmuskulatur aus einem Netz quergestreifter, sich verzweigender Muskelfasern. Sie umwickeln die Herzhöhlen spiralförmig, damit sich bei jeder Kammerkontraktion beide Herzkammern gleichzeitig zusammenziehen.

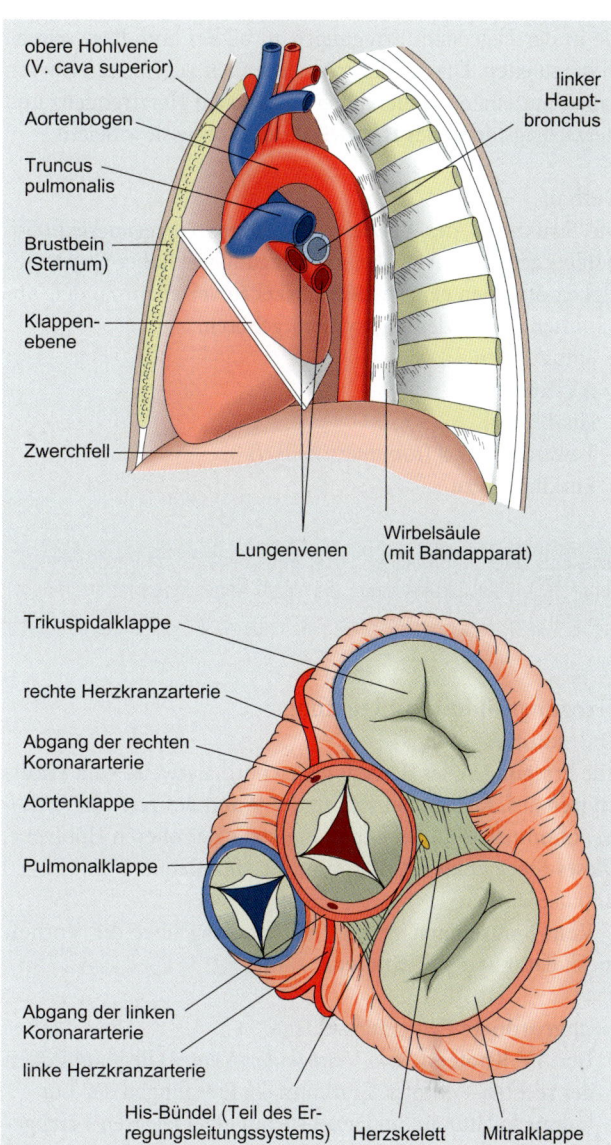

Abb. 2.218 Blick von oben auf die Ventilebene nach Abtrennung der Vorhöfe. Alle vier Klappen liegen in einer Ebene und werden von einem Bindegewebsgerüst (Herzskelett) zusammengehalten. Man erkennt den Abgang der beiden Herzkranzgefäße (*Koronararterien*) oberhalb der Aortenklappe aus der Aorta. [L190]

Reizleitungssystem

DEFINITION

Herzfrequenz (*Herzschlagfrequenz, Schlagfrequenz, HF*): Zahl der Herzschläge; beim gesunden Erwachsenen in Ruhe etwa 70/Min.

Wird das Herz im Rahmen einer Herztransplantation aus dem Körper entfernt und in einer geeigneten Nährflüssigkeit aufbewahrt, so schlägt es weiter. Über ein eigenes **Erregungsbildungs-** und **Erregungsleitungssystem** (*Reizbildungs-* und *Reizleitungssystem* ➤ Abb. 2.219) arbeitet es **autonom** (*unabhängig*). Diese Selbstständigkeit verdankt das Herz einem System **spezialisierter Muskelzellen** (nicht etwa Nervenzellen), die in der Lage sind, Erregungen zu bilden und diese schnell weiterzuleiten. Die zum Herzen ziehenden vegetativen Nerven haben nur einen regulierenden Einfluss auf Herzfrequenz und Herzschlagstärke. Das Herz würde auch ohne sie arbeiten.

Aufbau

Die Strukturen des **Reizleitungssystems** (*Erregungsleitungssystem*) haben die Aufgabe, die Erregung mit hoher Geschwindigkeit über den ganzen Herzmuskel zu verteilen. Zu den Abschnitten des Reizleitungssystems gehören:
- Sinusknoten
- AV-Knoten
- His-Bündel
- Tawaraschenkel (*Kammerschenkel*)
- Purkinjefasern

> Das EKG liefert Informationen über Herzfrequenz und Herzrhythmus, aber auch über Erkrankungen, da sie zu Änderungen im Stromfluss führen.

Erregungsbildung und -leitung

Sinusknoten

Alle Erregungen des Herzens gehen normalerweise vom **Sinusknoten** aus. Er befindet sich in der Wand des rechten Vorhofes, unmittelbar an der Mündungsstelle der oberen Hohlvene. Dieses Steuerzentrum bestimmt die Herzfrequenz mit 60–80 Impulsen/Min.

Vom Sinusknoten gelangt die Erregung über die Vorhofmuskulatur zum **AV-Knoten**.

Nachgeordnete Erregungszentren
- Der **AV-Knoten** (*Atrio-Ventrikular-Knoten*) liegt am Boden des rechten Vorhofes. Er nimmt die Erregungen der Vorhofmuskulatur auf und leitet sie mit einer leichten Verzögerung zum **His-Bündel** weiter. Bei einem Ausfall des Sinusknotens bildet der AV-Knoten die Impulse mit einer niedrigeren Frequenz (40–50/Min.).
- Das **His-Bündel** durchstößt die Klappenebene in Richtung Kammerscheidewand.
- Die beiden **Tawaraschenkel** (*Kammerschenkel*) übernehmen die Impulse des His-Bündels und führen sie herzspitzenwärts. Die Eigenfrequenz der Kammerschenkel liegt bei 30–40 Impulsen/Min.
- Die Endaufzweigungen der Kammerschenkel nennt man **Purkinje-Fasern**.

Von den Purkinje-Fasern gehen die Erregungen direkt auf das Arbeitsmyokard über. Die Verzögerung im AV-Knoten sorgt dafür, dass sich **zuerst** die Vorhöfe und **dann** die Kammern zusammenziehen. Die leicht versetzte Schlagfolge maximiert die Kammerfüllung mit Blut, bevor sich durch den Druck, der in den Kammern aufgebaut wird, die Segelklappen schließen.

> Im Alter kann es gehäuft zu **Überleitungsstörungen** kommen, weil bindegewebige Strukturen im Erregungsleitungssystem auftreten.

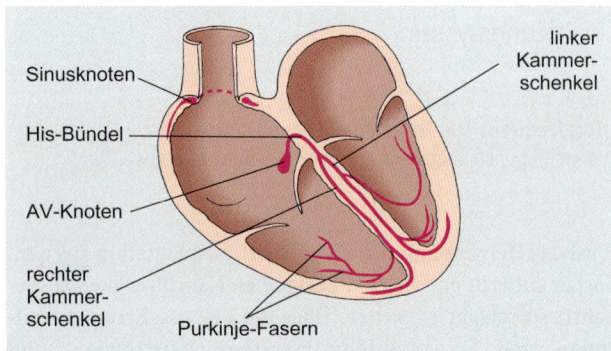

Abb. 2.219 Schematische Darstellung der Erregungsleitung am Herzen. Die elektrischen Impulse breiten sich über den gesamten Herzmuskel aus. [L190]

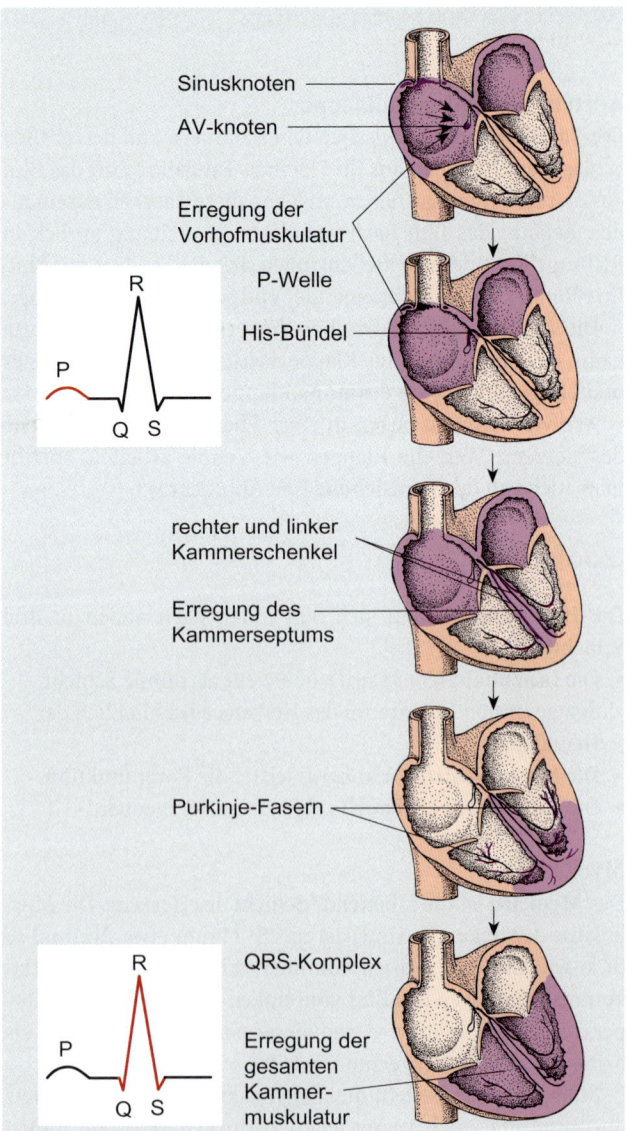

Abb. 2.220 Die Erregungsausbreitung. Die violetten Flächen kennzeichnen die erregten Herzmuskelabschnitte. Zunächst kontrahiert die Vorhofmuskulatur. Danach greift die Erregung auf die Kammern über. [L190]

2.7.3 Herzarbeit

Herzzyklus

Während der Blutfüllung erhöht sich der Druck in den Herzkammern. Mit der Kontraktion pumpen rechter und linker Ventrikel gleichzeitig Blut sowohl in den Lungen- als auch in den Körperkreislauf. Anschließend erschlafft die Kammermuskulatur und die Herzkammern füllen sich erneut mit Blut aus den Vorhöfen. Sowohl die Vorhöfe als auch die Kammern befinden sich entweder im Zustand der **Systole** (*Zusammenziehen*) oder in der **Diastole** (*Erschlaffung*). Sie laufen aber zeitversetzt ab, um dem Herzen eine optimale Auswurfleistung zu ermöglichen. Der physiologisch bedeutendere Vorgang ist der **Kammerzyklus**, weil durch die Tätigkeit der Herzkammern die Kreisläufe mit Blut versorgt werden.

Kammerzyklus

> **DEFINITION**
> **Vorlast** (*Preload*): Dehnungszustand bzw. Vorbelastung des Herzens am Ende der Diastole.
> **Nachlast** (*afterload*): Widerstand, den der linke Ventrikel am Ende der Systole überwinden muss, um das Schlagvolumen in die Aorta auszuwerfen.

Sowohl Systole als auch Diastole bestehen aus je zwei Phasen (➤ Abb. 2.221).

Phasen der **Kammersystole**:
- **Anspannungszeit**. Die Kammern sind mit Blut gefüllt, alle Herzklappen geschlossen.
- **Austreibungszeit**. Der Druck in den Kammern übersteigt den Druck im Truncus pulmonalis und der Aorta. Die Taschenklappen werden geöffnet und das Blut in die großen Arterien getrieben. Gegen Ende der Austreibungsphase schließen sich die Taschenklappen aufgrund des jetzt höheren Drucks in den Gefäßen. Die Systole ist beendet, die Diastole beginnt.

Phasen der **Kammerdiastole**:
- In der sehr kurzen **Entspannungszeit** erschlafft die Kammermuskulatur. Der Kammerdruck sinkt, ist aber noch höher als der Vorhofdruck, alle Klappen sind noch geschlossen.
- Wenn der Kammerdruck unter dem Vorhofdruck liegt, öffnen sich die Segelklappen und die **Füllungszeit** beginnt. Blut strömt aus den Vorhöfen in die Kammern. Die Füllungszeit endet mit dem Schließen der Segelklappen durch zunehmenden Kammerdruck – die neue Systole beginnt.

Herztöne

Die ruckartige Herztätigkeit erzeugt Schwingungen. Diese werden auf den Brustkorb übertragen, sind mit einem Stethoskop hörbar (*auskultierbar*) und als erster und zweiter Herzton zu unterscheiden:

- Den **ersten Herzton** hört der Untersucher in der Anspannungsphase. Durch die Kontraktion des Kammermyokards gerät das Blut in Schwingungen. Der erste Herzton heißt daher auch **Anspannungston**.
- Der **zweite Herzton** kommt am Ende der Systole durch das „Zuschlagen" der Aorten- und der Pulmonalklappe zustande.

> Zusätzliche Schallerscheinungen bezeichnet man im Gegensatz zu den Herztönen als **Herzgeräusche**. Sie können bei Herzklappenfehlern auftreten.

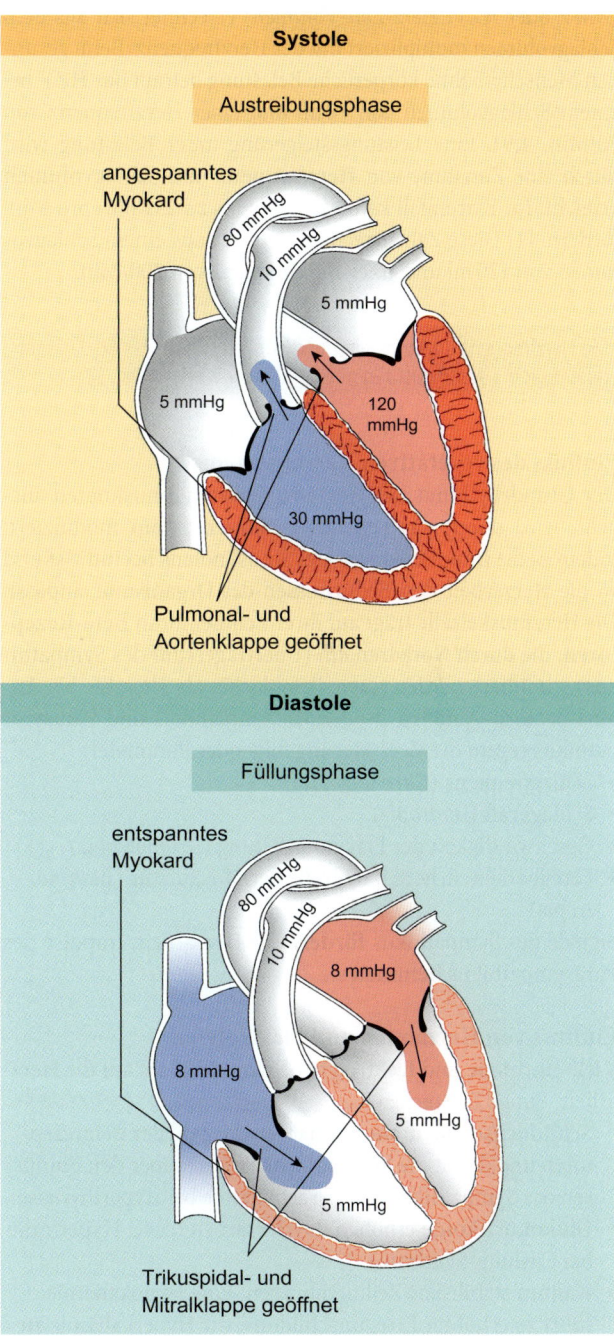

Abb. 2.221 Austreibungs- und Füllungsphase des Herzzyklus mit schnellem Abfall der Druckwerte in den großen Arterien. [L190]

Herzleistung

> Das Herz schlägt in 24 Std. in Ruhe ca. 85000-mal und transportiert in dieser Zeit ein Gesamtvolumen von etwa 6.000 l Blut. Bis zum 65. Lebensjahr hat es ca. 2,5 Milliarden Mal geschlagen.

Herz-Minuten-Volumen

Mit jeder Kontraktion werfen rechte und linke Kammer im Ruhezustand des Organismus ein **Schlagvolumen** von je 70 ml Blut in die beiden Kreisläufe aus. Das **Herz-Minuten-Volumen** (*HMV* oder *HZV, Herz-Zeit-Volumen*) errechnet sich aus dem Schlagvolumen multipliziert mit der Herzfrequenz. Beim gesunden Menschen ohne körperliche Belastung beträgt das **HZV** bei einem Schlagvolumen von 70 ml und einer Herzfrequenz von 70/Min. **4,9 l**. Eine Leistungssteigerung unter Belastung wird durch eine Zunahme von **Herzfrequenz** und **Schlagvolumen** erreicht. Im Extremfall kann das Herz bis zu 25 l Blut pro Min. fördern. [1] Diese Zahl errechnet sich z. B. aus einem Schlagvolumen von 120 ml und einer Herzfrequenz von 200/Min.

> Die Herzfrequenz **sinkt** im Alter und erreicht bei 70- bis 80-Jährigen unter körperlicher Belastung max. 140–150 Schläge/Min. [2]

Einfluss des vegetativen Nervensystems

Der Grundrhythmus des Herzens, der vom Sinusknoten ausgeht, wird durch das **vegetative Nervensystem** modifiziert, indem es die Impulsfrequenz des Sinusknotens beeinflusst und so die Herzarbeit den Bedürfnissen des Organismus anpasst. Die Herzmuskelzelle trägt auf ihrer Zellmembran **Beta-Rezeptoren**, die durch Noradrenalin (Überträgerstoff des Sympathikus) stimuliert werden (cave: Betablocker als Therapie bei Angina-pectoris-Anfällen ➤ 2.7.5). Sympathikus und Parasympathikus regeln die Veränderung folgender Parameter:
- Schlagfrequenz (*Chronotropie*)
- Schlagkraft (*Inotropie*)
- Geschwindigkeit der Erregungsleitung (*Dromotropie*)
- Erregbarkeit, d. h. Reizschwelle der Muskulatur (*Bathmotropie*)

Signale des Sympathikus **fördern** die Herzarbeit, Impulse des Parasympathikus **hemmen** sie.

Einfluss von Hormonen und Elektrolyten

Viele Hormone und Elektrolyte nehmen Einfluss auf die Herzarbeit. Einige Beispiele:
- **Schilddrüsenhormone** vermehren die Zahl der Betarezeptoren und damit die Empfindlichkeit gegenüber den Einflüssen des Sympathikus (cave: Tachykardie bei Hyperthyreose).
- **Glukokortikoide** erhöhen die Herzarbeit (cave: Hypertonie bei Cushing-Syndrom).
- **Kalium** stabilisiert Zellmembranen. Eine Hypokaliämie führt zu erhöhter Erregungsbildung, die Hyperkaliämie zu verminderter Erregungsbildung (cave: Herzrhythmusstörungen bei Kaliummangel durch Diuretika).
- **Kalzium**einstrom in die Herzmuskelzelle leitet den Kontraktionsvorgang ein. Intrazellulärer Kalziummangel vermindert die Kontraktionsleistungen (cave: Kalziumantagonisten als Therapie bei Angina-pectoris-Anfällen ➤ 2.7.5), intrazellulärer Kalziumüberschuss erhöht sie.

> **Hinweise zu gesundheitsförderndem Verhalten**
>
> Damit das Herz so lange wie möglich seine Funktionen optimal ausüben kann, sollten **Entspannung** und Ruhe mit **Anspannung** und Forderung an die Leistungsfähigkeit des Herzmuskels abwechseln. Körperliche Bewegung von etwa 30 Min. verbessert die Ökonomie der Herzarbeit. Beim Nordic Walking erfolgt durch den Stockeinsatz zusätzlich zum „Herztraining" eine Sicherung des Gleichgewichts. Tanzen aktiviert neben der Herzarbeit viele Muskeln und fördert soziale Kontakte.
> Während der **Entspannung** kommt es zur Aktivierung des Parasympathikus. Dies führt über eine Verminderung der Herzarbeit zur Herzentlastung. Daher ist es empfehlenswert, in den Tagesablauf eine kurze **Pause** oder Entspannungsübung einzuplanen.

2.7.4 Leitsymptome bei Herzerkrankungen

Retrosternaler Schmerz

Mögliche Ursachen für retrosternale Schmerzen (*hinter dem Sternum*) sind Herzerkrankungen (z. B. koronare Herzkrankheit, Herzinfarkt), Lungenerkrankungen (z. B. Lungenembolie), Erkrankungen des Magen-Darm-Trakts (z. B. Magenulkus) oder Verspannungen.

> **VORSICHT**
> Jeder akut auftretende retrosternale Schmerz sollte insbesondere beim alten Menschen abgeklärt werden.

Herzklopfen, Herzrasen, Herzstolpern

Der Mensch verspürt seinen eigenen Herzschlag nur, wenn er bewusst darauf achtet oder wenn sich Rhythmus, Frequenz oder Qualität der Herzschläge auffallend verändern:
- **Herzklopfen** (*Palpitation*); oft unangenehmes Empfinden des eigenen Herzschlages
- **Herzrasen**; schneller Herzschlag (*Tachykardie*) evtl. mit Schwindel und Bewusstlosigkeit verbunden
- **Herzstolpern**; meist Umschreibung für Extrasystolen (➤ 2.7.7)

Synkope

> **DEFINITION**
> **Synkope** (*plötzlicher Kräfteverlust, Ohnmacht*): Akut auftretender, reversibler (*rückbildungsfähiger*), kurz dauernder Bewusstseinsverlust infolge einer vorübergehenden Minderversorgung des Gehirns mit Sauerstoff oder Glukose.

Synkopen können harmlos (vasovagale, orthostatische Synkope) oder Zeichen ernster Erkrankungen sein:
- **Vasovagale** Synkope. Wird durch Schreck, Angst oder Aufregung hervorgerufen. Häufige Vorboten sind Übelkeit, Schwäche- oder Kältegefühl, Sehstörungen und Schwindel.
- **Orthostatische** Synkope. Kommt vor allem bei Menschen mit niedrigem Blutdruck nach längerem Stehen oder schnellem Aufstehen vor (➤ 2.8.6).
- **Kardial bedingte** Synkopen treten beim Adams-Stokes-Anfall (➤ 2.7.7) oder beim Herzinfarkt (➤ 2.7.5) auf.
- **Zerebral bedingte** Synkopen entstehen bei Epilepsie (*zerebrale Krampfanfälle* ➤ 2.13.10).
- **Zerebro-vaskuläre** Synkopen entstehen bei TIA (*transitorisch ischämische Attacke* ➤ 2.13.6).
- Synkopen durch **Stoffwechselstörungen**, kommen z. B. bei Hypoglykämie (➤ 2.5.13) vor.

Erstmaßnahmen bei vasovagalen oder orthostatischen Synkopen:
- Bewusstlosen hinlegen.
- Kopf tief- und Beine hochlagern.
- Vitalzeichen überwachen.
- Bewusstlosen nicht allein lassen.

VORSICHT
Jede Synkope beim alten Menschen sollte diagnostisch abgeklärt werden.

Zyanose

DEFINITION
Zyanose (*Blausucht*): Bläulich-rote Verfärbung der Haut oder Schleimhäute durch verminderten Sauerstoffgehalt des Blutes. Besonders gut sichtbar an Lippen und Akren (*Fingerspitzen, Zehenspitzen, Nasenspitze*).

Formen der **Zyanose**:
- **Zentrale Zyanose** (*pulmonale Zyanose*). Die arterielle Sauerstoff-Sättigung ist aufgrund von Lungenerkrankungen, Hypoventilation oder Anämien (aufgrund des fehlenden Hämoglobins zur Sauerstoffbindung) vermindert.
- **Periphere Zyanose**. Tritt bei verlangsamter Blutzirkulation auf.
- **Lokale Zyanose**. Das Sauerstoffangebot ist in einem bestimmten Gebiet reduziert, etwa bei einem durch pAVK (➤ 2.8.8) minderdurchbluteten Fuß.

2.7.5 Durchblutungsstörungen des Herzens

Koronare Herzkrankheit

DEFINITION
Koronare Herzkrankheit (*KHK*): Durch arteriosklerotische Veränderungen in den Koronararterien kommt es zu einer mangelhaften Durchblutung des Herzmuskels (*ischämische Herzkrankheit*).

Folgeerkrankungen der **KHK** sind Herzinfarkt, Herzinsuffizienz, Herzrhythmusstörungen und plötzlicher Herztod.

Krankheitsentstehung
Aufgrund einer fortschreitenden arteriosklerotischen Verengung (*Stenose*) der Herzkranzgefäße entsteht ein Missverhältnis zwischen Sauerstoff-Angebot und Sauerstoff-Bedarf des Herzmuskels. Je nachdem, wie viele Herzkranzgefäße von der koronaren Herzkrankheit betroffen sind, spricht man von einer Ein-, Zwei- oder Drei-Gefäß-Erkrankung, wobei im Alter die Mehrgefäßerkrankungen häufiger auftreten.
Risikofaktoren für eine KHK sind:
- Fettstoffwechselstörungen (➤ 2.5.14)
- Nikotinabusus
- Hypertonie (➤ 2.8.6)
- Diabetes mellitus (➤ 2.5.13)
- körperliche Inaktivität

Erstmanifestation (Manifestation = *erkennbar werden*) einer KHK sind meist **Angina-pectoris-Anfälle** oder ein **akutes Koronarsyndrom** (*ACS*).

Akutes Koronarsyndrom (ACS)
Unter dem Begriff **akutes Koronarsyndrom** werden alle akuten und unmittelbar lebensbedrohlichen Phasen einer KHK zusammengefasst. Hierzu gehören:
- instabile Angina pectoris ohne Anstieg von Troponin (➤ unten)
- instabile Angina pectoris oder Herzinfarkt mit Anstieg von Troponin, aber ohne ST-Hebung im EKG (*NSTEMI/non-ST-segment-elevation-myocardial infarction*)
- Herzinfarkt mit Troponinanstieg und mit ST-Hebung (*STEMI*)

Angina-pectoris-Anfälle
Angina-pectoris-Anfälle werden aufgrund körperlicher und psychischer Belastungen, durch den Einfluss kalter Außentemperaturen oder nach opulenten Mahlzeiten ausgelöst.
Verlaufsformen
- **Stabile Angina pectoris**. Wird regelmäßig aufgrund bestimmter Situationen ausgelöst (z. B. körperliche Betätigung) und reagiert auf Nitratgabe.
- **Instabile Angina pectoris**. Auch Präinfarktsyndrom genannt, weil die Symptome hinsichtlich Schwere, Dauer und Häufigkeit zunehmen.

Symptome und Untersuchungsbefund
Bei Angina-pectoris-Anfällen handelt es sich um Sek.–Min. anhaltende, heftige Schmerzen hinter dem Brustbein. Sie führen zu einem Engegefühl (Angina pectoris = *Brustenge*) und werden als äußerst bedrohlich empfunden. Die Schmerzen können bis zum Hals, in die Schulter bzw. in den linken Arm ausstrahlen (➤ Abb. 2.222). Sie klingen bei der Verabreichung eines kurz wirksamen Nitropräparats innerhalb von

Min. ab. **Klassische Symptome** einer Angina pectoris sind also:
- typische retrosternale Schmerzen
- Auslösung nach körperlicher oder psychischer Belastung
- Rückgang der Beschwerden nach Nitrogabe (oder durch körperliche Ruhe)

VORSICHT
Die als so typisch beschriebene Schmerzausstrahlung kann bei Menschen mit Diabetes mellitus und in höherem Alter fehlen. Hier dominieren Müdigkeit, Leistungsminderung, Schulter- bzw. Rückenschmerzen oder Magen-Darm-Beschwerden.

Die Diagnostik stützt sich auf die Anamnese und die typischen Symptome der Angina pectoris. Ein **Ruhe-EKG** ist in 50 % der Fälle unauffällig, daher ist ein Belastungs-EKG erforderlich. [3]

Durch die Koronarangiografie können Stenosen in den Koronararterien lokalisiert werden. Zum Ausschluss eines akuten Herzinfarkts sind wiederholte Puls- und Blutdruckmessungen sowie Blutentnahmen mit Bestimmung der Herzmuskelenzyme (Troponin T, Troponin I, MB-CK ➤ Herzinfarkt) notwendig.

Behandlung
Eine akute Angina pectoris kann die **Vorstufe** eines Herzinfarkts sein. Daher ist alles zu unternehmen, damit dieser nicht eintritt.
Erstmaßnahmen bei akuter Angina pectoris:
- Über die Rufanlage Alarm auslösen.
- Betroffenen ins Bett bringen, mit erhöhtem Oberkörper lagern.
- Beengende Kleidung entfernen.
- Vitalzeichen kontrollieren.
- Nitroglyzerin (z. B. Nitrolingual®) als Zerbeißkapsel oder Spray unter Beachtung von Kontraindikationen (➤ unten) sublingual verabreichen.
- Betroffenen nicht allein lassen.
- Nach Arztanordnung Sauerstoff und Schmerzmittel verabreichen.
- Evtl. Verlegung ins Krankenhaus vorbereiten.

Zu den therapeutischen Maßnahmen gehören:
- **Veränderung des Lebensstils** mit Gewichtsnormalisierung, Nikotinverzicht, mediterraner Kost, kontrolliertem körperlichem Training in Koronarsportgruppen und die Vermeidung von Reizüberflutung.
- **Medikation**: Die Wirkstoffgruppen senken entweder direkt die Herzarbeit, vermindern die Herztätigkeit über eine Vasodilatation (*Gefäßerweiterung*) der peripheren Gefäße oder verbessern die Fließeigenschaften (*rheologischen Eigenschaften*) des Blutes:
  – **Nitrate**. Entlastung der Herzarbeit durch Vasodilatation
  – **ASS** (z. B. Aspirin® 100), alternativ Clopidogrel (Plavix®). Verbesserung rheologischer Parameter
  – **β-Blocker** (z. B. Tenormin®). Hemmung der Sympathikusaktivität (also Minderung der Herzarbeit)
  – **Molsidomin** (Corvaton®). Alternativpräparat zu Nitraten
  – **Kalziumantagonisten** (Adalat®). Dilatation (*Erweiterung*) der Koronararterien und Senkung des peripheren Gefäßwiderstandes

Nitrate

DEFINITION
Nitrate (*Organo-Nitrate*): Salze der Salpetersäure.
Nitrattoleranz: Abschwächung der Wirkungen von Nitraten bei Langzeitanwendung; besonders ausgeprägt ist die Nitrattoleranz bei Glyzeroltrinitrat.

Beim **akuten Angina-pectoris-Anfall** werden die Präparate vorzugsweise sublingual verabreicht. Die Resorption des Wirkstoffes erfolgt über die Mundschleimhaut. Eine Wirkung zeigt sich bereits nach 1–3 Min. und hält etwa 30 Min. an. [4]
Nitrate entspannen die glatte Gefäßmuskulatur:
- Sie erweitern die großen venösen Gefäße; damit kommt weniger Blut zum Herzen zurück, die *Vorlast* des Herzens sinkt.
- Sie erweitern die peripheren Gefäße im arteriellen System; der Widerstand, gegen den das Herz anpumpen muss (*Nachlast*), reduziert sich.

Die hauptsächlich verwendeten **Substanzen** sind:
- **Glyzeroltrinitrat** (*Nitroglyzerin*), z. B. Nitrolingual® (Spray, Zerbeißkapseln) zur Behandlung eines akuten Angina-pectoris-Anfalls und zur Prophylaxe
- **Isosorbidmononitrat**, z. B. Ismo®, Mono-Mack® zur Prophylaxe
- **Isosorbiddinitrat** (*ISDN*), z. B. Isoket®, zur Prophylaxe

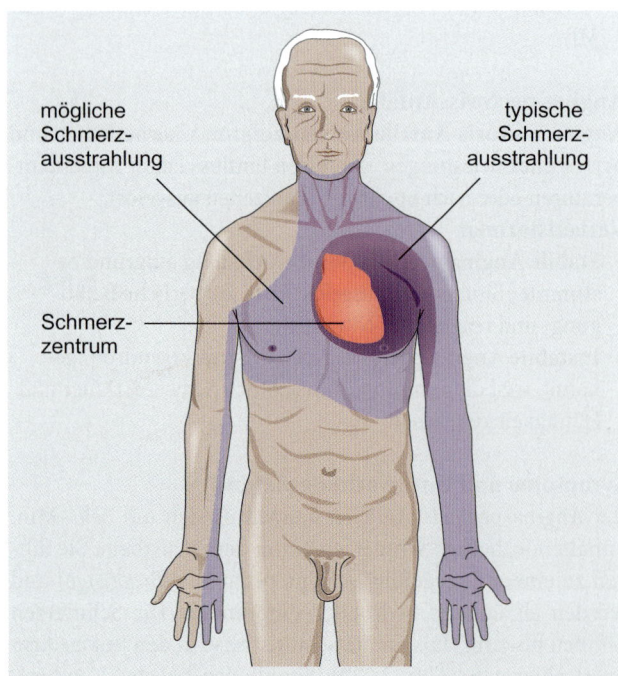

Abb. 2.222 Charakteristische Ausbreitung des Angina-pectoris- und Herzinfarkt-Schmerzes. [L157]

Als **unerwünschte Wirkungen** werden häufig Kopfschmerzen angegeben, die aufgrund der Dilatation (*Erweiterung*) von Hirngefäßen auftreten. Kreislaufbeschwerden wie Blutdruckabfall und reflektorische Tachykardie erklären sich ebenfalls durch die Entspannung der Gefäßmuskulatur. Selten kommt es zu Übelkeit und flüchtigen Hautrötungen (*Flush*). Kontraindikationen sind erhöhter intrakranieller Druck, Schock, systolischer Blutdruck < 90 mmHg und die Einnahme von Silendafil/Viagra®.

Revaskularisation
Ziele sind die Verbesserung der Herzmuskeldurchblutung, der Angina-pectoris-Symptomatik und der Belastbarkeit sowie die Senkung des Infarktrisikos. Folgende Verfahren sind verfügbar:
- **PTCA** (*Perkutane transluminale koronare Angioplastie, koronare Ballondilatation*). Unter Röntgendurchleuchtung schiebt der Arzt einen dünnen Katheter von der A. femoralis (*Oberschenkelarterie*) über die Aorta in das betreffende Koronargefäß. An der Enge wird der Ballon entfaltet und so die Stenose gedehnt (> Abb. 2.223). Die **PTCA** kann mit der Implantation eines **Stent** kombiniert werden, der das Lumen (*Weite*) des veränderten Gefäßes offen hält.
- **Bypassoperation**. Klassische Operationsverfahren erfordern beim aorto-koronaren Bypass (> Abb. 2.224) einen Zugang durch das Sternum (*Sternotomie*), den Herzstillstand und die Verwendung einer Herz-Lungenmaschine. Die Koronarstenose kann mit einem entsprechenden Gefäßstück aus der rechten oder linken A. thoracica, die dicht neben dem Sternum verläuft, überbrückt werden. Hierzu näht der Chirurg den entnommenen Gefäßabschnitt an einem Ende in die Aorta ein und leitet das andere Ende zum unterhalb der Stenose liegenden Gefäßabschnitt der Koronararterie. Ein aortokoronarer Venenbypass nutzt ein venöses Gefäß, vornehmlich eine oberflächliche Beinvene. Bei minimal invasiven Verfahren wird am schlagenden Herzen operiert und der Zugang durch eine kleine Thorakotomie ersetzt.

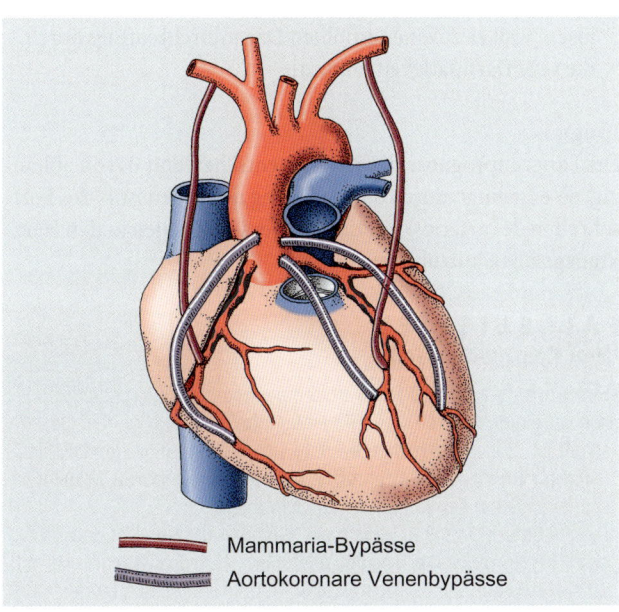

Abb. 2.224 Umgehung von zwei hochgradig verengten Koronararterien durch einen aorto-koronaren Venen-Bypass (*ACVB*) und durch Neueinpflanzung der A. thoracica interna (*innere Brustkorbarterie A. mammaria*). [L190]

Pflege
- Pflegebedürftigen **nach** einem **Angina-pectoris-Anfall** zunächst Bettruhe einhalten lassen.
- Obstipationsprophylaxe durchführen, um Pressen und damit eine intrathorakale Druckerhöhung mit erneuten Herzbeschwerden beim Stuhlgang zu vermeiden.
- Pflegebedürftigen vor Kälte schützen, da diese einen Angina-pectoris-Anfall auslösen kann.
- Blähende Speisen vermeiden, weil der Zwerchfellhochstand bei Blähungen die Herzbeschwerden verstärken kann.
- Mehrere kleine Mahlzeiten sind besser als wenige große. Opulente Mahlzeiten können Angina-pectoris-Anfälle aus-

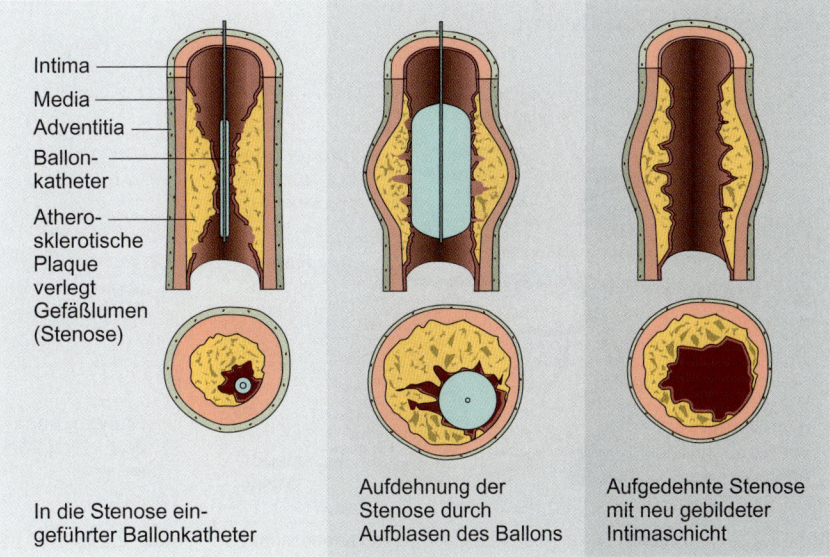

Abb. 2.223 Durchführung der perkutanen transluminalen (*koronaren*) Angioplastie. [L115]

lösen, weil es zu einer erhöhten Darmdurchblutung durch die rege Darmtätigkeit kommt.

Prognose
Die Langzeitprognose der KHK ist entscheidend davon abhängig, ob es gelingt, durch die Änderung des Lebensstils das Fortschreiten der arteriosklerotischen Veränderungen in den Herzkranzgefäßen aufzuhalten.

FALLBEISPIEL
Herr Constantino, Teil I

Herr Constantino ist 80 Jahre alt, temperamentvoll und cholerisch. Er zog vor einigen Jahren ins Seniorenwohnheim, weil er gern in Gesellschaft ist. Vor zwei Wochen hatte er sich bei einem Sturz eine Radiusfraktur zugezogen. Da der rechte Arm eingegipst wurde, braucht er seither Hilfe bei der Einnahme der Mahlzeiten.
Die Pflegefachkraft Frau Mutz weiß, dass der alte Herr vor dem Frühstück immer mit seiner Tochter telefoniert. Herr Constantino ist mit dem Lebensstil seiner Tochter überhaupt nicht einverstanden und kann nach so einem Telefonat sehr zornig sein. Da er an Angina pectoris leidet, hat Fr. Mutz schon einmal Erstmaßnahmen bei einem akuten Angina-pectoris-Anfall ergreifen müssen. Damals hatte die prompte Verabreichung des Nitrosprays den Anfall schnell beendet.

Herzinfarkt

DEFINITION

Herzinfarkt (*Myokardinfarkt*): Irreversibler Untergang von Herzmuskelgewebe durch einen Verschluss der versorgenden Herzkranzarterie oder deren Äste (➤ Abb. 2.225).

Krankheitsentstehung
Ein Herzinfarkt entsteht in fast allen Fällen aufgrund einer KHK. Auslöser können körperliche und psychische Belastungen sein, wenn dem Herzmuskel aufgrund einer Steigerung des Sauerstoffbedarfs zu wenig Blut zur Verfügung steht. Diskutiert wird auch, dass ein plötzliches Aufbrechen arteriosklerotischer Plaques zum endgültigen Verschluss des stenosierten Koronararterienabschnitts führt.

Symptome und Untersuchungsbefund
Symptome, die auf einen Herzinfarkt hindeuten:
- plötzlich auftretende, heftige retrosternale Schmerzen (*Vernichtungsschmerz*), häufig in Verbindung mit starkem Engegefühl und einer Schmerzausstrahlung wie bei einem Angina-pectoris-Anfall
- Schmerzen, die durch Nitroglyzerin kaum zu beeinflussen sind
- vegetative Symptome (Schwitzen, Übelkeit, Erbrechen)
- blasse, fahl-graue Gesichtsfarbe mit kaltem Schweiß auf der Stirn
- Schwächegefühl, Angst, Dyspnoe

Nach der WHO-Definition ist von einem Herzinfarkt auszugehen, wenn folgende Kriterien erfüllt sind:
- typische Symptomatik länger als 30 Min.
- Nachweis infarkttypischer Blutparameter (Troponin I, Troponin T, CK-MB ➤ unten)
- infarkttypisches EKG (➤ Abb. 2.226)

FALLBEISPIEL
Herr Constantino, Teil II

Als Frau Mutz das Zimmer von Herrn Constantino betritt, sitzt dieser gekrümmt im Sessel. Der rechte, frakturierte Arm ist auf die Sessellehne gelagert, mit der linken Hand drückt er gegen sein Brustbein. Schwer keuchend ringt er nach Luft. Kalter Schweiß steht in seinem blassen, verzerrten Gesicht, seine Augen sind in Todesangst weit aufgerissen.

Untersuchungsbefund
Das diagnostische Vorgehen umfasst die körperliche Untersuchung, EKG, Röntgen, Herzkatheter, Echokardiogramm und eine Myokardszintigrafie zur Beurteilung der mit Blut versorgten Herzmuskelbereiche. Ein **EKG** kann infarkttypische Veränderungen zeigen, in den ersten Std. aber auch unauffällig sein. Daher schließen erst zwei EKG-Ableitungen in einem Abstand von etwa 24 Std. einen Herzinfarkt aus. Große Bedeutung haben folgende Laborbefunde: [5]

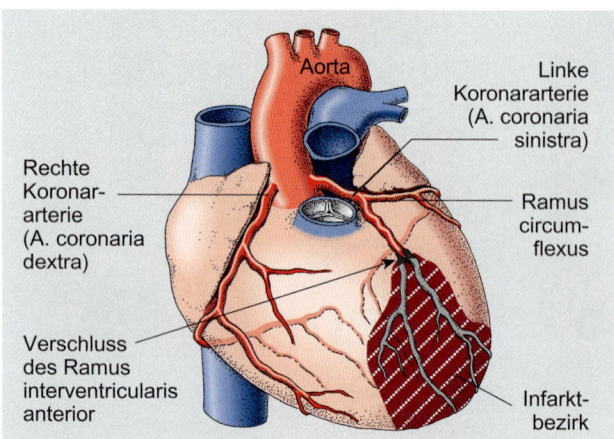

Abb. 2.225 Herzinfarkt. Durch Verschluss einer Koronararterie stirbt das von dieser Arterie versorgte Herzmuskelgewebe ab. [L190]

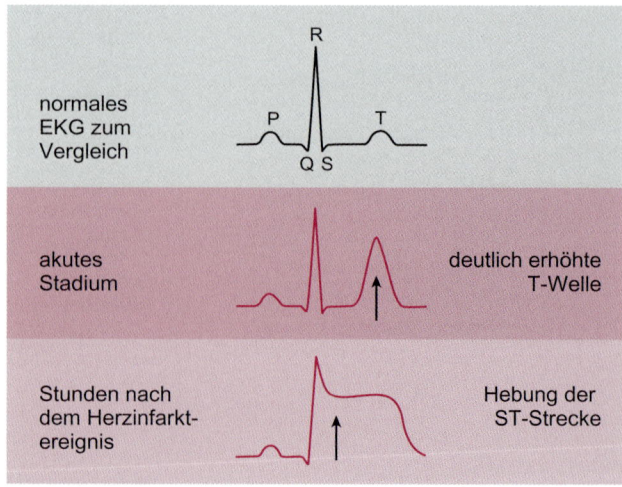

Abb. 2.226 EKG-Veränderungen nach Herzinfarkt. [L157]

- **Muskelproteine Troponin I und Troponin T**. Die beiden Muskelproteine sind herzmuskelspezifisch und steigen 3 Std. nach Infarktbeginn an.
- Erhöhungen der **Kreatinkinase** (*CK*), insbesondere der **CK-MB** (*Kreatinkinase Myokardtyp*). Sie ist nach 4–6 Std. nachweisbar.
- Nachweis von **h-FABP** (**h**eart **f**atty **a**cid **b**inding **p**rotein), tritt 20 min. nach einem Herzinfarkt im Blut auf.

VORSICHT
Das Enzym **Kreatinkinase** (*CK*) ist ein Leitenzym für die Diagnose von Schädigungen der Herz- und Skelettmuskulatur. Es gelangt nach einem Infarkt aus den geschädigten Herzmuskelzellen ins Blut und kann dort in erhöhter Konzentration nachgewiesen werden. Da ein CK-Anstieg jedoch auch durch Muskelschäden (z. B. i. m.-Injektionen) erfolgt, ist bei einem Pflegebedürftigen mit Verdacht auf Herzinfarkt eine i. m.-Injektion zu unterlassen.

Komplikationen
- Herzrhythmusstörungen
- kardiogener Schock (> 2.8.10)
- Herzinsuffizienz
- Herzwandaneurysma (*Aussackung der Herzwand*). Ein Aneurysma kann rupturieren (*platzen*) und eine Perikardtamponade auslösen oder zum Entstehungsort von Thromben und in der Folge von arteriellen Embolien werden.

Behandlung
Erstmaßnahmen
- unverzüglich Notarzt rufen
- engmaschige Überprüfung der Vitalzeichen (insbesondere der Pulsfrequenz) wegen der Gefahr von Herzrhythmusstörungen
- Erkrankten nicht allein lassen
- Lagerung mit erhöhtem Oberkörper zur Atemerleichterung und Herzentlastung
- Nitroglyzerin sublingual oder Sprühstoß
- weitere Medikation nach Arztanordnung: Sauerstoffgabe, Sedativa, ASS, Analgetika, Betablocker (cave: keine i. m.-Injektionen)
- sofortiger Transport mit Arztbegleitung in die Klinik

FALLBEISPIEL
Herr Constantino, Teil III

Frau Mutz eilt zur Alarmanlage und löst den Notruf aus. Die Verabreichung von Nitrospray bringt dieses Mal keine Erleichterung. Frau Mutz belässt Herrn Constantino im Sessel, da er dort sicher mit erhöhtem Oberkörper sitzen kann. Sie überprüft in kurzen Abständen die Vitalzeichen mit besonderem Augenmerk auf die Pulsfrequenz. Frau Mutz wirkt beruhigend auf Herrn Constantino ein und kümmert sich schließlich um die persönlichen Dinge, die Herr Constantino im Krankenhaus brauchen wird.
Endlich kommt der Notarzt. Frau Mutz assistiert bei der Sauerstoffgabe, dem Legen eines venösen Zugangs und der intravenösen Gabe von Schmerz- und Beruhigungsmitteln. So schnell wie möglich wird Herr Constantino ins Krankenhaus transportiert.

Maßnahmen im Krankenhaus
Die Behandlung auf der Intensivstation und die Medikation mit Analgetika, Sauerstoff, Nitroglyzerin, Betablockern, Heparin, ACE-Hemmern und Statinen (Cholesterinsynthesehemmer, sollen die Stabilisierung von Plaques fördern, damit sie nicht aufbrechen) haben das Ziel, eine weitere Schädigung von Herzmuskelzellen und die genannten Komplikationen zu vermeiden. Invasive Verfahren sind die **Akut-PTCA** mit und ohne Stentimplantation und eine **systemische Lysebehandlung**, sofern der Beginn des Infarkts nicht mehr als 6 (–12) Std. zurückliegt.

Zur Langzeitprophylaxe haben sich Thrombozytenaggregationshemmer (ASS® 100) oder Cumarine (Marcumar®) bewährt. Hinzu kommt die Abklärung von Risikofaktoren und deren Behandlung.

Prognose
Innerhalb der ersten 24 Std. versterben etwa 30 % der Betroffenen. Häufigste Todesursache ist das Kammerflimmern. [3]

Die Prognose nach einem Herzinfarkt wird entscheidend durch den Anteil des noch funktionsfähigen Herzmuskelgewebes und dem Fortbestehen der bekannten Risikofaktoren bestimmt.

2.7.6 Herzinsuffizienz

DEFINITION
Herzinsuffizienz (*Herzmuskelschwäche*): Unvermögen des Herzens, das zur Versorgung des Organismus erforderliche Blutvolumen zu fördern.

Bei der Herzinsuffizienz ist entweder die Auswurfleistung der linken Herzkammer (*Linksherzinsuffizienz*), der rechten Herzkammer (*Rechtsherzinsuffizienz*) oder des gesamten Herzens (*Globalinsuffizienz*) herabgesetzt.

Herzmuskelhypertrophie, Steigerung der Herzfrequenz, Erhöhung des Gefäßtonus und die Aktivierung des Renin-Angiotensin-Aldosteron-Mechanismus (> 2.11.3) tragen bei einer **kompensierten Herzinsuffizienz** dazu bei, dass ein gerade noch ausreichendes Herzzeitvolumen gefördert werden kann. Bei der **dekompensierten Herzinsuffizienz** reichen diese Mechanismen nicht mehr aus. Eine **akute Herzinsuffizienz** entwickelt sich innerhalb von Std. oder Tagen, die **chronische Herzinsuffizienz** entsteht innerhalb von Monaten oder Jahren.

Akute Herzinsuffizienz

Herzinfarkt und hypertensive Krise können zu einer **akuten Linksherzinsuffizienz** führen. **Folge** ist ein akutes **Lungenödem** oder der **kardiogene Schock**.

Die **akute Rechtsherzinsuffizienz** tritt am häufigsten durch eine **Lungenembolie** mit plötzlichem Druckanstieg im Lungenkreislauf (*akutes Cor pulmonale* > 2.9.11) oder im Rahmen einer akuten Linksherzinsuffizienz auf.

Chronische Herzinsuffizienz

Nahezu 50 % der Menschen über 65 Jahre sind an einer chronischen Herzinsuffizienz erkrankt. [2]

Krankheitsentstehung

Eine **chronische Herzinsuffizienz** entsteht aufgrund vorhandener Herz-Kreislauf-Erkrankungen wie Herzinfarkt (➤ 2.7.5), Herzwandaneurysmen (➤ 2.7.5), Herzrhythmusstörungen (➤ 2.7.7), Kardiomyopathien (➤ 2.7.9), Herzklappenfehler (➤ 2.7.10), Herzentzündungen (➤ 2.7.11) und chronischer Hypertonie (➤ 2.8.6). Folgen der Pumpschwäche:

- **Vorwärtsversagen** mit Verminderung des Herzzeitvolumens und einer peripheren Minderdurchblutung
- **Rückwärtsversagen** mit Stauungserscheinungen in den Venen und vorgeschalteten Organen (➤ unten)

Symptome und Untersuchungsbefund

DEFINITION

Asthma cardiale: Anfallsweise v. a. nachts auftretende Atemnot und Husten als Zeichen der Überlastung im Lungenkreislauf. Beim Aufstehen bessert sich der Zustand aufgrund der Umverteilung des Blutes in die unteren Körperpartien.

Aufgrund des **Rückwärtsversagens** staut sich das Blut bei der **Linksherzinsuffizienz** in den **Lungenkreislauf** zurück. Leitsymptom ist die Einschränkung der Atmung (➤ Tab. 2.27). Das **Vorwärtsversagen** führt zu Müdigkeit und Leistungsminderung. Die arterielle Minderdurchblutung kann zu Ischämien im Gehirn und den Beinen führen, insbesondere, wenn arteriosklerotische Veränderungen vorhanden sind. Eine bestehende Demenz kann hierdurch ebenfalls verschlimmert werden.

Beim **Rückwärtsversagen** einer **Rechtsherzinsuffizienz** staut sich das Blut im **Körperkreislauf** (➤ Abb. 2.228). Das **Vorwärtsversagen** betrifft die Lungendurchblutung. Aufgrund eines eingeschränkten Auswurfvolumens des rechten Ventrikels wird die Lunge weniger durchblutet, die Sauerstoffsättigung des Blutes vermindert sich.

Die NYHA-Stadieneinteilung (NYHA = *New York Heart Association*) einer Herzinsuffizienz erfolgt anhand der subjektiven Beschwerden (➤ Tab. 2.27).

Zur Diagnostik gehören Anamnese, körperliche Untersuchung, EKG, Röntgendiagnostik, Echokardiografie, Labordiagnostik, Ergometrie und Spirometrie (*Bestimmung der Lungenfunktion*).

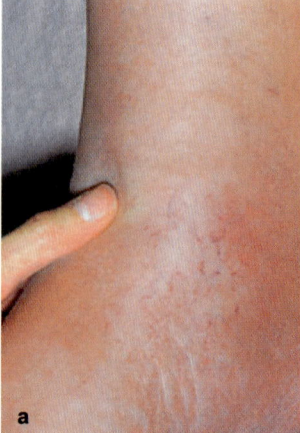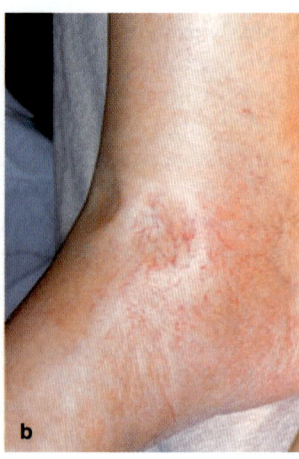

Abb. 2.227 Knöchelödem bei Herzinsuffizienz. [E288]

Behandlung

- Allgemeinmaßnahmen zur Entlastung des Herzens
- Behandlung von Erkrankungen, die zur Herzinsuffizienz führten
- Verordnung von Medikamenten zur Stärkung der Herzkraft

Allgemeinmaßnahmen

Zu den **Allgemeinmaßnahmen** gehören die Veränderung des Lebensstils mit körperlicher und – wenn möglich – psychischer Entlastung, leicht verdaulicher Kost, kleinen Mahlzeiten und Begrenzung der Flüssigkeitszufuhr (➤ Pflege), Nikotin- und Alkoholkarenz, körperliche Bewegung nach Arztanordnung sowie die Überprüfung der aktuellen Medikamenteneinnahme.

Zu den **Medikamenten**, die eine **Herzinsuffizienz verstärken**, zählen Glukokortikoide, Antidepressiva, Interferon, Zytostatika und Neuroleptika. **Der Auslöser** der Herzinsuffizienz (Hypertonie, Schilddrüsenüberfunktionen, Anämie, Herzklappenerkrankungen) sollte angemessen behandelt werden (➤ 1.5.1).

Medikamente

Die **medikamentöse Therapie** erfolgt je nach NYHA-Stadium (➤ Tab. 2.27). Zur Auswahl stehen:

- ACE-Hemmer – wirken gefäßerweiternd.
- Betablocker – hemmen Sympathikuseinflüsse auf das Herz.
- Diuretika – schwemmen die Ödeme aus.
- Aldosteronantagonisten – fördern die Diurese (*Wasserausscheidung*).
- Herzglykoside – steigern die Herzkraft.

Tab. 2.27 Stadieneinteilung der Herzinsuffizienz gemäß der New York Heart Association (*NYHA*).

Insuffizienz-Stadium	Beschwerden
I	Beschwerdefreiheit und alltägliche körperliche Belastungsfähigkeit (jedoch Risikofaktoren oder Zeichen einer Herzschädigung)
II	leichte Einschränkung der körperlichen Belastungsfähigkeit mit Atemnot, Angina-pectoris-Anfällen oder Herzrhythmusstörungen; keine Beschwerden in Ruhe
III	deutliche Einschränkung der Belastungsfähigkeit mit Atemnot, Angina-pectoris-Anfällen oder Herzrhythmusstörungen; relativ beschwerdefrei in Ruhe
IV	Beschwerden in Ruhe, Bettlägerigkeit

2.7 Herzerkrankungen

Linksherzinsuffizienz

Häufige Ursachen:
KHK einschl. Herzinfarkt, arterielle Hypertonie, Klappenfehler (v.a. des linken Herzens), Rhythmusstörungen

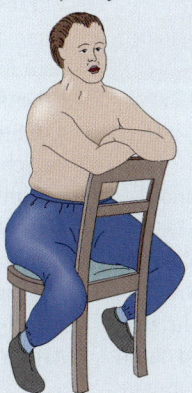

Symptome bei Linksherzinsuffizienz
- Belastungs-, Ruhedyspnoe, Orthopnoe
- Rasselgeräusche über Lunge, Husten
- Lungenödem
- Zyanose
- Einsatz der Atemhilfsmuskulatur

Rechtsherzinsuffizienz

Häufige Ursachen:
Linksherzinsuffizienz, Herzklappenfehler (v.a. des rechten Herzens), Lungenerkrankungen

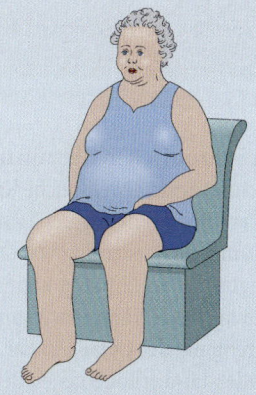

Symptome bei Rechtsherzinsuffizienz
- Gestaute, erweiterte Halsvenen
- Ödeme (Bauch, Unterschenkel, Füße)
- Gewichtszunahme
- Leber- und Milzvergrößerung
- Aszites
- „Magenbeschwerden"

Gemeinsame Symptome
- Eingeschränkte Leistungsfähigkeit, Schwäche und Ermüdbarkeit
- Nykturie
- Tachykardie bei Belastung, Herzrhythmusstörungen
- Herzvergrößerung, Pleura- und Perikarderguss
- Im Spätstadium niedriger Blutdruck

Abb. 2.228 Häufige Ursachen; unterschiedliche und gemeinsame Symptome von Links- und Rechtsherzinsuffizienz. [L190]

Herzglykoside

> **DEFINITION**
> **Herzglykoside** (*herzwirksame Glykoside*): Zuckerhaltige Verbindungen mit herzstärkender Wirkung die ursprünglich aus Pflanzen (Fingerhut, Meerzwiebel, Maiglöckchen) gewonnen wurden.

Indikationen sind die chronische Herzinsuffizienz und Herzrhythmusstörungen (Vorhofflattern und -flimmern). Digitalisglykoside haben vielfältige Wirkungen auf das Herz:
- Steigerung der Kontraktionskraft des Herzmuskels (*positive Inotropie*)
- Senkung der Herzschlagfrequenz (*negative Chronotropie*)
- Verzögerung der Erregungsleitung (*negative Dromotropie*)
- Steigerung der Reizbildung (*positive Bathmotropie*)

Diese Wirkungen führen dazu, dass es zu einer erhöhten Diurese mit Ausschwemmung der Ödeme kommt. Sauerstoffverbrauch und Dyspnoe nehmen ab, die Leistungsfähigkeit der Herzmuskulatur nimmt zu. ➤ Tab. 2.28 gibt einen Überblick über die Herzglykoside Digoxin und Digitoxin, den Wirkungseintritt nach i. v.-Gabe und die Ausscheidungsorgane.

Allen Digitalisglykosiden ist die **geringe therapeutische Breite** gemeinsam, d.h. der Unterschied zwischen wirksamer und schädigender Dosis ist sehr gering. Unerwünschte Wirkungen:
- Appetitlosigkeit, Übelkeit und Erbrechen

Tab. 2.28 Wichtige Herzglykoside, Wirkungseintritt und Ausscheidung.

Wirkstoff	Handelsname (Beispiele)	Wirkungseintritt nach i.v.-Gabe [4]	Ausscheidung v. a. über	Bemerkungen
Digoxin • Beta-Acetyldigoxin • Metildigoxin	• Lanicor® • Novodigal® • Lanitop®	• 15–30 Min. • 5–20 Min. • 5–20 Min.	• Nieren	• bei Niereninsuffizienz **ungeeignet**
Digitoxin	• Digimerck®	• 25 Min.–2 Std.	• Leber • (Nieren)	• bei Niereninsuffizienz **möglich**

- zentralnervöse Störungen (Verwirrtheit, Halluzinationen)
- Herzrhythmusstörungen
- Sehstörungen (verändertes Farbensehen im Grün-Gelb-Bereich)

> **VORSICHT**
> Kalium vermindert die Wirkung von Herzglykosiden, Kalzium fördert sie.

Pflege bei chronischer Herzinsuffizienz
- Auf kochsalzarme, eiweißreiche Kost und – nach Arztanordnung – auf Beschränkung der Trinkmenge achten (ca. 1–1,5 l täglich), um die Entstehung von Ödemen nicht zu begünstigen.
- Körpergewicht regelmäßig kontrollieren (*Ödemkontrolle*).
- Lang andauernde Kälteeinwirkung vermeiden, da Kälte zu einer Verengung der Gefäße in der Peripherie führt und damit den Widerstand erhöht, gegen den das Herz arbeiten muss.
- Kranken mit erhöhtem Oberkörper lagern.
- Medikamentöse Therapie überwachen.

Prognose
Die **Prognose** einer Herzinsuffizienz ist dann gut, wenn es im Anfangsstadium der Herzinsuffizienz gelingt, die Ursache zu beseitigen.

Akutes Lungenödem

> **DEFINITION**
> **Lungenödem**: Lebensbedrohliche Atemstörung durch die Ansammlung von seröser Flüssigkeit in der Lunge.

Krankheitsentstehung
Ursachen eines Lungenödems sind kardiale und nichtkardiale Erkrankungen (Magensaftaspiration, Reizgase, Niereninsuffizienz). Häufigster Anlass ist die **Linksherzinsuffizienz**. Das kardial bedingte Lungenödem entwickelt sich über mehrere Stufen:
- erst als Stauungslunge mit prall gefüllten Lungenvenen und -kapillaren,
- dann die Ansammlung von Flüssigkeit im Lungeninterstitium (*Lungenzwischengewebe*), das zwischen den Lungenbläschen und den Kapillaren liegt,
- schließlich der Übertritt von Flüssigkeit in die Lungenbläschen.

Symptome
Symptome sind Husten, zunehmende Atemnot, „brodelnde" Rasselgeräusche mit schaumig-rotem Sputum, Zyanose, Tachykardie, Unruhe und Todesangst.

Behandlung
Sofortmaßnahmen: Atemwege frei machen, Bettruhe mit Herzbettlage (Oberkörper des Erkrankten hoch, Beine tief lagern), Arzt informieren, Vitalzeichenkontrolle und ggf. Sauerstoffzufuhr.

Auf **ärztliche Anordnung** erfolgen die Gabe von Nitroglyzerin sublingual sowie Diuretika und Sedativa.

Herztransplantation
Voraussetzungen zur **Herztransplantation** sind ein guter Allgemeinzustand des Betroffenen und die Annahme, dass aus dem Eingriff eine Verbesserung der Lebenserwartung und der Lebensqualität resultiert. Das Spenderherz muss innerhalb von 4–6 Std. nach der Entnahme eingepflanzt werden, da es sonst zu Schädigungen am Herzmuskelgewebe des Spenderherzens kommt. Nach der Operation ist eine immunsuppressive Therapie notwendig, damit das transplantierte Herz vom Empfängerorganismus nicht abgestoßen wird.

Kontraindikationen sind z. B. eine fortgeschrittene Krebserkrankung, Drogen- oder Alkoholabusus und eine schwere Arteriosklerose.

> **SURFTIPP**
> Deutsche Transplantationshilfe e. V.: www.transplantationshilfe.de

2.7.7 Herzrhythmusstörungen

Pulsmessung, Elektrokardiogramm (EKG) ➤ 1.5.4

> **DEFINITION**
> **Herzrhythmusstörung**: Störung der Frequenz oder der Regelmäßigkeit des Herzschlags.
> **Tachykardie**: Herzfrequenz > 100 Schlägen/Min.
> **Bradykardie**: Herzfrequenz < 60 Schlägen/Min.
> **Arrhythmie**: Unregelmäßiger Herzschlag.
> **Extrasystolen**: Herzschläge, die außerhalb des regulären Grundrhythmus auftreten.

Ursachen von **Herzrhythmusstörungen** sind Herzerkrankungen sowie Erkrankungen der Schilddrüse und Hypertonie. Zahlreiche Medikamente lösen ebenfalls Herzrhythmusstörungen aus, etwa Digitalis, Antidepressiva, Antiarrhythmika, Sedativa und Antihypertensiva. Herzrhythmusstörungen können eingeteilt werden:
- aufgrund ihrer **Frequenz** (Bradykardie, Tachykardie)
- nach dem Auftreten von **Extrasystolen** (supraventrikuläre und ventrikuläre Extrasystolen)

Eine weitere Untergliederung ergibt sich entsprechend der Einteilung des Reizleitungssystems (➤ 2.7.2) in **Erregungsbildungsstörungen** und **Erregungsleitungsstörungen**.

Extrasystolen

Extrasystolen sind die häufigsten Arrhythmien. Sie entstehen entweder aufgrund einer Erregungsbildungs- oder Erregungsleitungsstörung und sind durch Herzaktionen gekennzeichnet, die in den regulären Grundrhythmus einfallen. Beim Gesunden auftretende Extrasystolen werden nach Übermüdung, Alkoholkonsum, Nikotin- und Koffeingenuss beobachtet. Kaliummangel (Überprüfung der Diuretika-Therapie!), die Einnahme oben genannter Medikamente und Herzerkrankungen müssen abgeklärt werden. **Supraventrikuläre Extrasystolen**, die vom Vorhof ausgehen, erfahren eine Behandlung mit Kalziumantagonisten oder Betablockern. **Ventrikuläre Extrasystolen** können bei gehäuftem Auftreten zu lebensgefährlichem Kammerflattern und Kammerflimmern führen.

Symptome und Untersuchungsbefund
Herzrhythmusstörungen werden vom Betroffenen als Herzstolpern oder, bei tachykarden Störungen, als Herzrasen beschrieben. Weitere Symptome, die sich aufgrund des reduzierten Herzzeitvolumens ergeben, sind Benommenheit, Schwindel, Angina-pectoris-Anfälle, Synkopen, Verwirrtheitszustände, Hirn- bzw. Herzinfarkt oder die Entgleisung einer bestehenden Herzinsuffizienz. Gefährlich sind arterielle Embolien, die besonders bei Vorhofflimmern auftreten und Ursache von Schlaganfällen sind. Die Diagnose erfolgt durch die Anamnese und das EKG (> Abb. 2.229, > Abb. 2.231).

Erregungsbildungsstörungen

Supraventrikuläre Störungen der Erregungszentren
Folgende Störungen der Erregungszentren treten im **Sinusknoten**, **AV-Knoten** oder **Vorhof** auf:
- **Sinusarrhythmie**. Physiologisch während der Einatmung
- **Sinusknotenbradykardie**. Ursachen sind z. B. Hypothyreose, Erbrechen, intrakranielle Drucksteigerung, Medikamenteneinnahme (z. B. Betablocker) oder Karotissinus-Syndrom (> unten)
- **Sinusknotentachykardie** (> Tab. 2.29)
- **Sick-Sinus-Syndrom** (*Syndrom des kranken Sinusknotens* > unten)
- **Paroxysmale** (*anfallartige*) **supraventrikuläre Tachykardie** (> Tab. 2.29)
- **Vorhofflattern** (> Tab. 2.29)
- **Vorhofflimmern** (> Tab. 2.29); häufigste Form der supraventrikulären Tachykardien

Ventrikuläre tachykarde Störungen
Bei **ventrikulären tachykarden Störungen** liegt das Erregungsbildungszentrum in den Herzkammern. Betroffen sind die Tawaraschenkel oder das Kammermyokard. KHK oder Herzinfarkt gehören zu den auslösenden Ursachen. Die Symptome äußern sich in Herzrasen und Angina-pectoris-Anfällen. Lungenödem, kardiogener Schock sowie lebensgefährliches Kammerflattern und Kammerflimmern (> Tab. 2.29) sind schwere Komplikationen, an die bei ventrikulären Tachykardien zu denken ist.

Karotissinus-Syndrom
Das **Karotissinus-Syndrom** (*hyperreaktiver Karotissinus*) entsteht durch eine Überempfindlichkeit der Druckrezeptoren an der Teilungsstelle der A. carotis communis (*Karotissinus*)

Tab. 2.29 Übersicht über tachykarde Herzrhythmusstörungen. F = Herzfrequenz (*Kammerfrequenz*).

Erkrankung	Definition	Ursachen/Symptome/Komplikationen	Therapie
supraventrikuläre Tachykardien			
paroxysmale supraventrikuläre Tachykardie	• von den Vorhöfen ausgehende Erregungen, die alle auf die Kammern übergeleitet werden • F = 160–200/Min.	• S: plötzliche Anfälle von Herzrasen, evtl. mit Schwindel und Bewusstlosigkeit	• Beruhigung • Steigerung des Vagotonus durch Trinken von kaltem Wasser • ggf. Antiarrhythmika
Sinusknotentachykardie (> Abb. 2.230)	• vom Sinusknoten ausgehende Erregungen • F = 100–160/Min. • Herzschlag regelmäßig	• U: körperliche/psychische Belastungen, Fieber, Schilddrüsenüberfunktion, Blutverlust, Koffein, Medikamente • S: beschleunigter Herzschlag	• Beseitigung der Grunderkrankung • Betablocker, Kalziumantagonisten (Verapamil)
Vorhofflattern	• 250–350 Vorhofkontraktionen/Min. • oft Überleitung nur jeder 2. oder 3. Kontraktion • F = 125–150/Min.	• U: meist bei bestehenden Herzerkrankungen • S: Herzrasen, Schwäche • K: Thrombenbildung	• Thromboembolieprophylaxe • Antiarrhythmika • Elektrotherapie
Vorhofflimmern (> Abb. 2.231)	• 350–600 Vorhofkontraktionen/Min. • absolute Arrhythmie mit F: 100–150/Min.	• U: Klappenfehler, Blutdruckkrisen • S: völlig unregelmäßiger Herzschlag, Synkopen, Dyspnoe • K: Thrombenbildung	• Behandlung der Grunderkrankung • Digitalis, dann Antiarrhythmika • Elektrotherapie • Antikoagulation
ventrikuläre Tachykardien			
Kammerflattern (> Abb. 2.233) Kammerflimmern (> Abb. 2.233)	• Kammerfrequenz 250–350/Min. • Kammerfrequenz > 350/Min.	• U: KHK, Herzinfarkt, Kardiomyopathie, Myokarditis • S: (funktioneller) Herz-Kreislaufstillstand	• Reanimation • Defibrillation • anschließend: Behandlung der Grunderkrankung, Antiarrhythmika

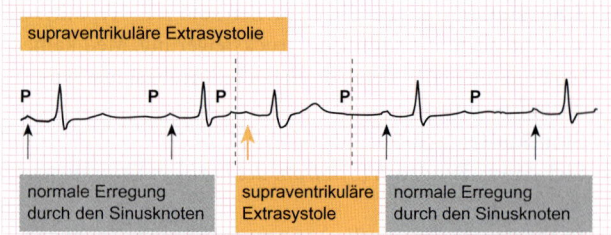

Abb. 2.229 EKG-Bild bei supraventrikulärer Extrasystolie. Da hier die Erregungswelle einen anderen Weg als bei einer vom Sinusknoten ausgehenden Erregung nimmt, sieht die P-Welle der Extrasystole abnorm aus. [L190]

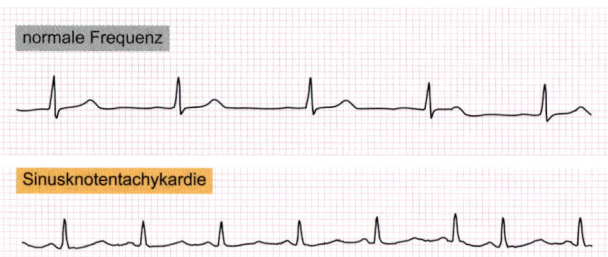

Abb. 2.230 EKG-Bild bei Sinusknotentachykardie (oben zum Vergleich bei normaler Herzfrequenz). Bei einer hochgradigen Sinusknotentachykardie sind die P-Wellen manchmal schwer zu erkennen. [L190]

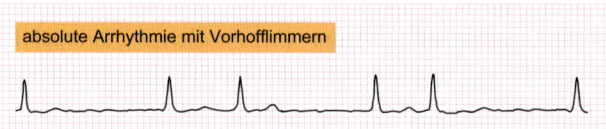

Abb. 2.231 EKG-Bild mit absoluter Arrhythmie bei Vorhofflimmern. [L190]

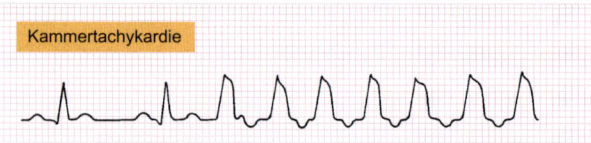

Abb. 2.232 EKG-Bild bei ventrikulärer Tachykardie. [L190]

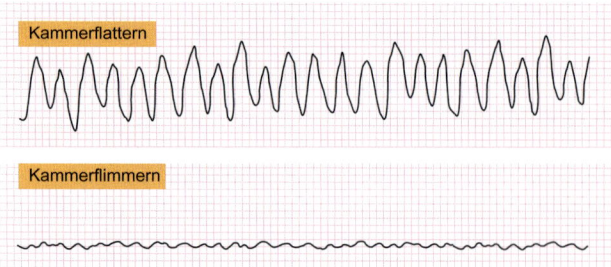

Abb. 2.233 Oben: EKG-Bild bei Kammerflattern mit haarnadelförmigen Kammerkomplexen. Unten: EKG-Bild bei Kammerflimmern mit nicht mehr voneinander trennbaren Kammerkomplexen. [L190]

in die A. carotis externa und die A. carotis interna. Die Betroffenen, oftmals ältere Männer, klagen, dass bei spontanen Kopfdrehungen oder Kopfneigungen nach hinten, dem Gebrauch von einengenden Krawatten oder Hemdkragen, aber auch während des Rasierens Anfälle von Schwindel oder eine kurzzeitige Bewusstlosigkeit auftreten. Eine begleitende Bradykardie erfordert evtl. die Implantation eines **Herzschrittmachers**.

Sick-Sinus-Syndrom

Das **Sick-Sinus-Syndrom** (*Syndrom des kranken Sinusknotens*) zeigt Phasen von bradykarden und tachykarden Herzrhythmusstörungen. Ursache können eine KHK, Kardiomyopathien oder eine Myokarditis sein. Herzklopfen, Angina-pectoris-Anfälle und Dyspnoe wechseln sich ab mit Schwindel und Adam-Stokes-Anfällen (➤ Kasten). Therapeutisch sind eine antiarrhythmische Behandlung sowie ein Herzschrittmacher zu erwägen.

➤ Tab. 2.29 gibt eine Zusammenfassung der verschiedenen tachykarden Herzrhythmusstörungen, ihrer Ursachen (U), Symptome (S) und Komplikationen (K).

Erregungsleitungsstörungen

> **DEFINITION**
> **Erregungsleitungsstörungen** (*Reizleitungsstörungen*): Erregungen aus dem Sinusknoten werden aufgrund kardialer Grunderkrankungen oder unerwünschter Medikamentenwirkungen nicht auf physiologische Art und Weise bis zum Myokard weitergeleitet.

Erregungsleitungsstörungen können gegliedert werden in:
- Blockierungen der Erregungsleitung (Sinuatrialer Block, atrioventrikulärer Block, Schenkelblock)
- Präexzitationssyndrome (WPW-Syndrom)

Blockierungen der Erregungsleitung

> **DEFINITION**
> **Adam-Stokes-Anfall**: Synkope durch zerebralen Sauerstoffmangel, die aufgrund schwerwiegender Herzrhythmusstörungen auftritt.

Sinuatrialer Block

Ein **sinuatrialer Block** entsteht aufgrund einer verzögerten oder unterbrochenen Erregungsleitung vom Sinusknoten zur Vorhofmuskulatur. Komplikation ist der Adams-Stokes-Anfall. **Therapie**: Überprüfung der Medikation (Digitalistherapie, Antiarrhythmika). Bei Adams-Stokes-Anfällen erfolgt die Implantation eines Herzschrittmachers.

Atrioventrikulärer Block

Ein **atrioventrikulärer Block** (*AV-Block*) tritt bei einer verzögerten oder unterbrochenen Erregungsleitung von den Vorhöfen zu den Kammern auf. Je nachdem, wie die Überleitung erfolgt, können drei Grade eines AV-Blocks unterschieden werden (➤ Abb. 2.234):
- **AV-Block I. Grades**: Die Überleitung findet verzögert statt und ist im EKG als Verlängerung der PQ-Zeit sichtbar. Eine Behandlung ist meist nicht erforderlich.

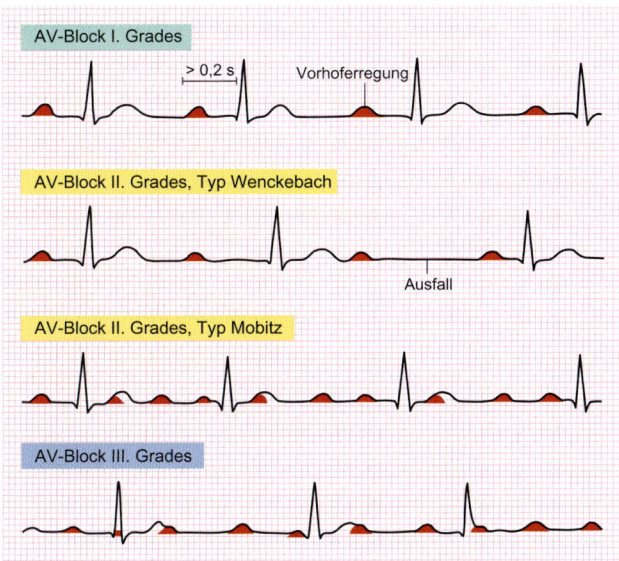

Abb. 2.234 EKG-Bilder bei den verschiedenen AV-Blöcken. [L190]

- **AV-Block II. Grades**: Die Überleitung ist verzögert, zusätzlich werden Vorhofaktionen teilweise nicht zu den Kammern übergeleitet.
  - Beim **Typ Wenckebach** nimmt die Verzögerungszeit der Überleitung immer mehr zu, bis schließlich eine Überleitung ausfällt. Der Puls des Erkrankten ist unregelmäßig.
  - Beim **Typ Mobitz** werden die Vorhoferregungen in einem bestimmten Rhythmus zur Kammer weitergeleitet. Bei der 2:1-Überleitung erreicht nur jede zweite, bei der 3:1-Überleitung nur jede dritte Erregung die Kammern.
- **AV-Block III. Grades**: Die Leitung der Vorhofimpulse auf die Kammern ist aufgehoben, sodass Vorhöfe und Kammern unabhängig voneinander schlagen. Da die Kammerfrequenz mit weniger als 40 Schlägen/Min. sehr niedrig ausfällt, besteht die Gefahr von Adams-Stokes-Anfällen (➤ Definition).

Schenkelblock

Wenn die Reizleitung im rechten Tawaraschenkel unterbrochen ist, spricht man von einem **Rechtsschenkelblock**, bei Störungen im linken Tawaraschenkel von einem **Linksschenkelblock**.

Die Blockade **eines** Schenkels ist meist asymptomatisch, da die etwas verzögerte Erregung der betroffenen Kammer den normalen Blutfluss nicht beeinträchtigt. Bei einer Blockade der Impulsweiterleitung in **beiden** Schenkeln beträgt die Kammereigenfrequenz weniger als 40 Schläge/Min. Sie reicht für eine adäquate Blutversorgung des Organismus nicht aus. Die Therapie besteht dann in der Implantation eines Herzschrittmachers (➤ 2.7.8).

Präexzitationssyndrom

Bei **Präexzitationssyndromen** kommt es auf zusätzlichen Bahnen, die neben der normalen AV-Überleitung existieren, zur Reizleitung und Ventrikelerregung. Das häufigste Syndrom ist das **WPW-Syndrom** (*Wolff-Parkinson-White-Syndrom*). Hier besteht eine Art „Kurzschlussbahn" zwischen Vorhof und Kammer mit einer verfrühten Kammererregung und daraus resultierenden Kammertachykardien. Therapeutisch kann eine Vagusreizung durch Trinken von kaltem Wasser oder über den **Valsalva-Pressversuch** (nach tiefer Einatmung möglichst lange Pressen) unternommen werden. Die medikamentöse Behandlung erfolgt mit dem Antiarrhythmikum Ajmalin.

Antiarrhythmika

Zu den **Antiarrhythmika** gehören Blocker verschiedener Zellwandkanäle, da Elektrolytverschiebungen (Natrium, Kalium, Kalzium) zwischen dem intra- und dem extrazellulären Raum eine große Rolle bei der Entstehung eines Impulses und einer Kontraktion spielen. Aufgrund der möglichen unerwünschten Wirkungen sind regelmäßige Blutspiegelbestimmungen der Wirkstoffe und EKG-Kontrollen notwendig.

Klassifikation der Antiarrhythmika nach Vaughan/Williams

Nach **Vaughan/Williams** gibt es vier Klassen (➤ Tab. 2.30):
- **Klasse I A–C**: **Natriumkanalblocker**. Verändern den Na^+-Einstrom in die Herzmuskelzellen und damit die Erregungsleitung. Dazu gehören: **IA**: Ajmalin; **IB**: Lidocain; **IC**: Propafenon.
- **Klasse II**: **Beta-Rezeptorenblocker**. Hemmen die Wirkungen des Sympathikus auf das Reizleitungssystem. Beispiel ist Atenolol.
- **Klasse III**: **Kaliumkanalblocker**. Kaliumkanalblocker verlängern das Aktionspotenzial der erregten Herzmuskelzellen durch einen verlangsamten Kaliumausstrom. Substanzen sind Amiodaron, Sotalol.
- **Klasse IV**: **Kalzium (Ca^{2+})-Antagonisten**. Kalziumantagonisten blockieren Kanäle, durch die Kalziumionen bei einer Kontraktionsauslösung in die Herzmuskelzelle einströmen. Substanzen sind z. B. Verapamil, Diltiazem.

Substanzen und Präparate

Tab. 2.30 zeigt Beispiele einiger Antiarrhythmika.

Unerwünschte Wirkungen

Antiarrhythmika können zu gastrointestinalen, zentralnervösen und kardialen Störungen führen. Wirkungen auf das **Herz** sind eine Schwächung der Kontraktionskraft (*negative Inotropie*) und **Herzrhythmusstörungen**.

2 Spezielle Gesundheits- und Krankheitslehre

Tab. 2.30 Beispiele einiger Antiarrhythmika; I–IV bezeichnen die Arzneimittel-Klassen.

Substanz-/gruppe	Handelsname (Beispiel)	Herzrhythmusstörungen (Indikationsbeispiele)
Ajmalin (**IA**) (nur i. v. möglich)	• Gilurytmal®	• supraventrikuläre und ventrikuläre Tachykardien, WPW
Lidocain (**IB**) (nur i. v. möglich)	• Xylocitin®	• schwere ventrikuläre Tachykardien
Propafenon (**IC**)	• Rytmonorm®	• supraventrikuläre und ventrikuläre Tachykardien
Betablocker (**II**) z. B. Atenolol	• Tenormin®	• supraventrikuläre und ventrikuläre Tachykardien
Amiodaron (**III**) Sotalol	• Cordarex® • Sotalex®	• supraventrikuläre und ventrikuläre Tachykardien • ventrikuläre Tachykardien, Prophylaxe von chronischem Vorhofflimmern nach Kardioversion
Verapamil (**IV**)	• Isoptin®	• Vorhofflimmern, Vorhofflattern mit schneller Überleitung, paroxysmale supraventrikuläre Tachykardien, nicht bei WPW-Syndrom (wegen AV-Block als unerwünschte Nebenwirkung)
Diltiazem (**IV**)	• Dilzem®	• (➤ Verapamil)

Beobachtung und Überwachung bei Antiarrhythmikatherapie
- Beobachtung der allgemeinen Leistungsfähigkeit
- Kontrolle von Pulsfrequenz, -qualität und Blutdruck
- Erkennen von unerwünschten Wirkungen

2.7.8 Elektrotherapie

DEFINITION
Elektrotherapie: Therapeutische Anwendung von elektrischem Strom zur Behandlung von Herzrhythmusstörungen.

Zur **Elektrotherapie** gehören:
- Maßnahmen zur Behebung von **tachykarden** Herzrhythmusstörungen (Kardioversion, implantierbarer Cardioverter Defibrillator/*ICD*, Elektroablation)
- Implantation eines Herzschrittmachers meist bei **bradykarden** Herzrhythmusstörungen

Kardioversion
Ziel ist es, einen Herzrhythmus mit ausreichender Auswurfleistung zur Versorgung des Organismus herzustellen. Die Durchführung erfolgt mit dem Defibrillator. Der Elektroschock wird EKG-simultan in Kurznarkose ausgelöst.

Implantierbarer Cardioverter Defibrillator
Der **implantierbare Cardioverter Defibrillator** (*ICD*) ist ein Gerät, das wie ein Herzschrittmacher implantiert wird und schwere tachykarde Herzrhythmusstörungen durch einen kurzen elektrischen Stromstoß blockiert.

Elektroablation
Mit Hilfe von speziellen Elektroden werden Leitungsbahnen oder elektrische Störherde im Herzen koaguliert.

Herzschrittmacher
Indikationen des **Herzschrittmachers** (engl: *pacemaker*) sind v. a. Adams-Stokes-Anfälle, Zustand nach kardiogenem Schock und AV-Blockierungen.

Temporäre (*passagere*) Herzschrittmacher gelangen in Notfällen zum Einsatz. Ein **permanenter Herzschrittmacher** wird in Lokalanästhesie oder Vollnarkose subkutan im Bereich des M. pectoralis major eingesetzt (➤ Abb. 2.235, ➤ Abb. 2.236). Für die Impulsübermittlung werden je nach Schrittmachertyp meist zwei Elektroden implantiert, die als Bedarfsschrittmacher (*Demand-Schrittmacher*) arbeiten. Sie übernehmen die Funktion des Reizleitungssystems, wenn die im Schrittmacher eingestellte Herzfrequenz vom Reizleitungssystem des Trägers unterschritten wird. Fehlfunktionen treten aufgrund leerer Batterien, Elektrodenbrüchen oder -verschiebungen auf.

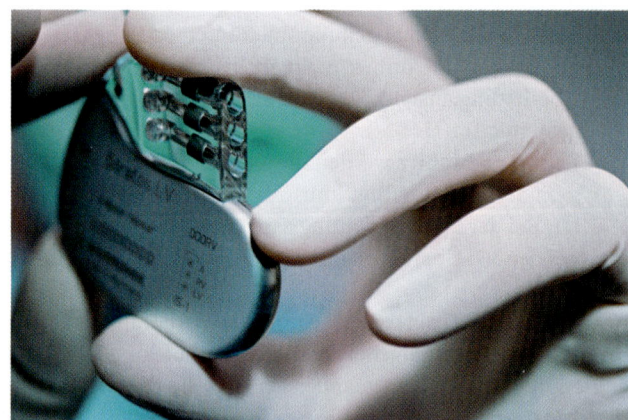

Abb. 2.235 Permanenter Herzschrittmacher. [X217]

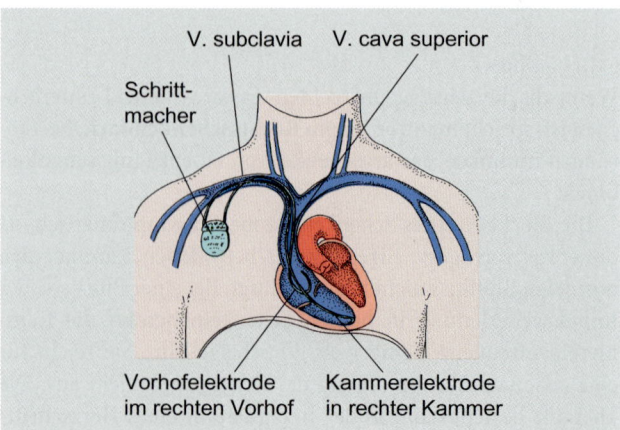

Abb. 2.236 Lage eines permanenten Herzschrittmachers im Körper. Die Elektroden liegen hier in der rechten Herzkammer und im rechten Vorhof. Das Schrittmacheraggregat wird in Lokalanästhesie oder Vollnarkose subkutan implantiert. [L190]

> **Beeinträchtigung der Schrittmacherfunktion** durch Magnetfelder (z. B. Handystrahlung, Kontrollmaßnahmen am Flughafen, Kernspin) sind möglich.

2.7.9 Kardiomyopathien

> **DEFINITION**
> **Kardiomyopathie**: Erkrankung des Herzmuskels, die mit einer Fehlfunktion des Herzens einhergeht (nach WHO/ISFC = International Society and Federation of Cardiology).

Krankheitsentstehung

Es gibt zahlreiche Erkrankungen, die im Lauf des Lebens zu einer **Kardiomyopathie** führen können: KHK, Herzinfarkt, Hypertonie, Erkrankungen der Herzklappen, metabolisch bedingte Kardiomyopathien (Hypothyreose, Diabetes mellitus, rheumatoide Arthritis), toxische Kardiomyopathien durch Alkohol, Zytostatika und Antidepressiva. Aufgrund der feingeweblichen Umgestaltungen des Herzmuskels und der veränderten Herzarbeit werden nach WHO/ISFC fünf Hauptformen unterschieden:
- dilatative Kardiomyopathie mit Pumpstörungen in der erweiterten Herzkammer
- hypertrophe Kardiomyopathie mit Veränderungen der Dehnbarkeit des verdickten Myokards
- die seltene restriktive Kardiomyopathie mit Abweichungen in der Dehnbarkeit des Herzmuskels (aber normaler Dicke)
- arrhythmogene rechts-ventrikuläre Kardiomyopathie, eine häufige Ursache für plötzliche Todesfälle insbesondere bei Sportlern
- nicht-klassifizierbare Kardiomyopathien

Dilatative Kardiomyopathie

Die **dilatative Kardiomyopathie** wird durch Genmutationen und Umweltfaktoren (Virusinfektionen, Alkoholkonsum, Zytostatikatherapie) verursacht. Klinisch manifestiert sie sich durch eine zunehmende Rechts- bzw. Linksherzinsuffizienz mit Synkopen, Angina-pectoris-Anfällen und Herzrhythmusstörungen. Therapeutisch kommen neben Allgemeinmaßnahmen (körperliche Schonung, Alkoholkarenz) symptomatische Strategien zum Einsatz:
- Therapie der Herzinsuffizienz
- Thromboembolieprophylaxe bei Vorhofflimmern
- ICD-Implantation (*ICD= implantierbarer Cardioverter Defibrillator* > 2.7.8) bei Gefährdung durch Kammerflimmern
- Herztransplantation

Hypertrophe Kardiomyopathie

Bei der **hypertrophen Kardiomyopathie** verdickt sich der Herzmuskel. Wenn der Septumbereich davon betroffen ist, wird die Ausflussbahn in Richtung Aorta verändert. Dann muss der Herzmuskel gegen diese Enge anpumpen. Das hat kompensatorisch eine Veränderung der Herzmuskelfasern zur Folge, die länger und dicker werden. Es entwickelt sich eine Herzmuskelhypertrophie, die lange Zeit ohne klinische Symptome bestehen kann (> Abb. 2.237). Die hypertrophe Kardiomyopathie tritt in ca. 50 % familiär auf. [5]

Hauptkomplikation der hypertrophen Kardiomyopathie ist der plötzliche Herztod. **Behandlungsstrategien** sind:
- Vermeidung schwerer körperlicher Belastungen
- bei Vorhofflimmern Antikoagulation
- Medikation mit Betablockern oder Kalziumantagonisten
- Elektrotherapie (*Myokardablation*)
- Herztransplantation

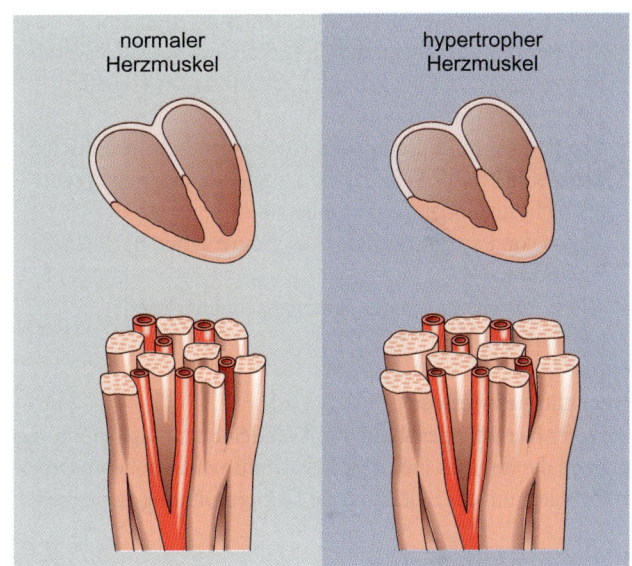

Abb. 2.237 Hypertropher Herzmuskel im Vergleich zum normalen Herzen. Links die Ernährungssituation für ein ca. 300 g schweres Herz. Bei der Herzmuskelhypertrophie (rechts) werden die einzelnen Muskelfasern dicker, und es verlängert sich daher die Transportstrecke für Sauerstoff und Nährstoffe. Ab dem **kritischen Herzgewicht** von ca. 500 g kann das Innere der Herzmuskelfaser nicht mehr ausreichend ernährt werden, sodass Zellen absterben. [L157]

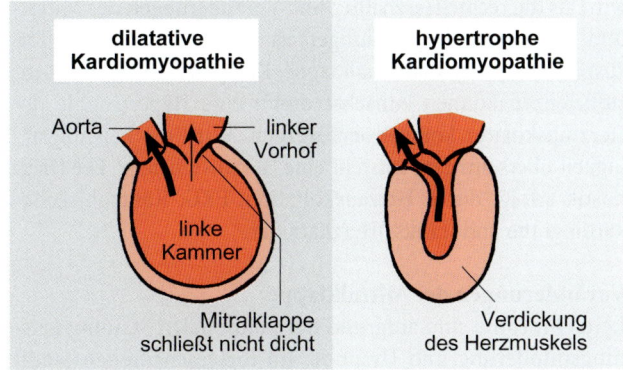

Abb. 2.238 Die beiden häufigsten Formen der Kardiomyopathie in der Kammersystole. [L190]

2.7.10 Herzklappenfehler

DEFINITION
Herzklappenfehler: Krankhafte Veränderung und Funktionsstörung einer Herzklappe.

Herzklappenfehler können angeboren oder erworben sein: **Angeborene** Herzklappenfehler treten meist als Aorten- oder Pulmonalklappenstenose oder in Kombination mit anderen Herzfehlern auf. **Erworbene** Herzklappenfehler im Alter sind Folgeerkrankungen oder entstehen aufgrund degenerativer Prozesse.

Krankheitsentstehung

Ursachen **erworbener** Herzklappenfehler im Alter sind:
- Klappenveränderungen durch Verkalkungen (*Kalzifikation*)
- Einlagerung von Kollagen mit Verhärtung des Herzklappengewebes (*Sklerosierung*)
- Klappeninsuffizienz aufgrund von Vergrößerungen des linken Ventrikels als Folgeerscheinung eines jahre-/jahrzehntelang bestehenden Hypertonus
- Abriss von Papillarmuskeln oder Sehnenfäden nach einem Herzinfarkt
- selten Auswirkungen des rheumatischen Fiebers (➤ 2.10.11)

Herzklappenstenose
Bei einer **Herzklappenstenose** mit verkleinerter Klappenöffnung müssen die vorgeschalteten Herzabschnitte einen höheren Druck aufbringen, um das Blut durch die kleinere Öffnung zu pressen.

Herzklappeninsuffizienz
Die **Herzklappeninsuffizienz** weist einen mangelhaften Klappenschluss auf. Die Ventilfunktion geht verloren und ein Teil des Schlagvolumens pendelt zwischen Vorhof und Kammer oder zwischen Ausflussbahn und Kammer.

Symptomatik und Untersuchungsbefund

Da die linke Herzhälfte bei der Herzarbeit stärker beansprucht wird als die rechte Herzhälfte, sind Veränderungen der Mitral- und der Aortenklappe häufiger als Veränderungen der Tricuspidal- und der Pulmonalklappe. Klappenstenosen und -insuffizienzen können zunächst durch eine Hypertrophie der Herzmuskulatur kompensiert werden. Wird die Leistungsfähigkeit überschritten, entsteht eine Herzinsuffizienz. Die Diagnostik erfolgt durch Herzauskultation, EKG, Röntgen, Echokardiografie und (Links-)Herzkatheter.

Veränderungen der Mitralklappe
Leitsymptome sind aufgrund der pulmonalen Stauung Leistungsminderung und Dyspnoe. Im fortgeschrittenen Stadium kommen die Zeichen einer Rechtsherzinsuffizienz hinzu (➤ 2.7.6)

Besonderheiten bei einer **Mitralklappenstenose**:
- rötlich-zyanotische Hautverfärbung, insbesondere der Wangen (Facies mitralis, Mitralbäckchen); Zyanose der Lippen und Akren (Finger, Zehen)
- Thromben durch mangelhafte Entleerung des Vorhofs während der Herzaktion
- große Gefahr durch Embolien (Hirninfarkt, Darminfarkt, Herzinfarkt)

In den Röntgenaufnahmen imponieren die Vergrößerung des linken Vorhofs und die Verlagerung der Speiseröhre, die sich direkt hinter dem linken Vorhof befindet.

Die Gefahr der Thrombenbildung ist bei einer **Mitralklappeninsuffizienz** geringer, weil das Pendelblut ständig in Bewegung ist. Im Röntgenbild ist dann zusätzlich zur Vorhofvergrößerung auch eine Vergrößerung des linken Ventrikels zu sehen.

Veränderungen der Aortenklappe
Leitsymptome sind Leistungsminderung, Müdigkeit, blasses Aussehen, Schwindel und Angina-pectoris-Anfälle. Im Verlauf der Erkrankung treten durch das Rückwärtsversagen Belastungsdyspnoe und Lungenödem auf.

Besonderheiten bei einer **Aortenklappenstenose**:
- Beschwerdefreiheit trotz hochgradiger Stenose
- niedriger Blutdruck mit kleiner Blutdruckamplitude als Folge des erniedrigten Herzzeitvolumens

> Die Verkalkung der Aortenklappe ist die häufigste Klappenveränderung im Alter. Sie tritt in bis zu 30 % bei über 75-Jährigen auf. [6]

Charakteristisch für eine vorliegende **Aortenklappeninsuffizienz** sind:
- deutliche Pulsationen der Arterien („Wasserhammerpuls")
- hohe Blutdruckamplitude aufgrund des Pendelblutes

Das Röntgenbild zeigt einen großen linken Ventrikel, der an einen Schuh erinnert (Schuhform des Herzens).

Behandlung

Die **Behandlung** hängt von der Art und Schwere des Klappenfehlers ab. Maßnahmen sind körperliche Schonung, die Behandlung der Herzinsuffizienz sowie der Herzrhythmusstörungen, Endokarditis- und Thromboembolieprophylaxe.

Bei **klappenerhaltenden Eingriffen** versucht der Chirurg, die Funktionsfähigkeit der Klappe z. B. durch Lösen von Verwachsungen wieder herzustellen. Wenn die funktionsunfähige Herzklappe entfernt werden muss, kann sie durch mechanische oder biologische Klappenprothesen ersetzt werden.
- **Mechanische Klappenprothesen** (z. B. Kugel-, Kippscheiben-, Doppelflügelprothesen aus Metall oder Kunststoff) haben eine lange Haltbarkeit, sind aber mit einem hohen thromboembolischen Risiko behaftet. [5]

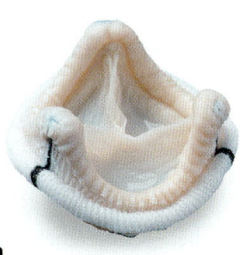
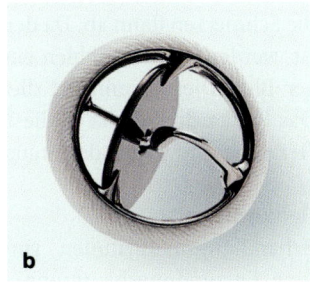
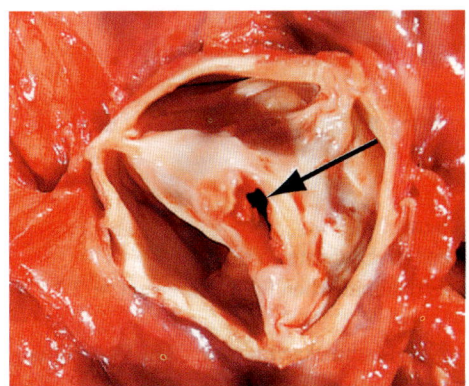

Abb. 2.239 Bioprothese (links). Die Schweineklappe wird konserviert und auf einen Rahmen gezogen. Der helle Geweberring dient zum Einnähen der Klappe. Kippscheibenprothese (rechts). Alle künstlichen Herzklappen haben einen Ventilmechanismus, der den Blutfluss nur in eine Richtung freigibt. Kommt das Blut aus der Gegenrichtung, schlägt die Scheibe zurück und verschließt die Öffnung. [X217]

- **Biologische Klappenprothesen** (Herzklappen vom Schwein, menschliche Klappen von Verstorbenen) haben eine kürzere Haltbarkeit (etwa 10 Jahre), aber ein niedrigeres Thromboembolierisiko (➤ Abb. 2.239). [5]

Komplikationen nach einem Klappenersatz sind Infektionen, Herzrhythmusstörungen, Herzinsuffizienz und die genannten Thromboembolien.

2.7.11 Entzündliche Herzerkrankungen

Endokarditis

> **DEFINITION**
> **Endokarditis**: Entzündung der **Herzinnenhaut** (*Endokard*) mit Veränderung am Schließungsrand der Herzklappen. Am häufigsten sind die Mitral- und die Aortenklappe betroffen.

Krankheitsentstehung
Während früher die Herzklappenentzündung häufig aufgrund des rheumatischen Fiebers entstand (➤ 2.10.11), tritt sie aktuell zunehmend nach einem Herzklappenersatz oder aufgrund invasiver Untersuchungstechniken auf. Die Entzündung der Tricuspidalklappe kommt gehäuft bei Drogenabhängigen vor.

Symptome und Untersuchungsbefund
Symptome bei **infektiöser Endokarditis**:
- Fieber und Schüttelfrost
- Gelenkschmerzen
- Nierenbeteiligung mit Hämaturie und Proteinurie (*Blut und Eiweiß im Urin*)
- Petechien (*punktförmige Blutungen*)
- Embolien

Labortechnische Untersuchungen weisen Erhöhungen unspezifischer Entzündungszeichen (BSG, CRP) und der Leukozyten auf. Entscheidend ist der kulturelle Erregernachweis im Blut.

Abb. 2.240 Aortenklappenstenose nach Endokarditis. [E423]

Behandlung
Bei den bakteriellen Endokarditisformen hängt die Wahl des Antibiotikums vom Resistenzverhalten der Erreger ab. Nach einer bakteriellen Endokarditis ist zu diskutieren, ob der Erkrankte bei besonderen Risiken (z. B. Zahnsanierung, endoskopische Eingriffe, Operationen) vorbeugend Antibiotika erhalten soll.

Prognose
Die **Prognose** hängt vom Grad der Herzerkrankung, dem Lebensalter, der Erregerempfindlichkeit gegenüber den Antibiotika und der allgemeinen Abwehrlage des Betroffenen ab.

Myokarditis

> **DEFINITION**
> **Myokarditis:** Akute oder chronische Entzündung der Herzmuskulatur.

Krankheitsentstehung
Häufige Ursache einer **infektiösen Myokarditis** sind Virusinfektionen (Coxsackie-B-, Herpes-, Influenza-, Adeno- oder HI-Viren). Sie kann aber auch bakteriell (Streptokokken, Staphylokokken, Enterokokken, Borrelia burgdorferi), durch Pilze bei Abwehrschwäche, durch Protozoen (Toxoplasma gondii) oder Parasiten (Echinokokken) verursacht sein.

Eine **nichtinfektiöse Myokarditis** entsteht manchmal im Rahmen einer rheumatoiden Arthritis oder nach einer Bestrahlung.

Symptome und Behandlung
Die Beschwerden des Erkrankten sind sehr unterschiedlich, manchmal auch völlig unspezifisch. Sie reichen von allgemeiner Schwäche, Leistungsminderung und Fieber über Atemnot, Herzschmerzen und Herzrhythmusstörungen bis hin zu allen Schweregraden einer Herzinsuffizienz und einem kardiogenen Schock.

Therapeutische Maßnahmen sind u. a. die körperliche Schonung, Antibiotika bei infektionsbedingten Myokarditiden und die Behandlung von Komplikationen.

Perikarditis

> **DEFINITION**
> **Perikarditis**: Entzündung des Herzbeutels.

Krankheitsursachen
- Mikroorganismen (am häufigsten Viren)
- Erkrankungen des rheumatischen Formenkreises (➤ 2.1.12)
- Urämie
- Tumoren (Bronchial-, Mammakarzinom, maligne Lymphome)
- Strahlentherapie

Symptome und Untersuchungsbefund
Bei einer **trockenen Perikarditis** (*fibrinöse Perikarditis*) klagt der Betroffene über allgemeine Schwäche, Atemnot, zunehmendes Beklemmungsgefühl im Liegen und einen retrosternalen, oft lage- und atemabhängigen Schmerz. Auskultatorisch ist das **Perikardreiben**, ein hochfrequentes, schabendes oder kratzendes Geräusch, zu hören. Häufig bildet sich im Folgestadium ein entzündlicher Erguss im Herzbeutel, die **feuchte Perikarditis** (*exsudative Perikarditis*). Typischerweise klingen die Schmerzen dann ab. Da der Herzbeutel nur wenig dehnbar ist, werden die Herzhöhlen eingeengt und fassen somit weniger Blut. Dies vermindert die Auswurfleistung des Herzens. Das Perikardreiben ist in diesem Stadium verschwunden, die Herztöne sind wegen des Ergusses nur leise hörbar.

Behandlung
Behandlungsmaßnahmen sind Bettruhe, Schmerzbekämpfung, Entzündungshemmung (evtl. mit Glukokortikoiden) und bei bakterieller Ursache der gezielte Einsatz von Antibiotika.

Prognose
Die Prognose hängt von der Grunderkrankung ab. Bei häufigen Rezidiven mit Ergussbildung ist manchmal eine **Perikardfensterung** notwendig, um den Erguss abzuleiten und die Herzfunktion zu verbessern. Chronische Perikardergüsse können aufgrund von Kalkablagerungen zu einem **Panzerherz** führen, bei dem sich die Herzhöhlen kaum noch mit Blut füllen.

> **SURFTIPP**
> Deutsche Gesellschaft für Prävention und Rehabilitation von Herz-Kreislauferkrankungen: www.dgpr.de

---

Literaturnachweis

1. Klinke, R.; Silbernagl, S.; Pape, H.-C.: Physiologie. Thieme Verlag, Stuttgart, 2005.
2. Füsgen, I.: Geriatrie – Band 2. Kohlhammer Verlag, Stuttgart, 2004.
3. Gerlach, U.: Innere Medizin für Gesundheits- und Krankenpflege. Thieme Verlag, Stuttgart, 2011.
4. Karow, T.: Allgemeine und spezielle Pharmakologie und Toxikologie (vorlesungsorientierte Darstellung), 2011.
5. Herold, G. et al.: Innere Medizin (eine vorlesungsorientierte Darstellung), 2011.
6. Hansen, W.: Medizin des Alterns und des alten Menschen. Schattauer Verlag, Stuttgart, 2007.
7. Kugler, P.: Zelle, Organ, Mensch. Elsevier Verlag, München, 2006.
8. Pschyrembel: Klinisches Wörterbuch. de Gruyter Verlag, Berlin, 2011.
9. Rote Liste. Cantor Verlag, Aulendorf, 2011.

Wiederholungsfragen

1. Wo ist der Herzspitzenstoß zu tasten? (➤ 2.7.1)
2. Welche Gefäße sind für die Ernährung des Herzens zuständig? (➤ 2.7.1)
3. Wie erfolgt der Blutfluss durch das Herz? (➤ 2.7.2)
4. Welche Teile des Erregungsbildungs- und Erregungsleitungssystems kennen Sie? (➤ 2.7.2)
5. Wie heißen die verschiedenen Schichten der Herzwand? (➤ 2.7.2)
6. Weshalb ist die Muskulatur der linken Herzkammer wesentlich dicker als die der rechten Kammer? (➤ 2.7.2)
7. Welchen Einfluss hat das vegetative Nervensystem auf Veränderungen der Herztätigkeit? (➤ 2.7.3)
8. Welche Phasen des Herzzyklus kennen Sie? (➤ 2.7.3)
9. Was ist der Unterschied zwischen Herztönen und Herzgeräuschen? (➤ 2.7.3)
10. Was ist eine Synkope? (➤ 2.7.4)
11. Welche Ursachen liegen der koronaren Herzkrankheit (KHK) zugrunde? (➤ 2.7.5)
12. Welche Erstmaßnahmen sind bei einem akuten Angina-pectoris-Anfall vorzunehmen? (➤ 2.7.5)
13. Welche Symptome lassen Sie – im Vergleich zur Angina pectoris – an einen Herzinfarkt denken? (➤ 2.7.5)
14. Beschreiben Sie bitte die unterschiedlichen Symptome der Linksherz- und Rechtsherzinsuffizienz. (➤ 2.7.6)
15. Was ist ein akutes Lungenödem und wodurch entsteht es? (➤ 2.7.6)
16. Was sind Extrasystolen? (➤ 2.7.7)
17. Wo liegen die Unterschiede zwischen Vorhofflimmern und Kammerflimmern? (➤ 2.7.7)
18. Welche elektrotherapeutischen Maßnahmen sind zur Behandlung von Herzrhythmusstörungen geeignet? (➤ 2.7.8)
19. Welche Auswirkungen haben Herzklappenstenose und Herzklappeninsuffizienz auf den Blutfluss bzw. die Herzfunktion? (➤ 2.7.10)
20. Welche Ursachen einer Endokarditis kennen Sie? (➤ 2.7.11)

2.8 Erkrankungen des Kreislaufsystems

2.8.1 Arterien

DEFINITION

Arterien (*Schlagadern*): Gefäße, die das Blut vom Herzen weg in den Körper- bzw. Lungenkreislauf leiten.
Venen (*Blutadern*): Gefäße, die das Blut aus dem Körper- bzw. Lungenkreislauf zum Herzen hin leiten.

Aufbau

Arterien sind Gefäße, die von der Aorta oder dem Truncus pulmonalis abzweigen und sich in immer kleinere Äste aufteilen. Der letzte Gefäßabschnitt von Arterien wird als **Arteriole** bezeichnet.

Arterien sind aus drei Wandschichten aufgebaut, die einen Hohlraum (*Gefäßlumen*) umgeben:
- Intima (innere Schicht)
- Media (mittlere Schicht)
- Adventitia (äußere Schicht)

Zur **Intima** (*Tunica interna*) gehören sowohl das einschichtige Gefäßendothel mit seinen flachen Zellen, als auch das darunter liegende, lockere Bindegewebe. Dieses grenzt mit einer elastischen Membran die Intima von der mittleren Gefäßwandschicht ab. Die **Media** (*Tunica media*) ist entweder überwiegend aus elastischen Fasern (Arterien vom elastischen Typ) oder aus glatten Muskelzellen (Arterien vom muskulären Typ) aufgebaut. Aufgaben, die sich aufgrund des unterschiedlichen Mediagewebes ergeben, sind:
- bei den Arterien vom elastischen Typ: Windkesselfunktion
- bei den Arterien vom muskulären Typ: Regulierung der Organdurchblutung (> 2.8.2)

Die Bindegewebsfasern der **Adventitia** (*Tunica externa*) verankern das Gefäß in seiner Umgebung. Bei größeren Arterien verlaufen in der Adventitia Gefäße (*Vasa vasorum*) und Nerven zur Versorgung der Arterienwand.

Die **Abnahme der Elastizität** in den Arterienwänden ist der Grund dafür, dass im Alter oft der systolische Blutdruck (> 2.8.2) steigt.

Windkesselfunktion

Physiologische Grundlagen
Das stoßweise aus den Ventrikeln ausgeworfene turbulente (*wirbelnde*) Blutvolumen muss in eine gleichförmige (*laminare*) Blutströmung umgewandelt werden. Grund ist die Erhaltung von Strömungsenergie, die bei einer turbulenten Blutströmung durch die Trägheit des Blutes mit Bewegungen quer zur Stromrichtung, Beschleunigung und Abbremsen teilweise verloren ginge.

Daher dehnt das geförderte Schlagvolumen während der Kammerkontraktion kurzfristig die Gefäßwand der großen, vom Herzen wegführenden Gefäße. Sowohl der Truncus pulmonalis als auch die Aorta können aufgrund ihrer elastischen

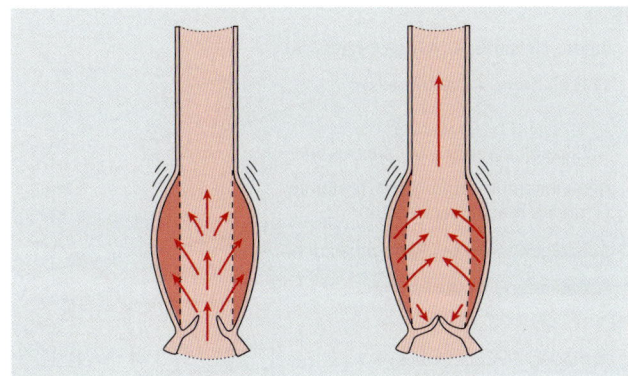

Abb. 2.241 Die Windkesselfunktion ist die Voraussetzung für eine kontinuierliche Blutströmung. [L157]

Fasern einen Teil des Blutes aufnehmen und für einen Moment speichern. Anschließend zieht sich die elastische Gefäßwand zusammen und gibt dabei kontinuierlich das gespeicherte Blutvolumen ab. Den Mechanismus bezeichnet man in Anlehnung an Speicherbehälter hinter Kolbenpumpen als **Windkesselfunktion** (> Abb. 2.241).

Anastomosen und Kollateralkreislauf

Mittelgroße und kleine Arterien haben untereinander häufig Anastomosen (*Verbindungen*). Bilden die Anastomosen einen Parallelweg zur Hauptstrombahn, bezeichnet man sie als Kollateralen. Sie können bei einem Ausfall der Hauptstrombahn einen Umgehungskreislauf (*Kollateralkreislauf*) bilden. Wenn Arterien keine Kollateralen besitzen, werden sie als Endarterien bezeichnet.

Arterien des Körperkreislaufs

Die **Aorta** entspringt aus der linken Herzkammer und gibt gleich oberhalb der Aortenklappe die beiden **Koronararterien** (> 2.7.1) ab. Danach steigt sie auf (**aufsteigende Aorta**, *Aorta ascendens*), verläuft im Bogen (*Arcus aortae*) oberhalb des Truncus pulmonalis und zieht dann abwärts (**absteigende Aorta**, *Aorta descendens* > Abb. 2.242).

Kopf-, Arm- und Brustarterien
Aus dem **Aortenbogen** (*Arcus aortae*) entspringen mehrere große Arterien:
- **Truncus brachiocephalicus** (*gemeinsame Kopfarmarterie*); teilt sich nach wenigen cm in die **A. carotis communis dextra** (*rechte gemeinsame Halsschlagader*) und die **A. subclavia dextra** (*rechte Schlüsselbeinschlagader*)
- **A. carotis communis sinistra** (*linke gemeinsame Halsschlagader*)
- **A. subclavia sinistra** (*linke Schlüsselbeinarterie*)

Die beiden Halsschlagadern (*Karotiden*) ziehen kopfwärts. Die **A. carotis communis** gabelt sich in Höhe des Schildknorpels in die **A. carotis externa und interna** (*äußere und innere Halsschlagader*). Die äußere Halsschlagader versorgt den Kehlkopf, die Schilddrüse, die Mundhöhle, die Kaumuskulatur und das

268　2 Spezielle Gesundheits- und Krankheitslehre

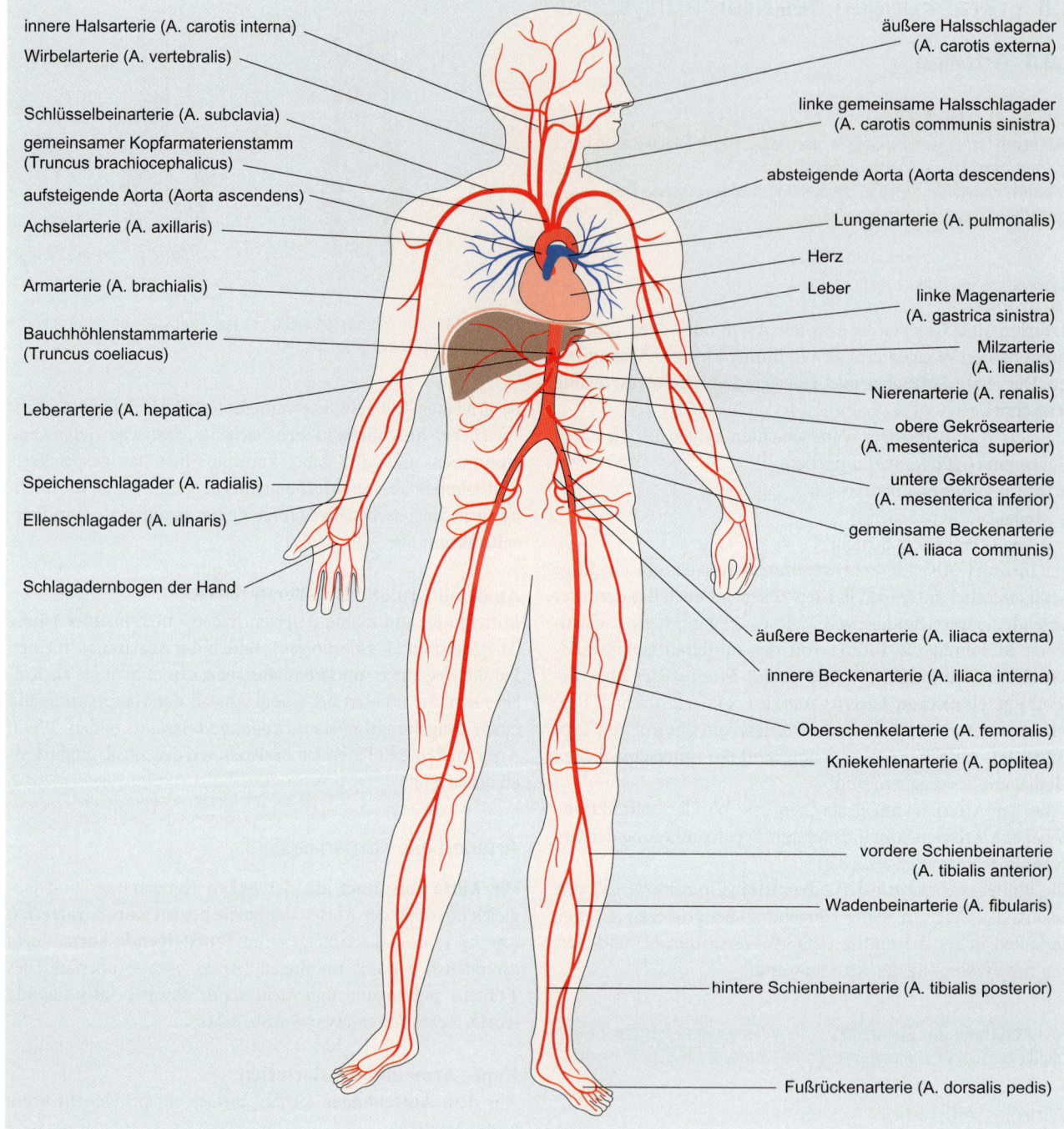

Abb. 2.242 Wichtige Arterien des Menschen. [L190]

Gesicht. Die innere Halsschlagader durchblutet das Auge und den größten Teil des Gehirns.

> Ein Ast der **äußeren Halsschlagader** versorgt auch die Nase. Daher kann akutes Nasenbluten vermindert werden, wenn auf die Halsseiten und in den Nacken ein kaltes, feuchtes Tuch gelegt wird. Dies bewirkt eine Verengung der äußeren Halsschlagader, wodurch die Durchblutung der Nase abnimmt.

Von den **Schlüsselbeinarterien** (*A. subclavia sinistra* und *A. subclavia dextra*) gehen mehrere Äste für die Halsregion und die Brustwand ab. Die rechte und die linke **A. vertebralis** (*Wirbelschlagader*) kommen ebenfalls aus der **A. subclavia** und steigen durch Öffnungen in den Querfortsätzen der Halswirbelsäule zum Gehirn auf (➤ 2.13.2). Zur Versorgung der Arme zieht die Schlüsselbeinarterie in die Achselregion und ändert ihren Namen in **A. axillaris** (*Achselarterie*). Die Achselarterie wird am Oberarm in **A. brachialis** (*Armarterie*) umbenannt. Diese teilt sich in der Ellenbeuge in die **A. radialis**

(*Speichenschlagader*) und die **A. ulnaris** (*Ellenschlagader*) auf. Die A. radialis verläuft entlang der Speiche; an ihr wird gewöhnlich der Puls gemessen (➤ Abb. 1.62). Die A. ulnaris zieht entsprechend an der Ellenseite weiter. Beide Arterien verzweigen sich und versorgen den Unterarm und die Hand.

Die Aorta befindet sich im absteigenden Teil als **Aorta descendens** dicht vor der Wirbelsäule und gibt als **Brustaorta** (*Aorta thoracica*) die paarigen **Zwischenrippenarterien** (*Aa. intercostales*) für die Brustwand ab, die jeweils an den unteren Rändern der Rippen entlang ziehen. Danach passiert die Aorta das Zwerchfell und tritt in das Retroperitoneum (*Raum hinter der Bauchhöhle*) ein.

Arterien des Bauchraums

Unterhalb des Zwerchfells wird die Brustaorta in **Aorta abdominalis** (*Bauchaorta*) umbenannt. Direkte Äste der Aorta abdominalis sind:

- **Truncus coeliacus** (*Bauchhöhlen-Stammarterie*); teilt sich nach wenigen cm in drei Äste für den Magen, die Leber und die Milz
- **A. mesenterica superior** und **inferior**, (*obere* und *untere Gekrösearterie*) zur Versorgung des Darms
- **Aa. renales** (*Nierenarterien*)
- **Aa. ovaricae** (*Eierstockarterien*) bzw. **Aa. testiculares** (*Hodenarterien*)

Vor dem 4. Lendenwirbel gabelt sich die Aorta in die linke und rechte **gemeinsame Beckenarterie** (*A. iliaca communis*), die sich wiederum in die **innere** und **äußere Beckenarterie** (*A. iliaca interna* und *externa*) teilt. Die innere A. iliaca durchblutet die Beckenorgane.

Beinarterien

Die äußere Beckenarterie zieht unter dem Leistenband abwärts und wird erst zur **A. femoralis** (*Oberschenkelarterie*), dann zur **A. poplitea** (*Kniekehlenarterie*). Unterhalb der Kniekehle teilt sich die A. poplitea in drei Äste: die **Wadenbeinarterie** (*A. fibularis* oder *A. peronaea*) sowie die **vordere** und **hintere Schienbeinarterie** (*A. tibialis anterior* und *posterior*). Diese drei Arterien verzweigen sich und versorgen den Unterschenkel und den Fuß.

2.8.2 Physiologie der Blutströmung

Druckdifferenzen im Kreislaufsystem

Die **Blutströmung** entsteht durch Druckdifferenzen im Kreislaufsystem. Aus zentralen Regionen mit hohem Druck fließt das Blut in periphere Gefäßabschnitte mit niedrigem Druck. Die im Folgenden genannten Druckwerte sind ungefähre Mittelwerte und sollen veranschaulichen, wie sich der Druck in den unterschiedlichen Blutgefäßen des **Körperkreislaufs** verändert:

- Auswurf von Blutvolumen aus der linken Herzkammer mit einem Druck von ca. **120 mmHg** in die Aorta (systolischer Blutdruck)
- Druck im Kapillargebiet: **20–25 mmHg**
- Rückfluss über die Venen mit einem Druck von **10 mmHg**
- Druck in den Hohlvenen etwa **5 mmHg**

Im **Lungenkreislauf** besteht in den Aa. pulmonales ein Wert von etwa 20 mmHg, in den Vv. pulmonales, kurz vor dem linken Vorhof, ein Wert von 5 mmHg.

Fließgeschwindigkeit

Die Fließgeschwindigkeit des Blutstroms hängt vor allem vom **Strömungswiderstand** in den Gefäßen und vom **Blutdruck** ab.

Strömungswiderstand

> **DEFINITION**
> **Strömungswiderstand**: Widerstand gegen den Blutstrom. Die Größe dieses Widerstandes wird bestimmt durch den **Gefäßdurchmesser** und die **Viskosität** (*Zähflüssigkeit*) des Blutes.

Gefäßdurchmesser

Der **Gefäßdurchmesser** hat großen Einfluss auf die Durchblutung der von dieser Arterie versorgten Organe. Durch **Vasodilatation** (*Gefäßerweiterung*) sinkt der Strömungswiderstand, die Durchblutung des nachfolgenden Gewebes nimmt zu. Umgekehrt geht eine **Vasokonstriktion** (*Gefäßverengung*) mit einer Steigerung des Strömungswiderstands einher, wodurch sich die Durchblutung des nachgeschalteten Gewebes verringert.

Blutviskosität

Die **Blutviskosität** hängt vom Hämatokrit (➤ 2.6.1) ab. Starker Flüssigkeitsmangel führt durch das Überwiegen der festen Blutbestandteile zu einer steigenden Zähflüssigkeit und erhöht so den Strömungswiderstand.

Blutdruck

Blutdruckmessung nach Riva-Rocci ➤ 1.5.2

> **DEFINITION**
> **Blutdruck**: Bezeichnet im klinischen Sprachgebrauch den Druck in den größeren Arterien, bzw. die Kraft, die das Blut auf die Gefäßwand ausübt. Der Blutdruck wird meist in der Einheit **mmHg** (*Millimeter Quecksilbersäule*) angegeben, selten in der Einheit Kilopascal (*kPa;* 7,5 mmHg = 1 kPa).

Systolischer und diastolischer Blutdruck

Systolischer Blutdruck: Pumpt das Herz während der Kammerkontraktion (*Systole*) Blut in die Aorta, steigt der physiologische Druck auf 120 mmHg. Der **systolische Blutdruckwert** entspricht also dem maximalen Druck und ist **Ausdruck der Herzbelastung**.

Diastolischer Blutdruck: Der **diastolische Wert** mit einem physiologischen Wert von rund 80 mmHg entsteht, wenn der Druck in der Aorta während der Kammerdiastole fällt. Er ist ein **Maß für die Dauerbelastung** der Gefäßwände.

Die Höhe des Blutdrucks hängt vor allem ab von:

- Strömungswiderstand
- Herz-Zeit-Volumen (➤ 2.7.3)
- Blutvolumen (z. B. Blutdruckabfall bei Volumenmangelschock ➤ 2.8.10)

Blutdruckamplitude
Die **Blutdruckamplitude** errechnet sich aus der Differenz zwischen systolischem und diastolischem Blutdruck (bei einem Blutdruck von 120/80 mmHg beträgt demnach die Amplitude 40 mmHg).

Periphere Veränderungen des systolischen Blutdruckwerts
Der Druck ist in den einzelnen Gefäßabschnitten aufgrund der verschiedenen Strömungswiderstände und der Körperlage unterschiedlich ausgeprägt. So findet man in den Beinarterien, auf denen beim Stehen der höchste hydrostatische Druck lastet, regelmäßig systolische Blutdruckwerte über 200 mmHg.

Zentrale Veränderungen des systolischen Blutdruckwerts
Wechselnde Belastungen erfordern eine schnelle **Anpassung des Blutdrucks**. In der Aorta und in den Halsschlagadern messen **Pressorezeptoren** (*druckempfindliche Sinneszellen*) ständig die Dehnung der Gefäßwand und senden Impulse an das verlängerte Mark (*Medulla oblongata*). Je nach Situation können diese Impulse das **vasomotorische Zentrum** hemmen und so die Aktivität des Sympathikus (➤ 2.13.4) senken. Als Folge erschlaffen viele Gefäße, das Schlagvolumen und die Schlagfrequenz des Herzens sinken, der Blutdruck fällt ab. Bei zu niedrigen Blutdruckwerten verlaufen die Vorgänge umgekehrt: das vasomotorische Zentrum verstärkt seine Impulse, der Blutdruck steigt.

Organdurchblutung
Für die Versorgung des Organismus stehen 5–7 l Blut zur Verfügung. Die Organe Nieren, Herz und Gehirn erhalten einen relativ konstanten Teil dieses Blutvolumens, während andere Systeme (z. B. Verdauungssystem, Haut, Skelettmuskulatur) je nach Bedarf mit erheblich mehr oder weniger Blut versorgt werden. Im Mittel bekommen: [1]
- Verdauungssystem bis zu 25 % des Blutvolumens
- Nieren etwa 20 % des Blutvolumens
- Skelettmuskulatur bis zu 20 % des Blutvolumens
- Gehirn ungefähr 15 % des Blutvolumens
- Haut ca. 10 % des Blutvolumens
- Herz etwa 5 % des Blutvolumens

Regulierende Einflüsse

> **DEFINITION**
> **Raynaud-Syndrom**: Anfallartige, schmerzhafte durch Kälte oder Emotionen symmetrisch ausgelöste Gefäßspasmen der Finger, die etwa 30 Min. anhalten. Die Finger mit Ausnahme des Daumens sind zunächst aufgrund der Ischämie blass, dann durch den Venenstau blau. Schließlich werden sie durch eine reaktive Vasodilatation wieder rosig.

Arterien vom muskulären Typ beeinflussen durch die Kontraktion oder Entspannung der glatten Muskelzellen die Durchblutung der von ihnen versorgten Organe. Zusätzlich wirken **lokale**, **hormonelle** und vom **vegetativen Nervensystem** ausgehende Einflüsse auf die Gefäßmuskulatur:
- **Lokaler Sauerstoffmangel**, Stoffwechselprodukte wie CO_2, Milchsäure (*Laktat*) und Wasserstoffionen (saurer pH-Wert), die z. B. bei der Muskelarbeit vermehrt anfallen, lösen eine **Vasodilatation** (*Erweiterung des Gefäßdurchmessers*) aus.
- **Gewebehormone**, z. B. Histamin, Prostaglandin wirken ebenfalls gefäßerweiternd.
- Das **Hormon** Renin aus der Niere führt zur Freisetzung des stark gefäßverengenden Angiotensins (*Renin-Angiotensin-Aldosteron-Mechanismus* ➤ 2.11.6).
- Eine **Sympathikusaktivierung** über Beta-Rezeptoren in den Gefäßwänden bewirkt, dass sich die Arterien im Bauchraum und in der Haut kontrahieren, die Koronargefäße und die Arterien in der Skelettmuskulatur erweitern.

2.8.3 Kapillaren

Kapillaren besitzen eine Gefäßwand, die nur aus Intima besteht. Sie haben einen Durchmesser von vier bis acht µm. Etwa 40 Milliarden Kapillaren mit einer Austauschfläche von ungefähr 1.000 Quadratmetern gewährleisten die Versorgung des Organismus. Je nach Versorgungsbedarf bilden die Kapillaren ein im gesamten Körper ausgedehntes, unterschiedlich dichtes Netz:
- Gewebe mit hohem Sauerstoffbedarf, z. B. Muskeln oder Nieren, besitzen **viele** Kapillaren.
- Sehnen und vergleichbare Gewebe mit niedriger Stoffwechselaktivität (*bradytrophe Gewebe*) haben **wenige** Kapillaren.

Mikrozirkulation

Über die **Endstrombahn**, ein Begriff, der Arteriolen, Kapillaren und Venolen zusammenfasst, findet die **Mikrozirkulation** statt und gewährleistet die Austauschvorgänge zwischen Kapillaren, Interstitium (*Zwischenzellgewebe*), Zellen und Lymphkapillaren.

> Je nach Körperstelle reicht das aufliegende Körpergewicht, um Kapillaren in der Leder- und Unterhaut beim Liegen abzudrücken und damit den Stoffaustausch des Gewebes zu unterbrechen; ein **Dekubitus** entsteht (➤ 2.2.5).

Stoffaustausch

Der **Stoffaustausch** ist von diversen Voraussetzungen abhängig.
- **Durchblutung**: Voraussetzungen sind ein ausreichendes Blutvolumen mit genügend Erythrozyten, die den Sauerstoff transportieren, durchgängige Arterien und Arteriolen sowie ein intaktes Atem- und Verdauungssystem zur Aufnahme von Sauerstoff bzw. von Nährstoffen.

- **Blutströmungsgeschwindigkeit**: Das Blut fließt in den Kapillaren besonders langsam – ein Umstand, der den Stoffaustausch durch die Kapillarwand begünstigt.
- **Durchlässigkeit der Zellwand**: Durch Kapillaren mit geschlossener Endothelschicht können nur kleinmolekulare Stoffe passieren (z. B. Blut-Hirn-Schranke). Stark poröse Kapillaren hingegen, wie sie z. B. als **Sinusoide** in der Leber vorkommen, erlauben auch den Durchtritt größerer Moleküle.

2.8.4 Venen

Aufbau

Die Venenwand hat ebenfalls den dreischichtigen Aufbau. Im Vergleich zu den Arterien herrscht in den Venen aber ein niedrigerer Druck. Somit sind Venenwände wesentlich dünner und lockerer konstruiert. Bei den vielfach miteinander anastomosierten peripheren Venen leiten **Venenklappen** den Blutstrom herzwärts (> Abb. 2.243).

Venenklappen

Venenklappen bestehen aus einer Falte des Endothels und sehen wie zweigeteilte Taschenklappen aus. Sie kommen in kleinen und mittleren Venen der unteren Körperhälfte wesentlich häufiger vor als in den Venen der oberen Körperhälfte. Venenklappen fehlen in den Venen des Verdauungssystems, der Niere sowie des zentralen Nervensystems.

Funktion

Venenklappen haben die Funktion eines Ventils, das den Blutstrom zum Herzen hin freigibt. Während des Rückstroms legen sie sich an die Venenwand an, bei einer Strömungsumkehr entfalten sie sich. Unterstützt wird diese Funktion durch die **Muskelpumpe** und die **arterio-venöse Koppelung**.

Muskelpumpe

Kontrahiert sich Muskulatur, drückt sie benachbarte Venen zusammen, eine Entspannung der Muskulatur entlastet die Venen. Der wechselnde Druck, den die Skelettmuskulatur auf die dünnen Venenwände ausübt, wird als **Muskelpumpe** bezeichnet. Besonders beim Bewegen der unteren Extremitäten verbessert sich der venöse Rückfluss aufgrund der im Wechsel erfolgenden Kontraktionen und Erschlaffung der Wadenmuskulatur erheblich.

Arterio-venöse Koppelung

Ein ähnliches Prinzip, das der Muskelpumpe gleicht, ist die **arterio-venöse Koppelung**. Sie kommt durch eine zwischen zwei Venen liegende Arterie zustande, die über kollagene Fasern fest mit den Venen verknüpft ist. Der Arterienpuls drückt die dünne Wand der Begleitvenen rhythmisch zusammen. Der Rückstrom zum Herzen erhöht sich, insbesondere wenn die Venenklappen intakt sind.

Blutreservoir

In den **Venen** und **Venolen** (*kleinste Äste der Venen*) befinden sich mehr als zwei Drittel des Blutvolumens (> Abb. 2.244). Wegen dieses Blutreservoirs nennt man Venen auch **Kapazitätsgefäße**. Bei Bedarf können aus diesem Reservoir größere Blutmengen in andere Teile des Körpers verschoben werden, aber auch, wie bei der orthostatischen Hypotonie (> 2.8.6) in den Venen versacken.

Venen des Körperkreislaufs

Der Venenverlauf entspricht überwiegend dem der Arterien; im Bereich der Extremitäten begleiten meist zwei Venen eine

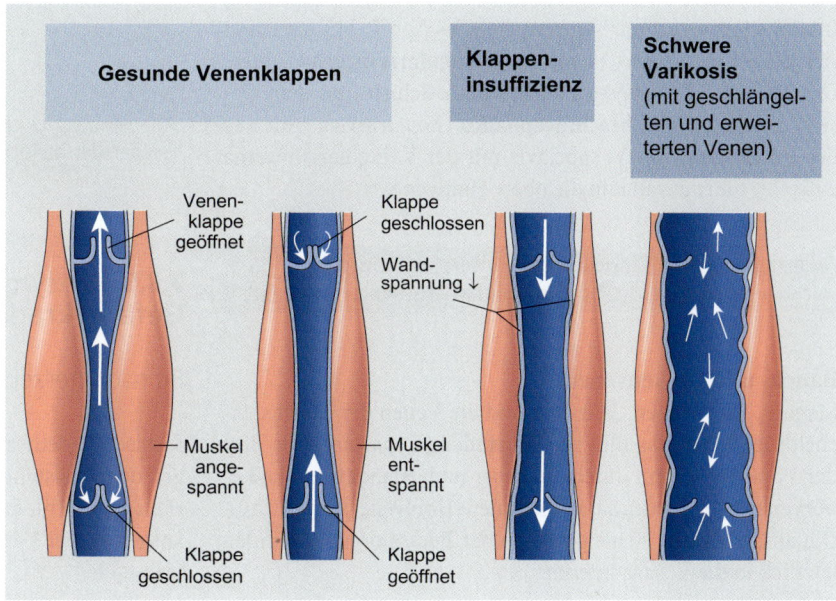

Abb. 2.243 Funktion der Venenklappen. In der ersten Abbildung wird das Blut durch die Kontraktion der anliegenden Muskeln durch die geöffnete Venenklappe nach oben Richtung Herz gepresst. Bei Entspannung der Muskulatur kann Blut von unten nachfließen. Sind die Venen erweitert, schließen die Klappen nicht mehr vollständig und es entsteht eine **Varikosis** (*Krampfadererkrankung*). [L190]

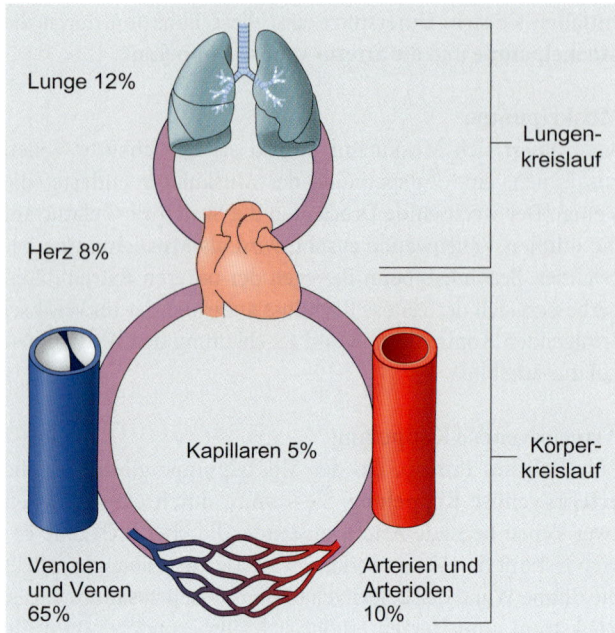

Abb. 2.244 Verteilung des Blutvolumens im Körper. 65 % des Blutvolumens befinden sich im venösen System des Körperkreislaufs. [L190]

Arterie, daher gibt es insgesamt mehr Venen als Arterien. Alle Venen leiten das Blut aus dem Körperkreislauf letztlich entweder zur oberen oder zur unteren Hohlvene: Die V. cava superior (*obere Hohlvene*) sammelt das Blut aus den Armen, dem Kopf sowie aus dem Hals und der Brust. Die V. cava inferior (*untere Hohlvene*) nimmt das Blut aus dem Bauch, den Beckenorganen und den Beinen auf.

Kopf- und Armvenen

An jedem Arm münden **Ellen-** und **Speichenvene** (*V. ulnaris* und *V. radialis*) in die **V. brachialis** (*Oberarmvene*). Diese geht über in die **V. axillaris** (*Achselvene*) und wird unter dem Schlüsselbein in **V. subclavia** (*Schlüsselbeinvene*) umbenannt. Im linken bzw. rechten Venenwinkel (> Abb. 2.245) vereinigt sich die Schlüsselbeinvene mit der **V. jugularis interna** (*innere Drosselvene*), die venöses Blut aus dem Gehirn und dem Gesicht ableitet. Die **V. brachiocephalica** (*Kopfarmvene*), die aus der Vereinigung der V. subclavia mit der V. jugularis interna entsteht, führt das Blut in die obere Hohlvene.

> In den linken Venenwinkel mündet der **Ductus thoracicus**, in den rechten Venenwinkel der **Ductus lymphaticus dexter** (> 2.6.6).

Bauch- und Beckenvenen

Magen-, Darmvenen, Milzvene und die Venen der Bauchspeicheldrüse leiten das Blut zur **Pfortader** (*V. portae*). Das Blut der V. portae strömt durch die Leber und gelangt über die **Lebervenen** (*Vv. hepaticae*) in die untere Hohlvene (> 2.10.10). Die ausgedehnten Venengeflechte der Beckenorgane münden letztlich in die V. cava inferior.

Beinvenen

Am Bein fließt das venöse Blut zum großen Teil über das **tiefe Venensystem** herzwärts. Das Blut aus dem Fuß und dem Unterschenkel gelangt über die V. poplitea (*Kniekehlenvene*) und die V. femoralis (*Oberschenkelvene*) in die äußere Beckenvene (*V. iliaca externa*) und schließlich in die gemeinsame Beckenvene (*V. iliaca communis*).

Über die **oberflächlichen Beinvenen**, die **V. saphena magna** an der Innenseite des Beines und die **V. saphena parva** an der Rückseite des Unterschenkels, fließt nur ein kleiner Teil des venösen Blutes. Die V. saphena parva beginnt am lateralen Fußrand und mündet in die V. poplitea. Die V. saphena magna erreicht im **Venenstern**, in der Tiefe des Oberschenkels, die V. femoralis. Oberflächliche und tiefe Beinvenen sind durch **Perforansvenen** (Perforation = *Durchbruch*) miteinander verbunden, deren Venenklappen das Blut vom oberflächlichen zum tiefen Venensystem leiten.

Arterien und Venen des Lungenkreislaufs

Aus dem **Truncus pulmonalis** (*Lungenarterienstamm*) zweigen die A. pulmonalis dextra (*rechte Lungenarterie*) und A. pulmonalis sinistra (*linke Lungenarterie*) zu den Lungenflügeln ab. Sie führen **sauerstoffarmes** Blut und teilen sich in Kapillaren auf. Venolen und Venen vereinigen sich zu meist vier großen **Lungenvenen** (*Vv. pulmonales*).

> **Hinweise zu gesundheitsförderndem Verhalten**
>
> Kneipp-Maßnahmen (Wassertreten im Storchengang, Wechselduschen oder Tautreten) sowie Saunabesuche sind eine hervorragende Möglichkeit, um die Reaktionsfähigkeit der Gefäßwände zu trainieren und zu erhalten. In etlichen Parks befinden sich **Kneipp-Wassertretanlagen**, die jeder nach Lust und Laune nutzen kann. Ganz wichtig ist bei diesen Anwendungen, dass die Füße warm sind und nach der Anwendung so schnell wie möglich wieder warm werden. (Kontraindikationen dieser Anwendungen sind z. B. Harnwegsinfekte, Nieren- oder Ischiasleiden).
> Regelmäßige Bewegung ist unerlässlich, um über die Muskelpumpe den venösen Rückfluss zum Herzen zu verbessern. Entspannungsverfahren aktivieren den Parasympathikus und können auf Blutdruckwerte regulierend wirken. Viele Anwender, die sich täglich ein paar Minuten Zeit für die genannten Verfahren nehmen, können Erkrankungen des Kreislaufsystems sinnvoll vorbeugen.

2.8.5 Leitsymptome bei Kreislauf- und Gefäßerkrankungen

Beinschmerzen

Klinisch bedeutsame **Beinschmerzen** treten bei unvollständigen oder vollständigen Gefäßverschlüssen auf. Bei einem arteriellen Verschluss werden sie durch die Minderdurchblutung ausgelöst, bei Venenverschlüssen durch die Stauung des Blutes.

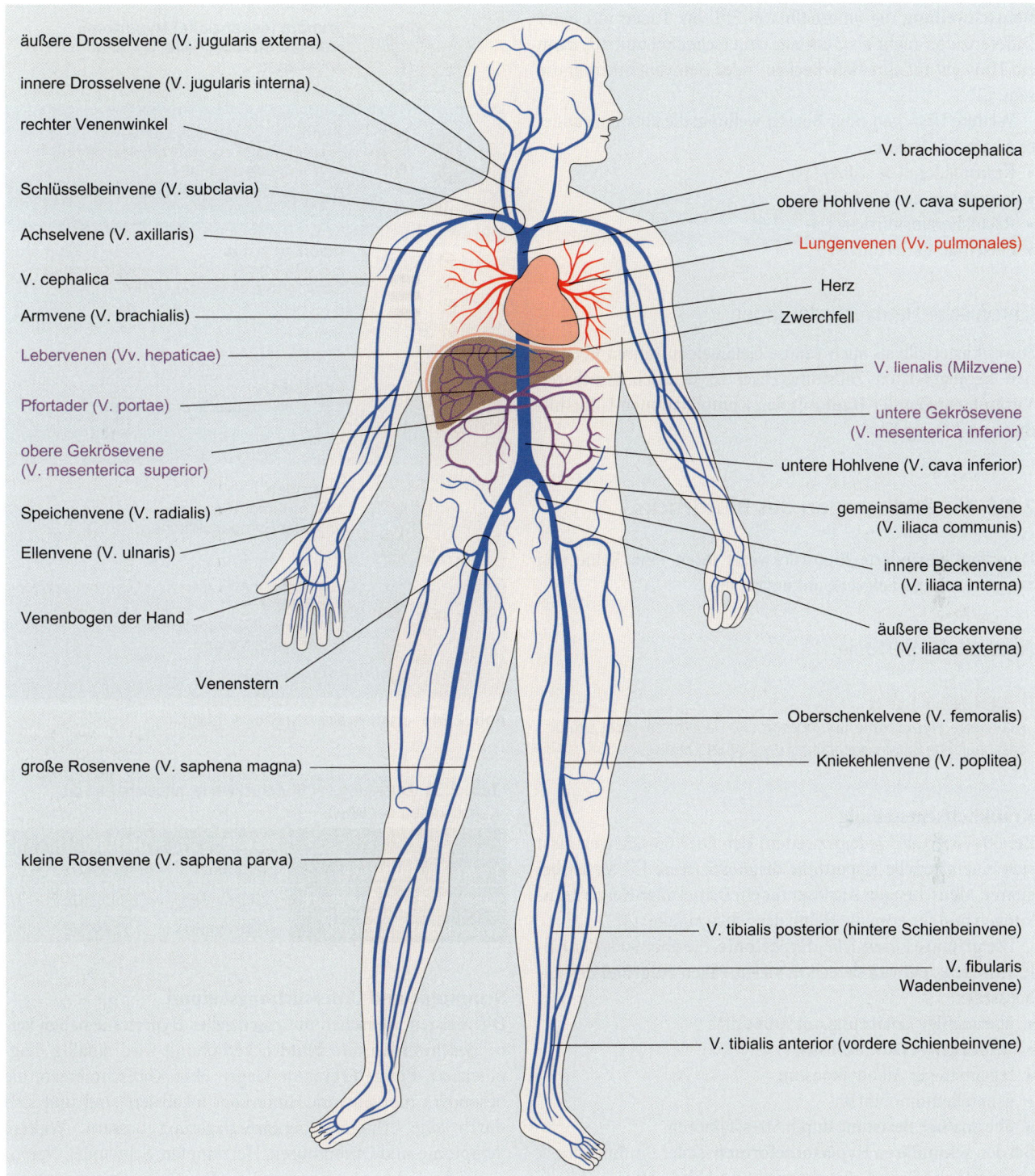

Abb. 2.245 Venen in der Übersicht. [L190]

- Beim klassischen Fall eines **Arterienverschlusses** am Bein hat der Erkrankte starke, akut auftretende Schmerzen, das Bein ist blass und kalt, die Fußpulse sind nicht mehr tastbar.
- Schmerzen durch **Venenverschlüsse** beginnen eher schleichend. Insbesondere Schmerzen in der Wadenmuskulatur, die beim Auftreten zu- und bei Hochlagerung abnehmen, können auf eine tiefe Beinvenenthrombose hindeuten.

Schwellung und Ödem

Viele Menschen haben eine physiologische, meist geringe Umfangsdifferenz zwischen rechtem und linkem Bein. Eine

Beinschwellung die innerhalb von Std. bis Tagen mit einer Differenz von mehr als 3 cm am Unterschenkel auftritt, kann ein Hinweis auf eine tiefe Becken- oder Beinvenenthrombose sein. [2]

Weitere Ursachen einer Beinschwellung, die aber eine andere Anamnese haben:
- Krampfadern (➤ 2.8.9)
- Lymphödeme (➤ 2.11.6)
- Rechtsherzinsuffizienz (➤ 2.7.6)
- einseitige Verletzungen

Chronische Hautveränderungen

Sowohl arterielle als auch venöse Gefäßleiden führen über einen herabgesetzten Zellstoffwechsel zu deutlich sichtbaren **Veränderungen der Haut** mit den Komplikationen **Ulkusbildung und Gangrän**.

2.8.6 Veränderungen des Blutdrucks

Dauerhaft veränderte Blutdruckwerte lösen eine Reihe von Symptomen und Folgeerkrankungen aus.

Arterielle Hypertonie

> **DEFINITION**
> **Arterielle Hypertonie** (*Bluthochdruck*): Dauerhafte, nicht situationsabhängige Blutdruckerhöhung über 140/90 mmHg.

Krankheitsentstehung
Bei 50–75 % (also jedem zweiten) der über 65-Jährigen lässt sich eine arterielle Hypertonie diagnostizieren. [3] Sie ist bei älteren Menschen der Auslöser für ein Drittel aller Herzerkrankungen und für etwa die Hälfte der Schlaganfälle. [4]

Die **primäre** (*essenzielle*) **Hypertonie**, die über 90 % der Fälle ausmacht, entwickelt sich in vielen Fällen aufgrund des Lebensstils:
- übermäßige Ernährung mit Adipositas
- chronischer Nikotinabusus
- regelmäßiger Alkoholkonsum
- generelle Immobilität
- übermäßige Belastung durch Stressfaktoren

Bei den **sekundären Hypertonieformen** ist der Bluthochdruck Folge anderer Grunderkrankungen (➤ Abb. 2.246).

Bei einer **isolierten systolischen Hypertonie** ist nur der systolische Blutdruckwert auf mehr als 140 mmHg erhöht, der diastolische Wert ist in Ordnung. Eine Sonderform ist der **isolierte Praxishochdruck** (*Weißkittelhochdruck*), der bei Praxisbesuchen ständig Werte > 140/90 mmHg aufweist, bei häuslichen Messungen oder im ambulanten Blutdruckmonitoring aber normale Werte zeigt.

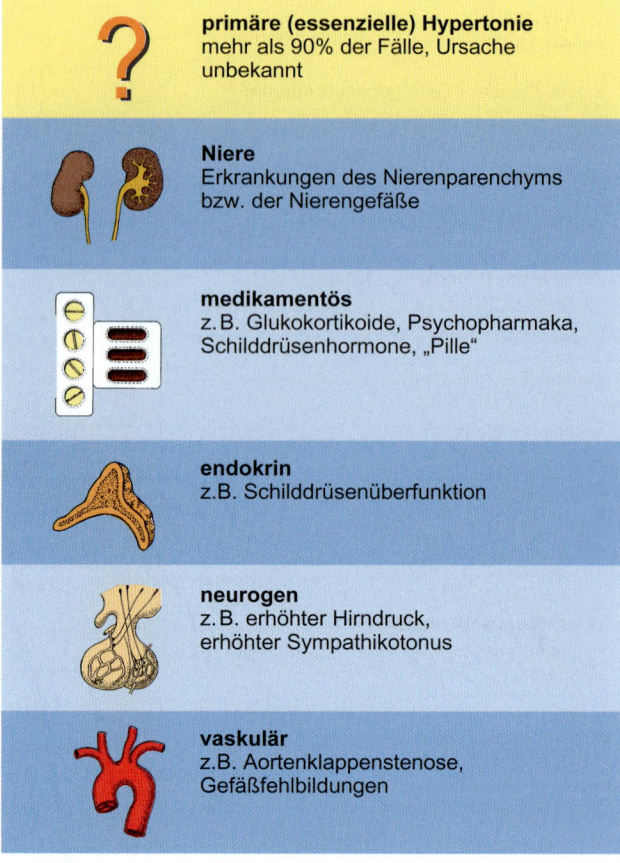

Abb. 2.246 Ursachen einer Hypertonie. [L190]

Tab. 2.31 Einteilung der Blutdruckwerte, angelehnt an die Klassifikation der WHO.

	Systole	Diastole
normaler Blutdruck	< 140 mmHg	< 90 mmHg
grenzwertiger Blutdruck	140 mmHg	90 mmHg
hypertoner Blutdruck	> 140 mmHg	> 90 mmHg

Symptome und Untersuchungsbefund
Die meisten Menschen mit essenzieller Hypertonie haben keine Beschwerden, die Blutdruckerhöhung wird zufällig diagnostiziert. Einige Erkrankte klagen über Kopfschmerzen, die besonders morgens am Hinterkopf lokalisiert sind und sich durch eine erhöhte Oberkörperlagerung bessern. Weitere Symptome sind Ohrensausen, Herzklopfen, Schwindel, Nervosität oder Belastungsdyspnoe. Bei Menschen mit einer sekundären Hypertonie bestehen zusätzlich die Symptome der Grunderkrankung.

> **Stadien der Hypertonie nach WHO**
> - **Stadium I**: ohne Organveränderungen
> - **Stadium II**: z. B. beginnende Linksherzhypertrophie oder hypertoniebedingte Gefäßveränderungen der Netzhaut
> - **Stadium III**: z. B. Angina pectoris, Herzinfarkt, Apoplex, pAVK

Zur **Diagnostik** gehören:
- Anamnese
- Blutdruckmessungen (durch den Arzt, Selbstmessung, 24-Stunden-Messung)
- Labor (z. B. Nierenwerte, Elektrolyte)

Zum Ausschluss bestehender Manifestationen an Herz, Nieren und Gefäßen kommen die entsprechenden Untersuchungen (Belastungs-EKG, Echokardiografie, Nierensonografie, Doppler der Hals- und Beinarterien) hinzu. Die Spiegelung des Augenhintergrunds erlaubt Rückschlüsse auf den aktuellen Gefäßstatus.

Komplikationen

Hypertensive Krise

Eine hypertensive Krise ist die akute Entgleisung des Blutdrucks mit Blutdruckwerten über 230/130 mmHg, die aber symptomlos bleibt. **Therapie**: Blutdruckkontrolle nach 30 Min., eine Senkung des Blutdrucks nur bei wiederholten Blutdruckwerten > 200/110 mmHg. Dabei sollte beachtet werden, dass bei einer schnellen Blutdrucksenkung aufgrund der plötzlichen zerebralen Minderdurchblutung Kollapsgefahr besteht.

Hypertensiver Notfall

Der Betroffene ist vital durch Hirnblutungen (> 2.13.7), zerebrale Krampfanfälle, Netzhautblutungen, akute Linksherzinsuffizienz mit Lungenödem oder Herzinfarkt gefährdet.

Hier muss mit der Therapie so schnell wie möglich begonnen werden (> Kasten).

> **VORSICHT**
> **Erstmaßnahmen beim hypertensiven Notfall**:
> - Arzt benachrichtigen.
> - Betroffenen beruhigen, Bettruhe einhalten.
> - Vitalzeichen engmaschig kontrollieren.
> - Bei Herzsymptomatik (Angina-pectoris-Anfälle, Lungenödem): Nitroglyzerin als Spray oder Zerbeißkapsel verabreichen.

Spätkomplikationen bei chronischem Bluthochdruck

Je länger eine Hypertonie besteht und je höher der Blutdruck ist, desto größer ist die Gefahr von **Spätkomplikationen**, die verschiedene Organe betreffen können:
- **Gefäße.** Periphere arterielle Verschlusskrankheit (pAVK), Gangrän, „Raucherbein"
- **Auge.** Netzhautblutungen, zentrale Venenthrombose, Erblindung
- **Herz.** Linksherzhypertrophie, koronare Herzkrankheit, Herzinsuffizienz
- **Niere.** Arteriosklerotische Schrumpfniere mit Niereninsuffizienz, Nierenversagen (> 2.11.4)
- **Gehirn.** Schlaganfall (> 2.13.6) oder Hirnblutung

> **SURFTIPP**
> Deutsche Hochdruckliga e. V. (*DHL*) – Deutsche Hypertonie Gesellschaft: www.hochdruckliga.de

Behandlung

Bei den sekundären Hypertonieformen sollte die Grunderkrankung behandelt werden, z. B. die Entfernung von Nebennierentumoren (> 2.5.11), die Beseitigung einer Nierenarterienstenose und die Operation von Aortenklappenfehlern (> 2.7.10). Die aktuelle Medikamenteneinnahme bedarf einer Überprüfung.

Als **Allgemeinmaßnahmen** stehen zur Verfügung:
- Gewichtsnormalisierung
- mediterrane Kost
- Nikotinabstinenz
- Einschränkung des Alkoholkonsums
- Entspannungsübungen
- Ausdauertraining

Medikamente

> **DEFINITION**
> **Antihypertonika** (*Antihypertensiva*): Gruppe verschiedener Substanzen, die zur Therapie eines dauerhaft erhöhten Blutdrucks eingesetzt werden.

Die Senkung des Blutdrucks erfolgt z. B. durch die Ausscheidung von Wasser und Natrium, über eine Erweiterung von peripheren Gefäßen oder durch die Reduzierung der Herzarbeit:
- **Diuretika**, z. B. Furosemid (Lasix®) steigern den Harnfluss (> 2.11.4). Beim alten Menschen ist auf eine Hypokaliämie mit der Gefahr von Herzrhythmusstörungen zu achten. Bei Blasenentleerungsstörungen (z. B. durch Prostatahyperplasie) ist die Verordnung von Diuretika ungünstig.
- **Beta-Blocker**, z. B. Metoprolol (Beloc®), Propranolol (Dociton®) verringern als Sympatholytika (lyse = *Auflösung*) den Einfluss des Sympathikus auf die Herztätigkeit.
- **ACE-Hemmer**, z. B. Captopril (Tensobon®), Enalapril (Xanef®), hemmen das Angiotensin-converting-enzyme (> 2.11.3). Folge ist die Verminderung des peripheren Gefäßwiderstandes mit Blutdruck- und Vorlastsenkung.
- **Angiotensin II-Rezeptorantagonisten** (*AT_1-Blocker*), z. B. Losartan (Lorzaar®), hemmen die Wirkung von Angiotensin II, einem stark vasokonstriktorischem Hormon.
- **Kalziumantagonisten** (*Kalziumkanalblocker*), z. B. Nifedipin (Adalat®), Nitrendipin (Bayotensin®), Verapamil (Isoptin®), erweitern die peripheren Blutgefäße und vermindern damit den Widerstand im Gefäßsystem. Als unerwünschte Wirkung ist die Verstärkung einer Obstipation insbesondere bei alten Menschen zu beachten.
- **Vasodilatatoren** (*Vasodilatanzien*), z. B. Dihydralazin (Nepresol®), entspannen die glatten Muskelzellen und reduzieren über eine Weitstellung des Gefäßlumens den Blutdruck.

Die Auswahl den verschiedenen Antihypertonika erfolgt entsprechend den Begleiterkrankungen. Beim älteren Hypertoniker sollte eine Blutdrucksenkung vorsichtig und langsam innerhalb von Wochen stattfinden. Ein einfaches Therapieschema erleichtert die Compliance. Regelmäßige Blutdruck- und Laborkontrollen sind unerlässlich, um Nebenwirkungen schnell zu erfassen.

Information des Erkrankten
Die Prognose der Erkrankung ist gut, wenn es gelingt, den erhöhten Blutdruck **dauerhaft** zu normalisieren und Spätkomplikationen zu vermeiden.

> Typischerweise hat der Bluthochdruckkranke **keine Symptome** durch die Erkrankung, oft aber Beschwerden durch unerwünschte Wirkungen der Medikamente. Nur bei einem guten Vertrauensverhältnis zu Pflegefachkräften und Ärzten wird der Erkrankte die verordneten Medikamente zuverlässig einnehmen.

Arterielle Hypotonie

> **DEFINITION**
> **Arterielle Hypotonie**: Dauerhafte Blutdruckerniedrigung auf systolische Werte < 100 mmHg. [2]

Eine **primäre Hypotonie** (*essenzielle Hypotonie*) betrifft vorwiegend junge Frauen. Die Betroffenen klagen über kalte Extremitäten, Palpitationen (*Herzklopfen*) und Kollapsneigung. Krankheitswert bekommt die Hypotonie erst, wenn der Blutdruck nicht ausreicht, um das Gehirn und die Nieren zu versorgen. **Sekundäre Hypotonien** treten z. B. als Nebenwirkungen von Medikamenten (Antiarrhythmika, Diuretika, Psychopharmaka), aufgrund einer Hypothyreose, bei Herzinsuffizienz, Herzrhythmusstörungen oder nach langer Bettlägerigkeit auf. Eine Sonderform ist die **orthostatische Hypotonie**.

Orthostatische Hypotonie

> Jeder vierte alte Mensch leidet unter einer orthostatischen Hypotonie. Mit der Entwicklung einer orthostatischen Hypotonie ist z. B. nach drei Wochen Bettlägerigkeit zu rechnen. [3]

Krankheitsentstehung
Die **orthostatische Hypotonie** ist durch das Sinken des systolischen Blutdrucks um mehr als 20 mmHg bei Mobilisation des Betroffenen gekennzeichnet. Nach einer Mahlzeit kann der Blutdruckabfall besonders ausgeprägt sein. Bei der Veränderung der Körperlage vom Liegen zum Stehen versacken oft mehr als 500 ml Blut in der unteren Körperhälfte, weil die Anpassung des Kreislaufs zu langsam erfolgt.

Symptome und Untersuchungsbefund
Die Pflegebedürftigen leiden unter Schwindel, „Schwarzwerden" vor den Augen beim Aufstehen, Kopfschmerzen und Herzklopfen. Sie sind erheblich sturzgefährdet. Mit Hilfe des Orthostasetests (*Schellong-Test*) können die Regulationsprobleme erfasst werden. Der Blutdruck wird hierbei in Ruhe und nach dem Aufstehen gemessen. Physiologisch beträgt ein systolischer Blutdruckabfall nach dem Aufstehen weniger als 20 mmHg, der diastolische Abfall weniger als 10 mmHg.

Behandlung
Allgemeine Maßnahmen bei einer orthostatischen Hypotonie:
- Kochsalzsubstitution (z. B. über die Verabreichung einer Bouillon, wenn keine Herzerkrankung vorliegt)
- Schlafen oder Ruhen mit erhöhtem Oberkörper
- Tragen von Kompressionsstrümpfen
- Steigerung der körperlichen Aktivität zur Verbesserung der Regulationsmechanismen

Medikamente
- **Dihydroergotamin** (z. B. DET MS®) ist eine Substanz, die bei einer orthostatischen Hypotonie genutzt werden kann, wenn die Allgemeinmaßnahmen nicht ausreichen.
- **Sympathikomimetika** (griech. mimesis = *Nachahmung*) wie Etilefrin (Effortil®) sind Arzneimittel, die Sympathikuswirkungen erhöhen. Resultat ist die Kontraktion der glatten Gefäßmuskulatur (*Vasokonstriktion*), verbunden mit einer Erhöhung der Herzfrequenz und des Blutdrucks. Aufgrund der unerwünschten Wirkungen (z. B. Unruhe, Schlaflosigkeit, Kopfschmerzen, Herzklopfen, Muskelzittern) sollten Sympathikomimetika bei älteren Menschen zurückhaltend verordnet werden.

Information des Erkrankten
Der Betroffene sollte folgende Maßnahmen in seinen Tagesablauf einplanen:
- Gefäßtraining durch Wechselduschen, Bürstenmassagen
- Regelmäßige körperliche Betätigung
- kein abruptes Aufstehen aus dem Liegen, sondern zunächst Aufsetzen und z. B. mit den Füßen kreisen
- bei längerem Stehen Wippen auf den Zehenballen

2.8.7 Arteriosklerose

> **DEFINITION**
> **Arteriosklerose** (*Arterienverkalkung*): Veränderung der Arterien mit Verhärtung, Verdickung, Elastizitätsverlust und Einengung der Gefäßlichtung.
> **Arteriolosklerose**: Veränderungen in der Intima und Media kleiner Arterien und Arteriolen.
> **Arteriosklerotische Plaques**: Platten, die Fette sowie Kalk einlagern, sich in das Gefäßlumen vorwölben und zu einem späteren Zeitpunkt aufbrechen können.

Krankheitsentstehung
Die **Arteriosklerose** (*Arterienverkalkung*) ist die **häufigste** Erkrankung der Arterien. Sie tritt im Rahmen der natürlichen Alterungsprozesse bis zu einem gewissen Grad physiologisch auf, hat aber durch den ungünstigen Lebensstil, der meist in Wohlstandsgesellschaften herrscht (langjähriger Nikotinabusus, chronische Hypertonie, Diabetes mellitus, Fettstoffwechselstörungen), ein bedrohliches Ausmaß angenommen.
Die häufigste Form einer Arteriosklerose wird auch als **Atherosklerose** (Athera = *Grütze*, Sklerose = *hart*) bezeichnet,

2.8 Erkrankungen des Kreislaufsystems

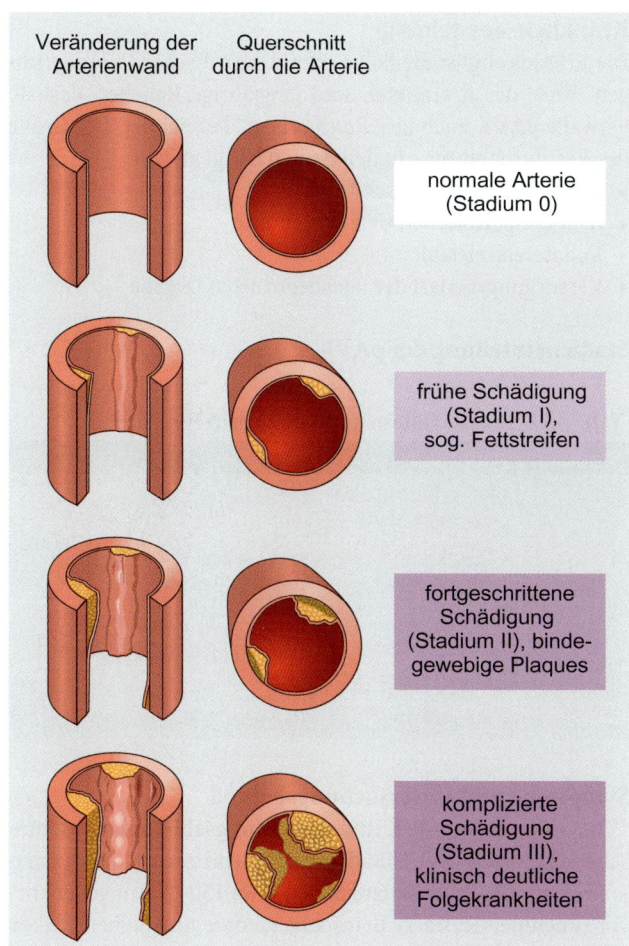

Abb. 2.247 Die Stadien der Arteriosklerose nach der WHO-Einteilung. [L157]

weil die Krankheitsentwicklung zu harten Plaquebildungen in den Gefäßen führt. Die Entwicklung verläuft in mehreren Stadien:
- Hyperlipidämie, erhöhter Blutdruck oder Wirbelbildungen brechen Zellkontakte auf. Es kommt zu **Endothelschäden**.
- Endothelschäden lösen Entzündungsreaktionen aus. Das Ergebnis ist ein **Intimaödem**.
- Fibrinogen, Thrombozyten, die Proliferation (*Wucherung*) von Bindegewebszellen und die Anhäufung von Blutfetten, die Reaktionen von Monozyten und T-Lymphozyten führen letztlich zur Bildung von **Plaques** (> Definition, > Abb. 2.247).

Folgen einer Arteriosklerose

Eine Arteriosklerose ist grundsätzlich eine generalisierte Gefäßerkrankung. Je nach Lokalisation und dem zeitlichen Verlauf des arteriosklerotischen Geschehens entwickeln sich folgende Krankheitsbilder (> Abb. 2.247):
- koronare Herzkrankheit (*KHK* > 2.7.5), Herzinfarkt
- zerebrovaskuläre Insuffizienz, Schlaganfall, (> 2.13.6), Multiinfarkt-Demenz (> 3.3.1)

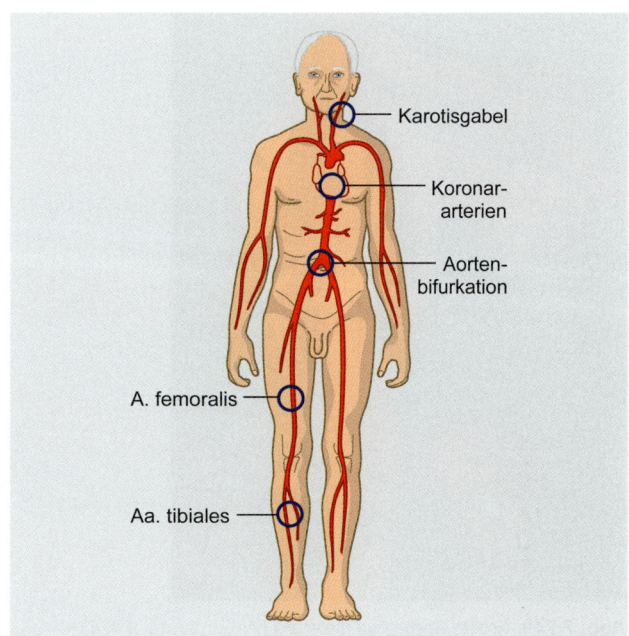

Abb. 2.248 Bevorzugte Lokalisationen der Arteriosklerose. [L138]

- periphere arterielle Verschlusskrankheit (*pAVK* > 2.8.8), akute arterielle Verschlüsse (> 2.8.8) der Leisten- und Beinarterien
- Insuffizienz der Eingeweidearterien (> 2.8.8), Mesenterialinfarkt
- arteriosklerotisches Bauchaortenaneurysma und Aneurysma dissecans (> unten)

SURFTIPP
Deutsche Liga zur Bekämpfung von Gefäßerkrankungen e. V.: www.deutsche-gefaessliga.de

Bauchaortenaneurysma

Aneurysmen > 2.13.7

DEFINITION
Bauchaortenaneurysma (*BAA*): Ausweitung der Aorta, meist unterhalb der Nierenarterien.

Der Häufigkeitsgipfel eines **Bauchaortenaneurysmas** liegt bei einem Alter über 70 Jahren und wird in der Regel zufällig im Rahmen einer Ultraschalluntersuchung diagnostiziert. Eine **Ruptur** kündigt sich häufig durch starke Rückenschmerzen an und führt in vielen Fällen zum Tod.

Therapie: Ab einem Durchmesser von etwa **5 cm** ist die Rupturgefahr so groß, dass dem Betroffenen zu einer Operation mit einem Ersatz der Aneurysmaregion durch eine Gefäßprothese geraten wird. Komplikationen aufgrund der Unterbrechung des Blutstroms für die Dauer der Gefäßprothesenimplantation sind z. B. Lähmungen der Beine oder Darmischämien. Postoperativ erhält der Betroffene eine Antikoagulation mit Thrombozytenaggregationshemmern.

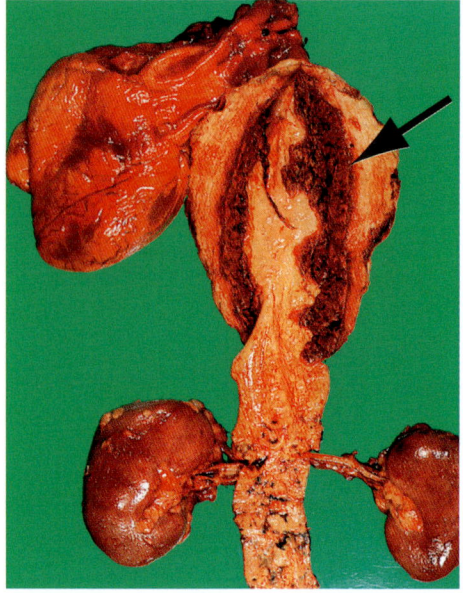

Abb. 2.249 Großes Aneurysma dissecans der Brustaorta. [E424]

Aneurysma dissecans

DEFINITION
Aneurysma dissecans: Lebensbedrohliche Erkrankung der Aorta durch einen Intimaeinriss mit der Bildung eines zweiten Aortenlumens.

Die Aufsplitterung der Gefäßwand kann grundsätzlich alle Abschnitte der Aorta erfassen, hauptsächlich betroffen sind aber der Arcus aortae (*Aortenbogen*) und die Aorta thoracica (*Brustaorta*).

Leitsymptom der **akuten Dissektion** ist ein plötzlich einschießender Schmerz, der einen schneidenden Charakter hat und vor allem zwischen den Schulterblättern auftritt. Weitere Symptome können aufgrund der Verlegung von Aortenästen durch das „falsche" zweite Lumen auftreten, z.B. Schlaganfall (A. carotis sinistra oder Truncus brachiocephalicus verlegt), Ileus (A. mesenterica superior betroffen) und Anurie (A. renalis verschlossen).

Therapeutisch erfolgt die medikamentöse Senkung des Blutdrucks auf bis zu 110 mmHg systolisch; der operative Eingriff wird notwendig, wenn der Durchmesser der Aorta schnell zunimmt oder größer als 5 cm ist.

2.8.8 Arterielle Durchblutungsstörungen

Periphere arterielle Verschlusskrankheit

DEFINITION
Periphere arterielle Verschlusskrankheit (*pAVK*): Arteriosklerotische Verengungen und Verschlüsse der Extremitätenarterien; am häufigsten ist die untere Extremität betroffen.

Krankheitsentstehung
Die Erkrankung ist die Folge arteriosklerotischer Veränderungen. Viele der Erkrankten sind langjährige Raucher, deshalb wird die pAVK auch als „*Raucherbein*" bezeichnet. Die Größe der Restdurchblutung in den Beinen hängt ab von:
- Ausdehnung des Verschlusses
- Zahl der betroffenen Gefäßabschnitte
- Kollateralkreislauf
- Versorgungsbedarf der nachgeordneten Organe

Stadieneinteilung der pAVK

Tab. 2.32 Stadien-Einteilung der pAVK nach Fontaine.

Stadium	Symptome	
I	keine Beschwerden, aber nachweisbare Veränderungen	
II	Claudicatio intermittens/ Belastungsschmerz	II a: schmerzfreie Gehstrecke > 200 m
		II b: schmerzfreie Gehstrecke < 200 m
III	Ruheschmerz im Liegen	
IV	Ruheschmerz, zusätzlich Ulkus bzw. Nekrose/Gangrän	

Symptome und Untersuchungsbefund
Leitsymptom der pAVK ist der **belastungsabhängige** ischämische Schmerz bei der **Claudicatio intermittens** (*Schaufensterkrankheit*): die Erkrankten können etwa 150–200 m gehen, bevor zunehmende, starke Beinschmerzen sie zum Stehen bleiben zwingen. Durch das Stehen vermindert sich der Sauerstoffbedarf in der Beinmuskulatur und die Schmerzen lassen nach. Der Betroffene kann seinen Weg fortsetzen bis ihn erneute Schmerzen zum Ausruhen veranlassen.

Weitere Krankheitszeichen sind belastungsabhängige Schwäche der betroffenen, blassen Extremität, Kältegefühl und Gefühlsstörungen.

Im weiteren Verlauf der Erkrankung treten **Ruheschmerzen** auf, die sich besonders nachts bemerkbar machen. Auch das Anheben des betroffenen Beines löst Schmerzen aus. **Nekrosen** und **Geschwüre** (*Gangrän*) sind Komplikationen im Endstadium einer pAVK.

FALLBEISPIEL
Frau Vogel, Teil I
Frau Vogel ist 75 Jahre alt und lebt allein in einer Dreizimmerwohnung im 1. Stock eines Mehrfamilienhauses. Frau Vogel ist bei einer Größe von 1,60 m und 90 kg übergewichtig, raucht täglich ca. zehn Zigaretten und leidet an einer mittelgradigen Hypertonie.
Bei den täglichen Einkäufen und beim nachmittäglichen Spaziergang zum Alten- und Service-Zentrum muss Frau Vogel seit einigen Wochen nach ca. 100 m stehen bleiben, weil sie unerträgliche Schmerzen im rechten Bein verspürt. Während einer Pause, in der sie die Auslagen einer Bäckerei betrachtet, bessert sich der Schmerz und sie kann weitergehen, bis zum Schaufenster einer Sanitärfirma. Abermals muss sie aufgrund der Schmerzen eine Pause einlegen.

> Seit zwei Wochen besteht eine ungefähr 5 cm große, nicht heilende Verletzung am rechten Schienbein, die sich Frau Vogel nach einem Sturz zugezogen hat. Die Wunde wird regelmäßig von der Pflegefachkraft Frau Müller versorgt, da Frau Vogel sich aufgrund der Adipositas nicht selbst verbinden kann.

Typeneinteilung einer pAVK

In Abhängigkeit davon, welche Arterien vorwiegend von den arteriosklerotischen Veränderungen betroffen sind, werden drei Typen unterschieden:

- **Beckentyp** (*aortoiliakaler Typ*). Verändert sind die Aorta oder die A. iliaca (*Beckenarterie*), der Puls in der A. femoralis ist nicht tastbar, der Ischämieschmerz liegt im Gesäß- und Oberschenkelbereich.
- **Oberschenkeltyp**. Stenosen (*Engen*) in der A. femoralis (*Oberschenkelarterie*) oder der A. poplitea (*Kniekehlenschlagader*); die Fußpulse und der Puls der A. poplitea fehlen, der Ischämieschmerz breitet sich in der Wade aus.
- **Peripherer Typ**. Betrifft die Unterschenkel- und Fußarterien, die Fußpulse (Puls der A dorsalis pedis/*Fußrückenarterie* und Puls der A. tibialis posterior/*hintere Schienbeinarterie*) sind nicht zu tasten, der Ischämieschmerz ist in der Fußsohle zu lokalisieren.

FALLBEISPIEL
Frau Vogel, Teil II

Die Pflegefachkraft Frau Müller bemerkt mit Sorge, dass die Schienbeinwunde bei Frau Vogel unverändert bestehen bleibt. Während sie das Bein verbindet, berichtet Frau Vogel über ihre Probleme beim Gehen.
Nach dem Verbandswechsel unterhält sich Frau Müller noch etwas mit Frau Vogel. Sie rät ihr dringend, aufgrund der geschilderten Beschwerden sobald als möglich den Hausarzt aufzusuchen. Abermals und eindringlich weist Frau Müller auf die Gefahren des Nikotinkonsums hin, aber Frau Vogel reagiert abweisend und hört nicht mehr zu.

Diagnostisch sind Anamnese, Gehtest, Doppler-Sonografie und bildgebende Verfahren zur Stenoselokalisation (z. B. Angiografie) angezeigt.

Behandlung
Allgemeine Maßnahmen

Zunächst müssen die **Risikofaktoren** beseitigt werden: Nikotinabusus, nicht-optimale Einstellung eines Diabetes mellitus, Hypertonie, Hypercholesterinämie. **Lokale Maßnahmen** wie sorgfältige Fußpflege und bequeme Schuhe beugen schlecht heilenden Wunden vor. Ein **Gehtraining** das von **Geh-Sport-** oder **Koronarsportgruppen** angeboten wird, fördert die Ausbildung von Kollateralen.

VORSICHT
- Verletzungen bei der Fußpflege unbedingt vermeiden.
- Keine Heizkissen oder heißen Wärmflaschen verwenden, da sie wegen der Sensibilitätsstörungen (hervorgerufen durch die Mangeldurchblutung) zu Nekrosen führen können.

Medikamente

Eine **medikamentöse Therapie** erfolgt stadienabhängig mit:
- Thrombozytenaggregationshemmern (Acetylsalicylsäure/ASS®, Clopidogrel/Plavix®)
- vasoaktiven Substanzen (Naftidrofuryl/Dusodril®) zur Verbesserung der Mikrozirkulation
- Antikoagulanzien (Cumarine/Marcumar®) bei Thrombosen und Embolien
- evtl. Hämodilution mit Aderlass und gleichzeitiger Volumensubstitution

Revaskularisation

Zur Revaskularisation kommen **Katheterverfahren** oder **operative Maßnahmen** zum Einsatz.
- **Katheterverfahren**: PTA (*perkutane, transluminale Angioplastie*) mit Stentimplantation (➤ Abb. 2.250)
- **Operative Maßnahmen**: Thrombendarteriektomie (*TEA*) mit Ausschälung der Gefäßintima, Bypass-Operationen oder Interponat (➤ Abb. 2.251, ➤ Abb. 2.252)

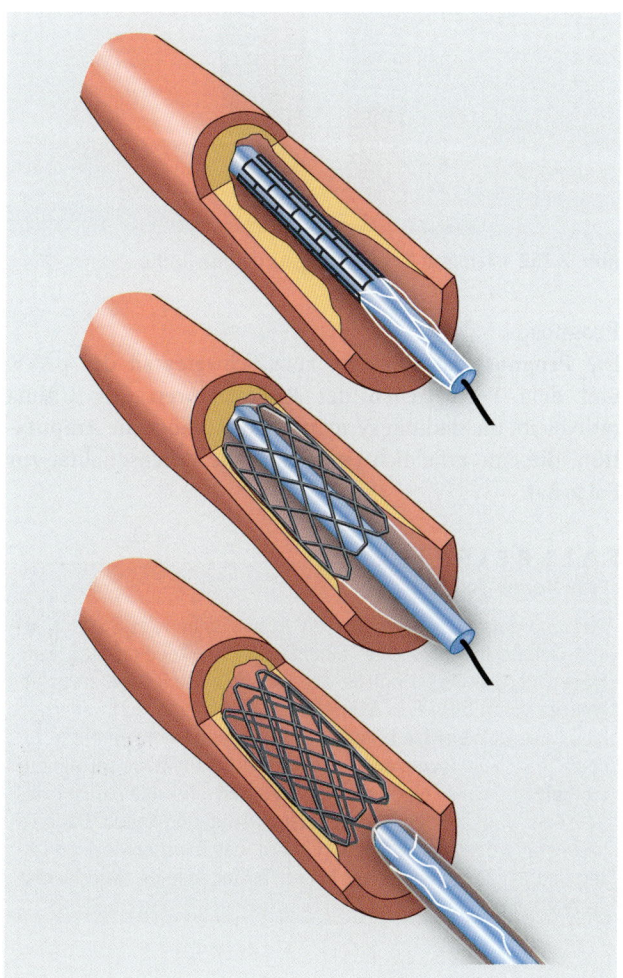

Abb. 2.250 Prinzipielles Vorgehen beim Platzieren eines Stents mit Hilfe eines Applikators. [L157]

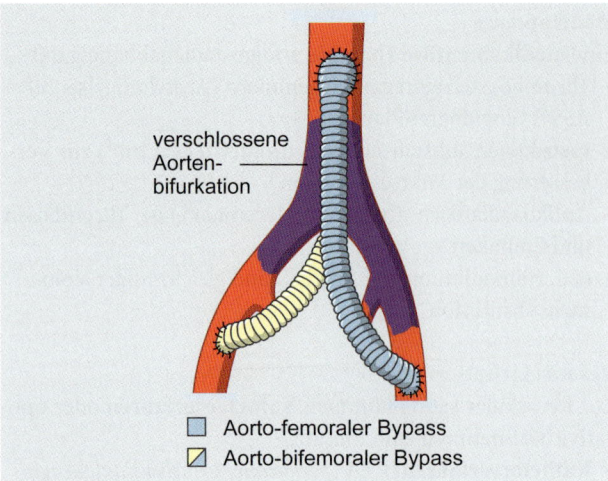

Abb. 2.251 Aorto-bifemoraler Bypass. Die Kunststoffprothese – hier eine Bifurkationsprothese – verläuft in unmittelbarer Nähe des stenosierten Gefäßes. [L138]

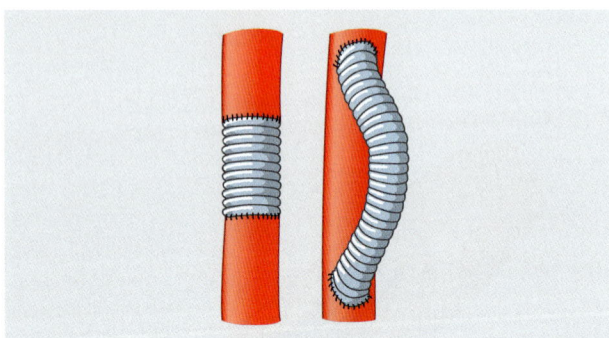

Abb. 2.252 Interponat (links) und Bypass (rechts). [L190]

Prognose

Die **Prognose** ist abhängig vom Schweregrad der pAVK und dem Fortbestehen der Risikofaktoren. Als Ultima ratio bleibt im Stadium IV manchmal nur noch die **Amputation**, die eine erheblich eingeschränkte Lebensqualität zur Folge hat.

> **FALLBEISPIEL**
> **Frau Vogel, Teil III**
>
> Da Frau Vogel nichts mehr über die Auswirkungen des Nikotins auf ihre Gefäße hören möchte, nimmt sich die Pflegefachkraft Frau Müller vor, dem Alten- und Servicezentrum einen Besuch abzustatten. Sie weiß, dass Frau Vogel jeden Nachmittag dort verbringt. Frau Müller möchte die Leiterin des Alten- und Servicezentrums für einen Vorschlag gewinnen: An einem der Nachmittage soll ein guter Referent einen eindrucksvollen Vortrag über die Risiken des Rauchens und die Möglichkeiten der Entwöhnung halten. Dadurch hätte Frau Vogel vielleicht eine Chance, das Rauchen doch zu lassen und ein Fortschreiten der bereits bestehenden Arteriosklerose zu verzögern.

Akuter Verschluss einer Extremitätenarterie

> **DEFINITION**
> **Akuter Verschluss einer Extremitätenarterie:** Plötzlicher Verschluss des Gefäßlumens mit akuter Ischämie (*Minderdurchblutung*) des nachfolgenden Gewebes. **Gefäßchirurgischer Notfall**.
> **Embolie**: Gefäßverschluss durch einen Embolus (z. B. Thrombus, Luft, Fremdkörper, Bakterien), der mit dem Blutstrom in periphere Gefäße gerät und das Gefäßlumen teilweise oder vollständig verlegt.

Krankheitsentstehung

Die meisten akuten arteriellen Verschlüsse kommen dadurch zustande, dass sich **Thromben aus dem linken Herzen** (bei Vorhofflimmern ➤ 2.7.7; nach Herzinfarkt ➤ 2.7.5) lösen und als Embolus mit dem Blutstrom in eine periphere Arterie getragen werden. **Extrakardiale** Ursachen sind z. B. eine aufgepfropfte Thrombose bei Arteriosklerose.

Die akute Verlegung einer Arterie – meist der unteren Extremitäten – führt zu einem sofortigen Durchblutungsstopp. Das von dieser Arterie versorgte Gewebe geht innerhalb der nächsten Stunden zugrunde.

Symptome

> Typisch für einen akuten arteriellen Verschluss sind die „6 englischen P".
> - **P**ain: plötzlich einsetzender, sehr starker Schmerz
> - **P**aleness: Blässe der betroffenen Extremität
> - **P**araesthesia: Gefühlsstörungen
> - **P**ulslessness: Pulslosigkeit der Extremität
> - **P**aralysis: Bewegungseinschränkungen oder -unfähigkeit
> - **P**rostration: Schock

Behandlung

Erstmaßnahmen

Wichtig ist die Tieflagerung der Extremität zur Verbesserung der Durchblutung. Damit kein Wärmeverlust auftritt, sollte die betroffene Extremität in einen Watteverband gepackt werden. Die Schmerzbehandlung erfolgt nach Arztanordnung.

> **VORSICHT**
> **Bei akutem Arterienverschluss:**
> - keine i. m.-Injektionen (wäre eine Kontraindikation für eine Lysetherapie)
> - keine MT-Strümpfe, einschnürenden Socken oder Verbände

Stationäre Behandlung

Die Behandlung richtet sich nach der Ursache des Verschlusses:

- **embolischer Verschluss**: Embolektomie über einen Ballonkatheter (z. B. Fogarty-Katheter) in Lokalanästhesie (➤ Abb. 2.253)
- **thrombotischer Verschluss**: Je nach Thrombuslokalisation und Allgemeinzustand des Erkrankten medikamentöse **Lysetherapie** (➤ 2.6.8), **TEA** oder **Bypass-OP** (➤ Abb. 2.251)

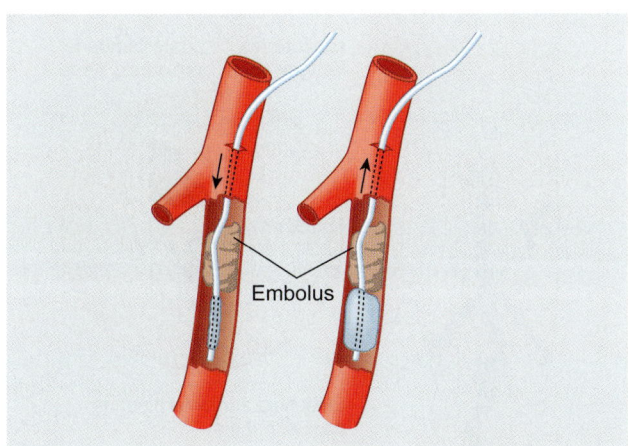

Abb. 2.253 Embolektomie mit einem Fogarty-Ballonkatheter. Der Katheter wird nach Inzision in die Arterie eingeführt (links) und mit dem entblockten Ballon durch den Embolus geschoben. Dann wird der Ballon geblockt und beim Herausziehen des Katheters der Embolus mit entfernt. [L138]

Durchblutungsstörungen der Eingeweidearterien

Krankheitsentstehung

Durchblutungsstörungen der Eingeweidearterien betreffen meist die A. mesenterica superior. Wenn sich der arteriosklerotische Prozess in der A. mesenterica superior **langsam** entwickelt, bilden sich zahlreiche Kollateralen aus, die zunächst die Versorgung der Darmabschnitte sicherstellen. Der Betroffene verspürt keine Symptome. Ein **akuter Verschluss** aufgrund einer Embolie (bei Vorhofflimmern, nach Herzinfarkt) oder Thrombose führt innerhalb kurzer Zeit zum **Darminfarkt**.

Symptome und Untersuchungsbefund

Die Entwicklung einer **chronischen arteriellen Verschlusskrankheit** der A. mesenterica superior verläuft in vier Stadien:
- **Stadium I** ist symptomlos und meist ein Zufallsbefund.
- Kennzeichen des **Stadium II** sind dumpfe oder krampfartige Bauchschmerzen, die ca. 15–30 Min. nach dem Essen auftreten (*Angina abdominalis*). Die Bauchschmerzen entstehen, weil der Darm zur Verdauung vermehrt Sauerstoff benötigt, die Versorgung über den Blutweg aufgrund der stenosierten (*verengten*) Gefäße aber nicht ausreicht.
- Im **Stadium III** kommt es zu dauerhaften Bauchschmerzen und Malabsorption (*mangelnde Resorption der Nährstoffe*) mit Gewichtsabnahme, Blähungen und Diarrhö.
- Das **Stadium IV**, der **akute Verschluss** der A. mesenterica superior beginnt mit heftigen, kolikartigen Bauchschmerzen, die später nachlassen. Nach einem über mehrere Std. anhaltenden, beschwerdefreien Intervall (*fauler Friede*) kommt es zum Darmverschluss (*paralytischer Ileus* ➤ 2.10.14), Durchwanderungsperitonitis (➤ 2.10.1) und Schock.

Anamnese, Röntgenaufnahmen, die Sonografie des Abdomens und eine Angiografie weisen auf den Krankheitsprozess hin.

Behandlung

Grundsätzlich sind mehrere kleine Mahlzeiten günstiger als wenige große, da für die Verdauung kleiner Mahlzeiten weniger Sauerstoff benötigt wird und die Beschwerden daher nach dem Essen geringer sind.

Der klinische Verdacht, dass es sich um einen **akuten Verschluss** handeln könnte, rechtfertigt nach der Bestätigung durch eine Angiografie die Operation. Je nach operativem Befund werden Embolektomie, Bypass-Operation, bei Darmnekrosen auch Darmresektionen durchgeführt.

2.8.9 Erkrankungen der Venen

Varikosis

> **DEFINITION**
> **Varizen** (*Krampfadern*): Erweiterte oberflächliche Venen, am häufigsten an den Beinen auftretend.
> **Varikosis**: Krampfaderleiden.

Krankheitsentstehung

Voraussetzung einer Varizenbildung sind immer **schlussunfähige** (*insuffiziente*) **Venenklappen** mit dem Verlust der Ventilfunktion.

Bei der **primären Varikosis** liegt eine familiäre Belastung (Bindegewebsschwäche) vor. Begünstigt wird die Varizenbildung durch stehende oder sitzende Tätigkeit, Übergewicht und Bewegungsmangel.

Sekundäre Formen entstehen aufgrund des Kollateralkreislaufs, wenn Strombahnhindernisse im tiefen Venensystem auftreten, (z. B. nach einer tiefen Venenthrombose) und als Folge der intravasalen Drucksteigerung das Blut mehrheitlich über die oberflächlichen Venen abgeleitet wird.

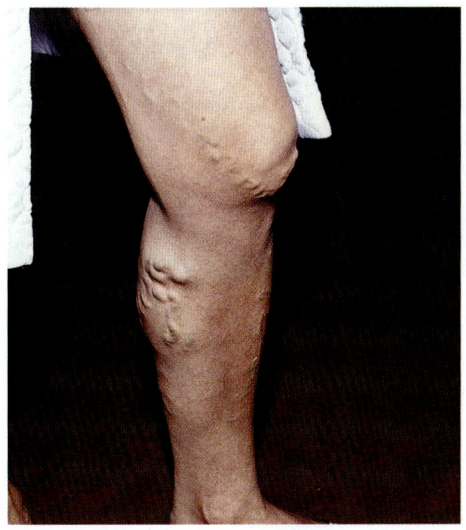

Abb. 2.254 Seitenastvarikose. [R246]

Formen
Je nach Lokalisation der Varizen werden folgende Formen der Varikosis unterschieden:
- **Besenreiservarizen**, feinste intradermale Venenerweiterungen ohne Krankheitswert
- **Retikuläre Varizen** in der Subkutis, die sich aufgrund einer Klappeninsuffizienz der Perforansvenen bilden
- **Seitenastvarizen**, die sich in den Ästen der V. saphena magna und der V. saphena parva entwickeln
- **Stammvarizen** mit Erweiterungen der V. saphena magna bzw. der V. saphena parva

Symptome und Untersuchungsbefund
Primäre Varizen verursachen meist nur geringe Beschwerden. Sie stören vor allem in kosmetischer Hinsicht. Bei längerem Stehen können Schwere- und Spannungsgefühl oder Knöchelödeme auftreten, wobei die Beschwerden durch Bewegung oder Hochlagerung der Beine nachlassen.

Wichtiges Ziel ist es, Klappeninsuffizienzen und die Veränderungen in der Durchgängigkeit des tiefen Venensystems nachzuweisen. Hierzu dienen Duplexsonografie und Phlebografie.

Komplikationen
- Varizenblutung
- Thrombophlebitis (> 2.8.9)
- tiefe Venenthrombose
- chronisch-venöse Insuffizienz (*CVI* > 2.8.9)
- Ulcus cruris (venosum)

Behandlung
Allgemeine Maßnahmen um das Fortschreiten eines Krampfaderleidens zu verlangsamen:
- Tragen von Stützstrümpfen, insbesondere wenn die Betroffenen ihre berufliche Tätigkeit im Stehen ausüben (z. B. Friseure, Verkäufer)
- häufiges Hochlagern der Beine („S-L-Regel" > Kasten)
- keine direkte Sonneneinstrahlung auf die Beine und keine heißen Bäder (wegen Vasodilatation mit verlangsamtem Blutstrom)
- kein Tragen schwerer Lasten und Abbau von Übergewicht
- Verzicht auf Nikotin

„S-L-Faustregel" für Venenkranke:
- **S** wie Stehen und Sitzen ist schlecht
- **L** wie Laufen und Liegen ist gut

Operative Maßnahmen
Die häufigsten Operationen sind „Krampfader"operationen, z. B.:
- Laserbehandlung bei Besenreiservarizen
- Sklerosierung bei Seitenastvarikosis
- Perforatordissektion mit Durchtrennung insuffizienter Perforansvenen bei Perforansinsuffizienz
- Babcock-Operation (*Venenstripping*)

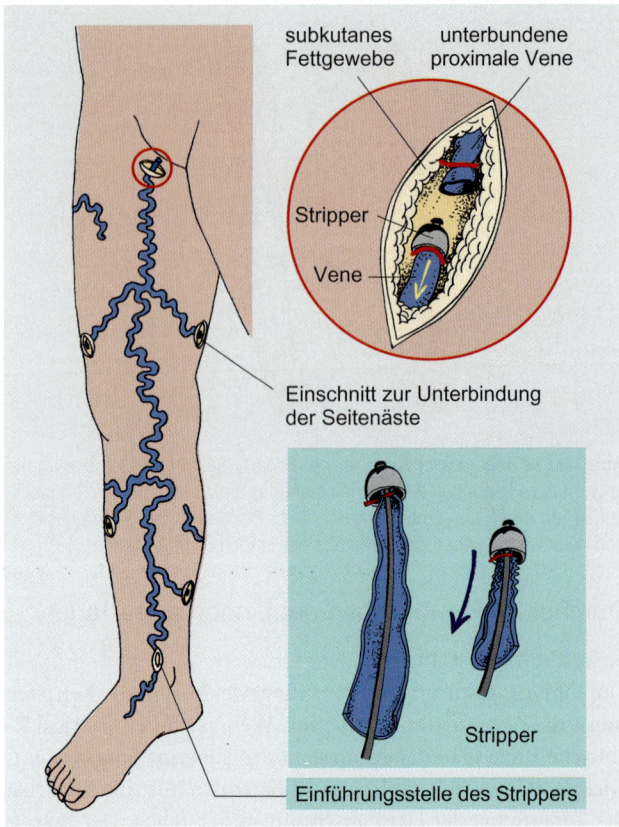

Abb. 2.255 Babcock-Operation zur Varizenentfernung (*Varizenstripping*). [L215]

Zur **Sklerosierung** wird ein Verödungsmittel in die Varizen gespritzt. Der individuell angemessene Kompressionsstrumpf muss für etwa 2–4 Wochen getragen werden.

Bei der **Babcock-Operation** (> Abb. 2.255) schiebt der behandelnde Arzt eine spezielle Sonde (*Venenstripper*) von distal in die V. saphena magna und platziert die Sonde an der Mündungsstelle in die V. femoralis im Leistenbereich. Dann wird die Sonde in der Leiste mit einem knopfartigen bzw. hütchenförmigen Kopfteil versehen, an dem die V. saphena festgeknotet wird. Anschließend zieht der Chirurg die Sonde heraus und entfernt den Venenstamm samt einigen Seitenästen.

Thrombophlebitis

DEFINITION
Thrombophlebitis: Entzündung oberflächlicher Venen mit thrombotischem Verschluss.

Krankheitsentstehung
An den Beinen tritt eine Thrombophlebitis häufig aufgrund bestehender Varizen auf. An den Armvenen sind Venenkatheter, Injektionen oder Infusionen ursächlich. Das Auftreten von Fieber erfordert eine adäquate Antibiotikagabe.

Symptome und Untersuchungsbefund
Klinisch kommt es am Lokalisationsort zu den klassischen Entzündungszeichen mit Rötung (*Rubor*), Schmerz (*Dolor*), Überwärmung (*Calor*) und Schwellung (*Tumor*). Die betroffene Vene ist im Bereich der Thrombosierung als derber schmerzhafter Venenstrang tastbar.

Die klinische Symptomatik und eine Duplex-Sonografie sichern die Diagnose.

Behandlung
Bei einer Thrombophlebitis am Bein:
- **lokale Salbenbehandlung** (Heparinoide/Hirudoid®, Heparin/Thrombophob®)
- **Kompressionsverband**
- **keine** Bettruhe

Wenn eine oberflächliche Thrombophlebitis der V. saphena magna im Bereich der Leiste, also an ihrer Einmündung in die V. femoralis, auf das tiefe Venensystem übergreift, ist eine **Crossektomie** (*Durchtrennung der V. saphena magna im Bereich der Leiste*) in Erwägung zu ziehen.

Tiefe Venenthrombose

> **DEFINITION**
> **Tiefe Venenthrombose** (*Phlebothrombose*): Thrombosierung einer tiefen Vene (meist der tiefen Bein- und Beckenvenen) mit der Gefahr einer Lungenembolie.
> **Postthrombotisches Syndrom**: Krankheitszeichen, die nach einer tiefen Venenthrombose bestehen bleiben oder sich im Verlauf von 1–2 Jahren ausbilden. Komplikation ist das Ulcus cruris (venosum).

Krankheitsentstehung
Die Entstehung eines **Thrombus** (*Blutgerinnsels*) wird durch abgelaufene Venenentzündungen, nach Operationen, bei Bettlägerigkeit, aufgrund von Medikamenten (z. B. Carbamazepin, Glukokortikoide, Tamoxifen, Levodopa), durch langes Sitzen (> 4 Std.) mit abgeknickten Beinen (*Economy-class-Syndrom*), Rauchen und Verschiebungen des Hämatokrits begünstigt (*Virchow-Trias* ➤ 2.6.8). Die Verschlüsse können in den folgenden vier Etagen stattfinden. [2]
- V. iliaca (10 %)
- V. femoralis (50 %)
- V. poplitea (20 %)
- Unterschenkelvenen (20 %)

Die häufigsten Fälle betreffen das linke Bein aufgrund der anatomischen Verhältnisse. Die linke Beckenvene unterkreuzt die rechte Beckenarterie, bevor sie in die V. cava inferior mündet. Aufgrund der dünneren Venenwand kann die pulsierende Beckenarterie einen Blutstau in der linken Beckenvene auslösen.

Allgemeine Grundsätze der Thromboseprophylaxe

> **Sechs Bausteine** der Thromboseprophylaxe:
> - Mobilisation
> - Lagerung
> - Ausstreichen der Venen
> - Venenkompression durch MT-Strümpfe und Kompressionsverbände
> - rückstromfördernde Gymnastik
> - Heparinisierung (➤ 2.6.8)

Mobilisation: Der Betroffene soll so oft wie möglich mit gewickelten Beinen oder MT-Strümpfen aufstehen, vor dem Bett auf der Stelle treten und umhergehen. Durch das Gehen wird die Muskelpumpe aktiviert.

Lagerung: Bei Erkrankten **ohne** arteriell bedingte Gefäßerkrankungen werden die Beine hochgelagert, um den venösen Rückfluss zu fördern.

Das **Ausstreichen der Venen** sollte vor dem Anziehen der MT-Strümpfe (*Medizinische Thrombose-prophylaxestrümpfe*) erfolgen. Dazu werden beide Handflächen, die z. B. mit einer Wasser/Öl-Lotion benetzt sind, an das Bein angelegt und das Bein mit sanftem Druck und gleichmäßigem Tempo in acht bis zehn Strichen pro Bein herzwärts ausgestrichen. Bei Ödemen in den Beinen oder Beinschmerzen sollte das Ausstreichen nur nach Anordnung des Arztes erfolgen.

Venenkompression: MT-Strümpfe und Kompressionsverbände beschleunigen die Blutströmung. Voraussetzung für den Einsatz von **MT-Strümpfen** sind korrekte Indikationsstellung, gute Passform und richtige Handhabung der Strümpfe.

Rückstromfördernde Gymnastik: Übungen zur Beschleunigung des venösen Rückflusses sind z. B. „Bettradfahren", Fußkreisen oder das Stützen der Füße gegen das Bettende mit gleichzeitigem Anspannen der Wadenmuskulatur.

Symptome und Untersuchungsbefund
Der Erkrankte bemerkt möglicherweise ein Schwere- und Spannungsgefühl im betroffenen Bein und einen ziehenden Schmerz, der mit einem Muskelkater verwechselt werden könnte.
Klassische Zeichen einer tiefen Venenthrombose (➤ Abb. 2.256):
- **diffuse Schwellung** des betroffenen Beins
- **Zyanose** der betroffenen Extremität
- **diffuser Schmerz** der Wadenmuskulatur, insbesondere beim Beklopfen der Wade, bei einer Dorsalflexion der Zehen (*Hohmann-Zeichen*) oder beim Druck auf die Fußsohle (*Payr-Zeichen*)

> Vielfach wird eine tiefe Bein- oder Beckenvenenthrombose erst nach dem Auftreten einer Lungenembolie (➤ 2.9.11) klinisch manifest.

Die Sicherung der Diagnose erfolgt durch eine Bestimmung der D-Dimere im Blut (➤ 2.6.3) und eine Phlebografie.

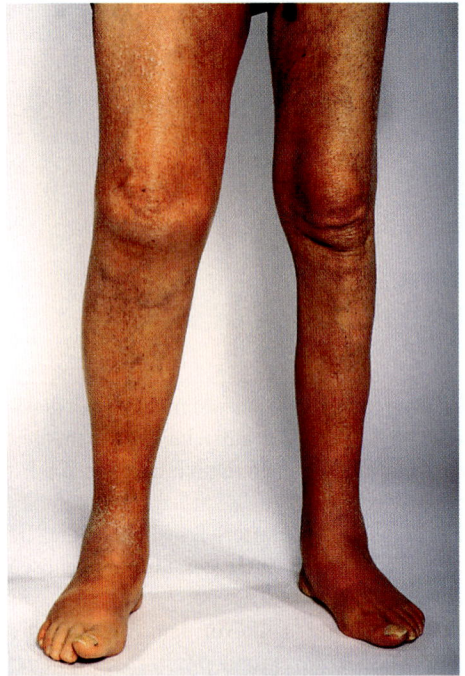

Abb. 2.256 Symptomatik bei tiefer Venenthrombose. [E273]

Komplikationen
- **Thrombose-Rezidive**
- **Lungenembolie** (➤ 2.9.11) durch die Ablösung von Thromben (Fortleitung über V. cava inferior, rechten Vorhof, rechte Herzkammer und Truncus pulmonalis in die Lunge)
- **Postthrombotisches Syndrom** (➤ Definition) mit schmerzhafter Schwellung des betroffenen Beines und Hautatrophie
- **Phlegmasia coerulea dolens** mit Verlegung aller venösen Strombahnen, Stillstand des venösen Rückstromes und reflektorischer arterieller Minderversorgung der betroffenen Extremität. Das Bein nimmt rasch an Umfang zu und verfärbt sich blaurot, die Pulse sind nicht mehr tastbar. Der Erkrankte hat stärkste Schmerzen und gerät in einen Schockzustand.

Behandlung
Die Behandlung durch **Lysetherapie** oder **Thrombektomie** erfolgt bei schweren, nicht anders zu beherrschenden frischen tiefen Venenthrombosen der V. femoralis oder V. iliaca. In allen anderen Fällen werden folgende Therapiemaßnahmen ergriffen:
- **Antikoagulation.** Die subkutanen Injektionen von niedermolekularem Heparin werden solange vorgenommen, bis eine wirksame Gerinnungshemmung durch Marcumar sicher gestellt ist. Allgemein sind nach etwa sieben bis zehn Tagen (bei wirksamer Antikoagulation) vorhandene Thromben entweder aufgelöst oder in die Venenwand eingebaut. Die Dauer der Marcumareinnahme liegt je nach Lokalisation der Thrombose zwischen 3–12 Monaten.
- **Kompressionsbehandlung.** Sie erfolgt zunächst mit einem Kompressionsverband. Nach dem Abschwellen der Extremität erhält der Betroffene MT-Strümpfe.
- **Mobilisation.** Strikte **Bettruhe** wird bei ausreichender Antikoagulation **nicht** mehr empfohlen. [2]

Information des Erkrankten
Der Erkrankte sollte folgende Vorschläge beherzigen:
- keine einschnürenden Socken oder Kniestrümpfe
- keine lokale Anwendung von Wärme aufgrund der Vasodilatation mit verminderter Blutströmung
- Beachtung von unerwünschten Wirkungen etlicher Medikamente (steigende Thrombosegefahr z. B. durch die Einnahme von Carbamazepin, Glukokortikoiden, Tamoxifen und Levodopa)

Chronisch-venöse Insuffizienz

> **DEFINITION**
> **Chronisch-venöse Insuffizienz** (*CVI*): Sammelbegriff für alle Gefäßerkrankungen, die mit einem erschwerten venösen Blutstrom verknüpft sind (z. B. chronische Verschlüsse der Venen, Stenosen, Klappenschäden der tiefen Venen, große Volumenbelastung bei Rechtsherzinsuffizienz).

Krankheitsentstehung
Eine **chronisch-venöse Insuffizienz** betrifft meist die untere Extremität. Die häufigsten Ursachen sind die Varikose und das postthrombotische Syndrom. Beide Erkrankungen lösen Mikrozirkulationsstörungen der Haut aus.

Symptome
Die chronisch venöse Insuffizienz verläuft in drei Stadien. [2]
- **Stadium I**: Ödeme, dunkelblaue Hautvenen, die an den Fußrändern auftreten.
- **Stadium II**: Rotbraune Pigmentierung der Haut im Unterschenkelbereich, Verhärtung der Haut, depigmentierte Hautbezirke, zyanotische Hautfarbe.
- **Stadium III**: Ulcus cruris venosum (➤ 2.8.10) das meist am Innenknöchel lokalisiert ist oder den Unterschenkel wie eine Manschette umgibt.

Behandlung
Therapie der Stadien I und II wie bei Varikose (Behandlung des Ulcus cruris ➤ 2.8.10).

2.8.10 Störungen der Mikrozirkulation

Chronische Störungen der Mikrozirkulation führen z. B. zu Dekubitus ➤ 2.2.5) oder Ulcus cruris venosum bzw. arteriosum. **Akute Störungen** lösen Schockzustände aus.

Ulcus cruris

> **DEFINITION**
> **Ulcus cruris** (*Unterschenkelulkus, „offenes Bein"*): Hautdefekt am Unterschenkel, der mind. in die Lederhaut reicht.

2.8 Erkrankungen des Kreislaufsystems

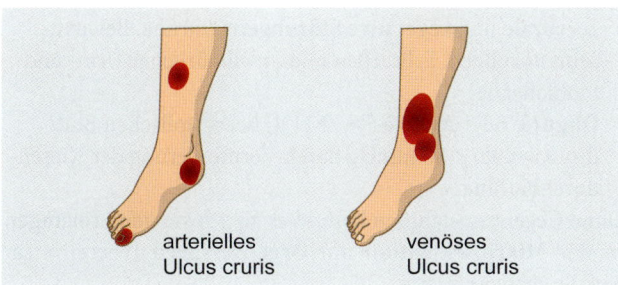

Abb. 2.257 Bevorzugte Lokalisationen arterieller und venöser Ulzera. [L138]

Tab. 2.33 Die Zuordnung eines Ulcus cruris lässt sich nach bevorzugter Lokalisation, Veränderungen des umgebenden Gewebes und der Schmerzintensität treffen.

	chronisch-venöses Ulcus cruris	arterielles Ulcus cruris
bevorzugte Lokalisation	• Innenknöchel • mediale Seite des Unterschenkels	• Druckstellen, z. B. Ferse, Zehen
beobachtbare Veränderungen	• Stauungsdermatose: Entzündungsreaktionen mit derben, schmerzhaften, geröteten Infiltraten • evtl. Ödeme	• kühle Haut, evtl. livide verfärbt • Fußpulse meist fehlend
Schmerzen	• evtl. Spannungsgefühl	• schmerzhaft

Infolge venöser oder arterieller Durchblutungsstörungen kommt es zu Sauerstoffmangel und Fehlernährung in den betroffenen Regionen (> Abb. 2.257, > Abb. 2.259, > Tab. 2.33).

Ulcus cruris venosum
Das **Ulcus cruris venosum,** häufig Endzustand einer chronisch-venösen Insuffizienz, ist münz- bis handtellergroß und kann bis auf die Faszie (*bindegewebige Hülle der Muskeln*) oder den Knochen reichen. Der Geschwürgrund ist oft aufgrund einer bakteriellen Folgeinfektion schmierig-eitrig belegt, die Ulkusränder wulstig und verhärtet (> Abb. 2.258).

Ulcus cruris arteriosum
Das **Ulcus cruris arteriosum** ist meist der Endzustand einer **peripheren arteriellen Verschlusskrankheit** (*pAVK* > 2.8.8). Die Defekte sitzen vor allem an Druckstellen wie Zehen oder Ferse. Fast immer sind Haut und Weichteile (Muskeln, Faszie, Sehnen) zerstört.

Nekrose und Gangrän
Die **Nekrose** ist ein abgestorbener Gewebebezirk, der bei Kranken mit pAVK häufig nach kleinen Verletzungen oder an Druckstellen entsteht.

Durch Verdunstungs- und Schrumpfungsvorgänge entwickelt sich ein blauschwarzes bis schwarzes Areal, das wie mumifiziert aussieht. Das Gewebe ist trocken und hart. Man spricht von **trockener Gangrän**. Bei bakterieller Besiedelung zersetzt sich das abgestorbene Gewebe. Es kommt zum Bild der

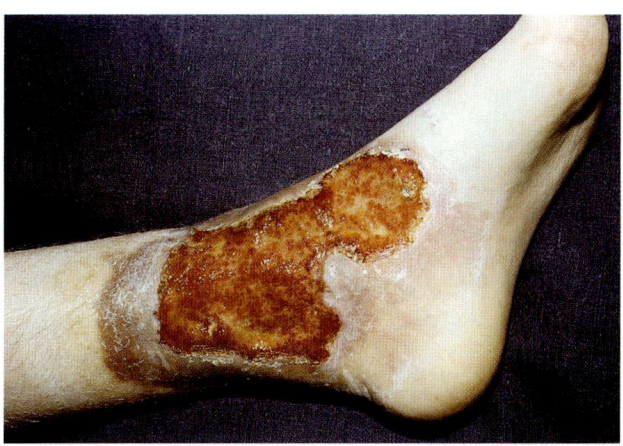

Abb. 2.258 Ausgedehntes Ulcus cruris venosum. [R246]

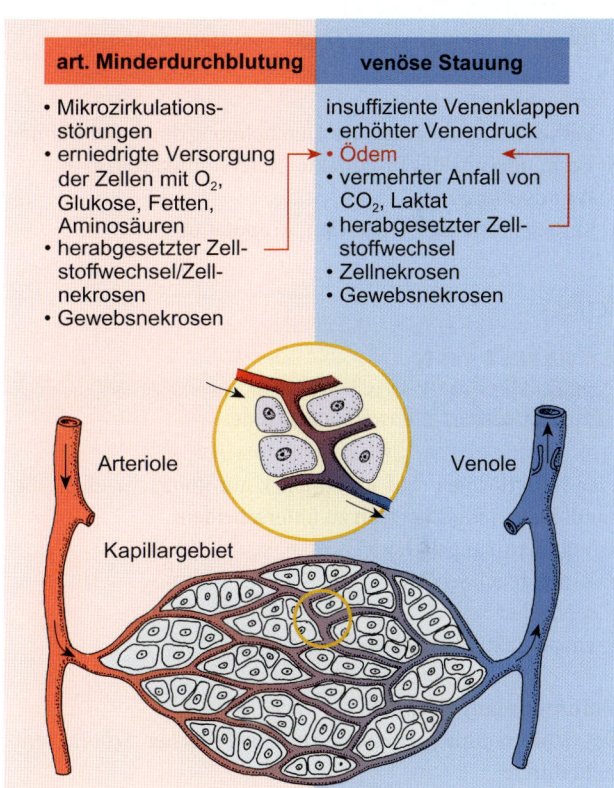

Abb. 2.259 Entstehungsmechanismen arterieller und venöser Ulcera cruris. Ein arterielles Ulkus kann durch die Ödembildung ein venöses Ulkus zur Folge haben. [L190]

feuchten Gangrän mit matschig-schmierigem Aussehen und fauligem Geruch der Wunde.

Behandlung
Ulcus cruris venosum
- Verbesserung des venösen Rückstroms durch Mobilisation und rückstromfördernde Gymnastik
- Ausschaltung der Risikofaktoren (> 2.8.9)
- **Wundbehandlung** mit Entfernung der Nekrosen, Reinigung des Ulcus mit physiologischer Kochsalzlösung oder Ringer-

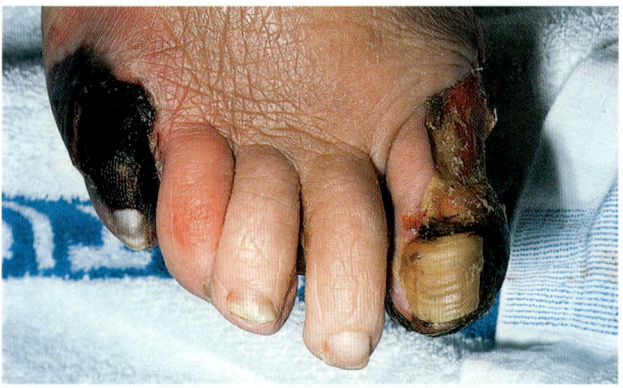

Abb. 2.260 Trockene Gangrän der kleinen Zehe und Weichteildefekt an der Großzehe. [E426]

Lösung; Wundverband mit geeigneten Wundauflagen (Hydrokolloidverband, Alginate); ggf. Hauttransplantation

Ulcus cruris arteriosum
- Verbesserung der arteriellen Durchblutung durch Gehtraining
- Verminderung der Risikofaktoren (Nikotinkarenz)
- Wundversorgung
- Katheterverfahren, Operation, Amputation

Schock

DEFINITION

Schock: Versagen der Kreislaufregulation mit erheblicher Durchblutungsverminderung lebenswichtiger Organe.

Vier Hauptformen sind im Hinblick auf unterschiedliche Behandlungen möglichst früh zu unterscheiden:
- Volumenmangelschock
- kardiogener Schock
- septischer Schock
- anaphylaktischer Schock

Volumenmangelschock

Der **Volumenmangelschock** (*hypovolämischer Schock*) entsteht durch:
- Blutverlust (nach Unfällen, Blutungen des Magen-Darm-Trakts)
- Plasmaverlust (aufgrund einer Verbrennung)
- Verlust von Wasser und Elektrolyten (starke Durchfälle, massives Erbrechen)

Fehlen mehr als 10 % des Gesamtblutvolumens, erfolgt über Hormone der Nebennieren eine Vasokonstriktion in nicht primär lebensnotwendigen Organen wie Haut und Muskulatur. Durch diese Kreislaufzentralisierung verbessert sich die Versorgung lebenswichtiger Organe (Herz und Gehirn).

Symptome
- **Kreislaufzentralisation**, marmorierte (fleckig-weiße), später blasse und kaltschweißige Haut, eingefallenes Gesicht, kollabierte Halsvenen, Kältegefühl
- **zerebrale** und **vegetative Störungen** (Unruhe, Bewusstseinsstörungen, Erbrechen und unwillkürlicher Urin- und Stuhlabgang)
- **Oligurie** oder **Anurie** (➤ 2.11.4) bei systolischen Blutdruckwerten < 80 mmHg durch Verminderung der Nierendurchblutung

Ohne Gegenmaßnahmen kommt es zu schwersten **Störungen in der Mikrozirkulation** mit **Organversagen** (Nierenversagen, Lungenversagen).

Kardiogener Schock

DEFINITION

Kardiogener Schock: Lebensbedrohliches Kreislaufversagen mit schwerem Sauerstoffmangel des Organismus, hervorgerufen durch Herzerkrankungen.

Der **kardiogene Schock** wird durch das Pumpversagen des Herzens hervorgerufen. Häufige Ursachen für dieses Pumpversagen sind:
- Herzinfarkt (➤ 2.7.5)
- Myokarditis (➤ 2.7.11)
- akute Herzinsuffizienz, z. B. bei Herzklappenfehler (➤ 2.7.10)
- Herzrhythmusstörungen (➤ 2.7.7)
- Lungenembolie (➤ 2.9.11)

Abweichend von den **Symptomen** des Volumenmangelschocks ist die Haut grau bis zyanotisch. Bei einer Lungenembolie sind die Halsvenen gestaut, bei Linksherzinsuffizienz (➤ 2.7.6) kommen Symptome des Lungenödems (➤ 2.7.6) hinzu.

Septischer Schock

Beim **septischen Schock** kommt es durch die Freisetzung von **Bakterientoxinen** zur Weitstellung der Gefäße und zu einem relativen Flüssigkeitsmangel. Häufige Ursachen sind:

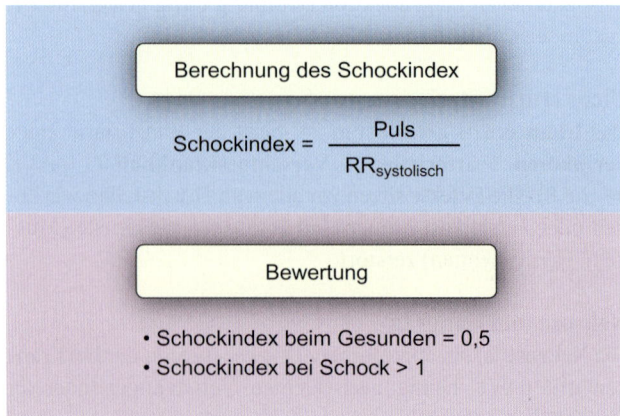

Berechnung des Schockindex

$$\text{Schockindex} = \frac{\text{Puls}}{\text{RR}_{\text{systolisch}}}$$

Bewertung

- Schockindex beim Gesunden = 0,5
- Schockindex bei Schock > 1

Abb. 2.261 Mit zunehmendem Blutverlust steigt der **Schockindex** (*SI*). Bei 20 % Blutverlust hat der Erkrankte etwa einen Puls von 100 Schlägen/Min. und einen systolischen Blutdruck von 100 mmHg. Dies ergibt einen SI von 1. In dieser Phase spricht man von einem drohenden Schock. Bei weiteren 10 % Blutverlust steigt der SI auf 1,5 und der Erkrankte hat einen manifesten Schock. [L157]

- Infektionen der ableitenden Harnwege (> 2.11.5)
- Pneumonien (> 2.9.8)
- Gallenwegsinfektionen (> 2.10.18)
- Katheterinfektionen

Besonders gefährdet sind abwehrgeschwächte Menschen. Der Erkrankte hat oft hohes Fieber und Schüttelfrost. Die Haut ist anfangs warm und gut durchblutet. Als Zeichen von Gerinnungsstörungen treten typische Hauteinblutungen (*Petechien* > 2.6.8, > 2.2.4) auf.

Anaphylaktischer Schock
Der **anaphylaktische Schock** ist die schwerste allergische Typ-I-Reaktion (> 2.6.10).

Literaturnachweis

1. Klinke, R.; Silbernagl, S.; Pape, H.-C.: Physiologie. Thieme Verlag, Stuttgart, 2005.
2. Herold, G. et al.: Innere Medizin (eine vorlesungsorientierte Darstellung), 2011.
3. Hansen, W.: Medizin des Alterns und des alten Menschen. Schattauer Verlag, Stuttgart, 2007.
4. Füsgen, I.: Geriatrie. Kohlhammer Verlag, Stuttgart, 2004
5. Lippert, H.: Anatomie. Elsevier Verlag, München, 2005.
6. Paetz, B.: Chirurgie für Pflegeberufe, Thieme Verlag, Stuttgart, 2009.
7. Pschyrembel: Klinisches Wörterbuch. de Gruyter Verlag, Berlin, 2011.
8. Rote Liste. Cantor Verlag, Aulendorf, 2011.

Wiederholungsfragen

1. Wie sind Arterien definiert? (> 2.8.1)
2. Welche Körperteile werden vom Truncus brachiocephalicus mit Blut versorgt? (> 2.8.1)
3. Wie kommen systolischer und diastolischer Blutdruck zustande? (> 2.8.2)
4. Wie wird die Blutverteilung im Körper reguliert? (> 2.8.2)
5. Welche Bedeutung hat die Mikrozirkulation? (> 2.8.3)
6. Wie wird verhindert, dass das Blut in den Beinvenen nach unten sackt? (> 2.8.4)
7. Welche wichtigen und schwerwiegenden Spätfolgen des Bluthochdrucks kennen Sie? (> 2.8.6)
8. Wann ist eine Hypotonie behandlungsbedürftig? (> 2.8.6)
9. Welche Krankheitsbilder werden durch die Arteriosklerose verursacht? (> 2.8.7)
10. Wie äußert sich eine pAVK? (> 2.8.8)
11. Nennen Sie bitte die sechs typischen Symptome (sechs „P") bei akutem Verschluss einer Extremitätenarterie. (> 2.8.8)
12. Welche Ratschläge zur Lebensführung können Sie einem Betroffenen mit beginnendem Krampfaderleiden geben? (> 2.8.9)
13. Welche Unterschiede bestehen zwischen der Thrombophlebitis und der Phlebothrombose? (> 2.8.9)
14. Welche Komplikationen der Phlebothrombose kennen Sie? (> 2.8.9)
15. Welche Formen des Ulcus cruris kennen Sie? (> 2.8.10)
16. Schildern Sie bitte deren Entstehungsmechanismen. (> 2.8.10)
17. Wie entsteht eine feuchte Gangrän? (> 2.8.10)
18. Welche Formen des Schocks kennen Sie? (> 2.8.10)
19. Erklären Sie die Ursachen eines kardiogenen Schocks. (> 2.8.10)

2.9 Erkrankungen des Atemsystems

DEFINITION
Atmung: Austausch der Atemgase Sauerstoff (O_2) und Kohlendioxid (CO_2) zwischen Körper und Umgebung.
Äußere Atmung: Gasaustausch zwischen Lungenbläschen und Blutkapillaren.
Innere Atmung: Verbrauch von Sauerstoff in der Zelle, um ATP (*zelleigene Energie*) zu gewinnen.

Damit die Atemluft von der Nase bis zu den Lungenbläschen gelangen kann, hat sie folgende Strukturen zu passieren:
- **obere Luftwege** (*oberer Respirationstrakt*). Nase mit Nasennebenhöhlen und Teile des Rachenraums
- **untere Luftwege** (*unterer Respirationstrakt*). Kehlkopf, Luftröhre, Bronchien und Lunge (> Abb. 2.262)

2.9.1 Nase und Nasennebenhöhlen

Nase

Aufbau
Eine Nase prägt und kennzeichnet das Gesichtsprofil. Die Kontur des Nasenrückens, die Art der Nasenspitze, die Größe des Nasenbeins und die Ausbildung etlicher hyaliner Knorpel zeigen eine große erbbedingte Variabilität. Sichtbare äußere Teile der Nase sind der **Nasenrücken**, die **Nasenflügel** und die **Nasenlöcher**.

Begrenzungen der Nasenhöhle
Die Nasenhöhle wird von Knochen des Hirn- und Gesichtsschädels begrenzt (> Abb. 2.263).
- Den Boden der Nasenhöhle bildet der harte Gaumen (*Palatum durum*).

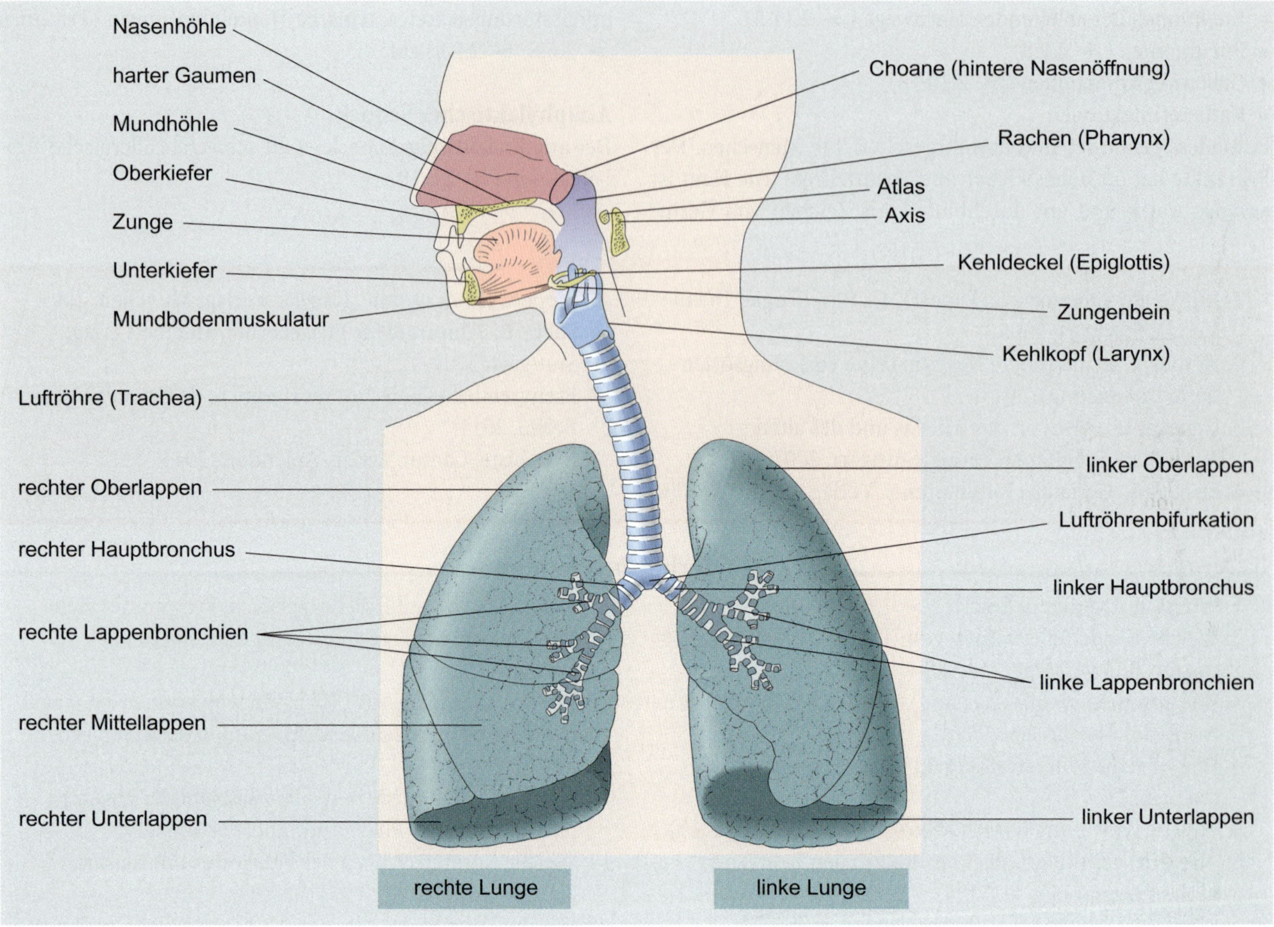

2 Spezielle Gesundheits- und Krankheitslehre

Abb. 2.262 Das Atmungssystem – Übersicht. [L190]

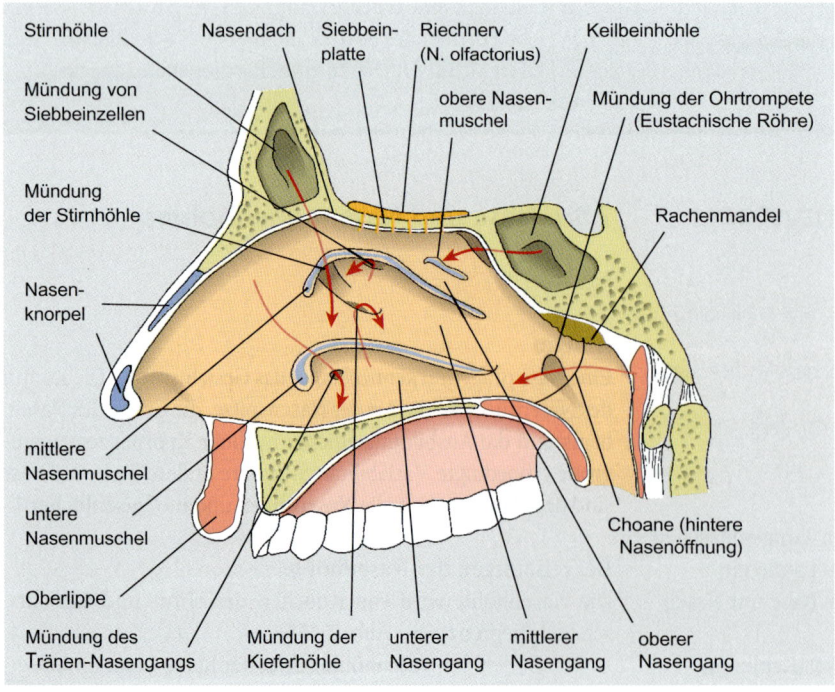

Abb. 2.263 Schnitt durch die Nasenhöhle (die Nasenmuscheln sind reduziert). [L190]

- Das Dach ist die Schädelbasis mit dem Siebbein (*Os ethmoidale*).
- Seitlich liegen die Oberkieferknochen (*Os maxillare*).
- Hinten begrenzt das Keilbein (*Os sphenoidale*) die beiden hinteren Nasenöffnungen (*Choanen*).

Strukturen der Nasenhöhle

Hinter den Nasenlöchern liegt der **Nasenvorhof** mit kräftigen Haaren (*Vibrissae*). Die **Nasenscheidewand** (*Septum nasi*) teilt die Nasenhöhle in zwei Hälften und besteht aus:
- Pflugscharbein (*Vomer*),
- einer senkrechten Platte (*Lamina perpenticularis*), die zum Siebbein gehört,
- hyalinem Knorpel.

Drei **paarige Nasenmuscheln** treten von den Seitenwänden in die Nasenhöhle vor. **Obere** und **mittlere Nasenmuschel** (*Concha nasalis superior* und *Concha nasalis media*) gehören zum Siebbein, die **untere Nasenmuschel** (*Concha nasalis inferior*) ist ein eigenständiger Knochen. Unter diesen wulstartigen Vorwölbungen liegen ein **oberer**, **mittlerer** und **unterer Nasengang** (*Meatus nasalis superior, medius, inferior*). In den unteren Nasengang mündet der **Tränennasengang** (*Ductus nasolacrimalis*) über den die Tränenflüssigkeit aus dem inneren Augenwinkel in die Nasenhöhle abfließt.

> Beim nasalen **Legen einer Magensonde** sollte der Erkrankte gefragt werden, durch welches Nasenloch er besser Luft bekommt. Dieses sollte **nicht** durch die Sonde verlegt werden, da der Erkrankte sonst über den Mund atmen muss. Dadurch trocknen die Mund- und Rachenschleimhaut aus und der Erkrankte wird anfälliger für Infektionen der Atemwege.

Schleimhaut der Nasenhöhle

Das Epithel des Nasenvorhofs besteht hauptsächlich aus mehrschichtigem, verhorntem Plattenepithel das reich an Talgdrüsen und Haaren ist. In der eigentlichen Nasenhöhle geht dieses Epithel in **Flimmerepithel** über. Die Riechzone mit der Riechschleimhaut liegt unter dem Dach der Nasenhöhle.

Funktionen
- **Vorreinigung und Anfeuchtung** der Atemluft durch das Flimmerepithel und schleimproduzierende Becherzellen
- **Erwärmung** der Atemluft aufgrund der arteriovenösen Geflechte
- **Wahrnehmung** von Geruchsveränderungen der Einatemluft durch das Riechorgan
- **Resonanzraum** für die Stimme

> Durch kleine Verletzungen, aber auch durch Entzündungen und Infektionen können Gefäße des arteriovenösen Geflechts platzen – es kommt zum **Nasenbluten** (*Epistaxis*).

Nasennebenhöhlen

Die Entwicklung der Nasennebenhöhlen steht in enger Beziehung zur Gestaltung und Entwicklung des Gesichtsskeletts. Zu den **Nasennebenhöhlen** gehören:
- **Stirnhöhle** (*Sinus frontalis*)
- **Kieferhöhle** (*Sinus maxillaris*)
- **Siebbeinzellen** (*Cellulae ethmoidales*)
- **Keilbeinhöhle** (*Sinus sphenoidales*)

Aufbau und Lage

Stirnhöhle

Die **Stirnhöhle** ist oft asymmetrisch gestaltet. Sie dehnt sich oberhalb der Augenhöhle unterschiedlich weit nach lateral aus. Mehrere Scheidewände können die rechte und die linke Stirnhöhle in unvollständige Kammern gliedern.

Kieferhöhle

Die **Kieferhöhlen** sind die größten Nasennebenhöhlen. Sie reichen vom Boden der Augenhöhle bis über die Wurzeln des zweiten Backen- und des ersten Mahlzahns. Am Dach einer Kieferhöhle verläuft ein kleiner Gefäß- und Nervenstrang, der sich bei Kieferhöhlenentzündungen schmerzhaft bemerkbar machen kann. Die Öffnung der Kieferhöhle in die Nasenhöhle liegt fast am Dach der Nasennebenhöhle, sodass Sekret bei aufrechter Körperhaltung generell schlecht abfließt.

Siebbeinzellen

Die **Siebbeinzellen** (*Siebbeinhöhle*), kleine unregelmäßig gestaltete Hohlräume, befinden sich zwischen den inneren Augenwinkeln.

Keilbeinhöhle

Die **Keilbeinhöhle** liegt oberhalb des Epipharynx (*Nasenrachen*) unmittelbar unter dem Türkensattel, auf dem die Hypophyse sitzt (➤ 2.1.4).

Funktionen

Die **Funktionen** der Nasennebenhöhlen bestehen in einer Gewichtsverminderung des Schädels sowie in der Bildung eines Resonanzraums, der den individuellen Klang einer Stimme prägt.

> Infekte der Nasenhöhle können über die Nasengänge in die Nasennebenhöhlen fortgeleitet werden und eine **Nasennebenhöhlenentzündung** (*Sinusitis*) auslösen.

Verbindungen der Nasennebenhöhlen mit der Nasenhöhle

Die **Nasenhöhle** hat über Gangsysteme Verbindungen zu den Nasennebenhöhlen:
- Im Winkel zwischen Keilbein und Siebbein (*Recessus sphenoethmoidalis*) mündet die Keilbeinhöhle.
- Im oberen Nasengang befindet sich die Verbindung zu einigen Siebbeinzellen.

- Der mittlere Nasengang ist mit Stirn- und Kieferhöhle sowie weiteren Siebbeinzellen verbunden.

Geruchssinn

Die Rezeptoren des **Geruchssinns** befinden sich in den Riechfeldern der oberen Nasenscheidewand und der oberen Nasenmuschel. Die Fortsätze der **Riechzellen** (in den Riechfeldern) bilden die **Riechnerven** (*I. Hirnnerv: N. olfactorius*).

Diese ziehen durch die Löcher der Siebbeinplatte ins Schädelinnere zu den Riechkolben, die beidseits in der vorderen Schädelgrube unter den Stirnlappen des Großhirns liegen. Über die genannten Strukturen gelangen Informationen über das gegenwärtige soziale Umfeld, über Hygieneverhältnisse (z. B. Geruch nach Fäkalien) und über mögliche Gefahren (z. B. Brandgeruch, verdorbene Speisen) zum Riechhirn. Das Riechhirn ist der stammesgeschichtlich älteste Teil des Endhirns. Verbindungen zum **limbischen System** gewährleisten einen hohen emotionalen Stellenwert der Riechinformationen.

2.9.2 Rachen

DEFINITION

Rachen (*Pharynx*): Muskelschlauch, der sich von der Schädelbasis bis zur Speiseröhre erstreckt.

Der Rachen lässt sich in **drei Abschnitte** gliedern (➤ Abb. 2.264):

- **Nasenrachen** (*Nasopharynx* oder *Epipharynx*). Er dehnt sich zwischen der Schädelbasis und dem Zäpfchen aus. Im Nasopharynx münden die Ohrtrompeten, die eine Verbindung zum jeweiligen Mittelohr herstellen, unterhalb der Schädelbasis liegt die **Rachenmandel** (*Tonsilla pharyngea*).
- **Mundrachen** (*Oropharynx* oder *Mesopharynx*). Er liegt hinter der Mundhöhle. Im Grenzgebiet zwischen Mundhöhle und Oropharynx befinden sich seitlich die beiden **Gaumenmandeln** (*Tonsillae palatinae*).
- **Kehlkopfrachen** (*Hypopharynx*). Er reicht vom Kehldeckel bis zum Beginn der Speiseröhre.

Luft- und Speiseweg

Im Rachen kreuzen sich **Luft- und Speiseweg**. Zu Beginn des Hypopharynx teilen sie sich auf:
- vorn liegen die unteren Luftwege (*Kehlkopf* und *Tracheobronchialbaum*),
- hinten vor der Wirbelsäule verläuft der Speiseweg.

Als Schaltstelle dieser Kreuzung dient der **Kehldeckel** (*Epiglottis*). Beim Ein- und Ausatmen steht der Kehldeckel gestreckt nach oben – der Kehlkopf ist für die Atemluft geöffnet. Beim Schlucken wird der Kehldeckel nach hinten über den Kehlkopfeingang (*Schluckakt* ➤ 2.10.3) verlagert.

2.9.3 Kehlkopf

DEFINITION

Kehlkopf (*Larynx*): Röhrenförmiges Knorpelgerüst zu Beginn der unteren Luftwege.

Aufbau

Der **Kehlkopf** steht nach oben über eine bindegewebige Membran mit dem Zungenbein in Kontakt, der untere Teil des Kehlkopfes geht in die Luftröhre über. Für die Festigkeit sorgen mehrere Knorpel, die durch Bänder und Muskeln miteinander verbunden sind (➤ Abb. 2.265). Die Stimmbänder liegen im Innenraum. Beim Sprechen, Schlucken, Husten oder Pressen kann der Kehlkopf nach oben und unten verschoben werden.

Kehlkopfknorpel

Der Kehlkopf besteht aus:
- Schildknorpel (*Cartilago thyroidea*)
- Ringknorpel (*Cartilago cricoidea*)
- Stellknorpel (Einzahl: *Cartilago arytaenoidea*)
- Kehldeckel (*Epiglottis*)

Der größte Knorpel ist der **Schildknorpel**, dessen scharfkantiger Vorsprung den „Adamsapfel" beim Mann markiert. Der **Kehldeckel** befindet sich im oberen Drittel des Schildknorpels und ist dort bindegewebig fixiert. Unterhalb des Schildknorpels liegt der siegelringförmige **Ringknorpel**, dessen Verdickung („*Siegel*") nach hinten gerichtet ist. Das Siegel des Ringknorpels bildet die Basis für zwei kleine **Stellknorpel**.

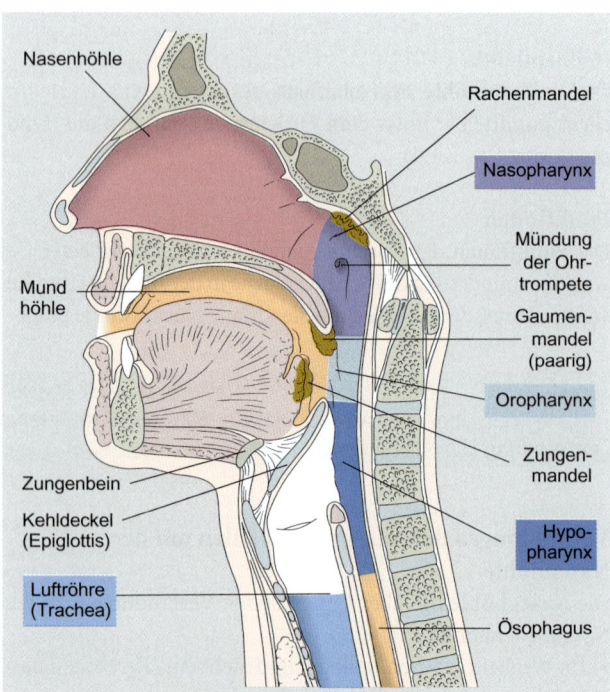

Abb. 2.264 Schnitt durch den Rachen mit seinen drei Etagen: Nasen-, Mund- und Kehlkopfrachen. [L190]

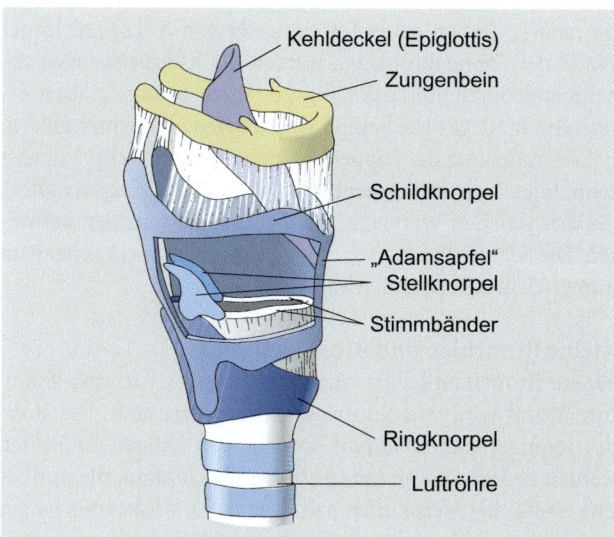

Abb. 2.265 Zungenbein und Kehlkopf. Der Schildknorpel ist eröffnet und gibt den Blick auf die Stimmbänder frei. Der Kehldeckel ist in Mittelstellung dargestellt. [L190]

Innenraum des Kehlkopfs
Der **Innenraum des Kehlkopfs** weist zwei waagerecht übereinander gelegene Faltenpaare auf:
- **Taschenfalten** mit Drüsen
- **Stimmfalten** mit den Stimmbändern und den unter den Stimmbändern gelegenen Stimmmuskeln (*Mm. vocales*)

Die Stimmbänder verlaufen zwischen dem Schildknorpel und den beiden Stellknorpeln (> Abb. 2.265). Bewegungen der Stellknorpel beeinflussen sowohl die Stellung als auch die Spannung der Stimmbänder.

Die Kehlkopfschleimhaut besteht weitgehend aus Flimmerepithel. Die Stimmbänder weisen allerdings ein mehrschichtiges, stellenweise verhorntes Plattenepithel auf, das der starken mechanischen Beanspruchung bei der Tonbildung entspricht.

Funktion
Fein aufeinander abgestimmte Kontraktionen der Zungenbein- und Kehlkopfmuskulatur sind die Voraussetzung für die Kehlkopffunktionen:
- Beteiligung am Schluckakt
- Schutz vor Aspiration aufgrund der Verlagerung des Kehldeckels
- Weiterleitung der Atemluft
- Ausbildung der Bauchpresse durch den Verschluss der Stimmritze
- Erzeugung von Tönen als Grundlage für das Sprechen

Atem- und Stimmstellung
Die Öffnung zwischen den beiden Stimmbändern, die **Stimmritze** (*Glottis*), kann ebenso wie die Spannung der Stimmbänder über Kehlkopfmuskeln verändert werden.

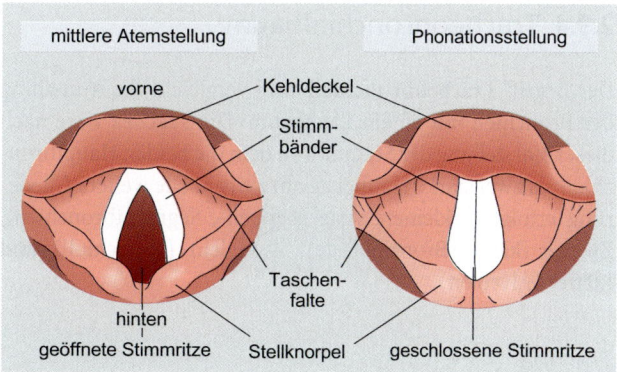

Abb. 2.266 Die Stimmbänder in verschiedenen Stellungen (Blick von oben). [L190]

Bei der **Atemstellung** wird die Stimmritze durch den M. cricoarytaenoideus posterior (*hinterer Ring-Stellknorpelmuskel*) geöffnet.

Bei der **Stimmstellung** liegen die Stimmbänder durch die Kontraktionen des M. cricoarytaenoideus lateralis (*seitlicher Ring-Stellknorpelmuskel*) in Phonationsstellung und verschließen die **Stimmritze** (> Abb. 2.266).

Tonbildung
Schwingungen und die **Spannung** der Stimmbänder sind Voraussetzungen für die Entwicklung eines Tons in einer bestimmten Tonhöhe. Wenn der Atemstrom während der Ausatmung an den Stimmbändern vorbei streicht, geraten sie in Schwingungen. Eine Kontraktion des M. cricothyroideus (*Ring-Schildknorpelmuskel*) führt zur Grobeinstellung der Stimmbandspannung, während der M. vocalis (*Stimmmuskel*) die Feineinstellung beeinflusst. Die Frequenz der Schwingungen/Sek. beträgt bei Frauen, die eine höhere Tonlage haben, ca. 200 Schwingungen/Sek. Bei Männern bewegen sich die Stimmbänder mit ca. 100 Schwingungen/Sek., die Tonlage ist daher tiefer.

Stimmbildung
Bei der **Stimmbildung** (*Phonation*) wirken Mund und Atemwege zusammen:
- Die **Tonhöhe** hängt von der Spannung der Stimmbänder ab; je stärker sie gespannt werden und je schneller sie schwingen, desto höher klingen die Töne.
- Die Stärke des Luftstroms ergibt die **Lautstärke** der Stimme.
- Die Resonanzräume (Nasenhöhle, Nasennebenhöhlen, Mundhöhle, Rachen) bestimmen die **Klangfarbe** der Stimme.
- Die verschiedenen **Sprachlaute** werden durch unterschiedliche Stellung von Gaumen, Zahnreihen, Zunge und Lippen gebildet und vom motorischen Sprachzentrum im Großhirn (> 2.13.1) gesteuert.

> **Kehldeckel** und **Hustenreflex** schützen die unteren Atemwege vor dem Eindringen von Fremdkörpern. Betroffene nach Schlaganfall oder mit schweren neurologischen Störungen sind gefährdet, durch Aspiration (*Einatmen von Fremdkörpern*) an einer Lungenentzündung zu erkranken.

2.9.4 Tracheobronchialbaum

Der Begriff **Tracheobronchialbaum** vergleicht die Aufteilung der Bronchien mit einem Laubbaum: Die Trachea wäre nach dieser Vorstellung der Stamm, von dem die beiden Hauptbronchien als zwei starke Hauptäste abzweigen. Die weitere Gliederung erfolgt in kleinere Äste (Lappen-, Segmentbronchien), Zweige (kleine Bronchialäste), Zweiglein (Bronchioli) und Blätter (Alveolen).

Trachea

Lage
Die **Trachea** (*Luftröhre*) verbindet den Kehlkopf mit den Bronchien. Sie beginnt am Ringknorpel in Höhe des 6.–7. Halswirbels, zieht durch den Brustraum und teilt sich in Höhe des 4.–5. Brustwirbels in zwei Hauptbronchien auf.

Aufbau
Die Trachea hat einen Durchmesser von 13–22 mm und ist 10–12 cm lang. Im Bereich der Vorder- und Seitenwand ist die Trachea mit 16–20 **hyalinen Knorpelspangen** versehen, die durch Bindegewebszüge zusammen gehalten werden. Die Knorpelspangen gewährleisten einen stets geöffneten Luftweg. Die Hinterwand verschließt eine Muskel-Sehnenplatte.

Funktion des Flimmerepithels
Die Schleimhaut besteht aus **Flimmerepithel** mit zahlreichen Drüsen. Die herausragende Funktion des Flimmerepithels ist die Reinigung. Der von den Drüsen gebildete Schleim wird durch den raschen und synchronen Schlag der Flimmerhärchen rachenwärts getrieben, wobei die auf ihm haftenden Teilchen wie auf einem Förderband zum Rachen gelangen und dann mit dem Schleim abgehustet oder verschluckt werden.

> Alkohol, Betablocker und Viren können die Funktion und Koordination des Flimmerepithels hemmen. [1]

Bronchialbaum

Hauptbronchien
In Höhe des 4.–5. Brustwirbels gabelt sich die Trachea (*Bifurkation*) in die beiden **Hauptbronchien** (*Stammbronchien*, *Bronchus principalis dexter* und *sinister*). Besonderheiten der beiden Hauptbronchien:
- Der **rechte Hauptbronchus** mit einem Durchmesser von etwa 14 mm ist weiter als der linke Hauptbronchus. Er setzt den Verlauf der Trachea fort.
- Der **linke Hauptbronchus** ist stärker seitwärts gerichtet und hat einen Durchmesser von etwa 12 mm.

Lappen- und Segmentbronchien
Die Hauptbronchien (➤ Abb. 2.267) verzweigen sich rechts in drei, links in zwei **Lappenbronchien**. Lappenbronchien (*Bronchi lobares*) haben einen Durchmesser von 8–12 mm. In der Wand der Lappenbronchien werden die Knorpelspangen zunehmend durch unregelmäßig gestaltete Knorpelplatten ersetzt. Im Bindegewebe liegen Lymphozyten und Lymphfollikel.

Die Aufteilung der Lappenbronchien erfolgt rechts in meist zehn, links in neun **Segmentbronchien** (*Bronchi segmentales*), die den gleichen Wandbau wie die Lappenbronchien aufweisen. Die Segmentbronchien zweigen sich über 6–12 Schritte in immer kleinere Bronchien auf.

Kleine Bronchien und Bronchioli
Kleine Bronchien haben einen Durchmesser von etwa 1 mm. Ihre Wand wird von Knorpelplättchen ausgesteift. Die Höhe des Flimmerepithels nimmt ab. Aus den kleinen Bronchien werden Bronchioli mit knorpelfreien Abschnitten, die nur der Zug elastischer Netze offen hält. Die glatte Muskulatur ist gut ausgeprägt und kann bei starker Kontraktion das Lumen eines Bronchiolus nahezu verschließen (*Asthma bronchiale* ➤ 2.9.9).

Als **Bronchioli terminales** bezeichnet man die Aufzweigungen der Bronchiolen. Daraus gehen die **Bronchioli respiratorii** hervor.

Bronchioli respiratorii und Alveolen
Ein **Bronchiolus respiratorius** weist schon einzelne Lungenbläschen (*Alveolen*) auf. Er teilt sich in zwei dicht mit Alveolen besetzte Gänge (*Ductus alveolares*). Die Alveolengänge führen in die Alveolensäckchen. Das sind die „Atmungskammern". Die insgesamt etwa 300 Millionen Alveolen mit einer Gesamtfläche von etwa 100 Quadratmetern haben einen Durchmesser zwischen 0,06–0,2 mm. Jede Alveole wird von feinen Kapillarmaschen umsponnen.

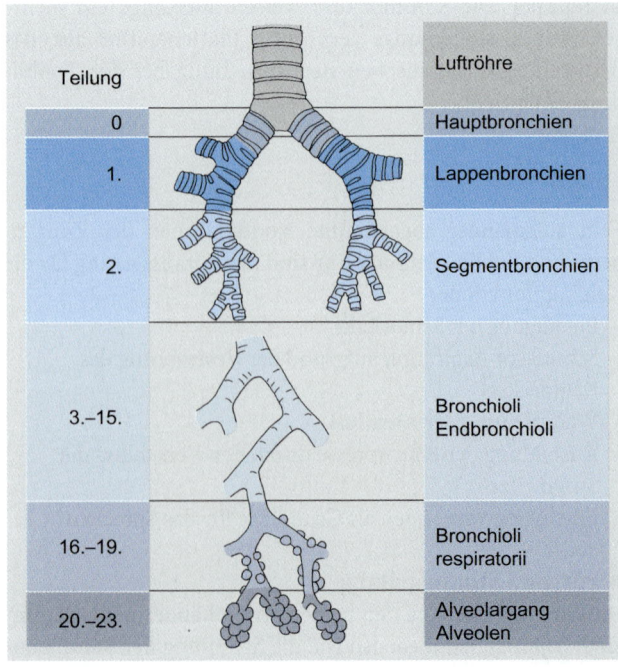

Abb. 2.267 Das Geäst des Bronchialbaums. Von der Luftröhre bis zu den Lungenbläschen zählt man durchschnittlich 23 Aufteilungen. [L190]

2.9.5 Lunge

> **DEFINITION**
> **Lunge** (*Pulmo*): Dient der äußeren Atmung. Sie nimmt den für alle Lebensvorgänge erforderlichen Sauerstoff aus der Atemluft auf und gibt Kohlendioxid als Endprodukt des Körperstoffwechsels ab.

Lage

Die paarig angelegte, kegelförmige Lunge füllt zum großen Teil den Brustkorb aus. Die **Lungenbasis** sitzt auf dem Zwerchfell, die **Lungenspitze** überragt mit etwa 1–2 cm das Schlüsselbein. Der Raum zwischen den beiden Lungenflügeln ist das **Mediastinum** (*Mittelfellraum*). Die untere Lungengrenze kann nach tiefer Ein- und Ausatmung um etwa 2 cm verschoben werden.

Der **Lungenhilus** (*Lungenwurzel*) befindet sich an der dem Mediastinum zugewandten Seite. Hier liegen die Hiluslymphknoten. Hauptbronchien, Lungenarterien, -venen, Bronchialarterien, -venen, Nerven und Lymphgefäße treten im Bereich der Lungenwurzeln in die Lungenflügel ein bzw. aus.

Aufbau

Lungenlappen

Tiefe Spalten unterteilen die beiden Lungenflügel in Lungenlappen. Der rechte Lungenflügel weist eine horizontale (*Fissura horizontalis*) und eine schräge Spalte (*Fissura obliqua*) auf. Dadurch entstehen **drei Lungenlappen**: Ober-, Mittel- und Unterlappen. Der linke Lungenflügel besitzt eine schräge Spalte und somit **zwei Lungenlappen** (Ober- und Unterlappen). Die weitere Aufteilung erfolgt entsprechend den Vorgaben des Bronchialbaums (> Abb. 2.267).

Brustfell

Das **Brustfell** (*Pleura*) besteht aus zwei Blättern. Beide Lungenflügel sind von hauchdünnem **Lungenfell** (*Pleura visceralis*) überzogen. Die Pleura visceralis geht am Lungenhilus in das **Rippenfell** (*Pleura parietalis*) über. Das Rippenfell kleidet die Innenwand des Brustkorbes aus. Zwischen dem Lungen- und dem Rippenfell liegt der **Pleuraspalt**, ein schmaler kapillärer Raum, der etwas Flüssigkeit enthält. Aufgrund des intrapleuralen Unterdrucks haften die beiden Blätter des Brustfells aneinander, lassen sich aber bedingt durch den Flüssigkeitsfilm gut verschieben. Der geschlossene Pleuraspalt, der keine Verbindung mit der Außenluft hat, ist die Voraussetzung für die physiologischen Bewegungen der Lunge bei der Ein- und Ausatmung.

Lungengewebe

> **DEFINITION**
> **Vasa publica**: Äste der Aa. pulmonales und Vv. pulmonales.
> **Vasa privata**: Bronchialarterien, die von der Brustaorta kommen und das Lungengewebe mit Sauerstoff und Nährstoffen versorgen.

Mit Ausnahme der Hauptbronchien sind die weiteren Äste des Bronchialbaumes Bestandteil der Lunge. Zahlreiche Blutgefäße durchziehen das Lungengewebe. Sie gehören teilweise zu den „Vasa privata", teilweise zu den „Vasa publica" (> Definition). Entlang der Bronchien findet man sowohl Lymphgefäße, als auch Nervenfaserbündel, die zum vegetativen Nervensystem gehören. Unter dem Einfluss des **Sympathikus** kommt es zur Erschlaffung der glatten Bronchialmuskulatur und damit zu einer **Erweiterung der Bronchien** (*Bronchodilatation*). Der **Parasympathikus** bewirkt eine **Bronchokonstriktion** (*Verengung*).

Bau der Alveolenwand

Die aufgeschnittene Lunge zeigt einen wabenförmigen Bau, der durch Millionen dünnwandiger Alveolen zustande kommt. Die Alveolenwand besteht aus einschichtigem Plattenepithel und etwas Bindegewebe. Zu den Zellen des einschichtigen Plattenepithels gehören Deckzellen (*Pneumozyten Typ I*) und Nischenzellen (*Pneumozyten Typ II*). Letztere bilden den **Antiatelektasefaktor** (*Surfactant*), einen feinen Phospholipidfilm, der verhindert, dass die Lungenbläschen bei der Ausatmung komplett zusammenfallen und die Entfaltung der Alveolen bei der Einatmung erschwert wird. Das Bindegewebe enthält kollagene und elastische Fasern, Fibrozyten (*Bindegewebszellen*) und ein engmaschiges Blutkapillarnetz.

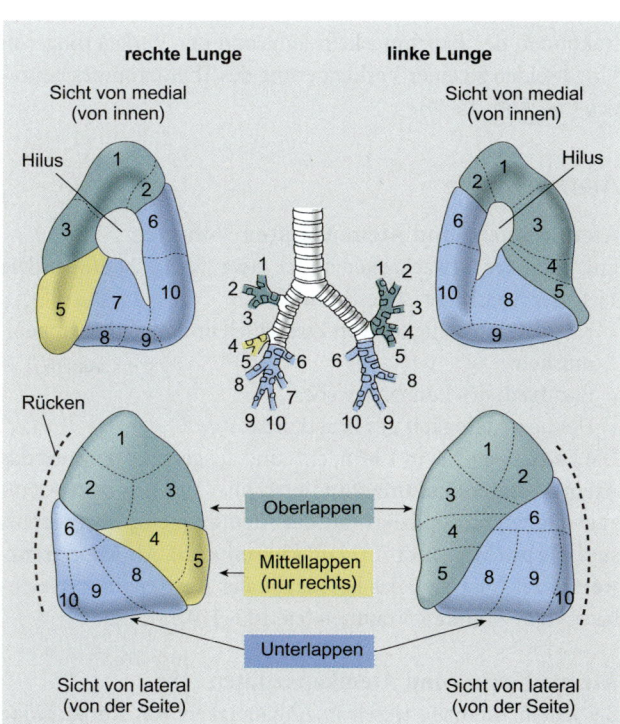

Abb. 2.268 Aufteilung der Lunge in Lappen und Segmente. Nummerierung nach der internationalen Klassifizierung, wobei das 7. linke Lungensegment oft nicht vom 8. zu trennen ist. [L190]

Belüftung der Lunge

> **DEFINITION**
> **Lungenfibrose**: Vermehrung der kollagenen Fasern im Bindegewebe der Lungenbläschen mit Verlängerung der Diffusionsstrecke für den Sauerstoff von der Alveole bis zur Kapillare. Konsequenz ist eine verminderte Sauerstoffsättigung im Blut. Ursache ist meist eine langjährige chronische Bronchitis.

Voraussetzungen für einen physiologischen Gasaustausch sind:
- ausreichende Belüftung der Lunge (cave COPD ➤ 2.9.9)
- geeignete Zusammensetzung der Einatemluft (cave Umweltbelastung durch Smog, Ozon)
- große Gesamtaustauschfläche (cave Lungenemphysem ➤ 2.9.9)
- kurze Wegstrecke von den Alveolen zu den Blutgefäßen (cave Lungenfibrose ➤ Definition)
- angemessene Lungendurchblutung (cave Herzinsuffizienz ➤ 2.7.6)
- physiologische Erythrozytenzahl zur Sauerstoffbindung (cave Anämien ➤ 2.6.7)
- zentrale Regulation (cave Schädelhirntrauma ➤ 2.13.7)

Atemmechanik

> **DEFINITION**
> **Atemzug**: Umfasst eine Ein- und Ausatmung.
> **Atemfrequenz**: Zahl der Atemzüge pro Min. Der Normalwert ist altersabhängig.

In den oberen und unteren Atemwegen kann ein Luftstrom nur dann erfolgen, wenn eine Druckdifferenz besteht. Sie wird durch Veränderungen des Thoraxvolumens und den damit verknüpften Lungenveränderungen während der Ein- und Ausatmung gewährleistet.

Einatmung
Bei der **Einatmung** (*Inspiration*) erweitert sich der Brustkorb. Wenn sich die **Zwerchfellmuskulatur** zusammenzieht, senken sich die Zwerchfellkuppeln. Unterstützend kontrahieren sich bei der Einatmung auch die **äußeren Zwischenrippenmuskeln** (*Mm. intercostales externi*) und vergrößern den Thoraxraum durch Heben der Rippen (➤ Abb. 2.269).

Aufgrund der Pleuraverhältnisse muss die Lunge der Ausdehnung des Brustkorbes folgen. Es entsteht ein **Unterdruck** in der Lunge, die Luft wird eingesaugt und gelangt über die Atemwege in die Alveolen.

Ausatmung
Während die Einatmung aktiv erfolgt, geschieht die **Ausatmung** zum Teil passiv: Das Zwerchfell und die äußeren Zwischenrippenmuskeln erschlaffen. Dies führt aufgrund der Eigenelastizität von Lungengewebe und Brustkorb zu einer Verkleinerung des Thoraxraums. Unterstützend können sich bei der Ausatmung die **inneren Zwischenrippenmuskeln** (*Mm. intercostales interni*) zusammenziehen. Dadurch erhöht sich der Druck in der Lunge, Luft wird ausgestoßen.

Brust- und Bauchatmung
Je nachdem, ob die Einatmung überwiegend durch Abflachen des Zwerchfells mit Vorwölbung des Bauches oder durch Heben der Rippen zustande kommt, spricht man von **Bauchatmungstyp** oder **Brustatmungstyp**. Die Zwerchfellatmung, also Bauchatmung, ist effektiver. Normalerweise sind Bauch- und Brustatmung aber miteinander kombiniert.

Zwerchfell

Das **Zwerchfell** (*Diaphragma* ➤ 2.1.5), eine dünne Muskelplatte zwischen Brust- und Bauchraum, wird von zwei Zwerchfellnerven (Einzahl: *N. phrenicus*) innerviert. Sie stammen aus dem Halsgeflecht, haben einen langen Verlauf durch den gesamten Brustbereich und dringen dicht neben dem Herzbeutel in die Zwerchfellmuskulatur ein.

Atemhilfsmuskulatur

Wenn Zwerchfell und Zwischenrippenmuskulatur für die Atemtätigkeit nicht ausreichen, wird die **Atemhilfsmuskulatur** genutzt. Zur inspiratorischen Atemhilfsmuskulatur gehören:
- **Mm. scaleni** (*Treppenmuskeln*)
- **Mm. sternocleidomastoidei** (*Kopfwender*)
- **Mm. pectorales** (*Brustmuskeln* ➤ 2.1.5)

Die **Bauchmuskeln** unterstützen die Exspiration, weil die Kontraktionen der Bauchmuskeln aufgrund der Verlagerung von Eingeweiden zu einer Verkleinerung des Thoraxraumes beitragen (➤ Abb. 2.270).

Atemvolumina

Atemfrequenz und Atem-Minuten-Volumen
Ein gesunder Erwachsener atmet etwa 12–16 Mal/Min. Die Tiefe der Atemzüge ist bestimmt durch:
- Kontraktionsfähigkeit von Zwerchfell und Zwischenrippenmuskeln
- Elastizität des Lungengewebes
- Dehnungsfähigkeit des Brustkorbs

Die Luftmenge, die in 1 Min. ein- und ausgeatmet wird, ist das **Atem-Minuten-Volumen** und errechnet sich aus dem Atemzugvolumen multipliziert mit der Atemfrequenz. Im Ergebnis sind das pro Min. etwa 7,5 l Luft (500 ml × 15). Als **Atemgrenzwert** bezeichnet man das bei maximaler Anstrengung erreichbare Atem-Minuten-Volumen (ca. 100–170 l/Min.).

Atemvolumina und Atemkapazitäten
Bei jedem Atemzug treten in Abhängigkeit von Körpergröße und Körperbau etwa 500 ml Luft in den Respirationstrakt ein. Davon gelangen zwei Drittel in die Lungenalveolen. Der Rest verbleibt im **Totraum**, dem Anteil der Luftwege, in dem kein

2.9 Erkrankungen des Atemsystems

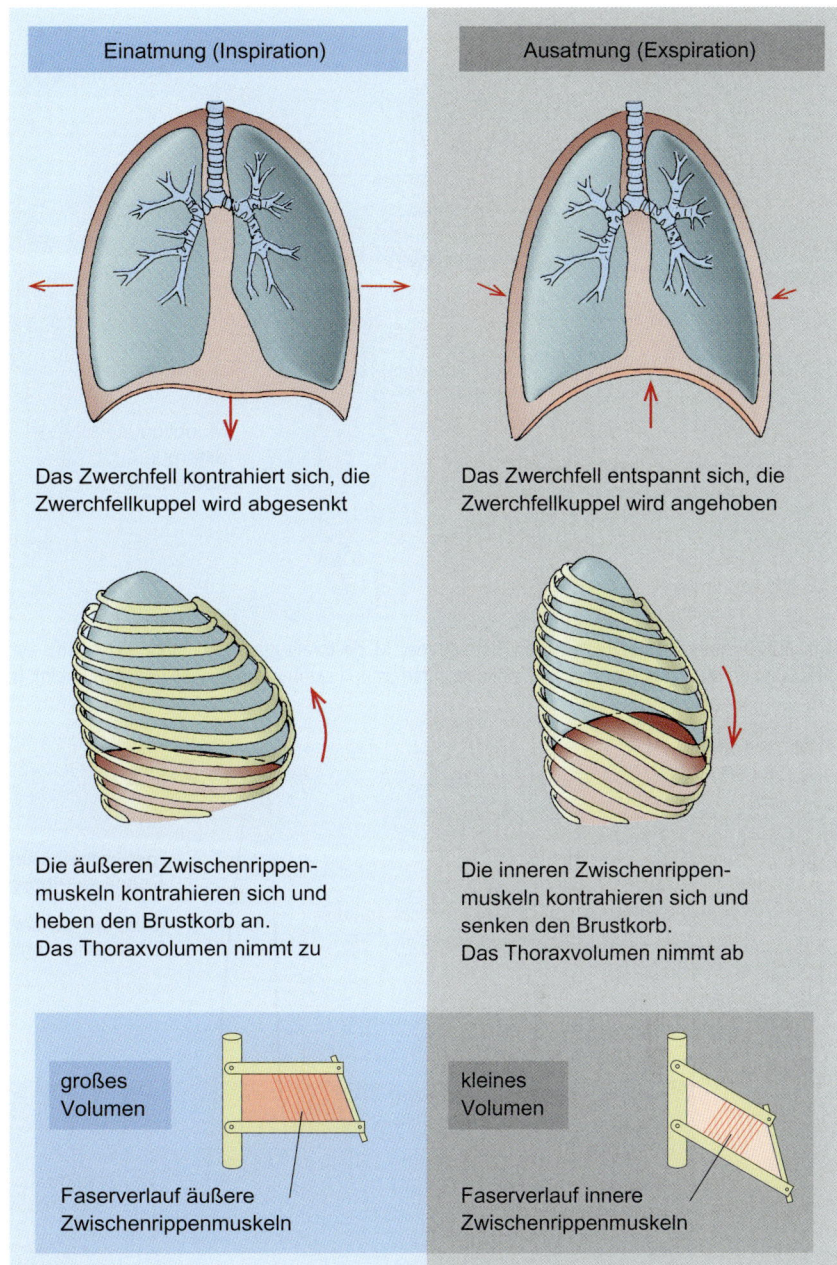

Abb. 2.269 Mechanik der Ein- und Ausatmung. [L190]

Gasaustausch stattfindet (z. B. Kehlkopf, Luftröhre, Bronchien bis zu den Bronchiolen).

Durch **verstärkte Einatmung** (**nach** der normalen Einatmung) kann ein gesunder Erwachsener zusätzlich weitere 2–3 l Luft einatmen. Dieses Volumen wird als **inspiratorisches Reservevolumen** bezeichnet (➤ Abb. 2.271).

Durch **verstärkte Ausatmung** (**nach** der normalen Ausatmung) kann ein gesunder Erwachsener eine weitere Luftmenge von ca. 1 l ausatmen, das **exspiratorische Reservevolumen**. Die Vitalkapazität ist ein wichtiger Parameter, der durch Untersuchungen (Spirometrie bzw. Ganzkörper-Plethysmografie) erfasst wird. Sie besteht aus Atemzugvolumen + inspiratorischem Reservevolumen + exspiratorischem Reservevolumen; bei einem gesunden Erwachsenen sind das etwa 4,5 l pro Atemzug.

Die **Einsekundenkapazität** ist das Luftvolumen, das bei einem **Atemstoß** innerhalb von 1 Sek. ausgeatmet werden kann (normalerweise etwa zwei Drittel der Vitalkapazität).

> Aufgrund degenerativer Umbauten der Wirbelkörper, einer Versteifung des Thorax und Veränderungen der Rückenmuskulatur kommt es bei fast allen alten Menschen zu einer Kyphose, die zu einer Einschränkung der Vitalkapazität führt.

Nach stärkster Ausatmung bleibt Luft in den Lungen zurück. Diese Restluft wird **Residualvolumen** genannt. Die Summe aus Vitalkapazität und Residualvolumen ergibt die **Totalkapazität**. Sie ist das maximal mögliche Luftvolumen, das die Lunge enthalten kann.

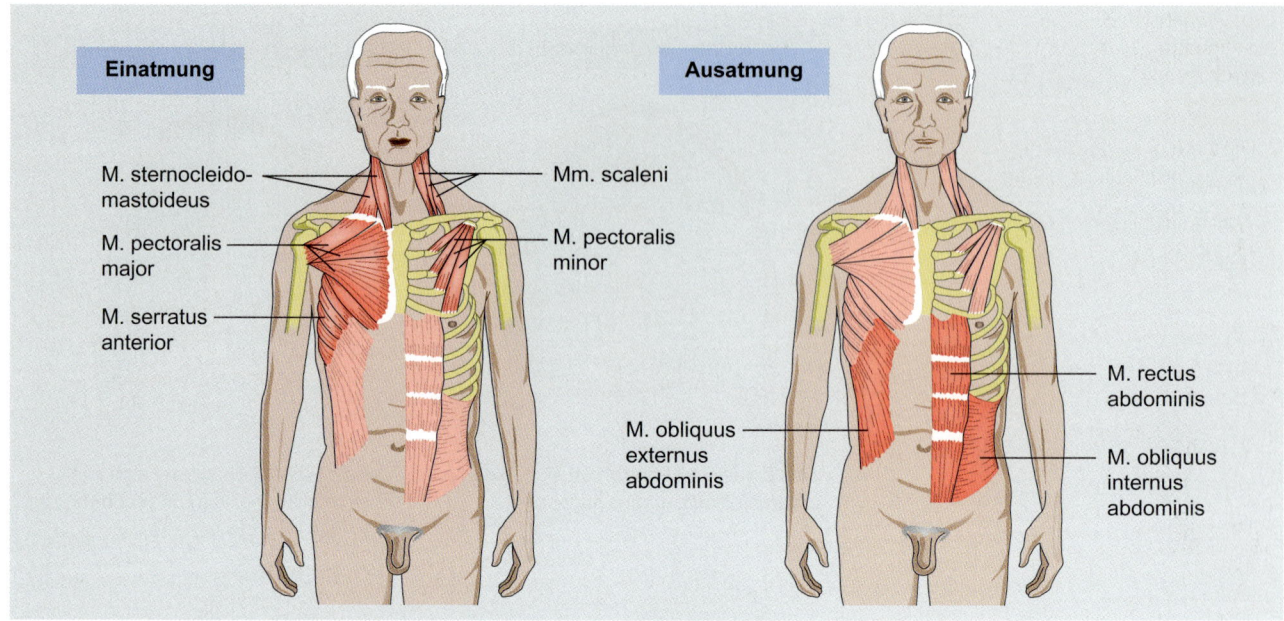

Abb. 2.270 Atemhilfsmuskulatur. Links Hilfseinatmer: M. pectoralis major und minor, M. serratus anterior, Mm. scaleni, M. sternocleidomastoideus. Rechts Hilfsausatmer: M. rectus abdominis, M. obliquus internus und externus abdominis (Bauchmuskeln). [L157]

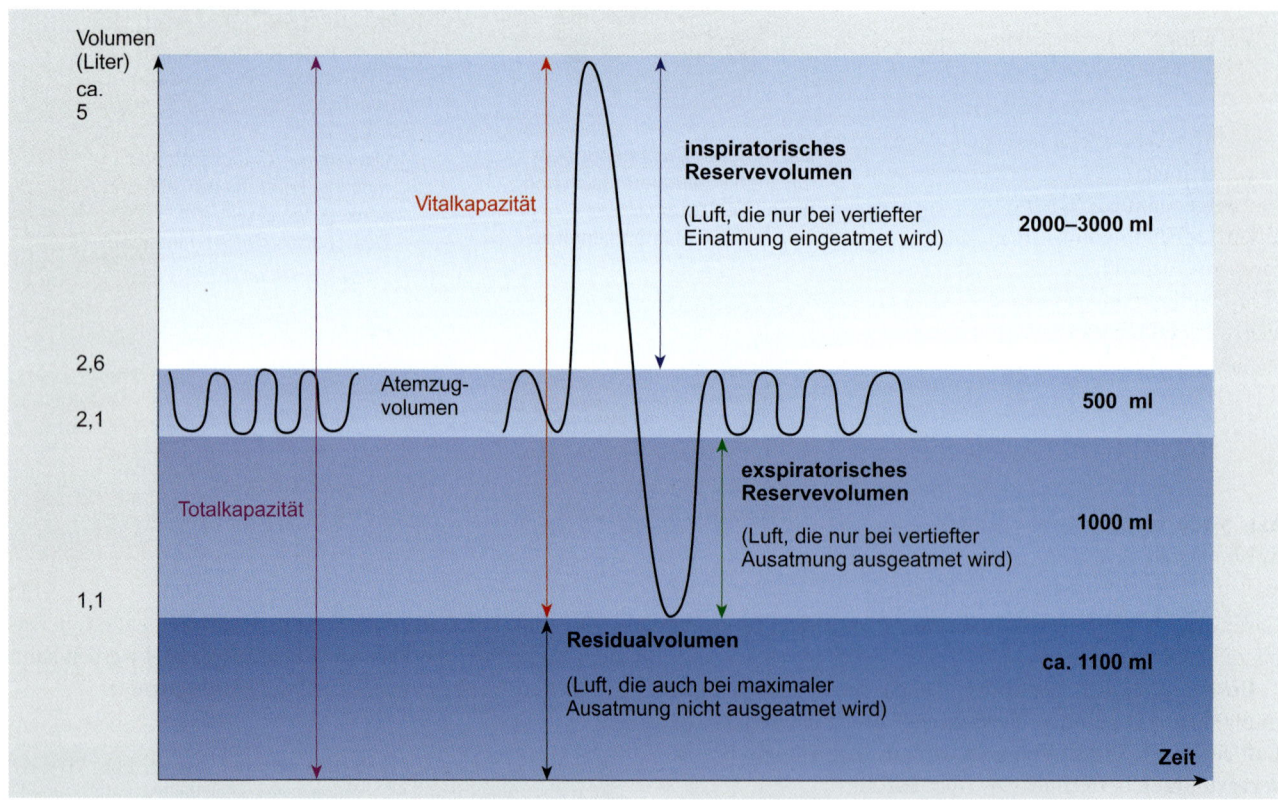

Abb. 2.271 Atemvolumina bei Ruheatmung und bei vertiefter Ein- und Ausatmung (Werte für den jüngeren Erwachsenen). [L190]

Gasaustausch

Physiologischer Vorgang

Lungenarteriolen enthalten kohlendioxidreiches, sauerstoffarmes Blut, das aus der rechten Herzkammer über den Truncus pulmonalis in den Lungenkreislauf gelangt.

Während seiner Passage durch die Lungenkapillaren muss sich das Blut in einer sehr kurzen Kontaktzeit mit Sauerstoff aus den Lungenbläschen anreichern, gleichzeitig diffundiert in entgegengesetzter Richtung Kohlendioxid aus den Kapillaren in die Lungenbläschen. Die Diffusionsstrecke zwischen Alveolenwand und Kapillare beträgt etwa 1 μm.

Tab. 2.34 Normale Anteile der Gase an der Einatmungs- und Ausatmungsluft. Angabe der Gaskonzentrationen in Prozent vom Luftvolumen = Vol.%. (*) [L190]

Gasbestandteil	Einatemluft	Ausatemluft
Sauerstoff	21%*	16%*
Stickstoff	78%	78%
Edelgase	1%	1%
Kohlendioxid	0,03%	4–5%

Atemgase

Das Ausmaß des Gaswechsels hängt von den Konzentrationen der einzelnen Gase in der Atemluft (➤ Tab. 2.34) und im Blut ab. Wie aus Tab. 2.34 ersichtlich wird, nutzt der Körper in Ruhe nur etwa 5% des verfügbaren Sauerstoffs zur inneren Atmung.

Gastransport im Blut

> **DEFINITION**
> **Blutgase**: Atemgase (Sauerstoff, Kohlendioxid), die im Blut entweder in gebundener Form oder physikalisch gelöst vorliegen.
> **Blutgasanalyse**: Messung des Sauerstoff- und Kohlendioxidpartialdrucks im Blut.
> **Partialdruck**: Nach dem Dalton-Gesetz übt jedes Gas in einem Gasgemisch einen Teildruck = Partialdruck aus.

Nach dem Gasaustausch enthält der ableitende Schenkel der Lungenkapillaren sauerstoffreiches, kohlendioxidarmes Blut. Der aufgenommene **Sauerstoff** lagert sich fast vollständig an das Eisen des **Hämoglobins** (*roter Blutfarbstoff* ➤ 2.6.2) an und gelangt mit dem Blutstrom zu den Zellen. Vom **Kohlendioxid** (CO_2) wird nur ein geringer Teil an Hämoglobin gebunden oder liegt physikalisch gelöst vor. Die Hauptmenge des Kohlendioxids hat als **Bikarbonat** eine wichtige Pufferfunktion (➤ 1.1.4).

2.9.6 Steuerung der Atmung

Das **Steuersystem** für die Atmung liegt im Atemzentrum des **verlängerten Marks** (➤ 2.13.1). Die Regulierung der Atemtätigkeit erfolgt auf verschiedenen Wegen:

- **Mechanisch-reflektorische Atemkontrolle.** Dehnungsrezeptoren in der Lunge registrieren Veränderungen im Lungengewebe und geben entsprechend Impulse ab. Eine Lungendehnung verursacht die Ausatmung, die Lungenverkleinerung eine Einatmung.
- **Atmungskontrolle über die Blutgase.** O_2- und CO_2-Partialdruck sowie der pH-Wert des Blutes werden über **Chemorezeptoren** gemessen und die Werte an das Atemzentrum übermittelt. Erniedrigter pH-Wert (*Azidose* ➤ 1.1.4), erniedrigter Sauerstoffgehalt und erhöhter Kohlendioxidgehalt lösen eine Erhöhung der Atemtätigkeit aus. Durch die gesteigerte Atemtätigkeit wird vermehrt O_2 in die Lunge aufgenommen und mehr CO_2 abgegeben. Der pH-Wert steigt, das innere Gleichgewicht ist wiederhergestellt.
- **Beeinflussung der Atemtätigkeit durch Schmerz- und Temperaturreize** sowie **psychische Faktoren**. Starke Kältereize reduzieren den Atemantrieb, Schmerzreize und emotionale Situationen stimulieren in den meisten Fällen die Atmungsfrequenz.

> **VORSICHT**
> Von den drei genannten **chemischen Atemreizen** (Kohlendioxid, Sauerstoff und pH-Wert) hat CO_2 die stärkste Wirkung. Bei vielen Menschen mit einer **chronischen Atemwegserkrankung** finden sich ständig erhöhte CO_2-Konzentrationen im Blut. Wird solchen Menschen konzentrierter Sauerstoff z. B. über eine Nasensonde gegeben, fällt der starke Atemantrieb CO_2 weg. Es kann zum **Atemstillstand** (*Apnoe*) kommen (➤ 2.9.7).

> **Hinweise zu gesundheitsförderndem Verhalten**
> Körperliches und seelisches Befinden, Konzentration und Leistungsfähigkeit hängen von einer guten Atmung ab. Eine einfache Atemübung ist das **tiefe Durchatmen**, das zu einer besseren Belüftung der Lungen führt und bei jedem Spaziergang konzentriert einige Male ausgeführt werden kann. Der **Atemrhythmus** ist untrennbar mit dem aktuellen **psychischen Zustand** des Menschen verknüpft. Wer hektisch seinen täglichen Aufgaben nachrennt, wird oberflächlich atmen und seinem Körper eine gute Sauerstoffversorgung vorenthalten. Wer täglich ein paar Minuten für eine Entspannung nutzt, kann schnell feststellen, dass sich ein langsamer, tiefer Atem einstellt, der eine optimale Voraussetzung für das **innere Gleichgewicht** (*Homöostase*) des Organismus bietet.
> Jeden Tag sind etwa 23.000 Atemzüge erforderlich, um den Körper mit dem nötigen Sauerstoff zu versorgen. Atmen können gibt dem Menschen ein Gefühl der Unabhängigkeit, Freiheit und Selbstständigkeit. Störungen der Atmung betreffen ihn ganzheitlich und elementar.

2.9.7 Leitsymptome bei Erkrankungen des Atemsystems

Dyspnoe

> **DEFINITION**
> **Dyspnoe**: Mit Atemnot einhergehende erschwerte Atmung.

Eine schwere **Dyspnoe,** die der Erkrankte nur durch aufrechte Haltung und dem Einsatz der Atemhilfsmuskulatur kompensieren kann, wird als **Orthopnoe** (ortho = *aufrecht*) bezeichnet.

Einteilung und Ursachen

Die Dyspnoe wird in **vier Schweregrade** eingeteilt (➤ Tab. 2.35). Die Ursachen einer Dyspnoe sind vielfältig:

- Tritt sie anfallsweise auf, weist dies auf **Asthma bronchiale** (➤ 2.9.9) hin.
- Atemnot im Liegen, die hauptsächlich nachts auftritt, ist häufig durch eine **Herzinsuffizienz** (➤ 2.7.6) bedingt.
- Geht die Dyspnoe mit Fieber und weiteren Zeichen einer Allgemeininfektion einher, ist an eine **Pneumonie** zu denken.

	Atemzug-volumen	Atem-frequenz	Atem-minuten-volumen	Herz-schlag-volumen	Herz-frequenz	Herz-minuten-volumen
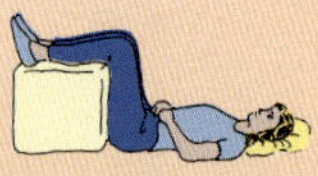 (liegend)	350 ml	12/Min.	4 l	60 ml	60/Min.	3,6 l
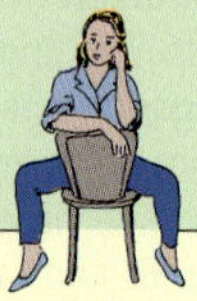 (sitzend)	500 ml	15/Min.	7,5 l	80 ml	70/Min.	5,6 l
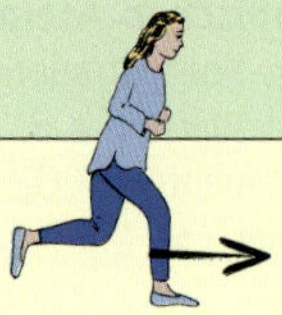 (laufend)	2000 ml	25/Min.	50 l	100 ml	140/Min.	14 l

Abb. 2.272 Anpassung der Atmung und Herztätigkeit an unterschiedliche Anforderungen. [L190]

Tab. 2.35 Schweregrade der Dyspnoe (modifizierter MRC-Score/Medical Research Council). [2]

Schweregrad	Symptome
Grad I	• Atemnot bei Bergaufgehen oder Treppensteigen
Grad II	• Atemnot beim Gehen auf ebener Strecke
Grad III	• Atemnot beim Gehen in der Ebene, wobei nach 100 m eine Pause eingelegt wird
Grad IV	• Atemnot in Ruhe und so kurzatmig, dass die Wohnung nicht verlassen werden kann

VORSICHT

Erstmaßnahmen bei akuter Atemnot
• Über die Rufanlage Alarm auslösen.
• Betroffenen nicht allein lassen, Ruhe vermitteln.
• Atmung des Betroffenen durch Oberkörperhochlagerung erleichtern.
• Beengende Kleidung entfernen, evtl. Fenster öffnen.
• Bewusstseinslage, Hautfarbe, Atmung, Blutdruck und Pulsfrequenz engmaschig kontrollieren.
• Auf Arztanordnung Sauerstoff geben.
• Vorfall dokumentieren.
• Je nach Zustand des Betroffenen Verlegung ins Krankenhaus veranlassen.

Apnoe

DEFINITION

Apnoe: Atemstillstand.

Ursächlich können eine Verlegung der Atemwege (➤ 6.10), eine Lähmung des Atemzentrums oder eine Lähmung der Atemmuskulatur zugrunde liegen. Eine **Apnoe** bedeutet immer akute Lebensgefahr für den Betroffenen.

VORSICHT

Falls nicht ausdrücklich vorher anders vereinbart und vom Arzt angeordnet, müssen beim Atemstillstand **immer** Erste-Hilfe-Maßnahmen durchgeführt werden (➤ 6.3). Andernfalls verstirbt der Betroffene innerhalb weniger Min.

Husten

DEFINITION

Husten (*Tussis*): Heftige Ausatmung gegen die zunächst geschlossene, dann plötzlich geöffnete Stimmritze.

Husten ist ein Schutzreflex und bewahrt die Atemwege vor schädigenden Reizen:
• **akuter Husten** bei akuter Bronchitis zur Entfernung des infektiösen Sekrets
• **chronischer Husten** bei langjährigem Rauchen als Ersatz für das zugrunde gegangene Flimmerepithel
• Anfallsweiser, **rezidivierender Husten** bei Asthma bronchiale, um zähflüssigen Schleim zu entfernen

Ein **trockener Reizhusten** ohne nennenswerte Sekretproduktion tritt zu Beginn einer Bronchitis aber auch bei bei trockener, mit Staub belasteter auf. Wird durch Husten Sekret aus dem Bronchialsystem in die oberen Luftwege befördert, spricht man von **produktivem Husten**; das Sekret wird als **Auswurf** (*Sputum*) ausgespuckt oder geschluckt.

Jeder Husten, der länger als drei bis vier Wochen anhält, sollte diagnostisch abgeklärt werden.

Sputum

DEFINITION

Sputum (*Auswurf, Expektoration*): Ausgehustetes Bronchialsekret.

Mit dem bloßen Auge können Menge, Farbe, Geruch, Blut, Gewebeteile, Eiter oder Nahrungsreste im Sputum festgestellt werden. Hierdurch ergeben sich schon erste Verdachtsdiagnosen:

- zähes, fadenziehendes, **glasiges** Sputum, z. B. bei Asthma bronchiale (➤ 2.9.9)
- größere Mengen **weißlichen** Schleims, v. a. morgens auftretend, z. B. bei chronischer Bronchitis und beim Raucherhusten (➤ 2.9.9)
- gelblicher oder **gelbgrün-eitriger** Auswurf mit oft leicht süßlichem Geruch, z. B. bei eitriger Bronchitis oder Lungenabszess (➤ 2.9.8)
- dünnflüssiges oder schaumiges, **leicht blutiges** Sputum, z. B. beim akuten Lungenödem (➤ 2.7.6)
- **rotbraune** Verfärbungen des Sputums, z. B. bei Hämoptyse (➤ unten)
- **fade-süßlicher Geruch** des Sputums, z. B. bei Pneumonie (➤ 2.9.8)
- **übelriechend-fauliger** Geruch, z. B. Gewebezerfall beim Karzinom (➤ 2.9.10)

Sputum ist potenziell **infektiös**. Deshalb beim Umgang mit Sputum Handschuhe tragen, direktes Anhusten durch den Pflegebedürftigen vermeiden und ggf. eine Desinfektion bei Kontaminationen durchführen.

Hämoptyse und Hämoptoe

DEFINITION
Hämoptyse: Aushusten von blutigem Sputum oder geringen Blutmengen.
Hämoptoe: Aushusten größerer Blutmengen.

Ausgeprägte Bronchitis, Pneumonie, Bronchialkarzinom, Herzerkrankungen mit Lungenstauung oder Gerinnungsstörungen können zu einer **Hämoptyse** führen, die manchmal als **rotbraune Fädchen im Sputum** sichtbar ist. Eine **Hämoptoe** (*Blutsturz*) ist ein Notfall, der tödlich verlaufen kann.

VORSICHT
Erstmaßnahmen bei Hämoptoe
- sofortige Benachrichtigung des Arztes
- Oberkörperhochlagerung
- Beruhigung des Betroffenen
- Auffangen des Blutes, etwa in einer Nierenschale
- evtl. Absaugen des Sekrets
- Mundpflege

Eine Hämoptoe ist von der **Hämatemesis**, dem *Bluterbrechen* (➤ 2.10.13), abzugrenzen: Stammt das Blut aus dem Magen, sieht es durch die Einwirkung von saurem Magensafts meist schwärzlich aus und erinnert an Kaffeesatz. Die oft erhebliche Blutung bei einer Ösophagusvarizenblutung (➤ 2.10.12) ist von hellrot-schaumigem Aussehen. Auch Blutungen aus Nase oder Rachen können mit dem Aushusten von Blut verwechselt werden.

Hämoptoe und **Hämatemesis** lassen sich mit einem Streifen Indikatorpapier unterscheiden: Blut aus dem Magen reagiert sauer (pH < 7), Blut aus den Luftwegen alkalisch (pH > 7).

Atemgeräusche

Das normale Atemgeräusch wird durch Wirbelbildungen in den Alveolen, die Dehnung der Alveolarwände und Schwingungen im Bronchialsystem bestimmt.

Stridor
Ein **Stridor** (*pfeifendes Atemgeräusch*) entsteht aufgrund einer Verengung in den Atemwegen. Stridor tritt z. B. bei einer Kompression der Trachea von außen durch eine Schilddrüsenvergrößerung oder beim Asthma bronchiale (➤ 2.9.9) auf.

Rasselgeräusche
Wenn die Atemluft Sekret in den Bronchien hin und her bewegt, bilden sich Rasselgeräusche. Grundsätzlich sind zu unterscheiden:
- **Feuchte Rasselgeräusche**. Bei feuchtem Sekret kommt es zur Blasenbildung. Je nach der Lokalisation im Bronchialbaum werden fein-, mittel- oder grobblasige Rasselgeräusche unterschieden. Feinblasige Rasselgeräusche sind mit dem Perlen in Mineralwasser zu vergleichen, grobe Rasselgeräusche haben brodelnden Charakter.
- **Trockene Rasselgeräusche** (*Giemen, Brummen*). Sie entstehen, wenn das Sekret in den Bronchien sehr zähflüssig ist und durch die vorbeistreichende Atemluft in Schwingungen gerät. Giemen und Brummen sind bei chronisch obstruktiver Bronchitis (➤ 2.9.9) zu hören.

Schnarchen
Das wohl häufigste **Atemgeräusch** ist das **Schnarchen** während des Schlafs. Schnarchen entsteht durch atmungsbedingtes Flattern des Gaumensegels und ist für den Schnarcher ohne Krankheitswert. Hat er allerdings längere Atempausen (> 10 Sek.), besteht der Verdacht auf ein **Schlafapnoesyndrom** mit gefährlichem Sauerstoffmangel. Dann ist eine diagnostische Abklärung im Schlaflabor erforderlich.

Atemgeruch

Der Atem des Gesunden ist nahezu geruchlos. Ein unangenehmer **Atemgeruch** ist oft Hinweis auf eine Erkrankung:
- **Azetongeruch** (Geruch nach Obst) – beim diabetischen Koma (➤ 2.5.13)
- **Ammoniakgeruch** (Geruch von Salmiakgeist) – beim Leberkoma (➤ 2.10.17)
- **Foetor hepaticus** (Geruch nach frischer Leber) – beim Leberversagen (➤ 2.10.17)
- **Fade-süßlicher Geruch** (Eitergeruch) – bei Bronchitis oder Pneumonie (➤ 2.9.8)
- **Fäulnisgeruch** (jauchig stinkend) – Hinweis auf Zerfallsprozesse bei Bronchialkarzinom (➤ 2.9.10)
- **Urinöser Geruch** – Urämie (Endstadium einer Niereninsuffizienz ➤ 2.11.4)

Weitere mögliche Ursachen für **Foetor ex ore** (*üblen Mundgeruch*) sind Erkrankungen im Mund-Rachen-Raum. Mundgeruch kann außerdem ernährungsbedingt (z. B. Knoblauch) oder bei längerem Fasten auftreten.

Hypoventilation

> **DEFINITION**
> **Hypoventilation**: Vermindertes Atem-Minuten-Volumen; führt zum Abfall von pO_2 (*Sauerstoffpartialdruck*) und Anstieg von pCO_2 (*Kohlendioxidpartialdruck*).

Mögliche Ursachen:
- Schmerzen im Brustkorb oder Abdomen, die zu einer **Schonatmung** führen (z. B. nach Operationen)
- schlechter Allgemeinzustand
- Behinderung der Atmung durch Störungen des Atemzentrums, der Atemmuskulatur oder der Atemwege

Hyperventilation

> **DEFINITION**
> **Hyperventilation**: Gesteigertes Atem-Minuten-Volumen über die Stoffwechselbedürfnisse des Körpers hinaus. Typischerweise **Hypokapnie** (*zu niedriger pCO_2*) bei normalem bis erhöhtem pO_2.

Eine **Hyperventilation** kann psychogen, metabolisch (*stoffwechselbedingt*), zentral (*durch ZNS-Schädigung*), kompensatorisch als Reaktion auf einen Sauerstoffmangel, hormonell oder medikamentös bedingt sein.

Die **psychogen** bedingte Hyperventilation äußert sich in der **Hyperventilationstetanie** mit Muskelkrämpfen (Kennzeichen: Pfötchenstellung der Hände). Lässt man den Betroffenen einen Teil der ausgeatmeten Luft wieder rückatmen (durch die vor den Mund gehaltene Hand), kann die Hyperventilation durchbrochen werden, da durch die Rückatmung der pCO_2 ansteigt.

Atmungstypen

Die unbewusste Atmung eines Gesunden wird **Eupnoe** genannt. Sie ist regelmäßig und gleichmäßig tief, wobei die Dauer der Einatmung etwas kürzer ist als die der Ausatmung. Folgende pathologische Atmungstypen mit Veränderungen von Atemrhythmus und Atemtiefe lassen sich unterscheiden ($\succ$ Abb. 2.273):

Kussmaul-Atmung
Bei der **Kussmaul-Atmung** handelt es sich um eine abnorm tiefe, aber regelmäßige Atmung. Die Atemfrequenz kann normal oder erniedrigt sein und ist als kompensatorische Hyperventilation einer metabolischen Azidose zu betrachten ($\succ$ 2.11.3). Eine Kussmaul-Atmung tritt beim diabetischen Koma ($\succ$ 2.5.13) auf.

Cheyne-Stokes-Atmung
Für die **Cheyne-Stokes-Atmung** ist ein periodisches An- und Abschwellen der Atmung mit kurzen Pausen typisch. Die

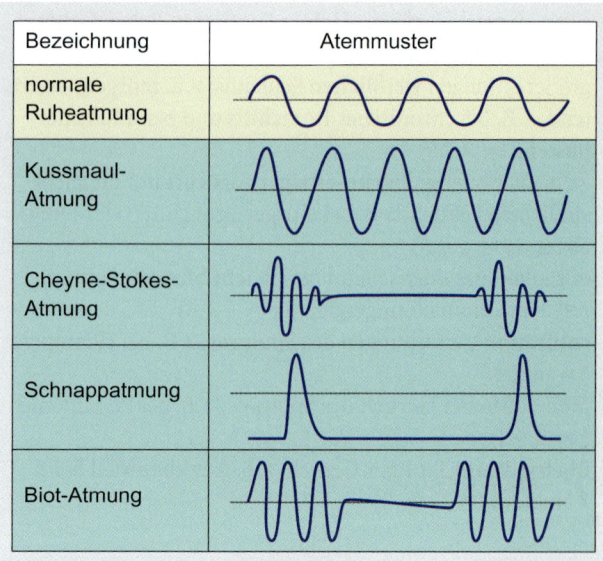

Abb. 2.273 Pathologische Atmungstypen. [L190]

Atemzüge werden zunächst tiefer und flachen dann ab, bis die Atmung für ca. 20 Sek. aussetzt. Hierauf beginnt der Zyklus von neuem. Diese Atmung kann z. B. bei einer schweren Schädigung des Atemzentrums auftreten.

Schnappatmung
Die **Schnappatmung** (*agonale Atmung*) ist meist vor dem Eintritt des Todes zu beobachten. Sie ist gekennzeichnet durch einzelne schnappende Atemzüge, die von langen Pausen unterbrochen sind.

Biot-Atmung
Bei der **Biot**-**Atmung** (*intermittierende Atmung*) wechseln mehrere gleich tiefe, kräftige Atemzüge periodisch mit plötzlichen Atempausen ab. Sie tritt bei erhöhtem Hirndruck oder auch bei Störungen des Atemzentrums auf.

2.9.8 Entzündungen der Atemwege

Entzündungen der Atemwege kommen beim alten Menschen aufgrund der altersbedingten Abwehrschwäche, eines schwächeren Hustenstoßes und einer verminderten Flüssigkeitsaufnahme häufig vor.

Erkältungskrankheiten

> **DEFINITION**
> **Erkältungskrankheit** (*akute respiratorische Infektion*): Viral bedingte Infektion der oberen und unteren Luftwege, die v. a. in den Wintermonaten auftritt.

Krankheitsentstehung
Erreger von **Erkältungskrankheiten** sind z. B. Rhino-, Adeno-, Parainfluenza- oder Coronaviren.

Symptome und Befund

Im Gegensatz zur Influenza besteht eher kein Fieber und der Krankheitsverlauf mit dem typischen Schnupfen (Abgabe von dünnflüssigem Nasensekret) ist insgesamt leichter. Insbesondere bei alten Menschen kann sich als Komplikation eine Bronchopneumonie entwickeln.

Information des Erkrankten

Eine banale Erkältung ohne Komplikationen dauert mit und ohne Behandlung etwa eine Woche.

Akute (Tracheo-)Bronchitis

> **DEFINITION**
> **Akute Bronchitis**: Entzündung der Bronchien.
> **Tracheitis**: Entzündung der Luftröhre.

Krankheitsentstehung

Meist ist die **akute Bronchitis** Folge einer viralen Infektion der oberen Luftwege, die sich nach „unten" hin ausbreitet. Verursacher von bakteriell bedingten akuten Bronchitiden sind Pneumokokken, Haemophilus influenzae und Staphylococcus aureus.

Symptome und Untersuchungsbefund
Symptome einer akuten Bronchitis:
- Husten mit Auswurf
- häufig zunächst zähflüssiges Sputum. Im Verlauf der Erkrankung Verflüssigung des Sputums; enthält als Zeichen der Eiterbildung gelblich-grüne Brocken (Eiter = Bakterien und *Leukozyten*)
- Kopfschmerzen (evtl. mit Muskel- und Gliederschmerzen, insbesondere bei viralen Infektionen)
- manchmal Fieber

Behandlung

Die Behandlung einer viral bedingten Tracheobronchitis erfolgt symptomatisch mit Antitussiva oder Expektorantien (➤ unten). Wenn die Gefahr einer Bronchopneumonie besteht, erfordern bakterielle Infektionen insbesondere bei alten Menschen eine Antibiose.

Pflege
- bei Fieber Bettruhe
- leichte, vitaminreiche Kost und reichliche Flüssigkeitszufuhr
- evtl. Anfeuchten der Raumluft, Inhalationen, Vibrationsmassage oder Einreibung mit ätherischen Ölen
- ausreichend Frischluft
- Nikotinkarenz

Prognose

Menschen mit pulmonalen Vorerkrankungen (COPD, Asthma bronchiale) entwickeln schneller eine Pneumonie oder eine schwere Atemstörung (*respiratorische Insuffizienz*).

Influenza

> **DEFINITION**
> **Influenza** („*echte Grippe*"): Akute Infektion der Atemwege, die alte Menschen besonders durch ihre Komplikationen gefährdet. Die Übertragung erfolgt durch Tröpfchen.
> **Hämagglutinin**: Virales Oberflächenantigen, das ein Anheften der Viren an Zellen fördert.
> **Neuraminidase**: Enzym, das für die Freisetzung von Viren aus infizierten Zellen von Bedeutung ist.

Krankheitsentstehung

Derzeit werden drei Influenzavirustypen unterschieden:
- Influenzavirus Typ A (Erkrankungen sind Grippe, Vogelgrippe, Schweinegrippe)
- Influenzavirus Typ B (Erkrankung betrifft v. a. Kinder und verläuft eher harmlos)
- Influenzavirus Typ C (spielt derzeit keine Rolle)

Das **Influenza-A-Virus** gehört zu den häufigsten Auslösern von Epidemien und Pandemien. Durch Punktmutationen mit dem Austausch einzelner Aminosäuren (*Antigendrift*) entstehen etwa alle 2–3 Jahre neue Varianten. [3]

Ein neuer Subtyp des Virus entsteht, wenn ganze Genabschnitte zwischen Viren ausgetauscht werden (*Antigenshift*). Subtypen des **Influenza-A-Virus** sind anhand von **Hämagglutinin** (H) und **Neuraminidase** (N ➤ Definition) zu differenzieren: Das Vogelgrippevirus trägt die Bezeichnung H5N1, das Schweinegrippevirus H1N1.

Symptome und Untersuchungsbefund

Symptome nach einer Inkubationszeit von ein bis drei Tagen:
- **plötzlicher Krankheitsbeginn** mit starkem Krankheitsgefühl
- Fieber über 38,5 °C
- trockener Husten
- Muskel-, Glieder- und/oder Kopfschmerzen

Ein Virusnachweis aus Nasen- und Rachenabstrichen erfolgt durch die PCR (PCR = *Polymerasekettenreaktion*).

Komplikationen
- bakterielle Folgeinfektionen
- Exazerbation (*Verschlimmerung*) einer Atemwegserkrankung
- Pneumonie
- Myokarditis
- Meningoenzephalitis

Behandlung

Die hygienischen Vorgaben und Schutzmaßnahmen für das medizinische Personal richten sich nach den Hygienerichtlinien der Institution und den Anweisungen der Gesundheitsämter.

Ausreichender Flüssigkeitsersatz, schleimlösende bzw. hustendämpfende Medikamente und Fiebersenkung mit Wadenwickeln oder Paracetamol gehören zu den symptomatischen Maßnahmen.

Eine antivirale Therapie mit Neuraminidasehemmern (Zanamivir/Relenza®, Oseltamivir/Tamiflu®) sollte möglichst in den ersten 48 Std. nach Krankheitsausbruch erfolgen. Bei Verdacht auf eine bakterielle Superinfektion werden Antibiotika verabreicht.

Pflege
- bei Fieber Bettruhe einhalten lassen, daher Thrombose-, Pneumonie- und Obstipationsprophylaxe
- Kontrollen der Vitalzeichen und der Temperatur
- auf Husten und Sputum achten: Gelblich-grünliches Sputum ist ein Zeichen bakterieller Folgeinfektionen
- häufiger Wechsel von Bett- und Leibwäsche, da die Erkrankten stark schwitzen
- leicht verdauliche, vitaminreiche Kost und ausreichende Flüssigkeitszufuhr

Information des Erkrankten
Bei komplikationslosem Verlauf klingen die Krankheitserscheinungen nach einer Woche ab. Die **jährliche aktive Impfung** (*Grippeimpfung*) mit einem Totimpfstoff berücksichtigt die jeweils neueste Empfehlung der WHO hinsichtlich der aktuellen Epidemiestämme. Die Impfindikation besteht für alle Personen über 60 Jahren oder bei erhöhter Exposition, sowie für Menschen mit Erkrankungen des kardiopulmonalen Systems oder mit Störungen des Abwehrsystems.

Pneumonie

> **DEFINITION**
> **Pneumonie** (*Lungenentzündung*): Entzündung des Lungengewebes.

Krankheitsentstehung
- **Infektionen** (durch Viren, Bakterien, Pilze, Parasiten)
- **Aspiration** von Magensaft oder Fremdkörpern (➤ unten)
- **Bronchiektasen** (irreversible Bronchienerweiterung)
- Komplikation einer **Strahlentherapie**
- Stauungspneumonie bei **Herzerkrankungen** (z. B. Linksherzinsuffizienz ➤ 2.7.6)

Aspirationspneumonie
Schluckstörungen bei Schlaganfall, Morbus Parkinson, Demenz, Kehlkopf- und Ösophaguserkrankungen oder Sedierung prädisponieren zur Aspiration. Durch das häufige Verschlucken beim Essen und Trinken entwickelt sich im Verlauf rezidivierender Aspirationen eine Aspirationspneumonie.

Pneumonie durch Erreger
Besonders **gefährdet**, an einer Pneumonie zu erkranken, sind Pflegebedürftige in Altenpflegeeinrichtungen, wenn durch eine immer gleiche Liegehaltung dieselben Lungenbezirke längere Zeit unbelüftet bleiben. Unbelüftetes Lungengewebe bietet einen idealen Nährboden für Bakterien. Bei hospitalisierten alten Menschen kommt es infolge der Immobilität und der eingeschränkten Atemtätigkeit auch häufiger zu nosokomialen Pneumonien.

Symptome und Untersuchungsbefund
Lobärpneumonie
Die **Lobärpneumonie** (*Entzündung eines oder mehrerer Lungenlappen*) (➤ Abb. 2.274) wird typischerweise von Pneumokokken hervorgerufen. Die Infektion erfolgt entweder endogen, da viele Menschen Träger sind, oder durch Tröpfchen. Eine Lobärpneumonie verläuft in vier Stadien:
- **Anschoppung**. Das Lungengewebe ist dunkelrot und blutreich.
- **Rote Hepatisation**. Die leberartige Konsistenz der grauroten Lunge entsteht durch fibrinreiches Exsudat (*entzündungsbedingter Austritt von Flüssigkeit*).
- **Grau-gelbe Hepatisation**. Das Lungengewebe sieht aufgrund der massiven Leukozyteninfiltraton grau-gelb aus.
- **Lysis** (*Lösung*). Im Lungengewebe kommt es zur enzymatischen Verflüssigung des Fibrins mit Abhusten von eitrigem Auswurf.

Symptome der Lobärpneumonie:
- plötzlicher Beginn mit Schüttelfrost, hohem Fieber und ausgeprägtem Krankheitsgefühl
- Husten und Atemnot
- rotbraunes Sputum ab dem 2. Tag
- Entfieberung am 7.–9. Tag

Atypische Pneumonie
Atypische Pneumonien weichen von der Klinik der typischen Pneumokokkenpneumonie ab. Als Erreger kommen neben den genannten Pneumokokken, Staphylokokken, Haemophilus influenzae, Mycoplasmen, Chlamydien, Legionellen und Viren in Frage.

Symptome der atypischen Pneumonien:
- meist langsamer Beginn mit Kopf- und Muskelschmerzen
- oft mäßig beeinträchtigtes Allgemeinbefinden
- trockener Reizhusten mit spärlichem Auswurf
- Fieber in Abhängigkeit vom Erregerspektrum

> Beim alten Menschen fehlen die typischen Symptome einer Pneumonie häufig, während Allgemeinsymptome wie unklarer Gewichtsverlust, Schwäche oder Verwirrtheitszustände in den Vordergrund rücken.

Komplikationen
Komplikationen einer Pneumonie sind Pleuritis (➤ 2.9.12), Pleuraempyem (➤ 2.9.12), Lungenabszess (*eitrige Einschmelzung von Lungengewebe*), respiratorische Insuffizienz, Meningitis und Endokarditis.

Behandlung
Zur **Behandlung** gehören allgemeine Maßnahmen wie körperliche Schonung und Bettruhe bei Fieber. Die Medikation umfasst:

2.9 Erkrankungen des Atemsystems

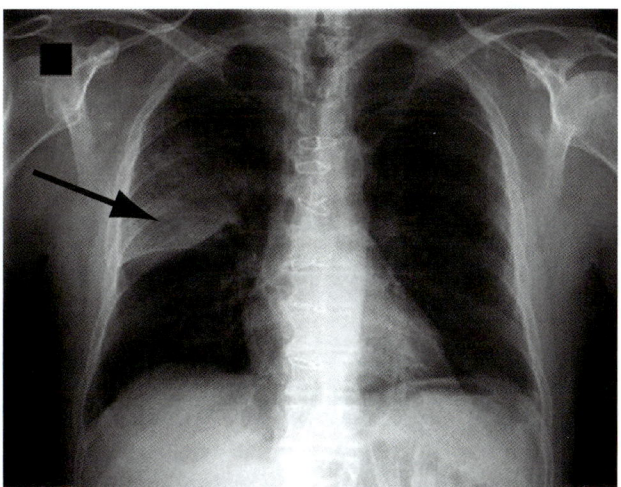

Abb. 2.274 Lobärpneumonie im rechten Oberlappen. Der Röntgenbefund wird als Verschattung bezeichnet. [E435]

- fiebersenkende und schmerzstillende Mittel (z. B. Paracetamol)
- Inhalativa nach Arztanordnung
- Antitussiva (hemmen den Hustenreiz bei schmerzendem, trockenem Husten) oder Expektorantien (unterstützen die Schleimlösung bei produktivem Husten)
- gezielte Antibiose bei bakteriellen Infektionen

Antitussiva

Wenn die verabreichten **Antitussiva** (*Hustendämpfer, Hustenstiller*) Opiatabkömmlinge sind, blockieren sie das Hustenzentrum in der Medulla oblongata. Unerwünschte Wirkungen sind v. a. Atemdepression und Sedierung. Antitussiva (➤ Tab. 2.36) werden bei quälendem Reizhusten vor allem zur Nacht eingesetzt, um dem Betroffenen einen erholsamen Schlaf zu ermöglichen. Sie sollten **nicht** gleichzeitig mit Expektorantien gegeben werden, da der produzierte Schleim dann nicht abgehustet wird.

Tab. 2.36 Antitussiva (Auswahl).

Substanzgruppe	Arzneimittel	Handelsname (Beispiele)
Opiatabkömmlinge	• Codein, Dihydrocodein	• Codicaps mono®, Paracodin®
andere Substanzen	• Noscapin	• Capval®
	• Spitzwegerich	• Bronchosern

Tab. 2.37 Expektorantien (Auswahl).

Substanz	Handelsname (Beispiele)
Acetylcystein	• Fluimucil®, ACC®
Ambroxol	• Mucosolvan®
Bromhexin	• Bisolvon®

Expektorantien

Während der Einnahme von **Expektorantien** (➤ Tab. 2.37) ist nach Möglichkeit (cave Herz-, Niereninsuffizienz) auf eine ausreichende Flüssigkeitszufuhr (2 l/Tag) zu achten. Expektorantien steigern die Bronchialsekretion, verflüssigen den Schleim und fördern den Abtransport des Sekrets.

Bei der **oralen Gabe** gehören Magen-Darm-Beschwerden (v. a. Übelkeit, Durchfälle) zu den unerwünschten Wirkungen.

Externa (Salben, Cremes) zum **Auftragen auf die Haut** enthalten hauptsächlich ätherische Öle: Eukalyptusöl in Pinimenthol®Erkältungssalbe, Anisöl in Pulmotin® Salbe oder Pfefferminzöl in Wick VapoRub®. Ihre Wirkung erklärt sich einerseits durch das Einatmen der Substanzen beim Aufbringen auf die Haut, andrerseits durch die perkutane Resorption der Salbenbestandteile.

Pflege

Zur **Pneumonieprophylaxe** zählen:
- atemstimulierende Einreibung
- atemunterstützende Lagerung
- Atemübungen und Atemgymnastik, z. B. Lippenbremse, Atmen gegen Widerstand
- Anleitung zum richtigen Abhusten von Sekret

Prognose

Schwere Komplikationen sind Herz-Kreislaufversagen und respiratorische Insuffizienz, die insbesondere alte Menschen mit Vorerkrankungen betreffen und die Prognose erheblich verschlechtern.

Tuberkulose

> **DEFINITION**
>
> **Tuberkulose** (*Tb, Tbc, „Schwindsucht"*): Häufigste, weltweit verbreitete, bakterielle Infektionskrankheit.
> **Miliartuberkulose** (*miliar*= hirsekorngroß): Generalisierte Tuberkulose mit kleinsten Herden in verschiedenen Organen.
> **Primärtuberkulose**: Ersterkrankung mit Nachweis eines Primärkomplexes.
> **Postprimärtuberkulose**: Tuberkulose, die **nach** einer Infektion durch die endogene Reaktivierung alter Organherde mit noch lebenden Tuberkelbakterien auftritt. Es kommt (manchmal viele Jahre später) erneut zu einer Lungentuberkulose oder einer extrapulmonalen Tbc (Lymphknoten, Pleura, Urogenitaltrakt, Knochen).

Bis Mitte des 20. Jahrhunderts war die **Tuberkulose** in Mitteleuropa eine häufige Todesursache. Verbesserte hygienische Bedingungen, ausreichende Ernährung, neue Chemotherapeutika und konsequente diagnostische und therapeutische Maßnahmen führten dazu, dass die Tuberkulose aus dem Bewusstsein der Bevölkerung weitgehend verschwand. Trotzdem gibt es Neuerkrankungen und Todesfälle an Tuberkulose. Betroffen sind v. a. Menschen mit schwerer Abwehrschwäche (Obdachlose, HIV-Infizierte, Alkoholkranke, Hungernde, Schwerstkranke).

Krankheitsentstehung

Erreger der Tuberkulose ist meist das **Mycobacterium tuberculosis** (andere Stämme sind z. B. Mycobacterium africanum, Mycobacterium bovis). Die Bakterien werden in der Regel durch **Tröpfcheninfektion** übertragen. Sie lösen eine Infektion aus, wenn die Zahl und die Virulenz (*Grad der Aggressivität*) der Erreger hoch oder die Abwehrlage des Betroffenen schlecht ist.

Infektion

Im Verlauf einer **Infektion** entsteht ein Entzündungsherd, in dem Tuberkelbakterien zu finden sind (*Primärherd*). Er ist etwa 5–6 Wochen nach der Infektion radiologisch nachweisbar. Primärherd und beteiligte Lymphknoten bilden zusammen den **Primärkomplex**. Der Entzündungsherd kann nekrotisieren und einen trockenen bröckeligen Charakter annehmen (*tuberkulöse Verkäsung*).

Eine Eingrenzung des Entzündungsherdes erfolgt durch den charakteristischen Aufbau von Granulationsgewebe: Abwehrzellen reihen sich palisadenförmig um den zentralen Entzündungskern und schotten den tuberkulösen Herd gegen die Umgebung ab. Der typische Aufbau des knötchenförmigen Granulationsgewebes wird als **Tuberkel** (*infektiöses Knötchen mit Tuberkelbakterien*) bezeichnet.

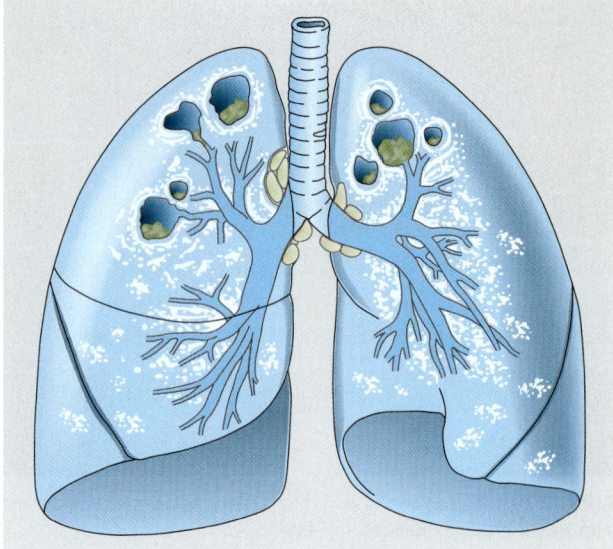

Abb. 2.275 Kavernenbildung in beiden Oberlappen. [L157]

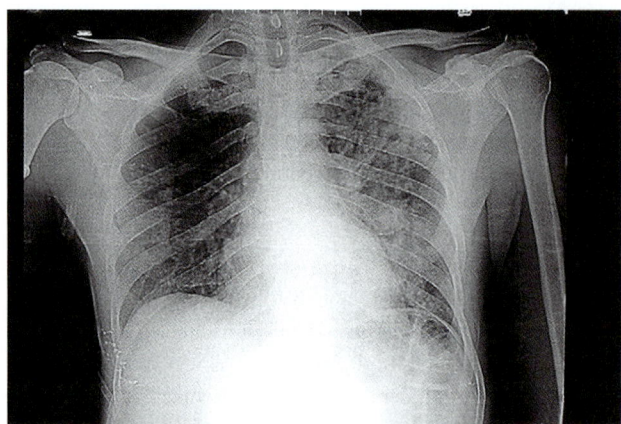

Abb. 2.276 Miliartuberkulose der Lunge. [R172]

Verlauf der Infektion

Eine Primärtuberkulose kann je nach Abwehrlage des Organismus unterschiedlich verlaufen. Der Primärkomplex kann
- ausheilen und vernarben,
- verkalken, wobei die Erreger lebensfähig bleiben können (geschlossene Tuberkulose ➤ unten),
- sich bronchogen, hämatogen und lymphogen ausbreiten.

Bronchogene (*canaliculäre*) **Ausbreitung**: Wenn der Krankheitsprozess in das Bronchialsystem einbricht, kommt es neben einer offenen Tuberkulose (➤ unten) zur Kavernenbildung (*Hohlraumbildung durch Einschmelzen des Tuberkels*) und käsiger Pneumonie.

Hämatogene Ausbreitung: Durch die Streuung über den Blutweg entstehen Tbc-Herde in der Lunge, Knochen und im Urogenitaltrakt.

Lymphogene Ausbreitung: Schreitet die tuberkulöse Entzündung über die Lymphknoten des Primärkomplexes fort, können sich die Tuberkelbakterien auf dem Lymphweg ausbreiten und weitere Lymphknoten in das Krankheitsgeschehen einbeziehen. Im Vordergrund steht dann die Lymphknotentuberkulose.

Offene und geschlossene Tuberkulose

Die Unterscheidung zwischen **offener** und **geschlossener Tuberkulose** ist für die Einschätzung des Ansteckungsrisikos wichtig. Von einer **offenen Tuberkulose** spricht man, wenn in Sputum, Magensaft, Liquor oder Urin Tuberkulosebakterien nachweisbar sind. Das Ansteckungsrisiko ist erheblich. Bei einer **geschlossenen Tuberkulose** ist dies nicht der Fall, weil die Tuberkelbakterien durch eine Verkalkung des Tuberkels keinen Anschluss an das Bronchialsystem haben. Bricht der verkalkte Tuberkel aufgrund einer neu aufgetretenen Abwehrschwäche auf, geht die geschlossene Tuberkulose in eine offene Tuberkulose über.

Symptome und Untersuchungsbefund

Sowohl bei der **Primär- als auch bei der Postprimärtuberkulose** (➤ Definition) treten Husten, Auswurf, Dyspnoe, Brustschmerz und Hämoptysen auf, häufig mit den Zeichen der B-Symptomatik (Fieber, Nachtschweiß, unklare Gewichtsabnahme) verbunden.

Die Befunde bei der Röntgenaufnahme des Thorax sind sehr variabel und reichen von Verschattungen und Verkalkungen bis zu Zeichen von Kavernenbildungen und Pleuraergüssen.

Tuberkulin-Test

Der **Tuberkulin-Test** (➤ Abb. 2.277) zeigt ca. 8 Wochen nach einer Infektion die Änderung von einer negativen zu einer positiven Reaktion an. Positive Reaktion bedeutet: innerhalb von 48–72 Std. nach Injektion von Tuberkulinen (*Proteine aus der*

2.9 Erkrankungen des Atemsystems

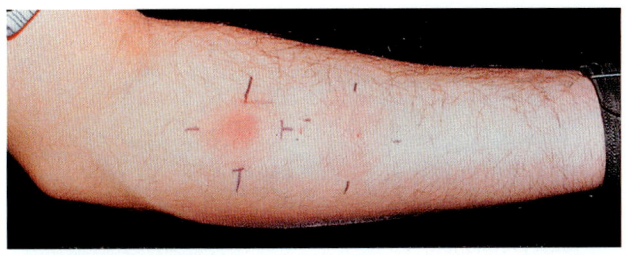

Abb. 2.277 Positiver Tuberkulintest. [E436]

Zellwand von *Mycobacterium tuberculosis*) tritt neben einer Rötung eine Schwellung und Verhärtung auf. Als Zeichen einer positiven Reaktion können sie sowohl durch eine „natürliche" Infektion mit den pathogenen Tuberkulosebakterien als auch durch eine „künstliche" Infektion mit Impfstämmen bedingt sein.

VORSICHT
Ein positiver Test besagt nur, dass der Körper sich mit Tuberkelbakterien auseinander gesetzt hat. Es ist **kein Beweis** für eine Infektion, weil der Tuberkulin-Test auch nach einer BCG-Impfung positiv wird.

Nachweis der Tuberkulosebakterien
Eine sichere Diagnose ist durch den Erregernachweis in Magensaft und Sputum möglich. Neuerkrankungen sind nach dem IfSG (*Infektionsschutzgesetz* ➤ 4.2.4) meldepflichtig.

Behandlung
- Isolierung von Erkrankten, die an offener Tuberkulose leiden
- absolute Alkohol- und Nikotinkarenz
- symptomatische Therapie, z. B. Entlastung eines Pleuraergusses, Antitussiva bei unproduktivem Reizhusten
- Antituberkulotika *(Tuberkulostatika)*

Die wichtigsten **Antituberkulotika** (➤ Tab. 2.38) sind Isoniazid (INH), Rifampicin (RMP), Ethambutol (EMP), Pyrazinamid (PZA) und Streptomycin (SM). Eine Therapie bedeutet für den Erkrankten, dass er trotz der erheblichen unerwünschten Wirkungen über 6 Monate eine Kombinationstherapie einzunehmen hat:
- INH + RMP + PZA (ggf. zusätzlich EMB oder SM) für 2–3 Monate
- INH und RMP für weitere 3–4 Monate

Die Kombinationstherapie und die lange Zeitdauer der Medikamenteneinnahme sollen die Entwicklung von Resistenzen verhindern.

Information des Erkrankten
Wenn die medikamentöse Behandlung konsequent durchgeführt wird, sind die Heilungschancen gut. Eine Ausnahme bilden stark abwehrgeschwächte Menschen.

VORSICHT
Tbc-Kranke mit **nicht gesicherter Therapiebereitschaft** sind vor eigenmächtigem Therapieabbruch zu warnen – sie gefährden sich und andere durch ein Wiederaufflackern der Tbc und tragen zur Resistenzentwicklung der Tuberkelbakterien gegen die derzeitig verfügbaren Antituberkulotika bei.

Prophylaxe

DEFINITION
BCG (*Bacille Calmette Guérin*): Bezeichnung für den Lebendimpfstoff, der aus Mycobacterium bovis, dem Erreger der Rindertuberkulose, gewonnen wird. (Calmette und Guérin sind die Forscher, die maßgeblich an der Entwicklung des Impfstoffs beteiligt waren).

Eine **Impfung** gegen Tuberkulose – die **BCG-Impfung** (➤ Definition) – ist zwar verfügbar. Zurzeit wird jedoch eine generelle Durchimpfung der Bevölkerung von der **Ständigen Impfkommission** (STIKO) **nicht** empfohlen. Grund ist der eher mäßige Schutz gegenüber einer Erkrankung an Tuberkulose, die durch verschiedene Mykobakterien ausgelöst werden kann. Da außerdem aufgrund der BCG-Impfung der Tuberkulin-Test grundsätzlich positiv ausfällt, kann er als diagnostisches Mittel beim Geimpften nicht mehr genutzt werden.

Tab. 2.38 Antituberkulotika und einige ihrer Eigenschaften.

Substanz (Abk.)	Handelsname (Beispiele)	unerwünschte Wirkungen (Beispiele)	Besonderes
Isoniazid (INH)	• Isozid®	• Leberschädigung • Polyneuropathie • Erbrechen, Diarrhö	• Interaktion mit Alkohol, Paracetamol, Betablockern, Insulin
Rifampicin (RMP)	• EREMFAT®	• Leberschädigung • Übelkeit, Erbrechen, • Diarrhö, Fieber	• vermindert die Wirkung zahlreicher Arzneimittel; Kontrazeptiva/Pille evtl. unwirksam
Ethambutol (EMP)	• Myambutol®	• Entzündung des Sehnerven bis zur Erblindung • neurotoxisch	• regelmäßige augenärztliche Kontrollen
Pyrazinamid (PZA)	• PYRAFAT®	• Harnsäureanstieg • Leber- und Nierenschädigung	• Wechselwirkung mit Antidiabetika
Streptomycin (SM)	• Streptomycin®	• Nierenschädigung • Schädigung des Hörvermögens	• regelmäßige Gehörkontrollen

2.9.9 Chronische Lungenerkrankungen

Chronisch obstruktive Lungenerkrankungen

DEFINITION

Chronisch-obstruktive Lungenkrankheit (engl. *COLD/l= lung* bzw. *COPD/P= pulmo*): Bezeichnung für chronische Erkrankungen der Bronchien (cave: Bronchien gehören größtenteils zum Lungengewebe), deren Leitsymptome durch die Verengung (*Obstruktion*) der Atemwege entstehen.
Zum Vergleich: Bei **restriktiven Lungenerkrankungen** ist die Ausdehnungsfähigkeit der Lunge eingeschränkt (z.B. bei Erkrankungen der Pleura, Verminderung der Thoraxbeweglichkeit, Lungenfibrose).

Chronische Bronchitis (nicht obstruktiv und obstruktiv)

DEFINITION

Chronische Bronchitis (gemäß WHO): Husten und Auswurf bei einem Betroffenen in 2 aufeinander folgenden Jahren in 3 aufeinander folgenden Monaten.

Krankheitsentstehung

Die Erkrankungen betreffen überwiegend Raucher oder Exraucher, selten entstehen sie durch Feinstaubbelastungen, virale oder bakterielle Infektionen (➤ Abb. 2.278).

Aufgrund der chronischen Einwirkungen von Substanzen aus dem Tabakrauch hypertrophieren die schleimproduzierenden Drüsen des Flimmerepithels (*Auswurf!*). Der **Hustenstoß** kompensiert die abnehmende physiologische Reinigungsfunktion, die aufgrund der degenerierenden Flimmerhärchen nachlässt. Im weiteren Verlauf kommt es zu entzündlichen Veränderungen der Bronchialschleimhaut, mit **Obstruktion** (*Verengung*).

In der Rangfolge der 10 häufigsten Erkrankungen der über 75-jährigen Männer nimmt die chronische Bronchitis den 1. Platz ein. [1]

Symptome und Untersuchungsbefund

- chronische (nicht obstruktive) Bronchitis: Leitsymptome sind **Husten** und **Auswurf**
- chronisch obstruktive Bronchitis: Leitsymptome sind **Husten**, **Auswurf** und **Atemnot**. Zusätzlich Leistungsabfall und immer häufiger akute infektiöse Exazerbationen (*infektbedingte Verschlimmerungen*)

Komplikationen sind **Bronchiektasien**, **Cor pulmonale**, **respiratorische Insuffizienz** und **Emphysem** (➤ unten).

Die Diagnosestellung erfolgt durch Anamnese, Lungenfunktionsprüfungen mit Messung der Atemvolumina und -kapazitäten (➤ 2.9.5), Blutgasanalyse, Röntgen und evtl. Bronchoskopie.

Behandlung

Behandlungsziele sind die Verminderung der Schleimproduktion, die Steigerung der Expektoration und die Bronchodilatation (*Erweiterung der Bronchien*). Zur Behandlung gehören daher:

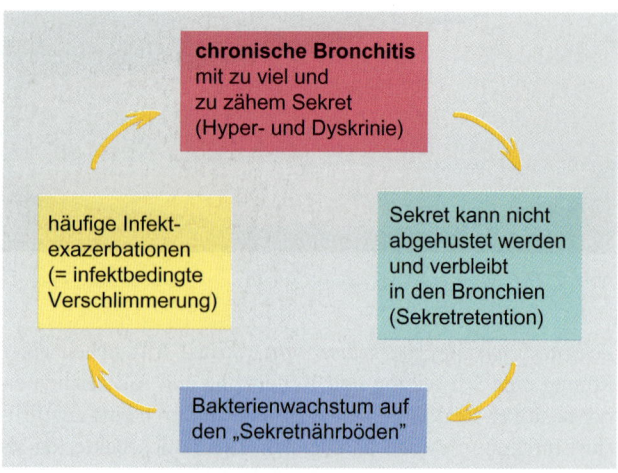

Abb. 2.278 Bei der chronischen Bronchitis entsteht ein Teufelskreis, der zur zunehmenden Verschlimmerung der Erkrankung führt. [A400]

- für alle – Nikotinkarenz, Atemgymnastik und Bewegung
- für alle – aktive Immunisierung gegen Influenza A und Pneumokokken
- für alle – frühzeitige antibiotische Therapie bei bakterieller Superinfektion
- Medikation je nach Schweregrad der Erkrankung: Bronchodilatation durch Broncholytika, Verflüssigung des Sekrets durch Expektorantien, Entzündungshemmung durch Glukokortikoide
- in schweren Fällen – Sauerstofftherapie

Pflege

- absolute sofortige Nikotinkarenz
- Flüssigkeitszufuhr zur Schleimlösung (2 l/Tag, cave Herz-, Niereninsuffizienz)
- Beobachtung und Dokumentation der Vitalzeichen
- Messung der Körpertemperatur: Fieber als Zeichen einer Infektion
- Anleitung des Erkrankten zur richtigen Handhabung von Dosieraerosolen
- Atemübungen zum Erhalt oder zur Verbesserung der Thoraxbeweglichkeit
- regelmäßige Bewegung, möglichst an frischer Luft (cave: Nebel und Kälte verstärken die Obstruktion!)
- Anfeuchtung der Umgebungsluft
- Inhalationen und Sauerstoffgabe nach Arztanordnung

Anleitung des Kranken zur korrekten Anwendung von Dosieraerosolen:

- Aerosolbehälter schütteln.
- Schutzkappe abnehmen.
- Tief ausatmen.
- Mundstück in den Mund führen – der Medikamentenbehälter zeigt dabei nach oben – und mit den Lippen fest umschließen.
- Während langsamer, tiefer Einatmung Druck auf den Behälter ausüben; dadurch wird das Medikament freigesetzt.
- Ca. 5 Sek. Luft anhalten.
- Langsam ausatmen.

2.9 Erkrankungen des Atemsystems

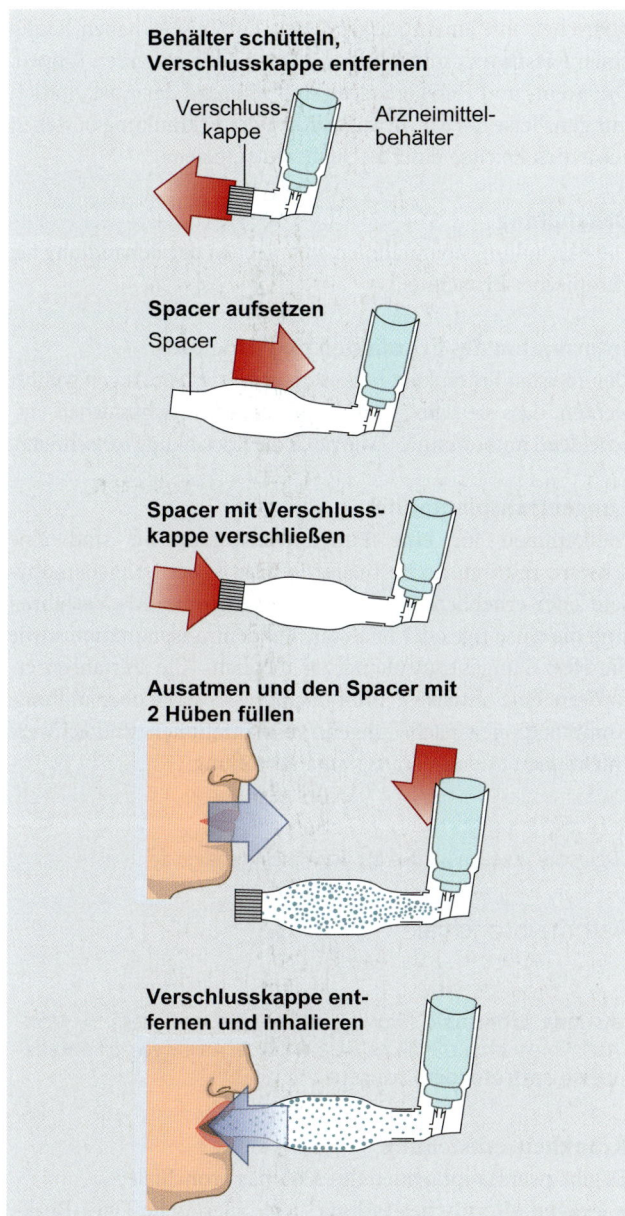

Abb. 2.279 Anwendung eines Spacers als Inhalationshilfe für ein Dosieraerosol. [L138]

Tab. 2.39 Sympathikomimetika und Parasympatholytika zur Bronchospasmolyse (Auswahl).

Substanz (Beispiele)	Handelsname (Beispiele)	Darreichungsform (Beispiele)
β2-Sympathikomimetika		
Fenoterol	• Berotec®	• Dosieraerosol
Reproterol	• Bronchospasmin®	• Injektionslösung
Salbutamol	• Sultanol®	• Inhalationslösung
Terbutalin	• Bricanyl®	• Retardtabletten
andere Sympathikomimetika		
Orciprenalin	• Alupent®	• Injektionslösung
Parasympatholytika		
Ipratropiumbromid	• Atrovent®	• Dosieraerosol
Tiotropiumbromid	• SPIRIVA®	• Inhalationspulver

Hinweise zur Therapie und Anwendung: Häufige Darreichungsform der **Bronchospasmolytika** sind **Dosieraerosole** (*DA*). Dosieraerosole wirken bei korrekter Anwendung sekundenschnell, eine geringe Dosierung reicht aus. Sie haben kaum unerwünschte Wirkungen (➤ Abb. 2.278, 2.279).

Sympathikomimetika und Parasympatholytika
Sympathikomimetika fördern Sympathikuswirkungen z. B. über die Bindung an β2-Rezeptoren der Bronchialmuskulatur. **Parasympatholytika** hemmen Wirkungen des Parasympathikus. Parasympatholytika (*Anticholinergika*) werden vorzugsweise bei Menschen mit kardialen Erkrankungen verordnet.
➤ Tab. 2.39 enthält häufig eingesetzte Sympathikomimetika und Parasympatholytika.

Als **unerwünschte Wirkungen** von **Sympathikomimetika** können Herzrhythmusstörungen, Angina-pectoris-Anfälle und Blutdruckkrisen auftreten, weil sie die Herzarbeit steigern.

Unerwünschte Wirkungen der **Parasympatholytika** bestehen in Mundtrockenheit und einer verminderten Produktion von Bronchialsekret.

Prognose
Falls es dem Betroffenen gelingt, das Rauchen aufzugeben, ist eine chronische (nicht obstruktive) Bronchitis oft noch reversibel. Mit dem Auftreten der Obstruktion verschlechtern sich Lebensqualität und Prognose.

Bronchospasmolytika

DEFINITION
Bronchospasmolytika: Substanzen, die über eine Erschlaffung der Bronchialmuskulatur die Atemwege erweitern. Hauptvertreter sind Beta₂-Sympathikomimetika, Parasympatholytika und Theophylline.

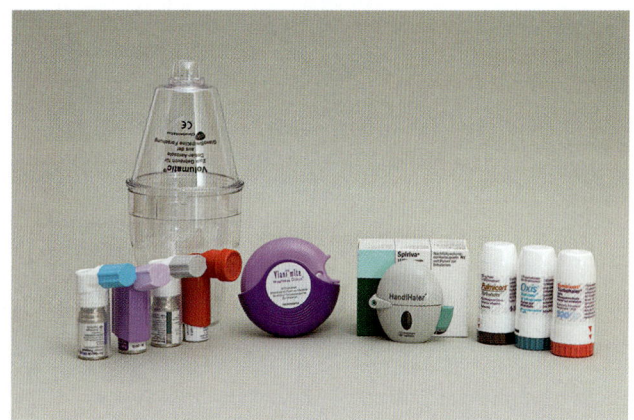

Abb. 2.280 Verschiedene Applikatoren für Dosieraerosole: Applikator mit Treibgas, Autohaler®, Treibgasapplikatoren mit Spacer, Turbohaler® und Pulverapplikatoren. [K115]

Theophylline

Theophylline sind dem Koffein verwandte Substanzen. Sie kommen in geringen Mengen auch in Teeblättern vor. Die bronchienerweiternde Wirkung ist geringer als bei den Sympathikomimetika. Positive Effekte sind allerdings die Verbesserung der Zilientätigkeit des Flimmerepithels und die Senkung des pulmonalen Blutdrucks. Theophyllinabkömmlinge sind z. B. Bronchoretard® und Euphylong®.

Lungenemphysem

> **DEFINITION**
>
> **Lungenemphysem**: Zerstörung von Alveolarwänden (-septen) mit Bildung größerer Emphysemblasen.
> **Corpulmonale:** Rechtsherzinsuffizienz durch Lungenerkrankungen.
> **Bronchiektasen:** Irreversible Erweiterung von Bronchien. Hauptsymptome sind Husten und Auswurf, der als „maulvoll und übelriechend" charakterisiert wird.

Krankheitsentstehung

In der Regel liegt dem **Lungenemphysem** eine chronisch-obstruktive Lungenerkrankung durch langjähriges Rauchen zugrunde (➤ Abb. 2.281). Aufgrund der Emphysemblasen kommt es zu:
- Verminderung der Gasaustauschfläche
- Totraumvergrößerung

Symptome und Untersuchungsbefund

Man unterscheidet zwei Typen von Emphysematikern:
- „Pink puffer"
- „Blue bloater"

Der „pink puffer" hager und untergewichtig, leidet an einer starken Dyspnoe mit trockenem Reizhusten. Die Haut erscheint eher rosig. Im Gegensatz dazu ist der „blue bloater" übergewichtig, seine Haut ist aufgrund des Sauerstoffmangels zyanotisch und er klagt über starken Husten und Auswurf.

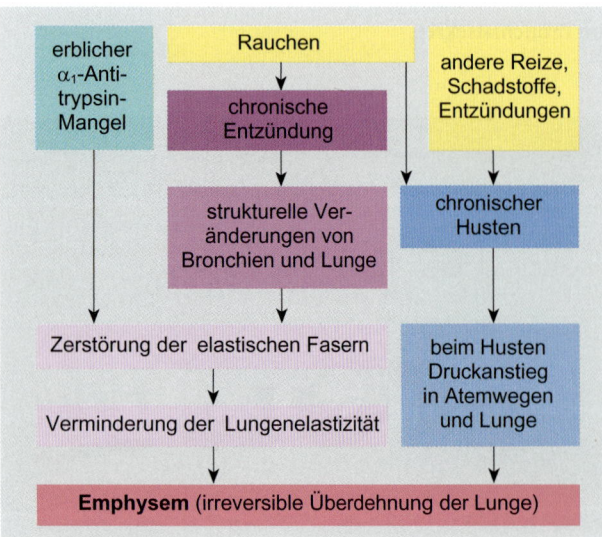

Abb. 2.281 Pathogenese und Pathophysiologie des Lungenemphysems. [A400]

Menschen mit einem ausgeprägten Emphysem haben häufig einen **Fassthorax** mit nahezu horizontal verlaufenden Rippen. Die Atem- und Herzgeräusche sind während der Auskultation nur ganz leise hörbar. In Spätstadien der Erkrankung bestehen zusätzlich Zeichen einer Rechtsherzinsuffizienz.

Behandlung

Die Behandlungsmaßnahmen entsprechen der Behandlung bei chronischer Bronchitis.

Information des Erkrankten und Prognose

Den meisten Erkrankten muss immer wieder vor Augen geführt werden, dass sie selbst durch Rauchen oder Nichtrauchen entscheidend mitbestimmen, wie rasch die Erkrankung fortschreitet.

Lungentransplantation

Indikationen für eine **Lungentransplantation** sind eine schwere respiratorische Insuffizienz, z. B. bei Lungenemphysem oder erheblicher pulmonaler Hypertonie. Als Verfahren sind die einseitige oder bilaterale Lungentransplantation sowie die Herz-Lungentransplantation möglich. Alle Verfahren erfordern eine intensive immunsuppressive Nachbehandlung. Komplikationen nach Lungentransplantationen sind schwere Infektionen und die Transplantatabstoßung.

> **SURFTIPP**
>
> Deutsche Atemwegsliga e. V.: www.atemwegsliga.de

Asthma bronchiale

> **DEFINITION**
>
> **Asthma bronchiale** (*Bronchialasthma*, *Asthma*, griech. = Atemnot): Chronisch entzündliche Erkrankung der Atemwege mit **anfallsweise auftretender** Atemnot.

Krankheitsentstehung

Es gibt zwei Hauptformen des Asthmas bronchiale:
- **exogen-allergisches Asthma** – eine allergische Typ-I-Reaktion (➤ 2.6.10)
- **nicht-allergisches Asthma** – ausgelöst durch diverse Einwirkungen auf den Organismus (Virusinfekte, körperliche Anstrengung, kalte Luft, Medikamente: z. B. ASS, Betablocker, Parasympathikomimetika)

Beide Asthmaformen weisen drei charakteristische Merkmale auf:
- **Entzündungsreaktion** der Bronchialschleimhaut (durch Allergene oder Infekte)
- **Hyperreaktivität** (*Überreaktion*) des Bronchialsystems mit Bronchialspasmus
- **Obstruktion** der kleinen Bronchien (durch Bronchospasmus, Schleimhautödem und Überproduktion von zähem Schleim/Hyper- und Dyskrinie) (➤ Abb. 2.282)

Symptome und Untersuchungsbefund

Leitsymptom ist die anfallsweise auftretende Atemnot mit typisch erschwerter und verlängerter Ausatmung. Weitere Krank-

2.9 Erkrankungen des Atemsystems

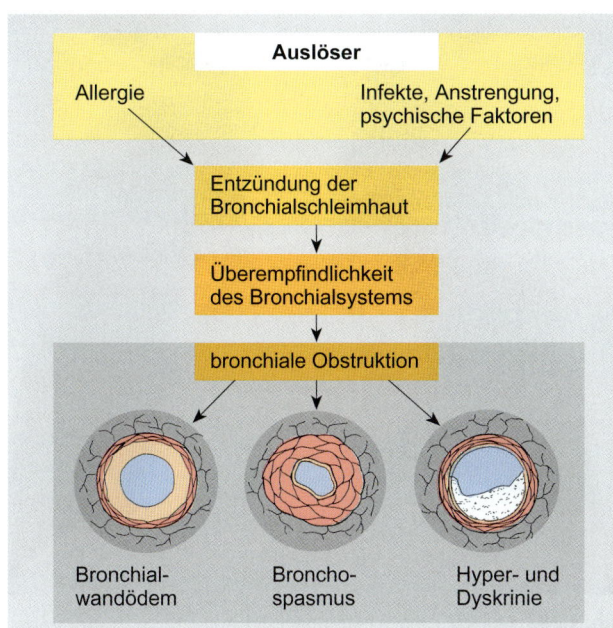

Abb. 2.282 Pathogenese und Pathophysiologie des Asthma bronchiale. [L190]

heitszeichen sind die Nutzung der Atemhilfsmuskulatur, der erschöpfte Gesichtsausdruck und der exspiratorische Stridor. Oft wird der Erkrankte von Erstickungs- und Todesangst gequält. Folgende Parameter geben neben den genannten Symptomen Hinweise auf den Schweregrad eines Asthmaanfalls und dessen Behandlungsbedürftigkeit. [3]

- **leichter bis mittelschwerer Asthmaanfall** mit Indikation zur umgehenden Arztkonsultation: Sprechen normal, Atemfrequenz < 25/Min., Herzfrequenz < 110/Min.
- **schwerer Asthmaanfall** mit Indikation zur Krankenhauseinweisung mit Notarztbegleitung: Sprech-Dyspnoe, Atemfrequenz > 25/Min., Herzfrequenz > 110/Min.
- **lebensbedrohlicher Asthmaanfall** mit Indikation zur intensivmedizinischen Überwachung: Erkrankter spricht aufgrund seiner Atemnot nur noch einzelne Worte, Atemfrequenz > 35/Min., Herzfrequenz > 140/Min.

Anamnese, Labor (Leukozytose, erhöhte BSG und CRP), Röntgen und Lungenfunktionsüberprüfung stützen die Diagnose.

FALLBEISPIEL
Herr Peters, Teil I

Die Pflegefachkraft Frau Scholz betreut seit einigen Wochen den 80-jährigen Herrn Peters. Herr Peters wohnt im Erdgeschoss eines Mehrfamilienhauses und kommt allein ganz gut zurecht, braucht jedoch Hilfe bei der Körperpflege und bei häuslichen Tätigkeiten. Herr Peters leidet seit vielen Jahren an Asthma bronchiale.
Als Frau Scholz am frühen Vormittag die Wohnung betritt, findet sie Herrn Peters mit vornüber gebeugtem Oberkörper, die Hände auf den Küchentisch gestützt. Die Pflegefachkraft hört einen deutlichen exspiratorischen Stridor. Herr Peters sieht trotz der frühen Tageszeit erschöpft aus.

Behandlung
Allgemeinmaßnahmen

- wenn möglich Allergenkarenz oder Hyposensibilisierung bei allergischem Asthma
- Vermeidung bzw. adäquate Therapie von Atemwegsinfekten
- Überprüfung der Medikamenteneinnahme hinsichtlich Bronchospasmus als unerwünschte Wirkung (➤ oben)
- Atemübungen und Entspannungsverfahren
- psychotherapeutische Strategien, da beim Asthma auch psychosoziale Faktoren als Anfallsauslöser eine Rolle spielen können

Medikamente

Die Verordnung von Broncholytika und Glukokortikoiden richtet sich nach dem Schweregrad der Erkrankung. Zur Behandlung gelegentlicher Anfälle reicht die Inhalation von Beta$_2$-Sympathikomimetika bei Bedarf aus.

Erstmaßnahmen beim Asthmaanfall

- Pflegebedürftigen beruhigen, da Angst ein wesentlicher Auslöser und Verstärker des Asthmaanfalls ist.
- Kranken atemerleichternde Position einnehmen lassen. Dazu in leicht vorgebeugter, sitzender Position die Hände auf die Knie auflegen lassen.
- Bedarfsmedikamente (*Bronchialspray*) inhalieren lassen, evtl. nach 5 Min. wiederholen.
- Arzt verständigen, falls das Spray nicht nach wenigen Min. Besserung bringt.
- Frischluftzufuhr; nicht bei kalter Witterung oder Pollenallergie, da der Anfall durch kalte Luft bzw. Pollenexposition verstärkt werden kann.
- Vitalzeichen kontrollieren, O$_2$-Gabe nach ärztlicher Anweisung.
- Nach ärztlicher Anordnung Krankenhauseinweisung vorbereiten.

FALLBEISPIEL
Herr Peters, Teil II

Frau Scholz sieht die vom Arzt verordneten Medikamente auf dem Küchentisch liegen. Es stellt sich heraus, dass Herr Peters mit der neuen Applikationsmethode nicht zurechtkommt, weil die Gebrauchsanweisung für ihn zu klein geschrieben ist. Er weiß um die Bedeutung einer regelmäßigen Einnahme seiner Medikamente. Da ihm die Inhalation auch nach wiederholten Versuchen nicht gelingen wollte, wurde er sehr nervös und aufgeregt.
Frau Scholz vermutet, dass die Nervosität des Erkrankten zur Auslösung des Asthmaanfalls geführt hat. Sie beruhigt Herrn Peters, so gut es geht.

Schulung und Information des Erkrankten

Im anfallsfreien Intervall erfolgt die Schulung des Erkrankten. Schwerpunkte sind:

- Einübung von Entspannungs- und Atemübungen zur besseren Wahrnehmung der Atmung
- Kenntnis der wichtigsten Anfallsauslöser und Möglichkeiten der Vermeidung

- Atemtechniken zur Verminderung der Atemwegsverengung, z. B. langsames Einatmen mit nachfolgendem Luft-Anhalten oder **Lippenbremse** (Luft langsam durch die locker aufeinander liegenden Lippen ausatmen)
- Hinweise auf Selbsthilfegruppen

FALLBEISPIEL
Herr Peters, Teil III

Herr Peters appliziert das Medikament mit Frau Scholz' Hilfe. Aufgrund der rasch einsetzenden Medikamentenwirkung geht es ihm schnell besser.
Nach der Körperpflege verabschiedet sich Frau Scholz, macht aber Herrn Peters einen Vorschlag: Da er eine neue Brille mit stärkeren Gläsern brauchen wird, ermuntert sie ihn zu einem ausgedehnten Spaziergang. Er soll zu Fuß zur Praxis des Augenarztes laufen und einen Termin für eine augenärztliche Untersuchung vereinbaren. Er bekommt von Frau Scholz auch gleich noch eine zusätzliche Aufgabe. Während seines Spaziergangs soll Herr Peters ab und zu gegen die geschlossenen Lippen ausatmen (*Lippenbremse*). Vorsichtshalber lässt sie sich von ihm die Technik demonstrieren und motiviert ihn durch ein Lob, seine Atemübungen wirklich durchzuführen.

Prognose
Für Erkrankte mit **mäßig häufigen Asthmaanfällen** ist die Prognose gut. Ein schwerer Asthmaanfall kann aber tödlich sein. Die Langzeitprognose hängt von den Komplikationen (Lungenemphysem, Cor pulmonale) ab.

2.9.10 Lungentumoren

Das **Bronchialkarzinom** (*Lungenkarzinom*) ist die häufigste Todesursache durch Krebs bei Männern, bei Frauen die dritthäufigste nach Mamma- und Darmkarzinom. [3]

Sekundäre Lungenmalignome entstehen durch Metastasierung anderer Karzinome (v. a. Mamma-, Nieren- und Prostatakarzinom ➤ Abb. 2.283). Gutartige **Lungentumoren** (Chondrome, Fibrome, Lipome) sind selten.

Bronchialkarzinom

DEFINITION
Bronchialkarzinom (*Lungenkarzinom, Lungenkrebs*): Bösartiger Tumor, der meist von der Bronchialschleimhaut ausgeht.

Krankheitsentstehung
Häufigster Auslöser des **Bronchialkarzinoms** ist der Nikotinabusus in Abhängigkeit von der Dauer und der Menge des Tabakkonsums. Andere Auslöser (Asbest, Arsen, Radon, Quarzstaub, Chrom) sind wesentlich seltener.

Histologische Einteilung
- **Kleinzelliges Lungenkarzinom** (SCLC = *small cell lung cancer*); auch oat-cell-cancer genannt, weil die Zellen im Lichtmikroskop wie Haferkörner aussehen.

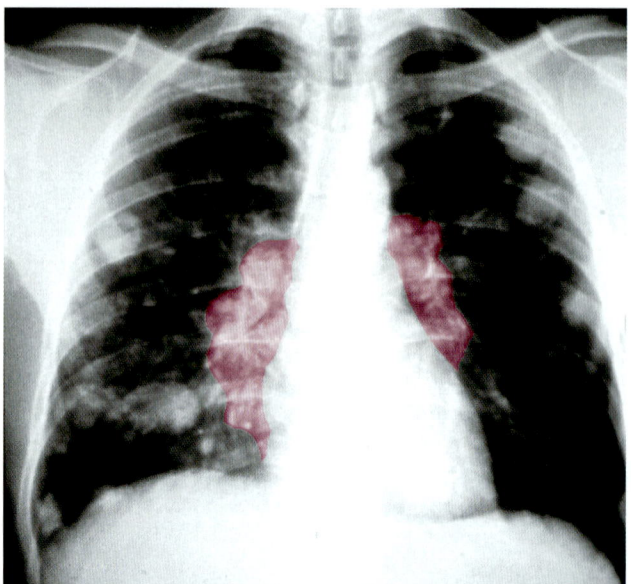

Abb. 2.283 Multiple Lungenmetastasen. [U136]

- **Nicht kleinzelliges Lungenkarzinom** (NSCLC = *non small cell lung cancer*). Darunter fallen Plattenepithelkarzinom, Adenokarzinom und großzelliges Lungenkarzinom. Mischformen sind häufig.

Metastasierung
Das **kleinzellige Lungenkarzinom** metastasiert rascher in die regionären Lymphknoten als Tumoren des NSCLC. Hämatogene Fernmetastasen sind bei Diagnosestellung eines SCLC ebenfalls häufiger vorhanden. Die Metastasen siedeln sich bevorzugt im Gehirn, in der Leber und in der Wirbelsäule an.

Symptome und Untersuchungsbefund

Die Erstsymptome des Bronchialkarzinoms sind in der Regel **Spätsymptome**.

Als unspezifische Symptome treten beim SCLC und beim NSCLC Husten, Dyspnoe und Thoraxschmerzen auf, wobei zu bedenken ist, dass Husten bei langjährigen Rauchern nichts Ungewöhnliches ist. Ein neu auftretendes Asthma bronchiale oder therapieresistente Bronchitiden ab einem Alter von 40 Jahren können ebenfalls auf ein Bronchialkarzinom hindeuten. Je nach Lage des Tumors berichten die Betroffenen über weitere unspezifische Symptome, z. B.:
- **Armschmerzen** und **Armschwellung** bei Pancoast-Tumor (*Karzinom im Bereich der Lungenspitze*) unter Einbeziehung des Plexus brachialis (➤ 2.13.3) bzw. der V. axillaris (➤ 2.8.4)
- **rezidivierende Pneumonien** bei zentral wachsenden Bronchialkarzinomen durch die Obstruktion von Lappen- oder Stammbronchien
- **Atemnot durch Pleuraergüsse** bei peripheren Bronchialkarzinomen

Weitere Zeichen, die sich aufgrund eines **invasiven Wachstums** des Bronchialkarzinoms oder einer **Metastasierung** bemerkbar machen:
- Heiserkeit durch Beeinträchtigung der Kehlkopfnerven
- Rückenschmerzen, Kopfschmerzen, Lähmungen als Ausdruck einer bereits erfolgten **Knochen-** oder **Gehirnmetastasierung**
- **paraneoplastische Symptome**, z. B. durch die Synthese von Substanzen mit ACTH-ähnlicher Wirkung, die dann zu einem Cushing-Syndrom des Erkrankten führen (➤ 2.5.11)
- **Dermatomyositis**, **Polymyositis** (➤ 2.1.12)

Röntgenaufnahmen des Thorax, Sputumdiagnostik, Lungenfunktionsprüfung, Bronchoskopie mit Biopsie, CT, PET-CT und Knochenszintigrafie erhärten die Diagnose. Einen Überblick über typische Befunde in der Röntgenaufnahme gibt ➤ Abb. 2.284.

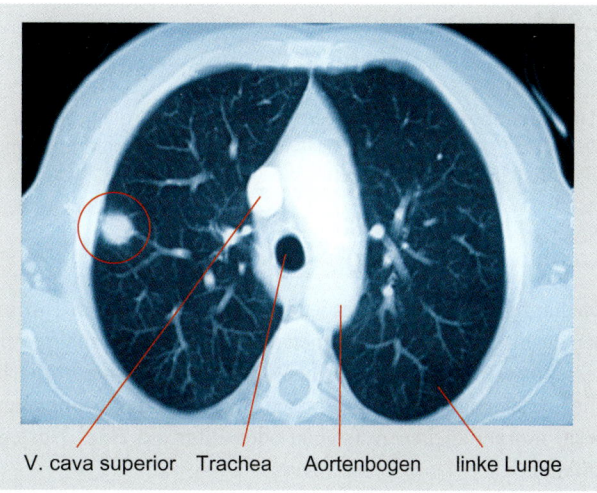

Abb. 2.285 CT-Aufnahme eines Bronchialkarzinoms in der rechten Lunge. [T197]

Behandlung

Kleinzelliges Lungenkarzinom: Da dieser Tumor zum Zeitpunkt der Diagnose meist weit fortgeschritten ist, kommt primär eine Radio-Chemotherapie in Betracht.

Nicht-kleinzelliges Lungenkarzinom: Die Behandlung ist primär operativ, meist in Form einer **Lobektomie** (*operative Entfernung eines Lungenlappens*) oder einer **Pneumektomie** (*Entfernung eines Lungenflügels*). Dies ist aber nur möglich, wenn die Restlunge einen ausreichenden Gasaustausch gewährleisten kann und der Zustand des Erkrankten eine Operation erlaubt.

Zusätzlich sind neben einer ausreichenden Schmerztherapie umfangreiche Begleitmedikationen erforderlich:
- Antitussiva zur Linderung des unstillbaren Hustenreizes
- Antiemetika (z. B. Vomex®, Paspertin®) gegen Übelkeit und Erbrechen
- Laxanzien (z. B. Bifiteral®, Dulcolax®) gegen Obstipation
- Neuroleptika und Antidepressiva zur Unterstützung der medikamentösen Schmerztherapie
- Glukokortikoide (z. B. Fortecortin®) bei Hirnödem (infolge der Metastasen)
- Bisphosphonate bei Knochenmetastasen

Bronchoskopische Verfahren mit dem Einsatz bronchialer Endoprothesen (*Stents*) um Bronchien offen zuhalten, ergänzen bei Bedarf eine palliative Therapie.

Pflege

Prinzipiell hat die **Pflege** des Erkrankten die bestmögliche Erhaltung seiner Lebensqualität zum Ziel.

Prognose

Die Prognose eines Bronchialkarzinoms ist ungünstig.

SURFTIPP
Nichtraucher-Newsletter: www.rauchfrei.de

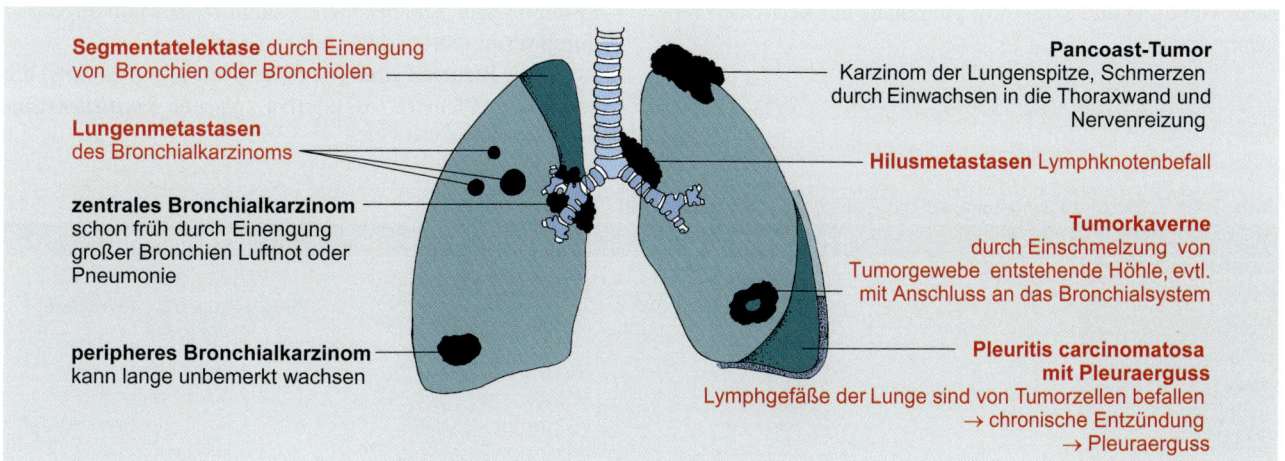

Abb. 2.284 Mögliche Befunde in der Röntgenaufnahme des Thorax bei einem Bronchialkarzinom (rot). [L215]

2.9.11 Lungenembolie

DEFINITION

Lungenembolie: Plötzliche oder schrittweise Verlegung der Lungengefäße durch Thromben, Luft oder Fremdkörper, die mit dem Blutstrom in die Lunge geraten.

Krankheitsentstehung

Die häufigste Form der **Lungenembolie** kommt durch Thromben zustande, die aus den Venen der unteren Körperhälfte verschleppt werden. Die Thromben lösen sich z. B. bei körperlicher Anstrengung, beim Pressen während des Stuhlgangs, beim morgendlichen Aufstehen oder aufgrund eines Hustenanfalls.

VORSICHT

Oft werden tiefe Beinvenenthrombosen nicht erkannt, da in einem hohen Prozentsatz die klinischen Zeichen fehlen.

Symptome und Untersuchungsbefund

Die **Symptome** hängen vom Maß der Strombahnverlegung ab (> Tab. 2.40).
Von diagnostischer Bedeutung sind z. B.:
- Labor – Nachweis der D-Dimere (*Fibrinspaltprodukte* > 2.6.3)
- EKG – Zeichen der Rechtsherzbelastung
- CT-Angiografie mit Kontrastmittel – Nachweis der betroffenen Pulmonalarterien und einer tiefen Beinvenenthrombose

VORSICHT

Bei Verdacht auf eine Lungenembolie keine i. m.-Injektionen wegen Antikoagulation und möglicher Lysetherapie.

Komplikationen

Komplikationen sind Pleuritis, Pleuraerguss, Lungeninfarkt, Abszessbildung und akutes Cor pulmonale mit Rechtsherzversagen.

Behandlung

Erstmaßnahmen bei Lungenembolie
- Arzt oder Notarzt verständigen.
- Oberkörper hochlagern, absolute Bettruhe, nicht bewegen (damit sich keine weiteren Thromben lösen).
- Pflegebedürftigen beruhigen, nicht allein lassen.
- Vitalzeichen kontrollieren.
- Frischluft zuführen.
- Krankenhauseinweisung vorbereiten; der Transport sollte wegen der Gefahr sich lösender Thromben ohne jede Erschütterung erfolgen.
- Sauerstoff, Sedierung und Schmerztherapie nach Arztanweisung (keine i. m.-Injektionen), ggf. Reanimation bei Herzkreislaufstillstand.

Die **Behandlung** erfolgt entsprechend der Stadien I–IV mit Bettruhe, Schmerztherapie und Antikoagulation mit Heparin. Eine Fibrinolyse ist dem Stadium III und IV zusätzlich zur Schockbehandlung vorbehalten. Der Betroffene erhält für 6 Monate (lebenslang, wenn Risikofaktoren vorliegen) Cumarine (Marcumar®).

Operatives Vorgehen bei fulminanter Lungenembolie mit Embolektomie. Die Implantation eines Vena-cava-Filters ist zu diskutieren, wenn mit rezidivierenden Thromboembolien aus dem Becken-Beinvenengebiet zu rechnen ist.

2.9.12 Erkrankungen der Pleura

Pleuritis

DEFINITION

Pleuritis: Brustfellentzündung.

Krankheitsentstehung

Mögliche Ursachen:
- Pneumonie, Tuberkulose, Lungenkarzinom
- Herzinfarkt, Herzinsuffizienz (durch Stauung im Lungenkreislauf)
- Pleurakarzinose (*Durchsetzung der Pleura mit zahlreichen Karzinommetastasen*), z. B. bei Mammakarzinom
- Eiweißmangel (z. B. bei Nieren- und Lebererkrankungen) durch verminderten onkotischen Druck

Meist ist die **Pleuritis sicca** (*trockene Brustfellentzündung*) die Vorstufe zur **Pleuritis exsudativa** (*feuchte Brustfellentzündung*).

Tab. 2.40 Schweregradeinteilung der Lungenembolie nach Grosser. [2]

	I (klein)	II (submassiv)	III (massiv)	IV (fulminant)
Ausdehnung der Gefäßverschlüsse	periphere Äste	Segmentarterien	ein Pulmonalarterienast	Pulmonalarterienhauptstamm oder mehrere Lappenarterien
Klinik	• akute Dyspnoe • Angst • Schwindel • Thoraxschmerz	zusätzlich: • Tachypnoe • Tachykardie • Schweißausbruch	zusätzlich: • Hypotonie • Synkope • zentrale Zyanose • akute Rechtsherzinsuffizienz	zusätzlich: • Schocksymptomatik • drohender Herzkreislaufstillstand

Symptome und Befund
Pleuritis sicca. Weil die beiden Pleurablätter (Rippenfell und Lungenfell) durch Fibrinauflagerungen aneinander reiben, kommt es zu erheblichen, atemabhängigen Schmerzen mit Schonhaltung. Pleurareiben hört sich typischerweise wie das Knarren von Leder an.

Pleuritis exsudativa. Da bei der Pleuritis exsudativa vermehrt Flüssigkeit im Pleuraspalt vorhanden ist, hört der Untersucher abgeschwächte Atemgeräusche. Bei stärkerer Ergussbildung besteht manchmal erhebliche Atemnot.

Behandlung
An erster Stelle steht die Behandlung der Grunderkrankung. Weitere Therapiemaßnahmen sind:
- Schmerzmittelgabe bei Pleuritis sicca
- Pleurapunktion mit Entlastung bei erheblichem Erguss, der die Atmung einschränkt
- Drainage und Antibiose bei Pleuraempyem (*eitriger Pleuraerguss*)

Pflege
Aufgrund der schmerzbedingten Atemeinschränkung ist eine konsequente Pneumonieprophylaxe von großer Bedeutung.

Prognose
Die Prognose der Erkrankung ist abhängig vom Grundleiden. Hauptkomplikationen sind die **Pleuraschwarten** mit Verdickung und Verwachsungen beider Pleurablätter. Sie behindern die Veränderungen der Lunge bei der Atemtätigkeit und schränken die Ventilation (*Belüftung der Lunge*) stark ein.

Pleuraerguss

> **DEFINITION**
> **Pleuraerguss**: Flüssigkeitsansammlung in der Pleurahöhle (➤ Abb. 2.286).

Je nach Art der Flüssigkeit werden unterschieden:
- **Serothorax** (*seröser Pleuraerguss*). Klares, gelbliches Sekret (bei Herzinsuffizienz, Entzündungen, malignen Tumoren)

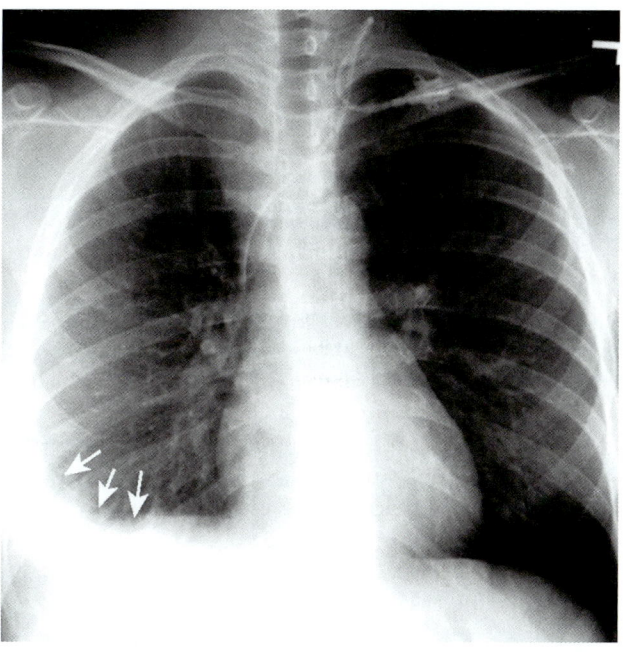

Abb. 2.286 Pleuraerguss rechts (s. Pfeile). [E283]

- **Pyothorax** (*Pleuraempyem*). Eitriger Erguss, z. B. aufgrund einer bakteriellen Pneumonie
- **Hämatothorax**. Blut im Pleuraraum (nach Trauma)
- **Chylothorax**. Milchigtrübes Sekret durch den Austritt von Lymphflüssigkeit in den Pleuraraum (bei malignen Lymphomen, Verletzungen des Ductus thoracicus)

Symptome und Befund
Hauptsymptome eines ausgedehnten Pleuraergusses, der in einer einfachen Röntgenaufnahme zu sehen ist, sind Atemnot und atemabhängige Schmerzen im Brustkorb.

Behandlung
Die **Behandlung** eines Pleuraergusses hängt von seiner Ursache ab:
- antiinfektiöse Therapie bei entzündlichen Ergüssen
- Punktion des Ergusses, um Pleuraschwarten vorzubeugen
- Pleuradrainage mit Spülung bei einem Pleuraempyem
- **Pleurodese** (*Verklebung der Pleurablätter, z. B. mit Fibrinkleber*), wenn Pleuraergüsse rezidivieren

---

Literaturnachweis

1. Füsgen, I.: Geriatrie. Kohlkammer Verlag, Stuttgart, 2004.
2. Pschyrembel: Klinisches Wörterbuch. de Gruyter Verlag, Berlin, 2011.
3. Herold, G. et al.: Innere Medizin (eine vorlesungsorientierte Darstellung), 2011.
4. Gerlach, U.: Innere Medizin für Gesundheits- und Krankenpflege. Thieme Verlag, Stuttgart, 2011.
5. Hansen, W.: Medizin des Alterns und des alten Menschen. Schattauer Verlag, Stuttgart, 2007.
6. Rote Liste. Cantor Verlag, Aulendorf, 2011.
7. Schmidt, R. et al.: Physiologie des Menschen mit Pathophysiologie. Springer Verlag, Heidelberg, 2005.

Wiederholungsfragen

1. Welche Funktionen hat die Nase? (➤ 2.9.1)
2. Welche Höhlen gehören zu den Nasennebenhöhlen und wo münden sie genau? (➤ 2.9.1)
3. Welche Abschnitte des Rachens unterscheidet man? (➤ 2.9.2)
4. Welche Funktionen hat der Kehlkopf? (➤ 2.9.3)
5. Wie wirken Atemwege und Mund bei der Stimmbildung zusammen? (➤ 2.9.3)
6. Welchen Weg nimmt die Luft vom Kehlkopf bis zu den Lungenbläschen? (➤ 2.9.4)
7. Welche Strukturen treten an den Lungenwurzeln ein und aus? (➤ 2.9.5)
8. Wie kommt es zur Einatmung und welche Muskeln sind daran beteiligt? (➤ 2.9.5)
9. Wie funktioniert der Gasaustausch in der Lunge? (➤ 2.9.5)
10. Was versteht man unter der Vitalkapazität, was unter dem Atemgrenzwert? (➤ 2.9.5)
11. Worin unterscheidet sich die Influenza („echte" Grippe) von den Erkältungskrankheiten? (➤ 2.9.8)
12. Was ist der Unterschied zwischen Lobärpneumonie und atypischer Pneumonie? (➤ 2.9.8)
13. Beschreiben Sie die verschiedenen möglichen Krankheitsverläufe einer unbehandelten Tuberkulose. (➤ 2.9.8)
14. Was besagt ein positiver Tuberkulin-Test? (➤ 2.9.8)
15. Was ist unter einer COPD zu verstehen? (➤ 2.9.9)
16. Welche Medikamentengruppen werden zur Behandlung der COPD eingesetzt? (➤ 2.9.9)
17. Wo liegt der Unterschied zwischen COPD und Asthma bronchiale? (➤ 2.9.9)
18. Welche histologischen Typen eines Bronchialkarzinoms kennen Sie, wo liegen die Unterschiede? (➤ 2.9.10)
19. Nennen Sie die charakteristischen Symptome einer Lungenembolie. (➤ 2.9.11)
20. Was ist der Unterschied zwischen einer Pleuritis sicca und einer Pleuritis exsudativa? (➤ 2.9.12)

2.10 Erkrankungen des Verdauungssystems

DEFINITION

Verdauung: Gesamtheit der Vorgänge, durch die der Körper aus der aufgenommenen Nahrung die Grundbestandteile für seine Syntheseleistungen gewinnt.

2.10.1 Übersicht

Bestandteile des Verdauungssystems

Zum Verdauungssystem gehören (➤ Abb. 2.287):
- Mundhöhle (*Cavum oris*) mit Zähnen (*Dentes*), Zunge (*Lingua*), Mundspeicheldrüsen
- Oropharynx und Hypopharynx (➤ 2.9.2)
- Speiseröhre (*Ösophagus*)

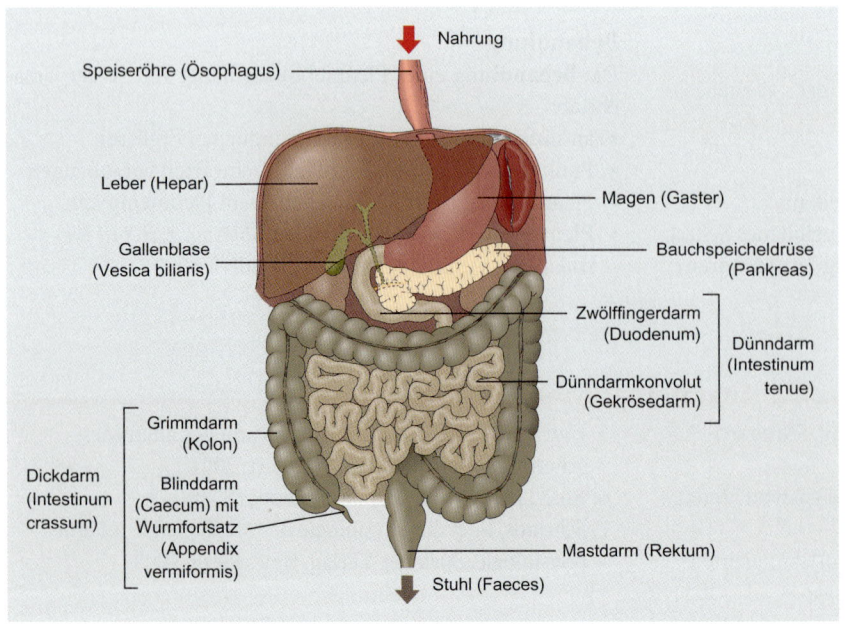

Abb. 2.287 Übersicht über die Verdauungsorgane. [L190]

- Magen (*Gaster, Ventrikulus*)
- Dünndarm (*Intestinum tenue*) mit drei Teilen (Zwölffingerdarm/*Duodenum*; Leerdarm/*Jejunum*; Krummdarm/*Ileum*)
- Dickdarm (*Intestinum grassum*) mit Blinddarm (*Caecum*), Wurmfortsatz (*Appendix vermiformis*), aufsteigendem Grimmdarm (*Colon ascendens*), querverlaufendem Grimmdarm (*Colon transversum*), absteigendem Grimmdarm (*Colon descendens*), S-förmigem Grimmdarm (*Colon sigmoideum*) und Mastdarm (*Enddarm, Rektum*)
- Leber (*Hepar*) mit Gallenblase (*Vesica fellea, Vesica biliaris*) und Gallengängen
- Bauchspeicheldrüse (*Pankreas*)

Die meisten Verdauungsorgane liegen im Bauchraum und stehen in Verbindung zum Bauchfell (*Peritoneum*).

Peritoneum

DEFINITION

Großes Netz (*Omentum majus*): Schürzenförmige Bauchfelldecke, die aus Peritoneum, Bindegewebe und lymphatischem Gewebe besteht. Das große Netz entwickelt sich im Verlauf der Fetalzeit. Es ist an der großen Kurvatur des Magens sowie am Colon transversum fixiert und über die Dünndarmschlingen ausgebreitet.
Kleines Netz (*Omentum minus*): Bauchfellplatte, die sich zwischen der kleinen Magenkurvatur und der Leber befindet.
Peritonitis (*Bauchfellentzündung*): Ursachen sind z. B. Perforation (Durchbruch, etwa Magenperforation nach Ulcus), Entzündungen (z. B. Pankreatitis) oder als Komplikation nach Bauchoperationen, wenn Sekrete (Magensaft, Galle, Pankreassekret, Darminhalt) in die freie Bauchhöhle gelangen. **Starke Bauchschmerzen** und eine zunehmende **Abwehrspannung** der gesamten Bauchmuskulatur, die sich bis zum Befund des „brettharten" Bauchs steigern kann, weisen auf eine Bauchfellentzündung hin.

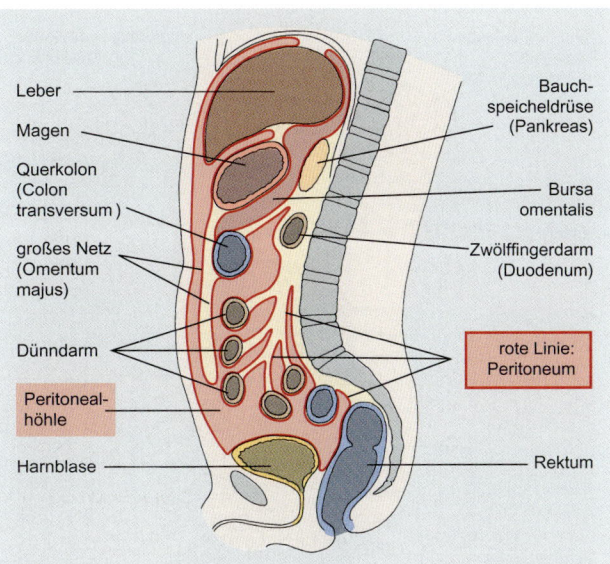

Abb. 2.288 Längsschnitt durch den Bauchraum. Das Bauchfell überzieht Leber, Magen und den größten Teil des Darms (*intraperitoneale* Organe). Zwölffingerdarm und Bauchspeicheldrüse liegen retroperitoneal. Zwischen Magen und Bauchspeicheldrüse liegt die **Bursa omentalis**, ein Hohlraum, der Verbindung zur Bauchhöhle hat. [L190]

Das **Peritoneum** (*Bauchfell*) gewährleistet die nahezu reibungslose Verschiebung der Bauchorgane gegeneinander und hat Resorptionsaufgaben. Deswegen besteht es aus einer einschichtigen Lage von platten Epithelzellen mit etwas Bindegewebe. Es kleidet als **Peritoneum parietale** die Bauchhöhle aus und überzieht als **Peritoneum viscerale** (*Serosa*) die intraperitoneal gelegenen Teile der Bauch- und Beckeneingeweide (> Abb. 2.288).

Lage der Baucheingeweide zum Peritoneum

Die Begriffe „intraperitoneal", „retroperitoneal" und „extraperitoneal" beschreiben die Art und Weise, wie ein Organ des Verdauungssystems mit Peritoneum viscerale überzogen ist.

Intraperitoneale Lage

Intraperitoneale Lage bedeutet, dass ein Organ weitgehend von Bauchfell bedeckt ist. Magen, Abschnitte des Dünn- und Dickdarms, Leber, Gallenblase und Milz liegen **intraperitoneal**. Organe, die intraperitoneal liegen, sind mit einem **Gekröse** („Aufhängeband") versehen. Dieses besteht aus einer Bindegewebsplatte mit beidseitigem Peritonealüberzug, in dem sich Blut- und Lymphgefäße, Nerven und Lymphknoten befinden. Es verbindet die intraperitonealen Organe mit der hinteren Bauchwand. Das Gekröse der intraperitoneal liegenden Teile des Dünndarms (Jejunum und Ileum) wird als **Mesenterium** bezeichnet. Intraperitoneal liegende Abschnitte des Dickdarms (Caecum, Appendix vermiformis, Colon transversum, Colon sigmoideum) besitzen ein **Mesokolon** (> Abb. 2.288).

Retroperitoneale Lage

Organe, die eine **retroperitoneale Lage** einnehmen weisen entweder nur an der Vorderseite einen Bauchfellüberzug auf oder sie befinden sich im Retroperitonealraum (Nieren, Bauchaorta, untere Hohlvene), dem Raum hinter der Bauchhöhle. Zu den retroperitoneal liegenden Verdauungsorganen zählen Pankreas, Duodenum, Colon ascendens und Colon descendens.

Extraperitoneale Lage

Liegt ein Organ **extraperitoneal**, besteht kein Kontakt zum Bauchfell. Beispiel ist das Rektum.

Feinbau des Verdauungstrakts

DEFINITION

Verdauungstrakt: Hohlsystem, das mit dem Mund beginnt und mit dem After (*Anus*) endet.

Wandschichten

Die Wand des **Verdauungstrakts** besteht grundsätzlich aus folgenden Gewebeschichten (> Abb. 2.289):

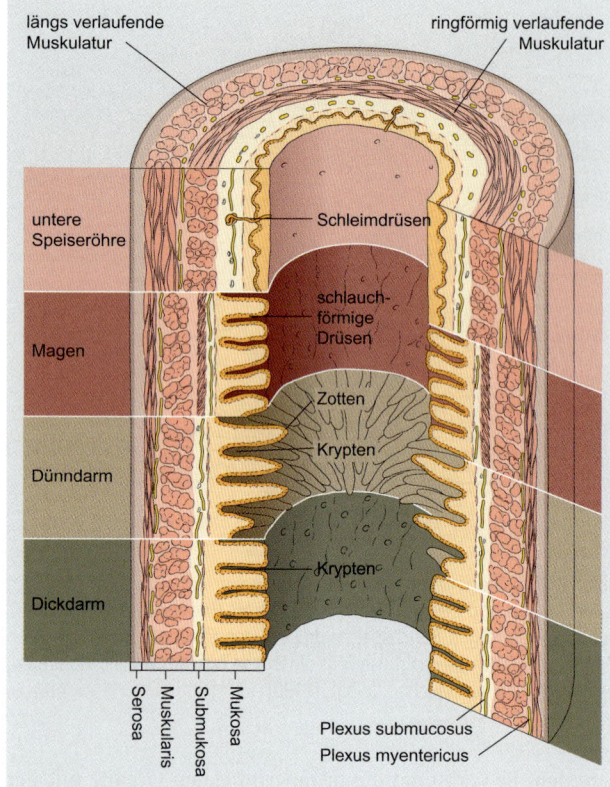

Abb. 2.289 Aufbau der Wandschichten in verschiedenen Abschnitten des Verdauungstrakts. [L190]

- **Mukosa** (*Schleimhaut*) mit Epithelschicht, etwas Bindegewebe und glatten Muskelzellen
- **Submukosa** (*Bindegewebsschicht*)
- **Muskularis** (*Muskelschicht*)
- **Adventitia** (*Bindegewebe zur Fixierung des Organs an Nachbarschaftsstrukturen*) oder **Serosa** (*viszerales Peritoneum*)

Intramurales Nervensystem

Der Magen-Darm-Trakt verfügt über ein eigenes **Nervensystem** (*intramurales Nervensystem, enterisches Nervensystem*), das die motorischen und sekretorischen Funktionen der Wandschichten steuert. Dazu gehören Nervengeflechte in der Submukosa (*Plexus submucosus* oder *Meissner Plexus*) und in der Muskularis (*Plexus myentericus* oder *Auerbach Plexus*).

Sympathikus und Parasympathikus wirken modulierend auf das intramurale Nervensystem:
- Der **Parasympathikus** fördert die Motilität (*Magen-Darm-Bewegungen*) und Sekretion von Drüsen (z. B. Magendrüsen, Becherzellen).
- Der **Sympathikus** hat einen hemmenden Einfluss; allerdings steigert er den Tonus der Sphinkteren (*Schließmuskeln*).

Gefäße des Bauchraums

Arterien

Die Verdauungsorgane im Bauchraum werden über drei große unpaare Äste versorgt, die direkt aus der Bauchaorta (*Aorta abdominalis*) entspringen:
- **Truncus coeliacus** (*Bauchhöhlen-Stammarterie*); kommt kurz unterhalb des Zwerchfells aus der Aorta abdominalis und versieht Leber, Gallenblase, Magen, Milz, teilweise den Zwölffingerdarm und die Bauchspeicheldrüse mit sauerstoffreichem Blut.
- **A. mesenterica superior** (*obere Gekrösearterie*); entspringt unter dem Truncus coeliacus und beteiligt sich an der Durchblutung von Zwölffingerdarm, Jejunum, Ileum, Bauchspeicheldrüse und Teilen des Dickdarms.
- **A. mesenterica inferior** (*untere Gekrösearterie*); zweigt einige cm tiefer aus der Aorta abdominalis ab und versorgt die untere Hälfte des Dickdarms sowie den größten Teil des Enddarms.

Venen

Das venöse Blut fließt überwiegend über die V. lienalis und die V. mesenterica superior in die **Pfortader** (*V. portae* ➢ Abb. 2.290). Diese tritt über die Leberpforte in die Leber ein. Im Lebergewebe teilt sie sich in ein reich verzweigtes Kapillarsystem auf. Nach der Leberpassage gelangt das Blut über die **Lebervenen** (*Vv. hepaticae*) in die **untere Hohlvene** (*V. cava inferior*).

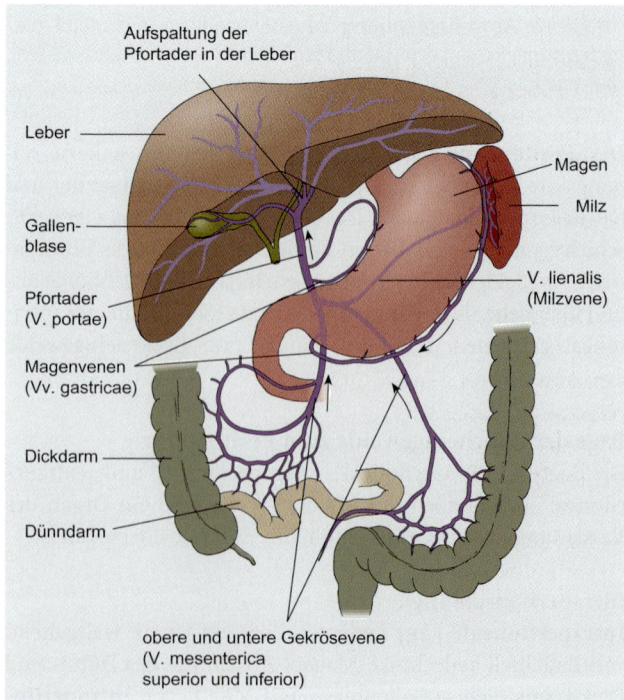

Abb. 2.290 Die Pfortader leitet das venöse Blut aus den Bauchorganen zur Leber. [L190]

Lymphgefäße

Die im Vergleich zu den Blutgefäßen sehr viel feineren **Lymphgefäße** des Bauchraums halten sich im Wesentlichen an den Verlauf der Arterien. Nachdem sie die verstreut liegenden **Lymphknoten** passiert hat, fließt die Lymphe in die **Cisterna chyli**, ein Sammelbecken nahe dem Truncus coeliacus. Von dieser geht der **Milchbrustgang** (*Ductus thoracicus* ➤ 2.6.6) ab. Er endet im linken Venenwinkel und entleert die Darmlymphe mit den darin enthaltenen Fetten in den venösen Teil des Blutkreislaufs.

2.10.2 Mundhöhle und Rachenraum

> **DEFINITION**
> **Mundhöhle**: Anfangsteil des Verdauungstrakts mit folgenden Funktionen: Aufnahme der Nahrung, deren mechanische Zerkleinerung und Einspeichelung, Beginn der Kohlenhydrataufschlüsselung und Nahrungstransport zum Rachen.

Mundhöhle

An der von den Lippen umgebenen Mundspalte beginnt die **Mundhöhle.** Sie reicht bis zur **Schlundenge** (*Isthmus faucium*), die durch Gaumenbögen begrenzt wird. Beide Zahnreihen und die vom Zahnfleisch überkleideten Knochenkämme (*Alveolarfortsätze*) des Ober- und Unterkiefers unterteilen die Mundhöhle in den Mundhöhlenvorhof und in die Mundhöhle im engeren Sinn.

Mundhöhlenvorhof

Die Lippen werden vom M. orbicularis oris (*Mundringmuskel* ➤ 2.1.4) geformt. Außen überzieht mehrschichtiges, schwach verhorntes Plattenepithel die Lippen, innen sind sie vom mehrschichtigen unverhornten Plattenepithel der Mundschleimhaut bedeckt. Aufgrund der schwachen Verhornung des Epithels schimmert die rote Blutfarbe durch und bestimmt das Lippenrot.

Die Wangen bilden die seitlichen Wände. Gegenüber dem zweiten oberen Mahlzahn ragt ein kleines Schleimhauthöckerchen in den Mundhöhlenvorhof. Das ist die Mündung des **Ductus parotideus** (*Gang der Ohrspeicheldrüse*). Sowohl in der Lippen- als auch in der Wangenschleimhaut liegen zahlreiche kleine Speicheldrüsen.

Mundhöhle im engeren Sinn

Die Mundhöhle (im engeren Sinn) ist der Raum zwischen den Zahnreihen und der Schlundenge. Nach oben wird sie vom Gaumen begrenzt. Der Gaumen besteht aus zwei Teilen:
- vorderer, knöcherner, **harter Gaumen** (gebildet aus Teilen der Maxilla und dem Os palatinum ➤ 2.1.4)
- hinterer, **weicher Gaumen** mit dem Gaumensegel und dem Zäpfchen

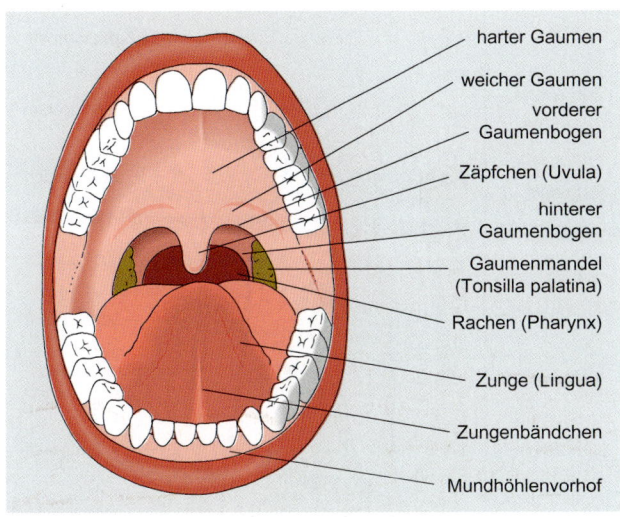

Abb. 2.291 Blick in die Mundhöhle. [L190]

Die seitlichen Ränder des Gaumensegels bilden die vorderen und hinteren **Gaumenbögen**. In der Nische zwischen den beiden Gaumenbögen sitzen die Gaumenmandeln (Einzahl: *Tonsilla palatina*). Am Übergang in den Schlund hängt das **Zäpfchen** (*Uvula*) herab.

Im Mundboden sind obere Zungenbeinmuskeln (➤ 2.1.5) enthalten. Auf dem Mundboden liegt die Zunge. Am Mundboden, beidseits der **Zunge** (*Lingua*), sind die **Unterzungendrüsen** (Einzahl: *Glandula sublingualis*) mit ihren Ausführungsgängen zu lokalisieren (➤ Abb. 2.291).

Zähne

> **DEFINITION**
> **Parodontose**: Erkrankung des Zahnhalteapparates, die zum Zahnfleischschwund und zur Lockerung des Zahnes führt.
> **Karies** (*Zahnfäule*): Erweichung des Zahnschmelzes. Hierbei spielen Bakterien im Zahnbelag und Zucker aus der Nahrung die entscheidende Rolle. Die Bakterien verstoffwechseln den Zucker, die dabei entstehenden Säuren greifen den Zahnschmelz an.

Aufbau
Jeder Zahn (*Dens*) besteht aus:
- **Zahnkrone**. Sie ragt in die Mundhöhle und trägt eine Schneidekante oder Kaufläche.
- **Zahnhals**. Er wird vom Zahnfleisch umfasst und liegt zwischen Zahnkrone und -wurzel.
- **Zahnwurzel**. Sie ist in das Zahnfach (*Zahnalveole*) eingepflanzt und besitzt an ihrem unteren Ende eine kleine Öffnung, die Blut- und Lymphgefäße sowie Nerven in das Zahninnere (*Zahnpulpa*) führt.

Neben der weichen, aus Bindegewebe bestehenden Zahnpulpa ist ein Zahn aus **drei Hartsubstanzen** aufgebaut. Das **Dentin** (*Zahnbein*) bildet seine Hauptmasse. Es begrenzt die Zahnhöhle, ist dem Knochengewebe ähnlich und kann neu gebildet werden. **Schmelz** (*Enamelum*) überlagert das Dentin im Bereich der Zahnkrone, ist die härteste Substanz des menschlichen

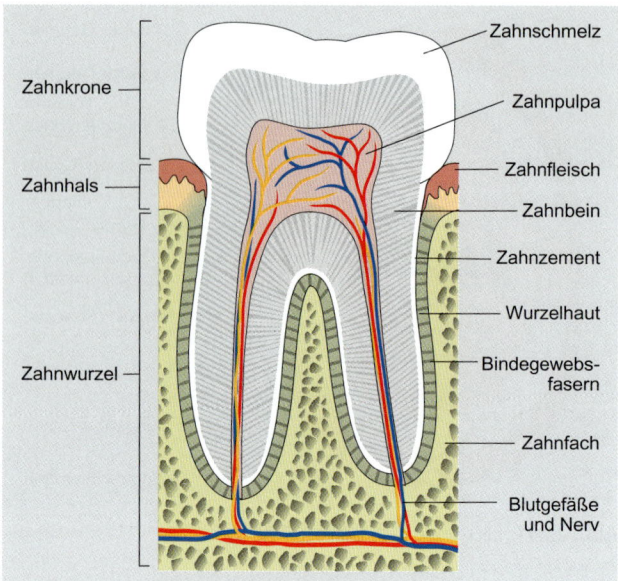

Abb. 2.292 Längsschnitt durch einen Backenzahn. Jede Wurzel durchziehen Blutgefäße, Nerven und Lymphgefäße. [L190]

Körpers und zeigt im Mikroskop einen prismatischen Aufbau. **Zahnzement** (*Cementum*) bedeckt das Dentin an der Zahnwurzel und ist mit Geflechtknochen vergleichbar (➤ Abb. 2.292).

Zahnhalteapparat

Zum **Zahnhalteapparat** gehören alle Strukturen, die den Zahn in seinem Zahnfach befestigen: Zahnzement, Wand des Zahnfachs, Zahnfleisch (*Gingiva*) und die **Wurzelhaut** mit einem System aus straffen Bindegewebsfasern, die in unterschiedlichen Richtungen zwischen der Wand des Zahnfachs und dem Zahn verlaufen.

Gebiss des Erwachsenen

Das vollständige **Gebiss eines Erwachsenen** besteht aus 32 Zähnen (je 16 Zähne im Ober- und Unterkiefer ➤ Abb. 2.293):
- 4 Schneidezähne (*Dentes incisivi*) zum Abbeißen
- 2 Eckzähne (*Dentes canini*) zum Festhalten von Nahrungsmitteln
- 4 Backenzähne (*Dentes praemolares*) zum Zerquetschen der aufgenommenen Nahrung
- 6 Mahlzähne (*Dentes molares*), inklusive der Weisheitszähne, zum Kauen

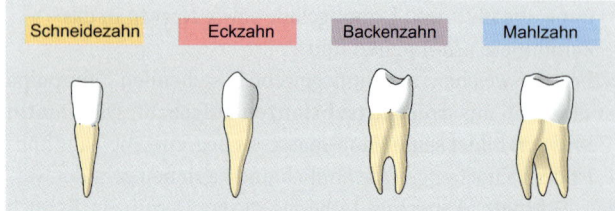

Abb. 2.293 Verschiedene Zahnformen. [L190]

Kauvorgang

Der **Kauvorgang** ist eine exakte Abstimmung zwischen allen Strukturen der Mundhöhle und der Kaumuskulatur.

Lippen, Zungen- und Wangenmuskulatur schieben den Bissen zwischen die Zahnreihen. Kontraktionen der Kaumuskeln (M. temporalis, M. masseter ➤ 2.1.4) bauen den erforderlichen Kaudruck auf, damit die Nahrung zwischen den Backen- und Mahlzähnen zerquetscht werden kann. Das Heben und Senken des Mundbodens bringt den Bissen in verschiedene Positionen, damit die Wangen- und Zungenmuskulatur die Nahrung immer wieder zwischen die Zahnreihen befördert.

> Der Gaumen hat die Tendenz, sich zu verformen. Deshalb sollten Pflegebedürftige, die eine **Zahnprothese** tragen, diese auch dann einsetzen, wenn sie vorübergehend nicht essen dürfen.

Zunge

Gliederung

Der vordere Zungenabschnitt ist frei beweglich und besteht aus dem **Zungenkörper** und der **Zungenspitze**. Diese wird durch das **Zungenbändchen** in der Mitte der Zungenunterseite in ihren Bewegungen eingeschränkt. Der hintere, fest mit dem Mundboden verwachsene Anteil der Zunge heißt **Zungenwurzel** oder auch **Zungengrund**. Die Schleimhaut der Zungenwurzel enthält viele lymphatische Zellen, die der Infektabwehr dienen und in ihrer Gesamtheit als **Zungenmandel** (*Tonsilla lingualis*) bezeichnet werden.

Funktionen

Die Zunge bewegt den Bissen im Mund und drängt ihn beim Schlucken rachenwärts. Beim Sprechen gewährleistet eine hohe Zungenbeweglichkeit die Konsonantenbildung. Aufgrund ihrer Nervenversorgung ist die Zunge ein hochempfindliches Tastorgan. Zahlreiche Sinneszellen in der Zungenschleimhaut registrieren den Geschmack der aufgenommenen Speisen und Getränke.

Aufbau der Zunge

Die **Zunge** (*Lingua, Glossa*) ist ein von Schleimhaut bedeckter Muskelkörper, der aus **quergestreifter Skelettmuskulatur** besteht. Zur quergestreiften Zungenmuskulatur zählen Außen- und Binnenmuskeln.

Die **Außenmuskeln** strahlen vom Unterkiefer und dem Zungenbein in die Zunge ein und verleihen ihr die große Beweglichkeit. Die **Binnenmuskeln** setzen sich aus vertikalen, längs verlaufenden und queren Muskelfasern zusammen; sie gewährleisten eine starke Verformbarkeit der Zunge.

Auf der Zungenschleimhaut, die aus mehrschichtigem, unverhorntem Plattenepithel besteht, befinden sich zahlreiche **Papillen** (*Erhebungen*):
- Etwa zehn warzenförmige **Wallpapillen** (*Papillae vallatae*) liegen V-förmig angeordnet im Bereich des Zungenrückens.
- **Blattpapillen** (*Papillae foliatae*) sind quere Schleimhautfalten am hinteren, seitlichen Zungenrand.

- **Pilzpapillen** (*Papillae fungiformes*) kommen am Zungenrand, sowie an der Zungenspitze vor.
- Die **Fadenpapillen** (*Papillae filiformes*) befinden sich auf dem gesamten Zungenrücken. Ihre Spitzen sind schwach verhornt.

Während in den Wänden und Einsenkungen der Wall-, Blatt- und Pilzpapillen **Geschmacksknospen** liegen, dienen die feinen Spitzen der Fadenpapillen als Raspeln und Tastinstrumente.

Geschmackssinn

Die Sinneszellen des **Geschmackssinns** liegen nicht nur als Geschmacksknospen in den verschiedenen Zungenpapillen, sondern auch in der Mundschleimhaut, im Bereich des Rachens und des Kehldeckels. **Geschmackssinneszellen** sind Epithelzellen, die mit kleinen Stiftchen aus einer Öffnung in der Schleimhaut (*Schleimhautpore*) ragen. Während des Trinkens und Kauens gelangen Geschmacksmoleküle zu den Schleimhautporen und reagieren dort mit den Geschmacksstiftchen. Alle Geschmacksempfindungen können auf vier hauptsächliche Qualitäten zurückgeführt werden: süß, salzig, sauer und bitter. Mit Ausnahme des Bittergeschmacks, der vor allem am Zungengrund lokalisiert wird, kann jede Geschmacksknospe mehrere Geschmacksqualitäten registrieren. Eine Adaptation (*Gewöhnung*) während der kontinuierlichen Gegenwart eines Geschmacksstoffes tritt innerhalb von Sek. bis Min. ein. Ausnahme ist auch hier die Geschmacksqualität bitter. Es wird vermutet, dass dies eine Art Schutzmechanismus darstellt, weil viele giftige Substanzen bitter schmecken.

Elektrische Impulse bezüglich der aufgenommenen Geschmacksempfindungen werden über Nerven (Chorda tympani des VII. Hirnnervs, N. glossopharyngeus/IX. Hirnnerv und N. vagus/X. Hirnnerv) zum Gehirn geleitet und mit Rindenfeldern des Großhirns und Gebieten des limbischen Systems (z. B. Mandelkern ➤ 2.13.1) verknüpft. Funktionen dieser Zentren sind die Kontrolle der Nahrung, die Steuerung der Nahrungsaufnahme und -verarbeitung in Verbindung mit affektiven Verhaltensweisen.

Mundspeicheldrüsen

Während zahlreiche, stecknadelkopfgroße Speicheldrüsen überall in der Mundschleimhaut verteilt sind, liegen vier der sechs großen Mundspeicheldrüsen außerhalb des Mundraums. Zu den großen paarigen Speicheldrüsen gehören (➤ Abb. 2.294):

- **Ohrspeicheldrüse** (*Glandula parotidea, Glandula parotis*). Die Drüse liegt vor dem Ohr zwischen der Haut und dem M. masseter (Kaumuskel ➤ 2.1.4). Ihr Ausführungsgang endet gegenüber dem zweiten oberen Mahlzahn im Mundhöhlenvorhof. Die Glandula parotis bildet ein dünnflüssiges (*seröses*) Sekret.
- **Unterkieferspeicheldrüse** (*Glandula submandibularis*). Sie befindet sich **unterhalb** der Mundbodenmuskulatur an der Innenseite des Unterkiefers. Der Ausführungsgang mündet unter der Zunge an einer kleinen Erhebung nahe dem Zun-

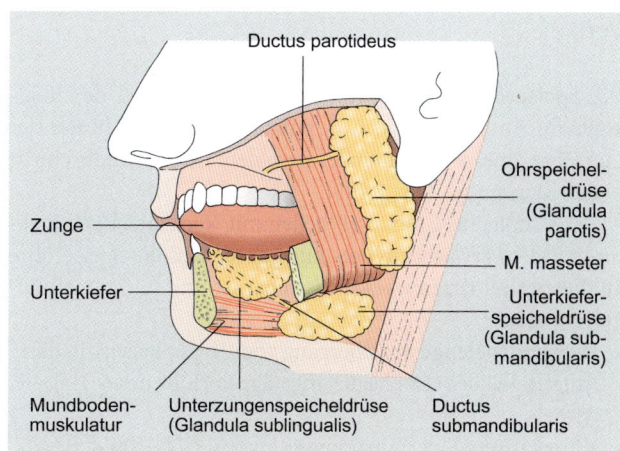

Abb. 2.294 Die großen Speicheldrüsen und ihre Ausführungsgänge. [L190]

genbändchen. Die Glandula submandibularis produziert seröses Sekret mit schleimigen (*mukösen*) Beimischungen.
- **Unterzungenspeicheldrüse** (*Glandula sublingualis*). Die Drüse liegt **direkt** auf der Mundbodenmuskulatur, hat mehrere kurze Ausführungsgänge beidseits der Zunge und einen größeren Ausführungsgang, der gemeinsam mit dem Ausführungsgang der Unterkieferspeicheldrüse am Zungenbändchen endet. Sie bildet überwiegend mukösen Speichel.

Funktionen und Zusammensetzung des Speichels

Speichel hält die Mundhöhle feucht, erleichtert das Sprechen, macht gekaute Nahrung gleitfähig und löst im Speisebrei enthaltene Geschmacksstoffe. Die Speichelsekretion kann durch **Geruchs-** und **Geschmacksreize**, durch den **Lippenschluss**, aber auch bereits in der **Erwartung** bestimmter Speisen ausgelöst werden.

Auch ohne Nahrungsaufnahme findet Speichelbildung statt, die etwa 0,5 l/Tag beträgt. Der Anblick von Speisen oder Essensgeruch steigert die Speichelsekretion auf ca. 1–1,5 l, wobei die Glandula submandibularis den Hauptteil liefert. Speichel besteht weitgehend aus Wasser, das mit Elektrolyten (Natrium, Kalium, Kalzium, Chlorid) versetzt ist. Ohne das im Speichel enthaltene Fluorid werden Zähne kariös. Lysozym, IgA (*Immunglobulin A* ➤ 2.6.5) und der pH-Wert, der zwischen 5,5 und 7,8 liegt, haben antimikrobielle und reinigende Wirkungen. Das Enzym Ptyalin spaltet Stärke; somit beginnt die Aufschlüsselung von Kohlenhydraten bereits in der Mundhöhle.

2.10.3 Speiseröhre

DEFINITION

Speiseröhre (*Ösophagus*): Etwa 25 cm langer Muskelschlauch, der den Nahrungsbrei vom Rachen in den Magen leitet.

Verlauf

Die **Speiseröhre** beginnt hinter dem Ringknorpel des Kehlkopfs im Anschluss an den Hypopharynx, verläuft hinter der Luftröhre abwärts und mündet nach dem Zwerchfelldurchtritt in den Magen (➤ Abb. 2.295).

Der Ösophagus ist an drei Stellen mit Nachbarschaftsstrukturen fester verwachsen. Dies führt dazu, dass die Speiseröhre an diesen drei Orten weniger dehnbar ist und funktionell Engen entstehen:

- **Ringknorpelenge** am Übergang vom Hypopharynx in den Anfangsteil des Ösophagus ungefähr in Höhe des 6. Halswirbels
- **Bifurkations-** oder **Aortenenge** etwa in Höhe des 4. Brustwirbels
- **Zwerchfellenge** ungefähr in Höhe des 9. Brustwirbels

> Entzündungen oder Tumoren entwickeln sich bevorzugt an den genannten Engen (➤ 2.10.12).

Feinbau

Die Wand der Speiseröhre weist vier Schichten auf:
- **Mukosa** (*Schleimhaut*), aufgebaut aus mehrschichtigem, unverhorntem Plattenepithel
- **Submukosa** (*Bindegewebsschicht*) mit Gefäßen und Nerven
- **Muskularis** (*Muskelschicht*), bestehend aus quergestreiftem Muskelgewebe im oberen Ösophagusdrittel, aus glatter Muskulatur ab dem mittleren Drittel
- **Adventitia** mit Bindegewebe im Hals- und Brustbereich bzw. einem Überzug aus Serosa (*Bauchfellüberzug*) nach dem Zwerchfelldurchtritt

Physiologie des Schluckens

Schluckvorgang

Wenn ein Bissen den Rachen erreicht hat, setzt der unwillkürlich ablaufende **Schluckreflex** ein. Er ist abhängig von:
- der **Innervation** des Rachens durch Hirnnerven (N. glossopharyngeus/IX. Hirnnerv, N. vagus/X. Hirnnerv),
- geordneten Kontraktionsabläufen der etwa zwanzig verschiedenen, am Schluckakt beteiligten **Muskeln**,
- dem **Schluckzentrum** in der Medulla oblongata, das Nervenimpulse und Muskelkontraktionen koordiniert.

Die reflektorische Sicherung der Atemwege erfolgt durch den Verschluss des Nasen-Rachen-Raums und des Kehlkopfeingangs: Das Gaumensegel wird gegen die hintere Rachenwand gepresst und trennt so den Nasopharynx (*Nasenrachen*) vom Oropharynx (*Mundrachen*). Ein Fettkörper, der vor und neben dem Kehldeckel im Bindegewebe liegt, drückt auf den Kehldeckel, weil der Kehlkopf beim Schlucken durch die Zungenbeinmuskulatur etwas angehoben wird. Somit nähert sich der Kehldeckel dem Kehlkopfeingang und verschließt diesen unvollständig (➤ Abb. 2.296).

Weg des geschluckten Bissens durch die Speiseröhre

Zu Beginn und am Ende der Speiseröhre entsteht durch die spiralige Anordnung der Muskelfasern ein erhöhter Spannungszustand der Muskulatur, die bei einem Zug in Längsrichtung als Verschlussmechanismus funktioniert. Diese Abschnit-

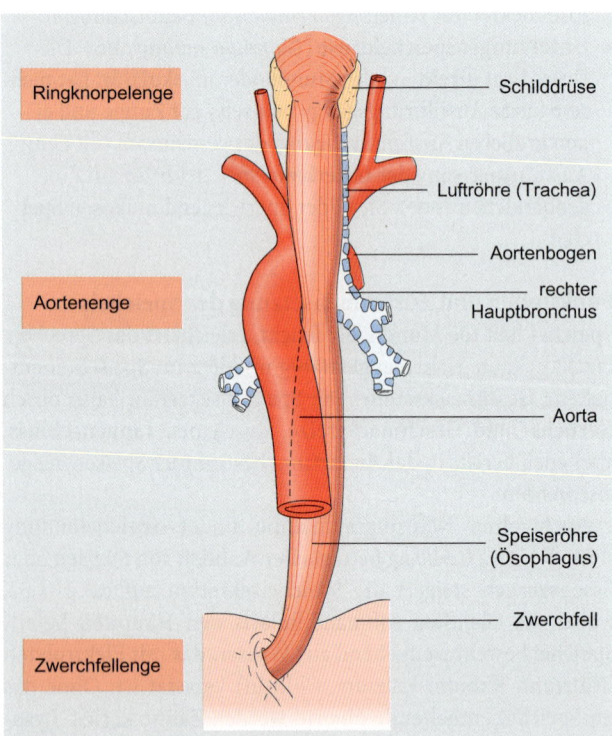

Abb. 2.295 Verlauf der Speiseröhre und ihre drei natürlichen Engen. [L190]

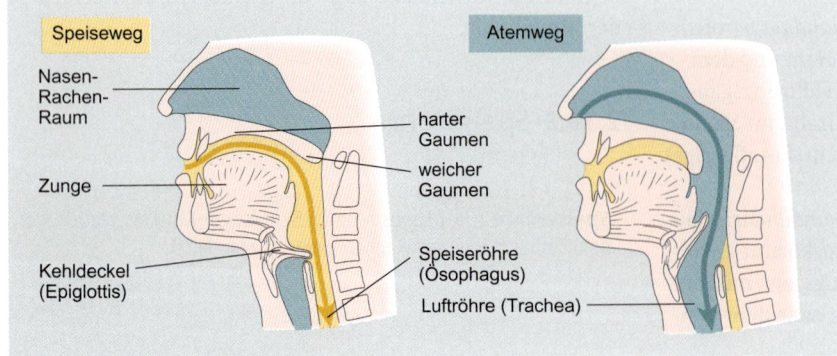

Abb. 2.296 Kreuzung von Atem- und Speiseweg im Rachen. Beim Schlucken wird der Nasen-Rachen-Raum durch Anheben des Gaumensegels und Anspannen der Rachenwand abgedichtet. Durch eine Aufwärtsbewegung des Kehlkopfes legt sich der Kehldeckel über den Kehlkopfeingang und verschließt so die unteren Luftwege. [L190]

te werden als **oberer** und **unterer Ösophagussphinkter** (*Speiseröhrenschließmuskel*) bezeichnet. Der erhöhte Tonus des oberen Ösophagussphinkters verhindert ein ständiges Eindringen von Luft. Der untere Ösophagussphinkter blockiert den Rückfluss von saurem Mageninhalt in die Speiseröhre.

Mit Beginn des Schluckvorgangs erschlafft der obere Ösophagussphinkter, der Bissen kann in die Speiseröhre übertreten. Abwechselndes Zusammenziehen der quer und längs verlaufenden Muskelfasern treiben den Bissen durch **peristaltische** (*wellenförmige*) **Bewegungen** magenwärts. Kommt die peristaltische Welle am unteren Ende der Speiseröhre an, öffnet sich der untere Ösophagussphinkter und der Bissen kann in den Magen eintreten.

> Schluckstörungen treten im Alter durch Mundtrockenheit, Zahnverluste und aufgrund der schwächeren Funktionen von Mundboden-, Rachen- und Kehlkopfmuskulatur häufiger auf. Damit steigt auch die Gefahr der Aspiration.

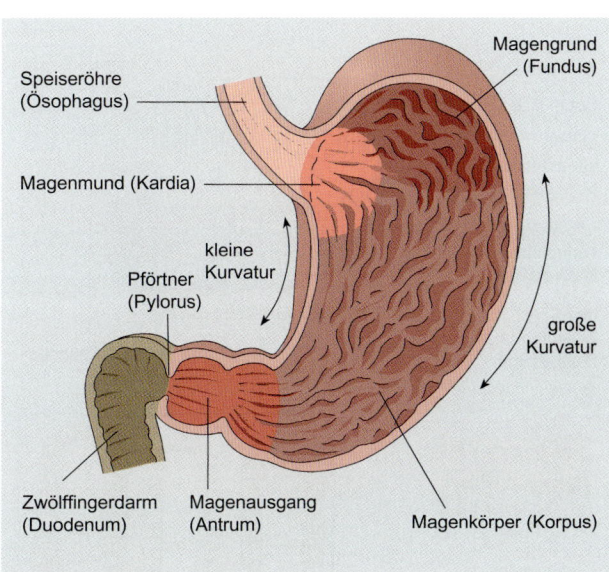

Abb. 2.297 Der Magen im Längsschnitt. [L190]

2.10.4 Magen

DEFINITION

Magen (*Gaster*): Sackartige Erweiterung des Verdauungstrakts zwischen Speiseröhre und Zwölffingerdarm.

Der **Magen** liegt intraperitoneal im linken Oberbauch und ist mit seiner Längsachse von links oben nach rechts unten gerichtet.

Aufbau

Abschnitte

An der **Kardia** (*Magenmund*) mündet die Speiseröhre in den Magen. Links der Mündung erhebt sich der kuppelförmige **Magenfundus** (lat. fundus = *Grund*, *Boden*). Als Hauptteil folgt der **Magenkörper** (*Corpus*). An den Magenkörper schließt sich das **Antrum** (*Magenausgang*) mit dem **Pylorus** (*Pförtner*) an. Der Pförtner markiert die Grenze des Magens am Übergang zum Zwölffingerdarm (➤ Abb. 2.297).

Magenkrümmungen und Magenstraße

Die **große Magenkurvatur** (*Curvatura gastrica major*) beginnt an der **Incisura cardiaca** (*Einschnitt zwischen Magenfundus und Speiseröhre*) und verläuft nach links und unten. Die **kleine Kurvatur** (*kleine Magenkrümmung*, *Curvatura gastrica minor*) befindet sich rechts. Am aufgeschnittenen Magen erkennt man mehrere Falten, die in Längsrichtung verlaufen und im Bereich der kleinen Kurvatur die Magenstraße bilden.

Feinbau

Bestandteile der Magenwand

Die nur wenige mm dicke Magenwand ist wie das gesamte Verdauungsrohr aus vier Schichten zusammengesetzt:

- **Mukosa** (*Schleimhaut*), bestehend aus Zylinderepithel
- **Submukosa**, mit Nerven und Gefäßen
- **Muskularis**, Bündel glatter Muskelzellen, innen schräg, dann ringförmig und außen längsförmig verlaufend
- **Serosa**

Aufbau der Magendrüsen

Drüsen der Kardia und im pylorusnahen Abschnitt produzieren Schleim und schützen sowohl die Schleimhaut des Ösophagus als auch die Dünndarmschleimhaut vor den Einwirkungen des sauren Magensafts. Die schlauchförmigen Drüsen bestehen im **Fundus** und **Corpus** aus unterschiedlichen Zellen (➤ Abb. 2.298):

- **Nebenzellen** an den Drüseneingängen bilden Schleim.
- **Belegzellen** im mittleren Abschnitt der Drüsenschläuche produzieren Salzsäure und Intrinsic factor.
- **Hauptzellen** in der Tiefe der Drüsenschläuche sind auf die Bildung eiweißspaltender Enzyme (*Pepsinogen*) spezialisiert.

Endokrine Zellen sind die **G-Zellen** im Antrum, die das Hormon **Gastrin** (daher G-Zellen) synthetisieren. Über den Blutweg aktiviert dieses Hormon sowohl die Magenperistaltik als auch die Produktionsmenge des Magensaftes.

Magensaft

Bestandteile

Alle Drüsen des Magens bilden in Abhängigkeit von der Nahrungsaufnahme durchschnittlich 1,5–2 l **Magensaft** (pH-Wert 1–2) pro Tag mit folgenden Bestandteilen und Funktionen:

- **Salzsäure** (pH-Wert < 1). Denaturierung der Eiweiße, Aktivierung von Pepsinogen zu Pepsin, Desinfektion des Speisebreis
- **Pepsinogen, Pepsin**. Spaltung der Nahrungseiweiße in gröbere Bruchstücke

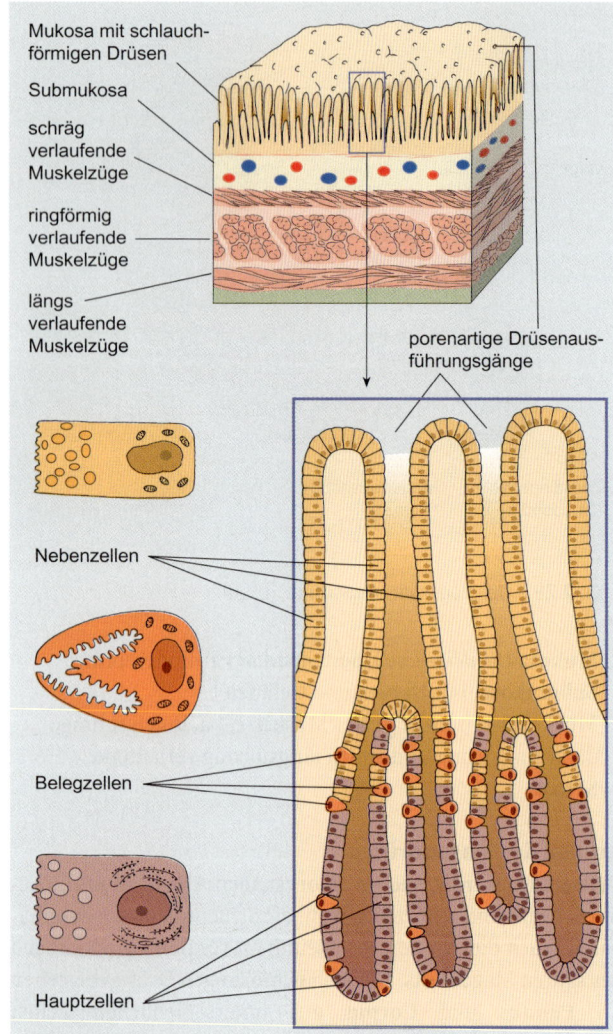

Abb. 2.298 Aufbau der Magenschleimhaut. [L190]

- **Magenschleim**. Schutz der Schleimhaut vor dem Angriff der Salzsäure und des Pepsins
- **Intrinsic factor**. Förderung der Aufnahme von Vitamin B_{12} im Ileum

Eine **Atrophie der Magenschleimhaut** im hohen Alter führt zur Verminderung der Magensaftbildung.

Stimulation der Magensaftbildung

Die **Stimulation der Magensaftbildung** setzt bereits vor dem Essen ein und dauert nach dem Ende der Mahlzeit noch etwas an. Während der **kephalen Phase** („*Kopfphase*") kommt es durch den Anblick oder die Vorstellung einer Speise, beim Geruch sowie in Erwartung einer Mahlzeit zur Stimulierung der Magensaftsekretion. Während der **gastralen Phase** erhöht sich die Magensaftsekretion durch die Magendehnung während der Nahrungsaufnahme. Die **intestinale Phase** beginnt, wenn freigesetzte Hormone aus dem Dünndarm die Magensaftsekretion hemmen.

Einfluss von Hormonen und hormonähnlichen Substanzen

Folgende Hormone und hormonähnliche Substanzen wirken auf die Magensaftbildung:
- **Stimulierung der Magensaftproduktion** durch Gastrin, Acetylcholin und Histamin
- **Hemmung der Magensaftbildung** durch Prostaglandin, GIP (gastrin-inhibitorisches Peptid ➤ 2.5.7)

Magenperistaltik

Die Anordnung der Muskularis gewährleistet, dass die Magengröße der jeweiligen Füllung angepasst, die Nahrung mit dem Magensaft vermischt und der Nahrungsbrei zum Magenausgang weitergeleitet wird. Letzteres erfolgt durch **peristaltische Wellen**, die über den ganzen Magen in Richtung Pförtner verlaufen.

Nach einer Mahlzeit passieren bis zu 2 l Mageninhalt den Pförtner in kleinen Portionen. Die Geschwindigkeit der Magenentleerung hängt stark von der Nahrungszusammensetzung ab und beträgt zwischen 2–7 Std. Kohlenhydratreiche Speisen verweilen am kürzesten im Magen, während fettreiche Speisen ihn am langsamsten verlassen.

2.10.5 Dünndarm

DEFINITION
Dünndarm: Vom Magenausgang bis an den Blinddarm reichender, etwa 4–4,5 m langer Verdauungskanal.

Abschnitte

Der Dünndarm besteht aus drei Abschnitten.

Duodenum

Das C-förmige **Duodenum** (*Zwölffingerdarm*) ist etwa 30 cm lang, liegt überwiegend **retroperitoneal** und umfasst den Kopf der Bauchspeicheldrüse (➤ Abb. 2.299). An seinem Ende geht der Zwölffingerdarm mit einem scharfen Knick (*Flexura duodenojejunalis*) in das intraperitoneal liegende **Jejunum** über.

Jejunum und Ileum

Das **Jejunum** (*Leerdarm*) nimmt etwa die oberen zwei Fünftel des **Dünndarmkonvoluts** (*Schlingen des Jejunum und Ileum*) ein, das **Ileum** (*Krummdarm*) die unteren drei Fünftel. Sie liegen **intraperitoneal** und hängen am **Mesenterium**, das die Versorgungsstränge (Blut-, Lymphgefäße, Nerven) enthält. Das **Meckel-Divertikel** ist eine Ausstülpung in der Wand des Ileums, die etwa 60–90 cm proximal vom Ende des Dünndarms gelegen ist. Als Besonderheit findet man in der Ileumschleimhaut zahlreiche **Lymphfollikel** (*Peyer-Plaques*), die der Immunabwehr dienen und verhindern sollen, dass zu viele Bakterien aus dem Dickdarm in den Dünndarm übertreten.

2.10 Erkrankungen des Verdauungssystems

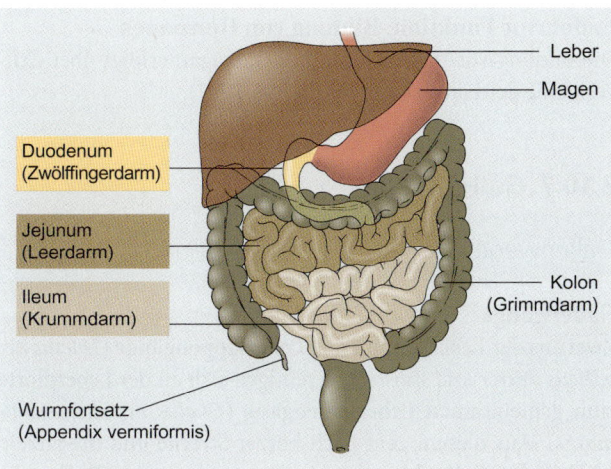

Abb. 2.299 Die verschiedenen Dünndarmabschnitte. [L190]

Feinbau der Dünndarmschleimhaut

Bildung der Resorptionsfläche
Zur Resorption der Nahrungsbestandteile, die vorwiegend im Dünndarm stattfindet, ist eine möglichst große Austauschfläche erforderlich. Sie beträgt etwa 100 m² und kommt folgendermaßen zustande (➤ Abb. 2.300):
- **Kerckring-Falten**. Umgeben das Darmlumen spiralförmig und springen etwa 1 cm in das Darmlumen vor.
- **Zotten** (*Villi intestinales*). Ausstülpungen der Mukosa, die der Dünndarmschleimhaut ein samtartiges Aussehen verleihen und aus Enterozyten und etwas Bindegewebe mit Blut- und Lymphkapillaren bestehen.
- **Lieberkühn-Krypten**. Einstülpungen zwischen den Zotten.
- **Mikrovilli** (*Bürstensaum*). Winzige Fortsätze der Enterozyten, für die der Begriff „Bürstensaum" geprägt wurde.

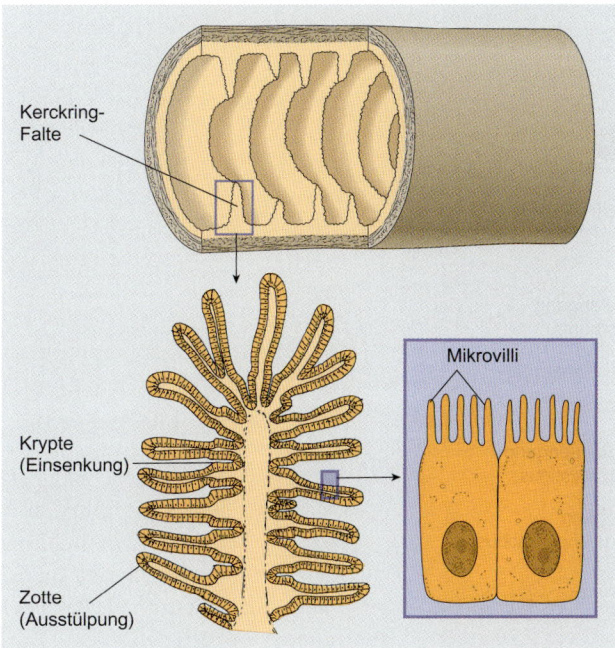

Abb. 2.300 Kerckring-Falten, Zotten, Krypten und Mikrovilli vergrößern die Resorptionsfläche des Dünndarms. [L190]

Funktionen der Dünndarmzellen
Dünndarmschleimhaut besteht aus verschiedenen Zellen:
- endokrine Zellen (Bildung von Hormonen zur Steuerung der Verdauungsvorgänge; z. B. GIP ➤ oben, Cholezystokinin ➤ unten)
- Paneth-Zellen (bilden Lysozym/Enzym zur Abwehr von Antigenen)
- Becherzellen (*schleimbildende Zellen*)
- Enterozyten (bauen das einschichtige Zylinderepithel auf; Lebensdauer etwa 5 Tage)

Wenn mit ätzendem Magensaft vermischte Nahrung aus dem Magen in den Dünndarm übertritt, erhöhen die **Brunnerdrüsen** im Duodenum ihre Schleimsekretion. Aber auch die Becherzellen der Zotten und der Lieberkühn-Krypten tragen zur Schleimbildung bei. Diese gelartigen Schleimstoffe schützen das Darmepithel vor dem sauren Mageninhalt.

Das **Zylinderepithel** der Mukosa produziert täglich etwa 2 l alkalischen Dünndarmsaft. Dieser wird dem vom Magen kommenden Speisebrei im Duodenum zugemischt. Hinzu kommen der alkalische Verdauungssaft des Pankreas und der Gallensaft. Aufgrund der veränderten pH-Werte können Verdauungsenzyme der Enterozyten oder Bürstensaumenzyme, die als Membranproteine im Bereich der Mikrovilli tätig sind, den Speisebrei optimal aufschlüsseln.

2.10.6 Bauchspeicheldrüse

DEFINITION
Bauchspeicheldrüse (*Pankreas*): Bildet als exokrine Drüse den Pankreassaft, als endokrine Drüse Hormone für den Kohlenhydratstoffwechsel.

Aufbau
Die 15–20 cm lange und 60–100 g schwere **Bauchspeicheldrüse** liegt quer im Oberbauch in Höhe des 1. Lendenwirbels. Da nur die Vorderseite von Bauchfell überzogen ist, liegt sie definitionsgemäß retroperitoneal (➤ Abb. 2.301). Der breiteste Teil des Organs ist der vom c-förmigen Abschnitt des Zwölffingerdarms eingeschlossene **Pankreaskopf**. An den Kopf schließt sich der **Pankreaskörper** an. Diesem folgt der **Pankreasschwanz**, der bis zur Milz reicht.

Funktionen

Exokrine Funktion: Bildung von Pankreassaft
Das Pankreas besteht überwiegend aus kleinen Drüsenläppchen, deren Ausführungsgänge in den Ductus pancreaticus (*Bauchspeicheldrüsengang*) führen. Dieser durchzieht das gesamte Organ vom Schwanz bis zum Kopf (➤ Abb. 2.301). Gelegentlich existiert ein weiterer Gang (*Ductus pancreaticus accessorius*), der etwas oberhalb der Papilla Vateri (*Papilla duodeni major*) das Duodenum erreicht.

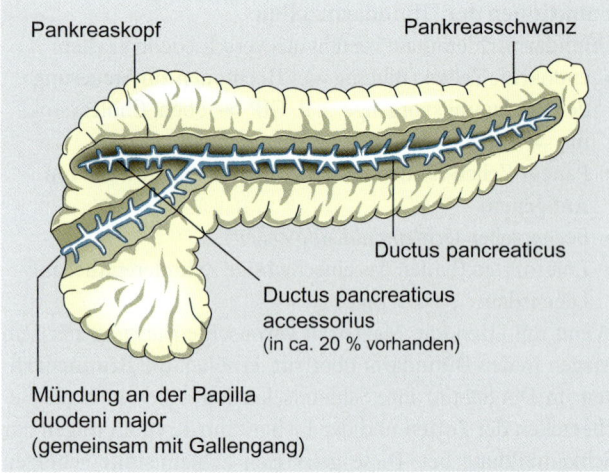

Abb. 2.301 Bauchspeicheldrüse mit freigelegten Pankreasgängen. [L157]

Pro Tag werden von den Drüsenläppchen etwa 1,5–2 l Sekret mit einem pH-Wert von 8 gebildet und dem Dünndarminhalt beigemischt. Der **Pankreassaft** enthält zahlreiche Enzyme zur Aufschlüsselung der Nahrung in ihre kleinsten Bestandteile:
- **Proteasen** (Trypsin, Chymotrypsin, Carboxypeptidase) dienen der Eiweißaufspaltung.
- **α-Amylasen** zerlegen Kohlenhydratmoleküle.
- **Lipasen** spalten Fette.

Eine Steigerung der Sekretionsmenge erfolgt z. B. durch das Hormon **Cholezystokinin** (*Pankreozymin*), das in der Dünndarmschleimhaut gebildet wird.

Endokrine Funktion: Bildung von Hormonen

Die Bildung von z. B. Insulin und Glukagon erfolgt über Zellverbände der Langerhans-Inseln (➤ 2.5.7).

2.10.7 Gallenwege

Gallenwege

Gallengänge

Zwei aus der Leber kommende **Leberlappengänge** (*Ductus hepaticus dexter und sinister*), vereinigen sich an der Leberpforte zum gemeinsamen **Lebergallengang** (*Ductus hepaticus communis*). Aus diesem geht nach kurzer Strecke und in spitzem Winkel der **Gallenblasengang** (*Ductus cysticus*) ab, der die Verbindung zur Gallenblase herstellt. Nach dem Abgang des Gallenblasengangs wird der eigentliche **Gallengang** nun als *Ductus choledochus* bezeichnet. Dieser 6–8 cm lange Gang steigt hinter dem Zwölffingerdarm ab, durchquert den Kopf der Bauchspeicheldrüse und trifft auf den **Ductus pancreaticus**. Meistens vereinigen sich die beiden Gänge beim Eintritt in die Wand des Duodenums zur **Ampulla hepatopancreatica** und münden gemeinsam über eine kleine Erhebung, die **Papilla duodeno major** (*Papilla Vateri*), in den Zwölffingerdarm.

Eine Muskelschicht an der Mündungsstelle des Ductus choledochus (*M. sphincter ductus choledochi*) wird häufig auch als **M. sphincter Oddii** bezeichnet. In Verdauungsruhe ist der M. sphincter Oddii kontrahiert. Dann staut sich die Galle über den

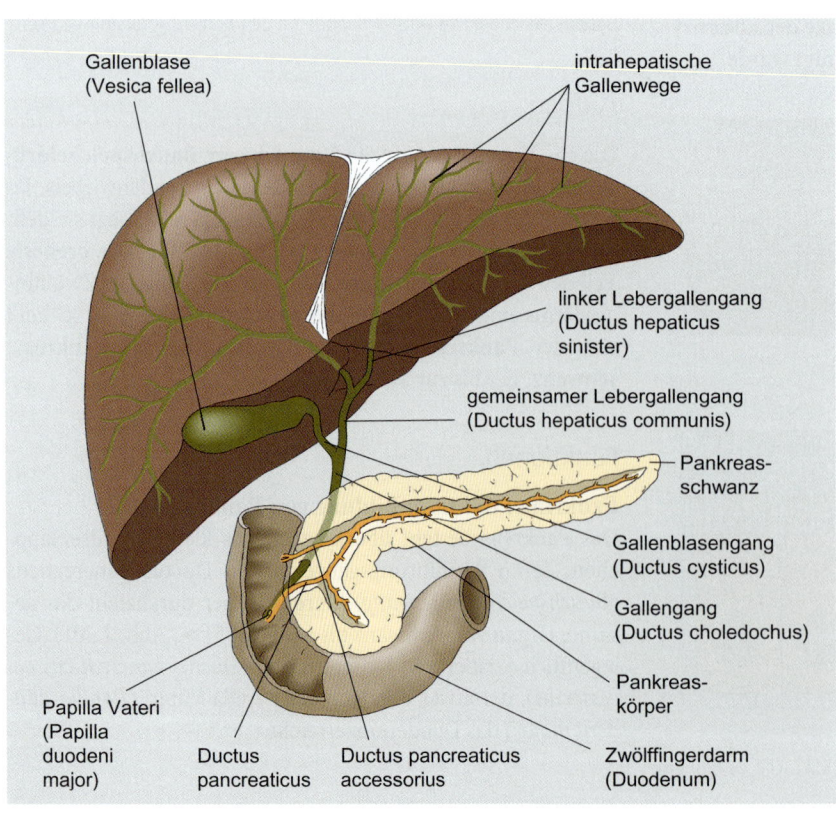

Abb. 2.302 Verlauf der Gallenwege und des Pankreasgangs. [L190]

Ductus choledochus und Ductus cysticus in die Gallenblase zurück (➤ Abb. 2.302).

> Die Muskelzüge der Sphinktervorrichtungen sowohl im Ductus choledochus (M. sphincter Oddii), als auch im Pankreasgang und in der Ampulla hepatopancreatica verhindern den Eintritt von Darminhalt in die Ausführungsgänge. Der Eintritt von Galle in den Ductus pancreaticus würde zur Aktivierung von Pankreasenzymen führen und eine Pankreatitis auslösen.

Gallenblase

An der Unterseite der Leber ist die 8–10 cm lange, birnenförmige **Gallenblase** (*Vesica fellea, Vesica biliaris*) mit deren Bindegewebskapsel verwachsen. Sie hat ein Fassungsvermögen von etwa 50 ml. Die Schleimhaut der Gallenblase besteht aus **Zylinderepithel**, das Wasser aus der Galle resorbiert und den Gallensaft zähflüssiger werden lässt. Unter der Gallenblasenschleimhaut liegt eine Schicht glatter Muskulatur. Deren Kontraktionen treiben die Galle aus der Gallenblase aus.

Galle

> **DEFINITION**
> **Galle**: Von der Leber gebildete gelbbraune Flüssigkeit.

Zusammensetzung der Galle
Pro Tag bildet die Leber etwa 0,5–1 l **Galle** (pH-Wert 5,6–8). Sie enthält – neben Wasser und Elektrolyten – Bilirubin aus dem Hämoglobinabbau, Gallensäuren, Phospholipide und Cholesterin.

Bilirubin ist nicht wasserlöslich und wird daher im Blut größtenteils an den Eiweißkörper Albumin gebunden. In dieser Form erreicht es als **indirektes Bilirubin** die Leber. In der Leber wird Bilirubin vom Albumin getrennt und an Glucuronsäure gekoppelt, wodurch sich die Wasserlöslichkeit verbessert. In dieser Verbindung erfolgt die Ausscheidung als **direktes Bilirubin** über die Galle in den Dünndarm.

Funktion der Galle bei der Fettverdauung
Für die **Fettverdauung** und -resorption sind v. a. die **Gallensäuren** wichtig. Sie setzen die Oberflächenspannung zwischen Fetten und Wasser herab und ermöglichen sowohl die **Emulgierung** der Fette als auch die **Mizellenbildung** (➤ 2.10.8).

Enterohepatischer Kreislauf
Die Rückresorption der Gallensäuren erfolgt im Ileum. Mit dem Pfortaderblut gelangen die resorbierten Gallensäuren zur Leber zurück und werden dort erneut in die Galle abgegeben. Da bei einer fettreichen Mahlzeit das Mehrfache der physiologisch vorhandenen Gallensäuren erforderlich ist, zirkulieren die Gallensäuren täglich mehrmals zwischen Darm und Leber im **enterohepatischen Kreislauf** (➤ Abb. 2.303) bis sie schließlich ausgeschieden werden.

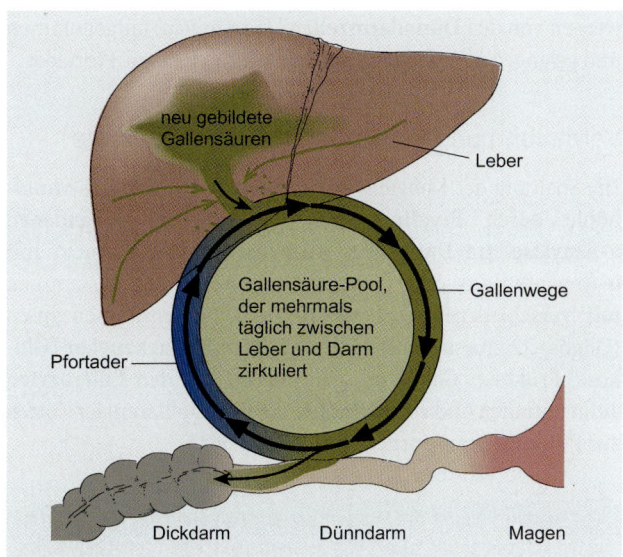

Abb. 2.303 Enterohepatischer Kreislauf. Über 90 % der Gallensäuren, die täglich über die Gallenwege in den Darm gelangen, werden zurückgewonnen und der Leber zugeführt. [L190]

Hormone zur Steuerung der Gallebildung und -abgabe
Beispiele von **Hormonen**, die von der Schleimhaut des Zwölffingerdarms freigesetzt werden (➤ 2.5.7):
- Das Hormon **Sekretin** erhöht die Gallebildung in der Leber.
- **Cholezystokinin-Pankreozymin** (*CCK-PKZ*) bewirkt u. a. ein Austreiben von Galle aus der Gallenblase.

2.10.8 Verdauung und Resorption der Nahrungsbestandteile

> **DEFINITION**
> **Resorption der Nahrung**: Transport der aufgeschlüsselten Nahrungsbestandteile aus dem Lumen des Dünndarms in die Dünndarmzellen.

Voraussetzungen für die Verdauung und Resorption von Nahrungsbestandteilen ist eine ausreichende **Durchblutung** des Dünndarms über Äste der A. mesenterica superior und des Truncus coeliacus sowie eine ausreichend große, **intakte Dünndarmschleimhaut**.

Während des Resorptionsvorgangs sind etwa 4 Millionen Zotten in ständiger Bewegung, tauchen in den Speisebrei ein und nehmen über den **Bürstensaum** Nahrungsmoleküle auf, die dann über die **Blut-** und **Lymphkapillaren** der Zotten abtransportiert werden.

Verdauung und Resorption der Eiweiße

Die Eiweißverdauung beginnt im Magen. Salzsäure verändert (*denaturiert*) die mit der Nahrung aufgenommenen Eiweiße und aktiviert Pepsinogen zu **Pepsin**. Pepsin, **Proteasen** aus dem Pankreassaft sowie **Peptidasen** im Bereich des Bürstensaums spalten die Eiweißmoleküle. Aminosäuren, Di- und Tripeptide werden von den **Dünndarmzellen** (*Enterozyten*) aufgenommen und gelangen über die Blutkapillaren der Zotten zur Pfortader.

Verdauung und Resorption der Kohlenhydrate

Die Spaltung der Kohlenhydrate beginnt bereits in der Mundhöhle durch **Ptyalin**, einer im Speichel vorhandenen α-**Amylase**. Im Dünndarm wird der Speisebrei erneut mit α-Amylasen aus dem Pankreassekret vermischt. Zusammen mit verschiedenen zuckerspaltenden Bürstensaumenzymen (Oligosaccharasen) entstehen schließlich **Einfachzucker** (Glukose, Fruktose, Galaktose). Sie werden von den Enterozyten aufgenommen und ebenfalls über die Blutkapillaren der Zotten zur Pfortader transportiert. (➤ Abb. 2.304)

> Altersbedingt nimmt der Prozentsatz an Menschen zu, die unter einem Laktasemangel leiden. Daher vertragen alte Menschen Milch oder Milchprodukte oft weniger gut. Die hierdurch entstehende mangelhafte Versorgung mit Kalzium verschärft das Problem der Osteoporoseentwicklung (➤ 2.1.13).

Verdauung und Resorption der Fette

Im wässrigen Dünndarmmilieu verteilen sich Fette grundsätzlich schlecht. Erst die Emulgierung mit Hilfe des Gallensaftes erlaubt eine feine Verteilung der Fette im Dünndarminhalt. Lipasen, die im Pankreassekret enthalten sind, zerlegen sie in ihre Grundbestandteile (z. B. Cholesterol, Fettsäuren). Da die Produkte immer noch schlecht wasserlöslich sind, werden sie in **Mizellen** („*kleine Kügelchen*") eingebaut, deren Gerüst aus Gallensäuren besteht. An der Enterozytenmembran geben die Mizellen ihren Inhalt zur Resorption frei, die Gallensäuren bleiben im Dünndarm (➤ 2.10.7).

Kurz- und mittelkettige Fettsäuren können die Enterozyten direkt passieren und kommen über die Blutkapillaren der Zotten zur Pfortader. Langkettige Fettsäuren werden in den Enterozyten „verpackt" und verlassen die Dünndarmzellen als **Chylomikronen**. Sie erreichen über die Lymphkapillaren der Zotten letztlich den **Milchbrustgang** (*Ductus thoracicus*) und gelangen über den linken Venenwinkel schließlich in den venösen Teil des Kreislaufs.

Resorption der Vitamine

Übersicht Vitamine ➤ 5.1.2
Fettlösliche Vitamine A, D, E, K (Merke: EDEKA) sind nur in Gegenwart anderer Fette resorbierbar. Daher sollten sie immer gemeinsam mit fetthaltigen Lebensmitteln, z. B. geriebene Karotten mit ein paar Tropfen eines hochwertigen Speiseöls vermischt, verzehrt werden. Bei den meisten **wasserlöslichen Vitaminen** erfolgt die Resorption über Diffusionsvorgänge. Die Aufnahme von Vitamin B_{12} im **Ileum** kann allerdings nur mit Hilfe des im Magen gebildeten **Intrinsic factors** stattfinden.

Resorption von Flüssigkeit

Ungefähr 2 l über die Nahrung zugeführte Flüssigkeit und ungefähr 7 l (!) Verdauungssäfte (Speichel 1–1,5 l, Magensaft 1,5–2 l, Galle 0,5–1 l, Bauchspeicheldrüsensekret 1,5–2 l, Dünndarmsekret 2 l) gelangen im Verlauf eines Tages in den Verdauungstrakt. Etwa 8 l werden schon im Dünndarm weitgehend ins Blut zurückgeführt.

SURFTIPP
Infodienst Verbraucherschutz, Ernährung, Landwirtschaft: www.aid.de

2.10.9 Dickdarm

DEFINITION
Dickdarm (*Kolon, Grimmdarm*): Vom Blinddarm bis zum Enddarm reichender, etwa 1,5 m langer Abschnitt des Verdauungstrakts.

Besonderheiten der einzelnen Dickdarmabschnitte

Blinddarm und Wurmfortsatz
Das (terminale) **Ileum** endet am **Blinddarm** (*Caecum*). An der Einmündung entstehen zwei Schleimhautfalten, die als **Ileozökalklappe** (*Valva ileocaecalis, Bauhin-Klappe*) bezeichnet werden. Sie bilden ein Ventil, das den Rückfluss von Dickdarminhalt in den Dünndarm erschwert.

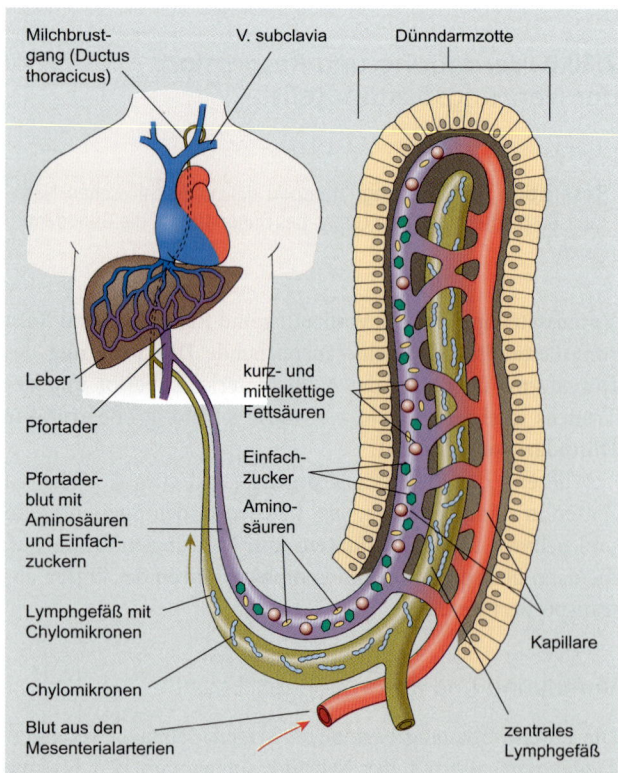

Abb. 2.304 Resorption der Nährstoffe in den Dünndarmzotten und deren Abtransport über das Pfortadersystem und die Lymphbahnen (*Ductus thoracicus*). [L190]

Der Blinddarm buchtet sich als Anfangsteil des Dickdarms nach unten aus und stellt mit nur 6–8 cm Länge den kürzesten Dickdarmabschnitt dar. Am unteren Ende des Blinddarms hängt als schmales, etwa 8 cm langes und 1 cm dickes Anhangsgebilde der **Wurmfortsatz** (*Appendix vermiformis*). In seine Wand sind zahlreiche Lymphfollikel eingelagert, die der Abwehr dienen.

Kolon

Das **Colon ascendens** (*aufsteigender Grimmdarm*) setzt den Blinddarm fort. Unter der Leber wendet sich das Kolon in einer scharfen Kurve (*Flexura coli dextra*) nach links und zieht als **Colon transversum** (*querverlaufender Grimmdarm*) zum linken Oberbauch in die Nähe der Milz. Abermals erfolgt ein scharfer Knick (*Flexura coli sinistra*). Das **Colon descendens** (*absteigender Grimmdarm*) verläuft von der Flexura coli sinistra bis auf die Höhe der linken Darmbeinschaufel. Hier beschreibt das Kolon eine **S-förmige** Krümmung (*Sigma, Colon sigmoideum*). Das Sigma tritt in das kleine Becken ein und geht in das **Rektum** (*Enddarm, Mastdarm*) über.

Rektum

> **DEFINITION**
>
> **Douglas-Raum**: Der tiefste Punkt der Bauchhöhle; liegt bei der Frau zwischen Uterus und Rektum, beim Mann zwischen Harnblase und Rektum.

Das **Rektum** (*Enddarm*) bildet den letzten Darmabschnitt, ist etwa 15–20 cm lang und setzt den Dickdarm bis zum Anus fort. Es liegt außerhalb der Bauchhöhle (*extraperitoneal*) im kleinen Becken. Die typischen Merkmale des Dickdarms (➤ unten) sind am Rektum nicht mehr vorhanden.

Das Rektum kann in drei Abschnitte gegliedert werden:
- **Ampulle** (*Ampulla recti*). Sie ist durch drei Falten gekennzeichnet; die mittlere der drei Falten wird als **Kohlrausch-Falte** bezeichnet. Sie dient bei rektalen Untersuchungen als Orientierung und liegt etwa 5–8 cm vom Anus entfernt.
- **Hämorrhoidalzone** (*Zona haemorrhoidalis*). Die schmale Zone besteht aus **arteriovenösen Geflechten**, die in der Submukosa liegen und neben den beiden Schließmuskeln maßgeblich zum Verschluss des Afters beitragen.
- **Analkanal** (*Canalis analis*). Er schließt sich an die Hämorrhoidalzone an und endet nach 3–4 cm mit dem **Anus** (*After*) an der Körperoberfläche.

Im Analbereich befinden sich zwei Schließmuskeln, die zusammen mit der Zona haemorrhoidalis, einen sicheren Analverschluss gewährleisten.
- Der **innere Schließmuskel** (*M. sphincter ani internus*) ist eine Verstärkung der inneren Ringmuskelschicht des Darmes. Er besteht aus glatter Muskulatur und gehört zu den unwillkürlichen Muskeln, also den Muskeln, die einer Steuerung durch das vegetative Nervensystem unterworfen sind.
- Der **äußere Schließmuskel** (*M. sphincter ani externus*) ist Teil der quergestreiften Beckenbodenmuskulatur und kann willkürlich kontrahiert werden.

Kennzeichen des Dickdarms und Feinbau der Dickdarmwand

Der Dickdarm verfügt über drei charakteristische, mit dem bloßen Auge sichtbare Merkmale:

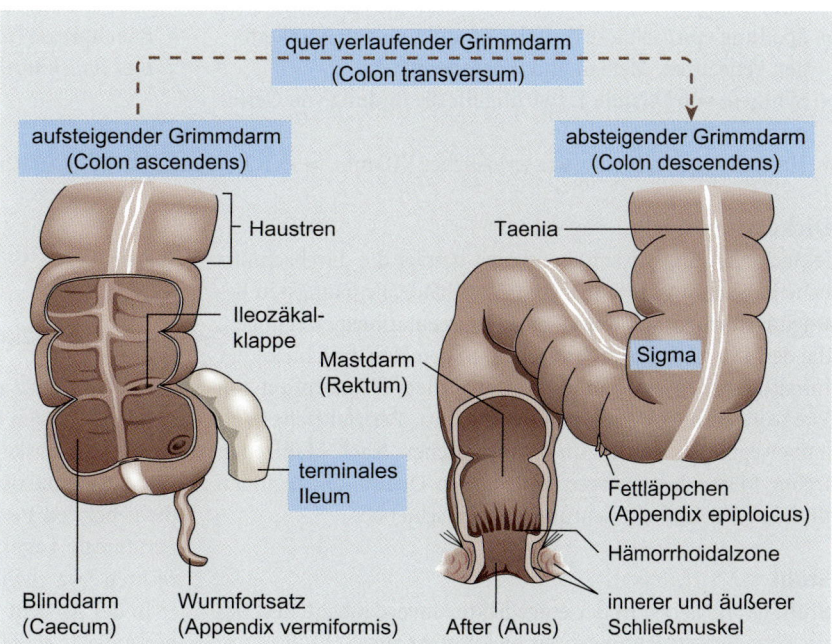

Abb. 2.305 Anfangs- und Endteil des Dickdarms (Blinddarm und Sigma) sowie Enddarm in der Vorderansicht. Man erkennt zwei der drei Tänien, Haustren und einen Appendix epiploicus. [L157]

- **Tänien** (*Längsmuskelstreifen*). Durch die Bündelung der äußeren Längsmuskellage kommen drei Längsstreifen zustande, die bis einschließlich zum Sigma zu beobachten sind.
- Der Spannungszustand von Tänien und Ringmuskelschicht lässt im Abstand von einigen cm quer verlaufende Einschnürungen entstehen, zwischen denen **Haustren** als Ausbuchtungen deutlich hervortreten.
- **Appendices epiploicae** (*Fettgewebsanhängsel*) sind mit Fettgewebe gefüllte kleine Zipfel, die an den Tänien hängen.

Der Aufbau der Dickdarmwand entspricht grundsätzlich dem des übrigen Verdauungstrakts (➤ Abb. 2.289). Auffällig ist, dass die **Dickdarmschleimhaut** vor allem tiefe Einstülpungen (*Dickdarmkrypten*) aufweist. Die zahlreichen Becherzellen in den Krypten bilden Schleim, der den zunehmend festeren Stuhl gleitfähig hält. Diese Schleimhaut geht am Anus zunächst in mehrschichtig unverhorntes, dann in mehrschichtig verhorntes Plattenepithel mit Haaren, Talg- und Schweißdrüsen über.

Funktionen des Dickdarms

Im Dickdarm erfolgt die Rückresorption der verbliebenen Wassermengen, die mit den Verdauungssäften ausgeschieden, im Dünndarm aber noch nicht resorbiert wurden (etwa 1 l).

Darmflora

Während die Zahl der Bakterien pro ml Darminhalt im Dünndarm etwa **eine Million** (10^6) beträgt, steigt diese Zahl nach der Bauhin-Klappe im Kolon sprunghaft auf etwa **eine Billion** (10^{12})/ml an.

Ungefähr 400 Bakterienarten werden aufgrund ihrer physiologischen Zusammensetzung und ihrer Funktionen als Darmflora bezeichnet. Die Darmflora hat wichtige Aufgaben:
- Aufrechterhaltung der Homöostase (*Erhaltung des Gleichgewichts*) des Dickdarmmilieus
- Verdauung von Eiweißen (wobei Ammoniak entsteht)
- Spaltung von Zellulose (mit der Produktion von kurzkettigen Fettsäuren, Methan und Wasserstoff)
- Synthese von Vitamin K (wichtig für die Bildung von Gerinnungsfaktoren)
- Herstellung von Biotin (wasserlösliches Vitamin ➤ 5.1.2)

Dickdarmmotorik

Je nach Nahrungszusammensetzung beträgt die durchschnittliche Passagezeit des Stuhls etwa 24–32 Std. Die häufigsten Bewegungsformen im Kolon sind Segmentationsbewegungen, die den Darminhalt durchmischen. In den Haustren bleibt der Inhalt länger liegen, damit eine ausreichende Resorption von Elektrolyten und Wasser gewährleistet ist. Peristaltische Wellenbewegungen werden im Kolon seltener. Nach Mahlzeiten treten Massenbewegungen auf, die im Querkolon beginnen und den Darminhalt Richtung Rektum schieben.

Stuhl

Stuhl (*Kot*, *Faeces*) ist der eingedickte, unverdauliche Rest des ursprünglichen Nahrungsbreis und besteht aus:
- Wasser
- unverdaulichen Nahrungsbestandteilen (vorwiegend Zellulose)
- Gärungs- und Fäulnisprodukten, die bei den bakteriellen Zersetzungsvorgängen im Dickdarm entstehen
- Stercobilin, das im Darm durch die Umwandlung des Gallenfarbstoffs Bilirubin gebildet wird und dem Stuhl seine bräunliche Farbe verleiht
- abgestoßenen Epithelzellen der Darmschleimhaut
- Schleim
- Bakterien (*Darmflora*)

> Die Farbe des Stuhls wird – abgesehen von Krankheitsursachen – auch durch manche Nahrungsmittel wie Lakritze, Rote Beete, Heidelbeeren und Spinat sowie einige Medikamente (z. B. Eisenpräparate) verändert.

Stuhlentleerung

Die **Stuhlentleerung** (*Defäkation*) ist ein reflexartig ablaufender Vorgang, der jedoch willentlich beeinflusst werden kann.

Stuhldrang entsteht mit der Füllung der Ampulla recti, deren **Dehnungsrezeptoren** fortlaufend Impulse zu einem **Defäkationszentrum** im Sakralmark (*unterster Teil des Rückenmarks*) senden. Die Signale werden von dort zum Großhirn geleitet, die Empfindung „Stuhldrang" tritt ins Bewusstsein und führt zu entsprechenden Strategien (Einschätzung des Zeitfaktors für die zurückzulegende Wegstrecke bis zur Toilette, Orientierung bezüglich der Örtlichkeit, mutmaßlicher Zustand der Toilette).

Zur Stuhlentleerung werden **parasympathische Nervenimpulse** vom Defäkationszentrum an den inneren Schließmuskel und an die Längsmuskulatur des Rektums gesendet. Eine Defäkation kommt zustande durch:
- Erschlaffen der Afterschließmuskeln
- Anspannung der Längsmuskulatur des Rektums
- Bauchpresse (*unterstützende Anspannung von Zwerchfell und Bauchmuskeln*)

2.10.10 Leber

> **DEFINITION**
> **Leber** (*Hepar*): Größtes Stoffwechselorgan des Körpers.

Lage und makroskopischer Aufbau

Die **Leber** besitzt eine spiegelglatte Oberfläche von rötlich-brauner Farbe, ist von weicher Konsistenz und wird durch eine festere Bindegewebskapsel stabilisiert. Das Organ wiegt etwa 1.500 g. Mit Ausnahme der Verwachsungsfläche mit dem Zwerchfell ist die Leber von **Peritoneum** viscerale umschlossen (daher intraperitoneale Lage). Die Hauptmasse der Leber liegt unter der rechten Zwerchfellkuppel und ist an deren Form angepasst.

In der **Ansicht von vorn** sind zwei unterschiedlich große Leberlappen (*Lobus hepaticus sinister*, *Lobus hepaticus dexter*) gut zu

2.10 Erkrankungen des Verdauungssystems

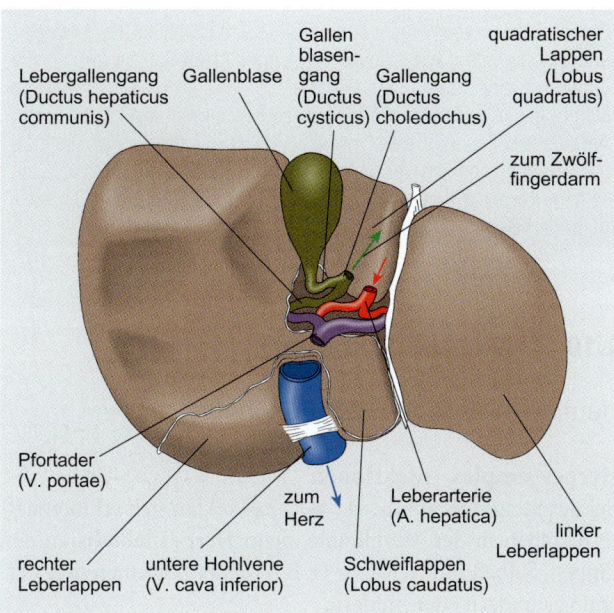

Abb. 2.306 Eingeweidefläche (Unterseite) der Leber. An der quer gestellten Nische der Leberpforte treten Pfortader und Leberarterie in die Leber ein, der Lebergallengang verlässt die Leber. [L190]

unterscheiden. Sie werden durch eine zwischen Lebervorderfläche und Bauchwand verlaufende Bauchfellduplikatur (genannt Ligamentum falciforme hepatis) getrennt. Der linke Leberlappen reicht über die Körpermittellinie hinaus in den linken Oberbauch.

Betrachtet man die Leber von der **Eingeweidefläche** her, liegen dort noch zwei kleinere Lappen (*Lobus quadratus, Lobus caudatus*), zwischen denen sich die Leberpforte befindet. Dort treten die Leberarterie (*A. hepatica propria*) und die Pfortader (*V. portae*) in die Leber ein. An dieser Stelle verlässt auch der Lebergallengang (*Ductus hepaticus communis*) die Leber (➤ Abb. 2.306).

Feinbau

Das Leberparenchym (*Funktionsgewebe*) besteht aus **Epithelzellen** (*Hepatozyten*). Dazwischen verlaufen Bindegewebszüge. Die Anordnung der Epithelzellen, der Blutgefäße und des Bindegewebsgerüsts formt kleine Leberbaueinheiten. In Abhängigkeit davon, welche der Leitungsbahnen als Zentrum der Baueinheit gesehen werden, unterscheidet man:
- Zentralvenen-Leberläppchen (Zentralvene in der Mitte des Läppchens, Portalvenen = Äste der V. portae an den Ecken)
- Portalvenen-Leberläppchen (Zentralvenen an den Ecken, Portalvenen in der Mitte)

Zentralvenen-Leberläppchen

Zentralvenen-Leberläppchen sehen im Schnittpräparat wie Bienenwaben aus. Sie haben einen Durchmesser von 1–2 mm und bestehen aus annähernd radiär gestellten Epithelzellbalken. Dazwischen liegen weite Gefäße (*Lebersinusoide* ➤ Abb. 2.308).

In den Lebersinusoiden mischt sich das arterielle Blut der A. hepatica (aus dem Truncus coeliacus) mit dem Blut aus der Pfortader und fließt zentralwärts, wobei es zum Stoffaustausch

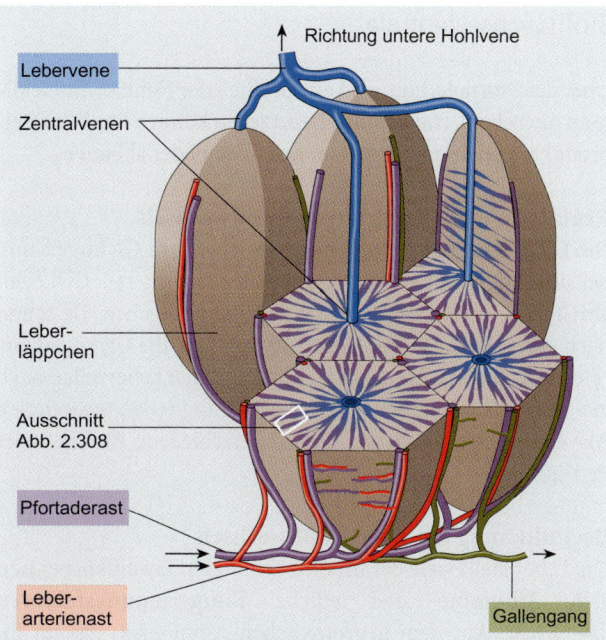

Abb. 2.307 Zentralvenenläppchen. In jedes dieser Leberläppchen fließt Leberarterien- und Pfortaderblut. Gleichzeitig wird Gallenflüssigkeit und Lebervenenblut abgeleitet. [L190]

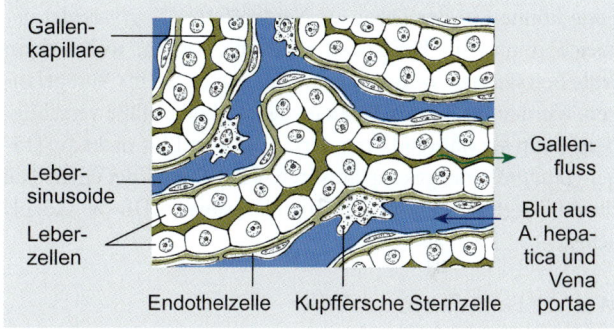

Abb. 2.308 Leberzellen mit Blutkapillaren und Gallengängen. Die Lebersinusoide sind das Kapillarnetz der Leber. Dort vermischt sich das Blut der Leberarterie mit dem Pfortaderblut und fließt Richtung Zentralvene. [L190]

mit den Leberzellen kommt. An den Wänden der Lebersinusoide halten sich **Kupffer-Sternzellen** auf. Sie gehören dem Monozyten-Makrophagen-System an (➤ 2.6.4) und können Bakterien, Fremdstoffe und Zelltrümmer aufnehmen. In der Mitte des Leberläppchens finden die Sinusoide Anschluss an eine **Zentralvene** (*V. centralis*). Über die Zentralvenen aller Leberläppchen sammelt sich das Blut in zunehmend größeren Venen und fließt schließlich in drei großen **Lebervenen** (*Vv. hepaticae*) dicht unter dem Zwerchfell zur **unteren Hohlvene** (*V. cava inferior*).

In den bindegewebigen Eckpunkten der Zentralvenenläppchen liegen die **Periportalfelder** mit kleinen Gallengängen, Ästen der A. hepatica und Aufzweigungen der V. portae (➤ Abb. 2.307).

> Die Ansammlung aus Gallengängen, Arterien- und Venenästen im Periportalfeld wird auch als **Glisson-Trias** bezeichnet.

Stoffwechselzentrale

Über das Pfortaderblut wird ein Großteil der Nährstoffmoleküle an die Leber herangeführt. Leberzellen können Stoffwechselprodukte speichern, umbauen, neu bilden oder abbauen.

Regulierung des Kohlenhydratstoffwechsels

Die Leber baut Blutzucker in die Speicherform **Glykogen** um; bei sinkendem Blutzuckerspiegel wird gespeichertes Glykogen als Glukose (*Traubenzucker*) an das Blut abgegeben. Da schon nach einer kurzen Fastenperiode von 24 Std. die Glykogenvorräte der Leber erschöpft sind, existiert in den Leberzellen auch ein Stoffwechselweg zur Zuckerneubildung (*Glukoneogenese*). Als Ausgangsstoffe dienen hierfür verschiedene Amino- oder Fettsäuren.

Beeinflussung des Eiweißstoffwechsels

Die Leber stellt viele der im Blut benötigten Eiweißkörper her, z. B. **Albumine** und etliche **Blutgerinnungsfaktoren** (> 2.6.3). Aus dem neurotoxischen Ammoniak, das im Eiweißstoffwechsel anfällt, bildet die Leber **Harnstoff**. Dieser wird ins Blut abgegeben und über den Urin ausgeschieden.

Steuerung des Fettstoffwechsels

Fette können in der Leber als **Neutralfette** (*Triglyzeride*) gespeichert und im Bedarfsfall abgebaut werden, wobei dann **freie Fettsäuren** (> 5.1.2) entstehen. Fette, die ins Blut gelangen, würden im Plasma als kleine Fettemboli Gefäße verschließen, wenn sie während ihrer Zirkulation im Blut nicht an Träger (*Lipoproteine*) gekoppelt wären. Die Leber bildet einen Teil dieser Träger (VLDL und damit LDL sowie HDL > 2.5.14) selbst.

Weitere Funktionen der Leber

- **Metabolisierung** von Hormonen, Arzneimitteln und Alkohol
- **Speicherung** von Kupfer, Eisen, Vitamin B_{12}, Folsäure und fettlöslichen Vitaminen

> Im Alter kommt es in der Leber zum Rückgang von **Stoffwechselaktivitäten**. Das sollte bei der Dosierung von Medikamenten berücksichtigt werden (> 1.5.7).

> **Hinweise zu gesundheitsförderndem Verhalten**
>
> Damit den Billionen Zellen des menschlichen Körpers möglichst hochwertige Grundsubstanzen für die Synthese von Zellbestandteilen, Stoffwechselprodukten und Abwehrsubstanzen zur Verfügung stehen, sollte bei der Auswahl der Lebensmittel auf eine **vollwertige Nahrung** geachtet werden. Farbstoffe, Konservierungsstoffe, Antioxidationsmittel, Geliermittel, Emulgatoren, Stabilisatoren und Geschmacksverstärker in den Lebensmitteln verlocken die Kunden durch Farbe, Konsistenz, Aussehen oder Geschmack zum Kauf, sind jedoch für einen optimalen Aufbau der Körpersubstanzen von zweifelhaftem Nutzen.

> Es lohnt sich, immer wieder einen Blick auf die Zutatenliste zu werfen und zu überlegen, wie sinnvoll die aufgeführten Substanzen für die Erhaltung eines gesunden Organismus sind. Frische, unbelastete Nahrungsmittel sind oft schwieriger zu beschaffen und kosten mehr. Allerdings sollte der Kunde bedenken, ob es sich nicht lohnt, ein minderwertiges Lebensmittel gegen ein hochwertiges zu tauschen, um seinem Körper ein optimales Angebot zu verschaffen und ihn hierdurch auf Dauer gesund und leistungsfähig zu erhalten.

2.10.11 Mundkrankheiten

Häufige Infektionen der Mundhöhle

Herpes simplex-Infektionen

Bei der Stomatitis aphthosa (> 2.2.6) bilden sich schmerzhafte Bläschen in der Mundhöhle, beim **Herpes labialis** an den Lippen. Salben mit Aciclovir (z. B. Zovirax®) können den Verlauf verhindern oder mildern.

Mundsoor

Normalerweise gewährleisten sowohl die Mundflora als auch der Speichel ein gesundes Milieu in der Mundhöhle. Diese Situation ändert sich bei:

- Nahrungskarenz (mangelnder Speichelfluss)
- Atmung durch den offenen Mund (Austrocknen der Schleimhaut)
- Antibiotikatherapie und Abwehrschwäche (Störung der Mundflora)
- einseitiger Ernährung, wobei der Genuss von Zucker das Pilzrisiko erhöht (> Abb. 2.309)

Zur **Soorprophylaxe** gehören:

- regelmäßige Mundhygiene, um Speisereste zu entfernen
- Anregung des Speichelflusses durch Kauen von Trockenfrüchten, Zitronenstäbchen, Fruchtgummi
- Feuchthalten der Mundschleimhaut durch Mundspülungen mit verdünntem Kräutertee

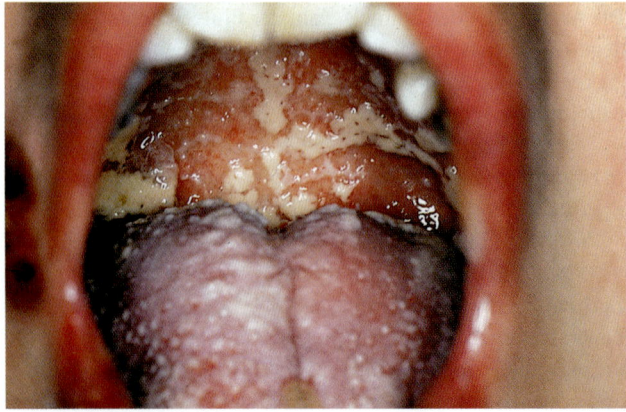

Abb. 2.309 Soorstomatitis. Charakteristisch sind die nicht abwischbaren weißlichen Beläge. [E455]

- Auswischen der Mundhöhle bei Nahrungskarenz, z. B. mit Zitronenwasser
- wiederholtes Anbieten von Getränken

Angina tonsillaris

> **DEFINITION**
> **Tonsillitis** (*Angina tonsillaris, Mandelentzündung*): Entzündung der Gaumenmandeln.
> **Rheumatisches Fieber**: Entsteht im Verlauf einer Mandelentzündung (*Angina tonsillaris*) durch β-hämolysierende Streptokokken der Gruppe A. Die Antikörper richten sich bei einigen Menschen im Sinne einer Allergie Typ III (➤ 2.6.10) auch gegen strukturähnliche Anteile von körpereigenem Gewebe. Im Verlauf dieser Autoimmunreaktion kommt es zu Entzündungen großer Gelenke, zur Glomerulonephritis und Endokarditis.

Krankheitsentstehung
Häufige Erreger einer Mandelentzündung sind Viren (Adeno-, Parainfluenza-Viren) und Bakterien, insbesondere β-hämolysierende Streptokokken.

Symptome und Befund
Eine akute Tonsillitis kann in jedem Lebensalter auftreten. Die Erkrankten bekommen innerhalb weniger Std. starke Halsschmerzen und Schluckbeschwerden, die in die Ohrregion ausstrahlen. Der Allgemeinzustand ist deutlich reduziert, evtl. treten Fieber und Schüttelfrost auf.

Die Gaumenmandeln sind hochrot, geschwollen und bei Streptokokkeninfektionen oft mit typischen gelblich-weißen Stippchen besetzt.

Behandlung
Zur Behandlung gehören Halswickel, Antiphlogistika (z. B. Diclofenac), Flüssigkeitszufuhr, Lutschpastillen (z. B. Dolo-Dobendan®) und bei bakteriellen Infektionen, Antibiotika. Kommt es in kurzen Abständen immer wieder zu eitrigen Mandelentzündungen oder liegt eine chronische Tonsillitis vor, sollte eine **Tonsillektomie** (*operative Entfernung der Gaumenmandeln*) in Erwägung gezogen werden.

Pflege
Dem Erkrankten wird **Bettruhe** verordnet. Die Beschwerden lassen sich durch kalte Zitronen-Halswickel, Mundpflege mit desinfizierenden Substanzen und weiche Kost lindern. Bei der Streptokokkenangina ist es wichtig, dass der Erkrankte das verordnete Antibiotikum zuverlässig einnimmt. Sonst kommt es schnell zu Rezidiven und Resistenzentwicklungen der Bakterien.

Information des Erkrankten und Prognose
In der Regel heilt die Angina tonsillaris folgenlos ab. Als Folge einer Streptokokkeninfektion kann nach einem Zeitraum von etwa 2 Wochen das **rheumatische Fieber** auftreten (➤ Definition).

Maligne Tumoren der Mundhöhle und Lippenkrebs

Gutartige Tumoren sind im Bereich der Mundhöhle so selten, dass bei einem Tumor immer an eine bösartige Neubildung zu denken ist.

Bösartige Tumoren der Mundhöhle bilden sich meist in der Rinne zwischen unterer Zahnreihe und Zungenrand (➤ Abb. 2.311), im hinteren Drittel der Zunge oder an den Tonsillen. Im Gegensatz zum **Lippenkarzinom** (➤ Abb. 2.310) sind die Tumoren anfangs schlecht sichtbar. Bei einem Großteil der Erkrankten besteht ein langjähriger Nikotin- und Alkoholabusus. Die Betroffenen sind lange beschwerdefrei. Spätsymptome sind Schluckstörungen, Behinderung beim Sprechen oder bei der Mundöffnung und blutiger Speichel. Nach der histologischen Diagnosesicherung wird der Tumor soweit möglich operativ entfernt oder bestrahlt. Die **Prognose** ist abhängig von der Größe und dem Sitz des Tumors.

Pharyngitiden

Akute Pharyngitiden (*Entzündungen der Rachenschleimhaut*) treten meist im Zusammenhang mit Infektionen der oberen Atemwege auf. Bei bakterieller Genese erfolgt die Verordnung

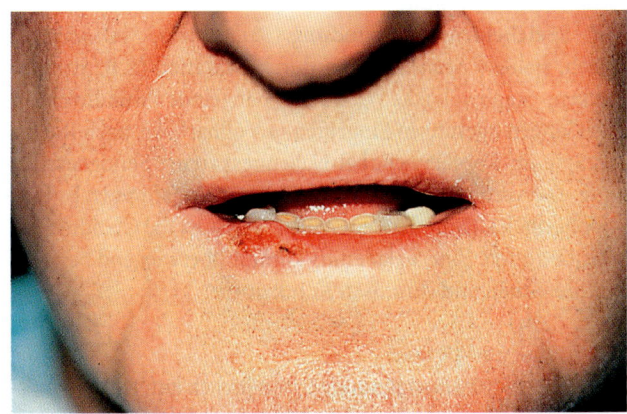

Abb. 2.310 Unterlippenkarzinom. Bösartige Tumoren der Lippen befinden sich zum größten Teil an der Unterlippe und treten häufig bei Pfeifenrauchern auf. [E437]

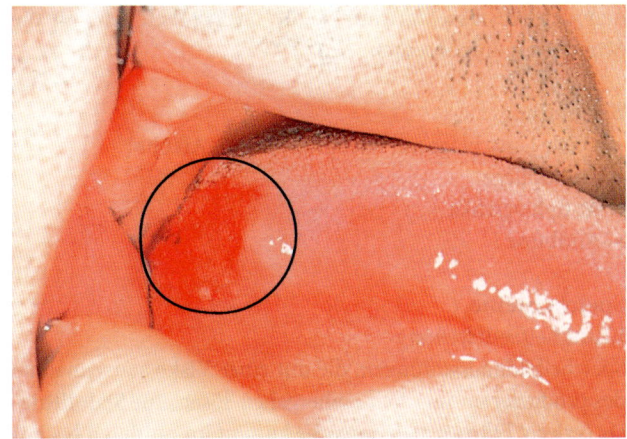

Abb. 2.311 Zungenrandkarzinom rechts. [E438]

von Antibiotika, bei viraler Genese ist die Behandlung symptomatisch. Schmerzen können durch Analgetika (z. B. Acetylsalicylsäure) und reichliches Trinken warmer Flüssigkeiten (z. B. heiße Milch mit Honig) gelindert werden.

Ursachen einer **chronischen Pharyngitis** sind eine chronisch behinderte Nasenatmung oder die langfristige Einwirkung verschiedener Noxen wie Staub, Nikotin, Alkohol, Chemikalien oder Reizgasen. Der Erkrankte klagt über einen ständig trockenen Hals sowie Räusperzwang und die Bildung von zähem Schleim.

Allgemeine Maßnahmen:
- Befeuchtung der Atemwege durch Inhalation mit Salbei oder Emser Salz® (keine Kamille, da sie austrocknend wirkt)
- Lutschen von Salbeibonbons oder Emser-Salz-Pastillen®
- Anwendung öliger Nasentropfen (z. B. Coldastop®), die den Rachenraum erreichen sollten
- ggf. ein operativer Eingriff zur Verbesserung der Nasenatmung

Erkrankungen der Speicheldrüsen

Speicheldrüsenentzündung

Krankheitsentstehung
Eine **Speicheldrüsenentzündung** (*Sialadenitis, Sialoadenitis*, griech. sialos = *Speichel*) kann durch Bakterien (z. B. Streptokokken, Staphylokokken), Viren, mangelnde Mundhygiene, nach langen operativen Eingriffen in Vollnarkose, nach Radiotherapie im Kopfbereich, bei Nahrungskarenz, Sondenernährung, Dehydratation oder Medikamenteneinnahme (z. B. Psychopharmaka, Diuretika) entstehen. Meist ist die Glandula parotis betroffen. Eine Sialadenitis kommt überwiegend bei älteren Menschen und chronisch Kranken vor.

Symptome und Befund
Die Speicheldrüsenentzündung tritt plötzlich auf. Die Erkrankten haben Schmerzen, manchmal Fieber und Schüttelfrost. Die geschwollene Drüse fühlt sich hart an, die Haut über der erkrankten Drüse ist gerötet. Bei Druck auf die betroffene Drüse tritt Eiter aus dem Ausführungsgang. Als Komplikation können sich Abszesse entwickeln, die nach außen oder in die Mundhöhle durchbrechen.

Behandlung
- lokale Umschläge mit hochprozentigem Alkohol
- Mundpflege
- Antiphlogistika
- Antibiose

Speichelsteine

Krankheitsentstehung
Speichelbildungsstörungen, die mit einer Viskositätszunahme des produzierten Speichels einhergehen, lösen eine **Sialolithiasis** (griech. lithos = *Stein*) aus. Sie kommt im mittleren bis höheren Lebensalter vor. Meist ist die Glandula submandibularis betroffen.

Symptome und Befund
Eine rasch zunehmende schmerzhafte Schwellung der betroffenen Speicheldrüse tritt anfangs nur beim Essen, also im Zusammenhang mit verstärkter Speichelproduktion auf. Nach einiger Zeit bleibt die Drüse ständig vergrößert und entzündet.

Behandlung
Die **konservative** Therapie besteht in der Gabe von **Speichellockern** (*Sialogoga*, z. B. Zitrone), dem Versuch, den Stein durch eine Massage der Glandula submandibularis zu entfernen, der Gabe von Antibiotika bei bakterieller Superinfektion und der Verabreichung von Antiphlogistika.

Bleibt die Sialolithiasis bestehen, erfolgt entweder die Schlitzung des Ausführungsgangs oder die Entfernung der Speicheldrüse.

2.10.12 Erkrankungen der Speiseröhre

Ösophagusvarizen ➤ 2.10.17
Wichtige Krankheitsbilder im Alter sind:
- Schluckstörungen (*Dysphagien*)
- Ulzera durch Medikamente (aufgrund eingeschränkter Flüssigkeitsaufnahme, altersbedingt eingeschränkter Peristaltik, Einnahme im Liegen bei Bettlägerigkeit und der Vielzahl verordneter Medikamente)
- Zenker-Divertikel (➤ unten)
- Hiatushernie (➤ unten)
- Ösophaguskarzinom (➤ unten)

Leitsymptom Dysphagie

> **DEFINITION**
> **Dysphagie:** Schluckstörung.
> **Achalasie:** Degeneration des Auerbach-Plexus im unteren Ösophagusabschnitt, die mit Schluckstörungen, Völlegefühl und Regurgitation (*Zurückströmen von unverdauten Speisen*) einhergeht.

Im Alter tritt **Dysphagie** nach Schlaganfall, bei Parkinson und Demenz besonders häufig auf. Weitere Ursachen sind:
- **Oropharyngeale Dysphagie.** Akute Tonsillitis, Speicheldrüsenentzündung oder Tumoren verhindern, dass Nahrung problemlos geschluckt werden kann.
- **Ösophageale Dysphagie.** Ösophagusstenosen, Hiatushernie oder Achalasie (➤ Definition) führen dazu, dass Nahrung während des Schluckvorgangs stecken bleibt oder der Betroffene das Gefühl hat, dass ein Hindernis auf dem Passageweg liegt.

Die Therapie richtet sich nach der Grundkrankheit.

Hiatushernie

> **DEFINITION**
>
> **Hiatushernie** (lat. hiatus = *Spalt*): Zwerchfellbruch mit teilweiser oder kompletter Verlagerung des Magens in den Thorax.

Krankheitsentstehung

Ursache der Hiatushernie ist eine Erweiterung des Hiatus oesophageus (*Zwerchfelldurchtritt des Ösophagus*) durch Bindegewebsschwäche oder aufgrund von chronischen Druckerhöhungen im Bauchraum. Begünstigt wird die Entwicklung einer Hiatushernie durch Obstipation, wenn die Bauchpresse übermäßig beansprucht wird oder durch heftige Hustenanfälle bei einer chronischen Bronchitis. Folgende Formen der Hiatushernie sind zu unterscheiden (> Abb. 2.312):

- **Hiatusgleithernie** (*axiale Hernie, gastroösophageale Hernie*). Bei der häufigsten Hernienform liegen Kardia und Fundus zeitweise oder ständig oberhalb des Zwerchfells.
- **paraösophageale Hernie**. Ösophagus und Kardia verbleiben in ihrer anatomischen Lage, während sich der Magenfundus, manchmal auch der gesamte Magen (*Upside-down-Magen*) neben der Speiseröhre in den Brustraum drängt.
- **Mischformen**.

Symptome und Untersuchungsbefund

Axiale Gleithernien kommen insbesondere im höheren Lebensalter vor. Geäußerte Beschwerden sind Aufstoßen, Sodbrennen, Druckgefühl und Schmerzen hinter dem Brustbein, die sich im Liegen, beim Pressen oder in gebückter Körperhaltung verstärken.

Paraösophageale Hernien betreffen meist Erwachsene im mittleren Lebensalter und führen zu Völlegefühl, Druckgefühl in der Herzgegend, Schluckbeschwerden oder Luftnot. Insbesondere bei der **paraösophagealen Hernie** drohen Komplikationen in Abhängigkeit davon, welche Organe in den Thoraxraum verlagert sind:

- **Einklemmung** des Magens mit Strangulation der Blutzufuhr
- **Magenvolvulus** (*Stieldrehung des Magens*)
- **Ösophagusinkarzeration** (*Speiseröhreneinklemmung*)

Behandlung

Empfehlungen bei **axialen Hernien** betreffen die Menge der Nahrungsaufnahme (mehrere kleine Mahlzeiten) und die Notwendigkeit einer Stuhlregulierung zur Verminderung des intraabdominellen Drucks. Große Hernien und Einklemmungen erfordern eine operative Behandlung.

Paraösophageale Hernien werden wegen der möglichen Komplikationen auch bei asymptomatischem Verlauf chirurgisch behandelt.

Operative Maßnahmen

Wenn der Chirurg den Magenfundus manschettenförmig um den unteren Ösophagus näht, wird diese Operation als **Fundoplikatio** bezeichnet (> Abb. 2.313). Die Fundusmanschette soll die Funktion des unteren Ösophagussphinkters unterstützen und den Reflux von saurem Mageninhalt in den Ösophagus verhindern.

Bei der **Gastropexie** wird entweder der Magenfundus von unten am Zwerchfell fixiert (*Fundophrenikopexie* > Abb. 2.314) oder die Magenvorderwand an die Bauchdecke angeheftet.

Ösophagusdivertikel

> **DEFINITION**
>
> **Divertikel**: Angeborene oder erworbene, deutliche Ausstülpung umschriebener Wandbezirke eines Hohlorgans. Divertikel können in allen Abschnitten des Verdauungstrakts auftreten. **Pulsionsdivertikel** entstehen durch Druck von innen, **Traktionsdivertikel** durch Zug von außen. **Echte Divertikel** sind durch die Ausstülpung der gesamten Wand gekennzeichnet, **falsche Divertikel** (*Pseudodivertikel*) entstehen als Ausstülpungen von Mukosa bzw. Submukosa durch (Gefäß-)Lücken der Muscularis.

Ösophagusdivertikel (> Abb. 2.315) treten am häufigsten im Halsbereich auf; parabronchiale und epiphrenale Divertikel sind wesentlich seltener:

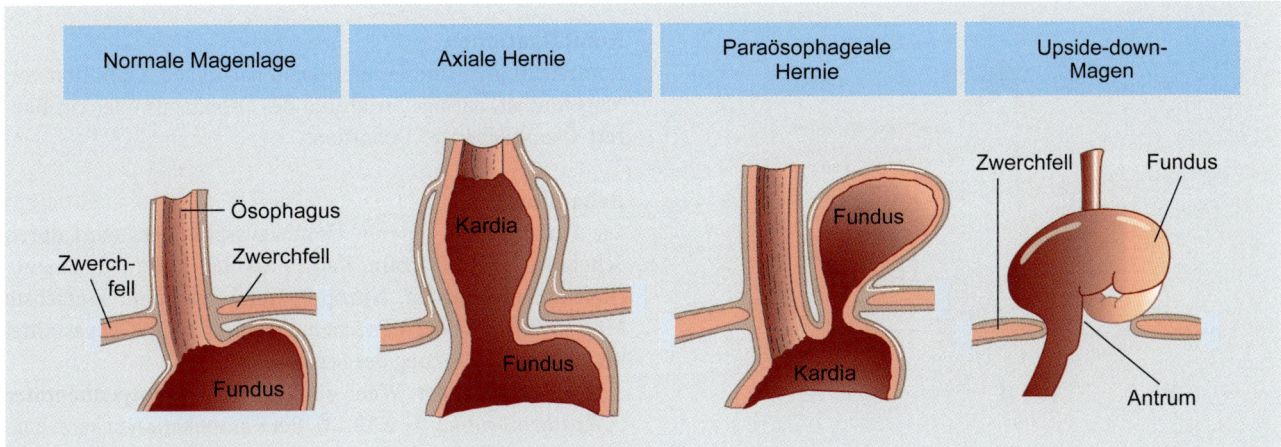

Abb. 2.312 Physiologische Magenanlage und Formen der Hiatushernie. [L138]

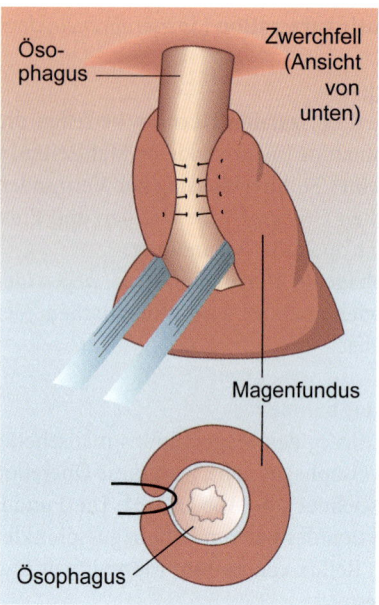

Abb. 2.313 Fundoplikatio. Oben der OP-Situs, unten im Querschnitt. [L138]

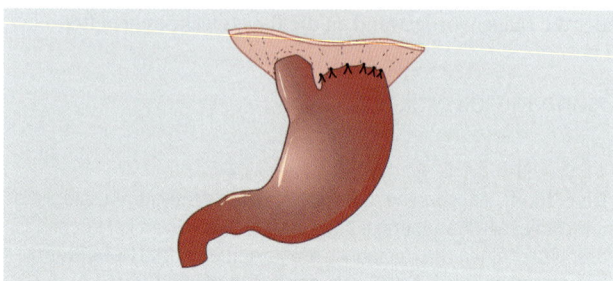

Abb. 2.314 Fundophrenikopexie. [L138]

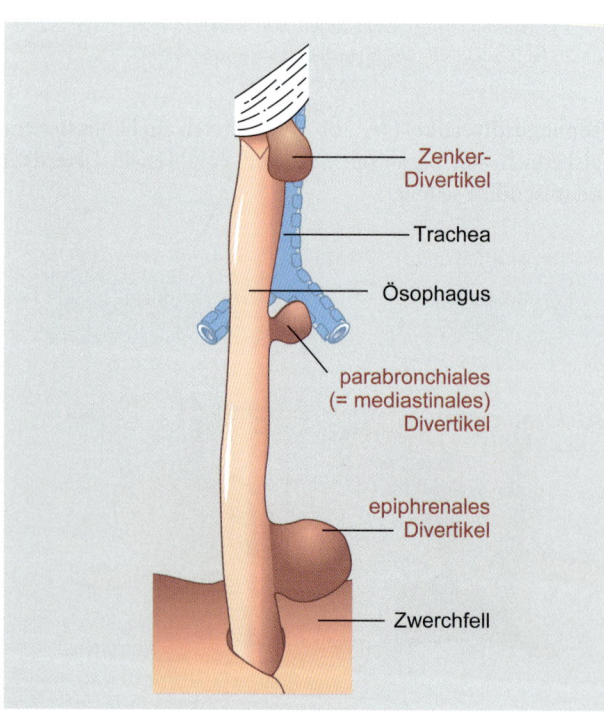

Abb. 2.315 Lokalisation der Ösophagusdivertikel. [L138]

- **Zenker-Divertikel.** Falsches Divertikel (und Pulsionsdivertikel) zu Beginn des Ösophagus, das Schluckbeschwerden, Fremdkörpergefühl und Regurgitation (*Zurückströmen von unverdauten Speisen*) auslöst.
- **Parabronchiales Divertikel.** Echtes Divertikel (und Traktionsdivertikel), das in Höhe der Luftröhrenbifurkation lokalisiert ist.
- **Epiphrenales Divertikel.** Falsches Divertikel (und Pulsionsdivertikel), das am Ende der Speiseröhre oberhalb des Zwerchfells, oft in Kombination mit Hiatushernien auftritt.

Therapie: Die meisten Divertikel bleiben unbemerkt und sind nicht behandlungsbedürftig. Bei Beschwerden werden die Aussackungen operativ entfernt.

Refluxösophagitis

> **DEFINITION**
>
> **Refluxösophagitis** (*Refluxkrankheit*): Entzündung der Speiseröhrenschleimhaut, bedingt durch den Rückfluss von Mageninhalt in den Ösophagus.
> **Barrett-Ösophagus**: Präkanzerose mit hohem Krebsrisiko, die als Folge einer langjährigen Refluxösophagitis entstehen kann.

Krankheitsentstehung
Ursächlich liegen der **Refluxösophagitis** ein unzureichender Verschluss des unteren Ösophagussphinkters oder eine Hiatushernie zugrunde. Durch den **Reflux** (*Zurückfließen*) des aggressiven Magensaftes in den Ösophagus entsteht eine chronische Entzündung der Ösophagusschleimhaut.

Symptome
- Sodbrennen und saures Aufstoßen
- Druckgefühl hinter dem Sternum
- Schmerzen und Brennen hinter dem Sternum
- Schluckbeschwerden
- Übelkeit und Erbrechen
- Regurgitation
- verstärkte Beschwerden beim Bücken, im Liegen und nach der Nahrungsaufnahme

Komplikationen
Komplikationen sind Ulzerationen, nächtliche Aspiration von Mageninhalt, narbige Strikturen des Ösophagus oder ein **Barrett-Ösophagus** (➤ Definition).

Behandlung
Die Funktion des unteren Ösophagussphinkters wird durch Schokolade, Fett, Nikotin, Kaffee, Alkohol und Medikamente (Kalziumantagonisten, Nitropräparate) gehemmt. Einfachste Möglichkeit wäre der Verzicht auf die genannten Genussmittel und die Einschränkung des Fettkonsums.

Medikamente der Wahl sind **Protonenpumpenhemmer** (*Ulkustherapeutika* ➤ 2.10.13). Bei Komplikationen kann eine (operative) **Fundoplikatio** angezeigt sein.

Pflege und Information des Erkrankten
Ebenso wichtig wie Medikamente sind folgende Allgemeinmaßnahmen:
- Nach den Mahlzeiten nicht hinlegen, in den letzten 3 Std. vor dem Schlafengehen nichts mehr essen.
- Mit erhöhtem Oberkörper schlafen.
- Kleine Mahlzeiten einnehmen, „Säurelocker" (Kaffee, Alkohol, Süßspeisen) meiden.
- Antazida ca. 1–2 Std. nach dem Essen oder vor dem Schlafengehen einnehmen.
- Nicht bücken, sondern in die Hocke gehen.
- Keine einschneidende Kleidung, Gürtel oder Korsetts tragen.
- Obstipationsprophylaxe durchführen, Rauchen einstellen.

Ösophaguskarzinom

> **DEFINITION**
> **Ösophaguskarzinom** (*Speiseröhrenkrebs*): Bösartiger Speiseröhrentumor (meist Plattenepithelkarzinom) der vorwiegend an einer der drei physiologischen Engen lokalisiert ist.
> **Enterale Ernährung**: Häufige Ernährungsform bei Pflegebedürftigen, bei der die Nahrung über einen Kunststoffschlauch (z. B. Magensonde, PEG/*perkutane endoskopische Gastrostomie*) in den Magen oder Dünndarm gelangt.
> **Parenterale Ernährung**: Verabreichung der Nährstoffe in Form von Infusionen.

Krankheitsentstehung
Das **Plattenepithelkarzinom** entsteht aufgrund eines langjährigen Konsums hochprozentiger Alkoholika in Verbindung mit chronischem Nikotinabusus. Weitere Risikofaktoren sind der regelmäßige Genuss von besonders heißen und scharf gewürzten Speisen sowie chemische Substanzen (z. B. Nitrosamine).

Symptome und Befund
Beim Auftreten der ersten Beschwerden verlegt das Karzinom oft schon einen großen Teil des Ösophaguslumens. Die Erkrankten klagen beim Schlucken von festen Speisen, später auch bei der Aufnahme von weicher Nahrung und Flüssigkeit über Schluckbeschwerden. Folge ist ein **massiver Gewichtsverlust**. Durch den teilweisen Verschluss des Ösophagus kommt es zur Regurgitation der Nahrung und fauligem Aufstoßen. Eine Infiltration in die Umgebung führt zu Schmerzen hinter dem Sternum, Heiserkeit, Stimmlosigkeit (*Aphonie*), Husten und Atemnot.

Behandlung
In Zentren erfolgt die operative Entfernung des Tumors in Form einer **Ösophagusresektion** (*teilweise Entfernung des Ösophagus*) oder einer **Ösophagektomie** (*vollständige Entfernung der Speiseröhre*). Der entstandene Defekt wird durch Hochziehen des Magens oder ein **Interponat** (*Zwischenschaltung eines Dünn- oder Dickdarmstückes*) überbrückt (➤ Abb. 2.316).

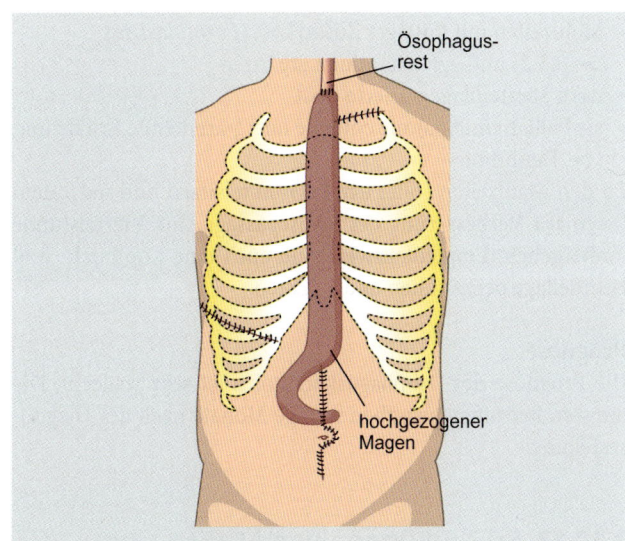

Abb. 2.316 Ösophagusresektion und Magenhochzug als Ösophagusersatz. Die Abbildung veranschaulicht die Größe des Eingriffs. [L138]

Die präoperative Radio-/Chemotherapie eines **fortgeschrittenen Tumors** verkleinert die Tumormasse (*Downstaging*). Wenn der Betroffene nach dieser Therapie operationsfähig ist, kann der Tumor chirurgisch entfernt werden.

Ein **ausgedehntes Tumorwachstum** in die Umgebung oder Fernmetastasen erfordern eine palliative Therapie: **Stents** (➤ Abb. 2.317) und eine wiederholte Lasertherapie können die Nahrungspassage über einen gewissen Zeitraum erhalten. Das Legen einer **perkutanen endoskopischen Gastrostomie** (*PEG* ➤ 5.5) sollte frühzeitig erfolgen, um einer Tumorkachexie vorzubeugen.

Information des Erkrankten
Ernährung bei Ösophaguskarzinom:
- täglich sechs bis acht kleine Mahlzeiten mit reichlich Flüssigkeit
- fettarme Schonkost
- Alkohol und Kaffee meiden

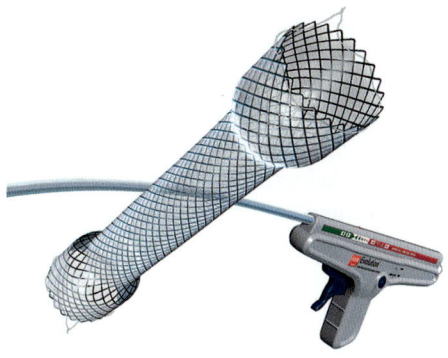

Abb. 2.317 Ein Ösophagusstent zum Offenhalten des Ösophaguslumens bei inoperablem Ösophaguskarzinom wird endoskopisch platziert. [V214]

- Mahlzeiten mit flüssiger Zusatzkost (*Formula-Diät* ➢ 5.5.2) und ggf. Vitaminen ergänzen
- nach Stenteinlage pürierte Kost
- als Palliativmaßnahme enterale oder parenterale Ernährung (➢ Definition)

Zu den Mahlzeiten sollte der Erkrankte sitzen und nach dem Essen zur Verbesserung der Speisepassage eine Viertelstunde umhergehen. Empfehlenswert sind auch eine Kopfhoch- und Beintieflage beim Ruhen und Schlafen.

Prognose
Die Prognose des Ösophaguskarzinoms ist sehr schlecht. Die meisten Betroffenen sterben wenige Monate nach der Diagnosestellung.

2.10.13 Erkrankungen von Magen und Duodenum

Leitsymptom Übelkeit und Erbrechen

Übelkeit (*Nausea*) und Erbrechen (*Emesis*, *Vomitus*) gehören zum Symptomkomplex fast aller gastroenterologischen Erkrankungen. Weitere Ursachen sind Infektionskrankheiten, Reisekrankheit, Vergiftungen, Meningitis und Stoffwechselerkrankungen. Häufig treten Übelkeit und Erbrechen auch als unerwünschte Wirkungen von Medikamenten auf, z. B. nach Einnahme von Antibiotika, Diuretika, Glukokortikoiden, Analgetika oder Zytostatika.

Die **medikamentöse Behandlung** mit Antiemetika erfolgt bei Magen-Darm-Erkrankungen häufig mit dem Dopaminantagonisten **Metoclopramid** (Paspertin®, MCP®). Die antiemetische Wirkung von Metoclopramid entsteht durch eine Hemmung der Dopaminwirkung im Hirnstamm. Ein direkter Effekt am Magen-Darm-Trakt ist die beschleunigte Magenpassage; unerwünschte Wirkungen sind Schwindel und extrapyramidale Störungen (➢ 2.13.5).

> Weitere häufig genutzte Antiemetika sind **Antihistaminika** (z. B. Dimenhydrinat/Vomex A®) bei Kinetosen z. B. aufgrund einer Seekrankheit und **Serotonin-Antagonisten** (z. B. Odansetron/Zofran®) bei Übelkeit und Erbrechen während einer Zytostatikatherapie.

Komplikation nach heftigem Erbrechen ist das **Mallory-Weiß-Syndrom**: Schleimhauteinrisse am Übergang der Speiseröhre in den Magen nach heftigem Würgen und Erbrechen lösen erhebliche Schmerzen und Bluterbrechen aus.

Gastritis

> **DEFINITION**
> **Gastritis**: Akute oder chronische Entzündung der Magenschleimhaut. Komplikationen sind **Erosion** (*umschriebener Substanzdefekt, der nur die Schleimhaut betrifft*) und **Ulkus**.

Akute Gastritis
Krankheitsentstehung
Die **akute Gastritis** (*akute Magenschleimhautentzündung*) entsteht durch Alkohol- und Nahrungsexzesse, als unerwünschte Wirkung verschiedener Medikamente (z. B. nicht-steroidale Antirheumatika/NSAR, Kortikosteroide, Zytostatika), im Verlauf von Infektionen oder aufgrund von Stress.

Symptome und Befund
Die Erkrankten leiden unter Schmerzen im Epigastrium (*Magengrube*), Übelkeit, Appetitlosigkeit und Erbrechen. Blutende Erosionen führen zu Teerstuhl (➢ Kasten) oder Hämatemesis (*Bluterbrechen*).

> Wenn Erythrozyten mit Magensäure in Kontakt geraten, entsteht schwarzes Hämatin. Als Blutungsquellen kommen Rachen, Speiseröhre, Magen und Duodenum in Betracht. (Ab dem Beginn des Jejunums ist die Magensäure durch Dünndarm- und Pankreassaft neutralisiert). **Teerstuhl** entsteht, wenn etwa 100 ml Blut mit Magensäure reagieren. Blut, das länger als einen Tag im Darm verweilt, Nahrungsmittel und Medikamente zur Eisensubstitution können den Stuhl ebenfalls schwarz färben.

Behandlung
Die Maßnahmen umfassen:
- Nahrungskarenz über 24–36 Std.; anschließend Tee und Zwieback
- bei starker Übelkeit und Erbrechen Metoclopramid (z. B. Paspertin®)
- bei starkem Erbrechen Elektrolyt- und Flüssigkeitsersatz
- lokale Wärmeanwendung
- Verordnung von Antazida (z. B. Maaloxan®)
- Verzicht auf Kaffee, Alkohol und Nikotin

Prognose
Die akute Gastritis heilt meist nach einigen Tagen ohne Folgeschäden aus. Entscheidend für die Prognose sind allerdings die Grunderkrankung und die Effektivität der Ursachenbeseitigung.

Chronische Gastritis

> **DEFINITION**
> **Helicobacter pylori**: Das Stäbchenbakterium löst neben dem Ulcus ventrikuli auch das Ulcus duodeni aus. Nachweis durch Urease- und Atemtest.

Ureasetest: Nachweisverfahren für Helicobacter pylori im Biopsiematerial. Die Probe wird in eine Nährlösung gegeben, die aus Harnstoff und einem Indikator besteht. Ist Helicobacter in der Gewebeprobe, spaltet er Harnstoff zu Ammoniak (Farbumschlag des Indikators) und Kohlendioxid.

Atemtest: Der Betroffene schluckt eine Kapsel, in der sich Harnstoff befindet, der mit einem Kohlenstoffisotop markiert ist. Im Magen wird der markierte Harnstoff frei. Wenn Helicobacter pylori anwesend ist spaltet er den Harnstoff. Das radioaktiv markierte Kohlenstoffisotop diffundiert in die Blutbahn und wird über die Lunge abgeatmet und gemessen.

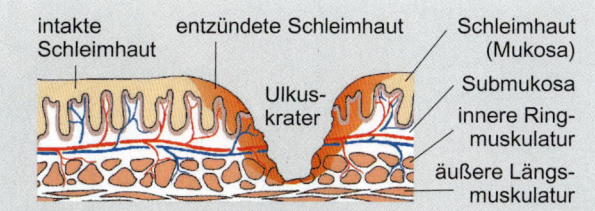

Abb. 2.318 Schematische Darstellung eines Ulkus. Der Gewebedefekt in dieser Abbildung reicht tief und hat die Submukosa und die innere Ringmuskulatur erfasst. [L190]

Krankheitsentstehung

Eine **chronische Gastritis** (*chronische Magenschleimhautentzündung*) geht mit einer irreversiblen Veränderung der Magenschleimhaut einher. Die bekannteste Einteilung der Ursachen ist die **ABC-Klassifikation**:
- **Typ A**. **A**utoimmungastritis mit der Autoantikörperbildung gegen Belegzellen und den Intrinsic factor. Folgen sind **Anazidität** (*Salzsäuremangel im Magensaft*) und **perniziöse Anämie** (durch Vitamin-B_{12}-Mangel)
- **Typ B**. **B**akterielle Gastritis mit Besiedelung des Magens durch Helicobacter pylori; kommt am häufigsten vor, weil mit zunehmendem Alter die Wahrscheinlichkeit einer Besiedelung mit Helicobacter pylori rapide ansteigt
- **Typ C**. **C**hemisch-toxische Gastritis aufgrund eines Gallenrefluxes oder durch die Einnahme nichtsteroidaler Antirheumatika

Symptome und Befund

Die chronische Gastritis verläuft häufig über Jahre symptomlos. Nur eine Minderheit der Erkrankten leidet unter Völlegefühl, Aufstoßen, epigastrischem Schmerz und Meteorismus (*Blähungen*). Therapeutisch und prognostisch von Bedeutung ist die Diagnosesicherung durch Endoskopie und Biopsie mit dem Nachweis von Helicobacter pylori (➤ Definition).

Behandlung

Die Beschwerden des Erkrankten werden wie bei der akuten Gastritis symptomatisch behandelt. Bei Pflegebedürftigen mit Typ A-Gastritis muss das fehlende Vitamin B_{12} ersetzt werden. Die Erkrankung an einer chronischen Gastritis vom Typ B erfordert eine Elimination des Helicobacter pylori durch eine **Eradikationstherapie** (➤ unten).

Ulkuskrankheit

> **DEFINITION**
> **Ulkus** (*Geschwür*): Umschriebener Substanzdefekt, der im Gegensatz zur Erosion auch tiefere Wandschichten (➤ Abb. 2.318) erfasst.

Krankheitsentstehung

Die Ursache für eine **Ulkuskrankheit** (*rezidivierende Ulcera*) liegt darin begründet, dass der Schleimhautschutz durch die Besiedelung von Helicobacter pylori, bei Nikotin- und Alkoholabusus, aufgrund wiederholter Stresssituationen und durch die Einnahme nichtsteroidaler Antirheumatika (*NSAR*) reduziert wird (➤ Abb. 2.319).

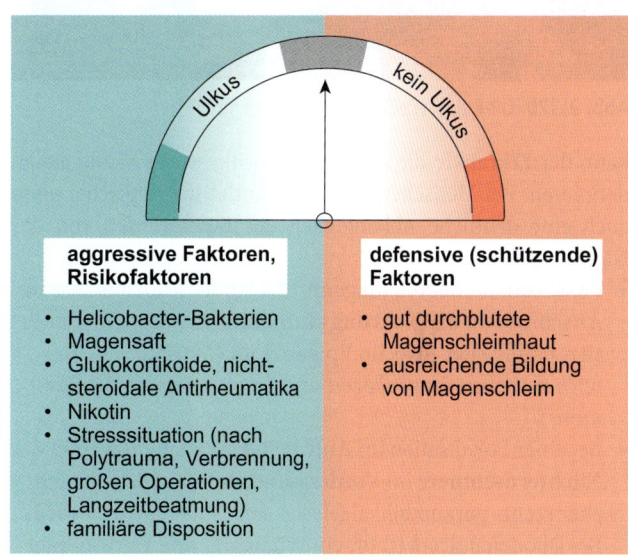

Abb. 2.319 Faktoren, die zur Ulkusentstehung im Magen beitragen oder die Magenschleimhaut davor schützen. [L190]

Ulkusformen

Die Ulkuskrankheit umfasst zwei Formen: das chronische Ulcus ventriculi (*Magengeschwür*) und das chronische Ulcus duodeni (*Zwölffingerdarmgeschwür*), wobei letzteres häufiger ist.

Besonderheiten bei der Entstehung eines **Ulcus ventrikuli**:
- eher verminderte Magensäuresekretion
- meist ältere Menschen betroffen
- häufig Nachweis von Helicobacter pylori
- oft typische Lokalisation im Antrum und an der kleinen Kurvatur

Merkmale bei der Entwicklung eines **Ulcus duodeni**:
- erhöhte Magensäuresekretion
- oft jüngere Menschen betroffen
- meist Nachweis von Helicobacter pylori
- häufig im Bulbus duodeni lokalisiert

Symptome und Untersuchungsbefund

Hauptsymptom ist der **Schmerz**. Während die Schmerzsymptomatik bei einer Gastritis eher als diffus beschrieben wird,

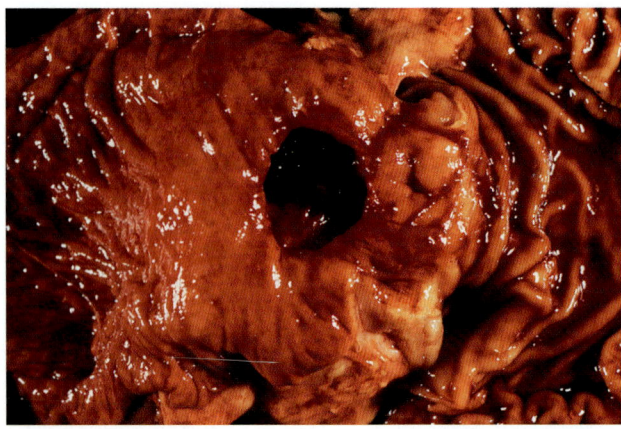

Abb. 2.320 OP-Präparat eines Ulkus duodeni. [E353]

Tab. 2.41 Ulkuskomplikationen und Symptome.

Komplikationen	Symptome/Folgen
akute Blutung	• Hämatemesis • Teerstuhl • Volumenmangelschock
chronische Blutung	• Teerstuhl • Anämie
Perforation	• akutes Abdomen • Peritonitis • Schock (➤ 2.8.10)
Penetration in umliegende Organe	• anhaltende, starke, bohrende Schmerzen (oft bis in den Rücken und die linke Schulter)

kann der Erkrankte die schmerzende Ulkusstelle häufig genau definieren. Bei Menschen mit Ulkus findet sich typischerweise auch eine deutliche Abhängigkeit der Beschwerden von der Nahrungsaufnahme:

- Bei Ulcera im oberen Magendrittel ist der Frühschmerz im **Anschluss an die Nahrungsaufnahme** kennzeichnend. Er sitzt häufig eher links im Epigastrium (*Magengrube, Bereich zwischen Rippenbogen und Schwertfortsatz des Sternums*).
- Bei einer Lokalisation im Antrum oder Duodenum steht der **Nüchternschmerz** im Vordergrund, der vom Betroffenen eher rechts paraumbilikal (*neben dem Nabel*) geortet wird. Bei Duodenalulcera ist oft ein Frühjahrs- und Herbstgipfel zu beobachten.

Weitere Symptome sind Übelkeit, Appetitlosigkeit, Völlegefühl, Nahrungsmittelunverträglichkeit und Gewichtsverlust. Die Sicherung der Diagnose erfolgt endoskopisch mit gleichzeitigen Probeexzisionen vom Ulkusrand.

Komplikationen

> **DEFINITION**
>
> **Akutes Abdomen** (*akuter Bauch*): Alle akut auftretenden, heftigen Bauchschmerzen mit muskulärer Abwehrspannung, die ein unverzügliches diagnostisches und therapeutisches Handeln erfordern. Ursachen sind Erkrankungen des Verdauungssystems, aber auch extraabdominelle Ursachen (Herzinfarkt, Pneumothorax, Bandscheibenvorfall, Harnverhalt).

Eine **Perforation** (*Durchbruch durch die Magen- oder Dünndarmwand*) löst ein **akutes Abdomen** (➤ Definition) aus. Weitere Komplikationen sind **Blutung** (akut oder chronisch), **Penetration** (*Einbrechen des Ulkus in benachbarte Organe*), **Pylorusstenose** (*Magenausgangsstenose*) mit schwallartigem Erbrechen, Störungen des Wasser- und Elektrolythaushalts, Gewichtsabnahme und die **maligne Entartung** (➤ Tab. 2.41).

Behandlung

> **DEFINITION**
>
> **Braun-Fußpunkt-Anastomose**: Anastomose zwischen zu- und abführender Jejunumschlinge.
> **Roux-Anastomose** (auch *Roux-Y-Anastomose*): End- zu Seit-Anastomose mit Y-förmiger Isolierung der Dünndarmschlinge (➤ Abb. 2.321), um einen Reflux von Duodenalsekret in den Magen und das Syndrom der zuführenden Schlinge (➤ unten) zu verhindern.

Die Therapie umfasst folgende Schritte:
- Überprüfung der Medikamenteneinnahme (insbesondere die Einnahme von nichtsteroidalen Antirheumatika oder Glukokortikoiden)
- Nikotinkarenz
- bessere Bewältigung von Stresssituationen (z. B. durch die Nutzung von Entspannungsverfahren)
- Verordnung von Ulkustherapeutika (➤ unten)

Die Behandlung des Ulcus ventrikuli bzw. Ulcus duodeni geschieht konservativ, wobei innerhalb von 4–6 Wochen nach dem Krankheitsbeginn mit einer Spontanheilungsrate in der Hälfte der Fälle zu rechnen ist. Medikamentös sind Protonenpumpenhemmer (➤ unten) Mittel der ersten Wahl. Beim Nachweis von **Helicobacter pylori** erfolgt eine **Eradikationstherapie** mit Protonenpumpenhemmern in Verbindung mit einer Antibiotikatherapie (z. B. Clarithromycin und Amoxicillin).

Operative Therapie

Seit das Magenulkus durch die medikamentöse Therapie in vielen Fällen heilbar ist, sind die klassischen Operationen nach Billroth und die Vagotomie wesentlich seltener geworden. Ziel aller drei Operationsmethoden ist die Verminderung der Magensäurebildung durch die Entfernung des gastrinbildenden Antrums (*Billroth-Operationen*) oder die Durchtrennung des N. vagus (*Vagotomie*), der ebenfalls die Bildung der Magensäure stimuliert:

- Bei der **Billroth-I-Resektion** anastomosiert der Chirurg den Magenrest direkt mit dem Duodenum (*Gastroduodenostomie* ➤ Abb. 2.321).
- **Billroth-II-Resektion**. Verschluss des Duodenums am proximalen Ende und Verbindung des Magenrestes mit einer

2.10 Erkrankungen des Verdauungssystems

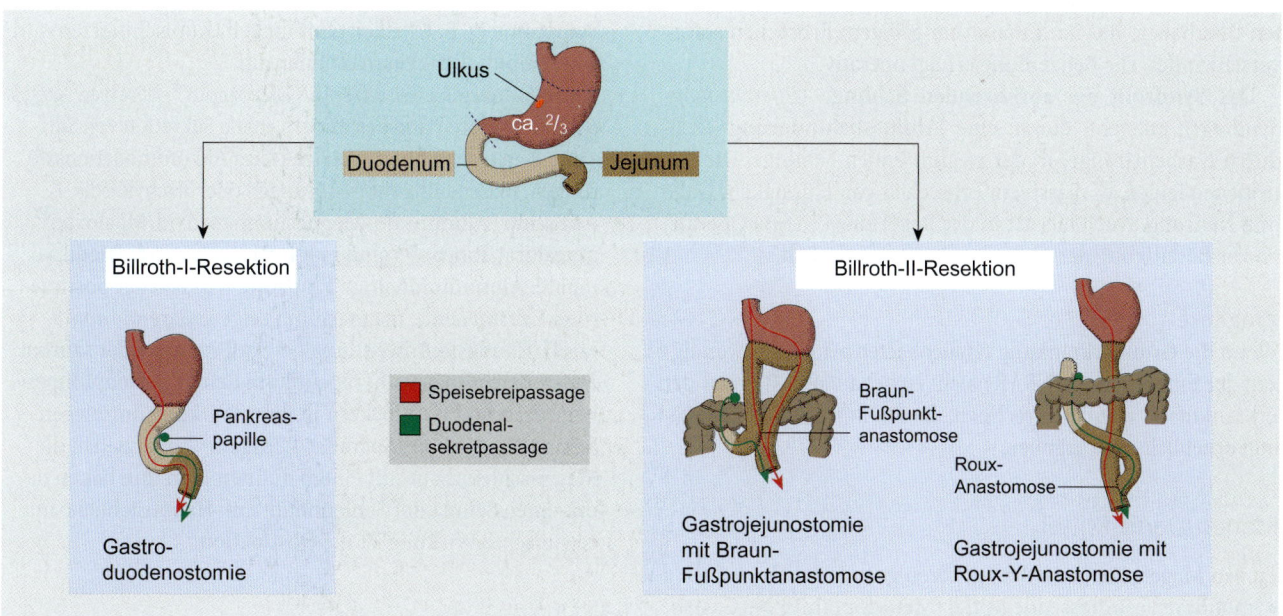

Abb. 2.321 Billroth-Operationen (Pankreaspapille: Einmündung von Gallen- und Pankreasgang in das Duodenum). [L190]

Jejunumschlinge (*Gastrojejunostomie*), kombinierbar mit Braun-Fußpunktanastomose oder Roux-Anastomose (> Definition, > Abb. 2.321).
- **Vagotomie** (*Selektive proximale Vagotomie, SPV*). Durchtrennung der zum Magenfundus und -korpus ziehenden Äste, des N. vagus mit Erhalt der zum Pylorus verlaufenden Äste, um Magenentleerungsstörungen zu vermeiden.

Zu den **Spätfolgen nach Magenoperationen** gehören:
- Dumping-Syndrom
- Syndrom der zuführenden Schlinge
- Syndrom der abführenden Schlinge

Dumping-Syndrom

DEFINITION
Dumping-Syndrom (engl. to dump = *hineinplumpsen*): Gastrointestinale Beschwerden, die mit Störungen der Kreislauffunktion oder der Regulation des Blutzuckers einhergehen und in Früh- bzw. Spätdumpingsyndrom zu unterscheiden sind.

Frühdumpingsyndrom
Das **Frühdumpingsyndrom** ist die Folge einer zu raschen Nahrungspassage (Sturzentleerung) in das Jejunum, wenn die Nahrung weitgehend aus leicht aufschließbaren Nährstoffen zusammengesetzt ist. **Osmotisch** bedingt (> 1.2.3) strömt Flüssigkeit aus den Blutgefäßen in das Darmlumen mit dem Ergebnis, dass es im Gefäßsystem zu einem Volumenmangel kommt.

Symptome: Ungefähr 20 Min. nach dem Essen treten Übelkeit und Erbrechen, Hitzegefühl, Schwitzen, Blutdruckabfall, Tachykardie, Kollapsneigung und Durchfall auf. Durch das Einhalten diätetischer Maßnahmen bessern sich die Beschwerden meistens.

Spätdumpingsyndrom
Ein **Spätdumpingsyndrom** (*alimentäre Hypoglykämie*) entsteht ebenfalls durch die zu rasche Nahrungspassage nach der Magenresektion. Im Vordergrund steht hier die **Hypoglykämie**, weil überschießend Insulin freigesetzt wird.

Symptome: Etwa 2 Std. nach der Nahrungsaufnahme bekommt der Erkrankte Heißhunger und leidet an einem Schwächegefühl mit Schweißausbruch bis hin zur hypoglykämischen Bewusstlosigkeit. Zwischenmahlzeiten und jederzeit verfügbarer Traubenzucker mildern die Beschwerden.

Syndrom der zu- und abführenden Schlinge
Beim **Syndrom der zuführenden Schlinge** (*Afferent-loop-Syndrom* > Abb. 2.322) sammeln sich aus unterschiedlichen Gründen Galle und Pankreassekret, manchmal auch Mageninhalt in der entsprechenden Darmschlinge. Durch den **gestauten Schlingeninhalt** entwickelt sich ein Druckgefühl im rech-

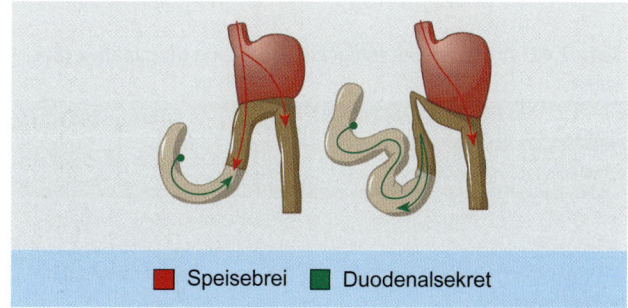

Abb. 2.322 Syndrom der zuführenden Schlinge. Links: Infolge einer technisch ungünstig angelegten Anastomose entleert sich Mageninhalt nicht nur in die abführende, sondern auch in die zuführende Jejunumschlinge. Rechts: Eine Stenose der zuführenden Jejunumschlinge im Bereich der Anastomose führt zur Ansammlung von Duodenalsekret. Dies kann durch Anlage einer Braun-Fußpunkt-Anastomose verhindert werden (> Abb. 2.321). [L138]

ten Oberbauch, das nach massivem galligem Erbrechen sofort verschwindet. Die Behandlung erfolgt operativ.

Das **Syndrom der abführenden Schlinge** (*Efferent-loop-Syndrom*) entsteht durch eine **Abflussbehinderung** (z. B. durch Narbenstränge) in der wegführenden Schlinge. Die Betroffenen leiden an massivem Erbrechen von Flüssigkeit, Galle und Nahrung. Auch hier ist in der Regel eine erneute Operation zur Beseitigung der Abflussstörung erforderlich.

Prognose
Wenn die Grunderkrankung (Helicobacter pylori, Notwendigkeit der Einnahme von NSAR) nicht zu behandeln ist, muss der Erkrankte mit Rezidiven rechnen, die ihn in seiner Lebensqualität erheblich einschränken.

Magen-Darm-Mittel

Zu den Magen-Darm-Mitteln gehören grundsätzlich:
- motilitätsbeeinflussende Mittel (Metoclopramid ➤ Gastritis)
- Acida (➤ Tab. 2.42)
- Digestiva (➤ Tab. 2.42)
- Karminativa (➤ Tab. 2.42)
- Ulkustherapeutika (➤ unten)

Ulkustherapeutika
Die Substanzen reduzieren entweder die Bildung, die Abgabe oder die Wirkung der Magensäure.
Folgende Medikamente zählen zu den Ulkustherapeutika:
- **Protonenpumpenhemmer** (Omeprazol/Antra®, Pantoprazol/Pantozol®) blockieren die Abgabe von Salzsäure durch Reaktionen mit dem Schlüsselenzym für die Protonensekretion (H^+-Abgabe) der Belegzellen. Unerwünschte Wirkungen sind gastrointestinale Symptome (Übelkeit), Kopfschmerzen, Müdigkeit.
- **H_2-Rezeptorenblocker** (Ranitidin/Zantic®, Famotidin/Pepdul®) hemmen die Histamwirkung, denn Histamin stimuliert die salzsäurebildenden Belegzellen. An unerwünschten Wirkungen treten allergische Reaktionen, gastrointestinale Symptome (z. B. Übelkeit), Müdigkeit, Kopfschmerzen und Überempfindlichkeitsreaktionen auf.
- **Anticholinergika** (Pirenzepin/Gastrozepin®) besetzen Acetylcholinrezeptoren und verhindern so die Sekretion von Salzsäure. Unerwünschte Wirkungen sind Akkommodationsstörungen, Blasenentleerungsstörungen oder Tachykardie.
- **Antazida** (Aluminium-Magnesiumhydroxid/Maaloxan®, Magaldrat/Riopan®) sind magensäurebindende Medikamente. Aluminiumhaltige Präparate wirken eher obstipierend (*verstopfend*), magnesiumhaltige laxierend (*abführend*). Häufigste Anwendung bei Sodbrennen oder saurem Aufstoßen; als Ulcustherapeutikum den Protonenpumpenhemmern und H_2-Blockern in ihrer Wirkung unterlegen.
- **Schutzfilmbildner** (Sucralfat/Ulcogant®) überziehen die Magenschleimhaut mit einem dünnen Film und bauen damit einen Schutz der Schleimhaut auf. Hauptsächliche unerwünschte Wirkung ist die Obstipation.

Magenkarzinom

> **DEFINITION**
>
> **Magenkarzinom** (*Magen-Ca, Magenkrebs*): Von der Magenschleimhaut ausgehender maligner Tumor, der vorzugsweise im höheren Lebensalter auftritt.

Krankheitsursachen
Häufige Risikofaktoren, die zur Entwicklung eines Magenkarzinoms führen:
- Nikotin- und Alkoholabusus
- häufiger Genuss von geräucherten Fleisch- und Wurstwaren, generelle Nitratbelastung der Nahrung
- chronische Gastritis Typ A und Typ B
- Zustand nach Magenresektion (als Magenstumpfkarzinom)
- familiäre Disposition

Stadien
Das **Frühkarzinom** beschränkt sich auf Mukosa und Submukosa, ein **fortgeschrittenes Karzinom** geht über die Submukosa hinaus. **Metastasen** siedeln sich in der Leber, der Lunge, im Knochen und im großen Netz (*Omentum majus*) an.

> Metastasen aus einem Magenkarzinom können mit dem Lymphfluss in den **Ductus thoracicus** (*Milchbrustgang*) gelangen. Im Bereich des linken Venenwinkels entwickeln sie sich in supraclavikulären Lymphknoten zu einer tastbaren Geschwulst (*Virchow-Lymphknoten*).

Symptome und Untersuchungsbefund
Die Betroffenen haben häufig über lange Zeit keine Beschwerden. Manchmal berichten sie über einen „empfindlichen" Magen. In späteren Stadien klagen die Erkrankten über ihre Gewichtsabnahme, Leistungsknick, Schmerzen und Übelkeit. Manchmal entwickelt sich eine Abneigung gegenüber Fleisch und Wurst. Chronische Blutverluste können eine Anämie (➤ 2.6.7) auslösen.

Tab. 2.42 Acida, appetitanregende Mittel und Karminativa (Beispiele).

Substanz	Besonderheiten
Digestiva (appetitanregende Mittel) und Acida (Magensäurebildner)	
• Kräuter (z. B. Schwedentrunk Elixier®) • Proteasen (z. B. Enzynorm®) • Pepsinwein	• Bitterstoffe in den „Verdauungsschnäpsen" wie Magenbitter usw. regen die Magensaftbildung ebenfalls an
Karminativa (Mittel gegen Blähungen)	
• Simeticon (z. B. Sab simplex®) • Kräuter (Carminativum Hetterich®)	• auch Küchenkräuter wie Kümmel, Fenchel, Ingwer, Koriander, Anis wirken gegen Blähungen

Eine Gastroskopie mit Biopsie zur histologischen Untersuchung sichert die Diagnose. Eine Sonografie des Abdomens, Röntgenuntersuchungen der Lunge, CT von Thorax und Bauchraum sowie die Knochenszintigrafie dienen der Suche nach Metastasen.

Behandlung

Die Behandlung des Magenkarzinoms erfolgt **operativ** mit Entfernung des Tumors; ggf. muss eine **Gastrektomie** (*Entfernung des gesamten Magens*) stattfinden. Das große Netz, Lymphknoten und die Milz werden ebenfalls entnommen. Ein Kardiakarzinom erfordert die Resektion des distalen Ösophagusabschnitts.

Nach der Entfernung des Magens wird die Magen-Darm-Passage hergestellt. ➤ Abb. 2.323 zeigt Operationstechniken ohne Bildung eines Ersatzmagens, in ➤ Abb. 2.324 sind Möglichkeiten dargestellt, wie ein Ersatzmagen aus Teilen des Jejunums geschaffen und mit dem Ösophagus verbunden werden kann. Den Ersatzspeicher bezeichnet man als **Pouch** (engl. = *Beutel*).

Das Downstaging durch eine **Radio-Chemo-Therapie** soll zunächst nicht operable Tumoren soweit reduzieren, dass eine Operation möglich wird. Voraussetzung ist, dass der Betroffene Chancen hat, den großen bauchchirurgischen Eingriff zu überleben. **Palliative Maßnahmen** bei stenosierendem Karzinom sind das Einlegen eines Stents, das Anlegen einer Ernährungsfistel und eine palliative Chemotherapie.

Prognose

Die Prognose ist nicht gut, wenn das Magenkarzinom erst im Spätstadium erkannt wird, weil dann häufig Nachbarorgane infiltriert sind und Fernmetastasen bestehen.

2.10.14 Leitsymptome bei Darmerkrankungen

Blähungen

> **DEFINITION**
>
> **Blähungen** (*Meteorismus*): Entstehen durch übermäßige Füllung von Magen und Darm mit Luft oder anderen Gasen.

Häufige Ursachen:
- Verzehr blähender Nahrungsmittel (z. B. Hülsenfrüchte, Zwiebeln, Kohl)
- Zufuhr kohlensäurehaltiger Getränke
- vermehrte Gasproduktion durch Darmbakterien
- Aerophagie (*Luftschlucken*)
- anderweitige Erkrankung, z. B. Leberzirrhose (➤ 2.10.17), Reizkolon (➤ 2.10.15) oder Divertikulitis (➤ 2.10.15)

Zunächst ist an eine Ernährungsumstellung zu denken. Kleine Bissen sowie langsames und gründliches Kauen verhindern ein übermäßiges Luftschlucken. Als Teeaufguss zubereitete Kräuter (z. B. Kümmel, Pfefferminz, Fenchel, Zimtnelke, Ingwer) lindern die Beschwerden. Nur in seltenen Fällen ist eine medikamentöse Therapie, z. B. mit Simeticon (Sab simplex®, Lefax®), erforderlich.

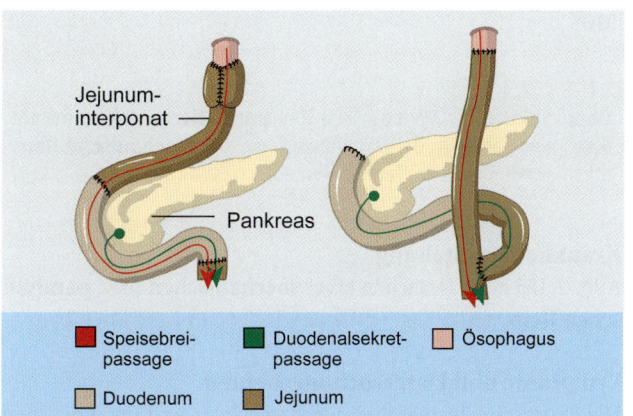

Abb. 2.323 OP-Techniken ohne Bildung eines Ersatzmagens: Jejunuminterponat (links) und Roux-Y-Ösophagojejunostomie. [L138]

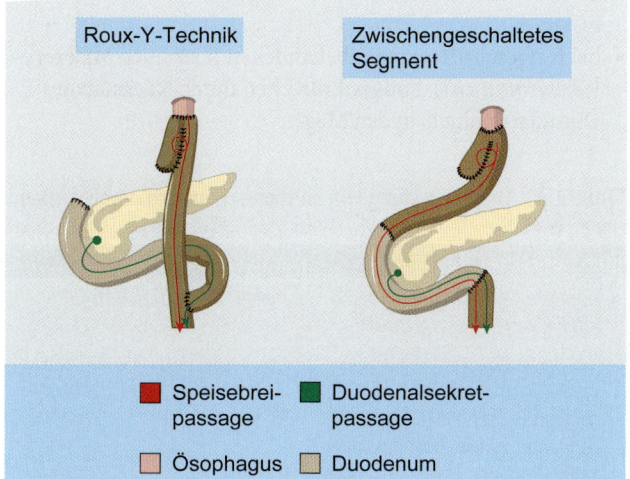

Abb. 2.324 OP-Techniken mit Bildung eines Ersatzmagens: Dünndarmersatzmagen mit der Roux-Y-Technik (links) und mit zwischengeschaltetem Jejunalsegment (rechts). [L138]

Malnutrition

> **DEFINITION**
>
> **Malnutrition**: Mangelernährung.
> **Malassimilation**: Verminderung der Nährstoffausnutzung; Oberbegriff von Malabsorption und Maldigestion.
> **Maldigestion**: Mangelnde Aufspaltung bzw. Andauung der zugeführten Nahrung durch Enzyme und Galle (z. B. durch fehlende Enzyme bei Erkrankungen der Bauchspeicheldrüse).
> **Malabsorption**: Störung des Resorptionsvorgangs vom Darmlumen in die Blut- und Lymphgefäße (z. B. bei Durchblutungsstörungen der Eingeweidearterien).

Malnutrition ist die häufigste Diagnose bei geriatrischen Pflegebedürftigen und tritt ungefähr bei der Hälfte der Bewohner in Altenpflegeeinrichtungen auf. [1]

Ursachen für eine Mangelernährung im Alter:
- **pathologische Gegebenheiten**, z. B. ungenügende zahnärztliche Versorgung, Schluckstörungen, Schmerzen, Demenz

- **soziale Faktoren** (Armut, Vereinsamung)
- **Postfallsyndrom** (> 1.4.1), wenn der alte Mensch seine Wohnung nicht mehr verlässt, um Einkäufe zu tätigen
- **Medikamentennebenwirkungen** (NSAR, Opioide, Digitalis, Diuretika)
- **Malassimilation** (> Kasten)

Obstipation

> **DEFINITION**
>
> **Obstipation** (*Stuhlverstopfung*): Verzögerte Darmentleerung, die sich durch geringe Stuhlfrequenz (alle 3–4 Tage) und harte Stuhlkonsistenz zeigt.

Obstipation ist ein Beschwerdebild, das mit steigendem Alter zunimmt und die Lebensqualität beeinträchtigt. Sie betrifft in Altenpflegeeinrichtungen ebenfalls etwa die Hälfte der Pflegebedürftigen. [1]

Gründe, die eine Obstipation auslösen:
- ballaststoffarme Kost (> 5.1.3)
- mangelnde körperliche Bewegung
- mangelnde Flüssigkeitsaufnahme
- Medikamente (Opioide, Sedativa, Diuretika, Laxantien)
- spezifische Ursachen in Altenpflegeeinrichtungen: Kostumstellung, ungewohnte Essenszeiten oder Scham, auf Hilfe bei der Ausscheidung angewiesen zu sein

Behandlung

Behandlungsgrundsätze einer chronischen Obstipation:
- regelmäßige Mobilisation bzw. körperliche Bewegung
- vollwertige Ernährung
- ausreichende Flüssigkeitsmenge (etwa 2 l)
- wenn die genannten Maßnahmen nicht greifen: Klistiere, Darmeinläufe bzw. -spülungen und ggf. die Verabreichung von Laxanzien

Laxanzien

> **DEFINITION**
>
> **Laxanzien** (*Abführmittel*): Medikamente zur Beschleunigung des Nahrungstransports im Darm und zur Darmentleerung.

Laxanzien sind indiziert, wenn während der Stuhlentleerung die Bauchpresse nicht eingesetzt werden soll, also z. B. nach einem Herzinfarkt oder Augenoperationen. Abführende Mittel finden ihre Anwendung auch zur Darmreinigung vor diagnostischen oder operativen Maßnahmen. Sie dürfen nicht bei unklaren Bauchschmerzen, Ileus (*Darmverschluss* > unten) oder akutem Abdomen gegeben werden. Laxanzien:
- **Füll- und Quellmittel** (z. B. Agar-Agar, Weizenkleie, Leinsamen) dehnen die Darmwand. Dies löst reflektorisch die Anregung der Darmperistaltik aus. Füll- und Quellmittel sollten immer mit reichlich Flüssigkeit eingenommen werden, da sie sonst einen mechanischen Ileus auslösen können.
- **Stuhlaufweichende Mittel** wirken durch den „Schmiereffekt"; Paraffinöl (z. B. Obstinol®) wird zur kurzfristigen Therapie einer Obstipation oral verabreicht, Glyzerinpräparate als Zäpfchen oder Klysma (z. B. Glycilax®) bei schmerzhafter Stuhlentleerung.
- **Osmotisch wirksame Mittel** (Laktulose/Bifiteral®) sind nicht resorbierbar, steigern daher die Darmperistaltik und wirken somit abführend.
- **Antiresorptiv wirkende Mittel**. **Anthrachinone** in Senna oder Aloe als Bestandteil etlicher Abführtees, **Bisacodyl** (z. B. Dulcolax®) und **Natriumpicosulfat** (z. B. Laxoberal®) hemmen die Resorption von Elektrolyten und Flüssigkeit. Die Vermehrung des Stuhlvolumens steigert die Darmperistaltik, die gleichzeitige Verminderung der Stuhlkonsistenz erleichtert die Defäkation (*Stuhlentleerung*).

> **SURFTIPP**
>
> Deutsche Gesellschaft für Verdauungs- und Stoffwechselerkrankungen: www.dgvs.de

Ileus

> **DEFINITION**
>
> **Ileus**: Störung der Darmpassage. Der **paralytische Ileus** entsteht durch eine Lähmung der Darmmuskulatur, der **mechanische Ileus** durch ein Hindernis im Darmlumen.

Krankheitsentstehung

Abb. 2.325 zeigt Ursachen eines **mechanischen** bzw. **paralytischen Ileus**.

Symptome und Untersuchungsbefund

Die Unterschiede zwischen mechanischem und paralytischem Ileus sind aus > Tab. 2.43 zu ersehen. **Gemeinsame Symptome** und **Untersuchungsbefunde** beider Ileusformen:
- Übelkeit und Erbrechen mit Flüssigkeits- und Elektrolytverlusten
- bei fortgeschrittenem, unbehandelten Ileus auch **Miserere** („*erbarme dich*"): kotiges Erbrechen durch Rückstau des Dünndarminhalts in den Magen

Tab. 2.43 Unterscheidung von mechanischem und paralytischem Ileus. [A400]

mechanischer Ileus	paralytischer Ileus
• krampfartige Schmerzen durch starke Peristaltik	• meist nur Druckgefühl
• bei Auskultation Stenoseperistaltik (Darmmuskulatur kämpft gegen die Stenose an): metallische, spritzende, hochgestellte oder klingende Darmgeräusche • nach Std.–Tagen Fehlen von Darmgeräuschen durch Ermüdung der Darmmuskulatur	• bei Auskultation Fehlen von -Darmgeräuschen („*Totenstille*")

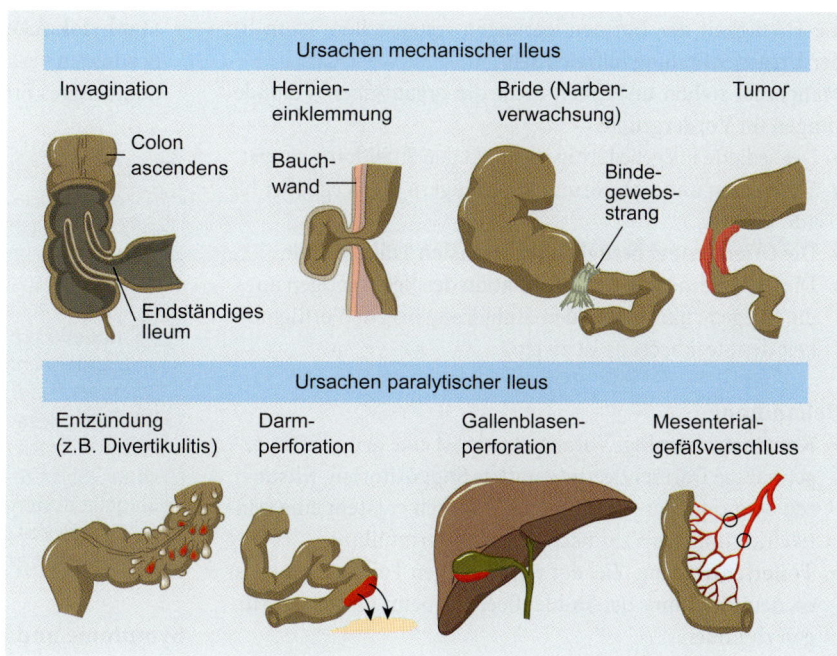

Abb. 2.325 Häufige Ursachen des paralytischen und des mechanischen Ileus. [L138]

- aufgetriebenes Abdomen
- Stuhl- und Windverhalt

Komplikationen
- Volumenmangelschock aufgrund der fehlenden Rückresorption von Verdauungssäften
- Durchwanderungsperitonitis, hervorgerufen durch den Entzündungsprozess im betroffenen Darmabschnitt

Behandlung
Der **paralytische Ileus** wird in der Regel **konservativ** behandelt: Nahrungskarenz, Legen einer Magen- oder Duodenalsonde mit Absaugen des gestauten Sekrets, Anregung der Peristaltik durch Cholinergika (*Parasympathikomimetika*), abführende Maßnahmen, Korrektur des Flüssigkeits- und Elektrolythaushalts durch Volumensubstitution und evtl. Antibiotikagabe. Die Therapie eines **mechanischen Ileus** erfolgt operativ.

Prognose
Sie ist im Wesentlichen von der Ursache des Ileus und dem Zeitpunkt der Diagnosestellung abhängig.

Diarrhö

DEFINITION
Diarrhö (*Durchfall*): Mehr als drei ungeformte, dünnflüssige Stühle täglich. Je nach zeitlichem Verlauf Unterscheidung zwischen akuter und chronischer (länger als einen Monat anhaltender) Diarrhö.

Ursachen einer **Diarrhö**:
- bakterielle oder virale Magen-Darm-Infektionen
- Einnahme von Arzneimitteln mit abführender Wirkung (z. B. Abführmittel, Antibiotika)
- psychische Einflüsse (Angst, Aufregung)
- entzündliche Darmerkrankungen (Morbus Crohn und Colitis ulcerosa)
- Polypen und Karzinome

Begleitsymptome der Diarrhö sind häufig krampfartige Bauchschmerzen, Elektrolytverlust, körperliche Schwäche, Appetitlosigkeit und evtl. Fieber. Bei Durchfällen besteht (wie bei massivem Erbrechen) generell die Gefahr, dass der alte Mensch schnell in eine Exsikkose gerät, die tödlich verlaufen kann.

Stuhlinkontinenz

DEFINITION
Stuhlinkontinenz: Unvermögen, die Stuhlausscheidung zu kontrollieren.

Krankheitsursachen
Medizinische Ursachen einer Stuhlinkontinenz im Alter:
- Sphinkterschwäche
- Hämorrhoiden
- Polyneuropathie bei Diabetes mellitus
- Zustand nach gynäkologischen oder anorektalen Operationen
- Demenz
- Immobilität

Schweregrade der Stuhlinkontinenz: [2]
- Grad I – unkontrollierter Abgang von Winden (*Flatulenz*)
- Grad II – unkontrollierter Abgang von flüssig-breiigem Stuhl
- Grad III – unkontrollierter Abgang von festem Stuhl

Pflegefachkräfte sollten versuchen, die Gründe der Inkontinenz in Erfahrung bringen. Ein Defäkationsprotokoll, um z. B.

die Häufigkeit der Darmentleerungen festzustellen, kann bei der Ursachenfindung hilfreich sein.

Manchmal stehen ursächlich nicht die organischen Veränderungen im Vordergrund:
- Der sedierte Pflegebedürftige bemerkt den Stuhldrang zu spät.
- Schmerzen und Gehstörungen verlängern die Wegdauer bis zur Toilette.
- Die Orientierung bezüglich der nächsten Toilette fehlt.
- Die Zeitspanne von der Information des Bettlägerigen an die Pflegefachkraft über den Stuhldrang bis zur Verfügbarkeit des Steckbeckens ist zu lang.

Behandlung
- **Kontinenztraining**. Voraussetzung ist eine gründliche, regelmäßige Darmentleerung mittels Suppositorien, Klistieren oder digitaler Ausräumung. Dadurch entsteht eine relative Kontinenz bis zur nächsten Mastdarmfüllung.
- **Toilettentraining**. Ziel der regelmäßigen Toilettengänge ist es, den Rhythmus der Stuhlentleerung beim Pflegebedürftigen zu finden.
- **Beckenbodentraining**. Stärkt die Muskulatur bei Beckenbodenschwäche.

2.10.15 Erkrankungen des Darms

Infektiöse Gastroenteritis

> **DEFINITION**
> **Infektiöse Gastroenteritis**: Ansteckende Durchfallerkrankung, verursacht durch eine Vielzahl von Mikroben (➤ 4.1.3).

Krankheitsentstehung
Eine **Gastroenteritis** ist eine der häufigsten Infektionen bei Pflegebedürftigen. Von den vielen Mikroorganismen, die eine Durchfallerkrankung auslösen, sollen beispielhaft einige Bakterien, deren Übertragungsweg und Krankheitssymptome genannt werden:
- **Salmonella enteritidis**. Die Nichtbeachtung der Hygiene, sei es bei der Massenverarbeitung von Geflügel, im Verkauf oder in der Küche, kann zu einer raschen Vermehrung von **Salmonella enteritidis** führen. Eine Salmonellose mit einer Inkubationszeit von wenigen Std. bis zu einem Tag geht mit massiven Brechdurchfällen, verbunden mit Fieber und Kopfschmerzen einher.
- Manche **Escherichia coli-Stämme** (➤ 4.1.3) lösen durch ihre toxischen Stoffwechselprodukte Durchfallerkrankungen aus. Hierzu gehört der **EHEC** (*enterohämorrhagischer E. coli*), der in Oberflächengewässern (z. B. Flüssen, Seen), aber auch in kontaminierten Tierprodukten oder verunreinigtem Gemüse und Obst vorkommen kann. Folgen sind massives Erbrechen verbunden mit erheblichen Durchfällen; Komplikation ist das hämloytisch-urämische Syndrom (*HUS* ➤ 2.6.8).
- **Staphylokokken** in erregerhaltigen Milch-, Ei- und Fleischprodukten verursachen durch ihre Toxine nach wenigen Std. heftiges Erbrechen und Durchfälle.

> Die klassischen Darmerkrankungen **Typhus**, **Cholera** und **Ruhr** waren früher als Seuchen gefürchtet. Sie sind aber noch immer aktuell, da der überwiegende Teil der Menschheit nicht über sauberes Trinkwasser verfügt. In den Flüchtlingslagern und an den zahlreichen Kriegsschauplätzen treten diese Durchfallerkrankungen weltweit auf und führen zu zahlreichen Todesopfern.
> - **Salmonella typhi**. Die Erkrankung an Typhus mit einem treppenartig ansteigenden Fieber löst eine Bradykardie, **erbsbreiartige** Stühle sowie Darmperforation und Meningitis aus.
> - **Vibrio cholerae**. Während einer schweren Choleraerkrankung kommt es durch massive Brechdurchfälle mit **reiswasserähnlichen** Stühlen zu einer rasch verlaufenden, tödlichen Exsikkose.
> - **Shigella dysenteriae**. Die Shigellose (*Dysenterie, Bakterienruhr*) geht mit Fieber, Koliken, **blutig-schleimigen** Durchfällen und häufigem Erbrechen einher. Der Grad der Exsikkose bestimmt die Prognose.

Symptome und Befund
Leitsymptome fast aller infektiösen Durchfallerkrankungen sind Übelkeit, Erbrechen, Bauchschmerzen, Diarrhö und Fieber. **Komplikationen** (z. B. Sepsis, Meningitis, Knochen- oder Gelenkbeteiligung) treten je nach Erreger in unterschiedlicher Häufung, vor allem bei Säuglingen sowie alten oder abwehrgeschwächten Menschen auf.

Der **Erregernachweis** gelingt bei bakteriellen Infektionen, z. B. im Stuhl, Erbrochenen oder in Nahrungsmittelresten. Bei einer Erkrankung an Typhus ist während der 1.–2. Krankheitswoche auch der Nachweis im Blut möglich.

Proben sind prinzipiell so rasch wie möglich ins Labor zu bringen, da einige Erreger auf Umwelteinflüsse (Austrocknen, Kälte) sehr empfindlich reagieren.

> Händewaschen, vor allem nach jedem Toilettengang und vor dem Kontakt mit Lebensmitteln, sollte für jeden Menschen eine Selbstverständlichkeit sein.

Behandlung
Der Umgang mit dem Erkrankten erfolgt nach den Hygienerichtlinien der Altenpflegeeinrichtung und den Vorgaben des Gesundheitsamtes. Die Behandlung besteht vor allem im oralen oder intravenösen Flüssigkeits- und Elektrolytersatz. Bei schwerer Enteritis erfolgt zusätzlich eine Antibiotikatherapie, wenn es sich um bakterielle Erreger handelt.

> Weitere Ursachen von Durchfällen bei alten Menschen:
> - unerwünschte Wirkungen verordneter Medikamente
> - Nahrungsmittelunverträglichkeiten
> - Diabetes mellitus mit veränderter Darmflora
> - Polyneuropathie (die auch das intramurale Nervengeflecht des Darms erfassen kann)

Pflege

Folgende Punkte sind zu beachten:
- Die Durchfälle schwächen die Erkrankten, daher besteht beim Aufstehen Kollaps- und Sturzgefahr.
- Da der Stuhlgang oft sehr plötzlich einsetzt, benötigt der Betroffene einen Toilettenstuhl neben dem Bett.
- Bei möglichem Kontakt mit erregerhaltigem Material sind Schutzkittel und Handschuhe zu tragen.
- Häufige Stuhlentleerungen reizen die Analregion. Vorbeugend wirken weiches Toilettenpapier oder feuchte Reinigungstücher. Zur Hautpflege kann eine panthenolhaltige Salbe (z. B. Bepanthen®) auf die Analregion aufgetragen werden.
- Bei leichten Krankheitsverläufen ballaststoff**arme** Kost bevorzugen.
- Schwere Krankheitsverläufe erfordern eine Infusionstherapie.
- Wenn krampfartige Schmerzen auftreten, lindern feuchtwarme Bauchwickel die Beschwerden.

Information des Erkrankten

Prophylaktische Maßnahmen, insbesondere zur Verhütung von Salmonelleninfektionen, sind:
- kontinuierliches Kühlen mutmaßlich erregerhaltiger Nahrungsmittel (Lagerung von Eiern und Hackfleisch im Kühlschrank)
- sorgfältige Küchenhygiene, z. B. sofortiges heißes Spülen von Messern, mit denen Geflügel zerteilt wurde, um eine Salmonellenverschleppung zu vermeiden
- gründliches Erhitzen von Nahrungsmitteln (Hackfleisch, Hähnchen), die erfahrungsgemäß häufiger kontaminiert sind
- Verzicht auf den Genuss von Rohei und Roheiprodukten

Prognose

Ältere Menschen und Abwehrgeschwächte sind durch Exsikkose gefährdet. Eine durchgemachte Erkrankung hinterlässt meist **keine** Immunität.

Antidiarrhoika

DEFINITION
Antidiarrhoika: Medikamente gegen Durchfallerkrankungen.

Zur Gruppe der **Antidiarrhoika** gehören:
- **Absorbenzien** wie Aktivkohle (Kohlecompretten®) die Flüssigkeiten binden. In hoher Dosierung besteht die Gefahr des mechanischen Ileus.
- **Gerbstoffe** (z. B. Tannacomp®). Hemmen durch eine adstringierende (*zusammenziehende*) Wirkung auf die Darmschleimhaut deren Sekretion. Unerwünschte Wirkungen sind Überempfindlichkeitsreaktionen.
- **Opiumabkömmlinge** (Loperamid/Imodium®). Wirken durch die Erregung von Morphinrezeptoren im Darm obstipierend. Unerwünschte Wirkungen sind z. B. Übelkeit, Somnolenz, Schwindel.
- **Trockenhefe** (Saccharomyces boulardii/Perenterol®). Bindet sich an pathogene Bakterien und hemmt deren Wachstum. Unerwünschte Wirkungen sind allergische Reaktionen und Blähungen.

Chronisch entzündliche Darmerkrankungen

Chronisch entzündliche Darmerkrankungen treten entweder in jungen Jahren oder ab dem 5. Lebensjahrzehnt auf.

Morbus Crohn

DEFINITION
Morbus Crohn (*Enteritis regionalis*): Segmental auftretende Entzündung, die **alle Wandschichten** des Darms einbezieht und schubweise verläuft.

Krankheitsentstehung
Der **Morbus Crohn** wird möglicherweise aufgrund einer genetischen Disposition mit Veränderungen auf dem Chromosom Nr. 16 in Zusammenhang mit einer noch unbekannten Virusinfektion ausgelöst. Generell kann der Entzündungsprozess an jeder Stelle des Verdauungssystems vom Mund bis zum After auftreten. Die häufigste Lokalisation ist jedoch das **terminale Ileum** mit dem angrenzenden Kolon.

Symptome und Untersuchungsbefund
- wässrige Durchfälle, die selten blutig sind
- Flatulenz (*Abgang von Darmgasen*)
- kolikartige Schmerzen im Unterbauch (wobei ältere Erkrankte seltener über Bauchschmerzen und Krämpfe klagen)
- Veränderung der Dünndarmschleimhaut mit dem Verlust der Zotten
- Malabsorption mit Gewichtsverlust
- subfebrile Temperaturen
- extraintestinale Manifestationen: Haut (Aphthenbildung), Augen (Uveitis, Iritis), Gelenke (Spondylitis, Arthritis)

Zur Diagnostik gehören: Anamnese und körperliche Untersuchung, Ileokoloskopie mit der Entnahme von Gewebeproben und bildgebende Verfahren (Sonografie, Röntgen, MRT). Das Labor zeigt eine Erhöhung der Entzündungsparameter (CRP, Leukozyten, BSG). Häufig besteht eine Anämie aufgrund des Vitamin B_{12}-Mangels, da Vitamin B_{12} im distalen (*terminalen*) Ileum resorbiert wird.

Komplikationen
Komplikationen (> Abb. 2.326) sind v. a. **Fistel**bildungen (zur Blase, Vagina, Uterus, Haut, perianal, anorektal). Da alle Schichten der Darmwand von dieser Entzündung betroffen sind, können **Darmperforationen** und **Blutungen** auftreten. Andrerseits resultiert aus diesem Entzündungsprozess eine reaktive Verdickung der Darmwand mit Stenosenbildung und Verwachsungen.

Analfisteln können das Erstsymptom eines Morbus Crohn sein.

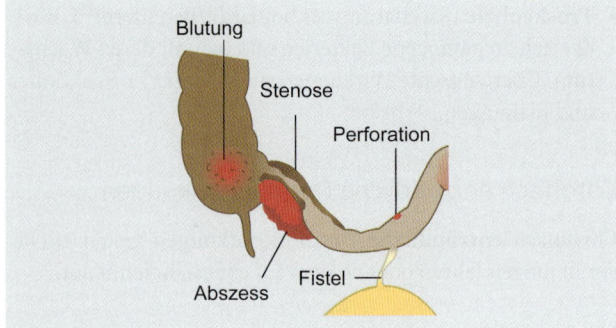

Abb. 2.326 Komplikationen des M. Crohn. [L138]

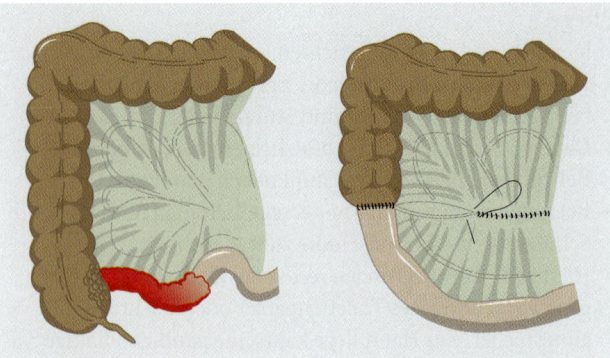

Abb. 2.327 Ileozäkalresektion mit anschließender Ileoaszendostomie (Verbindung zwischen Ileumrest und Colon ascendens). [L138]

Behandlung

Konservative Therapie:
- Ernährungsberatung, Diät bei Nahrungsunverträglichkeiten
- Nikotinkarenz
- Substitution von fehlenden Nahrungsbestandteilen aufgrund der Malabsorption (Eiweiße, Elektrolyte, fettlösliche Vitamine); im akuten Schub parenterale Ernährung oder Astronautenkost
- medikamentöse Behandlung je nach Verlauf mit Glukokortikoiden, Mesalazin, Immunsuppressiva, Zytostatika und Biologica (TNF-Antikörper). Bei Fistelbildung Antibiotika

Ziel der medikamentösen Therapie ist die unspezifische Hemmung der Entzündungsreaktion:
- **Glukokortikoide**. Unterdrücken den Entzündungsprozess in der Akutphase.
- **Mesalazin** (z. B. Salofalk®). Intestinaler Entzündungshemmer als Alternative zu Glukokortikoiden (aber weniger wirksam) und zur Remissionserhaltung. Unerwünschte Wirkungen sind Übelkeit und Erbrechen, Juckreiz und Exantheme.
- **Immunsuppressiva** (Azathioprin, z. B. Imurek®). Verabreichung bei hochakuten Fällen und zur Remissionserhaltung. Unerwünschte Wirkungen sind z. B. Pankreatitis und Knochenmarkdepression.
- **Zytostatika**. Methotrexat (MTX® > 1.4.5) bei Rezidiven und zur Remissionserhaltung.
- **TNF-Antikörper** Infliximab (Remicade®). Verordnung in hochakuten Fällen aber auch zur Remissionserhaltung (Remission = *Zurückgehen der Symptomatik*).

Chirurgische Maßnahmen sind bei Komplikationen (> Abb. 2.326) angezeigt. Aufgrund der bevorzugt befallenen Region handelt es sich meist um eine **Ileozäkalresektion** (> Abb. 2.327).

Kurzdarmsyndrom

Ausgedehnte Dünndarmresektionen schränken die Resorptionsfläche erheblich ein und lösen eine Malabsorption aus. Zeichen sind:

- Diarrhö aufgrund der mangelnden Wasserresorption
- Steatorrhö (*Fettdurchfall*) mit Butterstuhl/Salbenstuhl, bedingt durch die gestörte Gallensäurenresorption im distalen Ileum
- Elektrolytstörungen
- erhöhtes Risiko für Nierensteine und Gallensteine (durch Elektrolytverschiebungen)
- Vitaminmangel (z. B. megaloblastische Anämie durch Mangel an Vitamin B_{12})

Information des Erkrankten

Vielen Betroffenen hilft der Kontakt zu Selbsthilfegruppen. Falls ein Kurzdarmsyndrom mit dem erhöhten Risiko für Nierensteine besteht, sollten die Erkrankten oxalsäurereiche Lebensmittel (v. a. Rhabarber, Spinat) nur in kleinen Portionen essen oder ganz darauf verzichten.

Prognose

Der Morbus Crohn zeigt über Jahrzehnte hinweg eine hohe Rezidivneigung.

> **SURFTIPP**
> Deutsche Morbus Crohn/Colitis ulcerosa Vereinigung DCCV e. V.: www.dccv.de

Colitis ulcerosa

> **DEFINITION**
> **Colitis ulcerosa**: Chronische, in Schüben verlaufende Entzündung der **Dickdarmschleimhaut** mit kontinuierlicher Ausbreitung.

Krankheitsentstehung

Die Ursache einer **Colitis ulcerosa** ist unklar, psychosomatische Zusammenhänge werden diskutiert. Der Entzündungsprozess ist auf die **Mukosa** und **Submukosa** begrenzt. Er befällt das Rektum, schreitet in Richtung Dünndarm fort und führt zu Schleimhautulzerationen und Abszessen (> Abb. 2.328).

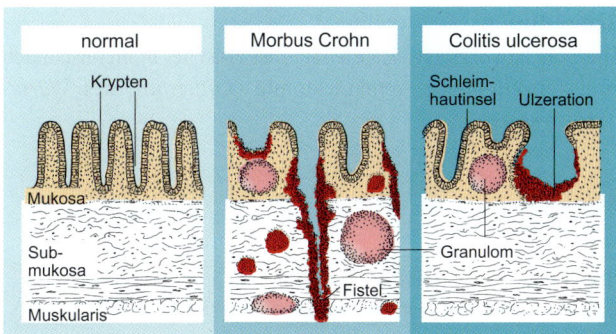

Abb. 2.328 Morbus Crohn und Colitis ulcerosa im Vergleich. Während die Ulzerationen bei der Colitis ulcerosa auf Mukosa und Submukosa begrenzt sind, ergreifen sie bei Morbus Crohn alle Wandschichten und führen häufig zur Fistelbildung. [L190]

Symptome und Untersuchungsbefund
- blutig-schleimige Durchfälle mit bis zu 15 Stuhlentleerungen pro Tag
- Tenesmen (*krampfartige Schmerzen bei der Stuhlentleerung*)
- Gewichtsverlust
- extraintestinale Manifestationen (vergleichbar mit Morbus Crohn)

Am häufigsten ist ein chronisch-rezidivierender Verlauf mit beschwerdefreien Zeitintervallen, wobei die Schübe bei älteren Menschen schwerer verlaufen und die Remissionsdauer kürzer ist. Zur Diagnostik gehören Laborbefunde (Nachweis erhöhter Entzündungsparameter und von Auto-Antikörpern), Sonografie und eine Ileokoloskopie mit Gewebeentnahmen. In der Doppelkontrastuntersuchung des Kolons ist das Fehlen der Haustren zu beobachten, der betroffene Bezirk erinnert an einen Fahrradschlauch („Fahrradschlauchaspekt").

Komplikationen
- erhebliche Blutungen
- toxisches Megakolon
- kolorektales Karzinom

Das **toxische Megakolon**, eine massive Erweiterung des Darmlumens (durch Schädigung der autonomen Nervengeflechte in der Darmwand) mit hohem Fieber, stellt wegen der Perforations- und Peritonitisgefahr eine absolute Operationsindikation dar.

Behandlung
Die Therapie erfolgt ähnlich wie beim Morbus Crohn mit Diät bzw. Ernährungsumstellung, Substitution von Nahrungsbestandteilen und Medikamentengabe (Mesalazin, Glukokortikoide, Immunsuppressiva, Infliximab). Getrocknete Bakterienkulturen (Mutaflor®) zur Unterstützung der Darmflora scheinen einen stabilisierenden Einfluss in der Remissionsphase zu haben.

Bei **akuter Operationsindikation** aufgrund eines toxischen Megakolons, bei Perforation oder schwerer Blutung, erfolgt zunächst eine subtotale Kolektomie mit endständigem Ileostoma. Da in der akuten Phase mit einer hohen Letalität zu rechnen ist, wird erst später, in einer zweiten Operation, der ileoanale Pouch angelegt. Bei **geplanter Operation**, z. B. aufgrund schwerer rezidivierender Schübe, ist eine Proktokolektomie (*Entfernung von Kolon und Rektum*) angezeigt. Die Wiederherstellung der Kontinuität erfolgt ebenfalls durch einen ileoanalen Pouch (*Beutel*), der die Funktion der Rektumampulle übernimmt (> Abb. 2.329).

Prognose
Die Colitis ulcerosa ist durch eine Proktokolektomie heilbar. [5]

Appendizitis

> **DEFINITION**
>
> **Akute Appendizitis** (*Wurmfortsatzentzündung*, umgangssprachlich auch Blinddarmentzündung): Akute, meist bakterielle Entzündung des am Blinddarm hängenden Wurmfortsatzes (*Appendix vermiformis* > 2.10.9). Sie betrifft zwar vornehmlich Kinder und jüngere Erwachsene, kann aber auch im hohen Alter auftreten (*Altersappendizitis*).

Krankheitsentstehung
Ursache der akuten **Appendizitis** ist meist ein Verschluss des Appendixlumens, z. B. durch Kot. Der gestaute Darminhalt schädigt durch Druck die Appendixwand und bildet einen optimalen Nährboden für die Darmbakterien.

Symptome und Untersuchungsbefund
- plötzlicher Beginn mit zunächst ziehenden, oft kolikartigen Schmerzen in der Nabelgegend oder im Epigastrium („*Magengrube*")
- nach einigen Std. Schmerzverlagerung in den rechten Unterbauch

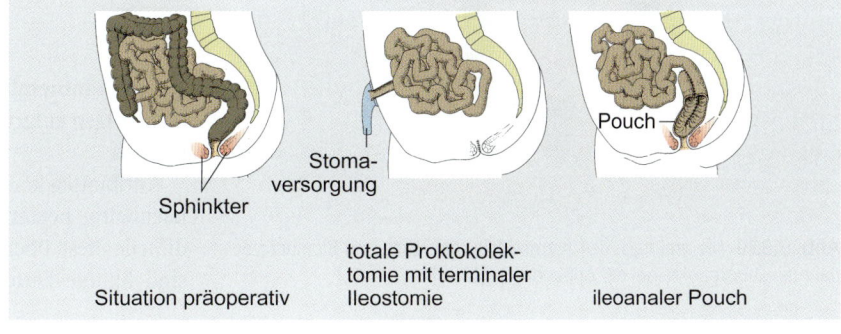

Abb. 2.329 Chirurgische Therapieverfahren bei Colitis ulcerosa. [L190]

- Dauerschmerz mit Verstärkung beim Gehen und Schmerzlinderung bei Beugen des rechten Beines
- Appetitlosigkeit, weißlich belegte Zunge, Übelkeit, Brechreiz, Blähungen und Obstipation
- erhöhte Temperatur (bis ca. 39 °C)

Bei der **Altersappendizitis** haben die Pflegebedürftigen oft nur geringe Beschwerden, weil ihre körperlichen Reaktionen auf die Entzündungsprozesse reduziert sind. Daher ist eine Appendizitis bei alten Menschen besonders gefährlich.

Typische schmerzhafte Punkte und Zeichen weisen bei der körperlichen Untersuchung auf eine Appendizitis hin (> Abb. 2.330):
- **McBurney-Punkt.** Entspricht der Übergangsstelle zwischen Appendix und Zäkum und liegt etwa in der Mitte zwischen dem rechten Darmbeinstachel und dem Nabel.
- **Lanz-Punkt.** Schmerzhafter Druckpunkt im Bereich des rechten Drittels einer Verbindungslinie zwischen den Darmbeinstacheln; hier befindet sich meist die Spitze der Appendix.
- **Blumberg-Zeichen.** Schmerzen im rechten Unterbauch bei plötzlichem Loslassen der eingedrückten Bauchwand auf der linken Seite (*Loslassschmerz*). Tritt bei peritonealer Reizung auf.

Sonografisch ist eine verdickte Appendix nachweisbar. Die laborchemischen Entzündungsparameter (Leukozyten, CRP, BSG) und die lokalen Entzündungssymptome können bei alten Menschen oft sehr vage bleiben, auch wenn die Entzündung bereits zu einem perityphlitischen Abszess geführt hat.

Komplikationen
Obwohl eine Appendizitis auch ausheilen kann, ist in den meisten Fällen mit Komplikationen zu rechnen, wenn keine operative Appendektomie erfolgt. Hauptkomplikation der Appendizitis ist die **Perforation**. Bei der **offenen Perforation** fließt eitriges Sekret in die freie Bauchhöhle und führt zu einer lebensbedrohlichen diffusen Peritonitis (*Bauchfellentzündung*). Die **gedeckte Perforation** löst eine begrenzte lokale Peritonitis (*perityphlitischer Abszess*) aus.

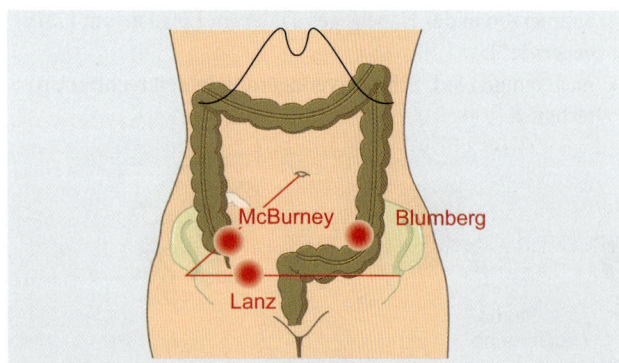

Abb. 2.330 Die drei nach den Ärzten McBurney, Lanz und Blumberg benannten Druckpunkte bei der Appendizitis. [L138]

Behandlung
Therapie ist vorzugsweise die laparoskopische, manchmal auch eine konventionelle Appendektomie (*Entfernung des Wurmfortsatzes*).

Reizkolon

> **DEFINITION**
> **Reizkolon** (*Colon irritabile, spastisches Kolon*): Funktionelle Darmstörung (funktionell = *keine fassbare organische Ursache*).

Ursachen eines **Reizkolons** sind Belastungsfaktoren psychischer Art. Typische Beschwerden:
- Bauchschmerzen (krampfartig, brennend oder stechend)
- Druckgefühl, meist im Unterbauch
- Völlegefühl, Blähungen mit hörbaren Darmgeräuschen
- in der Regel kein Gewichtsverlust

Die **Behandlung** reicht von individuellen diätetischen Maßnahmen (Fencheltee, Kümmelpräparate bei Blähungen, Wärmeanwendungen bei Schmerzen) bis hin zur Empfehlung einer Psychotherapie.

Ischämische Kolitis

> **DEFINITION**
> **Ischämische Kolitis**: Segmentale Dickdarmentzündung, die aufgrund einer verminderten Durchblutungssituation im Kolon auftritt.

Arteriosklerotische Veränderungen in den Gefäßarkaden der A. mesenterica superior bzw. der A. mesenterica inferior lösen Ischämien der betroffenen Darmschleimhaut aus.

Die **ischämische Kolitis** führt zu akuten, kolikartigen Bauchschmerzen im Unterbauch. Stunden später treten Durchfälle mit und ohne Blutbeimengungen auf. Kontrastmitteldarstellungen der Abdominalgefäße sichern die Diagnose. Eine Therapie erfolgt je nach Schwere der Erkrankung, z. B. mit parenteraler Ernährung, Flüssigkeits- und Elektrolytersatz.

Pseudomembranöse Kolitis

> **DEFINITION**
> **Pseudomembranöse Kolitis**: Dickdarmentzündung nach Antibiotikagabe.

Die **pseudomembranöse Kolitis** tritt vornehmlich bei Pflegebedürftigen aufgrund der häufigen Verordnungen von Antibiotika auf.

Antibiotika können die Zusammensetzung der Darmflora so nachhaltig beeinträchtigen, dass das Bakterium Clostridium difficile diese überwuchert und eine Kolitis auslöst. Symptome sind blutige Durchfälle, heftige Bauchschmerzen und hohes

Fieber. Therapeutisch wird Vancomycin oder Metronidazol (Clont®) verordnet.

Divertikel und Divertikulitis

> **DEFINITION**
> **(Dickdarm-)Divertikulose**: Zahlreiche Ausstülpungen der Darmschleimhaut durch die Gefäßlücken der Darmwand, vor allem im Sigma auftretend.
> **Divertikulitis**: Entzündung der Divertikelwand.

Krankheitsentstehung

Bei chronischer Obstipation ist eine erhöhte Bauchpresse erforderlich. Jahrelanger unphysiologisch hoher abdomineller Druck während der Bauchpresse führt zu Ausstülpungen der Mukosa und Submukosa (*falsche Divertikel*) durch winzige Schwachstellen in der Darmwand, die durch den Eintritt kleiner Gefäße zur Versorgung der Wandschichten entstehen (➤ Abb. 2.331). Ursache einer **Divertikulitis** ist häufig ein Stuhlstau, der zu Reizungen der Divertikelwände führt.

Symptome und Untersuchungsbefund

Die **Divertikulose** bleibt in der Regel symptomlos. Bei einer **Sigmadivertikulitis** klagen die Betroffenen über:
- krampfartige Schmerzen im linken Unterbauch, die oft nach dem Essen zu- und nach erfolgter Defäkation abnehmen
- Stuhlunregelmäßigkeiten (Verstopfungen, Durchfälle)
- Meteorismus (*Blähungen*)
- Blut- und Schleimbeimengungen im Stuhl

Divertikel sind durch einen retrograden Kolonkontrastmitteleinlauf, sonografisch und durch die CT gut darstellbar.

Komplikationen der Divertikulitis

Da es sich um falsche Divertikel (➤ Abb. 2.331) handelt, sind die Divertikel weniger widerstandsfähig als die intakte Dickdarmwand. Daher ist mit Perforationen und Blutungen zu rechnen.

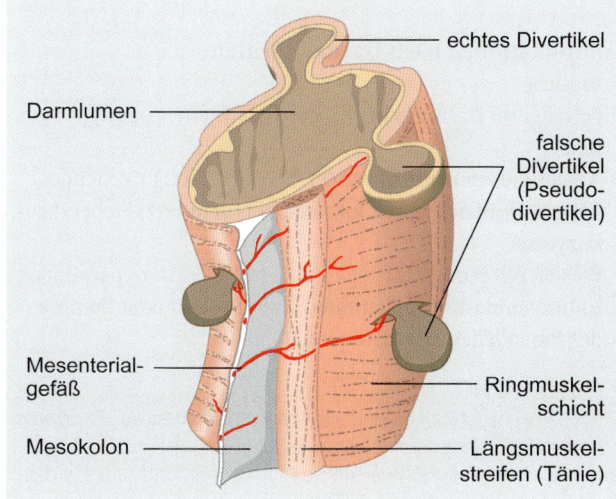

Abb. 2.331 Echte und falsche Kolondivertikel. [L190]

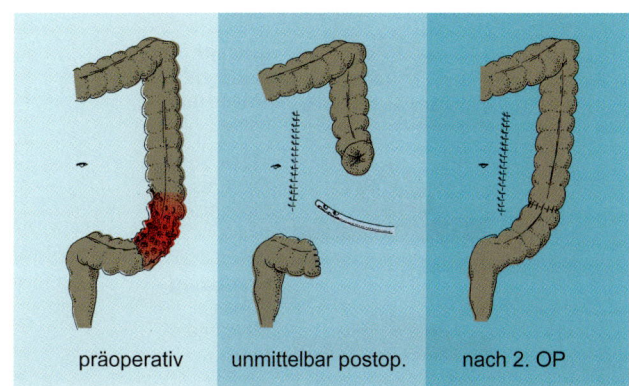

Abb. 2.332 Diskontinuitätsresektion nach Hartmann. Der erkrankte Darmabschnitt wird entfernt und eine Kolostomie (Stoma = *künstlicher Darmausgang*) angelegt, das Rektosigmoid wird blind verschlossen (Mitte). Meist kann das Stoma nach einigen Monaten zurückverlagert und so die Kontinuität des Darmes hergestellt werden (rechts). [L190]

Behandlung und Pflege

Die Behandlung einer unkomplizierten **Divertikulose** erfolgt durch Stuhlregulierung, faserreiche Kost, reichliche Flüssigkeitszufuhr (2 l/Tag) und regelmäßige Bewegung.

Therapie bei **Divertikulitis** sind diätetische Maßnahmen oder parenterale Ernährung und Antibiotika. Eine **Perforation** erfordert die operative Intervention mit **Resektion** des divertikeltragenden Kolonabschnitts. Ein vorübergehend angelegtes Enterostoma (*künstlicher Darmausgang*) kann meist zu einem späteren Zeitpunkt zurück verlagert werden (Hartmann-Operation ➤ Abb. 2.332).

Dickdarmpolypen

> **DEFINITION**
> **Dickdarmpolypen**: Benigne (*gutartige*) Tumoren, die meist von der Dickdarmschleimhaut ausgehen und häufig im Rektum oder Sigma angesiedelt sind.

Krankheitsentstehung

Dickdarmpolypen treten bei etwa der Hälfte der 70-Jährigen auf. [3]

Ernährungsgewohnheiten (zuviel Fleisch und tierische Fette, ballaststoffarme Kost) spielen bei der Entstehung von Kolonpolypen eine wichtige Rolle.

Eine Sonderform ist die erbliche **familiäre adenomatöse Polyposis** (*FAP*), bei der die Kolonschleimhaut sämtlicher Familienmitglieder von Adenomen förmlich übersät ist.

Symptome, Befund und Behandlung

Die meisten Polypen rufen keine Beschwerden hervor. Sie werden zufällig oder beim Auftreten von Komplikationen (Blutung, Ileus) entdeckt.

Wegen des Entartungsrisikos wird jeder diagnostizierte Polyp endoskopisch abgetragen (*Polypektomie*) und histologisch beurteilt. Der Erkrankte sollte sich in regelmäßigen Abständen nachuntersuchen lassen. Größere Adenome und Passagestörungen können eine Dickdarmteilresektion erfordern. Bei einer

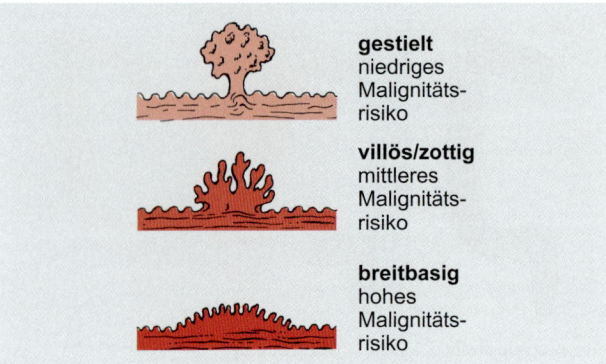

Abb. 2.333 Unterschiedliche Wuchsformen von Dickdarmpolypen. [L190]

familiären adenomatösen Polyposis ist immer eine Proktokolektomie angezeigt, weil damit zu rechnen ist, dass sich bei den Betroffenen ein oder mehrere Dickdarmkarzinome entwickeln.

Kolon- und Rektumkarzinom

> **DEFINITION**
>
> **Kolon-** und **Rektumkarzinom** (*Dickdarm-* bzw. *Mastdarmkarzinom, kolorektales Karzinom*): Der zweithäufigste bösartige Tumor in industrialisierten Ländern.

Krankheitsentstehung

Folgende Voraussetzungen sind für die Entstehung eines kolorektalen Karzinoms von Bedeutung:
- genetische Faktoren, z. B. die familiäre Polyposis oder kolorektale Karzinome in der Familienanamnese
- Ernährungsfaktoren wie ballaststoffarme, fettreiche und fleischreiche Ernährung
- Übergewicht
- kolorektale Polypen
- jahrelange chronisch-entzündliche Darmerkrankungen, insbesondere Colitis ulcerosa

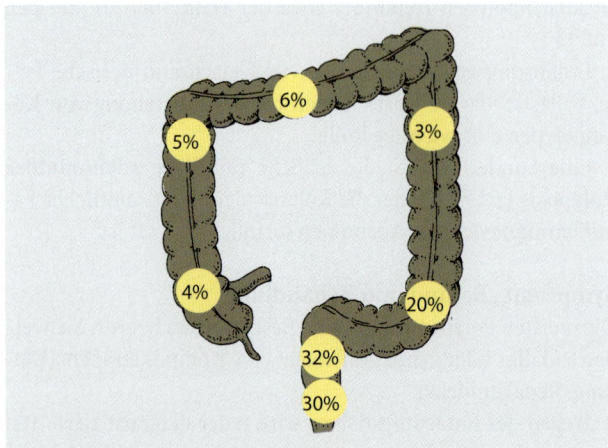

Abb. 2.334 Prozentuale Verteilung der Dickdarmkarzinome auf die einzelnen Kolonabschnitte. Ein großer Teil der Karzinome können bereits durch die rektale Untersuchung entdeckt werden. [7] [L190]

Bedingt durch die anatomischen Verhältnisse kann das kolorektale Karzinom, das in 60 % der Fälle (➤ Abb. 2.334) rektal tastbar wäre, in die Harnblase bzw. in die Vagina infiltrieren. Fernmetastasen siedeln sich bevorzugt in der Leber an. Bei fortgeschrittenen Stadien kommt es zur Peritonealkarzinose (*Auftreten zahlreicher Metastasen in der Bauchhöhle*).

Symptome und Untersuchungsbefund

Die klinische Symptomatik wird von der Lokalisation des Tumors bestimmt. Ein **rechtsseitig lokalisiertes Karzinom** löst uncharakteristischen Beschwerden wie Völlegefühl, Appetitlosigkeit, Gewichtsverlust und Leistungsabfall aus. Beim **linksseitig lokalisierten Karzinom** wird der Erkrankte wechselnde Stuhlgewohnheiten (Obstipation und Durchfall ohne erkennbare Ursache) und einen „bleistiftdünnen" Stuhl bemerken, wenn der Tumor in das Darmlumen wächst. Weitere Symptome sind anale Blutungen und krampfartige Bauchschmerzen.

Diagnostisch ist okkultes Blut im Stuhl nachweisbar. Die Tumormarker CEA und CA 19–9 sind häufig erhöht. Weitere Untersuchungen sind z. B. Koloskopie mit Gewebeentnahme und Sonografie zur Erfassung von Lebermetastasen.

> Bei jedem Wechsel von Stuhlgewohnheiten ohne erklärbare Ursache sollte bei Menschen ab dem 40. Lebensjahr an ein Kolonkarzinom gedacht werden.

Behandlung

Ziel der **Operation** bei einem kolorektalen Karzinom ist die En-bloc-Entfernung des Tumors mit ausreichendem Sicherheitsabstand unter Mitnahme der regionären Lymphknoten. Welche Darmanteile reseziert werden, hängt von der Lokalisation des Tumors ab (➤ Abb. 2.335).

Bei der Mehrzahl der Erkrankten können die Schließmuskeln des Rektums und damit die Stuhlkontinenz erhalten werden. Rektumkarzinome im unteren Drittel erfordern häufig ein endgültiges **Enterostoma** im Sigmabereich. Eine **Radio-Chemotherapie** ergänzt meist die operative Behandlung.

Komplikationen nach Darmeingriffen

- Blutung
- verlängerte Darmatonie mit der Gefahr eines paralytischen Ileus
- Anastomoseninsuffizienz. Zeichen sind faulig riechendes, kotiges Drainagesekret, lokaler Druckschmerz, Fieber, Leukozytose
- Blasenentleerungsstörungen (v. a. nach Rektumoperationen)
- Enterostoma-Komplikationen (z. B. Prolaps oder Stenose des künstlichen Darmausgangs)

> **VORSICHT**
>
> Nach Rektumoperationen sind alle **Manipulationen am Enddarm** verboten (z. B. rektale Temperaturmessung, Anwendung von Suppositorien, Klysmen, Einläufen), um die Anastomose nicht zu gefährden.

2.10 Erkrankungen des Verdauungssystems

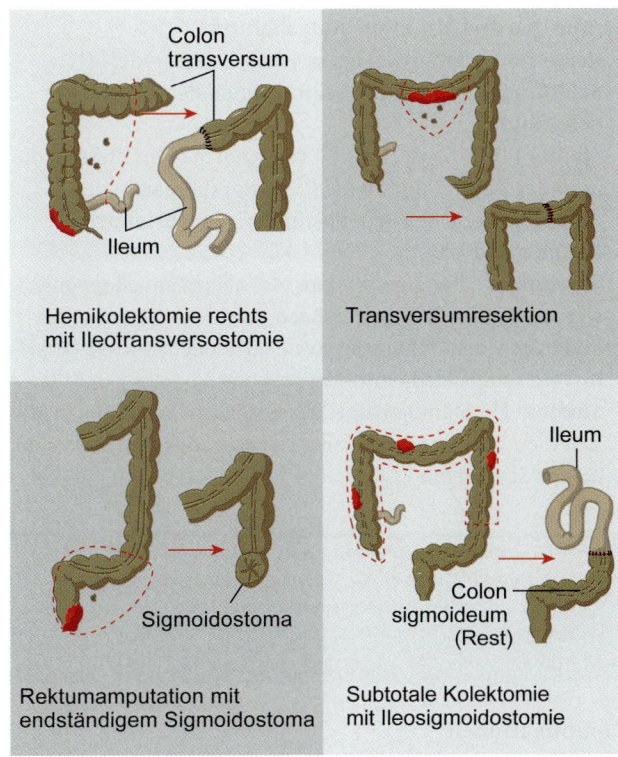

Abb. 2.335 Auswahl typischer En-bloc-Resektionsverfahren an Kolon und Rektum. [L138]

Stomata

Grundsätzlich ist zwischen einem Kolostoma (*operativ angelegter Dickdarmausgang*) und einem Ileostoma (*operativ angelegter Dünndarmausgang*) zu unterscheiden. Der künstliche Darmausgang kann endständig (auf Dauer) oder doppelläufig (vorübergehend) angelegt werden (➤ Abb. 2.336). Je näher das Stoma zum Anus liegt und je mehr Dickdarmanteile zur Wasserresorption erhalten bleiben, desto fester ist der Stuhl.

Die Auswahl des Versorgungssystems erfolgt individuell. Lage des Stomas, Stuhlkonsistenz, Hautbeschaffenheit und persönliche Wünsche des Erkrankten sind hierbei zu berücksichtigen.

Grundsätze der Stomaversorgung sind z. B.:
- Reinigung des Stomas mit Wasser und pH-neutraler Seife
- Reinigungsrichtung immer zum Stoma hin
- exakte Anpassung der Basisplatte an das Stoma, um Hautirritationen zu vermeiden
- Haare in der Stomaumgebung regelmäßig entfernen (Grund: Haarbalgentzündungen, schlechtes Haften des Versorgungssystems)

Prognose
Die Prognose des zweithäufigsten malignen Tumors ist relativ gut, wenn er in einem frühen Stadium erkannt und behandelt wird.

Proktologische Erkrankungen

> **DEFINITION**
> **Proktologische Erkrankungen**: Erkrankungen des Enddarms.

Zu den proktologischen Erkrankungen gehören:
- **Analekzeme**. Ursachen sind z. B. Hämorrhoiden, starkes Schwitzen, häufiger Stuhlgang oder Pilzbesiedelung. Maßnahmen: sorgfältige Analhygiene und Sitzbäder
- **Analfissur**. Einriss des Analrings mit Verengung des Analkanals. Symptome sind brennende Schmerzen beim Absetzen von meist sehr hartem Stuhl. Behandlung mit Sitzbädern und Stuhlregulierung; ggf. Analdehnung
- **Analfistel**. Fisteln im Analbereich treten bei Entzündungen von im Analkanal liegenden Drüsen, bei Morbus Crohn oder Diabetes mellitus auf. Symptome sind Juckreiz, Nässen, Blutung und Druckschmerz. Therapie: operative Entfernung der Fistel
- **Analabszess**. Komplikation von Analfisteln. Kennzeichen sind zunehmende Schmerzen mit Schüttelfrost und allgemeinem Krankheitsgefühl. Therapie: Eröffnung des Abszesses

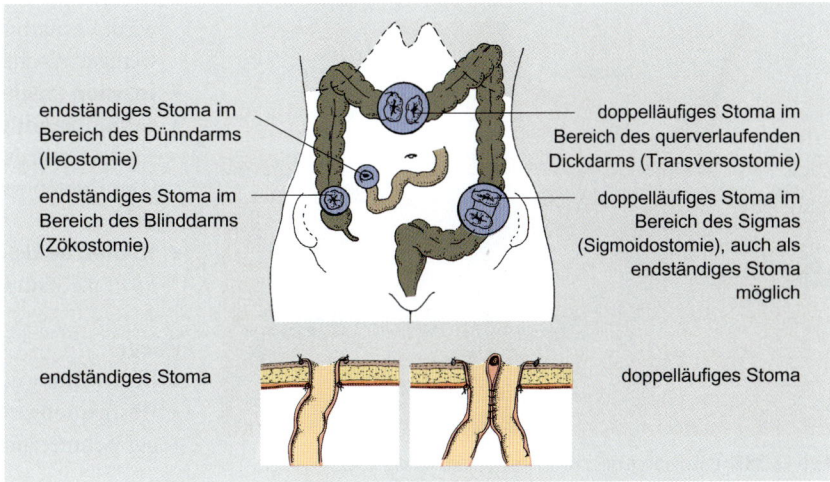

Abb. 2.336 Verschiedene Enterostomaarten und ihre typischen Platzierungen an der Bauchdecke. [L190]

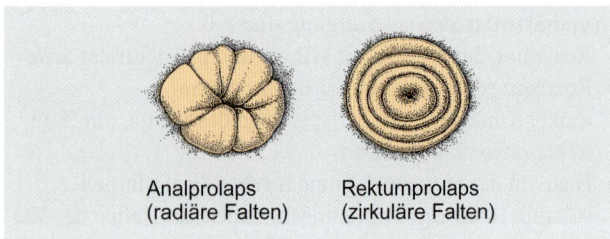

Abb. 2.337 Anal- und Rektumprolaps. [L190]

- **Steißbeinfistel** (*Pilonidalfistel*). Tritt v. a. bei stark behaarten adipösen Männern mit vorwiegend sitzender Tätigkeit auf; Schweißbildung in der Analfalte (*Rima ani*) maceriert die Haut. Durch die geschädigte Haut dringen abgebrochene Haare in das subkutane Fettgewebe und führen zu Entzündungen mit Fistelbildung. Therapie: Exzision des entzündeten Gewebes
- **Hämorrhoiden** (➤ unten)
- **Analprolaps**. Vorfall der Analschleimhaut (➤ Abb. 2.337); häufigste Ursache: Hämorrhoiden
- **Rektumprolaps**. Vorfallen und äußerliches Sichtbarwerden des Rektums bei geschädigtem Sphinkterapparat. Leitsymptom: Stuhlinkontinenz

Hämorrhoiden

> **DEFINITION**
> **Hämorrhoiden**: Krampfaderähnliche, knotige Erweiterungen in der Zona haemorrhoidalis (➤ Abb. 2.338).

Krankheitsentstehung
Eine genetisch bedingte Bindegewebsschwäche in Zusammenhang mit chronischer Obstipation oder einer vorwiegend sitzenden Tätigkeit begünstigt die Entwicklung von **Hämorrhoiden**. Alle Hämorrhoiden nehmen ihren Ausgang von den submukösen arterio-venösen Geflechten der Zona haemorrhoidalis. Wenn diese inneren Hämorrhoiden nach außen dringen, werden sie manchmal als äußere Hämorrhoiden bezeichnet.

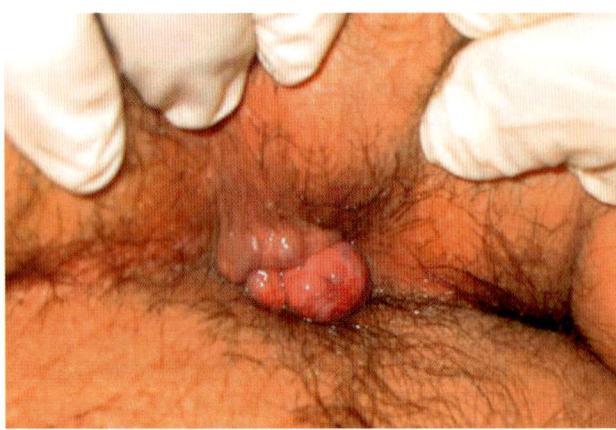

Abb. 2.338 Entzündlich geschwollene Hämorrhoiden. [E439]

Symptome und Untersuchungsbefund
Einteilung der Hämorrhoiden in vier Schweregrade: [4]
- **Stadium I**. Gelegentliche hellrote Blutauflagerungen auf dem Stuhl
- **Stadium II**. Prolaps (*Vorfall*) von Knoten beim Pressen, die nach der Defäkation (*Stuhlentleerung*) spontan in den Analkanal zurückgleiten; Entzündungserscheinungen, Brennen und Nässen
- **Stadium III**. Ständiger Prolaps, der aber manuell reponiert werden kann, mit Entzündungen, starken Schmerzen bei und nach jedem Stuhlgang sowie quälender Juckreiz (*Pruritus ani*) und Schleimabsonderungen
- **Stadium IV**. Ständig vorgefallene Hämorrhoidalknoten, die sich nicht mehr in den Analkanal zurückdrücken lassen; oft heftige Schmerzen

> Von Hämorrhoiden abzugrenzen sind:
> - **Perianalvenenthrombose**: Schwarze Knoten, die durch eine Thrombosierung der Perianalvenen zustande kommen und sehr schmerzhaft sind.
> - **Marisken**: Verdickte, schmerzlose, perianale Hautfalten.

Komplikationen
Komplikationen sind erhebliche Blutungen, Infektionen und eine äußerste schmerzhaft Einklemmung der vorgefallenen Knoten. Bei permanentem Prolaps der Knoten kommt es zur Ausbildung von Nekrosen und Ulzerationen.

Behandlung
Neben der Gewichtsreduktion bei Übergewicht und der Obstipationsprophylaxe kommen folgende Behandlungsmaßnahmen in Abhängigkeit vom Stadium zum Einsatz:
- lokale Applikation von schmerzstillenden und entzündungshemmenden Salben und Zäpfchen (z. B. Faktu®-Salbe)
- Sitzbäder mit entzündungshemmenden Zusätzen (Kamille)
- kalt-feuchte Verbände und Bettruhe bei einem Hämorrhoidalprolaps, um die Rückbildung des Ödems zu erreichen
- **Sklerosierung** (*Verödung*) mit einem Verödungsmittel, das in Höhe der Knoten unter die Rektumschleimhaut gespritzt wird. Vernarbung und Rückbildung der Knoten innerhalb weniger Wochen
- **Inzision** (*Spaltung*) bei akut thrombosierten Knoten
- **Gummibandligatur** mit einem Gummiring, der an der Basis des Knotens platziert wird und die Blutzufuhr blockiert (Der Knoten wird nekrotisch und fällt nach etwa 8 Tagen ab)
- **Hämorrhoidektomie** (*operative Entfernung der Hämorrhoiden*) im Stadium III und IV

Pflege
- Beobachtung auf Nachblutungen im Analbereich
- Obstipationsprophylaxe
- ggf. Schmerzmittelgabe vor dem Stuhlgang

2.10.16 Hernien

Übersicht

DEFINITION
Hernie (*Bruch*): Eingeweide- oder Weichteilbruch mit Bruchsack, Bruchpforte und Bruchinhalt.

Es gibt verschiedene Kriterien, die eine Unterscheidung der Hernien erlauben:
- nach ihrer **Entstehung**: angeborene und erworbene Hernien
- nach ihrer **Lokalisation**: äußere (z. B. Leisten-, Schenkelhernien) und innere Hernien (Hiatushernie ➤ 2.10.12)
- nach ihren **Komplikationen**: reponible, irreponible und inkarzerierte (*eingeklemmte*) Hernien

Begünstigend auf die Entwicklung von Hernien wirken Adipositas, Bindegewebsschwäche oder chronische Obstipation.

Äußere Hernien

Die Lokalisationen der äußeren Hernien ist Abb. 2.341 zu entnehmen.

Leistenhernie
Die **Leistenhernie** (*Hernia inguinalis*) ist die häufigste Form der Hernien. Sie betrifft überwiegend Männer. Zu unterscheiden sind:
- direkte Leistenhernie
- indirekte Leistenhernie

Leistenhernien, die am inneren Leistenring lateral der epigastrischen Gefäße (*Gefäße, die an der Hinterfläche des geraden Bauchmuskels verlaufen*) in den Leistenkanal eintreten (➤ Abb. 2.342), werden als **indirekte Hernien** bezeichnet. Sie sind entweder angeboren oder erworben. Bei Leistenbrüchen, die sich medial der epigastrischen Gefäße in den Leistenkanal schieben, handelt es sich um **direkte Leistenhernien**, die immer erworben sind (➤ Abb. 2.342).

Schenkelhernie
Die **Schenkelhernie** (*Femoralhernie, Hernia femoralis*) ist die zweithäufigste Bruchform und tritt bei Frauen häufiger auf als bei Männern. Die Bruchpforte liegt unmittelbar unter dem Leistenband und medial der A. und V. femoralis (*Oberschenkelgefäße*). Bruchinhalt ist oft das große Netz (*Omentum majus*). Wegen der äußerst engen Bruchpforte besteht immer eine **hohe Inkarzerationsgefahr**, daher sollte eine Schenkelhernie sobald als möglich operativ beseitigt werden.

Nabelhernie
Die **Nabelhernie** (*Hernia umbilicalis*) kann angeboren oder erworben sein. Die Vorwölbung liegt an der Nabelöffnung und kann sich bei starker Adipositas schnell erweitern. Bruchinhalt ist häufig das große Netz. Eine Nabelhernie sollte prinzipiell operiert werden, da besonders kleine Nabelhernien aufgrund der engen Bruchpforte schnell inkarzerieren.

Narbenhernie
Eine **Narbenhernie** (*Hernia cicatricea*) ist ein Bruch im Bereich einer Operationsnarbe.

Narbenhernien entstehen, wenn die Festigkeit der Narbe durch Wundinfektionen, Eiweiß- und Vitaminmangel oder eine ungünstige Schnittführung beeinträchtigt ist. Menschen mit Adipositas, Diabetes mellitus, Tumorkachexie oder COPD (starke Hustenstöße mit intraabdomineller Druckerhöhung) sind besonders gefährdet.

Epigastrische Hernie
Da die **Linea alba** (➤ 2.1.5) oberhalb des Nabels nur aus einer dünnen Faszienschicht besteht, befinden sich dort oft kleine Faszienlücken. Bei intraabdominellen Drucksteigerungen (z. B. durch starke Bauchpresse bei Obstipation), kann sich eine **epigastrische Hernie** entwickeln. Die tastbare schmerzhafte Fettgeschwulst ist ein Teil des großen Netzes.

Symptome und Befund bei äußeren Hernien
Äußere Hernien sind sackartige Ausstülpungen in oder vor die Bauchdecke (➤ Abb. 2.339). Im **Bruchsack** befinden sich zeitweise oder dauernd Organe der Bauchhöhle (am häufigsten Dünndarm oder großes Netz). Das ist der **Bruchinhalt**. Die **Bruchpforte** ist die Lücke in der Bauchwand.

Im Bereich der Bruchpforte ist in Abhängigkeit von der Bruchsackgröße eine sicht- oder tastbare Vorwölbung festzustellen. Diese Vorwölbung kann bei der **reponiblen Hernie** in den Bauchraum zurückgedrückt werden und stülpt sich bei Erhöhung des intraabdominalen Drucks durch Husten, Niesen, Schreien oder Pressen wieder vor. Bei einer **irreponiblen Hernie**, z. B. durch Verwachsungen zwischen Bruchinhalt und Bruchsack, lässt sich die Hernie nicht zurückdrängen.

Komplikationen
Komplikation jeder Hernie ist die unvorhersehbare **Inkarzeration**. Sie entsteht aufgrund einer Stauung von Darminhalt in der ausgetretenen Darmschlinge. Die Ischämie des in der Bruchpforte eingeklemmten Darmstücks führt zur Nekrotisierung des betroffenen Darmabschnitts. Massiv auftretende Schmerzen, die Unterbrechung der Stuhlpassage mit mechanischem Ileus (➤ 2.10.14) und die Gefahr einer tödlich verlau-

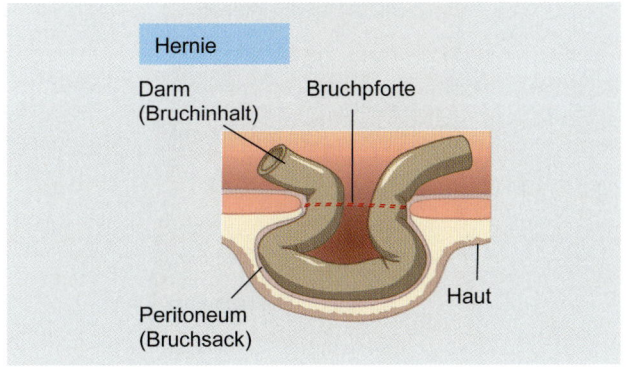

Abb. 2.339 Hernie. [L138]

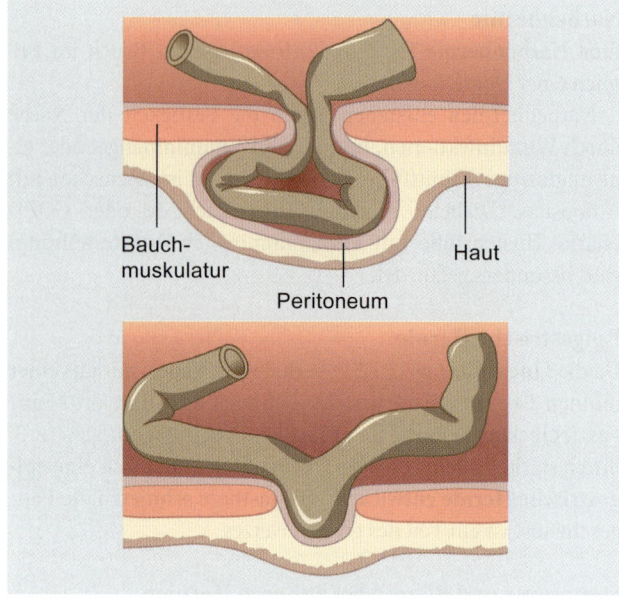

Abb. 2.340 Komplett inkarzerierte Hernie mit Störung von Durchblutung und Darmpassage (oben) und inkomplett inkarzerierte Hernie (unten) mit lokaler Durchblutungsstörung ohne gestörte Darmpassage. [L138]

fenden Peritonitis erfordern eine schnelle Operation innerhalb der folgenden 6 Std (> Abb. 2.340).

Behandlung

Hernien sollten aus den oben genannten Gründen sobald als möglich operativ beseitigt werden. Die Behandlung einer unkomplizierten Hernie erfolgt mittels Hernioplastik: Der Chirurg eröffnet zunächst den Bruchsack, verlagert den Bruchinhalt zurück, beseitigt anschließend den Bruchsack und verschließt die Bruchpforte.

Nichteingeklemmte Hernien können zu einem geplanten Zeitpunkt, **inkarzerierte Hernien** müssen **sofort** operiert werden.

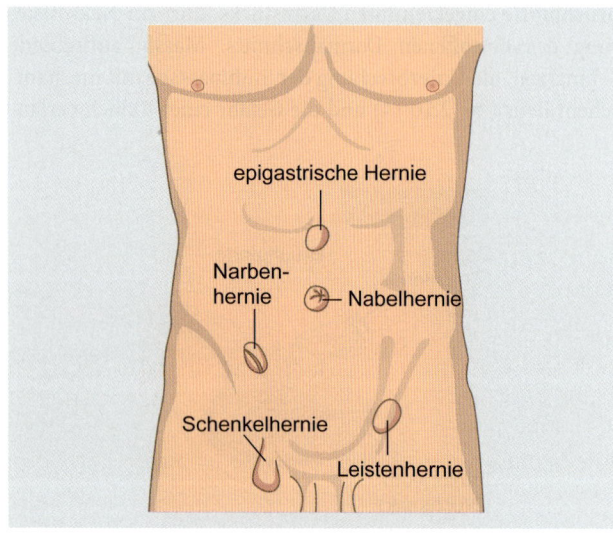

Abb. 2.341 Lokalisation wichtiger äußerer Hernien. [L138]

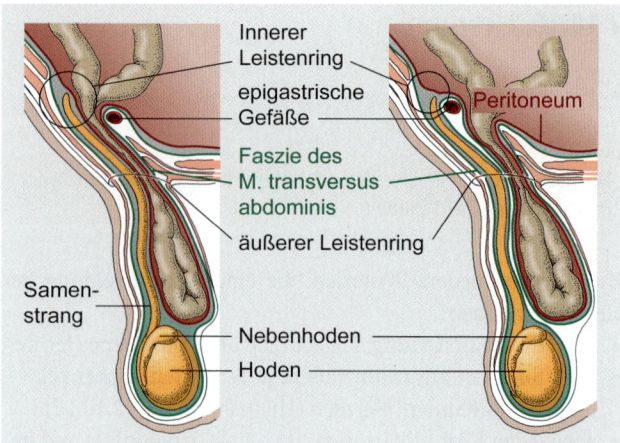

Abb. 2.342 Links: Indirekte Leistenhernie. Sie tritt durch den inneren Leistenring lateral der epigastrischen Gefäße in den Leistenkanal ein. Rechts: Direkte Leistenhernie. Sie tritt nicht durch den inneren Leistenring ein, sondern wölbt sich z. B. bei hohem intraperitonealem Druck medial der epigastrischen Gefäße durch die hier sehr dünne Faszie des M. transversus abdominis in den Leistenkanal. [L190]

Information des Erkrankten

Das Bindegewebe ist erst ca. 3 Monate nach einer Hernioplastik zug- und druckstabil. Nach 3–4 Wochen sind jedoch leichte körperliche Tätigkeiten möglich.

2.10.17 Erkrankungen der Leber

Leitsymptom Ikterus

DEFINITION
Ikterus (*Gelbsucht*): Gelbfärbung von Haut und Schleimhäuten durch den Anstieg des Bilirubins im Blut mit nachfolgendem Bilirubinübertritt in die Gewebe (> Abb. 2.343). Zuerst sichtbar als **Sklerenikterus** am Auge, weil sich hier die Gelbfärbung der Bindehaut vor dem Hintergrund der weißen Sklera (*Lederhaut*) abhebt.

Ikterusformen

Die drei Ikterusformen erklären sich entsprechend ihrer Entstehung:

- **Prähepatischer Ikterus** (*hämolytischer Ikterus*). Tritt auf, wenn **Erythrozyten hämolysieren** (*Hämolyse* > 2.6.7) und so viel Bilirubin anfällt, dass es die gesunde Leber nicht entsprechend schnell verstoffwechseln kann.
- **Intrahepatischer Ikterus** (*Parenchymikterus*). Krankhafte Veränderungen der Leberzellen (Vergiftungen, Leberentzündungen, Leberzirrhose) blockieren den intrahepatischen Bilirubinstoffwechsel.
- **Posthepatischer Ikterus** (*Verschlussikterus*, cholestatischer Ikterus). Folge einer Verlegung der Gallenwege, z. B. durch Gallensteine, Stenosen oder Tumoren. Es kommt zu einem Rückstau mit dem Anstieg von Bilirubin im Blut.

Eine Erhöhung des **Gallensäurespiegels** im Gewebe führt durch die Freisetzung von Histamin zu einem starken Juckreiz.

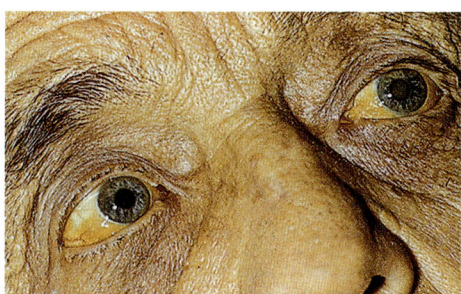

Abb. 2.343 Ikterus. [R246]

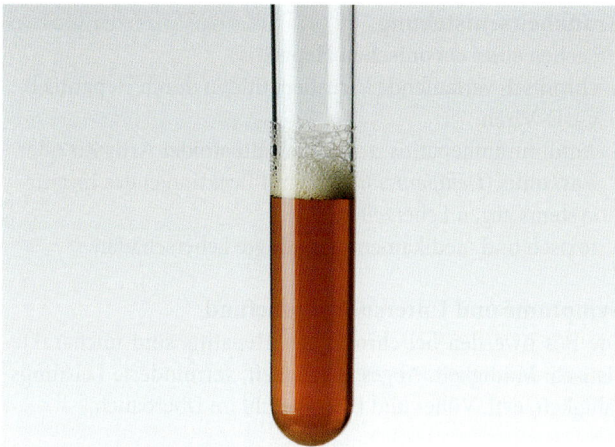

Abb. 2.344 Bilirubinhaltiger bierbrauner Urin, auf dem sich nach dem Schütteln Schaum bildet. [K115]

Abhängig von der Form des Ikterus treten eine **Stuhlentfärbung** (also heller Stuhl) und eine **Dunkelfärbung des Urins** auf (➤ Abb. 2.344).

Behandlung

Ein prä- und intrahepatischer Ikterus wird meist konservativ behandelt. Die Ursachen eines posthepatischen Ikterus erfordern in der Regel eine Operation. Der Juckreiz lässt sich durch gallensäurebindende Medikamente, z. B. Cholestyramin (Quantalan®) und Antihistaminika, z. B. Dimetinden (Fenistil®), lindern.

Entzündungen der Leber

Leberentzündungen haben vielerlei Ursachen: Infektionen (**Viren**/Hepatitisviren, Epstein-Barr-Viren, Herpes-Viren, **Bakterien**/Leptospiren, **Protozoen**/Plasmodien als Erreger der Malaria), unerwünschte Wirkung von Medikamenten, Drogen- oder Alkoholabusus.

Akute infektiöse Virushepatitis

> **DEFINITION**
>
> **Akute infektiöse Virushepatitis**: Die derzeit bekannten Hepatitisviren, die eine Leberentzündung auslösen, werden nach den Buchstaben A–G bezeichnet, wobei das Hepatitis-E-Virus im europäischen Raum selten auftritt und das Hepatitis-G-Virus hinsichtlich Risikogruppen und Prognose der Erkrankung noch weitgehend unbekannt ist.

Die Hepatitisviren A–D unterscheiden sich erheblich in ihrem Ansteckungsweg, der Inkubationszeit sowie ihrer Neigung zu Folgeerkrankungen.

Hepatitis A

Hepatitis-A-Viren (*HAV*) sind weltweit verbreitete RNS-Viren (➤ 4.1.4). Sie werden überwiegend fäkal-oral durch Schmierinfektion, infizierte Nahrungsmittel oder verseuchtes Wasser übertragen.

„**Steckbrief**" (*endemische Virushepatitis*):
- Inkubationszeit 14–50 Tage
- Ikterus (bei Erwachsenen) in etwa 75 % der Fälle
- fast immer Ausheilung, sehr selten chronischer oder fulminanter Verlauf

Hepatitis B

Hepatitis-B-Viren (*HBV*) gehören zu den DNS-Viren (➤ 4.1.4) und bestehen aus einem Innenkörper (core/**HBc-Antigen**), einer Außenhülle (surface/**Hbs-Antigen**), der DNS und dem HBe-Antigen (e = envelope; Abbauprodukt des HBc-Antigens). Die Viren werden vor allem sexuell, aber auch parenteral und perinatal (*von der Mutter auf den Fetus*) übertragen. Das mittlere Infektionsrisiko bei einer Nadelstichverletzung mit virushaltigem Blut beträgt ca. 30 %. [5]

Der Nachweis einer Infektion erfolgt mit der PCR (Polymerase-Kettenreaktion ➤ 1.5.3).

„**Steckbrief**":
- Inkubationszeit 30–180 Tage
- in etwa der Hälfte der Fälle symptomloser Verlauf
- meist Ausheilung (ca. 90 %), in ca. 1 % der Fälle fulminanter, in ungefähr 5 % der Fälle chronischer Verlauf
- Leberzirrhose bei ca. 20 % der Betroffenen mit chronischer Hepatitis B innerhalb der folgenden 10 Jahre

Hepatitis C

Hepatitis-C-Viren (*HCV*) sind RNS-Viren, deren Übertragungswege vorwiegend parenteral, seltener sexuell und perinatal sind. Das mittlere Infektionsrisiko bei einer Nadelstichverletzung mit virushaltigem Blut liegt bei etwa 3 %. [5]

„**Steckbrief**":
- Inkubationszeit 15–180 Tage
- ca. 85 % asymptomatische Verläufe, aber häufige Chronifizierung
- selten fulminante Verläufe
- Leberzirrhose bei ebenfalls ca. 20 % der Menschen mit chronischer Hepatitis C innerhalb der folgenden 20 Jahre [5]

Hepatitis D

Hepatitis D-Viren (*Deltavirus*) sind inkomplette RNS-Viren (Viroide). Sie benötigen für ihre Entwicklung das Hepatitis-B-Virus. Die Infektion erfolgt vorwiegend parenteral, aber auch sexuell und perinatal.

„Steckbrief":
- Inkubationszeit 30–180 Tage
- meist Superinfektion eines HBV-Infizierten, selten Simultaninfektion (also HBV und HDV gleichzeitig) mit akutem Krankheitsbild
- meist chronischer Verlauf mit Übergang in die Leberzirrhose

Symptome und Untersuchungsbefund
Trotz der verschiedenen Viren ist das klinische Erscheinungsbild bei allen Hepatitisformen ähnlich, obwohl die Hepatitis A akut, Hepatitis B und C hingegen schleichend verlaufen.

Die Erkrankung beginnt mit grippeähnlichen Krankheitszeichen (Abgeschlagenheit, subfebrilen Temperaturen), gastrointestinalen Symptomen (Appetitlosigkeit, Übelkeit, evtl. Durchfall), Gelenk- und Muskelschmerzen. Während der Erkrankung kommt es zu einer druckschmerzhaften Vergrößerung der Leber, zur Milzschwellung und zum Juckreiz (durch den Anstieg der Gallensäuren).

Komplikationen
Die gefährlichste Frühkomplikation ist ein **fulminanter Verlauf** mit schwersten Leberfunktionsstörungen, der zum Tode des Erkrankten im Leberkoma führt.

Die wichtigsten Spätkomplikationen bei chronischen Verläufen sind das erhöhte Risiko einer **Leberzirrhose** und eines **Leberzellkarzinoms**.

> Der Übergang in eine **chronische Hepatitis** ist nicht vorhersehbar. Fehlender Ikterus und milde Krankheitserscheinungen sind **nicht** gleichbedeutend mit einer komplikationslosen Ausheilung der Erkrankung.

Behandlung
Grundlage ist das absolute Alkoholverbot. Zusätzlich sind Bettruhe bzw. körperliche Schonung und eine Überprüfung aller leberschädigenden Medikamente angezeigt. Die Hygienemaßnahmen orientieren sich an den Vorgaben der Altenpflegeeinrichtung und den Hinweisen der Gesundheitsämter. Bei einer Erkrankung an Hepatitis B/D und Hepatitis C ist die Verordnung von antiviralen Medikamenten (Lamivudin/Zeffix®, Ribavirin/Rebetol®) und Interferon (Peginterferon alfa-2b/Peglintron®) in Abhängigkeit vom Verlauf der Erkrankung zu diskutieren.

Information des Erkrankten
Die Erkrankten werden auf die Notwendigkeit regelmäßiger **Kontrolluntersuchungen** und einer **absoluten Alkoholkarenz** nach der Entlassung hingewiesen. Erkrankte mit einer Hepatitis B, C und D müssen wissen, dass sie bis zum Negativwerden der serologischen Parameter ihre Sexualpartner anstecken können.

Impfungen
Eine spezifische Immunprophylaxe ist gegen Hepatitis A, B/D möglich.

Chronische Hepatitis

> **DEFINITION**
> **Chronische Hepatitis** (*chronische Leberentzündung*): Leberentzündung, die länger als 6 Monate besteht. [5]

Krankheitsentstehung
Ursachen einer **chronischen Hepatitis**:
- chronisch verlaufende Virushepatitiden durch Hepatitis B-, C-, D-Viren
- Autoimmunhepatitis, z. B. bei rheumatoider Arthritis oder Vaskulitis (*Gefäßentzündung*) mit Reaktionen des Immunsystems gegen Leberzellen
- toxisch und medikamentös bedingte Leberschäden

Symptome und Untersuchungsbefund
Die Beschwerden bei chronischer Hepatitis sind uncharakteristisch: Müdigkeit, Abgeschlagenheit, verminderte Leistungsfähigkeit, evtl. Völle- und Druckgefühl im Oberbauch.

Behandlung und Pflege
Die Therapie erfolgt entsprechend der Grunderkrankung. **Allgemeine Maßnahmen** sind absoluter Alkoholverzicht, das Vermeiden übermäßiger körperlicher Anstrengungen und eine ausgewogene, vitaminreiche Ernährung. Die weitere Behandlung richtet sich nach der Ursache der chronischen Hepatitis:
- chronische Virushepatitis (➤ oben)
- Autoimmunhepatitis: Therapie mit Glukokortikoiden, Immunsuppressiva bzw. Zytostatika (Cyclophosphamid, MTX)
- toxisch-medikamentös bedingte Hepatitis: Alkoholkarenz bzw. Überprüfung der Medikamenteneinnahme

Prognose
Die Prognose ist abhängig von der Bereitschaft des Betroffenen, seinen Lebensstil zu ändern (absolute Alkoholkarenz) und den Behandlungsmöglichkeiten der Grunderkrankung.

Fettleber

> **DEFINITION**
> **Fettleber**: Verfettung von mehr als 50 % der Leberzellen. [5]

Krankheitsentstehung
Ursachen, die zu einer Fettleber (➤ Abb. 2.345) führen, sind neben einem chronischen Alkoholabusus z. B. das metabolische Syndrom (➤ 2.5.14), der Diabetes mellitus (➤ 2.5.13) und unerwünschte Wirkungen von Medikamenten (z. B. das Antiarrhythmikum Amiodaron, Glukokortikoide, der Kalziumantagonist Nifedipin).

2.10 Erkrankungen des Verdauungssystems

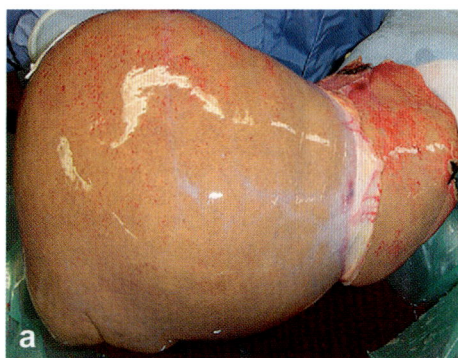
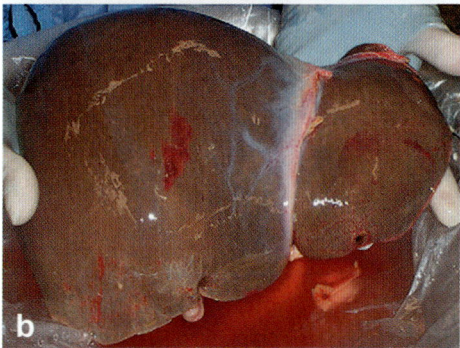

Abb. 2.345 Fettleber im Vergleich zu einer gesunden Leber. [E350]

Hauptursache einer Fettleber ist der chronische Alkoholkonsum, weil der Abbau von Alkohol einen erhöhten Sauerstoffbedarf in den Leberzellen erfordert, der letztlich zu einem Sauerstoffmangel im Lebergewebe führt. Sauerstoffmangel wiederum drosselt generell biochemische Stoffwechselprozesse, sodass es schließlich in den Leberzellen zur Hemmung des Fettabbaus kommt.

Symptome und Befund
Die meisten Erkrankten haben keinerlei Beschwerden, daher wird der Befund einer Fettleber eher zufällig erhoben. Die vergrößerte Leber ist während der körperlichen Untersuchung gut tastbar.

> Die **maximale Alkoholmenge,** die risikoarm zu sein scheint, beträgt für gesunde Männer etwa 40 g Alkohol täglich (etwa 1 l Bier), für gesunde Frauen 20 g Alkohol (etwa ¼ l Wein) pro Tag.
> Formel zur Berechnung der Alkoholmenge: Vol% × 0,8 (Umrechnungsfaktor) = g Alkohol in 100 ml Getränk.
> **Beispiel**: Wein hat ca. 11 Vol%; 11 Vol% × 0,8 = 8,8 g Alkohol in 100 ml Wein; ein Viertelliter Wein enthält demnach 22 g Alkohol.

Leberzirrhose

> **DEFINITION**
> **Leberzirrhose** (*Schrumpfleber*): Chronisch-entzündliche, fortschreitende Lebererkrankung mit irreversibler Zerstörung der Leberläppchen. Das Ergebnis ist ein knotig-narbiger Umbau der Leber.

Krankheitsentstehung
Häufigste Gründe für die Entstehung einer **Leberzirrhose**:
- chronischer **Alkoholabusus**
- chronisch verlaufende **Virushepatitis**

Weitere Ursachen einer Leberzirrhose sind Gallenwegserkrankungen mit Gallenstau (*biliäre Zirrhose*), und Autoimmunvorgänge. Medikamente können ebenfalls als unerwünschte Wirkung eine Leberzirrhose auslösen (z. B. das Zytostatikum Methotrexat).

Symptome und Untersuchungsbefund
Allgemeine Beschwerden sind die verminderte Leistungsfähigkeit, Gewichtsverlust, Schwitzen, Meteorismus (*Blähungen*), Abneigung gegenüber festen Speisen und Druckschmerzhaftigkeit der Leber. An der Haut weisen verschiedene Zeichen (*Leberhautzeichen*) auf eine Lebererkrankung hin:

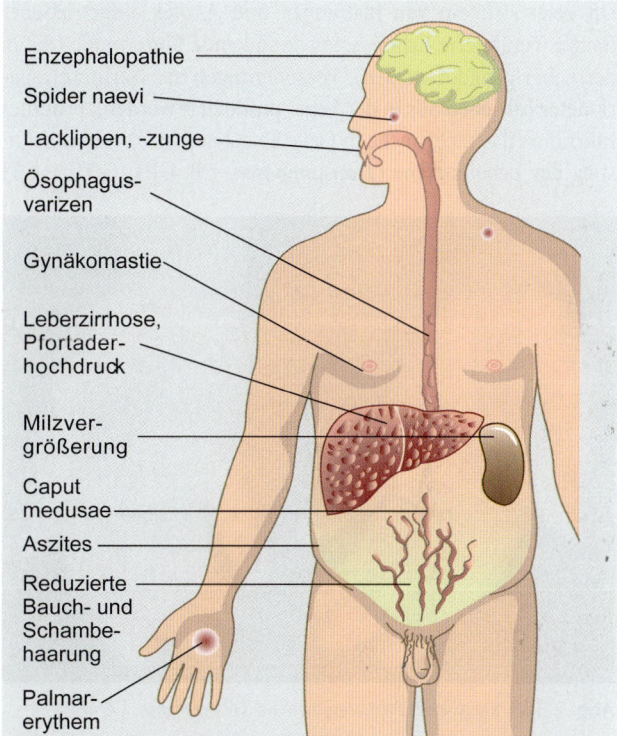

Abb. 2.346 Typische Symptome eines Menschen mit Leberzirrhose. [L138]

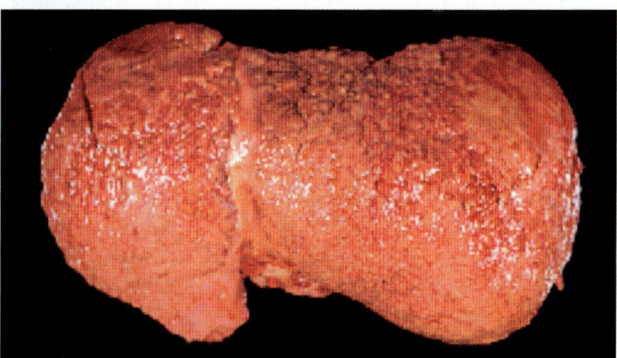

Abb. 2.347 Leberzirrhose. Das Organ ist höckerig mit narbigen Einziehungen. [E441]

- **Spider naevi.** Gefäßsternchen der Haut, insbesondere an belichteten Hautpartien (> Abb. 2.349)
- **Palmar- und Plantarerythem.** Gerötete Handinnenflächen (> Abb. 2.348) bzw. Fußsohlen
- **Kratzspuren** als Hinweis auf den Juckreiz
- **Weißnägel und Tüpfelnägel** (> 2.2.4)
- **Caput medusae.** Erweiterte Venen unter der Bauchhaut bei Pfortaderhochdruck (> Abb. 2.350)

Aufgrund des gestörten Abbaus von Sexualhormonen in der Leber entstehen **hormonelle Störungen.** Der Mann bemerkt als Folge dieser Störungen den Libidoverlust, eine Gynäkomastie (*Brustbildung beim Mann*), Potenzstörungen und eine Ausbildung der „Bauchglatze" (*Verlust der männlichen Schambehaarung*). Bei der Frau treten Menstruationsstörungen auf.

Im Verlauf der **körperlichen Untersuchung** kann eine derbe Leber mit höckeriger Oberfläche getastet werden (> Abb. 2.347). Oft zeigt sich ein von Blähungen und Aszites aufgetriebener Bauch. Veränderte Laborwerte wie sinkende Bluteiweiße (die in der Leber gebildet werden), Veränderungen der Gerinnungsparameter (die ebenfalls in der Leber produziert werden), erhöhtes Bilirubin (das nicht mehr in Galle eingebaut wird) und ein Anstieg der Leberenzyme (*Transaminasen*, z.B. GPT, GOT, γ-GT) weisen auf eine Leberzirrhose hin. Sonografie, CT und Laparoskopie sowie eine Leberbiopsie ergänzen die Diagnostik.

Behandlung
Allgemeinmaßnahmen:
- strikte Alkoholkarenz
- Weglassen aller Medikamente, die die Leber zusätzlich belasten oder schädigen
- ausreichende Kalorienzufuhr

Pflege und Information des Erkrankten
- Ernährung mit vitaminreicher, kochsalzarmer aber ausgewogener Mischkost
- zur besseren Verträglichkeit kleine Mahlzeiten
- Beobachtung der Haut auf Hauterscheinungen (> oben)
- Pneumonieprophylaxe aufgrund der Infektionsgefährdung durch den Eiweißmangel (Antikörper bestehen aus Eiweiß)
- Obstipationsprophylaxe, um Druckerhöhungen im Bauchraum bei der Bauchpresse zu vermeiden

VORSICHT
An Leberzirrhose erkrankte Menschen sollen Medikamente nicht eigenmächtig einnehmen, da auch frei verkäufliche Arzneimittel die Leber belasten (z. B. das gängige Schmerzmittel Paracetamol).

Komplikationen
Schreitet die Leberzirrhose fort, führt sie zu folgenden Komplikationen:
- Blutungsneigung durch die unzureichende Bildung von Gerinnungsfaktoren (> 2.6.8)
- Pfortaderhochdruck mit Umgehungskreisläufen und der Entstehung von Ösophagusvarizen (> Abb. 2.351)
- Aszitesbildung
- hepatische Enzephalopathie und Leberkoma
- hepatozelluläres Karzinom (*Leberzellkarzinom*)

Pfortaderhochdruck
Der Untergang von Leberzellen und die Bindegewebsvermehrung stören den Blutfluss durch die Leber, der pro Min. etwa 1.500 ml Blut beträgt und von der Pfortader in Richtung Lebervenen stattfindet. Es entsteht ein **Pfortaderhochdruck** (*portale Hypertension*) mit der Bildung von Umgehungskreisläufen (> Abb. 2.350). Die Folgen der portalen Hypertension sind aus > Abb. 2.351 ersichtlich.

Zur **medikamentösen Drucksenkung** in der V. portae (*Pfortader*) bieten sich Betablocker, Nitrate und Somatostatin an. Der **transjuguläre, intrahepatische portosystemische Stent-Shunt** (*TIPSS*) gewährleistet einen besseren Blutabfluss von der Pfortader in die V. cava inferior durch einen endoskopisch eingebrachten Drahtzylinder (*Stent*) zwischen der Pfortader und den Lebervenen.

Ösophagusvarizen (als Folge des Pfortaderhochdrucks) können tödliche Blutungen mit massivem Bluterbrechen und

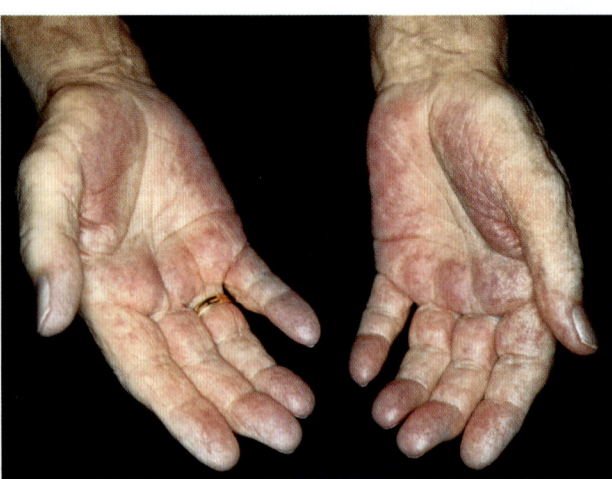

Abb. 2.348 Klassisches Palmarerythem bei Leberzirrhose. [R246]

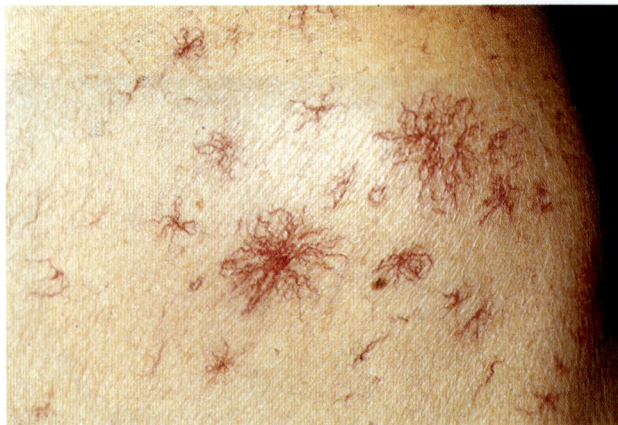

Abb. 2.349 Spider naevi sind typische Zeichen einer fortgeschrittenen Lebererkrankung. [R246]

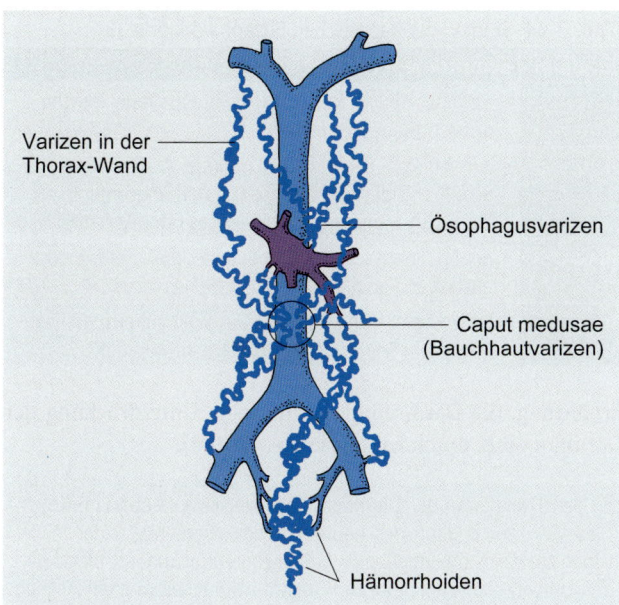

Abb. 2.350 Bei einem Blutstau in oder vor der Leber bilden sich Umgehungskreisläufe zwischen Pfortader (lila) und V. cava superior und inferior. [L190]

Schocksymptomatik auslösen. Möglichkeiten zur Behandlung von Ösophagusvarizen:
- **Sklerosierung**. Die Verödung der Ösophagusvarizen erfolgt durch das endoskopisch vorgenommene Einspritzen eines geeigneten Verödungsmittels.
- **Gummibandligatur**. Das Abbinden der Ösophagusvarizen mit Hilfe eines Gummibands unterbricht die Blutzufuhr der betreffenden Varize.
- **Ballontamponade**. Bei akuter Ösophagusvarizenblutung wird eine Sengstaken-Sonde eingeführt und das blutende Gefäß komprimiert, wobei die Gefahr von Druckschäden den Verbleib der geblockten Sonde im Ösophagus auf etwa 12 Std. begrenzt.

Aszites

DEFINITION

Aszites: Bauchwassersucht; Ansammlung von bis zu 20 l Flüssigkeit in der Bauchhöhle.
Hepatorenales Syndrom: Zunehmende und irreversible Verschlechterung der Nierenfunktion aufgrund einer Leberzirrhose mit Aszites. Auslöser der abnehmenden Nierendurchblutung sind Varizenblutungen, eine forcierte Diuretikatherapie, die Aszitespunktion mit Entnahme größerer Flüssigkeitsvolumina ohne Volumenersatz oder eine Laktoseüberdosierung mit der Folge von Durchfällen.
Spontane bakterielle Peritonitis: Infektion des Aszites, insbesondere durch E. coli, obwohl kein Bauchorgan direkte Verletzungen aufweist. Ist als Hinweis auf eine schlechte Prognose zu werten.

Generelle Ursachen eines **Aszites** (*Bauchwassersucht*):
- Tumoren im Bauchraum
- Peritonitis (➤ 2.10.1)
- Blutungen in die Bauchhöhle (Ulkusperforation, Verletzungen)
- Veränderungen des kolloid-osmotischen Drucks (ernährungsbedingter Eiweißmangel/Hungerbauch, Eiweißverlust beim nephrotischen Syndrom ➤ 2.11.4)
- Pfortaderhochdruck

Ein Aszites bei **Pfortaderhochdruck** entsteht, wenn flüssige Blutbestandteile in den freien Bauchraum austreten. Da die Leber ihren Syntheseleistungen und damit auch der Bildung von Bluteiweißen (Albumin, Globuline) nicht mehr nachkommen kann, wird der Verbleib der Flüssigkeit im Bauchraum durch den erniedrigten Albumingehalt (verminderter kolloidosmotischer Druck ➤ 2.6.1) begünstigt. Zusätzlich kommt es zur Aktivierung des Renin-Angiotensin-Aldosteron-Systems (➤ 2.11.3) mit Retention (*Zurückhaltung*) von Wasser und Natrium.

Diagnostisch ist ein Aszites durch klinische Untersuchung (vorgewölbter Bauch mit verstrichener Nabelregion ➤ Abb. 2.352) und Sonografie zu erfassen. Bei der körperlichen Untersuchung lässt sich der Aszites ab einem l Flüssigkeit

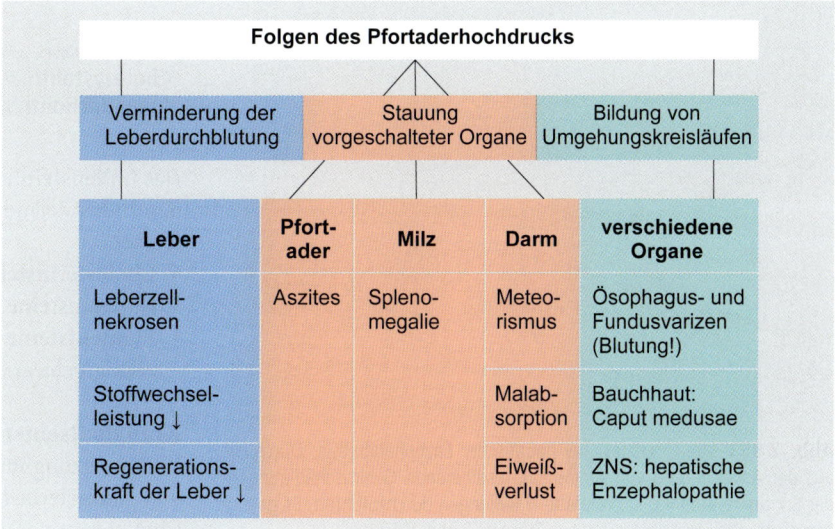

Abb. 2.351 Auswirkungen des Pfortaderhochdrucks auf verschiedene Organe. [A400]

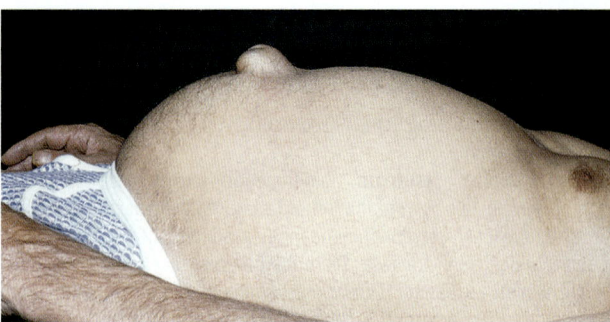

Abb. 2.352 Massive Aszitesbildung infolge einer alkoholischen Leberzirrhose. Der Aszites übt einen solchen Druck im Bauchraum aus, dass sich eine Nabelhernie gebildet hat. [R246]

| Tab. 2.44 Stadien der hepatischen Enzephalopathie. [5] ||
Stadium	Symptome
I	• Verlangsamung, Verwirrtheit, verwaschene Sprache, Konzentrationsstörungen
II	• zunehmende Schläfrigkeit, Apathie, Änderung der Schrift und des EEG mit Frequenzverlangsamung, **flapping tremor** (*grobschlägiges Händezittern*)
III	• der Erkrankte schläft, ist aber erweckbar; Reflexe noch auslösbar, flapping tremor, Foetor hepaticus (➤ 2.9.7)
IV	• Leberkoma: keine Reaktion auf Schmerzreize, Reflexe erloschen, Foetor hepaticus stark ausgeprägt

durch die Perkussion des Abdomens nachweisen. Die abdominelle Sonografie stellt Flüssigkeitsmengen ab 50–200 ml dar.

Komplikationen eines Aszites sind Luftnot, Bauchwandhernien, hepatorenales Syndrom und spontane bakterielle Peritonitis (➤ Definition).

Therapeutisch sind je nach Schweregrad und dem Ergebnis engmaschiger Gewichts- und Elektrolytkontrollen Flüssigkeitsbeschränkung, salzarme Kost, Aldosteronantagonisten (Spironolacton/Aldactone®) und Diuretika (Furosemid) angezeigt. Mit dieser Medikation sollte die Gewichtsabnahme etwa 500 g/Tag betragen. Ein stark ausgebildeter Aszites erfordert eine Entlastungspunktion mit der Entnahme von bis zu 5 l Flüssigkeit pro Tag.

Hepatische Enzephalopathie und Leberkoma (*hepatisches Koma, Coma hepaticum*):

Als **hepatische Enzephalopathie** (Enzephalopathie = *nicht entzündliche Erkrankung/Schädigung des Gehirns*) werden verschiedene neurologische und psychische Auffälligkeiten des Kranken bezeichnet, die durch den Ausfall der Leberfunktionen entstehen. Schwerste Form der hepatischen Enzephalopathie ist das **Leberkoma**. Die Stadien der hepatischen Enzephalopathie und ihre Symptome sind in ➤ Tab. 2.44 genannt.

Ein Leberkoma erfordert neben der Intensivtherapie eine verminderte Ammoniakbildung durch Eiweißreduktion in der Ernährung, die Darmreinigung und eine Unterdrückung der Darmflora z. B. durch Laktulose (➤ Kasten).

> Zu den Funktionen der Darmflora zählt der Eiweißabbau im Kolon. Dies führt zur Bildung des neurotoxischen Ammoniaks, der in der Leber zu Harnstoff umgebaut wird. Lebererkrankungen blockieren den Umbau von Ammoniak zu Harnstoff. Um einen raschen Anstieg des Ammoniaks im Blut zu vermeiden, wird Laktulose verabreicht. Wenn Laktulose im Darm verstoffwechselt wird, entsteht Milchsäure. Milchsäure hemmt die Tätigkeit der Darmbakterien, die Bildung von Ammoniak verringert sich.

Hepatozelluläres Karzinom

Das **hepatozelluläre Karzinom** (*primäres Leberzellkarzinom*) metastasiert früh in die Lunge, die Lymphknoten und das Skelett. Die Symptome sind unspezifisch: Völlegefühl, Oberbauchschmerzen, Gewichtsverlust und Leistungsminderung. Die Sicherung der Diagnose erfolgt z. B. durch Sonografie, CT, MRT, Leberbiopsie. Therapeutisch ist eine operative Resektion des betroffenen Leberbezirks anzustreben. Wenn dies nicht möglich ist, erfolgt eine Zytostatikatherapie.

2.10.18 Erkrankungen der Gallenwege

Gallensteinleiden

> **DEFINITION**
> **Cholelithiasis**: Gallensteinleiden.
> **Cholezystolithiasis**: Steine in der Gallenblase.
> **Choledocholithiasis**: Steine in den Gallengängen.

Das **Gallensteinleiden** ist eine der häufigsten Erkrankungen in den Industrieländern. Die meisten Steine sind, neben Mischformen:

- **Cholesterinsteine**. Kennzeichen: groß, rund-oval, gelb
- **Kalziumsteine**. Kennzeichen: groß, tonnenförmig, hell
- **Pigmentsteine** (meist Bilirubinsteine). Kennzeichen: klein, zackig, schwarz

Krankheitsentstehung

Voraussetzung für ein Gallensteinleiden mit der Bildung z. B. von Cholesterinsteinen ist eine Übersättigung der Galle mit Cholesterin in Verbindung mit einem **langsamen Gallefluss**

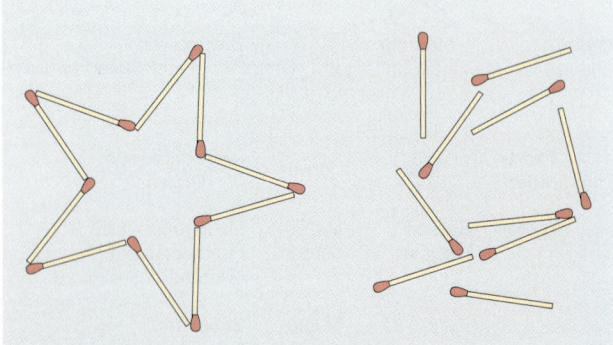

Abb. 2.353 Streichholztest bei hepatischer Enzephalopathie. Durch die aus der Anreicherung von Ammoniak resultierende Gehirnschädigung ist der Erkrankte unfähig, koordinierte Handlungen durchzuführen. Es gelingt ihm nicht, aus Streichhölzern einen Stern zu legen. [L190]

(*Cholestase*). Es bilden sich kleine Kristalle (➤ Abb. 2.354) die zu **Cholesterinsteinen** heranwachsen.

> Neben einer ausgewogenen Ernährung kann der Gallefluss durch Bitterstoffe, enthalten in Pflanzen (Artischocken, Löwenzahn) oder Digestiva, angeregt werden.

Risikofaktoren, die ein Gallensteinleiden begünstigen:
- positive Familienanamnese
- Geschlecht (F-Regel: female/weiblich, fair/hellhäutig, fourty/vierzig Jahre, fat/adipös, fertile/fruchtbar, family/familiäre Disposition)
- Ernährung (cholesterinreiche, ballaststoffarme Kost, Fastenkuren)
- unerwünschte Wirkung von Medikamenten (z. B. Kontrazeptiva)

Symptome und Untersuchungsbefund
Die meisten Gallensteinträger sind symptomfrei und bedürfen keiner Behandlung. Andernfalls klagen die Betroffenen über:
- Druck im Oberbauch und Völlegefühl
- Unverträglichkeit von fetten Speisen
- Meteorismus
- Gallenkolik

Gallenkolik
Typisches Symptom des Gallensteinleidens ist die **Gallenkolik**, wenn der Stein aus der Gallenblase ausgetrieben und im Ductus cysticus oder Ductus choledochus eingeklemmt wird. Auslöser für die Steinmobilisation aus der Gallenblase sind fettreiche gebratene Speisen, Alkohol, Kaffee, aber auch psychische Belastungen.

Der Erkrankte hat heftige, krampfartige Schmerzen im rechten Ober- und Mittelbauch, die in den Rücken oder die rechte Schulter ausstrahlen können. Dazu kommen vegetative Begleiterscheinungen mit Schweißausbruch, Übelkeit und Erbrechen.

Der Nachweis erfolgt per Sonografie.

Komplikationen
- akute und chronische **Cholezystitis** (➤ unten)
- **Gallenblasenhydrops** (➤ unten)
- **Gallenblasenempyem** mit Eiteransammlung in der Gallenblase durch bakterielle Superinfektion mit Fäkalkeimen
- **Cholangitis** (➤ unten)
- **Peritonitis** bei freier Perforation eines Steins in die Bauchhöhle
- **Leberabszess** aufgrund einer gedeckten Perforation
- **Gallensteinileus** bei Perforation in den Dünndarm
- **Verschlussikterus**, wenn sich ein Stein im Ductus choledochus einklemmt
- **akute Pankreatitis** bei einer Steineinklemmung an der Papilla Vateri (➤ Abb. 2.355)

Behandlung
Konservative Behandlungsmaßnahmen bei einer Gallenkolik:
- Nahrungskarenz für 24 Std.
- bei leichten Koliken Spasmolytika (*krampflösende Mittel*), z. B. Butylscopolaminiumbromid (Buscopan®)
- bei schweren Koliken Analgetika (Metamizol/Novalgin® in Verbindung mit dem Opioid Pethidin/Dolantin®) und Buscopan®
- Antibiotika bei Verdacht einer bakteriellen Superinfektion

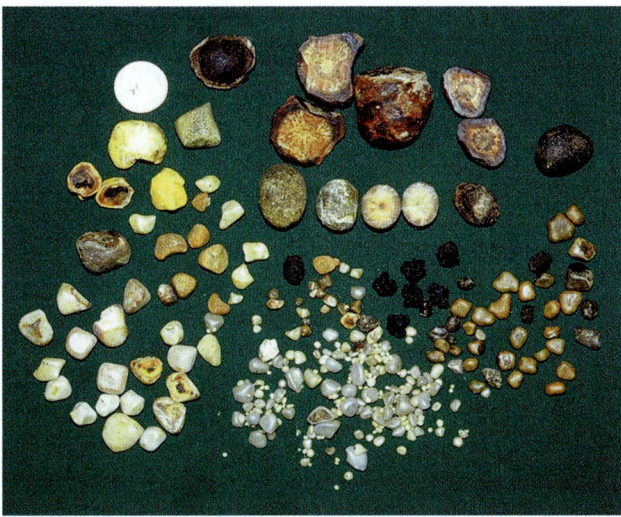

Abb. 2.354 Verschiedene Gallensteine. Entsprechend ihrer Zusammensetzung aus Cholesterin, Bilirubin und Kalk unterscheiden sie sich in Form, Farbe und Festigkeit. Man erkennt hellgelbe, kugelig-ovale Cholesterinsteine und kleine schwarze Bilirubinsteine. Gemischte Steine machen den größten Anteil aller Gallensteine aus. [T173]

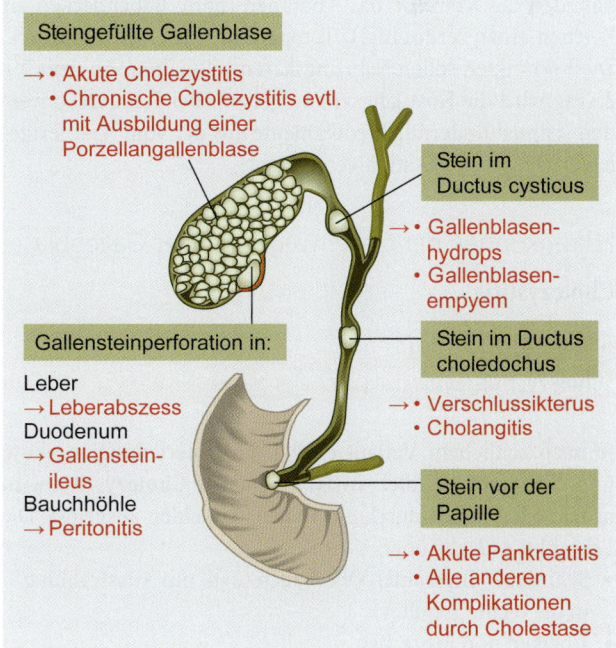

Abb. 2.355 Mögliche Komplikationen von Gallensteinen (rote Schrift) in Abhängigkeit von ihrer Lokalisation. [L190]

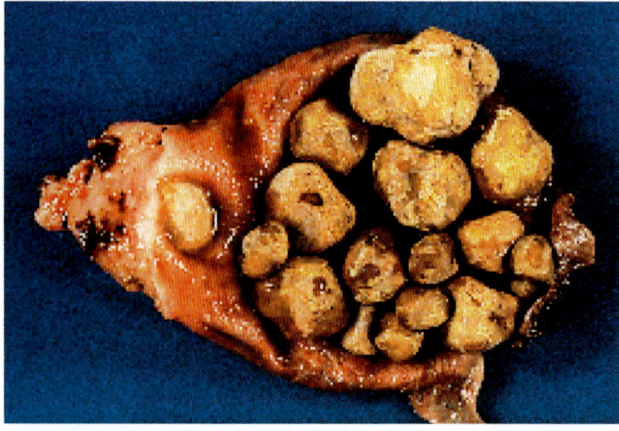

Abb. 2.356 Operationspräparat: multiple Gallenblasensteine. [E441]

Zusätzliche Maßnahmen:
- bei **Gallenblasensteinen** laparoskopische Cholezystektomie (*Entfernung der Gallenblase*) (➤ Abb. 2.356)
- bei **Steinen im Ductus choledochus** Schlitzung der Papilla Vateri mit Entfernung des Steins über eine ERC (*endoskopisch-retrograde Cholangiografie mit Darstellung des Ductus choledochus*)

Falls eine Operation kontraindiziert ist, kommen die **Stoßwellenlithotripsie** (*SWL*) mit Zerkleinerung des Steins und die **medikamentöse** Auflösung in Betracht. Die **medikamentöse Auflösung** mit Ursodesoxycholsäure (Ursofalk®) ist bei **cholesterin**haltigen Gallensteinen möglich, erfordert einen Zeitraum von bis zu 2 Jahren und hat eine hohe Rezidivquote.

Pflege bei Gallenkolik

Die Pflegefachkräfte kontrollieren regelmäßig das Allgemeinbefinden des Kranken, das Abdomen (harte Bauchdecken als Zeichen einer Peritonitis?), Temperatur, Puls und Blutdruck. Die Erkrankten sollen Nahrungskarenz einhalten. Ab dem 2.–3. Tag wird die Kost langsam aufgebaut. Bei Schmerzen werden schmerzlindernde Medikamente aus der vom Arzt festgelegten Bedarfsmedikation verabreicht.

Erkrankungen der Gallenwege und der Gallenblase

Cholezystitis

> **DEFINITION**
> **Cholezystitis**: Entzündung der Gallenblase.

Je nach zeitlichem Verlauf erfolgt die Unterteilung in **akute** und **chronische Cholezystitis**: Eine **akute Cholezystitis** wird in fast allen Fällen durch ein Gallensteinleiden ausgelöst. Die Erkrankten klagen über:
- Schmerzen im rechten Oberbauch (evtl. mit Ausstrahlung in die rechte Schulter)
- Übelkeit und Erbrechen
- Fieber und Schüttelfrost
- druckschmerzhafte Gallenblase

Eine Sonografie bestätigt die Verdachtsdiagnose, therapeutisch erfolgt eine Cholezystektomie.

Die **chronische Cholezystitis** ist meist Folge einer akuten Cholezystitis. Eine chronisch-rezidivierende Cholezystitis kann zu einer **Porzellangallenblase** führen, deren Wand verkalkt und verhärtet ist und die wegen des Entartungsrisikos entfernt werden sollte. Spätkomplikation einer chronisch-rezidivierenden Cholezystitis ist das **Gallenblasenkarzinom**.

Gallenblasenhydrops

Ein Gallenstau im Ductus cysticus durch eine Steineinklemmung, aber auch Stenosen oder Tumoren verursachen einen **Gallenblasenhydrops** (*Vergrößerung der Gallenblase*). Symptome (*Courvoisier-Zeichen*):
- tastbare, vergrößerte Gallenblase
- schmerzlose Gallenblase
- Ikterus

Therapeutisch erfolgt eine Cholezystektomie.

Cholangitis

Gallengänge entzünden sich, wenn es zu einer Behinderung im Gallenabfluss durch Steine oder aufgrund eines Tumors kommt. Typische Symptome einer akuten **Cholangitis** (*Charcot-Trias*):
- Schmerzen im rechten Oberbauch
- Fieber mit Schüttelfrost
- Ikterus

Therapeutisches Ziel ist die kurative Behandlung der auslösenden Ursache.

Gallenblasen- und Gallengangkarzinome

Gallenblasen- und **Gallengangkarzinome** treten eher selten auf. Risikofaktoren sind eine Cholelithiasis oder die chronische Cholezystitis. Auch Dauerausscheider von Salmonellen haben ein erhöhtes Risiko. Gallenblasen- und Gallengangkarzinome metastasieren frühzeitig in die Leber. Relativ spät auftretende unspezifische Symptome des Karzinoms sind ein langsam zunehmender und schmerzloser Ikterus, Oberbauchbeschwerden, Übelkeit, Erbrechen und Gewichtsverlust.

Zum Zeitpunkt der Diagnose ist eine Radikaloperation mit kurativem Ziel meist nicht mehr möglich. Bei Inoperabilität erfolgt die endoskopische Einlage eines Stents zur Galleableitung. Die Prognose ist ungünstig.

2.10.19 Erkrankungen der Bauchspeicheldrüse

Akute Pankreatitis

> **DEFINITION**
> **Akute Pankreatitis** (*akute Bauchspeicheldrüsenentzündung*): Plötzlich einsetzende Entzündung des Pankreas mit Selbstandauung (*Autolyse*) des Organs und Beeinträchtigung der Pankreasfunktion.

Krankheitsentstehung

Alkoholabusus und Gallenwegserkrankungen sind die häufigsten Ursachen einer **akuten Pankreatitis**:

- Alkohol schädigt das Drüsengewebe durch seine generell zytotoxische Wirkung. Die akute Pankreatitis entsteht daher häufig auf dem Boden einer alkoholbedingten chronischen Pankreatitis.
- Gallensteine, die sich in der Papilla Vateri einklemmen, behindern den Abfluss des Pankreassaftes, da Pankreasgang und Ductus choledochus häufig gemeinsam über die Papilla Vateri in das Duodenum münden. Der enzymreiche Pankreassaft staut sich in das Organ zurück und löst eine Entzündung aus.

Weitere Auslöser einer akuten Pankreatitis sind unerwünschte Wirkungen verschiedener Medikamente (z. B. Glukokortikoide, Zytostatika, Betablocker, Diuretika, Antibiotika), selten Virusinfektionen (z. B. Hepatitis, Mumps, AIDS) oder Traumen.

Symptome und Untersuchungsbefund

Eine akute Pankreatitis kann als milde Verlaufsform mit Schwellung des Organs auftreten. In diesem Stadium ist eine Heilung ohne Funktionseinbußen zu erwarten. Bei einer heftigen Entzündung kommt es zu einer hochgradigen Schädigung mit Selbstandauung, die im schwersten Fall zur Nekrose des Organs führen kann (> Abb. 2.357). Symptome einer schwer verlaufenden Pankreatitis sind:

- akuter Beginn mit heftigen Schmerzen im Oberbauch, evtl. mit gürtelförmiger Ausstrahlung in den Rücken
- geblähter Bauch mit Bauchdeckenspannung („Gummibauch")
- Übelkeit, Erbrechen, Meteorismus
- paralytischer Subileus oder Ileus
- Schockzeichen durch die Freisetzung von kreislaufwirksamen Substanzen aufgrund der Zerstörung von Pankreasgewebe

> **VORSICHT**
> Die nekrotisierende Pankreatitis ist eine lebensbedrohliche Erkrankung, die tödlich verlaufen kann.

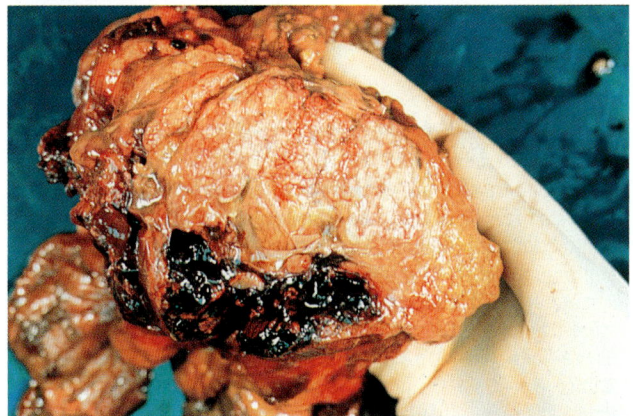

Abb. 2.357 Akute Pankreatitis mit schwarzen, nekrotischen Arealen. [E437]

Diagnostisch sind Labor (Anstieg der Pankreasenzyme Lipase und α-Amylase im Serum sowie erhöhte Entzündungszeichen), Abdomenübersicht, Sonografie, ERCP (*endoskopisch retrograde Cholangiopankreatikografie* zum Nachweis einer Steineinklemmung) angezeigt.

Komplikationen

Typische Komplikationen:
- Bildung von Pseudozysten
- Abszessbildung und Sepsis
- hypovolämischer Schock mit Multiorganversagen

Pseudozysten sind die Folge des Sekretstaus, bedingt durch die Verlegung kleiner Drüsenausführungsgänge bei Nekrosen oder Blutungen. Die Pseudozystenwand besteht aus Bindegewebe; eine Epithelauskleidung fehlt. Bei Beschwerden (Schmerzen, Druckgefühl im Oberbauch) werden sie ggf. durch die Haut punktiert und drainiert. Manchmal müssen sie operativ eröffnet und mit einer Jejunumschlinge anastomosiert werden, um den Sekretabfluss aus der Pseudozyste zu gewährleisten.

Behandlung

Eine akute Pankreatitis erfordert bei leichter bis mittelschwerer Ausprägung die stationäre Aufnahme, bei schwerem akutem Verlauf die intensivmedizinische Überwachung. Die Behandlung erfolgt konservativ:

- Nahrungskarenz bis zur Schmerzfreiheit; ggf. parenterale Ernährung. Wenn der Betroffene beschwerdefrei ist, Kostaufbau mit fettarmer Kost
- Substitution von Volumen, Elektrolyten und Glukose
- Medikation: **Analgetika** nach Bedarf (Metamizol/Novalgin®, Buprenorphin unter Berücksichtigung der unerwünschten Nebenwirkung von Spasmen des Sphincter Oddii, **Protonenpumpenhemmer** zur Prophylaxe eines Stressulcus, **Antibiotika** bei nekrotisierender Verlaufsform oder Abszessen)

In der Papilla Vateri eingeklemmte Choledochussteine werden durch eine endoskopische Papillenschlitzung entfernt, infizierte Pankreasnekrosen und -abszesse über eine Drainage abgeleitet.

Prognose

Entscheidend ist die intensivmedizinische Überwachung, damit eine nekrotisierende Pankreatitis frühzeitig erkannt wird. Häufigste Todesursache ist die Sepsis.

Chronische Pankreatitis

> **DEFINITION**
> **Chronische Pankreatitis**: Kontinuierlich oder in Schüben fortschreitende Pankreatitis mit zunehmendem Verlust der endokrinen und exokrinen Pankreasfunktion.

Krankheitsentstehung

In den häufigsten Fällen liegt der chronischen Pankreatitis ein Alkoholabusus zugrunde. Weitere Ursachen sind z. B. unerwünschte Wirkungen von Medikamenten (➤ akute Pankreatitis), Autoimmunpankreatitis und Fettstoffwechselstörungen (v. a. Hypertriglyzeridämien). Aufgrund der schubweise auftretenden chronischen Entzündung wird immer mehr Pankreasgewebe zerstört und durch Bindegewebe ersetzt, das auch Verkalkungen aufweisen kann. Durch diesen Prozess gehen allmählich sowohl die exokrine als auch die endokrine Funktion der Bauchspeicheldrüse verloren.

Symptome und Untersuchungsbefund

Symptome:
- rezidivierende, stunden- bis tagelang dauernde Oberbauchschmerzen oder dumpfer, anhaltender Dauerschmerz, besonders nach Alkoholkonsum und fettreichen Speisen
- Unverträglichkeit von fetten und süßen Speisen, verbunden mit Übelkeit und Erbrechen
- **Maldigestion** (➤ 2.10.14) mit Gewichtsabnahme, Fettstühlen und Diarrhö durch die Störung der exokrinen Pankreasfunktion
- im fortgeschrittenen Stadium **Insulinmangeldiabetes**

Sonografie, CT, ERP (*endoskopisch-retrograde Pankreatikografie*) und die Laborparameter (Pankreasenzyme) bestätigen die klinische Verdachtsdiagnose.

Komplikationen

Komplikationen sind Pseudozysten mit Einblutungen, Abszessbildung, Pfortaderthrombose mit Pfortaderhochdruck, Stenosen des Pankreasgangs, Fistelbildungen und als Spätkomplikation das **Pankreaskarzinom**.

Behandlung

Therapeutische Maßnahmen erfolgen entsprechend der exokrinen und endokrinen Funktionsausfälle und dem Auftreten von Komplikationen:
- Grundlage ist die absolute Alkoholabstinenz
- Behandlung der **exokrinen Pankreasinsuffizienz** mit kohlenhydratreicher, fettarmer Kost, kleinen Mahlzeiten, Substitution von Pankreasenzymen (z. B. Kreon®-Granulat)
- bei **endokriner Pankreasinsuffizienz** Insulintherapie (➤ 2.5.13)
- **endoskopische Behandlung** von Pankreasgangsteinen, Abszessen und Pseudozysten
- **Operative Therapie** bei Obstruktion (*Verschluss*) des Pankreasgangs (Pankreatojejunostomie ➤ Abb. 2.358)

Pankreaskarzinom

> **DEFINITION**
> **Pankreaskarzinom**: Bauchspeicheldrüsenkrebs, der sich meist im Pankreaskopf entwickelt.

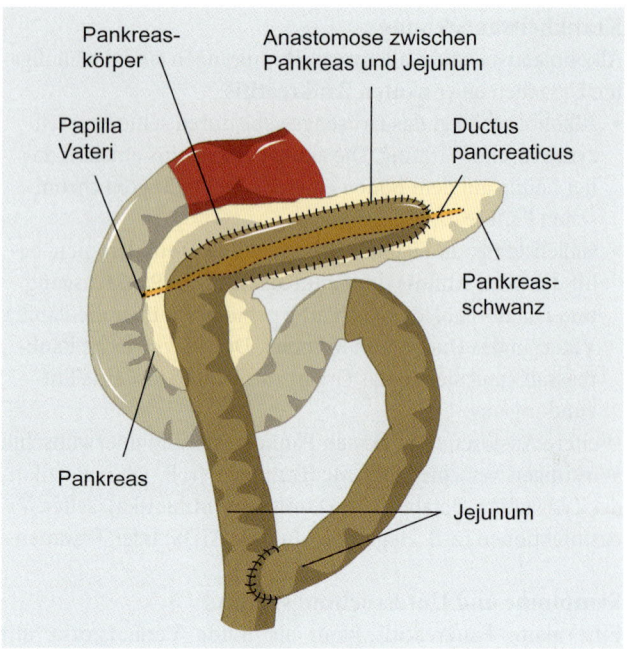

Abb. 2.358 Pankreatojejunostomie bei chronischer Pankreatitis. Der Ductus pancreaticus wird eröffnet und mit einer ausgeschalteten Jejunumschlinge verbunden. Dadurch kann das zuvor gestaute Sekret abfließen. [L138]

Krankheitsentstehung

Risikofaktoren für die Entwicklung eines **Pankreaskarzinoms** sind hoher Alkoholkonsum, Nikotinabusus, Adipositas und die chronische Pankreatitis. Histologisch handelt es sich häufig um ein Adenokarzinom, das meist im Pankreaskopf entsteht. Das Hauptmanifestationsalter liegt zwischen dem 60. und 70. Lebensjahr.

Symptome und Untersuchungsbefund

Die Erkrankten berichten manchmal von unspezifischen Beschwerden (Mattigkeit, Leistungsknick, uncharakteristische Oberbauchbeschwerden). Die Verlegung der ableitenden Gallenwege löst einen schmerzlosen Ikterus aus. Selten treten Thrombosen oder Thrombophlebitiden auf.

Zur Diagnostik gehören Sonografie, CT, MRT und ERP (*endoskopisch-retrograde Pankreatikografie*), zur Verlaufskontrolle können die Tumormarker CA 19–9 und CA 125 genutzt werden.

> **FALLBEISPIEL**
> **Frau Müller, Teil I**
>
> Frau Müller ist 85 Jahre alt und wohnt zusammen mit ihrer Tochter und deren Familie in einem Zweifamilienhaus. Frau Müller kann sich selbst noch gut versorgen, kümmert sich um den Garten und geht täglich mit dem Hund spazieren. Sie sucht unregelmäßig den Hausarzt auf, nämlich immer dann, wenn sie an Übelkeit und Oberbauchschmerzen leidet. Die zahlreichen vom Arzt verschriebenen Medikamente helfen ihr nicht. Eines Tages bemerkt die Tochter bei ihrer Mutter eine Gelbfärbung der Bindehäute. Frau Müller wird vom Hausarzt in eine Klinik zur Abklärung des Ikterus überwiesen. Die Diagnose ergibt ein fortgeschrittenes Pankreaskopfkarzinom.

Behandlung

> **DEFINITION**
>
> **Duodenum-erhaltende Pankreatektomie**: Entfernung der Bauchspeicheldrüse bis auf einen kleinen Pankreasrest am Duodenum; damit bleibt der Ductus choledochus mit seiner Einmündung erhalten.
> **Whipple-Operation** (*partielle Duodenopankreatektomie*): Entfernung von **Pankreaskopf**, Duodenum, Gallenblase mit Ductus choledochus und Ductus cysticus sowie zwei Drittel des Magens. Pankreasschwanz und Milz bleiben erhalten. Zur Wiederherstellung der Magen-Darm-Passage sind zahlreiche Verfahren bekannt (Abb. 2.359 zeigt eines davon).
> **Totale Duodenopankreatektomie**: Bei Karzinom im Pankreaskorpus Entfernung der **gesamten Bauchspeicheldrüse**, des Duodenums, der Gallenblase, zwei Drittel des Magens und der Milz (➤ Abb. 2.360). Da das Pankreas vollständig entfernt wird, resultieren sowohl eine exokrine als auch eine endokrine Pankreasinsuffizienz mit insulinpflichtigem Diabetes mellitus (➤ 2.5.13).

Die meisten Pankreaskarzinome sind zum Zeitpunkt der Diagnosestellung inoperabel. Eine **palliative** Maßnahme zur Ableitung der Galle ist die endoskopische Einlage eines Stents in den Ductus choledochus. **Tumorschmerzen** erfordern die Schmerzbehandlung entsprechend dem WHO-Stufenschema (➤ 1.4.2). Eine **kausale** Therapie kann nur operativ und zu einem frühen Zeitpunkt durch die weiträumige Resektion des Tumorgewebes erfolgen. Folgende Methoden stehen je nach Ausdehnung des Tumors zur Auswahl:
- Duodenum-erhaltende Pankreatektomie (➤ Definition)
- partielle Duodenopankreatektomie nach Kausch-Whipple (➤ Definition)
- totale Duodenopankreatektomie (➤ Definition)

Ernährung nach Pankreatektomie
Grundzüge sind:
- Verteilung der Nahrung auf sechs bis acht kleine Mahlzeiten täglich
- Substitution der fehlenden Pankreasenzyme
- fettarme Kost, da die Fettresorption trotz der Substitution von Pankreasenzymen beeinträchtigt bleibt
- vitamin- und proteinreiche Ernährung (➤ 5.1.2)
- Substitution von fettlöslichen Vitaminen und Vitamin B_{12}

> **FALLBEISPIEL**
> **Frau Müller, Teil II**
>
> Angesichts der infausten Prognose entschließen sich die Ärzte zu einer palliativen Therapie und entsprechen damit dem eindringlichen Wunsch von Frau Müller. Der Abfluss der Galle und des Pankreassaftes wird über eine Drainage gesichert, dann darf Frau Müller wieder nach Hause.
> Im Laufe der nächsten Wochen wird sie zusehends schwächer. Die Tochter weiß, dass ihre Mutter nun professionelle Pflege benötigt und wendet sich an den ambulanten Pflegedienst. Die Pflegefachkraft Frau Mutz übernimmt die Betreuung der mittlerweile schwerkranken Frau.

Prognose
Zum Zeitpunkt der Diagnosestellung bestehen meist Metastasen. Das ist ein Grund für die geringe Überlebenszeit von etwa sechs Monaten.

> **FALLBEISPIEL**
> **Frau Müller, Teil III**
>
> An einem Samstagmorgen, als Frau Mutz gemeinsam mit der Tochter die Körperpflege von Frau Müller gerade abschließt und die Schwerkranke lagern möchte, bemerkt die Pflegefachkraft, dass die unregelmäßigen Atemzüge in eine Schnappatmung übergehen. Innerhalb kurzer Zeit erleidet Frau Müller einen Herz-Kreislauf-Stillstand und stirbt.
> Ruhig und beherrscht setzt sich Frau Mutz ans Bett und greift nach der Hand der Tochter. Gemeinsam, aber jede auf ihre Art, nehmen die beiden Frauen Abschied von Frau Müller.

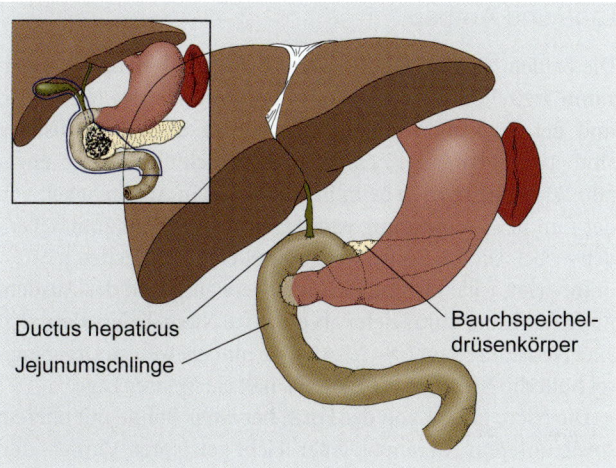

Abb. 2.359 Operation nach Kausch-Whipple (*partielle Duodenopankreatektomie*). Im kleinen Bild die Situation vor OP mit den Resektionskanten. Nach Entfernung des Duodenums laufen Gallen- und Pankreassekret über eine End-zu-Seit anastomosierte Jejunumschlinge ab. [L190]

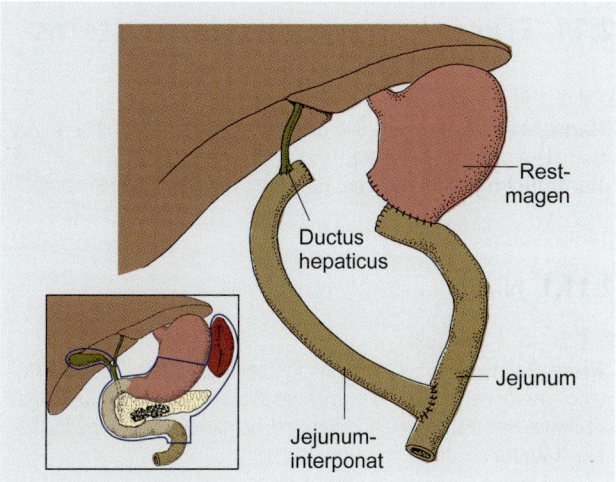

Abb. 2.360 Totale Duodenopankreatektomie. Die Abbildung zeigt eine von mehreren Möglichkeiten, die Magen-Darm-Passage herzustellen. Im kleinen Bild die Situation vor OP mit den Resektionskanten. [L190]

Literaturnachweis

1. Zeyfang, A.: Basiswissen Medizin des Alterns und des alten Menschen, Springer Verlag, Heidelberg, 2008.
2. Hansen, W.: Medizin des Alterns und des alten Menschen. Schattauer Verlag, Stuttgart, 2007.
3. Füsgen, I.: Geriatrie, Band 2. Kohlhammer Verlag, Stuttgart, 2004.
4. Paetz, B.: Chirurgie für Pflegeberufe. Thieme Verlag, Stuttgart, 2009.
5. Herold, G. et al.: Innere Medizin (eine vorlesungsorientierte Darstellung), 2011.
6. Gerlach, U.: Innere Medizin für Gesundheits- und Krankenpflege. Thieme Verlag, Stuttgart, 2011.
7. Pschyrembel: Klinisches Wörterbuch. de Gruyter Verlag, Berlin, 2011.
8. Rote Liste: Cantor Verlag, Aulendorf, 2011.
9. Schmidt, R. et al.: Physiologie des Menschen mit Pathophysiologie. Springer Verlag, Heidelberg, 2005.

Wiederholungsfragen

1. Aus welchen Wandschichten ist der Verdauungstrakt aufgebaut? (➤ 2.10.1)
2. Welche Organe des Bauchraums liegen intraperitoneal, welche retroperitoneal? (➤ 2.10.1)
3. Welche drei großen Arterien versorgen die Bauchorgane? (➤ 2.10.1)
4. Welche Substanzen werden von den Zellen der Magenschleimhaut produziert? (➤ 2.10.4)
5. Welche Strukturen tragen zur Oberflächenvergrößerung der Dünndarmschleimhaut bei? (➤ 2.10.5)
6. Welche wichtigen Bestandteile enthält der Pankreassaft? (➤ 2.10.6)
7. Schildern Sie den Verlauf der Gallengänge. (➤ 2.10.7)
8. Wohin gelangen die verschiedenen Nährstoffe nach der Resorption im Dünndarm? (➤ 2.10.8)
9. Nennen Sie Aufgaben der Leber? (➤ 2.10.10)
10. Die chronische Gastritis wird in die Typen A, B und C unterteilt. Erklären Sie die Unterschiede. (➤ 2.10.13)
11. Zählen Sie die Komplikationen einer Ulkuserkrankung auf. (➤ 2.10.13)
12. Wie kommt es zu einem Frühdumpingsyndrom, wie zu einem Spätdumpingsyndrom? (➤ 2.10.13)
13. Nennen Sie wichtige Erreger infektiöser Diarrhöen. (➤ 2.10.14)
14. Welche Ursachen für eine Stuhlinkontinenz kennen Sie? (➤ 2.10.14)
15. Was sind Hämorrhoiden? (➤ 2.10.15)
16. Nennen Sie die Komplikation, die von jeder Hernie ausgehen kann. (➤ 2.10.16)
17. Wie unterscheiden sich die viral bedingten Leberentzündungen voneinander? (➤ 2.10.17)
18. Welche Symptome und Komplikationen kennzeichnen eine Leberzirrhose? (➤ 2.10.17)
19. Was ist eine Cholelithiasis? Wie entsteht sie? (➤ 2.10.18)
20. Geben Sie die Ursachen und Komplikationen der akuten Pankreatitis an. (➤ 2.10.19)

2.11 Erkrankungen des Harnsystems

DEFINITION
Harnsystem: Besteht aus den beiden Nieren, zwei Harnleitern, der Harnblase und der Harnröhre.
Harnpflichtige Substanzen: Harnstoff, Harnsäure und Kreatinin.

2.11.1 Niere

DEFINITION
Niere: Bohnenförmiges Organ im Retroperitonealraum, das die Homöostase (*inneres Gleichgewicht*) des Wasser-, Elektrolyt- und Säure-Basen-Haushalts gewährleistet und Hormone (Erythropoetin, Renin, Kalzitriol) bildet.

Lage und Aufbau

Die beiden **Nieren** (Einzahl: *Ren*) liegen im **Retroperitonealraum** zwischen der Hinterwand des Peritoneums (*Bauchfell*) und der Rückenmuskulatur. Die Nieren eines Erwachsenen sind etwa 11 cm lang, 7 cm breit, 4 cm dick und wiegen ungefähr 200 g. Sie reichen beim Erwachsenen in Abhängigkeit von der Ein- bzw. Ausatmung vom 12. Brustwirbel bis zum 3. Lendenwirbel. Die 12. Rippe kreuzt die Nierenrückflächen.

In vielen Fällen liegt die rechte Niere aufgrund der Ausdehnung der Leber etwas tiefer als die linke Niere. Jeder Niere sitzt eine Nebenniere auf (➤ 2.5.6). Eine bindegewebige Organkapsel hüllt die Niere ein, Fettgewebe hält sie in ihrer Lage.

Die Niere gleicht von der Form her einer Bohne mit oberem sowie unterem Nierenpol, einer leicht gewölbten Vorder- und einer flachen Hinterfläche. Zur Körpermitte hin liegt der **Nierenhilus** mit Nierenarterie (*A. renalis*), Nierenvene (*V. renalis*), Harnleiter (*Ureter*), Lymphgefäßen und Nerven (➤ Abb. 2.361).

2.11 Erkrankungen des Harnsystems

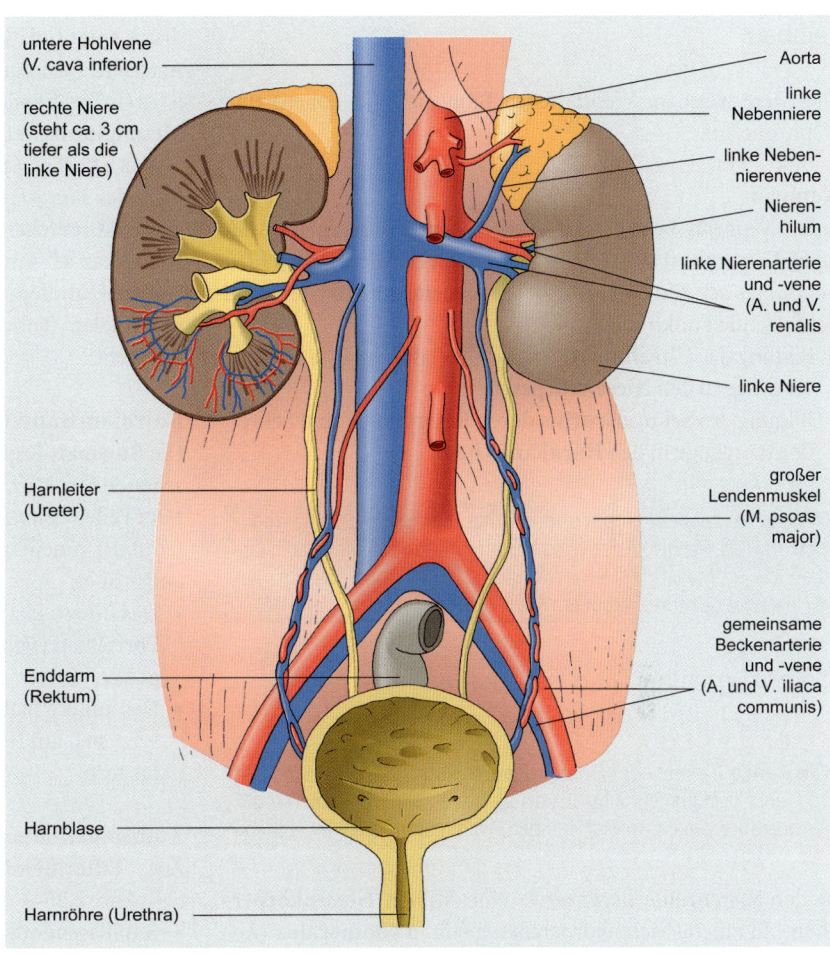

Abb. 2.361 Das Harnsystem. [L190]

Schneidet man eine Niere der Länge nach auf, erkennt man drei Zonen (> Abb. 2.362): Eine dunkelrot gefärbte **Nierenrinde** unmittelbar unter der Organkapsel reicht in Form von Säulen bis zum Nierenbecken. Sie unterteilt das **Nierenmark** in sieben bis neun kegelförmige **Markpyramiden**, deren **Nierenpapillen** (*Spitzen der Markpyramiden*) zum Nierenbecken hin zeigen. Jede Nierenpapille mündet in den zugehörigen Nierenkelch, einen Ausläufer des **Nierenbeckens** (*Pyelon*).

Blutversorgung

Die rechte und linke **Nierenarterie** (*A. renalis dextra, A. renalis sinistra*) entspringen aus der Aorta abdominalis (*Bauchaorta*).

Nach ihrem Eintritt in die Niere verzweigt sich die Nierenarterie in mehreren Schritten. Aus diesen Verzweigungen entspringen mikroskopisch kleine **Arteriolen,** die zu den **Nierenkörperchen** (*Malpighi-Körperchen*) ziehen. Das Blut fließt durch die Nierenkörperchen hindurch und über ein ableitendes Gefäß (*Vas efferens*) zu den Harnkanälchen (> Abb. 2.363). Sie umschlingen diese, nehmen einen Großteil der filtrierten Substanzen auf (oder geben Teilchen in die Harnkanälchen ab), bevor sie in ein zusammenfließendes Venensystem münden. Der Abfluss erfolgt über die **Nierenvene** (*V. renalis*) in die **untere Hohlvene** (*V. cava inferior*).

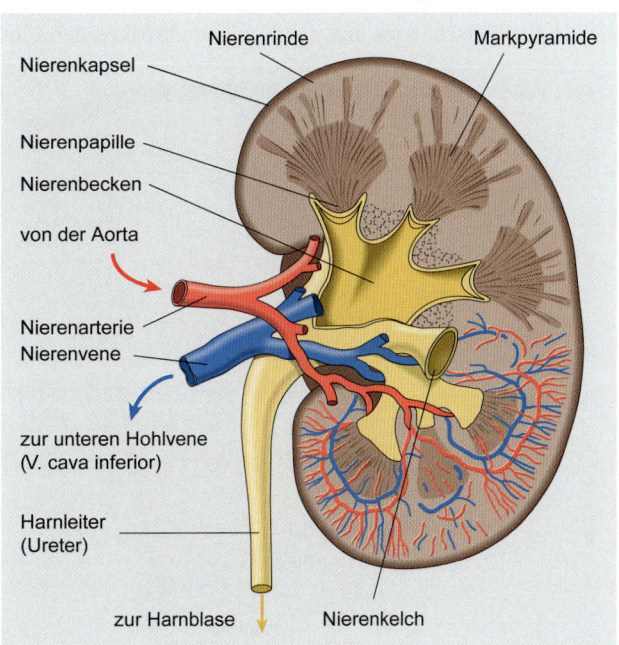

Abb. 2.362 Längsschnitt durch eine Niere mit zu- und ableitenden Gefäßen und dem Ureter. [L190]

Feinbau

Die Niere weist im Wesentlichen Blutgefäße (> oben) und Nephrone auf.

Nephron

Jedes Nephron besteht aus einem Nierenkörperchen (*Malpighi-Körperchen*) sowie den zugehörigen Harnkanälchen (*Tubulusapparat*). Ein Nephron ist die Baueinheit der Niere und hat folgende Funktionen:
- Bildung des **Ultrafiltrats** (*Primärharn*) durch Filtrationsvorgänge in den **Nierenkörperchen**
- Bildung des **Sekundärurins** durch Resorptions- und Sekretionsvorgänge in den **Harnkanälchen**

> Obwohl die Zahl der **Nephrone** im Alter um etwa ein Drittel reduziert ist, hat dies normalerweise keinen Einfluss auf die Nierenleistung, da ein Mensch mit **einer** Niere (50 % der gewöhnlichen Nierenleistung) gut zurechtkommt.

Nierenkörperchen und Filtration

DEFINITION
Clearance (*Reinigung, Klärung*): Plasmamenge, die pro Zeiteinheit von einer bestimmten Substanzmenge befreit wird; z. B. die Kreatininclearance. Sie ist ein Maß für die Leistung der Nierenkörperchen.

In der Nierenrinde liegen etwa eine Million **Nierenkörperchen**. Zu einem Nierenkörperchen gehören **Glomerulus** (*Kapillarschlingen, Gefäßknäuel*) und **Bowman-Kapsel**.

Glomerulus

Eine zum **Glomerulus** ziehende Arteriole (*Vas afferens*) teilt sich in Kapillarschlingen auf, die im Lichtmikroskop den Eindruck eines Gefäßknäuels (*Glomerulus*) vermitteln. Eine kleine Arteriole zieht aus diesem Gefäßknäuel wieder hinaus (*Vas efferens*). Die Kapillarschlingen des **Glomerulus** werden durch **Mesangiumzellen** verbunden und stabilisiert.

Vas afferens (*zuleitendes Blutgefäß*) und **Vas efferens** (*ableitendes Blutgefäß*) liegen dicht zusammen am Gefäßpol des Nierenkörperchens. Dieser zeigt immer in die Richtung der Nierenkapsel. Am gegenüber liegenden Ende befindet sich der Harnpol, an dem die Bowman-Kapsel in den Anfangsteil des proximalen Tubulus (*erster Abschnitt der Harnkanälchen*) übergeht.

Bowman-Kapsel

Die **Bowman-Kapsel** ist eine doppelwandige, kugelförmig aussehende Struktur, die den Glomerulus umgibt. Sie besteht aus zwei Teilen (*Blättern*). Diese sind durch einen Spaltraum (*Kapselraum*) voneinander getrennt und gehen am Gefäßpol ineinander über:
- Das innere Blatt, aufgebaut aus Epithelzellen mit vielen Fortsätzen (*Podozyten*) liegt direkt auf den Kapillarschlingen.
- Das äußere Blatt, ebenfalls aus Epithelzellen bestehend, setzt sich am Harnpol in das Epithel des proximalen Tubulus fort.

Aufbau der Filtermembran

Zur **Filtermembran** eines Nierenkörperchens gehören (> Abb. 2.364):
- Kapillarendothel des Glomerulus
- Basalmembran
- inneres Blatt der Bowman-Kapsel

Die Filtermembran muss so fein strukturiert sein, dass nur Wasser und kleinste Plasmabestandteile hindurch treten können. Blutzellen und Plasmaeiweiße werden normalerweise zu-

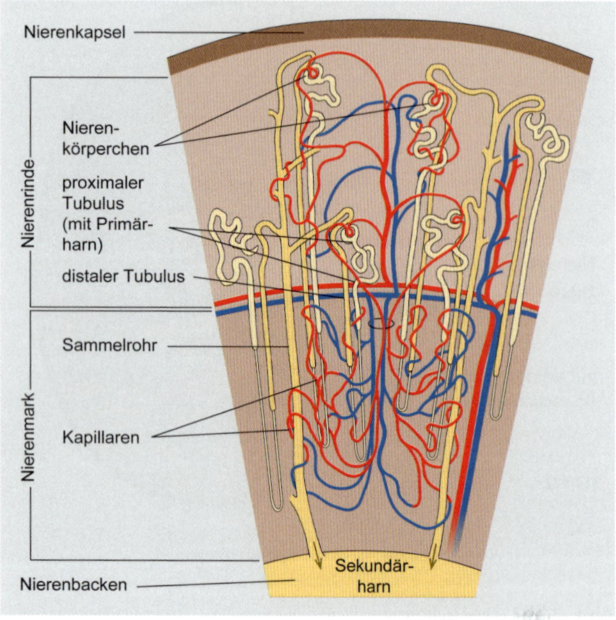

Abb. 2.363 Feinbau von Nierenrinde und Nierenmark. [L190]

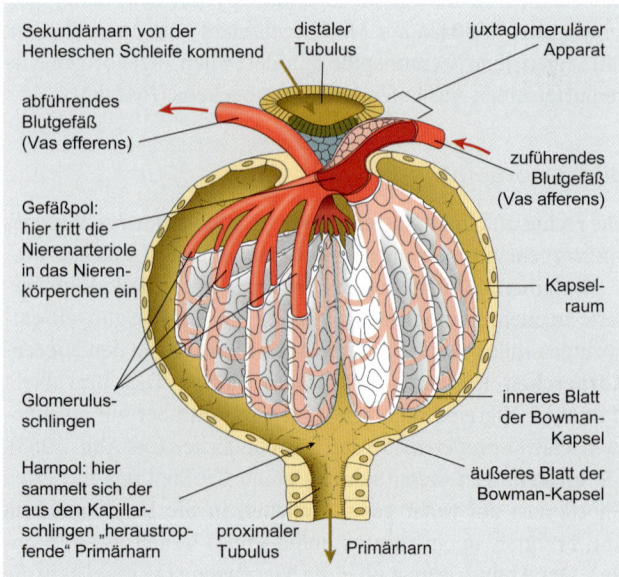

Abb. 2.364 Feinbau eines Nierenkörperchens. [L190]

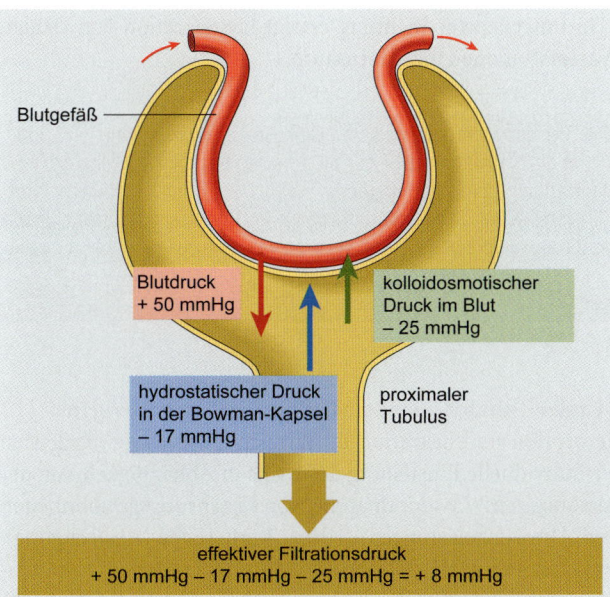

Abb. 2.365 Der effektive Filtrationsdruck berechnet sich aus Blutdruck, hydrostatischem und kolloidosmotischem Druck. Er beträgt ca. 8 mmHg. Sinkt der Filtrationsdruck (50 mmHg), kommt es zum Nierenversagen, wenn der effektive Filtrationsdruck gegen 0 mmHg geht. [L190]

rück gehalten. Daher ist der Primärurin nahezu eiweißfrei, während sich Elektrolyte und kleine Moleküle im Primärurin in der gleichen Konzentration wie im Blutplasma befinden. Die filtrierte Flüssigkeit (*Ultrafiltrat*, *Primärfiltrat*, *Primärurin*) sammelt sich im Kapselraum zwischen den beiden Blättern der Bowman-Kapsel und gelangt am Harnpol in den proximalen Tubulus. Die **Filtermembran** im Nierenkörperchen gewährleistet durch ihren Aufbau eine hohe Filtrationsmenge, die pro Tag etwa 170 l beträgt. Für eine Reinigung des „Filters" sorgen u. a. die **Mesangiumzellen**.

> Wenn mit fortschreitendem Alter eine **Sklerosierung** (*Verhärtung*) der Glomeruli stattfindet, kann dies die Filtrationskapazität beeinträchtigen und dadurch die Ausscheidung von Medikamenten behindern.

Voraussetzungen für die Bildung von Primärharn

Die Bildung des Primärurins ist von folgenden Voraussetzungen abhängig:
- Aufbau der Filtermembran (➤ oben)
- Durchblutung der Nierenkörperchen (etwa 1.500 l/Tag = 20 % des Herz-Minuten-Volumens)
- Filtrationsdruck von etwa 50 mmHg (**nicht** identisch mit dem **effektiven Filtrationsdruck**, der treibenden Kraft bei der Filtration; der effektive Filtrationsdruck beträgt ca. 8 mmHg ➤ Abb. 2.365)

Die **glomeruläre Filtrationsrate** (*GFR*) ergibt in Abhängigkeit vom Filtrationsdruck beim Erwachsenen ca. 120 ml pro Min. (= 170 l/24 Std.) und bedeutet, dass die Nieren das gesamte Blutplasma (3–4 l) täglich etwa 60-mal filtrieren.

Damit eine gleichmäßige GFR gewährleistet ist, regulieren glatte Muskelfasern im Vas afferens die Durchblutung des Glomerulus und halten sie bei einem arteriellen systolischen Blutdruck zwischen 80 und 180 mmHg konstant (*Autoregulation*).

Tubulusapparat mit Resorption und Sekretion

> **DEFINITION**
> **Henle-Schleife**: Setzt sich aus den geraden Abschnitten des proximalen und distalen Tubulus mit dem Überleitungsstück zusammen (➤ Abb. 2.366). **Schleifen**diuretika wirken an der Henle-**Schleife**.

Aufbau

Das Tubulussystem (*Nierenkanälchen*, *Harnkanälchen*, *Nierentubuli*) eines Nephrons besteht aus zentimeterlangen unverzweigten Röhrchen mit folgenden Abschnitten (➤ Abb. 2.366):
- **Proximaler Tubulus**. Beginnt am Harnpol im Anschluss an die Bowman-Kapsel mit einem stark gewundenen Anfangsteil, verläuft dann aber als gerader Tubulusabschnitt im Nierenmark.
- **Überleitungsstück**. Zieht durch das Nierenmark, beschreibt eine Kehrtwende (*Schleife*) und findet Anschluss an den distalen Tubulus.
- **Distaler Tubulus**. Schließt sich an das Überleitungsstück an und besitzt ebenfalls einen geraden Anfangsteil und ein gewundenes Endstück. Der distale Tubulus zieht zurück in die Nähe des Glomerulus und kontaktiert die Arteriolen am Gefäßpol. Diese Stelle, die durch Veränderungen der Zellgestalt lichtmikroskopisch auffällt, wird als **Macula densa** (➤ unten) bezeichnet.
- **Verbindungstubulus**. Das Ende des Harnkanälchens verbindet den distalen Tubulus mit dem Sammelrohr.

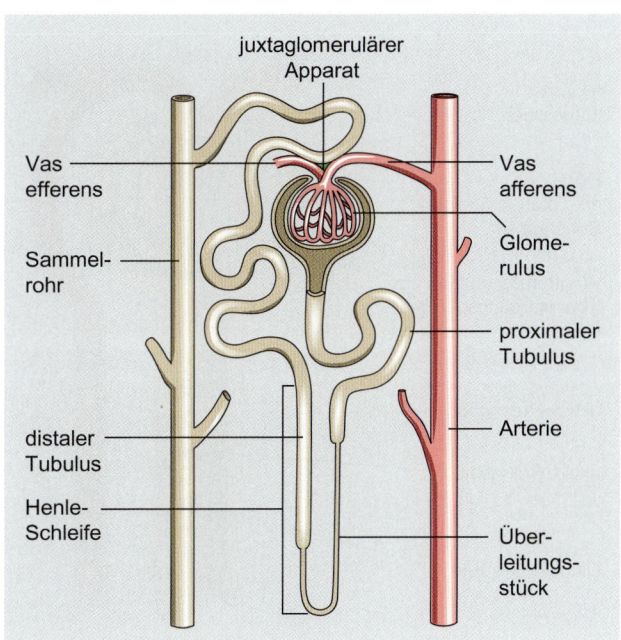

Abb. 2.366 Nephron in schematischer Darstellung. [L157]

Bildung des Sekundärurins

> **DEFINITION**
>
> **Resorption**: Aufnahme von Substanzen (Wasser, Elektrolyte, Glukose) aus den Tubuli in das Gewebe bzw. in das benachbarte Kapillarnetz.
>
> **Sekretion**: Zusätzliche Abgabe von Teilchen (z. B. Wasserstoffionen, Harnsäure) aus dem Blutplasma in das Tubulussystem (➤ Abb. 2.367).

In den Harnkanälchen erfolgt die Modifizierung des Primärurins zum **Sekundärurin**. Sekundärurin ist Urin, der ausgeschieden wird und Substanzen enthält, die der Organismus nicht braucht. Damit aus Primärurin Sekundärurin wird, müssen in den Harnkanälchen Resorptions- und Sekretionsvorgänge stattfinden. Etwa ein Viertel des filtrierten Wassers und ein Drittel des filtrierten Natriums werden in der Henle-Schleife resorbiert. Die Harnkonzentrierung findet hauptsächlich dadurch statt, dass Teile der Henle-Schleife für Wasser undurchlässig sind und aktive Transporte Salze zwischen dem Interstitium bzw. den Blutgefäßen und dem Tubulus verschieben.

Damit pro Zeiteinheit möglichst viel Wasser, Elektrolyte und kleinmolekulare Substanzen resorbiert und sezerniert werden können, fließen die Flüssigkeiten Blut und Harn im **Gegenstrom** aneinander vorbei.

Proximaler Tubulus – Grobeinstellung des Sekundärharns

Resorptions- und Sekretionsvorgänge im proximalen Tubulus führen zur Grobeinstellung des Sekundärharns. Da große Mengen an Wasser (ca. 168 l), Elektrolyten und kleinmolekularen Substanzen (z. B. Glukose, Bikarbonat, Aminosäuren, Harnstoff, Harnsäure) resorbiert werden müssen, ist die Innenwand des proximalen Tubulus mit dichtem Bürstensaum besetzt. Durch diese Vergrößerung kommt eine Austauschfläche von etwa 50 Quadratmetern zustande.

In umgekehrter Richtung erfolgt die Sekretion von Oxalat, Wasserstoffionen und Harnsäure.

> Der Transportmechanismus von Glukose aus dem proximalen Tubulus in die Kapillaren kann nur bis zu einer bestimmten Glukosekonzentration geleistet werden. Wird ein Schwellenwert von 180 mg/100 ml im Plasma und damit im Primärurin konstant überschritten, verbleibt Glukose im proximalen Tubulus, wird mit dem Sekundärurin ausgeschieden und ist als „Zucker im Urin" nachweisbar.

Distaler Tubulus – Feineinstellung des Sekundärurins

Resorption und Sekretion im distalen Tubulus gewährleisten die individuelle Einstellung des Urins in Abhängigkeit von der persönlichen Wasseraufnahme, von Ernährungsgewohnheiten und Umweltbelastungen (Hitze, körperliche Anstrengung). Das **Hormon ADH** (*Vasopressin*, *Adiuretin*) aus dem Hypothalamus wirkt am distalen Tubulus so, dass die Resorption von Wasser gefördert wird und zurück ins Blut gelangt.

Letztlich wird ein Urin ausgeschieden, der sich exakt an den Bedürfnissen des Organismus orientiert und ein Gleichgewicht des Wasser-, Elektrolyt- und Säure-Basenhaushalts garantiert.

Hormone

In der Niere liegen endokrine Zellen, die ganz unterschiedliche Hormone bilden.

Endokrine Zellen, die zwischen den proximalen Tubuli liegen, produzieren **Erythropoetin** (*EPO*). Das Hormon stimuliert die Erythrozytenbildung in den Blutstammzellen des Knochenmarks.

Kalzitriol ist ein Hormon, das den Knochenstoffwechsel reguliert. Die Bildung von Vorstufen des Calcitriols erfolgt in der Haut unter dem Einfluss der Sonneneinstrahlung oder wird als Vitamin D mit der Nahrung aufgenommen. In der Niere entsteht schließlich das biologisch aktive Kalzitriol, das die Kalziumresorption im Darm fördert, Osteoblasten aktiviert und die Kalziumresorption im Tubulussystem erhöht.

Renin wird im **juxtaglomerulären Apparat**, bestehend aus **Macula-densa-Zellen** (speziellen Zellen des distalen Tubulus in Nähe des Gefäßpols), Zellen des Vas afferens (*Polkissen*) und Zellen, die zwischen dem Vas afferens und Vas efferens liegen (*Goormaghtigh-Zellen*), produziert. Das Hormon reguliert die glomeruläre Durchblutung, den Filtrationsdruck und ist Bestandteil des **R**enin-**A**ngiotensin-**A**ldosteron-**S**ystems (*RAAS* ➤ 2.11.3).

2.11.2 Ableitende Harnwege

> **DEFINITION**
>
> **Ableitende Harnwege**: Sammelrohre, Nierenbecken, Ureter, Harnblase und Urethra.

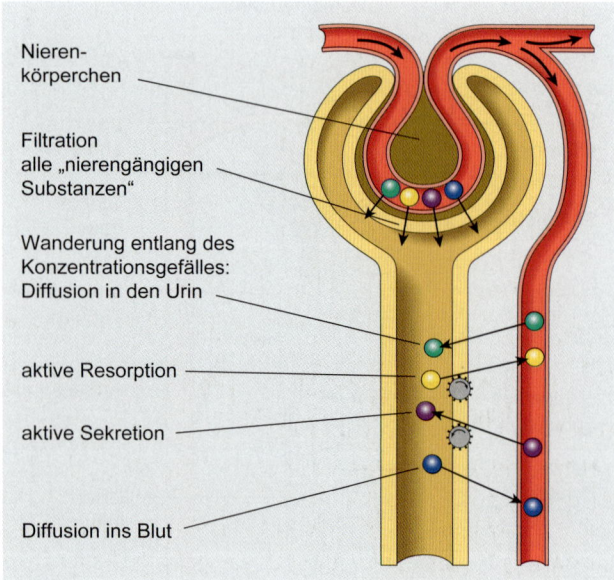

Abb. 2.367 Transportvorgänge im Tubulussystem. [L190]

Sammelrohre und Nierenbecken

Der Verbindungstubulus gibt den Sekundärurin in ein Sammelrohr ab. Das Sammelrohr trägt seinen Namen zu Recht, denn jedes dieser Sammelrohre nimmt den Sekundärurin von etwa 1.000 Nephronen auf. Die Sammelrohre enden in den Nierenpapillen, den Spitzen einer Markpyramide. Über diese erreicht der Sekundärurin die Nierenkelche.

Der Urin fließt in sieben bis neun kleine **Nierenkelche**, die sich zum **Nierenbecken** vereinigen.

Das Nierenbecken (*Pelvis renalis*) liegt etwa in Höhe des 1. Lendenwirbels und ist wie der Ureter, die Harnblase und die Urethra, mit Übergangsepithel (> 1.3.1) ausgekleidet. In der Wand des Nierenbeckens liegen glatte Muskelfasern, die den Abtransport des Urins in den Harnleiter fördern.

Harnleiter

Der **Harnleiter** (*Ureter*) zieht hinter der Bauchhöhle im Retroperitonealraum vom Nierenhilus zur Harnblase. Er ist 25–30 cm lang, hat einen Durchmesser von 4–7 mm und drei physiologische Engen:
- am Abgang aus dem Nierenbecken
- an der Kreuzung mit den Vasa iliaca (*Beckengefäßen*)
- im Verlauf durch die Harnblasenwand

Peristaltische Wellen der Harnleitermuskulatur befördern den Urin schubweise in die Harnblase. Die Einmündung des Ureters ist dabei so in die Blasenwand eingefügt, dass sie normalerweise als Ventil wirkt. Der Urin kann zwar vom Harnleiter in die Blase fließen, aber nicht zum Nierenbecken zurück.

Harnblase und Harnröhre

DEFINITION

Harnblase (*Vesica urinaria*): Hohlorgan, das der Speicherung des Urins dient und sich periodisch entleert.

Die **Harnblase** liegt im kleinen Becken direkt hinter der Schambeinfuge und den Schambeinen. Das **Peritoneum parietale** (*Bauchfell*) bedeckt das Dach der Harnblase (subperitoneale Lage), der hintere Teil der Blase grenzt bei der Frau an die Scheide und die Gebärmutter, beim Mann an die Samenblasen und den Enddarm.

Die Blasenschleimhaut ist in entleertem Zustand deutlich gefaltet. Nur ein kleines dreieckiges Feld am hinteren unteren Blasenanteil bleibt glatt (*Trigonum vesicae*) und wird in seinen oberen hinteren Eckpunkten durch die Mündungen der beiden Harnleiter und vorne unten durch die Austrittsstelle der Harnröhre markiert (> Abb. 2.368).

Die Muskelschichten der glatten Harnblasenmuskulatur bilden ein stark durchflochtenes Gewebe und werden als **M. detrusor vesicae** (*Detrusor*) bezeichnet.

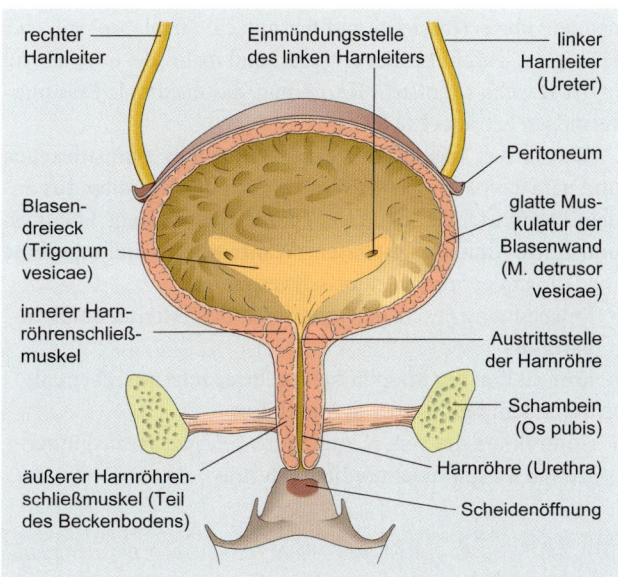

Abb. 2.368 Harnblase der Frau im Frontalschnitt (*von vorn*). Deutlich zu erkennen ist das Blasendreieck, dessen beide oberen hinteren Eckpunkte von den Mündungen der Harnleiter gebildet werden. [L190]

An der Harnblase unterscheidet man zwei Hauptteile:
- Blasenkörper
- Blasengrund. Der gegen den Beckenboden gerichtete untere Teil der Harnblase; verschmälert sich nach unten trichterförmig zum Blasenhals, der in die Harnröhre (*Urethra*) übergeht

Zu Beginn der **Harnröhre** (*Urethra*) verdicken sich die Muskelfasern der Harnblase zum unwillkürlich funktionierenden **inneren Schließmuskel** (*M. sphincter urethrae internus*). Zusätzlich wird die Harnröhre durch den **äußeren Schließmuskel** (*M. sphincter urethrae externus*) verschlossen, der aus quergestreiften Muskelfasern des Beckenbodens besteht.

Die **Harnröhre der Frau** ist etwa 4 cm lang mit einem Durchmesser von 7–8 mm, die **Harnröhre des Mannes** hat dagegen eine Länge von ca. 25 cm, einen Durchmesser von ca. 11 mm und dient zusätzlich als Samenweg (> 2.12.1). Auch die **männliche Harnröhre** weist drei Engen auf:
- zu Beginn, an der Spitze des Trigonum vesicae
- beim Durchtritt durch den Beckenboden
- im Bereich der äußeren Harnröhrenöffnung

Urinkontinenz

DEFINITION

Urinkontinenz: Fähigkeit der Harnblase, Urin zu speichern und aufgrund willentlicher Steuerung abzugeben.

Voraussetzungen

Mit zunehmender Füllung wölbt sich der Blasenkörper in die Peritonealhöhle vor und steigt dabei bis über den Oberrand der Symphyse (*Schambeinfuge*) auf. Die Harnblase füllt sich ohne nennenswerte Flüssigkeitszufuhr mit ca. 50 ml pro Std., bei Flüssigkeitszufuhr sind es entsprechend mehr. Bei etwa 350 ml in der Harnblase entsteht Harndrang, das maximale Fassungsvermögen beträgt etwa 800 ml.

Sowohl das **vegetative Nervensystem** mit sympathischen und parasympathischen Fasern als auch der **N. pudendus** aus dem Plexus sacralis (➤ 2.13.3) gewährleisten lange Füllungs- und kurze Entleerungsphasen. Während der Füllungsphase wird die Entleerung reflektorisch verhindert:
- Entspannung des M. detrusor durch die Aktivität des **Sympathikus**
- Kontraktion des M. sphinkter urethrae internus, ebenfalls unter dem Einfluss des **Sympathikus**
- Kontraktion des vom **N. pudendus** (*Plexus sacralis*) innervierten M. sphinkter urethrae externus

> Mit zunehmendem Lebensalter nimmt die Kapazität der Harnblase ab, die Restharnbildung (*Harn, der nach einer Blasenentleerung in der Harnblase verbleibt*) nimmt zu.

Miktion

DEFINITION
Miktion: Aktive Entleerung der Harnblase.

Stationen des Reflexbogens:
- Reizung der **Dehnungsrezeptoren in der Harnblasenwand** durch zunehmende Blasenfüllung
- Impulse der Dehnungsrezeptoren erreichen das **sakrale Blasenzentrum** im Rückenmark
- Vom sakralen Blasenzentrum ziehen **vegetative Nervenfasern des Parasympathikus** zur Harnblase
- Auslösung von Kontraktionen des Detrusor vesicae und **Öffnung der Harnblasensphinkteren**

Der Reflexbogen ist ab dem dritten Lebensjahr mit Bahnen verknüpft, die zum Gehirn führen. Ein **kortikales Blasenzentrum im Großhirn** gewährleistet die Koordinationen z. B. zwischen dem Bewusstwerden des Blasendrangs und der Abschätzung des Zeitverbrauchs zum Aufsuchen einer Toilette.

Urin
Beim Gesunden sieht **Urin** klar und bernsteinfarben aus. Der pH-Wert liegt abhängig von der Ernährung zwischen 4,8 und 7,6; bei fleischreicher Kost ist der Urin sauer, bei vegetarischer Kost alkalisch. Das spezifische Gewicht (*Dichte*) beträgt 1.001–1.035, je nach Verdünnung (*große Trinkmenge*) bzw. Konzentration (*Durst*). Täglich werden abhängig von der Trinkmenge ca. 1–1,5 l, verteilt auf etwa vier bis sechs Miktionen, ausgeschieden.

Bestandteile des Urins
Der Endharn besteht zu 95 % aus **Wasser**. Weitere Bestandteile sind:

- **harnpflichtige Substanzen**. Harnstoff (aus dem Eiweißstoffwechsel), Kreatinin (aus dem Muskelstoffwechsel), Harnsäure (aus dem Purinstoffwechsel)
- **Aminosäuren, Ionen** (Natrium, Kalium, Kalzium, Magnesium, Chlorid), Phosphat, Sulfat, Oxalsäure
- **Hormone und Vitamine**
- **Metaboliten abgebauter Medikamente**
- **Beimengungen** (z. B. Schleimstoffe, Epithelien)
- **Urobilinogen**, Abbauprodukt des Blutfarbstoffs Hämoglobin, das dem Urin seine gelbe Farbe verleiht

Urindiagnostik
Durch die Labordiagnostik können rasch und kostengünstig mit Streifentests **pathologische Urinbestandteile** erkannt werden:
- **Proteine** (Zeichen einer Schädigung der Nierenkörperchen)
- **Glukose** (wenn der Blutglukosewert über 180 mg/100 ml Blut liegt)
- **Erythrozyten** (z. B. bei erhöhter Blutungsneigung, Nierensteinen)
- **Leukozyten** (Infektion des Harnsystems)

Das **Urinsediment** besteht aus festen Bestandteilen (z. B. Kristalle, Epithelzellen). Es wird mittels Zentrifugation gewonnen.

> Einige Nahrungsmittel (z. B. rote Bete) färben den Urin rot. Das sollte nicht mit einer **Hämaturie** (*Blut im Urin*) verwechselt werden (➤ 2.11.5).

2.11.3 Wasser-, Elektrolyt- und Säure-Basen-Haushalt

Bedeutung des Wassers für die Ernährung, Wasserein- und -ausfuhr ➤ 5.1.2

Wasserhaushalt

Wassergehalt des menschlichen Körpers
Die Hauptmasse der Körpersubstanz ist Wasser, wobei der Wassergehalt in verschiedenen Geweben sehr unterschiedlich ist: Bindegewebe enthält 80 % Wasser, Knorpel 60 %, Zahnschmelz 2 %. Da der Wassergehalt von Fettzellen geringer ist und Frauen durchschnittlich mehr Fettgewebe als Männer haben, fällt der Wasseranteil des weiblichen Körpers mit etwa 50 % des Gesamtkörpergewichts geringer aus als bei Männern mit einem Wasseranteil von ca. 60 %. Mit zunehmendem Alter verringert sich der prozentuale Anteil und sinkt bei Hochbetagten auf 45 %. [1]

Flüssigkeitsräume
Bezogen auf einen erwachsenen Menschen mit 70 kg KG befindet sich mit etwa 30 l der größte Teil dieses Körperwassers als Hauptbestandteil des Zellplasmas in den Zellen (intrazelluläre Flüssigkeit ➤ 1.2.1). Die extrazelluläre Flüssigkeit verteilt sich mit ca. 15 l außerhalb der Zellen auf folgende drei Räume (➤ Abb. 2.369):

2.11 Erkrankungen des Harnsystems

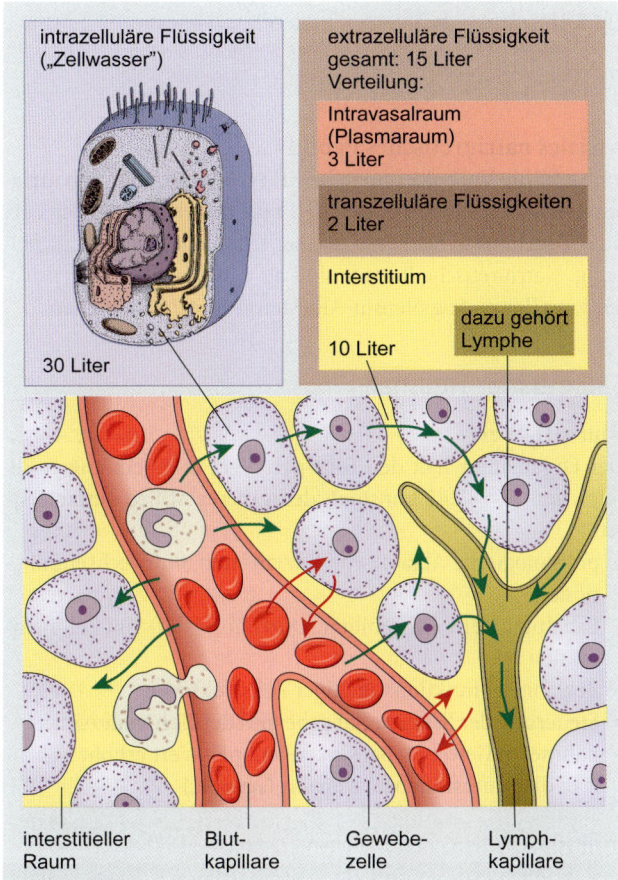

Abb. 2.369 Die Flüssigkeitsräume des Menschen. [L190]

- **Plasmaraum.** In den Blutgefäßen sind 3–4 l Blutplasma.
- **Interstitium.** Ca. 10 l Flüssigkeit zirkulieren im Zwischenzellraum.
- **Hohlräume mit transzellulärer Flüssigkeit** („dritter Raum"). Hierzu gehören z. B. der Pleura- und Peritonealraum, sowie das Ventrikelsystem und Gelenkhöhlen.

> Die Wassermenge eines Aszites, von Pleuraergüssen und Ödemen kann erheblich sein und die Regulationsvorgänge des Wasserhaushalts empfindlich stören.

Wasserzufuhr und -abgabe

Im Durchschnitt werden dem Körper täglich etwa 1,5 l durch Getränke und 0,6 l über feste Nahrung zugeführt. Aufgrund der intrazellulären Stoffwechselprozesse entstehen zusätzlich ungefähr 0,4 l Oxidationswasser. Wenn die Wasserbilanz ausgeglichen ist, verlassen den Körper täglich etwa 1,5 l Urin, ungefähr 0,2 l mit dem Stuhl und ca. 0,8 l durch die Haut und über die Atmung (in Abhängigkeit von Atemfrequenz, Atemtiefe, Luftfeuchtigkeit, Raumtemperatur) (➤ Abb. 2.370).

Funktionen des Wassers

Der Körper ist auf einen ausgeglichenen Wasserhaushalt angewiesen, damit

- chemische Prozesse physiologisch ablaufen,
- alle Zellen jederzeit ausreichend Sauerstoff und Nährstoffe erhalten,
- Blut flüssig bleibt und Abwehrzellen an Infektionsherde gelangen,
- das Gehirn geschützt und ernährt wird,
- Gelenke funktionieren,
- Nährstoffe aufgeschlüsselt werden,
- harnpflichtige Substanzen den Körper verlassen können.

Regulationsmechanismen

Zellmembranen sind meist wasserdurchlässig. Daher werden Wasserverschiebungen über unterschiedliche Konzentrationen osmotisch aktiver Teilchen gesteuert. Dabei spielt die Natriumkonzentration die wichtigste Rolle.

Eine ständige Überwachung durch Rezeptoren und Hormone sorgt dafür, dass der Körper weder austrocknet noch überwässert:

- **Rezeptoren**: Volumenrezeptoren (im Herzen), Druckrezeptoren (im juxtaglomerulären Apparat, Karotissinus, Aortenbogen), Osmorezeptoren (im Hypothalamus)
- **Hormone**: ADH (➤ 2.5.3), Renin-Angiotensin-Aldosteron-System und ANP (*atriales natriuretisches Peptid* ➤ unten)

Elektrolythaushalt

Mineralstoffe ➤ 5.1.2

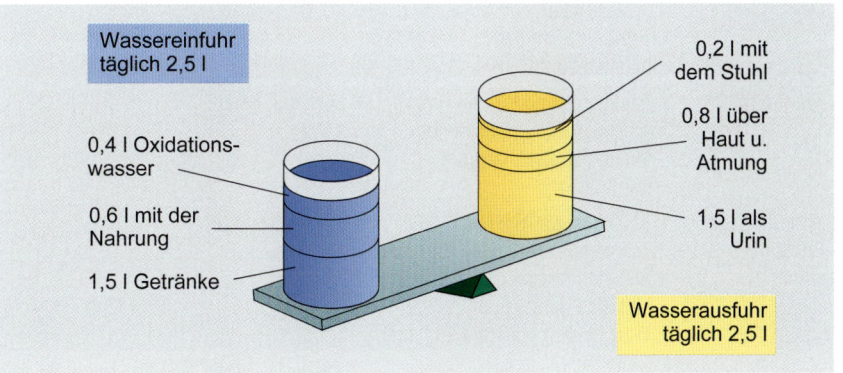

Abb. 2.370 Wasserbilanz des Körpers. [L190]

Bedeutende Elektrolyte

Tab. 2.45 gibt einen Überblick über sechs **Elektrolyte** (*Mineralstoffe*) im Körper, die in höheren Konzentrationen vorliegen.

Renin-Angiotensin-Aldosteron-System

Das **Renin-Angiotensin-Aldosteron-System** (*RAAS*) beeinflusst den Natriumspiegel und damit den **Wassergehalt** im Blutplasma. Der Wassergehalt im Plasma wirkt sich wiederum auf den Blutdruck aus. Der kaskadenähnliche Ablauf von der Aktivierung des Hormons Renin bis zur Abgabe des Hormons Aldosteron verläuft wie folgt (➤ Abb. 2.371):

- Abgabe von **Renin** aus den Zellen des juxtaglomerulären Apparats (➤ 2.11.1) ins Blut, wenn der Natriumgehalt im Plasma zu niedrig oder die Nierendurchblutung zu gering ist.
- **Angiotensinogen** wird zu **Angiotensin I** aktiviert.
- Durch das **Enzym ACE** (*Angiotensin-Converting-Enzyme*, kommt z. B. in der Lunge vor) erfährt Angiotensin I eine Umwandlung in das hochwirksame **Angiotensin II**, das neben einer starken Vasokonstriktion (*Verengung von Blutgefäßen*), Durst und eine ADH-Abgabe auslöst (Ergebnis: Wasserrückresorption).
- Freisetzung von **Aldosteron** durch Angiotensin II, wobei Aldosteron aus der Nebenniere die Rückresorption von Natrium im distalen Tubulus und im Sammelrohr fördert.

ACE-Hemmer (z. B. Tensobon®, Xanef®) und Angiotensin II-Rezeptorantagonisten (Lorzaar®) sind Medikamente, die zur Behandlung des Bluthochdrucks verordnet werden.

Atriales natriuretisches Peptid

Eine erhöhte Vorhofdehnung bewirkt die Freisetzung von **atrialem natriuretischem Peptid** (*ANP*) aus den Herzohren der Vorhöfe. Dies führt in der Niere zu einer erhöhten Natriumausscheidung. Natriuretische Peptide sind als Antagonisten (*Gegenspieler*) zum Renin-Angiotensin-Aldosteron-System anzusehen.

Säure-Basen-Haushalt

Blut-pH-Wert

Der Organismus hält den **Blut-pH-Wert** in einem engen Bereich von 7,35–7,45 konstant, denn dieses Milieu gewährleistet:

- physiologische Abläufe von Enzym- und Stoffwechselfunktionen
- Erhaltung der Permeabilität (*Durchlässigkeit*) von Zellmembranen
- Bewahrung funktionstüchtiger Zellstrukturen
- Steuerung der Sauerstoffabgabe und der Kohlendioxidaufnahme im Gewebe. (Bei sinkendem pH-Wert erhöht sich z. B. die Sauerstoffabgabe an das Gewebe.)

Tab. 2.45 Aufgaben wichtiger Elektrolyte (*Mineralien*) im Blut und deren physiologische Konzentrationen. [Zeichner: L157]

Elektrolyt	Bedeutung für den Organismus	Normalbereich der Blutkonzentration (in Klammern: Mittelwert)
Natrium (Na$^+$)	• häufigstes und für den osmotischen Druck entscheidendes Kation im Extrazellulärraum	135–145 mmol/l (140)
Kalium (K$^+$)	• häufigstes Ion in den Zellen (*Intrazellulärraum*) • wichtige Rolle bei der Entstehung des Aktionspotenzials und der Erregungsübertragung im Nervensystem und am Herz	3,6–4,8 mmol/l (4)
Kalzium (Ca^{++})	• am Aufbau von Knochen und Zähnen beteiligt • entscheidende Rolle bei der neuromuskulären Erregungsübertragung und bei der Muskelkontraktion	2,3–2,6 mmol/l (2,4)
Magnesium (Mg^{++})	• Mitbeteiligung bei der Kontraktionslösung an den Muskeln • hemmt die intrazelluläre Kalziumbereitstellung	0,7–1,1 mmol/l (0,9)
Chlorid (Cl$^-$)	• häufigstes und für den osmotischen Druck entscheidendes Anion im Extrazellulärraum (➤ 1.3.5)	97–108 mmol/l (102)
anorganisches Phosphat (HPO$_4^{3-}$)	• Baustein von ATP (➤ 1.1.3), Zellmembranen (➤ 1.2.3) und Knochenmineral (➤ 2.1.1) • hilft als Puffersystem, den pH-Wert im Blut konstant zu halten	0,8–1,5 mmol/l (1,2)

Natrium 140 mmol/l
Kalium 4 mmol/l
Kalzium 2,4 mmol/l
Magnesium 0,9 mmol/l
Chlorid 102 mmol/l
Phosphat 1,2 mmol/l

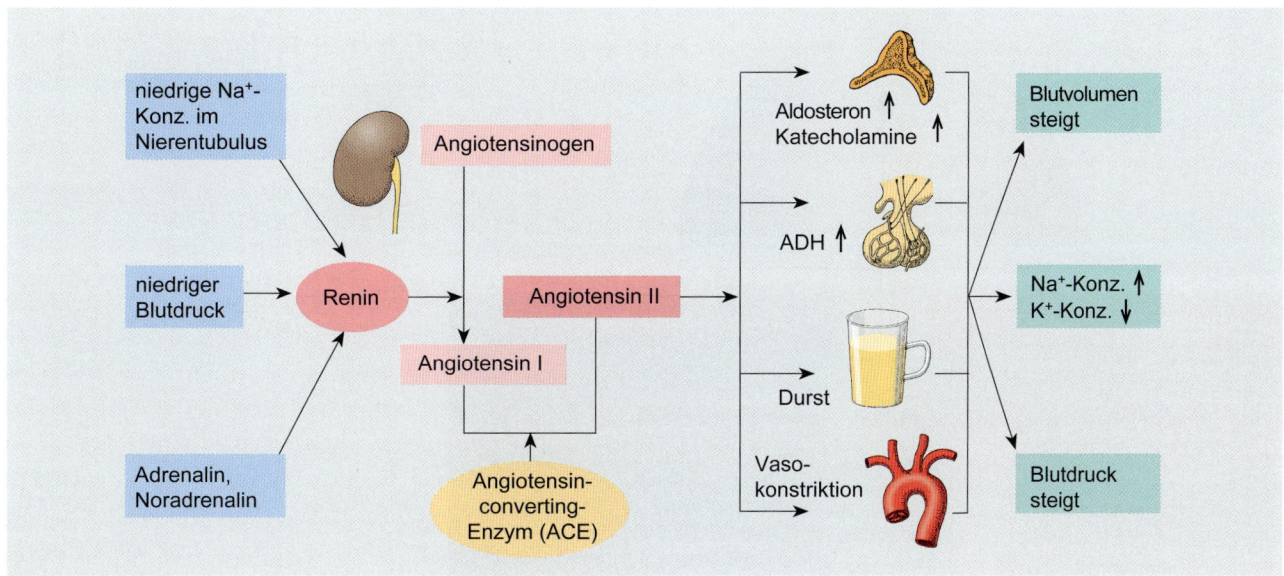

Abb. 2.371 Übersicht über das Renin-Angiotensin-Aldosteron-System. [L190]

Puffersysteme

Stoffwechselvorgänge führen dazu, dass der Körper ständig mit Säuren (weniger mit Basen) überschwemmt wird, z. B. durch körperliche Betätigung, Ernährung mit fleisch- und wurstreicher Kost, aufgrund von Erkrankungen. Für eine konstante Einhaltung des Blut-pH-Werts sorgen:

- **Puffersysteme** im Blut
- **Atemsystem**
- **Nieren**

Das wirkungsvollste Puffersystem im Blut ist der **Bikarbonat-Puffer**: Bikarbonationen (HCO_3^-) binden „saure" Wasserstoffionen (H^+) zu Kohlensäure (H_2CO_3). Kohlensäure zerfällt in „neutrales" Wasser (H_2O) und Kohlendioxid (CO_2); Kohlendioxid kann über die **Lunge abgeatmet** werden. Dieser Vorgang führt zu einer Verminderung von sauren Substanzen im Körper. Langsamer funktioniert die Abgabe von sauren H^+-Ionen bzw. Bikarbonat über die Nieren (> Abb. 2.372).

Störungen des Säure-Basenhaushalts

Azidose und Alkalose

Durch Überlastung der Puffersysteme kann es zu **Azidose** (pH < 7,35) oder **Alkalose** (pH > 7,45) kommen. Azidose und Alkalose haben entweder **metabolische** (*stoffwechselbedingte*) oder **respiratorische** (*atmungsbedingte*) Ursachen (> Abb. 2.373):

- **Metabolische Azidose.** Entsteht durch Anhäufung saurer Stoffwechselprodukte, z. B. beim entgleisten Diabetes mellitus, wenn die Zuckerverwertung so gestört ist, dass die Leber vermehrt Fettsäuren abbauen muss, wobei Ketonkörper entstehen (*Ketoazidose*).
- **Metabolische Alkalose.** Entwickelt sich am häufigsten durch starke Verluste von Magensäure (durch Erbrechen).
- **Respiratorische Azidose.** Tritt bei verminderter Abatmung von Kohlendioxid auf, z. B. beim Schädelhirntrauma, wenn das Atemzentrum betroffen ist.
- **Respiratorische Alkalose.** Bei übermäßiger Abatmung von Kohlendioxid, meist psychisch bedingt.

Hinweise zu gesundheitsförderndem Verhalten

Alten Menschen wird oft vorgeworfen, sie würden zu wenig trinken. Schön geschliffene Trinkgläser oder die kleinen Teetassen aus dem geerbten Teegeschirr der Großmutter lassen die Vermutung entstehen, dass vor Jahrzehnten der Trinkkonsum geringer gewesen sein muss als heutzutage: Bis vor 30–40 Jahren war es regelrecht verpönt, während der Mahlzeiten zu trinken. Viel trinken war unschicklich; Zweiliterflaschen auf dem Tisch – unmöglich; aus der Flasche trinken – undenkbar. Dagegen wurde früher viel häufiger Suppe gegessen. Der damals junge, heute alte Mensch ist daher oft eher geneigt, seine Flüssigkeitsaufnahme über eine Suppe zu bestreiten, als literweise Mineralwasser oder Tee zu trinken.

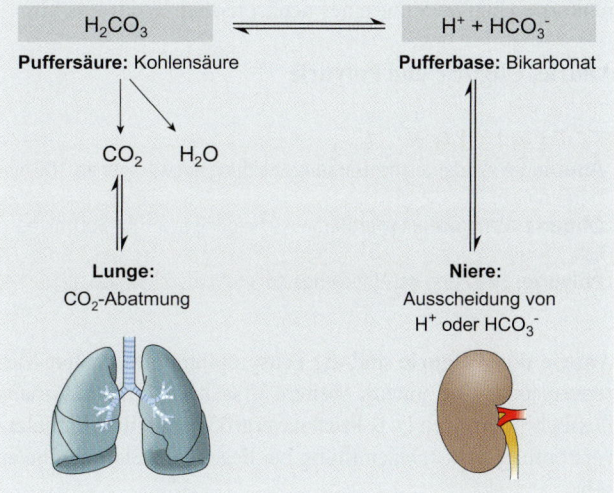

Abb. 2.372 Kohlensäure-Bikarbonat als lebenswichtiges Puffersystem. [L190]

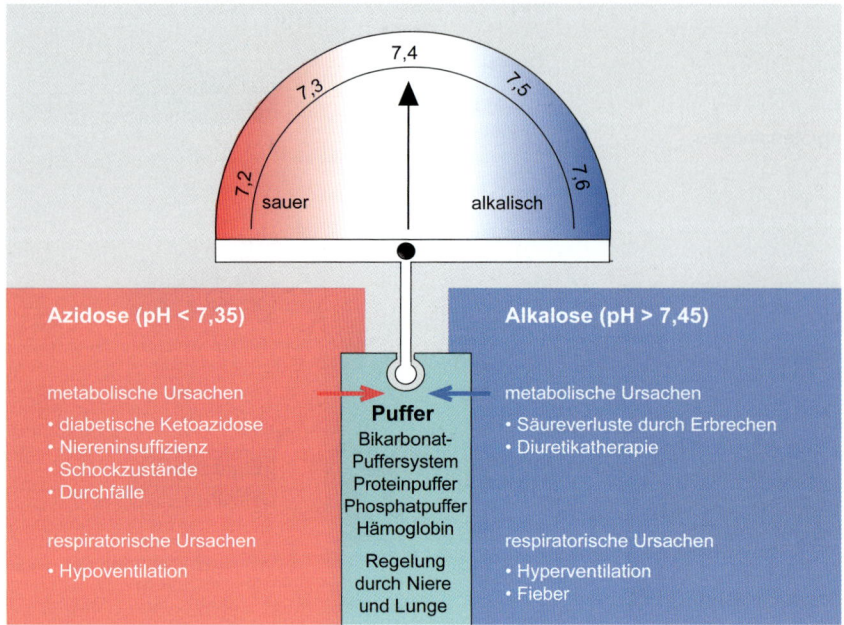

Abb. 2.373 Störungen des Säure-Basen-Haushalts. [L190]

2.11.4 Erkrankungen der Nieren und Harnleiter

Leitsymptome bei Nierenerkrankungen

Proteinurie

DEFINITION
Proteinurie: Ausscheidung von Eiweiß im Urin.

Eine **Proteinurie** kann vorübergehend bei Fieber, Kälteeinwirkung, körperlicher Anstrengung sowie langem Stehen oder Laufen auftreten. Normalerweise sind Eiweiße beim Gesunden nur in Spuren im Urin nachweisbar. Eiweißausscheidungen von mehr als 150 mg/24 Std. müssen abgeklärt werden, 3 g Eiweiß täglich deuten auf eine bedenkliche Schädigung der Nierenkörperchen im Sinne eines nephrotischen Syndroms hin.

Anurie, Oligurie und Polyurie

DEFINITION
Anurie: Verminderung der Harnausscheidung auf weniger als 100 ml Harn täglich.
Oligurie: Verminderung der Harnausscheidung auf 100–500 ml täglich.
Polyurie: Erhöhung der Urinmenge auf mehr als 2 l täglich. [2]

Anurie und **Oligurie** sind die Leitsymptome des akuten Nierenversagens (➤ unten). Weitere Ursachen können Harnabflussbehinderungen (z. B. Prostatavergrößerung) und Katheterverstopfung bzw. -abklemmung bei liegendem Blasenkatheter sein.

Gründe einer **Polyurie** sind Erholung nach akutem Nierenversagen und die Hyperglykämie bei Diabetes mellitus (➤ 2.5.13). Dabei scheiden die Nieren größere Mengen Glukose aus, was nur in Verbindung mit viel Flüssigkeit möglich ist.

Glomerulopathien

Einteilung
Erkrankungen der Nierenkörperchen können folgendermaßen gegliedert werden:
- nach der **Ursache** (*Ätiologie*): **primär** in den Glomeruli entstanden oder **sekundär** als beteiligtes Organ bei Systemkrankungen (Kollagenose, Vaskulitiden ➤ 2.1.12)
- aufgrund der **Pathogenese** (*Krankheitsentwicklung*): **entzündlich** (Ablagerungen von Antigen-Antikörperkomplexen z. B. bei rheumatischem Fieber, Autoimmunerkrankungen, als unerwünschte Wirkung von Medikamenten) und **nichtentzündlich** (z. B. Glomerulosklerose bei Diabetes mellitus)
- bezüglich **histopathologischer** (*feingeweblicher*) Veränderungen: z. B. Verdickung der Basalmembran oder die Mesangiumzellen betreffend

SURFTIPP
Gesellschaft für Nephrologie: www.nierenportal.de

Diabetische Nephropathie

DEFINITION
Diabetische Nephropathie: Spätfolgen eines jahrelang bestehenden, unzureichend eingestellten Diabetes mellitus.

Hierzu gehören:
- **Glomerulosklerose** (diabetesspezifisch, auch *Kimmelstil-Wilson-Syndrom*)
- **chronische Pyelonephritis** (tritt bei Diabetikern häufiger auf)
- **Nephrosklerose** (Veränderungen im Sinne einer generalisierten Angiopathie. Sie betrifft alle intrarenalen Arterien)

Krankheitsentstehung
Die **diabetische Glomerulosklerose** (*Kimmelstiel-Wilson-Syndrom*) ist das Ergebnis einer jahrelangen unbefriedigenden Blutzuckereinstellung, in deren Verlauf die Basalmembranen der Gefäßendothelien in den Glomeruli dicker werden. Folge ist eine erschwerte Filtration, die einen erhöhten Filtrationsdruck erfordert.

Symptome und Untersuchungsbefund
Der permanent gesteigerte Filtrationsdruck löst schließlich eine Schädigung der Filtermembran aus. Das zeigt sich zunächst durch den Nachweis einer leichten Mikroalbuminurie, die sich im Verlauf der Krankheit zu einer manifesten Proteinurie entwickelt und letztlich zur Niereninsuffizienz führt.

Diagnostisch weisen Laboruntersuchungen (z. B. Albuminurie), Sonografie und die 24-Std.-Blutdruckmessung zum Nachweis der Hypertonie auf diese diabetische Spätfolge hin.

Behandlung und Prognose
Die medikamentöse Behandlung erfolgt mit ACE-Hemmern oder AT-II-Rezeptorantagonisten (auch als AT_1-Blocker bezeichnet ➤ RAAS). Wichtig ist die konsequente Behandlung des Diabetes mellitus, weil die häufigste Ursache für eine Dialyse-Behandlung die diabetische Nephropathie ist.

Glomerulonephritis

DEFINITION
Glomerulonephritis: Entzündliche Veränderungen an den Nierenkörperchen.

Ursachen einer **Glomerulonephritis** sind oft Autoimmunerkrankungen (➤ 2.1.12). Sie tritt aber auch als Begleiterscheinung bei Hepatitis B, C, HIV, Malaria und als akute (postinfektiöse) Glomerulonephritis auf.

Akute (postinfektiöse) Glomerulonephritis
Die **akute postinfektiöse Glomerulonephritis** nach Scharlach oder einer Mandelentzündung mit β-hämolysierenden Streptokokken der Gruppe A (➤ 2.10.11) entsteht durch Ablagerungen von Immunkomplexen in der Wand der Glomeruli. Betroffen sind v. a. junge Menschen.

Ungefähr 1–2 Wochen nach dem Streptokokkeninfekt kommt es erneut zu einem starken Krankheitsgefühl mit Hämat-/Proteinurie, Ödembildung (*Lidödeme*) und Hypertonie. Die Behandlung erfolgt entsprechend der Symptomatik mit Diuretika (bei Ödemen), Antihypertensiva (bei Hypertonie), Flüssigkeitsbilanzierung und körperlicher Schonung.

Chronische Glomerulonephritis

DEFINITION
Chronische Glomerulonephritis: Diffuser Prozess, der sich über Jahrzehnte erstreckt und die Glomerulusfunktion stört.

Alle akuten glomerulären Erkrankungen können in ein chronisches Stadium übertreten.

Die Erkrankung verläuft über viele Jahre schleichend. Da sich die Erkrankten lange Zeit gesund fühlen, wird die Erkrankung oft zufällig bei einer Urinuntersuchung entdeckt. Klinisch sind im Urin **Erythrozyten** und **Proteine** nachweisbar. Der Betroffene leidet unter einer **Hypertonie**.

Die Behandlung beschränkt sich auf symptomatische Maßnahmen, wobei die Normalisierung des Bluthochdrucks im Vordergrund steht. Eine ausreichende Flüssigkeitszufuhr ist wichtig, da sonst eine rasche Verschlechterung der Nierenfunktion auftritt. Medikamente, die nephrotoxisch wirken (z. B. Aminoglykoside aus der Gruppe der Antibiotika oder das Schmerzmittel Paracetamol), sind unbedingt zu vermeiden.

Es gibt keine Ausheilung, die Erkrankung schreitet bis zur terminalen Niereninsuffizienz fort.

Nephrotisches Syndrom

DEFINITION
Nephrotisches Syndrom: Sammelbezeichnung für verschiedene Erkrankungen, die mit massiven Eiweißverlusten über die Nieren und mit Ödembildungen aufgrund des Eiweißmangels einhergehen.

Krankheitsentstehung
Beim **nephrotischen Syndrom** wird die Filtermembran (➤ 2.11.1) so durchlässig, dass es zu erheblichen Eiweißverlusten über den Urin kommt. Ursachen sind z. B. Autoimmunerkrankungen, unerwünschte Wirkungen von Medikamenten (NSAR/nicht-steroidale Antirheumatika, das Antirheumatikum Penicillamin), Infektionen (Hepatitis B, C, HIV, Syphilis, Malaria) und Quecksilberbelastungen.

Symptome
- **Proteinurie**, v. a. Albuminurie, da Albumine die häufigsten Bluteiweiße sind
- **Hyperlipidämie** (wobei die Deutung dieses Symptoms im Unklaren bleibt)
- **Ödeme**, insbesondere Lidödeme, aber auch Gesichtsödeme und generalisierte Ödeme mit Aszites, Pleuraergüssen, Lungen- und Hirnödem als Folge der Eiweißverluste und der Veränderung des kolloid-osmotischen Drucks

Zur Differenzierung der verschiedenen Veränderungen an den Glomeruli ist eine Nierenbiopsie erforderlich.

Behandlung
Allgemeine Maßnahmen: Möglichst Beseitigung der auslösenden Ursache, körperliche Schonung.

Medikamente:
- ACE-Hemmer zur Behandlung des Hypertonus (positiver Nebeneffekt dieser Medikation ist die Förderung der Nierendurchblutung)
- Lipidsenker zur Therapie der Hyperlipidämie
- Ausgleich von Elektrolytverschiebungen, v. a. des Natriummangels (bei Natriummangel herrscht auch Wassermangel; die Nierendurchblutung sinkt)

SURFTIPP
Bundesverband Niere e. V.: www.bundesverband-niere.de

Nierenversagen

Akutes Nierenversagen

DEFINITION
Akutes Nierenversagen (*akute Niereninsuffizienz*): Plötzlich auftretende Abnahme der Nierenfunktion mit Anstieg der harnpflichtigen Substanzen im Blut.
HUS (*hämolytisch-urämisches Syndrom*): Symptome sind hämolytische Anämie, Thrombozytopenie und akutes Nierenversagen; Auslöser ist z. B. EHEC (➤ 2.10.15).

Auslöser eines **akuten Nierenversagens** (*akute Niereninsuffizienz* ➤ Abb. 2.374):
- **Prärenales Nierenversagen**. Ursachen sind alle Kreislaufstörungen, die das Blutvolumen in der A. renalis vermindern.
- **Renales Nierenversagen**. Gründe sind alle Schädigungen, die das Nierenparenchym betreffen.
- **Postrenales Nierenversagen**. Verursacher sind alle Veränderungen, die den Harnabfluss stören.

Der **Ablauf eines akuten Nierenversagens** kann in vier Stadien gegliedert werden. Es beginnt mit der abnehmenden Nierenfunktion (*Oligurie*), dann erfolgt ein Sistieren der Urinproduktion (*Anurie*). Als Zeichen einer Erholung der Nierenfunktion tritt die **Polyurie** auf. Mit der Restitutionsphase übernehmen die Nieren ihre **physiologischen Funktionen** wieder (➤ Abb. 2.375).

Komplikationen sind durch die Anhäufung von harnpflichtigen Substanzen und die schweren Störungen des Wasser-, Elektrolyt- und Säure-Basen-Haushalts bedingt, z. B.:
- Lungenödem, Pleuraerguss
- Perikarditis, Herzrhythmusstörungen (durch Veränderungen des Kaliumspiegels)
- Krampfanfälle, Verwirrtheit, Koma
- (urämische) Blutungsneigung mit Auslösung z. B. einer gastrointestinalen Blutung
- Multiorganversagen

Behandlung

Große Bedeutung hat die rasche Behandlung der auslösenden Ursache sowie die Aufrechterhaltung der Diurese durch Diuretika in der oligurischen Phase, bzw. eine Nierenersatztherapie in der anurischen Phase.

Prognose

Die Prognose des akuten Nierenversagens ist abhängig von der Schädigungsursache, der Dauer der Schädigungseinwirkung und dem Alter des Kranken.

Chronische Niereninsuffizienz

DEFINITION
Chronische Niereninsuffizienz (*chronisches Nierenversagen*): Langsam zunehmende, irreversible Funktionsstörung beider Nieren.

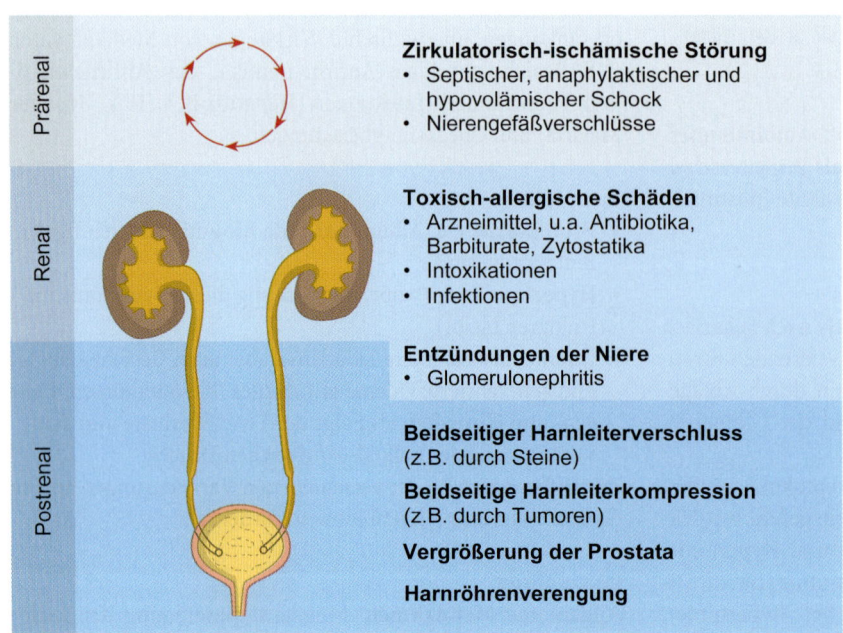

Abb. 2.374 Mögliche Ursachen des Nierenversagens. [L138]

Krankheitsentstehung

Hauptursachen einer chronischen Niereninsuffizienz:
- diabetische Nephropathie (➤ oben)
- chronische Glomerulonephritis (➤ oben)
- chronische Pyelonephritis (➤ unten)
- vaskuläre Nephropathie (durch arteriosklerotische Veränderungen der A. renalis z. B. bei chronischem Hypertonus)
- schmerzmittelbedingte Nierenschädigungen (*Analgetika-Nephropathie*).

FALLBEISPIEL
Frau Rösler, Teil I

Frau Rösler ist 75 Jahre alt und wohnt seit vielen Jahren in einem Stift, das betreutes Wohnen anbietet. Sie fühlt sich soweit gesund und versorgt sich selbst. Beim Treppensteigen, wenn der Aufzug wieder einmal ausgefallen ist, verspürt sie allerdings schnell Atemnot und weiß, dass sie im ersten Stockwerk stehen bleiben muss, weil sie keine Luft mehr bekommt. Sie geht täglich zum Discounter um die Ecke, weil sie nicht mehr als drei Saftflaschen schleppen kann. Dabei hat sie doch immer so großen Durst! Die Tatsache, dass sie nachts mind. zweimal aufstehen muss, um zur Toilette zu gehen, stört sie sehr. Sie ist zuverlässig und sucht regelmäßig ihren Hausarzt auf. Der runzelt beim Blick auf die Laborergebnisse die Stirn und erklärt, dass ihre Niere eingeschränkt arbeitet.

Symptome und Untersuchungsbefund

Aufgrund der hohen Leistungsreserve beider Nieren bleibt eine langsam fortschreitende Einschränkung der Nierentätigkeit oft lange Zeit symptomlos. Krankheitszeichen treten erst auf, wenn mehr als die Hälfte der Nephrone ausgefallen sind. Dann steigt der Anteil filtrierbarer Substanzen im Plasma. Da die Konzentrationen von filtrierbaren Teilchen im Blut und im Primärurin gleich sind, ist die Folge nun auch eine erhöhte Konzentration in der (reduzierten) Primärharnmenge. Das Überangebot gelöster Stoffe im Primärharn hemmt die Resorption von Wasser im Tubulussystem und löst eine osmotische Diurese aus.

- **Symptome**: Polyurie, als Reaktion Polydipsie (*vermehrtes Durstgefühl*) und Nykturie, Hypertonie, Ödeme (v. a. Lidödeme, Ödeme an den unteren Extremitäten)
- **Spätsymptome**: Sehstörungen, verminderte Leistungsfähigkeit, Blässe (durch den Erythropoetinmangel/auch als renale Anämie bezeichnet), Übelkeit und Appetitlosigkeit
- **Symptome des Endstadiums** (*Urämie*) z. B.: **Dyspnoe** durch Lungenödem, Pleuraergüsse, oder Pneumonie, **urämische Enzephalopathie** mit Schläfrigkeit, Krämpfen, Koma, urämischer Foetor mit urinartigem Geruch der Haut und Atemluft (➤ Tab. 2.46)

FALLBEISPIEL
Frau Rösler, Teil II

Weil die Zeichen einer Linksherzinsuffizienz bei Frau Rösler immer deutlicher werden, verschreibt der Hausarzt ein Digitalispräparat. Eines Tages eilt die Pflegefachkraft Frau Schwarz den Flur entlang. Frau Rösler steht am Fenster, geht dann aber auf die Pflegefachkraft zu und verwickelt diese in ein Gespräch. Sie berichtet über ihre Appetitlosigkeit in letzter Zeit, über Übelkeit, Kopfschmerzen und Schlaflosigkeit. Frau Schwarz tröstet Frau Rösler so gut sie kann. Da sie aber momentan wenig Zeit hat, verabschiedet sie sich von Frau Rösler und hastet weiter.

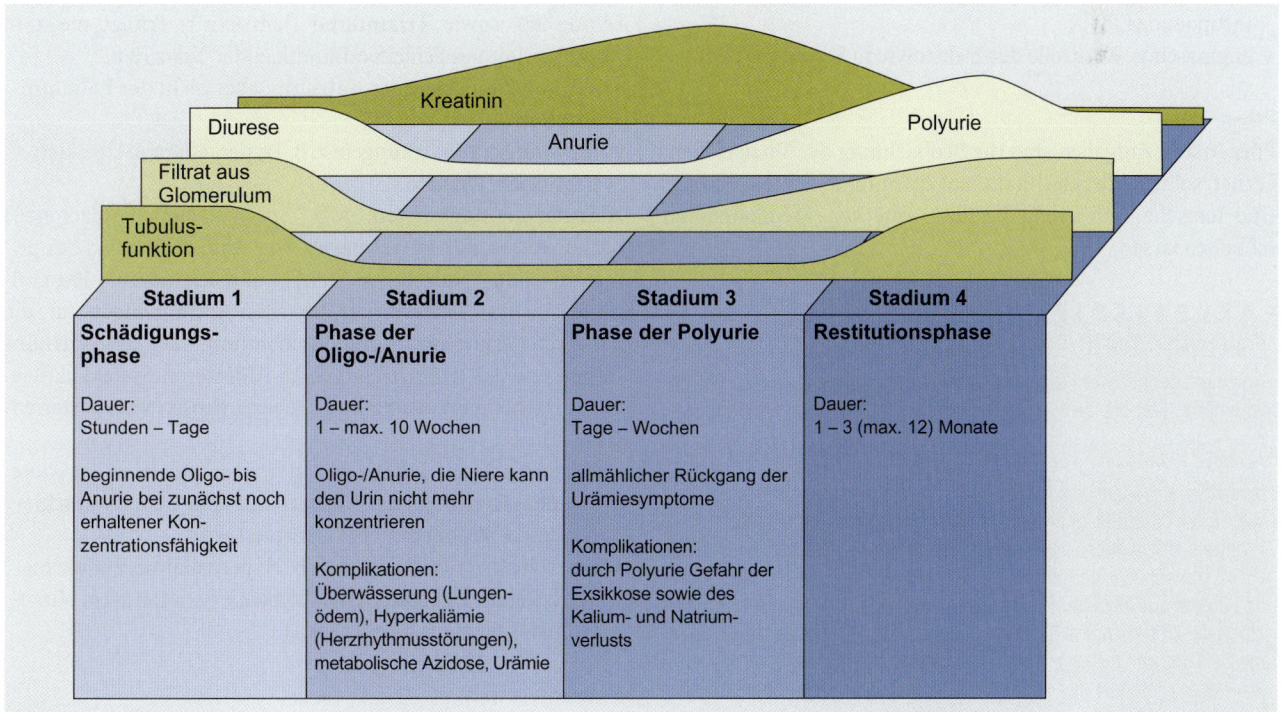

Abb. 2.375 Stadien des akuten Nierenversagens. [A400]

Tab. 2.46 Einteilung der Stadien einer chronischen Niereninsuffizienz mithilfe der **g**lomerulären **F**iltrations**r**ate/*GFR* (in Anlehnung an die Vorgaben der National Kidney Foundation). [2]

Stadium	Symptome	GFR (Norm: 120 ml/Min.)
1	volle Kompensation: • evtl. leichte Proteinurie	≥ 90 ml/min
2	Kompensation: • Kreatininclearance leicht eingeschränkt • Symptome: Polyurie/Polydipsie, Nykturie	60–89 ml/min
3	kompensierte Retention: • Kreatininanstieg im Serum auf 3–6 mg/100 ml • Spätsymptome, z. B. renale Anämie	30–59 ml/min
4	präterminale Niereninsuffizienz: • Natrium- und Wasserretention • Kreatininanstieg > 7 mg/100 ml	15–29 ml/min
5	terminale Niereninsuffizienz (*Urämie*): • Symptome des Endstadiums • irreversibles Nierenversagen mit Dialysepflicht	< 15 ml/min

Behandlung bei kompensierter Retention
- Überprüfung der bisher verordneten Medikamente hinsichtlich einer verzögerten Ausscheidung (Gefahr der Anhäufung toxischer Metaboliten)
- konsequente Einstellung des Blutdrucks
- Erhöhung der Flüssigkeitszufuhr auf 2 l/Tag
- konsequente Behandlung von Harnwegsinfekten (➤ 2.11.5)
- Bekämpfung einer hochgradigen renalen Anämie mit Erythropoetin (EPO®)
- engmaschige Kontrolle der Elektrolyte in Serum und Urin

Pflege
Pflegerische Aufgaben sind die Beobachtung der Vitalzeichen. Ferner sollten Pflegefachkäfte auf Symptome achten, die auf eine toxische Anhäufung bei der Gabe von Medikamenten schließen lassen.

FALLBEISPIEL
Frau Rösler, Teil III
An einem der nächsten Tage gibt es Streit in der Wäscherei. Frau Rösler ist empört über die Gelb- und Grünfärbung ihres schönen neuen weißen Bademantels. Sie behauptet steif und fest, dass ihr Bademantel in der Wäscherei verfärbt wurde, ist sehr zornig und besteht auf einem sofortigen Schadensersatz. Frau Schwarz, die gerade dazu kommt, ist sehr irritiert darüber, denn sie sieht – einen weißen Bademantel.
Während der gemeinsamen Kaffeepause mit den Kolleginnen erzählt Frau Schwarz vom Vorgang in der Wäscherei. Eine zufällig anwesende Altenpflegeschülerin findet die Lösung, denn sie erinnert sich an einen der Unterrichte in der Altenpflegeschule. Der Dozent hatte über die Wirkung von Herzglykosiden im Zusammenhang mit einer Niereninsuffizienz referiert und dabei das „Farbensehen" genannt. Sie tippt nun auf eine Digitalisüberdosierung, die der Hausarzt in den nächsten Tagen anhand des überhöhten Digitalisspiegels im Blut bestätigt.

Diuretika

DEFINITION
Diuretika: Medikamente, die eine erhöhte Wasserausscheidung über den Harn fördern (pflanzliche Diuretika z. B. Brennnessel oder Ackerschachtelhalm, Saluretika, kaliumsparende Diuretika, Osmodiuretika).
Saluretika: Medikamente, die über eine Ausscheidung von Natrium wirken und sekundär zur Wasserausscheidung führen (v. a. Thiazide und Schleifendiuretika).

Substanzen und Wirkprinzipien
Saluretika
Die Verordnung von **Thiaziddiuretika** und **Schleifendiuretika** erfolgt bei Ödemen (bedingt durch Herz-, Leber- und Nierenerkrankungen) und zur Behandlung der Hypertonie; unerwünschte Wirkungen sind z. B. Hypokaliämie, Blutzucker- und Harnsäureanstieg im Blut.

Thiaziddiuretika, z. B. Hydrochlorothiazid (Esidrix®), Xipamid (Aquaphor®) hemmen die Rückresorption von Natrium (und Kalium) in den distalen Tubuli der Niere, wobei ca. 15 % des in den Nierenkörperchen filtrierten Natriums ausgeschieden werden. [2]

Schleifendiuretika, z. B. Furosemid (Lasix®), Piretanid (Arelix®) blockieren die Rückresorption von Natrium und Kalium; etwa 40 % des glomerulär filtrierten Natriums werden mit dem Urin abgegeben. [2]

Kaliumsparende Diuretika
Hierzu gehören Amilorid, Triamteren und Aldosteronantagonisten.

Die Medikation von **Amilorid** (+ Hydrochlorothiazid; z. B. Dytide®H), sowie **Triamteren** (Jadropur®) erfolgt meist in Kombination mit Schleifendiuretika oder Thiaziden.
- Wirkung: Blockade der Natrium-, aber nicht der Kaliumresorption
- unerwünschte Wirkungen: z. B. Hyperkaliämie, Übelkeit, Erbrechen, Diarrhö

Aldosteronantagonisten, z. B. Spironolacton (Aldactone®) funktionieren nur in Gegenwart von Aldosteron, also bei primärem Conn-Syndrom (➤ 2.5.11) und sekundärem Hyperaldosteronismus; letzterer tritt bei allen Erkrankungen auf, die zur Reduzierung der Nierendurchblutung oder des Natriums führen und das Renin-Angiotensin-Aldosteron-System aktivieren (z. B. bei Herzinsuffizienz, Leberzirrhose, Nierenarterienstenose):
- Wirkung: Besetzung der Aldosteronrezeptoren in der Niere mit dem Ergebnis, dass Natrium mit dem Urin ausgeschieden und Kalium vermehrt resorbiert wird
- unerwünschte Wirkungen: z. B. Hyperkaliämie, endokrine Wirkungen (Impotenz, Gynäkomastie bei Männern, Hirsutismus, Amenorrhö bei Frauen)

Osmodiuretika
Zu den Osmodiuretika gehören z. B. Mannitol, Osmofundin®, Osmosteril®

- Indikationen: Ausschwemmung von Ödemen, forcierte Diurese bei beginnendem akuten Nierenversagen, Prophylaxe und Behandlung eines Hirnödems
- Wirkung: Aufgrund der hypertonen Infusionslösungen verbleibt Wasser in den Blutgefäßen bzw. wird aus dem Interstitium in das Gefäßsystem verschoben
- unerwünschte Wirkungen: Störungen des Wasserhaushalts mit Dehydratation, Ausbildung eines Lungenödems, Überempfindlichkeitsreaktionen, Übelkeit, Erbrechen, Verwirrtheitszustände

Pflege bei Diuretikagabe
- tägliche Blutdruckkontrolle, mind. 2-mal wöchentlich Kontrolle des Körpergewichts
- zu schnelle Ödemausschwemmung (> 500 g täglich) erhöht die Thrombosegefahr (bei starker Gewichtsabnahme Arzt verständigen)
- auf Zeichen einer **Hypo- bzw. Hyperkaliämie** (v. a. Herzrhythmusstörungen) und auf eine **Dehydratation** achten
- Verabreichung von Diuretika morgens, um die Nachtruhe des Pflegebedürftigen wegen der harntreibenden Wirkung der Diuretika nicht zu stören

Nierenersatztherapie

DEFINITION

Nierenersatztherapie: Verfahren, die Funktionen der Niere übernehmen.

Formen
Wenn sich die Stoffwechsellage trotz medikamentöser Unterstützung nicht normalisiert und die Nieren ihrer Ausscheidungsfunktion nicht mehr nachkommen, ist eine **Nierenersatztherapie** erforderlich, um harnpflichtige Substanzen aus dem Körper zu entfernen und das Gleichgewicht des Wasser-, Elektrolyt- und Säure-Basen-Haushalts zu gewährleisten. Verfahren:
- **Hämodialyse** (➤ Abb. 2.376)
- **Peritonealdialyse** (*kontinuierliche ambulante Peritonealdialyse/CAPD*) und kontinuierliche zyklische Peritonealdialyse (*CCPD*); nutzen das Peritoneum als semipermeable Membran (Nachteil ist die Peritonitisgefahr)
- **Hämofiltration**; ahmt die Filtrationsvorgänge im Glomerulus nach, da auch hier aufgrund einer Druckdifferenz und einer grobporigen Membran ein Ultrafiltrat entsteht

SURFTIPP

KfH Kuratorium für Dialyse und Nierentransplantation e.V.: www.kfh-dialyse.de

Prinzip der Hämodialyse
Bei der **Hämodialyse** (kurz *Dialyse*) wird das mit harnpflichtigen Substanzen belastete Blut des Betroffen über ein Schlauch-

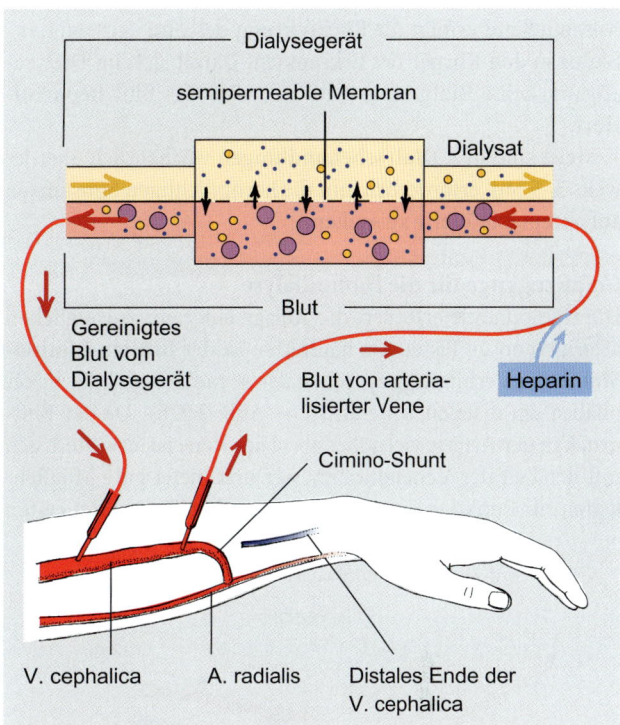

Abb. 2.376 Prinzip der Hämodialyse. [L190]

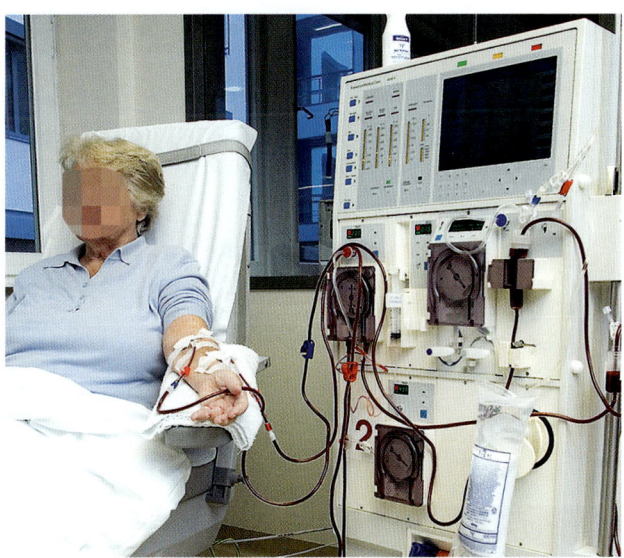

Abb. 2.377 Ältere Frau während der Dialyse. [K115]

system und mit Hilfe einer Pumpe durch einen Dialysator geleitet.

Der **Dialysator** besteht aus einem System semipermeabler Membranen. Im Gegenstrom fließt das **Dialysat**, dessen Eigenschaften dem (gesunden) Blutplasma entsprechen. Aufgrund des Konzentrationsgefälles zwischen dem Blut des Erkrankten mit hoher Konzentration an Teilchen und dem Dialysat mit niedriger Teilchenkonzentration, treten harnpflichtige und andere kleinmolekulare Substanzen sowie Wasser in das Dialysat über (➤ Abb. 2.376).

Anschließend erfolgt die Rückführung des nun „gereinigten" Blutes in den Körper des Erkrankten. Damit sich im Dialyseapparat keine Blutgerinnsel bilden, wird das Blut **heparinisiert**.

Meist sind drei **Dialysebehandlungen** wöchentlich über jeweils 3–5 Std. erforderlich, um die harnpflichtigen Substanzen auf akzeptable Werte zu senken.

Gefäßzugänge für die Hämodialyse

Die Hämodialyse erfordert die Anlage einer gut zugänglichen arterio-venösen Fistel. Am häufigsten ist der **Brescia-Cimino-Shunt**, die Verbindung zwischen der A. radialis und der V. cephalica am distalen Unterarm (> Abb. 2.378). Da der Blutdruck in der Arterie viel höher als in der Vene ist, erweitert sich mit der Zeit der Venendurchmesser und bietet gute Möglichkeiten zur Punktion. Der Shunt muss rechtzeitig vor der ersten Dialyse angelegt werden, weil die Venenerweiterung Zeit benötigt.

Pflege

Während der Dialyse betreut speziell geschultes Pflegepersonal die Betroffenen. Aber auch die allgemeine Pflege von Dialysepflichtigen stellt hohe Anforderungen:

- Shuntkontrolle (Rötungen?, Schwellungen?, Hämatom?)
- Kontrolle des Körpergewichts
- Beobachtung auf Blutungskomplikationen wegen der Behandlung mit gerinnungshemmenden Medikamenten (z. B. Teerstuhl, Hämaturie)
- Ernährungsrichtlinien beachten (> 5.4.10)
- Anpassung der Trinkmenge (soll so bemessen sein, dass der Dialysepflichtige im dialysefreien Intervall nicht mehr als 1 kg täglich zunimmt)

> **VORSICHT**
>
> **Shuntgefäße schonen**. Keine Blutabnahme und keine Blutdruckmessung am Shuntarm, auch keine abschnürende Kleidung oder komprimierenden Verbände (Ausnahme: Druckverband nach der Dialyse oder bei Shuntblutungen).

Psychische Situation des Dialysepflichtigen

Der Dialysepflichtige ist täglich mit seiner Erkrankung und seiner Abhängigkeit von der Dialyse konfrontiert. Er erlebt ständig Beschränkungen, sei es aufgrund der strikten Diät oder einer strengen Einteilung seiner Flüssigkeitsmenge. Ausgedehntere Unternehmungen oder Urlaubsreisen sind wegen der häufigen Dialysetermine schwierig zu organisieren. Nach einer Dialyse fühlt sich der Betroffene oft matt und müde. Dazu kommt das Wissen, lebenslang mit dieser Minderung der Lebensqualität zurechtkommen zu müssen sowie die Angst vor Komplikationen (z. B. Herzrhythmusstörungen durch Veränderungen des Kaliumspiegels, Shuntverschluss).

Nierentransplantation

Es gibt zwei Möglichkeiten einer Nierenspende, die **Leichen-** und die **Lebendspende**.

Alle Erkrankten, die für eine Nierentransplantation vorgesehen sind, werden im Zentrum **Eurotransplant** in Leiden (Niederlande) angemeldet. Die Zuteilung einer Leichenniere erfolgt anhand verschiedener Kriterien, z. B. Dringlichkeit, HLA-Kompatibilität und Wartezeit. Die Leichenspende hat eine mittlere Wartezeit von 5 Jahren.

Die Zeitspanne zwischen der Nierenentnahme und der Transplantation kann aufgrund verbesserter Perfusionsverfahren bis zu 48 Std. betragen. Eine Lebendspende hat grundsätzlich eine bessere Prognose, weil die Zeitspanne der Entnahme bis zur Transplantation kürzer ist.

Die Spenderniere wird im rechten oder linken Unterbauch platziert.

Nach einer Transplantation müssen lebenslang Immunsuppressiva, z. B. Ciclosporin A oder Interleukin-Rezeptorantago-

Abb. 2.378 oben: Schema eines Brescia-Shimino-Shunts; unten: Shunt zur Dialyse. Die erweiterte Vene ist deutlich zu erkennen. [E420, E366]

nisten (Lymphozytenantikörper wie Basiliximab/Simulect®, Tacrolismus/Advagraf®) eingenommen werden. Unerwünschte Wirkungen der immunsuppressiven Therapie sind z.B. Infektionen und die Entwicklung von Tumoren (Hauttumoren, Lymphome). Die mittlere Transplantationsüberlebenszeit liegt bei 14 Jahren. [2]

SURFTIPP
Info rund um die Organtransplantation: www.transplant-forum.de
Eurotransplant International Foundation: www.eurotransplant.org (liegt auch auf Deutsch vor)

Nierentumoren

Gutartige Tumoren und Nierenzysten
Gutartige Tumoren der Niere sind selten und werden häufig zufällig diagnostiziert, da sie in der Regel keine Beschwerden bereiten. Von gutartigen Tumoren abzugrenzen sind **Nierenzysten**, die einzeln, mehrfach und beidseitig auftreten können. Sie werden im Alter häufiger, bedürfen aber in der Regel keiner Behandlung.

Nierenzellkarzinom

> **DEFINITION**
> **Nierenzellkarzinom** (Nierenkarzinom, Hypernephrom): Bösartiger Tumor der Niere, der von Epithelzellen des Tubulussystems ausgeht und Menschen ab ca. 50 Jahren betrifft.

Krankheitsentstehung
Zu den Risikofaktoren die ein **Nierenzellkarzinom** (➤ Abb. 2.379) auslösen können, gehören Nikotinabusus, Analgetika-Nephropathie und Schwermetalle (z. B. Cadmium).

Symptome und Untersuchungsbefund
Ein großer Teil der Nierenzellkarzinome wird zufällig entdeckt, weil Frühsymptome nicht vorhanden sind. Spätsymptome:
- schmerzlose Hämaturie
- Schmerzen im Nierenlager oder in der Flanke

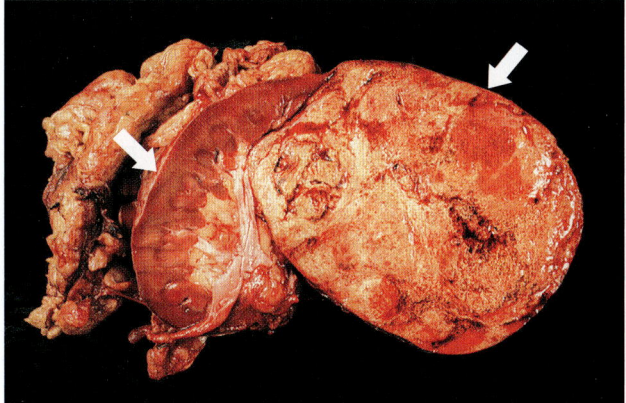

Abb. 2.379 Nierenzellkarzinom. Der linke Pfeil zeigt auf die Niere, der rechte auf das Karzinom. [E442]

- Fieber und Anämie
- paraneoplastische Syndrome wie Hypertonie (durch Reninproduktion des Tumors) oder Polyglobulie (bei Erythropoetinproduktion)

Wenn das Nierenzellkarzinom die V. renalis erreicht, kommt es zur hämatogenen Metastasierung in Lunge, Gehirn, Knochen und Leber.
Sonografie, CT, MRT und Angiografie sichern die Diagnose.

Behandlung
Die Behandlung erfolgt operativ. Entsprechend der Tumorgröße und seiner Ausdehnung auf angrenzende Strukturen kommt eine **Nierenteilresektion** oder eine **radikale Nephrektomie** in Betracht. Metastasen werden nach Möglichkeit ebenfalls operativ entfernt.
Zur medikamentösen **palliativen Therapie** kommen u. a. Angiogenese-Inhibitoren (Bevacizumab/Avastin®) mit Hemmung der Gefäßbildung im Tumor oder Tyrosinkinasehemmer (Sorafenib/Nexavar®) zur Blockierung der Zellteilungsraten zum Einsatz.

Prognose
Die Prognose ist stadienabhängig. Aufgrund fehlender Frühsymptome liegen zum Zeitpunkt der Diagnose häufig Metastasen mit ungünstiger Prognose vor.

Pyelonephritis

> **DEFINITION**
> **Pyelonephritis**: Entzündung des Nierenbeckens, der Nierenkelche und des Nierenparenchyms (wobei v. a. das Nierenmark betroffen ist).

Akute Pyelonephritis
Krankheitsentstehung
Die **akute Pyelonephritis** entsteht oft als Komplikation einer Harnwegsinfektion (➤ 2.11.5)

Symptome und Untersuchungsbefund
Typische Symptome:
- Klopfschmerz im Nierenlager
- Fieber ggf. Schüttelfrost
- Dysurie (erschwertes Wasserlassen, meist mit Schmerzen oder Brennen verbunden)

> Bei **älteren Erkrankten** treten häufig uncharakteristische Symptome auf: unklares Fieber, Bauchschmerzen, Übelkeit, Erbrechen, Subileus und Kopfschmerzen.

Diagnostisch von Bedeutung sind die Erhöhung der Entzündungsparameter in Verbindung mit Blut- und Urinkulturen, der Nachweis einer Leukozyt- und Bakteriurie mittels Schnellstreifentests sowie die Ergebnisse der klinischen Untersuchung. Der Ausschluss von Harnabflussstörungen erfolgt durch Urografie, CT und MRT.

Behandlung
- reichliche Flüssigkeitszufuhr von mind. 2 l
- ggf. Bettruhe
- Antibiose nach Antibiogramm (z. B. Ciprofloxacin/Ciprobay®)

Chronische Pyelonephritis

Ursachen sind Abflussstörungen des Urins durch Stenosen oder ein lange bestehender Harnreflux (Reflux = *Rückfluss*). In Verbindung mit sekundären bakteriellen Harnwegsinfektionen entsteht schließlich eine **chronische Pyelonephritis**.

Die Symptome sind unspezifisch: Der Erkrankte ist matt, appetitlos, hat Kopfschmerzen und dumpfe Rückenschmerzen. Ferner kann es zu einer Gewichtsabnahme, Anämie, Hypertonie und unklaren Fieberzuständen kommen. Die zunehmenden Vernarbungen führen zur Zerstörung von Nierengewebe und langsam, über viele Jahre hinweg, zur chronischen Niereninsuffizienz.

Urolithiasis

> **DEFINITION**
> **Urolithiasis** (*Nephrolithiasis, Nierensteinleiden*): Steinbildung in den ableitenden Harnwegen.

Krankheitsentstehung

Ursächlich ist eine Übersättigung des Urins an steinbildenden Substanzen. Mit der Bildung kleiner Kristalle entstehen in der Folge Steine. Begünstigende Faktoren:
- Ernährung (v. a. Zufuhr von tierischem Eiweiß)
- Urin-pH < 5,5 und > 7
- starkes Schwitzen und Durst
- Immobilisation
- Harnwegsinfektionen
- endokrine Störungen des Kalziumstoffwechsels (Hyperparathyreoidismus ➤ 2.5.10)

Harnsteinarten sind in abnehmender Häufigkeit: Kalziumoxalatsteine, Uratsteine (Urate: Salze der Harnsäure), Zystinsteine (Zystin: schwefelhaltige Aminosäure) und Xanthinsteine (Xanthin: Abbauprodukt von Purinbasen). Harnsteine können überall im Urogenitaltrakt auftreten: als Nierenbeckenstein, der den Hohlraum weitgehend als Ausgussstein ausfüllt, als Kelch-, Harnleiter-, Blasen- und Harnröhrenstein.

Symptome und Untersuchungsbefund

Leitsymptom des Nierensteinleidens ist die **Nierenkolik** mit heftigsten, krampfartigen, wellenförmig wiederkehrenden Schmerzen. Sie tritt auf, wenn der Stein mit dem Harnfluss in die Engen des Ureters gerät und eingeklemmt wird. Weitere Symptome:
- Dysurie
- Hämaturie
- vegetative Symptome (Übelkeit, Erbrechen, Schweißausbrüche)

Diagnostik: Laboruntersuchungen des Urins, Sonografie und CT.

Behandlung

Ziele einer konservativen Therapie sind die Behandlung der Kolik und der Steinabgang auf natürlichem Weg. Geeignete Maßnahmen:
- lokale Wärmeapplikation
- ausreichende Flüssigkeitszufuhr von etwa 2 l täglich
- Bewegung (springen, hüpfen)
- Antibiotika bei Fieber
- Spasmolytika (Buscopan®) und Analgetika bei Koliken

Eine Steinauflösung ist bei reinen Harnsäuresteinen möglich, indem der Harn durch zitrathaltige Substanzen (Kaliumnatriumhydrogenzitrat/Uralyt-U®) alkalisiert wird.

Falls der Stein nicht abgeht, stehen folgende Möglichkeiten zur Verfügung:
- **extrakorporale Stoßwellenlithotripsie** (*ESWL* ➤ Abb. 2.380); Zertrümmerung von Nierenbeckensteinen und Steinen im oberen Harnleiterbereich (die zahlreichen kleinen Steinfragmente, die über den Harnleiter abgehen, können Koliken auslösen)
- **perkutane Nephrolithotomie**; Zugang durch die Haut im Flankenbereich. Sondierung sowie endoskopische Beurteilung des Nierenbeckens, Fragmentierung des Ausguss- oder Kelchsteins mittels Laserstrahlen oder Ultraschall und Entfernung der Bruchstücke mit geeigneten Instrumenten
- **transurethrale Steinbehandlung**; endoskopisches Vorgehen über Harnröhre, Harnblase und Harnleiter (*Ureteroskopie*). Die eingeklemmten Steine werden entweder zerkleinert oder mit Hilfe eines Dormia-Körbchens (➤ Abb. 2.381) entfernt; Anwendung bei kleinen, vor der Harnblase sitzenden Steinen

Rezidivprophylaxe

Wichtigste Maßnahme ist die **Flüssigkeitszufuhr** von mind. 2 l täglich. Grundsätzlich sollte die Ernährung aus **wenig tieri-**

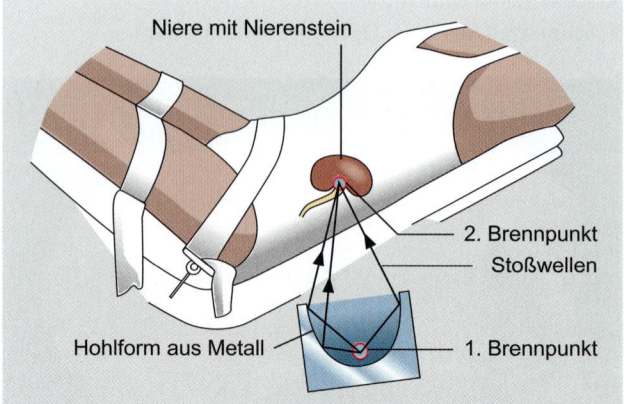

Abb. 2.380 Extrakorporale Stoßwellenlithotripsie (*ESWL*). Die Stoßwellen werden durch Reflektoren auf den zu zertrümmernden Nierenstein gebündelt. Durch wiederholte Stoßwellenbelastung lockert sich der Mineralverbund und der Stein zerbröckelt in sandkorngroße Teile, die mit dem Urin ausgeschieden werden. [L157]

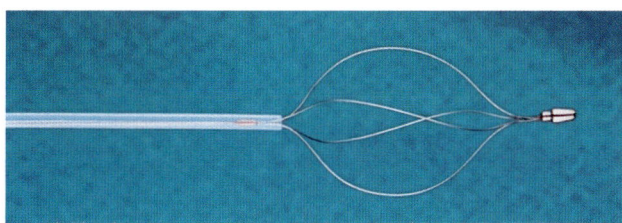

Abb. 2.381 Dormia-Körbchen, das durch ein Endoskop vorgeschoben wird und in aufgespanntem Zustand den Nierenstein umfasst. Der Stein kann dann beim Herausziehen des Endoskops entfernt werden. [K183]

schen Produkten bestehen. Diätetische Vorgaben und medikamentöse Anweisungen richten sich v. a. nach der Steinanalyse. Daher wird für die Bestimmung der Steinzusammensetzung der Urin über 24 Std. gesammelt und auf Farbe, pH-Wert und Steinkonkremente hin untersucht. Regelmäßige **Temperaturkontrollen** dienen der Früherkennung einer Harnwegsinfektion und einer Urosepsis (➤ unten).

2.11.5 Erkrankungen der Harnblase und Harnröhre

> **DEFINITION**
> **Pollakisurie**: Häufiger Harndrang mit jeweils nur geringer Urinmenge; in der Regel ist die Urinmenge über 24 Std. unauffällig.
> **Dysurie**: Erschwertes Wasserlassen (meist verbunden mit Schmerzen oder Brennen).

Leitsymptome

Schmerzen bei Erkrankungen des Harnsystems
- **dumpfer Dauerschmerz** und Druckgefühl durch Entzündung (z. B. Pyelonephritis ➤ 2.11.4) oder Tumor
- **Koliken** mit auf- und abschwellenden, krampfartigen Schmerzen, die in den Rücken oder die Genitalregion ausstrahlen können (z. B. bei Urolithiasis ➤ 2.11.4)

> Ein Pflegebedürftiger, der Schmerzen aufgrund einer Entzündung oder eines Tumors hat, verhält sich eher ruhig, während der an Koliken leidende Pflegebedürftige sich windet und krümmt.

Hämaturie

> **DEFINITION**
> **Hämaturie**: Blut im Urin.

Gründe einer **Hämaturie** sind Steine, Nieren- und Blasenentzündungen sowie Tumoren. Da eine geringe Zahl von roten Blutkörperchen auch beim Gesunden im Urin vorhanden sein kann, spricht man erst bei mehr als 5–10 Erythrozyten/µl Urin von einer Hämaturie. Die krankhafte Ausscheidung von roten Blutkörperchen mit dem Urin ist entweder mit dem bloßen Auge sichtbar (*Makrohämaturie*; ab ca. 1 ml Blut/l Urin) oder als **Mikrohämaturie** mit Teststreifen oder durch eine mikroskopische Beurteilung des Urins nachweisbar.

Bakteriurie

> **DEFINITION**
> **Bakteriurie**: Bakterien im Urin.

Beim Wasserlassen verunreinigen Bakterien aus den äußeren Anteilen der Harnröhre oder der Genitalorgane den beim Gesunden keimfreien Urin. Auch eine sorgfältige Gewinnung der Urinprobe, z. B. mit dem Mittelstrahlurin (➤ 1.5.3), kann dies nicht völlig verhindern. Daher spricht man erst dann von einer **signifikanten** (*bedeutsamen*) **Bakteriurie**, wenn in einer Urinkultur ca. 10.000 Keime/ml Urin oder mehr wachsen. Eine signifikante Keimzahl im Urin ohne Beschwerden des Betroffenen wird als **asymptomatische Bakteriurie** bezeichnet. Sie äußert sich in einem scharf riechenden oder getrübten Urin.

> Beim Legen eines Blasenkatheters wird der natürliche Schutz der Blase vor einer Keimbesiedlung aufgehoben. Zur pflegerischen Prophylaxe gehören daher:
> - absolut steriles Handeln beim Katheterlegen
> - sorgfältiges Arbeiten bei der täglichen Intimpflege
> - ausreichende Spülung der Blase des Pflegebedürftigen durch erhöhte Flüssigkeitszufuhr (Trink- und Infusionsmenge)

Leukozyturie

> **DEFINITION**
> **Leukozyturie**: Krankhafte Ausscheidung von mehr als 10 weißen Blutkörperchen/µl Urin.

Die häufigste Ursache einer **Leukozyturie** ist eine Harnwegsinfektion. Während die Leukozyturie erst durch eine Urinuntersuchung diagnostiziert werden kann, bemerkt der Betroffene die **Pyurie** (*Eiterharn*) selbst. Dabei kommt es als Folge einer schweren Entzündung der Nieren oder der ableitenden Harnwege zu Schlieren und wolkigen Trübungen im Urin.

Harnwegsinfektionen

> **DEFINITION**
> **Harnwegsinfektion** (*Harnwegsinfekt, HWI*): Entzündung der ableitenden Harnwege, die meist durch koliforme Bakterien hervorgerufen wird. Betroffen können sein:
> - **Niere** (Pyelonephritis ➤ 2.11.4)
> - **Harnleiter** (Ureteritis)
> - **Harnblase** (Zystitis)
> - **Harnröhre** (Urethritis)
>
> **Asymptomatischer Harnwegsinfekt**: Signifikante (aber symptomlose) Bakteriurie.
> **Urosepsis**: Sepsis, die von den Harnwegen ausgeht und häufig durch koliforme Bakterien ausgelöst ist.

Krankheitsentstehung

Ursachen einer Harnwegsinfektion bei alten Menschen:
- Dauerkatheter (verbleibt ein Blasenkatheter als Dauerkatheter in der Urethra, ist innerhalb von 4 Tagen mit einer Bakteriurie zu rechnen) [3]
- zu geringe Flüssigkeitszufuhr
- Unterkühlung, nachlassende Körperpflege und Intimhygiene
- Störungen des Harnflusses durch Prostatahyperplasie, Konkremente, Strikturen, Tumoren
- Veränderungen der Sphinkterfunktion durch einen Descensus uteri bzw. Uterusprolaps
- neurogene Blasenstörung (bei Polyneuropathie)
- vesiko-ureteraler Reflux (*Rückfluss des Urins von der Harnblase in den Ureter*)
- Störungen der Abwehrlage (bei Diabetes mellitus, Verordnung von Glucokortikoiden)
- Folge therapeutischer Eingriffe (z. B. Zystoskopie)
- Stuhlinkontinenz mit Verschleppung der Erreger in die Harnröhre

Symptome und Untersuchungsbefund

Typische Symptome einer Harnwegsinfektion sind Dysurie (> Definition), Algurie (*schmerzhafte Entleerung*) und Pollakisurie (*häufiger Harndrang mit jeweils nur geringer Urinmenge*). Gelegentlich tritt eine Hämaturie auf. Fieber, Rücken- und Flankenschmerzen weisen auf eine Beteiligung der Nieren hin.

> Im Alter können die Symptome jedoch sehr uncharakteristisch sein, z. B. Verschlechterung des Allgemeinzustands, Dranginkontinenz, Unruhezustände und Verwirrung.

Zur Diagnostik gehören eine Blutkultur, ein Blutbild mit der Bestimmung von Nierenfunktions- und Entzündungsparametern sowie die Bestimmung des Urinstatus mit Urinkultur.

Komplikationen

Komplikationen einer Harnwegsinfektion sind Urosepsis und Harninkontinenz.

Behandlung und Pflegemaßnahmen

- Antibiose nach Antibiogramm
- vermehrte Flüssigkeitszufuhr von mind. 2 l (unter Beachtung der Flüssigkeitsbeschränkung bei Herz- und Nierenerkrankungen), um die Erreger durch eine forcierte Diurese auszuschwemmen
- Wärmeapplikation (wirkt spasmolytisch und analgetisch)
- keine langen Vollbäder (begünstigen das Eindringen von Bakterien)
- Säuberung des Genitalbereichs von vorne nach hinten (von der Symphyse zum Anus) zur Verminderung der Keimschleppung aus dem Darm

> Chronische Blasenentzündungen können zu Verkalkungen und schließlich zur Ausbildung einer Schrumpfblase (*Harnblase mit weniger als 100 ml Fassungsvermögen*) führen.

Harninkontinenz

DEFINITION

Harninkontinenz (lat. *incontinere = nicht zusammenhalten*): Unwillkürlicher Urinabgang.

Eine Fülle von Ursachen kann eine **Harninkontinenz** auslösen:
- Erkrankungen, die das rechtzeitige Aufsuchen einer Toilette erschweren (z. B. Immobilität, Demenz, Medikamenteneinnahme z. B. Sedativa, Übergewicht)
- neurologische Ursachen (Schlaganfall, Polyneuropathie bei Diabetes mellitus und Alkoholabusus, Morbus Parkinson)
- Umgebungseinflüsse (ungünstige Betthöhe erschwert das Aufstehen, unpraktische Kleidung, die sich nicht schnell genug öffnen lässt, fehlende Hinweise auf eine Toilette)

Zur Unterscheidung der einzelnen Harninkontinenz-Formen dienen ein Miktionsprotokoll, das z. B. Miktionsfrequenz, Menge des Harnvolumens und die Häufigkeit der Miktionen erfasst, klinische Untersuchung, Urinuntersuchung, Sonografie der Nieren, Restharnbestimmung, evtl. Zystoskopie und Uroflowmetrie (*Verfahren, mit dem der Urinfluss während der Miktion beurteilt werden kann*).

Formen

Stressinkontinenz – mangelnde Sphinkterfunktion

Eine **Stressinkontinenz** (*Belastungsinkontinenz*) ist die häufigste Form der weiblichen Harninkontinenz. Sie tritt bei intraabdominaler Druckerhöhung auf, Harndrang und nachweisbare Kontraktionen des M. detrusor vesicae sind nicht nachweisbar. Die Ausprägung der Stressinkontinenz wird in drei Schweregrade eingeteilt (> Tab. 2.47).

Dranginkontinenz – Störungen der Reizempfänglichkeit der Harnblasenwand oder unkontrollierte Detrusorkontraktionen

Bei der **Dranginkontinenz** (*Urge-Inkontinenz*) verspüren die Betroffenen plötzlich einen so starken **Harndrang** (*imperativer Harndrang*), dass sie den Urin bis zum Erreichen einer Toilette nicht zurückhalten können. Diese Form der Inkontinenz hat v. a. bei älteren Menschen große Bedeutung. Bei der Urge-Inkontinenz sind zwei Formen zu unterscheiden:

Tab. 2.47 Schweregrade der Stressinkontinenz. [4]

Schweregrad	Symptomatik
Grad I	Urinabgang bei Husten, Niesen oder Lachen
Grad II	Urinabgang beim Aufstehen oder leichter körperlicher Tätigkeit
Grad III	Urinabgang in Ruhe und im Liegen

- **sensorische Dranginkontinenz**; verfrühtes starkes Füllungsgefühl bei Überreaktion der Rezeptoren in der Harnblasenwand, z. B. nach Zystitis
- **motorische Dranginkontinenz**; Hyperaktivität des M. detrusor vesicae, z. B. aufgrund von Altersveränderungen der Muskelzellen mit elektrischen Kurzschlussverbindungen oder bei hirnorganischen Schäden, wenn die zentrale Kontrolle über Detrusorkontraktionen wegfällt

Reflexinkontinenz – Blockade der zentralen Steuerung

Eine **Reflexinkontinenz** (*neurogene Inkontinenz*) tritt auf, wenn die zentralen Steuermechanismen aufgrund einer Querschnittlähmung, eines Bandscheibenvorfalls oder einer Erkrankung an Multipler Sklerose gestört sind. Die Blasenentleerung ist nicht willkürlich regulierbar, sondern erfolgt nur noch über den erhaltenen **Reflexbogen** zwischen den Rezeptoren in der Harnblasenwand und dem Sakralmark (*Blasenautomatie*).

Überlaufinkontinenz – Veränderungen des Blasenausgangs

Eine weitere häufige Inkontinenzform im Alter ist die **Überlaufinkontinenz**. Sie entsteht durch einen erhöhten Miktionswiderstand, weil der Blasenausgang verändert ist. Ursachen können eine Prostatahyperplasie oder Strikturen in der Harnröhre sein. Dann kommt es zu einer passiven Überdehnung der Harnblasenwand mit unwillkürlichem tropfenweisem Urinabgang.

> **Möglichkeiten bei Miktionsstörungen**
> - **Unterdrückung des Harndrangs**: durch Einüben von Atemtechniken, mentale Ablenkung, willkürliche Kontraktion der Beckenbodenmuskulatur, Druck auf den Unterbauch
> - **Auslösung einer Miktion**: durch das Geräusch von fließendem Wasser, Wärmflasche, Trinken von einigen Schlucken Wasser

Behandlung

Zur Milderung oder Behebung der erwähnten Inkontinenz-Formen bieten sich zahlreiche therapeutische Maßnahmen an. Beispiele:

- Überprüfung der Medikamente. Inkontinenz als unerwünschte Wirkung zeichnet etliche Medikamente aus: **Neuroleptika** (Haloperidol/Haldol®, Levomepromazin/Neurocil®), **Opiate** (Tramadol/Tramal®, Morphin), **Antihistaminika** (Dimetinden/Fenistil®, Loratadin/Lisino®), **Antidepressiva** (Amytriptylin/Saroten®, Clomipramin/Anafranil®, Imipramin/Tofranil®), **Parkinsonmittel** (Biperidin/Akineton®), aber auch **Urologika**, die zur Behandlung einer Pollakisurie oder Dranginkontinenz verordnet werden: Oxybutynin (Dridase®), Trospiumchlorid (Spasmo-Urgenin®), Flavoxat (Spasuret®)
- Beckenbodentraining bei gering ausgeprägter Harninkontinenz und ausreichender körperlicher bzw. geistiger Belastbarkeit
- Sitzbäder mit Kamille, Wechselstrahlduschen auf Becken- und Bauchregion
- Blasen- und Toilettentraining mit dem Ziel eines Entleerungsintervalls von 3–4 Std.
- intermittierender Einmalkatheterismus oder suprapubische Blasenfistel als Harnableitungsmaßnahme bei neurogenen Blasenfunktionsstörungen
- Inkontinenzhilfsmittel (z. B. Vorlagen, Windelhosen)

Medikamente

- Phytotherapeutika (Kürbiskernpräparate)
- Alpha-Adrenergika zur Behandlung einer Stressinkontinenz
- Anticholinergika bei Dranginkontinenz (cave unerwünschte Wirkung Inkontinenz)
- Östrogene (als Zäpfchen oder Vaginalcreme; verbessern die Durchblutung der Harnröhre und damit die Funktion der Harnblasensphinkteren)

> **VORSICHT**
> Viele Inkontinenz-Betroffene vermindern mehr oder minder bewusst ihre Trinkmenge, um so den psychisch belastenden Harnabgang zu „reduzieren". Als Konsequenz droht eine Dehydratation (➤ 2.13.6), die Neigung zu Harnwegsinfekten nimmt zu.

Harnblasenkarzinom

> **DEFINITION**
> **Harnblasenkarzinom**: Häufigstes Karzinom des Harntrakts, entsteht oft nahe der Harnröhrenmündung. Der Altersgipfel liegt zwischen dem 60.–70. Lebensjahr.

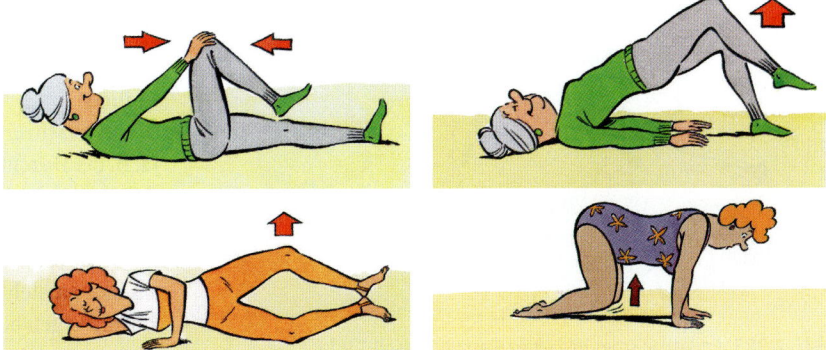

Abb. 2.382 Übungen zur Stärkung des Beckenbodens. Betroffene Frauen sollten sie unter Anleitung von Physiotherapeuten lernen und täglich durchführen. [U114]

Krankheitsentstehung

Ursachen eines **Harnblasenkarzinoms** sind u. a. chronische Blasenentzündungen, Chemikalien, Medikamente (z. B. das Zytostatikum Cyclophosphamid) und Nikotinabusus.

Symptome und Untersuchungsbefund

Symptome eines Harnblasenkarzinoms sind zeitweilige Blutbeimengungen im Urin sowie unspezifische Beschwerden wie Pollakisurie und Dysurie.

Diagnostisch erfolgen Urozytologie zum Nachweis von Tumorzellen, Urethrozystoskopie mit Biopsie aus der Harnblasenschleimhaut, Sonografie, Urografie und CT zur Beurteilung der Tumorausbreitung.

Behandlung

Da die meisten Harnblasenkarzinome in einem frühen Stadium entdeckt werden, können sie in der Regel über eine Zystoskopie (*Harnblasenspiegelung* ➤ Abb. 2.383) operiert werden (TUR-B, *transurethrale Resektion der Blase*). Aufgrund der Rezidivneigung sind meist zusätzliche Instillationen von Zytostatika in die Harnblase notwendig. Bei fortgeschrittenem Blasentumor muss eine **Zystektomie** (*Entfernung der Harnblase*) erfolgen. Möglichkeiten von Harnableitungsverfahren (*Urostoma*):

- **Neoblase.** Ersatzblase durch ein ausgeschaltetes Darmstück als Reservoir, das mit der Urethra anastomosiert wird. Die Miktion erfolgt so auf natürlichem Weg, die Kontinenz bleibt v. a. bei Männern aufgrund der längeren Urethra in der Regel erhalten.
- **Conduit** (franz: *Röhre*). Einpflanzung der Harnleiter in ein ausgeschaltetes Stück Dünn- oder Dickdarm (*Ileum-Conduit, Kolon-Conduit*). Das Darminterponat mündet auf der Haut, der Urin fließt in einen Stomabeutel.
- **Kock-Pouch.** Ein ausgeschaltetes Darmsegment mit Verbindung zur Bauchdecke, das aufgrund der Operationstechnik bei Füllung keinen Urin abgibt. Die Betroffenen entleeren das Darmsegment mehrmals täglich durch das Einführen eines Katheters.
- **Ureterosigmoideostomie** nach Coffey. Einpflanzung der Ureteren in das Colon sigmoideum. Der Urin fließt mit dem Stuhl über den Enddarm ab. Bei funktionierendem Analsphinkter bleibt die Kontinenz weitgehend gewahrt.

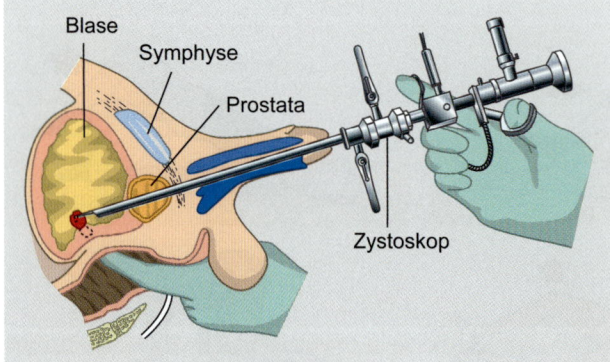

Abb. 2.383 Endoskopisches Bild eines Blasentumors. [L138]

Prognose

Aufgrund der Gefahr von Rezidiven sind engmaschige Kontrollen erforderlich.

2.11.6 Störungen des Wasser- und Elektrolythaushalts

Störungen des Wasserhaushalts

Dehydratation

> **DEFINITION**
>
> **Dehydratation** (*Unterwässerung, Volumendefizit*): Störung des Wasser- und Natriumhaushalts durch den Verlust von Körperwasser.
> **Exsikkose**: Massive Dehydratation.
> **Osmolarität**: Maß für die Stärke (griech. osmo: *Schub, Stoß*) des Lösungsmittelübergangs bei der Osmose. Definiert als Menge der gelösten Teilchen pro l Wasser (osmol/l).
> **Osmolalität**: Sie ist ebenfalls ein Maß für die Stärke des Lösungsmittelübergangs bei der Osmose, jedoch definiert als die Menge der gelösten Teilchen pro kg Wasser (osmol/kg).

Krankheitsursachen

Eine verminderte Ansprechbarkeit der Niere auf ADH und die reduzierte Natriumrückresorption aufgrund niedriger Renin- und Aldosteronspiegel beim älteren Menschen machen ihn für Störungen des Wasser- und Elektrolythaushalts grundsätzlich anfälliger. Weitere Ursachen einer Dehydratation:

- erhöhte Harnausscheidung bei Diabetes mellitus, chronischen Nierenerkrankungen, Überdosierung von Diuretika
- Erbrechen, Diarrhö
- Wasserverlust durch Schweißbildung bei fieberhaften Infekten (ein Anstieg der Körpertemperatur um 1 °C erfordert eine zusätzliche Flüssigkeitsmenge von 0,5–1 l) [1]
- mangelnde Flüssigkeitszufuhr aufgrund von Schluckstörungen, Depression, Demenz, mangelndem Angebot an Getränken

Änderungen des Wasser- und Natriumbestands erfolgen zunächst extrazellulär. Zum Ausgleich der intra- und extrazellulären Konzentrationen treten in der Folge Wasserverschiebungen auf:

- Wenn der Natriumverlust größer als der Wasserverlust (z. B. bei starkem Schwitzen) ist, spricht man von **hypotoner Dehydratation** (mit abnehmender Osmolarität ➤ Definition).
- Wenn gleichzeitig Wasser und Natrium verloren gehen (z. B. bei Durchfall, Blutverlusten, forcierter Diurese), wird das als **isotone Dehydratation** bezeichnet (wobei die Osmolarität gleich bleibt).
- Die **hypertone Dehydratation** mit erhöhtem Na^+-Gehalt im Blut entsteht z. B. durch das Ausscheiden von großen Harnmengen bei Diabetes mellitus (die Osmolarität steigt).

2.11 Erkrankungen des Harnsystems

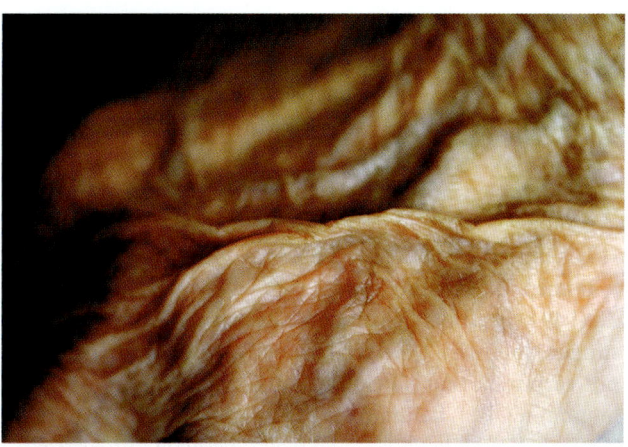

Abb. 2.384 Verminderter Hautturgor (hier am Handrücken) bei einem ausgeprägten Flüssigkeitsdefizit. Eine abgehobene Hautfalte verstreicht bei einem Gesunden sofort, bei einem Menschen, der an einem Flüssigkeitsdefizit leidet, bleibt sie längere Zeit stehen. [K157]

Symptome und Untersuchungsbefund
- **leichte Dehydratation**: trockene Haut und Schleimhäute, verminderter Hautturgor mit stehenden Hautfalten (➤ Abb. 2.384)
- **Exsikkose**: Oligurie mit konzentriertem Harn, Verwirrtheit, Tachypnoe und Tachykardie
- **schwere Dehydratation**: Krampfanfälle, prärenales Nierenversagen Volumenmangelschock

Laboruntersuchungen, z. B. der Anstieg des Hämatokrits, von Serumharnstoff und Kreatinin bestätigen die Dehydratation.

Behandlung
Ersatz des Flüssigkeitsdefizits je nach Schwere der Dehydratation durch das Anbieten von geeigneten Getränken bzw. Infusionstherapie (➤ unten).

Pflege
Wenn es um die Gewährleistung eines ausgeglichenen Wasserhaushalts bei Pflegebedürftigen geht, spielen Pflegefachkräfte eine entscheidende Rolle, indem sie geeignete Getränke anbieten, die dem Pflegebedürftigen schmecken und ihn zum Trinken animieren:
- Anbieten einer Suppe v. a. bei hypotoner Dehydratation mit Natriumverlust
- Wasser, Mineralwasser, Kräuter- oder Früchtetee bzw. verdünnte Fruchtsäfte bei isotoner und hypertoner Dehydratation

Hyperhydratation

DEFINITION
Hyperhydratation (*Überwässerung, Volumenüberlastung*): Störung des Wasser- und Natriumhaushalts in Form eines Wasserüberschusses.

Krankheitsursachen
Ursache einer **Hyperhydratation** ist die erhöhte Speicherung von Wasser im Körper. Ein Wasserüberschuss kann aufgrund von Herz- und Niereninsuffizienz, bei Eiweißmangel (Leberzirrhose) oder aufgrund einer verminderten Eiweißzufuhr (Hunger) auftreten. Medikamente, die eine Wasserretention verursachen sind z. B. die Zytostatika Vincristin und Cyclophosphamid sowie NSAR (*nicht-steroidale Antirheumatika*). Je nach der Natriumkonzentration im Plasma werden unterschieden:
- **hypotone Hyperhydratation** (Na^+ im Serum erniedrigt); tritt auf, wenn der alte Mensch salzarme Diät bekommt, besonders an warmen Tagen aber viel Wasser trinken soll; weitere Beispiele sind Erbrechen oder Durchfälle, die mit Salzverlusten einher gehen und durch Trinken von Wasser ohne Beachtung des Mineraliengehalts kompensiert werden
- **isotone Hyperhydratation** (Na^+ im Serum normal), z. B. bei Herz- und Niereninsuffizienz, Leberzirrhose und forcierter Infusionstherapie
- **hypertone Hyperhydratation** (Na^+ erhöht), z. B. bei übermäßiger Gabe von NaCl-Lösungen in Verbindung mit Niereninsuffizienz

Symptome
- Gewichtszunahme und Ödeme
- Pleuraerguss, Aszites
- prall gespannte, glänzende Haut und gestaute Halsvenen
- evtl. ZNS-Symptome (Verwirrtheit, Krampfanfälle, Bewusstseinsstörungen)

Behandlung und Pflege
Maßnahmen sind die Behandlung der Grunderkrankung, evtl. Beschränkung der Flüssigkeitszufuhr und die Verordnung von Diuretika. Neben der Flüssigkeitsbilanzierung steht in der Pflege die Beachtung diätetischer Vorgaben im Vordergrund (➤ 5.4.10).

Ödeme

DEFINITION
Ödem (*Wassersucht*): Ansammlung wässriger Flüssigkeit im Gewebe; kann lokal oder generalisiert auftreten.

Krankheitsentstehung
Beim Gesunden ist das Verhältnis zwischen dem Flüssigkeitsausstrom aus dem **arteriellen Schenkel der Kapillaren ins Interstitium** (*Zwischenzellraum*) und dem Einstrom **aus dem Interstitium** in den **venösen Schenkel** ausgeglichen (➤ 2.8.3). Bei **Ödemen** strömt zu wenig Flüssigkeit aus dem Interstitium in die Kapillaren zurück.

Symptome
- rasche Gewichtszunahme
- „dicke Beine"
- Zunahme des Leibesumfangs
- verquollenes Gesicht und Lidödeme

Behandlung

Ausgeprägte Ödeme werden durch die Gabe von **Diuretika** ausgeschwemmt. Wegen der dadurch erhöhten Thrombosegefahr ist häufig eine Lowdose-Heparinisierung erforderlich.

Infusionen

> **DEFINITION**
>
> **Infusion**: Langsames, meist tropfenweises Einfließen größerer Flüssigkeitsmengen in den Körper über einen intravenösen oder subkutanen Zugang.
> **Periphervenöse Infusionen** werden über kleine, oberflächliche Venen appliziert. **Zentralvenöse Infusionen** erfolgen mit Hilfe eines zentralen Venenkatheters (*ZVK*) direkt in die V. subclavia (*Schlüsselbeinvene*) oder V. jugularis interna (*innere Drosselvene*). Die **subkutane Infusion** wird in das Unterhautfettgewebe, meist an Bauch oder Oberschenkeln, verabreicht.

Ziele einer Infusionstherapie
- Ausschwemmen von Ödemen
- Erhaltung oder Wiederherstellung des Wasser- und Elektrolythaushalts
- Verabreichung von Medikamenten
- Offenhalten von venösen Zugängen

> Indikation für den peripher venösen Zugang sind kurzzeitige Infusionstherapien mit Verwendung von Venenverweilkanülen (z. B. Braunüle® > Abb. 2.385) oder Butterfly-Kanülen (> Abb. 2.386). Ein ZVK ist u. a. für Langzeitinfusionen, hypertone Infusionslösungen, Infusionen mit gefäßwandreizenden Medikamenten (z. B. Zytostatika) und eine länger dauernde parenterale Ernährung erforderlich.

Infusionslösungen

Zu den Infusionslösungen gehören:
- **Kristalline Lösungen.** Verteilen sich auf den Gefäßraum (*Intravasalraum*) und das Interstitium, gleichen extrazelluläre Wasser- und Elektrolytverluste aus und dienen somit als Flüssigkeits- und Volumenersatz. Allerdings können diese Infusionslösungen eine Ödembildung verstärken.
- **Kolloide Lösungen.** Verbleiben länger in den Gefäßen (*intravasal*), gewährleisten den Volumenersatz, zählen zu den Plasmaexpandern und werden zur Verbesserung der Mikrozirkulation eingesetzt (z. B. bei Hirnischämie zur Verbesserung der Durchblutung).
- **Lösungen zur Zufuhr von Energie und Aminosäuren.** Dienen vorwiegend der parenteralen Ernährung.

Zu den **kristallinen Lösungen** zählen z. B. **Vollelektrolytlösungen** (Jonosteril®, Ringer-Lösung, Sterofundin®), **Lösungen mit vermindertem Natriumgehalt** (z. B. Tutofusin OP®, Normofundin OP®), **kaliumfreie Elektrolytlösungen** (z. B. isotone Kochsalzlösung 0,9 %), **Elektrolytlösungen zur Korrektur von Azidose** (z. B. Natriumhydrogencarbonatlösung) bzw. **Alkalose** (Elektrolyt-Infusionslösung 139).

Kolloide Lösungen:
- Hydroxyethylstärke (Haes-steril®); unerwünschte Wirkungen: z. B. Juckreiz, anaphylaktische Reaktionen
- Gelantinepolysuccinat (Gelafundin®); unerwünschte Wirkungen: z. B. Übelkeit, Bauchkrämpfe
- Humanalbumin (Humanalbin®); unerwünschte Wirkungen: z. B. anaphylaktische Reaktionen (Urtikaria, Übelkeit, Flush) und Fieber

Lösungen zur Zufuhr von Energie und Aminosäuren
Beispiele sind Infusionslösungen mit unterschiedlichen Konzentrationen an **Glukose** (z. B. Glukose 5 Baxter, Glukose-Lösung 50 %), **Fettlösungen** (z. B. Lipofundin® 10 %/20 %) und **Aminosäurelösungen** (z. B. Aminosteril®, Nutriflex®). Letztere sollen dem Organismus nach Operationen oder Verletzungen Eiweißbausteine liefern, um Heilungsprozesse zu unterstützen.

Zumischen von Medikamenten
Wichtige Kriterien, die beim Zumischen von Medikamenten zu beachten sind:

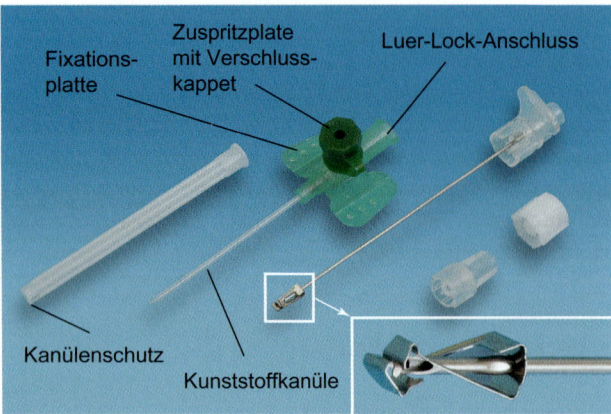

Abb. 2.385 Venenverweilkanüle. Hier eine Braunüle® mit Schutzhülle. Da die Stahlinnennadel nach der Venenpunktion entfernt wird, ist die Gefahr gering, dass die Kanüle das Gefäß perforiert. Detailansicht: Cliptechnik zum Sofortschutz beim Herausziehen der Nadel. [K115]

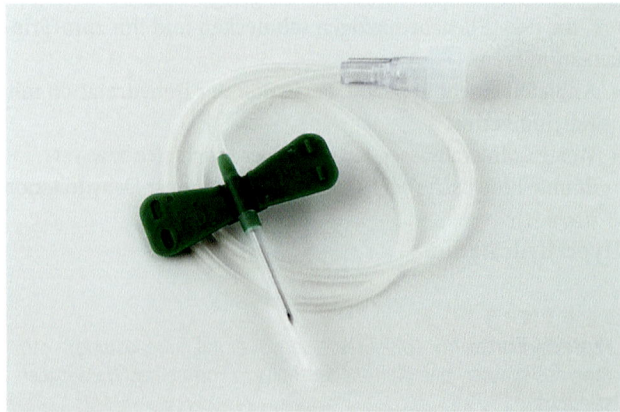

Abb. 2.386 Butterfly-Kanüle. Sie findet bei Kurzinfusionen, Blutabnahmen oder subkutanen Infusionen Verwendung. Nachteil der scharf geschliffenen Butterfly-Kanüle ist die Perforationsgefahr der dünnen Gefäße beim Pflegebedürftigen. [K115]

- Die Infusionslösung nach der Medikamentenzugabe auf ungewöhnliche Veränderungen (Farbveränderungen, Trübungen, Ausflockungen) kontrollieren.
- Zugemische Medikamente mit dem vollständigen Namen, Menge und Konzentration auf der Infusionsflasche vermerken.
- Dosierung des zugefügten Medikaments und Infusionsgeschwindigkeit müssen entsprechend der Arztverordnung aufeinander abgestimmt werden.
- Werden Arzneimittel als Trockensubstanzen verwendet, die mit einem speziellen Lösungsmittel aufgelöst werden, muss die Verträglichkeit von Arzneimittel und Infusionslösung gesichert sein.

VORSICHT
Da das gleichzeitige Zumischen von mehreren Medikamenten in eine Infusionsflasche zu Unverträglichkeitsreaktionen führen kann, sollte nur ein Präparat zugemischt werden.

Komplikationen der Infusionstherapie
Komplikationen bei der Infusionstherapie, Beobachtungskriterien und Sofortmaßnahmen fasst ➤ Tab. 2.48 zusammen.

Störungen des Elektrolythaushalts

Hypokaliämie (Kaliummangel im Blut)
- **Ursachen**: Einnahme von Diuretika oder Abführmitteln (*Laxanzien*), Erbrechen, Durchfälle oder Hormonstörungen (z. B. Hyperaldosteronismus ➤ 2.5.11)
- **Symptome**: Adynamie bis Parese, Obstipation bis zum paralytischen Ileus, Extrasystolen und tachykarde Herzrhythmusstörungen
- **Behandlung**: Absetzen von Laxanzien, Ersatz von Schleifendiuretika und Thiazidabkömmlingen durch kaliumsparende Diuretika, Verzehr kaliumreicher Nahrungsmittel (z. B. Bananen, Trockenobst, Obstsäfte), evtl. Verordnung von Kaliumpräparaten (z. B. Kalinor®-Brausetabletten)

Hyperkaliämie (Kaliumüberschuss)
- **Ursachen**: Niereninsuffizienz (➤ 2.11.4) oder unerwünschte Wirkung einer medikamentösen Behandlung (Gabe von kaliumsparenden Diuretika, Zytostatikabehandlung), Diabetes mellitus (➤ 2.5.13), Morbus Addison (➤ 2.5.11), Verbrennungen und große Weichteilverletzungen
- **Symptome**: Parästhesien um den Mund, Muskelzuckungen, Pelzigwerden der Zunge, bradykarde Herzrhythmusstörungen (können bis zum Herzstillstand führen)
- **Behandlung**: Absetzen ursächlicher Medikamente, Verzicht auf kaliumreiche Lebensmittel, Diurese mit Schleifendiuretika und ggf. Dialyse

Hypokalzämie (Kalziummangel)
- **Ursachen**: Vitamin-D-Stoffwechselstörungen, Parathormonmangel, Malabsorptionssyndrom, chronische Niereninsuffizienz oder Gabe von Schleifendiuretika, z. B. Lasix®
- **Symptome**: Tetanie bei akuter Hypokalzämie mit Parästhesien (Pelzigkeitsgefühl, meist um den Mund), Pfötchenstellung der Hände und Spitzfußstellung, Muskelkrämpfe, Stimmritzenkrampf. Symptome von **chronischem Kalzi-**

Tab. 2.48 Wichtige Komplikationen der Infusionstherapie.

Komplikation	Beobachtungskriterien	Sofortmaßnahmen
allergische Reaktionen (➤ 2.6.10)	• Hautrötung, Juckreiz, Hautausschlag • Kopf-, Gelenk- und Gliederschmerzen • Unruhe, Angst, Atemnot • Übelkeit, Erbrechen • Temperaturanstieg, Hitzewallungen • Schockzeichen (➤ 2.8.10)	• Infusion sofort abstellen, Venenzugang belassen • unverzüglich Arzt rufen (lassen) • beim Pflegebedürftigen bleiben, ihn beobachten • Kreislaufsituation und Atemsituation einschätzen (RR, Puls, Gesichtsfarbe, Schweiß, Atemgeräusche, Zyanose) • Pflegebedürftigen evtl. in Schocklage bringen
Luftembolie	• plötzlicher, stechender Schmerz • im Brustkorb • Atemnot, Zyanose • Tachykardie, Hypotonie, Schock	• Verbindung zwischen Infusionssystem und Venenkatheter/Venenverweilkanüle unterbrechen, venösen Zugang verschließen • Arzt rufen (lassen) • beim Pflegebedürftigen bleiben, ihn beobachten • Kreislauf und Atmung beurteilen
Blutverlust	• Austritt größerer Blutmengen aus dem venösen Zugang (z. B. bei Ablösen im Schlaf) • umfangreiche Hämatome im Hals- und Thoraxbereich (bei ZVK)	• Arzt sofort informieren und Anordnungen abwarten • Kreislauf kontrollieren
Thrombophlebitis (➤ 2.8.9)	• Entzündungszeichen im Venenverlauf • Schmerzäußerungen des Pflegebedürftigen	• Arzt informieren • periphere Verweilkanüle entfernen, evtl. Alkoholumschläge machen oder heparinhaltige Salben auftragen
Sepsis (➤ 2.8.10)	• plötzlich auftretendes, hohes Fieber, oft mit Schüttelfrost • „Verfall" des Pflegebedürftigen	• Arzt sofort informieren • Blutkultur vorbereiten • weitere Anordnungen abwarten, z. B. ZVK entfernen und Katheterspitze zur mikrobiologischen Untersuchung einschicken

ummangel**: trophische Hautstörungen (trockene, rissige Haut), Haarausfall, Querrillen an den Nägeln und **Osteomalazie** (➤ 2.1.13)
- **Behandlung**: Bei Tetanie Kalzium i. v., bei chronischem Kalziummangel Milch- und Milchprodukte, Kalziumbrausetabletten sowie evtl. die Substitution von Vitamin D

Hyperkalzämie (Kalziumüberschuss)
- **Ursachen**: z. B. bei Mamma-, Bronchialkarzinom, Plasmozytom, Knochenmetastasen, endokrine Ursachen (z. B. Nebenschilddrüsenüberfunktion ➤ 2.5.10) oder nach einer Behandlung mit Thiaziddiuretika
- **Symptome**: Polyurie mit Exsikkose, Übelkeit, Erbrechen, Obstipation, Muskelschwäche, Herzrhythmusstörungen, Bewusstseinsstörungen, Verwirrtheit und Koma
- **Behandlung** bei hyperkalzämischer Krise (➤ Kasten): forcierte Diurese. Bei Tumoren Therapie mit Bisphosphonaten und Glukokortikoiden (Glukokortikoide sind Antagonisten von Vitamin D)

Bei **Hyperkalzämie** achten Pflegefachkräfte auch auf den Gehalt an Kalzium in Mineralwässern.

VORSICHT
Die hyperkalzämische Krise, meist aufgrund von Osteolysen durch Metastasen auftretend, geht mit Fieber, Exsikkose und Bewusstseinsstörungen einher. Sie kann aufgrund einer drohenden Asystolie tödlich verlaufen. Therapie: Schleifendiuretika, Glukokortikoide, in schweren Fällen Dialyse.

Störungen des Magnesiumhaushalts
Magnesium wirkt als Kalziumblocker und beeinflusst die Kaliumverteilung.

Bedeutendste Störung des Magnesiumhaushalts ist die **Hypomagnesiämie** (*Magnesiummangel*):
- **Ursachen**: Mangelernährung (z. B. bei Alkoholmissbrauch), Malabsorption (z. B. bei Erbrechen oder Durchfall), erhöhte Ausscheidung (etwa bei Diuretikagabe), Malnutrition im Alter
- **Symptome**: Muskelkrämpfe und -schwäche (v. a. der Waden), Reizbarkeit, Depressionen, Tetanien, Verwirrtheit, Extrasystolie
- **Behandlung**: magnesiumreiche Ernährung (z. B. Gemüse, Vollkornprodukte) oder Medikation mit Magnesiumsalzen (z. B. Magnesium Verla®)

Literaturnachweis

1. Hansen, W.: Medizin des Alterns und des alten Menschen. Schattauer-Verlag, Stuttgart, 2007.
2. Herold, G. et al.: Innere Medizin (eine vorlesungsorientierte Darstellung), 2011.
3. Füsgen, I.: Geriatrie. Kohlhammer-Verlag, Stuttgart, 2004.
4. Pschyrembel: Klinisches Wörterbuch. de Gruyter Verlag, Berlin, 2011.
5. Rote Liste. Cantor Verlag, Aulendorf, 2011.
6. Gerlach, U: Innere Medizin für Gesundheits- und Krankenpflege. Thieme-Verlag, Stuttgart, 2011.
7. Zeyfang, A.: Basiswissen Medizin des Alterns und des alten Menschen. Springer Verlag, Heidelberg, 2008.
8. Paetz, B.: Chirurgie für Pflegeberufe. Thieme-Verlag, Stuttgart, 2009.
9. Altenpflege heute. Elsevier Verlag, München, 2010.

Wiederholungsfragen

1. Welche Aufgaben hat die Niere? (➤ 2.11.1)
2. Welche Strukturen erkennt man, wenn man eine aufgeschnittene Niere betrachtet? (➤ 2.11.1)
3. Wie ist ein Nephron aufgebaut? (➤ 2.11.1)
4. Woraus besteht das Primärfiltrat? (➤ 2.11.1)
5. Welche Funktionen hat das Tubulussystem? (➤ 2.11.1)
6. Welche Hormone bildet die Niere? (➤ 2.11.1)
7. Wo liegen die Engstellen des Ureters und der männlichen Harnröhre? (➤ 2.11.2)
8. Wie kommt es zur Harnblasenentleerung? (➤ 2.11.2)
9. Durch welche Puffersysteme wird normalerweise der pH-Wert des Blutes konstant gehalten? (➤ 2.11.3)
10. Wie kommt es zu einer diabetischen Nephropathie? (➤ 2.11.4)
11. Nennen Sie die Hauptsymptome des nephrotischen Syndroms. (➤ 2.11.4)
12. Nennen Sie Ursachen eines akuten Nierenversagens. (➤ 2.11.4)
13. Nennen Sie die Stadien einer chronischen Niereninsuffizienz. (➤ 2.11.4)
14. Was ist unter dem Begriff „Pyelonephritis" zu verstehen? (➤ 2.11.4)
15. Welche Symptome kennzeichnen einen Harnwegsinfekt? (➤ 2.11.5)
16. Welche Formen der Harninkontinenz kennen Sie? (➤ 2.11.5)
17. Welche Behandlungsmöglichkeiten eines Harnblasenkarzinoms kennen Sie? (➤ 2.11.5)
18. Nennen Sie Ursachen und Symptome einer Dehydratation bei Pflegebedürftigen. (➤ 2.11.6)
19. Welche Gruppen von Infusionslösungen kennen Sie? (➤ 2.11.6)
20. Was ist beim Zumischen von Medikamenten zu berücksichtigen? (➤ 2.11.6)

2.12 Erkrankungen der Geschlechtsorgane

> **DEFINITION**
>
> **Primäre Geschlechtsmerkmale**: Von Geburt an vorhandene Organe, ohne die keine Fortpflanzung möglich ist. Beim Mann sind das Hoden, Nebenhoden, Samenleiter, Geschlechtsdrüsen, Harnröhre und Penis; bei der Frau Eierstöcke, Eileiter, Gebärmutter, Scheide und äußeres Genitale (*Vulva*).
>
> **Sekundäre Geschlechtsmerkmale**: Entwickeln sich unter dem Einfluss der vermehrten Produktion von Geschlechtshormonen während der Pubertät. Hierzu gehören z.B. die typische Achsel- und Schambehaarung sowie geschlechtstypische Unterschiede in Körperbau und Fettverteilung.

Aufgaben weiblicher und männlicher Geschlechtsorgane:
- Produktion von **Geschlechtszellen** (*Ei-* bzw. *Samenzellen*)
- Synthese von **Sexualhormonen**
- Bildung von **Sekreten**
- Schaffung von Voraussetzungen für die **sexuelle Vereinigung** (*Geschlechtsakt, Kohabitation, Koitus, Beischlaf*)

2.12.1 Männliche Geschlechtsorgane

> **DEFINITION**
>
> **Innere männliche Geschlechtsorgane**: Hoden (*Testis*), Nebenhoden (*Epididymis*), Samenleiter (*Ductus deferens*) und die Geschlechtsdrüsen mit Vorsteherdrüse (*Prostata*), Samenbläschen (*Vesiculae seminales*) und den Cowper-Drüsen.
>
> **Äußere Geschlechtsorgane** (*äußeres Genitale*):
> - männliches Glied (*Penis*)
> - Hodensack (*Skrotum*)

Hoden

Die geschlechtsreifen, etwa pflaumengroßen paarigen **Hoden** (*Testis*) besitzen eine pralle Konsistenz. Sie werden von Hodenhüllen umgeben und liegen im Hodensack (*Skrotum*), der aus lockerem Bindegewebe und glatten Muskelfasern aufgebaut ist (➤ Abb. 2.387).

Feinbau

Eine straffe Bindegewebskapsel (*Tunica albuginea*) umschließt das Hodengewebe und gibt bindegewebige Stränge ins Hodengewebe ab (➤ Abb. 2.389). Diese unterteilen den Hoden in Hodenläppchen. Jedes Hodenläppchen (*Lobulus testis*) enthält gewundene Samenkanälchen (*Hodenkanälchen, Tubuli seminiferi*), deren Wand aus Stützzellen (*Sertoli-Zellen*) und dem Keimepithel besteht. Letzteres setzt sich aus den verschiedenen Formen der sich differenzierenden Samenzellen zusammen (➤ 1.2.4). Die Samenkanälchen münden in das Hodennetz (*Rete testis*) aus dem stark gewundene Ausführungsgänge (*Ductuli efferentes*) zum Nebenhodengang ziehen.

Funktionen
Bildung von Spermien

> **DEFINITION**
>
> **Spermiogenese**: Umfasst den Ablauf der Meiose mit der Differenzierung der Samenzelle zu einem befruchtungsfähigen, beweglichen Spermium.

Der geschlechtsreife Hoden enthält Spermatogonien (*Spermienstammzellen*), die sich vermehren können und immer wieder der Ursprungszellen für die Spermatogenese neuer Samenzellen sind. Der Reifungsprozess beginnt ab der Pubertät unter dem Einfluss von FSH (*follikelstimulierendes Hormon*, heißt

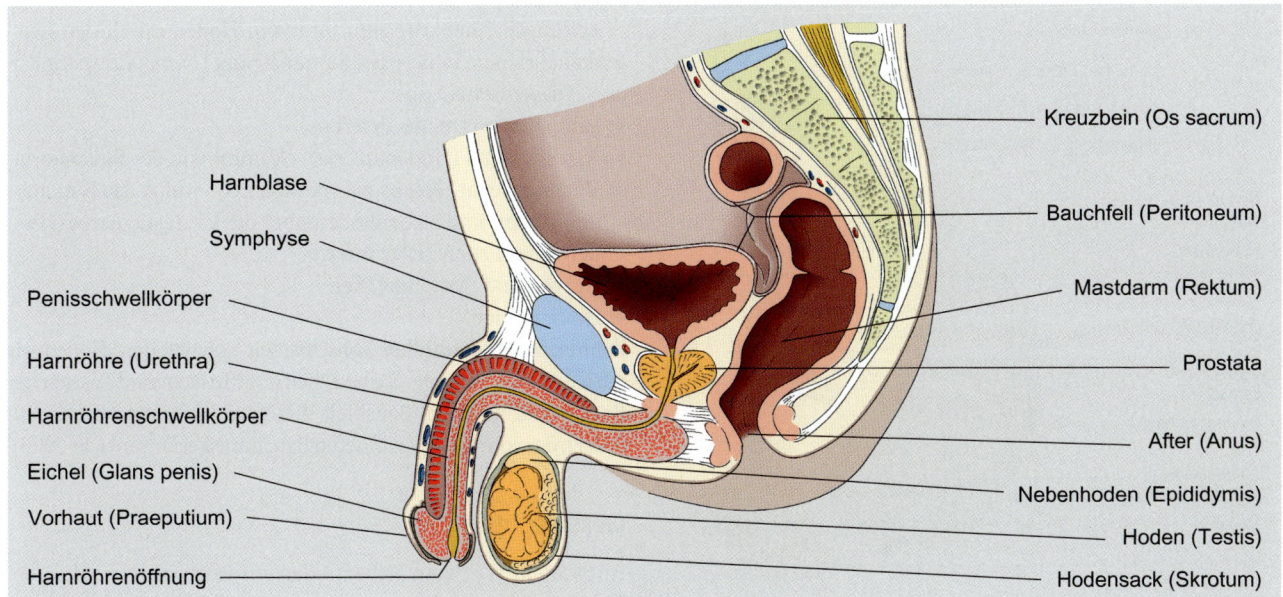

Abb. 2.387 Männliche Geschlechtsorgane im Sagittalschnitt durch das Becken. [L190]

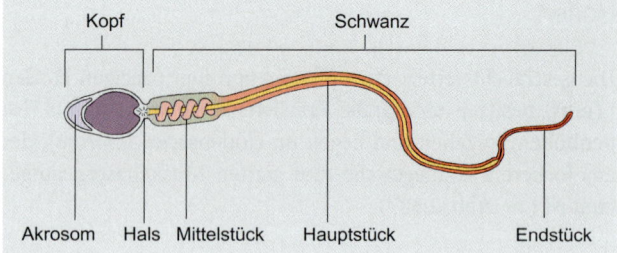

Abb. 2.388 Spermium. Der Kopf enthält den haploiden Chromosomensatz. [L190]

auch beim Mann so! ➤ 2.5.3) und Testosteron. Mit zunehmendem Reifungsgrad verändern die Keimzellen ihre Lage und ihre Gestalt (➤ Abb. 2.388).

Mit der Fähigkeit zur Eigenbewegung werden die Spermien in das Lumen der Hodenkanälchen entlassen. Sie müssen allerdings noch verschiedene Reifungsvorgänge im Nebenhoden durchlaufen.

Die **Sertoli-Zellen** (*Stützzellen*) sind für die Ernährung der Spermien zuständig, können aber auch geschädigte oder Reste von Geschlechtszellen phagozytieren (*fressen*).

Synthese von Testosteron

Das Hypopyhsenvorderlappenhormon LH (ICSH= *interstitial cell stimulating hormone* ➤ 2.5.3) veranlasst die Ausschüttung von Testosteron durch die **Leydig-Zwischenzellen**. Diese Zellen liegen zwischen den Samenkanälchen im Bindegewebe.

Testosteron gehört zur Gruppe der Androgene und hat folgende Wirkungen:
- Förderung des Hoden- und Peniswachstums
- Ausbildung sekundärer männlicher Geschlechtsmerkmale
- Begünstigung der Knochenbildung und Ausbildung der Muskelmasse (anabole Wirkung)
- Stimulierung des Geschlechtstriebs

> Im Alter geht die **Zahl** der befruchtungsfähigen Spermien zurück, aber es gibt keine festgelegte Altersgrenze für das endgültige Erlöschen der männlichen Fortpflanzungsfähigkeit.

Nebenhoden

Auf dem Hoden befindet sich der **Nebenhoden** (*Epidymis*). Er enthält die Ausführungsgänge des Hodens (*Ductuli efferentes*) und den etwa 5 m langen **Nebenhodengang** (*Ductus epididymidis*). Der Gang ist stark gewunden, auf engem Raum zusammen gedrängt und bindegewebig zu einem einheitlichen etwa 5 cm langen Gebilde verpackt. Der Nebenhodenschwanz setzt sich in den Samenleiter (*Ductus deferens*) fort.

Nach der Bildung gelangen die noch nicht befruchtungsfähigen Spermien in die beiden Nebenhoden. Während der ungefähr fünf bis zwölf Tage dauernden Passage im Nebenhoden setzen die Nebenhodenzellen ihrem Ganginhalt zahlreiche Stoffe zu, die für eine weitere Reifung der Spermien von Bedeutung sind. Überalterte Samenzellen werden abgebaut. Da ein Teil der Spermien im Nebenhoden gespeichert wird, herrscht ein saures Milieu mit einem pH-Wert von 6,5 vor, um die Spermien ruhigzustellen.

Samenleiter und Samenstrang

Die beiden **Samenleiter** sind etwa 50–60 cm lang und haben einen Durchmesser von ca. 3 mm. Sie ziehen vom Nebenhoden ausgehend durch den Leistenkanal und verlaufen an der Seitenwand der Harnblase nach hinten. Als Spritzkanälchen (*Ductus ejaculatorius*) durchqueren sie die Prostata und münden schließlich in die Harnröhre (*Urethra*).

Leitungsbahnen, die zum und vom Hoden durch den Leistenkanal ziehen, bilden den **Samenstrang** (*Funiculus spermaticus*). Dieser besteht aus:
- Samenleiter (Ductus deferens)
- A. testicularis (Hodenarterie) – kommt von der Bauchaorta
- Venengeflecht (Plexus pampiniformis) – führt das Blut aus den Hoden und Nebenhoden über die Vv. testiculares (Hodenvenen) zur V. cava inferior
- Nerven und Lymphgefäßen
- Hodenhüllen

Zahlreiche **Hodenhüllen** umschließen sowohl den Hoden als auch den Samenstrang. Sie bestehen aus Muskeln und Faszien der Bauchwand und dem Bauchfell, z.B. dem M. cremaster (*Hodenheber*), der vom schrägen inneren Bauchmuskel kommt (➤ 2.1.5).

Geschlechtsdrüsen

Auf seinem Weg vom Nebenhoden zur Harnröhre werden den Spermien diverse Sekrete aus den **Geschlechtsdrüsen** beigemischt.

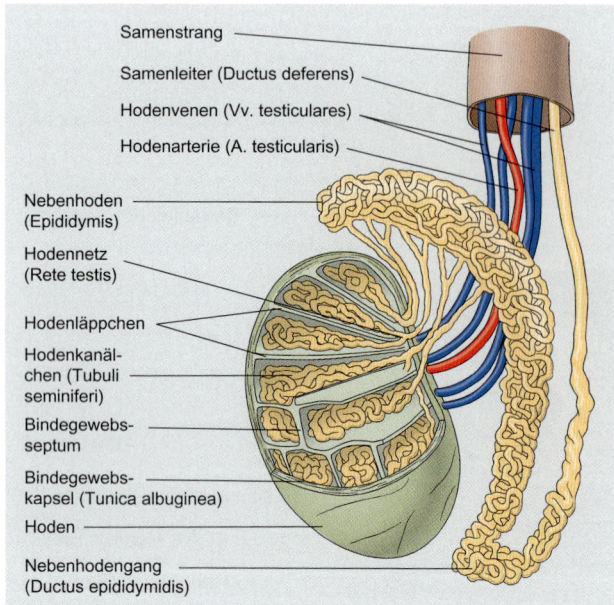

Abb. 2.389 Hoden, Nebenhoden und Anfangsteil des Samenleiters. [L190]

Samenbläschen

Beide **Samenbläschen** (*Bläschendrüsen*, *Vesiculae seminales*) sehen sackförmig aus und sind so gefaltet, dass sie als ebenfalls etwa 5 cm großer Komplex an der Rückwand der Harnblase liegen. Ihre Ausführungsgänge münden in die Spritzkanälchen, unmittelbar bei deren Eintritt in die Prostata. Sie produzieren ein alkalisches, fructosereiches Sekret. Der pH-Wert von 7,5 fördert die Beweglichkeit der Spermien, Fruktose dient als Energielieferant.

Prostata

Die kastaniengroße **Prostata** (*Vorsteherdrüse*) befindet sich zwischen dem Harnblasengrund und dem Beckenboden. Sie umschließt die Harnröhre. Aufgrund ihrer Lage und der festen, die Prostata umschließenden Bindegewebskapsel stützt sie den Blasenhals und trägt somit zum Verschluss der Harnblase bei.

Feinbau

30–50 Einzeldrüsen liegen zwischen Bindegewebsfasern und glatten Muskelzellen, deren Kontraktionen das Prostatasekret während des Geschlechtsverkehrs aus der Prostata pressen. Über 15–30 Ausführungsgänge gelangt das dünnflüssige, milchige Sekret mit einem pH-Wert von 6,5 in die Harnröhre. Prostatasekret enthält z. B. saure Phosphatase und **p**rostata-**s**pezifisches **A**ntigen (**PSA** ➤ Kasten). Bei Schnitten durch die Prostata und mikroskopischer Vergrößerung lassen sich drei Zonen bestimmen:

- **Periurethrale Zone**. Umgibt die Harnröhre; die Drüsenzellen unterliegen androgenen und östrogenen Einflüssen.
- **Innenzone**. Schließt sich nach außen an die periurethrale Zone an; die Drüsenzellen reagieren ebenfalls auf androgene und östrogene Signale.
- **Außenzone**. Die Drüsenzellen sprechen auf Androgene an.

> **Prostata-spezifisches Antigen** (*PSA*) wird nahezu ausschließlich in der Prostata gebildet und dient daher als Tumormarker. Es wird zur Diagnostik und Verlaufskontrolle beim Prostatakarzinom genutzt.

Die kleinen paarigen **Cowper-Drüsen** (*Glandulae bulbourethrales*) liegen im Beckenboden, bilden Schleim und münden ebenfalls in die Harnröhre.

Penis

Am **Penis** (*männliches Glied*) unterscheidet man die fest am Beckenboden und Beckenskelett verankerte **Peniswurzel** und den frei beweglichen **Penisschaft**. Die dünne und verschiebbare Penishaut bildet über der Glans penis (*Eichel*) eine Duplikatur (*Vorhaut, Praeputium penis*). Diese Reservefalte ist durch ein Bändchen (*Frenulum praeputii*) an die Unterseite der Glans penis angeheftet.

Feinbau

Der Penis ist aus drei Schwellkörpern aufgebaut (➤ Abb. 2.390): Zwei Penisschwellkörper (Einzahl: *Corpus cavernosum penis*) bestehen aus weiten schwammartigen Räumen und werden im erigierten Zustand prall mit Blut gefüllt. Der Harnröhrenschwellkörper (*Corpus spongiosum penis*) enthält die Harnröhre und endet mit der Eichel.

Funktionen

- Ableitung von Urin aus der Harnblase
- Gewährleistung der Erektion beim Geschlechtsverkehr
- Abgabe von Sperma (*Samenflüssigkeit*) über die Harnröhre (daher wird die männliche Harnröhre oft als Harnsamenröhre bezeichnet)

Erektion. Im nicht erigierten Zustand sind die Muskelfasern in den Penisschwellkörpern so angespannt, dass sie die Arteriolen fast verschließen. Aufgrund parasympathischer Nervenimpulse kommt es in den Schwellkörpern zur Ausschüttung einer Substanz, die **cGMP** (*Cyclo-Guanosin-monophosphat*) heißt. cGMP führt zur Entspannung der Muskelzellen,

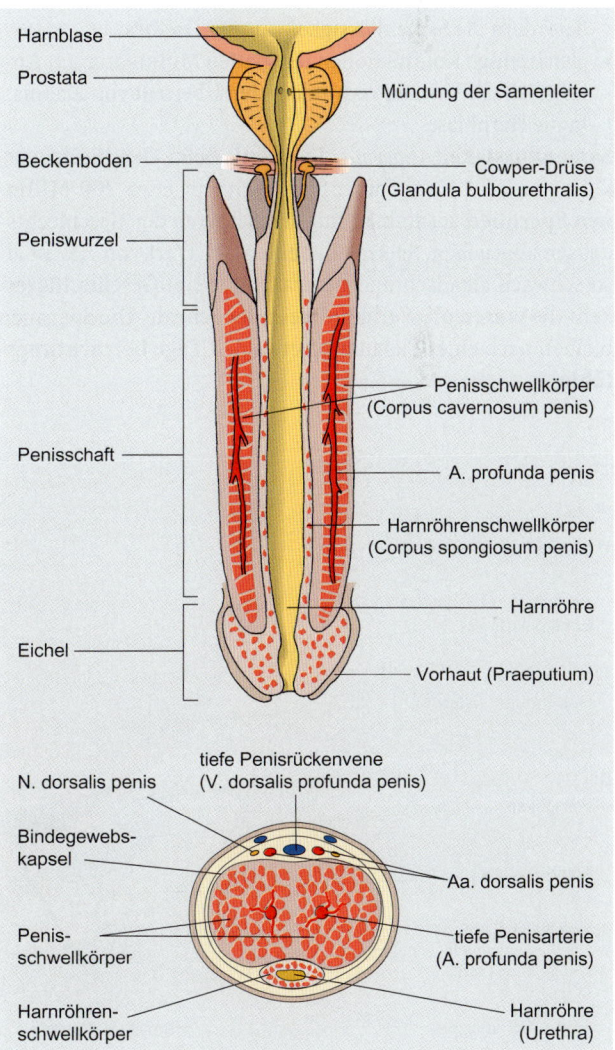

Abb. 2.390 Der Penis im Längs- und Querschnitt. [L190]

die Arteriolen erweitern sich. Dadurch können sich die schwammartigen Räume der Penisschwellkörper prall mit Blut füllen. Der gedrosselte venöse Abstrom aus den Hohlräumen der Schwellkörper führt dazu, dass der Penis sich aufrichtet, größer und steif wird. Im weiteren Verlauf wird cGMP durch das Enzym **Phosphodiesterase** abgebaut, die Erektion geht zurück.

Der Wirkstoff Silendafil (Viagra®) hemmt das Enzym Phosphodiesterase. cGMP kann länger auf die Muskelzellen der Arteriolen einwirken, die Erektion bleibt somit länger bestehen.

Ejakulation. Eine mechanische Reizung der Eichel (z.B. während des Geschlechtsverkehrs) löst Nervenimpulse zum Rückenmark aus. Im Lendenmark erfolgt die Umschaltung auf sympathische Nervenfasern mit kaskadenähnlichen Wirkungen:
- Kontraktionen der glatten Muskulatur von Nebenhoden, Samenleiter, Prostata und Samenbläschen leiten Samenflüssigkeit in die Harnröhre
- rhythmische Kontraktionen der Beckenbodenmuskulatur befördern die Samenflüssigkeit aus der Urethra
- gleichzeitige Kontraktionen der glatten Muskulatur am Anfangsteil der Urethra verhindern den Übertritt von Ejakulat in die Harnblase

Samenflüssigkeit (*Sperma*, *Ejakulat*). Beim Geschlechtsverkehr werden 2–6 ml Samenflüssigkeit mit etwa **200 Millionen Spermien** zusammen mit den Sekreten der Geschlechtsdrüsen abgegeben. Sperma hat einen pH-Wert von 7,5, ist also schwach alkalisch und neutralisiert beim Geschlechtsverkehr die sauren pH-Verhältnisse in der Scheide. Die Spermien bleiben nach einer Ejakulation etwa **3–4 Tage befruchtungsfähig**.

2.12.2 Geschlechtsorgane der Frau

DEFINITION

Innere weibliche Geschlechtsorgane, die im kleinen Becken liegen: Eierstöcke (*Ovarien*), Eileiter (*Tubae uterinae*), Gebärmutter (*Uterus*), Scheide (*Vagina*).
Äußeres Genitale (*Vulva* ➤ Abb. 2.395):
- Schamberg (*Mons pubis*, *Venushügel*)
- große Schamlippen (Einzahl: *Labium majus pudendi*)
- Scheidenvorhof (*Vestibulum vaginae*)
- kleine Schamlippen (Einzahl: *Labium minus pudendi*)
- Kitzler (*Klitoris*)
- paarige große Vorhofdrüsen (*Bartholin-Drüsen*)
- Harnröhrenausgang

Eierstöcke

Die beiden **Eierstöcke** (Einzahl: *Ovar*) sehen mandelförmig aus, sind 2,5–5 cm lang und 1 cm dick.

Feinbau
Die Eierstöcke sind von einer bindegewebigen Kapsel umgeben. Diese ist mit dem Bauchfell verwachsen und bringt die Ovarien in eine **intraperitoneale** Lage. Unter der Kapsel befindet sich eine Rindenzone, in der die Eizellen heranreifen. In der Markzone liegen Nerven, Lymph- und Blutgefäße.

Funktionen
Meiose
Die Entwicklung der Eizellen während der **Meiose** (➤ 1.2.4) ist ein Prozess, der sich über viele Jahre erstreckt:
- **Fetalzeit**. Mitosen der **Stammzellen** (*Oogonien*)
- **Geburt**. Eintritt etlicher Eizellen (*Oozyten*) in die Prophase der 1. Reifeteilung

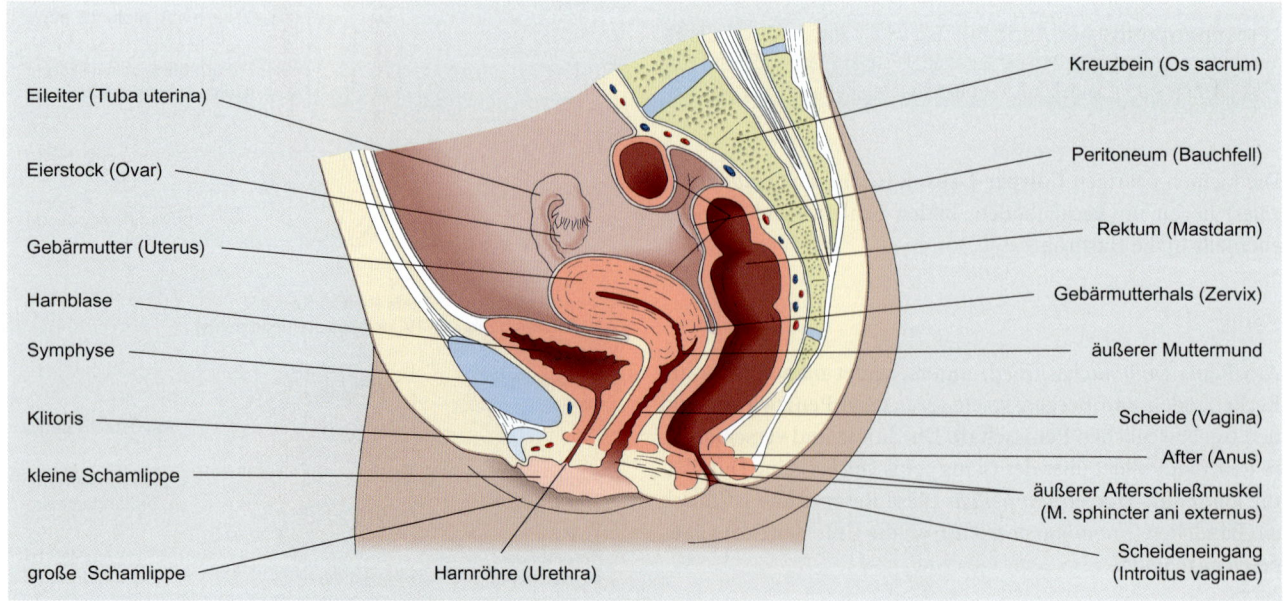

Abb. 2.391 Die weiblichen Geschlechtsorgane im Sagittalschnitt. [L190]

2.12 Erkrankungen der Geschlechtsorgane

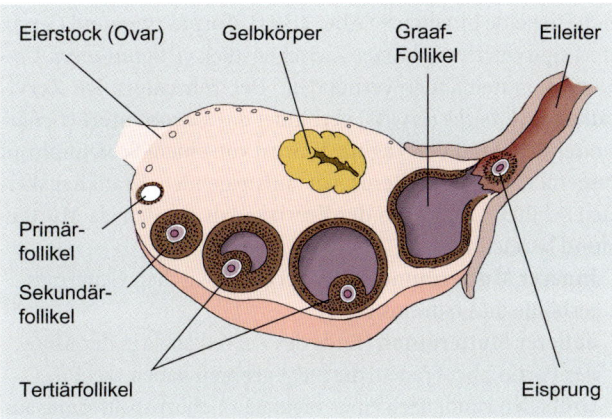

Abb. 2.392 Follikelstadien. [L190]

- **Pubertät**. Einige Eizellen setzen ihre Meiose fort
- **Eisprung**. Beendung der 1. Reifeteilung der betreffenden Eizelle, Beginn der 2. Reifeteilung
- **Befruchtung**. Abschluss der 2. Reifeteilung

Follikelstadien

Während bei der Eizelle selbst die Reifeteilung erfolgt, durchläuft sie verschiedene **Follikelstadien** (Follikel = *Bläschen*). Ein Ovarialfollikel (*Eifollikel*) besteht aus einer Eizelle mit den sie umgebenden Follikelepithelzellen, die sich während der ersten Hälfte des Menstruationszyklus in Aussehen und Zahl verändern (➤ Abb. 2.392). Während der Follikelstadien bilden die Follikelepithelzellen Östrogen.

Nacheinander ablaufende Reifestadien in sich weiter entwickelnden Eizellen:

- **Primordialfollikel** (lat. primordium = *Ursprung, Uranfang*). Viele Eizellen werden (schon zum Zeitpunkt der Geburt) von plattem, einschichtigem Follikelepithel umschlossen.
- **Primärfollikel**. Zu Beginn eines Menstruationszyklus verändert sich das Follikelepithel der „reifenden" Eizelle in einschichtiges, hochprismatisches Epithel.
- **Sekundärfollikel**. Die Follikelepithelzellen vermehren sich und umgeben diese Eizelle mit mehreren Schichten.
- **Tertiärfollikel** (*Bläschenfollikel*). Hohlraum im Ovarialfollikel, der mit Flüssigkeit gefüllt ist. Die Eizelle liegt in einer Ansammlung von Follikelepithelzellen (*Cumulus oophorus*).
- **Graaf-Follikel**. Durch weiteres Größenwachstum entsteht der sprungreife Follikel, der einen Durchmesser von 1,5–2 cm aufweist.

Der entleerte Graaf-Follikel im Eierstock lagert nach dem Eisprung Fette ein, wird zum **Gelbkörper** (*Corpus luteum*) und synthetisiert bis zum Eintritt der Regelblutung vor allem **Progesteron**, ein Gestagen (Gelbkörperhormon ➤ Abb. 2.393). Findet keine Befruchtung statt, bildet sich der Gelbkörper innerhalb von ca. 14 Tagen zurück. Bei einer Befruchtung bleibt der Gelbkörper ungefähr zwei Monate lang bestehen, bis die **Plazenta** (*Mutterkuchen*) die Hormonbildung vollständig übernommen hat. Der Gelbkörper wird schließlich zu einem weißlichen Narbengewebe (*Corpus albicans*). Die Wirkungen der weiblichen Sexualhormone Östrogen und Progesteron sind ➤ Abb. 2.393 zu entnehmen.

> Im Leben einer Frau reifen etwa 300–400 Follikel vollständig heran, die übrigen bilden sich in verschiedenen Entwicklungsstadien zurück und gehen zugrunde. Nach dem 45.–50. Lebensjahr findet keine Follikelreifung mehr statt, die monatlichen Zyklen sind beendet.

Eileiter

DEFINITION
Adnexe: Eierstock und Eileiter mit dem umgebenden Bindegewebe.

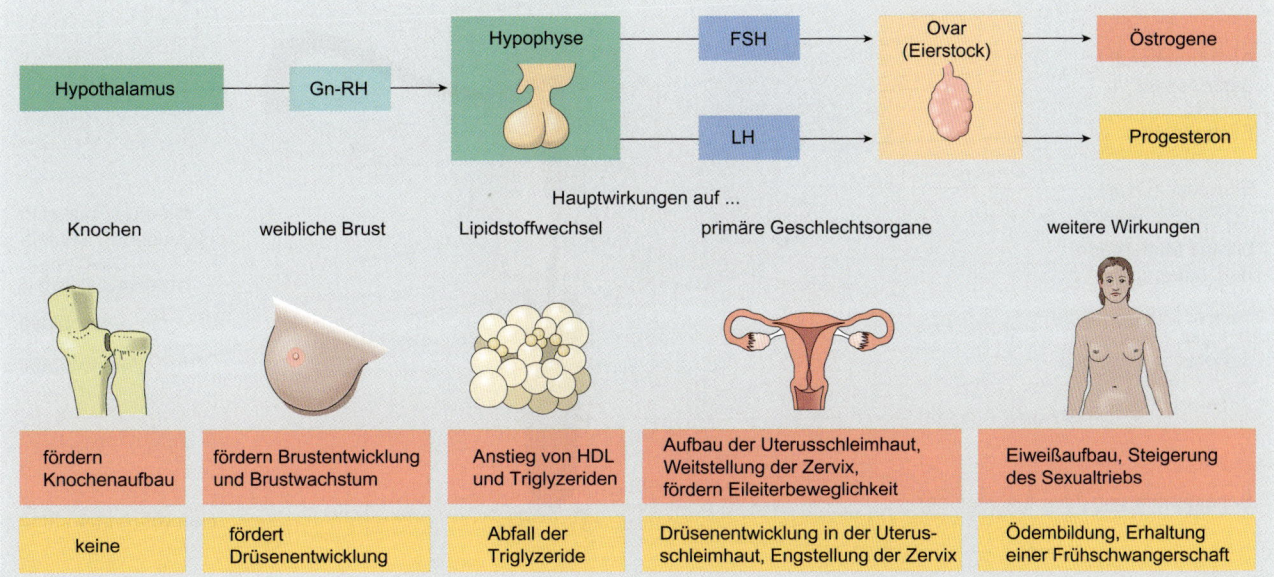

Abb. 2.393 Die Wirkungen der weiblichen Sexualhormone Östrogen und Progesteron. (Östrogene: orange Felder, Progesteron: gelbe Felder). [L190]

Die paarigen **Eileiter** (Einzahl: *Tuba uterina*) mit einer Länge von 8–20 cm besitzen zur Bauchhöhle hin eine fransenartige Öffnung (*Ampulla tubae*). In Richtung der Gebärmutter wird der Eileiter schmaler (*Isthmus tubae*). Die Tubenwand der Eileiter besteht von innen nach außen aus:

- Schleimhaut mit Drüsen und Flimmerepithel (*Tunica mucosa*)
- Muskelschichten aus glatten Muskelzellen (*Tunica muscularis*)
- Verschiebeschicht mit Gefäßen und Nerven (*Tunica subserosa*)
- Peritoneum (daher auch die intraperitoneale Lage der Eileiter, *Tunica serosa*)

Aufgrund dieser anatomischen Voraussetzungen kann das Ei nach dem Eisprung per Flimmerschlag und Muskelkontraktionen innerhalb von 3–4 Tagen zur Gebärmutter befördert werden. Da die Eizelle aber nur **24–48 Std. befruchtungsfähig** bleibt, muss die Befruchtung im Anfangsteil der Tuba uterina stattfinden. Tritt keine Befruchtung ein, geht die Eizelle zugrunde.

Gebärmutter

Zwischen Harnblase und Enddarm liegt die etwa 7 cm lange **Gebärmutter** (*Uterus*). Sie ist über verschiedene Bandstrukturen (*Uterushaltebänder*) im kleinen Becken befestigt.

Abschnitte

Der dicke, breitere Teil des birnenförmigen Uterus ist das **Corpus uteri** (*Gebärmutterkörper*). Oberhalb der Tubenmündungen setzt sich das Corpus uteri als **Fundus uteri** (*Gebärmuttergrund*) fort. Der untere schlankere Teil der „Birne" wird als **Cervix uteri** (*Gebärmutterhals*) bezeichnet und ragt als **Portio** in die Scheide hinein (> Abb. 2.394). Corpus uteri und Cervix uteri sind durch ein kurzes Zwischenstück (*Isthmus uteri, Uterusenge*) miteinander verbunden. Der röhrenförmige **Zervikalkanal** (*Canalis cervicis*) verbindet das **Cavum uteri** (*Gebärmutterhöhle*) mit der Vagina. Er wird von einem Schleimpfropf ausgefüllt, der den Uterus vor aufsteigenden Krankheitskeimen schützt. Öffnungen des Zervixkanals werden als **Muttermund** bezeichnet:

- **innerer Muttermund** (am Übergang zwischen Gebärmutterhöhle und Isthmus uteri)
- **äußerer Muttermund** (Ende des Zervixkanals in der Mitte der Portio); bei Frauen, die nicht geboren haben, sieht das Grübchen rund, nach einer vaginalen Geburt spaltförmig aus

Feinbau

Die dreischichtige Uteruswand hat folgenden Aufbau:

- **Endometrium**. Schleimhaut aus einschichtigem prismatischem Epithel mit einer **basalen Schicht** (*Stratum basale*) und einer immer wieder neu aufzubauenden, **oberflächlichen Schicht** (*Stratum funktionale*), die sich in Abhängigkeit von den periodischen Veränderungen durch den Menstruationszyklus bildet
- **Myometrium**. Muskelwand aus glatten Muskelzellen, Gefäßen und Bindegewebe
- **Perimetrium**. Bauchfell, das die Gebärmutter bedeckt (Definitionsgemäß liegt der Uterus subperitoneal)

Funktionen

Die Gebärmutter dient in der Schwangerschaft als Fruchthalter. Während sich die Gebärmutterschleimhaut zyklisch auf die Einnistung einer befruchteten Eizelle vorbereitet und Anteil am Aufbau der Plazenta hat, passt sich die Gebärmutter-

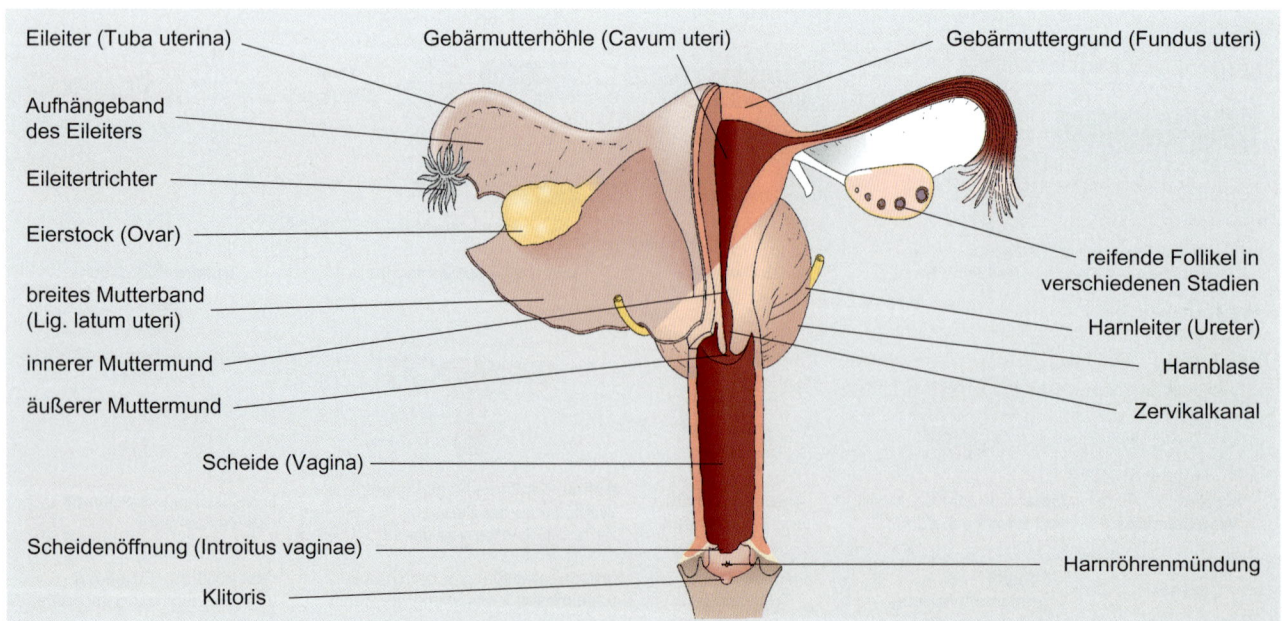

Abb. 2.394 Innere weibliche Geschlechtsorgane im Frontalschnitt (Ansicht von hinten). [L190]

muskulatur der Vergrößerung des wachsenden Fetus an und ist ein wichtiger Motor beim Geburtsvorgang.

> Eine **Endometritis senilis** (*Entzündung der Gebärmutterschleimhaut im Alter*) wird meist durch eine aufsteigende Infektion mit Kolibakterien verursacht, weil das atrophische Endometrium wenig Abwehrkraft gegenüber Infektionen besitzt. Symptome sind Eiterabsonderung und druckempfindlicher Uterus. Aufgrund der Infektion und der Gewebeschrumpfung stenosiert manchmal der Zervikalkanal, es kommt zur Pyometra (*Eiterstau im cavum uteri*).

Menstruationszyklus

DEFINITION

Menstruationszyklus: Zyklus weiblicher Körperfunktionen, der etwa 40 Jahre lang monatlich wiederkehrt.
Menarche: Auftreten der 1. Regelblutung, durchschnittlich mit ca. 12 Jahren.
Klimakterium (*Wechseljahre*): Übergangsphase zwischen dem Erlöschen der weiblichen Fortpflanzungsfähigkeit und dem Beginn der Postmenopause (47.–55. Lebensjahr).
Menopause: Letzte von den Eierstöcken gesteuerte Menstruationsblutung.
Postmenopause: Beginnt ein Jahr nach der Menopause.

Der **Menstruationszyklus** wird von den Hypophysenvorderlappenhormonen **FSH** und **LH** diktiert, beginnt mit dem 1. Tag der Regelblutung und dauert durchschnittlich 28 Tage (21–35 Tage). Die Verknüpfungen zwischen Hypophysenvorderlappenhormonen, Follikelstadien und Aufbau des Endometriums während eines Menstruationszyklus sind in ➢ Tab. 2.49 vereinfacht dargestellt. Kommt es nicht zur Befruchtung, stellt der Gelbkörper seine Progesteronproduktion ein, die Durchblutung der Funktionalis sinkt. Sie wird mit der **Menstruationsblutung** abgestoßen.

Scheide

Ein 8–12 cm langer elastischer Muskel-Bindegewebsschlauch stellt die Verbindung zwischen Gebärmutter und äußerem Genitale her. Die **Scheide** (*Vagina*) umgibt die Portio so, dass ein **vorderes** und **hinteres Scheidengewölbe** entsteht. Die glyko-

Tab. 2.49 Überblick über den Menstruationszyklus.

Menstruationszyklus (28 Tage)	Hypophysenvorderlappenhormon	Ovar	Uterusschleimhaut (*Endometrium*)
1.–4. Tag	–	–	Monatsblutung
5.–13. Tag	steigende **FSH**-Synthese	Follikelreifung mit **Östrogen**bildung	**Proliferationsphase** mit Aufbau der Funktionalis
14. Tag	LH-Abgabe	Ovulation	–
15.–28. Tag	–	Gelbkörper mit **Progesteron**bildung	**Sekretionsphase** mit Auflockerung der Funktionalis

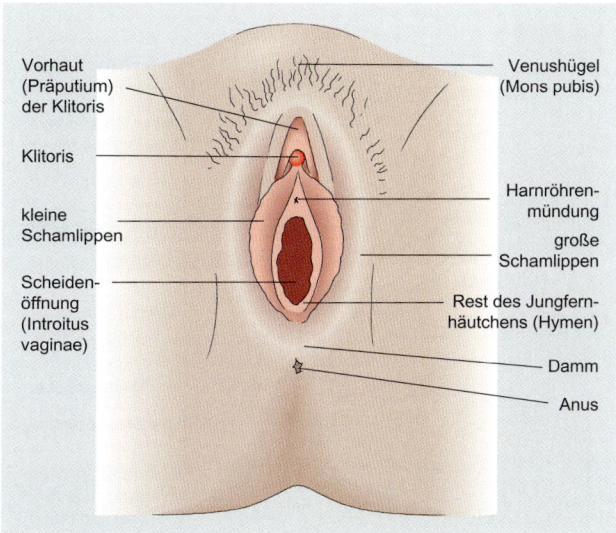

Abb. 2.395 Äußeres weibliches Genitale (*Vulva*). [L190]

genreiche Schleimhaut der Scheidenwand ist aus mehrschichtigem unverhorntem Plattenepithel aufgebaut. Unter **Östrogeneinfluss** verstoffwechseln zur Scheidenflora gehörende Milchsäurebakterien (*Döderlein-Stäbchen*) dieses Glykogen zu Milchsäure. Damit entsteht in der Scheide ein saures Milieu (pH 4) das vor aufsteigenden Keimen schützt.

Äußeres weibliches Genitale

Harnröhrenausgang und Scheideneingang werden von den kleinen und großen Schamlippen begrenzt. Hautwülste bilden vorne den **Schamhügel** (*Mons pubis*) und laufen hinten in den **Damm**, die Region zwischen Schamspalte (*Spalte zwischen rechter und linker großer Schamlippe*) und After, aus. Die äußeren **großen Schamlippen** (*Labia majora pudendi*) sind behaart, sie enthalten Talg-, Schweiß- und Duftdrüsen. Die inneren **kleinen Schamlippen** (*Labia minora pudendi*) werden meist von den großen Labien verdeckt und sind haarlose Hautfalten, die zahlreiche Talgdrüsen aufweisen. Der von den kleinen Schamlippen umfasste Raum wird als **Scheidenvorhof** bezeichnet. Am vorderen Ende der beiden kleinen Schamlippen liegt die Klitoris, am hinteren Ende befinden sich die Ausführungsgänge der schleimbildenden Bartholin-Drüsen (➢ Abb. 2.395).

2.12.3 Weibliche Brust

Die **weibliche Brust** (*Mamma*) liegt zwischen der 3. und 6. Rippe in der Unterhaut (*Subkutis*). Sie ist über Bindegewebszüge sowohl mit der Faszie des großen Brustmuskels (*M. pectoralis major*) als auch mit der Haut verbunden. Die **Brustwarze** (*Papilla mammaria, Mamille*) befindet sich im stärker pigmentierten **Warzenhof** (*Areola mammae*). Der Ring aus kleinen Höckerchen im Bereich des Warzenhofs besteht aus Drüsen, deren Sekret die Brustwarze anfeuchtet. Form und Größe der

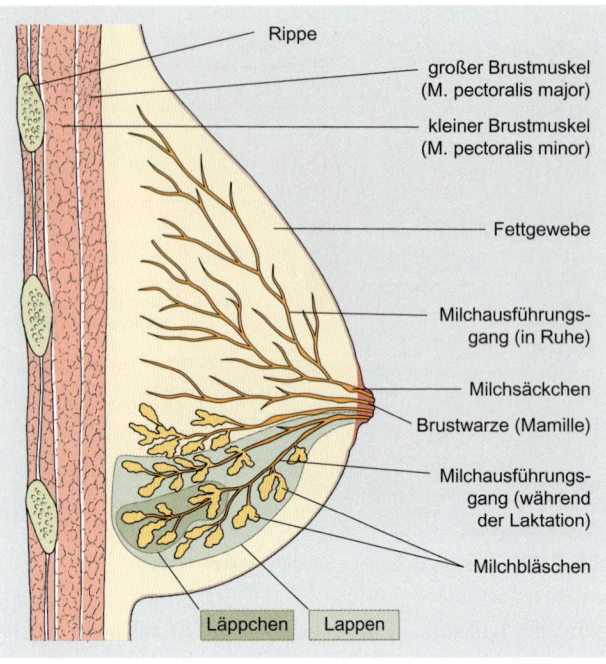

Abb. 2.396 Feinbau der weiblichen Brust (Sagittalschnitt). [L190]

weiblichen Brust werden vom Alter, Ernährungszustand, Hormonhaushalt, von der Körperhaltung und der Zahl der Schwangerschaften bestimmt.

Feinbau

Die Brust besteht bei der erwachsenen Frau aus Drüsen-, Binde- und Fettgewebe. Der Drüsenkörper enthält 15–20, wiederum durch Bindegewebe voneinander getrennte Drüsenlappen. Jeder Drüsenlappen besitzt einen Ausführungsgang (*Ductus lactiferus*), der sich unter dem Warzenhof zum spindelförmigen Milchsäckchen (*Sinus lactiferus*) erweitert, um dann in der Brustwarze zu münden. Jeder Drüsenlappen ist in kleinere Drüsenläppchen unterteilt. Während einer Schwangerschaft bilden sich an den Endstücken der Milchgänge zahlreiche Milchbläschen (➤ Abb. 2.396). Im Klimakterium bleiben die Milchgänge nur teilweise erhalten, die typische Läppchengliederung geht verloren. Das Fettgewebe kann erheblich an Masse zunehmen.

> Männer besitzen ebenfalls Brustdrüsen. Sie entwickeln sich aufgrund der Einwirkung männlicher Geschlechtshormone normalerweise nicht. Lebererkrankungen, unerwünschte Wirkungen von Medikamenten oder konstanter Bierkonsum (Bier enthält Phytoöstrogene) können jedoch eine Vergrößerung der Brustdrüsen (*Gynäkomastie*) auslösen.

2.12.4 Sexueller Reaktionszyklus von Frau und Mann

Während des Geschlechtsverkehrs sind die Funktionen des weiblichen und männlichen Genitalsystems in Abhängigkeit vom vegetativen Nervensystem der Partner aufeinander abgestimmt.

Erregungsphase

Die Berührung bestimmter Körperregionen (*erogene Zonen*), löst sexuelle Erregung aus. Zu den erogenen Zonen gehören die Eichel, die Klitoris, die kleinen Schamlippen und die Brüste (besonders die Brustwarzen), die Hautbezirke um Mund und After sowie die Innenseiten der Oberschenkel. Puls- und Atemfrequenz, Blutdruck, Muskelspannung und Hautdurchblutung steigen. Bei der Frau wird während der **Erregungsphase** von der Scheidenwand und den Bartholin-Drüsen ein schleimiges Sekret abgesondert, das die Scheide anfeuchtet und das Eindringen des Penis erleichtert. Schamlippen und Klitoris schwellen an, die Brustwarzen richten sich auf. Beim Mann kommt es zur Erektion.

Plateauphase

Die Merkmale der Erregungsphase prägen sich – verstärkt durch rhythmische Bewegungen – in der **Plateauphase** weiter aus. Wenn sich die glatte Uterus- und Vaginalmuskulatur kontrahiert, bildet sich im Scheidengewölbe der Frau ein Speicherraum für das Sperma.

Orgasmusphase

Höhepunkt einer sexuellen Erregung ist der **Orgasmus**. Bei der Frau verengt sich während dieser Phase das untere Scheidendrittel durch rhythmische Kontraktionen der Beckenbodenmuskulatur und der Gebärmutter. Beim geschlechtsreifen Mann wird die Samenflüssigkeit durch ruckartige Muskelkontraktionen aus der Harnröhre geschleudert (*Samenerguss, Ejakulation*). Etwa 200 Millionen Spermien steigen über die Zervix und das Corpus uteri auf und erreichen innerhalb 1 Std. die Eileiter.

Rückbildungsphase

In der **Rückbildungsphase** kehren alle Organe in ihren ursprünglichen, nicht erregten Zustand zurück. Anschließend folgt beim Mann die **Refraktärphase**, eine Zeit der sexuellen Reizunempfindlichkeit, während bei der Frau mehrere Orgasmen direkt hintereinander möglich sind.

> **Hinweise zu gesundheitsförderndem Verhalten**
>
> Die **Pflanzenheilkunde** (*Phytotherapie*) bietet vielfältige Möglichkeiten, um Beschwerden aller Art zu lindern – so auch im Bereich der Gynäkologie (*Frauenheilkunde*) und Andrologie (*Männerheilkunde*). Im Folgenden werden vier Pflanzen und deren Wirkung kurz vorgestellt:
> - **Frauenmantel** (*Alchemilla vulgaris*) ist in vielen „Frauentees" enthalten. Die Inhaltsstoffe sollen regulierende Eigenschaften auf das Hormonsystem der Frau haben und v. a. vegetative Beschwerden im Klimakterium lindern.

- Die **Traubensilberkerze** (*Wanzenkraut, Cimifuga racemosa*) ist ein verbreitetes Gynäkologikum, das bei Erkrankungen der Adnexen, Menstruationsunregelmäßigkeiten und klimakterischen Beschwerden genutzt wird. Cimifuga gehörte zu den alten Heilpflanzen der Indianer und ist u. a. als Remifemin® in Apotheken erhältlich.
- **Rosmarin** (*Rosmarinus officinalis*) war schon in der Antike als Heilpflanze bekannt. Rosmarinöl wirkt im Bereich der Beckenorgane durchblutungssteigernd. Zubereitungen aus Rosmarinblättern und Rosmarinöl sollten in der Schwangerschaft nicht verwendet werden, da aufgrund der Durchblutungssteigerung vorzeitig Wehen ausgelöst werden könnten.
- **Mönchspfeffer** (*Agnus castus, Keuschlamm*) ist ein Eisenkrautgewächs das seit der Antike bekannt ist. Die nach Pfeffer riechenden und schmeckenden Früchte sollen bei Zyklusanomalien helfen oder zur Förderung der Milchproduktion dienen. In niedrigen Dosierungen wird die Libido gedämpft. Daher stammt auch der Name, denn die Samen der Pflanze wurden in Klöstern genutzt, um die „Fleischeslust" der Mönche zu hemmen.

2.12.5 Erkrankungen der männlichen Geschlechtsorgane

Leitsymptome

Miktionsstörungen

Plötzlich auftretender, zwanghafter Harndrang ist z. B. ein Symptom bei der Prostatavergrößerung. Die krampfartig schmerzhafte Miktion deutet auf eine Entzündung der unteren Harnwege oder der Prostata hin.

Impotenz

> **DEFINITION**
> **Potenz:** Beischlaffähigkeit des Mannes.
> **Erektile Dysfunktion** (*Impotenz*): Störung der Erektionsfähigkeit des Penis.
> **Impotentia generandi**: Zeugungsunfähigkeit.

Erektile Dysfunktion: Ursachen sind z. B. Diabetes mellitus, Bluthochdruck, Nikotin- und Alkoholabusus, weil die genannten Beispiele generell, also auch in den Penisschwellkörpern, zu Veränderungen der Durchblutung aufgrund von Schäden an den Blutgefäßen führen.

Gründe der **Impotentia generandi** sind zu wenig oder keine Spermien (letzteres z. B. nach *Vasektomie*/Entfernung von einigen cm an beiden Samenleitern zwecks Sterilisation) oder fehlende Sekrete der Geschlechtsdrüsen (z. B. nach Prostatektomie).

Benigne Prostatahyperplasie

> **DEFINITION**
> **Benigne Prostatahyperplasie** (*BPH, Prostataadenom*): Gutartige Vergrößerung der Prostata durch Vermehrung der Zellzahl; eine der häufigsten Erkrankungen im fortgeschrittenen Lebensalter.

Krankheitsentstehung

Eine Veränderung des Androgen-Östrogen-Gleichgewichts und die Veränderung des Muskeltonus von Blasenhals und Prostata engen das Lumen der Harnröhre zunehmend ein.

Symptome und Untersuchungsbefund

Die Betroffenen haben folgende Beschwerden:
- abgeschwächter Harnstrahl
- verlängerte Miktionszeit
- häufiger Harndrang, der nur geringe Urinmengen fördert (*Pollakisurie*)
- Restharngefühl
- Überlaufinkontinenz bei maximal gefüllter Harnblase mit dem unwillkürlichen Abgang von Urin

Bei einer rektalen digitalen Untersuchung kann der Arzt manchmal eine zwar weiche, aber vergrößerte Prostata tasten (> Abb. 2.397). Weitere diagnostische Maßnahmen, z. B. Sonografie zur Größenbestimmung der Prostata und der Restharnbildung, Uroflow als Nachweis für eine deutliche Harnstrahlabschwächung und Urografie erhärten die Diagnose.

Komplikationen

Komplikationen sind **Harnwegsinfekte**, **Harnverhalt** und **Rückstau in die Niere** mit der Entstehung einer Hydronephrose (*irreversible Schäden des Nierengewebes durch Harnrückstau*).

Harnverhalt ist das Unvermögen zu urinieren, obwohl die Harnblase prall gefüllt ist. Der Pflegebedürftige empfindet die zunehmende Blasenfüllung zunächst als unangenehm, dann als äußerst schmerzhaft. In diesem Stadium ist meist eine suprapubische Harnableitung unumgänglich. Große Harnvolumina (über 800 ml) müssen fraktioniert entleert werden, um Entlastungsblutungen aus der Blasenschleimhaut zu vermeiden. Ein Harnverhalt kann in jedem Stadium der benignen Prostatahyperplasie auftreten.

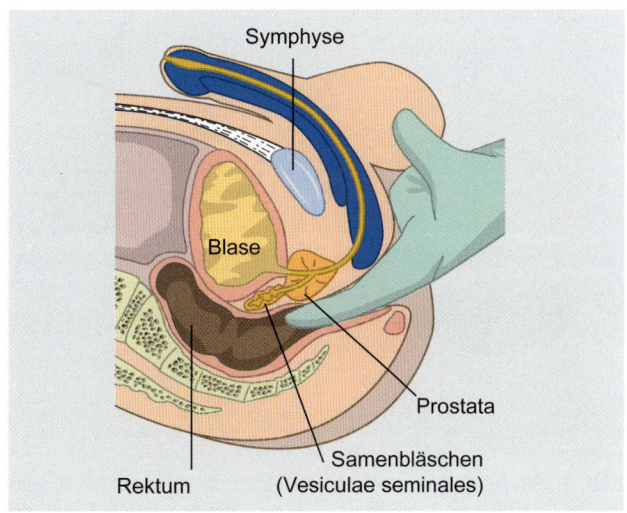

Abb. 2.397 Rektale Untersuchung zur Abschätzung von Größe, Form und Konsistenz der Prostata. [L138]

VORSICHT
Harnverhalt ist ein Notfall, der ein sofortiges Handeln erfordert.

Behandlung
Zur medikamentösen Therapie stehen folgende Präparate zur Verfügung:
- **Phytopräparate**, z. B. Prostagutt® (Extrakt aus Sägepalmenfrüchten), Granu Fink® Kürbiskern Kapseln. Inhaltsstoffe der Sägepalmenfrüchte bzw. der Kürbiskerne vermindern möglicherweise die Aktivität des Enzyms Reduktase (➤ Kasten).
- **Reduktasehemmer** (Finasterid, z. B. PROSCAR®) hemmen das Enzym Reduktase ebenfalls. Unerwünschte Wirkungen sind Impotenz, Exanthem, Vergrößerung der Brustdrüse.
- **Alpha-Rezeptorenblocker** (Doxazosin, z. B. Diblocin®) senken den Tonus der glatten Muskulatur. Dadurch wird der Blasenhals entlastet und die Miktion erleichtert. Unerwünschte Wirkungen sind Blutdruckabfall, Schwindel und Akkomodationsstörungen.

Das Enzym **Reduktase** bewirkt die Umwandlung von Testosteron in den aktiven Metaboliten Dihydrotestosteron (*DHT*). Reduktase**hemmer** blockieren diese Umwandlung und wirken somit antiandrogen. Folge: das Prostatavolumen wird kleiner, die Miktion verbessert sich.

Operation
Indikationen zur **Operation** sind rezidivierender Harnverhalt, wiederholte Harnwegsinfektionen, Harnblasensteine oder eine beginnende Hydronephrose. Bei der **TUR-P** (*transurethrale Resektion der Prostata* ➤ Abb. 2.398) werden die harnröhrennahen Anteile der Prostata durch den natürlichen Zugang über die Urethra entfernt.

Wenn mehr Prostatagewebe entnommen werden muss, entfernt der Urologe die Prostata mittels Bauchschnitt, belässt aber die Prostatakapsel als Stützmechanismus für den Blasenhals.

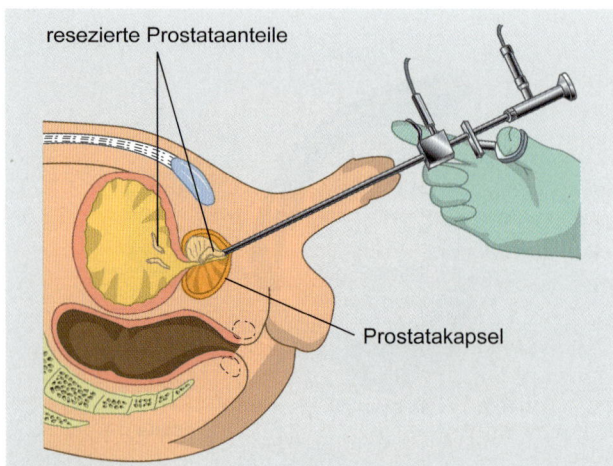

Abb. 2.398 Bei der transurethralen Resektion der Prostata (TUR-P) wird vor der Operation ein suprapubischer Blasenkatheter oder ein Trokar mit Absaugvorrichtung in die Blase eingebracht, über den die Spülflüssigkeit abfließt. [L138]

Postoperative **Komplikationen** sind eine Blasentamponade mit Urinstau durch mangelnde Spülung, TUR-Syndrom (hypotone Hyperhydratation ➤ 2.11.6) durch in die Blutbahn eingeschwemmte Spülflüssigkeit, Inkontinenz und Strikturen der Urethra.

Pflege und Information des Erkrankten
- Überdehnung der Blase vermeiden (z. B. durch Trinken zu großer Flüssigkeitsmengen oder Hinauszögern des Toilettengangs bei Harndrang).
- Kalte Getränke aus dem Kühlschrank oder stark alkoholische Getränke sowie Kälteexposition meiden, da diese das Risiko eines Harnverhalts steigern.
- Miktion durch lokal applizierte Wärme erleichtern.
- Postoperativ auftretende Inkontinenz durch Beckenbodengymnastik verbessern.

Prognose
Ohne Behandlung schreitet die Prostatahyperplasie als chronisch-progredienter Krankheitsprozess fort.

Prostatakarzinom

DEFINITION
Prostatakarzinom: Krebs der Vorsteherdrüse; betrifft vor allem Männer über 50 Jahre.

Krankheitsursachen
Es gibt keine typischen auslösenden Ursachen, die zur Entwicklung eines Prostatakarzinoms führen. Das **Prostatakarzinom** entsteht im Gegensatz zur benignen Prostatahyperplasie in den hinteren, rektumnahen Regionen der Drüse. Ein Teil der Karzinome bleibt beim alten Menschen manchmal bis zum Lebensende unerkannt.

Symptome und Untersuchungsbefund
Aufgrund der Lage des Karzinoms kommt es erst spät zu Symptomen (z. B. Harnabflussstörungen). Der Prostatakrebs metastasiert hämatogen in das Skelettsystem. Wenn die Betroffenen über Ischiasbeschwerden klagen oder pathologische Frakturen erleiden, kann das ein Zeichen auf vorliegende Knochenmetastasen sein.

Bei erstmalig auftretenden **Kreuzschmerzen**, „Ischias" und „Rheuma" nach dem 50. Lebensjahr immer auch an ein Prostatakarzinom denken.

Ein größeres Prostatakarzinom kann bei der rektalen Untersuchung als unregelmäßiger, fast steinharter Knoten getastet werden. Der PSA-Wert und die saure Phosphatase sind fast immer erhöht (➤ Kasten). Daher sollte dem Betroffenen bei einem erhöhten PSA-Wert die histologische Abklärung mit Biopsie der Prostata (*Stanzbiopsie*) vom Enddarm aus (*transrektal*) empfohlen werden.

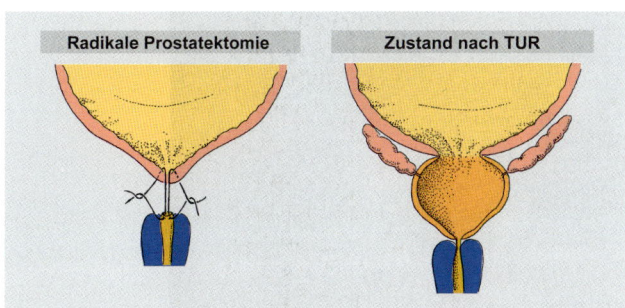

Abb. 2.399 Unterschied zwischen TUR bei Prostatahyperplasie (oben) und radikaler Prostatektomie bei Prostatakarzinom (unten). [L190]

PSA-Werte
Referenzbereich: Gesamt-PSA 2,5 µg/l Serum – (je nach Alter) 4,0 µg/l.
PSA als Screening-Parameter zur Früherkennung des Prostatakarzinoms, v. a. durch Bestimmung der Anstiegsgeschwindigkeit: Suspekt ab ≥ 0,3 ng/ml pro Jahr bei Männern unter 60 Jahren, bzw. 0,4–0,5 ng/ml ab 60 Jahren. [1]

Behandlung

Die Behandlung hängt vom Alter des Betroffenen und dem Tumorstadium ab. Bei sehr alten Männern ist ein **abwartendes Vorgehen** zu diskutieren. Wenn eine mind. noch zehnjährige natürliche Lebenserwartung vorliegt, sollte ein Prostatakarzinom behandelt werden:

- **Radikale Prostatektomie** als kurative Behandlung mit Entfernung der gesamten Prostata inklusive des durch die Prostata verlaufenden Harnröhrenabschnitts, der Samenbläschen und der regionären Lymphknoten (> Abb. 2.399). Im Verlauf der Operation muss der Harnröhrenstumpf wieder an den Blasenhals genäht und die Durchgängigkeit der Harnröhre gesichert werden. Postoperativ kommt es zu einer bleibenden Impotenz und in einem Teil der Fälle zu einer Inkontinenz.
- **Strahlentherapie** als kurative Therapie durch das Einbringen radioaktiver Seeds (> 1.5.9). Aufgrund der zusätzlichen Volumenbelastung durch die Implantation von Seeds in das Prostatagewebe ist postoperativ mit Harnabflussstörungen zu rechnen, die sich mit dem zeitlichen Abstand zur Behandlung meist verbessern.
- **Hormonbehandlung**. Östrogene, Antiandrogene und Hypothalamushormone (LH-/RH-Analoga) hemmen die Wirkung körpereigener Androgene und werden bei inoperablem und metastasierendem Prostatakarzinom genutzt.
- Weitere Möglichkeit bei metastasierenden Prostatakarzinomen ist die **Entfernung der Hoden** (*Orchiektomie*) um ebenfalls körpereigene Androgene zu blockieren.

Prognose

Wenn der Tumor innerhalb der Kapsel liegt, ist die Prognose gut. Entscheidend ist daher die Früherkennung des Tumors.

2.12 Erkrankungen der Geschlechtsorgane

SURFTIPP
Informationsportal zur Urologie: www.urologenportal.de

2.12.6 Geschlechtskrankheiten

Meldepflicht bei Geschlechtskrankheiten > 4.2.4

DEFINITION
Geschlechtskrankheiten: Erkrankungen, die durch sexuellen Kontakt übertragbar sind. Zu den klassischen Geschlechtskrankheiten gehören die Syphilis und der Tripper. Nach der römischen Liebesgöttin Venus werden sie auch als **venerische Infektionen** bezeichnet.

Sexually transmitted diseases (*STD*) sind nach der WHO alle Krankheiten, die durch Sexualkontakte übertragbar sind. Hierzu gehören folgende Erreger und Erkrankungen:

- Treponema pallidum – Lues (*Syphilis*)
- Neisseria gonorrhoeae – Gonorrhö (*Tripper*)
- Herpesviren – Herpes genitalis (Infektion mit Bläschenbildung auf geröteten Genitalschleimhäuten > 2.2.6)
- HBV – Hepatitis B (> 2.10.17)
- HCV – Hepatitis C (> 2.10.17)
- humane Papillomaviren (*HPV*) – Condylomata acuminata (Feigwarzen, > 2.2.6) und Zervix-, Penis- und Analkarzinom nach einer Zeitspanne von 10–25 Jahren (nach der Infektion)
- HIV – AIDS (> 2.6.10)
- Trichomonaden – Trichomoniasis (mit starkem Juckreiz, Fluor vaginalis, Harnröhrenentzündung)
- Milben – Skabies (*Krätze* > 2.2.6)

Gonorrhö

DEFINITION
Gonorrhö („*Tripper*"): Bakterielle, durch Gonokokken (*Neisseria gonorrhoeae* > Abb. 2.400) hervorgerufene venerische Infektionskrankheit.

Krankheitsentstehung

Die **Gonorrhö** manifestiert sich in Abhängigkeit von den Sexualpraktiken an den Schleimhäuten des Urogenitaltrakts und des Analkanals.

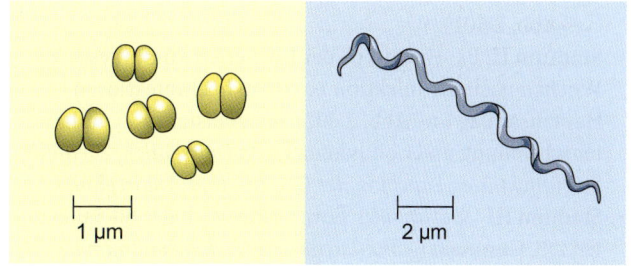

Abb. 2.400 Links: Neisseria gonorrhoeae, rechts: Treponema pallidum im lichtmikroskopischen Bild (Schemazeichnungen). [L157]

Symptome

2–7 (–14) Tage nach der genitalen Infektion tritt bei einem Großteil der infizierten Männer eine akute Harnröhrenentzündung mit Jucken oder Brennen beim Wasserlassen auf. Besonders am Morgen, vor dem ersten Wasserlassen, löst sich als erstes ein eitriger, gelbgrüner, schleimiger Tropfen aus der Harnröhre (*bon jour-Tropfen*). Die Entzündung führt oft auch zu einer **Epididymitis** (*Nebenhodenentzündung*) und **Prostatitis**. Bei rektaler Infektion kommt es zur **Proktitis** (*Mastdarmentzündung*).

Bei den Frauen verläuft die Infektion häufig symptomarm. Unbehandelt kann die Gonorrhö im weiteren Verlauf Entzündungen der Gebärmutterschleimhaut (*Endometritis* ➤ 2.12.7), der Eileiter und Ovarien (*Adnexitis* ➤ 2.12.7) oder des Bauchfells (*Peritonitis* ➤ 2.10.1) verursachen.

Grundsätzlich besteht bei beiden Geschlechtern die Gefahr bleibender Sterilität. Durch eine hämatogene Aussaat auftretende Komplikationen sind Gelenkentzündungen großer Gelenke, Endokarditis (*Entzündung der Herzinnenhaut*) oder Sepsis.

Behandlung

Die unkomplizierte Gonorrhö wird antibiotisch behandelt (z. B. mit Cephalosporinen).

Lues

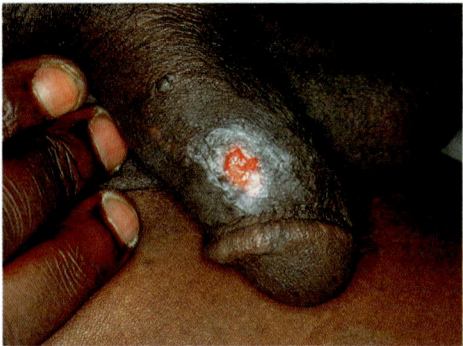

Abb. 2.401 Syphilitischer Primäraffekt am Penisschaft [M123]

> **DEFINITION**
>
> **Syphilis** (*Lues, harter Schanker*): Durch das Schraubenbakterium Treponema pallidum (➤ Abb. 2.400) hervorgerufene meldepflichtige Geschlechtskrankheit. Die Erkrankungshäufigkeit nimmt v. a. in Großstädten und in Osteuropa stark zu.

Die **Erreger** dringen bei Sexualkontakten durch kleine Epitheldefekte der Haut oder Schleimhaut ein. Zeitabschnitte zu denen typische Symptome auftreten, gliedern diese Erkrankung entweder in die Abschnitte Früh- (Wochen bis Monate) und Spätsyphilis (Monate bis Jahrzehnte) oder in Stadium I–III, wobei die Stadien I und II der Früh-, das Stadium III der Spätsyphilis zuzuordnen sind.

Symptome und Untersuchungsbefund

- **Stadium I**: Nach einer Inkubationszeit von 3–5 Wochen tritt eine schmerzlose, harte, kontagiöse Geschwürsbildung an der Infektionsstelle mit Lymphknotenschwellung auf, die sich nach ca. 6 Wochen spontan zurück bildet (➤ Abb. 2.401).
- **Stadium II**: Bei einem Teil der Infizierten kommt es 6–8 Wochen nach der Infektion zu einem hochinfektiösen Hautausschlag (➤ Abb. 2.402), generalisierter Lymphknotenschwellung und Condylomata lata (*nässenden, ebenfalls hochinfektiösen Papeln in der Genital- und Analregion*).
- **Stadium III** (*Spätsyphilis*): Etwa 5 Jahre nach der Infektion treten z. B. **Gummen** (*gummiartige ulzerierende Infiltrationen*) mit Gewebezerstörungen auf, die u. a. zu Perforationen des Gaumens führen. Das Krankheitsbild der **Tabes dorsalis** geht

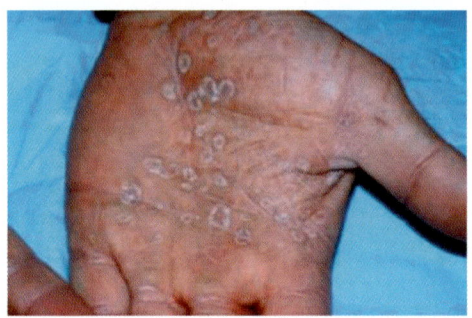

Abb. 2.402 Hautausschlag im Stadium II einer Lues. [E355]

mit Schmerzen, Bewegungs- und Pupillenstörungen einher. Bei der **progressiven Paralyse** leiden die Betroffenen unter schweren Gedächtnisstörungen im Sinne einer Demenz. Ursache ist in beiden Fällen eine Entzündung des zentralen Nervensystems. Im Stadium III besteht nur noch geringe Infektiosität. Sorgfältige Anamneseerhebung und klinische Untersuchung weisen auf die Erkrankung hin. Sie wird durch die Darstellung der Spirochäten mit Hilfe des Dunkelfeldmikroskops und dem Nachweis durch Methoden der Serologie (TPHA-Test/*Treponema-pallidum-Hämagglutinationstest*) erhärtet.

Behandlung

Die Behandlung erfolgt mit Benzylpenicillin-Benzathin (z. B. Tardocillin®), alternativ Tetracyclin oder Erythromycin.

Prognose

Bei konsequenter Behandlung heilt die Syphilis im Stadium I und II aus. Sie hinterlässt allerdings keine Immunität.

2.12.7 Erkrankungen der weiblichen Geschlechtsorgane

Leitsymptome

Ausfluss

> **DEFINITION**
>
> **Ausfluss** (*Fluor genitalis, Fluor vaginalis*): Physiologische oder pathologische Vaginalsekretion.

2.12 Erkrankungen der Geschlechtsorgane

Tab. 2.50 Geruch, Farbe und Konsistenz des Fluor genitalis (Beispiele).

Vorkommen	Geruch/Farbe	Konsistenz
Pilzinfektion	• geruchlos, weiß-gelblich	• krümelig
Trichomonaden-infektion	• übelriechend, gelblich	• schaumig
Karzinom	• oft fauliger Geruch, fleischwasserfarben	• wässrig

Ein leichter, farb- und geruchloser **Ausfluss** hält die Scheide feucht und schützt vor dem Eindringen von Erregern. Mögliche Ursachen eines **pathologischen Fluors** sind z. B. Infektionen oder Tumoren der weiblichen Geschlechtsorgane, Fisteln zwischen Harnwegen oder Darm und Vagina (dann mit Urin- bzw. Stuhlbeimengung) sowie Fremdkörper in der Vagina. Geruch, Aussehen und Konsistenz des Fluors können erste Hinweise auf die Ursache geben (➤ Tab. 2.50).

Juckreiz an der Vulva
Ursachen eines quälenden **Juckreizes** an der Vulva (*Pruritus vulvae*) können sein:
- Östrogenmangel in der Postmenopause
- Candidiasis
- Parasiten (z. B. Skabies)
- Diabetes mellitus
- mangelnde bzw. übertriebene Hygiene

Blutung nach der Menopause
Blutungen nach der Menopause werden z. B. von Uterus- und Zervixkarzinomen und Entzündungen verursacht. Unterscheidung in:
- Schmierblutungen
- periodenstarke Dauerblutungen
- Kontaktblutungen nach Geschlechtsverkehr

Vaginale Blutungen nach der Menopause sind bis zum Beweis des Gegenteils **karzinomverdächtig**.

Beschwerden an der weiblichen Brust
Beschwerden an der weiblichen Brust sind Schmerzen, tastbare Knoten, Hautveränderungen und eine Sekretion aus der Mamille.

Jeder **Knoten** in der Brust sollte diagnostisch abgeklärt werden, um ein Mammakarzinom so früh wie möglich zu erfassen und so die Prognose erheblich zu verbessern.

Erkrankungen der Vulva und der Vagina

Vulvitis und Kolpitis

DEFINITION
Vulvitis: Entzündung der Vulva.
Kolpitis (*Vaginitis, Scheidenkatarrh*): Entzündung der Vagina.
Vulvovaginitis: Gleichzeitige Entzündung von Vulva und Vagina.

Krankheitsentstehung
Die **Vulvitis** kann entstehen:
- durch Seifen, Waschmittel, synthetische Fasern, Intimspray, parfümiertes Toilettenpapier oder Schaumbäder
- aufgrund hormoneller Veränderungen (Östrogenmangel in der Postmenopause)
- bei Infektionen (Krätze, Herpes genitalis, Trichomonaden, Soor)
- stoffwechselbedingt (Diabetes mellitus)
- bei Adipositas (Mazeration der Haut durch vermehrte Schweißabsonderung)

Eine Entzündung der Bartholin-Drüsen mit starken Schmerzen beim Gehen und Sitzen wird als **Bartholinitis** bezeichnet. Die Behandlung erfolgt durch Antibiotika. Bei Abszessbildung wird die Drüse entfernt (*Bartholinektomie*) oder durch Marsupialisation behandelt (➤ Abb. 2.403).

Folgende Ursachen können zu einer **Kolpitis** führen:
- direkte Schädigung der Scheidenflora durch Antibiotika, Scheidenspülungen oder Unterkühlung
- Infektionen (➤ Vulvitis)
- **Kolpitis senilis**: Veränderungen der Scheidenschleimhaut in der Postmenopause mit verminderter Durchblutung und abnehmender Glykogen- und Milchsäurebildung reduzieren die Abwehrleistung in der Scheide gegenüber bakteriellen Infektionen; in der Vagina befindliche fakultativ pathogene Keime (z. B. E. coli) können jetzt entzündliche Veränderungen mit unterschiedlich großen Epitheldefekten und anschließenden Schrumpfungsprozessen hervorrufen

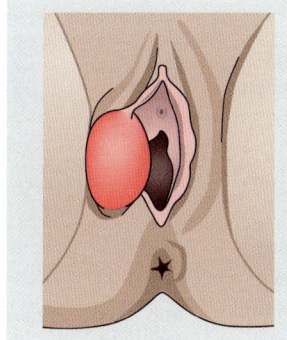
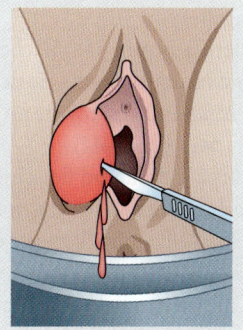
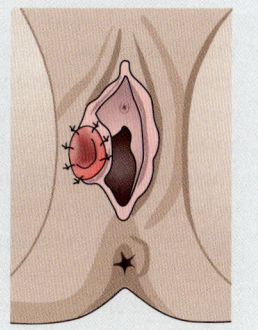

Abb. 2.403 Links: Bartholinitis mit Eiterbildung. Mitte: Inzision und Abfluss des Eiters. Rechts: Marsupialisation (*Einnähen*) der infizierten Bartholin-Zyste. Die nach außen umgeschlagene Zystenwand wird mit der Haut vernäht. Die Zyste trocknet aus. [L157]

Symptome und Untersuchungsbefund

Gemeinsame Symptome einer Vulvitis und Kolpitis sind brennende Schmerzen und ein Pruritus vulvae (*Juckreiz im Bereich der Vulva*). Auch Fluor genitalis (*Ausfluss*), evtl. Miktionsbeschwerden und Schmerzen beim Geschlechtsverkehr weisen auf die Vulvovaginitis hin. Bei der gynäkologischen Untersuchung sind die erkrankten Bezirke deutlich an ihrer Rötung und Schwellung zu erkennen.

Behandlung

Die Therapie einer Vulvitis, Vaginitis, Vulvovaginitis erfolgt entsprechend der auslösenden Ursache:

- Antiinfektiva bei Infektionen, wobei eine Lokalbehandlung durch Cremes oft ausreicht
- Wiederherstellung des sauren Milieus der Scheide zur Vermeidung von Rückfällen, z. B. durch Milchsäureovula zum Einlegen in die Scheide (Vagiflor®)
- evtl. Ausgleich des Östrogenmangels durch lokale Östrogengabe (z. B. Estriolsalbe®)
- Behandlung der Grunderkrankung (z. B. bessere Einstellung eines Diabetes mellitus)
- Überprüfung der Hygienemaßnahmen
- Vermeidung von allergieauslösenden Substanzen in Waschmitteln oder Seifen

Vulvakarzinom und Vaginalkarzinom

> **DEFINITION**
> **Vulvakarzinom**: Karzinom des äußeren weiblichen Genitales.
> **Vaginalkarzinom**: Scheidenkarzinom.

Krankheitsentstehung

Beide Karzinome sind meist Plattenepithelkarzinome. Sie treten selten und in höherem Lebensalter auf. Vulvakarzinome können an allen Teilen des äußeren Genitales lokalisiert sein, kommen aber am häufigsten an den großen Schamlippen vor. Vaginalkarzinome entwickeln sich oft vom hinteren Scheidengewölbe aus.

Als Risikofaktoren für die Entwicklung eines Vulva- bzw. Vaginalkarzinoms gelten z. B. Infektionen mit humanen Papillomaviren (HPV), aber auch Herpes simplex-Viren und Diabetes mellitus sowie eine schwere Abwehrschwäche.

Symptome und Untersuchungsbefund

- **Vulvakarzinom**: Juckreiz, derber Bezirk oder flaches Geschwür mit Absonderung von blutig-serösem, übelriechendem Sekret; karzinomatöse Abklatschgeschwüre an den korrespondierenden Stellen (> Abb. 2.404)
- **Vaginalkarzinom**: Fremdkörpergefühl und fleischwasserfarbener Fluor genitalis, der durch die Mischung von Wundsekret mit Blut entsteht, weil der höckerige Tumor schon bald geschwürig zerfällt. Scheidenkarzinome wachsen schnell und greifen auf Harnblase, Rektum, Uterus und Vulva über

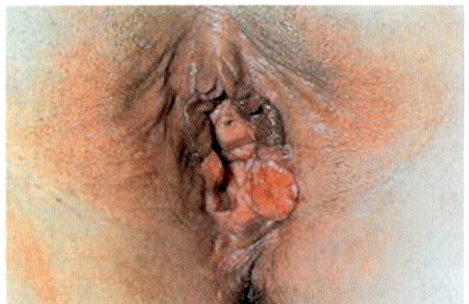

Abb. 2.404 Vulvakarzinom. [E459]

Behandlung

- **Vulvakarzinom**: Radikale Vulvektomie, ggf. in Verbindung mit einer Chemotherapie beim Vorliegen von Fernmetastasen (Vulvakarzinome sind wenig strahlensensibel)
- **Vaginalkarzinom**: Je nach Tumorlokalisation operative Therapie oder Strahlentherapie, in der Regel als Brachytherapie im Afterloadingverfahren (> 1.5.9)

Prognose

Die Prognose hängt von der Ausdehnung der Karzinome und dem Auftreten von Metastasen ab.

Erkrankungen des Uterus

Descensus uteri und Uterusprolaps

> **DEFINITION**
> **Descensus uteri**: Gebärmuttersenkung (> Abb. 2.406).
> **Uterusprolaps**: Gebärmuttervorfall; Komplikation des Descensus uteri (> Abb. 2.407).

Krankheitsentstehung

Dem **Descensus uteri** liegt ein Missverhältnis zwischen Belastbarkeit und tatsächlicher Belastung des Beckenbodens zugrunde. Bedeutsam sind vor allem: anlagebedingte Bindegewebsschwäche, Übergewicht, mehrere Geburten, körperliche Anstrengung

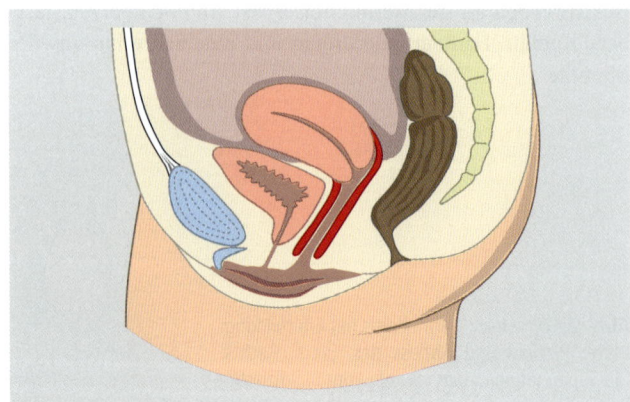

Abb. 2.405 Physiologische Lage der weiblichen Beckenorgane zueinander. [L157]

(z. B. schweres Heben mit Erhöhung des intraabdominalen Drucks), Beckenbodentrauma und gynäkologische Operationen.

Symptome und Befund
Symptome des Descensus uteri:
- Druck- und Fremdkörpergefühl im Vaginalbereich
- Rückenschmerzen
- Harnwegsinfekte, Miktionsbeschwerden, Harninkontinenz bzw. Obstipation durch deszensusbedingte Veränderungen an Blase und Darm (➤ Abb. 2.405)
- Schleimhautulzerationen am prolabierten Uterus und an den Vaginalwänden

Anamnese, gynäkologische Untersuchung und Sonografie sichern die Diagnose.

Behandlung
Bei stärkerem Deszensus besteht die Therapie in der operativen Entfernung des Uterus (*Uterusexstirpation*), verbunden mit einer **Kolporrhaphie** (*vordere und hintere Scheidenplastik*), um den Stützmechanismus des Beckenbodens wiederherzustellen.

Pflege und Information der Erkrankten
Bei einem leichten Deszensus ist es durchaus sinnvoll, mit täglicher **Beckenbodengymnastik** zu beginnen. Eine **Gewichtsabnahme** vermindert die Belastung des Beckenbodens. Für eine Stärkung des Beckenbodens können auch **kleine Kegel** (*Konen*) genutzt werden, die vergleichbar einem Tampon in die Vagina einzuführen sind und in Sanitätsfachgeschäften erworben werden können.

Prognose
Auch nach einer Operation leidet ein Teil der Betroffenen an einer erneut auftretenden Harninkontinenz.

Myome

> **DEFINITION**
> **Uterusmyom**: Häufig auftretender, gutartiger Tumor der Uterusmuskulatur (➤ Abb. 2.408).
> **Uterus myomatosus**: Vorkommen zahlreicher Myome.

Das Wachstum der **Myome** ist von der Eierstockfunktion abhängig, daher tritt nach der Menopause oft eine Schrumpfung der Myome ein. Myome werden häufig zufällig im Rahmen anderer Untersuchungen diagnostiziert, weil viele betroffene Frauen beschwerdelos sind. Wenn Symptome auftreten, berichten die Erkrankten z. B. über Menstruationsstörungen oder

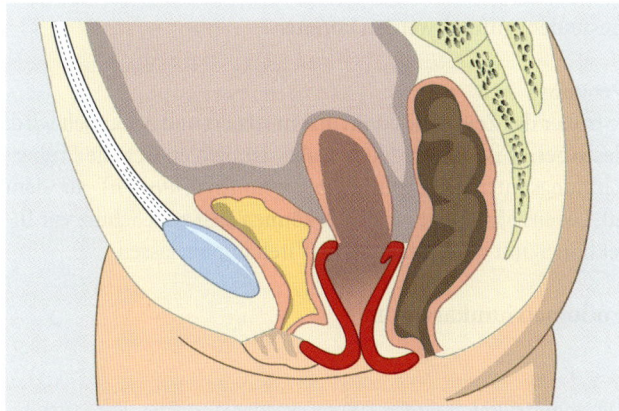

Abb. 2.406 Beginnender Descensus uteri. Der Uterus tritt tiefer. Durch die enge Verbindung zwischen Scheidenvorderwand und Blase sowie Scheidenhinterwand und Darm kommt es meist auch zur Senkung der Blase und des Enddarmes. [L138]

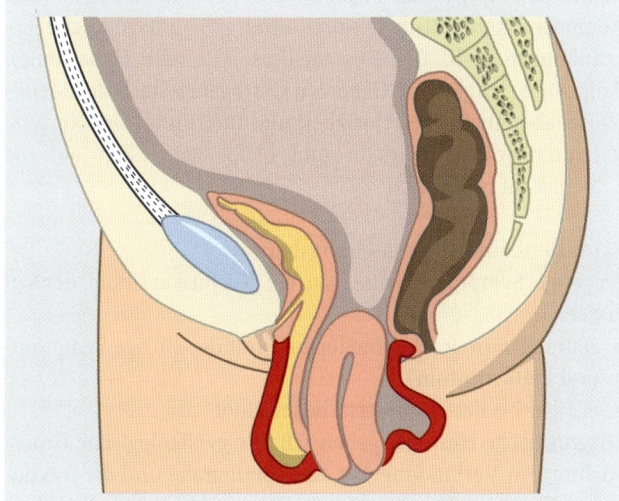

Abb. 2.407 Totalprolaps des Uterus mit Hervorstülpen der Vagina. [L138]

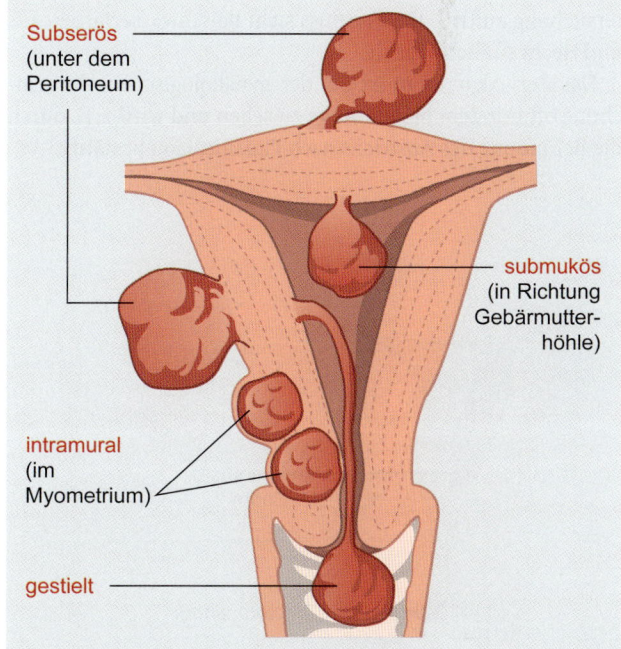

Abb. 2.408 Uterusmyome werden nach ihrer Wuchsrichtung benannt: Man unterscheidet subseröse (in Richtung Peritonealhöhle wachsende), submuköse (in die Gebärmutterhöhle wachsende) und die häufigen intramuralen (im Myometrium liegenden) Myome. Auch gestielte Varianten kommen vor. [L138]

ein Druckgefühl im Unterleib. Indikationen zu einer operativen Therapie sind starke Blutungen, zunehmende Schmerzsymptomatik und unklare Fälle.

Die chirurgische Behandlung erfolgt je nach Größe der Myome mit der **vaginalen** oder **abdominalen Hysterektomie** (*Entfernung der Gebärmutter über die Vagina bzw. über einen Bauchschnitt*).

Zervixkarzinom

> **DEFINITION**
> **Zervixkarzinom** (*Kollumkarzinom*): Bösartiger Tumor der Cervix uteri.

Krankheitsentstehung
Das **Zervixkarzinom** entsteht bevorzugt im Übergangsbereich (*Umwandlungszone*) zwischen dem Plattenepithel der Portio und dem Zylinderepithel der Zervix (➤ Abb. 2.409). Faktoren, die eine Entstehung des Zervixkarzinoms begünstigen:
- Infektion mit humanen Papilloma-Viren (HPV), Herpes genitalis
- häufiger Partnerwechsel (auch des Partners)
- mangelnde Intimhygiene
- Rauchen (Ausscheidung mutagener Substanzen über den Blutkreislauf, infolge über den Zerivxschleim)

Symptome
Symptome verursacht das Zervixkarzinom erst, wenn der Tumor an der Oberfläche zerfällt und blutet oder eine Kontaktblutung beim Geschlechtsverkehr bzw. bei der vaginalen Untersuchung auftritt. Der Ausfluss sieht fleischwasserfarben aus und riecht süßlich-jauchig.

Das Zervixkarzinom ist bei der gynäkologischen Untersuchung oft mit dem bloßen Auge zu sehen und wird z. B. durch die Befundung des Abstrichs nach Papanicolaou bestätigt.

Abstrich und die mikroskopische Beurteilung des Abstrichs nach Papanicolaou (Pap I/normales Zellbild – Pap V/maligner Tumor) sind Teil der gynäkologischen Vorsorgeuntersuchung.

Behandlung
Die Behandlung des Zervixkarzinoms ist abhängig von der Ausbreitung des Tumors. Hauptpfeiler der Behandlung sind die Operation und die Strahlentherapie.

Operation. In frühen Krankheitsstadien ist die Behandlung primär operativ. Bei einem Carcinoma in situ (➤ 1.4.5) kann eine **Konisation** (*kegelförmige Entfernung der Zervix*) ausreichend sein. Kleine Karzinome ohne Einbrüche in Lymph- oder Blutgefäße erfordern eine **Hysterektomie** (*Entfernung des Uterus*).

Die Radikaloperation nach **Wertheim-Meigs** bei infiltrierendem Karzinom umfasst die Entfernung des Uterus, der Parametrien (*Beckenbindegewebe*), des oberen Scheidendrittels und der Lymphknoten des Abflussgebietes.

Eine **Strahlentherapie** erfolgt bei nicht operationsfähigen Erkrankten oder postoperativ, wenn der Tumor nicht sicher im Gesunden entfernt werden konnte.

Prognose
Je früher das Zervixkarzinom diagnostiziert und behandelt wird, desto besser ist die Prognose. Daher empfehlen sich die Früherkennungsuntersuchungen (*Vorsorgeuntersuchungen*) ab dem 20. Lebensjahr. Junge Mädchen können sich zum Schutz vor Infektionen mit bestimmten HPV-Viren impfen lassen.

Endometriumkarzinom

> **DEFINITION**
> **Endometriumkarzinom** (*Korpuskarzinom*): Von der Uterusschleimhaut ausgehendes Karzinom (➤ Abb. 2.409), das meist im höheren Lebensalter auftritt.

Krankheitsentstehung
Beim **Endometriumkarzinom** handelt es sich häufig um ein Adenokarzinom. Risikofaktoren sind z. B. internistische Erkrankungen (z. B. Diabetes mellitus, arterielle Hypertonie), Adipositas, langjährige Gabe von Östrogenen nach der Menopause, aber auch Kinderlosigkeit und Infertilität. Das Korpuskarzinom wächst langsam und bleibt lange Zeit auf die Schleimhaut beschränkt.

Symptome und Untersuchungsbefund
Folgende Symptome sollten an ein Korpuskarzinom denken lassen:
- Blutungen in der Postmenopause (oft das einzige Symptom und **Leitsymptom**)
- eitriger bis fleischwasserfarbener Fluor

Diagnostische Hinweise geben z. B. die gynäkologische Untersuchung, in Verbindung mit einer Sonografie und die fraktionierte Kürettage (Abrasio/*Gewinnung und histologische Untersuchung von Gewebeproben aus der Gebärmutter*).

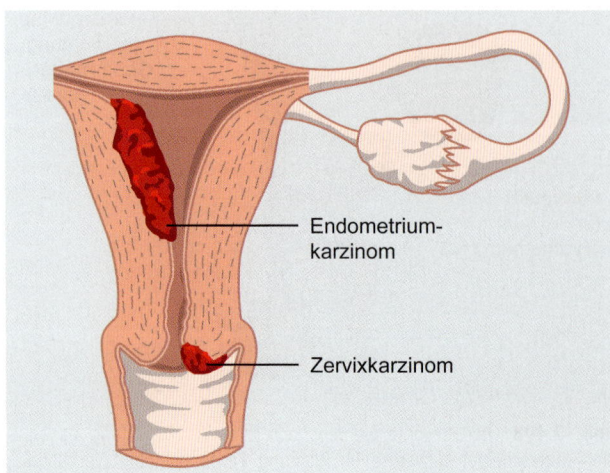

Abb. 2.409 Typische Lokalisationen von Endometrium- und Zervixkarzinom. [L138]

Behandlung

Die therapeutischen Maßnahmen sind stadienabhängig, z. B.:
- Hysterektomie, Adnexektomie (*Entfernung der Adnexen*) und postoperative intravaginale Brachytherapie (> 1.5.9)
- radikale Hysterektomie nach Wertheim-Meigs, ebenfalls mit postoperativer Strahlentherapie

Prognose

Aufgrund des langsamen Wachstums wäre die Prognose besser als beim Zervixkarzinom. Allerdings lässt sich das Endometriumkarzinom aufgrund seines Wachstums in der Gebärmutterhöhle bei routinemäßigen gynäkologischen Untersuchungen nicht diagnostizieren.

Erkrankungen der Adnexen

Eileiter- und Eierstockentzündung

> **DEFINITION**
> **Adnexitis**: Infektion der Tuben (*Salpingitis*) und der Eierstöcke (*Oophoritis*).

Krankheitsentstehung

Adnexitiden werden von Keimen hervorgerufen, die durch die Scheide und den Uterus in die Eileiter emporsteigen. Von dort dringen sie durch die Tubenöffnungen in die Umgebung der Tuben vor und ziehen auch die Eierstöcke in den Entzündungsbereich hinein (> Abb. 2.410). Meist erkranken beide Seiten gleichzeitig. Gelegenheiten für das Aufsteigen von Keimen bei älteren Frauen sind intrauterine Eingriffe (nach Kürettage), Entzündungen der Gebärmutterschleimhaut (*Endometritis*) und das Korpuskarzinom. Auch vom Darm ausgehende Entzündungen (z. B. Proktitis) können übergreifen.

Symptome

Symptome einer akuten Adnexitis:
- plötzliche starke Unterbauchschmerzen
- Temperaturerhöhung
- vermehrter Fluor
- bei Mitbeteiligung der Nachbarschaftsorgane Übelkeit, Diarrhö oder Obstipation und Darmkoliken

Behandlung

Maßnahmen sind Bettruhe, Antibiotika und Analgetika. Zu Beginn der Adnexitis ist manchmal eine Eisblase günstig. Nach 2–3 Tagen helfen feucht-warme Umschläge.

Komplikationen

Da sich typischerweise der Eiter bei einer akuten Entzündung der Adnexen oft in die tiefste Stelle der Bauchhöhle senkt, kann sich im Douglas-Raum (*tiefste Stelle der Bauchhöhle*) ein Abszess bilden, der vom hinteren Scheidengewölbe aus zu tasten ist.

Prognose

Die Prognose einer komplikationslosen Adnexitis ist gut.

Ovarialkarzinom

> **DEFINITION**
> **Ovarialkarzinom**: Bösartiger Tumor des Ovars. Der Altersgipfel liegt im 6. Lebensjahrzehnt.

Krankheitsentstehung

Einige **Ovarialkarzinome** sind erblich bedingt (Träger des BRCA1-Gens), Risikofaktor ist z. B. eine Sterilitätstherapie in der Vergangenheit. Ovarialkarzinome können sich aus verschiedenen Elementen des Eierstocks entwickeln. Sie treten oft doppelseitig auf.

> **FALLBEISPIEL**
> **Frau Aumeister, Teil I**
>
> Die Pflegefachkraft Frau Lehner arbeitet in einem Alten- und Servicezentrum. Sie unterhält sich gern mit Frau Aumeister, einer 75-jährigen Witwe, die viel reist und schon in fast allen Teilen der Welt war. Besonders fasziniert ist Frau Lehner von dem wunderschönen, dichten, silberfarbenen Haar der 75-Jährigen.
> Während eines Gesprächs mit Frau Aumeister erzählt diese von ihrer letzten Reise und erwähnt seufzend, dass sie während dieser Zeit einige Kilogramm an Körpergewicht zugenommen hat. Es lag wohl, so vermutet Frau Aumeister, an den allzu reichlichen und überaus leckeren Speisen auf dem Kreuzfahrtschiff.

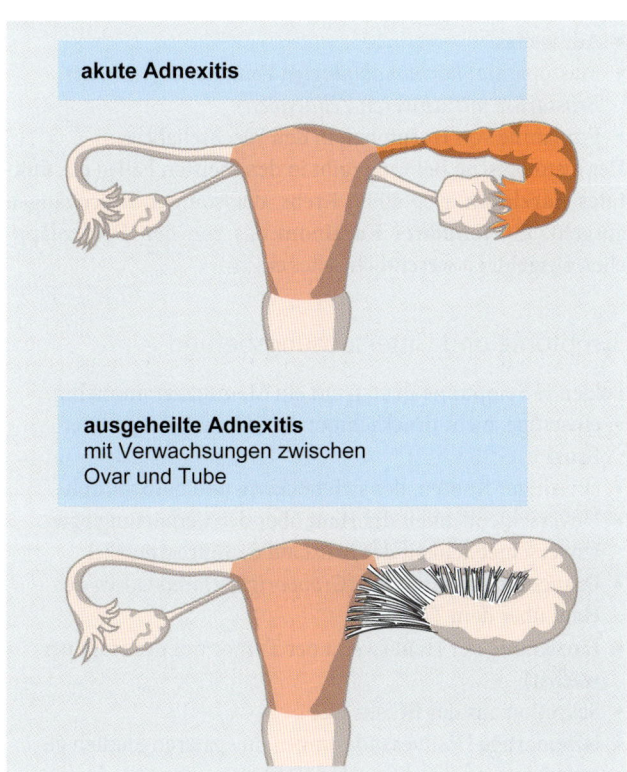

Abb. 2.410 Akute (oben) und ausgeheilte Adnexitis mit Verwachsungen zwischen Ovar und Tuben (unten). [L138]

Symptome

Obwohl Ovarialkarzinome schnell wachsen, führen sie erst spät zu Beschwerden, da sie eine erhebliche Größe erreichen können, bevor sie andere Organe beeinträchtigen. Die Symptome sind unspezifisch:
- unklare Unterbauchschmerzen (je nach Lage und Ausdehnung des Tumors)
- Rückenschmerzen
- Probleme der Entleerung von Blase und Darm
- Zunahme des Leibesumfangs (durch den Tumor oder infolge eines tumorbedingten Aszites)

Im fortgeschrittenen Stadium ist der Krebs mit dem Eileiter, der Gebärmutter, Darmschlingen und dem großen Netz verwachsen. Das Peritoneum ist von einer rasenförmigen Karzinomaussaat bedeckt (*Peritonealkarzinose*) und im Douglas-Raum liegen knollige Tumormassen, die in das Scheidengewölbe einwachsen. Die Metastasierung erfolgt in Leber, Lunge, Knochen und Gehirn.

Behandlung

Bei Ovarialkarzinomen wird nach Möglichkeit eine umfassende operative Entfernung des Tumors vorgenommen. Manchmal muss zusätzlich eine Blasenteilresektion oder eine Darmresektion mit der Anlage eines Enterostomas durchgeführt werden.

Meist schließt sich an die Operation eine **Chemotherapie** an. Wirksame Zytostatika sind z. B. Cyclophosphamid, Cisplatin und Taxane (➤ 1.4.5).

FALLBEISPIEL
Frau Aumeister, Teil II

Frau Lehner trifft Frau Aumeister im Alten- und Servicezentrum erst einige Monate später wieder. Es ist zwar Winter, aber die Pflegefachkraft ist doch etwas erstaunt, dass Frau Aumeister ihren dicken Filzhut in diesem warmen Raum nicht abnehmen möchte. Auch in den nächsten Wochen und Monaten sieht sie Frau Aumeister ausschließlich mit diesem Hut, so auch im Frühjahr und im Sommer. Schließlich fragt Frau Lehner nach der Ursache dieser Gepflogenheit.
Frau Aumeister erzählt, dass ihr Hausarzt bei einer Routineuntersuchung einen erheblichen Aszites festgestellt hatte. Der konsultierte Gynäkologe diagnostizierte ein ausgedehntes Ovarialkarzinom. Es folgten die Operation und belastende Zytostatikabehandlungen.
Frau Aumeister hatte sich nicht vorstellen können, dass sie während der Zyklen ihr prachtvolles, von allen bewundertes Haar verlieren sollte und wollte von einer Perücke absolut nichts wissen. Nach dem zweiten Zyklus gingen die Haare in Büscheln aus und im Verlauf einer Woche war sie kahlköpfig.
Nun, so berichtet Frau Aumeister, sei sie über ihre Kahlköpfigkeit so unglücklich, dass sie sich nur noch mit ihrem Filzhut in die Öffentlichkeit wagen würde. Leise murmelt sie, dass sie einfach keine andere Lösung finden könne.

Prognose

Da es keine Frühsymptome gibt, ist der Tumor zum Zeitpunkt der Diagnose oft weit fortgeschritten. Die Prognose ist daher nicht gut.

FALLBEISPIEL
Frau Aumeister, Teil III

Die Pflegefachkraft Frau Lehner hört verständnisvoll zu. Sie weiß, dass viele Erkrankte während einer Zytostatikatherapie am meisten unter dem so sichtbaren Haarverlust leiden. Frau Lehner kennt aber Adressen ambulanter Dienste, die mit einem größeren Angebot an Perücken zu den Betroffenen in die Wohnungen kommen und diese beraten. Die Erkrankten können dann in aller Ruhe und unter Ausschluss der Öffentlichkeit eine für sie passende Perücke auswählen. Frau Lehner erzählt der 75-Jährigen von dieser Möglichkeit und bietet Frau Aumeister ihre Unterstützung an. Außerdem wird sie die Seniorin in den nächsten Tagen zur Krankenkasse begleiten, um die Kostenübernahme bezüglich einer Perücke zu klären.

SURFTIPP
Deutsche Gesellschaft für Gynäkologie und Geburtshilfe e. V. (*DGGG*): www.dggg.de

2.12.8 Mammakarzinom

DEFINITION
Mammakarzinom (*Brustkrebs*): Häufigster maligner Tumor bei Frauen.

Krankheitsentstehung

Risikofaktoren für das Auftreten eines **Mammakarzinoms**:
- genetische Veränderungen (BRCA1- und BRCA2-Trägerinnen)
- Adipositas
- Mastopathie (*hormonabhängige Veränderungen in der Brustdrüse mit schweren Zellatypien*)
- Einnahme von Hormonen in den Wechseljahren

Der histologische Befund ergibt in den meisten Fällen ein **duktales Karzinom**, also einen Krebs, der von den Milchgängen ausgeht. Ein **lobuläres Karzinom** das von den Drüsenläppchen ausgeht, ist wesentlich seltener.

Symptome und Untersuchungsbefund

Folgende Symptome deuten auf ein Mammakarzinom hin:
- einseitige, nicht druckschmerzhafte Verhärtung in der Brust
- einseitiger Knoten, der sich höckerig und derb anfühlt
- Unverschieblichkeit der Haut über der Verhärtung bzw. Unverschieblichkeit der Brust auf dem Brustmuskel
- Orangenhautphänomen (*Grobporigkeit*) und Ödem der Haut über dem Tumor
- Einziehung der Haut (wenn der Tumor mit der Haut verwächst)
- Sekretion aus der Brustwarze
- ekzemartige Hautveränderungen, in späteren Stadien geschwürig zerfallend (➤ Abb. 2.411)

Im Verlauf einer klinischen Untersuchung der Brust sind sowohl die Konsistenz des Drüsengewebes als auch dessen Verschieblichkeit gegen die Unterlage zu überprüfen. Absiedelungen des Tumors erreichen meist die Achsellymphknoten, weil sich das Karzinom häufig im oberen äußeren Quadranten der Brust entwickelt. Daher gehört zu jeder Untersuchung auch die Palpation der Achsellymphknoten sowie der Lymphknoten ober- und unterhalb der Clavicula (> Abb. 2.412). Die Sonografie der Brust und eine Mammografie ergänzen die Diagnostik. Lebersonografie und ein Knochenszintigramm erfolgen bei Verdacht auf das Vorliegen von Metastasen.

> Seit einigen Jahren ist es möglich, dass Frauen zwischen 50–69 Jahren an einem Brustkrebs-Screening teilnehmen. Alle zwei Jahre findet eine Mammografie statt, die ein sich entwickelndes Mammakarzinom im möglichst frühen Stadium erfassen soll.

Behandlung

Behandlungsmöglichkeiten sind je nach Größe und Ausbreitung des Tumors:

- **Operation** in Abhängigkeit vom Tumorstadium als **brusterhaltende Tumorentfernung** oder **radikale Mastektomie**. Bei der brusterhaltenden Tumorentfernung wird der Tumor entfernt, Haut, Mamille und restlicher Drüsenkörper bleiben erhalten. Die radikale Mastektomie bedeutet: Entfernung der gesamten Brust, der Faszie des M. pectoralis major und Teilausräumung der axillären Lymphknoten. Hauptkomplikationen der **Mastektomie** (*Ablatio*) sind Lymphödem und Sensibilitätsstörungen des Armes der betroffenen Seite.
- **Bestrahlung**. Prinzipiell nach brusterhaltenden Operationen, um möglicherweise vorhandene Mikrometastasen zu erfassen.
- **Medikamentöse Therapie**. **Chemotherapie** z. B. mit Taxanen, **Hormontherapie** bei nachweisbaren Östrogen- und Progesteronrezeptoren (rezeptorpositive Betroffene) mit Tamoxifen oder **Antikörpertherapie** mit Trastuzumab (Herceptin®) bei Tumoren, die den HER2-Rezeptor aufweisen. Die Antikörper reagieren mit diesen Rezeptoren und blockieren die Mitosen der Tumorzellen.

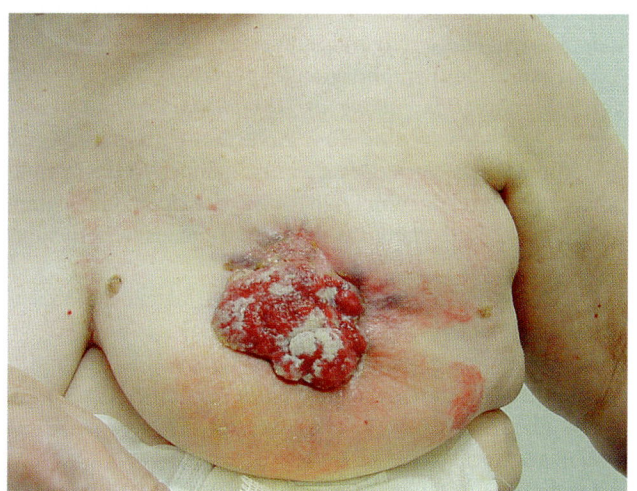
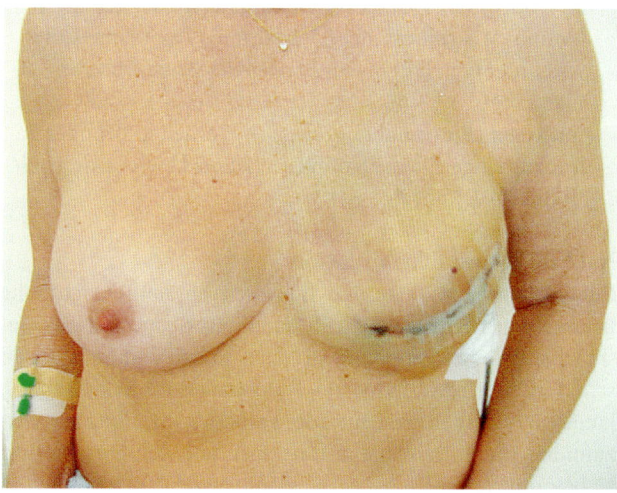

Abb. 2.411 Links: ulzerierendes Mammakarzinom im Bereich der Brustwarze; rechts: Zustand nach Mastektomie und Einlage eines Expanders. [R194]

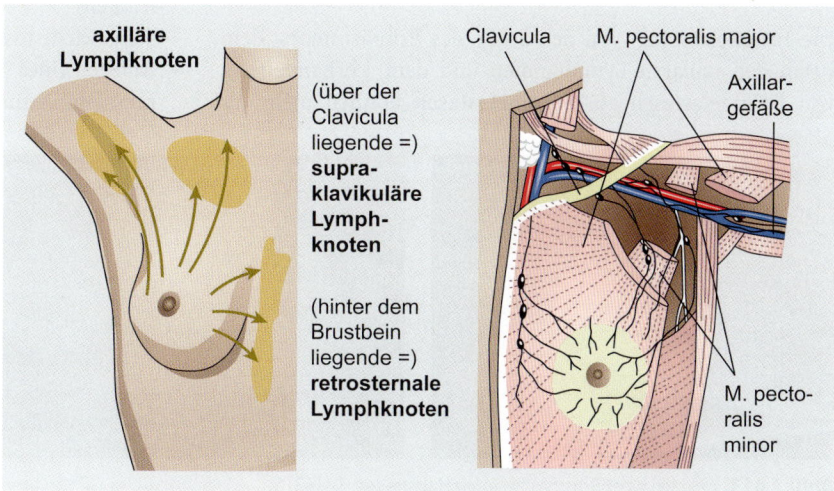

Abb. 2.412 Links: Lymphabflusswege der Brustdrüse. Der Hauptabflussweg führt zu den Lymphknoten der Achselhöhle der gleichen Seite. Rechts: Anatomische Ansicht der Abflusswege. [L157]

Wächterlymphknoten

Ein **Wächterlymphknoten** (engl. sentinel = *Wächter*) ist in der Tumorchirurgie deswegen von großer Bedeutung, weil er der erste Lymphknoten im Abflussgebiet der Lymphe aus dem Tumorgebiet ist. Seine Identifizierung erfolgt durch die Lymphabstromszintigrafie mit radioaktiv markierten Substanzen (> 1.5.9). Der markierte Lymphknoten wird entfernt und feingeweblich untersucht. Finden sich keine Tumorzellen darin, ist in einem hohen Prozentsatz die Achselhöhle frei von Metastasen. Dann kann auf die axilläre Lymphknotenausräumung mit ihren Komplikationen (Lymphödem) verzichtet werden.

Ersatz der fehlenden Brust

Möglichkeiten die entfernte Brust zu ersetzen:
- **Silikonprothesen**. Dazu muss das Gewebe vorher mit Hilfe eines Expanders, der über Wochen mit Flüssigkeit gefüllt wird, vorgedehnt werden. Komplikationen von Silikonprothesen sind z. B. Kapselfibrosen, ein Riss oder das Verrutschen der Prothese.
- **Haut/Muskellappen** (mit einem Teil des M. latissimus dorsi oder dem TRAM-Verfahren/**T**ransverse-**R**ectus-**A**bdominis-**M**usculocutaneus-Verfahren). Das Transplantat wird unter der Haut in den Bereich der Brustdrüse verschoben.
- **Epithesen** (*Büstenhalterprothesen*). Werden in BH oder Badeanzug eingelegt; der Sanitätsfachhandel bietet eine große Produkt-Auswahl an.

Nachsorge und Rehabilitation

Rehabilitative Maßnahmen umfassen physiotherapeutische Behandlungen, Anschlussheilbehandlungen und Kuren. Gesprächskreise bzw. Selbsthilfegruppen sollten früh, am besten schon während des stationären Aufenthaltes im Krankenhaus, kontaktiert werden. Sie helfen der Frau, sich im Alltag zurechtzufinden, die Erkrankung anzunehmen und den Organverlust zu bewältigen.

Prognose

Die **Prognose** hängt von der Größe des Primärtumors, dem Befall der axillären Lymphknoten und dem Vorhandensein von Fernmetastasen ab. **Fernmetastasen** können mehr als zehn Jahre nach Diagnosestellung und Erstbehandlung auftreten. Daher sind über lange Jahre Kontrollen nach einem festen Schema erforderlich.

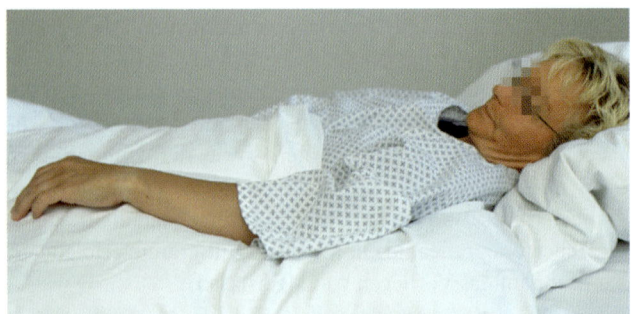

Abb. 2.414 Armhochlagerung zur Prophylaxe eines Lymphödems. [K115]

Lymphödem

Ein **chronisches Lymphödem des Armes** wird durch die chirurgische oder radiologische Schädigung der Lymphabflusswege auf der behandelten Seite verursacht. Symptome sind das Anschwellen des Armes, eine glatte, gespannte Haut, Parästhesien (*Missempfindungen*) und Schmerzen.

Eine spezielle **Lymphdrainage** (*Ableitung von Lymphe durch Massagegriffe entlang der Lymphbahnen*) und konsequente Armhochlagerung (> Abb. 2.414) verbessern die Symptomatik. Die wichtigste aller Maßnahmen ist die Lymphödemprophylaxe, die unmittelbar nach der Operation beginnt und nach der Entlassung aus dem Krankenhaus weitergeführt wird.

Zur **Lymphödemprophylaxe** gehören folgende Maßnahmen:
- frühzeitige und gezielte Bewegungstherapie von Arm und Schultergürtel unter Anleitung eines Physiotherapeuten (> Abb. 2.415)
- häufiges Hochlagern des Armes
- regelmäßige Betätigung der Muskelpumpe am betroffenen Arm
- ausgewogene Ernährung (kochsalzarm essen, 2 l täglich trinken)
- Sollgewicht anstreben
- Anlegen eines vom Sanitätsfachgeschäft angepassten Kompressions-Armstrumpfes bei anstrengenden Tätigkeiten

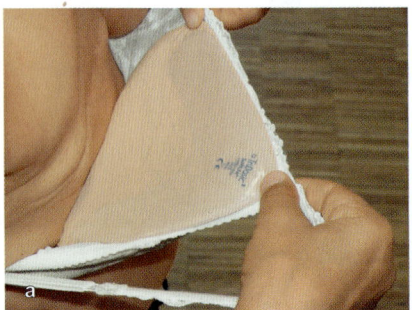 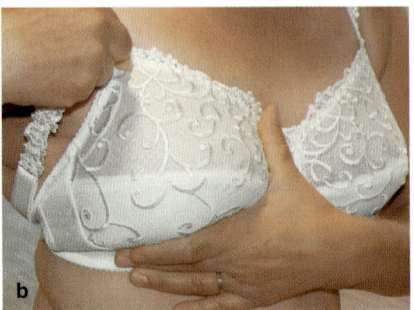 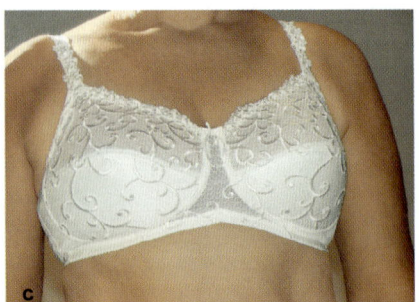

Abb. 2.413 Anlegen einer Brustprothese mit Haftstreifen. [V463]

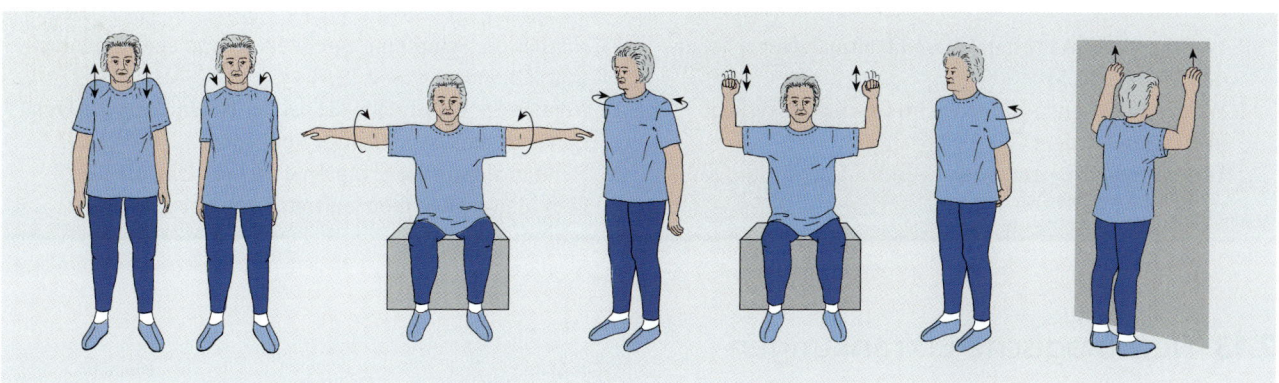

Abb. 2.415 Bewegungsübungen nach Ablatio mammae und zur Lymphödemprophylaxe. [L190]
- Entweder beide Schultern gleichzeitig oder im Wechsel nach oben ziehen und fallen lassen.
- Mit beiden Schultergelenken Kreise nach hinten beschreiben.
- Arme waagerecht in Schulterhöhe heben und kleine, kreisende Bewegungen mit der Betonung nach hinten ausführen.
- Beide Schulterblätter der Wirbelsäule nähern und dann entspannen.
- Beide Arme über Schulterhöhe anwinkeln. Drei- bis fünfmal die Hände öffnen und schließen, dabei die Arme langsam sinken lassen. Entspannen und wiederholen.
- Hände hinter dem Rücken falten und die Schultern bewusst mit nach hinten nehmen, locker lassen und wiederholen.
- Mit dem Gesicht zur Wand versuchen, mit beiden Händen und Armen an der Wand hinaufzukrabbeln, bis die Arme völlig gestreckt sind.

Information der Betroffenen

Folgende Faktoren erschweren den Lymphabfluss und sollten deshalb **unterlassen** werden:
- schweres Heben und Tragen
- enge, einschnürende Kleidung, zu fest anliegendes Uhrenarmband oder Ringe auf der betroffenen Seite
- Wärmeeinwirkung auf den betroffenen Arm: Sauna, Sonnenbäder, heiße Dämpfe (z. B. beim Bügeln mit Dampfbügeleisen)
- lange Bäder (wegen Aufquellung der Haut)
- Blutdruck auf der operierten Seite messen oder Blutentnahmen bzw. Injektionen durchführen lassen

Pflege

Die Brüste sind Ausdruck von Weiblichkeit, Attraktivität und erotischer Ausstrahlung. Mit dem drohenden Verlust einer oder auch beider Brüste sind oft tiefe Ängste verbunden, die sich auf die Frau, die Partnerschaft, die Familie und das alltägliche Leben auswirken.

Daher ist neben der **Körperpflege** der Betroffenen ganz besondere Rücksicht auf die **seelische Verfassung** zu nehmen. Wenn es die Erkrankte wünscht, vermitteln Pflegefachkräfte den Kontakt zu Selbsthilfegruppen oder schalten den Sozialdienst ein.

SURFTIPP
Informationen über Brustkrebs: www.brustkrebs-info.de

Literaturnachweis

1. Pschyrembel: Klinisches Wörterbuch. de Gruyter Verlag, Berlin, 2011.
2. Paetz, B.: Chirurgie für Pflegeberufe. Thieme Verlag, Stuttgart, 2009.
3. Kirschbaum, M.: Checkliste Gynäkologie und Geburtshilfe. Thieme Verlag, Stuttgart, 2005.
4. Huch, R.: Mensch, Körper, Krankheit. Elsevier Verlag, München, 2011.
5. von zur Mühlen, M.; Keller, Chr.: Chirurgie, Urologie, Orthopädie. Elsevier Verlag, München, 2010.
6. Rote Liste. Cantor Verlag, Aulendorf, 2011.

Wiederholungsfragen

1. Welche Organe gehören zu den inneren Geschlechtsorganen des Mannes? (➤ 2.12.1)
2. Welche Wirkungen besitzt das Testosteron? (➤ 2.12.1)
3. Welchen Verlauf hat der Samenleiter? (➤ 2.12.1)
4. Nennen Sie die Follikelstadien im Ovar. (➤ 2.12.2)
5. Welche Hormone steuern den Menstruationszyklus, und in welche Phasen wird er unterteilt? (➤ 2.12.2)
6. Was versteht man unter den Begriffen Menarche, Klimakterium, Menopause und Postmenopause? (➤ 2.12.2)
7. Schildern Sie den Aufbau der Uteruswand (➤ 2.12.2)
8. Wie ist die Brustdrüse aufgebaut? (➤ 2.12.3)
9. Nennen Sie eine häufige, schwerwiegende Komplikation der benignen Prostatahyperplasie, die zum sofortigen Handeln zwingt. (➤ 2.12.5)

10. Warum wird das Prostatakarzinom oftmals erst spät entdeckt? (➤ 2.12.5)
11. Welche Infektionen können beim Geschlechtsverkehr übertragen werden? (➤ 2.12.6)
12. Was verstehen Sie unter den Begriffen Vulvitis und Kolpitis? (➤ 2.12.7)
13. Nennen Sie Symptome eines Zervix- und eines Endometriumkarzinoms. (➤ 2.12.7)
14. Nennen Sie Zytostatika, die bei der Behandlung des Ovarialkarzinoms eine wichtige Rolle spielen. (➤ 2.12.7)
15. Nennen Sie so viele Symptome wie möglich, die bei einem Mammakarzinom auftreten können. (➤ 2.12.8)

2.13 Neurologische Erkrankungen

2.13.1 Zentrales Nervensystem

DEFINITION
Zentrales Nervensystem: Nervengewebe, das der Erfassung, Auswertung, Speicherung und Aussendung von **Informationen** dient.

Topographische Einteilung des Nervensystems:
- **Zentrales Nervensystem** (*ZNS*). Hierzu gehören das Gehirn und das Rückenmark (➤ Abb. 2.416).
- **Peripheres Nervensystem**. Umfasst alle Hirn- und Spinalnerven (➤ 2.13.3).

Funktionelle Gliederung:
- **Willkürliches Nervensystem** (*somatisches Nervensystem*). Steuert alle Vorgänge, die dem Bewusstsein und dem Willen unterworfen sind.
- **Vegetatives Nervensystem** (*autonomes Nervensystem*). Stimmt die Funktionen der inneren Organe aufeinander ab (➤ Abb. 2.417).

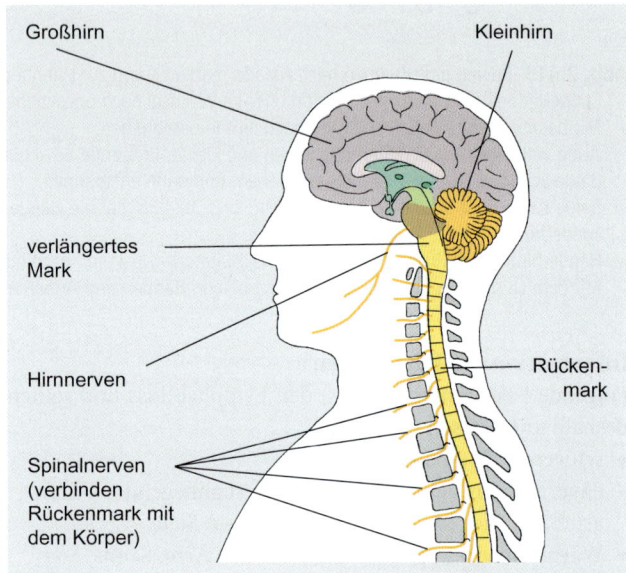

Abb. 2.416 Zentrales und peripheres Nervensystem. [L190]

Gehirn

Gliederung des Gehirns (*Encephalon*):
- Großhirn
- Zwischenhirn
- Hirnstamm
- Kleinhirn

Großhirn

DEFINITION
Großhirn (*Cerebrum*, *Telencephalon*, *Endhirn*): Ort der Gedächtnisleistungen und Sitz des Bewusstseins.
Gedächtnis: Voraussetzung für jedes gezielte Verhalten aufgrund der Fähigkeit, aufgenommene Informationen zu ordnen, zu speichern und zu einem späteren Zeitpunkt abzurufen.
Bewusstsein: Fähigkeit über Gedanken, Emotionen, Wahrnehmung und Erinnerung zu verfügen.

Aufbau
Das Großhirn liegt unter der knöchernen Schädelkalotte und stülpt sich als größter Hirnabschnitt über das Zwischenhirn (*Diencephalon*) und den Hirnstamm. Ein Schnitt durch das Großhirn zeigt verschiedene Strukturen:

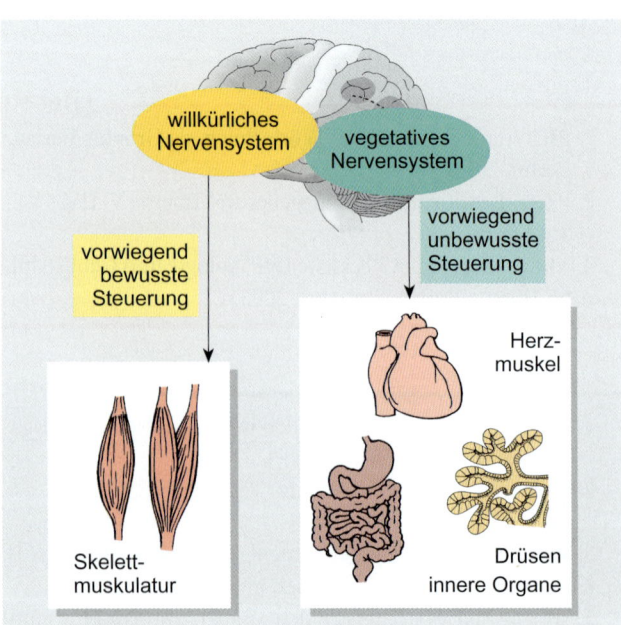

Abb. 2.417 Willkürliches und vegetatives Nervensystem im Vergleich. [L190]

- **Großhirnrinde** (*Cortex*): Die an der Gehirnoberfläche liegende, etwa 5 mm breite Großhirnrinde weist zahlreiche Windungen (Einzahl: *Gyrus*) und Furchen (Einzahl: *Sulcus*) auf.
- **Leitungsbahnen**: Verbinden alle Teile des zentralen Nervensystems und sehen heller aus (weiße Substanz > Definition) als die graue Substanz.
- **Basalganglien**: Liegen lateral der Seitenventrikel und sind anhand ihrer Graufärbung und typischen Form zu erkennen. Zu den Basalganglien des Großhirns gehören der Nucleus caudatus (*Schweifkern*), das Putamen (*Schalenkern*) und das Claustrum (*Vormauer*).
- **Seitenventrikel**: Schmale Hohlräume, die in beiden Großhirnhemisphären vorhanden sind.

Gliederung

Eine tiefe Spalte (*Fissura longitudinalis cerebri*), die bis zum Balken (*Corpus callosum*) reicht, trennt die beiden Großhirnhemisphären.

Domänen der **linken Großhirnhemisphäre** sind Abstraktion, Logik oder Mathematik, da sie bei den meisten Menschen Zentren enthält, die Fähigkeiten wie Sprache, Rechnen, Schreiben oder Lesen repräsentieren. Schöpferisch-künstlerische Eigenschaften wie Bilder, Träume, Kreativität, Phantasie, ganzheitliche Betrachtung, Zeichnen, Lernen durch praktische Erfahrung, Musikalität sowie der Sinn für Symbole werden der **rechten Großhirnhemisphäre** zugeordnet.

Markante Furchen unterteilen die beiden Großhirnhemisphären in jeweils vier **Großhirnlappen** (Einzahl: Lobus > Abb. 2.418):
- **Zentralfurche** (*Sulcus centralis*). Ist von außen gut sichtbar und trennt den Stirn- (*Lobus frontalis*) vom Scheitellappen (*Lobus parietalis*).
- **Seitliche Großhirnfurche** (*Sulcus lateralis*). Markante Furche an der Außenfläche des Großhirns, die zwischen dem Schläfen- (*Lobus temporalis*) und Scheitel- bzw. Stirnlappen liegt. Der Sulcus lateralis reicht nach innen bis zur Insel (*Insula*), einem entwicklungsgeschichtlich älteren Großhirnareal, das der Interaktion zwischen sensorischen Aktivitäten und dem limbischen System dient.
- **Scheitel-Hinterhauptfurche** (*Sulcus parieto-occipitalis*). Grenzt an der Innenfläche der Großhirnhemisphären den Hinterhauptslappen von Scheitellappen ab.
- **Sulcus calcarinus**. Tiefe Furche im Bereich des Hinterhauptslappens; von der Innenseite des Großhirns gut zu erkennen.

Verbände mit ähnlichen Funktionen liegen in den **Rindenfeldern** des Cortex (*Großhirnrinde*) zusammen. Ein primäres **Rindenfeld** ist ein Großhirnbereich, der über eine Art Punkt-zu-Punkt-Verbindung mit peripheren Körperteilen verknüpft ist. Jedem Hirnlappen sind primäre Rindenfelder zuzuordnen:
- **Stirnlappen**. Gyrus praecentralis (*vordere Zentralwindung*), Windung vor dem Sulcus centralis mit primären Rindenfeldern für Bewegungsentwürfe
- **Scheitellappen**. Gyrus postcentralis (*hintere Zentralwindung*), Windung hinter dem Sulcus centralis mit primären Rindenfeldern für den Empfang von Impulsen aus der Haut und dem Bewegungsapparat
- **Hinterhauptslappen**. Bereich um den Sulcus calcarinus als primäres Rindenfeld für optische Wahrnehmungen
- **Schläfenlappen**. Heschl-Querwindungen unterhalb des Sulcus lateralis als primäres Rindenfeld für akustische Reize

Obwohl die Muskeln aller Körperregionen im **Gyrus praecentralis** (*vordere Zentralwindung*) repräsentiert sind, erfolgt die Verteilung der einzelnen Körperzonen unterschiedlich: Muskelgruppen, die präzise Bewegungen ausführen, z. B. die Hand- oder Gesichtsmuskulatur, nehmen einen größeren Raum ein, während die Rumpfmuskulatur nur ein ganz kleines Areal zugeordnet bekommt. Diese verzerrte Abbildung des Körpers wird Homunkulus (*Rindenmännchen*) genannt und betrifft sowohl die vordere als auch die hintere Zentralwindung (> Abb. 2.419).

Zusätzlich zu den primären Rindenfeldern gibt es **Assoziationsfelder** (*sekundäre Rindenfelder*). Sie sind den primären Rindenfeldern als Koordinationszentren übergeordnet, weil sie Bewertungen der Informationen vornehmen oder für die opti-

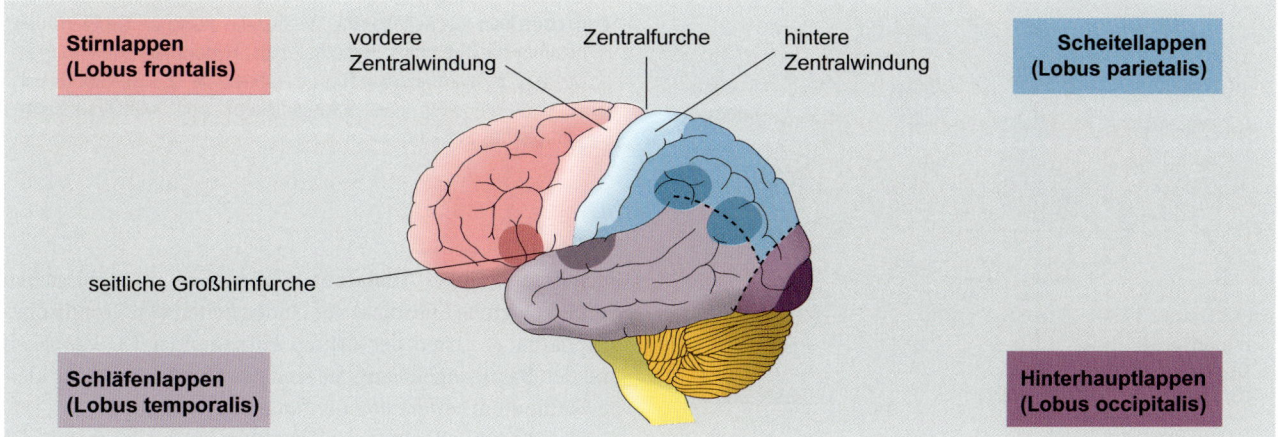

Abb. 2.418 Aufteilung des Großhirns in Hirnlappen. Seitenansicht. [L190]

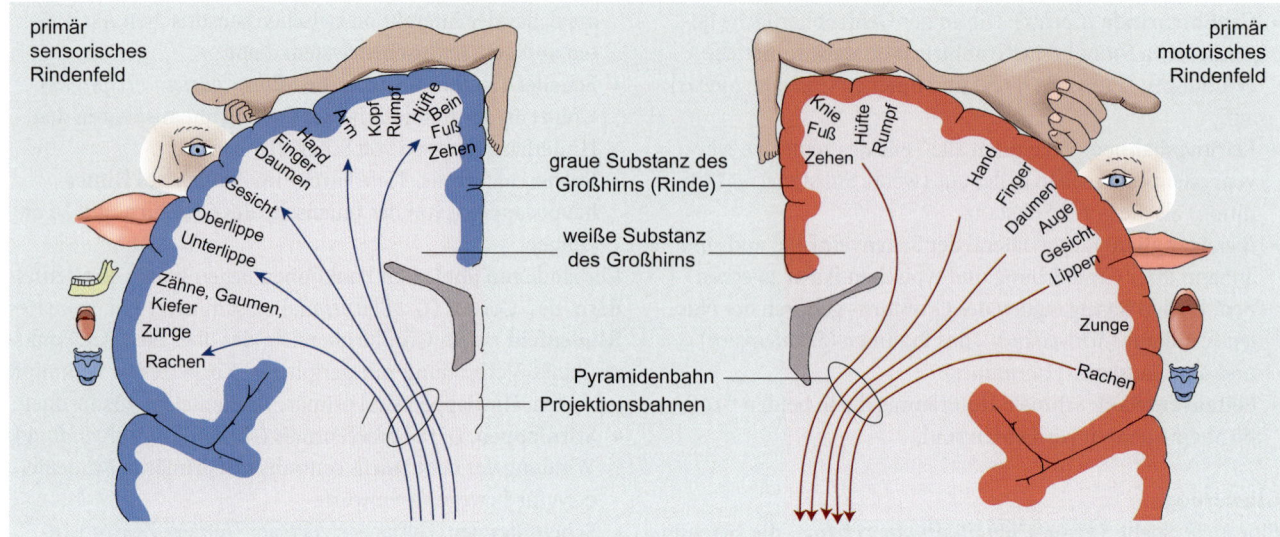

Abb. 2.419 Homunkulus (*Rindenmännchen*) im Bereich des primären motorischen und primären sensorischen Rindenfeldes. [L190]

sche Erinnerung zuständig sind (➤ Abb. 2.420). Zu den sekundären Zentren gehört auch das **Wernicke-Zentrum** am Ende der seitlichen Großhirnfurche (➤ Abb. 2.420); gleich darunter liegt das Lesezentrum. Zu den sekundären motorischen Rindenfeldern zählt das **Broca-Sprachzentrum** im unteren Stirnlappenbereich. Es koordiniert Bewegungen der Kehlkopf-, Zungenbein-, Mundboden-, Zungen- und Gesichtsmuskulatur beim Sprechen.

Graue und weiße Substanz des Großhirns

> **DEFINITION**
> **Graue Substanz**: Ansammlung von eng beieinander liegenden Perikaryen (*Nervenzellkörpern*) die grau erscheint (Bezeichnung auch als Kern, Nucleus, Ganglion).
> **Weiße Substanz**: Bestehend aus Millionen **gebündelter Neuriten** im ZNS, die auch in Bahnen (*Tractus*) gegliedert werden kann.

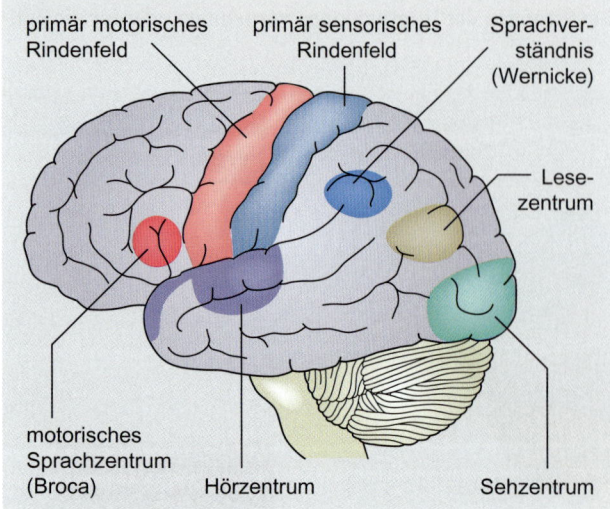

Abb. 2.420 Primäre und sekundäre Rindenfelder des Großhirns in der Übersicht. [L157]

Bedingt durch die hohe Dichte der Perikaryen erscheint die Großhirnrinde im Schnittpräparat **grau**. Weitere Areale mit grauer Substanz befinden sich in der Mitte der Großhirnhemisphären. Sie werden als **Kerne** (*Nuclei*) bezeichnet, wie der zu den Basalganglien (➤ unten) gehörende Nucleus caudatus (*Schweifkern*). Die **weiße Substanz** verbindet Abschnitte des ZNS. Typische Verbindungen:

- **Kommissurenbahnen**. Verknüpfen die linke und rechte Großhirnhemisphäre miteinander. Die mächtigste Kommissurenbahn ist der Balken (*Corpus callosum* ➤ Abb. 2.421).
- **Assoziationsbahnen** (assoziieren = verbinden). Lenken Impulse innerhalb einer Hemisphäre. Beispiel ist die Sehbahn.
- **Projektionsbahnen**. Leiten Erregungen aus verschiedenen Körperregionen zum Gehirn oder vom Gehirn zum Rückenmark (Beispiel: Pyramidenbahn ➤ Bahnen).

Zwischenhirn

> **DEFINITION**
> **Zwischenhirn** (*Diencephalon*): Schaltstelle zwischen Großhirn und Hirnstamm mit Thalamus, Hypothalamus, Hypophyse (*Hirnanhangsdrüse* ➤ 2.5.3), Zirbeldrüse (*Corpus pineale* ➤ 2.5.6), Globus pallidus (*bleicher Kern* ➤ Basalganglien) und Mamillarkörpern (➤ limbisches System).

Thalamus

Rechter und linker **Thalamus** dehnen sich mit zahlreichen Kernen (= graue Substanz) auf beiden Seiten der Großhirnhemisphären zwischen der dritten Hirnkammer (*3. Ventrikel*) und den Basalganglien aus. Sie sind gewöhnlich über eine kleine Verbindung (*Adhaesio interthalamica*) verknüpft.

Alle Informationen aus der Umwelt oder der Innenwelt des Körpers gelangen über aufsteigende Bahnen zunächst zum Thala-

2.13 Neurologische Erkrankungen

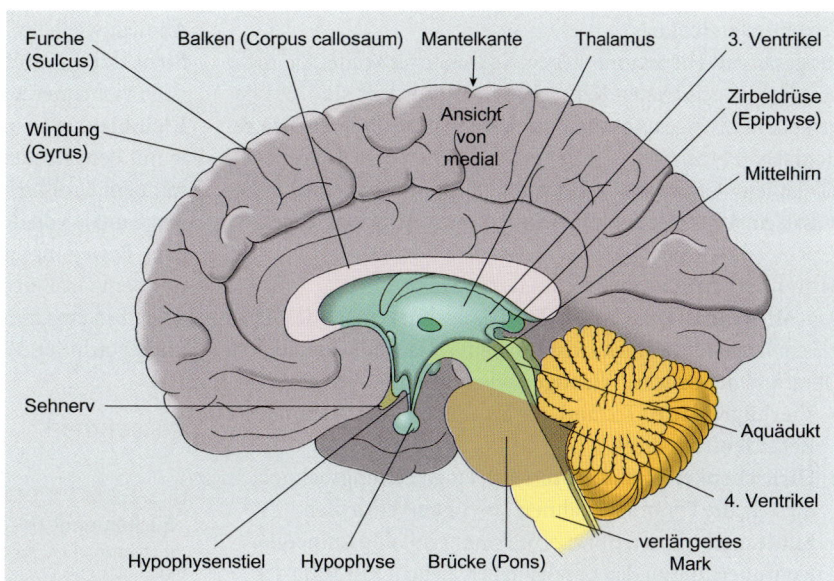

Abb. 2.421 Medianschnitt durch das Gehirn. Mantelkante: deutlicher Übergang zwischen medialen und lateralen/dorsalen Großhirnflächen. [L190]

mus. Die dort gesammelten Daten erfahren eine Bewertung hinsichtlich ihrer Bedeutung für den Körper. Der Thalamus wirkt wie ein Filter, weil er nur für den Gesamtorganismus bedeutsame Impulse passieren lässt und so die Rindenfelder vor einer Überflutung mit Signalen bewahrt. Für das Lebewesen wichtige Informationen werden dem limbischen System und der Großhirnrinde zugeleitet und zu bewussten Empfindungen verarbeitet.

Hypothalamus

Der **Hypothalamus** liegt unterhalb des Thalamus. Die Steuerung durch den Hypothalamus geschieht sowohl über das vegetative Nervensystem als auch hormonell über den Blutweg. Funktionen:
- Regulation der Körpertemperatur
- Steuerung der Nahrungs- und Flüssigkeitsaufnahme über ein Durst-, Hunger- und Sättigungszentrum
- Koordinierung von Funktionen innerer Organe als Zentrum des vegetativen Nervensystems
- Produktion von Hormonen wie Adiuretin (*ADH, Vasopressin*), Oxytocin und Releasing- bzw. Inhibitinghormonen (> 2.5.3)

Limbisches System

Das **limbische System** ist eine funktionelle Einheit, die aus Strukturen des Großhirns und des Zwischenhirns gebildet wird und emotionale sowie triebhafte Leistungen verarbeitet. Es umgibt im medialen Bereich der Hemisphären die Kerngebiete des Hirnstamms und den Balken wie ein Saum (lat. limbus = *Saum*). Zum limbischen System gehören unter anderem (> Abb. 2.422):
- **Hippocampus** (*Ammonshorn*). Entwicklungsgeschichtlich alter Teil der Großhirnrinde, der im Unterhorn der Seitenventrikel liegt und Inhalte vom Kurz- in das Langzeitgedächtnis überführt (> Abb. 2.426).
- **Mandelkern** (*Amygdala*). Liegt im Temporallappen vor dem Hippocampus und dient als Zentrum, das für die Verarbeitung emotionaler Situationen zuständig ist. Das Riech-

hirn mit dem Bulbus olfactorius (*Riechkolben*) ist über den Tractus olfaktorius mit dem Mandelkern verknüpft.
- **Mamillarkörper** (Einzahl: *Corpus mamillare*). Haben über Fornixbahnen Verbindung zum Hippocampus; bei Alkoholabusus kann es zu Degeneration der corpora mamillaria und einem dadurch ausgelösten Korsakow-Syndrom kommen (mit Desorientierung, Merkfähigkeits- und Gedächtnisstörungen).

Hirnstamm

DEFINITION

Hirnstamm: Unterster Gehirnabschnitt mit folgenden Strukturen und Teilen: Formatio reticularis, Mittelhirn, Brücke und verlängertes Mark.

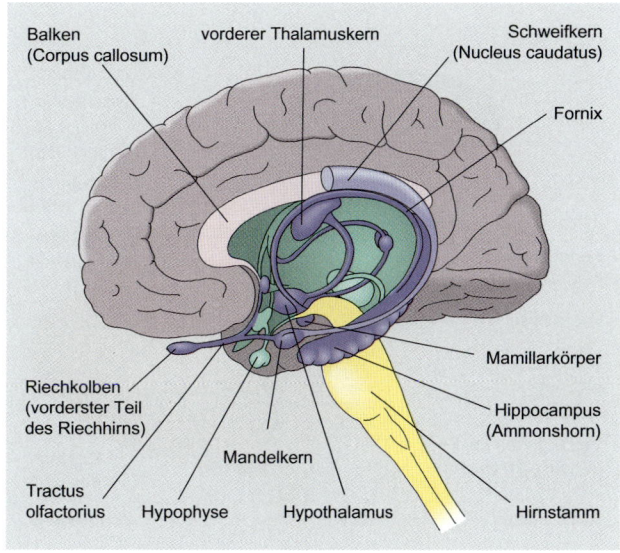

Abb. 2.422 Limbisches System. [L190]

Formatio reticularis

Im gesamten Hirnstamm liegen Neuronenverbände, die nicht in scharf abgegrenzten Kerngebieten angeordnet sind. Sie haben ein netzartiges Aussehen nd werden deshalb **Formatio reticularis** (*netzartiges Gebilde*) genannt. Die Formatio reticularis ist ein Organisationszentrum, das unterschiedliche Bewusstseinslagen (gespannte Aufmerksamkeit, Schlaf) regelt.

Mittelhirn, Brücke und verlängertes Mark

Als **Mittelhirn** (*Mesenzephalon*) bezeichnet man das etwa 1,5 cm lange Mittelstück zwischen dem Zwischenhirn und dem Oberrand der Brücke. Wichtige Zonen im Mittelhirn sind:
- **Vierhügelplatte** (*Tectum*), die als akustisches und optisches Reflexzentrum dient.
- **Hirnschenkel** (*Pedunculi cerebri*), lange Leitungsbahnen, die z. B. die Pyramidenbahnen (➤ unten) enthalten.
- **Substantia nigra** (*schwarze Substanz*) mit dopaminergen Neuronen, die zu den Basalganglien ziehen. Mit Hilfe der Dopaminausschüttung in Teilen der Basalganglien werden vom Großhirn eintreffende Signale zu Bewegungsabläufen moduliert.

In der **Brücke** (*Pons*) liegen Hirnnervenkerne und Verbindungsbahnen zwischen Großhirn und Rückenmark bzw. Großhirn und Kleinhirn (➤ Abb. 2.423).

Das **verlängerte Mark** (*Medulla oblongata*) bildet den unteren Anteil des Hirnstamms. Neben auf- und absteigenden Bahnen enthält das verlängerte Mark in seiner grauen Substanz Hirnnervenkerne sowie das Herz-Kreislauf- und Atemzentrum. Schluck-, Husten- und Niesreflexe werden ebenfalls über Kerngebiete in der Medulla oblongata gesteuert.

Kleinhirn

> **DEFINITION**
> **Kleinhirn** (*Cerebellum*): Liegt in der hinteren Schädelgrube unterhalb der Hinterhauptslappen.

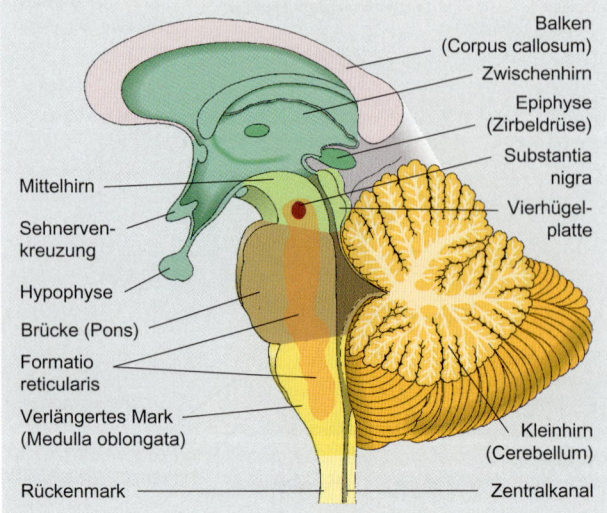

Abb. 2.423 Funktionszentren im Hirnstamm. [L190]

Ähnlich wie beim Großhirn ist auch die Oberfläche des **Kleinhirns** durch Furchen und Windungen vergrößert, die hier jedoch viel feiner ausfallen. Das Kleinhirn verfügt über mehrere **Kleinhirnkerne** und Bahnen. Es ist durch seine **Kleinhirnstiele** mit dem Rückenmark, dem Mittelhirn und über die Brücke mit dem Großhirn verbunden. Über diese Verbindungen werden Signale von den Gleichgewichtsorganen, aus der Haut und dem Bewegungsapparat zum Kleinhirn geleitet. Gemeinsam mit dem Großhirn reguliert es über Bahnen des extrapyramidalen Systems die Grundspannung der Muskeln (*Muskeltonus*) und koordiniert Bewegungen.

Rückenmark

> **DEFINITION**
> **Rückenmark** (*Medulla spinalis*): Verbindung zwischen Gehirn und Rückenmarksnerven (*Spinalnerven*) mit auf- und absteigenden Bahnen sowie Zentrum von Reflexbögen.

Lage

Beim Erwachsenen ist das **Rückenmark** etwa 1 cm breit und 45 cm lang. Es zieht im Wirbelkanal (*Spinalkanal*) bis in die Höhe des 1.–2. Lendenwirbels. Dort setzt sich das spitze Ende (*Conus medullaris*) in den Endfaden (*Filum terminale*) fort, der bis zum Steißbein reicht. Das Rückenmark wird in Hals-, Brust-, Lenden- und Sakralmark gegliedert (➤ Abb. 2.424).

Aufbau

Graue Substanz

Im Rückenmarksquerschnitt hat die graue Substanz die Form eines H oder eines Schmetterlings (➤ Abb. 2.425), in deren Zentrum sich der **Zentralkanal** befindet. Die Schmetterlingsform weist auf beiden Seiten jeweils ein deutlich sichtbares Vorder- und Hinterhorn auf. Im Brustmark ist zusätzlich das Seitenhorn gut zu erkennen.
- Im **Vorderhorn** liegen Perikaryen (*Nervenzellkörper, Motoneurone*), deren Axone zunächst als Vorderwurzel und anschließend in Spinalnerven zur quergestreiften Muskulatur ziehen.
- Zu den Perikaryen im **Hinterhorn** ziehen sensible Nervenfasern, die Impulse von den Sinneskörperchen über die Spinalnerven und die Hinterwurzeln leiten.
- Im **Seitenhorn** liegen Nervenzellen des vegetativen Nervensystems (➤ 2.13.4).

Weiße Substanz

Die weiße Substanz mit auf- und absteigenden Bahnen (*Tractus*) umschließt die graue Substanz. Entsprechend ihrer Lage ergeben sich Hinterstränge, Seitenstränge und Vorderstränge, wobei Vorder- und Seitenstränge oft zusammengefasst als Vorder-Seitenstränge bezeichnet werden.

2.13 Neurologische Erkrankungen

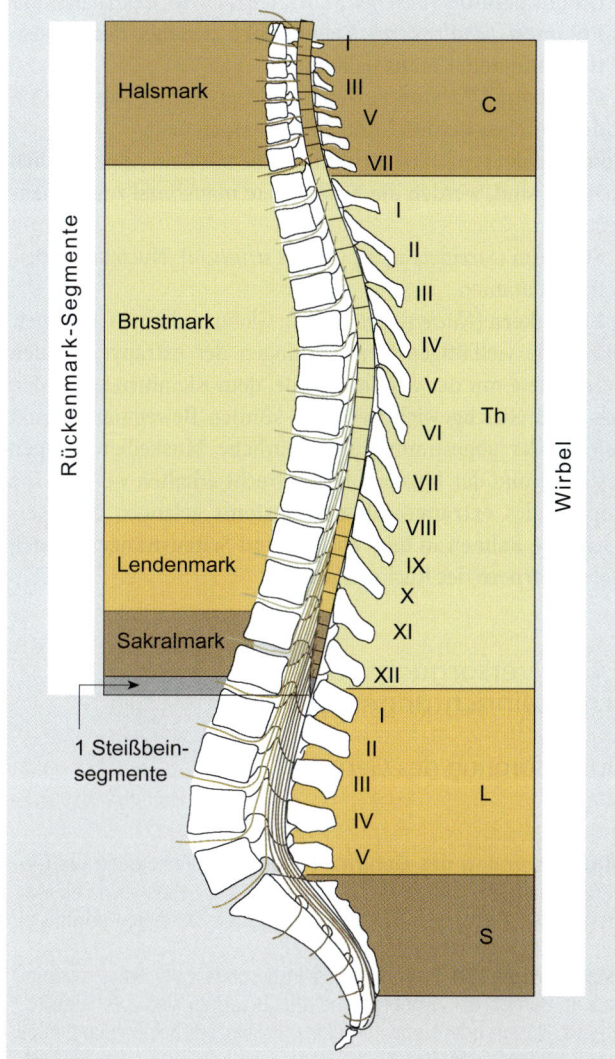

Abb. 2.424 Das Rückenmark. Die Rückenmarkssegmente sind gegenüber den zugehörigen Wirbelkörpern zunehmend nach oben versetzt. [L190]

Bahnen

DEFINITION
Efferente (*motorische*) **Bahnen**: Ziehen vom zentralen Nervensystem in die Peripherie.
Afferente (*sensible*) **Bahnen**: Steigen von der Peripherie zum zentralen Nervensystem auf.

Aufsteigende Bahnen
Aufsteigende Bahnen leiten Impulse aus den Sinneszellen der Haut, Signale von Rezeptoren der Tiefensensibilität und Informationen der Sinnesepithelien aus Nase, Zunge, Auge und Ohr zum Gehirn. Diese Bahnen bestehen aus hintereinander geschalteten Neuronen (tatsächlich sind es abertausende von Neuronen), die ausgehend von ihrem Ursprung als 1., 2., 3. und 4. Neuron bezeichnet werden.

Hinterstrangbahnen
Die **Hinterstrangbahnen** (*weiße Substanz zwischen den Hinterhörnern*) leiten Wahrnehmungen von Druck, Berührung und Vibration, Tastempfindungen sowie Signale aus den Golgiorganen und Muskelspindeln (Tiefensensibilität > 2.1.3) zentralwärts.

Die Impulse erreichen über die Dendriten des 1. Neurons das Spinalganglion. Spinalganglien liegen außerhalb des Rückenmarks und bestehen aus einer Ansammlung von Perikaryen. Von den Spinalganglien (= Perikaryen des 1. Neurons) ausgehend, treten die Neuriten (des 1. Neurons) als Hinterwurzel in das Rückenmark ein und steigen zur **Medulla oblongata** auf. In der Medulla oblongata werden die Informationen auf das 2. Neuron umgeschaltet, **kreuzen zur Gegenseite** und erreichen den Thalamus. Hier erfolgt eine weitere Umschaltung auf ein 3. Neuron, das zum Scheitellappen zieht.

Aufsteigende Seitenstrangbahnen
Erregungen der Temperatur- und Schmerzrezeptoren verlaufen über das Spinalgangion und die Hinterwurzel zum Hinterhorn und werden dort auf das 2. Neuron übertragen. Die Neuriten (des 2. Neurons) **kreuzen noch auf derselben Rückenmarksebene** zur Gegenseite und ziehen dann über **aufsteigende Seitenstrangbahnen** zum Thalamus. Hier erfolgt wieder die Umschaltung auf das 3. Neuron, das ebenfalls zum Scheitellappen gelangt.

Absteigende Bahnen
Bei **absteigenden Bahnen** hat das 1. Neuron (*motorisches Neuron*, *Motoneuron*) seinen Ursprung in der grauen Substanz des Gehirns. Die Bahnen steigen zum Rückenmark ab. Im Vorderhorn des Rückenmarks erfolgt die Umschaltung vom 1. Neuron auf das 2. Neuron. Die Neuriten des 2. Neurons ziehen über die Vorderwurzel zur Muskulatur. Beispiele für abstei-

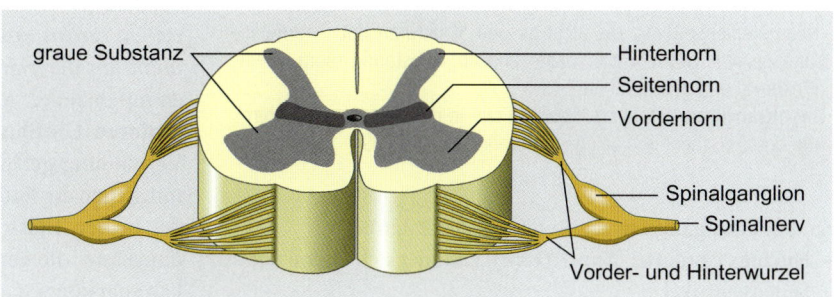

Abb. 2.425 Das Rückenmark im Querschnitt mit Spinalnerven. [L157]

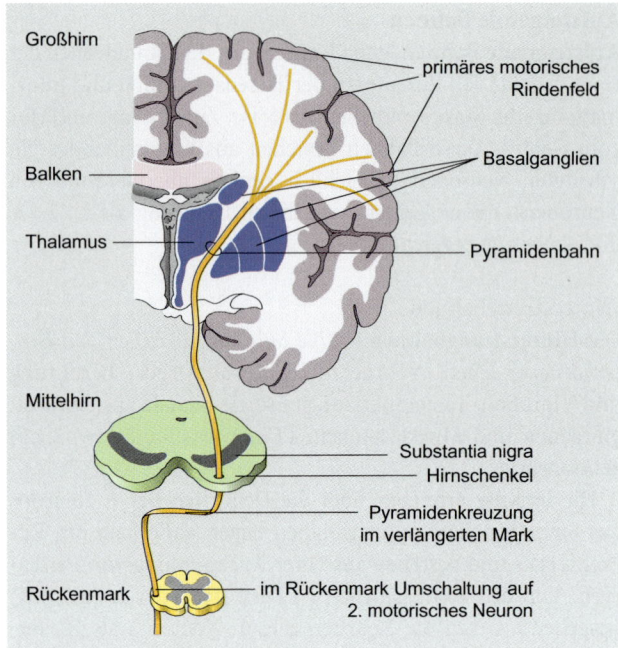

Abb. 2.426 Verlauf der Pyramidenbahn. Die etwa 10 % der Fasern, die sich nicht kreuzen, sind nicht dargestellt. [L190]

gende Projektionsbahnen sind die Pyramiden- und die extrapyramidalen Bahnen.

Pyramidenbahn

Die **Pyramidenbahn** (*Tractus corticospinalis*) übermittelt die Steuerung der willkürlichen Bewegungen. Der Ursprung (1. Neuron) liegt in den **Perikaryen der vorderen Zentralwindung** (*Gyrus praecentralis*). Von dort ziehen die Neuriten als Pyramidenbahn im Bereich der **inneren Kapsel** (*Capsula interna*, zwischen Thalamus und den Basalganglien) zu den motorischen Hirnnervenkernen bzw. zum Rückenmark. Ungefähr 90 % der Neuriten kreuzen in der Medulla oblongata zur Gegenseite, der Rest verläuft ungekreuzt abwärts. Da die Masse der Pyramidenbahnfasern kreuzt, versorgen die Bahnen, die von der rechten Großhirnhälfte kommen überwiegend die linke Körperhälfte und umgekehrt (> Abb. 2.426). Die Pyramidenbahn zieht im Vorder- und Seitenstrang des Rückenmarks abwärts.

Extrapyramidales System

> **DEFINITION**
> **Extrapyramidales System** (*EPS*): Alle motorischen Kerne des zentralen Nervensystems, die nicht zu den Strukturen der Pyramidenbahn gezählt werden (z. B. Basalganglien, Substantia nigra, Kleinhirnkerne) und deren Bahnen.
> **Basalganglien**: (*Stammganglien*): Etwa in der Mitte des Großhirns und des Zwischenhirns gelegene Kerngebiete des EPS.

Zu den **Basalganglien** gehören (> Abb. 2.426):
- **Nucleus caudatus** (*Schweifkern*). Befindet sich lateral der Seitenventrikel.
- **Globus pallidus** (*bleicher Kern*). Liegt lateral des Thalamus.
- **Putamen** (*Schalenkern*). Befindet sich zwischen dem Claustrum und dem Globus pallidus.
- **Claustrum** (*Vormauer*). Feine Linie aus grauer Substanz, die zwischen der Insel und dem Putamen liegt.

Aufgrund der typischen Strukturen, die mit dem Auge deutlich zu sehen sind, werden die Kerngebiete manchmal zusammengefasst:
- **Striatum** (*Streifenkörper*, *Corpus striatum*): Nucleus caudatus + Putamen
- **Linsenkern** (*Nucleus lentiformis*): Globus pallidus + Putamen

Durch die vielfältigen Verschaltungen der extrapyramidalen Kerngebiete mit der Großhirnrinde, dem Kleinhirn sowie den Seh- und Gleichgewichtsorganen können Bewegungen exakt aufeinander abgestimmt, unwillkürliche Muskelbewegungen gesteuert und der Muskeltonus aufrecht erhalten werden. Die Impulse des **extrapyramidalen Systems** gelangen über verschiedene Bahnen in den Vorder- und Seitensträngen zu den Vorderhörnern des Rückenmarks.

2.13.2 Versorgungs- und Schutzeinrichtungen des ZNS

Blutversorgung des Gehirns

> **DEFINITION**
> **Blutversorgung des Gehirns**: Die arterielle Versorgung des Gehirns erfolgt über die A. carotis interna beider Seiten sowie die Aa. vertebrales. Das venöse Blut fließt größtenteils über die Hirnsinus in die Vv. jugulares internae.
> **Sinusthrombose**: Thrombose, die insbesondere den Sinus cavernosus im Bereich der Hypophyse betrifft. Ursachen sind z. B. Sinusitis, Sepsis, Nasen- oder Lippenfurunkel. Als Folgeerscheinung kommt es zur Ausbildung von Erweichungsherden in der Hirnsubstanz und epileptischen Anfällen.

Arterien

Der hohe Sauerstoff- und Nährstoffbedarf des Gehirns (15 % des Herz-Minuten-Volumens) wird über ein Arteriensystem an der Hirnbasis (*Unterseite des Gehirns*) gedeckt. Die Hirnarterien bekommen ihr Blut zu ca. je einem Drittel aus den beiden inneren **Halsarterien** (*Aa. carotides* internae) und der unpaaren A. basilaris, die aus den beiden **Wirbelarterien** (*Aa. vertebrales*) entsteht.

Aus den paarigen Aa. carotides internae gehen beidseits die **vordere** (*A. cerebri anterior*) und die **mittlere Großhirnarterie** (*A. cerebri media*) hervor. Ein schmaleres Gefäß (*A. communicans anterior*) verbindet die beiden vorderen Hirnarterien miteinander. Auch zwischen den beiden mittleren und den **hinteren Großhirnarterien** (*Aa. cerebri posteriores*) gibt es Verbindungsgefäße (bds. eine A. communicans posterior). Damit stehen die Endäste der unpaaren A. basilaris mit den Ästen der beiden Halsschlagadern in Kontakt. Über diese Verbindungsäste, die vom Kaliber her individuell sehr unterschiedlich sein können, entsteht an der Hirnbasis ein Gefäßring, der

2.13 Neurologische Erkrankungen

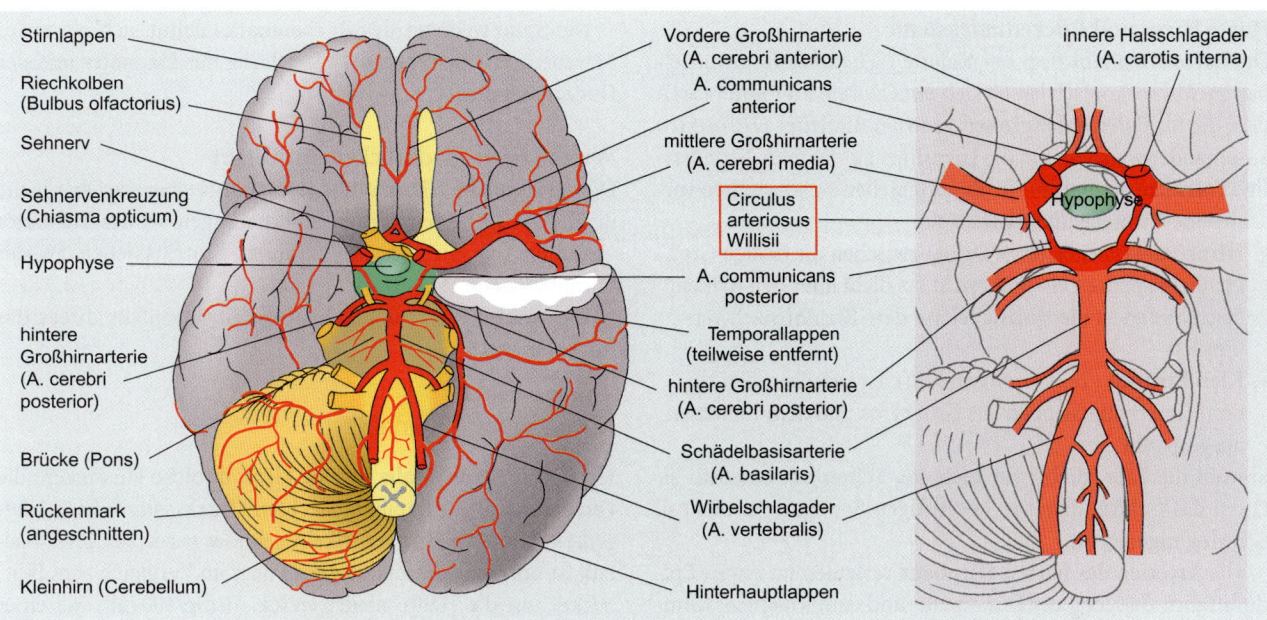

Abb. 2.427 Links: Die Hirnarterien an der Hirnbasis. Ansicht von unten. Rechts: Circulus arteriosus im Detail. [L190]

als **Circulus arteriosus cerebri** (*Willisii*) bezeichnet wird (> Abb. 2.427).

Karotisstromgebiet
Über die Äste der **vorderen** und **mittleren Großhirnarterien** werden die Stirn- und Scheitellappen, Teile des Schläfenlappens, Thalamus und Hypothalamus mit Sauerstoff und Nährstoffen versorgt (> Abb. 2.428).

Vertebralisstromgebiet
Äste aus der **A. basilaris** übernehmen die Versorgung von Teilen des Schläfen- und Hinterhauptslappens sowie von Kleinhirn, Hirnstamm und Innenohr.

Venen
Während die Hirnarterien das Gehirn über die Schädelbasis erreichen, findet der **venöse Abfluss** hauptsächlich im Bereich der Hirnoberfläche statt. Nachdem das venöse Blut die Kapillaren des Gehirns verlassen hat, fließt es größtenteils in Gefäßnetze, die in der Pia mater verlaufen. Die Verbindungen erfolgen zu den verschiedenen Hirnsinus, die als starrwandige Venenkanäle (*Hirnsinus* > Abb. 2.429) in der Dura mater liegen. Etliche Venen ziehen als **Brückenvenen** eine kurze Strecke durch den Subduralraum, bevor sie in den Sinus sagittalis (superior) münden. Letztlich gelangt das venöse Blut aus den Hirnsinus zur rechten und linken **Vena jugularis interna**.

Hirn- und Rückenmarkshäute

Drei bindegewebige **Hirn- und Rückenmarkshäute** (*Meningen*) umgeben das zentrale Nervensystem. Zwischen den Häuten liegen Räume, die Gefäße oder Liquor cerebrospinalis enthalten. Häute und Räume des ZNS von außen nach innen:
- Schädel bzw. Wirbelsäule
- Epiduralraum
- harte Hirn- bzw. Rückenmarkshaut (*Dura mater encephali/Dura mater spinalis*)
- Subduralraum
- Spinnwebhaut (*Arachnoidea encephali/Arachnoidea spinalis*)
- Subarachnoidalraum
- weiche Hirn- bzw. Rückenmarkshaut (*Pia mater encephali/Pia mater spinalis*)

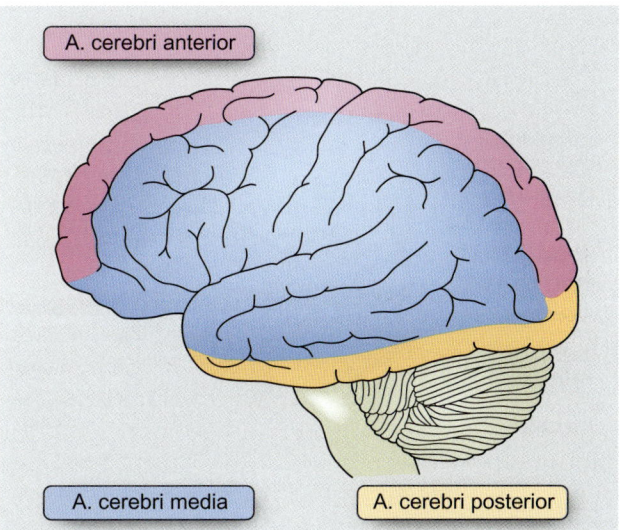

Abb. 2.428 Arterielle Versorgung des Großhirns von außen betrachtet: Die A. cerebri anterior und A. cerebri media entspringen aus der A. carotis interna; die A. cerebri posterior aus der A. basilaris. [L157]

Harte Hirn- und Rückenmarkshaut

Die **harte Hirnhaut** liegt der Kalotte (*Schädeldach*) unmittelbar an. Mikroskopisch lassen sich zwei Durablätter unterscheiden, die im Bereich der großen venösen Blutleiter (*Hirnsinus*) auseinander weichen und die Hirnsinus aufnehmen. Septenartige Fortsätze der harten Hirnhaut schieben sich zwischen verschiedene Hirnteile und trennen sie:

- **Hirnsichel** (*Falx cerebri*). Dringt zwischen die beiden Großhirnhemisphären ein und reicht bis dicht über den Balken. Nach hinten ist die Hirnsichel mit dem Kleinhirnzelt verbunden.
- **Kleinhirnzelt** (*Tentorium cerebelli*). Ist zwischen den beiden Hinterhauptslappen des Großhirns und dem Kleinhirn ausgespannt.

Sowohl die Falx cerebri als auch das Tentorium cerebelli sichern das Gehirn, damit es bei heftigen Bewegungen nicht in Schwingungen gerät.

Die **Arterien der harten Hirnhaut** verlaufen im engen Epiduralraum zwischen der Dura mater und dem Knochen. Klinische Bedeutung hat die A. meningea media, weil sie die ausgedehnteste der drei Duraarterien ist. Sie zieht mit ihren beiden Ästen oberhalb des Jochbogens scheitelwärts.

Die ebenfalls mit sensiblen Nervenfasern versorgte **Dura mater spinalis** ist durch einen fett- und gefäßreichen Epiduralraum vom Periost des knöchernen Wirbelbogens getrennt (➤ Abb. 2.429, linkes Bild).

Spinnwebhaut

Die **Spinnwebhaut** des Gehirns liegt der harten Hirnhaut innen an. Knopfförmige Wucherungen (*Arachnoidalzotten*) dringen in den Raum der Hirnsinus ein und leiten den Liquor cerebrospinalis aus dem Subarachnoidalraum in das venöse Blut (➤ Abb. 2.429, rechtes Bild).

Die Spinnwebhaut des Rückenmarks dehnt sich als zartes Maschenwerk zwischen der Oberfläche der Pia mater und der Dura mater aus.

Weiche Hirn- und Rückenmarkshaut

Die zarte **weiche Hirnhaut** bedeckt unmittelbar die Oberfläche des Gehirns und reicht in alle Vertiefungen. In der Pia mater verlaufen die Hirnarterien zu ihren Eintrittsstellen an der Hirnoberfläche.

Die weiche Rückenmarkshaut umgibt ebenfalls direkt das Rückenmark.

Liquor cerebrospinalis

Liquor cerebrospinalis ist eine klare, farblose Flüssigkeit, die von zottenartigen Kapillargeflechten (*Plexus choroideus, Adergeflecht*) in allen Hirnventrikeln gebildet wird. Der Eiweißgehalt ist minimal, der Zuckergehalt liegt im Vergleich zum Blutzucker um die Hälfte niedriger (ca. 50 mg/100 ml). Bei einer täglichen Gesamtmenge der Liquorproduktion von etwa 500 ml beträgt die zirkulierende Menge in den Liquorräumen ca. 150 ml (➤ Abb. 2.430).

Liquor schützt das empfindliche Nervengewebe indem er die Funktion eines „Wasserkissens" übernimmt, das Gehirn und Rückenmark einhüllt. Außerdem dient er dem Stoffaustausch. Damit keine schädlichen Substanzen aus dem Blut in den Liquor gelangen, besteht eine Barriere (*Blut-Liquor-Schranke*).

Liquorräume

Zu den Liquorräumen zählen:
- **Subarachnoidalraum**. Äußerer Liquorraum zwischen Arachnoidea und Pia mater

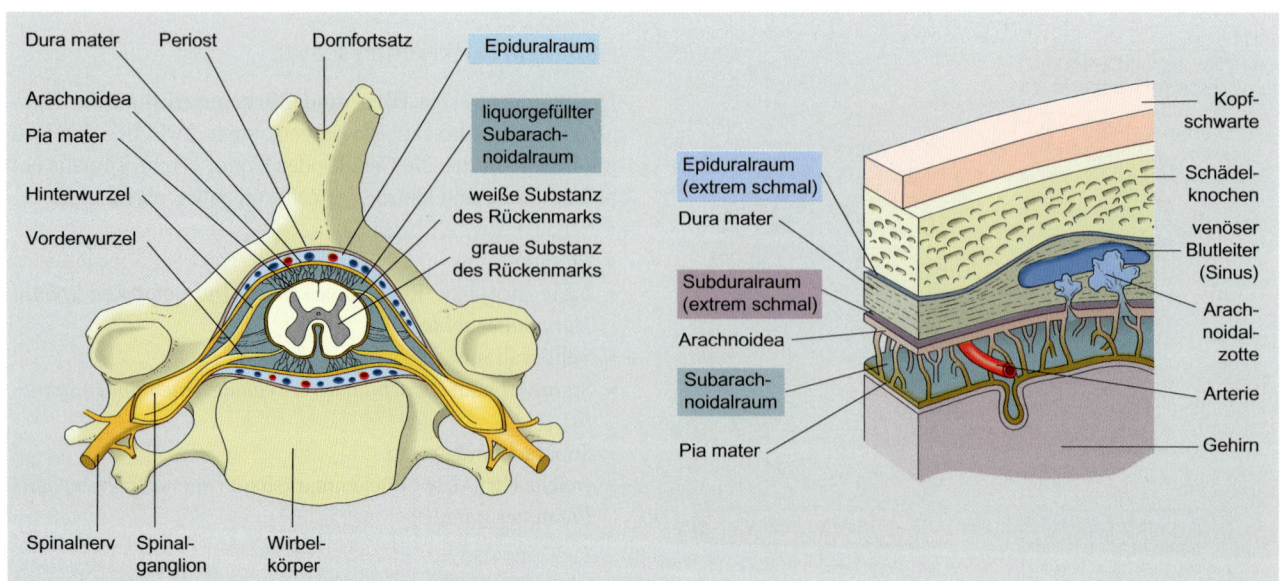

Abb. 2.429 Rechtes Bild: Topografie der Hirnhäute und der dazwischen liegenden Räume. Linkes Bild: Die Rückenmarkshäute Pia mater, Arachnoidea und Dura mater. [L190]

2.13 Neurologische Erkrankungen

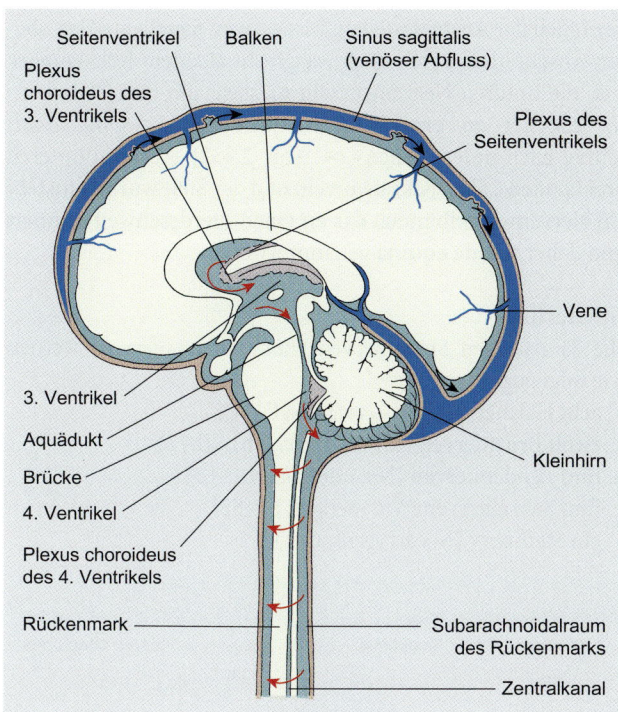

Abb. 2.430 Die Liquorräume mit Bildungsorten und Strömungsrichtung (Pfeile) des Liquors. [L190]

- **somatomotorische Fasern**: Efferenzen zur quergestreiften Skelettmuskulatur
- **viszeromotorische Fasern:** Efferenzen zur glatten Muskulatur der inneren Organe, der Drüsen und der Gefäße
- **somatosensible Fasern**: Afferenzen z. B. von den Sinneskörperchen der Haut
- **viszerosensible Fasern**: Afferenzen von Sensoren (z. B. Chemorezeptoren in der Karotisgabel zur Messung des Sauerstoffgehalts im Blut) bzw. von Nociceptoren (*Schmerzrezeptoren*) innerer Organe

Hirnnerven

Es gibt zwölf paarige Hirnnerven (N. = Nervus), die mit römischen Ziffern von I–XII benannt sind (> Abb. 2.431).

Funktionen
- N. I – **N. olfactorius** (*Riechnerv*). Korrekterweise sind die Riechfäden in ihrer Gesamtheit als N. olfactorius zu bezeichnen. Der Bulbus olfaktorius gehört schon zum Riechhirn, wird aber häufig auch als 1. Hirnnerv bezeichnet.
- N. II – **N. opticus** (*Sehnerv*). Leitet Signale, die von der Netzhaut als optische Signale aufgenommen wurden in Form von elektrischen Impulsen zentralwärts.
- N. III – **N. oculomotorius** (*Augenmuskelnerv*). Versorgt mehrere Augenmuskeln mit motorischen Fasern, kann aber aufgrund seines vegetativen Faseranteils auch eine Engstellung der Pupille (*Miosis*) bewirken.
- N. IV – **N. trochlearis** (*Augenmuskelnerv*). Innerviert einen winzigen Augenmuskel (M. obliquus superior oculi), der den Augapfel einwärts rollt und dazu führt, dass der Blick sich senkt.
- N. V – **N. trigeminus** (*Drillingsnerv*). Leitet sensible Fasern aus der Gesichtshaut; mit seinem motorischen Faseranteil zieht er zu Kau- und Mundbodenmuskeln.
- N. VI – **N. abducens** (*Augenmuskelnerv*). Seine motorischen Fasern bewegen den M. rectus lateralis (*seitlichen geraden Augenmuskel*) der den Augapfel in eine Stellung bringt, die einen Seitwärtsblick gestattet.
- N. VII – **N. facialis** (*Gesichtsnerv*). Innerviert motorisch die mimische Gesichtsmuskulatur, mit parasympathischen Fasern die Tränen-, Unterzungen- und Unterkieferspeicheldrüse und leitet über sensorische Fasern die Geschmacksempfindungen von den vorderen zwei Dritteln der Zunge zum Hirnstamm.
- N. VIII – **N. vestibulocochlearis** (*Hör- und Gleichgewichtsnerv*). Zieht mit afferenten Fasern aus dem Innenohr zentralwärts.
- N. IX – **N. glossopharyngeus** (*Zungen- und Rachennerv*). Versorgt als Schlucknerv motorisch und sensibel den Rachen, hat vegetative Fasern für die Ohrspeicheldrüse und transportiert über seine sensorischen Fasern Geschmacksempfindungen aus dem hinteren Zungendrittel.
- N. X – **N. vagus** (wörtl.: *umherschweifender Nerv, Eingeweidenerv*). Innerviert mit motorischen und sensiblen Fasern den Kehlkopf und zieht als langer Hauptnerv des Parasym-

- **Ventrikelsystem** des Gehirns und der **Zentralkanal** im Rückenmark (innerer Liquorraum > Abb. 2.430)

Ventrikelsystem
Im Gehirn gibt es vier **Ventrikel** (*Hirnkammern*): Die beiden **Seitenventrikel** sind lang gestreckte, bogenförmig verlaufende Hohlräume in den Großhirnhemisphären, die in alle vier Hirnlappen reichen.

Sie stehen über das **Foramen interventrikulare** (*Zwischenkammerloch*) mit dem im Zwischenhirn gelegenen **3. Ventrikel** in Verbindung. Der schmale **Aquaeductus cerebri** (*Aquädukt*) verbindet den 3. mit dem 4. Ventrikel. Der **4. Ventrikel** befindet sich zwischen der Brücke, der Medulla oblongata und dem Kleinhirn und setzt sich fadenförmig in den **Zentralkanal** des Rückenmarks fort. Der 4. Ventrikel weist drei Lücken zum Subarachnoidalraum des Gehirns und des Rückenmarks auf. Durch diese Öffnungen stehen die inneren Liquorräume mit dem Subarachnoidalraum in Kontakt.

2.13.3 Peripheres Nervensystem

DEFINITION

Nervenfaser: Bis zu 1 m lange Neuritenbündel. **Markreiche** Nervenfasern besitzen eine eigene Myelinscheide (*Markscheide*), **markarme** Nervenfasern werden, zu mehreren zusammengefasst, von einer Myelinscheide umgeben.
Nerven: Bündel von parallel verlaufenden Nervenfasern, die verschiedene Faserqualitäten enthalten.

pathikus zu den Brust- und Bauchorganen. Seine Reichweite erstreckt sich bis zum linken Dickdarmbereich.
- N. XI – **N. accessorius**. Innerviert den M. sternocleidomastoideus und den M. trapezius.
- N. XII – **N. hypoglossus** (*Zungennerv*). Steuert die Zungenmotorik.

Spinalnerven

31 paarige **Spinalnerven**, bestehend aus jeweils einer Vorder- und einer Hinterwurzel, verknüpfen das Rückenmark mit dem Rumpf und den Extremitäten. Sie verlassen den Spinalkanal durch die Zwischenwirbellöcher (> 2.1.5), wobei der 1. Spinalnerv zwischen dem Hinterhauptsbein und dem 1. Halswirbel austritt.

Cauda equina

Da beim Erwachsenen das Rückenmark zwischen dem 1. und 2. Lendenwirbel endet, ergeben sich unterschiedliche Höhen bezüglich der Austrittsstellen: Die Nervenwurzeln aus den oberen Abschnitten treten noch waagrecht aus dem Rückenmark aus, die unteren Nervenwurzeln müssen, um ihre Zwischenwirbellöcher zu erreichen, im Wirbelkanal (*Spinalkanal*) schräg nach unten ziehen (> Abb. 2.432). Aus den unteren drei Lenden-, allen Sakralwurzeln und der Steißwurzel entsteht ein Nervenwurzelbündel, das an einen Pferdeschweif erinnert und daher **Cauda equina** genannt wird.

Gliederung

Die 31 paarigen Spinalnerven (*Rückenmarksnerven*) werden wie folgt gegliedert:
- acht Halsnerven (*Nn. cervicales*; C1–C8)
- zwölf Brustnerven (*Nn. thoracici*; Th1–Th12)
- fünf Lendennerven (*Nn. lumbales*; L1–L5)
- fünf Sakralnerven (*Nn. sacrales*; S1–S5)
- ein Steißnerv (*N. coccygeus*; Co1)

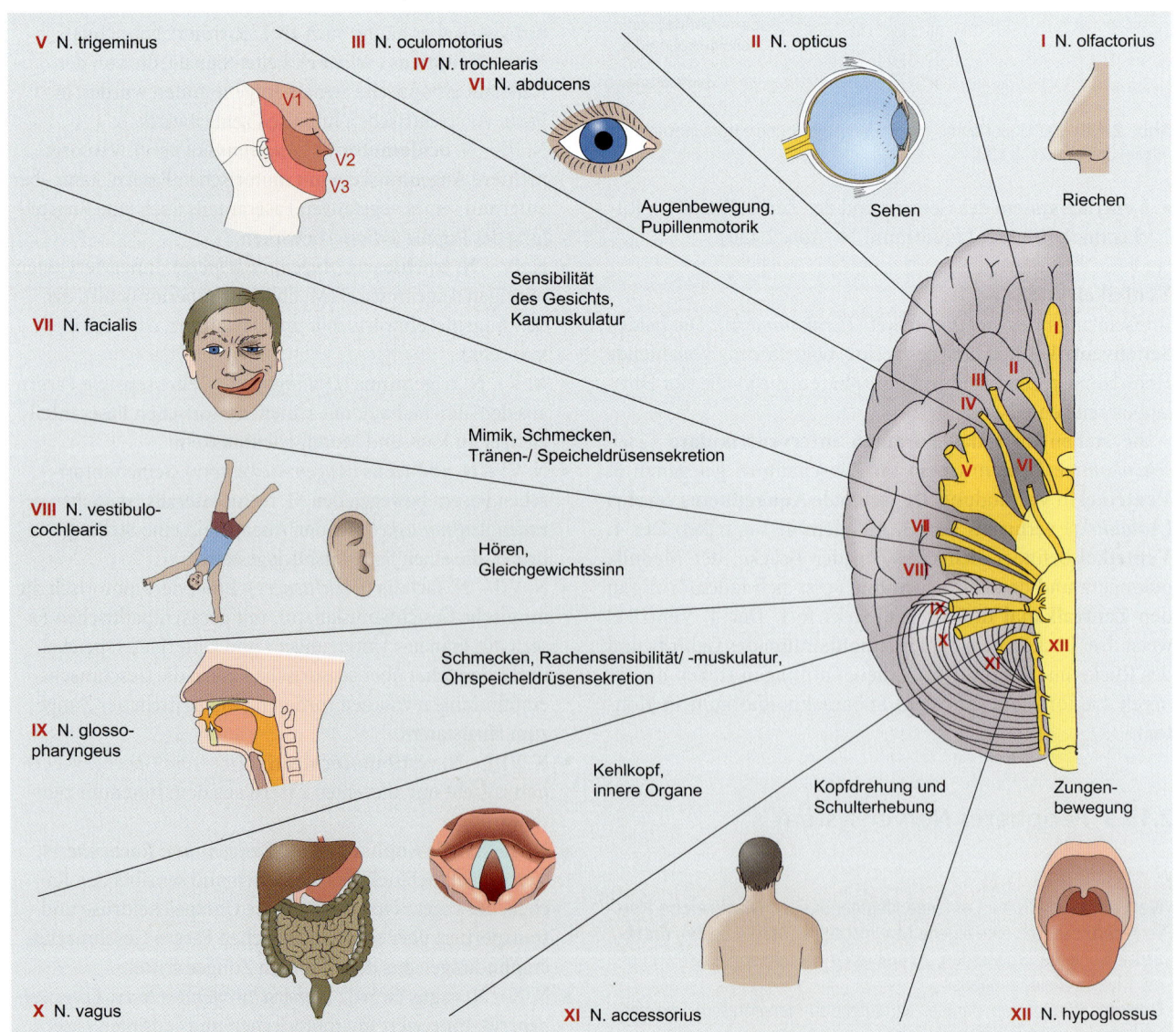

Abb. 2.431 Die zwölf Hirnnerven (Ansicht von unten). [L190]

Spinalnervenäste

Ein Spinalnerv ist mit etwa 1 cm Länge ziemlich kurz. Unmittelbar nach seinem Austritt aus dem Zwischenwirbelloch teilt er sich in vier Äste (*Rami/Rr.*; Einzahl: *Ramus*). Diese besitzen mit Ausnahme des R. meningeus motorische **und** sensible Fasern:

- **Ramus meningeus**: Innervation (*Nervenversorgung*) der Rückenmarkshäute über sensible Fasern
- **Ramus communicans**: Verbindung zum Grenzstrang, einer Einrichtung des Sympathikus (➤ 2.13.4)
- **Ramus dorsalis**: Versorgung der tiefen Rückenmuskulatur (*Wirbelsäulenaufrichter* ➤ 2.1.5) und der Haut des Rückens
- **Ramus ventralis**: Innervation der gesamten vorderen und seitlichen Brust- und Bauchwand sowie deren Hautabschnitte durch die Nn. (*Nervi*) intercostales (*Zwischenrippennerven*) oder als Teil einer Geflechtbildung (*Plexusbildung*)

Plexusbildungen

Die Verbindungen von Rr. ventrales aus mehreren Rückenmarkssegmenten führen zu 4 Geflechten mit neuen Kompositionen und Faserzusammensetzungen:

- Der **Plexus cervicalis** (*Halsgeflecht*) aus den Halssegmenten C1–C4 innerviert Haut und Muskeln der Hals- und Schulterregion; aus diesem Plexus entstammt auch der **N. phrenicus**, der das Zwerchfell versorgt.
- Aus dem **Plexus brachialis** (*Armgeflecht*, C5–Th1) entspringen neben kleineren Ästen zum Nacken und zur Schulter die drei großen Armnerven:
  - **N. radialis** (*Speichennerv*). Versorgt die Muskulatur und Haut an der Streckseite des Unterarms und der Hand.
  - **N. ulnaris** (*Ellennerv*) und **N. medianus** (*Mittelnerv*). Beide Nerven innervieren die Beugemuskeln des Unterarms und der Hand sowie die Haut der Handfläche.
- Die Nerven aus dem **Plexus lumbalis** (*Lendengeflecht*, L1–L4) ziehen zur unteren Bauchwand, zu den äußeren Geschlechtsorganen sowie zu Hautgebieten und Streckmuskeln am Oberschenkel. Der bekannteste Nerv aus diesem Geflecht ist der **N. femoralis** (*Schenkelnerv*). Er verläuft an der Vorderseite des Oberschenkels und versorgt dort die Haut und den M. quadriceps femoris (➤ 2.1.8).
- Der **Plexus sacralis** (*Kreuzbeingeflecht*, L5–S4), das größte Nervengeflecht des Menschen, innerviert über den **N. pudendus** einen Teil des Damms und die Beckenbodenmuskulatur. Zum Plexus sacralis gehört auch der längste und dickste Nerv des Menschen, der **Ischiasnerv** (*N. ischiadicus*), der unterhalb des großen Gesäßmuskels abwärts zieht. Oberhalb der Kniekehle teilt er sich in zwei Äste, den **Schienbeinnerv** (*N. tibialis*) und den **Wadenbeinnerv**

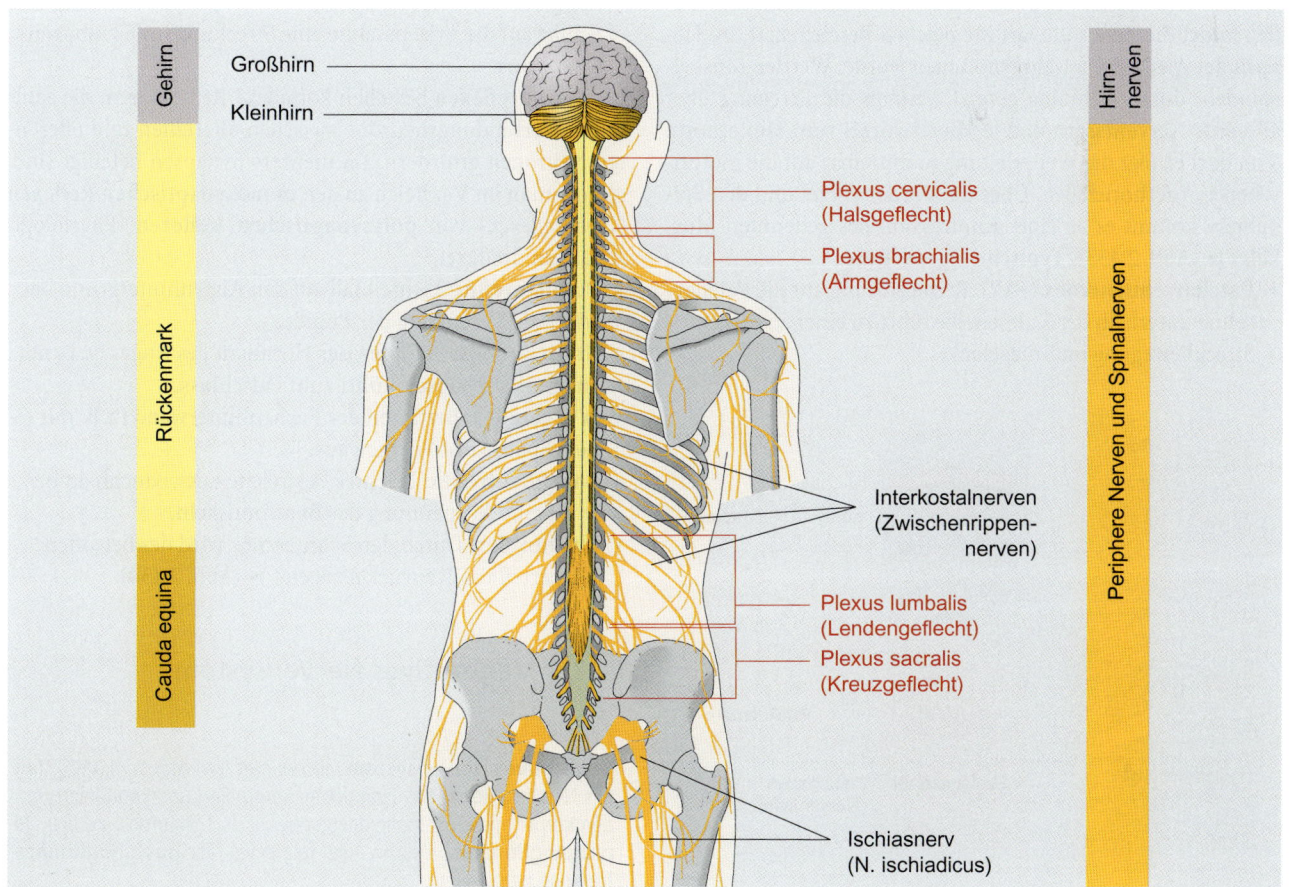

Abb. 2.432 Spinalnerven, Äste und Plexusbildungen. Ab L1/L2 ziehen Vorder- und Hinterwurzel als Cauda equina abwärts. [L190]

(*N. peroneus*). Diese Nerven versorgen die Haut und alle Muskeln am Unterschenkel und am Fuß.

Reflexe

> **DEFINITION**
> **Reflexe**: Vom Willen unabhängige Reaktionen auf Reize.

Reflexbogen
Reflexe dienen der Aufrechterhaltung des Körpers, dem Schutz des Organismus und der Koordination von Tätigkeiten innerer Organe. Reflexe können über einen einfachen **Reflexbogen** oder mittels komplexer Reflexkreise ausgelöst werden. Ein Reflexbogen besteht aus mehreren Teilen.
- **Rezeptor** (z. B. Muskelspindel, Golgi-Sehnenorgan). Nimmt den Reiz auf und übersetzt ihn in elektrische Signale.
- **Sensible Nervenfasern** (Afferenzen). Leiten die Impulse zum ZNS.
- **Reflexzentrum** (im ZNS). Verarbeitet die eingehenden Signale.
- **Motorische Nervenfasern** (Efferenzen). Lösen eine Muskelbewegung aus.

Eigenreflexe und Fremdreflexe
Eigenreflexe halten den Muskeltonus aufrecht. Beim Eigenreflex findet die Reflexantwort im gleichen Bereich statt, in dem auch der Auslösereiz wahrgenommen wurde: Werden Muskelspindeln durch Dehnung gereizt, verläuft die Erregung über afferente Nervenfasern und je Hinterwurzel zum Hinterhorn. Von dort erfolgt die Weiterleitung unmittelbar auf die motorischen Vorderhornzellen. Über die Vorderwurzel und den Spinalnerv kommt es zu einer Kontraktion des gedehnten Muskels (➤ Abb. 2.433). **Typische Eigenreflexe**:
- **Patellarsehnenreflex** (*PSR*). Reizauslösung auf die Patellarsehne unterhalb der Kniescheibe führt zu einer schnellen Streckbewegung im Kniegelenk.

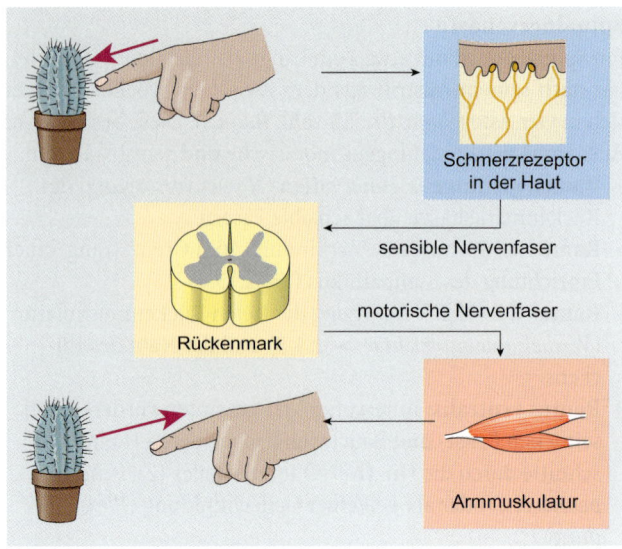

Abb. 2.434 Schema eines Reflexbogens beim Fremdreflex am Beispiel einer Fluchtreaktion nach Schmerzreiz: Reizaufnahme und -antwort finden an verschiedenen Organen statt. [L190]

- **Achillessehnenreflex** (*ASR*). Ein kleiner Schlag auf die Achillessehne erzeugt eine Beugung im oberen Sprunggelenk.
- **Bizeps-** und **Trizepssehnenreflex** (*BSR*, *TSR*). Die Einwirkung auf die Bizepssehne löst eine Beugung, der kleine Schlag auf die Trizepssehne eine Streckung im Ellenbogengelenk aus.

Bei **Fremdreflexen** bestehen komplexe Reflexbögen, die zahlreiche Verbindungsneurone zwischen afferenten und efferenten Neuronen erfordern. Da mehrere Synapsen beteiligt sind, spricht man im Vergleich zu den **monosynaptischen Reflexen** (*Eigenreflexen*) von **polysynaptischen Reflexen**. Physiologische Fremdreflexe:
- **Pupillenreflex**: Lichteinfall auf den Augenhintergrund bewirkt die Verengung der Pupille.
- **Kornealreflex**: Betupfen der Hornhaut des Auges (z. B. mit einem Wattebausch) führt zum Lidschluss.
- **Würgereflex**: Berühren der Rachenhinterwand (z. B. mit einem Spatel) löst Würgen aus.
- **Bauchhautreflex**: Leichtes Bestreichen der Bauchhaut bewirkt eine Anspannung der Bauchmuskeln.
- **Fluchtreflex**: Durch den Schmerzreiz wird der betroffene Körperteil rasch zurückgezogen (➤ Abb. 2.434).

2.13.4 Vegetatives Nervensystem

> **DEFINITION**
> **Vegetatives Nervensystem** (*autonomes Nervensystem*, *VNS*): Teil des Nervensystems, das Funktionen kontrolliert und koordiniert, um den Körper an Belastungen anzupassen. Das 1. Neuron wird hier als **präganglionäres** Neuron, die folgenden als **postganglionäre** Neurone bezeichnet.

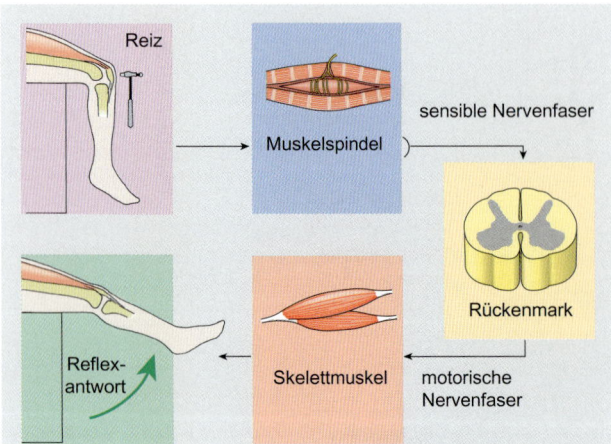

Abb. 2.433 Schema eines Reflexbogens beim Eigenreflex. [L190]

Die beiden Hauptvertreter des **vegetativen Nervensystems** heißen Sympathikus und Parasympathikus. Während der **Sympathikus** vor allem bei Aktivitäten des Körpers erregt wird, die nach **außen** gerichtet sind (z. B. körperliche Arbeit, Reaktion auf Stressreize), dominiert der **Parasympathikus** bei nach **innen** gerichteten Körperfunktionen (Essen, Verdauung, Ausscheidung ➤ Abb. 2.435).

Ganglien des vegetativen Nervensystems

Auf ihrem Weg vom und zum zentralen Nervensystem erfolgen die Umschaltungen von prä- auf postganglionäre Neurone in folgenden vegetativen Ganglien:
- parasympathischen Ganglien der Hirnnerven III, VII, IX, X im Bereich des Hirnstamms
- Sympathikusgrenzstrang zu beiden Seiten der Wirbelsäule
- Ganglien in ausgedehnten Geflechten im Brust-, Bauch- und Beckenraum

> Der **Plexus solaris** (*Sonnengeflecht*), bestehend aus zahlreichen Ganglien, befindet sich am Abgang des Truncus coeliacus aus der Aorta und enthält Nervenfasern die dem Sympathikus angehören sowie solche, die dem Parasympathikus zuzuordnen sind. Bei Entspannungsverfahren, z. B. dem autogenen Training, stellt das Sonnengeflecht ein wichtiges System dar, das für eine gute Entspannung maßgeblich ist.

Sympathikus

Aufbau
Die Perikaryen (*Nervenzellkörper*) der **präganglionären** Neurone des Sympathikus liegen im **Seitenhorn des Brust- und Lendenmarks**. Die vegetativ-motorischen (*visceromotorischen*) Fasern treten über die Vorderwurzeln des Rückenmarks aus und ziehen zum **Grenzstrang**, einer beidseits der Wirbelsäule perlschnurartig aufgereihten und miteinander verknüpften Formation.

Der größte Teil der (*präganglionären*) Fasern wird im Grenzstrang auf ein weiteres vegetatives Neuron umgeschaltet. Nach der Umschaltung ziehen die **postganglionären** sympathischen Nervenfasern zu ihren Erfolgsorganen (Blutgefäße, innere Organe).

Neurotransmitter
Der Neurotransmitter (*Überträgerstoff*), der von den synaptischen Endknöpfen (➤ 1.3.4) der präganglionären Neurone freigesetzt wird, ist **Azetylcholin**. Es erreicht über den synaptischen Spalt die Rezeptoren der postganglionären Neurone. Beim Sympathikus werden diese Rezeptoren als **nikotinartige Rezeptoren** bezeichnet. Der Neurotransmitter zwischen den postganglionären Neuronen und den Zielzellen ist **Noradrenalin**, das **Alpha-** und **Betarezeptoren** an den Zielzellen (z. B. Herzmuskelzellen) besetzt.

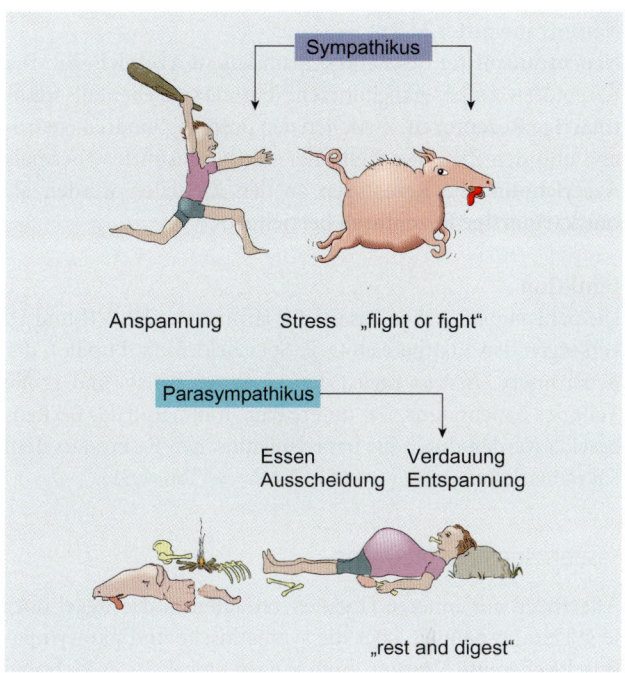

Abb. 2.435 Diese Bildergeschichte erläutert die gegensätzlichen Funktionen von Sympathikus und Parasympathikus: Ein Mensch jagt und erlegt ein Tier (Sympathikus), um es dann zu verzehren und zu verdauen (Parasympathikus). [L190]

Funktionen
α- und β-Rezeptoren sind mit den Untertypen $α_1$ und $α_2$ sowie $β_1$ und $β_2$ vertreten. Während $α_1$- und $α_2$-Rezeptoren insbesondere an den Zellen der Gefäßwände sitzen, überwiegen am Herzen $β_1$-**Rezeptoren**. Werden sie erregt, kommt es zum Pulsanstieg. Auch die Kontraktionskraft des Herzens erhöht sich. An den Bronchien dagegen wirkt der Sympathikus in erster Linie über die $β_2$-**Rezeptoren**. Ihre Stimulation führt zu einer Erschlaffung der Bronchialmuskulatur (➤ Abb. 2.436, ➤ Tab. 2.51).

> Die Existenz verschiedener Noradrenalin-Rezeptoren ist für die Praxis von Bedeutung, da mit Medikamenten α- und β-Rezeptoren blockiert oder erregt werden können:
> - β-Blocker (*Sympatholytika*) sind z. B. zur Behandlung einer Hypertonie geeignet (➤ 2.8.6),
> - $β_2$-Sympathikomimetika eignen sich zur Therapie eines Asthma bronchiale (➤ 2.9.9).

Parasympathikus

Aufbau
Der Ursprung des **Parasympathikus** liegt in Kerngebieten des Hirnstamms und den Seitenhörnern des Sakralmarks (S2–S4). Präganglionäre Fasern verlassen das zentrale Nervensystem mit den **Hirnnerven III, VII, IX und X**, sowie über die Vorderwurzeln der **Sakralnerven II–IV**. Lange Axone ziehen zu den Ganglien, die in Organnähe liegen und erst dann auf das postganglionäre Neuron umgeschaltet werden.

Neurotransmitter

Neurotransmitter des Parasympathikus ist **Azetylcholin**. Die Rezeptoren der postganglionären Neurone sind ebenfalls **nikotinartige Rezeptoren**. Zwischen den postganglionären Neuronen und den Zielzellen heißt der Neurotransmitter abermals **Azetylcholin**, die Rezeptoren an den Zielzellen werden als **muskarinartige Rezeptoren** bezeichnet.

Funktion

Die parasympathischen Fasern der Hirnnerven III, VII und IX versorgen den Kopfbereich (z. B. Speicheldrüsen, Pupille), der X. Hirnnerv (*Nervus vagus*) den gesamten Brust- und große Teile des Bauchraums. Der untere Bauchraum und der Beckenbereich werden durch die parasympathischen Fasern aus dem Sakralmark innerviert (➤ Abb. 2.436, ➤ Tab. 2.51).

Viszerosensible Neurone

Afferenzen aus inneren Organen verlaufen in der Regel über jene Leitungsbahnen, über die sympathische und parasympathische efferente Neurone ihren Weg in umgekehrter Richtung zu den Eingeweiden nehmen. Afferenzen (z. B. Schmerzleitung aus inneren Organen, Impulse aus Chemo-, Presso- und Osmorezeptoren) haben folgende Verbindungen:

- inneres Organ – Grenzstrang – Spinalganglion – Hinterwurzel – Rückenmark – aufsteigende Bahn – Hirnstamm – Hypothalamus
- N. vagus (*X. Hirnnerv*) – Hirnnervenganglien im Hirnstamm – Hypothalamus

Der **Hypothalamus**, oberstes Zentrum des vegetativen Nervensystems, koordiniert die eingehenden Signale, stimmt sie mit Informationen aus dem Großhirn ab und steuert die erforderlichen Reaktionen. Dies erfolgt zum Teil über seine Hormone (➤ 2.5.3).

> **Hinweise zu gesundheitsförderndem Verhalten**
>
> „Was der Körper nicht braucht, wird abgebaut". Dies gilt auch für die ungeheure Zahl an Synapsen im Gehirn. Um den Abbau und somit Gedächtnisstörungen vorzubeugen, gibt es einige Möglichkeiten:
> - Regelmäßige Bewegung aktiviert das Herz-Kreislaufsystem, das Gehirn wird besser durchblutet.
> - Ausreichende Flüssigkeitsaufnahme gewährleistet über verbesserte Fließeigenschaften des Blutes eine gute Versorgung aller Nervenzellen mit Sauerstoff und Nährstoffen.
> - Verzicht auf das Rauchen, um die Sauerstoffbindung an Hämoglobin und damit die Versorgung der Nervenzellen mit Sauerstoff zu optimieren.
> - Beanspruchung der Nervenzellen durch Lesen, Lernen und allgemeines Interesse verhindert den Abbau von Synapsen.
> - Vermeidung des neurotoxischen Alkohols, der Neurone schädigt.

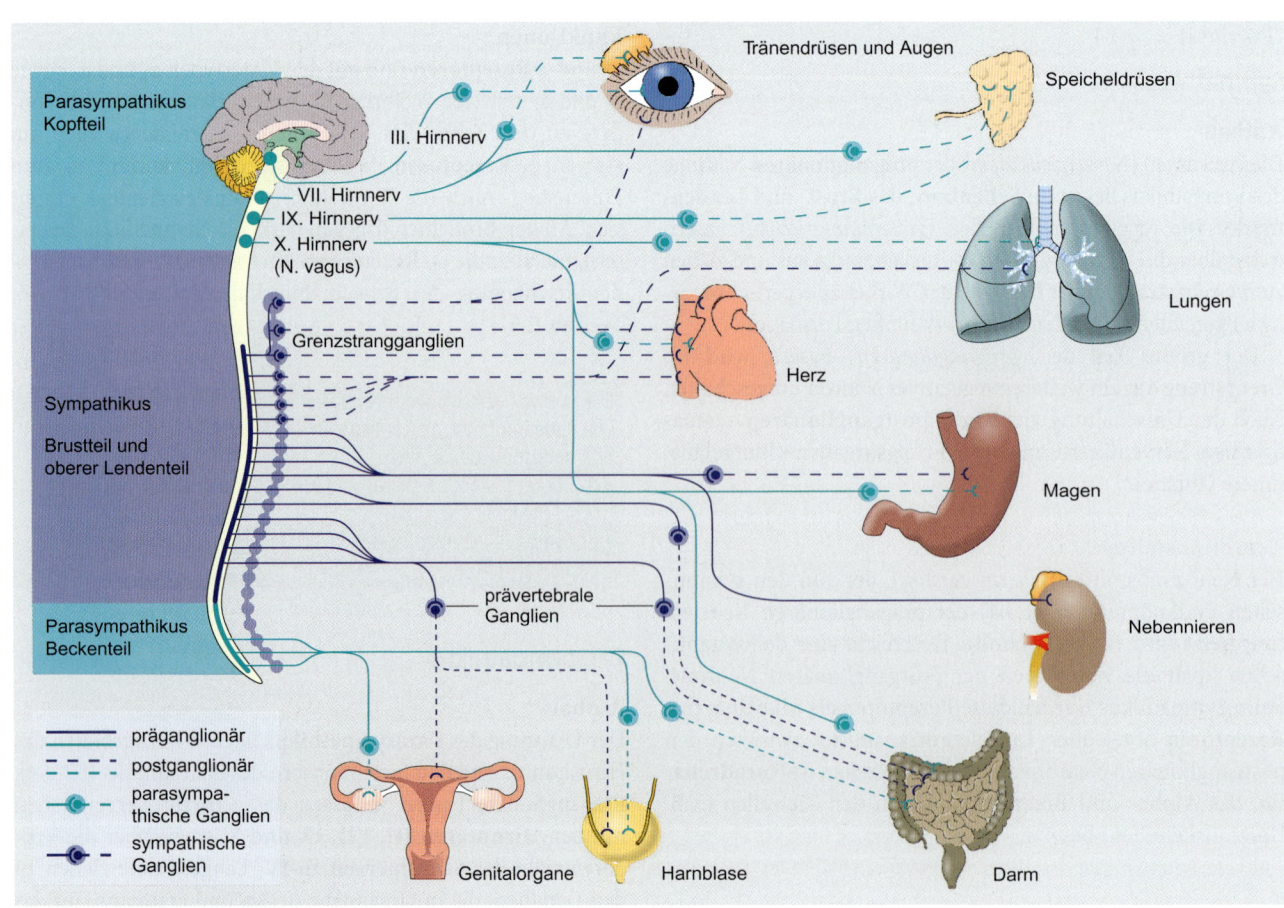

Abb. 2.436 Übersicht über das vegetative Nervensystem. [L190]

Tab. 2.51 Wichtige Funktionen von Sympathikus und Parasympathikus. Fast alle Organe werden von beiden Teilsystemen innerviert. [L190]

Organ	Sympathikuswirkung	Parasympathikuswirkung
Herzmuskel	• Zunahme von Pulsrate und Kontraktionskraft	• Abnahme von Pulsrate und Kontraktionskraft
Bronchien	• Erweiterung	• Verengung
Speicheldrüsen	• Verminderung der Sekretion	• Steigerung der Sekretion
Magen-Darm-Trakt	• Verminderung von Tonus und Bewegungen, Sphinkteren kontrahiert	• Steigerung von Tonus und Bewegungen, Sphinkteren entspannt
Verdauungsdrüsen	• Verminderung der Sekretion	• Steigerung der Sekretion
Sexualorgane beim Mann	• Auslösung der Ejakulation	• Auslösung der Erektion
Pupille	• Erweiterung	• Verengung

2.13.5 Hauptbeschwerden und Leitsymptome bei neurologischen Erkrankungen

Schwindel ➤ 2.4.2

Kopfschmerz

Kopfschmerz (*Kephalgie*) kann klopfend, pulsierend, stechend, dumpf, diffus oder lokal, permanent oder attackenweise auftreten. Begleiterscheinungen wie Erbrechen, Augentränen oder Aura weisen auf die Ursache hin. Beispiele:
- **starker, akuter Kopfschmerz**; z. B. bei Hirnhautentzündung (*Meningitis* ➤ 2.13.8), Subarachnoidal- oder intrazerebraler Blutung (➤ 2.13.7)
- **rezidivierende Kopfschmerzattacken**; bei Migräne oder Trigeminusneuralgie (➤ unten)
- **chronischer Kopfschmerz**; z. B. bei degenerativen Veränderungen der Halswirbelsäule, Spannungskopfschmerzen, als unerwünschte Wirkung von Medikamenten, Hypertonie- bzw. Arteriosklerosekopfschmerzen
- über längere Zeit **langsam zunehmende Kopfschmerzen**; ggf. Hinweis auf einen intrakraniellen Tumor (➤ 2.13.11)

Kopfschmerzen als Symptom anderer Erkrankungen treten auch bei HNO-Erkrankungen, Anämien, Lebererkrankungen, Borreliose, Herzerkrankungen, Intoxikationen und Augenerkrankungen auf.

Migräne
Krankheitsentstehung
Die Ursachen einer **Migräne** sind vielfältig und reichen von Durchblutungsstörungen, hormonellen, psychischen und neuronalen Unstimmigkeiten bis zur Auslösung durch exogene Reize (Alkohol, Stress, Wetterumschwung, Genuss von Schokolade oder Käse). Von einer **Migräne** sind meist jüngere Menschen betroffen.

Symptome
Der anfallsartige Kopfschmerz verläuft in drei Phasen, die mit **Vorsymptomen** (Heißhungergefühl, Hyper- oder Hypoaktivität), **Aura** (mit Seh- oder Sprechstörungen, Pelzigkeitsgefühlen) und dem eigentlichen Kopfschmerz einhergehen. Der Kopfschmerz wird als einseitig und pulsierend erlebt, der sich bei körperlicher Aktivität verstärkt. Hinzu kommen Übelkeit, Erbrechen, Lichtscheu und Lärmempfindlichkeit. Die Anfallsdauer beträgt Std.–2 Tage. Am Ende der Attacke kommt es zu einem starken Schlafbedürfnis, Durst und allgemeiner Erschöpfung.

Behandlung
Ruhe im akuten Anfall, Antiemetika (z. B. Metoclopramid/MCP), Analgetika (Ibuprofen, Diclofenac, Paracetamol), bei Erwachsenen vorzugsweise in Kombination mit einem Serotonin-Rezeptor-Agonisten (5HT$_1$-Rezeptor-Agonisten/Triptane z. B. Sumatriptan/Imigran®). Triptane hemmen eine Entzündung im Bereich der Duraarterien. Nebenwirkungen sind Blutdruckanstieg, Parästhesien, Schwindel, Benommenheit und Müdigkeit.

Information des Betroffenen
Empfehlungen bezüglich einer Veränderung der Lebensführung mit der Reduktion von Stresssituationen, Alkohol- und Nikotinabstinenz, Regulierung des Schlaf-Wach-Rhythmus und Erhöhung sportlicher Aktivitäten.

Trigeminusneuralgie
Krankheitsentstehung
Die idiopathische **Trigeminusneuralgie** betrifft bevorzugt Frauen in höherem Lebensalter. Als Ursache wird eine Irritation des N. trigeminus im Bereich der Brücke (➤ 2.13.1) angesehen, wenn der Nerv dort in engem Kontakt mit einem pulsierenden Gefäß steht.

Symptome
Kennzeichen sind blitzartig einschießende elektrisierende Schmerzen, die wenige Sek. anhalten. Sie treten im Intervall, manchmal salvenartig auf und können den Betroffenen in eine depressive Verstimmung bis hin zu Suizidgedanken treiben. Häufig ist das Areal des N. maxillaris (2. Trigeminusast) mit Wange, Oberkiefer und Oberlippe betroffen. Die Attacken werden durch Berührung, Sprechen, Luftzug, Zähneputzen oder Kauen ausgelöst (getriggert).

Behandlung
Therapie der Wahl ist die **medikamentöse Behandlung** mit den Antiepileptika Carbamazepin (Tegretal®), Phenytoin oder

Lamotrigin. Wenn diese Verordnung keine Linderung bringt, gibt es als Alternativen die **Verödung** des **Ganglion Gasseri** (*sensibles Ganglion des N. trigeminus*, liegt neben dem Türkensattel ➤ 2.1.4) und die **Operation nach Janetta**. Bei der Verödung wird das Ganglion durch eine zielgerichtete Thermokoagulation zerstört. Während der Zugang zu diesem Ganglion durch eine physiologische Lücke in der Schädelbasis möglich ist, erfordert die Operation nach Janetta eine Schädelöffnung, damit der Neurochirurg zwischen Nerv und Gefäß ein Gewebe„polster" einbringen kann.

Chronische Kopfschmerzen

Spannungskopfschmerzen (*Belastungskopfschmerzen*) haben einen dumpfen Schmerzcharakter der den gesamten Kopf betrifft. Auslöser sind Stresssituationen und psychische Belastungen. Zur Behandlung sind Entspannungsübungen, Massagen oder lokale Wärmeapplikation gut geeignet. Wenn möglich, sollte der Gebrauch von Analgetika vermieden werden.

Betroffene, die an **vasomotorisch** (*Veränderungen des Gefäßlumens durch Vasokonstriktion und -dilatation*) **bedingten Kopfschmerzen** leiden, berichten von Kopfschmerzen, die als dumpf und drückend erlebt werden mit dem Gefühl von „Reifen, die den Kopf schmerzhaft in die Zwinge nehmen". Das Auftreten der Kopfschmerzen kann von Wetterveränderungen, Schlafentzug und Alkoholgenuss abhängig sein.

Hypertonie- und Arteriosklerosekopfschmerzen treten v. a. in den frühen Morgenstunden auf und betreffen insbesondere den Hinterkopf.

Durch **Analgetika bedingte Kopfschmerzen** und **Kopfschmerzen nach der Einnahme von Nitropräparaten** sind in der Bevölkerung weit verbreitet. Die Schmerzen werden als diffus und über den ganzen Kopf ziehend beschrieben.

Tremor

> **DEFINITION**
> **Tremor**: Rhythmisches, unwillkürliches Zittern, das im Schlaf verschwindet und durch Affekte gesteigert wird.

Auffälliges Zittern der Hände oder des gesamten Körpers kommt bei verschiedenen Einwirkungen auf den Organismus und Erkrankungen vor:
- **physiologischer Tremor**; bei Angst, Erregung, Kälte
- **Haltetremor**; physiologischer Tremor bei Haltepositionen, die die körperliche Kraft zu übersteigen drohen
- **Flapping-Tremor**; langsame Bewegungen mit regelmäßigen Flexionen im Handgelenk, die sofort korrigiert werden (bei hepatischer Enzephalopathie ➤ 2.10.17)
- **Tremor bei internistischen Erkrankungen**; z. B. bei Hyperthyreose (➤ 2.5.9) oder bei Hypoglykämie (➤ 2.5.13)
- **Tremor aufgrund unerwünschter Wirkungen** von Medikamenten (trizyklische Antidepressiva, Antiepileptika)

Von Bedeutung in der neurologischen Diagnostik sind Ruhe- und Intentionstremor:

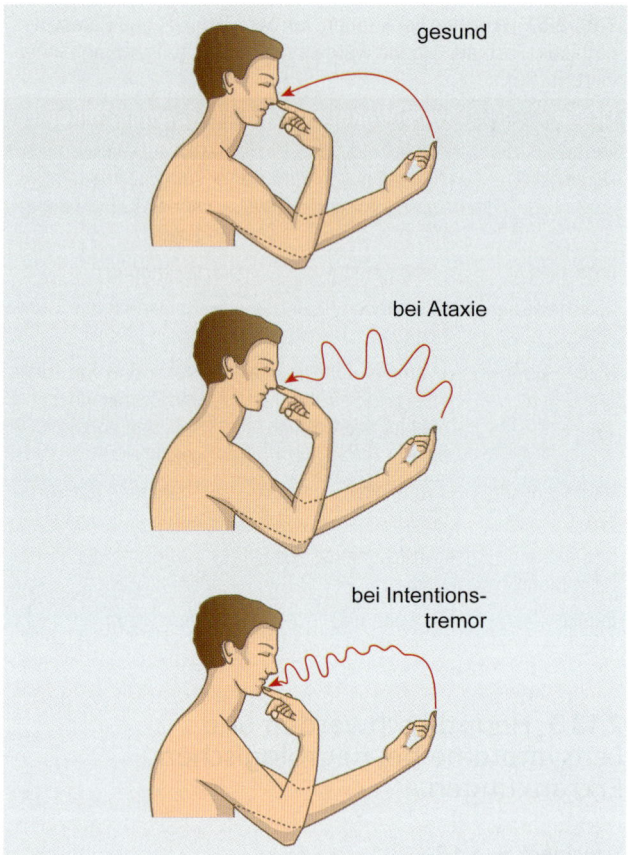

Abb. 2.437 Finger-Nase-Versuch. Links: Normal. Rechts: Bei Intentionstremor. [L138]

- **Ruhetremor**; feinschlägiges Zittern bei fehlender Willkürbewegung, das bei Beginn einer Willkürbewegung abnimmt (z. B. Erkrankung an Parkinson ➤ 2.13.9)
- **Intentionstremor**; feinschlägiges Zittern, das bei gezielten Bewegungen einsetzt; Ursache sind Kleinhirnerkrankungen (➤ Abb. 2.437)

Aphasie und andere Werkzeugstörungen

> **DEFINITION**
> **Aphasie**: Erworbene zentrale Sprachstörung bei intakten Sprechorganen.
> **Werkzeugstörung**: Zentralnervös bedingte Störung **höherer** Hirnleistungen, z. B. komplexer Handlungen oder Gedankengänge, wobei die Sinnesorgane und die ausführenden Organe intakt sind.

Aphasieformen
- **Broca-Aphasie**: Kennzeichen sind die Störung der Sprechflüssigkeit bei erhaltenem Sprachverständnis. Der Betroffene kann aber nur unter großer Anstrengung im Telegrammstil sprechen, da die Sprachproduktion stark gestört und verlangsamt ist; tritt bei Veränderungen im frontal gelegenen Sprachareal auf.

- **Wernicke-Aphasie**: Kennzeichen sind der intakte Sprachfluss, der allerdings mit Wortneubildungen und -deformierungen auffällig ist. Die Störung liegt im parietalen Bereich.
- **Globale Aphasie**: Schwerste Form, die mit dem Verlust der sprachlichen Verständigung sowohl im Broca- als auch im Wernicke-Areal verbunden ist.
- **Amnestische Aphasie**. Typisch für diese Form der Sprachstörung ist eine eher zögernde Sprechweise mit schweren Wortfindungsstörungen, die durch weitschweifige Umschreibungen häufig kompensiert werden. Läsionen am Übergang vom Temporallappen zum Parietallappen sind hierfür verantwortlich.

Weitere Werkzeugstörungen
- **Agrafie**: Unfähigkeit zu schreiben
- **Alexie**: Unfähigkeit zu lesen
- **Akalkulie**: Unfähigkeit zu rechnen
- **Apraxie**: Unfähigkeit, bestimmte Handlungen auszuführen. Der Betroffene ist z. B. nicht in der Lage, sich zu kämmen, obwohl keine Lähmungen vorliegen und auch die Wahrnehmung intakt ist
- **Agnosie**: Störung des Erkennens; bei der **visuellen Agnosie** sieht der Betroffene einen Gegenstand zwar, erkennt ihn aber nicht als solchen; der Betroffene beschreibt z. B. eine Banane völlig richtig als gelben, gebogenen Gegenstand. Es gelingt ihm aber nicht, den Zusammenhang zur essbaren Frucht herzustellen. Durch Betasten oder Schmecken hingegen erkennt er die Banane sofort

Lähmungen und Querschnittläsion

Lähmungen

DEFINITION
Lähmung: Minderung bzw. Ausfall von Funktionen eines Körperteils oder von Organfunktionen.
Parese: Minderung der Funktion mit Störungen der Motorik.
Paralyse (*Plegie*): Völliger Funktionsausfall hinsichtlich einer Bewegung.

- **Spastik** bei Beeinträchtigung des 1. motorischen Neurons
- **schlaffe Lähmung** bei Ausfall des 2. motorischen Neurons (➤ 2.13.1)

Krankheitsentstehung
Bei einer **zentralen Lähmung** (z. B. nach einem Schlaganfall ➤ 2.13.6) ist das 1. motorische Neuron betroffen, das von der motorischen Hirnrinde über die **Pyramidenbahn** bis zu den Vorderhörnern des Rückenmarks reicht. Aufgrund der Pyramidenbahnkreuzung (➤ 2.13.1) sind Paresen bei Hirnerkrankungen kontralateral, Paresen bei Erkrankungen des Rückenmarks ipsilateral (*auf der gleichen Seite*). Entsprechend dem Ort, an dem die Pyramidenbahn in den Krankheitsprozess involviert ist, kommt es zu Mono-, Hemi-, Para- oder Tetraparese (➤ Abb. 2.438):

- Ein Prozess im Bereich des **Gyrus praecentralis** ruft eine **kontralaterale Monoparese** (*Lähmung einer Gliedmaße*) hervor.
- Sind die **gleichen Areale in beiden Hemisphären** betroffen, kommt es zu einer Paraparese (*Lähmung zweier symmetrischer Gliedmaßen*).
- Eine Unterbrechung der Pyramidenbahn in der **Capsula interna** (➤ 2.13.1) ruft eine **kontralaterale Hemiparese** (*Lähmung einer Körperhälfte*) hervor.
- Aufgrund **ausgedehnter Läsionen im Hirnstamm** (z. B. durch Verschluss der A. basilaris) kommt es zur **Tetraparese** (*Lähmung aller vier Gliedmaßen*).

Spastik
Bei einer **Spastik** ist der Spannungszustand der Muskulatur (*Muskeltonus*) durch Beeinträchtigungen der physiologischen Impulsweiterleitung krampfartig erhöht und nimmt in Abhängigkeit zur Geschwindigkeit einer passiven Dehnung zu. Wenn der Tonus bei maximaler Muskeldehnung plötzlich nachlässt, wird das als **Taschenmesserphänomen** bezeichnet. Die Entstehung der spastischen Tonuserhöhung beruht vermutlich auf den Ausfall zentral hemmender Bahnen während die Schaltkreise für Muskeleigenreflexe im Rückenmark in der Regel erhalten bleiben. Die Spastizität ist an der oberen

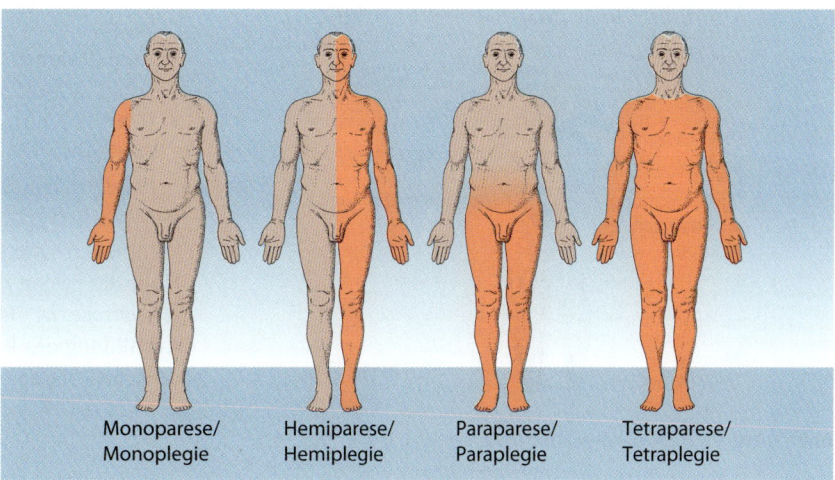

Abb. 2.438 Einteilung der Lähmungen entsprechend der betroffenen Gliedmaßen. [L190]

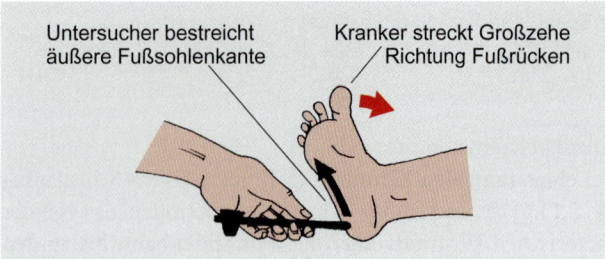

Abb. 2.439 Der Babinski-Reflex gehört zu den Pyramidenbahnzeichen. [L215]

Extremität v. a. an der Beugemuskulatur, an der unteren Extremität vorzugsweise an der Streckmuskulatur ausgeprägt, wobei sich der Muskeltonus im Verlauf einer Erkrankung verändern kann, also erst schlaff, im weiteren Krankheitsverlauf spastisch wird. Weitere Kennzeichen einer spastischen Lähmung:
- in der Regel **keine** Muskelatrophien
- gesteigerte Muskeleigenreflexe
- Babinski-Reflex (pathologischer Reflex beim Erwachsenen): beim Bestreichen der Fußsohle erfolgt eine Streckung der Großzehe und Beugung der übrigen Zehen. Normal wäre ein Beugen aller Zehen (➤ Abb. 2.439)

Schlaffe Lähmung
Bei einer **peripheren Lähmung** ist das **zweite** (*periphere*) motorische Neuron geschädigt (➤ Abb. 2.440). Da Muskelkontraktionen nur aufgrund eines Nervenimpulses erfolgen, ist eine schlaffe Lähmung durch folgende Symptome gekennzeichnet:
- Muskelatrophie
- schlaffe Muskulatur
- verminderte oder erloschene Muskeleigenreflexe

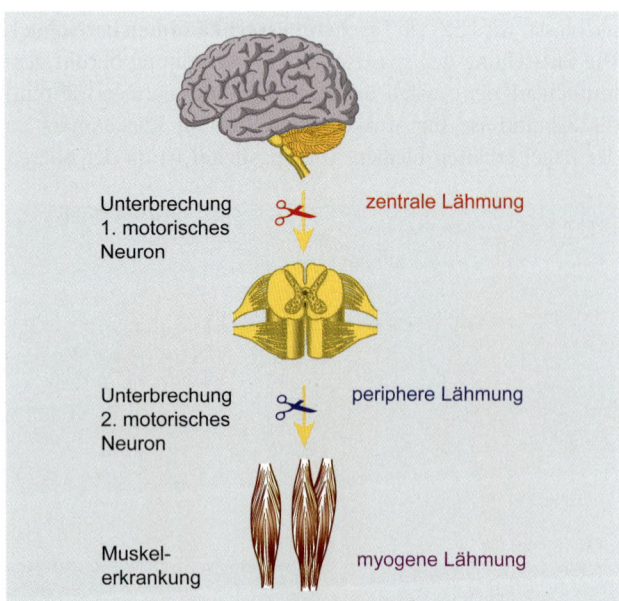

Abb. 2.440 Zentrale, periphere und myogene Lähmung. [L190]

Myogene Lähmung
Bei der **myogenen Lähmung** ist die Erregungsübertragung im Skelettmuskel gestört. Die Folgen ähneln denen der peripheren Lähmung.

Querschnittsyndrome
Krankheitsentstehung
Ursachen von Querschnittsyndromen sind traumatisch bedingte Wirbelfrakturen, Tumoren und Metastasen, Multiple Sklerose, Bandscheibenvorfälle und Störungen der Rückenmarksdurchblutung
Zu den **Querschnittsyndromen** gehören:
- **Spinaler Schock**. Akutes vorübergehendes Querschnittsyndrom (➤ unten).
- **Komplettes Querschnittsyndrom**. Zustand, der den gesamten Rückenmarkquerschnitt betrifft.
- **Inkomplettes Querschnittsyndrom** (*Brown-Séquard-Syndrom*). Halbseitige Querschnittläsion, die aufgrund der Nervenbahnkreuzungen in unterschiedlichen Regionen (Rückenmarksebene, Hirnstamm) unterhalb der Läsion zu Störungen der **epikritischen** sowie **protopathischen Sensibilität** (➤ 2.2.2) plus **spastischer Parese** auf der **betroffenen** Seite und zur Aufhebung der **Schmerz-** und **Temperaturempfindung** auf der **Gegenseite** führt.
- **Kauda-Syndrom**: Die Schädigung der Cauda equina löst eine schlaffe Paraparese der Beine aus. Abhängig von der Höhe der Schädigung können Blasen- und Mastdarminkontinenz sowie Potenzstörungen auftreten.
- **Konus-Syndrom**: Läsion des Conus medullaris (*spitz zulaufendes Ende des Rückenmarks*) mit folgenden Symptomen: Reithosenanästhesie (*Ausfall der Sensibilität perianal und an den Oberschenkelinnenseiten*), Impotenz, schlaffer Analsphinkter mit Stuhlinkontinenz und Überlaufblase.

Symptome
Bei einer plötzlichen Durchtrennung des Rückenmarks fallen alle auf- und absteigenden Signale mit sofortiger Wirkung aus: **spinaler Schock**. Unterhalb der Läsion kommt es zu folgenden Symptomen:
- **schlaffe** Lähmung, sowie Lähmung der Harnblase und des Darms
- **Ausfall sämtlicher sensibler Qualitäten** (Berührung, Druck, Vibration, Schmerz, Temperatur)
- **Unterbrechung vegetativer Funktionen**: Gefahr der Hyperthermie (durch Wegfall der Schweißbildung) und des paralytischen Ileus (durch Blockade der Darminnervation)

4–6 Wochen später manifestiert sich die Symptomatik. Beim kompletten Querschnitt kommt es in Abhängigkeit von der Höhe der Läsion zu spastischer Plegie, pathologischen Reflexen (*Hyperreflexie, Babinski-Reflex*) und Sensibilitätsverlust. Die Ausbildung des Reflexbogens im Rückenmark führt zu reflektorischen Blasen- und Darmentleerungen.

Behandlung

Die Behandlung ist abhängig von der auslösenden Ursache. Bei traumatischem Querschnitt mit spinalem Schock Verordnung von Glukokortikoiden, neurochirurgische Dekompression der Verletzung und Stabilisierung der Wirbelsäule.

Extrapyramidale Bewegungsstörungen

> **DEFINITION**
> **Extrapyramidale Bewegungsstörungen**: Bewegungsstörungen, die von den Kernen des extrapyramidalen Systems (➤ 2.13.1) ausgehen.

Zu den **extrapyramidalen Bewegungsstörungen** zählen:
- **Tremor** (➤ oben)
- **Rigor** (lat. = *Steifheit*). Der **wächserne Widerstand** bleibt während der gesamten Bewegungsdauer gleich, vergleichbar dem Widerstand beim Biegen einer Kerze. Dabei kann es zum **Zahnradphänomen** kommen, d. h. zum ruckartigen Nachlassen des Widerstands bei passiver Bewegung (➤ Abb. 2.441)
- **Akinesie**. Verlust automatisch ablaufender physiologischer Bewegungsabläufe mit verlangsamten Bewegungen, Starthemmung, Maskengesicht
- **Hyperkinesen**: Choreatische (*blitzartige arrhythmische*), athetotische (*langsame, schraubende*), ballistische (*heftige, schleudernde*) und dystone (*langsame, anhaltende*) Bewegungen

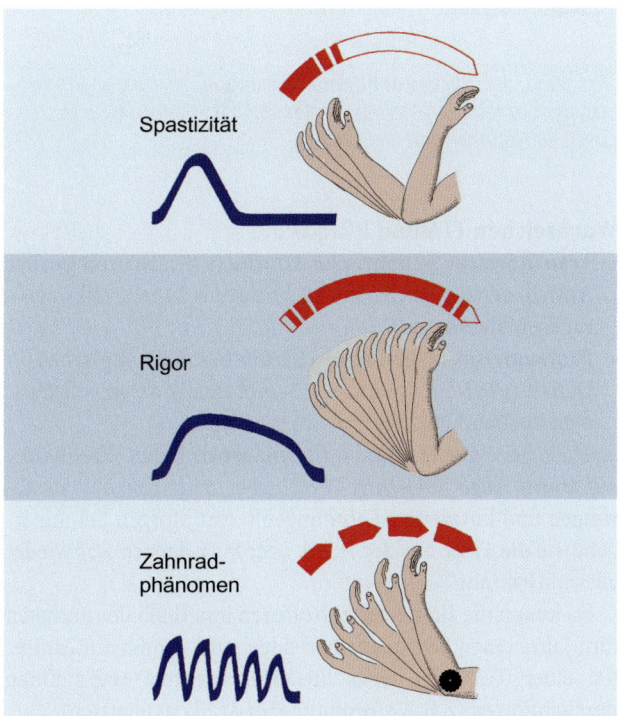

Abb. 2.441 Bei Spastik und Rigor ist der Muskeltonus auf jeweils charakteristische Weise erhöht. [L190]

Ataxie

> **DEFINITION**
> **Ataxie**: Gestörter Bewegungsablauf durch mangelhafte Koordination der Muskulatur.

Krankheitsentstehung

Ursachen einer **Ataxie** sind Kleinhirn- oder Rückenmarkserkrankungen, Schädigungen des Gleichgewichtssystems und peripherer Nerven (*Polyneuropathie*).

Symptome

Bei einer durch Kleinhirnerkrankungen bedingten **Kleinhirnataxie** leidet der Erkrankte unter einer **Rumpf-** und **Standataxie**. Er kann nicht gerade sitzen oder stehen, sondern fällt nach hinten oder zur Seite um. Hinzu kommt eine **Gangataxie** mit breitbeinigem, taumelndem Gang, oft mit Abweichtendenz und Sturzgefahr nach einer Seite. Die Bewegungen sind „verwackelt" und schießen häufig über das Ziel hinaus.

Die **Hinterstrangataxie** tritt bei Erkrankungen der Hinterstränge auf (z. B. bei Multipler Sklerose ➤ 2.13.8). Informationen über die Beschaffenheit des Bodens oder die Stellung der verschiedenen Körperteile zueinander werden nicht mehr ausreichend zum Gehirn weitergeleitet. Bei geöffneten Augen ist die Hinterstrangataxie wesentlich geringer ausgeprägt als bei geschlossenen Augen, da die Informationen des Sehsinns einen Teil der Informationen aus den Sinneskörperchen der Oberflächen- und Tiefensensibilität ersetzen.

Sensibilitätsstörungen

> **DEFINITION**
> **Sensibilität**: Fähigkeit, Veränderungen in der Umwelt oder im Körperinneren wahrzunehmen. Diese Sinneseindrücke werden über Sinnesorgane vermittelt, die dafür spezielle Rezeptoren besitzen. Neben den typischen fünf Sinnen (Sehen, Hören, Schmecken, Riechen, Tasten) gibt es weitere Sinne (z. B. Temperatur- und Schmerzempfindung, Gleichgewichtssinn, Tiefensensibilität).
> **Sensibilitätsstörung** (*Empfindungsstörung*): Störung der Reizwahrnehmung als Folge einer **Schädigung der Sinnesrezeptoren**, einer **gestörten Weiterleitung** der Erregungen zum Gehirn oder einer **beeinträchtigten Reizverarbeitung** im Gehirn.

Peripher bedingte **Sensibilitätsstörungen** treten u. a. nach Durchtrennung eines peripheren Nervs oder nach Hautverbrennungen auf. Zentral bedingte Sensibilitätsstörungen beruhen z. B. auf einer Schädigung der hinteren Zentralwindung oder der Hinterstränge.

Folgende Formen von Sensibilitätsstörungen werden unterschieden:
- **Hypästhesie/Hyperästhesie**, herabgesetzte bzw. erhöhte Berührungsempfindung
- **Hypalgesie/Hyperalgesie**, herabgesetzte bzw. gesteigerte Schmerzempfindung

- **Dysästhesie**, andersartige bzw. unangenehme Wahrnehmung eines vorhandenen Reizes, wenn z. B. eine leichte Berührung als Schmerz empfunden wird
- **Parästhesie**, subjektive Missempfindung (z. B. Ameisenlaufen)

2.13.6 Schlaganfall

Blutversorgung des Gehirns ➤ 2.13.2

DEFINITION

Schlaganfall (*zerebraler Insult*; engl. = *Stroke*): Plötzlich einsetzendes neurologisches Defizit, das vaskulär (*Vas = Gefäß*) bedingt ist.
Zerebrovaskuläre Insuffizienz: Sammelbegriff für **alle** Durchblutungsstörungen des Gehirns (akut oder chronisch).

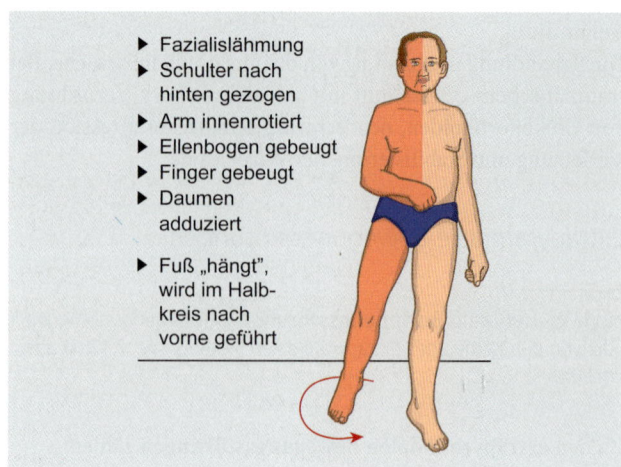

Abb. 2.442 Rechtsseitige spastische Hemiparese nach Schlaganfall. [L138]

Krankheitsentstehung

Dem klinischen Bild eines **Schlaganfalls** liegt in den meisten Fällen eine **Ischämie** (*verminderte Blutversorgung*) des Gehirns zugrunde, die zum **Hirninfarkt** (*Zerfall von Hirngewebe*) führt.

Hirninfarkt
Ursachen:
- **Gefäßverschluss** einer Hirnarterie oder einer hirnversorgenden Arterie bei Arteriosklerose (➤ 2.8.7)
- **Arterielle Embolie**. Blutgerinnsel oder Ablagerungsmaterial das aus einer arteriosklerotisch veränderten Halsschlagader mit dem Blutstrom in das Gehirn verschleppt wird; Hauptprädilektions(*ablagerungs-*)stellen sind der Karotissiphon (*Abschnitt der in einem Knochenkanal der Schädelbasis verlaufenden A. carotis interna*) und die Karotisbifurkation (*Aufteilungsstelle der A. carotis communis in die A. carotis interna und A. carotis externa*)
- **Embolie** aus dem **Herzen**, z. B. bei Vorhofflimmern (➤ 2.7.7), nach einem Myokardinfarkt (➤ 2.7.5) oder Herzklappenersatz bei unzureichender Antikoagulation
- **entzündliche Gefäßerkrankungen, Schock** oder direkte **Verletzungen** der Halsschlagader (selten)

Intrazerebrale Blutung
Gründe einer **intrazerebralen Blutung** (*Hirnmassenblutung*) sind Blutdruckkrisen mit Werten meist über 200 mmHg systolisch und 100 mmHg diastolisch oder eine hämorrhagische Diathese z.B. bei Marcumarüberdosierung (➤ 2.8.8).

Symptome und Untersuchungsbefund

Beim häufigsten Schlaganfall, dem **Cerebri-media-Infarkt**, sind zu erwarten (Abb. 2.442):
- **Hemiparese** mit typischer armbetonter Lähmung. Oft liegt auch eine Fazialisparese vor. Die Lähmung ist anfangs schlaff und wird im Verlauf spastisch. Der **Babinski-Reflex** (➤ Abb. 2.439) ist meist von Anfang an auslösbar
- **Sensibilitätsstörungen**, z. B. Taubheitsgefühl, Parästhesien („Ameisenlaufen")
- **Aphasie**, meist bei einem Verschluss der linken A. cerebri media bzw. deren Ästen, weil die Sprachzentren bei den meisten Menschen in der linken Hemisphäre lokalisiert sind
- **Apraxien** (➤ 2.13.5)
- **Harninkontinenz** oder -verhalt (bei Beteiligung des kortikalen Blasenzentrums)
- **Bewusstseinstrübung** oder Bewusstlosigkeit
- akute **Verwirrtheit** mit Orientierungsverlust und Teilnahmslosigkeit

Aufgrund der **Pyramidenbahnkreuzungen** ist bei einem Verschluss der rechten A. cerebri media die linke Körperhälfte des Erkrankten betroffen und umgekehrt.

Warnzeichen TIA und PRIND
- **Transitorische ischämische Attacke** (*TIA*). Neurologischer Ausfall, der sich nach Min. bis höchstens 24 Std. völlig zurückgebildet hat.
- **Prolongiertes reversibles ischämisches neurologisches Defizit** (*PRIND*). Verlängerte Symptomatik deren vollständige Rückbildung länger als 24 Std. dauert.

Ausfälle bei einer TIA sind z. B. **Amaurosis fugax** (*Erblindung auf einem Auge für wenige Min.*), aber auch Sensibilitätsstörungen und kurzzeitige Lähmungen („Am Morgen fiel mir irgendwie die Tasse aus der Hand, aber kurz danach war wieder alles in Ordnung").

Da knapp die Hälfte der Betroffenen innerhalb der nächsten fünf Jahre einen Schlaganfall erleiden wird, sind beim Auftreten einer TIA oder eines PRIND präventive Maßnahmen durchzuführen (z. B. Verordnung von Antikoagulanzien).

Diagnostisch stehen CT und MRT im Vordergrund, um die Lokalisation und das Ausmaß der betroffenen Hirnareale zu erfassen. Herzecho und EKG geben Hinweise auf Herzerkrankungen als Auslöser des Schlaganfalls. Die Angiografie weist z. B. auf Verkalkungsprozesse in der A. carotis hin.

Behandlung

Time ist brain: Je schneller eine Therapie einsetzt, desto besser sind die Chancen, dass sich der betroffene Hirnbezirk erholt und Folgeschäden vermieden werden. Das betrifft insbesondere die bei einem akuten Schlaganfall in der Umgebung des nekrotisierenden Infarktkerns als **Penumbra** (*Halbschatten*) bezeichnete Zone. Hier vermindert sich die Durchblutung und bezieht in Abhängigkeit von der Dauer des Zeitintervalls zwischen dem Schlaganfallereignis und der Behandlung immer mehr Nervengewebe in den ischämischen Prozess ein. Die Dimension der Funktionseinschränkungen wird daher letztlich vom Ausmaß der Penumbra bestimmt.

Maßnahmen:
- Sicherung der Atmung und der Herz- und Kreislauftätigkeit
- Optimierung der zerebralen Sauerstoffversorgung durch Infusionen (z. B. HAES-steril®), wenn es sich um einen ischämischen Infarkt handelt
- Behandlung des Hirnödems z. B. mit Mannitol (➤ 2.11.4)
- Förderung des venösen Rückflusses. Der Oberkörper des Erkrankten wird um ca. 30 Grad erhöht und der Kopf gerade gelagert, um den Abfluss über die V. jugularis interna nicht zu behindern
- evtl. Lysetherapie bei einem Hirninfarkt innerhalb der ersten 3–6 Std. unter Beachtung der Kontraindikationen (➤ 2.6.8)

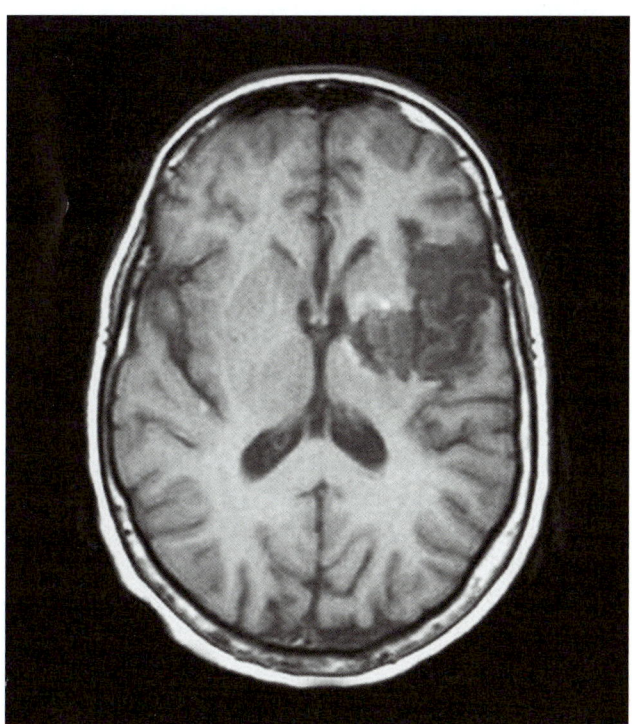

Abb. 2.443 Hirninfarkt durch Verschluss eines Astes der A. cerebri media. [F256]

Verhütung von Rezidivschlaganfällen

Maßnahmen zur **Verhütung von Rezidivschlaganfällen** sind die allgemein bekannten Vorschläge bezüglich einer gesunden Lebensführung. Neben der Behandlung von Grunderkrankungen, z. B. Herzrhythmusstörungen mit der Bildung von Thromben im linken Vorhof und hypertonen Krisen, sind bei Veränderungen in der A. carotis folgende Verfahren zu diskutieren:
- **PTA** (*perkutane transluminale Angioplastie*). Dehnung der Stenose mit Hilfe eines kleinen aufblasbaren Ballons und Stentimplantation
- **TEA** (*Thrombendarteriektomie*). Ausschälung des Thrombus zusammen mit der veränderten Gefäßinnenwand

Idealerweise wird bereits im Akutkrankenhaus mit der **Frührehabilitation** begonnen. Durch intensive Bewegungs- und Sprachübungen gelingt es häufig, die Fähigkeiten der Erkrankten so zu verbessern, dass eine Rückkehr nach Hause (evtl. mit Unterstützung durch ambulante Dienste oder Angehörige) möglich ist.

Komplikationen nach einem Schlaganfall

- **Subluxierte Schulter**, wenn der Humeruskopf aufgrund der Muskellähmung nicht mehr korrekt in der Schultergelenkpfanne sitzt.
- **Pusher-Syndrom** (engl. to push = *drücken*, *schieben*) durch erhebliche Störungen der Sensibilität, wobei das Körpergewicht in jeder Körperhaltung auf die gelähmte Seite verlagert wird und die Pflegebedürftigen äußerst sturzgefährdet sind.
- **Neclect-Phänomen**. Fehlendes Wahrnehmen und Erkennen der betroffenen Körperhälfte oder halbseitige Vernachlässigung der Umgebung, weil Betroffene Menschen oder Gegenstände, die sich auf der kranken Seite befinden, nicht sehen.
- Entwicklung einer **Spastik** (➤ 2.13.5).

> **SURFTIPP**
> Stiftung Deutsche Schlaganfall-Hilfe: www.schlaganfall-hilfe.de

> **FALLBEISPIEL**
> **Herr Müller, Teil I**
> Die Pflegefachkraft Frau Huber arbeitet in einer Tagespflegeeinrichtung. Sie wartet auf Herrn Müller. Er soll am frühen Vormittag zur Physiotherapie in den Behandlungsraum gebracht werden. Herr Müller ist 65 Jahre alt und sitzt seit einem Apoplex vor sieben Monaten im Rollstuhl. Er leidet unter Schwindel, Schluckstörungen und drop attacks (*Sturzattacken*). Da die Ehefrau berufstätig ist, verbringt Herr Müller den Tag in der Tagespflegeeinrichtung.

Pflege des Schlaganfall-Kranken nach dem Bobath-Konzept

Das **Bobath-Konzept** ist ein multidisziplinärer Ansatz, der Menschen mit Erkrankungen des ZNS nach Möglichkeit darin unterstützt, ein selbstständiges Leben zu führen. Einige Elemente des Bobath-Konzepts:

- **Wahrnehmungsförderung** sowohl des Körpers als auch der Umwelt
- **Förderung physiologischer Bewegungen**
- **Beeinflussung der Spastik** und **Normalisierung des Muskeltonus**

FALLBEISPIEL
Herr Müller, Teil II

In der physiotherapeutischen Abteilung wird Herr Müller jeden Tag nach dem Bobath-Konzept behandelt. Als die Therapeutin ihre Aufmerksamkeit für einen kurzen Moment einer Kollegin zuwendet, die den Übungsraum betritt, fällt Herr Müller aus dem Rollstuhl und stürzt auf den Boden. Herr Müller ist nicht bewusstlos. Daher setzen sie ihn die beiden Frauen mit vereinten Kräften wieder in den Rollstuhl und verbinden notdürftig die blutende Kopfplatzwunde an seiner linken Schläfe. Anschließend wird Herr Müller zurück zu Frau Huber gebracht.

2.13.7 Schädel-Hirn-Trauma und kranielle Blutungen

Schädel-Hirn-Trauma

DEFINITION
Schädel-Hirn-Trauma (*SHT*): Oberbegriff für Verletzungen am Kopf mit Gehirnbeteiligung.
Apallisches Syndrom (*Wachkoma*): Funktionsausfall der Großhirnrinde bei erhaltener Hirnstammfunktion nach SHT, Intoxikation, Schock oder Reanimation. Der Erkrankte hat z. B. die Augen geöffnet, zeigt aber keine Blickfixierung. Spontanbewegungen und Spontanäußerungen fehlen, Spontanatmung und Kreislaufregulation sind weitgehend intakt.

Krankheitsentstehung
Bei alten Menschen, die ein SHT erleiden, sind in vielen Fällen Stürze die auslösende Ursache:
- **plötzlicher Bewusstseinsverlust**, z. B. bei Herzrhythmusstörungen (➤ 2.7.7), Hypoglykämie (➤ 2.5.13), zerebralem Krampfanfall (➤ 2.13.10)
- **Gangunsicherheit**, z. B. bei Parkinson-Syndrom (➤ 2.13.9), Anämien, Sehstörungen, als unerwünschte Wirkung von Medikamenten (z. B. Sedativa, Antidepressiva), aufgrund einer Polyneuropathie oder bei Gleichgewichtsstörungen durch Innenohr- oder Kleinhirnerkrankungen

Symptome und Untersuchungsbefund
Prellmarken (*Blutergüsse*), Schürf- oder Platzwunden können auf ein SHT hinweisen. Bei schweren Verletzungen mit Schädelbasisbruch kommt es zu Blutungen bzw. Liquorfluss aus Ohr oder Nase und einem Monokel- oder Brillenhämatom.

Zur klinischen Beurteilung eines SHT ist die **Glasgow-Koma-Skala (GCS)** (➤ Tab. 2.52) gebräuchlich, bei der sprachliche und motorische Reaktionen sowie Augenöffnen des Erkrankten mit Punkten bewertet werden. Der Schweregrad der

Tab. 2.52 Glasgow-Koma-Skala (GCS). Die Summe der Punkte ergibt den Koma-Score und ermöglicht eine standardisierte Einschätzung des Schweregrades einer Bewusstseinsstörung. (Synergie = *Zusammenwirken von Muskelgruppen*.)

neurologische Funktion	(beste) Reaktion des Kranken	Bewertung (Punkte)
Augen öffnen	spontanes Öffnen	4
	Öffnen auf Ansprechen	3
	Öffnen auf Schmerzreiz	2
	kein Öffnen	1
verbale Reaktion	orientiert	5
	verwirrt, desorientiert	4
	unzusammenhängende Worte	3
	unverständliche Laute	2
	keine verbale Reaktion	1
motorische Reaktion auf Schmerzreize	Befolgen von Aufforderungen	6
	gezielte Schmerzabwehr	5
	Massenbewegungen	4
	Beugesynergien	3
	Strecksynergien	2
	keine motorische Reaktion	1

Bewusstseinsstörung ergibt sich aus dem **Koma-Score**, der sich aus der Summe aller Punkte errechnet. Unterscheidungsmöglichkeiten eines SHT:
- **Commotio cerebri** (*Gehirnerschütterung*). Kurzfristige Bewusstlosigkeit (30 Min.–1 Std.), Amnesie (*Gedächtnislücke*), die sich auf die letzen Sekunden vor dem Unfall (retrograde Amnesie), den Augenblick des Unfalls und die Zeit der Bewusstlosigkeit erstreckt, evtl. Erbrechen oder andere vegetative Symptome; folgenlose Ausheilung (GCS 15–13)
- **Contusio cerebri** (herdförmige *Hirnquetschung*). Bewusstlosigkeit (Std.–Tage), zerebrale Herdsymptome (Krämpfe, Lähmungen); Durchgangssyndrom mit psychomotorischer Verlangsamung, Unruhe, Desorientiertheit; mit bleibenden Schäden ist zu rechnen (GCS 12–9)
- **Compressio cerebri** mit Einklemmung des Hirnstamms. Folge: Apallischer Syndrom, Herzkreislaufstillstand.

Komplikationen
Hirndruck durch Hirnödem (Symptome: Unruhe, Eintrübung, Veränderung der Vitalwerte, Sehstörungen und Pupillendifferenz, Lähmungen sowie Streckkrämpfe).

Therapie und Prognose
Nach den Erstmaßnahmen steht die Behandlung eines auftretenden Hirnödems im Vordergrund. Von großer Bedeutung ist die frühzeitige Einschaltung der Physiotherapeuten, Logopäden und Ergotherapeuten, um die Prognose des SHT zu verbessern.

VORSICHT
Beim Auffinden eines (gestürzten) bewusstlosen Menschen sind zuerst die Vitalfunktionen zu kontrollieren und ggf. aufrecht zu erhalten (➤ 6.3) sowie der Notarzt zu verständigen.

Kranielle Blutungen

Ursachen von kraniellen Blutungen:
- Schädel-Hirn-Trauma (SHT)
- hypertensiver Notfall (➤ 2.8.6)
- Behandlung mit Antikoagulanzien (➤ 2.6.8)
- Gefäßaneurysmen (z. B. durch anlagebedingte Gefäßwandschwäche)
- intrakranielle Tumoren

Blutungen können im Hirngewebe stattfinden (*intrazerebrale Blutung*) oder sich in den verschiedenen Räumen zwischen den einzelnen Hirnhäuten ausbreiten. Generelle **Behandlungsstrategien** sind: Osmodiuretika bei Hirnödem, Antiepileptika bei Krampfanfällen sowie Shuntversorgung, wenn ein Hydrozephalus droht.

> **VORSICHT**
> Alle Blutungen im Schädelinneren sind lebensbedrohliche Krankheitsbilder, weil jede Blutung aufgrund der Volumenbegrenzung des Schädels schnell zum Hirndruck führt.

Subarachnoidalblutung

Krankheitsentstehung

Ursache einer **Subarachnoidalblutung** (*SAB*) kann neben dem Schädel-Hirn-Trauma der Riss eines **Hirnarterienaneurysmas** sein. Hiervon betroffen ist insbesondere die A. communicans anterior. Eine Blutdruckerhöhung, z. B. beim Hochheben eines schweren Gegenstands, kann das Aneurysma platzen lassen (➤ Abb. 2.444).

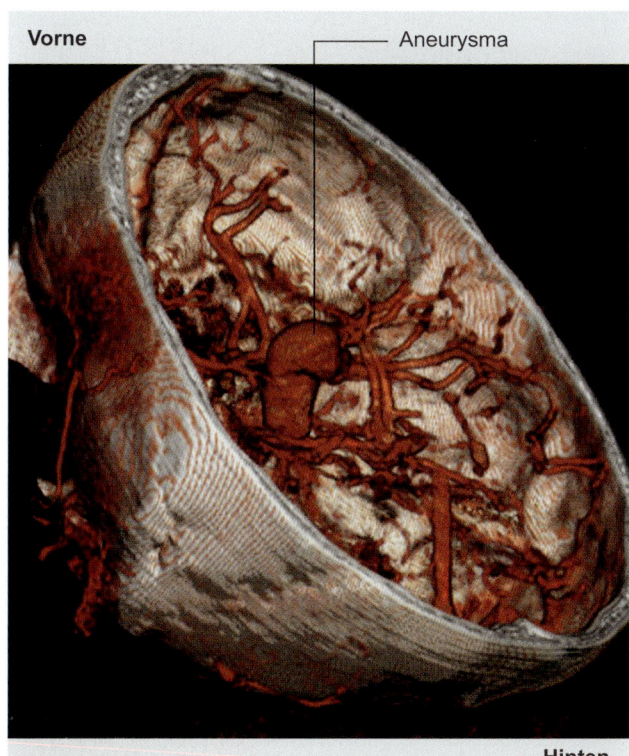

Abb. 2.444 Aneurysma der A. cerebri media. [E402]

Symptome und Untersuchungsbefund
Typisch sind:
- plötzliches Auftreten stärkster Kopfschmerzen (*Vernichtungskopfschmerz*),
- anfänglich Bewusstseinstrübung, dann, bedingt durch zunehmenden Hirndruck, Bewusstlosigkeit,
- Übelkeit und Erbrechen,
- Nackensteifigkeit

Die Abklärung erfolgt durch eine CT oder eine MRT.

Behandlung

Allgemeine Behandlungsmaßnahmen sind strikte Bettruhe, Schmerzbekämpfung sowie das Vermeiden von Pressen und Husten. Zur Prophylaxe bzw. Therapie des Vasospasmus (*Gefäßkrampf*) werden z. B. Kalziumantagonisten (Nimodipin/Nimotop®) verordnet. Nach einer Stabilisierung der Kreislaufverhältnisse und der Hirnödemprophylaxe hängt eine Schädelöffnung vom Zustand des Erkrankten ab. Die Gefäßoperation erfolgt durch die Ummantelung des Aneurysmas oder das Einsetzen eines Clips.

Komplikationen

- **Hirnödem.** Problem: Kompression der Gefäße mit Auslösung von Ischämien und Hirninfarkt
- **Nachblutung.** Meist innerhalb der ersten vier Wochen mit schlechter Prognose
- **Hydrozephalus.** Entsteht, wenn aufgrund der Blutung die Liquorzirkulation behindert ist

Prognose
Die Prognose ist ernst.

Subdurale Blutung

Krankheitsentstehung

Das **akute Subduralhämatom** tritt z. B. nach einem Schädel-Hirn-Trauma auf, wenn es zum Einriss der Brückenvenen kommt (➤ 2.13.2). Im höheren Alter kann sich oft unabhängig von einem Trauma ein **chronisches** Subduralhämatom entwickeln. Ursachen sind Gefäßerkrankungen, Marcumarbehandlungen oder chronischer Alkoholabusus. Chronische Subduralhämatome entstehen im Verlauf von einigen Tagen bis mehreren Wochen durch Blutungen aus kleinen Venen.

Symptomatik

Beim **akuten** Subduralhämatom nach einem SHT ist der Betroffene in der Regel bewusstlos. Bei lichtstarren Pupillen und Streckkrämpfen ist die Prognose schlecht.

Beim **chronischen** Subduralhämatom treten nach einem längeren Zeitraum die ersten zerebralen Zeichen auf, z. B. Kopfschmerzen, Persönlichkeitsstörungen oder epileptische Anfälle.

Behandlung

Bei kleinen Blutungen, die sich selbst resorbieren, ist ein neurochirurgischer Eingriff nicht nötig; bei größeren Blutungen kann eine operative Ausräumung des Hämatoms indiziert sein.

Epidurales Hämatom

Krankheitsentstehung
Epidurale Blutungen entstehen zwischen dem Schädelknochen und der Dura mater encephali, am häufigsten durch einen Riss der A. meningea media oder ihrer Äste und meist nach einer temporalen Schädelfraktur.

Symptome und Untersuchungsbefund
Eine epidurale Blutung lässt in ihrem Verlauf meist drei Phasen erkennen: Auf eine Bewusstseinsstörung folgt ein freies Intervall, in dem der Betroffene unauffällig ist. Die eigentlichen Symptome beginnen etwa 3–4 Std. nach dem Unfall, wenn das Hämatom eine bestimmte Ausdehnung erreicht hat und der Druck auf das Gehirn beginnt. Es kommt zur Eintrübung des Bewusstseins. Eine weite Pupille und die deviation conjuguée (*beide Augen sind zur betroffenen Seite gerichtet*) weisen auf die Seite der Blutung hin. Krampfanfälle und die Entwicklung einer Hemiparese erfordern ein schnelles Handeln.

Behandlung
Nach der Stabilisierung von Vitalfunktionen und einer Schädel-CT zur Abklärung, erfolgt die operative Druckentlastung durch eine Trepanation (*Eröffnung des Schädels*) mit Unterbindung der blutenden Gefäße.

Prognose
Ausschlaggebend ist die sofortige Trepanation.

> **FALLBEISPIEL**
> **Herr Müller, Teil III**
> Während Frau Huber den provisorischen Wundverband entfernt und die Wunde versorgt, hört sie Herrn Müller zu, der in seiner verwaschenen und schwer verständlichen Sprache von seinem Unfallereignis berichtet. Er ist sehr aufgeregt und Frau Huber hat große Mühe, ihn zu beruhigen. Frau Huber informiert Herrn Müllers Hausarzt, der nach der Sprechstunde vorbeikommen will. Um die Mittagszeit, etwa 3 Std. nach dem Unfallereignis, bemerkt Frau Huber, dass Herr Müller immer langsamer auf ihre Ansprache reagiert. Er wirkt zunehmend benommen, die Vitalwerte verändern sich deutlich und als ein Krampfanfall auftritt, alarmiert Frau Huber den Notarzt. Dieser bringt Herrn Müller nach der Stabilisierung seiner Kreislauffunktionen in eine Klinik. Die anschließende CT ergibt eine epidurale Blutung im Bereich der linken Schläfe, die eine sofortige Trepanation mit Unterbindung der A. meningea media erfordert.

2.13.8 Infektiöse und entzündliche Erkrankungen des ZNS

Infektiöse Erkrankungen des ZNS

DEFINITION
ZNS-Infektion: Infektion des Gehirns oder des Rückenmarks einschließlich der Hüllen.

Am häufigsten sind **Meningitis** (*Hirnhautentzündung*) und **Enzephalitis** (*Gehirnentzündung*).

Meningitis

DEFINITION
Meningitis: Entzündung der Hirn- und Rückenmarkshäute.

Krankheitsentstehung
Eine **Meningitis** hat verschiedene Ursachen:
- **bakterielle Infektion**, z. B. durch Meningokokken, Haemophilus influenzae, Pneumokokken
- **Begleitmeningitis** bei Borreliose, Lues, Tuberkulose
- **abakterielle Meningitis** aufgrund viraler Infektionen (Coxsackie-Viren, Enteroviren) oder durch Pilzinfektionen

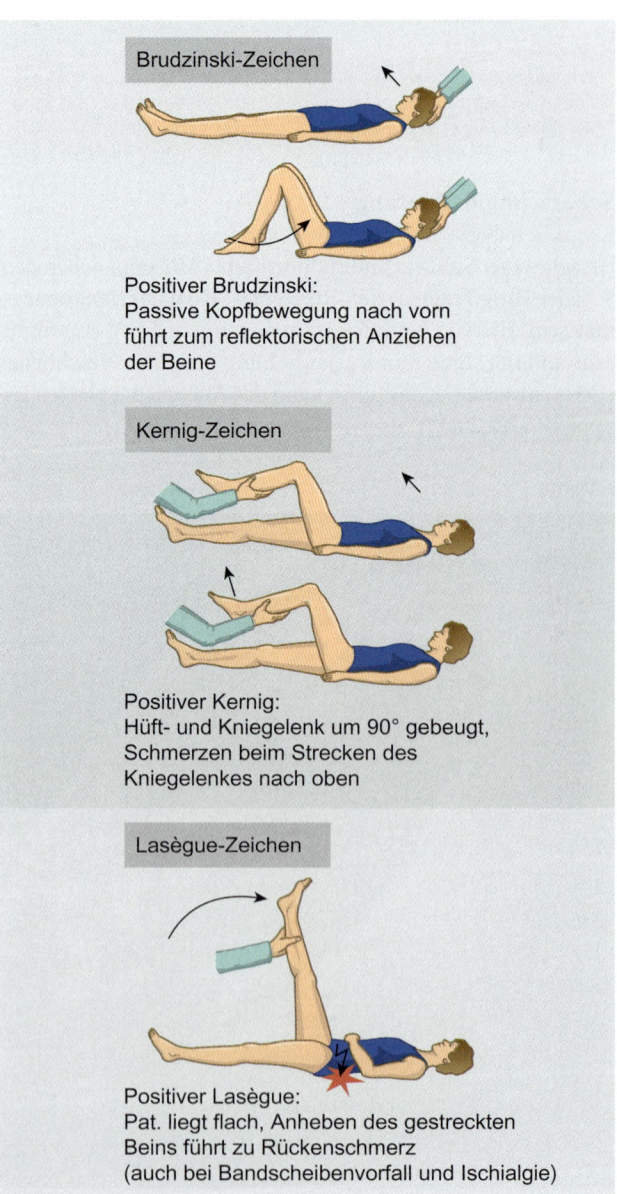

Abb. 2.445 Klinische Meningitiszeichen. [L138]

Die Erreger erreichen das ZNS meistens mit dem Blutstrom. Sie werden aber auch aus benachbarten Entzündungsprozessen (z. B. bei Mittelohrentzündung) fortgeleitet oder gelangen nach Verletzungen oder Fisteln in das Gehirn.

Symptome und Untersuchungsbefund
Die Symptome einer bakteriellen Meningitis setzen oft rascher und heftiger ein als die einer viralen Meningitis. Innerhalb von Stunden kann es zu einem schweren Krankheitsbild kommen:
- hohes Fieber
- Übelkeit und Erbrechen
- rasende Kopfschmerzen und Lichtempfindlichkeit
- Geräuschüberempfindlichkeit
- Nackensteife, **Opisthotonus** (*Rückwärtsbeugung des Kopfes mit Überstreckung von Rumpf und Extremitäten*)
- Bewusstseinsstörungen

Behandlung
Bei bakteriellen Meningitiden ist eine hochdosierte intravenöse Antibiotikatherapie oft lebensrettend. Nach Abnahme von Liquorkulturen wird eine Antibiose unter Berücksichtigung der häufigsten Erreger begonnen und später entsprechend dem Ergebnis der Liquorkultur korrigiert. Bei einer Meningokokkenmeningitis werden auch die Angehörigen oder Kontaktpersonen prophylaktisch mit Antibiotika behandelt, um weitere Erkrankungen und eine Ausbreitung der Keime zu verhindern. Ein Teil der verursachenden Viren ist gegenüber Virostatika empfindlich (z. B. Aciclovir bei Herpes-simplex-Infektionen), andernfalls muss symptomatisch behandelt werden.

Prognose
Die Prognose ist abhängig vom Erreger, der Abwehrlage und Schwere des Krankheitsbildes.

Enzephalitis

DEFINITION
Enzephalitis (*Gehirnentzündung*): ZNS-Infektion mit Befall des Hirngewebes.
Meningoenzephalitis: Entzündung der Hirnhäute und des Hirngewebes.

Krankheitsentstehung
Akute **Enzephalitiden** werden häufiger durch Viren (Herpesviren, FSME-Viren) als durch Bakterien verursacht. Chronische Enzephalitiden verursachen z. B. die Neuroborreliose oder die HIV-Enzephalopathie.

Symptome und Untersuchungsbefund
- Bewusstseinsveränderungen bis zur Bewusstlosigkeit
- psychische Veränderungen (Unruhe, Verwirrtheit und psychotische Symptome)
- neurologische Ausfälle (Lähmungen, Sprachstörungen)
- zerebrale Krampfanfälle (➤ 2.13.10)

CT und MRT sind diagnostische Maßnahmen, die auf eine Enzephalitis hinweisen.

Behandlung
Bei Verdacht auf eine Herpes-simplex-Enzephalitis ist die sofortige intravenöse Gabe des Virostatikums Aciclovir (Zovirax®) angezeigt.

Prognose
Die Prognose ist ernst.

Zeckenbedingte ZNS-Infektionen

DEFINITION
Zeckenbedingte ZNS-Infektionen: Bakterielle oder virale Infektionen, die durch den Biss einer Zecke übertragen worden sind. In Mitteleuropa sind von Bedeutung (➤ Abb. 2.446):
- **Frühsommermeningoenzephalitis** (*FSME*) – durch Viren
- **Lyme-Borreliose** – durch Bakterien

Frühsommermeningoenzephalitis
Zecken bilden das Reservoir für das FSME-Virus und übertragen das Virus bei ihrem Biss auf den Menschen. Ungefähr eine Woche nach dem Zeckenbiss treten grippe-ähnliche Symptome auf. Nach mehrtägiger Beschwerdefreiheit kann es zu einer Meningoenzephalitis oder einer Meningomyelitis (*Entzündung der Rückenmarkshäute und des Rückenmarks*) kommen. Die Diagnose gründet sich auf Liquor- und Blutuntersuchungen, die Therapie kann nur symptomatisch erfolgen.
Prophylaxe: Aktive Impfung mit ca. 3-jährigem Schutz; passive Impfung möglichst innerhalb der ersten 24–48 Std.

Lyme-Borreliose
Eine bakteriell bedingte **Lyme-Borreliose** wird durch die Infektion mit dem Bakterium Borrelia burgdorferi hervorgerufen. Man unterteilt die Erkrankung in drei Stadien, wobei die neurologischen Störungen im II. und III. Stadium auftreten.

Symptome
Nach dem Zeckenbiss entsteht in vielen Fällen eine handtellergroße **Hautreaktion** (*Erythema migrans*), das Hauptsymptom im **Stadium I**. Nach Wochen oder Monaten kommt es im **Stadium II** zu Fieber, Gliederschmerzen und neurologischen Störungen (*Neuroborreliose*) mit Hirnnervenausfällen (z. B. Fazialislähmung), Parästhesien oder Paresen. Ataktische Gangstörungen, Hemiparese, Aphasien und epileptische Anfälle sind Symptome des **III. Stadiums** der chronischen Neuroborreliose.

Behandlung
Die Behandlung erfolgt in allen drei Stadien mit Antibiotika (z. B. Tetracyclinen, Cephalosporinen).

Prophylaxe vor Zeckenbissen
- Nach einem Spaziergang freie Hautstellen gezielt nach Zecken absuchen.

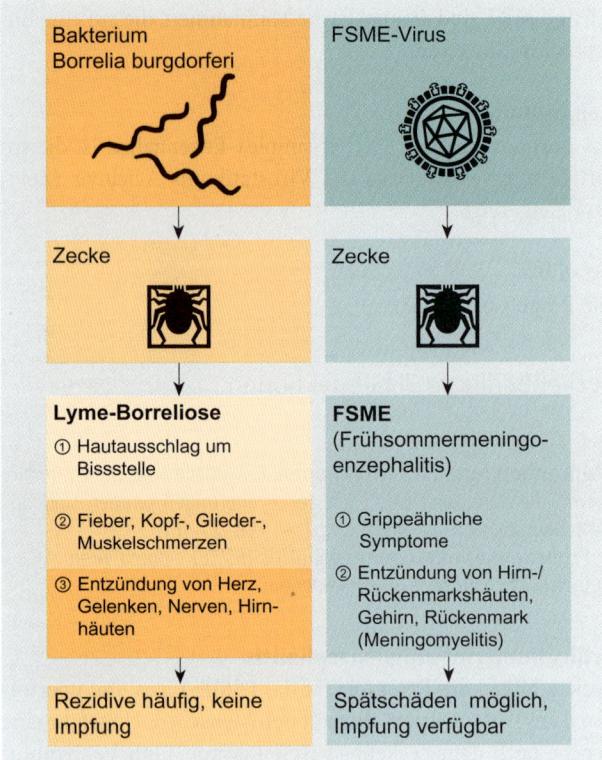

Abb. 2.446 Die beiden häufigsten zeckenübertragenen Krankheiten sind die Lyme-Borreliose und die FSME. [L190]

- Zecken sobald wie möglich mit einer speziellen, in Apotheken erhältlichen Zecken-Pinzette herausziehen oder durch einen Arzt entfernen lassen.
- Zeckenbisswunde desinfizieren und Hände gründlich reinigen.

Multiple Sklerose

DEFINITION
Multiple Sklerose (*MS, Encephalomyelitis disseminata*): Chronisch-entzündliche ZNS-Erkrankung, die zur herdförmigen Zerstörung der Markscheiden führt. Eine der häufigsten neurologischen Erkrankungen in den Industrieländern; Beginn im 20.–40. Lebensjahr.

Krankheitsentstehung
Mögliche Ursachen, die als Auslöser einer **Multiplen Sklerose** diskutiert werden:
- genetische Faktoren (z. B. HLA-DR2, HLA-DW2)
- Infektionen, v. a. Virusinfektionen (bei Masern, Mononukleose/Pfeiffersches Drüsenfieber, Röteln, Windpocken/Varizellen)
- T-Zellvermittelte autoimmunologische Vorgänge (➤ 2.6.10)

Der Erkrankungsprozess verläuft so, dass es in der weißen Substanz des ZNS zu herdförmigen Entzündungen mit nachfolgender Zerstörung der Markscheiden (*Entmarkung, Demyelinisierung*) und Narbenbildung kommt. Der Begriff **Encephalomyelitis disseminata** bezieht sich auf die unsystematisch auftretenden entzündlichen Bezirke im Gehirn und Rückenmark. Die neurologischen Ausfälle sind Folge der durch den Verlust der Markscheiden verlangsamten oder unterbrochenen Erregungsleitung.

Symptome und Untersuchungsbefund
Dadurch, dass beliebige Markscheiden betroffen sein können, ist mit verschiedenen Symptomen zu rechnen. Häufige Krankheitszeichen:
- **Augensymptome**. Oft Erstsymptome mit schmerzhaften Sehnerventzündungen (*Retrobulbärneuritis*), plötzlicher Sehminderung, Nystagmus (*unwillkürliche Augenbewegungen*), manchmal Augenmuskellähmungen und das Sehen von Doppelbildern infolge einer Hirnstammbeteiligung
- **Sensibilitätsstörungen** (Taubheitsgefühle, Parästhesien)
- **Paresen** mit gesteigerten Reflexen und **Pyramidenbahnzeichen** (positiver Babinski-Reflex); zu einem späteren Zeitpunkt häufig **spastische Tonuserhöhungen**. Die Kombination aus Koordinationsstörungen und Spastik führt zu einem typisch veränderten, breitbeinig-steifen Gangbild (➤ Abb. 2.447)
- **Kleinhirnsymptome**. Schwankender Gang mit Auffälligkeiten in der Koordination von Bewegungen
- **Blasen-Mastdarm-Störungen** mit imperativem Harndrang (*Urge-Inkontinenz*); in späteren Krankheitsstadien können auch Harnretention und Stuhlinkontinenz auftreten
- **Psychische Störungen**, die entweder als reaktive Depressionen auf die Erkrankung oder hirnorganisch, durch die Erkrankung selbst, bedingt sind

Verlaufsformen
In Abhängigkeit von den Beeinträchtigungen können eine eher gutartige (*benigne*) Form, die auch nach Jahren keine wesentli-

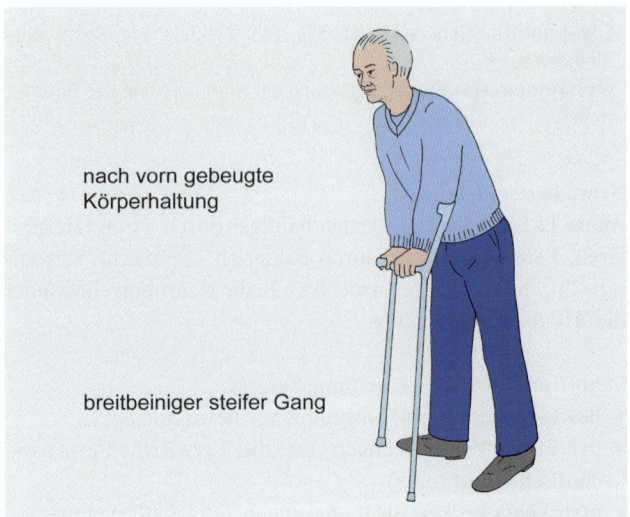

Abb. 2.447 Typische Gangstörung eines Multiple-Sklerose-Kranken. [L190]

chen Behinderungen auslöst von einer malignen Form abgegrenzt werden. Letztere führt schnell zur Pflegebedürftigkeit oder endet tödlich. Typische Verlaufsformen:
- **Schubförmiger Verlauf**. Nach dem Schub kommt es innerhalb von Wochen oder Monaten zu einer Rückbildung der Symptome; schubauslösend können übermäßiger Stress, emotionale Anspannung, ein über längere Zeit anhaltender Schlafmangel und zusätzliche Erkrankungen (z. B. grippaler Infekt) sein.
- **Sekundär chronisch progredienter Verlauf**. Schubförmiger Verlauf, bei dem aber ein Rest an Einschränkungen bestehen bleibt.
- **Primär chronischer Verlauf**. Die Beschwerden weisen eine zunehmende Verschlechterung ohne Schübe und Remissionen (*Nachlassen der Symptomatik*) auf.

Diagnostisch von Bedeutung ist der Nachweis von **oligoklonalen Banden** in der Liquoruntersuchung, weil oligoklonale Banden, basierend auf einer deutlichen Vermehrung von Immunglobulinen (IgG), einen entzündlichen Prozess im ZNS belegen. In der MRT sind Entmarkungsherde zu sehen, die oft in der Nähe der Hirnventrikel (*periventrikulär*) liegen.

Behandlung

Im **akuten Schub** erfolgt eine hochdosierte Behandlung mit Glukokortikoiden.

Eine **Basistherapie** soll als Langzeittherapie Schüben vorbeugen, die Symptomatik der Schübe lindern und den Verlauf der Erkrankung positiv beeinflussen. Medikamente, die zur Basistherapie genutzt werden:
- **Beta-Interferon** (*Beta-IFN*). Alle zugelassenen Beta-INF senken die Zahl und Stärke der Schübe; unerwünschte Wirkungen sind grippeähnliche Symptome mit Fieber, Schüttelfrost, Muskelschmerzen.
- **Glatiramer** (*GLAT*). Der immunmodulatorische Arzneistoff senkt die Zahl der Schübe; seine Wirkung gründet sich vermutlich auf die Ähnlichkeit mit Teilen der Myelinschicht. Unerwünschte Wirkungen sind Atemnot, Herzrasen und Schweißausbruch während der Injektion.
- **Azathioprin** (Imurek®). Reservemittel, wenn Beta-Interferon und GLAT nicht zur Anwendung kommen können.
- **Zytostatika** (Mitoxantron, Cyclophosphamid). Verordnung bei schweren Verläufen.
- **Natalizumab** (Tysabri®). Aufgrund von Berichten, dass es durch diesen monoklonalen Antikörper zu einer progressiven multiformen Leukenzephalopathie (*subakute, demyelinisierte Enzephalomyelitis*) kommen kann, ist die alleinige Verabreichung des Medikaments in die Diskussion geraten.

Nichtmedikamentöse Behandlungsansätze dienen vor allem dem Erhalt der Selbstständigkeit und der psychischen Bewältigung der Erkrankung. Hierzu zählen Physio- und Ergotherapie, Logopädie, psychosoziale Begleitung und der Kontakt zu Selbsthilfegruppen.

Komplikationen

Komplikationen der Multiplen Sklerose (Dekubitus, Thrombosen, Kontrakturen) werden hauptsächlich durch den Bewegungsmangel in fortgeschritteneren Stadien hervorgerufen.

Pflege

Die genannten Komplikationen sind bei entsprechender Pflege oft vermeidbar:
- bei Bettlägerigen Bewegen und Lagern nach dem Bobath-Konzept
- Pneumonie- und Infektionsprophylaxe, da v. a. bei einer Akuttherapie mit der hohen Dosierung von Glukokortikoiden die Infektionsgefahr groß ist
- bei Immobilität Dekubitus-, Thrombose- und Kontrakturprophylaxe
- Blasen- und Darmtraining
- Aufklärung des Pflegebedürftigen über das erhöhte Risiko von Harnwegsinfekten

Prognose

Das Angebot an Hilfen und Informationen gestattet es den Betroffenen häufig, auch bei progredienten Verläufen lange selbstständig zu bleiben.

SURFTIPP
Deutsche Multiple Sklerose Gesellschaft: www.dmsg.de

2.13.9 Parkinson-Syndrom

DEFINITION

Parkinson-Syndrom: Erkrankung des extrapyramidalen Systems; eine der häufigsten neurologischen Erkrankungen, die meist nach dem 60. Lebensjahr auftritt und typische Symptome aufweist:
- Rigor
- Ruhetremor
- Hypo-/Akinese

Krankheitsentstehung

Hauptformen des **Parkinson-Syndroms**:
- **Morbus Parkinson** (*idiopathisches Parkinson-Syndrom, primäres Parkinson-Syndrom, Paralysis agitans*). Er ist Folge des ursächlich ungeklärten Untergangs dopaminerger Zellen im Mittelhirn (➤ 2.13.1).
- **Symptomatisches Parkinson-Syndrom** (*sekundäres Parkinson-Syndrom*). Ist bei älteren Menschen in der Hälfte aller neu auftretenden Parkinson-Syndrome medikamenteninduziert. [1] Auslösende Medikamente: Antihypertonika, Neuroleptika (Promethazin/Atosil®), Antiemetika (Metoclopramid/Paspertin®), Antikonvulsiva (Medikamente zur Behandlung von Epilepsien), Lithium, Calziumantagonisten (z. B. Flunarizin, Cinnarizin/Medikament zur Behandlung

von Schwindel) und Tiaprid (Mittel zur Behandlung extrapyramidaler Störungen). Weitere Ursachen sind Arteriosklerose der Hirnarterien, intrakranielle Tumoren und nach SHT.

Symptome und Untersuchungsbefund

Krankheitszeichen des Parkinson-Syndroms:
- **Rigor**. Die Muskelsteifigkeit bei passiver Bewegung führt zur typischen nach vorn gebeugten Haltung, die mit Rückenschmerzen verbunden ist. Rigor der Fuß- und Wadenmuskulatur ruft schmerzhafte Krämpfe hervor.
- **Ruhetremor**. Besonders typisch ist der **Pillendreher-** oder **Münzenzählertremor**, wobei die Bewegungen an „Pillendrehen" oder Geldzählen erinnern und v. a. Daumen- und Zeigefingermuskeln einbeziehen.
- **Hypo-** oder **Akinese** (> Abb. 2.448). Symptome sind kleinschrittiges Gehen (Trippeln) mit Schwierigkeiten beim Starten (Loslaufen) und Stoppen (Stehen bleiben) einer Bewegung, starre Mimik (*Maskengesicht*), verminderter Lidschlag, Fehlen von Mitbewegungen, kleiner werdende Schrift und leise, monotone Stimme.

Zu den weiteren Krankheitszeichen gehören **vegetative Störungen** mit erhöhtem Speichelfluss, Schwitzen, Obstipation, abnormer Talgsekretion (**Salbengesicht**: das Gesicht des Erkrankten sieht immer wie frisch eingecremt aus), **orthostatische Hypotonie** (> 2.8.6) und **urologische Beschwerden** (Pollakisurie, imperativer Harndrang oder Harnverhalt und Nykturie). **Stimmungsschwankungen** äußern sich als depressive Verstimmung, Überempfindlichkeit und Gereiztheit.

Die Diagnose gründet sich auf die Anamnese, den Untersuchungsbefund, das Ansprechen auf L-Dopa (L-DOPA-Test) und eine MRT.

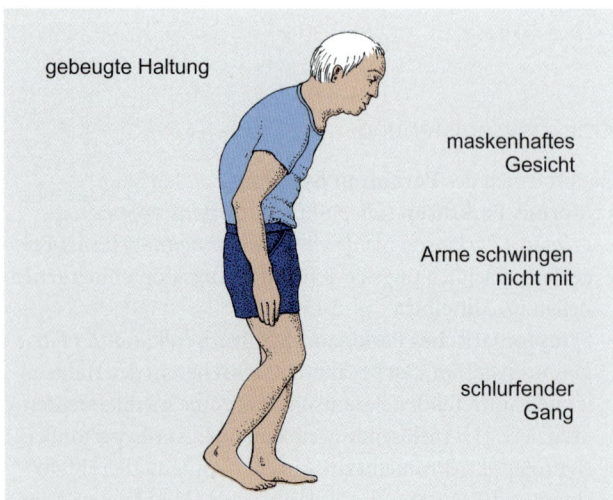

Abb. 2.448 Charakteristische Körperhaltung und Symptome beim Morbus Parkinson. [L190]

Behandlung

Die Behandlung umfasst:
- Verordnung von Medikamenten
- Physiotherapie, Ergotherapie, Logopädie
- psychosoziale Begleitung, Parkinson-Selbsthilfegruppen

Medikamente
Ziel der Medikation ist die Verbesserung der Dopaminverfügbarkeit. Dies ist auf verschiedenen Wegen möglich: Entweder durch zugeführtes Dopamin, durch Hemmung des Dopaminabbaus im synaptischen Spalt oder durch Blockierung von Azetylcholin- und Glutamatrezeptoren, da Azetylcholin und Glutamat Gegenspieler des Dopamins sind.
- **L-Dopa**, das Standardmedikament, ist eine gut ZNS-gängige Vorstufe des verminderten Neurotransmitters Dopamin. Im Gegensatz zum Dopamin kann es die Blut-Hirn-Schranke überwinden. Madopar® ist z. B. eine Kombination von Levodopa mit einem Hemmstoff (Benserazid), der eine periphere Umwandlung in Dopamin blockiert; unerwünschte Wirkungen sind orthostatische Hypotension und Psychosen.
- **Dopaminagonisten** (Bromocriptin/Pravidel®) stimulieren wie das Dopamin die entsprechenden Rezeptoren. Meist erfolgt die Verordnung dieses Medikaments in Kombination mit L-Dopa. Unerwünschte Wirkungen sind z. B. Übelkeit, orthostatische Hypotension, Müdigkeit, psychotische Symptome.
- **Anticholinergika** (Akineton®) unterdrücken den Tremor und Rigor durch eine Blockade der Acetylcholinrezeptoren. Unerwünschte Wirkungen sind Mundtrockenheit, Akkomodations- und Miktionsstörungen sowie Halluzinationen.
- Der Wirkungsmechanismus des **Amantadin** (PK-Merz®) liegt in der Hemmung von Glutamat-Rezeptoren; unerwünschte Wirkungen sind Mundtrockenheit, orthostatische Dysregulation und Verwirrtheitszustände.
- **MAO-Hemmer** (Setegilin, Movergan®) hemmen die Monoaminoxidase, also ein Enzym, das Dopamin im synaptischen Spalt (> 1.3.4) abbaut. Unerwünschte Wirkungen sind Dyskinesien, Unruhe, Halluzinationen.
- **COMT-Hemmer** (Entacapon/Comtess®) blockieren die Catechol-O-Methyl-Transferase und damit ebenfalls den Dopamin-Abbau; unerwünschte Wirkungen sind Übelkeit, Erbrechen, Dyskinesien, Unruhe und Verwirrtheit.

Pflege

- Geduld aufbringen, der Erkrankte braucht für alles viel Zeit
- bei Bettlägerigkeit an die entsprechenden Prophylaxen denken
- Kontakt zu Selbsthilfegruppen vermitteln
- Pflegebedürftigen immer wieder zur selbstständigen Ausführung verschiedener Handlungen motivieren und Angehörige einbeziehen

Hilfen zur Selbstständigkeit
- **Hygiene und Ankleiden.** Rutschfeste Unterlage in Wanne oder Dusche legen und Hocker in die Dusche stellen; auf Verwendung von Flüssigseife, Trockenrasierer, Anziehhilfen, weite Kleideröffnungen, Reißverschlüsse (und keine Knöpfe) sowie auf Schuhe ohne Schnürsenkel, sondern z. B. mit Klettverschlüssen achten.
- **Essen und Trinken.** Warmhalteteller mit erhöhtem Tellerrand nutzen; für rutschfeste Unterlagen bzw. Saugnoppen am Geschirr sorgen; Besteck mit breitem Griff anbieten; Suppen aus Tassen trinken lassen; auf ausreichende Flüssigkeitszufuhr achten. Beim Essen ausprobieren, bei welcher Kost sich der Pflegebedürftige am wenigsten verschluckt. Dem Erkrankten eine Serviette anbieten. Nach dem Essen Mundpflege durchführen (lassen).
- **(Häusliche) Umgebung.** Handläufe an langen Fluren, sowie Griffe im Bereich der Toilette und in der Dusche anbringen lassen; Dusche statt Badewanne nutzen lassen; Sitze erhöhen; Stolperfallen, z. B. Brücken oder Teppichkanten, beseitigen.

- **Gehtraining**: Der Erkrankte steht aufrecht, die Fersen haben festen Bodenkontakt. Beim Laufen berühren die Fersen den Boden zuerst, die Beine sollen leicht gespreizt sein. Der Übende darf nicht „schlurfen".
- **Starthemmungen**, z. B. beim Loslaufen, überwinden. Zum Start zählen oder Start-Kommando geben (macht der Betroffene am besten selbst); über Schaukelbewegungen zum Gehen bringen.

Prognose

Da die Therapiemaßnahmen den weiteren Abbauprozess nicht verhindern, führt ein Parkinson-Syndrom über die Jahre zur steigenden Pflegebedürftigkeit der meist älteren Kranken.

SURFTIPP
Deutsche Parkinson Vereinigung e.V.: www.parkinson-vereinigung.de

2.13.10 Anfallsleiden

DEFINITION
Epileptischer Anfall: Vorübergehende plötzliche Funktionsstörung von Gehirnleistungen als Folge von sich synchron entladenden Neuronen.
Epilepsie: Chronifizierte rezidivierende Anfälle ohne dass unmittelbar auslösende Ursachen erkennbar wären.

Krankheitsentstehung

Neuronale Voraussetzungen
Als Ursache von neuronalen Entladungen in der grauen Substanz, vergleichbar mit Gewitterentladungen, werden Veränderungen in der physiologischen Neurotransmitterverteilung angenommen. Bei Anfallsleiden scheinen insbesondere die Neurotransmitter GABA (*Gamma-Amino-Buttersäure*), Glutamat und Aspartat eine besondere Rolle zu spielen.

Ein Anfallsgeschehen kann als seltenes oder einmaliges Ereignis (*Gelegenheitskrampf*) oder als rezidivierende zerebrale Störung (*Epilepsie*) auftreten.

Ursachen der neuronalen Störungen
Veränderungen in der zerebralen Neurotransmitterverteilung können durch viele Erkrankungen ausgelöst werden, z. B. Stoffwechselentgleisungen, Hirngefäßerkrankungen, hirnatrophische Prozesse, z.n Schädel-Hirn-Trauma, aber auch intrakranielle Tumoren. Hinzu kommen Faktoren, die eine **Neigung zur Krampfauslösung begünstigen**:
- Schlafentzug, Überanstrengungen
- Alkoholabusus
- unerwünschte Wirkung von Medikamenten (Neuroleptika, trizyklische Antidepressiva, Penicilline, Theophyllin)
- fieberhafte Infekte
- Flackerlicht (alle Arten von Bildschirmen)
- psychische Faktoren (cave: Hyperventilation) und erhebliche Sonnenexposition

Jedes Gehirn vermag bei genügend hoher Belastung mit einem Krampfanfall zu reagieren.

Einteilung der Epilepsien
- **Generalisierte Anfälle.** Beide Gehirnhemisphären sind in den Anfall einbezogen (z. B. Grand-mal-Anfälle).
- **Fokale Anfälle** (einfach fokaler Anfall, komplex-fokaler Anfall). Gehen von einem umschriebenen Hirnareal einer Hemisphäre aus.

Symptome und Untersuchungsbefund

DEFINITION
Status epilepticus: Verlängerte oder kurz aufeinander folgende fokale oder generalisierte Anfälle, ohne dazwischen liegende Erholung. Eine Intensivbehandlung ist wegen der Gefahr des Hirnödems erforderlich.

Grand mal Anfälle
Grand-Mal-Anfälle (*generalisierte tonisch-klonische Anfälle*) können entweder sofort generalisiert oder zunächst fokal beginnen. Grundsätzlicher Ablauf eines Grand-mal-Anfalls:
- **Prodromalerscheinungen.** Die Betroffenen zeigen häufig erhöhte Reizbarkeit, motorische Unruhe, Kopfschmerzen, Schwindel, depressive Verstimmung.
- **Aura.** Ein Teil der Betroffenen erlebt den Beginn des Anfallsgeschehens mit einer bewusst erlebten Aura von wenigen Sekunden Dauer. Symptome: Sprachstörungen, Sehen von Lichtblitzen, Empfindungsstörungen.
- **Tonische Phase.** Der Kranke stürzt meist unter Ausstoßen eines (Initial-)Schreis bewusstlos zu Boden. Symptome

sind: lichtstarre, weite Pupillen, steif gestreckte Gliedmaßen (tonische Situation), Zyanose.
- **Klonische Phase**. Etwa nach 30 Sek. kommt es zu rhythmischen Zuckungen (klonische Situation), die bis zu 2 Min. dauern können und mit einer Muskelerschlaffung enden. Häufig kommt es während des Anfalls zu vermehrter Speichelproduktion („Schaumbildung" vor dem Mund), Bissverletzungen von Zunge, Lippen oder Wangen und zum Einnässen. Dem Anfall folgt eine längere Schlafphase. Nach dem Anfall können beim Betroffenen Dämmerzustände mit motorischer Unruhe, Verwirrtheit, Sprech- und Wahrnehmungsstörungen beobachtet werden.

Fokale Anfälle

Einfach-fokale Anfälle

Bei **einfach-fokalen Anfällen** bleibt das Bewusstsein erhalten. Sie können motorische, sensible (Kribbeln, Taubheitsgefühle, Lichtblitze) bzw. vegetative Symptome (Schweißausbruch, Blässe) auslösen, begrenzt bleiben oder sich zu einem sekundär generalisierten Krampfanfall entwickeln. Am bekanntesten sind die Jackson-Anfälle.

Bei motorischen **Jackson-Anfällen** treten die tonisch-klonischen Muskelverkrampfungen zunächst in einem bestimmten (kontralateralen) Körperbereich auf. Da die Repräsentation der einzelnen Körperzonen im Gyrus praecentralis unterschiedlich große Areale einnimmt (Homunkulus ➤ Abb. 2.419), betreffen Jackson-Anfälle häufig das Gesicht oder die Hand: Beginn der Zuckungen z. B. in den Fingern, Übergreifen der Zuckungen von den Fingern über die Hand auf den Arm, bis die ganze Körperhälfte von den Zuckungen betroffen ist oder sich ein **sekundär generalisierter Krampfanfall** entwickelt. Diese Ausbreitungstendenz wird auch als „March of convulsion" bezeichnet.

VORSICHT
Verwechslungsgefahr eines fokalen Anfalls mit einer TIA.

Komplex-fokale Anfälle

Komplex-fokale Anfälle (*psychomotorische Anfälle*) werden von den Bereichen des limbischen Systems ausgelöst, die insbesondere im Temporallappen liegen. Ablauf eines komplex-fokalen Anfalls:
- **Aura**. Veränderungen der Sinneswahrnehmungen, z. B. Makropsie mit der Wahrnehmung von vergrößerten Gegenständen, Empfindung unangenehmer Gerüche.
- **Bewusstseinstrübung mit Automatismen**: Leck-, Schluck-, Kau-, Schmatz-, Nestel-, Wischbewegungen oder Verrücken von Gegenständen; vegetative Symptome sind Herzklopfen, Erbrechen, Pupillenveränderungen. Die durchschnittliche Dauer beträgt 30 Sek.–2 Min. Dauern die Anfälle nur wenige Sekunden, werden automatische Handlungen (z. B. Essen, Anziehen) fortgesetzt, ohne dass sich die Betroffenen später an das Ereignis erinnern können.

Zur **Diagnostik** der verschiedenen Anfallsformen gehören die klinische Befunderhebung, EEG, CT, MRT; bei Verdacht auf intrakranielle Tumoren oder Veränderungen zerebraler Gefäße erfolgt eine Angiografie. Untersuchungen des Liquors dienen der differentialdiagnostischen Abgrenzung zu entzündlichen ZNS-Prozessen.

Behandlung

Die Therapie umfasst mehrere Schritte:
- Behandlung der auslösenden Ursachen (➤ oben)
- Vermeidung von Auslösefaktoren (➤ oben)
- Verordnung von Antikonvulsiva (*Antiepileptika*).

Antikonvulsiva

Eine antikonvulsive Behandlung erfolgt bei mehr als 1–2 Anfällen pro Jahr, ist als Langzeitbehandlung zu planen und bedarf einer sorgfältigen Einstellung und Kontrolle. Anzustreben ist eine einschleichend beginnende Monotherapie. Die verfügbaren Medikamente unterdrücken die Anfallssymptome, z. B. durch eine Interaktion mit GABA-Rezeptoren und Verstärkung GABA-erger Mechanismen. Unerwünschte Wirkungen von Antiepileptika sind z. B.:
- neurotoxische Auswirkungen (Müdigkeit, Ataxie, Tremor, Doppelbilder, depressive Verstimmungen, Schwindel)
- allergische Reaktionen (allergisches Exanthem); selten Agranulozytose
- hämatotoxische Folgen (Leukopenie, Thrombozytopenie)
- Gingivahyperplasie (*Wucherung des Zahnfleischs* bei Verordnung von Phenytoin)

Die Auswahl des geeigneten Antiepileptikums richtet sich z. B. nach der Anfallsform (fokal, generalisiert), den Nebenwirkungen unter der Berücksichtigung von weiteren Erkrankungen und deren Medikation. Insgesamt scheint bei den neuen Antikonvulsiva die therapeutische Breite größer zu sein als bei den klassischen Antiepileptika. Beispiele: [2]
- **klassische Antikonvulsiva**
  - Carbamazepin (Tegretal®): gut wirksam bei fokalen Anfällen
  - Phenobarbital (Luminal®): wirksam bei fast allen Anfallsformen
  - Valproinsäure (Ergenyl®): erste Wahl bei generalisierten Anfällen
  - Phenytoin (Phenhydan®): zweite Wahl bei antiepileptischer Dauertherapie
- **neue Antikonvulsiva**
  - Gabapentin (Neurontin®): bei fokalen oder sekundär generalisierten Anfällen
  - Lamotrigin (Lamictal®): Mittel der 1. Wahl bei fokalen Anfällen
  - Levetiracetam (Keppra®): ebenfalls Mittel der 1. Wahl bei fokalen Anfällen
  - Topiramat (Topamax®): alternativ bei fokalen oder generalisierten Anfällen

2.13 Neurologische Erkrankungen

Information des Betroffenen
- Der Betroffene soll ggf. einen „Anfallskalender" führen und darin auch besondere Vorkommnisse und Belastungen eintragen.
- Der Betroffene darf die Antiepileptika nie eigenmächtig und abrupt absetzen, da dies Anfälle provozieren kann.
- Aufgrund der häufigen Wechselwirkungen sollte immer der Arzt konsultiert werden, bevor andere Medikamente, z. B. gegen Kopfschmerzen, eingenommen werden.
- Das Ausschleichen und die Beendigung der antikonvulsiven Therapie ist nach dreijähriger Anfallsfreiheit möglich.

Prognose
Ein Großteil der Betroffenen ist unter medikamentöser Behandlung anfallsfrei.

SURFTIPP
Deutsche Epilepsievereinigung e. V.: www.epilepsie.sh

2.13.11 Intrakranielle Tumoren

Tumoren ➤ 1.4.5

DEFINITION
Intrakranielle Tumoren: Können vom Hirngewebe oder von den Hüllstrukturen (➤ 2.13.2) ausgehen bzw. Absiedelungen von Metastasen sein.

Krankheitsentstehung

Die Ursachen **intrakranieller Tumoren** sind unklar. Diskutiert werden genetische Faktoren, onkogene (*tumorauslösende*) Viren, ionisierende Strahlung und nicht näher definierte exogene Kanzerogene.

Tumoren, die vom Hirngewebe ausgehen (Astrozytom, Oligodendrogliom ➤ 1.3.4) wachsen infiltrierend und diffus. Oligodendrogliome neigen zu Verkalkungen und breiten sich eher langsam aus. Meningeome, die sich im Bereich der Hüllstrukturen entwickeln, sind als eher gutartig anzusehen, haben oft einen langen Verlauf und neigen zu Rezidiven. Die Tumoren befinden sich z. B. als Falxmeningeom an der Hirnsichel (➤ 2.13.1) oder als Keilbeinmeningeom an der Keilbeinkante. Metastasen sind v. a. Absiedlungen des malignen Melanoms oder stammen z. B. von einem Mamma- bzw. Bronchialkarzinom ab.

Symptome und Untersuchungsbefund

Kopfschmerzen und ein epileptischer Anfall können als Erstsymptome auf einen intrakraniellen Tumor hinweisen.

Durch die Erhöhung des Hirndrucks werden in Abhängigkeit vom Sitz des Tumors ganz unterschiedliche Krankheitszeichen ausgelöst:

- **Tumoren im Großhirn**: epileptische Anfälle, psychische Veränderungen, Störungen der Sprachfunktion (*Aphasie*), Sehstörungen, kontralaterale Paresen
- **Tumoren im Bereich der Hypophyse**: bitemporale Hemianopsie (*Scheuklappenblindheit*), Ausbildung eines Hydrozephalus bei Verlegung des 3. Ventrikels
- **Tumoren im Kleinhirn-Brückenwinkel** (➤ Abb. 2.450)
- **Tumoren im Bereich des Kleinhirns**: Hydrozephalus durch Verlegung des 4. Ventrikels, Ataxien, Einklemmungserscheinungen der Medulla oblongata mit Atem- und Herz-Kreislaufstillstand

Diagnostische Möglichkeiten um einen mutmaßlichen Tumor nachzuweisen:
- EEG zeigt Frequenzveränderungen
- CT bei generellem Tumorverdacht
- Angiografie zur Bestimmung der Gefäßversorgung des Tumors

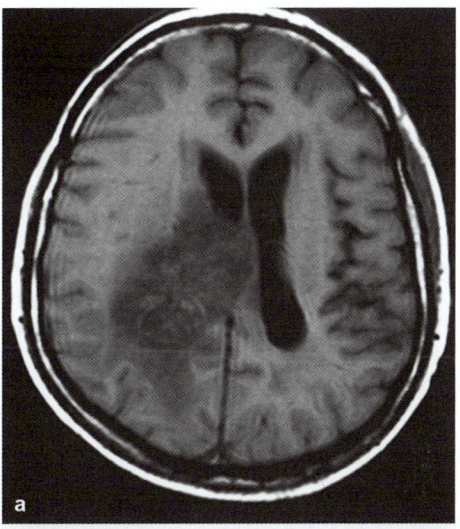
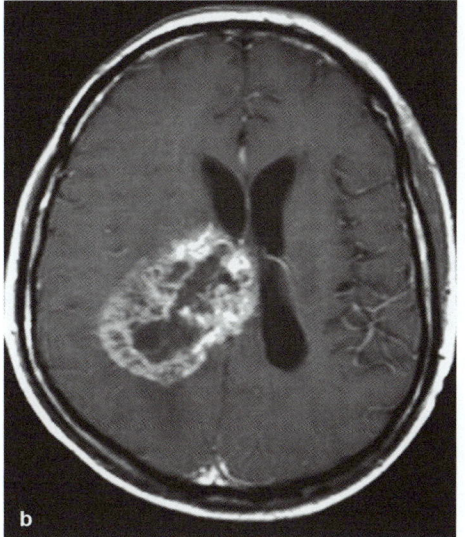

Abb. 2.449 Glioblastom im Gehirn. Dieser bösartige Tumor wächst verdrängend und infiltrierend. In den beiden Aufnahmen (ohne und mit Kontrastmittel) hat er schon die Hirnmittellinie überschritten. [E450]

- MRT zur genaueren Auslotung der Lokalisation und Ausdehnung
- PET-CT zur Unterscheidung zwischen Tumoren mit hohem und niedrigem Malignitätsgrad aufgrund der Stoffwechseltätigkeit im betroffenen Areal

Im Folgenden sind intrakranielle Tumoren genannt, die im höheren Lebensalter auftreten.

Astrozytom und Glioblastom

Astrozytome entwickeln sich häufig im Bereich des Großhirns. Es gibt vier Grade, wobei das Astrozytom Grad I als eher gutartig anzusehen ist, während das Astrozytom Grad IV dem **Glioblastom** (Glioblastoma multiforme ➤ Abb. 2.449) entspricht.

Der Erkrankungsgipfel des schnell und infiltrierend wachsenden **Glioblastoms** liegt zwischen dem 40.–60. Lebensjahr. Eine Radikaloperation des Glioblastoms ist meist nicht möglich. Da Glioblastome auch auf dem Liquorweg innerhalb des ZNS metastasieren, ist eine postoperative Bestrahlung des gesamten Hirnschädels und des Spinalkanals erforderlich.

Die Prognose ist sehr ernst.

Neurinom

Ein **Neurinom** ist ein Tumor der Myelinscheide eines Nervs (➤ 2.13.2). Es wächst langsam, ist gutartig und hat nach der operativen Entfernung eine gute Ausheilungsprognose. Das Akustikusneurinom (➤ Abb. 2.450) liegt am Kleinhirnbrückenwinkel. Symptome können Ohrgeräusche, eine Hörminderung, Gleichgewichtsstörungen oder eine Fazialislähmung sein.

Hirnmetastasen

Hirnmetastasen stellen im höheren Alter den wesentlichen Anteil der diagnostizierten intrakraniellen Tumoren. Sie siedeln sich meist in den Großhirnhemisphären, seltener im Kleinhirn oder Hirnstamm an. Oft führen diese Metastasen zu Symptomen, bevor der Betroffene von seinem Primärtumor weiß. Charakteristisch ist, dass Metastasen (im Gegensatz zu Tumoren, die vom Nervengewebe ausgehen) oft mehrfach auftreten und eher abgrenzbar wachsen. Dennoch ist nur bei Solitärmetastasen ggf. an eine Operation zu denken.

2.13.12 Erkrankungen des peripheren Nervensystems

Erkrankungen von Hirnnerven

Häufige Erkrankungen von Hirnnerven:
- Neuritis n. optici. Sehnervenentzündung; meist als Retrobulbärneuritis bei Multipler Sklerose (➤ 2.13.8)
- Akustikusneurinom (➤ 2.13.11)
- Trigeminusneuralgie (➤ 2.13.5)
- Fazialislähmung

Fazialislähmung

Der Begriff **Fazialislähmung** erfordert immer die Unterscheidung in zentrale und periphere Fazialislähmung, wobei die zentrale Fazialislähmung Bahnen betrifft, die von der Hirnrinde zu den Hirnnervenkernen des VII. Hirnnervs ziehen. Bei einer zentralen Fazialislähmung kann der Betroffene, aufgrund des Verlaufs dieser Bahnen die Stirn auf der betroffenen Seite runzeln.

Periphere Fazialisparese

> **DEFINITION**
>
> **Periphere Fazialisparese**: Schlaffe Lähmung der vom N. facialis (*Hirnnerv VII* ➤ 2.13.3) versorgten Muskeln einer Gesichtshälfte.

Ursachen einer Fazialislähmung sind entzündliche Erkrankungen (Borreliose, Herpes zoster), Unfälle mit Felsenbeinfrakturen und Tumoren. Die **idiopathische periphere Fazialisparese** ist die häufigste Form der peripheren Fazialisparesen, wobei deren Ursache in der Regel unklar bleibt. Die Entwicklung einer peripheren Fazialisparese erfolgt innerhalb von Stunden mit Gesichtslähmung (➤ Abb. 2.451), Sensibilitätsstörungen, Geschmacksstörungen und Störungen der Tränen- und Speichelsekretion.

Da auch Erkrankungen im Bereich des Mittelohrs und der Ohrspeicheldrüse (*Parotis* ➤ 2.10.2) zu einer Fazialisparese führen können, sollte der Erkrankte einen HNO-Arzt konsultieren.

Pflegerisch ist zu beachten, dass die Hornhaut des Auges durch Augentropfen und einen Uhrglasverband vor dem Austrocknen geschützt werden muss, da der Lidschluss unvollständig ist. Außerdem sollte der Betroffene möglichst häufig vor dem Spiegel die mimische Muskulatur trainieren.

Die Prognose der Erkrankung ist gut.

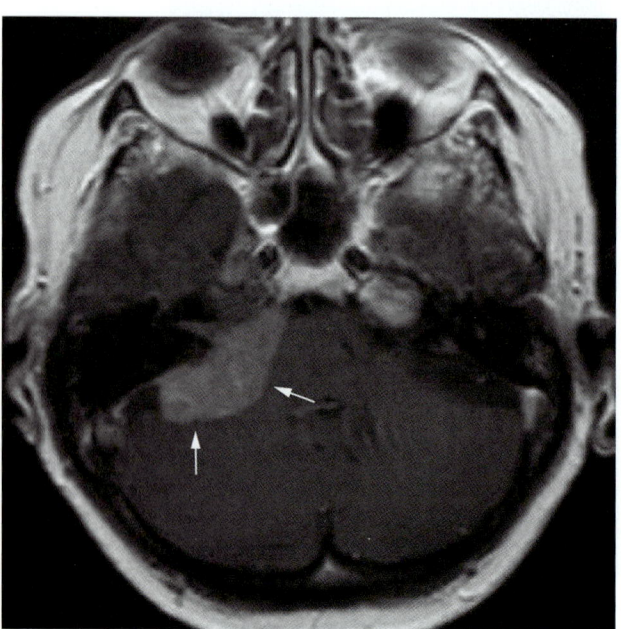

Abb. 2.450 Akustikusneurinom, dargestellt durch eine MRT. [E349]

2.13 Neurologische Erkrankungen

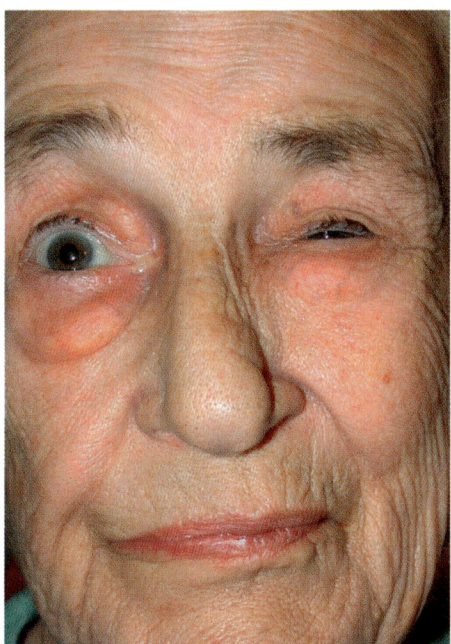

Abb. 2.451 Rechtsseitige periphere Fazialislähmung: fehlender Lidschluss, leicht hängender Mundwinkel. [E430]

Erkrankungen von Ästen der Spinalnerven

Polyneuropathie

> **DEFINITION**
> **Polyneuropathie** (*PNP*): Nicht verletzungsbedingte Erkrankung mehrerer peripherer Nerven.

Krankheitsentstehung und Einteilung
Wichtige Ursachen:
- Alkohol
- Stoffwechselstörungen
- Mangel- und Fehlernährung oder Resorptionsstörungen (z. B. Vitamin B_{12}- oder Folsäuremangel ➤ 5.1.2)
- unerwünschte Wirkung von Medikamenten (z. B. Zytostatika)
- Infektionskrankheiten (z. B. Borreliose, HIV)
- bösartige Erkrankungen, insbesondere Bronchialkarzinom (➤ 2.9.10) und hämatologische Erkrankungen (➤ 2.6.11)
- autoimmunologische Erkrankungen

Symptome und Untersuchungsbefund
In Abhängigkeit von der Ursache können sensible, motorische und vegetative Nervenfasern betroffen sein.
- **Störungen sensibler Nervenfasern**: Die langen Fasern, die von den Zehen zu den Nervenzellkörpern in den Spinalganglien ziehen, werden als erstes von Versorgungsengpässen in Mitleidenschaft gezogen. Die Erkrankung beginnt daher häufig mit Missempfindungen an beiden Füßen. Aber auch die Hände können betroffen sein. Schreitet der Prozess fort, werden die Sensibilitätsstörungen von den Erkrankten als **handschuh-** oder **sockenförmig** beschrieben. Die Areale können kribbeln, sich „wie in Eis" anfühlen oder das Gefühl der Pelzigkeit vermitteln. Wenn die Schmerzempfindung gestört ist, kommt es zu Wunden, die schlecht heilen. Andrerseits klagen viele Betroffene über Schmerzen, die als brennend, bohrend, einschießend, stechend oder krampfartig beschrieben werden.
- **Störungen motorischer Nervenfasern**: Bedingt durch die reduzierte Sensibilität kann es zu Koordinationsstörungen mit erheblicher Sturzgefahr kommen, weil die Erkrankten „wie auf Watte gehen". In fortgeschrittenen Fällen ist eine Fußheberschwäche zu beobachten, der Achillessehnenreflex kann nicht ausgelöst werden. Die motorischen Ausfälle sind jedoch insgesamt seltener und für den Erkrankten weniger lästig als die sensiblen Störungen.
- **Störungen vegetativer Nervenfasern**: Kennzeichen sind trophische Hautveränderungen, schlechte Wundheilung, verminderte Schweißsekretion, Magen-, Blasen- und Darmentleerungsstörungen sowie Impotenz.

Zur **Diagnostik** gehören die körperliche Untersuchung, Prüfungen der Eigenreflexe, Sensibilitätsprüfungen, Labor mit Bestimmung der Leberenzyme (Alkoholabusus?) und der Vitaminspiegel sowie ggf. der Nachweis von Autoantikörpern gegen Belegzellen des Magens (➤ 2.10.4).

Behandlung und Pflege
- Therapie der auslösenden Ursachen (Alkoholkarenz, Einstellung des Diabetes mellitus, Antibiotika bei Borreliose)
- professionelle medizinische Fußpflege um die Entstehung schlecht heilender Wunden an den Füßen zu verhindern
- Schmerzbehandlung nach den Vorgaben des WHO-Stufenschemas
- Physiotherapie mit Verbesserung der Durchblutung und Stärkung der Muskulatur
- sorgfältige Verletzungs- und Dekubitusprophylaxe, da der Betroffene aufgrund der Sensibilitätsstörungen eine schlechte Wundheilung hat

Prognose
Unter einer optimalen Therapie kann es zu einer langsamen Rückbildung von Symptomen über Wochen bis Monate kommen, meist jedoch nicht zur völligen Wiederherstellung.

Schädigungen einzelner Nerven

Schädigungen einzelner peripherer Nerven sind meist auf anhaltenden Druck, Dehnung, Quetschung oder auch direkte Verletzung zurückzuführen. Die Symptome bestehen in Störungen der motorischen, sensiblen und vegetativen Funktionen mit Muskelatrophie, Störungen der Schweißsekretion, Parästhesien und Schmerzen im Versorgungsgebiet der betroffenen Nerven. Beispiele (➤ Abb. 2.452 und ➤ Abb. 2.453):
- Schädigung des **N. radialis** (z. B. nach einer Fraktur des Oberarmschaftes). Der Erkrankte kann die Hand nicht mehr gegen die Schwerkraft strecken – **Fallhand**.

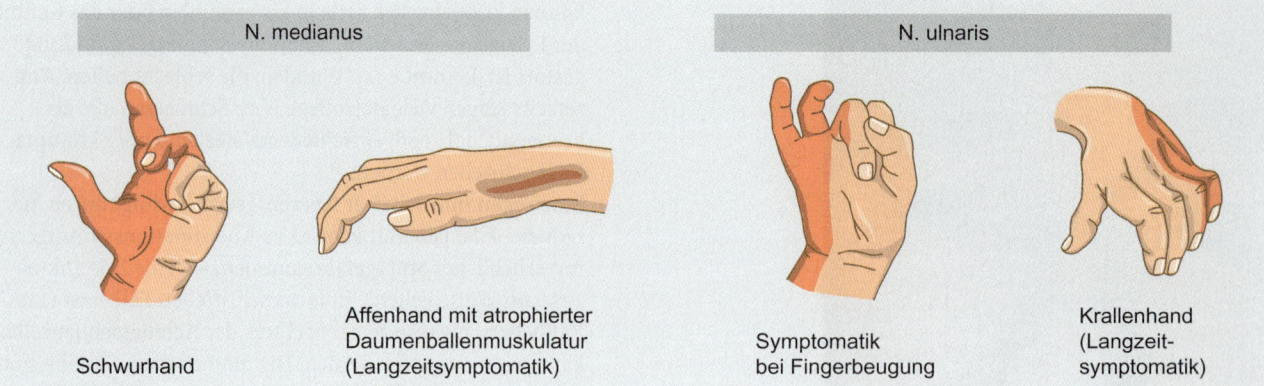

Abb. 2.452 Symptome bei Lähmungen des N. ulnaris bzw. N. medianus. [L157]

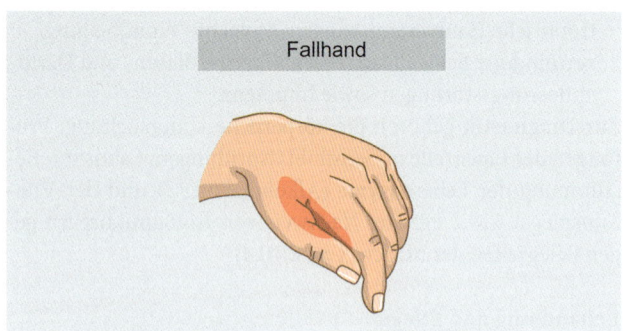

Abb. 2.453 Fallhand bei Lähmung des N. radialis. [L138]

- Schädigung des **N. medianus** (z. B. nach Schnittverletzungen etwa in der Mitte der Beugeseite des Handgelenks). Der Betroffene vermag die Hand nicht mehr zur Faust zu ballen, es lassen sich nur noch die ulnaren Finger (Versorgung durch den N. ulnaris) beugen – **Schwurhand**.
- Schädigung des **N. ulnaris** (z. B. nach Verletzungen im Ellenbogengelenk). Bei einer Beugung der Finger bleiben Ring- und Kleinfinger weitgehend gestreckt. Zeigefinger, Daumen und weitgehend der Mittelfinger können aufgrund der Innervation durch den N. medianus gebeugt werden – **Krallenhand**.
- Schädigung des **N. peronaeus** (z. B. nach Druckeinwirkungen auf den Nerv im Bereich des Wadenbeinköpfchens bei zu festem Gipsverband). Kennzeichen sind neben der Fußheberschwäche ein Steppergang, bei dem der Betroffene das Bein im Knie gebeugt anheben muss, damit er den Fuß aufsetzen kann.
- Schädigung des **N. ischiadicus** (z. B. nach versehentlicher Injektion/Spritzenlähmung oder nach Operationen im Bereich des Hüftgelenks). Es kommt zu einer Lähmung mit Atrophie der Kniebeuger, der Unterschenkel- und Fußmuskulatur. Im weiteren Verlauf treten aufgrund der gestörten Sensibilität Ulzerationen am betroffenen Bein auf, die eine Unterschenkelamputation erforderlich machen können.

Literaturnachweis

1. Füsgen, I.: Geriatrie, Band 2, Kohlhammer-Verlag, Stuttgart, 2004.
2. Karow, T: Allgemeine und spezielle Pharmakologie und Toxikologie (vorlesungsorientierte Darstellung), 2011.
3. Herold, G. et al.: Innere Medizin (eine vorlesungsorientierte Darstellung), 2011.
4. Pschyrembel: Klinisches Wörterbuch. de Gruyter Verlag, Berlin, 2011.
5. Rote Liste. Cantor Verlag, Aulendorf, 2011.
6. Masuhr, K.: Neurologie. Thieme Verlag, Stuttgart, 2007.
7. Gehlen, W.: Neurologie. Thieme Verlag, Stuttgart, 2010.
8. Reiser, M.: Radiologie. Thieme Verlag, Stuttgart, 2011.

Wiederholungsfragen

1. Welche Strukturen gehören zum zentralen Nervensystem? (➤ 2.13.1)
2. Worin unterscheiden sich afferente und efferente Nervenbahnen? (➤ 2.13.1)
3. Wie ist das Gehirn gegliedert? (➤ 2.13.1)
4. Erklären Sie den Verlauf der Pyramidenbahn. (➤ 2.13.1)
5. Welche Aufgaben haben Thalamus und Hypothalamus? (➤ 2.13.1)
6. Wofür ist das Kleinhirn verantwortlich? (➤ 2.13.1)
7. Wie ist der Circulus arteriosus aufgebaut? (➤ 2.13.2)
8. Wie heißen die drei Hirnhäute? (➤ 2.13.2)
9. Welche vier großen Geflechtbildungen kennen Sie? (➤ 2.13.3)
10. Welche Arten von Reflexen unterscheidet man? (➤ 2.13.3)
11. Welche Wirkungen haben Sympathikus und Parasympathikus? (➤ 2.13.4)
12. Nennen Sie bitte die Symptome einer Trigeminusneuralgie (➤ 2.13.5)
13. Wo liegen die Unterschiede zwischen Spastik und schlaffer Lähmung? (➤ 2.13.5)
14. Welche Symptome sind bei einem Cerebri-media-Infarkt zu erwarten? (➤ 2.13.6)
15. Welche Formen von kraniellen Blutungen kennen Sie? (➤ 2.13.7)
16. Nennen Sie häufige Erreger einer Meningitis? (➤ 2.13.8)
17. Nennen Sie Symptome, die bei einer Multiplen Sklerose auftreten (➤ 2.13.8)
18. Nennen Sie Ursachen für das Auftreten eines Parkinson-Syndroms (➤ 2.13.9)
19. Wie verläuft ein generalisierter Krampfanfall? (➤ 2.13.10)
20. Was ist eine Polyneuropathie? Nennen Sie bitte die beiden häufigsten Ursachen. (➤ 2.13.12)

KAPITEL 3

Gerontopsychiatrische Erkrankungen

3.1	Psychische Gesundheit und Krankheit im Alter	451	3.4	Angst- und Zwangsstörungen	491
3.1.1	Altern als multifaktorielles Geschehen	451	3.5	Belastungs- und Anpassungsstörungen	493
3.1.2	Probleme der Definition von Gesundheit und Krankheit im Alter	453	3.6	Persönlichkeitsstörungen	494
3.1.3	Normale Veränderungen im Alter	457	3.7	Suchterkrankungen	496
3.1.4	Ursachen psychischer Erkrankungen	459	3.8	Psychosomatische Störungen	501
3.1.5	Behandlung psychischer Erkrankungen	460	3.9	Schlafstörungen	503
3.2	Einteilung psychischer Erkrankungen	462	3.10	Suizid	505
3.2.1	Erhebung des psychopathologischen Befundes	462			
3.2.2	Psychopharmaka	469			
3.3	Psychosen	474			
3.3.1	Demenzen	475			
3.3.2	Affektive Störungen: Depression und Manie	482			
3.3.3	Schizophrenie	488			

> **DEFINITION**
> **Gerontologie**: Wissenschaftliche Lehre vom Altern.
> **Geriatrie**: Fachgebiet der Medizin. Lehre von den Alterskrankheiten.
> **Psychiatrie**: Fachgebiet der Medizin, befasst sich mit Prophylaxe, Diagnose und Therapie psychischer Erkrankungen einschließlich der Rehabilitation des psychisch Kranken.
> **Gerontopsychiatrie** (*Alterspsychiatrie*): Teilgebiet innerhalb der Psychiatrie, beschäftigt sich mit Problemen des Alterns und seelischen Krankheiten älterer Menschen.
> **Psyche** (griech.: Hauch, *Seele*): Gesamtheit des Erlebens, Denkens, Fühlens und Wollens eines Menschen.

3.1 Psychische Gesundheit und Krankheit im Alter

3.1.1 Altern als multifaktorielles Geschehen

Die Bevölkerungsentwicklung in den industrialisierten Ländern ist durch einen dramatischen Anstieg des Anteils der über 60-Jährigen an der Gesamtbevölkerung charakterisiert. Er beträgt derzeit etwa 20 % und wird sich bis zum Jahre 2026 auf etwa 31 % erhöhen. Dies ist vor allem auf eine bessere Ernährung sowie auf die Fortschritte in Hygiene und Medizin zurückzuführen.

Obwohl die Lebensdauer nicht unendlich verlängert werden kann, manche Autoren sprechen von einer max. Lebensspanne von 116 bis 120 Jahren, dürfte dieser Trend der Verlängerung der Lebenserwartung bis zum Jahre 2050 anhalten. [1] [2]

Die Wahrscheinlichkeit, alt zu werden, ist somit größer als je zuvor. Der Anteil der über 60-Jährigen wird sich voraussichtlich bis zum Jahr 2050 auf etwa 37 % erhöhen. Gleichzeitig ist eine deutliche Abnahme von Geburten zu verzeichnen. Auch aus diesem Grund nimmt der prozentuale Anteil von älteren Menschen an der Gesamtbevölkerung stark zu. [3]

Dadurch gewinnt die Versorgung älterer Menschen mit körperlichen und psychischen Problemen einen immer höheren Stellenwert.

Das Phänomen „Altern" ist als multifaktorielles Geschehen zu betrachten. Es umfasst mehrere Aspekte:
- zeitlich (Altern in Jahren)
- biologisch (Altern des Körpers)
- psychologisch (subjektives Altern)
- sozial (Altern in der Gesellschaft)
- kontextuell (Umweltbedingungen des Alterns)
- systemisch (Zusammenspiel aller dieser Faktoren für erfolgreiches Altern)

Medizinische, psychologische und psychosoziale Aspekte, sowie der Lebensstil werden als wesentlich für einen positiven Alterungsprozess angesehen. [2] [4] Diese betreffen präventive

Maßnahmen zur Vermeidung bzw. Reduktion pathologischer Alterungsprozesse und die Erfassung von Defiziten und Ressourcen im Rahmen des multiprofessionellen geriatrischen Assessments sowie spezifische multiprofessionelle Interventionen zur Behandlung von Menschen mit verschiedenen Krankheitsbildern. [1] [5] [6]

Das Altern und das Verhalten von älteren Menschen kann als Resultat biologischer, psychischer, sozialer und kontextueller Faktoren angesehen werden. Erfolgreiches Altern, aber auch pathologische Veränderungen ergeben sich aus dem Zusammenspiel aller dieser Faktoren. [4] ➤ Abb. 3.1 zeigt die Zusammenhänge.

Organische Faktoren (z. B. Gehirn, Nerven, Muskeln) stellen sozusagen die Grundlage des Lebens und des Alterns dar und werden im Rahmen biologischer Alternstheorien diskutiert. [7] Generell geht es hierbei um die Frage, wie gesund jemand ist und inwieweit sein Körper und seine Organe gealtert sind. Sie basieren auf genetischen Faktoren, krankheitsauslösenden Prozessen (z. B. Stoffwechsel, Umweltgifte) und verschiedenen anderen Überlegungen. Sie allein erklären jedoch den Prozess des Alterns nicht umfassend. So kann man prinzipiell nicht davon ausgehen, dass ältere Menschen generell kränker sein müssen als jüngere, obwohl natürlich Krankheiten im Alter zunehmen.

Psychische Faktoren beziehen sich auf die subjektive Sicht des Alterns. Hierbei geht es um die persönliche Sicht des Betroffenen, z. B. wie alt er sich fühlt. Das hängt von individuellen Lernprozessen, der Persönlichkeit, Regeln, Normen, eigenen Einstellungen und Strategien zur Bewältigung von Veränderungen ab. Wie man aus verschiedenen Untersuchungen der Gerontopsychologie sieht, korrelieren psychische Faktoren nicht unbedingt mit dem kalendarischen Alter (Alter in Jahren). Viele Menschen kommen bereits in einem Lebensabschnitt in die „Alternskrise", der bei weitem nicht als „alt" zu bezeichnen ist. [2] [7] [8]

Auch soziale Faktoren (z. B. die Rolle des älteren Menschen in der Gesellschaft) sind wesentlich. Das Fremdbild und gesellschaftliche Erwartungen hinsichtlich des Verhaltens älterer Menschen, die Rollenbilder und Einstellungen der Mitmenschen haben einen massiven Einfluss auf das Verhalten. Viele ältere Menschen verhalten sich dann so, wie die Gesellschaft es erwartet.

Ökologisch/kontextuelle Faktoren (z. B. Umweltfaktoren, Lebensbereich, Hilfsmittel, finanzielle Mittel) können den Alterungsprozess positiv unterstützen oder pathologische Alterungsprozesse verstärken. Insofern kommt auch Umweltgegebenheiten, vor allem bei stärkeren Defiziten, eine wesentliche Bedeutung beim erfolgreichen Altern zu.

Das tatsächliche Verhalten und Erleben älterer Menschen gründet auf dem Zusammenspiel aller dieser Faktoren. Sie sind ständigen Veränderungen unterworfen und beeinflussen sich gegenseitig. Insofern ist es wesentlich, diese Faktoren bei der Betreuung älterer Menschen im stationären und ambulanten Setting zu erfassen und zu berücksichtigen. Erfolgreiches Altern wird nach Baltes in dieser Hinsicht oft unter den Aspekten Selektion (Auswahl des notwendigen und wichtigen Verhaltens), Optimierung (Training des Verhaltens) und Kompensation (z. B. Ausgleich von Defiziten durch Hilfsmittel) diskutiert.

Zahlreiche Beiträge zur Gerontologie belegen, dass Altern nicht einseitig als Abbau von Funktionen, Fähigkeiten und Fertigkeiten angesehen werden kann. [9] Andererseits lässt sich die Tatsache der Multimorbidität (darunter versteht man das im Alter typische gleichzeitige Auftreten, bzw. Vorhandensein mehrerer behandlungswürdiger Krankheiten) sowie die erhöhte Häufigkeit psychischer Krankheiten bei den über 60-Jährigen nicht leugnen. [10]

So beträgt etwa der Anteil schwerer depressiver Erkrankungen in dieser Altersgruppe 13 %. Mittelschwere und schwere Formen demenzieller Erkrankungen treten bei etwa 3–8 % auf. Durchschnittlich können bei über 70-Jährigen je nach Untersuchung 3–9 Krankheiten gleichzeitig erwartet werden. Anders betrachtet: in der Gruppe der 65–69-Jährigen weisen 9 % 7 oder mehr diagnostizierbare körperliche Beeinträchtigungen

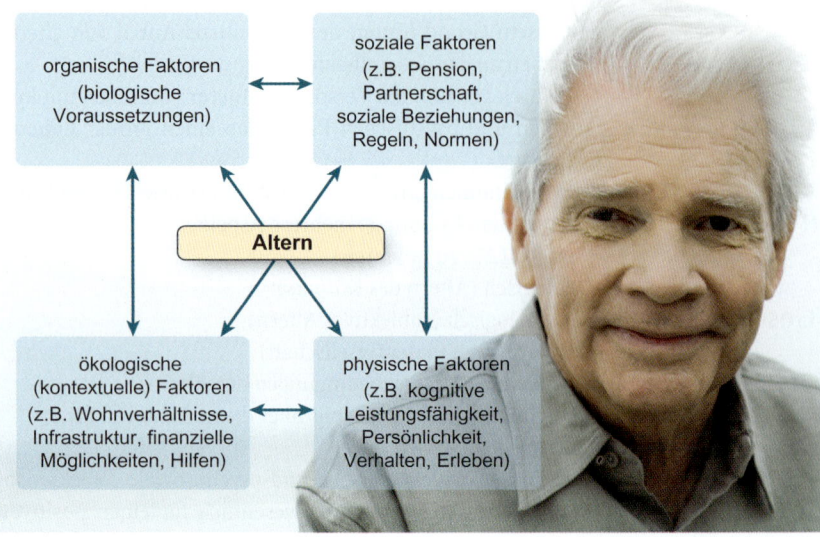

Abb. 3.1 Zusammenspiel organischer, psychischer, sozialer und ökologisch/kontextueller Faktoren beim Verhalten älterer Menschen. [Foto: J787, Grafik: L157] [4]

auf. Bei den über 80-Jährigen sind es schon 30 %. Am häufigsten handelt es sich um Erkrankungen des Herz-Kreislauf-Systems, der Atmungsorgane, des Endokriniums und des Stütz- und Bewegungsapparates. [7]

Diese Altersmultimorbidität lässt sich in zwei Gruppen einteilen:
- eine **unabhängige** Multiplizität im Sinne von Begleiterkrankungen, die keinen unmittelbaren Kausalzusammenhang aufweisen (z. B.: Gallensteine + Arthrose + Alzheimer-Demenz)
- eine **abhängige** Multiplizität kausal abhängiger Kombinationserkrankungen (z. B. hoher Blutdruck + Diabetes + koronare Herzerkrankung + Schlaganfall)

Leidet ein älterer Mensch unter mehreren akuten Krankheiten, kann er zusätzlich mehrere **ruhende Leiden** (*Polypathie*) haben. Typische Krankheitsketten entstehen vor allem im Wechselspiel zwischen akuter Erkrankung und ruhenden Leiden.

Die Hauptbereiche der Multimorbidität werden im englischsprachigen Raum in der Geriatrie nach Brocklehurst (1997) auch die „fünf großen I" genannt:
- **Intelligenzabbau** (inklusive Demenzerkrankungen)
- **Immobilität**
- **Instabilität**
- **Inkontinenz** (> 2.11.5)
- **Impairment** (*Einschränkungen* der Wahrnehmungsorgane, z. B. Auge, Ohr)

Multimorbidität verlangt angepasste diagnostische und therapeutische Strategien (multiprofessionelles geriatrisches Assessment) und kann die richtige Deutung und Zuordnung von Symptomen erheblich erschweren. Eine Heilung der diagnostizierten Leiden ist überwiegend unrealistisch. Diagnostische Maßnahmen bleiben oft ohne therapeutische Konsequenz, weil man sich auf wesentlichere Diagnosen und Therapien beschränken muss – dazu ist eine fundierte Priorisierung (*Hierarchisierung der Probleme*) nötig. Darunter wird neben dem Gewichten von unterschiedlichen Notwendigkeiten und Maßnahmen die sinnvolle Beschränkung auf eine begrenzte, effiziente Zahl dieser Maßnahmen verstanden. Der oft durch die Multimorbidität ausgelöste Reflex nach Multimedikation zur Behandlung der vielen Diagnosen, Symptome und Beschwerden – die **medikamentöse Polypragmasie** (alles wird „optimal" medikamentös behandelt) – sollte verhindert werden.

> Die pflegerische Versorgung älterer Menschen mit körperlichen und psychischen Erkrankungen gewinnt zunehmenden Stellenwert. Allerdings ist der Umgang mit älteren Menschen oft neu zu erlernen. Gerade das Zusammentreffen von körperlichen und geistigen Erkrankungen stellt für die Pflegenden eine große Herausforderung dar.

3.1.2 Probleme der Definition von Gesundheit und Krankheit im Alter

Normalitätsbegriff

Was ist normal, wer sind die Normalen, wer die Behinderten, wer die Verrückten?

Um diese Frage beantworten zu können, sind Kriterien festzulegen und Unterscheidungsmerkmale herauszuarbeiten, anhand derer man das „Nicht-Normale", das Abnorme erkennen und einordnen kann.

Betrachtet man das menschliche Verhalten, so ist es, wie bereits angeführt, als Resultat von organischen Faktoren (z. B. biologische Grundlagen des Verhaltens), psychischen Faktoren (z. B. Lernprozesse, Einstellungen, eigenen Werte und Normen, Gefühle), sozialen Faktoren (z. B. soziale Normen, Beziehungen) und Umweltgegebenheiten (Kontext) zu sehen. Diese Bereiche beeinflussen sich und das Verhalten. Sie führen zu individuellem Verhalten in unterschiedlichen Lebensbedingungen. Normalität bedeutet also auch, das eigene Verhalten unterschiedlichen Lebensbedingungen anzupassen. [11]

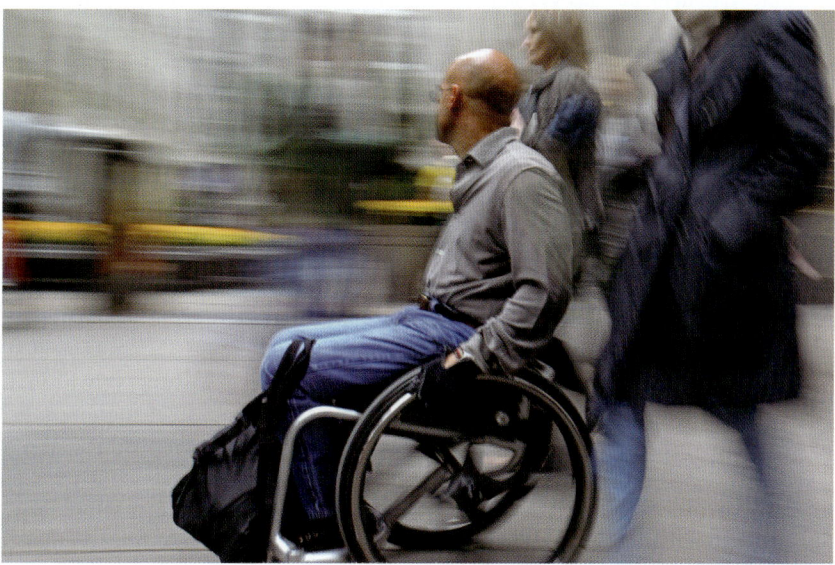

Abb. 3.2 Der Normalitätsbegriff hängt von gesellschaftlichen Konventionen ab. Für wie normal halten Menschen ohne Bewegungseinschränkung jene, die einen Gehstock oder einen Rollstuhl benötigen? [J787]

Definition von Gesundheit und Krankheit

Gesundheit und **Krankheit** sind bei jüngeren Menschen meist leicht voneinander zu trennen. Die WHO (Ottawa-Charta, 1986) definiert Gesundheit mit „Gesundheit ist mehr als das Fehlen von Krankheit, Schmerzen, … Gesundheit bedeutet optimale körperliche, geistige und soziale Funktionsfähigkeit und optimales Wohlbefinden". Insofern handelt es sich bei diesen Begriffen um sehr dynamische, komplexe Faktoren, die Bereiche wie Lebenszufriedenheit, Körperlichkeit, Anpassungsfähigkeit umfassen (> 1.4.1). Die Bereiche schließen einander jedoch nicht immer absolut aus, sondern weisen wechselseitige Überschneidungen auf. [12]

Medizinische Sicht

Medizinisch gesehen definiert sich Gesundheit oft über das Fehlen von Krankheiten, Symptomen, Symptomgruppen oder Syndromen, über Normwerte (z. B. Blutzucker) und das Kriterium der „Funktionsfähigkeit". Das ist bei jüngeren Menschen zwar ebenfalls nicht immer einfach, bringt bei Älteren jedoch erhebliche Probleme, z. B. das Problem „altersbedingter Veränderungen". Die Abgrenzung „krankheitswertiger Veränderungen" (z. B. treten Gedächtnisstörungen im Alter vermehrt auf, sind jedoch auch das erste Anzeichen für eine Demenz) und das Fehlen von Normwerten für „gesunde" alte Menschen erschweren die Einschätzung. [1]

Statistische Sicht

Statistisch gesehen wird „Normalität" oft durch die Häufigkeit bestimmten Verhaltens definiert. Dadurch entstehen teilweise auch soziale Normen und Rollenbilder (z. B. Sauberkeit). Diese definieren sich durch:
- Art des Verhaltens,
- Stimmung, Antrieb, Denken und sonstige Verhaltensaspekte (z. B. Schlaf, Essen, Trinken),
- Häufigkeit und Intensität des Verhaltens,
- Kontext, in dem sich das Verhalten vollzieht,
- soziale Normen,
- Erklärbarkeit und Nachvollziehbarkeit des Verhaltens,
- Leiden des Betroffenen (oder der Umwelt).

Psychische Krankheiten werden oft nach ähnlichen Kriterien definiert.

Im Alter ergibt sich unter Berücksichtigung des statistischen Normbegriffs oft das Problem, dass ein Verhalten, das eigentlich nicht pathologisch sind, als nicht altersadäquat angesehen wird. Das gilt teilweise auch für „normales" Verhalten bei Menschen mit Demenzerkrankung (z. B. Sexualität und Demenz), aber auch für primär an sozialen Normen orientiertem Verhalten (z. B. Sauberkeit), das oft Grundlage für den Pflegeprozess ist. Insofern können auch statistische Kennzahlen keine adäquate Auskunft über die „Gesundheit" geben.

Soziale Normen

Soziale Normen orientieren sich an gesellschaftlichen Normen und sind zeitlichen Veränderungen unterworfen. Oft werden sie unabhängig von statistischen oder gesundheitlichen Aspekten durch Übereinkunft getroffen und die Gesellschaft hat sich daran zu orientieren. Dazu zählt etwa das Thema Homosexualität, die bis 1992 als psychische Krankheit betrachtet wurde.

Individuelle Normen

Menschen stellen **individuelle Normen** für sich selbst im Rahmen der Definition von Individualität und „Ich" auf. Sie sehen sich sozusagen als Maß für Normalität an und vergleichen sich mit den anderen.

Zusätzlich tritt das Problem der „subjektiven" Sicht von Gesundheit und Krankheit auf. [13]

Insofern werden Menschen und ihr Verhalten oft nach folgenden Kriterien beurteilt:
- **Normal**. Entspricht weitgehend medizinischen, statistischen und sozialen Normen.
- **Individuell**. Weicht von der Allgemeinheit durch individuelle Charakterzüge, Eigenarten und Verhalten ab, ohne störend bzw. auffällig zu wirken.
- **Auffällig**. Weicht deutlich von der Allgemeinheit ab und definiert sich über Eigenarten, die nicht immer nachvollziehbar sind.
- **Grenzwertig**. Weicht so stark von der Normalität ab, dass das Verhalten oft nicht nachvollziehbar ist, jedoch noch nicht den Kriterien für eine (psychische) Krankheit entspricht.
- **Pathologisch**. Ist meist nicht nachvollziehbar. Der Betroffene bzw. die Gesellschaft leiden darunter. Manchmal treten Selbst- und Fremdgefährdung bzw. „psychotische" Symptome (z. B. Halluzinationen, Wahn) auf.

Auswirkungen der Definition von Gesundheit und Krankheit

Obwohl die Abgrenzung von normal und krank prinzipiell als notwendig für die Behandlung von Krankheitsbildern anzusehen ist, sollen auch die dadurch gegebenen Probleme nicht übersehen werden: Falsche Diagnosen können leicht zu Stigmatisierung und Ausgrenzung führen. Ebenso ist das Problem der sich verändernden sozialen Normen bezüglich psychischer Krankheiten (z. B. Persönlichkeitsstörungen, Sexualität) nicht zu unterschätzen. Bei alten Menschen ergibt sich zusätzlich das Problem des normalen Alterungsprozesses und der veränderten Rollenbilder der „jungen Alten". Schwierigkeiten entstehen auch durch nicht objektivierbare Beschwerden, z. B. Schmerzen oder individuelle, nicht „alters-" bzw. „gesundheitskonforme" Bedürfnisse.

Daraus stellt sich im Pflegeprozess das Problem der Bewertung von Krankheitsbildern hinsichtlich ihrer Relevanz und Behandlungspflichtigkeit. Abweichungen von der Norm sind individuell, also unter Berücksichtigung der Biografie und der tatsächlichen Gefährdung, zu diskutieren. Individualität, die nicht selbst- bzw. fremdgefährdend wirkt, aber ein herausforderndes Verhalten darstellt, sollte nicht zu freiheitsbeschränkenden Maßnahmen führen.

3.1 Psychische Gesundheit und Krankheit im Alter

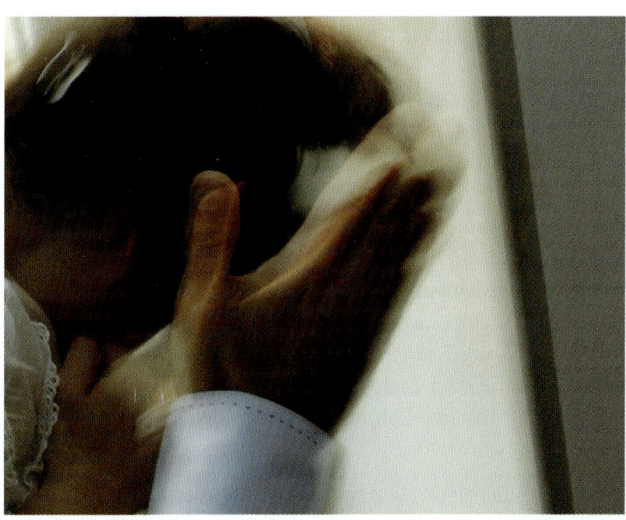

Abb. 3.3 Fremdgefährdendes Verhalten erfordert angemessene Behandlung. [J787]

Dieses Thema ist vor allem für Angehörige von Gesundheitsberufen, die sich mit älteren Menschen und deren Angehörigen befassen, ein wiederkehrendes Diskussionsthema. [4] Verschiedene Personengruppen vertreten infolge ihrer unterschiedlichen Normalitätsbegriffe unterschiedliche Sichtweisen hinsichtlich der Wertigkeit von Veränderungen und deren Behandlungsbedürftigkeit. Leichte kognitive Defizite im Alter sind möglicherweise für den Hausarzt „normal", für den Facharzt für Psychiatrie und Neurologie aber bereits ein Warnzeichen für eine beginnende Demenz und deshalb therapiebedürftig. Eine leichte Unruhe ist möglicherweise für Pflegekräfte, die in einem Wohnbereich für Demenzkranke arbeiten, durchaus akzeptabel, für Angehörige jedoch schwer zu ertragen.

Daraus ergeben sich auch Konsequenzen für die medizinische, pflegerische, psychologische, psychotherapeutische und psychosoziale Versorgung älterer Menschen.

> Der breite Ansatz des erfolgreichen Alterns wird von der WHO unter dem Aspekt des „active and productive aging" vertreten, der sich auch bei der pflegerischen Betreuung älterer Menschen findet (aktivierende und reaktivierende Pflege). [8] [12] [14] [15] [16] [17] [18] [19]

Perspektiven auf das Verhalten

Eine Situation bzw. ein Problem kann aus verschiedenen Perspektiven betrachtet werden: [20]

- **Subjektive Sicht.** Darunter versteht man die individuelle Sicht des Beurteilers und des Betroffenen. Damit verbunden sind unterschiedliche Normen und Werte hinsichtlich „Normalität" und „Krankheit". Oft spielen eigene Handlungsprinzipien bei der Beurteilung eines Verhaltens bzw. eines Problems eine Rolle. So kann es z. B. vorkommen, dass ein Betreuer wegen der Tatsache, dass er selbst raucht, Rauchen im Alter als weniger problematisch sieht.
- **Professionelle Sicht.** Hier werden nur „harte Fakten" zur Beurteilung herangezogen. Abweichungen von der meist statistisch definierten „Norm" sind zu korrigieren. Die Person selbst und ihre Bedürfnisse spielen dabei eine untergeordnete Rolle.
- **Fachbezogene Sicht.** Jede Berufsgruppe hält tendenziell Veränderungen in ihrem eigenen Bereich für relevanter als Abweichungen, die andere Disziplinen betreffen. So kann es z. B. vorkommen, dass internistische Probleme für bedeutsamer gehalten werden, als psychiatrische. Aus dem anderen Blickwinkel ergibt sich dasselbe Problem mit umgekehrten Vorzeichen.
- **Sicht des Erkrankten.** Der Betroffene und seine Sicht stehen im Mittelpunkt der Betrachtung. Hier gilt das Konzept, das den Betroffenen als Kunden im Betreuungssystem wahrnimmt.
- **Systemische Sicht.** Die Betrachtung richtet sich auf das Problem und seine Auswirkung auf den gesamten Lebensraum des Betroffenen.

Alle Perspektiven haben bei der Betreuung des Menschen wesentliche Bedeutung und sind deshalb bei diagnostischen und rehabilitativen Maßnahmen zu beachten. Medizinische Behandlungen bzw. Pflegemaßnahmen dürfen nur mit Zustimmung des Betroffenen durchgeführt werden. Juristisch besteht hier ein Behandlungsvertrag. Eine Ausnahme stellt Selbst- bzw. Fremdgefährdung dar. In diesen Fällen darf jemand auch gegen seinen Willen behandelt werden.

Psychiatrischer Krankheitsbegriff

> **DEFINITION**
>
> **Psychische Gesundheit:** Ist von biologischen, psychologischen, sozioökonomischen, soziokulturellen und institutionellen Faktoren beeinflusst. Psychische Gesundheit ist somit nicht ein Zustand, der sich als Folge persönlicher Disposition und individuellen Verhaltens manifestiert, sondern ein vielschichtiger Prozess, der neben individuellen Aspekten maßgeblich von exogenen Faktoren beeinflusst wird. [21] Neben dem Gefühl des Wohlbefindens bedeutet psychische Gesundheit auch, an den eigenen Wert und die eigene Würde zu glauben und den Wert der anderen zu schätzen. [22]
> Als psychisch gesund können Menschen angesehen werden, die weitgehend
> - Wohlbefinden erleben, sich positiv fühlen, zufrieden und frei von Beschwerden und Angst sind, sich selbst akzeptieren und ihre Bedürfnisse befriedigen können,
> - psychisch kompetent Stress und Einbußen kompensieren und sich kontrollieren können,
> - sozial kompetent sind,
> - arbeits- und liebesfähig sind (laut Siegmund Freud),
> - sich an einem Sinn orientieren. [23]

Psychische Krankheiten verändern die seelischen Funktionen. Der psychisch Kranke fühlt sich z. B. niedergeschlagen oder erlebt die Welt anders, z. B. hört er Stimmen, die Mitmenschen nicht hören. Dies hat Folgen für sein Verhalten und seine Kommunikation. Allerdings ist nicht jedes ungewöhnliche Verhalten Ausdruck einer psychischen Krankheit. Oft ist es nicht einfach zu entscheiden, ob verändertes Erleben, Denken, Fühlen und Verhalten nur vom gesellschaftlich Üblichen (also den gesellschaftlichen Normen) abweichen oder ob sie Ausdruck einer Erkrankung sind.

Symptome wie Antriebslosigkeit und Rückzug aus den üblichen Aktivitäten eines Menschen können nach dem Verlust eines nahe stehenden Menschen angemessen, bei anderen Betroffenen aber Ausdruck einer schweren psychischen Erkrankung sein. Die Vorstellung von normal und anomal ist abhängig von kulturellen und individuellen Ansichten und Meinungen.

Der **psychiatrische Krankheitsbegriff** ist problematisch, denn er basiert auf dem kulturell geformten Menschenbild.

Psychische Krise, psychische Krankheit und Behinderung

Eine **psychische Krise** ist eine normale menschliche Reaktion auf ein unvorhergesehenes, kritisches Lebensereignis (z. B. Beziehungsprobleme, Verlust des Arbeitsplatzes, schwere Krankheit, Unfall, Tod, Naturkatastrophe, Verbrechen). Angehörige und Freunde können ebenso wie der direkt Betroffene mit einer psychischen Krise reagieren. Die Symptome einer Krise reichen von einem Gefühl der Aufregung und Nervosität bis zu Verwirrtheit und unangemessenem Verhalten. Werden Krisen bewältigt, können sie z. B. das Selbstbewusstsein stärken und zu vermehrter Zuversicht gegenüber dem Leben führen. Psychische Krisen können sich allerdings auch negativ auswirken und gesundheitsschädigende Folgen haben. Rechtzeitige Hilfe schützt, fördert und erhält die psychische Gesundheit der Betroffenen und diejenige der nächsten Bezugspersonen. [24]

Psychische Krankheiten sind in drei Klassifikationssystemen der Medizin definiert. Die anerkanntesten sind die **International Classification of Diseases-10** (*ICD-10*) der WHO, 1994, und das **Diagnostic Statistical Manual IV** (*DSM IV*) der American Psychiatric Association. Die **International Classification of Functioning, Disability and Health** (*ICF*) der WHO 2001 dient der Beurteilung von Einschränkung und Behinderung. Die Anwendung von Klassifikationen stellt jedoch keine abschließende Objektivität gegenüber Krankheit her.

Für **chronisch psychische Krankheit** gibt es, abgesehen von der Einigkeit über ihre lange Dauer, keine einheitliche Definition. Früher wurden alle langfristig hospitalisierten Menschen als „chronisch" eingeordnet.

Aktuell spricht man auch dann von einer chronischen Erkrankung, wenn die Symptomatik in kürzeren Abständen immer wieder auftritt oder wenn andere Folgezustände der Erkrankung über einen längeren Zeitraum vorhanden sind. Folgende Kriterien sind entscheidend:
- häufig wiederkehrende Symptome (Rückfallhäufigkeit)
- Dauerhaftigkeit, eventuell Verschlimmerung der Symptomatik
- Schwere der Störung
- Komorbidität (Vorliegen von mehr als einer Störung)
- verringerte soziale Anpassung

- Dauer der psychiatrischen Behandlung (z. B. Hospitalisierung)
- soziale Einschränkungen (z. B. beruflicher Abstieg, Beziehungsprobleme)
- Behandelbarkeit

Chronische psychische Krankheiten können **kognitive** und **soziale Schädigungen** (*Impairment*) zur Folge haben. Dabei treten erstens (Krankheits-/Störungs-)Symptome chronisch auf, zweitens deutliche und überdauernde **Verhaltensdefizite** (*Fähigkeitsstörungen*), woraus drittens gravierende **Einschränkungen** (*Beeinträchtigungen*) der sozialen Rollenfindung resultieren. Eine oder mehrere dieser Einschränkungen können zu einer psychischen Behinderung führen.

> Eine einmal eingetretene **psychische Behinderung** ist nicht statisch, sondern in ihrer Ausprägung wechselhaft. Einerseits gilt es, auf zwischenzeitlich auftretende Krisen, die mit einer krankheitsbedingten Störung zusammenhängen, gefasst zu sein und adäquat damit umzugehen. Andererseits sind die latenten Erholungspotenziale zu fördern. [25]

Der psychiatrische Krankheitsbegriff kann missbraucht werden, um als „problematisch" empfundene Menschen oder Randgruppen aus der Gesellschaft zu entfernen. Ein Beispiel dafür ist die Internierung und Zwangsbehandlung politisch anders denkender Menschen in psychiatrischen Kliniken, die in einigen totalitär geführten Staaten vorkommt.

Andererseits bietet der Begriff den betroffenen Menschen Schutz: Sie erhalten z. B. Pflege, Behandlung, Krankengeld oder Rente und sind bei kriminellen Handlungen vor Strafe geschützt.

Prinzipiell sind mit der Diagnose einer psychischen Krankheit Privilegien wie Entlastung von Alltagsanforderungen, vermehrte Zuwendung, finanzielle Unterstützung, Befreiung von sozialen Normen oder verminderte Schuldfähigkeit verbunden. Gleichzeitig entstehen neue Pflichten und es kann zu sozialer Stigmatisierung kommen. Vom psychisch Kranken wird Behandlungsbereitschaft erwartet, er wird in bestimmten Situationen auch gegen seinen Willen hospitalisiert und behandelt, möglicherweise verliert er seine Arbeit oder seine Wohnung.

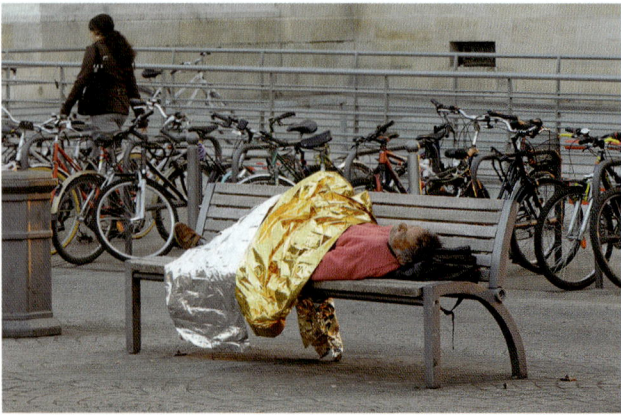

Abb. 3.4 Gesellschaften neigen dazu, Mitglieder von Randgruppen auszugrenzen. [J787]

> **Behandlungsbedürftigkeit** entsteht, wenn ein psychisch Kranker oder seine Umgebung unter der psychischen Störung leiden.

3.1.3 Normale Veränderungen im Alter

Intelligenz und allgemeine kognitive Leistungsfähigkeit

Die Theorie, dass bereits ab dem 30. Lebensjahr ein generelles Nachlassen geistiger Fähigkeiten stattfindet, ist nicht haltbar. Im Verlauf des Alterungsprozesses kommt es weniger zu einem Abfall der Intelligenzleistung, sondern vielmehr zu einer Verschiebung der Intelligenzstrukturen. [26]

Die flüssige oder fluide Intelligenz (*Speed-Funktionen*) lässt im Alter am augenfälligsten nach. Die kristalline oder kristallisierte Intelligenz (*Power-Funktionen*) bleibt eher konstant.

Die **flüssige Intelligenz** bezieht sich auf **Speedfunktionen**, die vom Informationsverarbeitungstempo abhängig sind und die kognitive Leistungsgeschwindigkeit einer Person bestimmen. Im Alter verlangsamen sich die kognitiven Leistungen und führen damit zwangsläufig zu verminderten Gedächtnisleistungen. Im Zusammenhang mit der kristallisierten oder **kristallinen Intelligenz** spricht man von **Powerfunktionen**, die langfristig erworbene Kenntnisse wie Faktenwissen, sprachliche Fähigkeiten oder Erfahrungswissen umfassen. Diese Funktionen bleiben mit zunehmendem Alter stabil und können bei entsprechender Übung sogar gesteigert werden. Den Verlauf kristalliner und fluider Intelligenz über die Lebensspanne hinweg zeigt ➤ Abb. 3.5.

Hinsichtlich therapeutischer Maßnahmen im höheren Lebensalter ergeben sich daraus folgende Konsequenzen:
- Präventive Maßnahmen sollen sich vermehrt auf das Training der fluiden Leistungen beziehen. Das bedeutet ein aktives und flexibles Leben im kognitiven, sozialen emotionalen und körperlichen Bereich. Dies vermindert auch das Demenzrisiko. [27]
- Kristalline Funktionen stellen Ressourcen dar, die bis ins höhere Lebensalter und auch beim Auftreten von Demenzerkrankungen genutzt werden können. Dazu gehören gut trainiertes Wissen, Fähigkeiten, Fertigkeiten und Automatismen sowie emotional gespeichertes Wissen.
- Die Verlangsamung der kognitiven Leistungsfähigkeit, vor allem bei hoch betagten Menschen, ist bei der Gestaltung therapeutischer Maßnahmen zu berücksichtigen, um Überforderung zu vermeiden.
- Ein Training dieser Funktionen verbessert auch die Neurotransmittertätigkeit, die körperliche Funktionsfähigkeit und emotionale Faktoren.

Gedächtnis

Es gibt nicht „das" **Gedächtnis**, sondern verschiedene Funktionen, die im Drei-Speicher-Modell des Gedächtnisses zusammenwirken, das aus **sensorischem Speicher**, **Kurzzeitspeicher** und **Langzeitspeicher** besteht. Die ersten beiden werden oft auch als Primär- und Sekundärgedächtnis bezeichnet. Als weitere wichtige Komponente, die eigentlich keine echte Behaltensleistung darstellt, aber zur Aufnahme und Verarbeitung von Information nötig ist, kann der „Tempo/Aufmerksamkeitsbereich" angesehen werden. Prinzipiell sind zwei Komponenten des Gedächtnisses wesentlich:
- Die Fähigkeit, Wahrnehmungen und Empfindungen zu speichern (Merkfähigkeit).
- Die Fähigkeit, das Erlebte abzurufen.

Der **sensorische Speicher** nimmt Informationen über die Sinnesorgane auf und hält sie für max. 1 Sek. fest. Es handelt sich um ein kurzes Wahrnehmen von Sinneseindrücken, die sofort wieder vergessen werden, wenn die Aufmerksamkeit nicht darauf gerichtet ist. Der sensorische Speicher ist durch Aufmerksamkeit und Konzentration bestimmt, die im Alter anfälliger für Störungen sind. So wird es durch nachlassende Sinnesfunktionen mit zunehmendem Alter schwieriger, ankommende Informationen aufzunehmen, da meist Einschränkungen des Sehens oder Hörens vorhanden sind. Daher sind oft Verluste des Reaktionsvermögens beobachtbar. Die Betroffenen haben Probleme, gleichzeitig mehrere Aufgaben zu bewältigen.

Im **Kurzzeitspeicher** (*Kurzzeitgedächtnis*) werden alle Informationen vorübergehend gespeichert, bevor sie zur dauerhaften Erinnerung ins Langzeitgedächtnis übertragen werden. Es handelt sich um eine Art Vorschaltstelle, die Informationen

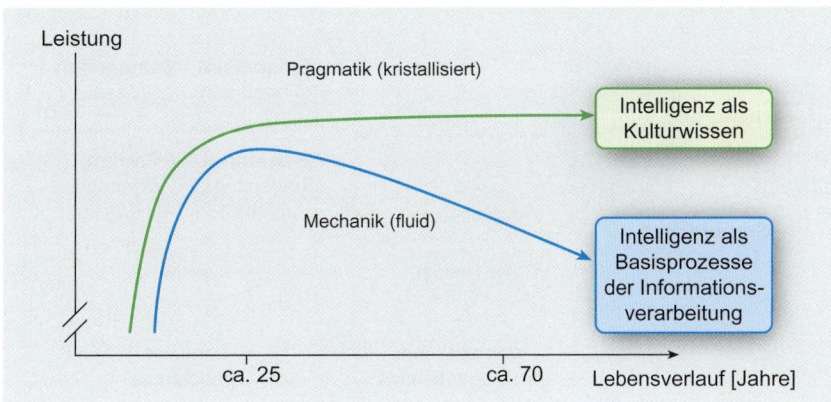

Abb. 3.5 Verlauf kristallisierter und fluider Intelligenz über die Lebensspanne. [Zeichner: L157]

für einige Sek. – Min. automatisch speichert, um festzustellen, ob sie für die aktuelle Situation notwendig sind. Man spricht daher auch von einem Arbeitsgedächtnis bzw. **Arbeitsspeicher**. Hier wird Information strukturiert und verknüpft und für die weitere Speicherung vorbereitet. Die Aufnahmekapazität des Kurzzeitgedächtnisses ist sehr gering und zudem sehr störungsanfällig. Da das Informationsverarbeitungstempo mit zunehmenden Alter abnimmt, kann es passieren, dass Informationen, die gespeichert werden sollen, den Arbeitsspeicher durch die verminderte kognitive Geschwindigkeit nicht schnell genug verlassen können und von nachkommenden Informationen überlagert werden. Ist diese verringerte Hirnleistung sehr stark verlangsamt, sind negative Auswirkungen im Alltagsleben unvermeidlich und eine Demenz macht sich bemerkbar.

Der **Langzeitspeicher** kann unterteilt werden in ein semantisches und episodisches Langzeitgedächtnis.

Das **semantische Langzeitgedächtnis** ist der Speicher für das Allgemeinwissen, das eine Person über die Lebensjahre hinweg angesammelt hat. Empirische Untersuchungen mit älteren Menschen haben gezeigt, dass die Leistungen des semantischen Langzeitgedächtnisses im Alter normalerweise nicht eingeschränkt sind. Das ist ein Grund dafür, warum sich Menschen mit Demenz oft gut an Ereignisse aus der Kindheit erinnern können.

Das **prozedurale Gedächtnis** ist für motorische und kognitive Abläufe zuständig. Fertigkeiten wie Zählen, Buchstabieren oder Lesen werden hier gespeichert und abgerufen. Diese Fähigkeiten haben automatischen Charakter. In diesem Zusammenhang spricht man auch von **impliziten** Gedächtnisprozessen im Gegensatz zu **expliziten** Prozessen, wie sie im episodischen Gedächtnis nötig sind. Explizite Gedächtnisleistungen können grundsätzlich leicht ins Bewusstsein zurückgerufen werden, während implizite Prozesse mit einem nicht bewusst zu machenden Gedächtnis vergleichbar sind. Im **Priming-Gedächtnis** sind unbewusste Sinneseindrücke gespeichert. Die Informationen fungieren als eine Art „Starthilfe" für Erinnerungen.

Die Wissenschaft geht davon aus, dass sich die gespeicherten Informationen des semantischen, des prozeduralen sowie des Priming-Gedächtnisses mit dem Alter kaum verändern und erst bei Demenzen im Spätstadium „verkümmern".

Im Bereich des **episodischen** (*autobiografischen*) **Langzeitgedächtnisses** sind Unterschiede zu jüngeren Erwachsenen erkennbar. Das episodische Gedächtnis ist zuständig für den Abruf neuerer Informationen und lässt bei älteren Menschen Einbußen erkennen. Es ist Speicherort für kürzlich geschehene Ereignisse, Erfahrungen oder Erlebnisse der eigenen Lebensgeschichte. Die Grunddimensionen des menschlichen Gedächtnisses sind in ➤ Abb. 3.6 dargestellt.

Erworbenes Wissen, das im Langzeitgedächtnis abgelegt wurde, gut trainierte Fähigkeiten sowie viele Automatismen bleiben auch in höherem Alter weitgehend erhalten. Lediglich die Aufnahme von neuen Informationen fällt durch eine Verlangsamung der Verarbeitung schwerer. Der ältere Mensch muss sich mehr anstrengen, um Informationen aufzunehmen und zu speichern. Insofern stellen Gedächtnistrainings eine gute Altersvorbereitung dar.

Lernfähigkeit

Wissenschaftliche Studien haben gezeigt, dass lebenslanges Lernen möglich ist. Lernen hat keine Altersgrenze, lediglich der Aufwand und die Bedingungen für erfolgreiches Lernen ändern sich mit zunehmendem Alter. [2] Die Lernfähigkeit älterer Menschen ist besser, wenn:

- alltägliches Material verwendet wird,
- die Lernenden das Lerntempo selbst festlegen können,
- das Ausbildungsniveau der Lernenden höher ist,
- die Lernenden über eine bessere körperliche Gesundheit verfügen,
- die Lernunterlagen sensorische Defizite ausgleichen (z. B. durch größere Buchstaben oder bessere Beleuchtung),
- die Gelegenheit besteht, sich vorab mit dem neuen Lernmaterial und der neuen Lernsituation auseinanderzusetzen,
- die Anweisungen klar und eindeutig sind,
- Hilfen von außen genutzt werden können,
- kein Zeitdruck während des Lernprozesses herrscht,
- der Lernende nicht ermüdet ist,

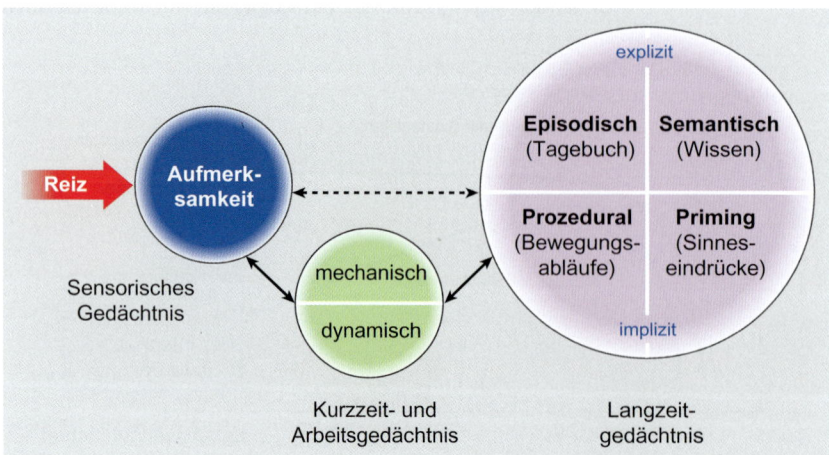

Abb. 3.6 Grunddimensionen des Gedächtnisses. [Zeichner: L157]

- die Störungen nur minimal sind,
- das Lernen den individuellen Bedürfnissen und Fähigkeiten des Menschen angepasst ist.

> Ältere Menschen sind nicht unweigerlich einem Abbauprozess ihrer Lernfähigkeit unterworfen. Lernen ist bis ins hohe Alter möglich. Aber die kognitive Plastizität des Gehirns ist gebrauchsabhängig. Deshalb gilt die Devise: „use it or lose it!" Kognitive Ressourcen sind mit zunehmendem Alter trainierbar. Übung beugt Defiziten vor und verbessert intellektuelle Leistungen sogar. Ein intellektuell fordernder Lebensstil bietet die besten Voraussetzungen für einen langen Erhalt kognitiver Fähigkeiten. Allerdings ist die Leistungsbereitschaft eine essenzielle Voraussetzung für das Training. Wie gut ältere Menschen sich Inhalte merken, hängt viel mehr als bei jüngeren Menschen von der Motivation ab.

Psychomotorik

Die **Psychomotorik** ist zuständig für den Ablauf erworbener Verhaltensmuster, die meist automatisch ablaufen. Bei psychomotorischen Leistungen handelt es sich um „völlig aufeinander abgestimmte, koordinierte, willentliche Bewegungen, die auf einen bestimmte Situation bzw. auf einen bestimmten Stimulus hin erfolgen". [7] Beim Ausführen dieser Bewegungen spielen verschiedene Funktionen zusammen, die je nach Bedarf sensorische, kognitive oder motorische Prozesse erfordern.

Psychomotorische Leistungen stellen einen wesentlichen Faktor für das Training kognitiver Funktionen dar. [28] [29] Die Kombination von Gedächtnis- und Psychomotoriktraining ist in dieser Hinsicht dem Training der einzelnen Bereiche signifikant überlegen. [30] Insofern sollten sich therapeutische Maßnahmen im höheren Lebensalter, vor allem solche mit präventivem Charakter, auch diesem Bereich widmen.

> Die intellektuelle Leistungsfähigkeit des hirngesunden, geistig aktiven alten Menschen ist im Vergleich zu Jüngeren keineswegs nur durch Verluste gekennzeichnet, sondern auch durch einen großen Reichtum an erlerntem und erfahrenem Wissen.

Psyche, Emotionalität und Persönlichkeit

Einheitliche psychische Veränderungen im Alter gibt es nicht. **Seelisches Befinden** und **Persönlichkeit** eines Menschen sind stärker von seinen Charaktereigenschaften, seiner Gesundheit und seiner sozialen Situation abhängig als vom Lebensalter. Nur für wenige Merkmale lassen sich Tendenzen einer altersabhängigen Entwicklung feststellen: So nimmt die Aufgeschlossenheit nach außen im Alter wohl meist ab. Auch Reizbarkeit und Aggressivität lassen nach. Die wachsende Gelassenheit trägt zusammen mit der Lebenserfahrung sicher wesentlich zur „Weisheit des Alters" bei. Für Freude, Wohlbefinden oder aber Depressivität sind keine eindeutigen Zusammenhänge mit dem Alter nachweisbar. Insofern kann man nicht von einer emotionalen Verarmung älterer Menschen sprechen.

Bei fast allen Menschen machen sich im Alter gewisse körperliche Einschränkungen bemerkbar, die zur Verschlechterung neigen. Die Bewältigung der praktischen und psychischen Probleme, die sich aus der biologischen Alterung des Organismus ergeben, ist ein wichtiger Aspekt des „erfolgreichen Alterns".

Die **Anpassungsmöglichkeiten** des Einzelnen sind weniger von der tatsächlichen Schwere seiner Behinderungen, als vielmehr von seiner Lebenseinstellung und subjektiven Bewertung der Lage abhängig. Zufriedenheit kann sich auch bei geringerem Handlungsspielraum einstellen. Dabei scheint eine wichtige Rolle zu spielen, inwieweit ein alter Mensch seine gesundheitliche Situation als veränderbar einschätzt: Wer seine Lage als beeinflussbar bewertet, der kann seine Reserven aktiv nutzen.

Soziale Beziehungen

Soziale Beziehungen begleiten Menschen ein ganzes Leben. Für ältere Personen und Jugendliche gleichermaßen sind vorwiegend Familienmitglieder die zentralen Teile ihrer sozialen Netze.

Die Familie ist für den alternden Menschen eine bedeutende Ressource, die in der Bewältigung alterstypischer Veränderungen helfen kann, die Autonomie weitgehend zu erhalten und damit das Wohlbefinden zu stabilisieren. Studien haben gezeigt, dass die Lebensdauer älterer Menschen eng mit ihren sozialen Kontakten zusammenhängt, da Personen mit größeren sozialen Netzen mehr Hilfe und Unterstützung in Anspruch nehmen.

3.1.4 Ursachen psychischer Erkrankungen

Psychiatrie und Psychotherapie sind Gebiete, die sich aus verschiedenen geistes-, natur- und sozialwissenschaftlichen Traditionen entwickelt haben. Nur ein Teil der Theorien und Behandlungsansätze wurde durch empirische Überprüfung gesichert. Die auch geschichtlich bedingte Vielseitigkeit der Psychiatrie ist eine besonders faszinierende Herausforderung. Sie kann allerdings am Anfang zu Verwirrung führen, da Stö-

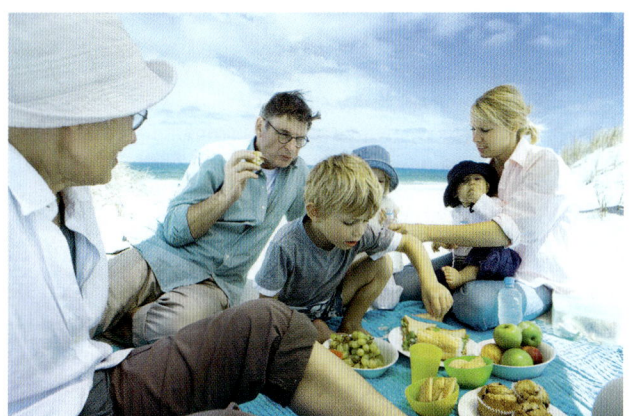

Abb. 3.7 Die Familie ist ein zentraler Teil des sozialen Netzes und eine Ressource für alte Menschen. [J787]

rungsbilder je nach dem wissenschaftlichen Blickwinkel verschiedene Bezeichnungen tragen. Je nach persönlicher Einstellung bevorzugen die für die Behandlung verantwortlichen Berufsgruppen unterschiedliche Therapien.

Zur Frage, warum Menschen psychisch erkranken gibt es verschiedene Theorien:

- **Biomedizinisches organisches Modell**. Hiernach sind psychische Krankheiten durch Veränderungen der Nervenzellen oder der Neurotransmitterübertragung bedingt, also organische Gehirnkrankheiten. Zur Behandlung muss der anatomische oder physiologische Defekt entdeckt und behoben werden.
- **Psychoanalytisches Modell**. Laut Sigmund Freud entstehen zwischen biologischen Triebansprüchen und sozialen Normen Spannungen, die im Lauf der frühkindlichen psychosexuellen Entwicklung bewältigt werden müssen. Unzureichende Bewältigung führt zu Störungen und Krankheiten.
- **Lerntheoretisches Modell**. Ungünstige Lernprozesse – Lernen am Modell, Lernen durch klassische und operante Konditionierung – führen zu extrem abweichendem Erleben und Verhalten, die vom Betroffenen oder der Gesellschaft als änderungsbedürftig beurteilt werden. Lernen bezieht sich in der modernen Verhaltenstherapie aber auch auf das Erlernen von Denkmustern, Einstellungen, Normen und Gefühlen, die oft nicht direkt sichtbar sind.
- **Sozialwissenschaftliches Krankheitsmodell**. Psychisch krank ist, wer von der Gesellschaft so betrachtet wird und damit die Krankenrolle zugeschrieben bekommt.
- **Antipsychiatrisches/sozialkritisches Krankheitsmodell**. Die zentrale Störung liegt in der Funktion der Gesellschaft und zeigt sich im individuellen Leid von Menschen, die mit der gestörten Umwelt nicht zurechtkommen.
- **Systemisches Krankheitsmodell**. Der als psychisch krank bezeichnete Mensch zeigt als Indexpatient (*Symptomträger*) gestörte Prozesse in sozialen Systemen, besonders in der Familie an.
- **Humanistisches Modell**. Nach Carl Rogers entstehen psychische Störungen, wenn natürliche Entwicklung- und Wachstumsprozesse gestört verlaufen.

> Ein wichtiger weiterer Ansatz besteht darin, die Frage nach der Kausalität, also der Ursächlichkeit psychischer Erkrankungen gar nicht zu stellen, sondern die verschiedenen Störungsbilder nur so genau wir möglich zu beschreiben. Auf diesem „**phänomenologischen Ansatz**" basieren die wichtigsten aktuell verwendeten Einteilungen psychische Erkrankungen: Die **ICD-10-Klassifizierung** und die **DSM-VI-Klassifizierung**.

Keines der exemplarisch und vereinfacht aufgeführten Modelle kann die Entstehung psychischer Krankheiten schlüssig erklären. Heute gehen nahezu alle in der Psychiatrie Tätigen von einem **biopsychosozialen Krankheitsmodell** aus, das die genannten Modelle integriert.

Die biomedizinische Krankheitssicht geht darin als **Vulnerabilitätskonzept** ein: Nicht die Störung ist vorgegeben, sondern eine „Verwundbarkeit", unter körperlicher oder psychischer Belastung (*Stress*) eine solche zu entwickeln. Diese Sicht ermöglicht die Kombination verschiedener Behandlungsansätze und unterstützt die Zusammenarbeit zwischen den Berufsgruppen. Sie ist nicht zu verwechseln mit Beliebigkeit, einer Haltung, nach der alles auf irgendeine nicht näher überlegte Weise eine Rolle spielt.

Die Krankheitssicht wird außerdem zunehmend ergänzt durch die Frage nach den **gesundheitserhaltenden Schutzfaktoren**. Dazu zählen:

- Kontrollüberzeugungen (das Gefühl, auf das eigene Schicksal Einfluss nehmen zu können)
- Optimismus
- positive Zukunftserwartungen
- angemessene soziale Unterstützung

Aaron Antonowky beschreibt im **salutogenetischen Modell** (in dem er erklärt, welche Voraussetzungen Gesundheit benötigt), den **Kohärenzsinn** als zentralen Faktor für die Frage, wie Gesundheit entsteht. Der Kohärenzsinn umfasst das Gefühl, die Welt und sich selbst zu verstehen, das Gefühl, die Anforderungen der Umwelt bewältigen zu können und das Gefühl, dass Engagement und Anstrengungen sich lohnen, weil sich mit ihrer Hilfe bedeutsame Ziele erreichen lassen.

> Moderne Behandlungskonzepte orientieren sich an den **Ressourcen des Erkrankten**.

Multifaktorielle Entstehungsbedingungen

In höherem Lebensalter kommt es häufig zu einer Addition verschiedener Belastungsfaktoren, die zur multifaktoriellen Krankheitsgenese beitragen:

- Zunahme körperlicher Erkrankungen und Behinderungen
- psychische, aus der Lebensgeschichte des betroffenen Menschen heraus verstehbare Konflikte
- Beziehungskrisen
- Verlusterlebnisse, z. B. Tod und Erkrankung von Freunden und Verwandten
- Entwurzelung, Verlust der Heimat
- Altersarmut
- zeitgeschichtliche Faktoren, z. B. Kriegserlebnisse
- politische Einflüsse, z. B. Sparmaßnahmen

3.1.5 Behandlung psychischer Erkrankungen

> Ziel der modernen stationären Psychiatrie ist die **soziale Heilung** des Erkrankten, d. h. seine Wiedereingliederung in seine gewohnte Lebenswelt. Hierzu gehört, dass der Betroffene
> - sich selbst und seine Umgebung einigermaßen realistisch einzuschätzen vermag,
> - Verantwortung für sein Leben übernehmen kann,
> - fähig ist, unter möglichst normalen Bedingungen weiterzuleben.
>
> Auch Menschen mit gerontopsychiatrischen Erkrankungen können nach einer stationären Behandlungsphase häufig in ihre gewohnte Umgebung zurückkehren.

Entsprechend den multifaktoriellen Entstehungsbedingungen psychischer Erkrankungen gibt es verschiedene therapeutische Ansätze.

Die **medikamentöse Therapie** bildet bei einigen Krankheitsbildern wie Schizophrenie (➤ 3.3.3), Zwangsstörung oder schweren Depressionen einen unverzichtbaren Teil der Behandlung, sollte aber mit einer psychotherapeutischen Begleitung verbunden sein. Für andere psychische Erkrankungen wie Angststörungen (➤ 3.4) und leichte Depressionen (➤ 3.3.2) ist sie am Beginn der Behandlung bzw. begleitend gerechtfertigt. Allerdings sollte bei diesen psychischen Störungen auch im höheren Alter eine Form der **Psychotherapie** angewandt werden:
- Verhaltenstherapie, z. B. beim Abbau von Ängsten, Panikattacken (➤ 3.4)
- Gesprächstherapie, z. B. bei reaktiven Depressionen aufgrund eines Verlusterlebnisses
- Entspannungsverfahren wie autogenes Training, Phantasiereisen und progressive Muskelrelaxation
- Psychoanalyse, diese Therapieform wird jedoch bei älteren Menschen sehr selten durchgeführt
- Soziotherapie zielt auf Verbesserung bzw. Sicherung der Lebensbedingungen

Pflege psychisch kranker Menschen

Im Zentrum der Pflege eines psychisch Kranken stehen weder körperliche Grundpflege noch Behandlungspflege, obwohl beide natürlich von Bedeutung sind. Kristallisationspunkt pflegerischer Tätigkeit ist vielmehr die Interaktion mit den Betroffenen. Daher gilt die **Bezugspflege** als das geeignete Pflegekonzept.

> Psychisch Kranke sind oft in ihrer Beziehungsfähigkeit zu anderen Menschen gestört. Diese Beziehungsstörung erschwert den Zugang der Pflegenden und Therapeuten zum Erkrankten ganz erheblich. Sehr viel häufiger als bei der Pflege „somatisch" Kranker liegt zunächst meist kein Einverständnis des Betroffenen zu Pflege und Behandlung vor. Oft muss dieses Einverständnis erst durch einen bewussten Beziehungsaufbau erarbeitet werden.
> Ziele der Beziehungsgestaltung sind, dass der Erkrankte
> • die Möglichkeiten der Behandlung nutzen kann,
> • sich sicher und einigermaßen wohl fühlt,
> • wenig oder keine Angst vor der Behandlung hat,
> • aktiv mitarbeitet.

Im Mittelpunkt des **Beziehungsaufbaus** stehen Gespräche und gemeinsames Handeln. Gespräche sollten geplant, in ruhiger Atmosphäre und mit ausreichend Zeit geführt werden. Wichtig ist, den Erkrankten keine „Lösungen" ihrer Probleme zu präsentieren. Hilfreich ist eine fragende Haltung, die es ihnen ermöglicht, ihre Anliegen von allen Seiten zu schildern und dabei möglicherweise neue Perspektiven zu entdecken.

Die Umgebung beeinflusst den Krankheitsverlauf entscheidend. Entsprechend ist ein weiterer Schwerpunkt in der Pflege psychisch Kranker die **Soziotherapie**, die sich auf die zwi-

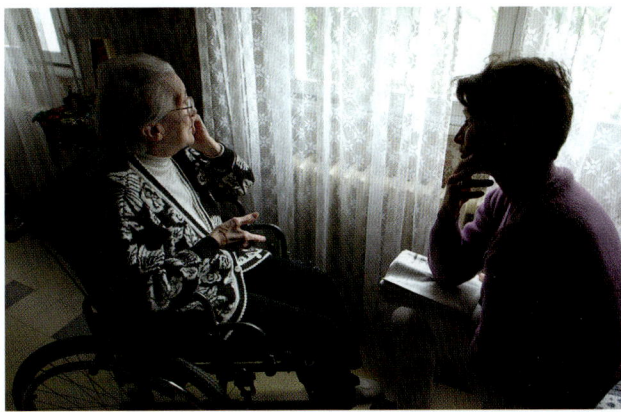

Abb. 3.8 Die Beziehungsfähigkeit psychisch kranker Menschen ist häufig eingeschränkt. [J787]

schenmenschlichen Beziehungen und die soziale Umgebung konzentriert. Hierzu gehören z. B.:
- Milieugestaltung und Milieutherapie (Umgebung und Betreuung sollten so eingerichtet sein, dass ein therapeutisches/gesundheitsförderndes Milieu entsteht)
- Training der Alltagsbewältigung, z. B. regelmäßiges Aufstehen, persönliche Hygiene
- Beschäftigungs- und Arbeitstherapie
- Sozialarbeit

Zwangsmaßnahmen

Pflegende in der Psychiatrie übernehmen auch **Aufsichts-** und **Kontrollfunktionen**. Zwang, der in der somatischen Medizin eine seltene Ausnahme ist, gehört hier zum Arbeitsalltag. Die Beziehung zu den Erkrankten ist oft durch massive Konflikte geprägt (allein dadurch, dass viele Betroffene mit der Behandlung nicht einverstanden sind). Immer wieder müssen die Pflegenden in die Privatsphäre der erkrankten Menschen eindringen. Diese Aspekte pflegerischer Tätigkeit erleben die meisten Pflegenden nicht nur als Herausforderung, sondern auch als angsteinflößend.

Zwangsmaßnahmen sind Maßnahmen, die in der Regel gegen den Willen der Erkrankten durchgeführt werden und sie in ihrer Selbstbestimmung erheblich einschränken. Sie sind daher nur gerechtfertigt, um Gefahr vom Betroffenen oder seiner Umgebung abzuwenden. In der jeweiligen Situation ist stets das Mittel zu wählen, das am wenigsten in die Selbstbestimmung eingreift.

Bei alten Menschen werden Zwangsmaßnahmen meist nicht wegen heftiger Aggressionen, sondern wegen Suizidgefahr, Weglaufgefahr oder psychomotorischer Unruhe angewandt. Abmildernd wird von „freiheitseinschränkenden Maßnahmen" gesprochen. Von einwilligungsfähigen Betroffenen ist eine schriftliche Genehmigung einzuholen. Bei nicht einwilligungsfähigen Betroffenen ist eine richterliche Genehmigung fast immer erforderlich. In manchen Bundesländern gibt es Richtlinien zur Handhabung von freiheitsentziehenden Maßnahmen. Zwangsmaßnahmen sind:
- **Isolation**. Unterbringung des Erkrankten in einem Raum, den er nicht beliebig verlassen kann
- **geschlossene Räume**

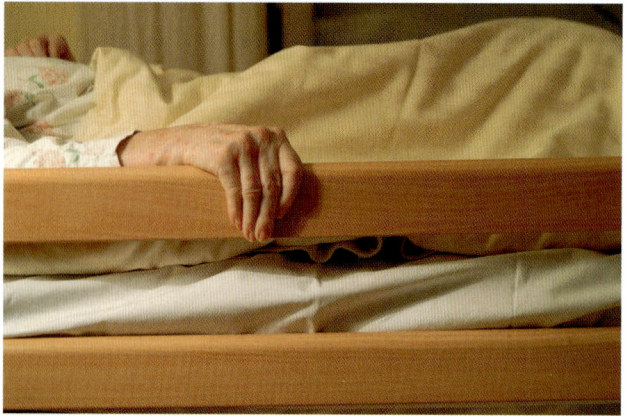

Abb. 3.9 Das Anbringen von Bettgittern gehört zu den freiheitsentziehenden Maßnahmen. [J745–025]

- **Bettgitter**
- **Fixierung**
- **Zwangsmedikation**
- **Zwangsernährung**

Menschen mit psychischen Erkrankungen erleben Zwangsmaßnahmen oft als Demütigung oder Bestrafung. Die Durchführung von Zwangsmaßnahmen ist mit Verletzungsgefahr für Betroffene und Pflegende gleichermaßen verbunden. Isolation und Fixierung immobilisieren die Erkrankten und können zu Komplikationen wie Thrombosen oder Pneumonien führen. Bei Injektion unter Zwang ist neben der korrekten Applikation sowie der Einhaltung der Hygienestandards besonders die Gefahr zu beachten, dass Pflegende sich an den Nadeln verletzen können.

Die Grundgesetze Deutschlands und Österreichs garantieren die Freiheit der Person. Zwangsmaßnahmen greifen erheblich in dieses und andere Rechte ein, z. B. in das Recht auf körperliche Unversehrtheit. Deshalb sind sie durch Gesetze geregelt.
Die **Unterbringungsgesetze** der einzelnen Länder sind unterschiedlich gestaltet. Gemeinsam ist allen:
- Über die Notwendigkeit einer Unterbringung zur Behandlung entscheidet ein Richter, nicht etwa ein Arzt, ein Angehöriger oder eine Behörde. Der Richter stützt sich bei seiner Entscheidung auf ein ärztliches Zeugnis und auf die persönliche Anhörung des Betroffenen.
- Es muss eine psychische Erkrankung vorliegen, die zu einer erheblichen Selbst- oder Fremdgefährdung führt.
- Die Gefahr kann nicht durch eine andere Maßnahme (z. B. ambulante Behandlung) beseitigt werden.

Für Kranke, die wegen ihrer Krankheit bestimmte Angelegenheiten nicht erledigen können, kann nach dem Betreuungsrecht eine **Betreuung** eingerichtet werden. Der Betreuer erhält Aufgaben zugewiesen, in deren Rahmen er den Betreuten unterstützen soll (z. B. Vermögensbetreuung, medizinische Behandlung, Bestimmung des Aufenthaltsortes).
Eine **Fixierung** ohne Einwilligung des Erkrankten ist nur zulässig bei **Notwehr** (§ 32 StGB) oder **Notstand** (§ 34 StGB), d. h. deutlichen Zeichen unmittelbar drohender Gefahren für den Erkrankten oder andere. Ein Notstand liegt etwa vor, wenn zu befürchten ist, dass ein Mensch mit psychischer Erkrankung Aggressionen gegen sich und andere richtet. Die Fixierung darf als letztes Mittel nur eingesetzt werden, wenn alle anderen Möglichkeiten versagt haben.

SURFTIPP
Städtische Beschwerdestelle für Probleme in der Altenpflege München: www.muenchen.de/beschwerdestelle-altenpflege

3.2 Einteilung psychischer Erkrankungen

Die **Einteilung psychischer Erkrankungen** erfolgt vor allem nach zwei Systemen, der ICD-10-Klassifizierung und der DSM-VI-Klassifizierung. Letztere wird vor allem in den USA bevorzugt.
Die ICD-10-Klassifizierung (*International Classification of Diseases, Injuries and Causes of Death*) bedient sich der Verschlüsselung von Diagnosen mit Zahlenfolgen (➤ Tab. 3.1). Beiden Klassifizierungen ist gemeinsam, dass sie stark beschreibend sind.

3.2.1 Erhebung des psychopathologischen Befundes

DEFINITION

Psychopathologie: Lehre, die sich damit beschäftigt, wie der Mensch sich selbst und seine Umwelt krankhaft erleben und wie er sich ihr gegenüber pathologisch verhalten kann. Sie liefert Begriffe zur Beschreibung psychischer Auffälligkeiten.
Psychopathologischer Befund: Befunde von Gesprächen, Beobachtungen und psychologischen Tests. Hierauf stützt sich die Diagnose bei psychischen Erkrankungen.

Tab. 3.1 ICD-10-Klassifikation psychischer Erkrankungen.

Klassifizierung*	Erkrankung	Beispiel
F0	organische einschließlich symptomatischer psychischer Störungen	Morbus Alzheimer (➤ 3.3.1)
F1	psychische und Verhaltensstörungen durch psychotrope (auf die Psyche wirkende) Substanzen	Alkoholdelir (➤ 3.7)
F2	schizophrene, schizotype und wahnhafte Störung; schizoaffektive Störung	Schizophrenie (➤ 3.3.3)
F3	affektive Störungen	Manie (➤ 3.3.2)
F4	neurotische, Belastungs- und somatoforme (= körperliche Symptome ohne fassbare körperliche Erkrankung) Störungen	generalisierte Angststörung (➤ 3.4)
F5	Verhaltensauffälligkeiten mit körperlichen Störungen	nichtorganische Schlafstörung (➤ 3.9)
F6	Persönlichkeits- und Verhaltensstörungen	emotional instabile Persönlichkeitsstörung: Borderline Typ (➤ 3.6)

* Ausschnitt aus Gruppe F: psychische Störungen und Verhaltensstörungen

Bei der Krankenbeobachtung werden Bewusstsein und Orientierung, Aufmerksamkeit und Gedächtnis, Denkvorgänge und Gedankeninhalte, Wahrnehmung, Ich-Erleben, Stimmung, Antrieb und Psychomotorik beurteilt.

Daneben beobachten die Pflegenden Tagesschwankungen, Qualität der Sozialkontakte, Aggressionstendenzen, Suizidalität und Neigung zur Selbstschädigung. Außerdem bemühen sie sich, herauszufinden, ob sich der Betroffene krank fühlt (*Krankheitsgefühl*), ob er seine Störungen als Krankheit verstehen kann (*Krankheitseinsicht*) und wie er zur Behandlung steht.

Befunde werden dem Arzt mitgeteilt, da psychiatrische Diagnosen eine breite Informationsbasis erfordern.

Beispielsweise verneint ein Betroffener, der wegen Verfolgungswahn eingewiesen worden ist, im Arztgespräch das Vorliegen von Verfolgungsideen und wirkt unauffällig. Den Pflegenden fällt aber auf, dass er nicht isst. Auf freundliche Nachfrage erklärt er, er könne nicht essen, weil seine Nachbarn ihn vergiften wollten. Das Nicht-Essen-Wollen ist hier ein entscheidender Hinweis auf das Vorliegen eines Verfolgungswahns.

Erkennen von Bewusstseinsstörungen

DEFINITION
Bewusstsein: Gesamtheit aller psychischen Vorgänge (Gedanken, Gefühle, Wahrnehmungen) verbunden mit dem Wissen um das eigene Ich und die Subjektivität dieser Vorgänge. Bei einer **Bewusstseinsstörung** ist diese Gesamtheit gestört.

Man unterscheidet quantitative und qualitative **Bewusstseinsstörungen**.

Quantitative Bewusstseinsstörungen
Quantitative Bewusstseinsstörungen werden auch als **Vigilanzstörung** oder **Minderung der Wachheit** bezeichnet. In leichten Fällen sind die Betroffenen nur schläfrig und benommen. Bei stärkerer Ausprägung schlafen sie, sind aber weckbar. Die schwerste Form ist das Koma (➤ 2.13.7). Quantitative Bewusstseinsstörungen werden z. B. bei akuten organischen Psychosen (➤ 3.3), Schlaganfällen (➤ 2.13.6), Schädel-Hirn-Verletzungen (➤ 2.13.7) oder Stoffwechselentgleisungen (z. B. bei einer Hypoglykämie) beobachtet.

Qualitative Bewusstseinsstörungen
Bei **qualitativen Bewusstseinsstörungen** sind die **Bewusstseinsinhalte** verändert. Mögliche Formen sind Bewusstseinseintrübungen, -einengungen oder -verschiebungen. Zu erkennen sind sie am Verhalten des Betroffenen und an seinen Äußerungen (➤ Tab. 3.2).

Erkennen von Orientierungsstörungen

DEFINITION
Orientierungsstörung: Beeinträchtigung der Fähigkeit, sich bezüglich Zeit, Ort, Situation und eigener Person zurechtzufinden.
Desorientiertheit: Aufhebung der Orientierung. Schwerste Form der Orientierungsstörung.

Orientierung ist das Wissen um die gegenwärtige Situation. Der wache, gesunde Mensch weiß, wo er sich befindet, welcher Wochentag ist, was gerade geschieht und wer er selbst ist. Bei Orientierungsstörungen ist dieses Wissen nur noch zum Teil oder gar nicht mehr vorhanden. In der Regel wird mit zunehmendem Schweregrad erst die **zeitliche**, dann die **örtliche** und **situative** und erst zuletzt die **Orientierung zur eigenen Person** beeinträchtigt. Zu erkennen sind die Orientierungsstörungen am Verhalten des Betroffenen und an den Antworten, die er auf Fragen bezüglich der Zeit, des Ortes, der Situation oder der eigenen Person gibt (➤ Tab. 3.3).

Erkennen von Aufmerksamkeits- und Konzentrationsstörungen

DEFINITION
Aufmerksamkeitsstörung: Störung der Fähigkeit, sich einem Ausschnitt der Gesamtwahrnehmung oder des Gesamterlebens zuzuwenden.
Konzentrationsstörung: Störung der Fähigkeit, über längere Zeit bei einem Ausschnitt der Gesamtwahrnehmung oder des Gesamterlebens zu verweilen.

Ein Gesunder ist z. B. in der Lage, konzentriert dem Vortrag eines Redners zuzuhören. Andere Wahrnehmungen, etwa das Hören eines entfernten Telefonklingelns oder das Sehen vorbeifahrender Autos, lenken ihn nicht ab.

Tab. 3.2 Vergleich der qualitativen Bewusstseinsstörungen.

	Bewusstseinstrübung	Bewusstseinseinengung	Bewusstseinsverschiebung
Definition	• mangelnde Klarheit des Erlebens	• Reduktion der Bewusstseinsinhalte, d. h. es erscheint nur noch ein kleiner Ausschnitt des Gesamterlebens im Bewusstsein	• Gefühl einer allgemeinen Intensitätssteigerung (z. B. der Wachheit, der Wahrnehmung, der Erkenntnis)
Klinik	• der Betroffene ist verwirrt und desorientiert	• der Betroffene wirkt fasziniert durch eine einzige Sache, er spricht auf Außenreize nur vermindert an	• der Betroffene wirkt ekstatisch („entrückt"), schildert umfassende Erkenntnisse und Einsichten
Ursachen (Beispiele)	• akute organische Psychosen (➤ 3.3)	• akute organische Psychosen (➤ 3.3)	• Einnahme von Drogen, Manie, Schizophrenie

3 Gerontopsychiatrische Erkrankungen

Tab. 3.3 Vergleich der Orientierungsstörungen.

	Störung der zeitlichen Orientierung	Störung der örtlichen Orientierung	Störung der situativen Orientierung	Störung der Orientierung zur eigenen Person
Definition	• Nichtwissen von Datum, Tag, Monat, Jahr, Jahreszeit	• Nichtwissen des Ortes, an dem man sich aufhält (z. B. Stadt, Krankenhaus, Büro)	• Nichtwissen der Situation, in der man sich befindet (z. B. Bewohner in einer stationären Einrichtung ➤ Abb. 3.10)	• Nichtwissen, wer man ist (z. B. Name, Vorname, Geburtsdatum)
Klinik (Beispiele)	• der Betroffene sagt, es sei der erste Januar. Tatsächlich ist es aber Hochsommer	• der Betroffene meint, er sei zu Hause und verhält sich auch so. Dabei ist er im Krankenhaus	• der Betroffene glaubt, man wolle ihm seine Kleidung stehlen. Er erkennt z. B. nicht, dass er sich für das Zubettgehen umziehen soll	• der Betroffene weiß nur seinen Vornamen, aber nicht seinen Nachnamen. Er sagt, er sei schon vor längerer Zeit geboren
Ursache (Beispiele)	• organische Psychosen	• organische Psychosen	• organische Psychosen, Wahn	• schwere Demenz (➤ 3.3.1) • Wahn

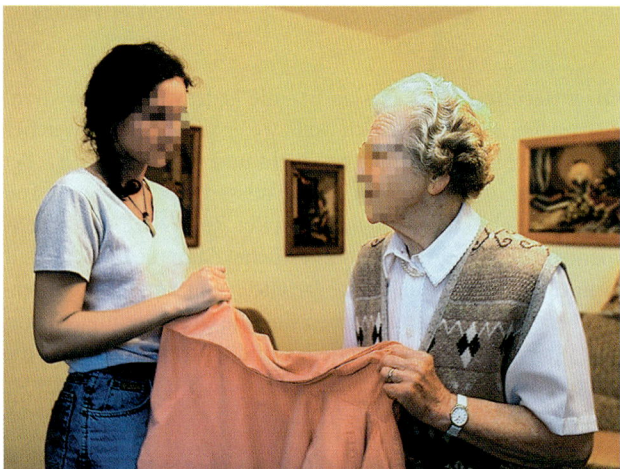

Abb. 3.10 Störung der situativen Orientierung. Der Betroffene weiß nicht, dass er sich in einer stationären Pflegeeinrichtung befindet. Beim Umkleiden wehrt er sich, da er glaubt, man wolle ihm die Kleidung stehlen. [K157]

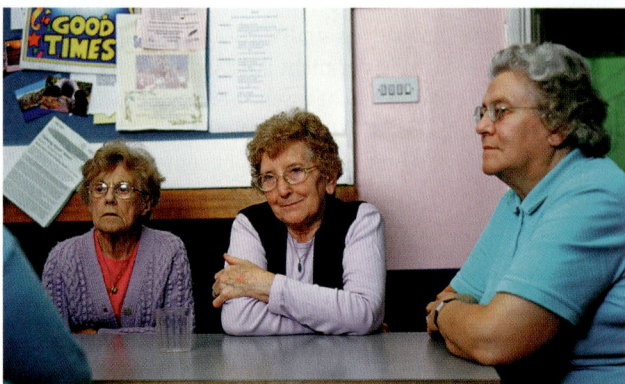

Abb. 3.11 Ein Gesunder ist in der Lage, konzentriert dem Vortrag eines Redners zu folgen. Liegt eine Störung der Aufmerksamkeit vor, können schon kleinste Anlässe, z. B. das Husten eines Mithörers, die Konzentration unterbrechen. [J787]

Bei **Störungen der Aufmerksamkeit und Konzentration** kann der Betroffene „nicht richtig zuhören" und sich nicht über längere Zeit mit einer Sache beschäftigen. Hat ein Untersucher im Gespräch den Eindruck, dass der Betroffene an einer Aufmerksamkeits- oder Konzentrationsstörung (➤ Abb. 3.11) leidet, kann er diesen Eindruck z. B. durch Rechenaufgaben, Buchstabieren oder spezielle Tests kontrollieren. Diese Störungen treten u. a. bei psychotischen und depressiven Erkrankungen auf.

Erkennen von Gedächtnisstörungen

DEFINITION
Gedächtnisstörung: Beeinträchtigung der Fähigkeit, sich Wahrnehmungen und Empfindungen zu merken und später daran zu erinnern.

Gedächtnisstörungen können die Merkfähigkeit, das Kurzzeit- und das Langzeitgedächtnis betreffen:
- Bei **Merkfähigkeitsstörungen** vergisst der Betroffene Neues bereits nach wenigen Min.
- Bei **Störungen des Kurzzeitgedächtnisses** kann er Neues nur für einige Min. – Std. behalten.
- Von **Störungen des Langzeitgedächtnisses** spricht man, wenn sich der Betroffene an Ereignisse, die Monate bis Jahre zurückliegen, nicht erinnern kann.

Besonders sensibel für das Vorliegen einer kognitiven Störung sind
- die Durchführung komplexer Handlungen, die eine ständige Einstellung auf Neues voraussetzen, z. B. das Finden eines Zieles in einer fremden Stadt oder das Bedienen eines öffentlichen Telefons,
- das Erlernen neuer Dinge innerhalb kurzer Zeit,
- der schnelle Abruf von Gelerntem.

Relativ lange erhalten bleiben:
- Die Lernfähigkeit. Jedoch sind ein häufigeres Wiederholen des Lernstoffes, eine Unterteilung in kurze Lernphasen mit häufigeren Pausen und damit ein höherer Zeitaufwand notwendig.
- Gedächtnisinhalte aus dem Langzeitgedächtnis. Sie können auch bei fast völliger Auflösung des Kurzzeitgedächtnisses abgerufen werden (z. B. sichtbar beim mühelosen Mitsingen eines Kinderliedes durch Demenz-Kranke).

Amnesie

DEFINITION
Amnesie: Zeitlich oder inhaltlich begrenzte Gedächtnislücken.

Typisches Beispiel einer zeitlich begrenzten **Amnesie** ist die Erinnerungslücke für die Zeit direkt vor einer Gehirnerschütterung (➤ 2.13.7).

Im Umgang mit Menschen, die an Gedächtnisstörungen leiden, ist es besonders wichtig, die Person nicht zu überfordern. Ist der Abbauprozess noch gering, können kognitive Trainingsprogramme und die Förderung des Denkens eine Verbesserung der Leistung bewirken. Bei stärkeren Beeinträchtigungen (z. B. weiter fortgeschrittener Demenz vom Alzheimertyp) muss man ressourcenorientiert arbeiten. Das umfasst die Nutzung des Altgedächtnisses, von Automatismen und emotional gespeicherten Gedächtnisinhalten, auf die Betroffene lange zurückgreifen können.

Erkennen von Denkstörungen

DEFINITION
Denkstörungen: Störungen des Denkens, die in zwei Kategorien zu unterteilen sind.
- **Formale Denkstörungen** mit Störungen des Gedankengangs.
- **Inhaltliche Denkstörungen** mit krankhaftem Gedankeninhalt.

Formale Denkstörungen
Formale Denkstörungen sind Störungen des **Gedankengangs** (➤ Tab. 3.4). Der Betroffene klagt, er könne nicht mehr klar denken, es falle ihm ständig etwas anderes ein oder er habe „ein Brett vor dem Kopf". Bei Verdacht auf eine formale Denkstörung achtet der Untersucher im Gespräch insbesondere darauf, wie der Betroffene auf Fragen eingeht, ob er beim Thema bleiben kann und ob ihm das Nachdenken Mühe macht.

Im **Umgang mit denkgestörten Menschen** ist es besonders wichtig, die Gespräche in einem ruhigen, beschützten Rahmen zu führen, um den Kranken nicht zu überfordern. Denkgehemmten Kranken lässt man Zeit, da Hetze das Krankheitsgefühl verstärkt. Bei flüchtigem Denken spricht man nur wenige Themen an und stellt ganz klare Fragen. Bei sehr schweren Denkstörungen ist vielleicht jedes Gespräch zu viel.

Inhaltliche Denkstörungen

DEFINITION
Wahn: Objektiv falsche Überzeugung, die ohne entsprechende Anregung von außen entsteht, vom Betroffenen mit großer Gewissheit erlebt und trotz logischer Gegengründe aufrechterhalten wird.

Von **inhaltlichen Denkstörungen** spricht man, wenn die Urteilsfähigkeit des Betroffenen beeinträchtigt ist und sich das Denken offensichtlich mit veränderten, „kranken" Inhalten beschäftigt. Diese Störung liegt beim **Wahn** vor.

Beispiel: Ein durch Wahn veränderter Mensch kommt nachts in die Klinik, um sich beim Notarzt zu beschweren: Er werde durch die Ärzte der Klinik zu Hause mit Kameras überwacht. In der vergangenen Nacht habe man ihm sogar einen kleinen Sender in die Brust eingebaut, um jederzeit seinen Aufenthaltsort

Tab. 3.4 Die häufigsten formalen Denkstörungen.

Störung	Definition	Klinik (Beispiele)	Ursachen (Beispiele)
Denkhemmung	• subjektives Gefühl des Betroffenen, dass das Denken „gebremst ist"	• der Betroffene klagt, er könne nicht mehr denken, und er käme zu keinem Ergebnis	Depressionen
Denkverlangsamung	• objektive Verlangsamung des Denkens	• der Betroffene spricht langsam, sein Wortschatz ist reduziert. Das Mitdenken fällt ihm schwer	Depressionen
umständliches Denken	• Unfähigkeit, Nebensächliches von Wichtigem zu trennen	• der Betroffene kommt beim Erzählen von „Hölzchen auf Stöckchen" und bleibt an jeder Kleinigkeit hängen	organische Psychosen Minderbegabung
Grübeln (*Perseveration*)	• ständige Beschäftigung mit bestimmten, meist unangenehmen Gedankengängen	• der Betroffene sagt, er müsse pausenlos über die finanzielle Lage der Familie grübeln und könne an nichts anderes denken	Depressionen
Einengung des Denkens	• Fixierung des Denkumfangs auf wenige Themen	• der Betroffene redet nur von der Ungerechtigkeit seines Rentenbescheids. Auf etwas anderes angesprochen, antwortet er kurz, um dann sofort zum Thema Rente zurückzukehren	organische Psychosen
Ideenflucht	• Vermehrung von Einfällen, ohne dass diese zu Ende gedacht werden	• der Betroffene spricht von der kastanienbraunen Haarfarbe seiner Ehefrau, wechselt zum Thema Bäume, springt zum Waldsterben und dann zu den verstorbenen Großeltern	Manie Drogenkonsum
Gedankensperre/-abreißen	• plötzliches Abbrechen eines bis dahin flüssigen Gedankengangs ohne erkennbaren Grund; evtl. kombiniert mit einer Störung des Ich-Erlebens: Empfinden, Sperre sei „von außen" gemacht	• der Betroffene spricht über seine Schulzeit. Plötzlich hält er inne, schaut sich irritiert um und fährt dann mit der Schilderung seiner Ehe fort	Schizophrenien
zerfahrenes Denken	• völlig zusammenhangloses und zerrissenes (*inkohärentes*) Denken und Sprechen; im Extremfall „Wortsalat"	• typischer Satz des Betroffenen: „Mein meiner Mutter mal mein meine – mein Nachbar malt macht – gestern macht es und stinkt nach Gas und im Ofen"	Schizophrenien

feststellen zu können. Auf den Einwand der Ärzte und Pflegenden, dies könne nicht sein, da keine Narbe an der Brust zu sehen sei, antwortet der Betroffene, die hätten die Ärzte listigerweise unsichtbar gemacht.

Typisch für das Erscheinungsbild eines Wahnes ist, dass die Überzeugung mit großer **Gewissheit** erlebt wird. Ein Wahn ist durch Argumente nicht korrigierbar und wird von der Umwelt nicht geteilt.

> Es ist leichter, **Wahn** zu erkennen, als zu erklären, was Wahn ist.

Die **Wahnthemen** (*Wahninhalte*) sind kulturell und sozial beeinflusst. Typisch für die momentane Gesellschaft sind z. B.:
- **Beziehungswahn**. Die Ereignisse in der Umgebung haben eine besondere Bedeutung für den Betroffenen. Er bezieht alles, was geschieht, auf sich. So kommt eine an Beziehungswahn erkrankte Frau z. B. zur Behandlung, weil die Leute in der Straßenbahn nur noch darüber sprächen, dass sie krank sei und Medikamente brauche.
- **Verfolgungswahn**. Der Verfolgungswahn kann als Sonderform des Beziehungswahns betrachtet werden. Der Betroffene bezieht nicht nur alles, was geschieht, **auf** sich, sondern auch **gegen** sich und fühlt sich als Ziel von Feindseligkeit. Infolgedessen haben viele Betroffene große Angst.
- **Verarmungswahn**. Die Betroffenen sind unerschütterlich vom drohenden finanziellen Ruin überzeugt.
- **Größenwahn**. Die Betroffenen überschätzen sich. Sie erleben sich z. B. als ungeheuer begabt, schön, mächtig oder halten sich für Gott, Jesus oder die Bundeskanzlerin.
- **Schuldwahn**. Die Betroffenen sind sicher, dass sie gegen ein göttliches oder sittliches Gebot verstoßen und große Schuld auf sich geladen haben.
- **Hypochondrischer Wahn**. Die Betroffenen sind sicher, krank oder dem Tode verfallen zu sein. Auch positive Untersuchungsergebnisse beruhigen sie nicht.

> Dem Kranken den Wahn auszureden, ist in der Regel nicht nur sinnlos, sondern sogar gefährlich, weil es ihn verunsichert. Ebenso falsch ist es, auf den Wahn einzugehen, als teile man die Überzeugung des Betroffenen, denn das würde es diesem schwer oder unmöglich machen, den Wahn aufzugeben, wenn sich die Krankheit bessert. Eine gute und ehrliche Strategie ist, dem Kranken zu sagen, dass man seine Überzeugung nicht teilen kann, aber seine Ansicht der Sache akzeptiert. Ansonsten versucht man, am Wahn vorbei die gesunden Anteile des Kranken zu erreichen, etwa durch Gespräche über Themen, die nichts mit dem Wahn zu tun haben.

Wahn ist immer Zeichen einer Erkrankung und kommt bei verschiedenen psychischen Erkrankungen vor, z. B. bei:
- Schizophrenien, v. a. Beziehungs- und Verfolgungswahn
- Depressionen, v. a. Schuld- und Verarmungswahn, hypochondrischer Wahn
- isolierten Wahnerkrankungen
- organischen Psychosen

Neben den typischen psychiatrischen Erkrankungen, die mit Wahnvorstellungen einhergehen, können v. a. beim **älteren Menschen** andere Ursachen für die Entwicklung wahnhafter Gedanken vorliegen:
- **Bestehlungswahn des Dementen**, z. B. verlegt eine Bewohnerin häufig ihren Kamm. Sie erinnert sich nicht mehr daran, wo sie ihn abgelegt hat, und ist jedes Mal der festen Überzeugung, bestohlen worden zu sein.
- **Wahn bei Schwerhörigen**, v. a. ältere Menschen reagieren sehr empfindlich auf Änderungen ihrer Wahrnehmungsfähigkeit und können eine Schwerhörigkeit oder auch schwere Sehstörungen nicht ausgleichen. Sie verstehen Gespräche und Situationen nicht oder nur unvollständig. Die Schwerhörigen meinen, es werde über sie gelacht oder gesprochen, was sich im weiteren Verlauf zu einem unbeeinflussbaren Wahn entwickeln kann.
- **Ungezieferwahn** entsteht z. B. durch Juckreiz bei Diabetes mellitus oder Allergie.
- **Wahn bei Medikamenteneinnahme** ergibt sich als unerwünschte Wirkung, z. B. von Antiparkinsonmitteln.

Erkennen von Befürchtungen und Zwängen

Befürchtungen sind oft realitätsgerecht und treten auch bei Gesunden auf. Jeder kennt z. B. die Furcht vor Prüfungen oder vor unbekannten Menschen. Solche Befürchtungen sind krankhaft, wenn sie von der Umwelt als unangemessen oder gar unsinnig empfunden werden oder das Erleben eines Menschen und sein Verhalten fast ausschließlich bestimmen. Misstrauen, beim Vertreter an der Tür sicher angebracht, wird zum krankhaften Symptom, wenn der Betreffende **allen** Personen seiner Umwelt gegenüber Misstrauen empfindet.

Menschen mit einer **Hypochondrie** (*eingebildetes Kranksein*) befürchten ständig, krank zu sein oder in Kürze zu erkranken, ohne dass dies durch Befunde zu rechtfertigen wäre. Hypochondrische Menschen beobachten ihren Körper in übertriebener Weise (➤ Abb. 3.12).

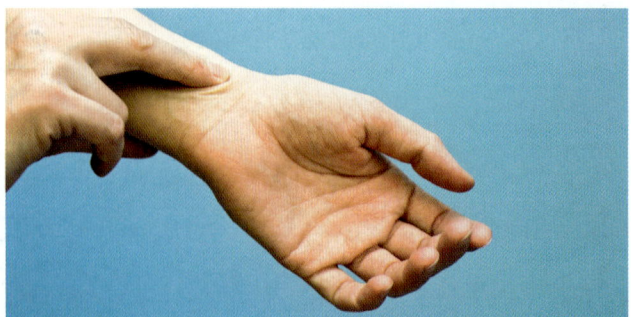

Abb. 3.12 Menschen mit einer Hypochondrie beobachten ihren Körper ständig auf Krankheitszeichen. Durch ihre Befürchtungen können sich vegetative Körperfunktionen evtl. wirklich verändern. So kann der Pulsschlag eines Kranken, der aus Furcht vor Herzrhythmusstörungen immer wieder seinen Puls fühlt, infolge der Aufregung steigen und den Betroffenen in seinen Befürchtungen bestätigen. [J787]

3.2 Einteilung psychischer Erkrankungen

Die Hypochondrie ist keine eigenständige Erkrankung, sondern eine Reaktionsform. Hypochondrische Befürchtungen können bei verschiedenen Krankheiten, z. B. Depressionen, auftreten.

Phobien (➤ 3.4) sind Angstgefühle angesichts bestimmter Objekte oder Situationen, wobei dem Betroffenen klar ist, dass seine Angst objektiv unbegründet ist; z. B. empfindet ein Mann beim Anblick einer Spinne panische Angst, obwohl er weiß, dass dieses Tier harmlos ist.

Kennzeichnend für den krankhaften **Zwang** ist, dass sich dem Betroffenen Ideen, Vorstellungen oder Handlungsimpulse immer wieder aufdrängen. Sie werden als quälend oder sinnlos erlebt, aber dennoch kann ihnen der Kranke nicht ausweichen. Häufig ist z. B. der Waschzwang, bei dem sich der Betroffene alle paar Min. die Hände wäscht, aus Angst, dass sie schmutzig sein könnten.

Zwänge sind Leitsymptom der Zwangsstörung (➤ 3.4), kommen aber auch bei Depressionen und Schizophrenien vor.

Im Umgang mit Menschen, die unter unangemessenen Befürchtungen leiden, versuchen Pflegende, sachlich zu bleiben und die Ängste ernst zu nehmen.

VORSICHT
Es ist gefährlich, unter Zwangshandlungen leidende Kranke an ihren Handlungen zu hindern. Dann kommt es zu großer innerer Anspannung, Unruhe und Angst, da der Kranke den zugrunde liegenden Zwangsimpulsen nicht ausweichen kann. Die primäre Strategie ist ein verständnisvoller, entängstigender und sachlicher Umgang. Verhaltenstherapeutische Maßnahmen zielen auf das gestufte oder massive Konfrontieren mit den Angstauslösern, um einen Prozess des „Verlernens" einzuleiten. Dies gilt als effizienteste Psychotherapieform bei Angst und Depression.

Erkennen von Wahrnehmungsstörungen

DEFINITION
Halluzination (*Trugwahrnehmung, Sinnestäuschung*): Wahrnehmungserlebnis ohne reales Objekt und ohne Reizquelle in der Außenwelt, das der Kranke aber für einen wirklichen Sinneseindruck hält.

Ein Kranker mit **Halluzinationen** hört z. B. Stimmen in einem stillen Raum. Kein anderer im Raum hört etwas. Der Kranke ist fest davon überzeugt, dass er die Stimmen wirklich hört und dass es sich nicht um „Einbildungen" handelt.

Es gibt Halluzinationen auf allen Sinnesgebieten (➤ Tab. 3.5). Manchmal gibt der Inhalt der Halluzination Hinweise auf die zugrunde liegende Erkrankung. So sind etwa dialogische Stimmen, d. h. Stimmen, die miteinander reden – z. B. über den Betroffenen – ein häufiges Symptom bei schizophrenen Störungen.

Halluzinierende Menschen sind durch ihr inneres Erleben oft völlig in Anspruch genommen und daher sozial manchmal nicht handlungsfähig. Viele haben große Angst. Sie brauchen Abschirmung von äußeren Belastungen und Rückzugsmöglichkeiten. Gespräche sollten kurz und sachlich sein und sich um unverfängliche Themen drehen.

Illusion
Im Gegensatz zu Halluzinationen handelt es sich bei **Illusionen** um Verkennungen tatsächlich vorhandener Sinneseindrücke. Beispielsweise hält ein fiebernder, „phantasierender" Mensch den Schrank im Zimmer für einen bedrohlichen Riesen.

Erkennen von Störungen des Ich-Erlebens

DEFINITION
Störung des Ich-Erlebens: Gestörtes Erleben der eigenen Persönlichkeit (des Ichs) mit Störung der Abgrenzung zwischen eigener Person und Umwelt.

Das **Ich** ist der Teil der Psyche, der dem Menschen Sicherheit über seine Individualität und Persönlichkeit gibt. Dazu gehört, dass eigene psychische Vorgänge (z. B. Gefühle, Gedanken) auch als **meinhaftig**, also eigen erkannt werden. Bei einigen psychischen Erkrankungen, besonders bei Schizophrenien, kommt es zu einer Störung der **Ich-Grenzen** und dadurch zu Unsicherheiten: „Denke ich, oder denkt ein anderer in mir?"

Zu den Ich-Störungen gehören:
- **Derealisation**. Die Umgebung scheint dem Betroffenen verändert, unwirklich, fremdartig und unvertraut.

Tab. 3.5 Übersicht über die Halluzinationen.

	Definition	Klinik (Beispiele)	Ursachen (Beispiele)
akustische Halluzination	• Hören von Stimmen oder Geräuschen	• der Betroffene hört die Stimme eines Bekannten, der sagt, das alles sei doch Unsinn	• Schizophrenie
optische Halluzination	• Sehen von Personen, Gegenständen oder ganzen Szenen und Handlungsabläufen • Sehen von kleinen Tieren	• der Betroffene sieht eine Teufelsfratze an einer völlig weißen Wand • der Betroffene sieht „weiße Mäuse" über die Bettdecke huschen	• akute organische Psychose • Alkoholdelir
Körperhalluzination (*Leibhalluzination*)	• Fühlen z. B. von Berührung, Druck, Schmerzen	• der Betroffene klagt über elektrische Schläge und Bestrahlungen, die aus der Wand kämen	• Schizophrenie • organische Psychosen
olfaktorische (Geruchs-) und gustatorische (Geschmacks-) Halluzination	• Riechen bzw. Schmecken meist unangenehmer Qualitäten, oft gemeinsam auftretend	• der Betroffene isst nicht, weil das Essen nach Blut schmecke. Außerdem hat er Angst im Zimmer, weil es so stark nach Gas rieche	• Schizophrenie

- **Depersonalisation.** Die eigene Person kommt dem Kranken verändert, unwirklich oder fremd vor. Er steht sich selbst fremd gegenüber: „Ich bin ein Roboter geworden", „Ich lebe nicht mehr". Manche Betroffene haben das Gefühl, neben sich zu stehen und „sich zu betrachten".
- **Gedankenausbreitung.** Die Betroffenen haben den Eindruck, dass ihre Gedanken von anderen gelesen würden, dass andere wüssten, was sie denken.
- **Gedankenentzug.** Die Betroffenen klagen, dass andere ihnen ihre Gedanken wegnehmen würden.
- **Gedankeneingebung.** Die Betroffenen meinen, dass andere ihre Gedanken von außen beeinflussen und steuern.
- **Fremdbeeinflussungserlebnisse.** Hier erlebt der Betroffene seine Handlungen und Handlungsantriebe als von außen beeinflusst. Beispielsweise sagt ein Betroffener, er wolle nicht schreien, aber es schreie aus ihm heraus, und das liege an den Strahlen.

VORSICHT
Die **Auflösung der Ich-Grenzen** bereitet erhebliche Angst. Es besteht die Gefahr, sie durch ungeschickten Umgang zu vergrößern. Man muss die Versuche des Betroffenen akzeptieren, sich z. B. durch Rückzug vor zu großer Nähe zu schützen.

Erkennen von Affektstörungen

DEFINITION
Affektivität (*Emotionalität*): Gesamtheit der Gefühlsregungen, Stimmungen und Selbstwertgefühle eines Menschen.

Ob **Gefühle** angemessen sind oder nicht, hängt immer von der Situation ab. Gesunde Menschen kennen eine große Breite möglicher Affekte von rasender Wut bis zu stillem Glück – je nach Situation sind auch extreme Gefühlsregungen adäquat und normal. Andererseits können Gefühle unangemessen erscheinen, selbst wenn sie wenig dramatisch sind, z. B. Gleichgültigkeit nach einem Todesfall oder ständige, mürrische Gereiztheit.

Bei der Beurteilung des Affektes achtet das Team auf die Grundstimmung (z. B. deprimiert, fröhlich), die Angemessenheit angesichts der jeweiligen Situation, die Stabilität der Gefühle und die **emotionale Schwingungsfähigkeit**, d. h. die Schwankungsbreite der Gefühle.

Die wichtigsten Affektstörungen
- **Depressivität** (*Niedergeschlagenheit*): „Ich kann mich über nichts mehr freuen."
- **Hoffnungslosigkeit**: „Ich werde nie mehr gesund."
- **Ängstlichkeit**: „Ich habe Angst vor allem und jedem."
- **Gefühl der Gefühllosigkeit** (Gefühl, nichts mehr empfinden zu können und innen leer zu sein): „In mir ist alles tot: Wenn ich wenigstens weinen könnte!"
- **Insuffizienzgefühle** (Gefühl, nichts wert zu sein): „Ich bin unfähig, zu denken oder zu arbeiten. Eigentlich bin ich absolut überflüssig."
- **Affektstarre.** Verringerung der emotionalen Schwingungsfähigkeit, der Spannbreite der Gefühle
- **Euphorie** (*gesteigertes Wohlbefinden*): „Ich bin so glücklich wie nie zuvor."
- **übersteigerte Selbstwertgefühle**: „Ich habe ein Firmenkonzept, mit dem bin ich in vier Wochen Milliardär."
- **Dysphorie** (*Missmut*)
- **Affektarmut** (*Gefühlsarmut*)
- **Ambivalenz**: gleichzeitige Existenz widersprüchlicher, eigentlich einander ausschließender Gefühle
- **Parathymie**: paradoxer Affekt, d. h. Gefühl und Erlebnis passen nicht zusammen; z. B. berichtet der Betroffene lächelnd, die Ärztin habe ihm gerade ein Gift gespritzt, das seine Knochen auflöse

Depression, Hoffnungslosigkeit, Ängstlichkeit, Gefühl der Gefühllosigkeit, Insuffizienzgefühle und Affektstarre sind typisch für **Depressionen**. Es müssen aber bei einem depressiven Menschen nicht alle genannten Symptome gleichzeitig auftreten, und umgekehrt können die Gefühle auch bei anderen Krankheitsbildern vorkommen. Euphorie und übersteigerte Selbstwertgefühle sowie Dysphorie sind häufig bei **Manien** zu beobachten, Affektarmut, Ambivalenz und Parathymie bei **Schizophrenien**.

Es ist praktisch unmöglich, dem Betroffenen unangemessen erscheinende Gefühle und Stimmungen auszureden. Das Team sollte sie zulassen, auch wenn dies auf die Dauer sehr belastend ist. Oft kann man die Kranken sprachlich gut erreichen: „Ich weiß, dass Sie keine Hoffnung haben. Das ist Ausdruck Ihrer Krankheit. Wir wissen, dass es trotzdem besser wird." Außerdem kann das betreuende Team durch gezieltes einfühlsames Hinterfragen der Situation und deren Verarbeitung dem Betreffenden eine andere Sicht ermöglichen. Eine Grundlage für solche therapeutischen Überlegungen ergibt die Tatsache, dass Emotionen durch kognitive Verarbeitungsprozesse (wie ich eine Situation sehe) ausgelöst werden und das Ändern der Perspektive und des Denken zu einer Veränderung des Affekts führen kann.

Erkennen von Antriebs- und psychomotorischen Störungen

DEFINITION
Antriebsstörung: Minderung oder Steigerung der inneren Kraft zur zielgerichteten Aktivität.

Der **Antrieb** ist gewissermaßen der „seelische Motor", der dem Menschen Tätigkeit überhaupt ermöglicht. Antrieb ist vom Willen weitgehend unabhängig.

Antriebsarmut
Als **Antriebsarmut** wird ein Mangel an Initiative und seelischer Energie bezeichnet. Die Betroffenen können „sich kaum zu etwas aufraffen", es fehlt ihnen an Spontanität, Initiative und Tatgeist. In max. Ausprägung führt Antriebsarmut zur völligen motorischen Bewegungslosigkeit, dem **Stupor**. An-

triebsmangel ist eine mögliche Ursache von **Mutismus**, der seelisch bedingten Stummheit.

Antriebsarmut ist ein häufiges Symptom bei Depressionen und Schizophrenien.

> Im Umgang mit antriebsarmen Menschen ist zu beachten, dass die Antriebslosigkeit nicht Ausdruck von Charakter- oder Willensschwäche ist. Die Kranken müssen immer wieder motiviert, dürfen aber nicht überfordert werden. Günstig sind auch Umweltgestaltungen, (z. B. Licht, Tiere, Musik) die biologisch zur Ausschüttung aktivierender Neurotransmitter führen und damit die biologischen Voraussetzungen für den Antrieb verbessern.

Antriebssteigerung

Ein Betroffener mit **Antriebssteigerung** platzt geradezu vor Energie. Er ist ständig in Bewegung und unermüdlich tätig. Antriebsgesteigerte Menschen haben Mühe, die **Distanz** (den angemessenen Abstand zu anderen) zu wahren und können ihre Mitmenschen dadurch verletzen.

Die Pflege antriebsgesteigerter Menschen kostet viel Kraft. Die Kranken brauchen Möglichkeiten, sich „auszutoben", z. B. beim Sport oder beim Malen auf großen Flächen. Auch hier kann sinnvolle Umweltgestaltung nützlich sein, sie sollte auf Entspannung und Ruhe ausgerichtet werden. Günstig haben sich hier auch Snoezelen-Räume erwiesen.

Gesteigerter Antrieb ist typisch für Manien.

Psychomotorische Störung

> **DEFINITION**
> **Psychomotorische Störung**: Störung in der Art, sich zu bewegen, d. h. das Erscheinungsbild der Bewegung oder die Körperhaltung während der Bewegung sind gestört.

Alle Bewegungen eines Menschen werden nicht nur von seinem Willen, sondern auch von seiner Psyche beeinflusst. Entsprechend können auch hier Störungen auftreten:

Psychomotorische Unruhe

- **Stereotypien** sind Bewegungen oder Worte, die gleichförmig wiederholt werden, z. B. das unruhige Nesteln beim alkoholischen Entzugsdelir.
- Bei der **Katalepsie** verharrt der Betroffene in unnatürlichen Stellungen.
- **Manierierte** und **bizarre Bewegungen** sind an sich alltägliche Bewegungen, die aber auffällig geziert, schwülstig oder posenhaft ausgeführt werden, etwa das hoheitliche Winken einer Kranken, die im Rollstuhl durch den Gang gefahren wird.

Auffällige Veränderungen der Psychomotorik findet man manchmal bei Schizophrenien und organischen Psychosen.

3.2.2 Psychopharmaka

> **DEFINITION**
> **Psychopharmaka**: Arzneimittel, die hauptsächlich auf das ZNS wirken und Gefühle und Denken eines Menschen verändern. In erster Linie eingesetzt zur Behandlung psychischer Erkrankungen.

Psychopharmaka sind nicht unumstritten. Viele Menschen befürchten, sie dienten nur der Ruhigstellung, nicht aber der „eigentlichen" Behandlung des Erkrankten. Allgemein gilt jedoch:

- Der Nutzen von Psychopharmaka ist bei vielen Krankheiten nachgewiesen. Psychopharmaka können den Weg für andere Therapien ebnen, etwa indem sie Ängste in den Hintergrund treten lassen.
- Oft ist die soziale Reintegration auch von einer wirksamen (Langzeit-)Medikation mit Psychopharmaka abhängig.
- Für viele Erkrankte hängt die langfristige Prognose davon ab, ob sie regelmäßig Psychopharmaka einnehmen.

Antidepressiva

> **DEFINITION**
> **Antidepressiva**: Mittel aus der Gruppe der Psychopharmaka. Wirken stimmungsaufhellend und angstlösend. Außerdem sind sie z. T. antriebssteigernd, z. T. sedierend.

Wirkungen und Indikationen

Es wird vermutet, dass Depressionen durch einen Mangel an Noradrenalin oder Serotonin im ZNS, den Überträgerstoffen zwischen den Neuronen (*Neurotransmitter* ➤ 2.13.4), hervorgerufen werden. Die Antidepressiva heben diesen Mangel auf. Die genauen Wirkungsmechanismen der Antidepressiva sind jedoch unterschiedlich.

Neben dem stimmungsaufhellenden und angstlösenden Effekt wirken einige Antidepressiva beruhigend oder antriebssteigernd. Serotonin-Wiederaufnahme-Hemmer sind außerdem zur Behandlung von Zwangsstörungen geeignet.

Indikationen für Antidepressiva sind v. a. mittelschwere und schwere depressive Verstimmungen, Zwangsstörungen und Panikattacken. Unterstützend können Antidepressiva bei chronischen Schmerzen gegeben werden.

Antidepressiva werden nach ihrer chemischen Struktur oder ihrem primären Angriffpunkt im Gehirn eingeteilt.

Selektive Serotonin-Wiederaufnahme-Hemmer

Selektive Serotonin-Wiederaufnahme-Hemmer wie Fluvoxamin (Fevari®), Fluoxetin (Fluctin®) oder Paroxetin (Seroxat®) gehören zu den neueren Antidepressiva. Sie sind bei ungefähr gleicher Wirksamkeit insgesamt besser verträglich als die älteren trizyklischen Antidepressiva und werden primär eingesetzt, insbesondere auch bei älteren Menschen, bei denen oft Kontraindikationen gegen trizyklische Antidepressiva bestehen. Als unerwünschte Wirkungen können besonders zu Beginn der Behandlung gastrointestinale Symptome,

Unruhe und Schlafstörungen auftreten. Bei Männern können auch Probleme bei der Erektion auftreten. Einige Substanzen führen zu Gewichtszunahme, was sowohl zu Complianceproblemen führen aber auch therapeutisch genutzt werden kann.

Tri- und tetrazyklische Antidepressiva
Tri- und tetrazyklische Antidepressiva hemmen die Aufnahme von Serotonin und Noradrenalin aus dem synaptischen Spalt in die Neurone. So lösen sie einen Reiz zur vermehrten Ausschüttung dieser Transmitter aus den Neuronen aus.

Zu den tri- und tetrazyklischen Antidepressiva zählen Amitriptylin (z. B. Laroxyl®, Saroten®), Doxepin (z. B. Aponal®), Imipramin (z. B. Tofranil®) und Maprotilin (z. B. Ludiomil®).

Tri- und tetrazyklische Antidepressiva haben zahlreiche unerwünschte Wirkungen. Sie wirken unter anderem anticholinerg und lösen daher Kreislaufregulationsstörungen, Herzklopfen, Schwindel, Mundtrockenheit, Schwitzen, Akkomodationsstörungen, Glaukom, Fingerzittern, Obstipation und Blasenentleerungsstörungen aus. Viele Erkrankte sind bei Therapiebeginn müde und benommen.

Bei Menschen mit Prostatavergrößerung, Glaukom oder Herzrhythmusstörungen sind tri- und tetrazyklische Antidepressiva kontraindiziert. Diese Substanzgruppe wird nur noch selten verwendet.

MAO-Hemmer
Der neue **MAO-Hemmer** (kurz für M*ono* a*min* o*xidase-Hemmer*) Moclobemid (Aurorix®) hemmt vorübergehend ein Enzym im ZNS, sodass die Konzentration von Noradrenalin und Serotonin im ZNS erhöht wird. Er ist relativ gut verträglich und wirkt nicht sedierend, wird aber nur selten verwendet.

Johanniskraut ist eine pflanzliche Substanz, die bei leichten Depressionen ebenfalls positive Wirkungen zeigt. Johanniskraut interagiert jedoch mit anderen Substanzen und sollte nicht ohne medizinische Abklärung genommen werden.

Pflege
Typischerweise treten die unerwünschten Wirkungen der antidepressiven Therapie vor der aufhellenden Wirkung auf, belasten die an Depression Erkrankten und lösen möglicherweise weitere Angst aus. Da das Eintreten der echten Wirkung auch nicht spontan wie bei einem Schmerzmittel erfolgt, sind motivierende Gespräche zur Verbesserung der Compliance bei der Medikamenteneinnahme wesentlich. Beispiel: Ein wahnhaft depressiver Mann wird nur noch von den zwei Ängsten beherrscht, dass die Welt ganz sicher untergehen und er nie mehr Stuhlgang haben und daran sterben werde. Solche Ängste muss man ernst nehmen.

Erforderlich sind eine **Obstipationsprophylaxe** und die regelmäßige Miktionskontrolle (Frage nach Beschwerden wie Nachtröpfeln und unwillkürlicher Harnabgang). Zu Beginn der Therapie sind Blutdruck- und Pulskontrollen nötig sowie eine Beratung des Betroffenen über kreislaufanregende Gymnastik.

Leidet der Betroffene unter **Mundtrockenheit**, sollte er Kaugummi kauen und viel trinken. Klagen über Schwierigkeiten beim Lesen sind ein Hinweis auf harmlose, meist vorübergehende Akkommodationsstörungen. Bei akuter Sehstörung und Augenschmerzen hingegen besteht Glaukomverdacht. Dann informieren Pflegende sofort den Arzt.

Der **Fingertremor** behindert feinmotorische Arbeiten. Für depressive Menschen ist das „Versagen" bei entsprechenden Beschäftigungen (z. B. Stricken) ein weiterer Beweis ihrer Unzulänglichkeit. Man sollte sie daher zu Tätigkeiten ermutigen, die ihre Geschicklichkeit nicht zu sehr in Anspruch nehmen (z. B. Ballspiele, Spazierengehen, Lesen).

Die Stimmungsaufhellung tritt erst nach 10–20 Tagen ein, Antriebssteigerung, Sedierung und andere unerwünschte Wirkungen aber früher. Die Zeit bis zur Stimmungsaufhellung ist für die Betroffenen nur schwer zu ertragen. Zum Wesen der Erkrankung gehört es, dass Erkrankte nicht auf Besserung hoffen. Stattdessen müssen sie sich mit unerwünschten Wirkun-

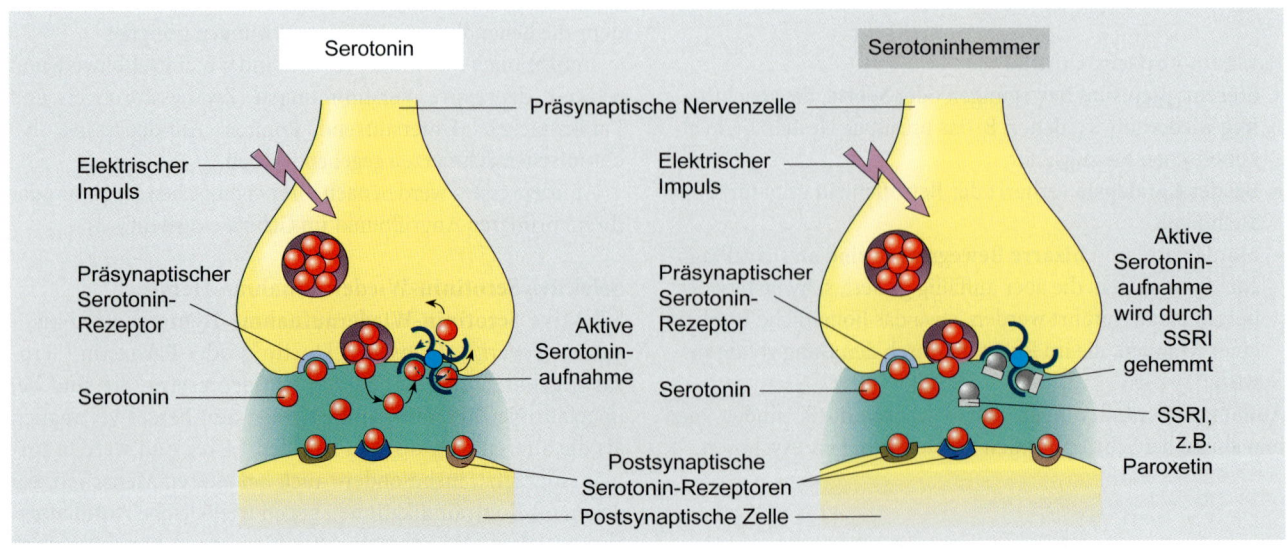

Abb. 3.13 Wirkung des Serotonins und der Serotonin-Wiederaufnahmehemmer (SSRI) an der Synapse. [L190]

gen auseinandersetzen. In dieser Phase brauchen sie besondere Unterstützung. Steigt der Antrieb, bevor sich die Stimmung bessert, können Erkrankte die Energie zum **Suizid** finden, die ihnen vorher fehlte.

> Antidepressiva hellen nur die depressive Verstimmung auf, sie heben nicht die ausgeglichene Stimmung eines Gesunden. Allerdings dauert es ca. 10–20 Tage bis zur Stimmungsaufhellung. Die Wirkstoffe entfalten **kein** Suchtpotenzial.

Neuroleptika

> **DEFINITION**
> **Neuroleptika** (*Antipsychotika*): Medikamente, die die gestörten psychischen Funktionen zu „ordnen" vermögen. Daneben wirken sie sedierend.

Neuroleptika können nach verschiedenen Kriterien eingeteilt werden:

Man unterscheidet **hochpotente**, **mittelpotente** und **niederpotente Antipsychotika**. Ein hochpotentes Antipsychotikum ist stark antipsychotisch wirksam, ein niederpotentes wenig.

Eine neuere Einteilung unterscheidet **typische** und **atypische Neuroleptika**:
- **Typische Neuroleptika** (*klassische, konventionelle Neuroleptika*). Sie sind die älteren Arzneimittel und rufen als typische unerwünschte Wirkung extrapyramidalmotorische Störungen hervor.
- **Atypische Neuroleptika**. Die neueren atypischen Neuroleptika lösen kaum extrapyramidalmotorische Störungen aus und werden derzeit vorgezogen.

Hoch- und mittelpotente Neuroleptika
Hoch- und mittelpotente Neuroleptika wirken besonders gegen psychotische Spannungszustände und Erregung, Angst, Wahn und Halluzinationen. Sie ordnen den formalen Gedankengang. Darüber hinaus sind sie leicht antriebshemmend. Ihre beruhigende Wirkung ist gering.

Zu den hochpotenten Neuroleptika zählen etwa Haloperidol (z. B. Haldol®), Glianimon (z. B. Benperidol®) und Flupentixol (z. B. Fluanxol®), zu den mittelpotenten etwa Clopenthixol (z. B. Ciatyl®) und Triflupromazin (z. B. Psyquil®).

Niederpotente Neuroleptika
Niederpotente Neuroleptika wirken stark sedierend und gering antipsychotisch. Sie dämpfen Erregungszustände und fördern den Nachtschlaf.

Zu den niederpotenten Neuroleptika zählen u. a. Chlorprothixen (Truxal®), Promethazin (Atosil®) und Levomepromazin (Neurocil®).

Atypische Neuroleptika
Atypische Neuroleptika wirken oft auch bei Therapieresistenz auf klassische Neuroleptika oder bei Negativsymptomatik.

Außerdem haben sie ein anderes und geringeres Spektrum unerwünschter Wirkungen und werden deshalb vorgezogen. Zu dieser Gruppe zählen etwa Risperidon (Risperdal®) und Quetiapin (Seroquel®)

Indikationen
Die wichtigsten **Indikationen** für Neuroleptika sind:
- psychotische Symptome bei Schizophrenien, schizoaffektiven Störungen, wahnhaften Depressionen, organisch bedingten psychischen Störungen und Delir
- Manie
- Rückfallprophylaxe bei chronisch verlaufenden Erkrankungen aus dem schizophrenen Formenkreis
- Erregungs-, Angst- und Spannungszustände, Schlafstörungen
- Verhaltensstörungen bei Menschen mit Demenzerkrankung

Entsprechend der Zielsymptomatik wählt man bei psychotischen Symptomen höherpotente, bei Angst- oder Spannungszuständen eher niederpotente Neuroleptika.

Unerwünschte Wirkungen
Hochpotente Neuroleptika
Unerwünschte Wirkungen betreffen bei hochpotenten Antipsychotika in erster Linie das extrapyramidalmotorische System (*EPMS*):
- **Dyskinesien** sind spontan auftretende, unwillkürliche Bewegungen. Bei der Neuroleptikatherapie sind zwei Formen von Dyskinesien zu unterscheiden. Gelegentlich treten zu Beginn der Therapie **Frühdyskinesien** (*initiale Dyskinesien*) auf. Meist handelt es sich dabei um schmerzhafte Zungen-, Schlund- und Blickkrämpfe oder um Krämpfe der Kiefermuskulatur. Frühdyskinesien müssen sofort mit Biperiden (etwa Akineton®) behandelt werden. Die Neuroleptikatherapie kann fortgesetzt werden. **Spätdyskinesien** (*tardive Dyskinesien*) entwickeln sich erst nach länger dauernder Neuroleptikatherapie. Am häufigsten sind unwillkürliche Bewegungen der Mund-, Schlund- und Gesichtsmuskulatur, z. B. Schmatz- und Kaubewegungen. Bei einigen Erkrankten sind die Spätdyskinesien therapieresistent.
- Bei der **Akathisie** haben Betroffene einen solchen Bewegungsdrang, dass sie weder ruhig sitzen noch stehen können. Sie trippeln auf der Stelle, laufen unruhig auf und ab und „zappeln" auf dem Stuhl herum. Sie leiden oft sehr darunter. Eine Akathisie ist manchmal nur schwer von einer krankheitsbedingten Unruhe zu unterscheiden. Die Behandlung der Akathisie besteht in der Dosisreduktion des Neuroleptikums (falls möglich) und der Gabe eines Betablockers.
- Das **pharmakogene Parkinson-Syndrom** zeigt sich durch Muskelsteifigkeit (*Rigor*), Zittern (*Tremor*) und vor allem Bewegungsarmut (*Hypokinese*). Die Betroffenen wirken steif und bewegen sich roboterhaft mit kleinen Schritten und starrer Mimik. Das pharmakogene Parkinson-Syndrom wird durch Gabe von Biperiden (z. B. Akineton®) und evtl. Umstellung des Neuroleptikums therapiert. Da Biperidin

leicht euphorisierend wirkt und ein – wenn auch geringes – Abhängigkeitspotenzial hat, sollte es bei der Bedarfsmedikation nicht zu freigiebig ausgegeben werden.

Niederpotente Neuroleptika

Bei **niederpotenten Neuroleptika** ist die wichtigste unerwünschte Wirkung die starke Müdigkeit mit Störung der Arbeitsfähigkeit. Motorische Störungen sind sehr selten.

Weitere Folgen der Einnahme typischer Neuroleptika sind unter anderem vegetativer Art, z. B. Schwitzen, Mundtrockenheit und Obstipation, Blutdrucksenkung, Kreislauflabilisierung sowie – besonders belastend und oft übersehen – Libido- und Potenzstörungen.

Außerdem können Neuroleptika depressive Verstimmungen und delirante Symptome auslösen. Sie machen **nicht** abhängig.

> **VORSICHT**
> Selten, aber lebensgefährlich sind:
> • **malignes neuroleptisches Syndrom** mit Fieber, Rigor, Akinese, Bewusstseinsstörungen, starkem Schwitzen und Tachypnoe
> • Störungen in der Bildung der weißen Blutkörperchen

Um die regelmäßige medikamentöse Behandlung bei chronisch Kranken zu sichern, gibt es von einigen hoch wirksamen Neuroleptika Depotformen, die nur alle 2–4 Wochen als i. m.-Injektion verabreicht werden.

Atypische Neuroleptika

Im Alter sind atypische Neuroleptika infolge der besseren Verträglichkeit älteren Substanzen vorzuziehen. Bei Menschen mit Demenz ist jedoch die anticholinerge Wirkung zu beachten, die sich negativ auf die kognitive Leistungsfähigkeit auswirken kann. Bei manchen Demenzformen treten auch vermehrt extrapyramidale Symptome auf. Das bekannteste **atypische Neuroleptikum** ist Clozapin (Leponex®). Clozapin kann recht häufig lebensbedrohliche Agranulozytosen auslösen.

> Unter der Behandlung mit Clozapin müssen regelmäßige Blutbildkontrollen erfolgen. Beim Auftreten von Fieber oder Halsschmerzen wird sofort der Arzt informiert, da dies erste Hinweise auf eine Agranulozytose sein können. Durch diese Vorsichtsmaßnahmen und rechtzeitiges Absetzen des Arzneimittels kann ein lebensbedrohlicher Abfall der weißen Blutkörperchen in der Regel verhindert werden.

Clozapin kann außerdem bedrohliche Kreislaufregulationsstörungen bewirken, daher wird die Therapie mit einer niedrigen Dosierung unter regelmäßigen Blutdruckkontrollen begonnen. Nicht so bedrohlich, aber für die Erkrankten belastend, ist zu Beginn der Therapie starker Speichelfluss – hilfreich ist hier die Gabe von Salviatropfen (Salbeitropfen). Später besteht die Gefahr einer massiven Gewichtszunahme.

Weitere atypische Neuroleptika sind z. B. Risperidon (Risperdal®), Zotepin (Nipolept®), Quetiapin (Seroquel®) und Amisulprid (Solian®).

Pflege

Die Medikation mit Neuroleptika ist wegen der zahlreichen unerwünschten Wirkungen für viele Erkrankte sehr belastend. Sie müssen mit ihren Fragen und Sorgen ernst genommen werden. Im Gespräch erörtern Pflegende die Argumente, die für oder gegen eine Medikation sprechen.

Unerwünschte Wirkungen erfordern möglicherweise den Einsatz weiterer Arzneimittel.

Bewegungsangebote sind geeignet, der drohenden Gewichtszunahme entgegenzuwirken.

Wichtig ist die Beurteilung der Pflegenden, wie zuverlässig der Betroffene bei der Arzneimitteleinnahme ist. Davon hängt z. B. ab, ob der Arzt Tabletten verschreiben kann oder die Einstellung auf ein Depot-Neuroleptikum anstrebt.

Anxiolytika

> **DEFINITION**
> **Anxiolytika** (*Beruhigungsmittel*, *Tranquilizer*): Medikamente, die angstlösend, sedierend (*beruhigend*), schlafanstoßend, antikonvulsiv (*antiepileptisch*) und (zentral) muskelentspannend wirken. Meist Präparate mit dem Wirkstoff Benzodiazepin.

Substanzen und Präparate

Benzodiazepine werden meist oral als Tabletten, Dragées oder Tropfen verabreicht. Ein Teil der zahlreichen Präparate ist auch für die rektale Anwendung oder zur intravenösen Injektion erhältlich. Tab. 3.6 enthält eine Übersicht über häufig verordnete Substanzen und Präparate.

Indikationen

Benzodiazepine sind zur Therapie akuter Anspannung (z. B. vor Operationen), als Antiepileptika oder zur Sedierung etwa eines an Herzinfarkt erkrankten Menschen geeignet. In der Psychiatrie werden sie kurzzeitig zur Behandlung von Angst, z. B. bei psychotischen Spannungszuständen oder schwersten Depressionen, eingesetzt.

Kontraindikationen und unerwünschte Wirkungen

Kontraindikationen sind akute Alkohol-, Rauschgift- oder Psychopharmakavergiftungen, Suchtgefährdung, Schwangerschaft und Stillzeit.

Benzodiazepine sind in der Regel gut verträglich. Die wichtigste akute unerwünschte Wirkung ist Müdigkeit mit der Beeinträchtigung der Fahrtüchtigkeit. Die Toxizität (*Giftigkeit*) von Benzodiazepinen ist relativ gering, d. h. sie sind verhältnismäßig „sichere" Medikamente. Bei der intravenösen Gabe muss die Atmung des Erkrankten beobachtet werden, da Benzodiazepine die Atmung zentral hemmen.

Hinweise zur Therapie und Anwendung

Benzodiazepine gehören in Deutschland zu den meistverkauften Medikamenten. Sie werden weitaus häufiger eingesetzt als es sinnvoll erscheint, etwa als Schlafmittel, und sind in zahlreichen Kombinationspräparaten, z. B. gegen Muskelverspannungen, enthalten. Ihr Suchtpotenzial wird auch von Angehörigen der Gesundheitsberufe oft unterschätzt.

Bei plötzlichem Absetzen kommt es zu **Entzugssymptomen** wie Schlaflosigkeit, Unruhe, Zittern, Angstzuständen und Alpträumen, in schweren Fällen zu zerebralen Krampfanfällen und psychotischen Bildern (> 3.7).

Für die Behandlung akuter Überdosierungen – etwa bei einem Suizidversuch mit gesammelten Tabletten – steht als spezifisches **Antidot Flumazenil** (Anexate®) zur intravenösen Gabe zur Verfügung.

> **VORSICHT**
> Bei Langzeiteinnahme von Benzodiazepinen besteht **Suchtgefahr** (> 3.7). Viele Menschen brauchen immer höhere Dosen, einige von ihnen entwickeln psychotische Symptome. Außerdem erhöhen Benzodiazepine bei älteren Menschen das Sturzrisiko und sollten deshalb sehr zurückhaltend eingesetzt werden.

Antiinsomnika

> **DEFINITION**
> **Antiinsomnika** (*Schlafmittel*): Arzneimittel, die das Ein- und Durchschlafen fördern.

Die in diesem Kapitel besprochenen **Antiinsomnika** werden als Psychopharmaka bezeichnet, da sie psychische Funktionen beeinflussen.

Wirkung
Antiinsomnika sind Schlaf erzeugende Medikamente. Klassische Präparate waren die Barbiturate, die wegen ihres Suchtpotenzials und ihrer Toxizität nicht mehr verwendet werden. Stattdessen setzt man Benzodiazepin-Antiinsomnika, Chloralhydrat und einige weitere Verbindungen, z. B. Promethazin (Atosil®, Eusedon®) und Zolpidem (Bikalm®, Stilnox®) ein. Die meisten Antiinsomnika entfalten ihre Wirkung über **G**amma-**a**mino**b**uttersäure (engl. **a**cid = *Säure*)-Rezeptoren, den GABA-Rezeptorkomplex, wodurch sie die hemmende Funktion GABAerger Neurone verstärken. Praktisch alle Schlafmittel beeinflussen das Schlaf-EEG und damit die Schlafqualität.

Substanzen, Präparate und unerwünschte Wirkungen
In > Tab. 3.6 sind Substanzen, Präparate und unerwünschte Wirkungen häufig eingesetzter Antiinsomnika und Sedativa aufgelistet.

> **VORSICHT**
> Fast alle Antiinsomnika und Sedativa führen nach längerer Anwendung zur Abhängigkeit.

Hinweise zur Anwendung
Schlafmittel sollten nur dann eingesetzt werden, wenn alle anderen Maßnahmen zur Schlafförderung versagt haben. Dennoch:

Ein Viertel der älteren Menschen, die sich noch selbst versorgen oder von ihren Angehörigen gepflegt werden, und 90 % der Betagten, die stationär untergebracht sind, nehmen Schlafmittel.

Schlafmittel erscheinen vielen Menschen als bequemer Weg aus der Schlaflosigkeit, sind aber alles andere als unproblematisch: Es besteht insbesondere die Gefahr der körperlichen Gewöhnung. Die Wirkung einer am Anfang wirkungsvollen Dosis lässt vielfach nach Tagen oder Wochen nach, auch eine höhere Dosis bringt oft nicht die anfängliche schlaffördernde Wirkung zurück. Zusätzlich kann die angstlösende Komponente z. B. der Benzodiazepine zu einer psychischen Abhängigkeit führen.

Darüber hinaus drohen wie bei praktisch allen Medikamenten unerwünschte Wirkungen auf andere Organsysteme. Und nicht zuletzt „hängen" viele Schlafmittel in den Tag nach, der Auf die Einnahme folgt: Der Betroffene fühlt sich matt und benommen, evtl. ist ihm schwindlig oder er hat Kreislaufprobleme. Daraus ergibt sich eine erhöhte Sturzgefahr. Insofern sollten Schlafstörungen nicht nur pharmakologisch sondern auch

Tab. 3.6 Häufig eingesetzte Antiinsomnika und Sedativa.

Substanz	Besonderheiten/ unerwünschte Wirkung
Barbiturate	
• Phenobarbital (z. B. Luminal® Nervolitan®) • Vinylbital (z. B. Speda®)	• Risiko von Gewöhnung, Sucht • allergische Reaktionen • gastrointestinale Beschwerden • Knochenmarksdepression
Benzodiazepine	
• Bromazepam (Lexotanil®, Normoc®) • Diazepam (z. B. Valium®) • Flurazepam (z. B. Dalmadorm®, Staurodorm®) • Lormetazepam (z. B. Loretam®, Noctamid®) • Midazolam (z. B. Dormicum®) • Nitrazepam (Dormo-Puren®, Mogadan®) • Oxazepam (z. B. Adumbran®, Praxiten®)	• Atemdepression • Herabsetzung des Muskeltonus mit Bewegungs- und Gangunsicherheit • Überempfindlichkeitsreaktionen • bei älteren Menschen niedrig dosieren • hohe therapeutische Breite
Pflanzliche Präparate	
• Baldrian (z. B. Nervipan®, Valdispert®) • Hopfenzapfenextrakt (z. B. Bonased®)	• manche Präparate enthalten Äthanol (Vorsicht bei Alkoholikern) • unerwünschte Wirkungen sind selten
Verschiedene Wirkstoffe	
• Chloralhydrat (z. B. Chloraldurat®)	• Risiko von Gewöhnung, Sucht • allergische Reaktionen • gastrointestinale Beschwerden • Verwirrtheit • geringe therapeutische Breite
• Melperon (z. B. Eunerpan®)	• allergische Reaktionen • gastrointestinale Beschwerden • psychotische Reaktionen
• Zolpidemtartrat (z. B. Stilnox®)	• gastrointestinale Beschwerden • psychotische Reaktionen

Tab. 3.7 Häufig verordnete Benzodiazepine.

Substanzname	Handelsnamen (Beispiele)
kurz wirksame Benzodiazepine (Wirkdauer < 6 Std.)	
• Brotizolam	• Lendormin®
• Midazolam	• Dormicum®
• Triazolam	• Halcion®
mittellang wirksame Benzodiazepine (Wirkdauer 6–24 Std.)	
• Bromazepam	• Lexotanil®
• Lorazepam*	• Tavor®
• Oxazepam	• Adumbran®, Noctazepam®, Sigacalm®
lang wirksame Benzodiazepine (Wirkdauer > 24 Std.)	
• Clorazepat	• Tranxilium®
• Diazepam**	• Diazepam-ratiopharm®, Valiquid®, Valium®

* Lorazepam gibt es in einer Form, die sich sofort im Mund auflöst und nicht ausgespuckt werden kann (Tavor expidet®)
** Diazepam ist auch in Tropfenform erhältlich (z. B. Diazepam-ratiopharm® Tropfen)

psychotherapeutisch behandelt werden. Wesentlich ist hierbei eine genaue Analyse des Schlafverhaltens, Entspannungstraining sowie die Veränderung „schlafbehindernder" Gedanken, z. B. die Angst, wieder nicht schlafen zu können.

Tipps zum Umgang mit Schlafmitteln:
- Immer nach der Ursache der Schlaflosigkeit suchen. Oft liegen ihr Probleme und Sorgen zugrunde. Diese lassen sich aber nicht durch eine Schlaftablette, sondern eher durch persönlichen Kontakt und Gespräche lösen.
- Nicht routinemäßig fragen, ob ein Schlafmittel gewünscht wird. Die Gabe eines Schlafmittels bedarf der ärztlichen Anordnung.
- Schlafmittel werden häufig für Suizidversuche verwendet. Deswegen nur Einzeldosen verabreichen und die Einnahme kontrollieren. Größere Mengen sollten auch in der häuslichen Pflege unter Verschluss gehalten werden.

3.3 Psychosen

DEFINITION

Verwirrtheit: Psychische Störung mit komplexem Symptombild aus **Desorientiertheit** (Störung des Selbst-, Raum- und Zeitempfindens), **Denkstörungen** (z. B. verlangsamtes Denken, Wahnvorstellungen) und **Gedächtnisstörungen**.

Klinisch werden die **akute organische Psychose** und die **Demenz** unterschieden. Oft verwendet man gleichbedeutend die Begriffe **akute** und **chronische Verwirrtheit**.

Akute organische Psychose

Symptome
Die **akute organische Psychose** (Delirium, Durchgangssyndrom) tritt plötzlich ein und dauert oft nur Std. oder Tage. Die wichtigsten Symptome der akuten organischen Psychose sind:
- Bewusstseins- und Aufmerksamkeitsminderung
- im Vorstadium (Prädelir): Unruhe, Schlaflosigkeit, Zittern, Licht- und Lärmempfindlichkeit
- räumliche und zeitliche Desorientierung
- motorische Unruhe, z. B. Weglaufen, Umtriebigkeit
- evtl. Halluzinationen, z. B. weiße Mäuse bei Alkoholentzugsdelir
- Misstrauen, evtl. Aggressivität
- Erinnerungslücke nach Abklingen des Delirs
- vegetative Störungen, z. B. Schwitzen, Schwindel, Blutdruckabfall, Tachykardie, Umkehr des Schlaf-Wach-Rhythmus, trockene Zunge

VORSICHT

Mit der Diagnose „**akute organische Psychose**" vorsichtig umgehen, denn nicht alle Menschen, die sich nicht in den Alltag einer stationären Einrichtung fügen oder die unangemessen reagieren, leiden darunter. Die Ursache für diese Symptome kann z. B. auch in einer Hörbehinderung liegen.

Leicht erkrankte Personen sind auf den ersten Blick unauffällig, können aber auf Nachfrage z. B. nicht das aktuelle Datum nennen. Schwer Erkrankte erkennen nicht einmal mehr die nächsten Angehörigen, laufen rast- und ziellos durch den Raum und zeigen ernste Störungen des Schlaf-Wach-Rhythmus mit nächtlicher Wachheit und langen Schlafperioden am Tag.

Ursachen
Akute organische Psychosen werden meist durch ein Zusammenspiel mehrerer Faktoren hervorgerufen. Die wichtigsten von ihnen sind:
- medizinische Ursachen wie Hormonstörungen, Dehydratation, Störungen des Elektrolythaushalts (➤ 2.11.6), Sauerstoffmangel des Gehirns (➤ 2.13.6, ➤ 2.13.7), Hypotonie (➤ 2.8.6), Herzschwäche (➤ 2.7.6) oder Ateminsuffizienz (➤ 2.9.7), akute Infekte (z. B. der Atemwege ➤ 2.9.8, der Harnwege ➤ 2.11.5), Stoffwechselentgleisungen (z. B. bei Diabetes mellitus ➤ 2.5.13)
- Demenz (➤ 3.3.1)
- iatrogene (durch die medizinische Behandlung bedingte) Ursachen, z. B. unerwünschte Wirkungen von Arzneimitteln oder längere Narkosen
- Vergiftungen, insbesondere durch Alkohol oder Medikamente (➤ 6.4)
- schwere psychosoziale Belastung, z. B. Ortswechsel (etwa Umzug in eine stationäre Einrichtung, Einweisung in ein Krankenhaus) oder der Verlust enger Bezugspersonen (z. B. Tod des Ehepartners)

Diese Faktoren werden durch eine sorgfältige Anamnese (meist Fremdanamnese ➤ 1.5.2) sowie körperliche und technische Untersuchungen analysiert. Können die Ursachen beseitigt werden, verschwindet die akute Störung oft. Allerdings beruht ein großer Teil der akuten Verwirrtheitszustände auf einer bis dahin maskierten unheilbaren Demenz (> 3.3.1).

VORSICHT

Akute organische Psychosen sind medizinische Notfälle, die sorgfältiger Klärung, Überwachung und Betreuung bedürfen. Nahrungsverweigerung, Unfähigkeit zur Kooperation, Weglauftendenzen und aggressive Handlungen sind häufig und gefährden den Betroffenen. Sie begründen ggf. eine Zwangseinweisung und -behandlung in einer Klinik. Insofern benötigt ein Mensch in einem solchen Zustand Beaufsichtigung und eine ruhige, sachliche Betreuung.

Chronische Verwirrtheit

Entsteht eine Verwirrtheit langsam und nimmt über Monate oder Jahre zu, spricht man von **chronischer Verwirrtheit**.

Ursache ist fast immer eine Demenz (> 3.3.1), weshalb viele Autoren den chronisch verwirrten Menschen mit dem dementen Menschen gleichsetzen.

Pflege

Für den verwirrten Menschen sind **Orientierungshilfen** (> Abb. 3.14), die auch prophylaktisch angewandt werden können, sehr hilfreich:

- fest strukturierter Tagesablauf mit ausreichend aktivierenden Tätigkeiten
- Kalender mit Datum des Tages und Uhr in sichtbarer Nähe
- Namensschilder an der Kleidung aller Mitarbeiter
- Hinweisschilder auf dem Weg zur Toilette
- gut sichtbare Symbole (z. B. Klebepunkte mit „seiner" Farbe) an seiner Zimmertür, seinem Bett, seinem Schrank und seinen Waschutensilien
- Umgebung mit persönlichen Gegenständen ausstatten, die dem Betroffenen vertraut sind (z. B. Familienbilder)
- leicht reproduzierbare Handlungsabläufe, z. B. Ausziehen und Ablegen der Kleidung in fester Reihenfolge zur Erleichterung des Anziehens am nächsten Morgen
- stets griffbereite Merkzettel und Stifte für Notizen

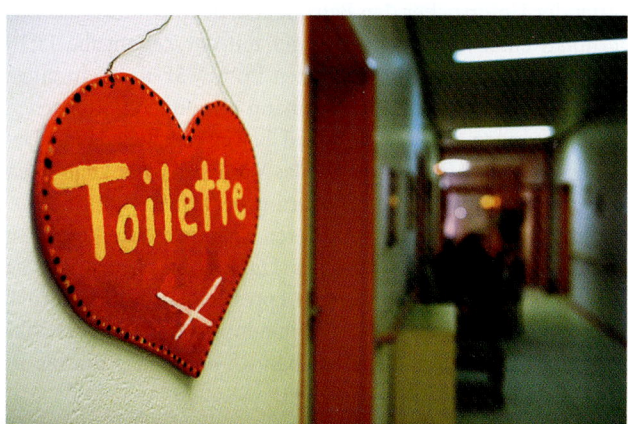

Abb. 3.14 Orientierungshilfen für demente Menschen. [K157]

3.3.1 Demenzen

Gedächtnisstörungen > 3.1.3

DEFINITION

Demenz: Organisch bedingter, fortschreitender Verlust geistiger Fähigkeiten. Komplexes Symptombild eines **chronischen Verwirrtheitszustands** mit Gedächtnis-, Wahrnehmungs- und Denkstörungen (> 3.2.1), Desorientiertheit, Persönlichkeitsveränderungen und in der Folge auch körperlichem Abbau. Betrifft v. a. Menschen nach dem 50. Lebensjahr.

Demenz (ICD-10-Code F00-F03) ist Folge einer Erkrankung des Gehirns und verläuft meist chronisch oder fortschreitend. Sie beeinträchtigt viele höhere kortikale Funktionen, einschließlich Gedächtnis, Denken, Orientierung, Auffassung, Rechnen, Lernfähigkeit, Sprache, Sprechen und Urteilsvermögen im Sinne der Fähigkeit zur Entscheidung. Das Bewusstsein ist nicht getrübt. Für die Diagnose einer Demenz müssen die Symptome nach ICD über mind. sechs Monate vorliegen. Die kognitiven Beeinträchtigungen sind meist begleitet von Veränderungen der emotionalen Kontrolle, des Sozialverhaltens, der Affektlage oder der Motivation. Bei manchen Demenzformen sind Veränderungen der Affekte und des Verhaltens die ersten Zeichen. Ursache für dieses Syndrom sind z. B. die Alzheimer-Erkrankung, Gefäßerkrankungen des Gehirns und andere Zustandsbilder, die primär oder sekundär das Gehirn und die Neuronen betreffen (modifiziert nach ICD-10). [31]

Eine Demenz wird (laut DSM-IV) diagnostiziert, wenn mehrere kognitive Defizite vorliegen, die sich in Gedächtnisbeeinträchtigungen plus mind. **eine** der folgenden Störungen zeigen:

- Aphasie (Störung der Sprache)
- Apraxie (beeinträchtigte Fähigkeit, motorische Aktivitäten auszuführen)
- Agnosie (Unfähigkeit, Gegenstände zu identifizieren bzw. wieder zu erkennen)
- Störung der Exekutivfunktionen, d. h. Planen, Organisieren, Einhalten einer Reihenfolge

Diese kognitiven Defizite verursachen eine signifikante Beeinträchtigung der **sozialen** und **beruflichen** Funktionen und stellen eine deutliche Verschlechterung gegenüber dem früheren Leistungsniveau dar.

- Die Defizite treten nicht als Teil einer rasch einsetzenden **Bewusstseinstrübung** (*Delir*) auf.
- Die Störung kann nicht einem anderen primären psychischen Leiden, wie endogener Depression oder Schizophrenie, zugeschrieben werden.

Die Ursachen der Demenz sind vielfältig. Insgesamt können über 100 Krankheiten eine Demenz bedingen, weshalb eine möglichst frühzeitige Diagnose zielführend ist, da es auch behandelbare und heilbare Demenzen gibt. Die häufigste Ursache für eine Demenz ist die Alzheimersche Krankheit.

Erfüllt die kognitive Beeinträchtigung nicht die Kriterien einer Demenz, spricht man von einer **leichten kognitiven Störung** (ICD). Ihre Symptomatik reicht von Gedächtnisstörungen, über Lernschwierigkeiten bis hin zu einer verminderten Fähigkeit, sich längere Zeit auf eine Aufgabe zu konzentrieren. Darüber hinaus entsteht oft das Gefühl der geistigen Ermüdung bei dem Versuch, Aufgaben zu lösen. Aber keines dieser Symptome ist so schwerwiegend, dass eine Demenz bzw. ein Delir diagnostiziert werden könnte. Der moderne Begriff für dieses Krankheitsbild ist **Mild Cognitive Impairment** (*MCI*). Gemäß des Vorhanden- und Nicht-Vorhandenseins von Gedächtnisdefiziten lassen sich Erkrankte in einen amnestischen und einen nonamnestischen Typ klassifizieren. Man nimmt an, dass sich aus der amnestischen Form leichter eine Demenz vom Alzheimertyp entwickelt.

Insofern ist eine Demenzerkrankung von einem Delir sowie dem normalen Alterungsprozess abzugrenzen. Auch kognitive Defizite im Rahmen einer Depression müssen ausgeschlossen werden.

Demenzerkrankungen nehmen im Alter signifikant zu. Sie verlaufen in drei Stadien:

- Im **ersten** Stadium steht die Vergesslichkeit im Vordergrund, der Betroffene kann Gegenstände, z.B. Brille, Schlüssel, öfter nicht finden. Ihm entfallen Namen und Ereignisse, die erst kurze Zeit zurückliegen, das Kurzzeitgedächtnis ist beeinträchtigt. Der Betroffene wirkt deprimiert und hat den Eindruck, nicht mehr gebraucht zu werden. Er findet sich nur schwer in unvertrauter Umgebung zurecht. Auch die zeitliche Orientierung (Datum und Uhrzeit) ist gestört.
- Im **zweiten** Stadium bestehen deutlichere Gedächtnislücken, die den Erkrankten verunsichern. Er ist im täglichen Leben deutlich eingeschränkt und auf Hilfe angewiesen. Zudem fallen ihm das Sprechen und die Bewegung zunehmend schwerer, obwohl die Fähigkeiten eigentlich vorhanden wären. In diesem Stadium müssen auch Angehörige und Betreuer mit Änderungen der Lebenssituation rechnen. Oft kommt es zu einer Tag-Nacht-Umkehr. Der Kranke ist rastlos, irrt herum und leidet unter starken Stimmungsschwankungen.
- Im **dritten** Stadium besteht eine vollständige Hilflosigkeit. Der Kranke benötigt ständige Betreuung. Er erkennt auch nahe stehende Menschen nicht, es bestehen oft Sinnestäuschungen oder sogar Wahnideen. Das Zeitempfinden ist völlig zerstört. Zusätzlich tritt meist eine Inkontinenz (Urin und Stuhlgang) auf. Die Probleme betreffen auch das Schlucken und Essen.

Einteilung

- degenerative Form (ca. 50–60 % der Fälle), z.B. Alzheimer-Demenz, Demenz beim Parkinson-Syndrom
- vaskuläre Form (10–15 % der Fälle), v.a. Multi-Infarkt-Demenz
- Mischformen von degenerativer und vaskulärer Form (15–20 % der Fälle)
- sekundäre Demenzen (10–15 % der Fälle), als Folge internistischer Erkrankungen wie chronische Herzinsuffizienz (➤ 2.7.6), Stoffwechselstörungen (z. B. Schilddrüsenunterfunktion), Vitaminmangel (v.a. Vitamin B_1, B_6 und B_{12} ➤ 5.1.2). [32] [33]

Wichtig ist die Abgrenzung einer (beginnenden) Demenz gegen eine **Pseudodemenz** bei Depressionen. Durch die Behandlung der Depression bessern sich auch Symptome wie Gedächtnisstörungen, Konzentrationsschwäche und Leistungsminderung. Als Anhaltspunkt zur Unterscheidung zwischen Demenz und Pseudodemenz bei Depression kann folgende Faustregel gelten: „Der Depressive beklagt die Leistungsminderung, der Demente hat sie." Mit anderen Worten: Ein Dementer versucht möglichst lange, einen nicht-dementen Eindruck zu erwecken, indem er fast richtige Antworten auf Fragen gibt, z.B. „Wie alt sind sie?" – Antwort: „Aber, das fragt man doch eine Dame nicht."

Demenzkranke Menschen (in weniger fortgeschrittenem Stadium) beschäftigen sich meist gern mit kleineren Denkaufgaben, an Depression Erkrankte tun dies nicht. Bei Vorliegen einer Demenz ist kein fester Zeitpunkt auszumachen, seitdem die Gedächtniseinbußen aufgetreten sind. Bei einem an Depression Erkrankten kann der Lebenspartner meist relativ genau sagen, seit wann die Einbußen bestehen, z.B. „Seit Ostern ist er so unaufmerksam.". Oft gibt sich ein depressiver Mensch bei Tests keine Mühe, und er löst die Aufgaben je nach aktueller Stimmungslage mal besser, mal weniger gut.

> Die Demenz ist die häufigste Einzelursache von Pflegebedürftigkeit im Alter. Etwa 7 % der über 65-Jährigen und etwa 35 % der über 90-Jährigen leiden an einer Demenz. [34]

Diagnostik

Der **Mini-Mental-Status** (*MMSE*) nach Folstein ist das Standardverfahren zur Demenzerfassung. Der Uhrentest nach Shulmann kann zur Ergänzung herangezogen werden. Dabei bittet der Untersucher den Betroffenen, in einen Kreis das Ziffernblatt einer Uhr und die Zeiger mit der Zeitangabe 11:10 Uhr einzuzeichnen. Auffälligkeiten im MMSE und Uhrentest sind aber immer im Zusammenhang mit anderen klinischen Beobachtungen zu bewerten und beweisen allein keine Demenz sondern sprechen nur für das Vorliegen einer kognitiven Störung die einer weiteren Abklärung bedarf.

Studien zeigen, dass das Auftreten einer Demenzerkrankung durch geistiges und körperliches Training, vermehrte soziale Kontakte, die Behandlung von Depressionen, Bluthochdruck und Diabetes und durch die Vermeidung gesundheitsschädlichen Verhaltens (Alkohol, Rauchen, Übergewicht) um bis zu 25 % vermindert werden kann. [35]

Alzheimer-Demenz

> **DEFINITION**
>
> **Alzheimer-Demenz**: Häufigste primär degenerative Demenz ungeklärter Ursache. Schätzungsweise 5 % der über 60-Jährigen und 30 % der über 80-Jährigen sind betroffen, Frauen häufiger als Männer. [33]

Krankheitsentstehung

Die Entstehung der **Alzheimer-Demenz** ist ungeklärt. Diskutiert werden vor allem genetische und metabolische Faktoren (z. B. Glukosemangel in den Hirnzellen) aber auch toxische Einflüsse (z. B. Aluminiumintoxikation) und traumatische Schädigungen. Wahrscheinlich gibt es, ähnlich wie beim Parkinsonsyndrom, mehrere Ursachen für das Entstehen einer Alzheimer-Demenz. Typisch ist, dass das Gehirn der Betroffenen im Laufe der Erkrankung schrumpft (*Hirnatrophie*) und große, liquorgefüllte Hohlräume entstehen. Typisch für diese Krankheit sind auch eine Verminderung des Neurotransmitters Acetylcholin und eine Anreicherung von Glutamat im Gehirn.

Neben der Hirnatrophie, die durch CT bzw. MRT nachweisbar ist, findet man post mortem (*nach dem Tod*) typische Veränderungen im Gehirn von Alzheimererkrankten: senile Plaques (*Amyloidablagerungen*) und neurofibrilläre Bündel.

> **FALLBEISPIEL**
>
> **Frau Menzel, Teil I**
>
> Frau Menzel, eine 86-jährige Dame, wohnt seit vier Jahren in einer Einrichtung für Senioren. Sie ist allgemein als eine sehr höfliche, zurückhaltende und kultivierte Frau bekannt, die außerordentlichen Wert auf gutes Benehmen legt. Seit einiger Zeit bemerkt Frau Kraft, die Altenpflegerin, in deren Bereich Frau Menzel wohnt, eine Verhaltensänderung der alten Dame. Immer häufiger verlegt die Bewohnerin Gegenstände, die sie dringend benötigt, etwa den Haustürschlüssel oder ihre Lesebrille. Bislang hatte sie darüber immer ein wenig gespöttelt, ihr Standardspruch war: „Ja, wenn mein Kopf nicht fest auf dem Hals sitzen würde, hätte ich ihn schon längst irgendwo vergessen."
>
> Vor zwei Tagen hat Frau Menzel zum ersten Mal geäußert, sie verdächtige die Nachbarin, ihre Hausschuhe gestohlen zu haben. Sie wurde sogar wütend und drohte, die Polizei zu rufen. Frau Menzel ließ sich nur schwer beruhigen, obwohl Frau Kraft die Schuhe im Korb mit der gebrauchten Wäsche fand. Als die Altenpflegerin die Bewohnerin am folgenden Morgen darauf ansprach, lachte Frau Menzel verlegen und sagte, sie habe nur Spaß gemacht.

Symptome und Befund

- **intellektueller und kognitiver Bereich**: Zerstreutheit, Konzentrationsstörung, massive Störungen der Merkfähigkeit, räumliche und zeitliche Orientierungsstörungen, Verlust des Tag-Nacht-Rhythmus, Probleme im sprachlichen Ausdruck
- **Stimmung und Befinden**: Interesselosigkeit, keine Gefühlsregungen mehr erkennbar (*affektiver Rückzug*), Ängstlichkeit, Stimmungslabilität, Neigung zu diffuser Verstimmtheit
- **Verhalten**: Apathie, Reizbarkeit, Aggressivität
- **körperliche Funktionen**: automatisierte, unsinnige Bewegungen wie Reiben oder Zupfen; Stuhl- und Harninkontinenz

Die Krankheit beginnt – zunächst kaum merklich – mit leichten Gedächtnisstörungen (Vergessen von Erledigungen oder Verabredungen), die der Kranke z. B. durch das Schreiben von „Merkzettelchen" auszugleichen versucht. Es folgen Orientierungsstörungen und recht früh auch Persönlichkeitsveränderungen mit Wutausbrüchen, Feindseligkeit gegenüber den Mitmenschen, Erregungs- und Unruhezuständen. Im Endstadium ist der Betroffene völlig verwirrt. Er hört zwar, wenn man zu ihm spricht, versteht das Gesagte aber nicht. Seine nächsten Angehörigen erkennt er nicht mehr, er klammert sich wie ein Kind an einen Gegenstand (z. B. einen Teddybären ➤ Abb. 3.15) und ist sowohl stuhl- als auch harninkontinent.

Stadieneinteilung der Alzheimer Demenz (nach Reisberg). Sie orientiert sich an der Rückbildung von Funktionen und Fähigkeiten:

- empfundene Vergesslichkeit bei noch normalem Untersuchungsbefund (keine Auffälligkeiten nachweisbar)
- von der Umgebung wahrgenommene Schwierigkeiten bei der alltäglichen Arbeit, beim Sprechen, in ungewohnter Umgebung; leichter Gedächtnisverlust bei der Untersuchung
- vermindertes Fahr-, Zähl- und Erinnerungsvermögen
- Hilfe bei der Auswahl der Kleidung erforderlich; zeitliche oder räumliche Orientierungslosigkeit, zunehmende Schwierigkeiten, sich z. B. die Namen der Enkel ins Gedächtnis zu rufen
- Überwachung beim Essen und der Körperpflege erforderlich, evtl. Harn- und Stuhlinkontinenz; zeitliche und räumliche Orientierungslosigkeit und möglicherweise Orientierungslosigkeit bezüglich Personen
- schwerer Sprachverlust; Inkontinenz und motorische Steifheit

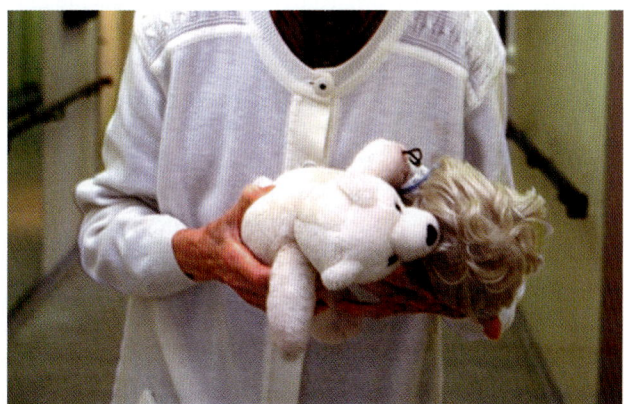

Abb. 3.15 Menschen mit einer weit fortgeschrittenen Alzheimer-Demenz erkennen selbst die engsten Angehörigen nicht mehr. Ersatzweise klammern sie sich wie ein Kind an Gegenstände. [K157]

> **FALLBEISPIEL**
> **Frau Menzel, Teil II**
>
> Frau Kraft berichtet während der nächsten Teamsitzung über die Vorfälle und äußert den Verdacht, es könne eine beginnende Demenz vorliegen. Zwar seien die Zeichen noch sehr schwach ausgeprägt, doch es würde nicht schaden, Frau Menzel den Besuch bei einem Neurologen vorzuschlagen. Das Team stimmt der Ansicht zu. Als Frau Kraft das Thema an einem der nächsten Tage Frau Menzel gegenüber vorsichtig zur Sprache bringt, reagiert die alte Dame entrüstet und lehnt jeden Arztbesuch kategorisch ab: „Sie glauben wohl, bei mir im Kopf stimmt es nicht mehr? Kümmern Sie sich bitte um Ihre eigenen Angelegenheiten. Ich bin kerngesund." Doch Frau Kraft gibt nicht auf und spricht mit der Tochter von Frau Menzel über ihre Beobachtungen. Die Tochter versteht sofort, und in einem längeren gemeinsamen Gespräch überzeugen sie Frau Menzel davon, dass die Vorstellung bei dem Arzt ihr nur nützen könne. Der Neurologe erhebt eine umfangreiche Anamnese, bestätigt den Verdacht auf eine beginnende Demenz vom Alzheimertyp und verordnet versuchsweise Antidementiva.

Phasen des Erlebens

Der Demenzkranke durchläuft, ähnlich den Betroffenen einer bösartigen Erkrankung bzw. eines schweren Verlusterlebnisses, verschiedene Phasen des Erlebens seiner Krankheit. Am Anfang steht die **Wahrnehmung** („Da stimmt doch etwas nicht."), gefolgt von der **Verleugnung** („Das kann doch nicht sein.") und dem Stadium mit **Zorn**, **Schuldgefühlen**, **Trauer** („Warum gerade ich?"). Während im Stadium der Verleugnung verschiedene Ärzte konsultiert werden und nach verschiedenen Meinungen gefragt wird, herrschen im dritten Stadium Gefühlsstürme vor. In dieser Phase kann der Erkrankte aggressiv und ungehalten sein. Wichtig ist in diesem Fall, dass die Pflegenden nicht jede Gefühlsäußerung auf sich beziehen.

Im Anschluss an dieses sehr intensiv erlebte Stadium (auch in Form von Trauer) folgt die Phase der **Bewältigung**. Sie ist dadurch gekennzeichnet, dass der Betroffene versucht, sein Leben mit der Krankheit zu organisieren. Jetzt können, gemeinsam mit den Angehörigen und den Pflegenden, Bewältigungsstrategien erarbeitet werden. Hilfreich ist die konsequente Einhaltung eines dem Erkrankten angenehmen Tagesablaufs, z. B. mit Zeit für Spaziergänge, Hobbys.

Es folgt die Phase der **Akzeptanz**. Bei der Demenz ist sie durch einen engen Zeithorizont charakterisiert: Das Erleben der Zeit wird so weit eingeengt, dass der Betroffene schließlich nur noch im Heute oder Jetzt oder in der Vergangenheit lebt.

Die letzte Phase wird auch als „Abschied vom Ich" bezeichnet und ist ein **passiv-reaktives Stadium**.

Diagnostik

Bei Verdacht auf das Vorliegen einer Demenzerkrankung sollte neben der **Anamnese** eine **Fremdanamnese** (d. h. die Befragung von Angehörigen und Bezugspersonen) erfolgen. Letztere gibt vor allem Aufschluss über die Dauer und die alltagsrelevante Ausprägung der Veränderungen.

Neben einer **klinischen Untersuchung**, bei der es um die Frage geht, ob evtl. Hinweise auf eine ursächliche internistische Erkrankung bestehen, wird eine ausreichende **Labordiagnostik** (z. B. Ausschluss von Schilddrüsenunterfunktion, Anämie, Diabetes mellitus) durchgeführt. So können – teilweise behandelbare – Formen einer sekundären Demenz ausgeschlossen werden.

Außerdem sollte sich, vor allem bei jüngeren Erkrankten, eine neurologische und psychiatrische Untersuchung anschließen. Neben apparativen Untersuchungen (z. B. CT oder MRT) können psychometrische Tests durchgeführt werden. Diese erfassen Erkrankungen der Psyche (z. B. Depression) mit festgelegten Fragen bzw. Aufgaben, um etwa den Schweregrad der Erkrankung festlegen zu können oder die Symptome einem Krankheitsbild zuzuordnen (vgl. MMSE, Uhrentest).

Zur genaueren Erfassung einer frühen Demenz im Rahmen einer Memory-Klinik sind sensitivere neuropsychologische Verfahren, etwa CERAD (Memory-Clinic Basel) oder der DemTect zielführend.

Behandlung

> **FALLBEISPIEL**
> **Frau Menzel, Teil III**
>
> Frau Kraft, die Altenpflegerin, dokumentiert die Verdachtsdiagnose und beginnt Schritt für Schritt, die Umgebung von Frau Menzel an die Erkrankung anzupassen. Weil die Bewohnerin jetzt zunehmend nachts wach ist und umherwandert, soll zunächst das Licht in ihrem Badezimmer ständig brennen bleiben, damit Frau Menzel sich dort leicht zurechtfindet. Die Gänge der Einrichtung sind ohnehin nachts erleuchtet, weil auch andere Bewohner an einer Demenz erkrankt sind und nachts spazieren gehen. Frau Kraft bittet eine Helferin aus dem Kreis der Ehrenamtlichen, Frau Menzel mehrmals in der Woche bei einem langen Spaziergang durch den nahe gelegenen Park zu begleiten. Es ist auffällig, dass Frau Menzel an den Tagen, an denen sie weit gelaufen ist, viel ruhiger schläft.
> An die Schranktüren im Appartement von Frau Menzel bringt Frau Kraft gut sichtbare Piktogramme an, die den Inhalt bezeichnen. Gemeinsam mit Frau Menzel beschließt Frau Kraft, dass die Pflegenden künftig die Arzneimittel richten und nach den Mahlzeiten im Zimmer vorbeibringen werden. Es war mehrfach vorgekommen, dass die Bewohnerin vergessen hatte, die Tabletten einzunehmen.
> Frau Kraft fügt alle Maßnahmen in einer Pflegeplanung zusammen und legt fest, dass bei jeder Pflegevisite darauf zu achten ist, ob sich der Bedarf von Frau Menzel verändert hat.

Eine Heilung ist nicht möglich. Die symptomatische Behandlung stützt sich auf vier Säulen:

- **Internistische Basistherapie**.
- **Antidementiva** (*Cholinesterasehemmer*), d. h. Medikamente zur Verbesserung der Hirnleistung. Zur symptomatischen Therapie der leichten bis mittelschweren Alzheimer-Demenz werden Acetylcholinesterase-Hemmer wie Tacrin (Cognex®), Donepzil (Aricept®) und Rivastigmin (Exelon®) verwendet (Acetylcholinesterase). Unerwünschte Wirkungen dieser Medikamente sind Übelkeit, Erbrechen, Diarrhö und Appetitlosigkeit. Tacrin kann selten starke Leberschäden auslösen. Bei mittelschwerer Demenz ist Memantin in-

diziert (Ebixa®, Axura®). Außerdem gibt es Hinweise, dass auch „Ginko biloba" Extrakte wirksam sind.
- **Psychiatrische Therapie** depressiver und paranoider Syndrome durch **Psychopharmaka** mit schwacher anticholinerger Komponente. Therapieversuch organischer Persönlichkeitsveränderungen mit aggressiver Komponente durch Carbamazepin (Tegretal®) oder Valproat. Bei Einschlafstörungen und psychomotorischer Unruhe werden sedierende Neuroleptika eingesetzt. Benzodiazepine sollten wegen paradoxer Wirkungen vermieden werden.
- **Aktivierende** und **reaktivierende Pflege** zur Minderung von Verhaltensauffälligkeiten. Sinnvoll sind ergotherapeutisches und körperliches Training, Selbsthilfetraining und angepasste Ernährung. Im Sinne der Sturzprophylaxe sind Inaktivität und eine zu stark sedierende Pharmakotherapie zu vermeiden.
- **Nicht medikamentöse Therapien** werden stadienbezogen durchgeführt. Zu Beginn der Erkrankung sollte das Leben soweit als möglich normal fortgeführt werden. Dadurch soll ein rascher Abbauprozess durch Inaktivität verhindert werden. In der Folge ist ein ressourcenorientiertes Vorgehen zielführend, um Aktivität zur erhalten aber Stress zu vermeiden. Bei schwerer Demenz eignen sich Validation® und Basale Stimulation® sowie ein personenzentrierter Zugang der Kommunikation. Bei Menschen mit schwerer Demenz wird auch die Umweltgestaltung immer wichtiger. Demenzspezifische Einrichtungen verfügen über Rundwege, Animation, Tier- und Gartentherapie und eine sehr bedürfnisorientierte Ausrichtung des Pflegealltags.
- **Angehörigenberatung** und **-betreuung**. Meist ruht die Hauptlast der Betreuung in der Familie auf den Schultern einer Person (meist des Ehepartners, der Tochter oder Schwiegertochter), die oft selbst schon älter und auf Dauer der enormen Belastung nicht gewachsen ist. Daher sollten frühzeitig Hilfen (z. B. ambulante Dienste) für die Angehörigen organisiert werden, denn ständige Überforderung führt zu Unzufriedenheit, Hektik und Aggressionen und schadet dadurch auch dem Kranken. Helfen kann auch der Gedankenaustausch mit den Angehörigen anderer Betroffener (➤ Surftipp).

SURFTIPP
Deutsche Alzheimer Gesellschaft e. V.: www.deutsche-alzheimer.de

Prognose
Die Erkrankung verläuft individuell und dauert zwischen 10–15 Jahre, wobei nur im letzten Stadium eine massive Betreuung notwendig ist. Menschen mit leichter und mittelgradiger Demenz können ihren Alltag meist allein bzw. mit geringer Unterstützung bewältigen (Automatismen des Altgedächtnisses). Nur bei schwerer Demenz ist eine Dauerbetreuung oft unumgänglich. Probleme ergeben sich manchmal durch Verhaltensstörungen. Hier ist eine entspannte Grundhaltung der Betreuungspersonen wichtig. Eine Kombination aus medikamentöser und nicht medikamentöser Therapie verzögert den Krankheitsverkauf um 2–4 Jahre (manchmal auch länger) und sollte möglichst früh begonnen werden.

Multiinfarkt-Demenz

DEFINITION
Multiinfarkt-Demenz (*vaskuläre Demenz*): Auf Gefäßerkrankungen zurückzuführen. Ist durch viele kleine Schlaganfälle bedingt und Spätfolge einer ausgeprägten **Arteriosklerose** der Hirngefäße.

Typisch für die **Multiinfarkt-Demenz** ist ein wechselhafter, oft auch schubweiser Verlauf. Die Schübe sind Ausdruck einer plötzlichen Verschlechterung durch erneute Phasen der Mangeldurchblutung. Charakteristische Symptome neben der fortschreitenden Demenz sind neurologische Symptome (z. B. Gangstörungen, Inkontinenz, Schlaganfall), depressive Verstimmung und Affektlabilität sowie Persönlichkeitsveränderungen und epileptische Anfälle.

Behandlung
Die Behandlung der Multiinfarkt-Demenz entspricht im Wesentlichen derjenigen der Alzheimer-Demenz. Allerdings hat die **internistische Basistherapie** größere Bedeutung. Die Therapie der zugrunde liegenden Gefäßerkrankung soll erneute Mangeldurchblutungen des Gehirns mit Verschlechterung der Hirnleistung vermeiden. Hierzu gehört die Behandlung einer Herzrhythmusstörung (➤ 2.7.7) und eines Hypertonus (➤ 2.8.6). Dabei darf der Blutdruck nur langsam und mäßig gesenkt werden, um Hypotonien – vor allem nächtliche Blutdruckabfälle – und eine dadurch bedingte Minderdurchblutung des Gehirns zu vermeiden. Außerdem werden Medikamente zur Hemmung der Blutplättchenaggregation gegeben, z. B. niedrig dosiert Acetylsalicylsäure (etwa Aspirin 100®). Marcumar® wird nur bei hoher Emboliegefahr und zuverlässiger Medikamenteneinnahme mit regelmäßiger Gerinnungskontrolle gegeben, da die Erkrankten sonst durch Blutungen gefährdet werden. Zur internistischen Basistherapie zählen ferner:
- kritische Überprüfung der Medikamente, die das Demenzbild negativ beeinflussen können
- Gabe von Antiepileptika bei epileptischen Anfällen
- medikamentöse Therapie der Harninkontinenz, die jedoch in erster Linie durch Kontinenztraining zu behandeln ist

Prognose
Die Multiinfarkt-Demenz schreitet im Gegensatz zur Alzheimer-Demenz nicht zwangsläufig fort (➤ Tab. 3.8). Bei einer erfolgreichen Therapie der Risikofaktoren versterben viele Betroffene an anderen Erkrankungen und nicht an der Multiinfarkt-Demenz.

Weitere Demenzformen

Weitere Ursachen für eine Demenzerkrankung stellen andere neurodegenerative Erkrankungen, z. B. Parkinson, Stoffwechselerkrankungen, Vergiftungen (Alkohol) und Schädel-Hirn-Traumen dar. Besonders schwierig zu betreuen sind Menschen mit frontotemporaler Demenz, da hierbei die affektive Kontrolle vermindert ist. Erste Symptome der Erkrankung sind deshalb nicht Gedächtnisstörungen, sondern Veränderungen von Verhalten und Affekten. Hier ist es besonders wichtig, durch eine ruhige, personenzentrierte Grundhaltung und ein verstehendes Verhalten zur Entspannung der Betreuungssituation beizutragen.

Pflege

Die Pflege von Menschen mit einer primären Demenz ist psychisch belastend. Dies gilt insbesondere für Angehörige, die den Kranken aus guten Tagen kennen und nun den allmählichen Verfall der Persönlichkeit miterleben, ohne den Prozess aufhalten zu können. Das Verhalten der Angehörigen und Betreuer ist wesentlich für den Verlauf der Erkrankung. Eine positive Grundhaltung und Informationen über die Krankheit und die Möglichkeiten der Behandlung können dem Kranken ein Leben mit Demenz in Würde zu ermöglichen.

> Grundlage für eine gute Betreuung ist eine positive Einstellung zu Menschen mit Demenzerkrankung. Ihre Bedürfnisse unterschieden sich nicht wesentlich von denen gesunder Menschen, sie können sie aber nicht immer formulieren. Hier ist vor allem die Akzeptanz des „anders seins" ohne tatsächlich immer „pathologisch" zu sein, wesentlich.

Die Möglichkeiten der nicht medikamentösen Betreuung von Menschen mit Demenz können folgendermaßen zusammengefasst werden:

- **Biografischer Ansatz**. Kenntnisse über den bisherigen Lebensweg des Erkrankten, einschneidende Lebensereignisse, Interessen und Neigungen fördern das Verständnis für den Kranken. In der Pflege können Fotos, Erinnerungen, Lieder, bestimmte bevorzugte Tätigkeiten, z. B. Kochen, Backen oder Basteln eingesetzt werden.
- **Aktivierung**. Stellt einen wesentlichen Faktor bei der Behandlung von Menschen mit Demenz dar. Sie reicht von unspezifischen Maßnahmen der Animation bis zu gezielten kognitiven Trainingsprogrammen, die vor allem zu Beginn der Erkrankung indiziert sind.
- **ROT** (*Realitätsorientierungstraining*). Dieses Programm gibt dem Erkrankten weit reichende Orientierungshilfen für das Zurechtfinden in seiner Umgebung, z. B. durch Kennzeichnung der Räume mit Farben oder Bildern, das Anbringen einer großen Tafel mit Uhr, Wochentag und Kalender und das jahreszeitliche Schmücken der Gemeinschaftsräume (etwa Maiglöckchen im Frühling, Blätter im Herbst).
- **Milieutherapie**. Umfasst alle Maßnahmen, die mit einer stimulierenden Umgebung einhergehen, die den Grundbedürfnissen der Erkrankten weitgehend entsprechen. Dazu gehören etwa im stationären Bereich gemischtgeschlechtliche Wohnbereiche, farbliche Trennung der Abteilungen, Pflanzen, Tiere, Licht, ein geschützter Gartenbereich mit Rundwegen.

> Besondere Bedeutung kommt der **Validation**® zu. Dabei handelt es sich um ein Konzept, das die Grundhaltung der Pflegenden gegenüber dem dementen oder verwirrten Menschen beschreibt. Sie zeichnet sich durch Wertschätzung, Annahme und Akzeptanz aus. Nach dem validativen Prinzip akzeptieren Pflegende den verwirrten Menschen ohne Vorbehalte und belassen ihn in seiner Realität. Sie achten und bestätigen die Gefühle des Erkrankten. Validation® ist eher eine Technik für Menschen mit fortgeschrittener Demenzerkrankung. **Ziele** der Validation®:
> - Wiederherstellung des Selbstwertgefühls
> - Reduzieren von Stress
> - Rechtfertigen des gelebten Lebens
> - Lösen der unausgetragenen Konflikte der Vergangenheit
> - sich glücklicher fühlen
>
> Erreicht wird dies mit verschiedenen Techniken, die entsprechend der Stadien der Verwirrtheit, „mangelhafte Orientierung, Zeitverwirrtheit, sich wiederholende Bewegungen, Vegetieren", gewählt werden. Die verbale Validation® umfasst:
> - Beobachten der physischen Charakteristika (z. B. Augen, Hautton, Muskeln, Hände)
> - aktives Zuhören. Identifikation bevorzugter Worte

Tab. 3.8 Unterschiede zwischen Alzheimer- und Multiinfarkt-Demenz. [32] [34]

	Alzheimer-Demenz	Multiinfarkt-Demenz
familiäre Häufung	- ca. 5 % genetisch	- Apoplexie in der Familie
Risikofaktoren	- Alter, geringere Bildung, Geschlecht Frau, Diabetes, Depressionen, Bluthochdruck, Alkoholismus	- Alter, Geschlecht Mann, Bluthochdruck, Rauchen, Übergewicht
Beginn	- unmerklich, schleichend	- meist plötzlich
Verlauf	- sich langsam verschlechternd	- sich schubweise verschlechternd
wichtige Symptome	Betroffener - Gedächtnisstörung - findet Worte nicht, leidet nicht darunter - bagatellisiert Versagen - beschuldigt andere	Betroffener - zeigt motorische Aphasie (➤ 2.13.5) - reizbar, unzufrieden wegen des Versagens - beschuldigt sich selbst, schämt sich
Lähmungen/ Taubheitsgefühle	- fehlen normalerweise	- häufig vorhanden
Stimmung	- launisch	- traurig
Denkfähigkeit	- verwirrt, erstarrt	- nur nachts verwirrt
Wahnideen	- Bestehlungswahn	- selten Beziehungswahn
Blutdruck	- eher normal	- bei 80 % erhöht
CT	- Hirn-Atrophie	- viele kleine Herde
Medikamente	- Antidementiva	- Behandlung der Grundkrankheiten

- Eingehen auf bevorzugte Sinnesorgane (Gesichtssinn: Bild ansehen. Tastsinn: Berührung);
- Verwendung von Fragen mit „wer", „was", „wo", „wie", „wann". Vermeidung von Fragen mit „warum" (erzeugen psychischen Stress)
- Wiederholen von Schlüsselwörtern, umschreiben, zusammenfassen
- Fragen nach dem Extrem (z. B. „Immer?"; „Wann am schlimmsten?")
- in Erinnerung rufen („Wie war es früher?")
- Gegenteile herausarbeiten („Wann war es besser?")
- Finden einer gemeinsamen Lösung

Die nonverbale Validation® umfasst:
- Konzentration; eigene Gefühle beiseite lassen
- Beobachten der Gefühle des Anderen
- lautes und gefühlvolles Ansprechen der Dinge
- Spiegeln von Bewegungen
- körperlicher Kontakt (berühren)

Validation® ist eine personenzentrierte Interaktionsform zum Umgang mit demenzerkrankten Menschen und ermöglicht ein besseres Verständnis für deren Bedürfnisse.

Für den täglichen Umgang mit dementen Menschen gibt es keine allgemeingültigen Regeln, da jeder Betroffene individuelle Eigenschaften aufweist. Wesentlich erscheint jedoch, Konflikte (etwa durch übermäßige Kontrollen, Vorschriften und Regeln) zu vermeiden und die Bedürfnisse von Menschen mit Demenz zu berücksichtigen.

Erwin Böhm geht in seinem **psychobiografischen Pflegemodell** davon aus, dass demente Menschen während ihres Abbauprozesses die Entwicklungsstufen des Kindes zum Erwachsenen in umgekehrter Reihenfolge durchlaufen. Er unterscheidet sieben Erreichbarkeitsstufen. Ist ein Betroffener auf einer Stufe nicht mehr erreichbar, wird auf die jeweils darauf folgende gewechselt, um einen neuen Zugang zu finden. Die Pflegeinterventionen sind entsprechend anzupassen.
- **Junge Erwachsenenstufe**: Der Erkrankte ist kognitiv erreichbar, verhält sich aber so, wie es ihm als jungem Erwachsenen entsprochen hätte.
- **Mutterwitz**: Jugendlichenstufe. Zugang zum Erkrankten wird über Humor möglich.
- **Seelische und soziale Grundbedürfnisse**: Entspricht der Zeit vom 6.–12. Lebensjahr. Die Erfahrungen und Entbehrungen dieser Zeit werden wieder Thema und sind nur aus der persönlichen Biografie zu verstehen.
- **Prägungen**: Der Zugang zum Erkrankten wird über erlernte Verhaltensnormen oder Rituale möglich.
- **Triebe**: Stark treibende Kräfte und Fantasien bestimmen das Verhalten des Erkrankten. Die Gefahr besteht, die Betroffenen in dieser Phase nicht mehr zu fordern und so zu einem schnelleren Verfall beizutragen.
- **Intuition**: Dies entspricht der Entwicklungsstufe des Kleinkindes, Märchen, magische Handlungen und religiöse Vorstellungen sind wichtig und ermöglichen Zugänge.
- **Urkommunikation**: Die Betroffenen sind emotional noch auf der Stufe des Säuglings erreichbar und körperlich sehr eingeschränkt.

Kommunikation und Umgang mit dem Dementen
- Klare Anweisungen in einfachen, kurzen Sätzen geben.
- Deutlich und bestimmt sprechen.
- Sich um einen fürsorglichen, aber bestimmten Umgang bemühen.
- Wichtige Informationen bei Bedarf wiederholen. Geduldig sein, dem Dementen für seine Reaktion Zeit geben.
- Bei richtigem Reagieren den Dementen durch Worte, Berührung oder einem Lächeln loben, anstatt unerwünschte Reaktionen zu kritisieren.
- Anschuldigungen überhören und sinnlose Diskussionen vermeiden. Ablenken und Einlenken führen schneller zum Erfolg.
- Nicht den Leistungsmaßstab Gesunder anwenden. Dementen nicht überfordern, sondern sanft aktivieren; auf Überschreiten einer immer niedriger werdenden Stressschwelle reagiert der Kranke oft mit Zorn und Aggressivität.
- Einfache Regeln und feste Gewohnheiten etablieren.
- Konkrete Angaben wie Zeit, Datum, Ort und Namen als Erinnerungshilfen einsetzen.
- Uhr, Kalender und Orientierungstafel, z. B. für Geburtstage oder Gedenktage, zum Erhalt der Orientierung nutzen.
- Das Denken in der Vergangenheit akzeptieren und versuchen, davon ausgehend zur Gegenwart überzuleiten.
- Jede sinnvolle, selbstständige Aktivität des Kranken fördern.
- Bei nachlassendem Sprachverständnis des Kranken versuchen, ihn durch nonverbale Zuwendung, z. B. Gesten, Blicke oder Berührungen, zu erreichen und zu beruhigen.
- Reagiert der Demente abweisend auf Orientierungshilfen, Zugang durch Validation® verbessern.

Ernährung und Ausscheidung
- Demente Menschen vergessen oft zu trinken und zu essen, oder aber sie essen übermäßig viel. Deswegen ist auf eine vernünftige und ausgewogene Ernährung zu achten. Dies kann durch Umgebungsgestaltung (Auslöser für Trinkverhalten, z. B. Buschenschank) unterstützt werden.
- Im fortgeschrittenen Krankheitsstadium benötigt der Betroffene Unterstützung bei der persönlichen Hygiene, z. B. Zahn- und Mundpflege, Reinigung nach Toilettenbesuch, Waschen. Pflegende vermeiden es, im Zusammenhang mit diesem Thema Stress zu erzeugen.
- Häufiges und sehr belastendes Problem ist die Harn- und Stuhlinkontinenz. Meist setzt der Kranke ein- bis zweimal täglich Stuhl in Bett oder Kleidung ab, oft unmittelbar nach den Mahlzeiten. Zu diesem Zeitpunkt sorgen starke Kolonbewegungen für eine Füllung des Mastdarms, und der Betroffene kann den Stuhldrang nicht bremsen. Bei vielen Kranken kann der Stuhlgang dadurch „abgefangen" werden, dass man dem Betroffenen zu bestimmten Tageszeiten (z. B. morgens) ein heißes Getränk reicht, danach bequem auf einen Toilettenstuhl setzt und den Stuhlgang abwartet. Das Auftreten einer Harninkontinenz erfordert neben einem Toilettentraining meist die Verwendung von Hilfsmitteln zur Inkontinenzversorgung.

Tagesgestaltung und Tag-Nacht-Rhythmus
- Günstig sind Beständigkeit und Routine im Tagesablauf des Kranken sowie eine strukturierte und verlässliche Umge-

bung. Sinnesüberforderungen, z. B. durch Gedränge mit Lärm oder große Räume, wirken sich ungünstig aus.
- Der Kranke sollte täglich leichte Gymnastik betreiben, z. B. Spaziergänge, möglichst in vertrauter Umgebung.
- Bei Störungen des Schlaf-Wach-Rhythmus ist eine mäßige Stimulierung tagsüber zu empfehlen. Evtl. kann auch mit einer Tasse Kaffee oder medikamentös „nachgeholfen" werden. Zu vermeiden sind häufige „Nickerchen" während des Tages und eine zu lange Mittagsruhe, da sie das Schlafbedürfnis während der Nacht senken (Schlafhygiene ➤ 3.9). Nachts kann es helfen, das Krankenzimmer richtig abzudunkeln, was oft nächtliches Umherwandern verhindert. Ist dies aus Sicherheitsgründen nicht vertretbar, wirkt „volles Licht" möglicherweise besser als „Schummerlicht", da letzteres Halluzinationen und Nachtaktivitäten verstärken kann. Die Beleuchtung sollte den individuellen Bedürfnisse und Wünschen des Erkrankten angepasst sein.
- Am ehesten kann der Kranke durch Betätigungen, die er früher gern ausübte, aktiviert werden. Phantasie und Einfühlungsvermögen sind gefragt: Häkeln wird zwar die passionierte Bastlerin erreichen, aber eine routinierte Gärtnerin höchstwahrscheinlich nicht interessieren. Überforderungen schaden dem Betroffenen genau wie Unterforderungen. Tätigkeiten, die zunächst leicht erscheinen, weil sie kognitiv wenig anspruchsvoll sind, können auf Grund der Dyspraxie den Erkrankten große Schwierigkeiten bereiten, z. B. bei den beliebten Bastelangeboten.
- Beruhigungsmittel sollen nicht „routinemäßig" verordnet werden. Auf ärztliche Verordnung hin können bei Angstzuständen allerdings gering sedierende Neuroleptika wie Risperidol eingesetzt werden.

Das **Verlaufen** oder **Weglaufen** ist bei Dementen ein großes Problem, da sie oft noch gut beweglich, aber zeitlich und räumlich nicht mehr ausreichend orientiert sind. Bei den (mitunter zahlreichen) Weglaufereignissen sind demente Menschen nahezu schutzlos. Sie können sich z. B. durch Unachtsamkeit bzw. fehlende Einschätzung für Gefahren u. a. im Straßenverkehr verletzen oder durch zu dünne Kleidung im Winter erfrieren. Ist ein Dementer selbstgefährdend, ist es oft notwendig, ihn in seinem Bewegungsradius einzuschränken. Hierbei müssen Maßnahmen gewählt werden, die möglichst wenig körperlich einengen, z. B. Trickschlösser, Sensor-Chips, die bei Überschreitung beispielsweise der Einrichtungsgrenzen Alarm auslösen. Das erforderliche Vorgehen muss nicht nur mit den Angehörigen bzw. Betreuern besprochen werden, sondern auch soweit wie möglich mit dem Betroffenen selbst. Diese freiheitsbeschränkenden Maßnahmen erfordern ggf. einen richterlichen Beschluss.

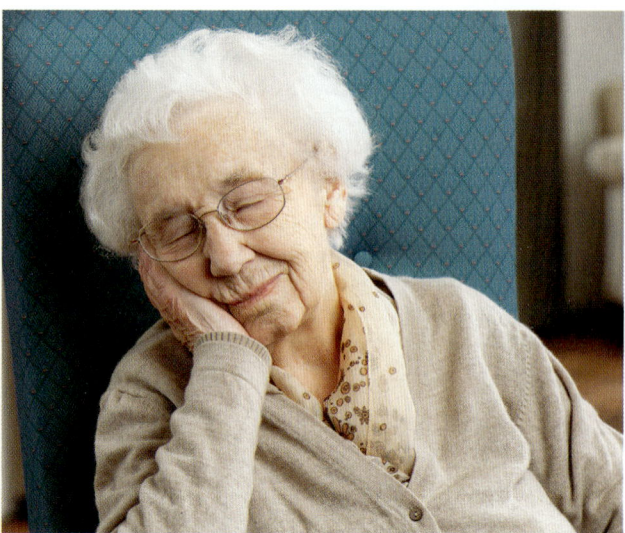

Abb. 3.17 „Nickerchen" tagsüber und eine allzu lange Mittagsruhe können den Schlaf-Wach-Rhythmus ungünstig beeinflussen und sollten deshalb unterbleiben. [J787]

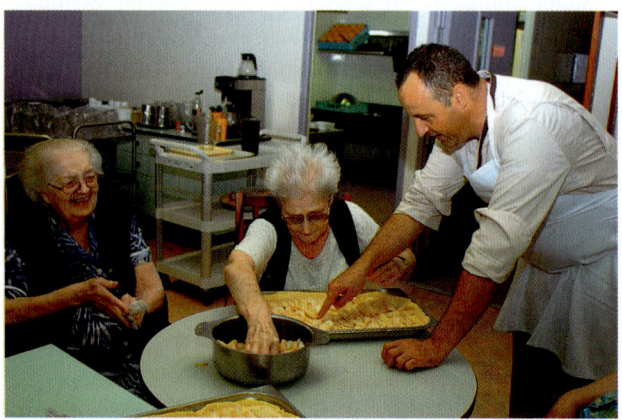

Abb. 3.16 Sinnvolle Tätigkeiten lassen sich als Förderung von Menschen mit Demenz einsetzen. [J787]

3.3.2 Affektive Störungen: Depression und Manie

DEFINITION

Affektive Störungen: Psychische Erkrankungen, bei denen krankhafte Veränderungen der Stimmung im Vordergrund stehen. Bei gesenkter Stimmung spricht man von **Depression**, bei gehobener Stimmung von Manie.

Krankheitsentstehung

Man geht davon aus, dass **affektive Störungen** multifaktoriell bedingt sind, d. h. durch ein Zusammenspiel von genetischer Veranlagung und Umwelteinflüssen entstehen. Belastende Lebensereignisse, hormonelle Umstellungen oder körperliche Erkrankungen kommen als Auslöser infrage.

Einteilung

Die ICD-10 unterscheidet zwischen:
- manischen Episoden
- depressiven Episoden
- bipolaren affektiven Störungen mit depressiven und manischen Episoden

- rezidivierenden depressiven Störungen
- anhaltenden affektiven Störungen

Auch bei affektiven Störungen können psychotische Symptome wie Wahn oder Halluzinationen auftreten. Der Schweregrad der affektiven Störungen wird durch Klassifizierung in „leicht", „mittelschwer", „schwer ohne psychotische Symptome" und „schwer mit psychotischen Symptomen" beschrieben.

Depressionen können bei unterschiedlichen psychischen Erkrankungen auftreten und entweder führendes Symptom oder Teil einer komplexen Störung sein. Die ICD-10 verzichtet weitgehend auf Erklärungen und stellt stattdessen eine beschreibende Diagnose zur Verfügung.

Im Gegensatz dazu enthalten traditionelle psychiatrische Diagnosebegriffe Vorstellungen über die mögliche Ursache der Erkrankung. Viele dieser Begriffe werden immer noch verwendet und darum im Folgenden zur Orientierung kurz vorgestellt.

- **Affektive Psychose** (*Zyklothymie, bipolare Psychose, manisch-depressive Krankheit*). Endogen bedingte affektive Störung. Phasenweise depressive oder manische Verstimmung des Kranken. Die Phasen können rezidivieren, heilen aber in der Regel folgenlos aus. Häufigkeit ca. 0,5–1 %, familiär gehäuft auftretend. Es gibt monopolare Verläufe mit ausschließlich depressiven Phasen (⅔ der Fälle) und bipolare Verläufe mit Wechsel von depressiven und manischen Phasen (⅓ der Fälle). Assoziierte Begriffe aus der **ICD-10**: bipolare affektive Störung, rezidivierende depressive Störung.
- **Endogene Depression**, auch Melancholie, zyklothyme Depression oder engl. major depression. Depressive Phase der affektiven Psychose. Assoziierte Begriffe aus der **ICD-10**: bipolare affektive Störung, rezidivierende depressive Störung.
- **Organische Depression**. Ausdruck einer körperlichen Erkrankung, z. B. einer Schilddrüsenunterfunktion. Assoziierte Begriffe aus der **ICD-10**: organische depressive Störung.
- **Psychogene Depression**. Depression, die durch psychische Faktoren ausgelöst wurde. Assoziierte Begriffe aus der **ICD-10**: depressive Episode, rezidivierende depressive Störung, anhaltende affektive Störung, Reaktion auf schwere Belastung und Anpassungsstörung.
- **Reaktive Depression**. Psychogene Depression, die durch belastende äußere Faktoren (z. B. Tod eines geliebten Menschen) ausgelöst wurde.
- **Neurotische Depression**. Psychogene Depression, bei der unbewusste, nicht ausreichend gelöste seelische Konflikte die depressive Symptomatik hervorrufen.
- **Erschöpfungsdepression**. Psychogene Depression als Antwort des Organismus auf Dauerbelastung.

Depression

DEFINITION

Depression: Affektive Störung mit krankhaft niedergedrückter Stimmung des Kranken, die mit einer Vielzahl psychischer, psychosozialer und körperlicher Symptome einhergehen kann.

Jeder Mensch erlebt neben Zeiten der Freude auch Zeiten der Traurigkeit. Stimmungsschwankungen gehören zum Leben. **Depressionen** sind nicht nur durch besondere Schwere und Dauer von Trauer und Niedergeschlagenheit gekennzeichnet, sie sind auch qualitativ anders als die „normale" Traurigkeit. Sie verändern den Menschen und können von ihm allein oft nicht bewältigt werden.

Depressionen treten sehr häufig auf. Schätzungsweise 15 % aller Menschen leiden mind. einmal im Leben an einer behandlungsbedürftigen Depression. Frauen sind doppelt so häufig betroffen wie Männer. Die Zahlen bezüglich der Häufigkeit von Depressionen bei Älteren sind nicht einheitlich, aber in Pflegeeinrichtungen in jedem Fall bedrückend hoch: Bis zu 40 % der Bewohner von Pflegeeinrichtungen werden als depressiv diagnostiziert. [36]

Depressionsfördernd können sein:
- chronische Erkrankungen
- negativer Lebensrückblick
- negativer Lebensausblick
- starre Verhaltensmuster
- enge Interessen
- geringe Frustrationstoleranz oder ungenügende Verarbeitung negativer Erlebnisse
- (erlernte) Hilflosigkeit

Symptome

In Tab. 3.9 sind die häufigsten Symptome einer Depression zusammengefasst.

Depressive Menschen sind niedergeschlagen, bedrückt und freudlos. Einige bezeichnen sich als traurig, andere betonen, dass sie noch nicht einmal echte Traurigkeit empfinden können, sie seien vielmehr „leer" und „wie abgestorben" (*Gefühl der Gefühllosigkeit* ➤ Abb. 3.20). Oft leiden die Kranken ins-

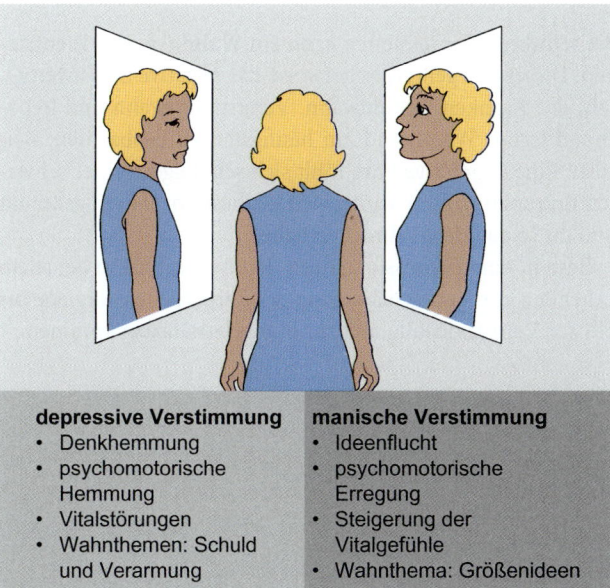

depressive Verstimmung	manische Verstimmung
• Denkhemmung • psychomotorische Hemmung • Vitalstörungen • Wahnthemen: Schuld und Verarmung	• Ideenflucht • psychomotorische Erregung • Steigerung der Vitalgefühle • Wahnthema: Größenideen

Abb. 3.18 Die zwei Pole der affektiven Psychose: Depression und Manie. [A400–117]

Tab. 3.9 Die häufigsten Symptome einer Depression.		
Erleben	Verhalten	körperliche Symptome
• Traurigkeit, Lustlosigkeit • Hilflosigkeit • negative Selbstsicht • negativer Blick auf das Leben • Grübelneigung • Schuld- und Wahngedanken • innere Leere • das Gefühl, nichts fühlen zu können • Konzentrations- und Gedächtnisstörungen • Suizidgedanken	• Rückzug • Aufgabe lieber Gewohnheiten, Hobbys • Alltag wird nicht mehr bewältigt (z. B. Einkaufen) • kein Interesse an Gesprächen • teilweise Gereiztheit	• Schlafstörungen • (diffuse) Schmerzen • Kopfschmerzen • Leistungsverlust („alles geht so schwer") • Müdigkeit • Appetitstörungen (oft einhergehend mit Gewichtsverlust) • Libidoverlust

besondere unter dem Fehlen liebevoller Gefühle gegenüber anderen: „Ich bin nur noch Mutter vom Kopf her, vom Herzen her bin ich tot". Auch sich selbst können Depressive nicht mehr positiv wahrnehmen: Sie fühlen sich wertlos, überflüssig oder schuldig (*Insuffizienzgefühle*). Die Kranken haben keine Hoffnung auf Besserung oder auf eine schöne Zukunft. Oft erscheint ihnen das Weiterleben unerträglich und sinnlos, sodass sie den Suizid (> 3.10) als letzten Ausweg ansehen.

VORSICHT
Bei depressiven Syndromen besteht eine deutlich **erhöhte Suizidalität**.

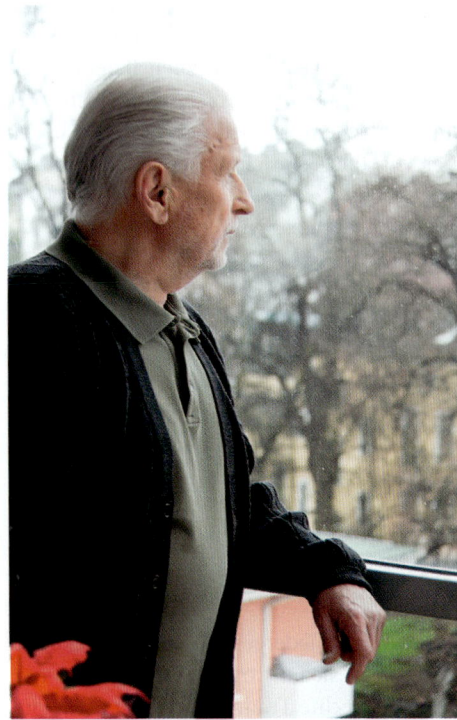

Abb. 3.19 Menschen, die an einem Stupor leiden, nehmen kaum Kontakt zu ihrer Umwelt auf. [J784–12]

Weder für Hobbys noch für ihren Beruf können die Kranken Interesse aufbringen. Ihr Antrieb ist typischerweise vermindert, sie haben keinen Schwung und werden schnell müde. Sie bewegen sich nur langsam, der Gesichtsausdruck ist leidend oder erstarrt (> Abb. 3.21). In Extremfällen kommt es zu einem **depressiven Stupor**. Der Kranke ist nahezu bewegungslos, stumm und reagiert nicht auf die Umwelt.

Wegen dieser Antriebshemmung kann man die innere Unruhe nur schwer wahrnehmen, die viele Kranke quält. Oft leiden sie auch unter Angst. Manchmal aber sind depressive Kranke psychomotorisch erregt, sie ringen die Hände oder laufen rastlos auf und ab. Dann spricht man von **agitierter Depression**.

Auch das Denken ist erschwert und verlangsamt, (*Denkhemmung*). Manchmal müssen die Kranken zwanghaft über einige wenige, bedrückende Themen nachgrübeln (*Grübeln*). Daneben sind Störungen von Konzentration, Aufmerksamkeit und Gedächtnis häufig. Sie können so ausgeprägt sein, dass gerade bei alten Menschen eine Demenz anstelle einer Depression diagnostiziert wird; dies bezeichnet man als **Pseudodemenz**.

Manchmal werden Depressionen körperlich erlebt. Die Kranken klagen über ein Druck- oder Schweregefühl in der Brust, über Gesichtsschmerzen oder schwere Glieder. Typische vegetative Symptome sind Ein- und Durchschlafstörungen mit morgendlichem Früherwachen, Appetitstörungen, Verstopfung und Durchfall, Herzjagen, Libido- und Potenzstörungen und Schwitzen. Tagesschwankungen mit Morgentief und abendlicher Aufhellung weisen auf eine Störung des Biorhythmus hin.

Bei einer **larvierten Depression** (lat. larva: Maske) stehen die Vitalstörungen und vegetativen Symptome so im Vordergrund, dass sie die depressive Verstimmung überdecken (*maskieren*).

Bei schweren Depressionen kann ein **Wahn** (> 3.3.3) entstehen. Dieser spiegelt typischerweise das negative Selbstwertgefühl der Kranken. Schuldwahn, Verarmungswahn und hypochondrischer Wahn sind am häufigsten zu beobachten. Beispiel: Eine depressive Frau fühlt sich schuldig an einer schweren Erkrankung ihrer Tante, weil sie diese vor Jahren gekränkt und ihr so das Herz gebrochen habe.

Besteht eine Depression länger, kann es vor allem bei allein Lebenden zur Vernachlässigung der körperlichen Hygiene bis hin zur Verwahrlosung und zur Mangelernährung kommen.

Besonderheiten bei einer Depression im Alter:
• Körperliche Symptome stehen im Vordergrund.
• Traurigkeit wird oft nicht wahrgenommen bzw. nicht geäußert.
• Ältere haben häufiger Probleme, über (traurige) Empfindungen zu reden.
• Wahngedanken treten häufiger auf.
• Depressionen verlaufen im Alter häufiger agitiert, das heißt, der Erkrankte ist unruhig, läuft rastlos hin und her, wirkt gehetzt.

3.3 Psychosen

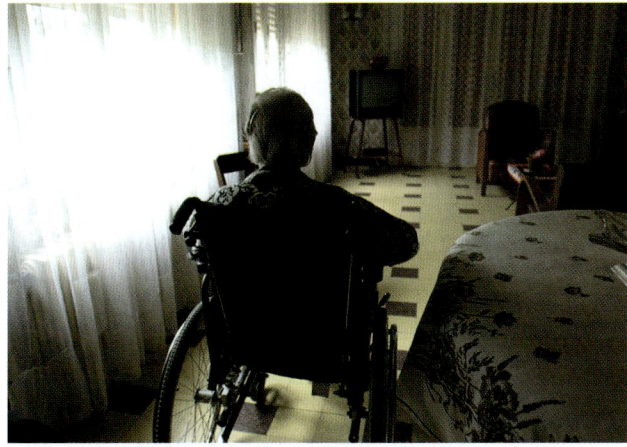

Abb. 3.20 Depressive Menschen empfinden Traurigkeit oder ein Gefühl der Leere und des Absterbens. [J787]

Behandlung
Ob eine Depression ambulant behandelt werden kann oder eine Krankenhausaufnahme sinnvoller ist, hängt von der Schwere der Erkrankung, der Suizidgefahr, dem sozialen Umfeld und der Persönlichkeit des Kranken ab. Während einige Kranke die Krankenhausaufnahme als Entlastung empfinden (Entlastung von Pflichten, „Anerkennung" als Kranker), stellt die Aufnahme in eine psychiatrische Klinik für andere eine Belastung mit Gefahr der Krankheitsverschlimmerung dar.

Die **Therapie von Depressionen** stützt sich auf:
- Antidepressiva zur Akutbehandlung jeder schweren Depression
- Lithiumsalze oder Antidepressiva zur Phasenprophylaxe rezidivierender Depressionen
- Schlafentzugsbehandlung
- Lichttherapie
- psychotherapeutische Verfahren, vor allem kognitive Verhaltenstherapie
- aktivierende und motivierende Umgebungsgestaltung
- Elektrokrampftherapie bei therapieresistenten endogenen Depressionen

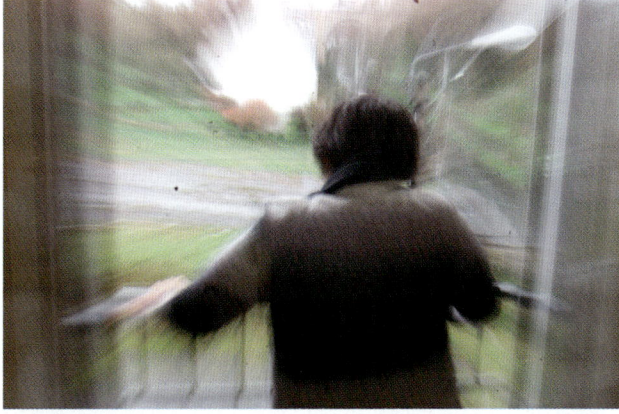

Abb. 3.21 Depressive Menschen sehen die Welt um sich herum grau in grau. [J787]

Antidepressiva: Die medikamentöse Therapie mit modernen Antidepressiva ist ein Hauptpfeiler der Behandlung von Depressionen. Zu beachten ist, dass die Antidepressiva bis 3 Monate nach Abklingen der depressiven Phase gegeben werden müssen, da es sonst zu einem Rezidiv kommt. Die Antidepressiva werden in der Regel oral gegeben. Eine parenterale Gabe ist der oralen Gabe nicht sicher überlegen. Am Beginn einer Therapie mit Antidepressiva kann die Suizidgefahr erhöht sein, da die Medikamente z. T. zunächst antriebssteigernd und erst später stimmungsaufhellend wirken.

Medikamentöse Phasenprophylaxe: Nach zwei depressiven Episoden sollte eine medikamentöse Phasenprophylaxe überlegt werden. Medikament der ersten Wahl sind **Lithiumsalze**, die abermalige depressive oder manische Phasen verhindern oder wenigstens mildern. Die volle Wirksamkeit der Lithiumsalze ist aber erst nach einem halben Jahr gegeben, und sie müssen mind. 3 Jahre lang regelmäßig eingenommen werden. Dies erfordert viel Motivation und Krankheitsverständnis von Seiten des Betroffenen.

Andere Möglichkeiten zur Phasenprophylaxe bestehen in der Langzeiteinnahme von Antidepressiva (v. a. bei monopolaren Depressionen) oder von Carbamazepin, z. B. Tegretal® (v. a. bei bipolaren Verläufen). Zur Phasenprophylaxe gehören aber immer auch eine regelmäßige Psychotherapie und Anpassungen des Lebensstils (z. B. Stressbewältigung).

Schlafentzug: Es gibt eine Theorie, nach der das morgendliche Früherwachen bei Depressiven ein Selbstheilungsversuch des Körpers ist. Dementsprechend soll Schlafentzug (*Wachtherapie*) diesen Selbstheilungsversuch unterstützen. Insbesondere Depressionen mit ausgeprägten Tagesschwankungen reagieren oft positiv auf Schlafentzug.

> **Schlafentzug** stellt hohe Anforderungen an die Pflegenden. Die müden, erschöpften Kranken sehnen sich nach Ruhe – und sollen auf ihre letzte Rückzugsmöglichkeit, ein paar Stunden Schlaf, auch noch verzichten. Nachts gibt es keine Therapien, die die Zeit vertreiben könnten. Alle Beschäftigungsangebote hängen von der Phantasie der Pflegenden im Nachtdienst ab. Schon ein kurzes Nickerchen hebt die Wirkung des ganzen Schlafentzugs auf. Die Kranken sollten daher komplett angezogen bleiben und sich nicht im Zimmer aufhalten. Ruhepausen auf dem Bett sind ebenfalls nicht erlaubt. Am besten ist es, den Schlafentzug in einer Gruppe durchzuführen – manchmal kann man auf anderen Stationen „Partner" für die eigenen Kranken finden. Am folgenden Tag dürfen die Kranken nicht „nachschlafen".

Beim kompletten Schlafentzug wird der Kranke die ganze Nacht wachgehalten, beim partiellen Schlafentzug wird er um 1:30 Uhr morgens geweckt und nur der depressionsfördernde Schlaf der frühen Morgenstunden entzogen. Die Behandlung kann nach ca. einer Woche wiederholt werden und hat keine unerwünschten Wirkungen. Leider hält der Effekt nur kurz (einen Tag bis – selten – eine Woche) an. Aber auch eine kurze Besserung ist für viele Erkrankte eine große Erleichterung und gibt ihnen die Kraft, den Wirkungseintritt der Medikamente abzuwarten.

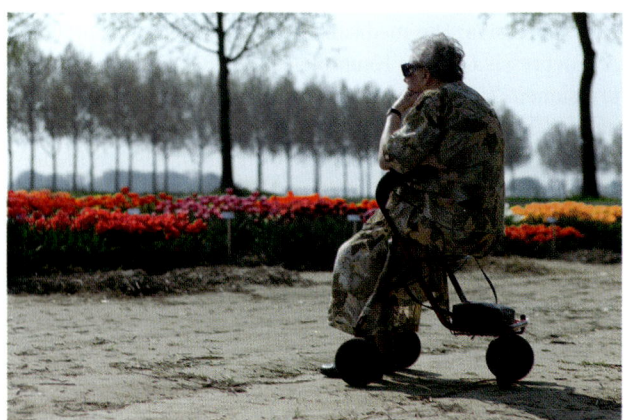

Abb. 3.22 Sonnenlicht kann in manchen Fällen eine Depression verhindern oder die Heilung einer bestehenden Depression unterstützen. [J787]

Lichttherapie: Beobachtungen einer saisonalen Häufung von Depressionen (*Winterdepression*) lenkten das Augenmerk auf die Bedeutung des (Sonnen-)Lichtes und seine Nutzung in der Behandlung von Depressionen (➤ Abb. 3.22).

Bei der Lichttherapie wird der Betroffene bis zu 2 Std. täglich, meist vormittags, sehr starkem Licht ausgesetzt, das ungefähr dem eines hellen Sommertages entspricht; ein durch normale Glühbirnen erhellter Raum reicht nicht. Die Behandlung ist frei von unerwünschten Wirkungen und v. a. bei den saisonalen Depressionen wirksam.

Psychotherapie: Ist bei jeder Form der Depression möglich. Prinzipiell können alle Psychotherapieverfahren angewendet werden. Verhaltenstherapeutisch bearbeitet man besonders die negativen Selbstwahrnehmungen und das Gedankenkreisen und übt mit dem Kranken den Umgang mit Belastungssituationen. Durch Genusstraining und Aktivierung kann der depressive Teufelskreis durchbrochen werden. In Gesprächstherapien wird versucht, die auslösenden Konflikte aufzulösen.

Elektrokrampftherapie: Bei schweren therapieresistenten Depressionen ist die **E**lektro**k**rampf**t**herapie (*EKT, Heilkrampfbehandlung*) oft noch wirksam und wird angesichts der Erkrankungsschwere und der hohen Suizidrate trotz der Vorurteile gegen diese Behandlung von einigen Zentren angeboten.

Pflege

Der wichtigste Grundsatz bei der **Pflege** depressiver Menschen ist es, die Balance zwischen aktivierenden Maßnahmen und der Gefahr einer Überforderung zu finden.

Der Depressive befindet sich, bildhaft ausgedrückt, in einem seelischen Gefängnis, aus dem er andere emotional nicht mehr erreichen kann. Es ist sehr schwer, eine warme Gefühlsbindung zu ihm aufzubauen. Auch durch Zuwendung seitens der Pflegenden werden die traurigen Gedanken nicht überwunden. Wichtig erscheint, dass die Pflegenden sich nicht durch den depressiven Menschen in dessen negatives Denken und Fühlen hineinziehen lassen.

Unangebrachter Trost („Es ist doch völlig unnötig, dass Sie sich wegen solcher Kleinigkeiten schuldig fühlen") ist falsch, denn hierdurch signalisieren Pflegende dem Betroffenen, dass sie ihn nicht verstehen. Es hilft eher, genau zuzuhören, worüber der Erkrankte klagt, und ihm zu erklären, dass diese Symptome zu einem Krankheitsbild gehören, z. B. zu erzählen, dass man ähnliche Schuldgefühle von anderen Betroffenen kenne. Sie seien mit der Krankheit verknüpft und würden wieder vergehen. Sachliche Informationen erreichen den Erkrankten und helfen ihm, auch wenn er das oft (zunächst) nicht ausdrücken kann.

Besserungssignale müssen vom Betroffenen selbst kommen. Es bringt den Kranken unter Druck, wenn ihm Mitarbeiter sagen, dass es doch „offensichtlich" schon aufwärts gehe. Sinnvoller ist es, ihn selbst beschreiben zu lassen, wie er sich fühlt, und ihn durch Fragen zu motivieren, auch Besserungen wahrzunehmen.

„Geheilt" werden kann die Depression so allerdings nicht. Dies müssen die Pflegenden im Auge behalten, um nach engagierten Gesprächen nicht enttäuscht zu sein.

Depressive Menschen lösen bei ihren Mitmenschen nach einer kurzen Phase des „Mitleidens" oft Wut, Hoffnungslosigkeit und Hilflosigkeit aus. Ihr monotones Klagen strengt an, und irgendwann entsteht das Gefühl, dass sie sich eigentlich in ihrer depressiven Haltung ganz wohl fühlen. Damit übernimmt man die negative Sicht der Kranken und ihre depressive Selbsteinschätzung. Diese Gegenübertragung, die die Krankheit nicht ernst nimmt, muss erkannt werden, damit sie sich nicht gegen den Betroffenen richtet.

Entlastung. Depressive können nur unter großer Anspannung und für kurze Zeiträume äußeren Anforderungen gerecht werden. Im akuten Stadium muss der Betroffene zunächst entlastet werden. Aufforderungen zum „Zusammenreißen" und „positiv Denken" sind fehl am Platz. Dies müssen auch die Angehörigen wissen.

Aktivierung – Fördern ohne Überfordern. Andererseits ist zu starker Rückzug ebenfalls problematisch. Schlafen am Tag verstärkt z. B. die Schlafprobleme. Daher sollten so bald wie möglich aktivierende Maßnahmen einsetzen, die die Kranken nicht überfordern und ihnen genug Rückzugsmöglichkeiten gestatten; tatsächliche Überforderung bestätigt die Kranken in ihrer negativen Selbstwahrnehmung. Bei gemeinsamen Arbeiten und Therapien erfahren die Kranken, dass sie viel mehr können, als sie sich zugetraut hätten. Da sie oft langsam sind, brauchen Pflegende viel Geduld.

Bei Schlafstörungen helfen neben Medikamenten ruhige Phasen am Abend, warme Milch als Schlummertrunk und Entspannungstechniken. Die Pflegenden fördern den Tag-Nacht-Rhythmus und versuchen, den depressionsfördernden Schlaf am Vormittag zu verhindern.

> **VORSICHT**
> Das größte pflegerische Problem ist die hohe **Selbsttötungsgefahr**. Besonders gefährlich ist die Zeit, wenn die Antidepressiva schon zu einer Antriebssteigerung, aber noch nicht zu einer Stimmungsaufhellung geführt haben (➤ 3.2.2).

Manie

> **DEFINITION**
>
> **Manie**: Affektive Störung mit gehobener Stimmung, Antriebssteigerung, Denkstörungen sowie evtl. Wahn. In der Regel Teil einer bipolaren affektiven Psychose. Manische Zustände sind aber auch bei Intoxikationen mit Psychostimulanzien, bei Schizophrenien, bei Benzodiazepinentzug oder bei Gehirnerkrankungen möglich.

Eine manische Veränderung der Affekte sollte zu einer Abklärung des Verdachts auf eine frontotemporale Demenz führen.

Symptome

Maniker sind grundlos heiter, ihre Stimmung ist gehoben, übermütig strahlend und ansteckend. Oft überschätzen sie ihre Möglichkeiten und Fähigkeiten. Sie fühlen sich ausgesprochen wohl und keineswegs krank. Manche Maniker sind aber auch gereizt und aggressiv, insbesondere, wenn ihre Umgebung sich ihnen widersetzt.

Typische Denkstörung des Manikers ist die **Ideenflucht**. Die Kranken denken schneller, aber auch flüchtiger als sonst und hüpfen von Einfall zu Einfall. Durch äußere Eindrücke werden sie sofort abgelenkt, sie können sich nicht konzentrieren.

Die Wahnformen bei Manien sind – wie bei der Depression auch – Ausdruck der veränderten Grundstimmung. Entsprechend dominieren Größenideen. Beispiel: Eine manische Frau ist der felsenfesten Überzeugung, durch ihre Spenden die Armut auf der Welt beseitigt zu haben und feiert dies mit allen Anwesenden.

Die Antriebssteigerung führt zu einer psychomotorischen Erregung mit gesteigertem Bewegungsdrang und Redeflut. Erkrankte eilen von einer Beschäftigung zur nächsten, meistens, ohne zu einem Ergebnis gekommen zu sein, und entwickeln große Energien. In schweren Fällen sind die Erkrankten so erregt, dass sie toben und Gegenstände zerstören.

Gehobene Stimmung, Größenideen und Antriebssteigerung führen oft zu einem Realitätsverlust des Kranken und zu unüberlegten Handlungen. Typisch sind Verschuldung durch maßlose Einkäufe, Übernahme unerfüllbarer Verpflichtungen und unüberlegte Geschäftsgründungen. Zwischenmenschliche Kontakte werden schnell hergestellt und ebenso schnell wieder gelöst, manchmal kommt es zu sexuellen Exzessen.

Dadurch entsteht nicht nur großes Leid für die Angehörigen, sondern auch großer Schaden für die Zukunft der Kranken (z. B. Verschuldung oder Zerstörung partnerschaftlicher Bindungen).

Die fehlende Realitätseinschätzung kann auch zu akuter Selbstgefährdung führen, z. B. durch „grenzenloses" Verhalten beim Autofahren oder wenn ein Erkrankter überzeugt ist, er müsse als Jesus Christus die Welt durch seinen Opfertod erlösen.

Vegetative Symptome, besonders eine Verkürzung der Schlafdauer, kommen vor, werden aber nicht als störend erlebt. Die Betroffenen fühlen sich ausgeruht. Die Libido ist gesteigert.

Die Phasen dauern in der Regel einige Tage bis Wochen, selten auch Jahre.

Behandlung

Obwohl Maniker sich subjektiv bestens fühlen, müssen sie behandelt werden, um Schaden von ihnen und ihrer Umgebung abzuwenden.

Die Therapie stützt sich in erster Linie auf die Gabe von Lithium und Neuroleptika. Zur Phasenprophylaxe werden Lithium und Carbamazepin eingesetzt.

Eine Psychotherapie ist während der akuten Erkrankung meist nicht möglich, da die Betroffenen ihre Probleme nicht erkennen können.

Pflege

Dem inneren Gefängnis der Depressiven steht die Grenzenlosigkeit der von Manie Betroffenen gegenüber. Diese Grenzenlosigkeit drückt sich in der Maßlosigkeit aus, mit der sie z. B. Lebensplanung und Beziehungsgestaltung angehen. Die Kranken können auch die Grenzen anderer Menschen nicht richtig wahrnehmen. An ganz klaren Regeln können sie sich aber noch orientieren. Daher muss man in der Beziehung zu ihnen die eigenen Grenzen besonders gut beachten – und ihnen helfen, Grenzen zur Kenntnis zu nehmen. In der Einrichtung sollten sie einen klaren Rahmen finden, durch den Schaden für sie selbst und andere verhindert wird.

Konkret heißt das, manische Menschen in ihrer ansteckenden Heiterkeit nicht zu bestärken und im Umgang mit ihnen ruhig zu bleiben. Auf ihre übersteigerte Selbsteinschätzung und ihre Wahnideen gehen Pflegende auf keinen Fall ein, da Maniker auch auf sanfte Konfrontation und Widerspruch in der Regel mit Wut reagieren.

Aufgrund ihrer erhöhten Vitalität nehmen die Betroffenen Warnsymptome ihres Körpers wie Schmerzen oder Überhitzung nicht wahr. Die Pflegenden achten also auf entsprechende Hinweise, besonders um eine Gefährdung des Herz-Kreislauf-Systems zu vermeiden. Das Gewicht wird wöchentlich kontrolliert.

Wichtig ist auch der Schutz des Erkrankten vor unsinnigen Geldausgaben. Telefonate werden beschränkt oder kontrolliert, damit sie sich weder durch hohe Telefongebühren noch durch telefonische Bestellungen ruinieren. In der akuten Phase sollte das Team auch sexuelle Kontakte zu anderen Bewohnern verhindern – eventuell verstoßen die Kranken gegen Normen, die ihnen sonst sehr bedeutend sind.

Die Mitbewohner sind zu schützen, indem das Behandlungsteam z. B. Geld- und Tauschgeschäfte mit dem Maniker unterbindet und auf die Einhaltung der geltenden Regeln achtet. Bewohner mit geringer Belastbarkeit muss man eventuell von manisch Kranken räumlich trennen, damit sie nicht überfordert werden.

Um selbst nicht überfordert zu werden, übernehmen Pflegende die Betreuung von Manikern möglichst zu zweit. Durch anzügliche Bemerkungen und derbe Witzeleien sollten sie sich nicht gekränkt fühlen – diese sind krankheitsbedingt. Falls möglich, bietet man den Erkrankten großzügige Bewegungsräume und Arbeiten, damit sie ihre überbordende Energie abreagieren können, z. B. Malen auf großen Flächen (Packpapier, Leintücher), Gartenarbeiten und Sport.

Nach der Akutphase leiden die Betroffenen häufig unter Schuldgefühlen, bei deren Bewältigung man durch Krankheitsaufklärung und Verständnis helfen kann. Depressive Nachschwankungen können mit erhöhter Suizidgefahr einhergehen.

3.3.3 Schizophrenie

> **DEFINITION**
>
> **Schizophrenie**: Psychische Erkrankung, die durch eine schwere Störung der Gesamtpersönlichkeit mit Verlust von Einheit und Ordnung der Wahrnehmung, des Denkens, der Affekte und der Identität gekennzeichnet ist. Da es viele Erscheinungsformen der Schizophrenie gibt, spricht man auch von der **Gruppe der Schizophrenien** oder von **Erkrankungen des schizophrenen Formenkreises**. Die Häufigkeit liegt bei ca. 1 % der Bevölkerung. Der Manifestationsgipfel liegt zwischen dem 20.–30. Lebensjahr. Vor dem 10. Lebensjahr ist die Krankheit selten. Ebenfalls selten sind Neuerkrankungen im Alter. Bei bekannter Schizophrenie kann diese jedoch im Alter, oft in Kombination mit einer Demenzerkrankung, wieder auftreten. Außerdem erreichen Menschen mit Schizophrenie häufiger ein höheres Lebensalter und werden oft stationär betreut. [37]

Das Wesen der **Schizophrenie** ist schwer zu erklären. Schizophrenes Erleben ist so ungewöhnlich, dass man es kaum mitteilen oder nachvollziehen kann.

Im Zentrum der Erkrankung stehen charakteristische Veränderungen von Denken, Wahrnehmung und Affekt. Der Bezug des Kranken zur Realität ist gestört. Die intellektuellen Fähigkeiten bleiben in der Regel erhalten.

Ursachen

Die **Ursache der Schizophrenie** ist letztlich nicht bekannt. Vermutlich wirken viele Faktoren zusammen:
- Die Ergebnisse von Familien- und Zwillingsstudien deuten darauf hin, dass Schizophrenien genetisch mitbedingt sind.
- Neurobiochemisch wird nach der **Katecholaminhypothese** eine Störung der Dopamin- und Noradrenalinwirkung im Bereich des limbischen Systems vermutet. Diese Veränderungen führen zu einer **Filterstörung** in der Informationsverarbeitung, als deren Folge der Betroffene z. B. Wichtiges von Unwichtigem nicht mehr trennen kann.
- In psychologischen Theorien werden familiäre Probleme in der frühen Kindheit als ursächlich angesehen, besonders unzureichende emotionale Zuwendung durch die Mutter. Auch von Soziologen werden auffällige Verhaltensmuster (z. B. übermäßige Besorgtheit der Mütter) beschrieben. Gerade hier ist es aber schwer zu entscheiden, ob das auffällige Verhalten Ursache oder Folge der Erkrankung ist.

Das **Vulnerabilitätskonzept** integriert die verschiedenen Ansätze. Demnach wird nicht einfach die Krankheit vererbt, sondern die **Vulnerabilität** (*Verletzlichkeit, Anfälligkeit*), auf Belastungen jeder Art mit einer Schizophrenie zu reagieren. Kommt es im Laufe des Lebens zu „Verletzungen" durch besondere psychische oder körperliche Belastungen, verändert sich der Hirnstoffwechsel. Je höher die Vulnerabilität eines Menschen ist, desto geringere zusätzliche Belastungen können zum Ausbruch der Erkrankung führen.

Der Nachweis von sozialen und psychologischen Krankheitsursachen ist bisher nicht sicher gelungen. Gesichert ist aber, dass psychosoziale Faktoren erheblich auf den Krankheitsverlauf einwirken (➤ 1.4.1).

Symptome

Die Schizophrenie äußert sich in einer Vielzahl von **Symptomen**, die aber nicht alle bei jedem Erkrankten und nicht gleichzeitig auftreten müssen.

Plus- und Minussymptome

Bei den vorherrschenden Symptomen werden **Plus-** und **Minussymptome** unterschieden.
- **Plussymptome** (*Positivsymptome*) sind Phänomene, die bei einem gesunden Menschen nicht auftreten, z. B. Wahn, Halluzinationen und Denkzerfahrenheit.
- Auffällig verminderte oder fehlende psychische Funktionen werden dagegen als **Minussymptome** (*Negativsymptome*) bezeichnet. Minussymptome sind z. B. Affekt-, Antriebs- und Sprachverarmung, Lustlosigkeit, sozialer Rückzug und Mangel an Körperpflege.

Bei akut Kranken stehen meist Plussymptome im Vordergrund, in der Rehabilitation Minussymptome und kognitive Störungen.

Formale Denkstörungen

Die typischen Denkstörungen bei Schizophrenie sind die **Denkzerfahrenheit** (der Untersucher kann den Gedankengängen des Kranken nicht folgen) und das **Gedankenabreißen** (➤ 3.2.1). Dabei wird das Gedankenabreißen von den Kranken oft als Folge eines Gedankenentzugs beschrieben: Der Betroffene sagt, der Gedanke sei plötzlich weg, irgendjemand habe ihn weggenommen. Die formale Denkstörung ist also vom Kranken als Störung des Ich-Erlebens anzusehen.

Es kommt zum **Begriffszerfall**, d.h. die Bedeutungen der verschiedenen Wörter werden nicht mehr scharf gegeneinander abgegrenzt. Manchmal bilden die Kranken durch Verknüpfung von Begriffen neue Wörter (*Neologismen*), z. B. Eiskönigschießen.

Affektstörungen

Im emotionalen Bereich gilt die **Ambivalenz** als charakteristisches Symptom. Ambivalenz bedeutet, dass sich zwei gegensätzliche, unvereinbare Gefühlsregungen, Wünsche oder Bestrebungen beziehungslos gegenüberstehen. Ambivalenz kann

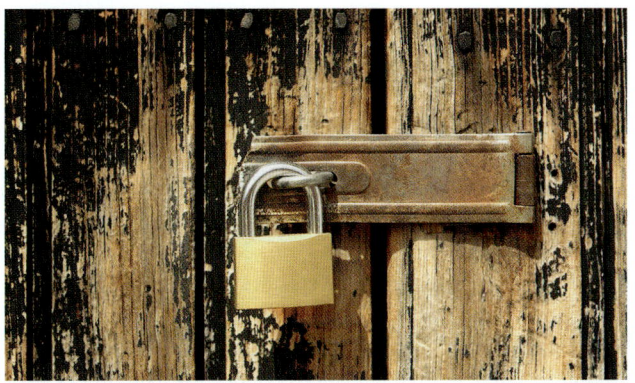

Abb. 3.23 Manche schizophrene Kranke leiden unter einer **Gefühlssperre**, durch die sie vollkommen gleichgültig wirken. Die Gefühle sind aber nicht verschwunden, eher hinter einer Tür verschlossen, die der Kranke nicht mehr öffnen kann. [J787]

sich zum Beispiel darin zeigen, dass eine Kranke gleichzeitig lacht und weint oder stundenlang vor dem Schrank steht, ohne sich für eine Hose entscheiden zu können.

Ambivalenz ist auch bei Gesunden möglich. Im Gegensatz zum Schizophrenen kann ein Gesunder den Konflikt aber nach kurzer Zeit lösen, z. B. sich für eine von zwei Hosen entscheiden.

Typisch sind auch **paradoxe Affekte** (*inadäquate Affekte, Parathymie*). Die innere Zusammengehörigkeit von Erlebnis und begleitendem Affekt ist zerbrochen. Erkrankte erzählen grauenhafte Erlebnisse munter lächelnd – und umgekehrt.

Viele Schizophrene haben außerdem große Angst oder sind deprimiert als Folge des veränderten Erlebens (➤ Abb. 3.23).

Autismus

Ein weiteres Grundsymptom der Schizophrenie ist der **Autismus**. Hierunter versteht man eine „Ich-Versunkenheit" und Abkapselung von der Realität. Die Kranken leben gewissermaßen in einer „Privatwelt". Autistische Menschen können sich daher nicht so verhalten, wie es die jeweilige Situation erfordern würde. Beispielsweise befragt ein Betroffener stundenlang seine Mitbewohner nach ihren Vorfahren und erstellt Stammbäume, ohne das Desinteresse und den Ärger der Mitbewohner überhaupt wahrzunehmen. Autismus ist ein Mechanismus, durch den sich der ich-gestörte Kranke vor Überforderungen schützt. Extrem autistische Kranke nehmen keinen Anteil an ihrer Umgebung, sprechen kaum noch (*Mutismus*) oder bewegen sich nicht mehr (*Stupor*).

Störungen des Ich-Erlebens

Zum Kern der schizophrenen Erkrankung gehört die Veränderung des Ich-Erlebens. Schizophrene können sich selbst als fremd oder unheimlich erleben (*Depersonalisation*). Ein Betroffener erzählt z. B., in seinem Körper sei rechts ein Pfarrer und links ein Soldat, die sich ständig stritten. Die Grenze zwischen Ich und Umwelt kann zerbrechen, sodass der Kranke die eigenen Denk- und Willensprozesse nicht mehr als zu sich gehörig erkennt. Im Bereich des Denkens führt das zu den Symptomen **Gedankeneingebung**, **Gedankenausbreitung** und **Gedankenentzug**. Werden Bewegungen und Handlungen als von außen gelenkt erlebt, spricht man von **Willensbeeinflussung**.

Störungen des Antriebs und der Psychomotorik
Katatone Erscheinungen (*Erkrankung mit gestörter Willkürmotorik*, engl. *catatonia*) durch Störungen des Antriebs und der Psychomotorik sind heute im Vergleich zu früher weniger deutlich ausgeprägt. Zur Katatonie gehören z. B. **Mutismus** (lat. mutus = *stumm*; *Stummheit im Sinne einer Sprechverweigerung*), bizarre Haltungen, Automatismen, Manierismen, Grimassieren oder Bewegungsstürme. Dabei nehmen die Kranken alles wahr, was in ihrer Umwelt geschieht, sie können sich aber nicht am Geschehen beteiligen. Katatone Erscheinungen gehen meist mit starker innerer Anspannung des Kranken einher. Sehr selten, aber lebensbedrohlich, ist die **maligne Katatonie** mit hochgradiger Erregung, Fieber, Kreislaufstörungen und Herzjagen, die mit einer Elektrokrampftherapie behandelt wird.

Wahrnehmungsstörungen
Nahezu jeder Schizophrene hat mind. einmal im Verlauf der Erkrankung Wahrnehmungsstörungen. Besonders häufig sind akustische Halluzinationen und Körperhalluzinationen.

Bei den **akustischen Halluzinationen** unterscheidet man:
- **kommentierende Stimmen**, die das Verhalten des Kranken mit Bemerkungen versehen, z. B. „Sie wäscht sich."
- **imperative Stimmen**, die Befehle geben und oft gefährlich sind, z. B. „Wirf dich vor den Zug!"
- **dialogisierende Stimmen**, mehrere Stimmen, die sich unterhalten.
- **Gedankenlautwerden**. Der Betroffene hört seine eigenen Gedanken laut von außen.

Körperhalluzinationen werden typischerweise als von „außen gemacht" empfunden. Die Kranken erzählen etwa, sie würden bestrahlt oder von außen mit Nadeln durchbohrt (*leibliche Beeinflussungserlebnisse*).

Daneben gibt es eigenartige Leibgefühle (Brennen, Kribbeln, Schrumpfen der Glieder).

Geschmacks-, Geruchs- und optische Halluzinationen sind seltener.

Wahn
Der Betroffene erkennt die oben genannten Symptome (z. B. die Halluzinationen, die Ich-Störungen) nicht als krankheitsbedingt. Er erlebt sie vielmehr als wirklich. In der Auseinandersetzung mit diesem Erleben suchen viele Kranke Klärung und bauen dazu einen **Wahn** (➤ 3.3.3) auf. Es riecht z. B. nach Gas, weil die Nachbarn Gas in die Wohnung leiten, oder der Betroffene hört Stimmen, weil Gott zu ihm spricht. Die häufigsten Wahnthemen sind der Beziehungs- und Verfolgungswahn (➤ 3.3.3).

Einteilung schizophrener Erkrankungen
Schizophrene Erkrankungen werden nach ihren Symptomen eingeteilt. Je nachdem, welche Symptome vorherrschen, wird die Erkrankung einer von vier Unterformen zugeordnet. Diese

Zuordnung gilt immer nur für die aktuelle Krankheitsphase, da im Laufe einer schizophrenen Erkrankung verschiedene Symptombilder auftreten können. Die Übergänge zwischen den Formen sind fließend:
- **Paranoid-halluzinatorische Form.** Vorherrschende Symptome sind hier Halluzinationen und Wahn.
- **Katatone Form.** Bei dieser Form stehen die Störungen des Antriebs und der Psychomotorik im Vordergrund.
- **Hebephrene Form.** Es dominieren Affektstörungen (flacher Affekt, Enthemmung, „läppisch-alberne" Gestimmtheit), oft entwickelt sich schnell eine Minussymptomatik.
- **Schizophrenia simplex.** Bei dieser Form sind in erster Linie Denkstörungen, Antriebslosigkeit und Verkümmerung des Realitätsbezuges zu beobachten.

Behandlung

Entsprechend der vielfältigen Ursachen und Beeinflussungsfaktoren einer Schizophrenie gibt es keine einzelne Therapieform, die die Schizophrenie heilen kann. Medikamentöse Therapie, Psychotherapie und Soziotherapie müssen immer zusammen eingesetzt werden, um den Kranken so weit wie möglich zu rehabilitieren.

Die **medikamentöse Therapie** wirkt besonders auf die Plussymptomatik. Sie stützt sich in erster Linie auf Neuroleptika, die bei der Schizophrenie auch zur Langzeitbehandlung und Rezidivprophylaxe eingesetzt werden. Bei starken Angstzuständen werden zusätzlich Tranquilizer (z. B. Benzodiazepine) gegeben. Einige neuere Neuroleptika (z. B. Amisulprid oder Aripiprazol) wirken auch auf die Minussymptomatik.

Pflege

> Die Pflege schizophrener Menschen ist immer eine Gratwanderung zwischen Unterstimulation, die die Minussymptomatik begünstigt, und Überstimulation, die die Plussymptome verstärkt und zu erhöhter Suizidgefahr führt.

Der Zerfall des Ichs und der Grenzen zur Außenwelt bedroht den Kranken. Viele schizophrene Symptome, etwa der Wahn, sind als Bewältigungsversuche und **Schutzmechanismen** anzusehen. Diese dürfen dem Kranken daher nicht einfach „weggenommen" werden, da er dann noch mehr Angst bekommt und evtl. suizidal wird. Die Pflegenden sollten also nicht versuchen, dem Betroffenen den Wahn „auszureden". Dies gelingt ohnehin nicht, kann den Kranken aber gefährden.

Die **Bezugspersonen** der Kranken sollten nicht ständig wechseln. Die Kranken müssen wissen, wer für sie zuständig ist. Die Bezugspersonen müssen ein ausgewogenes Verhältnis zwischen Nähe und Distanz finden. Zu viel Nähe bedroht und kann die Krankheit verschlimmern. Zu viel Distanz verstärkt die Einsamkeit und lässt den Kranken mit seiner Angst allein.

Wichtig für schizophrene Kranke sind klare, einfache und übersichtliche Informationen. Der **Kommunikationsstil** muss eindeutig sein. Ironische Bemerkungen, komplizierte Erklärungen und vage Aussagen sind zu vermeiden, also: „Um 9:00 Uhr komme ich und spiele mit Ihnen" und nicht: „Vielleicht spielen wir nachher zusammen".

Oft ergeben sich aus den Symptomen Hinweise auf mögliche **seelische Konflikte**, etwa wenn eine Kranke immer die Stimme eines ehemaligen Bekannten hört, in den sie unglücklich verliebt war und der sie nun auffordert, sich auszuziehen. Solche Hinweise darf man im Gespräch nicht einfach aufgreifen und bearbeiten, denn dazu ist das Ich der Kranken in der akuten Krankheitsphase nicht stabil genug. Konflikte und auslösende Bedingungen werden erst angegangen, wenn die psychotischen Symptome abgeklungen sind.

Stark psychotischen Kranken ermöglichen die Pflegenden genügend **Rückzugsmöglichkeiten**. Teilnahme an Therapien oder mehr als die notwendigste Körperpflege werden nicht erzwungen. Um eine Beziehung zu diesen Schwerkranken aufzubauen, eignen sich besonders einfache gemeinsame Tätigkeiten. Vor Reizüberflutung durch Lärm, vor emotionalen Belastungen, zu vielen sozialen Kontakten oder Therapien sind die Kranken zu schützen.

Akut Kranke können manchmal wegen **Vergiftungsängsten** nicht essen. Solange sie genug trinken, kann ihre Essensverweigerung für ein paar Tage toleriert werden. Manchmal hilft es, Obst oder original verpacktes Essen anzubieten. Beispielsweise trinkt ein Betroffener, der das Stationsessen verweigert, evtl. Säfte aus frisch geöffneten Flaschen.

In jeder Krankheitsphase versuchen die Pflegenden, die **gesunden Anteile** der Kranken zu entdecken und zu fördern. Bemerkt man etwa, dass ein Betroffener gerne spielt, kann diese gesunde Fähigkeit durch das regelmäßige Schachspielen mit einer Pflegekraft einmal täglich gestärkt werden. Für einen Betroffenen, der wieder arbeiten möchte, ist nach ausreichender Stabilisierung die Arbeitstherapie geeignet.

Verlauf und Prognose

Der **Verlauf** schizophrener Erkrankungen ist zum Teil einem nicht durchschaubaren Eigengesetz unterworfen, hängt aber auch vom Umfeld ab. Auch nach jahrelangem Krankheitsverlauf kann es bei Menschen mit Schizophrenie zu einer Besserung und Heilung kommen.

Schizophrenien können akut und chronisch verlaufen. Es sind schwere Erkrankungen mit einer hohen Suizidrate von 5–10 %. Trotzdem ist die Prognose nicht so ungünstig wie in der Öffentlichkeit oft dargestellt. Ein Drittel der Ersterkrankten wird und bleibt symptomfrei; auch Rezidive können folgenlos ausheilen. [38] [39]

Eine akute Krankheitsepisode kann auch bleibende Veränderungen hinterlassen. Hier unterscheidet man **uncharakteristische Residuen** (mit Verlust von Spannkraft, Schwung, Konzentrations- und Gedächtnisstörungen) von **charakteristischen Residuen**, bei denen das typisch Schizophrene dominiert. Kennzeichen dieser **schizophrenen Defektpsychose** sind Autismus mit Abkapselung und Realitätsferne, Affektverflachung und inadäquatem Affekt, Denkzerfahrenheit und fehlende Krankheitseinsicht.

3.4 Angst- und Zwangsstörungen

> **DEFINITION**
> **Angst** gehört zu den menschlichen Grunderfahrungen. Angst führt zu Abwehr- oder Fluchtverhalten und ist damit entwicklungsgeschichtlich für das Überleben notwendig. Wer keine Angst kennt oder empfinden kann, ist krank.

Angst ist ein seelisches und körperliches Phänomen. Sie führt zu einem intensiven Gefühl der Bedrohung und des Ausgeliefert-Seins sowie zu vegetativen Symptomen wie Herzklopfen, Zittern „wie Espenlaub", Schweißausbrüchen (feuchte Hände), Schwindel, trockener Kehle, Beklemmungsgefühl, Übelkeit und Durchfall, Nervosität und Ohnmachtsgefühl.

Formen der Angst

Realangst
Menschen reagieren auf bedrohliche Situationen mit Angst. Angst ist hier ein Signal, der Gefahr auszuweichen und im Kampf gegen die Gefahr besondere Energien zu mobilisieren. Diese Angst bezeichnet man als **Realangst**.

Realängste sind z. B. die Angst vor Prüfungen und die Angst bei tätlichen Angriffen, aber auch die **vitalen Angstgefühle**, z. B. bei einem Herzinfarkt.

Kindliche Ängste
Kinder durchleben in ihrer Entwicklung Phasen, in denen Ängste geradezu normal sind. Der ältere Säugling fremdelt, das Kindergartenkind hat zu Beginn Trennungsängste, und fast alle Kinder durchleben eine Zeit, in der sie sich z. B. vor Dunkelheit fürchten und ein „Nachtlichtchen" möchten. Diese „alterstypischen" Ängste sind als normal anzusehen.

Existenzangst
Existenzangst ist eine scheinbar unmotivierte, nicht an bestimmte Situationen gebundene Angst.

Philosophen sehen einen Zusammenhang zwischen der Existenzangst und der Freiheit, die den Menschen zwingt, sein Leben selbst zu gestalten. Sie soll mit einem Verlust an „natürlicher Geborgenheit" einhergehen.

Angst bei psychischen Erkrankungen
Angst ist außerdem ein häufiges Symptom psychischer Erkrankungen und bei Angsterkrankungen das vorherrschende Phänomen. Neurobiologisch gibt es Hinweise, dass Angstgefühle durch eine Störung im serotonergen System des ZNS ausgelöst werden. Psychoanalytisch wird Angst als Folge seelischer, möglicherweise ungelöster Konflikte gedeutet.

> **Körperliche Ursachen für Angstzustände:**
> - Herzinfarkt (➤ 2.7.5)
> - Hypertonie (➤ 2.8.6)
> - Lungenembolie (➤ 2.9.11)
> - Asthmaanfall (➤ 2.9.9)
> - Schilddrüsenüberfunktion (➤ 2.5.9)
> - Entzugssyndrom nach Absetzen z. B. von Drogen, Alkohol, Medikamenten (➤ 3.7)

Angststörungen

> **DEFINITION**
> **Angststörungen**: Psychische Erkrankungen mit Angst als dominierendem Symptom. Etwa 10 % der Bevölkerung sind in ihrem Leben von einer Angststörung betroffen. Im Alter nehmen Ängste durch eine Zunahme körperlicher Beschwerden und Faktoren wie Tod und Sterben oft zu. [40] [41]

Angst als psychopathologisches Phänomen kommt bei nahezu allen psychischen Krankheiten vor. Bei den **Angststörungen**, die zu den Neurosen gehören, wird sie zum zentralen Symptom.

Faktoren, die die Entwicklung einer Angststörung fördern können:
- personenabhängige Besonderheiten wie gelernte bzw. nicht gelernte Bewältigungsstrategien
- Besonderheiten der aktuellen Situation wie Erschöpfung, bestehende Konfliktsituationen, fehlende Möglichkeit zur Eigeninitiative oder Aktivität

Man unterscheidet generalisierte Angststörungen, Panikattacken und phobische Störungen.

> **VORSICHT**
> Menschen mit einer Angststörung sind langfristig gefährdet, eine Depression oder einen Substanzmissbrauch (v. a. mit Alkohol oder Medikamenten) zu entwickeln.

Generalisierte Angststörung und Panikattacken
Kennzeichen der **generalisierten Angststörung** ist die unerträgliche, *frei flottierende Angst*, d. h. die Angst bezieht sich nicht auf ein bestimmtes Objekt oder eine bestimmte Situation. Generalisierte Angststörungen gehen mit motorischer Anspannung und vegetativen Symptomen einher und treten oft über längere Zeit auf. Recht häufig sind Frauen in chronischen Belastungssituationen betroffen.

Panikattacken sind anfallsartige Angstzustände, die meist nur Min. anhalten. Die Betroffenen haben das Gefühl, sie müssten gleich sterben oder „verrückt" werden.

Menschen mit einer generalisierten Angststörung oder Panikattacken können nicht angeben, wovor sie genau Angst haben. Nicht wenige klagen aber über somatische Beschwerden, häufig Herzsymptome (*Herzneurose*). Die Betroffenen werden z. B. mit „Herzschmerzen, Druck und Angst" in die internistische Notaufnahme gebracht. Manchmal verschwinden die

Schmerzen und das Herzrasen, sobald der Arzt auftaucht. Das EKG ist unauffällig.

Die Behandlung von Angst- und Panikstörungen erfolgt durch eine Kombination von Antidepressiva, besonders SSRI (➤ Abb. 3.13), und Verhaltenstherapie, seltener auch durch eine psychoanalytische Psychotherapie. Bei starker körperlicher Symptomatik werden auch Betablocker eingesetzt.

Phobien

Bei **Phobien** (*phobische Störungen*) empfindet der Betroffene unangemessene Angst angesichts konkreter Gegenstände oder Situationen. Er erlebt diese Angst als quälend und unsinnig. Ein Mensch mit Angst vor großen Plätzen „weiß" genau, dass er vor dem Überqueren eines Platzes keine Angst haben „müsste", hat sie aber trotzdem. Oft leiden die Betroffenen schon vor der eigentlichen angstbehafteten Situation unter **Erwartungsangst**. Typisch für Phobien ist außerdem, dass der Betroffene versucht, die angstauslösende Situation zu vermeiden (etwa, indem er einen Umweg durch kleine Straßen geht) und dass die Phobie den Handlungsspielraum des Kranken einengt.

Phobische Störungen kommen häufiger bei Frauen vor und gehen oft mit Depressionen einher.

Unter **Agoraphobie**, die früher nur die Angst vor großen Plätzen bezeichnete, versteht man heute eine Gruppe von Phobien. Sie äußern sich z. B. als Angst, das Haus zu verlassen, ein Geschäft zu betreten, mit Bus oder Bahn zu reisen oder eine Menschenmenge zu durchqueren. Gemeinsam ist den gefürchteten Situationen, dass man sich ihnen nicht einfach und schnell entziehen kann. Diese Phobien sind besonders bedrohlich, da sie den Betroffenen in seiner sozialen Beweglichkeit massiv einschränken. Manche Menschen können ihre Wohnung überhaupt nicht verlassen.

Soziale Phobien beziehen sich auf Situationen, in denen man sich dem Blick eines anderen ausgesetzt fühlt, z. B. bei gemeinsames Essen, Treffen mit Angehörigen des anderen Geschlechts oder Sprechen in kleineren Gruppen. Die Betroffenen befürchten, etwas zu tun, was für sie peinlich oder beschämend wäre, z. B. zu erbrechen oder zu erröten (*Erythrophobie*). Oft leiden die Kranken auch unter geringem Selbstwertgefühl und Angst vor Kritik.

Spezifische Phobien beziehen sich auf umgrenzte Situationen. Praktisch jedes Objekt kann Gegenstand einer Phobie werden, daher gibt es unendlich viele (und überflüssige) Namen für Phobien. Am häufigsten sind:
- **Tierphobien**: Angst vor Spinnen, Mäusen, Würmern, Insekten und Schlangen
- **Klaustrophobie**: Angst vor geschlossenen Räumen, z. B. Fahrstühlen oder CT-Röhren
- **Akrophobie**: Angst vor Höhe, vor dem „Sog des Abgrunds"

Im Alter treten häufiger **Kombinationserkrankungen** auf:
- Agoraphobie und Panikattacken
- Angst und Depression, „Angst kann depressiv machen und Depression ängstlich"
- Angst und Demenz; Angst im Frühstadium und als Begleitsymptom
- unangemessene Angst bei Schmerzen
- unangemessene Angst bei körperlichen Erkrankungen

Behandlung

Die **Behandlung** hängt von der Schule ab, die der Therapeut vertritt.

Verhaltenstherapeuten arbeiten mit der Methode der **Dekonditionierung** (*Desensibilisierung* oder *massive Konfrontation*), die sich als recht erfolgreich erwiesen hat. Bei ersterer, die sich für ältere Menschen besser eignet, erstellt man zunächst eine Rangliste der angstbesetzten Situationen (*Angsthierarchie*). Nachdem der Betroffene eine Methode der Angstbewältigung, z. B. eine Entspannungstechnik, erlernt hat, beginnt das **Expositionstraining**: Der Erkrankte wird als erstes mit der Situation konfrontiert, vor der er am wenigsten Angst hat. Kann er diese Situation angstfrei aushalten, wird die nächste Stufe trainiert, bis der Betroffene seine Phobie „verlernt" hat. Analytisch orientierte Psychotherapeuten versuchen dagegen, den zugrunde liegenden Konflikt zu lösen.

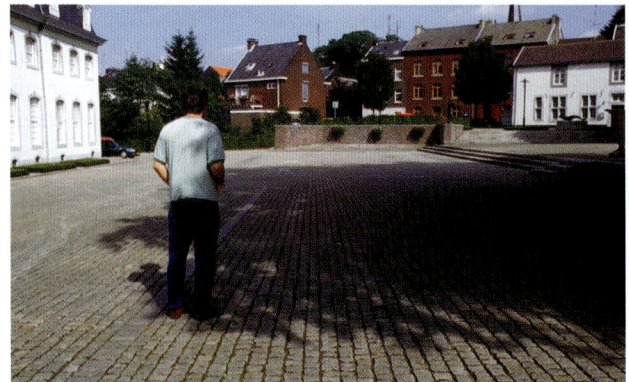

Abb. 3.24 Ein Phobiker vor einem Platz, den er nicht zu überqueren wagt. [K183]

> Angststörungen werden nur selten stationär behandelt. Manchmal müssen die Kranken aber wegen begleitender Depressionen ins Krankenhaus aufgenommen werden. Wichtig ist, sie nur vorübergehend in akuten Situationen anxiolytisch (*angstlösend*) zu behandeln, da die in der Regel angewendeten Benzodiazepine langfristig ein erhebliches Suchtpotenzial haben. Entsprechend zurückhaltend gehen die Pflegenden mit der Bedarfsmedikation um. Langzeiterfolge sind nur durch Psychotherapie möglich.
> - Erlernte Hilflosigkeit vermindern, indem der Bewohner so viele Handlungen wie möglich selbst ausführt, das kann z. B. das eigenständige Waschen von Gesicht und Oberkörper bei der täglichen Pflege sein.
> - Übernahme von Aufgaben fördern, wie die Zeitung für einen Mitbewohner holen, vielleicht anderen aus ihr vorlesen.
> - Einbindung in den Einrichtungsalltag, wie Hilfe beim Blumengießen, Herrichten z. B. des Essgeschirrs für die Mahlzeiten, kleine Botengänge oder Hilfe beim Zusammenlegen der Wäsche.

Zwangsstörungen

> **DEFINITION**
> **Zwangsstörung** (*Zwangsstörung, Zwangsneurose*): Psychische Erkrankung mit Zwangsphänomenen (Zwangsgedanken oder -handlungen) als Leitsymptom, etwa zwanghaftem, ständigem Händewaschen. Beim Versuch, die Zwangsphänomene zu unterbinden, bekommt der Betroffene große Angst. Im Alter treten Zwänge vor allem als Rituale zur Sicherheit aber auch im Rahmen demenzieller Erkrankungen vermehrt auf.

Zwänge in leichter Form sind häufig. Viele Menschen können nicht aus dem Haus gehen, ohne vorher den Herd kontrolliert oder sich dreimal vergewissert zu haben, dass der Schlüssel in der Handtasche ist. Zwänge können auch die Gedanken betreffen. Bestimmte Gedanken oder Erinnerungen tauchen immer wieder auf, obwohl sich der Betroffene dagegen wehrt.

Bei **Zwangsstörungen** werden diese Phänomene so ausgeprägt, dass sie den Kranken in seiner Lebensführung beeinträchtigen. Er kontrolliert dann nicht dreimal, sondern hundertmal den Tascheninhalt oder wäscht nicht zweimal, sondern dreißigmal hintereinander die Hände.

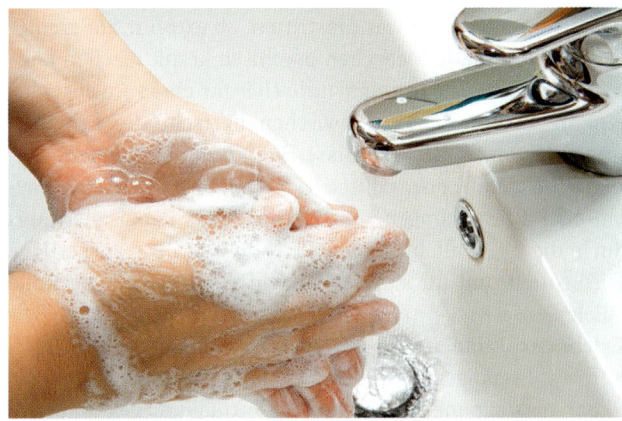

Abb. 3.25 Beispiel für einen Waschzwang: Ein Mann leidet unter der Vorstellung, sich durch Berührung von Türklinken, Händen oder anderen Gegenständen mit einer Geschlechtserkrankung zu infizieren. Kommt es trotz seiner Anstrengung, jeden Kontakt zu verhindern, doch zu einer vermeintlichen Beschmutzung, wäscht er sich übermäßig oft die Hände. [J745–024]

Krankheitsentstehung
Als gesichert in der Entstehung einer Zwangsstörung gelten der Einfluss erblicher Faktoren und das Vorliegen von Neurotransmitterstörungen.

Symptome
Zwangsstörungen zeigen sich durch häufig auftretende Zwangsgedanken und -handlungen, die den Betroffenen erheblich beeinträchtigen.

Zwangsgedanken sind Ideen, Vorstellungen oder Impulse, die sich dem Betroffenen gegen seinen Willen aufdrängen. Sie sind oft obszön oder gewalttätig und werden als sehr quälend erlebt. Beispielsweise hat eine Mutter immer, wenn sie ein Messer sieht, den Impuls, ihre Tochter zu erstechen. Dabei hat sie panische Angst, diesen Impuls eines Tages nicht mehr kontrollieren zu können. Zwangsimpulse führen aber in der Regel nicht zu Gewalttätigkeiten. Meist entwickeln sich **Zwangsrituale**, durch die der Impuls abreagiert wird. Die Betroffenen drehen sich z. B. um die eigene Achse, gehen ein paar Schritte rückwärts oder sprechen einen bestimmten Satz.

Unter **Zwangshandlungen** (*Zwangsverhalten*) versteht man Tätigkeiten, die der Kranke unter innerem Zwang ständig wiederholt, obwohl sie weder Spaß bereiten noch eine sinnvolle Funktion haben. Die Kranken wissen das, können aber die entsprechende Handlung nicht unterlassen, ohne in Angst und Spannung zu geraten. Am häufigsten sind Wasch-, Ordnungs-, Zähl- oder Kontrollzwänge (> Abb. 3.25).

Behandlung
Auch für Zwangsstörungen gibt es verhaltenstherapeutisch und psychoanalytisch orientierte Psychotherapien. Relativ gute Erfolge hat ein Verhaltenstherapie-Programm, bei dem die Erkrankten zunächst lernen, Situationen zu erkennen, die die Zwänge auslösen und dann trainieren, sich den Zwängen stärker zu widersetzen und die damit verbundene Angst auszuhalten. Medikamentös sind Serotonin-Wiederaufnahme-Hemmer indiziert.

Pflege
Die Betreuung von Zwangskranken kann im Stationsalltag zu großen Problemen führen. Menschen mit Waschzwängen z. B. blockieren oft stundenlang Bad und WC, und Kranke mit Kontrollzwängen geraten manchmal in Konflikt mit ihren Zimmernachbarn. Es ist aber fast unmöglich, Zwangshandlungen zu unterbinden, solange der Kranke keine Verhaltensalternativen erlernt hat. Gelingt es ihm, seinen Zwang vorübergehend zu unterdrücken, sollte diese Leistung wahrgenommen und positiv verstärkt werden.

Zwangskranke brauchen oft viel Zeit, um sich auf einen Termin vorzubereiten. Daher sollten ihnen geplante Untersuchungen oder Gespräche möglichst frühzeitig mitgeteilt werden.

Prognose
Unbehandelt neigen Zwangsstörungen zur Verschlimmerung und Ausbreitung. Ein Kranker, der anfänglich nur fünfmal nach jedem Kontakt die Hände gewaschen hat, wäscht sie nun zwanzigmal und bürstet außerdem Kleidung und Schuhe ab. Durch geeignete Behandlung erfährt über die Hälfte der Betroffenen zumindest eine deutliche Besserung der Symptomatik. Völlige Symptomfreiheit ist selten erreichbar.

3.5 Belastungs- und Anpassungsstörungen

> **DEFINITION**
> **Erlebnisreaktion**: Psychische Störung bei zuvor seelisch „gesunden" Menschen als Folge einer extremen äußeren Belastung. Unterteilt in Belastungsstörungen nach akuter und Anpassungsstörungen nach länger dauernder Belastung. Diese treten im Alter vermehrt auf und sind oft Folge von Krankheiten oder Verlustereignissen.

Noch vor einiger Zeit war umstritten, ob extreme äußere Belastungen gesunde Menschen psychisch krank machen können. Die äußere Belastung wurde eher für einen Auslöser als eine Ursache gesehen. Inzwischen herrscht die Lehrmeinung, dass **extreme Erlebnisse**, wie Vergewaltigungen, dramatische Unfälle oder politische Verfolgungen, Ursache psychischer Erkrankungen sein können, dass dabei allerdings auch die Persönlichkeit der Betroffenen, ihre körperliche Disposition und ihr soziales Umfeld eine wesentliche Rolle spielen.

Erlebnisreaktionen sind charakterisiert durch:
- Ein notwendiges auslösendes Erlebnis. Es ist nicht vorstellbar, dass es ohne das Ereignis zur Erkrankung gekommen wäre.
- Einen zeitlichen Zusammenhang zwischen Erlebnis und Reaktion. Es ist jedoch bei akuten Belastungsstörungen möglich, dass zwischen Erlebnis und Reaktion ein freies Intervall auftritt.
- Einen thematischen Zusammenhang zwischen Erlebnis und Reaktion, der häufig besteht.

Belastungsstörungen

Akute Belastungsstörung
Eine **akute Belastungsstörung** (*Krisenreaktion, „Nervenschock"*) ist Folge akuter Ereignisse und tritt innerhalb weniger Min. nach der extremen Belastung auf.

Zunächst kommt es zu einer Art „Betäubung". Die Aufmerksamkeit des Betroffenen ist eingeschränkt, und er ist orientierungslos. Erst dann folgen vielfältige Symptome, wie Depression, Angst, Ärger, Verzweiflung, Wut, Überaktivität (als Fluchtreaktion) oder innerer Rückzug (Erstarrung). Nach einigen Std., spätestens aber nach wenigen Tagen, klingen die Symptome ab, sonst besteht Behandlungsbedürftigkeit.

Posttraumatische Belastungsstörung
Bei der **posttraumatischen Belastungsstörung** tritt die Reaktion verzögert, also nach Wochen bis Monaten, ein. Sie ist Folge außergewöhnlicher Bedrohungssituationen, z. B. schweren Naturkatastrophen oder Unfällen.

Die posttraumatische Belastungsstörung ist dadurch gekennzeichnet, dass der Betroffene die Katastrophe in seinen Erinnerungen als **Nachhallerinnerungen** oder **Flashbacks** immer wieder erlebt. Er träumt davon und fürchtet sich vor allem, was die Erinnerung wach halten könnte, wie Fotos, Bücher oder Gespräche. Außerdem verliert er die Lebensfreude und das Interesse an seiner Umgebung und zieht sich emotional und sozial zurück. Hinzu kommt eine vegetative Übererregtheit mit Schlaflosigkeit, Schreckhaftigkeit und erhöhter Wachsamkeit. Depressionen, Angst und Suizidgedanken treten auf, und manchmal entsteht ein Suchtproblem, z. B. eine Flucht in den Alkohol.

Die posttraumatische Belastungsstörung verläuft wechselhaft. Meist kommt es aber – eventuell mit psychotherapeutischer Unterstützung – zu einer Heilung.

Anpassungsstörungen

Von **Anpassungsstörungen** spricht man, wenn eine länger dauernde Extrembelastung zur Erkrankung geführt hat, etwa eine schwere Erkrankung oder Entwurzelung durch Flucht, Umzug oder Wechsel in eine stationäre Einrichtung. Die betroffenen Menschen sind depressiv und ängstlich. Sie fühlen sich unfähig, mit der neuen Lebenssituation umzugehen und haben Schwierigkeiten mit der Alltagsbewältigung. Der Übergang zur reaktiven Depression (➤ 3.3.2) ist fließend.

Therapeutisch ist neben psychotherapeutischer Bearbeitung der Verlusterlebnisse die Einbindung ins gesellschaftliche Leben durch sozialpsychiatrische Maßnahmen wichtig.

Beispiel: Eine 75-jährige Frau wird einige Wochen nach dem Einzug in eine stationäre Einrichtung depressiv. Da die einzige Tochter sich wieder verheiratete und mit ihrem Mann in eine entfernt liegende Stadt zog, konnte die Mutter nicht mehr allein in ihrem Haus bleiben. Das Haus wurde verkauft, um die stationäre Versorgung zu finanzieren. Die neue Bewohnerin verlor somit gleichzeitig die familiäre Bindung und ihr langjähriges Zuhause. Neben der psychiatrischen Behandlung steht hier der Wiederaufbau von sozialen Bindungen und des Gefühls der Geborgenheit im Vordergrund. Das Team versucht, die Bewohnerin in das gesellschaftliche Leben der Gemeinschaft einzubeziehen und fördert das Knüpfen neuer Kontakte.

3.6 Persönlichkeitsstörungen

DEFINITION

Persönlichkeitsstörung (*Charakterneurose, abnorme Persönlichkeit*): Extremvariante eines menschlichen Charakters, d. h. erhebliches Abweichen des Erlebens und Verhaltens eines Menschen von der Norm über einen längeren Zeitraum. Häufigkeit ca. 5 % der Bevölkerung. Persönlichkeitsstörungen sind im Alter meist nicht direkt erkennbar, äußern sich jedoch in einem oft schwierigen Verhalten der Betroffenen, das für die Umgebung nicht nachvollziehbar ist. Ebenso können sie durch Veränderungen der Umgebung, z. B. Einzug in eine Pflegeeinrichtung, verstärkt werden.

Manche Menschen fallen im Alltag durch die starke Ausprägung einzelner Charakterzüge auf: Sie sind ordentlicher, besorgter oder fröhlicher als der „Durchschnittsmensch". Nicht wenige fordern dadurch ihre Umwelt heraus. Aber erst wenn die Dominanz einzelner Merkmale so stark ist, dass es zu Störungen im sozialen Bereich und zu persönlichem Leid kommt, ist es gerechtfertigt, von einer krankhaften **Persönlichkeitsstörung** zu sprechen. Das Problem liegt also weniger in einer **qualitativen** als in einer **quantitativen** Veränderung.

Die **Ursache** von Persönlichkeitsstörungen ist ungeklärt. Je nach Schule werden erbliche Faktoren, ein falsch erlernter „Stil" oder frühere Konflikte als ursächlich angesehen.

Die **Therapie** von Persönlichkeitsstörungen ist schwierig und langwierig. Meist gelingt es nicht, die Persönlichkeitsstruktur des Betreffenden wesentlich zu ändern. Im Vordergrund stehen daher die Bewältigung akuter Krisen und die Hilfe im Alltag. Zum Einsatz gelangen sowohl psychotherapeutische als auch sozialtherapeutische Methoden.

Unabhängig von der genauen Art der Störung gilt in der **Pflege von Menschen mit Persönlichkeitsstörungen**, dass die Grundhaltung klar und für die Betroffenen durchschaubar sein muss. Durch exakte Absprachen untereinander wird vermieden, dass der Betroffene die Mitarbeiter gegeneinander ausspielt. Im Einrichtungsalltag werden die oft eingeschränkten sozialen Kompetenzen bewusst trainiert und eventuell neue Verhaltensweisen eingeübt. Persönlichkeitsgestörte Menschen können im Umgang sehr irritierend und anstrengend sein. Dann hilft es oft, sich vor Augen zu führen, dass es sich um leidende, zuwendungsbedürftige Menschen handelt.

Jeder der unzähligen Charakterzüge eines Menschen kann im Sinne einer Persönlichkeitsstörung „entgleisen". Besonders häufig sind die im Folgenden genannten Formen.

Emotional instabile Persönlichkeitsstörung: Borderline Typ

Menschen mit einer emotional instabilen Persönlichkeitsstörung vom **Borderline Typ** haben kein gefestigtes Ich. Dies äußert sich durch Schwankungen im Erleben und Verhalten (auch z. B. mit Wutausbrüchen) und in fehlender Stabilität zwischenmenschlicher Beziehungen. Letzteres kann zu häufig wechselnden Partnerschaften oder Freundschaften führen. Typisch ist auch die Neigung zu Selbstverletzungen.

Borderline-Erkrankte können durch ihre spezifischen Beziehungsstörungen therapeutische Teams schnell auseinander bringen („spalten"): Die Teammitglieder übernehmen die Wertung des Betroffenen in gute und böse Mitarbeiter. Sie nehmen ihn unterschiedlich wahr und entwickeln heftige Sympathien oder Antipathien ihm gegenüber; die innere Zerrissenheit des Kranken spiegelt sich in Auseinandersetzungen des Teams. Besonders wichtig ist daher der Schutz des Teams durch Reflexion der ausgelösten Gefühle, Supervision und engen Gesprächskontakt untereinander. Im pflegerischen Umgang ist emotionale Konstanz von großer Bedeutung, Idealisierungen dürfen keinesfalls übernommen werden.

Histrionische Persönlichkeitsstörung

Von der **histrionischen Persönlichkeitsstörung** (*hysterische Persönlichkeitsstörung, hysterische Charakterneurose*) sind Menschen betroffen, die auf jeden Fall im Mittelpunkt stehen wollen.
Folgende **Leitsymptome** charakterisieren die Störung:
- **Geltungsbedürfnis**. Histrionische Menschen legen ein auffälliges, theatralisches Verhalten an den Tag und tendieren dazu, jede Kleinigkeit zu dramatisieren. Dabei sind sie ausgesprochen phantasievoll.
- **Erlebnissucht**. Auch weniger wichtige Erlebnisse werden aufgebauscht, etwa ein kleiner Flirt während einer Abendeinladung zu einer großen Affäre mit unglücklichem Ausgang. Der Betroffene will nicht nur nach außen mehr erscheinen, sondern auch vor sich selbst.
- **Beziehungslosigkeit** und **Kommunikationsstörung**. Histrionische Persönlichkeiten drängen sich in Gesprächen geradezu auf und knüpfen schnell Kontakte, die aber oberflächlich bleiben und nicht zu einer tiefen Beziehung führen.
- **Psychogene körperliche Symptome**. Körperkrankheiten können der Befriedigung des Geltungsbedürfnisses und dem Rückzug aus der Wirklichkeit dienen.

Im Vordergrund von **Therapie** und Beziehungsgestaltung steht die realistische Bearbeitung aktueller Probleme. Finden die Betroffenen während der therapeutischen Gespräche die von ihnen gesuchte Zuwendung und Aufmerksamkeit oder gelingt es, ihr Selbstwertgefühl durch Leistungen auf bestimmten Gebieten zu stärken, können sie vielleicht auf einen Teil ihrer Symptome verzichten.

Im **pflegerischen Umgang** mit den Betroffenen sollten weder offene Bewunderung noch Ablehnung eine Rolle spielen. Dramatisierendes Verhalten wird am besten durch „Nichtbeachtung" gelöscht. Das Team muss sich vor manipulativem Verhalten der Betroffenen durch Absprachen schützen. Vielfach sind die Pflegenden enttäuscht, weil die Betroffenen Therapievorschläge gierig aufgreifen, aber nicht umsetzen. Dies ist nicht persönlich gemeint, sondern Teil der Persönlichkeitsstörung.

Paranoide Persönlichkeitsstörung

Menschen mit einer **paranoiden Persönlichkeitsstörung** sind leicht gekränkt, nachtragend und fühlen sich schnell verletzt. Freundliche Handlungen anderer werden feindlich umgedeutet, und diese Feindseligkeit wird z. B. durch „Verschwörungstheorien" erklärt. Manchmal kämpfen sie in streitsüchtiger, unbelehrbar und unangemessen wirkender Weise um ihr Recht, wobei es ihnen in erster Linie um das „Recht-bekommen", nicht um materielle Güter, geht. Dann spricht man auch von **querulatorischer Persönlichkeitsstörung**. Diese kann durch Störungen in der Sinneswahrnehmung (Hören, Sehen) verstärkt werden.

Die Pflegenden sollten im Umgang mit diesen Menschen ruhig und höflich sein und Streitigkeiten auf jeden Fall vermeiden.

Schizoide Persönlichkeitsstörung

Schizoide Persönlichkeiten wirken kühl, abweisend und desinteressiert an ihrer Umwelt. Selten können sie wirkliche Freude empfinden oder warme Beziehungen eingehen. Im Inneren leiden sie oft unter ihrer Isolierung und sind sehr verletzlich. Im Umgang mit ihnen gilt es, Ablehnung und Kränkungen auszuhalten, ohne sie zu erwidern, damit die Menschen langsam aus ihrer Verschlossenheit finden können. Andrerseits sollten die Betroffenen – wenn sie nicht unter dem Alleinsein

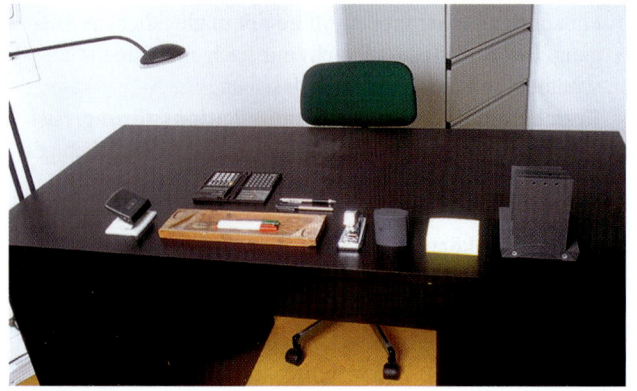

Abb. 3.26 Menschen mit einer zwanghaften Persönlichkeitsstörung sind überaus ordentlich. [K183]

leiden – nicht zu übermäßigen sozialen Aktivitäten gezwungen werden.

Zwanghafte Persönlichkeitsstörung

Die **zwanghafte Persönlichkeitsstörung** (*anankastische Persönlichkeitsstörung*) ist durch Ordnungsliebe, Sparsamkeit und Eigensinn gekennzeichnet, die zwanghafte Züge annehmen können (> Abb. 3.26). Stört man die Ordnung oder Pläne der Betroffenen, können ernsthafte Krisen ausgelöst werden. Im Umgang sollten sich die Pflegenden genau an die geltenden Regeln halten, z. B. pünktlich sein und Unregelmäßigkeiten, wie verschobene Visiten oder das Ausfallen von Therapien, frühzeitig mitteilen.

Depressive Persönlichkeitsstörung

Menschen mit einer **depressiven Persönlichkeitsstörung** sind meist still, unauffällig und überaus angepasst. Sie wirken niedergeschlagen und sehen pessimistisch in die Zukunft. Oft neigen sie zu hypochondrischer Selbstbeobachtung.

Ziel pflegerischer Beziehungsgestaltung zu diesen Menschen ist zunächst das Schaffen einer vertrauensvollen und warmen Atmosphäre. Die Betroffenen neigen dazu, sich für andere aufzuopfern. Oft sind sie anschließend enttäuscht, wenn ihre Opfer keine ausreichende Beachtung finden. Diese Opferrolle sollte nicht verstärkt werden, indem man sie z. B. bittet, überdurchschnittlich viele Aufgaben zu übernehmen.

Dissoziale Persönlichkeitsstörung

Menschen mit einer **dissozialen Persönlichkeitsstörung** (*antisoziale Persönlichkeitsstörung, Soziopathie*) fallen durch Reizbarkeit, Verantwortungslosigkeit, Missachtung sozialer Normen und Desinteresse an den Gefühlen anderer auf. Sie haben eine gering ausgeprägte Frustrationstoleranz und neigen zu aggressivem Verhalten. Auch aus negativen Erfahrungen (Strafen) können sie nicht lernen. Bei ihnen ist Ziel, sie durch Annahme und Verständnis wenigstens ein Stück weit in die Gemeinschaft zu integrieren.

Narzisstische Persönlichkeitsstörung

Menschen mit einer **narzisstischen Persönlichkeitsstörung** haben ein großartiges Selbstbild, das einhergeht mit Phantasien von Macht, Ruhm und Erfolg; sie sind gewissermaßen in sich selbst verliebt. Gegenüber anderen sind sie wenig einfühlsam.

Bei der Pflege narzisstischer Menschen ist zu beachten, dass sie leicht gekränkt sind. Wichtig erscheint auch, sich nicht persönlich angegriffen zu fühlen und Machtkämpfe zu vermeiden.

3.7 Suchterkrankungen

DEFINITION

Sucht (*Abhängigkeit*): Unbeherrschbares Verlangen eines Menschen, sich eine bestimmte Substanz immer wieder zuzuführen oder eine bestimmte Tätigkeit immer wieder auszuführen, obwohl er sich selbst oder anderen dadurch schadet. Die Häufigkeit liegt im Alter über 10 %, genaue Daten sind jedoch nicht vorhanden. In stationären Einrichtungen findet sich ein erhöhter Anteil von Menschen mit Suchterkrankungen. [42]

Die ICD-10 hat Kriterien für die Diagnose einer **Substanzabhängigkeit** festgelegt. Abhängigkeit besteht demnach, wenn während des zurückliegenden Jahres drei oder mehr der folgenden Kriterien erfüllt waren:

- starker Wunsch oder eine Art Zwang, eine **psychotrope** (*auf die Psyche wirkende*) Substanz zu konsumieren
- verminderte Kontrollfähigkeit hinsichtlich des Beginns, der Beendigung und der Menge des Konsums dieser Substanz
- körperliches Entzugssyndrom
- Nachweis einer Toleranzentwicklung, d. h. um den gewünschten Effekt zu erzielen, muss der Konsument eine steigende Menge der Substanz zu sich nehmen
- fortschreitende Vernachlässigung bisheriger Aktivitäten (z. B. Hobbys) aufgrund der Fixierung auf den Substanzkonsum
- fortwährender Substanzkonsum trotz nachgewiesener schädlicher (körperlicher) Folgen

Krankheitsentstehung

Es gibt zahllose Theorien zur Suchtentstehung. Alle Erklärungsversuche können jedoch nicht darüber hinwegtäuschen, dass die Ursache von Suchtkrankheiten unklar ist. Wahrscheinlich spielen viele Faktoren eine Rolle, teils als Ursache, teils als Auslöser.

Als **seelische Voraussetzung** einer Sucht gilt eine **süchtige Fehlhaltung**. Der Süchtige versucht, der Realität zu entkommen. Er erhofft sich von der Droge z. B. eine höhere Leistungsfähigkeit, die Lösung seiner finanziellen Schwierigkeiten, Angst- und Schmerzfreiheit, Ruhe, Entspannung und Harmonie oder neue Erfahrungen. Durch den Griff zur Droge werden aber die Probleme nicht gelöst, wird die (Sinn-)Leere nicht gefüllt. Nach der Traumwelt der Droge erscheint die Realität noch härter und bedrückender. Da liegt es für viele nahe, erneut zur Droge zu greifen und so wenigstens für kurze Zeit den Alltag zu vergessen.

In der **Biografie** Suchtkranker findet man relativ häufig gestörte Familienverhältnisse (*broken home*). Oft sind Eltern oder Geschwister suchtkrank oder persönlichkeitsgestört. Häufig ist die Vater-Kind-Beziehung negativ. Vielleicht spielt auch übermäßige Verwöhnung und übermäßige Mutterbindung eine Rolle (*overprotection*). Dann kann das Kind nicht lernen, mit einem Verzicht zurechtzukommen.

Psychoanalytiker beschreiben bei Suchtkranken eine Fixierung (*Stehenbleiben*) auf der „oralen" Entwicklungsstufe, in der die Triebe besonders durch Stimulation im Mundbereich befriedigt werden.

> Jeder Mensch kann im Prinzip süchtig werden. Dennoch ist nicht jeder Mensch gleichermaßen suchtgefährdet.

Ob und v. a. welche Sucht ein Mensch entwickelt, hängt aber nicht nur von seiner Persönlichkeit, sondern auch von den sozialen Bedingungen und den Eigenschaften der jeweiligen Drogen ab (➤ Abb. 3.27).

Gesellschaft und Droge

Welche Drogensucht in einer **Gesellschaft** am häufigsten ist, hängt auch von der Einstellung der Gesellschaft zu den Drogen ab. So wird etwa im Islam Alkohol missbilligt. In der mitteleuropäischen Gesellschaft dagegen ist Alkoholgenuss „in Maßen" nicht nur akzeptabel, sondern weithin üblich. Alkoholische Getränke werden offen zum Verkauf angeboten, und die Werbung ist legal. „Trinken" wird erst dann nicht mehr toleriert, wenn die Konsumenten gewisse Verhaltensregeln missachten, z. B. wenn jemand vormittags über die Straße torkelt. Intravenöser Drogenkonsum wird hingegen vom größten Teil der Gesellschaft abgelehnt.

Der Zugriff auf Suchtmittel ist ein Politikum: Drogen sind zum Teil legal zum Teil illegal.

> Es gibt zahlreiche **Medikamentenabhängige**, die ihre Droge durch das medizinische Versorgungssystem erhalten. Gerade bei Benzodiazepinen wird die Gefahr der Suchtentwicklung oft unterschätzt (➤ unten).

Entwicklung und Symptome einer Sucht

Eine Sucht entwickelt sich typischerweise über mehrere Stadien.

Stadium I: Missbrauch
Missbrauch wird definiert als übermäßiger Konsum einer Substanz, sodass es zu körperlichen oder psychosozialen Schäden kommt. Missbrauch liegt also z. B. beim Azubi vor, der regelmäßig „bekifft" am Arbeitsplatz erscheint und dem nun die Kündigung droht.

Stadium II: Gewöhnung
Im Stadium der **Gewöhnung** stellen sich Psyche **und** Körper auf den Umgang mit der schädlichen Substanz ein: Der Konsum der Droge wird zur Gewohnheit (*psychische Gewöhnung*) und als Folge der körperlichen Gewöhnung muss die Dosis gesteigert werden, um die gleiche Wirkung zu erzielen. Langjäh-

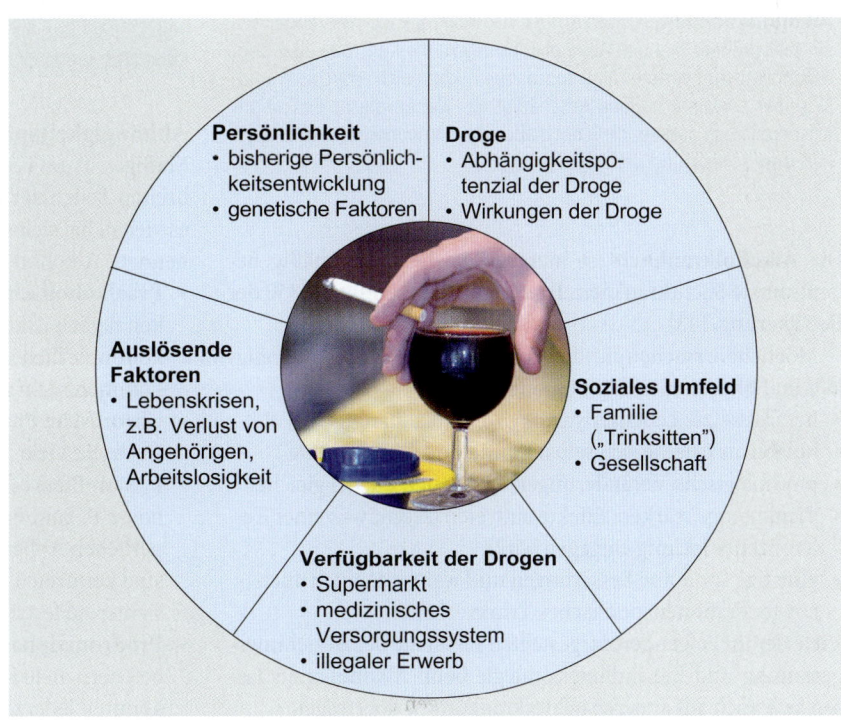

Abb. 3.27 Ob und welche Sucht sich entwickelt, hängt von vielen Faktoren ab. [Foto: J787]

rig Heroinabhängige können Heroin in einer für den „Anfänger" tödlichen Menge zu sich nehmen.

Stadium III: Abhängigkeit
Die Gewöhnung kann zu psychischer und körperlicher Abhängigkeit führen, der Betreffende ist süchtig geworden.

Das weitaus größere Problem von beiden ist meist die **psychische Abhängigkeit**. Der Süchtige kann dem Drang nach der Droge nicht widerstehen, sein Verlangen (*craving*) ist unbeherrschbar. Ihn interessiert nur noch, wie er an „seine" Droge kommt. Hat er die Droge endlich beschafft, kann er nicht mehr kontrollieren, wie er sie zu sich nimmt, z.B. teilt er die Nadel mit anderen (*needle sharing*), obwohl er die Gefahren kennt. Der Süchtige hat auch nicht mehr im Griff, wie viel er konsumiert.

Körperliche Abhängigkeit zeigt sich in erster Linie durch Entzugserscheinungen bei Wegfall der Droge (z.B. bei Beschaffungsproblemen oder einem Krankenhausaufenthalt nach einem Unfall). Es kommt zu unangenehmen körperlichen Symptomen wie Schwitzen, Zittern, Darmkrämpfen und epileptischen Anfällen.

Durch die Drogensucht entstehen soziale Probleme, z.B. kann der Süchtige seinen Arbeitsplatz verlieren oder seine Partnerschaft geht in die Brüche. Die Fähigkeit des Betroffenen, Probleme zu lösen, ist aber ebenso gering wie vor Beginn der Sucht. Jetzt braucht er die Droge auch, um die Folgen der Sucht ertragen zu können. Die sozialen Probleme werden in der Folgezeit immer größer, z.B. droht jetzt auch der Verlust der Wohnung. Der Suchtkranke findet aus diesem Teufelskreis allein nicht mehr heraus.

Alkoholkrankheit und Entzugsdelir

> **DEFINITION**
> **Alkoholkrankheit** (*Alkoholismus*): Alkoholkrank ist, wer länger als ein Jahr größere Mengen Alkohol konsumiert, die Kontrolle über den Alkoholkonsum verloren hat und dadurch körperlich, psychisch und in seiner sozialen Stellung geschädigt ist. Neben dieser Definition existieren noch andere, die jedoch auch die Komponenten Abhängigkeit **und** Schädigung umfassen.

Die **Alkoholkrankheit** ist hierzulande die zahlenmäßig bedeutsamste Suchtkrankheit. Ihre Häufigkeit beträgt ca. 3 % der Bevölkerung. [43]

Mögliche Ursachen für die Abnahme der Alkoholabhängigkeit im höheren Alter können sein:
- herabgesetzte Lebenserwartung Alkoholabhängiger; „Alkoholabusus ist eine sich selbst limitierende Erkrankung"
- physiologische Veränderungen im Körper, die bei gleicher Trinkmenge stärkere Effekte auftreten lassen, was einer Toleranzentwicklung entgegen wirkt
- günstige spontane Besserungen und wahrscheinlich auch ein generationenspezifisches Trinkverhalten

Viele der im Folgenden dargestellten Elemente der Beziehungsgestaltung und Behandlungsstrategie beim Alkoholismus lassen sich auch auf andere Suchterkrankungen übertragen.

Krankheitsentstehung
Alle Menschen sehen sich im Laufe ihres Lebens mit Krisen konfrontiert. Warum die meisten Menschen diese Situationen bewältigen können, ohne (alkohol-)krank zu werden, einige aber nicht, ist ungeklärt. Sicher ist, dass zahlreiche Faktoren bei der Entstehung einer Alkoholabhängigkeit eine Rolle spielen, unter anderem:
- **Soziales Umfeld**. Wie wird z.B. im Elternhaus mit Konflikten umgegangen, können Problembewältigungsstrategien erlernt werden, welche Rolle nimmt der Alkohol bei Bezugspersonen ein („Alkoholtradition" im Elternhaus, hoher Alkoholkonsum im Freundeskreis)?
- **Erbliche Veranlagung**. Eine erbliche Veranlagung zum „Trinken" gilt heute als wahrscheinlich. Zwillingsstudien und Studien an Adoptivkindern haben ergeben, dass nahe Verwandte von Alkoholikern ein vierfach höheres Risiko als die Durchschnittsbevölkerung haben, ebenfalls an Alkoholismus zu erkranken.
- **Krisen**. Sicher spielen auch Krisensituationen im Leben eine Rolle, wenn auch eher als Auslöser denn als Ursache. So kann der Tod eines nahen Angehörigen oder der Verlust des Arbeitsplatzes einen labilen Menschen völlig aus dem Gleichgewicht bringen.

Manche Alkoholkranken leiden an weiteren psychischen Erkrankungen, besonders Angststörungen und Depressionen. Der Alkoholmissbrauch kann in diesen Fällen auch Versuch einer Selbstmedikation sein.

> Die Bundesbürger tranken 2009 im Durchschnitt jährlich etwa 10 l reinen Alkohol entsprechend knapp 110 l Bier, 20 l Wein, knapp 4 l Schaumwein und fast 6 l Spirituosen. Rechnet man die gut 10 % der Bevölkerung ab, die aus völligen Abstinenzlern sowie Kindern oder Kranken bestehen, verbleiben zwei Drittel der Bevölkerung in Ost und West, die Tag für Tag durchschnittlich 70 ml reinen Alkohol, entsprechend 2 l Bier oder knapp einer Flasche Wein oder acht Schnäpsen trinken. [44]

Abhängigkeitsphasen nach Jellinek
Mäßiger, zum Teil auch regelmäßiger Alkoholkonsum gilt in breiten Teilen der Gesellschaft als normal. Umso schwerer fällt es vielen, bei sich selbst oder anderen die Zeichen einer (beginnenden) Alkoholkrankheit zu erkennen und einzugestehen:
- **Präalkoholische Phase**. Die meisten Alkoholkranken trinken täglich Alkohol, wobei sie die Menge langsam, aber kontinuierlich steigern. Phasen absoluter Alkoholkarenz kommen nicht mehr vor.
- **Chronische Phase**. In fortgeschrittenen Krankheitsstadien wechseln viele zu höherprozentigen Alkoholika (etwa Whisky statt Bier) oder trinken auch schon am Vormittag Alkohol, z.B. zum Frühstück. Der Beginn eines allgemeinen körperlichen Abbaus und die Abnahme der Alkoholtoleranz sind kennzeichnend für diese Phase. Häufig ist eine Gesichtsröte feststellbar, vor allem an Nase und Wangen.
- **Prodromalphase**. Angesprochen auf ihren Alkoholkonsum, beteuern viele Kranke, sie „hätten alles unter Kontrolle und könnten jederzeit aufhören". Andere wiederum reagieren

gereizt oder werden aggressiv. Die meisten trinken in dieser Phase heimlich und verstecken ihre Flaschen.
- **Kritische Phase.** Auch scheinbar grundlose Verhaltensänderungen und Verhaltensschwankungen (z. B. Aggressivität, nachlassendes Verantwortungsgefühl) können auf eine Alkoholkrankheit hinweisen. Durch den Alkoholkonsum treten Probleme am Arbeitsplatz auf, die zur Arbeitslosigkeit führen können.

Viele Alkoholiker sind äußerlich und bei nur flüchtigen Kontakten völlig unauffällig, und die Fassade der Normalität bleibt bis kurz vor dem Zusammenbruch erhalten.

Einteilung der Trinkmuster nach Jellinek
- **Alpha-Trinker** (α-*Trinker*, *Konflikt-*, *Sorgen-* oder *Erleichterungstrinker*) trinken, um zu entspannen, um Angst oder Verstimmungen zu beseitigen oder Ärger runterzuspülen. Sie bauen damit Hemmungen ab. Es besteht durchaus eine psychische Abhängigkeit vom Alkohol, sie haben aber noch die Freiheit, aufzuhören. Alpha-Trinker sind nicht alkoholkrank, aber gefährdet.
- Das Trinkverhalten von **Beta-Trinkern** (β-*Trinker*, *Gelegenheitstrinker*) wird oft vom sozialen Umfeld mitbestimmt. Anlass sind Familienfeiern, Jubiläen oder Verabredungen. Das Trinken wird zur Gewohnheit. Beta-Trinker haben einen alkoholnahen Lebensstil. Beliebt ist das gemütliche Trinken beim Fernsehen. Beta-Trinker bekommen selten Organschädigungen. Sie sind weder körperlich noch psychisch abhängig, aber gefährdet.
- **Gamma-Alkoholiker** (γ-*Alkoholiker*) können ihren Alkoholkonsum nicht steuern. Sie erleiden den Kontrollverlust, das eigentliche Merkmal der Alkoholkrankheit. Sie müssen trinken, weil ihr Körper nach Alkohol verlangt. Zwischendurch haben sie allerdings auch völlig alkoholfreie Perioden (bis hin zu mehreren Monaten). Gamma-Alkoholiker sind krank.
- **Delta-Alkoholiker** (δ-*Alkoholiker*, *Spiegeltrinker*) entwickeln sich von gewohnheitsmäßigen Trinkern (β-Trinkern) zu Spiegeltrinkern: Sie müssen einen ständigen Blutalkoholspiegel aufrechterhalten, um sich wohlzufühlen und sozial unauffällig zu sein. Delta-Alkoholiker sind nicht abstinenzfähig und krank.
- **Epsilon-Alkoholiker** (ε-*Alkoholiker*, *Quartalstrinker*) verspüren in zeitlichen Abständen einen unwiderstehlichen Drang nach Alkohol, der sich tagelang vorher durch Ruhelosigkeit und Reizbarkeit ankündigt. Sie veranstalten dann regelrechte Trinkexzesse und leben oft tagelang in einem Rauschzustand. In dieser Trinkphase erleiden sie den Kontrollverlust: Sie trinken hemmungslos und haben Gedächtnislücken. Zwischen diesen Trinkphasen leben sie oft wochenlang ohne Alkohol und haben auch kein Bedürfnis danach. Sie sind ebenfalls krank.

Alkoholassoziierte Erkrankungen
Alkoholismus führt zu gravierenden körperlichen Schäden:
- Leberschäden mit **Alkoholfettleber**, **Alkoholhepatitis** (➤ 2.10.17) und im Endstadium **Leberzirrhose**

(➤ 2.10.17) mit allen Folgeerkrankungen (z. B. Pfortaderhochdruck)
- **Nervensystem.** Abgesehen von dem Entzugsdelir mit akuten psychotischen Symptomen leiden manche chronischen Alkoholiker unter einem **Korsakow-Syndrom** mit massiver Störung des Kurzzeitgedächtnisses, Desorientiertheit und **Konfabulationen** („*erfundene Geschichten*"). Eine weitere Komplikation ist die **Wernicke-Enzephalopathie** mit Gangunsicherheit, Augenmuskellähmungen, Reflex- und Bewusstseinsstörungen. Häufig sind auch **Polyneuropathien**.
- **Blutbildung.** Viele Alkoholiker haben eine makrozytäre Anämie.
- **Herz.** Lebensbegrenzend kann auch eine irreversible Herzinsuffizienz infolge alkoholbedingter dilatativer Kardiomyopathie sein.
- **Pankreasschäden** mit akuten Pankreatiden, exokriner Pankreasinsuffizienz und bei hochgradiger Pankreaszerstörung auch Diabetes mellitus.
- Neigung zu **Hypoglykämien** – bei allein stehenden Alkoholikern nicht selten die Todesursache.
- **Immunsystem.** Es besteht ein stark erhöhtes Risiko für Tuberkulose, Pneumonien (➤ 2.9.8) und Meningitiden (➤ 2.13.8).

Alkoholentzugsdelir
Wird bei einem Alkoholiker die Alkoholzufuhr unterbrochen, z. B. durch die Aufnahme in eine Pflegeeinrichtung, kann es zum **Entzugsdelir** kommen.

> **VORSICHT**
> Ein **plötzlicher Alkoholentzug** darf nur unter stationären Bedingungen erfolgen (*Entgiftung*). Es entwickelt sich mit hoher Wahrscheinlichkeit nach 2–3 Tagen Abstinenz ein **Delirium tremens** (*Alkoholpsychose*), das unbehandelt aufgrund vegetativer Störungen (u. a. Tachykardie) zu einem Herz-Kreislauf-Versagen führen kann. Der Anteil alkoholbedingter Todesfälle an allen Todesfällen im Alter zwischen 35–65 Jahren beträgt bei Männern 25 % und bei Frauen 13 % (insgesamt 21 %). [44]

Mäßig abhängige Menschen durchleben „nur" ein **Prädelir**, das Tage bis Wochen dauern kann. Der Betroffene leidet vor allem morgens unter Tremor (*Zittern*) der Hände, quälender Unruhe, ist sehr reizbar und hat Schweißausbrüche. Seine Orientierung ist meist erhalten, und er halluziniert nicht. Ansonsten geht das Prädelir oft rasch in ein **Delir-Vollbild** über:
- **Körperlich** fallen mäßiges Fieber, Schweißausbrüche, Durchfall und Erbrechen, starke Kurzatmigkeit sowie Tachykardie auf. Verlässt der Betroffene das Bett, besteht extreme Gangunsicherheit, der Gleichgewichtssinn ist gestört und es drohen Stürze. Weitere Komplikationen sind epileptische Anfälle (➤ 2.13.10).
- **Psychisch** ist der Betroffene örtlich und zeitlich hochgradig desorientiert, leidet unter szenenhaften visuellen Trugwahrnehmungen (*Halluzinationen*, z. B. „weiße Mäuse"), ist hochgradig unruhig, hat einen grobschlägigen Tremor,

kann nicht schlafen und durchlebt Phasen von extremer Angst oder Euphorie.

Viele Betroffene sind ausgesprochen aggressiv und bedrohen das medizinische Personal, sodass eine Fixierung im Bett (auf Arztanordnung) oft unerlässlich ist.

Das Alkoholentzugsdelir klingt meist nach 5–7 Tagen ab. Dennoch können teilweise monatelang Symptome wie innere Unruhe und Unwohlsein auftreten.

Pflege

Pflegende begegnen Alkoholkranken ohne Vorurteile, wertfrei und mit Fürsorge. Trotzdem gibt es Besonderheiten in der Pflege von Alkoholkranken:

- Vielfach sehen Alkoholkranke die Pflegenden und Ärzte zunächst als Gegner, da diese ihnen den Alkohol entziehen. Trotzdem sollten sich alle an der Therapie Beteiligten um ein Vertrauensverhältnis zu dem Alkoholkranken bemühen und diesem so die Möglichkeit geben, mit einer Person seiner Wahl über Probleme zu reden.
- In den Gesprächen sollte der Alkoholiker selbst erkennen, dass er krank ist und über längere Zeit Hilfe braucht. Schuldzuweisungen und Anklagen sind unbedingt zu vermeiden.
- Debatten über den Alkohol im Allgemeinen und den fraglichen Alkoholkonsum des Kranken im Besonderen sind sinnlos und strikt zu vermeiden.
- Meist reichen Gespräche allein nicht aus, um dem Alkoholkranken die Erkenntnis zu vermitteln, dass er krank ist. Viele Alkoholiker müssen hierfür einen längeren Lernprozess absolvieren. Der Alkoholkranke darf seine Krankheit auch vor sich selbst nicht leugnen oder verstecken können. Er muss unter den Folgen der Abhängigkeit mehr leiden, als ihm der Alkohol an Trost oder Lustgewinn verschaffen kann. Dies kann durch die Pflegenden unterstützt werden, indem sie den Alkoholkranken so viel wie möglich selbstständig erledigen lassen, z. B. sich selbst bei Untersuchungen anzumelden oder ggf. auch abzumelden. Wichtig ist eine einheitliche Haltung aller Pflegenden, damit der Alkoholkranke die festgelegten Regeln nicht durch das Ausspielen der Pflegekräfte gegeneinander unterläuft.
- Der Wille nach Veränderung muss vom Kranken selbst ausgehen. Eine durch Ärzte, Pflegende oder Arbeitgeber aufgezwungene Therapie scheitert in der Regel ebenso wie eine Therapie, die dem Partner zuliebe angefangen wird. Der Alkoholkranke soll selbst Initiative entwickeln und zeigen, dass er an seiner Genesung interessiert ist.
- Der Alkoholkranke darf nicht allein gelassen werden, wenn seine Scheinwelt zerbricht und er mit der Realität seiner Krankheit konfrontiert ist. Alle an der Behandlung Beteiligten sind aufgefordert, ihm beizustehen und sein Selbstbewusstsein herzustellen oder zu stärken.

VORSICHT
Alkoholkranke sind – insbesondere bei gerade zusammengebrochenem sozialem Umfeld – in hohem Maße **suizidgefährdet**.

Medikamentenabhängigkeit

Ein **Medikamentenmissbrauch** ist in vielen Fällen unauffälliger als Alkoholmissbrauch. Das Suchtmittel ist klein und gut zu verbergen, Auswirkungen stehen nicht „ins Gesicht geschrieben". Die Einnahme erfolgt nicht in der Öffentlichkeit, sondern heimlich, sodass selbst die engsten Familienangehörigen oft nichts davon bemerken. Medikamentenabhängigkeit wird vielfach durch die medizinischen Einrichtungen unterstützt, in denen häufige Arztwechsel, unkontrollierte Rezeptausschreibungen sowie Dauermedikation bei chronischen Krankheiten möglich sind.

Wie Alkohol soll auch die chronische Medikamenteneinnahme in erster Linie der Besserung des Befindens dienen. Störende Wahrnehmungen, Ängste, Depressionen, Vereinsamung, zunehmende Verluste, Armut und soziale Abwertung sollen bekämpft werden. Probleme werden mit den Wirkungen der Medikamente übertüncht. Frauen sind häufiger betroffen als Männer.

Die wichtigsten Formen der Medikamentenabhängigkeit im Alter sind die **Beruhigungsmittelabhängigkeit** (*Benzodiazepin-Abhängigkeit*) und die **Schmerzmittelabhängigkeit.** Etwa 40–50 % der Nutzer können als abhängig bezeichnet werden. [45]

VORSICHT
Benzodiazepine dürfen als Schlafmittel nur kurzfristig eingesetzt werden. Beim Absetzen wird die Dosis allmählich verringert (*Ausschleichen*).

Schmerzmittelabhängigkeit

In einer Gesellschaft, die das Ideal vom stets leistungsfähigen Menschen favorisiert, greifen viele auch bei kleinen Unpässlichkeiten zur meist rezeptfreien **Schmerztablette**, um „keine Schwächen zu zeigen". Die Schmerzen werden rasch gelindert, ohne dass der Betroffene viel Zeit aufwenden oder unbequeme Veränderungen der Lebensgewohnheiten auf sich nehmen muss (> Abb. 3.28).

Besonders bei Kombinationspräparaten, die zusätzlich zum Analgetikum aufputschende (z. B. Koffein) oder beruhigende (z. B. Barbiturate) Substanzen enthalten, besteht die Gefahr einer Suchtentwicklung.

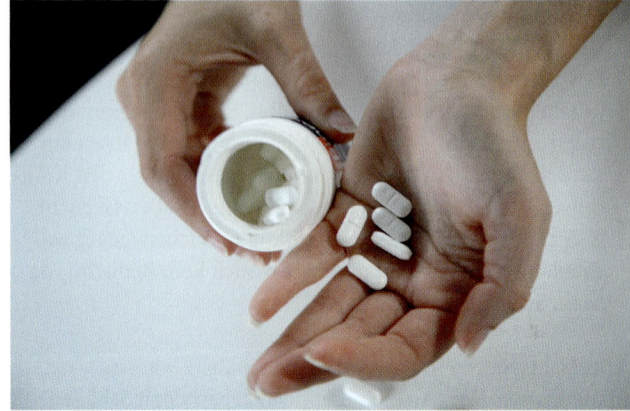

Abb. 3.28 Es kann leicht zur Gewohnheit werden, schon bei kleineren Unpässlichkeiten zur Tablette zu greifen. [J787]

Von dieser echten Abhängigkeitsentwicklung ist die steigende Dosierung von stark wirksamen Opioid-Analgetika (➤ Tab. 1.6) bei der Therapie von tumorbedingten Schmerzen streng zu trennen. Zwar besitzen alle Opioid-Analgetika ein Abhängigkeitspotenzial, aber bei Menschen, die unter Schmerzen leiden, wird durch die kontrollierte Gabe nach einem festen Zeitplan eine psychische Abhängigkeit verhindert – die Abhängigkeit tritt in diesen Fällen vor der Gefahr der unzureichenden Schmerzbekämpfung ohnehin in den Hintergrund.

Fatal wirkt sich die Eigenschaft von Analgetika aus, dass sie bei chronischem Gebrauch selbst ein Schmerzsyndrom auslösen können, den **Analgetika-Kopfschmerz**. Diese Schmerzen versucht der Betroffene mit immer höheren Dosierungen zu bekämpfen, wodurch er – häufig unbemerkt – in einen Teufelskreis gerät.

Beruhigungsmittelabhängigkeit

Wichtigste Substanzgruppe bei Medikamentenabhängigkeit sind die **Benzodiazepine**. Sie werden erstaunlich häufig und teilweise unkritisch besonders älteren Menschen verschrieben. Die Benzodiazepine werden bei mehr als der Hälfte der Einnehmenden länger als sechs Wochen verschrieben, weshalb eine relativ hohe Abhängigkeit zu vermuten ist. [45]

Es ist zu beobachten, dass Ältere auch über Jahre hinweg Benzodiazepine ohne Toleranzentwicklung (also ohne notwendige Dosissteigerung) einnehmen können und keine körperlichen Auswirkungen aufweisen. Bei diesen ist von einer Entzugstherapie abzusehen.

Treten bei einer längeren Einnahme **unerwünschte Wirkungen** durch die Benzodiazepine auf, z. B. beeinträchtigte geistige Leistungsfähigkeit, veränderte Psychomotorik oder Persönlichkeit sowie Angststörungen, ist mit dem Betroffenen (sofern bei ihm eine Einsichtsfähigkeit besteht) zu überlegen, ob eine Entgiftungstherapie eingeleitet werden muss.

3.8 Psychosomatische Störungen

DEFINITION
Psychosomatik: Medizinisches Fachgebiet, das sich mit den Wechselwirkungen zwischen Körper und Seele befasst. Ihre zentrale Behandlungsmethode ist die Psychotherapie.
Psychosomatische Störungen: Erkrankungen, bei denen psychische Faktoren Krankheitsentstehung und -verlauf wesentlich mitbestimmen.

Drei Gruppen von Krankheiten bilden den Schwerpunkt der Psychosomatik:
- **Klassische psychosomatische Erkrankungen**. Körperliche Erkrankungen mit einer hohen Bedeutung psychischer Faktoren, z. B. Asthma bronchiale. Die Bedeutung der Stressbelastung steht im Vordergrund, Theorien, nach denen die Krankheiten durch (frühkindliche) Konflikte entstehen, sind überholt.
- **Ess- und Schlafstörungen**.
- **Funktionelle psychosomatische Störungen**, d. h. Störungen der körperlichen Funktion ohne krankhaften klinischen Befund.

Krankheitsentstehung und Behandlung

Bei der **Entstehung psychosomatischer Krankheiten** spielen sowohl psychische Faktoren (z. B. die Persönlichkeitsstruktur, aktuelle persönliche Konflikte, Umgang mit Stressbelastung) als auch die körperliche Disposition eine Rolle (z. B. Alkohol- und Nikotinmissbrauch).

Die Behandlung umfasst neben der somatischen Therapie auch Edukation des Betroffenen und psychotherapeutische Verfahren, besonders Stressbewältigungsinstruktionen.

➤ Tab. 3.10 gibt einen Überblick über häufige psychosomatische Erkrankungen.

Tab. 3.10 Ausgewählte Beispiele psychosomatischer Störungen.

Bezeichnung	Krankheitsentstehung	Behandlung
Asthma-bronchiale (➤ 2.9.9)	psychische Faktoren (z. B. Angst, Aufregung, Ärger) können Mitauslöser der Anfälle sein	somatische und psychotherapeutische Verfahren (z. B. autogenes Training, progressive Muskelrelaxation und Verhaltenstherapie)
essenzielle Hypertonie (➤ 2.8.6)	multifaktoriell bedingt. Risikofaktoren sind Adipositas, Fehlernährung, Stress, genetische Veranlagung	internistische Therapie und psychotherapeutische Entspannungsverfahren, Verhaltenstherapie
Adipositas (Fettsucht) ➤ 2.5.14)	neben somatischen Ursachen und genetischen Faktoren ist z. B. falsch gelerntes Essverhalten von Bedeutung, es besteht auch ein Zusammenhang zum sozialen Status	Gewichtsreduktion durch dauerhafte Kostumstellung, Ernährungsberatung, körperliche Betätigung, Verhaltenstherapie, Selbsthilfegruppen, evtl. Gesprächstherapie
Schlafstörungen (➤ 3.9)	ursächlich können organische Ursachen (z. B. Schmerzen), äußere Faktoren (z. B. Lärm) oder innere Konflikte sein	möglichst Ursachenbeseitigung (z. B. Behandlung der organischen Krankheit), Änderung der Lebensgewohnheiten. Entspannungstechniken, z. B. autogenes Training oder progressive Muskelentspannung
somatoforme Störungen, funktionelle psychosomatische Störungen (➤ Text)	keine organischen Ursachen feststellbar, der Betroffene ist jedoch davon überzeugt, an einer körperlichen Krankheit zu leiden, wobei alle Organsysteme betroffen sein können	Erreichen von Krankheitseinsicht, Ernstnehmen des Betroffenen mit seinen Beschwerden, jedoch immer auf die psychische Ursache der Beschwerden hinweisen, Psychotherapie

Essstörungen

Zu den Essstörungen gehören die **Anorexia nervosa** (*Magersucht*) und die **Bulimia nervosa** (*Ess-Brechsucht*), die vor allem bei jungen Mädchen und Frauen vorkommen, sowie die mehr das mittlere und höhere Alter betreffende **Adipositas** (*Fettsucht* ➤ 2.5.14, *Ernährung bei Adipositas* ➤ 5.4.4).

Adipositas

Pflege bei Adipositas ➤ 2.5.14

Die Ursachen der **Adipositas** sind komplex, genetische Faktoren und Übergewicht in der frühen Kindheit spielen neben alltäglichen Ernährungsgewohnheiten eine wichtige Rolle. Es konnte nachgewiesen werden, dass Menschen mit Adipositas bei hochkalorischer Nahrung stärker zunehmen als Normalgewichtige. Auch die Zusammensetzung der Nahrung beeinflusst das Körpergewicht, ungünstig ist ein hoher Anteil an Fetten.

Bei stark übergewichtigen Menschen finden sich oft Störungen im Appetitempfinden und in der Steuerung der Nahrungsaufnahme. So kann praktisch immer Appetit vorhanden sein, somit wird dauernd gegessen. Oder in anderen Fällen entwickelt der Betroffene kaum Appetit, kann aber nicht bremsen, sobald er mit dem Essen begonnen hat. Es tritt kein Sättigungsgefühl ein. Manche Menschen essen anfallsartig „wie im Rausch" riesige Mengen, wofür der Begriff **„binge eating"** geprägt wurde.

Adipöse reagieren darüber hinaus auf Stress oft mit gesteigerter Nahrungsaufnahme, während Normalgewichtige unter Stress eher weniger essen. Da Enttäuschungen oder Misserfolge Stress erhöhen, wird im Volksmund oft von „Kummerspeck" gesprochen.

Im Klimakterium nimmt auf Grund der hormonellen Situation der Anteil an Fettgewebe im Körper zu, daher kann es zu Gewichtszunahmen kommen, wenn nicht eine Anpassung des Bewegungs- und Ernährungsverhaltens dem Prozess gegensteuert.

Adipositas führt zu großem Leidensdruck, die Betroffenen werden als willensschwach angesehen und oft verspottet, sodass sekundär auch psychische Auffälligkeiten entstehen können, die die Adipositas verstärken. Dazu gehören z. B. vermindertes Selbstwerterleben, sozialer Rückzug, Verzicht auf Teilnahme an Bewegungsangeboten wie Vereinssport.

Die Behandlung zielt sich auf die Reduktion des Körpergewichts durch Ernährungsumstellung **und** Steigerung der Bewegung. Vermehrte Bewegung erhöht nicht nur den Kalorienverbrauch, sondern reduziert auch den Appetit. Veränderungen im Serotoninstoffwechsel führen zu einer Verbesserung der Gesamtstimmungslage. Empfehlenswert sind Selbsthilfegruppen.

Die Behandlung der Adipositas erfordert viel Zeit, nur wenn überdauernde Verhaltensänderungen erzielt werden, kann ein anfänglicher Behandlungserfolg stabilisiert werden.

Somatoforme Schmerzstörung

> **DEFINITION**
> **Somatoforme Schmerzstörung**: Andauernder, schwerer und quälender Schmerz, der durch eine organische Ursache nicht vollständig erklärt werden kann und in Verbindung mit schwer wiegenden emotionalen Konflikten oder psychosozialen Belastungen auftritt.

Symptomatik

Gelegentlich kommt es zu schweren chronischen Schmerzen, ohne dass eine körperliche Ursache vorliegt. Bestehen starke Schmerzen über mind. 6 Monate in mehreren Körperteilen, die nicht durch körperliche Ursachen zu erklären sind, spricht man von einer **somatoformen Schmerzstörung**.

Psychogene Schmerzen können jeden Körperteil und jedes Organ betreffen. Es gibt aber einige charakteristische Hinweise, die auf eine psychische Ursache schließen lassen:

- Schmerzlokalisation wird diffus, vage und wechselnd angegeben.
- Schmerzen sind immer gleich und dauernd vorhanden.
- Betroffener schildert seine Schmerzen übertrieben dramatisch und theatralisch.
- Schmerz ist stark abhängig von Zuwendung und Abwendung.
- Reaktion des Schmerzes auf bestimmte Medikamente ist nicht nachvollziehbar und passt nicht zu den erwartbaren pharmakologischen Wirkungen.

Die Schmerzen breiten sich im Lauf der Erkrankung aus. Typisch ist, dass die Schmerzen keiner bekannten Erkrankung oder anatomischen Struktur zugeordnet werden können. Meist liegt der Schmerzbeginn vor dem 35. Lebensjahr und nach einem stark belastenden Lebensereignis. Die Schmerzen werden als „schrecklich" oder „unerträglich" beschrieben.

Vielfach haben die depressiv wirkenden Betroffenen zahlreiche unangenehme Untersuchungen, vergebliche Behandlungsversuche und Arztwechsel („Koryphäenkiller-Syndrom") hinter sich. Sie benötigen in der Regel sehr viel persönliche Hilfe und Unterstützung.

Umgang mit Betroffenen

- Die Betroffenen haben oft eine lang dauernde Diagnostik und viele Arztbesuche absolviert. Sie kennen alle möglichen Diagnosen, reden im „Fachjargon" und verunsichern durch forderndes Auftreten.
- Die Betroffenen fordern oft vehement Medikamente: „Ich halte es nicht mehr aus". Hinter dem fordernden Verhalten steckt Angst, die den Schmerz verstärkt. Deshalb beruhigend auf den Betroffenen einwirken.
- Pflegende vermeiden, auf die Betroffenen ärgerlich und angespannt zu reagieren, da dies deren Wut verstärkt. Wut (wie auch Angst) vermehrt den Schmerz.
- Menschen, die unter Schmerzen leiden, sprechen gern über ihren Schmerz, verstummen jedoch sofort, wenn psychische Gründe angesprochen werden. Die Pflegenden achten darauf, den Betroffenen nicht zu bedrängen. Zudem sollten

keine langen Gespräche über den Schmerz geführt werden, da Zuwendung die Symptomatik verstärkt.

Behandlung

Die Behandlung psychogen bedingter Schmerzzustände ist schwierig. Nach einer Theorie sind somatoforme Schmerzstörungen Folge gestörter zentraler Schmerzverarbeitungsprozesse. Ursache könnten traumatische Kindheitserlebnisse in einer Zeit sein, in der die Stressverarbeitung noch nicht ausgereift war. Entsprechend bilden Psychoeduktion, Ursachenforschung und Stressbewältigungsprogramme mit verschiedenen Formen des Entspannungstrainings Schwerpunkte im multidisziplinären Behandlungsansatz. Wenn eine depressive Komponente vorliegt, kann zusätzlich eine Therapie mit Antidepressiva erfolgen. Sonst sollte weitgehend auf Medikamente verzichtet werden, vor allem auf Schmerzmittel und Beruhigungsmittel (Benzodiazepine), um nicht nachfolgend eine Medikamentenabhängigkeit (➤ 3.7) auszulösen. Verhaltenstherapeutische Maßnahmen zielen darauf ab, das Schmerzgedächtnis zu verändern. Wesentlich erscheint dabei eine genaue Schmerzerfassung, Entspannungstraining, der Aufbau alternativen Verhaltens, Genusstraining und eine veränderte Kommunikation mit dem Betroffenen (nicht nur über die Schmerzen reden, sondern auch über andere Themen).

> Der **psychogene Schmerz** ist eine seltene Ausschlussdiagnose. Weit häufiger kommt es zu **reaktiven psychischen Störungen** bei Menschen mit unzureichend behandelten organischen Schmerzen.

3.9 Schlafstörungen

DEFINITION

Schlaf: Regelmäßig wiederkehrender, physiologischer Erholungszustand mit vermindertem Bewusstsein. Eine gewisse Bereitschaft der Wahrnehmung von Umweltreizen bleibt erhalten, Aufwachen ist immer möglich. Als Aufbau- und Erholungsphase lebensnotwendig.

15–25 % der Bevölkerung klagen über Einschlafstörungen, Durchschlafstörungen und zu wenig Schlaf. Bei den akuten **Schlafstörungen** überwiegt die Einschlafstörung, bei den chronischen Schlafstörungen die Durchschlafstörungen. Etwa 25–35 % der über 65jährigen sind mit ihrem Schlaf unzufrieden. [46]

- **Einschlafstörungen** führen zu einer Verkürzung der Gesamtschlafzeit. Oft sind es quälende Gedanken, die den Betroffenen durch den Kopf gehen und sie nicht zur Ruhe kommen lassen. Morgens fühlen sich diese Menschen schlapp und müde.
- Menschen mit **Durchschlafstörungen** können zwar einschlafen, wachen aber in der Nacht öfter auf und liegen wach, was ebenfalls zum Schlafdefizit führt.

Es gibt keine Faustregel dafür, wie viel Schlaf der Mensch braucht, um sich morgens erholt und leistungsfähig zu fühlen. Das **Schlafbedürfnis** ist individuell sehr verschieden und außerdem abhängig vom Lebensalter, der aktuellen Beanspruchung und der Einstellung zum Schlaf. Das Bedürfnis, zu schlafen oder zu ruhen, tritt nicht nur nachts auf, sondern auch tagsüber in kürzeren Abständen. Eine verstärkte Müdigkeit tagsüber findet sich oft gegen 9–10 Uhr früh, um die Mittagszeit gegen 13–15 Uhr (*Mittagstief*) und gegen 17–19 Uhr.

Schlafphysiologie

In einer Nacht werden ca. 4–5 **Schlafzyklen** durchlaufen, in denen sich Tiefschlafphasen und Flachschlafphasen abwechseln:
- **Phase 1**; **Einschlafphase**. Dämmerzustand zwischen Wachsein und leichtem Schlaf. Kennzeichnend sind langsame, rollende Augenbewegungen.
- **Phase 2**; **leichter Schlaf**. Das Bewusstsein ist verringert, die Augen bewegen sich nicht.
- **Phase 3**; **beginnender Tiefschlaf**. Etwa eine halbe Std. nach dem Einschlafen wird der Schlaf tiefer. Die Körperfunktionen sind verlangsamt und der Schlafende ist durch äußere Reize nur schwer erweckbar.
- **Phase 4**; **Tiefschlaf**. Der Schlaf hat seine tiefste Phase erreicht. Der Mensch schläft „wie ein Stein".
- **Phase 5**; **REM-Schlaf**. Zwischen den Tiefschlafphasen liegen Perioden des REM-Schlafes. Dieser ähnelt dem Leichtschlaf, ist aber durch schnelle Augenbewegungen (engl.: r*apid* e*ye* m*ovement*) unter den geschlossenen Lidern gekennzeichnet. In dieser Phase träumt der Schläfer häufig und ist schwer erweckbar. Der Muskeltonus ist stark erniedrigt.

Die Phasen 1–4 werden auch als **Non-REM-Schlaf** bezeichnet.

Mit dem Ende der Phase 5 nach etwa 1,5 Std. ist der erste **Schlafzyklus** einer Nacht abgeschlossen. 4–5 solcher Schlafzyklen können in einer Nacht durchlaufen werden, ehe es nach 6–8 Std. zum Spontanerwachen kommt. Entscheidend für den

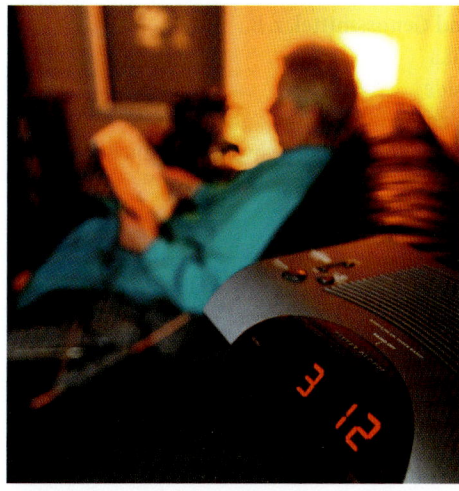

Abb. 3.29 Menschen mit Durchschlafstörungen können zwar einschlafen, wachen jedoch in der Nacht öfter auf und liegen wach. [J787]

Erholungswert des Schlafs ist weniger die Dauer, sondern vielmehr der ungestörte Wechsel zwischen REM- und Non-REM-Phasen.

Altersphysiologische Veränderungen

Die mittlere Schlafdauer beträgt nach Abschluss der Pubertät bis etwa zum 60. Lebensjahr konstant 7–9 Std. Ab dem 60.–70. Lebensjahr sinkt sie. Der Anteil an Tiefschlafphasen (Non-REM-Schlaf) nimmt ab. Es kommt zu einem mehrfachen Wechsel von Schlaf und Wachsein in der Nacht, und die Betroffenen sind leichter erweckbar.

Ursachen

Umgebung und Gewohnheiten, z. B.:
- störendes Licht oder Lärm
- zu warme Raumtemperatur
- zu frühes Zubettgehen, tagsüber zu viele „Nickerchen"
- Nichtbeachten von Gewohnheiten und Ritualen

Körperliche Störungen oder Erkrankungen, z. B.:
- nächtliches Wasserlassen
- zu hoher oder zu niedriger Blutdruck
- Schlaf-Apnoe-Syndrom (*kurze Phasen ohne Atemtätigkeit*), besonders bei Übergewicht
- Schmerzen
- neurologische Erkrankungen, z. B. Parkinson-Syndrom, Restless-leg-Syndrom (*unerträgliches Kribbeln und Brennen in den Beinen nach dem Hinlegen*)

Psychische Ursachen, z. B.:
- Erlebnisse des vergangenen Tages oder bevorstehende Ereignisse
- Ängste, auch die Angst vor dem Tod, die Angst, nicht mehr aufzuwachen. Schlafen bedeutet für den alten Menschen auch „das Leben loslassen"
- Depressionen
- Verwirrtheitszustände
- Demenz

Medikamente und Genussmittel, z. B.:
- Psychopharmaka
- Digitalisglykoside
- Schlafmittelentzug
- Kaffee, schwarzer Tee, Alkohol, schwer verdauliche Speisen

> Alkohol macht müde, fördert aber keineswegs den gesunden Schlaf. Die erholsamen Schlafphasen sind unter Alkoholeinfluss wesentlich kürzer. Außerdem begünstigt Alkohol das Schnarchen und eine Schlafapnoe.

VORSICHT
Fernsehen am Abend kann zu Gereiztheit sowie Nervosität führen und Einschlafstörungen begünstigen. Trotzdem bleiben viele Menschen abends aus Gewohnheit vor dem Fernseher sitzen, selbst wenn sie wegen Müdigkeit und Konzentrationsstörungen den Sendungen nicht mehr folgen können.

Behandlung

Es gibt viele Möglichkeiten, das Ein- oder Durchschlafen zu fördern, die nicht die Nachteile der Schlaftablette mit sich bringen (➤ Tab. 3.11). Zunächst wird die Voraussetzung für einen

Tab. 3.11 Für viele Schlafprobleme lassen sich mit oft geringem Aufwand geeignete Lösungen finden.

schlafbeeinflussende Faktoren	mögliche Lösungen
Umgebungsfaktoren	
ungewohntes Bett	persönliche Dinge, z. B. Kopfkissen, mitbringen lassen
ungewohnte Lage	„Wie man sich bettet, so liegt man", diese alte Volksweisheit weist auf die Notwendigkeit einer bequemen Schlaflage hin
Mehrbettzimmer	für ruhige Atmosphäre sorgen, Verhaltensregeln festlegen, z. B. Fernseh- und Besuchszeiten
nächtlicher Kontrollgang des Pflegepersonals	Nachtruhe einhalten; leise arbeiten; auf leisen Sohlen gehen (keine Clogs); Kontrollgänge auf ein Minimum reduzieren
Licht	Zimmer abdunkeln; Nachtbeleuchtung einschalten; Schlafbrille anbieten
krankheitsbedingte Faktoren	
Schmerzen	nach Arztanordnung Schmerz- und Beruhigungsmittel kombinieren; entsprechend lagern, z. B. bei Magen- und Darmbeschwerden Knierolle zur Entlastung der Bauchdecke
nächtliches Wasserlassen	Klingel bzw. Rufanlage in Reichweite, Urinflasche oder Nachtstuhl bereitstellen; vor der Nachtruhe zum Wasserlassen auffordern; Diuretika nach Möglichkeit nicht abends verabreichen
Bewegungseinschränkung durch Verbände, Infusionsleitungen, Sonden, Extensionen	bequeme Lagerung ermöglichen; Infusionsleitungen verlängern bzw. gut sichern
physiologische Faktoren	
Mangel an körperlicher Bewegung	Beschäftigungen am Tag anbieten, je nach Krankheitsbild körperliche Betätigung anbieten
Störungen des Schlaf-Wach-Rhythmus	Schlafverhalten beobachten; tagsüber Ruhezeiten vermeiden; Tagesablauf möglichst nahe am Gewohnten orientieren; bei Menschen mit eingeschränkter Wahrnehmung bewusst auf Tageszeit hinweisen
nächtliches Hungergefühl durch ungewohnt frühes Abendessen	Spätmahlzeit anbieten; Joghurt, Zwieback oder Apfel auf den Nachttisch legen

Tab. 3.11 Für viele Schlafprobleme lassen sich mit oft geringem Aufwand geeignete Lösungen finden. (Forts.)

schlafbeeinflussende Faktoren	mögliche Lösungen
psychische Faktoren	
Angst vor Untersuchungen und Eingriffen, Zukunftsängste, Depression	Gespräche anbieten Entspannungstechniken vermitteln

gesunden und erholsamen Schlaf geschaffen, also **Schlafhygiene** betrieben.

Es gibt eine Reihe **physikalischer Maßnahmen**, die beruhigend und schlaffördernd wirken:

- **Warme Vollbäder.** Ein Wannenbad bei ca. 37–38 °C unmittelbar vor dem Schlafengehen entspannt. Unterstützend wirken Zusätze, wie Kamille, Lavendel, Baldrian, Melisse oder Lindenblüten.
- **Kalte Armbäder** über 10–30 Sek. beruhigen Herz und Kreislauf.
- **Kaltes Abwaschen der Beine.** Einen Waschlappen in kaltes Wasser tauchen und vom Außenknöchel des Fußes aufwärts bis zur Hüfte und an der Beininnenseite zurück abwärts streichen. Dasselbe an der Beinrückseite – außen hoch, innen abwärts und abschließend die Fußsohle, am anderen Bein auf dieselbe Weise verfahren. Bei mobilen Menschen können die Beine auch abgeduscht werden. Bei Kältegefühl oder Frösteln sollten diese Verfahren nicht angewendet werden.
- **Feucht-heiße Bauchkompresse.**
- **Wechselfußbad.**

Auf die meisten Menschen wirkt es beruhigend, im Bett schluckweise ein **warmes Getränk** zu sich zu nehmen. Manche Menschen wenden das eine oder andere Hausmittel regelmäßig an. In ungewohnter Umgebung trauen sie sich oftmals nicht, ihre Vorlieben zu äußern und nehmen lieber das ihnen angebotene Medikament.

Unter den Teesorten gibt es einige mit beruhigender und ausgleichender Wirkung, z. B. Baldrian, Orangenblüten, Hopfen, Johanniskraut, Lavendel, Melisse und Weißdorn. Diese Heilkräuter enthalten Wirkstoffe und sollten wie Medikamente kritisch angewendet und dosiert werden.

Pflege

- Tagsüber für ausreichend Bewegung sorgen und „Nickerchen" vermeiden.
- Die Abendmahlzeit sollte leicht verdaulich sein und nicht zu spät eingenommen werden.
- Nicht zu früh ins Bett gehen lassen, z. B. nicht vor 22 Uhr.
- Nach 24 Uhr keine Bedarfsarznei mehr geben. Es entsteht ein Schlafüberhang und der Betroffene ist am nächsten Morgen noch müde.
- Vor dem Schlafengehen ein eventuell bestehendes Einschlafritual erfragen und anwenden, z. B. Zimmerlüften, Umziehen, Zähne putzen, Toilettengang.
- Der Betroffene sollte sich möglichst nur zum Schlafen in das Bett legen, nicht zum Lesen oder Radio hören – jedoch auch hierbei Einschlafrituale berücksichtigen („ohne Krimi geht die Mimi nie ins Bett").
- Bei stark gegensätzlichen Schlafgewohnheiten der Bewohner eines Zimmers, z. B. Schlafen bei geschlossenem bzw. offenem Fenster, langfristig passendere Zimmerpartner suchen.
- Notwendige Kontrollgänge und Verrichtungen nachts möglichst leise und ruhig durchführen.

3.10 Suizid

DEFINITION

Suizid (*Freitod*): Absichtliche Selbsttötung. Häufigkeit in der Gesamtbevölkerung etwa 15:100.000 Einwohner. Damit eine der häufigsten Todesursachen. Bei Jugendlichen sogar die häufigste Todesursache überhaupt. Noch viel höher ist die Zahl der **Suizidversuche**. Auf einen vollendeten Suizid kommen schätzungsweise hundert Suizidversuche. Im Alter kommt es zu einem Ansteigen der Suizidalität, wobei Männer häufiger betroffen sind als Frauen und der appellative Suizidversuch abnimmt. International gibt es deutlich Unterschiede. [47]

Männer entscheiden sich meist für die **härteren** Tötungsmethoden wie Erhängen, Erschießen und Sturz aus großer Höhe bzw. vor ein Fahrzeug, während Frauen – mit einer vergleichsweise deutlich höheren Rate an Suizidversuchen – die **weicheren** Methoden wie Medikamenteneinnahme wählen.

In höherem Alter werden Suizide konsequenter und mit härteren Methoden ausgeführt.

Suizid entsteht v. a. aus sozialer und seelischer Not, tiefer Verzweiflung, Krisen und Notlagen. Die Hälfte der betroffenen Personen leidet an Depressionen.

> Mehr als die Hälfte aller gelungenen Suizide wird von psychisch Kranken verübt. [47]

Einige Suizide sind echte **Bilanzsuizide**, bei denen ein psychisch Gesunder nach langem Nachdenken seine „Rechnung" mit dem Leben macht, also Bilanz zieht und sich dann das Leben nimmt.

Viel öfter sind Suizidhandlungen **Kurzschlussreaktionen** beim Auftreten von Lebensschwierigkeiten. Der Betroffene sieht keinen anderen Ausweg, als „Schluss zu machen". Meist liegen zwischen dem Entschluss zur Selbsttötung und der Ausführung nur wenige Std., und der direkte „Auslöser" wirkt auf andere oft unbedeutend (z. B. ein Streit oder eine Kränkung); er war wirklich mehr Auslöser als Ursache: der berühmte Tropfen, der das fast volle Fass zum Überlaufen gebracht hat.

Manchmal hat man den Eindruck, der Betroffene habe es mit seinem Suizidversuch gar nicht wirklich „ernst gemeint", weil er so demonstrativ wirkt oder weil die gewählten Mittel auffallend ungeeignet waren. Beispiel: Jemand trinkt einige Gläser Sekt, nimmt fünf Tabletten Aspirin® ein und ruft sofort danach seinen Sohn an, um sich von ihm zu verabschieden. Trotzdem darf das Ereignis nicht verharmlost werden, sondern muss zumindest als dringender Ruf nach Hilfe verstanden werden. Auch das Bedürfnis nach Ruhe kann zum Suizidversuch – meist mit Schlaftabletten – führen.

> Jeder Suizidversuch muss ernst genommen werden, ebenso jede Ankündigung eines Suizids.

Oft geht einem Selbsttötungsversuch bei nicht psychotischen Menschen ein **präsuizidales Syndrom** voran. Die Betroffenen fühlen sich einsam und ziehen sich von ihrer Umwelt zurück. Sie entwickeln Aggressionen gegen ihre Mitmenschen, denen sie aber keinen Ausdruck verleihen. Schließlich wenden sie ihre aggressiven Gefühle gegen sich selbst. In der Phantasie beschäftigen sie sich mit dem Suizid und mit den Folgen für ihre Angehörigen.

Nach einem **Suizidversuch** werden die meisten Betroffenen zunächst in somatischen Abteilungen behandelt, bis sicher ist, dass keine lebensgefährlichen Organkomplikationen mehr drohen. Die Maßnahmen entsprechen den gewählten Mitteln: Bei Vergiftungen ist oft eine Magenspülung oder medikamentöse Entgiftung notwendig, eventuell auch eine Beatmung. Stich- oder Schusswunden müssen chirurgisch versorgt werden. Zur Abschätzung, ob weiterhin ein Suizidrisiko besteht, wird ein Psychiater zugezogen. Eventuell erfolgt die Verlegung in die Psychiatrie.

Behandlung

Wesentlich für die Prävention von Suiziden ist das frühzeitige Erkennen. Insofern sollte bei bestehender Depressivität oder auch bei Krisen die Frage nach dem Wunsch, sich das Leben zu nehmen, nicht ausgeschlossen werden. Die Angst, jemanden dadurch erst auf den Gedanken zu bringen, ist unbegründet, jedoch kann dadurch über das Problem auch offen und enttabuisiert gesprochen werden. Wurden bereits Vorbereitungen für den Suizid getroffen (z. B. Medikamente sammeln) oder gab es schon einmal einen Suizidversuch, erhöht sich das Risiko. Kritisch ist auch die plötzliche Positivierung der Stimmung bei einem Menschen mit Depression zu sehen, wenn er meint, „nun eine Lösung gefunden zu haben".

Bei psychotischen Erkrankungen erfolgt zunächst die Behandlung der Grundkrankheit. Der Versuch, in der psychotischen Krise auch Lebensprobleme zu bearbeiten, darf nur mit äußerster Vorsicht durchgeführt werden. Die Betroffenen haben durch die Erkrankung keine ausreichenden Verarbeitungsmöglichkeiten.

Bei nicht psychotischen Menschen erfolgt eine **akute Krisenintervention**. Sie beginnt mit dem Beziehungsaufbau zum Betroffenen, durch den seine Einsamkeit und Isolation durchbrochen wird. Oft baut der Betroffene nach einem Suizidversuch schnell eine Fassade auf, hinter der er seine Probleme vor sich und den anderen verbirgt. Dadurch wird es aber unmöglich, langfristige Lösungen zu suchen. Daher sollte die Krise nicht abgeschwächt („Wie gut, dass Sie jetzt alles anders sehen", „Sehen Sie, eigentlich haben Sie doch alles im Griff"), sondern mit dem Betroffenen ausgehalten werden. Entsprechend der Sicht, dass die akute Krise nur Auslöser, nicht aber eigentlicher Grund war, müssen mit Betroffenen nach einem Suizidversuch nicht nur die akute Krise, sondern vor allem deren Hintergrund, die lang andauernden chronischen Probleme, bearbeitet werden. Manchmal muss der Betroffene seine Lebensgestaltung tief greifend ändern, und meist benötigt er auch sozialpsychiatrische Hilfe.

Pflege

Zunächst ist es wichtig, Menschen zu erkennen, die evtl. **suizidgefährdet** sind. Besonders gefährdet sind:
- akut depressiv Erkrankte, v. a. in den ersten 3–4 Wochen nach Behandlungsbeginn mit Antidepressiva; der Antrieb, auch der Antrieb zur Selbsttötung, wird durch Medikamente schneller gesteigert, als die Stimmung sich aufhellt
- Menschen mit akustischen Halluzinationen, z. B. Stimmen, die den Suizid befehlen
- Menschen, die einen schweren Verlust (z. B. des Ehepartners) erlitten haben
- Menschen, die eine extreme Veränderung ihrer Lebenssituation verkraften müssen, z. B. Einweisung in eine Pflegeeinrichtung
- Menschen in biologischen Krisen wie Alter, Klimakterium, Pubertät
- Menschen mit schweren körperlichen Erkrankungen

> **VORSICHT**
> Warnsignale für einen drohenden Suizid:
> - frühere Suizide, Suizide in der Familie
> - Antriebssteigerung durch Medikamente bei weiter bestehender depressiver Verstimmung
> - plötzliche, unerklärliche Ruhe und Freude (*Erleichterung durch den Entschluss, die präsuizidale Aufhellung*)
> - Schreiben eines Testamentes
> - Verschenken von Sachen
> - Sammeln von Medikamenten
> - heftige Schuldvorwürfe oder Schuldwahn
> - Aussagen über Sinnlosigkeit des Lebens
> - Reden über Suizid, besonders bei Angabe konkreter Vorstellungen und Pläne
> - Bericht über drängende Impulse, sich umzubringen
> - Angabe von imperativen Stimmen, die den Suizid befehlen

Jede Beobachtung, die auf akute Suizidgefahr hinweist, muss an das Team und an den behandelnden Arzt weitergegeben werden.

Außerdem spricht man den Betroffenen auf Suizidalität an. Das kann indirekt geschehen: „Was meinen Sie damit, dass das ganze Leben sinnlos sei?", „Warum verschenken Sie Ihre Bücher?", aber auch direkt: „Denken Sie daran, sich zu töten?", „Planen Sie einen Suizid?". Viele Pflegende haben Angst, die Betreffenden so erst auf Selbsttötungsideen zu bringen. Das ist falsch. Das Gegenteil ist vielmehr richtig: Das Gespräch über

3.10 Suizid

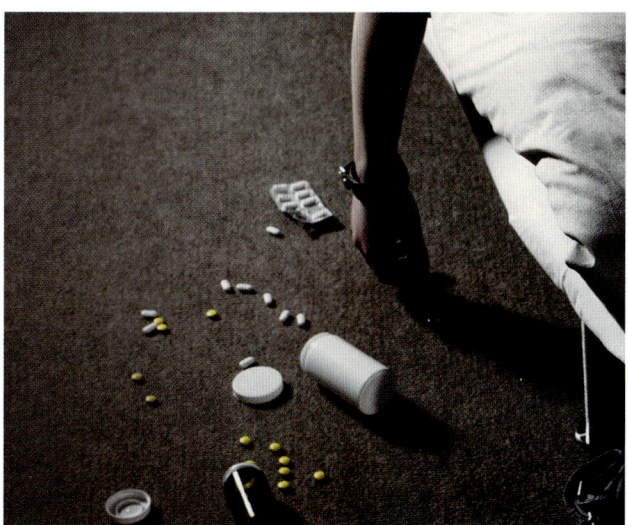

Abb. 3.30 Etwa zwei Drittel aller Suizidversuche werden mit Tabletten verübt. [J787]

Todeswünsche und -gedanken entlastet. Es befreit den Betroffenen aus seiner Isolation, er wird wieder beziehungsfähig.

Verneint der Betroffene Suizidalität, kann man ihn zusätzlich fragen, wofür es sich seiner Ansicht nach lohne zu leben oder auf was er denn trotz seiner Krankheit hoffe. Je konkreter die Antwort ist, desto eher kann man sich auf sie verlassen.

Vielfach schützt es vor einem Suizid, Absprachen über einen konkreten Zeitraum zu treffen. Der Betroffene verspricht, sich in dieser Zeit nichts anzutun und drängende Impulse oder Pläne mitzuteilen. Allerdings ist nicht jeder Betroffene ausreichend absprachefähig. Evtl. ist er infolge seiner Krankheit nicht frei in seiner Entscheidung, etwa, wenn er imperative Stimmen hört.

Sind die Betroffenen akut suizidal bedroht oder nicht absprachefähig, muss das Team die Sicherheit schaffen, für die die Betroffenen selbst im Moment nicht sorgen können. Hierzu gehören z. B. die Unterbringung in einer geschlossenen Einrichtung, die Kontrolle bezüglich gefährlicher Gegenstände sowie eine engmaschige Überwachung oder 1:1-Betreuung. Die Überwachung der Gefährdeten darf jedoch nicht in einer Weise geschehen, die kränkend oder verletzend wirkt. Sie ist Mittel zum Zweck, nicht Selbstzweck. Zudem ist eine alleinige Überwachung ohne weitere Maßnahmen meist erfolglos.

Im Gespräch machen die Pflegenden dem Suizidgefährdeten keine Vorwürfe, wie etwa: „Sie können Ihre Kinder doch nicht allein zurücklassen". Ebenso falsch ist es, die Suizidalität zu verharmlosen: „So schlimm, wie Sie im Moment denken, ist es nicht. Es wird schon wieder werden". Damit nähme man die Verzweiflung des Betroffenen nicht ernst und ließe ihn allein.

Für den Schritt weg vom Suizid ist es notwendig, dass der zum Tode entschlossene Mensch wieder in Beziehung mit anderen tritt.

Umgang mit Selbsttötungen in Einrichtungen

> Der Behandlung suizidaler Menschen sind aber – wie bei jeder psychiatrischen Behandlung – Grenzen gesetzt. Nicht jeder Suizid lässt sich verhindern. Nach einem gelungenen Suizid braucht das Team Zeit und Raum für Gespräche, in dem es sich mit Trauer, Angst und Schuldgefühlen auseinander setzen kann. Auch Supervision kann hier eingesetzt werden.

Von einem Suizid geht eine gefährliche Faszination aus, die aufgefangen werden muss. Aufgrund gehäufter Suizide nach Fernsehfilmen, die sich mit Suizidalität auseinander setzen, und durch Beobachtungen in psychiatrischen Kliniken ist bekannt, dass Suizide zur Nachahmung anregen. Daher sollte das Team einen Suizid mit den übrigen Bewohnern offen besprechen, damit diese ihrer Angst, Unsicherheit und Betroffenheit gegenüber dem Personal Ausdruck verleihen können. Umgekehrt erleben die Mitbewohner, dass auch das Team über Schwächen und mögliches Scheitern reden kann. Hilflose Ablenkungsversuche sind nutzlos. Ein Suizid lässt sich nicht verheimlichen. Durch Zeitungen, Gerüchte oder Angehörige werden die Bewohner praktisch immer vom Tod ihres Mitbewohners erfahren.

Literaturnachweis

1. Böhmer, F.; Füsgen, I.: Geriatrie. Der ältere Patient mit seinen Besonderheiten. UTB für Wissenschaft, Stuttgart, 2008.
2. Oswald, W. D.; Lehr, U.; Sieber, C.; Kornhuber, J. (Hrsg.): Gerontologie. Medizinische, psychologische und sozialwissenschaftliche Grundbegriffe. Kohlhammer Verlag, Stuttgart, 2006.
3. Bundesministerium für Gesundheit und Frauen (Hrsg.): Gesundheitsbericht Österreich. Gesundheit Österreich GmbH, Wien, 2004.
4. Gatterer, G.: Multiprofessionelle Altenbetreuung. Springer Verlag, Wien, 2007.
5. Böhmer, F.; Rhomberg, H. P.; Weber, E. (Hrsg.) Grundlagen der Geriatrie. Verlagshaus der Ärzte, Wien, 2002.
6. Sommeregger, U.: Geriatrisches Assessment. In: Gatterer, G. (Hrsg.) Multiprofessionelle Altenbetreuung. Springer Verlag, Heidelberg, 2007.
7. Lehr, U.: Psychologie des Alterns. Quelle & Meyer, Wiebelsheim, 2007.
8. Kruse, A.: Alterspolitik und Gesundheit. Bundesgesundheitsblatt, 49, 2006, S. 513–522.
9. Oswald, W. D., Gatterer, G., Fleischmann, U. M.: Gerontopsychologie. Springer Verlag, Wien, 2008.
10. Förstl, H. (Hrsg.): Lehrbuch der Gerontopsychiatrie und -psychotherapie. Grundlagen – Klinik – Therapie. Thieme Verlag, Stuttgart, 2003.
11. Gatterer, G.: Was ist schon normal. Pflegenetz, 2010. www.pflegenetz.at/index.php?id=82&;tx_ttnews%5Btt_news%5D=391&cHash=b8f0b8fc1786f43289e8effb6520fb1b (letzter Zugriff am 6.12.2011).
12. Kruse, G. et al.: Alkoholabhängigkeit erkennen und behandeln. Mit literarischen Beispielen. Psychiatrie-Verlag, Bonn, 2001.

13. Thomae, H.: Das Individuum und seine Welt. Eine Persönlichkeitstheorie. Hogrefe Verlag, Göttingen, 1996.
14. Kruse, A.: Der Beitrag der Erwachsenenbildung zur Kompetenzentwicklung im Alter. Zeitschrift für Erziehungswissenschaft, 4, 2001, S. 555–575.
15. Kruse, A.: Gesund altern. Stand der Prävention und Entwicklung ergänzender Präventionsstrategien. Nomos Verlag, Baden-Baden, 2002.
16. Kruse, A.: Biografische Aspekte des Alter(n)s: Lebensgeschichte und Diachronizität. In U. Staudinger & S.-H. Filipp (Hrsg.), Enzykopädie der Psychologie. Hogerfe Verlag, Göttingen, 2005.
17. Kruse, A., Gaber, E., Heuft, G., Oster, P., Re, S., Schulz-Nieswandt, F.: Gesundheit im Alter. Gesundheitsbericht für die Bundesrepublik Deutschland. Verlag Robert Koch-Institut, Berlin, 2005.
18. Freund, A.; Baltes, P. B.: Entwicklungsaufgaben als Organisationsstrukturen von Entwicklung und Entwicklungsoptimierung. In: Filipp, S. H.; Staudinger, U. (Hrsg.): Entwicklungspsychologie des mittleren und höheren Erwachsenenalters. Hogrefe Verlag, Göttingen, 2005.
19. Weltgesundheitsorganisation: Charta der Ersten Internationalen Konferenz zur Gesundheitsförderung in Ottawa. Genf: WHO Weltgesundheitsorganisation, 1986. www.agenda21-treffpunkt.de/lexikon/WHO.htm (Letzter Zugriff am 6.12.2011)
20. Gatterer, G.: Psychotherapie und klinisch-psychologische Maßnahmen im Alter. Zeitschrift für Gerontopsychologie und -psychiatrie. 21 (1), 2008, S. 21–32.
21. Weltgesundheitsorganisation: World Health Report 2001. www.who.int/whr/2001/en/ (Letzter Zugriff: 6.12.2011).
22. HEA 1999: http://ideas.repec.org/n/nep-hea/1999–06–08.html (Letzter Zugriff: 6.12.2011)
23. WHO-Europa: Psychische Gesundheit: Herausforderungen annehmen, Lösungen schaffen, 2006: www.euro.who.int/__data/assets/pdf_file/0009/96453/E87301G.pdf (Letzter Zugriff: 22.12.2011)
24. Aguilera, D. C.: Krisenintervention. Grundlagen, Methoden, Anwendung (Pflege). Huber Verlag, Bern, 2000.
25. Nationale Strategie Gesundheit: www.aphs.ch/d/infos/index.asp?page=Nationale+Strategie+Psychische+Gesundheit (Letzter Zugriff: 22.12.2011)
26. Oswald, W. D.; Kaiser, H. J.: „Gerontopsychologie." In: Oswald, W. D./Lehr, U./Sieber, C./Kornhuber, J. (Hrsg.): Gerontologie. Medizinische, psychologische und sozialwissenschaftliche Grundbegriffe. Kohlhammer Verlag, Stuttgart, 2006.
27. Wilson, R. S.; DeLeon, C. F. M.; Barnes, L. L.; Schneider, J. L.; Bienias, J. L.; Evans, D. A.; Bennett, D. A.: Participation in cognitively stimulating activities and risk of incident Alzheimer Disease. JAMA, 2002, 287:742–748.
28. Oswald, W. D.; Ackermann, A. (Hrsg.) SimA-P Kognitive Aktivierung für Bewohner von Alten- und Pflegeheimen. Sima-Akademie, Erlangen-Nürnberg, 2007.
29. Oswald, W. D.; Ackermann, A. (Hrsg.) Psychomotorische Aktivierung für Bewohner von Alten- und Pflegeheimen. Sima-Akademie, Erlangen-Nürnberg, 2007.
30. Oswald, W. D.; Hagen, B.; Rupprecht, R.; Gunzelmann, T.: Bedingungen der Erhaltung und Förderung von Selbständigkeit im höheren Lebensalter. (SIMA) Teil XVII: Zusammenfassende Darstellung der langfristigen Trainingseffekte. Zeitschrift für Gerontopsychologie und -psychiatrie, 15, 2002, 13–31.
31. ICD 10: www.dimdi.de/static/de/klassi/diagnosen/icd10/htmlgm2012/block-f00-f09.htm (Letzter Zugriff: 6.12.2011).
32. Gatterer, G.; Croy, A.: Leben mit Demenz. Springer Verlag, Wien, 2006.
33. Wiener Gebietskrankenkasse: Erster Österreichischer Demenzbericht 2009. http://www.wgkk.at/mediaDB/539709_Demenzbericht.pdf (Letzter Zugriff: 6.12.2011)
34. Deutsche Alzheimer-Gesellschaft: http://www.deutsche-alzheimer.de/index.php?id=7 (Letzter Zugriff: 6.12.2011).
35. Barnes, D. E.; Yaffe, K.: The projected effect of risk factor reduction on Alzheimer's disease prevalence. Lancet, Neurology, 2011, 10, S. 819–28.
36. Weyerer, S.; Mann, A. H.; Ames, D.: Prävalenz von Depression und Demenz bei Altenheimbewohnern in Mannheim und Camden (London). Gerontol Geriatr, 28(3), 1995, S. 169–178.
37. Bäuml, J.: Psychosen. Springer Verlag, Heidelberg, 2008.
38. Förstl, H.: Klinische Neuro-Psychiatrie. Thieme Verlag, Stuttgart, 2000.
39. Hahlweg, K.; Dose, M.: Schizophrenie. Hogrefe Verlag, Göttingen, 1998.
40. Hamm, A.: Spezifische Phobien. Hogrefe Verlag, Göttingen, 2006.
41. Schneider, S.; Margraf, J.: Agoraphobie und Panik. Hogrefe Verlag, Göttingen, 1998.
42. Zapotoczky, H. G.; Fischhof, P. K. (Hrsg.): Handbuch der Gerontopsychiatrie. Springer Verlag, Wien, 1996.
43. Grunst, St.; Sure, U.: Pflege konkret – Neurologie Psychiatrie. Elsevier Verlag, München, 2006.
44. Deutsche Hauptstelle für Suchtfragen e. V.: www.dhs.de/datenfakten/alkohol.html (Letzter Zugriff am: 4.12.2011)
45. Adler, G.; Gutzmann, H.; Haupt, M.; Kortus, R.; Wolter, D. K.: Seelische Gesundheit und Lebensqualität im Alter: Depression – Demenz – Versorgung. Kohlhammer Verlag, Stuttgart, 2009.
46. Riemann, D.; Dressing, H.: „Schlafstörungen." In: Förstl, H. (Hrsg.): Lehrbuch der Gerontopsychiatrie und -psychotherapie. Grundlagen – Klinik – Therapie. Thieme Verlag, Stuttgart, 2003.
47. Haring, C. et al.: Suizidprävention Austria. BMG, 2011.

Wiederholungsfragen

1. Was ist Altern als multifaktorielles Geschehen? (➤ 3.1.1)
2. Welche Faktoren können zur Entstehung psychischer Erkrankungen beitragen? (➤ 3.1.4)
3. Nennen Sie Therapieformen psychischer Erkrankungen. (➤ 3.1.5)
4. Im Alter gibt es neben den Wahnformen der „echten" psychiatrischen Erkrankungen einige typische Wahnformen, die organische Ursachen haben. Nennen Sie vier Beispiele. (➤ 3.1.2)
5. Welche Hirnleistungen lassen im Alter früher und welche später nach? (➤ 3.1.3)
6. Welche Formen von Bewusstseinsstörungen kennen Sie? (➤ 3.2.1)
7. Nennen Sie die Unterschiede der formalen und inhaltlichen Denkstörungen. (➤ 3.2.1)
8. Beschreiben Sie den typischen Verlauf einer Alzheimer-Demenz. (➤ 3.3.1)
9. Grenzen Sie eine Demenz von einer Pseudodemenz bei Depressionen ab. (➤ 3.3.1)
10. Welche Ursachen liegen einer Multiinfarkt-Demenz zugrunde? (➤ 3.3.1)
11. Wie können Sie als Pflegende den Demenzkranken sinnvoll unterstützen? (➤ 3.3.1)
12. Nennen Sie die typischen Symptome einer Depression. (➤ 3.3.2)
13. Welche Symptome sind typisch für eine Altersdepression? (➤ 3.3.2)
14. Wie werden Depressionen behandelt? (➤ 3.3.2)
15. Was ist die größte Gefahr bei der Betreuung von Depressionskranken, v. a. in den ersten Wochen nach Beginn der medikamentösen Therapie? (➤ 3.3.2)
16. Nennen Sie körperliche Ursachen für Angstzustände. (➤ 3.4)
17. Was unterscheidet die normale Angst, z. B. vor einer Prüfung, von der pathologischen Angst eines Angstkranken? (➤ 3.4)
18. Wie werden Angststörungen behandelt? (➤ 3.4)
19. Wie definieren Sie eine Persönlichkeitsstörung in Abgrenzung zu „normalen" Personen? Gehen Sie am Beispiel der zwanghaften Persönlichkeitsstörung auf die Probleme in der Pflege ein. (➤ 3.6)
20. Definieren Sie bitte den Begriff „Sucht". (➤ 3.7)
21. Über welche drei Stadien entwickelt sich eine Sucht? (➤ 3.7)
22. Welche Symptome deuten auf eine Alkoholkrankheit hin? (➤ 3.7)
23. Bei akutem Entzug der Droge Alkohol entsteht häufig ein Alkoholentzugsdelir. Beschreiben Sie bitte Symptome und Therapie. (➤ 3.7)
24. Was beachten Sie im Umgang mit Alkoholkranken? (➤ 3.7)
25. Was sind psychosomatische Störungen? (➤ 3.8)
26. Welche beiden Formen der Schlafstörungen kennen Sie? (➤ 3.9)
27. Welche Ursachen können für Schlafstörungen verantwortlich sein? (➤ 3.9)
28. Mit welchen einfachen Mitteln können Sie als Pflegende Schlafstörungen vermeiden oder behandeln? (➤ 3.9)
29. Welche Personen sind besonders gefährdet für einen Suizid? (➤ 3.10)
30. Bei welchen Äußerungen oder Handlungen eines Erkrankten werden Sie hellhörig und denken an die akute Gefahr eines Suizids? (➤ 3.10)

KAPITEL 4

Infektion und Hygiene

4.1	Medizinische Mikrobiologie	511	4.4	Hygienisch handeln	540
4.1.1	Mensch und Mikroben	511	4.4.1	Rechtliche und organisatorische Voraussetzungen	541
4.1.2	Bedrohlichkeit von Mikroorganismen	513	4.4.2	Mitarbeiterschutz	542
4.1.3	Bakterien	514	4.4.3	Personalhygiene	545
4.1.4	Viren	518	4.4.4	Umgebungshygiene	550
4.1.5	Prionen	520	4.4.5	Hygiene in der ambulanten Pflege	552
4.1.6	Pilze	521			
4.1.7	Parasiten	522	4.5	Hygienisch handeln in besonderen Situationen	553
4.2	Allgemeine Infektionslehre	525	4.5.1	Standardhygiene	553
4.2.1	Infektionskette	525	4.5.2	Infektionsprävention	554
4.2.2	Formen und Ablauf von Infektionen	527	4.5.3	Nachhaltig handeln	556
4.2.3	Nosokomiale Infektionen	529			
4.2.4	Meldepflicht von Infektionserkrankungen	529			
4.3	Methoden der Erregerbekämpfung	531			
4.3.1	Reinigung	531			
4.3.2	Desinfektion	531			
4.3.3	Sterilisation	538			

4.1 Medizinische Mikrobiologie

Seit Jahrtausenden sind der Menschheit Infektionskrankheiten bekannt. Lange wurde die Ursache in „Verunreinigungen" der Luft (*Miasmen*) gesehen. So beobachtete man, dass Menschen, die in der Nähe von Sümpfen (ital. mala aria: *schlechte Luft* = Malaria) lebten, häufiger erkrankten als Menschen, die „gute Luft" atmeten. Ab Mitte des 14. Jahrhunderts griff in Europa das „große Sterben" um sich, die **Pest** (lat. pestis: *Seuche, Verderben*). Um dem „Pesthauch" zu entgehen, trugen Ärzte Schnabelmasken. In diese legten sie mit Essig oder wohlriechenden Stoffen getränkte Schwämme und hofften, durch das Einatmen des „Rauchwercks" gegen die gefährlichen **Miasmen** geschützt zu sein.

Zwar entdeckte **Antoni von Leeuwenhoeck** bereits um 1670 mit einem selbstgebauten Mikroskop „kleine Tierchen" auf Zahnbelag, in Speichel und Wassertröpfchen. Dass es sich hier um die Verursacher von Krankheiten handelt, erkannte er jedoch nicht. Es galt weiterhin die Lehre von der Urzeugung: Leben entsteht von selbst aus toter, organischer Materie. Ein Umdenken setzte ein, als **Louis Pasteur** (1822–1895) dies widerlegte und u. a. **Robert Koch** (1843–1910) Bakterien als Verursacher von Infektionen nachweisen konnte. Koch züchtete erstmals mit Hilfe von Nährböden Bakterien und wies in rascher Folge die Erreger von lange bekannten Krankheiten nach, z. B. Gonorrhö, Tuberkulose, Cholera, Meningitis, Pest und Syphilis. Das bakteriologische Zeitalter bedeutete das Ende der Miasmenlehre und der Theorie von der Urzeugung. Die

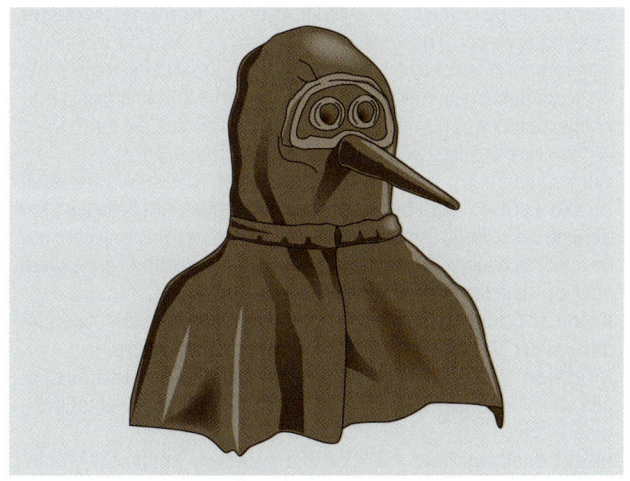

Abb. 4.1 Mit Schnabelmasken versuchten mittelalterliche Pestärzte, der Ansteckung zu entgehen. [L157]

4 Infektion und Hygiene

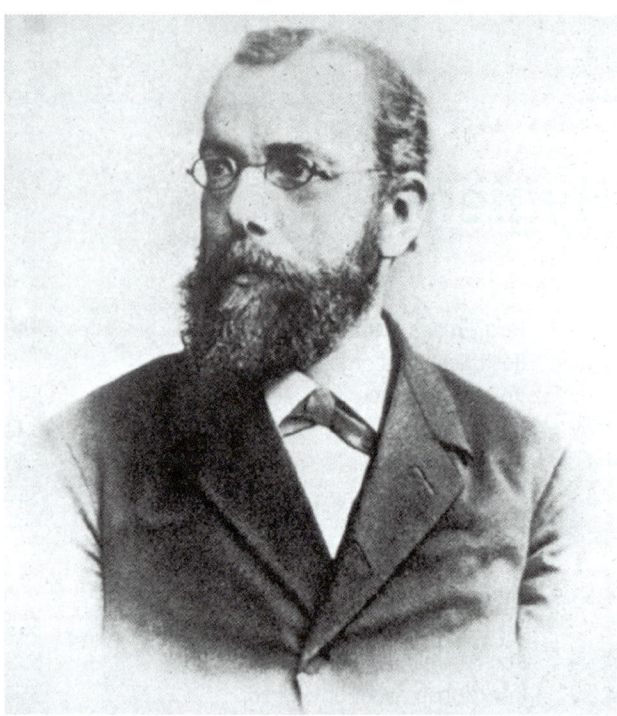

Abb. 4.2 Robert Koch. [E444]

Pest prägte sich aber tief als die schrecklichste vorstellbare Krankheit in das kollektive Gedächtnis der Menschen ein.

4.1.1 Mensch und Mikroben

DEFINITION

Medizinische Mikrobiologie: Wissenschaftszweig, der sich mit den Mikroorganismen beschäftigt, die als Krankheitserreger beim Menschen von Bedeutung sind.
Mikroorganismen (*Mikroben*): Kleinstlebewesen. Finden sich in der Umwelt sowie auf und im Menschen. Viele besitzen nützliche Funktionen. Nur verhältnismäßig wenige rufen beim Menschen Infektionskrankheiten hervor, sie werden dann als **Krankheitserreger** (*Infektionserreger, Krankheitskeime*) bezeichnet. Es sind vier Gruppen von nur mikroskopisch wahrnehmbaren Krankheitserregern bedeutend: Bakterien, Viren, Pilze und Protozoen; hinzu kommen mehrzellige, tierische Parasiten, v. a. Würmer, und Prionen, die durch ihren Aufbau eine Sonderstellung einnehmen (> Tab. 4.4).
Wirt: Organismus, der von Mikroorganismen („Gästen") besiedelt ist. Die wechselseitige Beziehung bezeichnet man als Gast-Wirt-Beziehung. Mikroorganismen können auf Kosten des Wirtes leben, ohne ihn zu schädigen (*Kommensalen*), ihm nützlich sein (*Symbionten*) oder ihn schädigen (*Parasiten*).
Kolonisation: Besiedelung von Haut und Schleimhäuten ohne Eindringen der Mikroorganismen in den menschlichen Körper.
Infektion (*Ansteckung*): Übertragung, Haftenbleiben und Eindringen von Mikroorganismen in den menschlichen Körper und Vermehrung in ihm.
Infektionskrankheit: Infektion mit typischen Krankheitssymptomen. Die Schwere der Infektionskrankheit ist abhängig von der Pathogenität des Erregers und der Abwehrleistung des Menschen.

Flora: Mikroorganismen, die bestimmte Körperregionen besiedeln. Die **Residentflora** (residieren = *wohnen*) befindet sich dauerhaft auf Haut und Schleimhäuten. Sie erfüllt z. B. als Darmflora Aufgaben bei der Verdauung und ist somit physiologisch (natürlich). Erreger der **Transientflora** (transient = *vorübergehend*) sind Keime aus der Umgebung, die sich kurz- oder längerfristig auf dem Menschen ansiedeln können.

Seit jeher hat der **Makroorganismus Mensch** ein zwiespältiges Verhältnis zu den winzigen Mikroorganismen: er braucht und nutzt sie, aber sie machen ihn auch krank.

Mikroorganismen umgeben den Menschen überall. Sie leben im Boden, im Trinkwasser, in Lebensmitteln und in der Luft. Ein großer Teil schafft die Voraussetzungen für das Leben von Menschen, Tieren und Pflanzen und ist mitverantwortlich für die Aufrechterhaltung des ökologischen Gleichgewichts. Aber Mikroben haben auch immer wieder die menschliche Bevölkerung durch Krankheiten wie Pest, Cholera, Tuberkulose und AIDS dezimiert.

So kann das Bakterium Pseudomonas aeruginosa von Erdöl verseuchte Böden und Gewässer reinigen, beim Menschen hingegen verursacht es gefürchtete, eitrige Wundinfektionen. Bakterien, die sich zu Biofilmen zusammenschließen, sind an der Selbstreinigung von Gewässern beteiligt; beim Menschen jedoch können sie den Zahnschmelz überziehen und Karies verursachen oder durch Plaquebildung an Kathetern zu einer Blutstrominfektion führen.

Der Mensch hat gelernt, Mikroben gezielt zu nutzen: er setzt sie ein bei der Herstellung von Nahrungsmitteln (z. B. Brot, Käse, Bier > Abb. 4.3) und Medikamenten (z. B. Antibiotika, Hormone) oder bei der Reinigung des Abwassers. Weniger konstruktiv sind die Anstrengungen, biologische Kampfstoffe zur Kriegsführung aus Mikroorganismen zu entwickeln.

Residentflora

Nicht nur in seinem Umfeld findet der Mensch Mikroorganismen. Er selbst ist ein natürlicher Träger von mehreren hundert verschiedenen Bakterien-Arten und anderen Kleinstlebewesen. Sie besiedeln fast alle Bereiche seines Körpers, die mit der Außenwelt in Kontakt stehen. Dazu zählen die Haut als äußere Oberfläche und die Schleimhäute in Mund und Magen-Darm-Trakt sowie den Geschlechtsorganen als eingestülpte, innere Oberflächen. Diese dauerhafte Besiedlung bezeichnet man als **physiologische Standortflora** oder **Residentflora** (> Abb. 4.4).

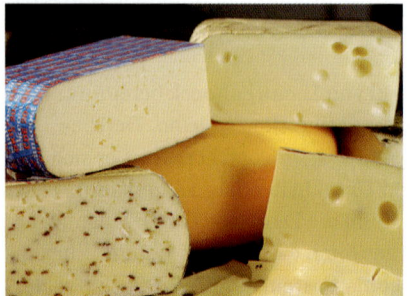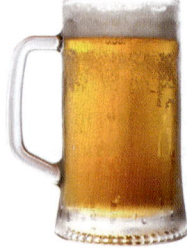

Abb. 4.3 Brot, Käse oder Bier würde es ohne die Mitwirkung von Mikroorganismen nicht geben. [J787]

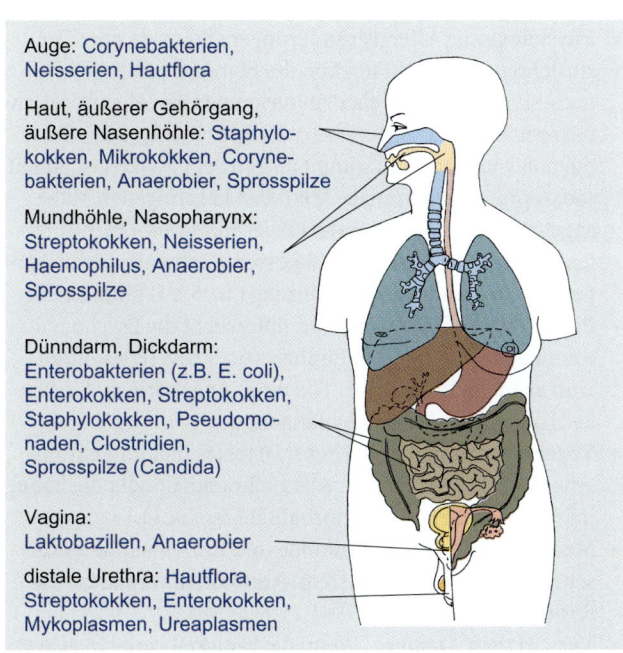

Abb. 4.4 Haut- und Schleimhäute jedes Menschen sind von zahlreichen Mikroorganismen besiedelt, die zur physiologischen Standortflora (*Residentflora, Normalflora*) gehören. Die Abbildung gibt einen Überblick über die wichtigsten Vertreter. [L190]

Die meisten Erreger sind harmlos und oft nützlich, sie sind Kommensalen und Symbionten der Normalflora. So verhindern Bakterien auf Haut und Schleimhäuten die Ansiedlung von krankheitsverursachenden Erregern. In der Vagina schaffen sie ein saures Milieu und verhindern das Eindringen von Keimen. Über 400 verschiedene Bakterienarten befinden sich im Darm; dort helfen sie die Nahrung zu verdauen und Vitamine zu bilden.

Keimfrei sind normalerweise die inneren Organe, die geschlossenen Körperhöhlen im Bauchraum und Thorax sowie Harnblase und der obere Teil der Harnröhre. Teilweise finden sich dauerhaft besiedelte Gebiete direkt neben keimfreien Bereichen. Jeder Mensch hat seine ganz spezifische Körperflora. Im Mutterleib ist die Körperoberfläche des Ungeborenen noch frei von Erregern. Bereits während der Geburt nimmt der Säugling die ersten mütterlichen Bakterien auf, Mikroben von den Eltern und aus der Umgebung kommen kontinuierlich hinzu. Im Laufe des Lebens verändert sich diese Residentflora häufig.

Transientflora

Jeder Mensch hat zudem ständig Kontakt mit Mikroben aus seiner Umgebung (auch potenziell krank machenden), die sich als „Gäste" neben der physiologischen Flora kurz- oder längerfristig auf ihm ansiedeln. Einige Erreger dieser **Transientflora** (*Kontakt-* oder *Anflugflora*) können sich dieser Umgebung gut anpassen. Sie sind dann längerfristig auf der Haut nachweisbar, vermehren sich dort, rufen aber keine Krankheitszeichen hervor. Man spricht hier von der **temporär residenten Flora**.

Bei Pflegebedürftigen nach einem Krankenhausaufenthalt findet sich z. B. Staphylococcus aureus (> 4.1.3) gehäuft auf der Haut und im Nasen-Rachen-Raum, ohne dass die kolonisierten Personen Krankheitssymptome zeigen.

4.1.2 Bedrohlichkeit von Mikroorganismen

Nur einige **Mikroorganismen** können im menschlichen Körper überleben, und von diesen ist nur ein Teil zur Vermehrung im menschlichen Wirt fähig (*Infektion*).
- Zu den größten, mit bloßem Auge erkennbaren Krankheitserregern zählen die **mehrzelligen tierischen Lebewesen**: Würmer und Gliederfüßer.
- Erst unter dem Mikroskop erkennbar sind die einzelligen Lebewesen: **Protozoen** und **Pilze** zählen zu den **Eukaryonten** (das Erbmaterial ist von einer Membran umgeben); **Bakterien** zu den **Prokaryonten** (das Erbmaterial ist nicht durch eine Membran vom Zytoplasma getrennt).
- **Viren** als kleinste Erreger haben zwar keinen eigenen Stoffwechsel, werden als **subzelluläre** (*unterhalb des Zellniveaus angesiedelte*) biologische Objekte aber den Kleinstlebewesen zugeordnet. Hinzu kommen die **Prionen** als pathogene Eiweiße.

Zwei Bedingungen müssen zutreffen, damit ein Mikroorganismus zum Krankheitserreger wird:
- Der Mikroorganismus muss zur Infektion befähigt (pathogen = *krankmachend*) sein.
- Das Immunsystem des Menschen kann diesen pathogenen Mikroorganismus nicht abwehren.

Pathogenität von Mikroorganismen

Mikroorganismen können nur dann eine Infektion verursachen, wenn sie in einer bestimmten Menge auf den menschlichen Organismus einwirken. Die minimale Zahl von Keimen, die eine Erkrankung hervorrufen kann, wird als **Infektionsdosis** bezeichnet. Die Infektionsdosis von Noro-Viren liegt z. B. bei nur ca. 10–100 Keimen. Enteritis-Salmonellen hingegen lösen erst ab einer Keimzahl von ca. einer Million (10^6) Durchfallerkrankungen aus.

Die ungleich hohe Infektionsschwelle macht deutlich, dass Mikroorganismen ein unterschiedliches Maß **krankmachender Eigenschaften** (*Pathogenität*) besitzen.
- **Obligat pathogene** (*zwangsläufig krankmachende*) Mikroorganismen rufen bei fast jedem Menschen eine Infektion hervor. Sie können abgewehrt werden, wenn ihnen gegenüber eine Immunität besteht (> 2.6.5). Hauptvertreter sind Bakterien (z. B. Salmonellen) und Viren (z. B. Masernvirus), die von außen auf den Menschen übertragen werden.
- **Fakultativ pathogene** (*unter Umständen krankmachende*) Mikroorganismen verursachen erst bei einer Vorschädigung des Menschen eine Infektion. Häufig handelt es sich um Bakterien der Normalflora, die in andere Körperregio-

nen verschleppt werden und an ihrem neuen Standort eine Infektion auslösen (gelangen z. B. Erreger der Mundflora durch Aspiration in die unteren Atemwege, kann dies zu einer Pneumonie führen).
- **Opportunisten** zählen zu den fakultativ pathogenen Erregern. Sie ergreifen bei einer Abwehrschwäche des Menschen die günstige Gelegenheit (lat. opportunitas) und verursachen eine Infektion. Hierzu gehören die meisten Pilze, die lokale Erkrankungen wie den Mundsoor oder systemische Erkrankungen wie die Pilzsepsis hervorrufen (➤ 2.2.6).

Mit **Virulenz** wird der erregertypische Grad der Gefährlichkeit beschrieben. So können die unterschiedlichen Typen der Influenza-Viren relativ milde Symptome hervorrufen oder sehr schwere Krankheitsbilder auslösen.

Empfänglichkeit des Menschen

Der immungesunde Mensch hat zur Abwehr pathogener Mikroorganismen vielfältige spezifische und unspezifische Mechanismen zur Verfügung. Dies ist ausführlich in Kap. ➤ 2.6.5 dargestellt. Ob aus dem Kontakt mit einem Erreger eine Infektion entsteht, ist abhängig von der Immunität und Krankheitsdisposition des Betroffenen. Im Alter liegt zwar keine generelle Abwehrschwäche vor, aber es kommt zu physiologischen Zellveränderungen, zu langsameren Anpassungsvorgängen (➤ 1.4.1) und damit zu einem erhöhten Risiko für Infektionen.

Immunität
Immunität kann angeboren oder erworben sein. So verursacht z. B. das Virus der Hundestaupe, ein „Verwandter" des Masernvirus, beim Menschen niemals eine Krankheit. Gegenüber diesem Erreger besitzt der Mensch eine **angeborene Resistenz**.

Als Immunität im engeren Sinn bezeichnet man die **erworbene Resistenz**. Im Verlauf einer Infektionskrankheit bildet der Organismus gegen bestimmte Erreger Abwehrkräfte, die dazu führen, dass er bei einem zweiten Kontakt entweder gar nicht oder nur in leichterer Form erkrankt. Sie entwickelt sich nicht gegen alle Keime in gleichem Maße, sondern hängt u. a. ab von der **Oberflächenstruktur des Erregers** und der **Enge des Kontakts** zwischen Krankheitserregern und Immunsystem. Die Erreger von Kinderkrankheiten (z. B. Masern) erzeugen meist eine lebenslange Immunität, die sich ständig verändernden Grippeviren hingegen nicht.

Immunität kann zudem durch frühzeitige **Impfung** (➤ 1.4.4) erworben werden: Durch die Masernimpfung wird meist eine lebenslange Immunität erreicht, die vorbeugende Impfung gegen Grippe muss jedoch jedes Jahr wiederholt werden.

Disposition
Nahezu jede Infektionskrankheit wird durch die individuelle Krankheitsbereitschaft des Einzelnen (Krankheitsdisposition ➤ 1.4.1) beeinflusst. Beim älteren Menschen kommen eine Reihe **infektionsfördernder Dispositionen** hinzu, sodass bei ihnen bereits geringere Mengen von Mikroorganismen zu einer Infektion führen:

- **Physiologische Altersveränderungen**. Beispiele sind: Der Hustenreflex und die Funktion des Flimmerepithels lassen nach, somit kommt es eher zu Infektionen der Atemwege; jahrelanger Nikotinabusus verschärft dieses Problem. Die Produktion von Magensaft nimmt ab und der pH-Wert ist erhöht, sodass oral aufgenommene Mikroben in geringerem Maße abgetötet werden; dies führt häufiger zu Magen-Darm-Infekten. Die Zahl der Geschmacksknospen nimmt ab, was zu Appetitlosigkeit und Mangelernährung (➤ 5.3.4) führen kann.
- **Psychosoziale Faktoren**. Hier untersucht die Psychoneuroimmunologie z. B. den Einfluss von Stress (etwa durch Umzug in ein Pflegeheim, Tod eines Angehörigen, Einsamkeit) oder chronischem Schlafmangel.
- **Vorerkrankungen**, z. B. Krebs, Diabetes mellitus, chronische Organerkrankungen, Alkoholkrankheit oder die häufig im Alter gegebene Multimorbidität (➤ 1.4.1).
- **Medikamente**. Glukokortikoide und Immunsuppressiva schwächen das Immunsystem, Antibiotika verändern die Residentflora.
- **Verwirrtheit**, **Demenz**. Wenn die Fähigkeit verloren geht, sich der Außentemperatur angemessen zu kleiden, die Zahn- und Prothesenpflege korrekt durchzuführen, sachgerecht mit Lebensmitteln umzugehen oder überhaupt Einsicht in hygienisches Handeln zu haben, erhöht sich das Infektionsrisiko.
- **Schädigung von Haut und Schleimhäuten**, z. B. durch Mazeration (*Intertrigo*), Inkontinenz, Druck (Dekubitus, schlecht sitzende Zahnprothesen) oder Erkrankungen (z. B. Ulcus cruris) sowie durch **invasive Maßnahmen** (etwa Blasenverweilkatheter, Venenkatheter, Injektionen, Tracheostoma).
- **Eingeschränkte Beweglichkeit**. Kann z. B. die Fußpflege nicht mehr durchgeführt werden, führt dies zu Nagelmykosen. Stürze verursachen Hautverletzungen oder erfordern Operationen. Bettlägerigkeit kann Pneumonien oder eine Dekubitusentstehung begünstigen.

4.1.3 Bakterien

> **DEFINITION**
> **Bakterien** (Einzahl = *Bakterium*): Einzellige Mikroorganismen mit einer Größe von ca. 0,3–5 µm, die nur unter dem Mikroskop erkennbar sind. Sie tragen alle Merkmale des Lebens, besitzen jedoch keinen Zellkern (*Prokaryonten*), sodass das Erbgut lose im Zytoplasma liegt. Bakterien pflanzen sich ungeschlechtlich durch einfache Querteilung fort.

Kennzeichen

Bakterien besitzen im Gegensatz zu den höheren Lebewesen keinen echten Zellkern (➤ 1.2.2). Die **Erbsubstanz** in Form der Desoxyribonukleinsäure (DNS) liegt in einem **Kernäquivalent** (*Zellkernersatz*) ohne abgrenzende Membran z. B. als langer verschlungener Faden im Zytoplasma vor. Die meisten Bakterien enthalten zusätzlich DNS-Ketten, die **Plasmide**, die z. B. genetische Information für Virulenz oder Antibiotikaresistenzen enthalten (➤ Abb. 4.5).

4.1 Medizinische Mikrobiologie

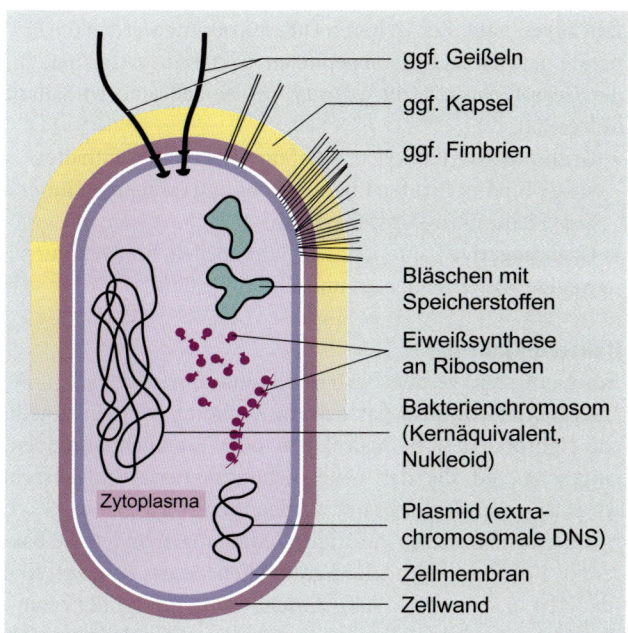

Abb. 4.5 Schematischer Aufbau einer Bakterienzelle. Charakteristisch ist das Fehlen eines Zellkerns, das Erbgut liegt lose im Zytoplasma. Nicht alle aufgeführten Merkmale (wie die hellgelb gezeichnete Kapsel, die Geißeln und Fimbrien) müssen bei einem Bakterium vorhanden sein. [L190]

Das Zytoplasma wird von einer **Zellmembran** umschlossen, um die als weitere Schicht eine starre Zellwand liegt, die die Bakterien nach außen abgrenzt.

Viele Bakterien besitzen eine **Kapsel** zum Schutz vor den Abwehrzellen des Wirtskörpers sowie **Geißeln** zur Fortbewegung oder **Fimbrien** zur Anhaftung an die Wirtszellen.

Bakterien pflanzen sich ungeschlechtlich durch **Querteilung** fort (> 1.2.4): aus einer Mutterzelle entstehen zwei Tochterzellen, die sich sofort weiter teilen können. Dies ermöglicht ihnen eine sehr schnelle Vermehrung.

Bakterien sind in der Lage, Erbgut auszutauschen, v. a. über den Austausch der Plasmide. So kann eine Bakterienart, die bereits **Resistenzen** (> 1.4.4) gegenüber Antibiotika besitzt, diese auf andere Bakterienarten übertragen.

Oft verursachen nicht die Bakterien selbst Krankheitserscheinungen, sondern die von ihnen gebildeten **Toxine** (*Gifte*). Werden die Toxine von lebenden Bakterien (z. B. E. coli) abgegeben, spricht man von **Exotoxinen**. Werden die Giftstoffe erst nach Auflösung der Bakterien frei, handelt es sich um **Endotoxine**. Sie verursachen die Mehrzahl der Lebensmittelvergiftungen.

Einteilung

Äußere Form
- **Kokken** (griech. kokkos: *Beere, Kern*) sind kugelige Bakterien, die sich häufig zu charakteristischen Verbänden wie Trauben, Ketten oder Paaren zusammenschließen.
- **Stäbchen** haben einen gestreckten Zellkörper, der lang oder kurz, plump oder schlank erscheinen kann. Neben den geraden Stäbchen gibt es gekrümmte und schraubenförmige Varianten. Stäbchen können Geißeln besitzen und sind somit beweglich.

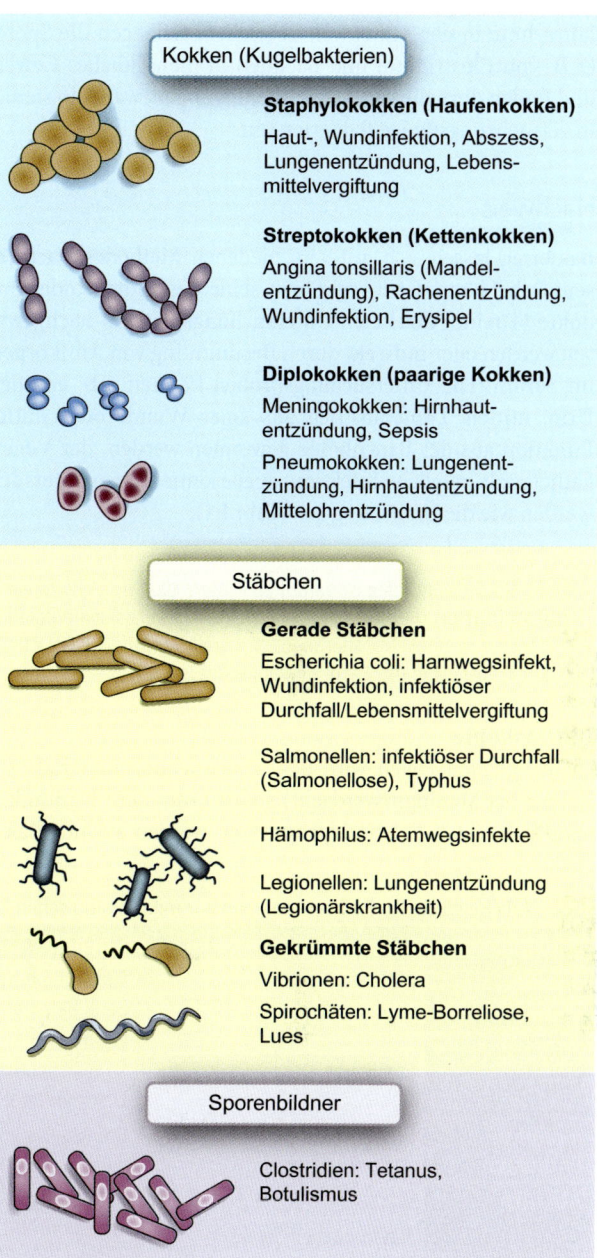

Abb. 4.6 Übersicht über verschiedene Bakterienformen und häufige von ihnen verursachte Infektionen. [L157]

Auswirkung von Sauerstoff
- **Aerobe** Bakterien benötigen zum Leben Sauerstoff.
- **Fakultativ anaerobe** Bakterien können mit und ohne Sauerstoff leben. Die meisten menschenpathogenen Erreger gehören in diese Kategorie.
- **Obligat anaerobe** Bakterien überleben nur unter Sauerstoffausschluss. Für sie ist Sauerstoff ein Gift.

Sporenbildner
Einige Bakterien können eine Dauerform bilden, die **Sporen**. Im Sporenzustand besitzen Bakterien eine dicke Zellwand, die vor Austrocknung, Hitze und anderen Umwelteinflüssen schützt. So können sie auch unter ungünstigen Verhältnissen

4 Infektion und Hygiene

Jahrzehnte in der Außenwelt überleben. Gelangen die Sporen (z. B. von Clostridium und Bacillus) in menschliches Gewebe und finden dort günstige Lebensbedingungen, wandeln sie sich in vermehrungsfähige Bakterien um.

Nachweis

Bakterien lassen sich mit verschiedenen Methoden nachweisen. Dabei kann der Erreger bzw. seine Bestandteile oder Produkte (Toxine) **direkt** im Untersuchungsmaterial nachgewiesen werden oder **indirekt** durch Bestimmung von Antikörpern im Serum. Die Untersuchungsproben können z. B. aus dem Urin, mittels Tupferabstrich aus einer Wunde oder mittels Punktion aus der Bauchhöhle gewonnen werden, der Venenkatheter als mögliche Infektionsquelle kann ebenso untersucht werden wie die Umgebung (➤ Tab. 4.1).

> Bei der Probenentnahme ist darauf zu achten, dass es nicht zu einer **Kontamination** (*Verunreinigung*) durch Umgebungskeime kommt, dass ein geeignetes Transportmedium bereit steht und ein sachgerechter Transport in das Labor gewährleistet ist.

Mikroskopie

In dringenden Fällen wird das Untersuchungsmaterial (z. B. Liquor bei Meningitisverdacht) sofort unter dem Lichtmikroskop betrachtet. Bei **Nativpräparaten** werden lebende Bakterien angeschaut. Zur weiteren Differenzierung werden die Präparate gefärbt und die abgetöteten Bakterien betrachtet. Bei der **Gramfärbung** färbt man das in der Zellwand enthaltene Murein an.

- **Grampositive** Bakterien, z. B. Staphylokokken, enthalten viele Mureinschichten übereinander und erscheinen unter dem Lichtmikroskop dunkelblau.
- **Gramnegative** Bakterien, z. B. Salmonellen, besitzen nur wenige Mureinschichten und sind rot gefärbt.

Bakterienkultur

Am häufigsten werden Bakterien kulturell nachgewiesen. Bei einer **Bakterienkultur** (lat. cultura: Züchtung) werden künstliche Nährböden (z. B. Agarplatten oder Eintauchnährböden) eingesetzt, auf die das Untersuchungsmaterial aufgebracht wird. In einem Brutschrank werden die Proben bei ca. 37 °C bebrütet. Unter diesen günstigen Bedingungen bilden die Bakterien Kolonien, die mit dem bloßen Auge sichtbar sind (➤ Abb. 4.7, ➤ Abb. 4.8). Anschließend erfolgt die genaue Unterscheidung der Bakterien durch Betrachten der Kolonien, durch Geruchsprüfung und durch mikroskopische Beurteilung.

Blutkultur

Bei Verdacht auf eine Sepsis (z. B. bei ungeklärtem Fieber oder Schüttelfrost ➤ 1.4.3) werden **Blutkulturen** angelegt. Venös

Tab. 4.1 Beispiele für Probeentnahmen zur mikrobiologischen Diagnostik von bakteriellen Infektionen.

Entnahmeart	Untersuchungsmaterial	Vorgehen	Infektion
direkte Entnahme	Mittelstrahlurin	• Eintauchmethode z. B. mittels Uricult®, anschließend Behälter in Brutschrank geben (➤ Abb. 4.9, ➤ Abb. 4.10)	• Harnwegsinfekt (➤ 2.11.5)
	Stuhlprobe	• Stuhl in sauberes Gefäß absetzen lassen und kirschkerngroße Portion in Stuhlröhrchen geben	• Enteritis z. B. durch Salmonellen oder EHEC (➤ 2.10.15)
indirekte Entnahme	Bronchialsekret	• Bronchialspülung oder bronchoalveoläre Lavage	• Tuberkulose (➤ 2.9.8)
Abstrich	Wundsekret	• mit Stieltupfer Sekret aufnehmen und in sterilem Transportröhrchen verschließen (➤ Abb. 4.12)	• Wundinfektion
	Nasen-Rachen-Sekret		• MRSA-Screening
Punktion	Blut	• mehrfache venöse Abnahme in aerobe und anaerobe Blutkulturflaschen	• Fieber (➤ 1.4.3) unklarer Genese
	Wundsekret, Eiter	• aus dem Wundgebiet 1–2 ml mit Spritze aspirieren	• Wundinfektion (➤ 2.1.18)
	Liquor	• Lumbalpunktion: nach sorgfältiger Hautdesinfektion ca. 2 ml in Transportröhrchen tropfen lassen	• Meningitis (➤ 2.13.8)
	Punktate (z. B. aus der Pleurahöhle oder Aszitesflüssigkeit)	• Punktion: nach sorgfältiger Hautdesinfektion ca. 2 ml mit Spritze entnehmen und in Untersuchungsröhrchen geben	• Pleuritis (➤ 2.9.12) • Peritonitis (➤ 2.10.1)
	Magengewebe	• Endoskopie: entnommenes Biopsiematerial in Röhrchen ohne Fixierlösung geben	• chronische Gastritis durch Helicobacter pylori (➤ 2.10.13)
Entnahme von eingeführten Materialien	Spitze des zentralen Venenkatheters	• aseptisches Ziehen des Venenkatheters, Spitze (ca. 5 cm) mit steriler Schere abschneiden und in Probenröhrchen geben	• Venenkatheterinfektion • unklares Fieber
Umgebungsuntersuchung	Apparate, Instrumente, Wände, Hände des Personals	• Abklatsch: Nährboden auf eine kontaminierte Fläche drücken	• Ursachensuche bei gehäuftem Auftreten von Infektionen in einer Einrichtung
	Lebensmittelreste	• in Untersuchungsbehältnis geben	• Salmonellosen (➤ 2.10.14)

4.1 Medizinische Mikrobiologie

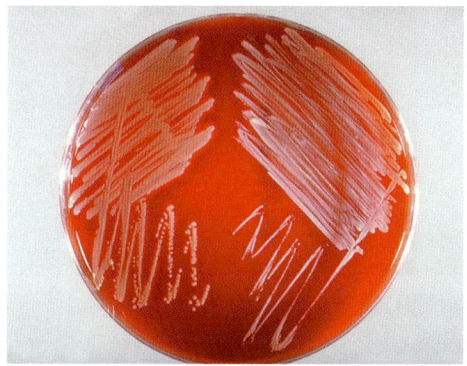

Abb. 4.7 Bakterienkultur auf dem Nährmedium Blutagar. Das zu untersuchende Sekret wurde zickzackförmig auf den Agar aufgetragen und bebrütet. Weiße, punktförmige Bakterienkolonien sind gewachsen. [B109]

abgenommenes Blut wird in eine **aerobe** (Flasche wird belüftet) und eine **anaerobe** Blutkulturflasche geleitet. Um den Erreger sicher zu identifizieren, muss dies mehrfach im Abstand von einigen Std. wiederholt werden.

Antibiogramm
Wachsen in einer Bakterien- oder Blutkultur Keime, schließt sich eine **Resistenzbestimmung** (*Sensibilitätsprüfung*) an. Es wird getestet, wie stark der Zusatz bestimmter Antibiotika das Wachstum der Erreger hemmt. Ergebnis ist das **Antibiogramm** (➤ Abb. 4.8), mit dessen Hilfe eine gezielte Antibiotikagabe zur Behandlung von Infektionen möglich ist.

Molekulargenetische Verfahren
Da jedes Bakterium eine spezifische Gensequenz besitzt, kann mit **molekulargenetischen Verfahren** der Erreger selbst nachgewiesen werden. Für einige Erreger, z. B. das Tuberkelbakterium, stehen Schnelltests zur Verfügung.

Serologische Verfahren
Ist ein direkter Erregernachweis nicht möglich, wird der Erreger **indirekt** durch Nachweis spezifischer Antikörper im Blutserum ermittelt. Für diese **serologische Untersuchung** ist kei-

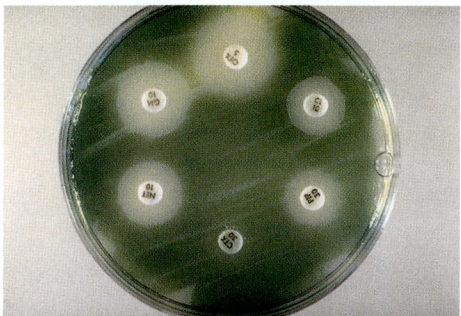

Abb. 4.8 Antibiogramm. Auf den Agar in der Petrischale, der mit einem Bakterienstamm beimpft ist, werden mit verschiedenen Antibiotika getränkte Blättchen gelegt. Die Bakterien wachsen nun auf dem Agar (dunkelgrüne Färbung). Im Bereich der Antibiotikablättchen wird ihr Wachstum unterschiedlich stark gehemmt (weiße Ringe). Das Testblättchen mit dem größten Hemmhof zeigt die größte Wirksamkeit: gibt man dem Erkrankten dieses Antibiotikum, werden die Bakterien am wirksamsten bekämpft. [B109]

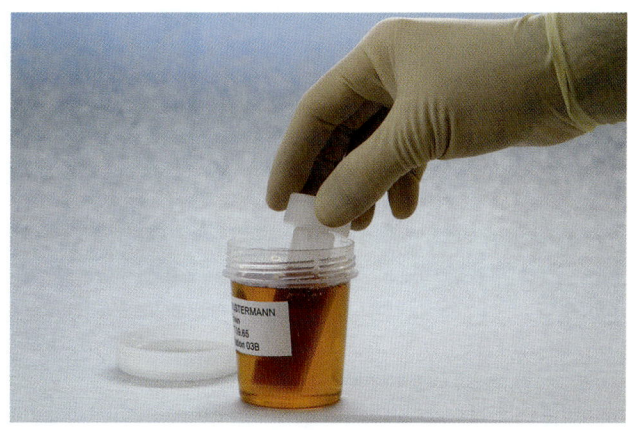

Abb. 4.9 Halterung mit dem Nährboden in die Urinprobe tauchen. [K115]

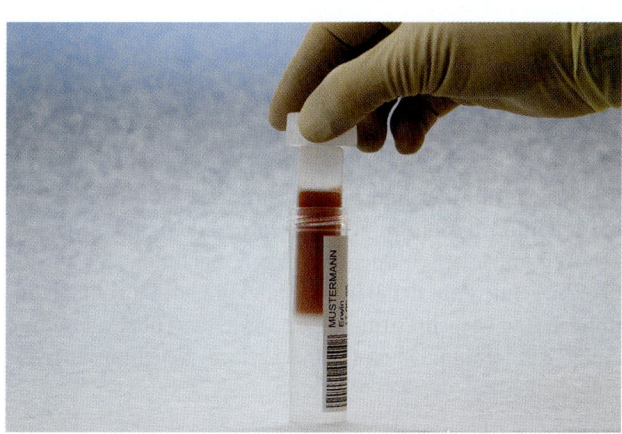

Abb. 4.10 Mit Urin benetzten Nährboden in das sterile Probengefäß stecken; Deckel verschrauben. [K115]

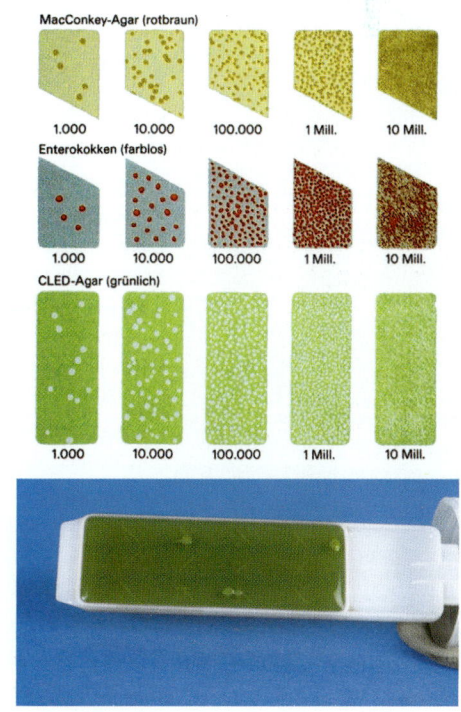

Abb. 4.11 Vergleichstafel (oben) ermöglicht nach der Bebrütung die Abschätzung der Keimzahl. [K183]

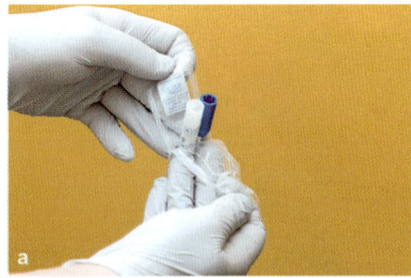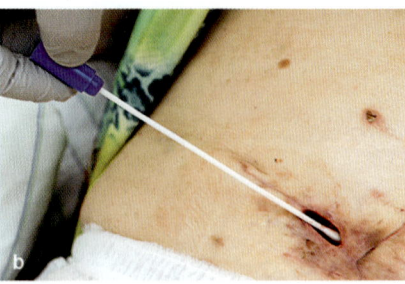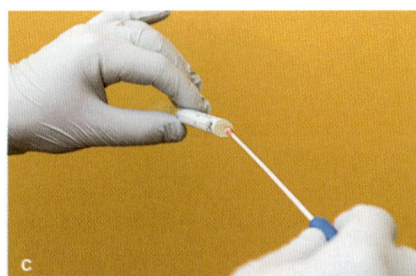

Abb. 4.12 a–c Entnahme eines Wundabstrichs mit sterilem Watteträger und sterilem Probenröhrchen. [K115]

ne vorherige Erregeranzüchtung nötig. Zu Krankheitsbeginn sind die Antikörper jedoch oft noch nicht nachweisbar.

Bakterielle Erkrankungen

Bakterien können überall im Körper sowohl leichte als auch sehr schwere Infektionen hervorrufen.

Zu den häufigsten pathogenen Erregern zählen grampositive Kokken wie die traubenförmig angeordneten **Staphylokokken**, die kettenförmig angeordneten **Streptokokken** und die jeweils zu zweit umkapselten **Pneumokokken**. Bakterien sind für die überwiegende Zahl der Harnwegsinfektionen, Lungenentzündungen und Magen-Darm-Infekte sowie die Tuberkulose und einige Kinderkrankheiten (z. B. Scharlach, Keuchhusten) verantwortlich.

- **Eine Bakterienart** kann – abhängig vom Bakterienstamm, von der Eintrittspforte und den Entwicklungsbedingungen – ganz **unterschiedliche Erkrankungen** auslösen: Staphylococcus aureus z. B. ist häufig der Erreger von Eiterungen am Finger (*Panaritium*). Gelangen solche Staphylokokken vom entzündeten Finger einer Köchin in Lebensmittel, können sie sich dort vermehren und Giftstoffe (*Enterotoxine*) produzieren, rufen sie beim Konsumenten der verunreinigten Nahrung eine Lebensmittelvergiftung hervor, meist einen akuten Brechdurchfall.
- Umgekehrt kann **eine Erkrankung** durch **verschiedene Bakterien** verursacht werden: Als Erreger von Harnwegsinfekten kommen in erster Linie gramnegative Stäbchen wie Escherichia coli (E. coli), Proteus, Klebsiella und Enterobacter, daneben aber auch Staphylokokken in Frage.

Tab. 4.2 Übersicht über bakteriell bedingte Infektionen, die im Buch näher beschrieben sind.

	Erkrankungen	Details im Buch	Erkrankungen	Details im Buch
Infektionen des Nervensystems	• Lyme-Borreliose	➤ 2.13.8	• Meningitis	➤ 2.13.8
Infektionen von Haut, Auge und Ohr	• Abszess, Erysipel, Furunkel, Karbunkel • Panaritium	➤ 2.2.6 ➤ 2.2.6	• Gerstenkorn • Konjunktivitis • Otitis media	➤ 2.3.3 ➤ 2.3.4 ➤ 2.4.3
Infektionen des Bewegungsapparates und Wundinfektionen	• Arthritis • Osteomyelitis	➤ 2.1.12 ➤ 2.1.16	• Tetanus • Wundinfektionen	➤ 2.1.18
Infektionen des Herz-Kreislauf- und Lymphsystems	• Endokarditis • Myokarditis • Perikarditis	➤ 2.7.11	• Lymphangitis • Thrombophlebitis	➤ 2.6.11 ➤ 2.8.9
Infektionen von Mund und Atemwegen	• Angina tonsillaris • Diphtherie • Pharyngitis • Sialadenitis	➤ 2.10.11	• Pleuritis • Pneumonien • Tuberkulose	➤ 2.9.12 ➤ 2.9.8
Infektionen im Bauchraum	• Appendizitis • Peritonitis	➤ 2.10.15	chronische Gastritis Typ B	➤ 2.10.13
	• Cholezystitis • Gallenblasenempyem	➤ 2.10.18	• infektiöse Diarrhö • Salmonellosen • Typhus, Ruhr, Cholera	➤ 2.10.15 ➤ 4.5.2
Infektionen des Harnsystems	• Harnwegsinfekt	➤ 2.11.5	• Pyelonephritis	➤ 2.11.4
Infektionen der Geschlechtsorgane	• Adnexitis • Kolpitis	➤ 2.12.7	• Gonorrhö (Tripper) • Lues (Syphilis)	➤ 2.12.6

- Andererseits gibt es bakterielle Infektionskrankheiten, denen **immer ein und derselbe Erreger** zuzuordnen ist. Hierzu zählen z. B. der Keuchhusten (durch das gramnegative Stäbchen Bordetella pertussis) und die Lues (durch das korkenzieherförmige Treponema pallidum).

Behandlung bakterieller Infektionen

Kausal – also den Mikroorganismus abtötend – werden bakterielle Infektionen mit **Antibiotika** behandelt (➤ 1.4.4). Bei Infektionen mit toxinproduzierenden Bakterien kann die frühzeitige Gabe eines **Antitoxins** (*Gegengifts*) entscheidend helfen, etwa bei der Diphtherie. Hinzu treten symptomatische Maßnahmen (z. B. bei Fieber, Flüssigkeitsverlust durch Erbrechen und Durchfall, Atemnot, Schmerzen) je nach Art und Schwere der Erkrankung.

4.1.4 Viren

DEFINITION

Viren (Einzahl = Virus): Mit einer Größe von ca. 0,02–0,3 µm besonders kleine Infektionserreger. Da das Virus nur einen Typ von Nukleinsäure (entweder DNS oder RNS) und keinen eigenen Stoffwechsel besitzt, wird es als „Sonderform des Lebens" den subzellulären Objekten zugeordnet. Viren müssen in eine Wirtszelle eindringen, um sich zu vermehren.

Kennzeichen

Viren sind etwa 10–100-mal kleiner als Bakterien (➤ Abb. 4.14). Sie sind unter dem Lichtmikroskop nicht zu erkennen, lassen sich aber durch ein Elektronenmikroskop darstellen.

Viren bestehen aus der Erbsubstanz in Form **einer Nukleinsäure** (DNS oder RNS), die von einem **Proteinmantel** (*Kapsid*) umschlossen ist. Komplexere Viren besitzen zusätzlich eine **lipidhaltige Außenhülle**, die aus der Zellmembran der befallenen Wirtszelle entsteht (➤ Abb. 4.13).

Einteilung

In der Wissenschaft werden Viren nach ihrer Erbsubstanz (DNS- oder RNS-Viren), dem Aufbau ihres Kapsids (z. B. kubisch oder helixförmig) oder dem Besitz einer Hülle (unbehüllte oder behüllte Viren) unterschieden. Im Alltag ist die historisch gewachsene Einteilung nach klinischen Krankheitsbildern am gebräuchlichsten, z. B. Mumps-Virus, Hepatitis-Virus, Herpes-Virus oder HI-Virus.

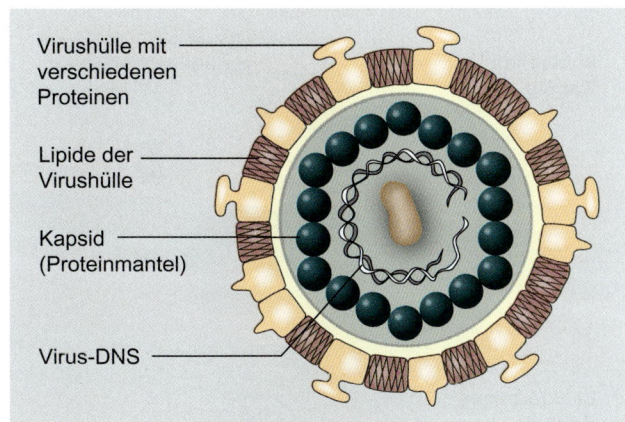

Abb. 4.13 Aufbau des Hepatitis-B-Virus. [L157]

Virusvermehrung

Im Gegensatz zu den meisten Bakterien können Viren sich nicht selbst fortpflanzen. Sie müssen in eine Wirtszelle, z. B. in eine menschliche Zelle oder in ein Bakterium, eindringen und nutzen deren Bestandteile, um sich zu vermehren.

Zunächst heftet sich das Virus außen an die Rezeptoren der Wirtszelle und wird in die Zelle eingeschleust (➤ Abb. 4.15). Die Erbsubstanz wird aus dem Kapsid freigesetzt und benutzt die Wirtszelle, um neue Viruspartikel zu bilden.

Folgende Wirkungen auf die Wirtszelle sind möglich:
- **Produktive Infektion**. Die infizierte Wirtszelle produziert nur noch neue Viren, aber keine lebensnotwendigen Eiweiße mehr für sich selbst. Sie stirbt bald nach ihrer Infektion ab. Die späteren Virengenerationen können dann in andere Zellen eindringen. Bei anderen Infektionen werden Viren nur in geringer Menge freigesetzt, ohne dass es zum Zelltod der Wirtszelle kommt. Erst wenn die befallenen Zellen vom Immunsystem erkannt werden, kommt es zur Zellschädigung. Die Hepatitis-A-, B- und C-Viren gehören in diese Gruppe.
- **Latente Infektion**. Verschiedene Viren können mit ihrem Erbgut über viele Jahre, oft lebenslänglich, in bestimmten Körperzellen verbleiben (z. B. Hepatitis B- und C-Viren in den Leberzellen, Herpes-Viren in den Neuronen). Dabei findet über lange Zeit keine Virusvermehrung statt, bevor es z. B. bei einer Abwehrschwäche zum erneuten Krankheitsausbruch kommt. Ein Beispiel ist das Varizella-zoster-Virus, das Windpocken verursacht, dann in den Spinalganglien „untertaucht" und später, insbesondere bei älteren Menschen, eine Gürtelrose auslösen kann (➤ 2.2.6).
- **Tumortransformation**. Die Erbsubstanz des Virus wird in die Erbsubstanz der Wirtszelle eingebaut und wandelt die Wirtszelle in eine Tumorzelle um, z. B. können humane Papillomviren (➤ 2.12.7) in seltenen Fällen den Gebärmutterhalskrebs mitverursachen.

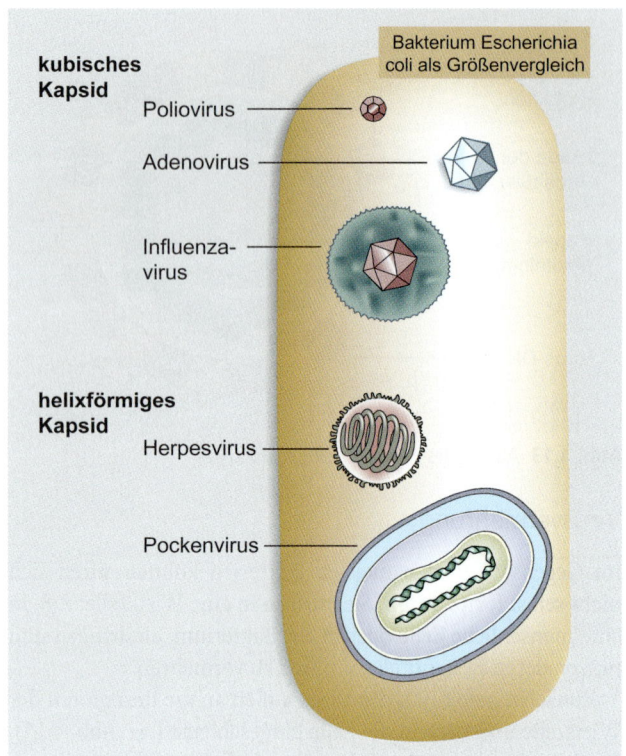

Abb. 4.14 Aufbau verschiedener Viren und Größenvergleich mit einem Bakterium. [L157]

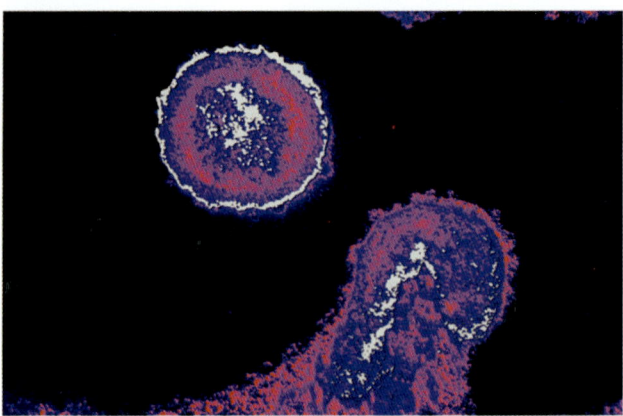

Abb. 4.15 HI-Virus. [E370]

Virale Erkrankungen

Zu den **viralen Infektionen** gehören z. B.:
- Atemwegsinfekte vom Schnupfen über die grippalen Infekte bis zur Influenza, der „echten Grippe"
- zahlreiche „Kinderkrankheiten" wie Masern, Mumps und Windpocken
- Leberentzündungen (Virushepatitiden)
- Hirnhaut- und Gehirnentzündungen
- HIV-Erkrankung

> Virale Infektionen sind wahrscheinlich noch häufiger als bakterielle.

Wie bei den bakteriellen Infektionen gibt es Viruserkrankungen, für die immer ein und derselbe Erreger verantwortlich ist (z. B. Masern, Tollwut), und viele andere Virusinfekte, die durch eine ganze Reihe von Erregern bedingt sein können (z. B. die unspezifischen „Erkältungskrankheiten", die angeborene Katarakt nach einer Röteln- oder Mumpsinfektion der Schwangeren, die periphere Fazialisparese nach einer Zoster- oder HI-Infektion).

Nachweis

Anders als Bakterien wachsen Viren nicht auf unbelebten Nährböden, sondern auf aufwändigen Gewebekulturen. Aus diesem Grunde werden sie nur selten durch Anzüchten nachgewiesen. In den meisten Fällen ermittelt man Viren direkt durch den Nukleinsäurenachweis (Polymerase-Kettenreaktion/*PCR*) oder durch Antigennachweise. Aber auch der indirekte Antikörpernachweis ist möglich.

Tab. 4.3 Wichtige Virusinfektionen, die im Buch näher beschrieben sind.

	Erkrankungen	Details im Buch	Erkrankungen	Details im Buch
Infektionen von Haut und Auge	• Zoster (Gürtelrose) • Warzen	➤ 2.2.6	• angeborene Katarakt • Keratokonjunktivitis epidemica	➤ 2.3.7 ➤ Tab. 2.13
Infektionen des Herzens	• Myokarditis	➤ 2.7.11	• Perikarditis	➤ 2.7.11
Infektionen von Mund und Atemwegen	• Herpes labialis • Pharyngitis	➤ 2.10.11	• Bronchitis • Erkältungskrankheiten • Influenza	➤ 2.9.8
Infektionen des Verdauungssystems und der Leber	• infektiöse Diarrhö	➤ 2.10.15	• Virushepatitis	➤ 2.10.17
Infektionen des Nervensystems	• Enzephalitis • FSME • Meningitis	➤ 2.13.8	• periphere Fazialisparese • Poliomyelitis	➤ 2.13.12
Systeminfektionen	• HIV-Erkrankung	➤ 2.6.10		

Behandlung von Viruserkrankungen

Da Viren keinen eigenen Stoffwechsel haben und sich innerhalb der menschlichen Wirtszellen vermehren, ist die medikamentöse Bekämpfung schwieriger als bei Bakterien. So werden bei der Behandlung virusinfizierter Zellen auch immer gesunde Körperzellen angegriffen. Zudem müssen **Virostatika** (> 1.4.4) bei akuten Erkrankungen (z. B. Influenza) möglichst früh nach Krankheitsausbruch gegeben werden. Für viele virale Infekte stehen überhaupt keine Medikamente zur Verfügung. Aus diesen Gründen ist bei den meisten Virusinfektionen lediglich eine symptomatische Behandlung möglich, nicht aber die Abtötung des Virus selbst.

4.1.5 Prionen

> **DEFINITION**
>
> **Prionen** (engl. *proteinaceous infectious particles*; Merkhilfe zur Wortbildung: *proteinartiges infektiöses Agens ohne Nukleinsäure*): Noch einfacher als Viren gebaute, lediglich aus Eiweiß bestehende Partikel. Sind den subzellulären Objekten zugeordnet.

Beim **Prion** handelt es sich um ein fehlgefaltetes Körpereiweiß, das nach aktuellem Kenntnisstand im Gegensatz zu den anderen Krankheitserregern keine Erbsubstanz enthält.

Prionen sind Erreger von übertragbaren Krankheiten des zentralen Nervensystems. Die Vermehrung der infektiösen Prionen führt zu schwammartigen Veränderungen (*Spongiose*) im Gehirn. Deshalb werden die seltenen **Prionerkrankungen** als **t**ransmissible **s**pongiforme **E**nzephalopathien/TSE (*übertragbare, schwammartige Gehirnerkrankungen*) bezeichnet.

Im Tierreich sind Prionerkrankungen bei Schafen als **Scrapie** (*Traberkrankheit*) seit 200 Jahren bekannt. Ende der 1980er-Jahre geriet **BSE** bei Rindern (**b**ovine **s**pongiforme **E**nzephalopathie, Rinderwahnsinn) ins Bewusstsein der Öffentlichkeit. Mehrere tausend erkrankte Rinder gingen zugrunde oder mussten aus veterinärmedizinischen und volksgesundheitlichen Gründen vorsorglich geschlachtet werden. Die Rinder erkrankten durch Verfütterung von verseuchtem, unzureichend verarbeitetem Tiermehl.

Creutzfeldt-Jakob-Krankheit

Zu den häufigsten spongiformen Enzephalopathien zählt die **Creutzfeldt-Jakob-Krankheit** (*CJD*), von der besonders ältere Menschen befallen werden. Meist tritt sie als Einzelerkrankung auf. Gelegentlich ist eine familiäre Häufung der Fälle festzustellen, sodass eine genetische Disposition hinsichtlich des Erkrankungsrisikos zu vermuten ist. In Einzelfällen wurde der Erreger während einer Operation durch neurochirurgische Instrumente oder Dura- und Hornhauttransplantationen übertragen. Die Enzephalopathie führt zu fortschreitendem Abbau der Bewegungskoordination, der geistigen Fähigkeiten und unweigerlich zum Tode.

Eine neue Variante der Creutzfeldt-Jakob-Krankheit (*vCJK*) tritt eher bei jüngeren Menschen auf. Dabei wird vermutlich der BSE-Erreger durch Verzehr von Rinderprodukten auf den Menschen übertragen.

Prophylaxe

Prionen sind mit den bekannten Desinfektionsverfahren und durch hohe Temperaturen, z. B. durch Braten oder Kochen, nicht zu zerstören oder unwirksam zu machen. Bei der Sterilisation müssen laut Empfehlungen des Robert Koch-Institutes höhere Temperaturen (134 °C) und längere Sterilisationszeiten beachtet werden. Bei der Nahrungsaufnahme sollte auf möglicherweise prionenhaltige Speisen wie Gehirn und Rückenmark verzichtet werden.

4.1.6 Pilze

> **DEFINITION**
>
> **Pilze** (*Fungi*): Lebewesen, die als Eukaryonten (griech. eu = gut, karyos = Kern) einen abgegrenzten Zellkern besitzen, in dem das Erbmaterial zusammengefasst ist. Ihre festen Zellwände bestehen hauptsächlich aus Kohlenhydraten mit der Gerüstsubstanz Chitin.

Kennzeichen

Das Erscheinungsbild der **Pilze** ist vielgestaltig. Sie können als Einzelzelle auftreten (z. B. die *Hefen/Sprosspilze*). Die meisten Arten bilden jedoch aus sich verzweigenden Pilzfäden (*Hyphen*) einen komplexen Zellverband (*Fadenpilze*). Einige Pilze zeigen beide Wuchsformen.

Hefen vermehren sich durch Bildung einer Knospe (*Sprossung*) mit Abnabelung der Tochterzelle von der Mutterzelle, die Hyphen können zu einem Pilzgeflecht (*Myzel*) auswachsen, oder es werden Fruchtkörper gebildet, die Sporen abgeben. Pilzsporen dienen ausschließlich der Verbreitung von Pilzen und sind nicht mit der Dauerform der Bakterien, den Bakteriensporen, zu vergleichen.

Einteilung

Die für den Menschen pathogenen Pilze können nach der **D-H-S-Klassifikation** in drei Gruppen eingeteilt werden (> Abb. 4.16):
- **D**ermatophyten (*Fadenpilze*). Befallen vornehmlich Haut, Haare und Nägel. Besonders oft sind Finger- und Zehennägel (Nagelmykose > 2.2.6) sowie die Zehenzwischenräume („Fußpilz") betroffen.
- **H**efen (*Sprosspilze*). Verursachen zumeist Infektionen der Haut und Schleimhäute. Können bei Abwehrschwäche auch zu den inneren Organen vordringen und zu einer Pilzsepsis führen. Bedeutend ist der Hefepilz Candida albicans (lat. *glänzend weiß* > Abb. 4.17), der die häufig auftretenden Soorerkrankungen verursacht (> 2.10.11).

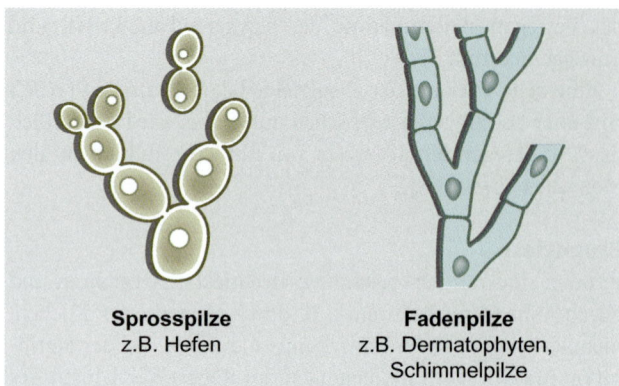

Abb. 4.16 Charakteristische Wuchsformen von Pilzen. [L157]

- **Schimmelpilze** (*Fadenpilze*). Befallen v. a. die inneren Organe. Aspergillus fumigatus befällt bei Abwehrschwäche zunächst den Respirationstrakt; verschimmelte Lebensmittel durch Aspergillus flavus (➤ Tab. 4.4) schädigen die inneren Organe; Aspergillussporen in der Luft lösen allergische Reaktionen (➤ 2.6.10) aus.

Nachweis

Wie Bakterien können Pilze mikroskopisch und kulturell nachgewiesen werden. Da sie sich jedoch langsamer vermehren, kann es einige Wochen dauern, bis sich eine sichtbare Kolonie gebildet hat (➤ Abb. 4.17). Für einige Pilze gibt es direkte Antigennachweise.

Pilzerkrankungen

Pilze sind überall in der Umwelt vorhanden. Einige Pilze siedeln auch beim Gesunden auf Haut oder Schleimhäuten, ohne zu einer Erkrankung zu führen.

Bei den bedeutsamen **Mykosen** (*Pilzerkrankungen*) in Europa handelt es sich – von Ausnahmen abgesehen – um **opportunistische Infektionen** (➤ Abb. 3.23). Voraussetzung für die Entstehung einer Pilzerkrankung ist also nicht nur das Vorhandensein des Pilzes, sondern zusätzlich die individuelle Krankheitsbereitschaft des Organismus (*Disposition* ➤ 4.1.2). Ältere Menschen sind besonders gefährdet, da z. B. Multimorbidität und Hautverletzungen ihre Disposition erhöhen können.

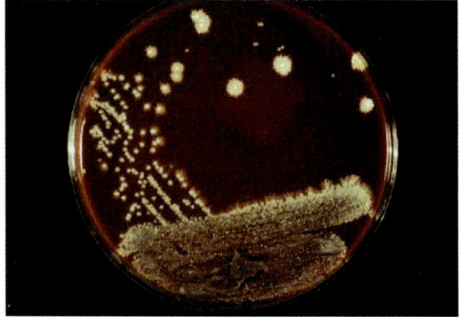

Abb. 4.17 Pilzkultur mit weißen Candida albicans-Kolonien. [E445]

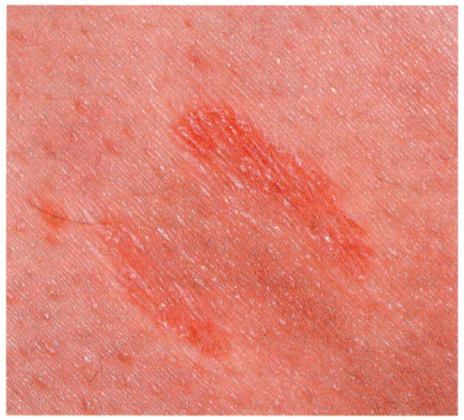

Abb. 4.18 Opportunistische Infektion als Folge der HIV-Erkrankung verursacht durch Pilze. [E446]

Am häufigsten sind **lokale Mykosen**, bei denen Pilze die Haut oder Schleimhäute begrenzt befallen. Lokale Mykosen beginnen schleichend, sind in der Regel harmlos und durch lokal wirkende Präparate gut zu behandeln. Allerdings kehren Pilzinfektionen häufig wieder.

Bei einer hochgradigen Abwehrschwäche des Erkrankten können sich viele sonst ungefährliche Pilze im Körper ausbreiten und zu **systemischen Mykosen**, häufig auch einer **Pilzsepsis**, führen. Diese beginnen ebenfalls oft schleichend, nehmen dann aber einen lebensbedrohlichen Verlauf und sind nur schwer durch systemische Gabe von **Antimykotika** (➤ 1.4.4) zu behandeln.

Unabhängig von einer Abwehrschwäche können insbesondere Schimmelpilze Auslöser von **allergischen Reaktionen**, z. B. Asthma bronchiale, sein.

4.1.7 Parasiten

> **DEFINITION**
>
> **Parasiten** (griech. parasitos: *Mitesser, Schmarotzer*): Tierische Lebewesen, die in oder auf einem anderen Organismus (*Wirt*) leben und sich auf dessen Kosten von Körpersubstanz, Körpersäften oder vom Inhalt des Darmtrakts ernähren. Der Wirtsorganismus wird dabei durch Entzug wichtiger Nährstoffe oder durch direkte organische Schädigung in seiner Funktion beeinträchtigt. Parasiten werden unterteilt in einzellige (*Protozoen*) und mehrzellige (*Gliederfüßer* und *Würmer*) Parasiten.

Obwohl alle Infektionserreger in der einen oder anderen Form auf Kosten der von ihnen befallenen Organismen leben, werden unter **Parasiten** im engeren Sinn die tierischen ein- und mehrzelligen Erreger zusammengefasst.

Protozoen

Protozoen (*Urtierchen*) sind einzellige, eukaryonte Mikroorganismen. Fast alle Protozoen können sich durch Geißeln, Wimpern oder füßchenförmige Ausläufer fortbewegen. Proto-

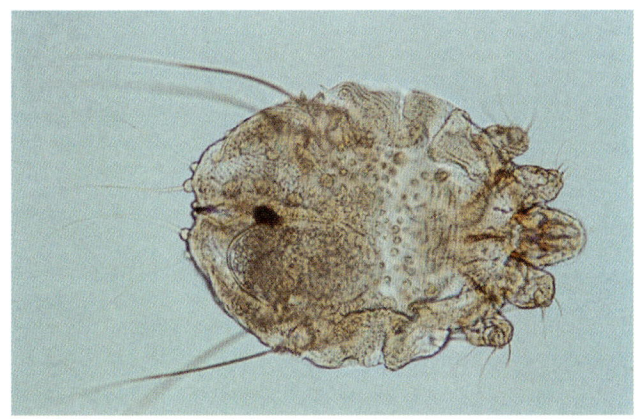

Abb. 4.19 Milben sind mit etwa 20.000 Arten die größte Gruppe der Gliederfüßer. Einige Arten verursachen Erkrankungen beim Menschen. [E447]

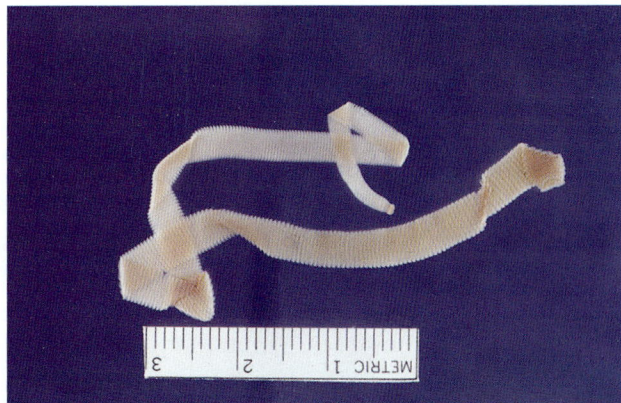

Abb. 4.20 Teile eines Rinder(finnen)bandwurms. Der ausgewachsene Rinderbandwurm wird bis zu 10 m lang, die einzelnen Glieder (*Proglottiden*) sind ungefähr 1–2 cm lang. [E448]

zoen spielen eine wichtige Rolle als Erreger von Tropenkrankheiten, z. B. Malaria. In gemäßigten Breiten ist bei älteren Menschen lediglich die Infektion der Genitalschleimhäute mit Trichomonaden von Bedeutung (Trichomoniasis ➤ Tab. 2.50) und bei Abwehrschwäche das Wiederaufflackern einer Toxoplasmose.

Gliederfüßer

Gliederfüßer (*Arthropoden*) zählen zu den mehrzelligen, tierischen Lebewesen. Für menschliche Infektionen spielen v. a. Insekten wie Läuse, Flöhe, Wanzen, Mücken oder Fliegen sowie Spinnentiere wie Milben (➤ 2.2.6) und Zecken eine Rolle.

Manche Arten verursachen als Parasiten selbst Erkrankungen, z. B. Milben als Erreger der Hautkrankheit **Skabies** (*Krätze* ➤ 2.2.6) und Läuse als Erreger der **Pedikulosen** (➤ 2.2.6).

Andere verbreiten als **Vektoren** (*Überträger*) durch ihren Biss Krankheitserreger. So können in Mitteleuropa Zecken das FSME-Virus oder Borrelien übertragen und ZNS-Infektionen verursachen (➤ 2.13.8).

Würmer

Würmer (*Helminthen*) sind vielzellige, tierische Lebewesen mit z. T. differenziertem organischem Aufbau. Um sich vermehren zu können, müssen sie meist von ihrem Hauptwirt zu Zwischenwirten wechseln, in denen sich die verschiedenen Larvenstadien entwickeln. Erst im Endwirt gelangt der Wurm zur Geschlechtsreife.

Wurmerkrankungen (*Helminthosen*) sind weltweit verbreitet; insbesondere in tropischen Ländern finden die Erreger optimale Lebensbedingungen. Man unterscheidet:
- **Fadenwürmer** (*Nematoden*) verursachen z. B. Madenwurmerkrankungen (insb. bei Kindern) oder Trichinosen (durch Verzehr von trichinenhaltigem Fleisch),
- **Saugwürmer** (*Trematoden*) verursachen z. B. die Bilharziose (durch Kontakt mit Schnecken als Zwischenwirten in verseuchten tropischen Gewässern); Vorkommen in gemäßigten Breiten nur als „Reisemitbringsel"/Tourismus.
- **Bandwürmer** (*Zestoden*) verbreiten sich u. a. abhängig von der Abwasserentsorgung, Düngung von Tierweiden und dem eigenen Essverhalten (➤ unten).

Die **Diagnose** erfolgt über den Nachweis von Würmern, Wurmsegmenten und Larven im Stuhl oder evtl. einen Antikörpernachweis im Blut. Zur **Behandlung** werden **Wurmmittel** (*Anthelminthika*) eingesetzt, die die Würmer im Körper abtöten sollen. Ggf. werden Larven oder Zysten operativ entfernt.

Rinder- und Schweine(finnen)bandwurmerkrankung

> **DEFINITION**
> **Rinder- und Schweine(finnen)bandwurmerkrankung:** Häufigste und fast immer gut therapierbare Bandwurmerkrankungen des Menschen, hervorgerufen durch den Rinder- bzw. Schweinebandwurm (*Taenia saginata* bzw. *Taenia solium*).

Bandwürmer können sich mit den Saugnäpfen ihres Kopfes im Dünndarm des Endwirtes Mensch festhalten. Sie bestehen aus einer Gliederkette, den **Proglottiden**, die beim Rinderbandwurm eine Länge von 10 m erreichen kann. Jedes Glied bildet Eier, die Endglieder lösen sich vom Wurm, und der Mensch scheidet sie mit seinem Stuhl aus. Werden Tierweiden mit menschlichen Abwässern gedüngt, können Rinder oder Schweine als Zwischenwirte die Eier aufnehmen. In deren Muskulatur oder Organen entwickeln sich die Eier zu Larven, den **Finnen**. Der Kreislauf schließt sich, wenn der Mensch rohes, finnenhaltiges Fleisch verzehrt.

Die **Symptome** bei Bandwurmbefall sind eher geringfügig: der Erkrankte leidet unter unklaren Schmerzen im Oberbauch und Gewichtsverlust trotz ausreichender Nahrungsaufnahme. Selten wird der Mensch durch Aufnahme von Schweinebandwurmeiern (z. B. durch kontaminierte Salate) zum Zwischenwirt, in dem sich die Finnen in verschiedenen Organen entwickeln (*Zystizerkose*).

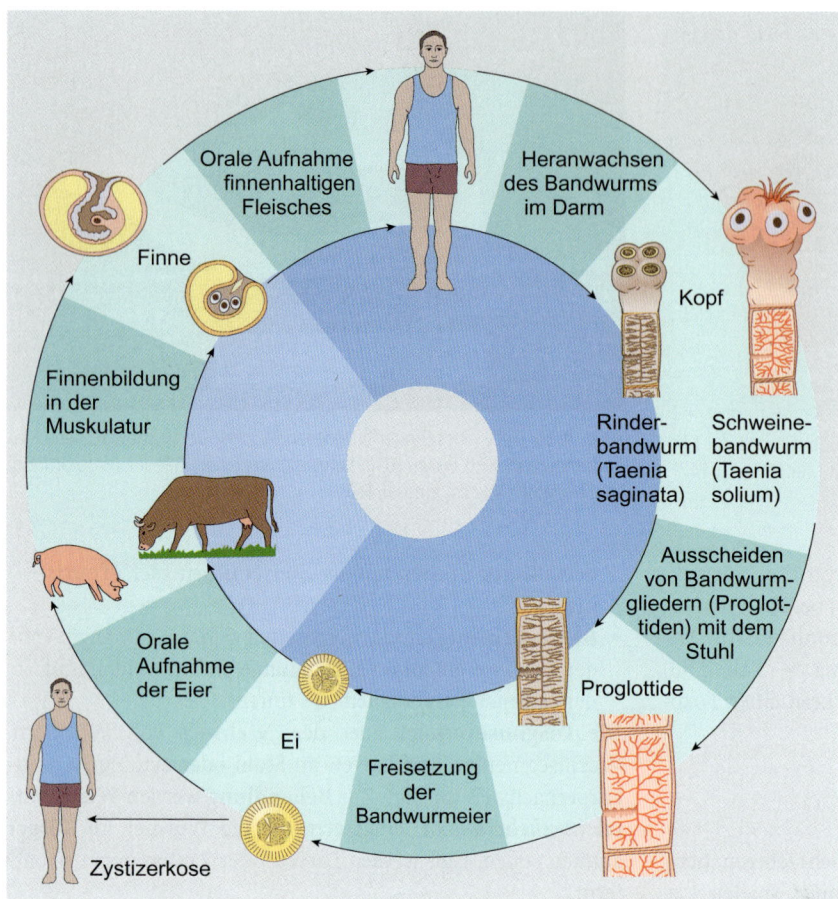

Abb. 4.21 Entwicklung des Rinder- und Schweine(finnen)bandwurms. [L190]

Prophylaktisch sollte auf den Verzehr von rohem Fleisch („Tartar", „Hackepeter") verzichtet werden. Tieffrieren und Kochen inaktiviert die Finnen. Durch weitgehenden Verzicht auf die Oberflächendüngung von Weiden, Stallhaltung von Schweinen und veterinärmedizinische Fleischüberwachung sind diese Wurmerkrankungen in Deutschland stark zurückgegangen.

Echinokokkose

> **DEFINITION**
> **Echinokokkose**: Erkrankung des Menschen durch den **Hundebandwurm** (*Echinococcus granulosus*) und den **Fuchsbandwurm** (*Echinococcus multilocularis*). Wesentlich ernster als Rinder- und Schweinebandwurmerkrankungen. Der Mensch ist Fehl-Zwischenwirt.

Hunde und Füchse sind in den meisten Fällen die Endwirte für die relativ kleinen Bandwürmer. Sie scheiden die eihaltigen Proglottiden mit ihrem Kot aus. Zwischenwirte des **Hundebandwurms** sind u.a. Rinder und Schweine, deren infizierte Schlachtabfälle der Hund frisst; beim **Fuchsbandwurm** sind u.a. Mäuse Zwischenwirte. Der Mensch stellt einen Fehl-Zwischenwirt dar. Er infiziert sich durch die orale Aufnahme der Bandwurmeier, z.B. bei Kontakt mit infiziertem Hundefutter oder durch den Verzehr kontaminierter Waldbeeren. Durch den Darm gelangen die Finnen meist in die Leber, aber auch in die Lunge und andere Organe. Die Finnen können sich im Menschen jedoch nicht zum Bandwurm entwickeln.

Symptome und Untersuchungsbefund

- Bei **Echinococcus granulosus** bildet sich in der Regel eine große, mit Flüssigkeit und Finnen gefüllte Zyste, die **Hydatide**. Erst nach Jahren, wenn die Hydatide eine gewisse Größe erreicht hat (sie kann kindskopfgroß werden), klagt der Infizierte z.B. über Oberbauchbeschwerden. Komplikationen treten z.B. auf bei Verlegung der Gallenwege (*Verschlussikterus* ➤ 2.10.17) oder Platzen der Zyste (anaphylaktischer Schock ➤ 2.8.10).
- **Echinococcus multilocularis** bildet zahlreiche kleine Herde, die einem Krebsgeschwür gleich in die Umgebung eindringen und das Gewebe nach und nach zerstören. Auch hier ist meist die Leber betroffen, an zweiter Stelle folgt der Befall der Lunge. Besonders ernst ist der Befall des ZNS, der bei ca. 3% der Erkrankten zu beobachten ist.

Behandlung

Die großen Zysten des Hundebandwurms können häufig chirurgisch entfernt werden. Bei den infiltrierend wachsenden

Tab. 4.4 Einteilung der Krankheitserreger mit Beispielen einzelner Erregertypen, die für den Menschen bedeutsam sind.

Einteilung der Erreger	Infektionserreger	Merkmale	Beispiele
subzelluläre, infektiöse Objekte	Prionen	• fehlgefaltete Eiweiße	• Erreger der Creutzfeld-Jakob-Krankheit
	Viren	• kleinste Krankheitserreger, nur aus Erbinformation (DNS oder RNS) bestehend. Besitzen keinen eigenen Stoffwechsel und können sich nur in höheren Zellen vermehren • Größe: ca. 0,02–0,3 μm	• Grippe-Virus, Hepatitis-Virus, Herpes-Virus, HI-Virus, Masern-, Mumps-, Röteln-Virus, Noro-Virus
Prokaryonten	Bakterien	• Einzeller ohne festen Zellkern: das Erbgut liegt lose (z. B. als DNS-Faden) im Zytoplasma. Dadurch schnellere Vermehrung • Größe: ca. 0,3–5 μm	• Streptokokken, Staphylokokken, Escherichia coli, Proteus, Salmonellen, Klebsiellen, Clostridien
Eukaryonten	Pilze	• höher entwickelte Zellen mit Zellkernmembran. Leben als Einzeller oder im vielzelligen Verband • Größe von Hefen: ca. 5–10 μm	• Candida albicans • Aspergillus flavus
	Protozoen (*Parasiten*)	• einzellige tierische Krankheitserreger • Größe: ca. 1–150 μm	• Plasmodien (Malariaerreger) • Trichomonaden
mehrzellige Organismen (*Parasiten*)	Gliederfüßer (*Arthropoden*) Würmer (*Helminthen*)	• vielzellige tierische Krankheitserreger • Gliederfüßer: mm bis cm groß • Würmer: einige mm bis mehrere m lang	• Kopflaus, Krätzmilbe • Rinderbandwurm, Echinokokken

Zysten des Fuchsbandwurms ist dies oft nicht möglich. Dann wird eine Langzeit-Behandlung, z. B. mit Albendazol, versucht.

4.2 Allgemeine Infektionslehre

Die **Infektionsepidemiologie** (*Seuchenlehre*) beschäftigt sich mit der Ausbreitung von Infektionskrankheiten. Sie untersucht, ob überhaupt eine Infektionskrankheit vorliegt, wo sie ihren Anfang genommen hat, wie sie übertragen wird, welcher Erreger sie verursacht und welche besonderen Eigenschaften dieser Erreger hat.

So wurden neu entdeckte Infektionserreger (z. B. in den 1980-er Jahren das HI-Virus, Helicobacter pylori und das Hepatitis C-Virus, 2003 SARS) studiert, die Gefährlichkeit der sich ständig ändernden Influenzaviren (z. B. 2009 das H1/N1-Virus/ „Schweinegrippe") erfasst oder 2011 nach dem Ausgangsort und der Übertragung des EHEC-Bakteriums gesucht. Aber auch Problemkeime und Übertragungswege in Pflegeeinrichtungen werden ins Visier genommen.

Die Ergebnisse werden in Deutschland entsprechend den Vorgaben des Infektionsschutzgesetzes (IfSG) gemeldet, und das Robert Koch-Institut veröffentlicht wöchentlich relevante Daten im „Epidemiologischen Bulletin".

SURFTIPP
Robert Koch-Institut: www.rki.de

4.2.1 Infektionskette

DEFINITION
Infektionskette: Weg des Mikroorganismus zu einer Infektion. Zur Infektionskette gehören:
• Infektionsquelle
• Übertragungsweg
• Empfänger (der wiederum Infektionsquelle sein kann)
Infektionsquelle: Ort, an dem sich Erreger aufhalten und von dem aus sie Infektionskrankheiten verbreiten können.
Kontamination: Verunreinigung von Gegenständen oder der Umwelt durch Mikroorganismen.

Infektionsquellen

Eine **Infektionsquelle** ist der Ort, an dem sich Erreger aufhalten und von dem aus sie Infektionskrankheiten verbreiten können. Von einigen Autoren wird das **Erregerreservoir**, der (dauerhafte) Lebensraum eines Erregers, als allgemeine Infektionsquelle bezeichnet. So ist z. B. der Darm eines mit Salmonellen infizierten Menschen ein Erregerreservoir. Kontaminiert der Infizierte Nahrungsmittel, wird das Essen zur Infektionsquelle, mit der dann der Empfänger in Kontakt kommt.

Die wichtigste Infektionsquelle ist der **Mensch** selbst. Sowohl kranke als auch gesunde Menschen sind Keimträger. Die Erreger werden z. B. mit dem Sputum (Tuberkulose ➤ 2.9.8) oder dem Stuhl (Salmonellosen ➤ 2.10.15) ausgeschieden. Ebenso können Keime der körpereigenen Flora Verursacher einer Infektion werden.

Tiere als Infektionsquellen sind z. B. Rinder und Schweine für Bandwurmerkrankungen oder Parasiten, die als Überträger

Keime an den Menschen weitergeben können (> 4.1.7). Auch Haustiere können Träger von Erregern sein.

Viele Mikroben sind nicht auf Menschen oder Tiere angewiesen, sondern können in der **unbelebten Umwelt** überleben, so etwa die Tetanuserreger im Erdreich oder die Legionellen im Wasser.

Endogene und exogene Infektionen
- Dringen Erreger von *außen* in den Körper ein, verursachen sie eine **exogene Infektion**, z. B. Influenza, Windpocken, Malaria oder Tetanus.
- Dagegen wird eine **endogene Infektion** durch Verschleppung *körpereigener* Mikroorganismen in einen anderen Körperbereich (Standortwechsel des Erregers) hervorgerufen. Gelangen z. B. Erreger der physiologischen Hautflora in eine Wunde, kann dies zu einer Wundinfektion führen. Oder als Nebenwirkung einer Antibiotikabehandlung kommt es zu einer Störung der Normalflora des Darms, die Freiraum für Fremdkeime schafft.

Übertragungswege

Mikroorganismen können **direkt** von einem infizierten auf einen gesunden Menschen übertragen werden. Bei der **indirekten** Übertragung ist ein „Überträger" auf dem Weg vom Erregerreservoir zum Empfänger zwischengeschaltet z. B. verunreinigte Hände, unsterile Instrumente, kontaminierte Lebensmittel oder Tiere.

Bedeutsame Übertragungswege in Pflegeeinrichtungen sind die **Kontaktübertragung** (insbesondere über die Hände) sowie die **Tröpfchenübertragung**. Dabei können die Mikroben aus einem exogenen Erregerreservoir stammen (z. B. gelangen Erkältungsviren einer infizierten Pflegekraft bei einer Pflegehandlung in die Atemwege des Pflegebedürftigen) oder aus dem endogenen („Selbstinfektion": z. B. können Darmkeime in die Harnblase gelangen). Seltener findet eine Erregerübertragung über **Vehikel** oder die **Luft** (*aerogene Übertragung*) statt.

Die Einteilung der Übertragungswege erfolgt nicht einheitlich. Zudem wird weiterhin der unscharfe Begriff „Schmierinfektion" verwendet, meist für die fäkal-orale Übertragung oder allgemeiner für das Verschmieren infektiösen Materials wie Sputum, Eiter oder Stuhl in andere Körperbereiche. Diese sichtbare Verschmutzung vermittelt jedoch eine falsche Vorstellung von Kontaminationen durch die nur mikroskopisch nachweisbaren Erreger. Tab. 3.4 stellt eine mögliche Einteilung von Übertragungswegen vor.

Der Erfolg der Übertragung ist abhängig von der **Empfindlichkeit** des Erregers gegenüber äußeren Bedingungen wie

Tab. 4.5 Beispiele für direkte und indirekte Übertragungswege von exogenen Infektionen.

Übertragungsart	Beispiele
direkte Übertragung (Übertragung von der Infektionsquelle direkt auf den Empfänger)	
Kontaktübertragung • Übertragung durch Berührung • **parenterale** Übertragung durch Körpersekrete, z. B. Blut • **sexuelle** Übertragung	• Übertragung von Krätzmilben oder Läusen bei Körperkontakt • beim Verbandswechsel gelangt infiziertes Blut aus der Wunde in eine Hautverletzung des Pflegenden • Übertragung des Hepatitis-B- oder HI-Virus beim Geschlechtsverkehr
Tröpfchenübertragung • durch **große respiratorische Tröpfchen**: diese können nur kurze Strecken (ca. 1 m; die Angaben variieren) in der Luft zurücklegen und sinken dann zu Boden	• beim Sprechen, Husten und Niesen gelangen Influenza-Erreger eines Erkrankten direkt auf die Schleimhäute von Nase oder Mund-Rachen-Raum des Empfängers
aerogene Übertragung • durch Inhalation von kleinen Tröpfchen, den **Tröpfchenkernen**: diese können längere Zeit und über größere Distanzen in der Luft schweben	• bei einer offenen Tuberkulose gelangen ausgehustete Tröpfchenkerne mit Tuberkelbakterien bis in die Alveolen des Empfängers
diaplazentare Übertragung	• Übertragung von Röteln oder einer Toxoplasmose von der infizierten Schwangeren über die Plazenta auf das Ungeborene
indirekte Übertragung (Übertragung von der Infektionsquelle mittels eines „Übertragungsmediums" auf den Empfänger)	
Kontaktübertragung • Übertragung durch Hände und Gegenstände • Sonderform: fäkal-orale Übertragung • Sonderform: parenterale/hämatogene Übertragung	• Erreger gelangen über nicht desinfizierte Hände oder kontaminierte Instrumente in die Wunde des Pflegebedürftigen • mit dem Stuhl ausgeschiedene Erreger gelangen über die Hände an den Mund und führen zu Darminfektionen oder Hepatitis A • Hepatitis B/C nach Stichverletzung mit infizierten Kanülen
Übertragung durch Vehikel (passive Überträger) • **alimentär** durch Lebensmittel und Trinkwasser • **parenteral** durch Blutprodukte und Infusionslösungen	• Salmonellen in Lebensmitteln führen zu einer Gastroenteritis; Cholera-Vibrionen aus verunreinigtem Wasser führen zu massiven Durchfällen und Erbrechen • Sepsis durch kontaminierte Blutprodukte oder Infusionen
Übertragung durch Vektoren (aktive Überträger) • Stich oder Biss von Tieren	• Übertragung von FSME-Viren durch Zeckenbiss

Temperatur, Feuchtigkeit oder Vorkommen von Sauerstoff. Einige Erreger überleben nur auf den feuchtwarmen Schleimhäuten und sterben auf trockenen Oberflächen schnell ab, andere können selbst hier Stunden oder gar Tage überleben.

Eintrittspforten und Empfänger

Infektionskrankheiten werden erst dann ausgelöst, wenn es den Mikroben gelingt, über **Eintrittspforten** in den **Empfänger** einzudringen. Die Keime können auf folgenden Wegen in den menschlichen Körper gelangen (➤ Abb. 4.22):
- natürliche Körperöffnungen wie Augen, Nase, Mund, Ohren, Darm, Harnröhre, Scheide
- Verletzungen von Haut und Schleimhäuten, z. B. bei Ulkus cruris, Dekubitus und Intertrigo oder durch invasive Maßnahmen wie Injektionen und Absaugen
- künstlich angelegte Zugänge wie Blasenkatheter, PEG, venöser Zugang oder Tracheostoma. Grundsätzlich stellen alle Eingriffe in den Körper eine „Erregerbrücke" dar. Sie erhöhen die Infektionsgefahr für den Pflegebedürftigen
- Eindringen durch die intakte Schleimhaut, z. B. Erreger der Salmonellosen (➤ 2.10.15) oder die intakte Haut, z. B. Skabies (Krätze ➤ 2.2.6)

4.2.2 Formen und Ablauf von Infektionen

Lokale und systemische Infektionen

Bleibt die Infektion auf die Eintrittspforte beschränkt, über die der Erreger in den Körper gelangt ist, spricht man von einer **lokalen Infektion** (z. B. Wundinfektion, Abszess). Es zeigen sich die örtlichen Entzündungszeichen wie Überwärmung, Schwellung, Rötung und Schmerz.

Tab. 4.6 Beispiele für Infektionsquellen.

Infektionsquelle/ Überträger	Beispiele
Mensch • Pflegebedürftige • Personal • Besucher	• manifest Erkrankte (z. B. mit einer offensichtlichen Erkältung) • beschwerdefreie Keimträger (z. B. von Staphylococcus aureus auf der Haut oder im Nasen-Rachen-Raum) • Personen während der Inkubationszeit (z. B. mit Atemwegsinfektionen) • Ausscheider nach durchgemachter und nicht diagnostizierter Erkrankung (z. B. Salmonellenausscheider)
Pflegeutensilien, Geräte und Instrumente	• ungenügend gereinigte, desinfizierte oder sterilisierte Materialien wie Waschschüsseln, Steckbecken, Fieberthermometer, Stethoskop, chirurgische Instrumente • Feuchtigkeit als idealer Nährboden für Erreger an/in Inhalationsgeräten • Fremdkörper (z. B. Katheter, Sonden) als Leitschienen für Mikroben
Medikamente	• Kontamination von Stechampullen oder Augentropfen bei unsachgemäßem mehrmaligem Gebrauch • Kontamination beim Auflösen von Medikamenten oder beim Zumischen von Substanzen in Infusionslösungen
Lebensmittel und Wasser	• Kontamination von Eiern, Milchprodukten, Fleisch z. B. durch Nichteinhalten der Kühlkette im Sommer, auf Buffets bei Sommerfesten • Kontamination bei der Speisenzubereitung z. B. durch nicht ausreichend lange Bratzeiten oder zu niedrige Temperaturen • Keime im Leitungswasser
Abfälle	• Mikroorganismen aus Ausscheidungen (z. B. in Inkontinenzmaterialien), Wunden (z. B. in gebrauchten Verbänden) und Sekreten (z. B. in Zellstoff mit Sputum) • Gefahr durch Verletzungen mit kontaminierten Gegenständen (z. B. benutzte Kanülen und BZ-Lanzetten)
Textilien	• durch Ausscheidungen und Sekrete kontaminierte Bettwäsche, Kleidung, Handtücher
technische und sanitäre Einrichtungen	• Wasserhähne, Waschbecken, Duschen, Toiletten; ständige Feuchtigkeit und Wärme begünstigen das Wachstum von Mikroorganismen • Aerosolbildung in Klimaanlagen, Luftbefeuchtern
Tiere • Haustiere • Ratten, Füchse	• Mikroorganismen in Fell (z. B. Flöhe, Zecken) und Ausscheidungen (z. B. Bandwürmer) • Übertragung von Mikroben durch Tierbiss
Pflanzen	• Schimmelpilze in der Blumenerde von Topfpflanzen • Pfützenkeime im Blumenwasser von Schnittblumen

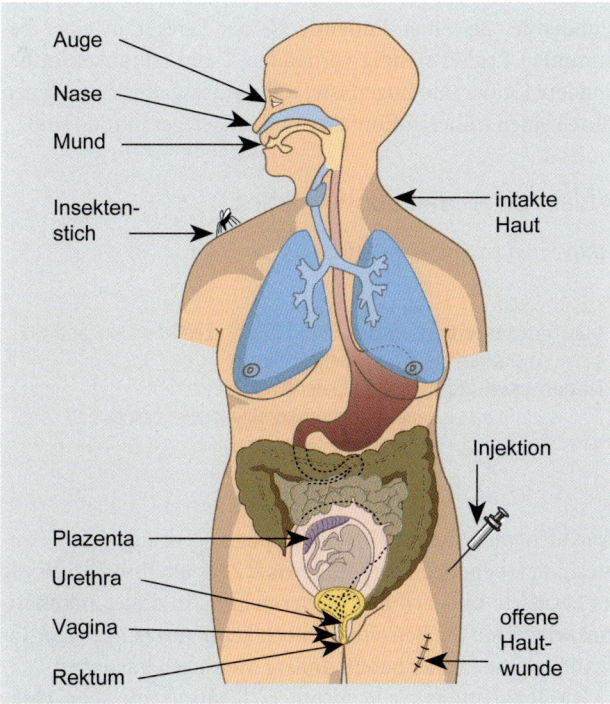

Abb. 4.22 Die verschiedenen Eintrittspforten für Mikroorganismen. [L138]

Bei einer **systemischen Infektion** (*Allgemeininfektion* oder *generalisierte Infektion*) dringen die Erreger ins Gefäßsystem vor und ziehen den gesamten Organismus in Mitleidenschaft. Leitsymptome sind Fieber, oft mit Schüttelfrost (➤ 1.4.3), allgemeines Krankheitsgefühl, Lymphknotenschwellungen und typische Organbeschwerden, z. B. Atemnot bei einer Pneumonie oder Kopf-/Gliederschmerzen bei einer Grippe. Ist der Erreger besonders virulent oder liegt eine Abwehrschwäche bei dem Pflegebedürftigen vor, kann sich aus einer lokalen Infektion eine systemische Infektion entwickeln.

VORSICHT
Beim alten Menschen denkt man evtl. zu spät an eine Infektion, da typische Warnhinweise wie Fieber oder charakteristische Schmerzen fehlen können. Stattdessen sind unspezifische Krankheitszeichen wie Apathie, Blässe, allgemeine Schwäche, Appetitlosigkeit, motorische Unruhe und plötzliche Verwirrtheit zu beobachten. Diese sollten Anlass für eine gezielte Ursachensuche sein und nicht als Alterserscheinung fehlgedeutet werden.

Tab. 4.7 Beispiele für Epidemie, Pandemie und Endemie.

	örtlich begrenztes Auftreten	zeitlich begrenztes Auftreten	Beispiele
Epidemie	×	×	• Salmonelleninfektion durch kontaminierte Lebensmittel • Influenza (Erkrankungswellen ca. alle 3–4 Jahre durch Veränderungen *innerhalb* der H- und N-Antigene)
Pandemie		×	• Influenza (ca. alle 10–20 Jahre durch *Neukombination* der N- und H-Antigene) • HIV-Erkrankung
Endemie	×		• „Kinderkrankheiten" • Malaria

Bakteriämie und Sepsis

DEFINITION
Bakteriämie: Eindringen von Bakterien in die Blutbahn.
Sepsis (*Blutvergiftung*, *Blutstrominfektion*): Lebensbedrohliche Allgemeininfektion mit systemischer Entzündungsantwort des Körpers.

Eine **Bakteriämie** ereignet sich z. B. bereits beim Legen eines venösen Katheters oder durch Mikroverletzungen der Mundschleimhaut beim Zähneputzen, aber ebenso durch Streuung aus einer Wunde. Werden die Mikroben im Blut schnell vernichtet, ohne dass sie sich vermehren oder in anderen Organen ansiedeln können, zeigt der Betroffene keine Symptome.

Werden aber von einem Entzündungsherd ständig oder periodisch Mikroorganismen (meist Bakterien, seltener Pilze, Viren oder Parasiten) in den Blutstrom gestreut und erzeugen sie Krankheitserscheinungen, entwickelt sich das lebensbedrohliche Krankheitsbild einer **Sepsis**. Entzündungsherde können z. B. ein infizierter Dekubitus, ein schwerer Blaseninfekt oder eine Peritonitis (➤ 2.10.1) sein.

SURFTIPP
Deutsche Sepsis-Gesellschaft e. V.: www.sepsis-gesellschaft.de

In der Folge kann es zur Absiedlung der Erreger an verschiedenen Körperstellen (z. B. Gehirn, Herzklappen) mit schweren Organstörungen kommen. Weitere lebensbedrohliche Komplikationen sind eine Entgleisung des Gerinnungssystems (*Verbrauchskoagulopathie* ➤ 2.6.8), ein **Multiorganversagen** oder ein **septischer Schock** (➤ 2.8.10).

Bei alten Menschen nimmt eine Sepsis häufig einen uncharakteristischen Verlauf: „Grundlose" Schwäche bis zum „Verfall" und neu aufgetretene Verwirrtheitszustände stehen im Vordergrund, die typischen Fieberschübe fehlen. Bei Verdacht sollte sofort der Haus- oder Notarzt benachrichtigt bzw. eine Krankenhauseinweisung veranlasst werden. Nach Abnahme von **Blutkulturen** zur Erregerbestimmung mit Erstellung eines Antibiogramms wird unverzüglich mit einer **Antibiotikabehandlung** begonnen. Trotz intensivmedizinischer Behandlung liegt die Sterblichkeit bei ca. 40 %, beim septischen Schock gar bei 60 %.

Epidemie, Pandemie und Endemie

Infektionskrankheiten können **sporadisch** (*vereinzelt*) auftreten oder sich rasch von Mensch zu Mensch ausbreiten. Eine **Epidemie** ist eine zeitlich und örtlich begrenzte Häufung von Infektionskrankheiten. Breitet sich eine Epidemie über mehrere Länder oder die ganze Welt aus, spricht man auch von einer **Pandemie**. Bei einer **Endemie** ist der Erreger in einer bestimmten Region ständig vorhanden. Dann erkranken insbesondere Kinder und Zugereiste, während fast alle Erwachsenen durch einen früheren Kontakt mit dem Erreger immun sind.

Ablauf einer Infektionskrankheit

Aktive und passive Immunisierung ➤ 1.4.4

DEFINITION
Inkubationszeit (lat. incubare = brüten): Zeitlicher Abstand zwischen Ansteckung und Krankheitsausbruch.
Dauerausscheider: Mensch, der Krankheitserreger noch längere Zeit nach überstandener Infektionskrankheit ausscheidet und somit eine Infektionsquelle für andere Personen ist.

Nachdem die Mikroben in den Körper eingedrungen sind (Ansteckung), benötigen sie eine gewisse Zeit, um ihre Zielgewebe zu besiedeln und sich dort zu vermehren. In dieser **Inkubationszeit** zeigen die Betroffenen noch keine Anzeichen einer Infektion, können aber bereits andere Menschen infizieren.

Die Inkubationszeit kann unterschiedlich lang sein. Während die Virusgrippe eine Inkubationszeit von nur 1–3 Tagen

4.2 Allgemeine Infektionslehre

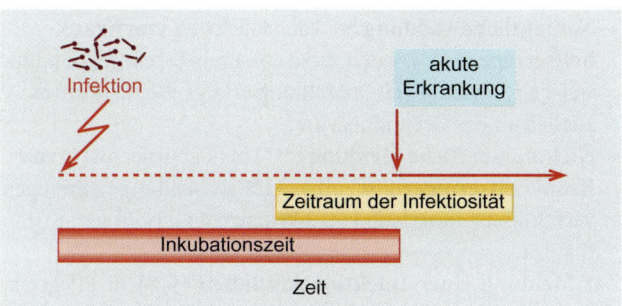

Abb. 4.23 Zeitlicher Verlauf einer (akuten) Infektionskrankheit in der Schemazeichnung. [L157]

hat, beträgt sie bei der Tuberkulose ca. 4–12 Wochen und kann bei der Lepra bis zu 20 Jahren dauern. Die meisten Infektionskrankheiten besitzen allerdings eine Inkubationszeit von wenigen Tagen bis drei Wochen. Kurz vor dem Auftreten der ersten Krankheitszeichen findet meist eine explosionsartige Vermehrung der Keime statt. Viele, v. a. virale, Infektionen sind am Ende der Inkubationszeit besonders ansteckend.

Es folgt die **Phase des Krankseins**: Der Infizierte kann nur leicht beeinträchtigt, aber auch lebensgefährlich erkrankt sein. Die Krankheit verläuft nach verschiedenen Mustern:
- **fulminant** (mit sehr schnellem Beginn und schwerstem Krankheitsbild)
- **akut** (mit raschem Beginn)
- **subakut** (mit allmählichem, schwer abgrenzbarem Krankheitsbeginn)
- **chronisch** (mit langsamem Krankheitsverlauf)
- **rezidivierend** (wiederkehrend)

In der **Überwindungsphase** wird der Erreger aus dem Körper entfernt. Gelingt dies nicht, kommt es zum Tod des Erkrankten oder zur örtlichen Eingrenzung des Erregers (z. B. in einer Kapsel oder in einem Organ). Diese kann mit **Dauerausscheidung** des Keimes verbunden sein, z. B. bei der Salmonellose (➤ 2.10.15). Bei einer verminderten Abwehrlage können sich zunächst zurückgedrängte Erreger wieder vermehren und auch Jahrzehnte nach der Ersterkrankung erneut zu einer manifesten Erkrankung führen. Beispiele hierfür sind die Tuberkulose und die Gürtelrose.

Einige, v. a. virusbedingte, systemische Infektionskrankheiten hinterlassen eine lang andauernde **Immunität** (➤ 1.4.4).

4.2.3 Nosokomiale Infektionen

DEFINITION

Nosokomiale Infektion (Nosokomialinfektion = NI, engl. health-care-associated infection = HAI): Laut Infektionsschutzgesetz (IfSG) „eine Infektion mit lokalen oder systemischen Infektionszeichen als Reaktion auf das Vorhandensein von Erregern oder ihrer Toxine, die im zeitlichen Zusammenhang mit einer stationären oder einer ambulanten medizinischen Maßnahme steht, soweit die Infektion nicht bereits vorher bestand."

Häufige Erreger von **Nosokomialinfektionen** sind Bakterien der körpereigenen Flora, wobei Infektionen mit antibiotikaresistenten Erregern (z. B. MRSA, VRE, ESBL) zunehmen. [1]

Nicht alle nosokomialen Infektionen können vermieden werden. Man schätzt, dass durch angemessene Hygienemaßnahmen eine Reduzierung von ca. 15–30 % zu erreichen wäre.

Stationäre oder ambulante medizinische Maßnahmen werden in Krankenhäusern (von daher die Ableitung von griech. nosokomeion = *Krankenhaus*), in Alten- und Pflegeheimen, in Rehabilitationskliniken, aber auch in Arztpraxen, in ambulanten Operationszentren, in Dialysezentren oder in der ambulanten Pflege durchgeführt.

Die unterschiedlichen Aufgabenschwerpunkte der einzelnen Einrichtungen spiegeln sich in den Maßnahmen. Therapeutische und diagnostische Handlungen (wie Operationen, Endoskopien, Infusionstherapien über zentralvenöse Katheter oder künstliche Beatmungen) werden vornehmlich in Krankenhäusern durchgeführt. Medizinisch-pflegerische Maßnahmen wie der Umgang mit Blasenkathetern und Ernährungssonden, Wundversorgung, Injektionen und Infusionen oder das Absaugen durch ein Tracheostoma finden sich auch in Pflegeeinrichtungen oder der ambulanten Betreuung.

> Die Zahl der nosokomialen Infektionen in Deutschland wird auf jährlich 400.000–600.000 hochgerechnet, wovon 7.500–15.000 Infizierte sterben. Im Krankenhaus am häufigsten sind Harnwegsinfektionen (v. a. als Folge von Harnableitungen), postoperative Wundinfektionen und Atemwegsinfektionen (z. B. infolge künstlicher Beatmung). Insbesondere auf Intensivstationen kommt es zum Krankheitsbild der Sepsis (v. a. als Folge von Infektionen zentralvenöser Katheter). [2]
> Für Altenpflegeeinrichtungen nennt die HALT-Studie Harnwegs-, Haut- und Weichteil- sowie Atemwegsinfektionen als häufigste Nosokomialinfektionen. [3]
> Nach Rückverlegung aus Krankenhäusern treten in Pflegeeinrichtungen und in der ambulanten Pflege vermehrt Infektionen mit multiresistenten Bakterien auf.

4.2.4 Meldepflicht von Infektionserkrankungen

Zweck des Gesetzes zur Verhütung und Bekämpfung von Infektionskrankheiten beim Menschen, kurz **Infektionsschutzgesetz** (*IfSG*), ist es, den Einzelnen und die Gemeinschaft vor übertragbaren Krankheiten zu schützen. Ein wichtiger Baustein ist die gesetzliche Meldepflicht (§§ 6, 7 IfSG ➤ Tab. 4.8):
- **Namentliche Meldung von übertragbaren Krankheiten** (*) bereits bei Krankheitsverdacht (§ 6 IfSG): die Meldung muss unverzüglich (spätestens innerhalb von 24 Std.) an das Gesundheitsamt erfolgen. Ebenfalls gemeldet werden müssen u. a. nicht im Gesetz genannte bedrohliche Krankheiten oder wenn Infizierte die notwendige Tuberkulosebehandlung verweigern. Lebensmittelvergiftungen oder infektiöse Gastroenteritiden müssen gemeldet werden, wenn eine Person beruflichen Kontakt mit Lebensmitteln hat (§ 42 IfSG) oder ein

Tab. 4.8 Beispiele für die unterschiedlichen Formen der Meldepflicht von Infektionskrankheiten.

Krankheit	Meldepflicht Krankheit	Meldepflicht Erreger
Botulismus	(*)	(**)
Echinokokkose (➤ 5.1.7)		(***)
FSME (➤ 2.13.8)		(**)
akute infektiöse Gastroenteritis (➤ 2.10.15):		
• Adenoviren	(+)	
• alle darmpathogenen Formen von E. coli	(+)	(**)
• Norovirus	(+)	(**)
• Salmonellen	(+)	(**)
HIV-Erkrankung (➤ 2.6.10)		(***)
Pest	(*)	(**)

epidemischer Zusammenhang wahrscheinlich ist (+). Ausnahme: eine Häufung nosokomialer Infektionen bei (mutmaßlichem) epidemischem Zusammenhang muss **nichtnamentlich** gemeldet werden.

- **Namentliche Meldung** bei Labornachweis **von Krankheitserregern** (**), wenn diese auf eine akute Infektion hinweisen (§ 7 Abs. 1 IfSG): Meldung erfolgt ebenfalls unverzüglich an das Gesundheitsamt.
- **Nichtnamentliche Meldung** (***) bei Labornachweis **von Krankheitserregern** (§ 7 Abs. 3 IfSG): Meldung fallbezogen verschlüsselt innerhalb von 2 Wochen an das Robert-Koch Institut.

Zur **Meldung einer Infektionskrankheit** (§ 8) in Pflegeeinrichtungen ist in erster Linie der behandelnde Arzt verpflichtet. Prinzipiell müssen aber alle, die mit der Therapie oder Pflege des Infizierten beauftragt sind, die Meldung der entsprechenden Erkrankungen an die zuständige Stelle vornehmen.

Der Gesetzestext ist auf der Homepage des **Robert Koch-Institutes** (*RKI*) abrufbar (➤ Surftipp). Das RKI ist ein Bundesinstitut im Geschäftsbereich des Bundesministeriums für Gesundheit mit den Kernaufgaben Erkennung, Verhütung und Bekämpfung insbesondere von Infektionskrankheiten. Im wöchentlich erscheinenden Epidemiologischen Bulletin finden sich die aktuellen Statistiken der meldepflichtigen Infektionskrankheiten (➤ Tab. 4.9) oder Themen wie „Skabies in Heimen".

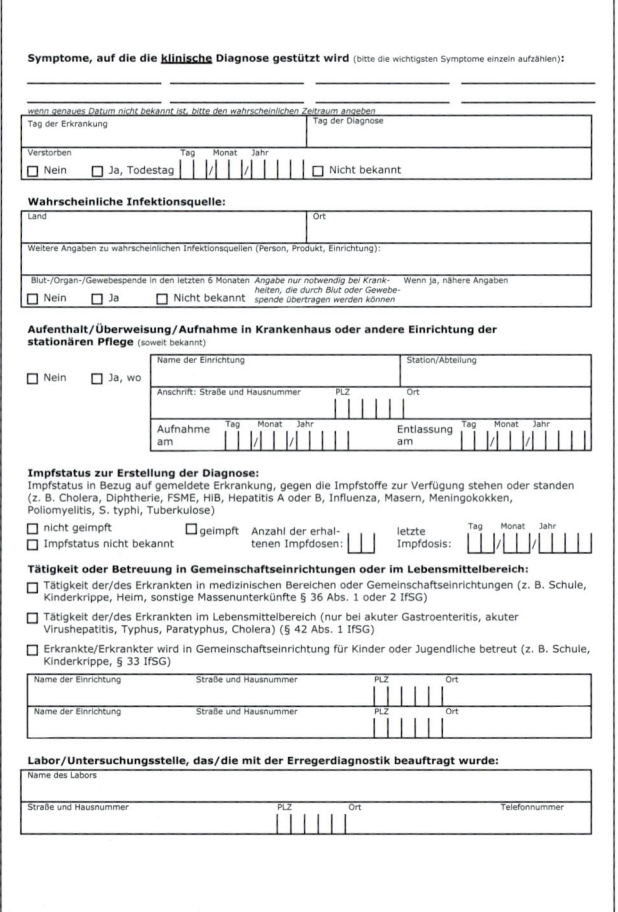

Abb. 4.24 Formulare zur Meldung von Infektionskrankheiten finden sich zum Download bei vielen Gesundheitsämtern. Hier handelt es sich um eine Mustervorlage des RKI. Die verbindlichen Formulare ggf. mit Anpassungen werden ausschließlich von den jeweiligen Bundesländern bereitgestellt. [X221]

Tab. 4.9 Auszug der Statistik des RKI über meldepflichtige infektiöse Darmerkrankungen aus dem Epidemiologischen Bulletin Nr. 41 vom 17. Oktober 2011 (Datenstand vom 12.10.2011. Die Zeile unter den Jahreszahlen nennt die Wochen, auf die sich die Erhebung bezieht.)

Land	Campylobacter-Enteritis			EHEC-Erkrankung (außer HUS)			Erkrankungen durch sonstige darmpathogene E. coli			Salmonellose			Shigellose		
	2011		2010	2011		2010	2011		2010	2011		2010	2011		2010
	38.	1.–38.	1.–38.	38.	1.–38.	1.–38.	38.	1.–38.	1.–38.	38.	1.–38.	1.–38.	38.	1.–38.	1.–38.
Baden-Württemberg	146	4.933	4.660	3	268	57	14	271	190	77	1.792	2.041	2	66	52
Bayern	201	5.917	4.863	5	389	137	33	744	525	109	2.521	2.666	5	91	61
Berlin	72	2.515	2.189	2	98	24	21	442	138	38	634	659	1	78	69
Brandenburg	43	1.854	1.514	0	57	15	6	258	220	25	569	650	0	6	8
Bremen	11	356	329	0	48	3	0	6	17	2	99	95	0	6	8
Hamburg	37	1.805	1.471	2	560	18	2	141	27	11	330	303	1	39	21
Hessen	84	3.436	3.387	0	135	13	0	141	66	51	1.067	1.267	1	46	54
Mecklenburg-Vorpommern	51	1.975	1.499	2	164	5	6	386	214	8	563	483	0	2	5
Niedersachsen	122	4.623	4.505	11	772	117	18	549	461	44	1.666	1.892	0	13	14
Nordrhein-Westfalen	417	13.369	12.680	16	653	126	41	1.126	727	133	3.902	4.015	2	51	57
Rheinland-Pfalz	54	3.077	2.702	4	132	68	3	185	166	23	942	1.054	2	34	22
Saarland	26	847	960	0	13	6	4	47	18	4	205	246	0	2	3
Sachsen	139	4.730	4.224	0	131	49	25	652	496	55	1.210	1.577	2	33	24
Sachsen-Anhalt	50	1.359	1.055	0	61	18	27	478	347	30	888	893	1	10	6
Schleswig-Holstein	57	2.284	1.949	1	915	20	1	96	50	16	519	449	0	7	4
Thüringen	66	1.558	1.276	1	84	14	12	432	526	16	880	1.013	0	8	9
Deutschland gesamt	1.576	54.638	49.263	47	4.480	690	213	5.954	4.188	642	17.787	19.303	17	492	417

4.3 Methoden der Erregerbekämpfung

Ist es zu einer Infektion gekommen, kann z. B. durch medikamentösen Einsatz von Antibiotika eine Vermehrung der Krankheitserreger im Empfänger, dem menschlichen Wirt, verhindert werden. Um jedoch Infektionsketten **frühzeitig** zu unterbrechen, Mikroben gezielt zu reduzieren oder zu vernichten und so deren Übertragung zu unterbinden, stehen Maßnahmen wie **Reinigung**, **Desinfektion** und **Sterilisation** zur Verfügung.

4.3.1 Reinigung

DEFINITION
Reinigung: Beseitigung von Schmutz (z. B. Staub und unerwünschte Rückstände) auf Oberflächen. Gleichzeitig wird ein großer Teil der Mikroorganismen beseitigt.

Man unterscheidet manuelle **Reinigung** (z. B. von Fußböden, Mobiliar des Pflegebedürftigen, Rollstühlen oder im Rahmen der Körperpflege) und maschinelle Reinigung (z. B. von Geschirr, Arzneimittel-Dispensern, Wäsche).

Ob Reinigungsmaßnahmen einen ausreichenden Infektionsschutz bieten, ist abhängig von der jeweiligen Situation. Durch feuchtes Wischen des Zimmerbodens mit den entsprechenden Reinigungsmitteln und regelmäßige Reinigung des Umfeldes, in dem der Pflegebedürftige lebt, lässt sich angemessene Sauberkeit erzielen (> Abb. 4.26); der Einsatz von Geschirrspülmaschinen führt zu hygienisch einwandfreiem Geschirr. Hingegen wird die erforderliche Keimreduktion vor einem Verbandswechsel durch einfaches Händewaschen nicht erreicht. Liegen Infektionen bei einem Pflegebedürftigen vor, sind Reinigungsmaßnahmen ebenfalls nicht ausreichend.

4.3.2 Desinfektion

DEFINITION
Desinfektion: Maßnahme zur gezielten Verminderung (*Reduktion*) von Mikroorganismen auf Gegenständen, Flächen, Haut und Schleimhäuten, sodass von dort keine Infektion mehr ausgehen kann.

4 Infektion und Hygiene

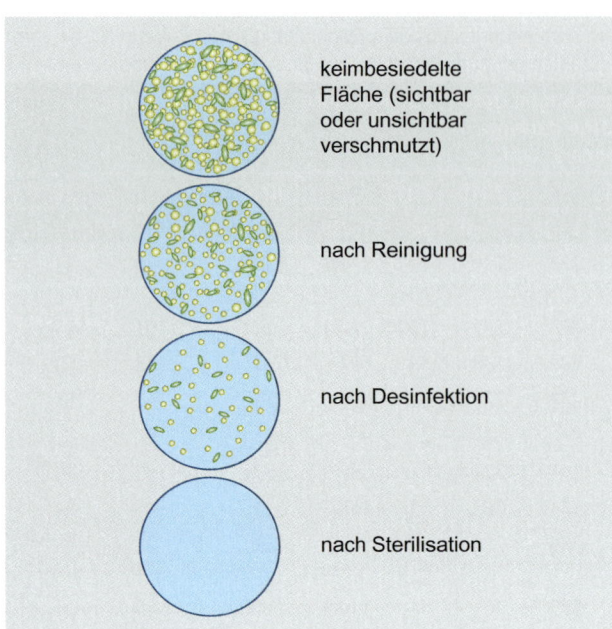

Abb. 4.25 Unterschied zwischen Reinigung, Desinfektion und Sterilisation hinsichtlich der Keimzahl. [L138]

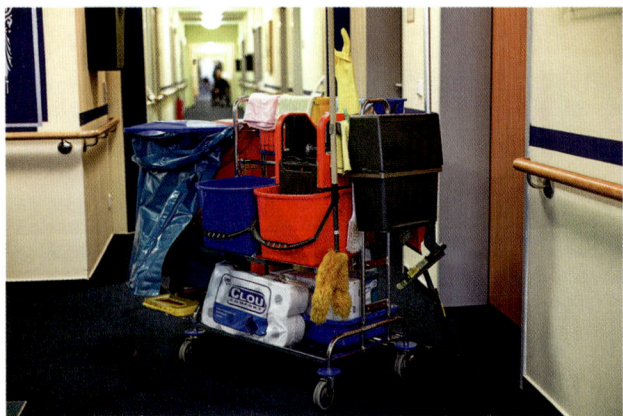

Abb. 4.26 Wisch- und Putzwagen. [K115]

Mittel zur **Desinfektion** haben keimabtötende (z. B. bakterienabtötend = *bakterizid*, virusinaktivierend = viruzid) oder wachstumshemmende Wirkungen (z. B. *bakteriostatisch*, *virustatisch*). Vom Robert Koch-Institut wurden vier Wirkungsbereiche für die Erregerabtötung festgelegt (> Tab. 4.10).

Bei der Desinfektion werden Erreger der Gruppe A abgetötet und die Viren der Gruppe B teilweise inaktiviert. Da unbehüllte Viren schwerer zu inaktivieren sind als behüllte, kann es zu Wirkungslücken kommen; das Mittel ist dann nur **bedingt viruzid**. Eine ausreichende Keimabtötung im Wirkungsbereich C wird nur von wenigen Desinfektionsmitteln erreicht. Die besonders resistenten bakteriellen Sporen des Wirkungsbereichs D werden erst durch die Sterilisation sicher abgetötet.

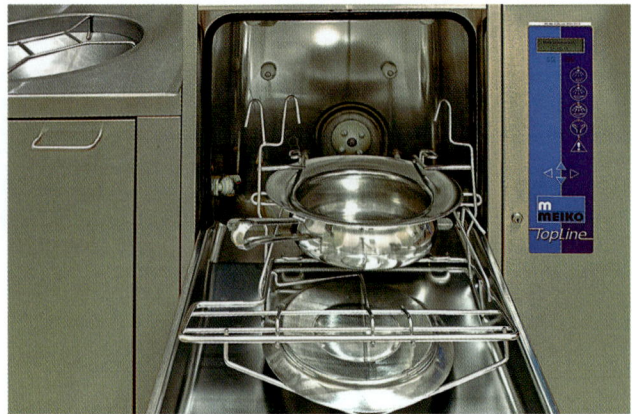

Abb. 4.27 Gerät zur Desinfektion von Steckbecken. [K115]

Tab. 4.10 Wirkungsbereiche für Desinfektionsmittel, wie sie vom Robert Koch-Institut festgelegt sind.

Gruppe	Abtötung/Inaktivierung von	Wirkung
A	• vegetativen Bakterien (incl. Mycobakterium tuberculosis) und Pilzen	• bakterizid (inkl. tuberkulozid) und fungizid
B	• Viren	• viruzid
C	• Sporen von Milzbrand (Bacillus anthracis)	• sporizid
D	• Sporen von Gasbrand (Clostridium perfringens) und Tetanus (Clostridium tetani)	• sporizid

Desinfektionsverfahren

Physikalische Desinfektionsverfahren basieren auf Hitze (*thermische Desinfektion*), Filtration oder Strahlung. Sie sind meist umweltverträglicher und in der Anwendung sicherer als chemische Verfahren. Bei der thermischen Desinfektion wird das Material maschinell mit heißem Wasser und Reinigungszusatz, jedoch ohne Desinfektionsmittel, gereinigt und desinfiziert. Ein Beispiel sind die Steckbeckenspülen oder in Krankenhäusern die vollautomatischen Taktbandanlagen zur Aufbereitung von Medizinprodukten.

Chemothermische Verfahren arbeiten mit niedrigeren Temperaturen von 40–60 °C und der Zugabe eines Desinfektionsmittels. Sie kommen bei der Desinfektion kontaminierter Wäsche oder in Instrumentenspülmaschinen zum Einsatz.

Während die physikalischen Verfahren maschinell ablaufen, werden **chemische Verfahren** manuell angewendet, z. B. wenn zu desinfizierende Materialien thermische Verfahren nicht aushalten oder Haut und Schleimhaut desinfiziert werden müssen.

VORSICHT
Bei der Anwendung chemischer Desinfektionsmittel müssen bestimmte Konzentrationen, Einwirkzeiten und Temperaturen eingehalten werden. Durch Handhabungsfehler kann es zu einer unzureichenden Desinfektionswirkung und Gefährdung der Mitarbeiter kommen.

Einflussfaktoren auf die Wirksamkeit chemischer Desinfektionsmittel

Bei der Auswahl eines Desinfektionsmittels müssen neben der Anforderung an die Wirkstoffe, Mikroben mit unterschiedlicher Widerstandsfähigkeit sicher abzutöten, auch Faktoren bedacht werden, die die Desinfektionsleistung beeinträchtigen:

- Gewünscht wird ein **breites Wirkungsspektrum** gegen Bakterien, Pilze und Viren. Ist jedoch die Ausgangserregerzahl sehr hoch oder der Erreger sehr widerstandsfähig, sind nicht alle Wirkstoffe einsetzbar, oder es muss mit höheren Konzentrationen und längerer Einwirkzeit gearbeitet werden. Zu prüfen ist auch, ob das Mittel bei einer bestimmten Infektion, z. B. Tuberkulose, den Erreger nachweisbar abtötet.
- Ein **rascher Wirkungseintritt**: ist erforderlich, um eine Verbreitung der Erreger von kontaminierten Flächen, z. B. Händen, Haut, zu unterbinden und um pflegerisches Handeln praktikabel zu machen. Je länger z. B. die Einwirkzeit bei der Händedesinfektion ist, desto geringer ist häufig die Akzeptanz, diese Zeit einzuhalten.
- Durch eiweißhaltige Substanzen und Seifen soll es nicht zu einer **Wirkungsbeeinträchtigung** kommen. Desinfektionsmittel haben aber unterschiedliche Wirklücken: Einige können durch Bindung mit Eiweißen, die u. a. im Blut, Stuhl, Eiter oder Erbrochenem enthalten sind, in ihrer Wirksamkeit beeinträchtigt werden (*Eiweißfehler*). Bei anderen verändert sich durch Zugabe von Reinigungslösung die desinfizierende Wirkung (*Seifenfehler*). Beides kann zu einer unzureichenden Desinfektion führen.

Desinfektionsmittel sollten zudem nicht gesundheitsschädlich sein (keine Haut- und Schleimhautreizung, keine allergisierende und toxische Wirkung), keine Materialien schädigen und umweltverträglich sein.

Die dargestellten Faktoren machen deutlich, dass ein Desinfektionsmittel selten alle Anforderungen erfüllen kann und somit im praktischen Alltag Kompromisse gefunden werden müssen.

Informationen zu Desinfektionsmitteln sind über die VAH-Liste des Verbundes für angewandte Hygiene und die IHO-Liste des Industrieverbandes für Hygiene und Oberflächenschutz zu beziehen (➤ Surftipp). Die offizielle RKI-Liste kommt zur Anwendung bei behördlich angeordneten Desinfektionsmaßnahmen im Zusammenhang mit meldepflichtigen Infektionskrankheiten.

SURFTIPP
Verbund für angewandte Hygiene e. V.: www.vah-online.de
Industrieverband für Hygiene und Oberflächenschutz: www.iho-viruzidie-liste.de

Wirkstoffe zur chemischen Desinfektion

Viele chemische Stoffe können Mikroorganismen abtöten und desinfizierend wirken. Unter dem Gesichtspunkt der **Praxistauglichkeit** reduziert sich die Zahl einsetzbarer Stoffe erheblich. ➤ Tab. 4.11 gibt eine Übersicht über häufig verwendete Desinfektionsmittel und ihre Anwendungsbereiche.

Desinfektionsmittel für Hände, Haut, Schleimhaut und Wunden
Alkohole
Alkoholische Desinfektionsmittel werden bevorzugt zur **schnellen Hautdesinfektion** eingesetzt. Vornehmlicher Anwendungsbereich ist die hygienische Händedesinfektion oder die Hautdesinfektion, z. B. vor subkutanen und intramuskulären Injektionen. Daneben sind Alkohole zur Schnelldesinfektion kleinerer Flächen geeignet. Wenn das Produkt keine Begleitstoffe (z. B. Rückfetter bei Händedesinfektionsmitteln, Farb- und Duftstoffe) enthält, sind die Desinfektionsmittel hypoallergen. Alkohole wirken zuverlässig im Wirkungsbereich A, unbehüllte Viren (z. B. Polioviren) werden nicht ausreichend inaktiviert, und gegen bakterielle Sporen sind Alkohole unwirksam.

Antiseptika
Unter **Antiseptika** versteht man Substanzen, die auf Haut und insbesondere auf Schleimhäuten und Wunden keimabtötend wirken. Da Schleimhäute besonders empfindlich sind und aufgebrachte Stoffe resorbieren können, treten Nebenwirkungen wie Intoxikation (z. B. Hemmung der Wundheilung), Allergisierung oder unzureichende Wirkung auf. So ist eine effektive Abtötung oder Inaktivierung von Krankheitserregern bei der Schleimhautantiseptik oft nur in geringerem Maße als bei einer Desinfektion möglich.

In Pflegeeinrichtungen ist die **Schleimhautantiseptik** überwiegend zur Blasenkatheterisierung und -pflege notwendig. Welcher Wirkstoff zur **Wundantiseptik** gewählt wird, ist abhängig von der Art der Wunde und der wundheilungshemmenden Wirkung verschiedener Antiseptika. Zu den verträglichen und empfohlenen Wirkstoffen von Antiseptika zählen **Povidonjod** (z. B. Braunol®, Betaisodona®), **Polihexanide** (z. B. Lavasept®, Prontosan®) und **Octenidin** (z. B. Octenisept®).

Desinfektionsmittel für Flächen und Instrumente
Aldehyde
Aldehyde wirken zellschädigend, indem sie Eiweiße denaturieren (Denaturierung ➤ 1.1.4) und die Nukleinsäuren schädigen. Aufgrund dieser starken Reaktion mit Zellen besitzen Aldehyde ein **breites Wirkungsspektrum**. Sie töten auch unbehüllte Viren und – bei längerer Einwirkungszeit und in höherer Konzentration – bakterielle Sporen ab. Ihre allergisierende und reizende Wirkung, v. a. auf die Schleimhäute der Atemwege, erfordert eine strikte Einhaltung entsprechender Schutzmaßnahmen. Bei Formaldehyden wird eine kanzerogene Wirkung ab dem Vorliegen eines MAK-Wertes (MAK = *Maximale Arbeitsplatzkonzentration*) von 0,5 ppm (*parts per million*) diskutiert.

Glucoprotamine

Glucoprotamine aus der Gruppe der Alkylamine können in vielen Fällen die problematischen Aldehyde ersetzen, besitzen jedoch nicht deren umfassenden Wirkungsbereich.

Oberflächenaktive Substanzen

Oberflächenaktive Substanzen haben eine gute Reinigungswirkung, jedoch eine mäßige Desinfektionswirkung. Quartäre Ammoniumverbindungen (QAV) sind im Wirkungsbereich A nicht gegen die Tuberkuloseerreger und verschiedene gramnegative Bakterien wirksam. Sie werden häufig mit anderen Substanzen kombiniert, um die desinfizierende Wirkung zu erhöhen. In der Altenpflege werden sie gerne eingesetzt, da sie geruchsneutral sind und die Reinigung ersetzen können.

Anwendung von Desinfektionsmitteln

Die in stationären und ambulanten medizinischen Einrichtungen bedeutendsten **Anwendungsbereiche der chemischen Desinfektion** sind:

- hygienische Händedesinfektion
- Haut-, Schleimhaut- und Wunddesinfektion
- Flächendesinfektion
- Instrumentendesinfektion

Für diese Bereiche sollte eine begrenzte Anzahl von Desinfektionsmitteln zur Verfügung stehen, die alle Mitarbeiter sicher handhaben können. Konkrete Angaben sind im Hygieneplan der Einrichtung aufgelistet, der die Herstellerangaben zur Anwendung, Einwirkzeit, Konzentration und zu Gefahrenpunkten berücksichtigt oder ggf. auf die ausführlichen heiminternen Standards verweist.

VORSICHT

Desinfektionsmittel sind in abgeschlossenen Räumen oder Schränken vor fremdem Zugriff gesichert aufzubewahren. Der freie Zugang stellt eine Gefahr für verwirrte Bewohner, aber auch für Alkoholkranke dar. Aus diesem Grund wird auf Desinfektionsmittelspender in Bewohnerzimmern und im Wohnbereich verzichtet. Ebenfalls sollten Pflegekräfte den Pflegearbeitswagen nicht frei zugänglich auf den Fluren stehen lassen, sofern sich Desinfektionslösung darauf befindet. Alternativ können sie auf die Verwendung von Kitteltaschen-Flaschen zur Mitführung von Händedesinfektionsmittel ausweichen.

Tab. 4.11 Wirkstoffe chemischer Desinfektionsverfahren und mögliche Anwendungsbereiche.

Wirkstoff	Wirkungsbereich	Anwendungsgebiete	Vorteile	Nachteile
Desinfektion von Flächen und Instrumenten				
Aldehyde z. B. Formaldehyd, Glutaraldehyd	• A • B • C (bei erhöhter Konzentration und längerer Einwirkzeit)	• Flächen • Instrumente	• niedrige Einsatzkonzentration • gute Materialverträglichkeit • umweltverträglich	• stark Haut- und Schleimhaut reizend • allergisierend • Eiweißfehler • stechender Geruch
Glucoprotamin	• A • B (mit Ausnahme einiger unbehüllter Viren)	• Flächen • Instrumente	• aldehydfrei • gute Reinigungswirkung	• wirkt auf Haut ätzend
oberflächenaktive Substanzen z. B. QAV, Amphotenside, Biguanide	• A (eingeschränkt)	• Flächen (Küche)	• gute Reinigungswirkung • keine Geruchsbelästigung	• erhebliche Wirkungslücken • Eiweißfehler, Seifenfehler • Allergieprobleme u. a. durch Zusatz anderer Mittel • mäßige Umweltverträglichkeit
Desinfektion von Händen, Haut, Schleimhaut und Wunden				
Alkohole z. B. Ethanol, Isopropanol, n-Propanol	• A • B (gegen einige unbehüllte Viren nicht ausreichend wirksam)	• Hände • Haut • kleine Flächen	• sehr schneller Wirkungseintritt • rasche Abtrocknung • gute Hautverträglichkeit • gute Umweltverträglichkeit	• viruzide Wirkung oft nur durch Zusätze • hoher Eiweißfehler • Brand- und Explosionsgefahr bei Desinfektion großer Flächen
Povidonjod (PVP-Jod)	• A • B (bedingt viruzid)	• Haut • Schleimhaut • Wunden	• schnelle Wirkung	• hoher Eiweißfehler • nicht einsetzbar in der Schwangerschaft, bei Neugeborenen und Säuglingen, bei Schilddrüsenerkrankungen, bei Jodallergie • schlechte Umweltverträglichkeit
Polihexanid	• A • B (bedingt viruzid)	• Schleimhaut • Wunden	• sehr gute Gewebeverträglichkeit (auch bei Langzeitanwendung auf chronischen Wunden)	• Knorpeltoxizität
Octenidin	• A • B (bedingt viruzid)	• Schleimhaut • Wunden	• schneller Wirkungseintritt • gute Umweltverträglichkeit	• Knorpeltoxizität

Einreibemethode zur Händedesinfektion

Die bedeutendste Maßnahme zur Prophylaxe nosokomialer Infektionen ist die **hygienische Händedesinfektion**. Mit ihrer konsequenten Durchführung soll sichergestellt werden, dass von den Händen der Pflegenden, die potenziell als die wichtigsten Überträger anzusehen sind, möglichst wenige Infektionen ausgehen.

Durchführung

Zu Beginn müssen die Hände trocken und seifenfrei sein. Abhängig von der Größe der Hände werden mind. 3–5 ml des alkoholischen Händedesinfektionsmittels (z. B. Sterillium®, Desderman®pure oder Spitacid®) in die hohle Hand gegeben und gründlich eingerieben. Für die Einwirkzeit von meist 30 Sek. müssen die Hände feucht bleiben, ggf. nehmen Pflegende von dem Mittel nach. Um den Ablauf zu erlernen, bieten die sechs Schritte des Standardeinreibeverfahrens nach Euro-Norm 1500 (➤ Abb. 4.28) eine gute Anleitung. Bei individuellem Vorgehen ist auf vollständige Benetzung der Hände ohne Wirklücken zu achten (➤ Abb. 4.29).

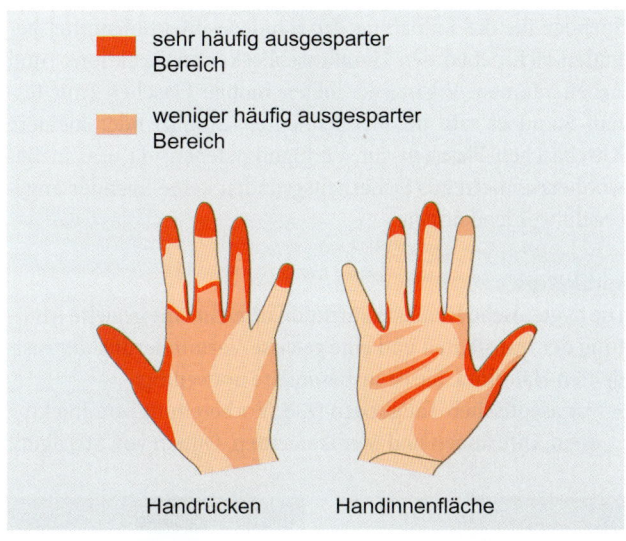

Abb. 4.29 Hautstellen, die bei der hygienischen Händedesinfektion oft ausgespart werden. Wirkungslücken bestehen insbesondere an Fingerspitzen und Fingerzwischenräumen, Daumen und Handinnenseite [L138]

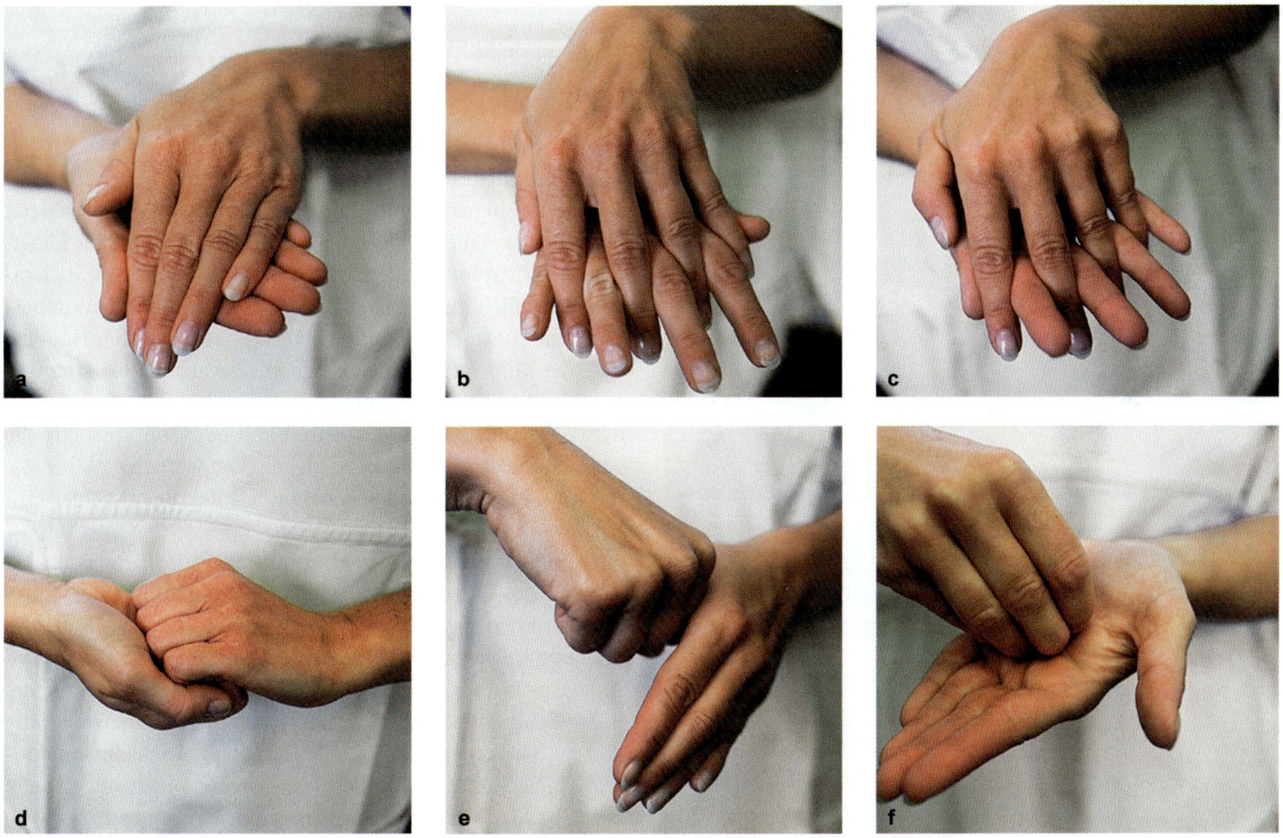

Abb. 4.28 a–f: Hygienische Händedesinfektion in sechs Schritten [K157]
a: Desinfektionsmittel in die trockene Hohlhand geben, auf Händen und Handgelenken verteilen.
b: Linke Handfläche über den rechten Handrücken reiben, dann umgekehrt verfahren. Finger dabei ineinander verschränken.
c: Handinnenflächen aufeinander legen, dazwischen das Desinfektionsmittel verreiben.
d: Hakengriff, Fingerendglieder aneinander reiben.
e: Daumen der linken Hand umgreifen und mit kreisenden Bewegungen reiben, gleichermaßen mit dem Daumen der rechen Hand verfahren.
f: Fingerkuppen der rechten Hand eng aneinanderlegen und in der Handinnenfläche der linken Hand hin und her drehen (und umgekehrt). Nach Durchführung aller Schritte den Ablauf so lange wiederholen, bis die Einwirkzeit erreicht ist. Darauf achten, dass die Hände während des gesamten Einwirkzeitraums mit dem Desinfektionsmittel benetzt sind.

Spender für die Entnahme der Händedesinfektionsmittel befinden sich neben den Handwaschbecken in Funktions- und Arbeitsräumen. Ergänzend sollten mobile Flaschen (mit festem Standort z. B. im Medikamentenschrank) oder kleinere Kitteltaschen-Flaschen zur Verfügung stehen, da u. a. in Bewohnerzimmern aus Sicherheitsgründen keine Spender angebracht werden können.

Indikation

Die hygienische Händedesinfektion erreicht eine gezielte Abtötung der transienten und eine gewisse Verminderung der residenten Hautflora. Sie ist insbesondere notwendig:

- vor aseptischen Tätigkeiten (z. B. Vorbereitung von Injektionen, Infusionen und Medikamenten, Öffnen von Sterilgut)
- vor invasiven Eingriffen (z. B. Legen eines Blasenkatheters, Injektionen, Absaugen)
- vor und nach Kontakt mit Körperbereichen, die vor Kontamination geschützt werden müssen (z. B. Wunden, Eintrittsstellen von Kathetern, Ernährungssonden und anderen „Leitschienen" für Krankheitserreger, Tracheostomata)
- nach Kontakt mit Körperflüssigkeiten, Ausscheidungen, Sekreten sowie kontaminierten Materialien (z. B. Urinflaschen, Steckbecken, Schmutzwäsche)
- vor Kontakt mit Pflegebedürftigen, die in besonderem Maße vor Infektionen geschützt werden müssen
- nach Kontakt mit Pflegebedürftigen, von denen Infektionen ausgehen können oder die mit Erregern von besonderer Bedeutung besiedelt sind (z. B. MRSA)

Kein Schema kann die Indikation der hygienischen Händedesinfektion detailliert und entsprechend der individuellen Pflegesituation erfassen. Verantwortungsbewusst handeln Pflegende, wenn sie vor und nach jeder Maßnahme und Pflegesituation überlegen, ob eine hygienische Händedesinfektion zum Schutz des zu Pflegenden oder zum Eigenschutz notwendig ist. [4]

> Im Gegensatz zur hygienischen Händedesinfektion zielt die chirurgische Händedesinfektion auf eine Verminderung der **residenten Flora**.

Sprüh- und Wischmethode zur Haut- und Schleimhautdesinfektion

Bei vielen Eingriffen, z. B. Injektionen, muss die Haut verletzt werden. Der Haut aufliegende Erreger können durch die künstliche Eintrittspforte in den Körper eindringen bzw. bei Stichkanälen förmlich hineingestanzt werden und eine Infektion hervorrufen. Aus diesem Grund ist vor Verletzungen der Haut die Zahl der Mikroorganismen in diesem Areal zu reduzieren und eine **Hautdesinfektion** durchzuführen. Ebenso müssen bei einem Verbandswechsel der Wundrand oder die Einstichstelle von venösen Kathetern keimarm gehalten werden.

Zwei gängige Methoden der Hautdesinfektion mit einer Einwirkzeit von 15–30 Sek. sind:

- Sprühen und das Desinfektionsmittel antrocknen lassen
- Sprühen – Wischen – Sprühen – Desinfektionsmittel antrocknen lassen

Wischdesinfektionen mit längerer Einwirkzeit sind nötig z. B. vor Anlage einer suprapubischen Harnableitung oder Operationen.

Zur **Schleimhautdesinfektion** bei der Blasenkatheterisierung und -pflege werden sterile Tupfer, die mit dem Schleimhautantiseptikum getränkt sind, auf die Genitalschleimhaut aufgetragen. Dabei ist für jeden Wischvorgang ein neuer Tupfer zu verwenden. Die Einwirkzeit (meist 30 Sek. bis 1 Min.) ist einzuhalten.

Bei der **Wunddesinfektion** sind die Methode und die Wahl des Desinfektionsmittels abhängig von der Indikation. Für oberflächliche Schürfwunden gelten andere Kriterien als für chronische Wunden (z. B. Ulcus cruris, Dekubitus, Gangrän), für aseptische andere als für infizierte oder mit multiresistenten Erregern besiedelte Wunden.

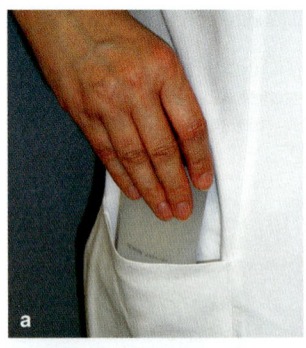
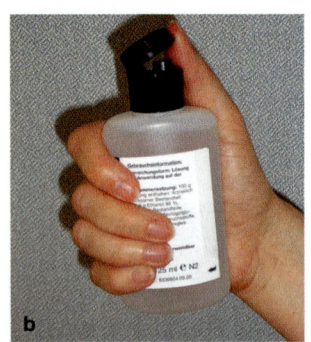
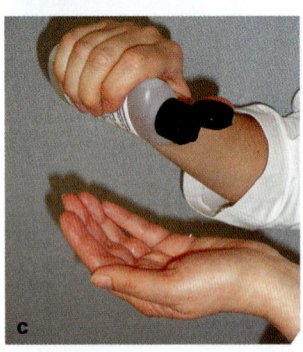
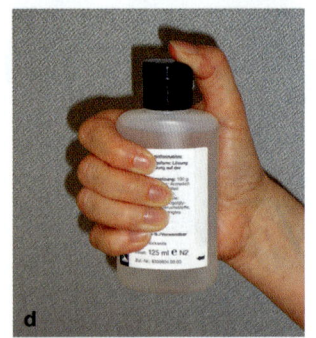
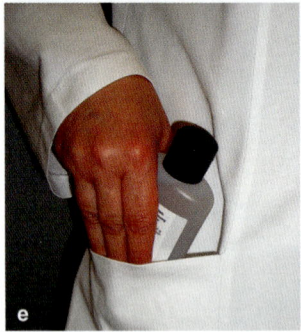
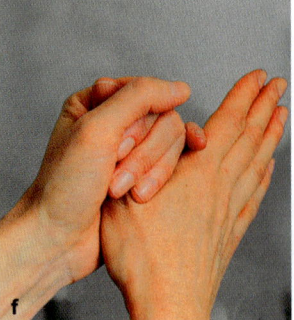

Abb. 4.30 a–f: Korrekte Handhabung von Kitteltaschenflaschen. [M119]
a: Flasche mit der rechten Hand aus der Tasche nehmen.
b: Flaschenverschluss mit dem Daumen hochklappen.
c: Ausreichende Menge Desinfektionsmittel in die linke Hand geben.
d: Verschluss mit dem Daumen zuklappen.
e: Flasche in die Tasche stecken.
f: Hände sorgfältig mit dem Desinfektionsmittel einreiben.

Tab. 4.12 Dosierhilfen für Desinfektionsmittel. [M119]

	Messbecher und Dosiertabelle	Dosierbeutel	Dosierpumpe	Zumischgeräte
Vorteile	• bei sachgemäßer Handhabung präzise • preiswert	• einfache Handhabung • präzise	• einfache Handhabung • preiswert	• sehr einfache Handhabung • bei regelmäßiger Wartung präzise • Kontakt mit Konzentraten nur beim Wechseln des Kanisters möglich
Nachteile	• umständlich • Gefahr des Verschüttens • Kontakt mit Konzentraten möglich	• teuer • Kontakt mit Konzentraten möglich • Abfälle durch leere Beutel	• auch bei sachgemäßer Handhabung häufig unpräzise • Kontakt mit Konzentraten möglich	• sichere Funktion ist an regelmäßige Wartung gebunden • Preis für Anschaffung und Wartung vergleichsweise hoch

Wischmethode zur Flächendesinfektion

In Bereichen eines Altenheims, in dem vorwiegend soziale Betreuung stattfindet, und in der häuslichen Pflege ist eine routinemäßige Reinigung von Flächen und Gegenständen ausreichend. Erst nach Kontamination mit potenziell infektiösem Material, wenn eine große Anzahl Schwerkranker betreut werden muss oder bei Vorliegen einer Infektionskrankheit muss eine **gezielte Desinfektion** stattfinden.

Die **Desinfektion von Flächen** bezieht sich z. B. auf Fußböden, den Pflegearbeitswagen, Oberflächen von Geräten wie Lifter, Lagerungshilfsmittel, Betten und Nachtschränke oder den Sanitärbereich und erfolgt mittels **Wischmethode**. Hierbei wird die Desinfektionsmittellösung z. B. mit einem Wischmopp, Lappen oder vorgetränkten Einmaltüchern (*Wipes*) auf der Fläche verteilt. Die damit verbundenen mechanischen Kräfte wie Druck und Abrieb garantieren eine gute Desinfektionswirkung. Da viele Desinfektionsmittel **gesundheitsgefährdend** bei Berührung, Kontakt mit Schleimhäuten oder Einatmung sind, tragen die Ausführenden bei diesen Tätigkeiten stets geeignete Handschuhe. Die desinfizierte Fläche darf nicht nachgetrocknet werden und kann erst wieder benutzt werden, sobald sie sichtbar trocken ist.

Liegt bei einem Pflegebedürftigen eine meldepflichtige Erkrankung nach dem Infektionsschutzgesetz vor, erfolgt die Flächendesinfektion nach einem festgelegten Standard. Hierbei sind eingesetzte Desinfektionsmittel, Verfahren und Häufigkeit der Desinfektionsmaßnahmen vorgeschrieben.

Während Haut- und Schleimhautdesinfektionsmittel als gebrauchsfertige Lösung angeboten werden, liegen Flächendesinfektionsmittel oft als Konzentrat vor, aus dem erst durch Zufügen von Wasser eine Gebrauchslösung hergestellt werden muss. Dabei sind folgende Punkte zu beachten:

- Handschuhe tragen (zum Eigenschutz).
- Genaue Dosierung der Dosiertabelle entnehmen; Wasser und Desinfektionsmittel mit einem Messbecher korrekt abmessen (Überdosierung wirkt toxisch, Unterdosierung ist unwirksam).
- Zuerst das abgemessene kalte Wasser in das Behältnis geben und dann das abgemessene Konzentrat zufügen (kaltes Wasser verhindert die Bildung von schleimhautreizenden und übelriechenden Dämpfen, die Reihenfolge vermeidet außerdem ein Verspritzen des Konzentrats und Schaumbildung der Lösung).
- Behältnis mit einem Deckel verschließen (Wirkstoffe können nicht in die Raumluft verdampfen).

VORSICHT

Flächendesinfektionsmittel werden auch zur **Sprühdesinfektion** angeboten. Beim Sprühen bilden sich Aerosole, die die Raumluft mit gesundheitsschädlichen Stoffen belasten. Außerdem besitzt die Sprühdesinfektion meist eine mäßige Wirkung, da nur ein geringer Teil der versprühten Substanz den zu desinfizierenden Gegenstand erreicht. Von daher sollte eine Sprühdesinfektion ausschließlich bei kleinen, schlecht zugänglichen Flächen durchgeführt werden, bei denen eine Wischdesinfektion nicht möglich ist.

Einlegemethode zur Instrumentendesinfektion

Keimarm zu verwendende Medizinprodukte, z. B. Scheren und Pinzetten zum Verbandswechsel, sind nach Gebrauch in eine chemische Desinfektionslösung einzulegen (➤ Abb. 4.31) und

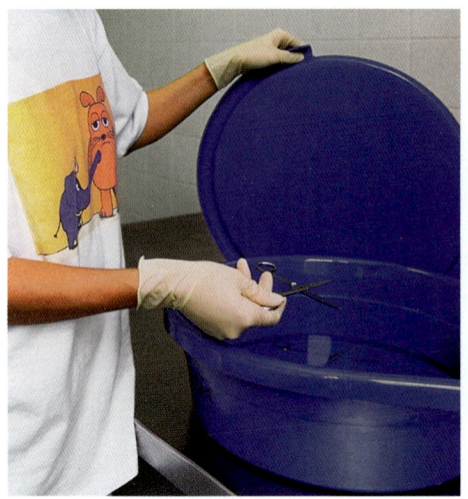

Abb. 4.31 Instrumentendesinfektion im Wannenbad. Da die Infrastruktur vieler Altenpflegeeinrichtungen die sichere Aufbereitung mehrfach verwendbarer Medizinprodukte nicht zulässt, sind meist Einwegmaterialien in Gebrauch. [K157]

müssen nach einem geprüften (*validierten*) Verfahren weiter aufbereitet werden. Da dies die Möglichkeiten einer Altenpflegeeinrichtung häufig übersteigt, wird mittlerweile dem Einsatz von Einmalartikeln oder personengebunden verwendeten Produkten der Vorzug gegeben.

Laufende Desinfektion und Schlussdesinfektion

Die aufgeführten Anwendungen sind Maßnahmen der **laufenden Desinfektion**. Diese umfasst alle regelmäßig durchzuführenden Desinfektionsmaßnahmen. Sie sind im Desinfektionsplan schriftlich festgehalten, der auf jeder Station von allen an der Desinfektion Beteiligten (Pflege- und Reinigungspersonal) einzusehen ist.

Eine **Schlussdesinfektion** wird vorgenommen, wenn das Zimmer eines Pflegebedürftigen nach einer überstandenen Infektionskrankheit abschließend aufbereitet wird, teilweise auch standardmäßig nach Freiwerden eines Bewohnerzimmers. Dazu werden Bettwäsche und alle abnehmbaren Stoffe in verschlossenen Säcken zur Aufbereitung gegeben. Anschließend erfolgt eine gründliche Wischdesinfektion aller Gegenstände, Oberflächen und des Sanitärbereichs. Zum Abschluss wird der Boden desinfizierend gewischt.

4.3.3 Sterilisation

> **DEFINITION**
> **Sterilisation**: Verfahren mit dem Ziel der absoluten Keimfreiheit. Darunter sind das Abtöten und die irreversible Inaktivierung aller vermehrungsfähigen Mikroorganismen am Sterilisiergut zu verstehen.

Bei der **Sterilisation** werden Mikroorganismen aller vier Wirkungsbereiche (A–D) zuverlässig abgetötet bzw. inaktiviert.

Sterile Medizinprodukte gibt es als sterile **Einmalmaterialien**, die von der Industrie in den Handel gebracht werden, und als **mehrfach verwendbare Produkte**, die in Kliniken, Pflegeeinrichtungen und Arztpraxen aufbereitet werden. Kontaminierte Gegenstände durchlaufen dort von der Reinigung, Desinfektion, Spülung, Trocknung, Verpackung bis zur Sterilisation eine Reihe aufeinander abgestimmter Schritte, bevor sie als Sterilgut freigegeben und erneut verwendet werden können.

Den rechtlichen Rahmen bilden die Empfehlungen des Robert Koch-Instituts „Anforderungen an die Hygiene bei der Aufbereitung von Medizinprodukten", die Vorschriften des **Medizin-Produkte-Gesetzes** (*MPG*) und die **Medizinprodukte-Betreiberverordnung**.

Sterilisationsverfahren

Man unterscheidet physikalische und chemische **Sterilisationsverfahren**:
- physikalisch: Dampfsterilisation, Strahlensterilisation, Filtration
- chemisch: Gassterilisation (mit Formaldehyd oder Ethylenoxid), Plasmasterilisation

Dampfsterilisation

Bei der **Dampfsterilisation** (*Autoklavierung*) wirkt gesättigter, unter Druck stehender, erhitzter (*gespannter*) Wasserdampf in einer geschlossenen Kammer über eine festgelegte Zeit auf die zu sterilisierenden Gegenstände (> Abb. 4.32) ein. Die Wärme des Dampfes wird durch Kondensation auf die kühleren Materialien übertragen, erwärmt diese und führt so zur Denaturierung der Proteine anhaftender Mikroorganismen. Die Abtötungszeit beträgt 20 Min. bei 121 °C oder 5 Min. bei 134 °C. Die Dampfsterilisation ist ein sehr sicheres, umweltfreundliches und kostengünstiges Verfahren. Es wird in Kliniken eingesetzt, ist aber auch im kleineren Rahmen praktizierbar.

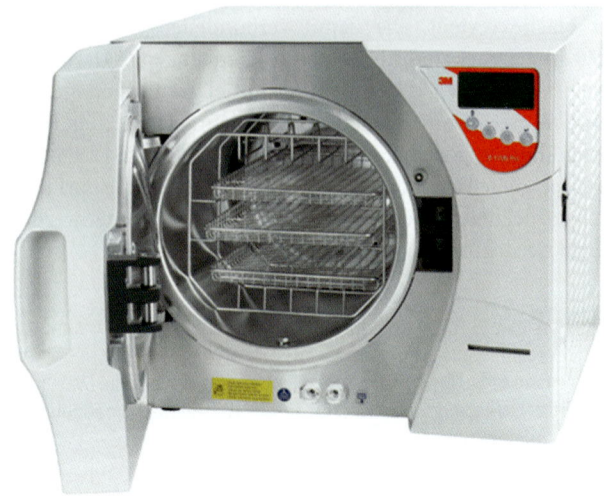

Abb. 4.32 Autoklav für die Dampfsterilisation. [V465]

Sterilisation mit Gamma-Strahlen

Dieses industrielle Verfahren wird zur Sterilisation von Einmalmaterialien wie Einwegspritzen und -kanülen oder Infusionssystemen eingesetzt.

Filtration

Lösungen zur parenteralen Anwendung (Infusionen, Arzneistoffe) müssen nicht nur steril, sondern auch pyrogenfrei sein. Bei der **Filtration** wird neben den Mikroorganismen auch das Zellwandmaterial der abgetöteten Erreger, die **Pyrogene** (*fiebererzeugende Stoffe*) aus der Lösung entfernt.

Chemische Sterilisationsverfahren

Chemische Sterilisationsverfahren werden bei thermolabilen, nicht autoklavierbaren Instrumenten oder bei technisch komplizierten Geräten (z. B. Endoskop), die aus verschiedenen Materialien aufgebaut sind, eingesetzt.

Umgang mit Sterilgut

Verpackung

Das **Verpackungsmaterial** für die zu sterilisierenden Produkte (*Sterilisiergut*) hat vielfachen Anforderungen zu genügen. So muss es für die Sterilisationsmittel Wasserdampf oder Gas durchlässig, gegenüber Mikroorganismen aber undurchlässig sein. Darüber hinaus muss gewährleistet sein, dass die sterilisierten Materialien (*Sterilgut*) z. B. während des Transports, der Lagerung und bei der Entnahme zum Gebrauch vor Kontamination geschützt sind.

Man unterscheidet verschiedene **Verpackungsarten**. Mit der *Transportverpackung* werden große Mengen steriler Produkte vom Händler zum Anwender transportiert. Die *Lagerverpackung* (z. B. Karton mit 50 einzeln verpackten Kompressen) enthält mehrere sterile Produkte, und in der *Sterilgutverpackung* befindet sich nur ein steriles Produkt. Dies kann einfach (z. B. Spritze) oder zweifach (z. B. Blasenverweilkatheter) verpackt sein.

Lagerung von Sterilgut

Die Bedingungen der **Sterilgutlagerung** haben erheblichen Einfluss auf den Erhalt der Sterilität (➤ Tab. 4.13).

Um Beschädigungen der Verpackung zu vermeiden, ist das Sterilgut dunkel, trocken und staubgeschützt aufzubewahren. Geeignet sind Schränke und Schubladen, ungeeignet offene Regale oder Arbeitsflächen. Da bei ungeschützter Lagerung (z. B. auf dem Pflegearbeitswagen) das Sterilgut innerhalb von zwei Tagen verbraucht werden soll (unabhängig vom Verfallsdatum), ist generell auf eine geschützte Aufbewahrung zu achten (➤ Abb. 4.34).

Das Überschreiten des Verfallsdatums lässt sich vermeiden, wenn das Sterilgut nach dem „first-in-first-out-Prinzip" gelagert wird, d. h. neu erhaltene Artikel sind hinter die alten einzuordnen. Die Vorratshaltung ist aus hygienischen und wirtschaftlichen Gründen dem Bedarf anzupassen. Die Lagerbedingungen und die Verfallsdaten sind regelmäßig zu kontrollieren.

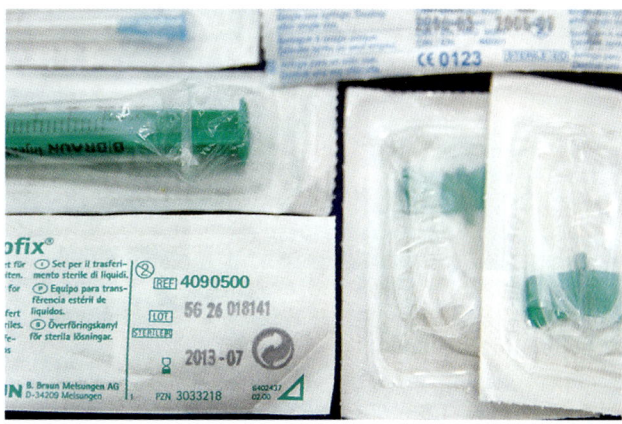

Abb. 4.33 Verschiedene sterilisierte, verpackte Gegenstände mit Sterilisationshinweisen und Verfallsdatum. [K313]

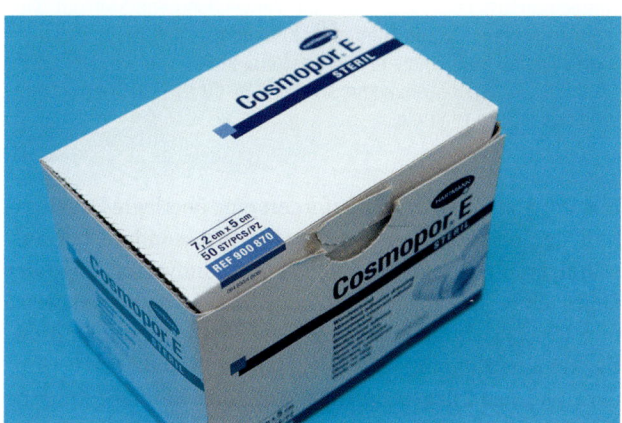

Abb. 4.34 Geschützte Lagerung von Sterilgut. Die Sterilgutverpackungen sind durch den geschlossenen Karton vor Staub, Feuchtigkeit und Sonnenlicht geschützt. [K115]

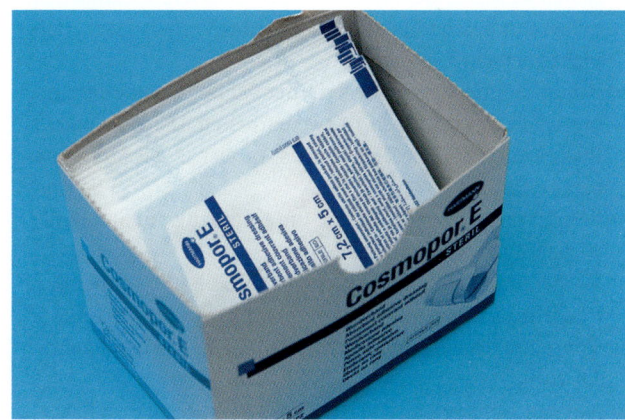

Abb. 4.35 Ungeschützte Lagerung von Sterilgutverpackungen. [K115]

Tab. 4.13 Empfohlene Lagerdauer für sterile Medizinprodukte nach DIN 58953–8–2003.

Verpackung	ungeschützte Lagerung	geschützte Lagerung
Einfach- oder Zweifachverpackung	• zum baldigen Verbrauch (nach max. 48 Std.)	• 6 Monate, jedoch nicht länger als das Verfallsdatum
Lagerverpackung		• 5 Jahre, sofern keine andere Verfallsfrist vom Hersteller festgelegt ist

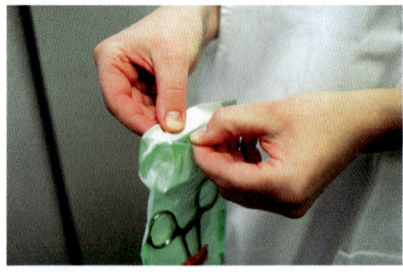
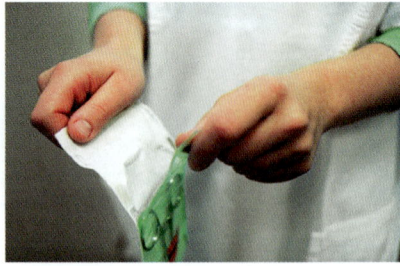

Abb. 4.36 Öffnen einer Sterilgut-Folienverpackung. Durch weites Auseinanderziehen („Peel-off") der Öffnungslaschen wird eine Kontamination des Sterilgutes vermieden. [K157]

Arbeiten mit Sterilgut

DEFINITION

Asepsis: Angestrebter keimfreier Zustand; wird durch Maßnahmen herbeigeführt, die von vornherein eine Kontamination mit Mikroorganismen ausschließen, z. B. durch die Verwendung von Sterilgut wie sterilen Tupfern, Instrumenten oder Kathetern.
Antisepsis: Maßnahmen, die die Verbreitung von vorhandenen Krankheitserregern verhindern sollen, z. B. durch gezielten Einsatz von Desinfektionsmitteln.

Der Umgang mit Sterilgut erfordert eine überlegte Organisation der pflegerischen Handlungen insbesondere bei aufwändigeren Pflegemaßnahmen, z. B. Wundversorgung oder Legen eines Blasenkatheters. Eine aseptische Arbeitsweise und Berücksichtigung antiseptischer Maßnahmen sind nötig, um eine Kontamination der sterilen Produkte zu verhindern und den Pflegebedürftigen vor einer Keimübertragung zu schützen:

- Materialien vollständig vorbereiten, um unnötiges Hinauslaufen aus dem Bewohnerzimmer wegen vergessener Materialien zu vermeiden. Kontrolle der Sterilverpackungen: Sie müssen unbeschädigt und trocken, das Verfallsdatum darf nicht überschritten sein.
- Bei umfangreicheren pflegerischen Maßnahmen oder unruhigen Pflegebedürftigen zu zweit arbeiten. Dabei ist eine Pflegekraft ausschließlich für das Anreichen des Sterilgutes verantwortlich.
- Fenster und Türen schließen, um Durchzug mit Staubaufwirbelungen zu vermeiden.
- Vorbereitung aller benötigten Materialien im Zimmer des Pflegebedürftigen auf sauberer, trockener Arbeitsfläche. Trennung in reine und unreine Seite. Bereitstellen eines Abwurfs.
- Notwendige hygienische Händedesinfektionen durchführen.
- Die Sterilverpackung darf erst unmittelbar vor Gebrauch geöffnet werden (➤ Abb. 4.36). Auf die sterile Seite der Arbeitsfläche ausschließlich sterile Materialien und auf die unsterile Seite nur unsterile Materialien ablegen.
- Steriles darf nur mit Sterilem in Kontakt kommen: Das Sterilgut ist daher entweder mit einer sterilen Pinzette oder mit sterilen Handschuhen zu greifen („Non-touch-Methode").
- Über geöffnetem Sterilgut darf nicht gesprochen, geniest oder gehustet werden. Bei längeren Arbeiten empfiehlt sich die Benutzung eines Mund-Nasen-Schutzes.
- Abschließend Desinfektion der Arbeitsfläche bei Kontamination und Händedesinfektion. Entsorgung der gebrauchten Materialien.

> Reinigungs-, Desinfektions- und Sterilisationsmaßnahmen mit dem Ziel der Unterbrechung von Infektionsketten sind zentrale Elemente hygienischen Handelns.

4.4 Hygienisch handeln

DEFINITION

Hygiene (griech. hygieinos = *gesund*): Lehre von der Erhaltung und Festigung der Gesundheit und der Verhütung von Krankheit. Die Hygiene in Pflegeeinrichtungen (analog zur Krankenhaushygiene) und in der häuslichen Pflege befasst sich schwerpunktmäßig mit der Prävention (*Vorbeugung*) von Infektionen, die im Zusammenhang mit dem Aufenthalt in der Einrichtung und mit der Durchführung medizinisch-pflegerischer Maßnahmen stehen. Teilgebiete sind die Arbeits- und Personalhygiene, die Umgebungshygiene und die Lebensmittelhygiene (➤ 5.6.2).

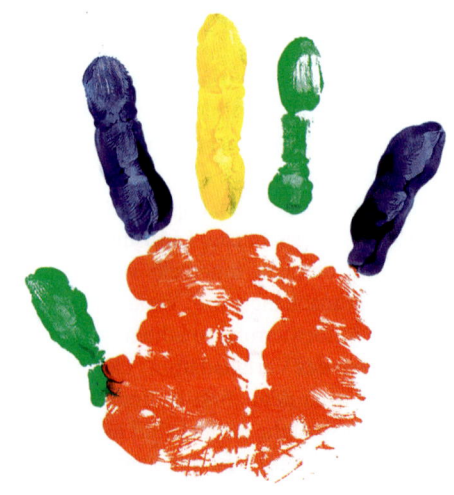

Abb. 4.37 Saubere Hände sind nicht nur gewaschen, sondern vor allem desinfiziert. [M294]

4.4 Hygienisch handeln

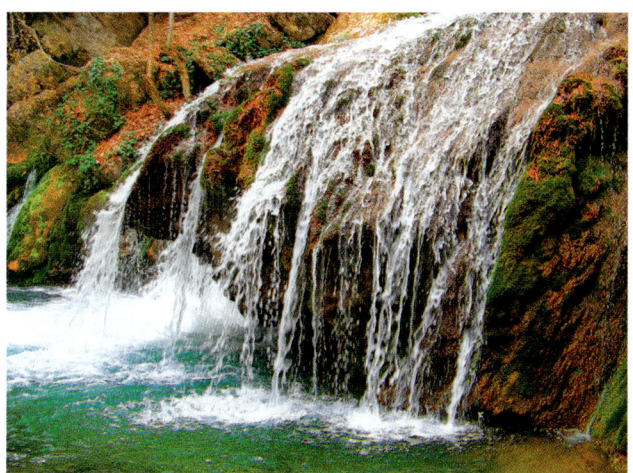

Abb. 4.38 Bereits in der Antike verstanden die Menschen, dass Gesundheit keine feststehende Größe ist. Sie bezeichnet einen Prozess der ständigen Bemühung um ein fließendes Gleichgewicht von Faktoren, die Krankheiten begünstigen oder vermeiden. [J787]

Alle Epochen haben Vorstellungen zu hygienischem Verhalten entwickelt. Oft hatte Hygiene die Gesunderhaltung und Krankheitsverhütung zum Ziel. Sie sollte der Entstehung von Krankheiten vorbeugen, ähnlich der Forderung: „Die Hauptaufgabe der Feuerwehr ist es nicht, Brände zu löschen, sondern sie zu verhindern."

Weitere Aufgaben im Rahmen der Erfassung von umweltbedingten Gesundheitsrisiken:
- **Umwelthygiene** untersucht die Auswirkung auf die Gesundheit durch chemische Schadstoffe in Boden, Wasser, Luft und Nahrung sowie durch Klimafaktoren und Strahlung.
- **Sozialhygiene** befasst sich mit den Problemen der Gesundheit des Einzelnen in der Wechselbeziehung zur Gesellschaft. Dazu zählen die Erforschung der Krankheits- und Todesursachen sowie der Folgen von Altersarmut, aber auch eine menschenwürdige Gestaltung des Arbeitsplatzes.
- **Psychohygiene** bemüht sich, schädigende Einflüsse für die Psyche fernzuhalten bzw. befähigt den Menschen, damit umzugehen. Themen sind z. B. die Verhinderung des Rückzugs (psychischer Hospitalismus) von Heimbewohnern oder das Erlernen eines gesunden Umgangs mit beruflichen Belastungen im Pflegealltag.

4.4.1 Rechtliche und organisatorische Voraussetzungen

Pflegende tragen besondere Verantwortung bei der Verhütung von Infektionskrankheiten. Sie müssen sich bewusst sein, dass sie Träger und Überträger von Mikroben sind und bei Missachtung hygienischer Prinzipien, z. B. der notwendigen hygienischen Händedesinfektion, Pflegeempfänger und auch sich selbst gefährden. Anspruch auf ein sicheres hygienisches Umfeld haben insbesondere die Pflegebedürftigen, die selbst nicht mehr für ihren ausreichenden Schutz sorgen können.

Pflegende haben Anspruch auf einen **sicheren Arbeitsplatz**. Dazu zählen u. a. die innerbetriebliche Organisation von Arbeitsschutzmaßnahmen, die Bereitstellung der persönlichen Schutzausrüstung oder die Durchführung von Schutzimpfungen.

> Wenn Sinn und Zweck hygienischer Maßnahmen nicht deutlich sind und das Grundwissen bezüglich Infektionsprävention nicht ausreicht, steigt nachweisbar das Risiko für nosokomiale Infektionen. Förderung des Bewusstseins für Gefahren, kontinuierliche Qualifikation der Mitarbeiter und die Bereitstellung der erforderlichen Materialien sind Aufgaben des Trägers. Aufgabe der Pflegenden ist es, diese Angebote zu nutzen und eigenverantwortlich umzusetzen.

Vorgaben zur Verhütung von Infektionen in Altenpflegeeinrichtungen werden in **externen Regelwerken** wie Gesetzen, Verordnungen oder Empfehlungen sowie in **internen Regelwerken** wie dem heimspezifischen Hygieneplan formuliert. [5]

Verantwortlich für die Umsetzung sind der Träger und die Leitung einer Einrichtung.

Externe Regelwerke

Das **Heimgesetz** (*HeimG*) weist gezielt darauf hin, dass eine stationäre Pflegeeinrichtung nur betrieben werden darf, wenn Träger und Leitung „einen ausreichenden Schutz der Bewohnerinnen und Bewohner vor Infektionen gewährleisten und sicherstellen, dass von den Beschäftigten die für ihren Aufgabenbereich einschlägigen Anforderungen der Hygiene eingehalten werden".

Das **Infektionsschutzgesetz** (*IfSG*) räumt der **Prävention** übertragbarer Krankheiten besondere Bedeutung ein (§§ 1 und 3) und betont dabei die Eigenverantwortung des Trägers und der Mitarbeiter. Neben der Meldepflicht (➤ 4.2.4) regelt das Infektionsschutzgesetz u. a. in § 36 die „Einhaltung der Infektionshygiene in Gemeinschaftseinrichtungen" oder „Gesundheitliche Anforderungen an das Personal beim Umgang mit Lebensmitteln" (§§ 42, 43 ➤ 5.6.2).

Zu Fachfragen finden Pflegende Empfehlungen der **Kommission für Krankenhaushygiene und Infektionsprävention** *(KRINKO)* des Robert Koch-Instituts, u. a. zur **Infektionsprävention in Heimen**, zur Händehygiene oder zur Prävention der nosokomialen Pneumonie. Nach Änderung des IfSG 2011 haben diese Empfehlungen verbindlichen Charakter. [6]

Mit dem **Schutz des Arbeitnehmers** befassen sich die Berufsgenossenschaften. Neben der gesetzlichen Unfallversicherung hat der Staat sie per Gesetz mit der Unfallverhütung und dem Arbeitsschutz betraut. Im **Berufsgenossenschaftlichen Vorschriften- und Regelwerk** *(BGVR)* schreiben sie zum Teil sehr detailliert vor, welche Maßnahmen und Vorrichtungen der Arbeitgeber zum Schutz seiner Mitarbeiter in die Wege leiten bzw. zur Verfügung stellen muss. Auch die Sorgfaltspflichten der Mitarbeiter sind genau definiert. Die „Berufsgenossenschaft für Gesundheitsdienst und Wohlfahrtspflege" ist für die nichtstaatlichen Einrichtungen im Gesundheitsdienst und in der Wohlfahrtspflege zuständig – und damit für einen überwiegenden Teil des Altenpflegepersonals.

4 Infektion und Hygiene

> **SURFTIPP**
> Spitzenverband der Deutschen Gesetzlichen Unfallversicherung (DGUV); berufsgenossenschaftliche Vorschriften und Regelwerke: www.dguv.de/bgvr
> Berufsgenossenschaft für Gesundheitsdienst und Wohlfahrtspflege (*BGW*): www.bgw-online.de

Die **Biostoffverordnung** (*BioStoffV*) soll die Sicherheit des Arbeitnehmers im Umgang mit gefährdenden Biostoffen gewährleisten. Unter biologischen Arbeitsstoffen werden u. a. Mikroorganismen verstanden, die beim Menschen Infektionen hervorrufen können. In der stationären und ambulanten Pflege sind dies vornehmlich Erreger in Ausscheidungen, Blut und Sekreten, mit denen Pflegekräfte bei medizinisch-pflegerischen Tätigkeiten in Kontakt kommen (➤ Abb. 4.39). Der Arbeitgeber ist verpflichtet, eine Gefährdungsbeurteilung vorzunehmen und die Risiken für seine Mitarbeiter zu senken, z. B. durch das Bereitstellen persönlicher Schutzausrüstung.

Hygieneplan

> **DEFINITION**
> **Hygieneplan**: Enthält die hausinternen Standards und Arbeitsanweisungen zur Personal- und Arbeitshygiene, zur Umgebungshygiene, zu Hygienemaßnahmen im Infektionsfall bzw. bei Krankheitsausbruch, zur Durchführung invasiver Maßnahmen (z. B. Katheterisierung, Umgang mit Pen), konkrete Pläne zur Reinigung, Desinfektion (➤ Tab. 4.14) und Sterilisation sowie zur Ver- und Entsorgung in den einzelnen Arbeitsbereichen entsprechend der Infektionsgefährdung. Legt fest, welcher Personenkreis mit den jeweiligen Maßnahmen beauftragt wird und wer die Durchführung der Hygienemaßnahmen zu überwachen hat.

Infektionsschutzgesetz und Unfallverhütungsvorschriften verpflichten die Träger von Pflegeeinrichtungen, verbindliche Hygienevereinbarungen in Form eines **Hygieneplans** zu erstellen. Als internes Regelwerk ist er individuell an die Rahmenbedingungen der Einrichtung angepasst und bietet mit seinen konkreten Handlungsvorgaben eine große Hilfe für hygienisch korrektes Arbeiten, z. B. für Pflegebereich, Hauswirtschaft, Küche oder Haustechnik. Die Festlegung von Qualitätsanforderungen, deren konsequente Umsetzung sowie eine kontinuierliche Kontrolle ermöglichen als **Instrumente der Qualitätssicherung** ein zielgerichtetes Handeln hinsichtlich der Infektionsverhütung.

Die in dem Plan beschriebenen Hygienehandlungen und -vorkehrungen besitzen den Status einer Dienstanweisung; sie müssen für alle Mitarbeiter einsehbar sein (z. B. in Hygieneordner oder Intranet).

Einige Länderverordnungen schreiben die Einrichtung von **Hygienekommissionen** verbindlich vor, wobei sich z. B. Einrichtungen eines Trägers übergreifend zusammenschließen können. Zu den Mitgliedern der Hygienekommission zählen insbesondere der Träger der Einrichtung, Hygienebeauftragte sowie eine Vertretung des Pflegepersonals; weitere Fachkräfte wie etwa ein Infektiologe, Vertreter der technischen und Wirtschaftsleitung, können hinzugezogen werden. Der Hygieneplan wird üblicherweise von den **Hygienebeauftragten** der Einrichtung erarbeitet und aktualisiert. Weitere Aufgaben sind die interne Hygieneberatung und -kontrolle sowie die Mitwirkung bei regelmäßigen Schulungen der Mitarbeiter.

> **SURFTIPP**
> „Verordnung zur Hygiene und Infektionsprävention in medizinischen Einrichtungen" (MedHygV vom 1.12.2010) und der „Bayrische Rahmenhygieneplan für Infektionsprävention in Heimen und Einrichtungen" (Mai 2010): www.lgl.bayern.de/download_service/index.htm

> Erst das Zusammenspiel von behördlichen Vorgaben und professioneller Ausführung der Pflege ergibt einen Maßnahmenkatalog, der Pflegebedürftige und Pflegende vor Infektionen schützt.

4.4.2 Mitarbeiterschutz

Pflegende sind im Rahmen ihrer beruflichen Tätigkeit unterschiedlichen Infektionsrisiken ausgesetzt: Bei einer Lebensmittelvergiftung, einem Infektionsausbruch durch Noro-Viren oder Skabies sind neben den Pflegebedürftigen häufig auch die Pflegefachkräfte betroffen. Hinzu kommt die Gefahr der Erregerübertragung, z. B. durch Kontakt mit Ausscheidungen oder hämatogen bei Kanülenstichverletzungen. Aufgabe der **Arbeitshygiene** ist es, Arbeitsabläufe so zu gestalten, dass sie die Gesundheit des Personals nicht gefährden.

Prävention von Kanülenstichverletzungen

Bei ihrer beruflichen Tätigkeit verletzen sich Pflegende immer wieder an benutzten Kanülen oder Lanzetten. Ein Infektionsrisiko besteht insbesondere bei der Übertragung folgender viraler Erreger:
- Hepatitis B-Virus (*HBV*)
- Hepatitis C-Virus (*HCV*)
- HI-Virus (*HIV*)

Maßnahmen, die das Risiko minimieren:
- konzentrierte Arbeitsweise und korrekte Injektionstechnik
- Tragen von Schutzhandschuhen: hierdurch wird zwar nicht die Verletzung verhindert, jedoch gelangt weniger Erregermaterial in die Wunde
- Verwendung von Sicherheitskanülen und Sicherheitsfertigspritzen
- nach Gebrauch kein Wiederaufsetzen der Schutzkappe auf die Kanüle (*Recapping*)
- Kanüle direkt nach Benutzung in durchstichfestem Behältnis entsorgen
- volle Entsorgungsbehälter sicher verschließen, „Nachstopfen" unterlassen

Betriebsanweisung gemäß §12 BioStoffV für Arbeitsbereiche in der stationären Pflege

betr. Tätigkeiten der Grund- und Behandlungspflege

Biologischer Arbeitsstoff

Fakultativ oder obligat pathogene Mikroorganismen, d.h. Bakterien, Pilze, Protozoen oder Viren, die an Blut, menschliche Sekrete oder Ausscheidungen gebunden sind, wie z.B.
- mögliche Florabestandteile (Streptokokken, Staphylokokken, Darmbakterien, Candidapilze etc.)
- multiresistente Bakterien (MRSA, ESBL, VRE)
- Viren (Noro-, Rota-, Hepatitisviren, HIV, Influenzaviren etc.)
- weitere Verursacher von Infektionskrankheiten (Salmonellen, Tuberkuloseerreger, Toxoplasmoseerreger)

Gefahren für Mensch und Umwelt

Mikroorganismen können Infektionen über folgende Aufnahmewege hervorrufen:
- **Eindringen:** Aufnahme über Durchdringung der Haut (z.B. Stichverletzung), Wunden, Schleimhäute oder die nicht intakte Haut (z.B. bei Ekzemen)
- **Verschlucken:** Aufnahme über den Mund (z.B. über kontaminierte Lebensmittel)
- **Einatmen:** Aufnahme von kleinsten Tröpfchen oder Stäuben über die Atemwege (z.B. beim Husten, Niesen oder Erbrechen eines Bewohners).

Schutzmaßnahmen und Verhaltensregeln

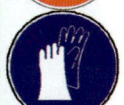

- Die Vorgaben des **Hygieneplanes** einhalten.
- **Arbeitsmedizinische Vorsorge** wahrnehmen.
- Empfohlene arbeitsmedizinische **Schutzimpfungen** beachten
- **Im Arbeitsbereich:** Keine Lebensmittel aufbewahren, nicht essen*, nicht trinken*, nicht rauchen.
- **Handschutz:** Flüssigkeitsdichte Schutzhandschuhe, z.B. aus Latex (puderfrei) oder Vinyl, bei möglichem Kontakt mit Blut, menschlichen Sekreten oder Ausscheidungen. Hautschutz- und Handschuhplan anwenden.
- **Mehrlagigen Mund-Nasenschutz:** Bei medizinisch-pflegerischen Maßnahmen, bei denen es zu einer Aerosolbildung kommen kann (z.B. endotracheales Absaugen)
- **Atemschutz** (FFP 2/3-Masken): Beim Umgang mit Bewohnern, die an aerogen übertragbaren Infektionen erkrankt sind, wie z.B. Tuberkulose.
- **Körperschutz:** Flüssigkeitsdichte Schürze, wenn mit einem Durchnässen der Kleidung zu rechnen ist (z.B. Versorgung inkontinenter Bewohner); langärmlige Schutzkittel, wenn mit einer Kontamination der im Dienst getragenen Kleidung zu rechnen ist. Angefeuchtete oder kontaminierte Kleidung ist sofort zu wechseln.
- **Beschäftigungsbeschränkungen** für Jugendliche und Schwangere beachten.
- **Entsorgung von „Sharps":** Spitze, scharfe oder zerbrechliche Arbeitsgeräte zur einmaligen Verwendung (Nadeln, Skalpelle etc.) sind unmittelbar nach Gebrauch in stich- und bruchsicheren Behältnisse zu entsorgen.

* Eine Ausnahme stellt das pflegerisch oder therapeutisch begründete gemeinsame Essen mit den Bewohnern dar.

Verhalten im Gefahrenfall

Bei absehbaren Gefahren im Zuge der Grund- und Behandlungspflege sowie im Rahmen der Infektionsintervention ist die entsprechende persönliche Schutzausrüstung gemäß den Ausführungen des Hygieneplanes zu verwenden.

Desinfektion und Reinigung kontaminierter Flächen gemäß den Vorgaben der Reinigungs- und Desinfektionspläne.

Jeder mit biologischen Arbeitsstoffen einhergehende Arbeitsunfall (z.B. Nadelstichverletzung) ist nach erfolgter Erster Hilfe und sofortiger Information der Pflegedienstleitung unverzüglich unfallärztlich zu behandeln und nachrichtlich dem betriebsärztlichen Dienst mitzuteilen. Ein bekannter Infektionsstatus des betreffenden Bewohners (z.B. HIV, Hepatitis C etc.) ist dem Unfallarzt sofort mitzuteilen.

Wichtige Telefonnummern:

Unfallärztliche Versorgung (D-Arzt): _____

Betriebsärztlicher Dienst: _____

Notfall: _____

Erste Hilfe

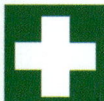

Bei Verletzung oder Kontamination mit infektiösen Materialien oder Körperflüssigkeiten:
- **Intakte Haut bzw. Hände:** Wenn möglich mit einem mit Händedesinfektionsmittel getränkten Einmaltuch (z.B. Haushaltstuch) reinigen, dann waschen bzw. mit Wasser spülen, abtrocknen und anschließend mit Händedesinfektionsmittel desinfizieren. Ggf. verunreinigte Kleidung wechseln.
- **Nicht intakte (ekzematöse) Haut:** Unter kaltem, fließenden Wasser intensiv spülen, dann unfallärztliche Versorgung.
- **Auge / Augenschleimhäute:** Unter kaltem, fließenden Wasser bei geöffnetem Lidspalt intensiv spülen, dann unfallärztliche Versorgung.
- **Verschlucken:** Ggf. Mund mehrmals mit kaltem, fließenden Wasser ausspülen, dann Unfallärztliche Versorgung.
- **Wunde:** Blutung anregen (> 1 min.), danach mit Hautdesinfektionsmittel desinfizieren, dann unfallärztliche Versorgung.

Abb. 4.39 Beispiel einer Betriebsanweisung gemäß Biostoffverordnung. [M119]

Tab. 4.14 Auszug aus einem Hygieneplan: Desinfektions- und Reinigungsvorgaben.

Was?	Wann?	Wie?	Womit?	Wer?
Hautdesinfektion und Schleimhautantiseptik				
Hautdesinfektion	• (*) Risikogruppe 1: vor s. c.-Injektion (incl. Pen), Lanzettenblutentnahme, i. v.-Blutentnahme und -Injektion, Impfung • (*) Risikogruppe 2: vor i. m.-Injektion, s. c.-Punktion mit anschließender Infusion, Punktion einer Port-Kammer • (**) bei Verbandswechsel (Indikation beachten)	• keimarme Handschuhe bei Lanzetten-BE, i. v.-Punktion, i. m.-Injektion, s. c.-Infusion sterile Handschuhe bei Port-Punktion • Haut absprühen bzw. abreiben (bei i. m.-Injektion, s. c.-Infusion, Port-Punktion und Wundrändern mit sterilen, sonst keimarmen Tupfern) • Haut abtrocknen lassen	• alkoholisches Hautdesinfektionsmittel, gebrauchsfertig	• Pflegende • Ärzte
Schleimhautantiseptik	• (**) bei Verbandswechsel (Indikation beachten) • vor Blasenkatheterismus	• Schleimhautbereich mehrfach mit sterilen Tupfern benetzen • nicht nachtrocknen	• PVP-Jod-Präparat, gebrauchsfertig • bei Kontraindikation: Octenidin, gebrauchsfertig	• Pflegende • Ärzte

• Vor allen Tätigkeiten hygienische Händedesinfektion durchführen.
• Einwirkzeit entsprechend Herstellerangaben beachten.
• (*) KRINKO-Empfehlungen des RKI (7.9.2011): Anforderungen an die Hygiene bei Punktionen und Injektionen [7]
• (**) Verbandswechsel; Standards zu Verbandswechsel aseptisch/septisch, PEG, Tracheostoma [8]

Was?	Wann?	Wie?	Womit?	Wer?
Pflegeutensilien und Flächen				
Waschschüsseln, Nierenschalen	• nach Gebrauch	• mit Tuch desinfizierend reinigen • Einwirkzeit: bis angetrocknet • vor erneuter Benutzung mit Wasser ausspülen	• aminhaltiges Flächendesinfektionsmittel	• Pflegende
Steckbecken, Urinflaschen	• nach Benutzung	• Aufbereitung erfolgt in Steckbeckenspüle	• thermisch	• Pflegende
Fußböden	• täglich • Desinfektion bei Kontamination	• feucht wischen • bei Kontamination: Wischdesinfektion, nicht nachtrocknen • anschließend Räume lüften	• Reinigungslösung • bei Kontamination: aminhaltiges Flächendesinfektionsmittel	• Reinigungspersonal • bei Kontamination: ggf. Pflegende
gemeinschaftlich genutzte Sitz-, Dusch- und Badewannen	• nach Benutzung • bei Bewohnern mit erhöhtem Infektionsrisiko vor und nach Gebrauch	• reinigende Wischdesinfektion • Einwirkzeit: bis angetrocknet • vor erneuter Benutzung mit Wasser ausspülen	• aminhaltiges Flächendesinfektionsmittel	• Reinigungspersonal • Pflegende
Arbeitsflächen	• mind. 1× täglich • vor Zubereitung von z. B. Injektionen • nach Kontamination	• Wischdesinfektion mit Einmaltuch • Einwirkzeit: bis angetrocknet	• alkoholisches Flächendesinfektionsmittel zur Schnelldesinfektion, gebrauchsfertig	• Pflegende

• Beim Umgang mit Flächendesinfektionsmitteln sind grundsätzlich Schutzhandschuhe zu tragen.
• Dosierung (bei aminhaltigen Flächendesinfektionsmitteln: Gebrauchslösung durch Verdünnen mit Wasser in der notwendigen Konzentration ansetzen) und Einwirkzeit entsprechend Herstellerangaben.

Verhalten nach Stichverletzung

Sofortmaßnahmen
• Blutfluss durch Druck auf das umliegende Gewebe fördern (mind. 1 Min.).
• Intensive Spülung des Wundgebietes und Desinfektion mit einem alkoholischen Hautdesinfektionsmittel.
• Umgehend Durchgangs-/Betriebsarzt aufsuchen und den Arbeitsunfall melden. Dieser nimmt eine Risikoeinschätzung vor und leitet die weitere Diagnostik und Therapie ein.

Das **Infektionsrisiko** ist u. a. abhängig von dem Infektionsstatus des Pflegebedürftigen, dem Immunstatus der verletzten Pflegekraft, der Verletzungstiefe und dem Zeitpunkt, an dem die Maßnahmen einsetzen. Besonders groß ist die Infektionsgefahr bei vorliegender Hepatitis B, da bereits minimale Blutmengen für eine Erregerübertragung ausreichen. Das Risiko sich mit dem HI-Virus zu infizieren, ist insgesamt gering.

4.4 Hygienisch handeln

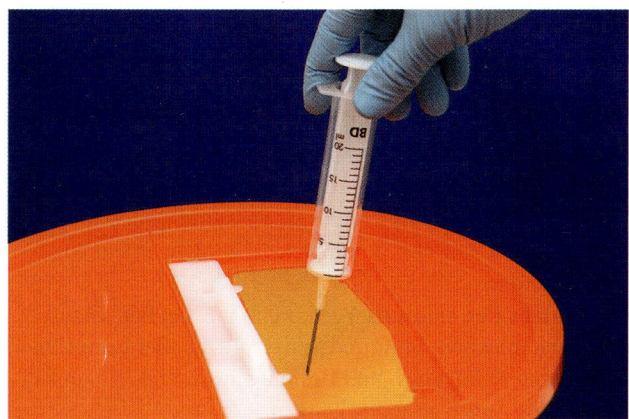

Abb. 4.40 Zur sicheren Entsorgung spitzer und scharfer Gegenstände verwenden Pflegekräfte durchstichfeste und verschließbare Behälter. [K115]

Postexpositionsprophylaxe
Vom Arzt werden ggf. Blutuntersuchungen des Pflegebedürftigen und der Pflegekraft veranlasst, um den aktuellen HBV-, HBC- und HIV-Status zu ermitteln. Bei unsicherem Impfschutz gegenüber Hepatitis B wird aktiv und passiv geimpft, für Hepatitis C ist dies nicht möglich. Eine medikamentöse **Postexpositionsprophylaxe** (*PEP*) wird bei bestehendem Risiko für eine HIV-Infektion eingeleitet.

Schutzimpfung

Aktive und passive Immunisierung ➤ 1.4.4
Schutzimpfungen sind die wichtigsten und wirksamsten Präventionsmaßnahmen, die der Medizin zur Verfügung stehen. Deshalb nimmt § 20 des Infektionsschutzgesetzes deutlich Stellung zur Bedeutung von Schutzimpfungen und anderen spezifischen Maßnahmen zur Prophylaxe übertragbarer Erkrankungen. Die **Ständige Impfkommission** (*STIKO*) des Robert Koch-Instituts gibt regelmäßig Impfempfehlungen zur Grundimmunisierung, zu Auffrischimpfungen, Indikationsimpfungen und **Impfungen aufgrund eines erhöhten beruflichen Risikos** heraus. Aus der letzten Gruppe werden folgende Impfungen für die Beschäftigten in der Altenpflege empfohlen: Hepatitis A- und B-Impfung sowie die jährliche Influenza-Impfung. Sie sollen neben dem Eigenschutz das Risiko ausschalten, dass Pflegende eine mögliche Infektionsquelle für ungeimpfte Pflegebedürftige darstellen. [9]

4.4.3 Personalhygiene

Bei der Einhaltung der **Personalhygiene** sind neben der persönlichen Verantwortung der einzelnen Mitarbeiter rechtliche Vorgaben zu beachten, z. B. die Hinweise zur Hygiene der Berufsgenossenschaft.

Personalhygiene umfasst die im Folgenden genannten Bereiche.

Individualhygiene und Arbeitskleidung

Generelle Voraussetzung ist ein **sauberes und gepflegtes Erscheinungsbild**, um von vornherein deutlich zu machen, dass hygienisches Arbeiten eine Selbstverständlichkeit bei der Betreuung der Pflegebedürftigen ist. Weitere Maßnahmen sind:

- Lange **Haare** sind so zusammenzubinden, dass sie bei pflegerischen Tätigkeiten nicht in Kontakt mit Pflegebedürftigen gelangen, sei es bei einem Verbandswechsel mit Kontamination der Wunde, bei der Inkontinenzversorgung oder bei der Essenseingabe durch das Herabhängen in die Speisen. Ebenso sollte auf die oft unbewussten Hand-Haar-Kontakte geachtet werden: ein Zurückstreichen der Haare aus der Stirn oder hinter das Ohr während aseptischer Tätigkeiten ist zu vermeiden.
- **Schmuckverzicht** ist bei allen medizinisch-pflegerischen Maßnahmen obligatorisch: (Ehe-)Ringe, Armbänder, Freundschaftsbändchen, aber auch Uhren an Händen und Unterarmen behindern eine sachgerechte Händedesinfektion. Zudem können Ringe Handschuhperforationen verursachen. **Fingernägel** sind unlackiert und kurz geschnitten zu tragen (mit den Fingerkuppen abschließend); künstliche Nägel (Keimreservoir) sind nicht erlaubt. Weiterhin ist davon auszugehen, dass Pflegende schon einmal auf die notwendige Händedesinfektion verzichten, um Schmuck und Nägel zu schonen.
- **Piercings** müssen verheilt und infektionsfrei sein.
- **Arbeitskleidung** (auch: *Berufskleidung*, *Dienstkleidung*), meist kurzärmelige Kasacks und Hosen, ist während der beruflichen Tätigkeit anstelle der Privatkleidung zu tragen. Sie dient dazu, Berufsangehörige kenntlich zu machen, hat aber

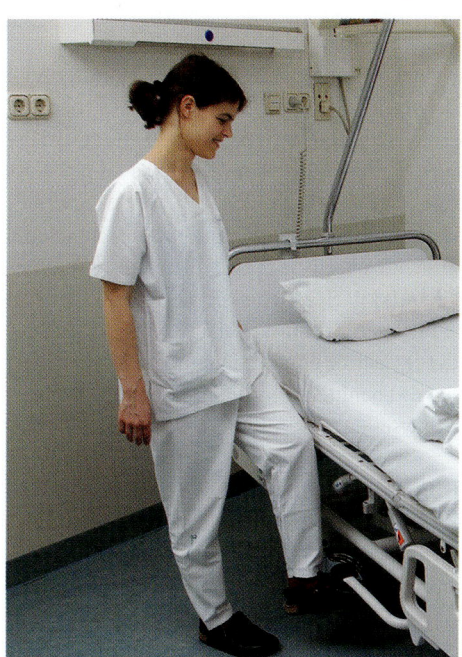

Abb. 4.41 Berufskleidung von Pflegekräften besteht meist aus Kasack (Oberteil) und Hose. Die Textilien müssen bei mind. 60 °C waschbar sein. [K115]

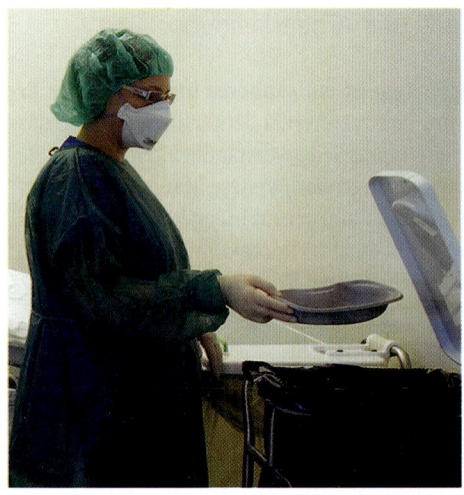

Abb. 4.42 Persönliche Schutzausrüstung. [K115]

nicht die gleiche Schutzfunktion wie die persönliche Schutzausrüstung. Häufig stellt der Arbeitgeber die Arbeitskleidung; in einigen Bereichen wie der häuslichen Pflege, in Wohngruppen oder Pflegeoasen wird vermehrt private Kleidung getragen. Gestellte oder private Arbeitskleidung ist regelmäßig zu wechseln und nur während der Dienstzeit zu tragen. Sie muss bei mind. 60 °C waschbar sein; für die Reinigung kontaminierter Kleidung ist der Arbeitgeber zuständig.

Aus Gründen der **Corporate Identity** (*Erscheinungsbild eines Unternehmens in der Öffentlichkeit*) kann ein Träger weitere Regeln zum Tragen von Schmuck und einheitlicher Arbeitskleidung sowie ein Piercing-Verbot erlassen.

Persönliche Schutzausrüstung

Wenn Pflegende einer erhöhten Infektionsgefahr ausgesetzt sind oder vor toxischen Stoffen geschützt werden sollen, muss zusätzlich zur Berufskleidung die **persönliche Schutzausrüstung** (*PSA*) getragen werden. Dies kann ebenfalls zum Schutz des Pflegebedürftigen notwendig werden, z. B. wenn dieser abwehrgeschwächt ist oder Pflegende an einer Erkältung leiden. Folgende Teile der Schutzausrüstung stehen zur Verfügung:

- **Langärmelige Schutzkittel**, z. B. für die Versorgung infizierter Pflegebedürftiger. Sie müssen nach Gebrauch entweder entsorgt oder im Bewohnerzimmer aufbewahrt werden. Es ist unzulässig, mit benutzten Kitteln Gemeinschaftseinrichtungen wie Speisesäle oder Aufenthaltsräume zu betreten.
- **Flüssigkeitsdichte Plastikschürzen** müssen verwendet werden, wenn mit einer Durchnässung der Berufskleidung zu rechnen ist, z. B. beim Duschen eines Pflegebedürftigen oder bei der Aufbereitung von Waschschüsseln.
- **Handschuhe** tragen Pflegekräfte zur Vermeidung von Hautkontakten mit infektiösen oder gefährlichen Stoffen, z. B. bei Arbeiten im Zusammenhang mit Ausscheidungen oder der Vorbereitung einer Desinfektionslösung.
- **Mund-Nasen-Schutzmasken** sind z. B. während einer endotrachealen Absaugung oder bei der Pflege von Bewohnern mit Atemwegsinfekten zu tragen. Besteht die Gefahr einer aerogenen Erregerübertragung, z. B. bei einer offenen Tuberkulose, schützt eine besonders dichte **Atemschutzmaske** vor den infektiösen Aerosolen. Beim Tragen der Masken müssen Mund und Nase vollständig bedeckt sein. Wird der Schutz abgenommen, darf er nicht erneut angelegt werden.
- **Schutzbrillen** sind anzulegen, wenn z. B. bei Pflegehandlungen infektiöse Blut- und Sekretspritzer oder beim Umgang mit Reinigungs- und Desinfektionsmitteln Chemikalien in die Augen gelangen können.
- **Haarschutz** ist z. B. bei der Versorgung großflächiger Wunden oder im Rahmen der Lebensmittelhygiene anzulegen.

Die Schutzausrüstung wird nur während der Dauer einer Pflegehandlung bewohner- und situationsbezogen angelegt. Der Träger einer Einrichtung muss für die verschiedenen Arbeitsbereiche eine Gefährdungsbeurteilung vornehmen und seinen Mitarbeitern die entsprechenden Materialien zur Verfügung stellen. [10]

Händehygiene

Eine konsequent durchgeführte, hautschonende **Händehygiene** ist mit Abstand die wichtigste prophylaktische Maßnahme zur Vermeidung nosokomialer Infektionen sowie zum Eigenschutz. [4]

Die Händehygiene (> Tab. 4.15) umfasst:
- Hautpflege und Hautschutz
- Händewaschen
- Händedesinfektion (> 4.3.2)
- Einsatz von Handschuhen

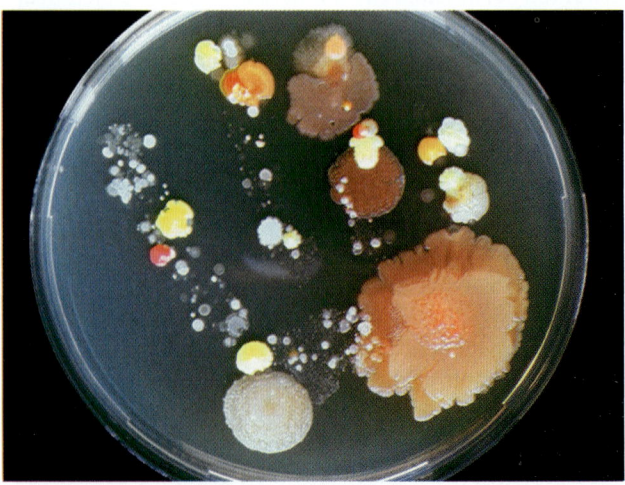

Abb. 4.43 Abklatschuntersuchung einer nicht desinfizierten Hand. [W178]

Hautpflege und Hautschutz

> **Hautpflege** und **Hautschutz** sind berufliche Pflichten, denn die Hände sind das wichtigste Arbeitsinstrument der Pflegenden.

Verletzungen der Haut, z. B. kleine Risse, bieten ein Reservoir für Mikroben und können Eintrittspforte für Infektionserreger, aber auch selbst Infektionsquelle (z. B. Nagelbettentzündung) sein. Ein Eincremen der Hände mit einem Hautpflegemittel sollte vor und nach der Arbeit, in Arbeitspausen, aber auch zuhause routinemäßig erfolgen. Ein spezieller Hautschutz mit Wasser-in-Öl-Produkten, die einen feinen Fettfilm auf der Haut hinterlassen, ist vor längeren Feuchtarbeiten notwendig.

Händewaschen

Das **Händewaschen** erreicht neben der mechanischen Reinigung auch eine gewisse Keimreduktion, wobei diese wesentlich geringer ausfällt als bei einer Händedesinfektion. Zudem belastet häufiges Händewaschen die Haut mehr als die Desinfektionen. Das Waschen der Hände sollte somit nur in ausgewählten Situationen und nicht in Kombination mit einer Händedesinfektion erfolgen:
- vor Arbeitsbeginn und ggf. zum Dienstende
- bei sichtbarer Verschmutzung (nicht mit infektiösen Materialien)

Indikationsbezogen ist das Waschen der Hände oder eine Desinfektion notwendig:
- nach Toilettenbenutzung und Naseputzen
- vor der Essenszubereitung bzw. -austeilung

Wichtig ist das Händewaschen zudem bei speziellen Infektionskrankheiten, die durch sporenbildende Bakterien verursacht werden. Diese lassen sich mit Desinfektionsmitteln nur unzureichend entfernen. So ist bei einer Infektion mit Clostridium difficile, einem sporenbildenden Stäbchenbakterium, neben speziellen Hygienemaßnahmen ein gezieltes Waschen der Hände erforderlich.

Vorgehen bei grober Verschmutzung
Wurden die Hände stark kontaminiert (z. B. mit Stuhl), werden sie entweder vorsichtig mit Wasser und Seife abgespült oder mit einem desinfektionsmittelgetränkten Tuch gesäubert und dann gewaschen. Dabei ist darauf zu achten, dass die Umgebung so wenig wie möglich kontaminiert wird. Anschließend werden in beiden Fällen die Hände gründlich desinfiziert, um die notwendige Keimreduktion zu erreichen. Ausnahmsweise ist hier die Kombination von Händewaschen und -desinfizieren durchzuführen.

Vorgehen beim Händewaschen
- Flüssigseife aus dem Seifenspender mit der Ellenbogenbedienung entnehmen.
- Wassertemperatur < 40 °C halten, da heißes Wasser trockene Haut zusätzlich reizt.
- Hände 15–30 Sek. sorgfältig waschen.
- Seife gründlich abspülen und Hände mit Einmalpapierhandtüchern abtrocknen.

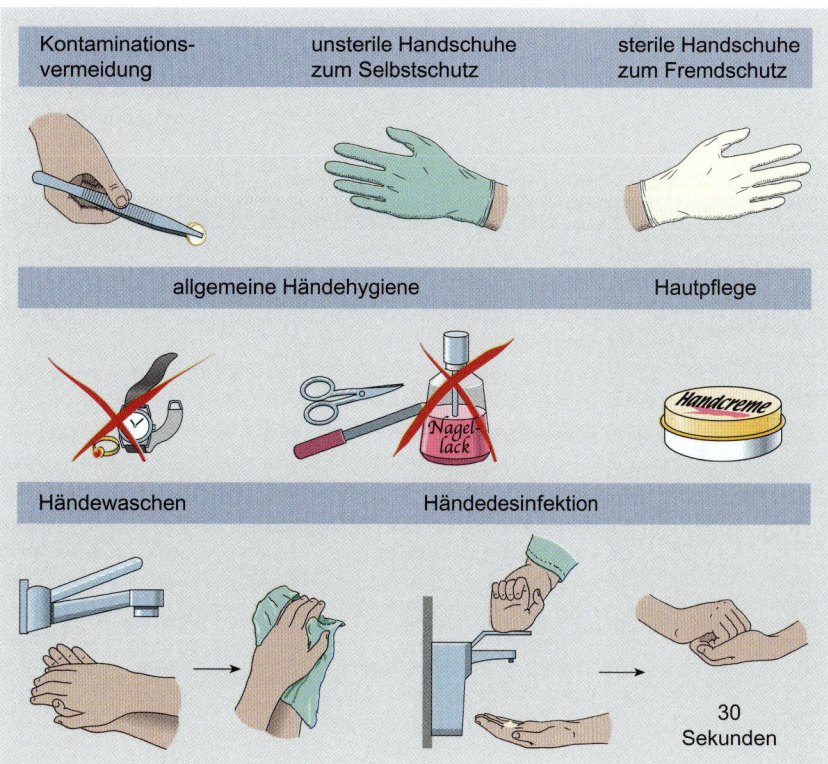

Abb. 4.44 Maßnahmen der Händehygiene. [L190]

Handwaschplatz

Damit eine korrekte Händehygiene möglich ist, müssen nach den Richtlinien der Berufsgenossenschaft in allen Bereichen der stationären Einrichtung, in denen eine Behandlung und Pflege von Pflegebedürftigen vorgenommen wird, leicht erreichbare **Handwaschplätze** verfügbar sein, die folgende Anforderungen erfüllen:

- Handwaschbecken mit fließend warmem und kaltem Wasser und Ellenbogenbedienung
- hautschonende Flüssigseife aus Spender mit Ellenbogenbedienung
- Händedesinfektionsmittel aus Spender mit Ellenbogenbedienung
- Papierhandtücher für einmaligen Gebrauch im Wandspender
- Sammelbehälter zum Abwerfen der benutzten Einmalhandtücher
- Hautpflege- und Hautschutzpräparate aus Spendern oder Tuben

Tragen von Handschuhen

Pflegende tragen **Einmalhandschuhe** zum Eigenschutz sowie zum Schutz des Pflegebedürftigen.

- **Personalschutz.** Unsterile Handschuhe sollen den Pflegenden vor direktem Hautkontakt, z. B. mit Ausscheidungen, Körpersekreten, Blut, hautschädigenden Stoffen wie Flächendesinfektionsmitteln oder wirkstoffhaltigen Produkten wie Cortisonsalben, schützen. Ist dies bei aseptischen Handlungen nötig, sind sterile Handschuhe zu tragen.
- **Schutz des Pflegebedürftigen.** Sterile Handschuhe schützen vor einer Keimübertragung vom Pflegenden auf den Bewohner.

> **VORSICHT**
> Auch wenn Handschuhe situationsgebunden dem Schutz des Personals dienen, darf das Übertragungsrisiko für Pflegebedürftige nicht aus dem Auge verloren werden. Deshalb gelten folgende Regeln:
> - Handschuhe nur kurz und gezielt für eine Pflegetätigkeit tragen.
> - Nach Kontamination (z. B. nach Intimhygiene oder Mundpflege) Handschuhe unverzüglich ausziehen.
> - Hände desinfizieren, da Handschuhe oft kleine Undichtigkeiten aufweisen oder es beim Ausziehen zu einer Kontamination kommt.
> - Erst nach der Desinfektion weitere Arbeiten erledigen, z. B. dokumentieren, Medikamente verabreichen, telefonieren, den nächsten Pflegebedürftigen betreuen.

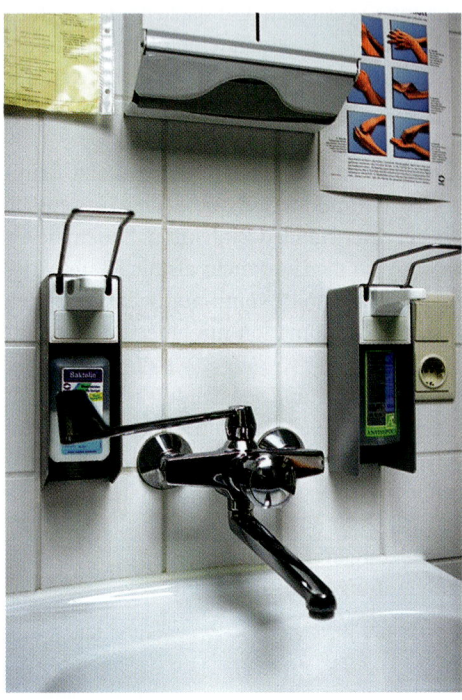

Abb. 4.45 Entsprechend der Richtlinie der Berufsgenossenschaft korrekt eingerichteter Handwaschplatz. [K157]

Tab. 4.15 Auszug aus einem Hygieneplan – Händehygiene.

Was?	Wann?	Wie?	Womit?
allgemeine Hautpflege	• mehrmals täglich	• Hände eincremen	• Esemtan® • Nivea®-Creme
Schutz der Haut vor Feuchtigkeit	• vor Feuchtarbeiten • zum Arbeitsende	• Hände eincremen	• Linola®-Fett-Creme
Händereinigung	• bei Dienstbeginn • nach Verschmutzung • nach Tierkontakt	• Lotion mit lauwarmem Wasser in den Händen aufschäumen, Hände waschen • gründlich abspülen • mit Einmaltuch abtrocknen	• Bactolin® • Manisoft®
hygienische Händedesinfektion	• vor Aufnahme der pflegerischen Arbeit • vor aseptischen Arbeiten • vor Kontakt mit infektionsgefährdeten Bewohnern • nach Kontakt mit infizierten oder kolonisierten Bewohnern • nach Kontakt mit potenziell infektiösen Materialien • nach Ausziehen von Handschuhen • nach z. B. Toilettengang, Naseputzen	• ausreichende Menge (3–5 ml) in die trockenen Hände einreiben • Fingerkuppen, Nagelfalze und Daumen einbeziehen • Einwirkzeit einhalten • bei sichtbarer Kontamination zuerst mit desinfektionsmittelgetränktem Tuch abwischen oder vorsichtig abspülen; dann desinfizieren	• Desderman® pure • Sterillium® • bei Noroviren: Sterillium® Virugard

Handschuhe müssen mechanischen Beanspruchungen standhalten, dünnwandig und flüssigkeitsdicht sein. Meist werden Handschuhe aus ungepudertem **Latex** verwendet; bei Latexallergien stehen alternativ hypoallergene Handschuhe aus **PVC** (*Polyvinylchlorid*) oder **Nitril** zur Verfügung. Für kurze Tätigkeiten ohne starke mechanische Belastung können auch Handschuhe aus **Polyethylen** eingesetzt werden. Bei Reinigungs- und Desinfektionsarbeiten sind mehrfach verwendbare, chemikaliendichte Handschuhe mit hohen Stulpen zu benutzen.

FALLBEISPIEL
Frau Dörflinger, Teil I

Altenpflegeschülerin Jasmin Jäger betreut zum ersten Mal die 92-jährige Frau Dörflinger bei der Körperpflege. Frau Dörflinger ist eine zierliche Dame, die deutlich sagt, was sie selber machen kann und wo sie Unterstützung benötigt. Sie lässt sich von der Schülerin ins Bad begleiten und reinigt zunächst ihre Zahnprothese. Derweil richtet Jasmin Jäger das Zimmer und vergewissert sich zwischenzeitlich, ob Frau Dörflinger allein zurecht kommt. Zum Schluss wäscht die Schülerin die Beine der Bewohnerin und cremt diese mit einer Pflegelotion ein. Frau Dörflinger atmet spürbar auf: „Schön, dass Sie sich keine Handschuhe anziehen. Letzte Woche hat mich Frau Germer nur mit Handschuhen angefasst: beim Waschen des Rückens, beim Waschen der Beine, beim Eincremen. Man kommt sich da schon wie eine Aussätzige vor!"

Sterile Handschuhe sind zu tragen, wenn bei Pflegemaßnahmen die natürlichen Schutzbarrieren des Körpers wie Haut oder Schleimhäute (➤ 1.4.4) verletzt bzw. irritiert werden, sodass durch Eindringen von Krankheitserregern Infektionen im Körper ausgelöst werden können. Beispiele sind:
- Eingriffe mit Verletzungen der Haut, wie sie u. a. beim Legen von Venenkathetern oder bei allen chirurgischen Eingriffen erfolgen
- Eingriffe, die mit Irritationen der Schleimhaut einhergehen, z. B. Anlage von Blasenkathetern oder endotracheales Absaugen
- Arbeiten an offenen Wunden, z. B. beim Verbandswechsel und bei der Wundversorgung; alternativ sterile Pinzetten benutzen

Das **Anziehen der sterilen Handschuhe** erfordert besondere Sorgfalt. Jeder Kontakt der sterilen Handschuhaußenseite mit den Händen oder einem unsterilen Gegenstand ist zu vermeiden. Um eine Kontamination zu verhindern, sollten sterile Handschuhe wie folgt angezogen werden (➤ Abb. 4.46):
- Zuerst immer eine saubere Arbeitsfläche vorbereiten und eine hygienische Händedesinfektion vornehmen.
- Verpackung der Handschuhe öffnen („Peel off" ➤ Abb. 4.46 a), anschließend die Innenverpackung herausziehen und auf die saubere Unterlage legen (➤ Abb. 4.46 b). Vorsicht: sterile Innenflächen nicht berühren.
- Mit der rechten Hand das umgeschlagene Ende der Handgelenkseite des linken Handschuhs greifen (Linkshänder umgekehrt ➤ Abb. 4.46 c), anheben und ohne Berührung der Handschuhaußenseite vollständig überstreifen (➤ Abb. 4.46 d, e, f).

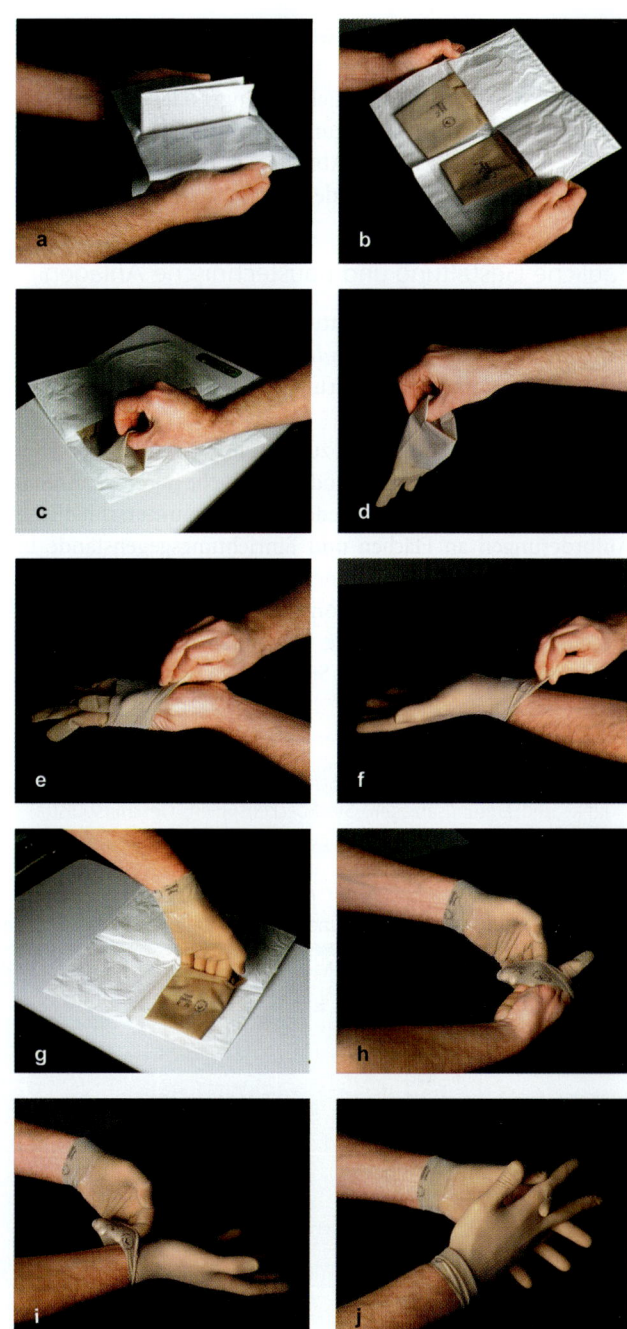

Abb. 4.46 a–j Technik zum Überstreifen steriler Handschuhe (➤ Text). [K183]

- Mit der linken, nunmehr mit dem sterilen Handschuh versehenen Hand **unter** das umgeschlagene Ende des rechten Handschuhs greifen und anheben (➤ Abb. 4.46 g). Rechten Handschuh so weit überziehen, dass er über das Handgelenk reicht (➤ Abb. 4.46 ➤ h, i, j).

Gründe für Hautschädigungen sind häufig eine unzureichende Handpflege, zu häufiges Händewaschen bzw. das Waschen der Hände vor einer Händedesinfektion und länger dauerndes Tragen der Handschuhe.

4.4.4 Umgebungshygiene

Keimreservoire aufgrund baulicher Mängel oder bei Defekten der haustechnischen Einrichtungen, kontaminiertem Trinkwasser, Schmutzwäsche und Abfällen können Ausgangspunkt für Erregerübertragungen werden.

Bauliche Gestaltung und haustechnische Anlagen

Gebäude, Räume und Ausstattungen müssen der Heimmindestbauverordnung (*HeimMindBauV*) genügen. Kontinuierliche Instandhaltung und Sanierung sollen u. a. Schimmel- und Schädlingsbefall vorbeugen.

Um Kontaktübertragungen zu begrenzen, werden Bereiche der Unterbringung, der Pflege oder der Küche in reine, unreine und neutrale Seiten unterschieden. So gelten unterschiedliche Anforderungen an Flächen und Einrichtungsgegenstände in Bereichen, die z. B. dem Wohnen und Gemeinschaftsaktivitäten dienen, während in Funktionsbereichen gut desinfizierbare Flächen und Handwaschplätze vorhanden sein müssen oder die korrekte Lagerung von Sterilgut zu gewährleisten ist (➤ Tab. 4.16).

> Anlagen der Wasserversorgung, Schwimm- oder Bewegungsbecken, Klima- und Lüftungsanlagen, Steckbeckenspülen, Geschirrspülstraßen, Sterilisationsapparate sind regelmäßig zu prüfen und zu warten.

Wasserhygiene

Nach § 37 des Infektionsschutzgesetzes muss die Beschaffenheit von Wasser, das für den menschlichen Gebrauch bestimmt ist, so sein, dass sein Genuss oder seine Nutzung keine Schädigung der Gesundheit durch Krankheitserreger verursacht. Das Leitungswasser aus dem normalen Versorgungsnetz hat **Trinkwasserqualität**. Es dient als Lebensmittel, wird aber auch zum Duschen und Baden, für die Toilettenspülung, für die Reinigung von Geschirr und Wäsche oder die Gartenbewässerung benutzt. Wasserbakterien wie Pseudomonaden oder Legionellen kommen immer wieder im Trinkwasser vor. Solange aber die Grenzwerte gemäß §7 der Trinkwasserordnung (*TrinkWV*) nicht überschritten sind, wird das Trinkwasser als unbedenklich eingestuft.

In folgenden Fällen geht vom Trinkwasser dennoch eine Infektionsgefahr aus, insbesondere für abwehrgeschwächte Pflegebedürftige:

- In wasserführenden Systemen, in denen längere Zeit das Wasser steht, vermehren sich **Nass- oder Pfützenkeime** (z. B. Pseudomonas aeruginosa). Dies gilt auch für die Perlatoren an Wasserhähnen. Bei Kontakt können Wundinfektionen mit dem typischen blaugrünen Wundeiter, hartnäckige Harnwegsinfektionen oder Atemwegsinfektionen entstehen.
- In schlecht gewarteten oder funktionsgestörten Klimaanlagen sowie im Innern von Warmwasserleitungen können

Tab. 4.16 Aufgaben in reinen und unreinen Räumen eines Pflegebereichs.

	Vorbereitung medizinisch-pflegerischer Maßnahmen	Lagern, Stellen und Vorbereiten von Medikamenten	Lagerung von Sterilgut und Frischwäsche	Lagerung und Vorbereitung von Lebensmitteln	Aufbereitung von Instrumenten und Pflegeutensilien	Entsorgung von Fäkalien und Sekreten	Lagerung von kontaminierten Abfällen und Schmutzwäsche
Reinräume							
reine Pflegearbeitsräume	✓	✓	✓				
Stationszimmer		✓	✓				
Diagnostik- und Therapieräume	✓	✓	✓				
Bereichsküche				✓			
reine Lagerräume			✓				
unreine Räume							
unreine Arbeitsräume					✓	✓	✓
unreine Lagerräume							✓
neutrale Räume							
Flure, Eingangsbereiche, Aufenthaltsräume							
Bewohnerzimmer							

4.4 Hygienisch handeln

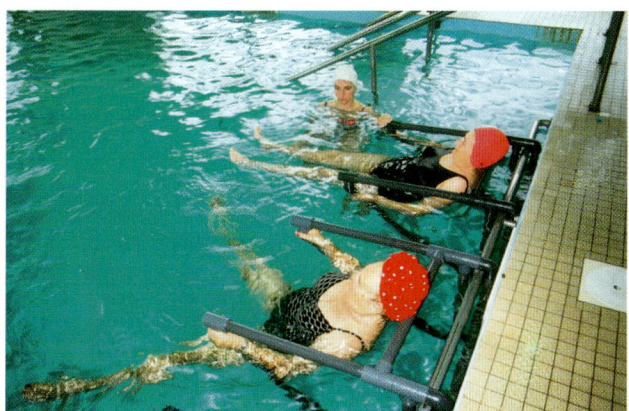

Abb. 4.47 Ungenügend gewartete Bäder können zum Ausgangspunkt von Legionellen-Infektionen werden. [J787]

sich bei einer Wassertemperatur von 30–60 °C Legionellen vermehren. Bei Kontakt und Mikroaspiration (z. B. bei der Zahnpflege, beim Duschen) gelangen Legionellen bis in die Alveolen und führen zu einer schweren Pneumonie, der **Legionellose**.
- Beim Inhalieren gelangen Aerosole bis in die tiefen Atemwege. Wird für die vernebelte Flüssigkeit Trinkwasser verwendet, kann dies eine Pneumonie verursachen.

Zu den Präventivmaßnahmen zählen eine sinnvolle Konstruktion des Leitungsnetzes, eine ausreichend hohe Wassererwärmung und ein regelmäßiges Durchspülen des Leitungssystems. Pflegende sollten in ihrem Arbeitsbereich regelmäßig alle Wasserhähne benutzen, um stehendes Wasser zu vermeiden. Kommt aus Kaltwasserleitungen lauwarmes Wasser, soll das Wasser solange laufen, bis es tatsächlich kalt ist.

Im Rahmen der Behandlungspflege sind zum Inhalieren oder bei der Sauerstoffverabreichung nur sterile Flüssigkeiten bzw. geschlossene Einmalsysteme einzusetzen. Bei abwehrgeschwächten Pflegebedürftigen ist auch für die Mundpflege oder

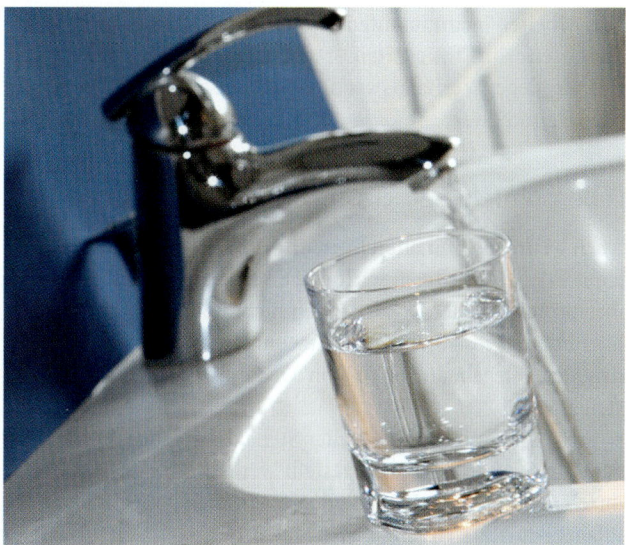

Abb. 4.48 Trinkwasser unterliegt strengen Verordnungen – keimfrei ist es aber nicht. [J787]

zum Durchspülen von Ernährungs-Sonden ein Ersatz für das nicht keimfreie Trinkwasser zu finden.

Wäscheaufbereitung

Wäschesorten in Altenpflegeeinrichtungen werden unterteilt in Bewohnerwäsche und von der Einrichtung gestellte Textilien wie Bettwäsche oder Handtücher („Flachwäsche"). Die Bewohnerwäsche kann wie Privatwäsche aufbereitet werden. Dies wird vornehmlich vom hauswirtschaftlichen Personal in der Einrichtung durchgeführt. Flachwäsche, ggf. Arbeitskleidung und die Wäsche infizierter Pflegebedürftiger ist wie Krankenhauswäsche aufzubereiten, was meist von einer externen, gewerblichen Wäscherei übernommen wird. [11]

Um eine Infektionsübertragung zu vermeiden, müssen Pflegende beim Umgang mit Schmutzwäsche Folgendes beachten:
- Kontamination der Arbeitskleidung vermeiden; ggf. Plastikschürze und Handschuhe tragen.
- Wäsche unmittelbar in reißfeste, ausreichend keim- und feuchtigkeitsdichte Textil- oder Foliensäcke einsortieren (niemals den Fußboden als Zwischenablage verwenden).
- Zwischenlagerung von Schmutzwäschesäcken erfolgt in einem separaten Raum. Seine regelmäßige Reinigung und Desinfektion in kurzen Zeitabständen ist zu gewährleisten.
- Bei Infektionserkrankungen sind besondere Maßnahmen zu berücksichtigen.

Abfallentsorgung

Neben den vielen Materialien und Geräten, die nach Verwendung am Pflegebedürftigen aufbereitet werden können, gibt es zahlreiche Stoffe, die als Abfall zu entsorgen sind.

Abfälle aus Pflegeeinrichtungen werden nach dem **Europäischen Abfallkatalog** (*EAK*) verschiedenen Gruppen zugeordnet und mit einem sechsstelligen **Abfallschlüssel** versehen. Die Einteilung gibt Auskunft über die (Umwelt-)Gefährlichkeit und letztlich die Art der Entsorgung. Folgende Gruppen sind in Pflegeeinrichtungen von Bedeutung.
- **Nicht kontaminierte Abfälle** (*verschiedene Abfallschlüssel/ AS*): Abfälle, an die aus infektionspräventiver Sicht keine besonderen Anforderungen zu stellen sind. Entspricht dem Hausmüll in privaten Haushalten mit Verpackungsmaterialien, Küchenresten, Papier und wird von den örtlichen Entsorgungsunternehmen entsorgt. Je nach Abfall ist Recycling (z. B. Papier, Glas, Buntmetall), Kompostierung (z. B. Laub oder Schnittblumen) oder eine Verbrennung in Müllverbrennungsanlagen (z. B. nicht wiederverwertbarer Restmüll) möglich.
- **Kontaminierte Abfälle** (*AS 18 01 04*): Abfälle, an deren Sammlung und Entsorgung außerhalb der Pflegeeinrichtungen aus infektionspräventiver Sicht keine besonderen Anforderungen zu stellen sind, z. B. Wundverbände, Inkontinenzsysteme, Sekretbeutel, Einwegartikel. Die Abfälle werden in einem Abfallsack verknotet in den Restmüll gegeben.

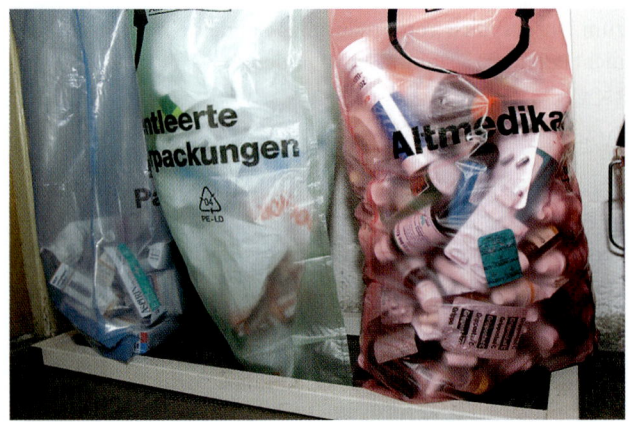

Abb. 4.49 Sammlung von verfallenen Medikamenten. [K313]

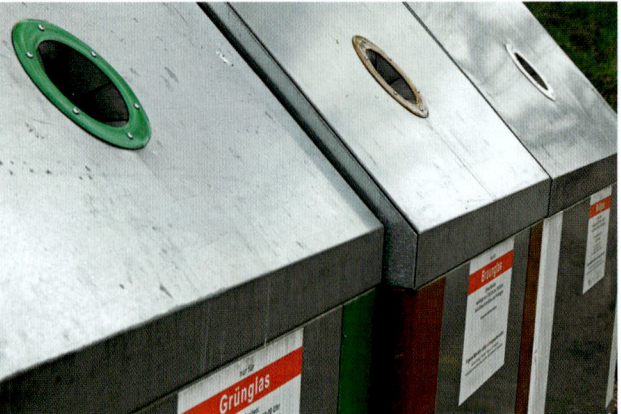

Abb. 4.50 Glas ist ein wertvolles Recyclingmaterial. [J745–023]

- **Infektiöse Abfälle** (*AS 18 01 03*): Abfälle, die mit meldepflichtigen Erregern kontaminiert sind und eine Verbreitung der Krankheit möglich machen. Sie werden unmittelbar am Ort ihres Anfalls in speziellen Behältnissen gesammelt und in zugelassenen Anlagen verbrannt. In Altenpflegeeinrichtungen fällt diese Art Abfall nur sehr selten an.
- **Scharfe und spitze Gegenstände** (*AS 18 01 01*): Abfälle, von denen eine Verletzungsgefahr ausgeht, z. B. Kanülen oder Skalpelle. Sie müssen in durchstichsicheren Einwegbehältnissen gesammelt werden und können sicher verschlossen dem Restmüll zugegeben werden.
- **Arzneimittel** (*AS 18 01 08*): Müssen getrennt gesammelt werden. Ein missbräuchlicher Zugriff und eine mögliche Gefährdung Dritter muss ausgeschlossen sein. Können dann wie kontaminierte Abfälle entsorgt werden oder im Rahmen der freiwilligen Rücknahme an die Apotheken, mit denen ein Versorgungsvertrag besteht, abgegeben werden. Einzelheiten zur Entsorgung sind nicht nur über die bundesweit geltende Abfallgesetzgebung, sondern auch über regional unterschiedliche kommunale Verordnungen geregelt.

Abfallreduzierung

Das Vermeiden und Wiederverwerten hat Vorrang vor der Beseitigung von Abfällen. **Abfallreduzierung** fängt am Pflegebett an (z. B. weniger Einwegmaterialien, gezieltes Tragen von Handschuhen) und reicht über die Küche (abfallarm einkaufen – Mehrwegverpackungen wählen), die Apotheke (Mehrwegtransportsysteme, Rückgabesysteme) bis hin zur Verwaltung (gezielt Altpapier erfassen). Im Pflegebereich gibt es natürlich Grenzen bei der Abfallreduzierung. So hat der Schutz des Pflegebedürftigen vor Infektionen und die damit z. B. notwendig werdende Verwendung steriler Einmalhandschuhe eindeutig Vorrang vor dem Wunsch, Abfall zu vermeiden. Ein weiteres Beispiel: Desinfektionsmittel dürfen aus vermeintlichen Umweltschutzgründen nicht in niedrigerer Dosierung als vorgeschrieben angesetzt werden, weil sie sonst wirkungslos wären.

Recycling ist das Wiederverwerten von Rohstoffen. Dazu ist es notwendig, die einzelnen Wertstoffe gesondert zu sammeln. Auf den Stationen stehen hierzu Wertstoffsammelwagen zur Verfügung. In Pflegeeinrichtungen gibt es für diese ökologisch sinnvolle Maßnahme viele Möglichkeiten.

- Duales System („Gelber Sack"): z. B. Kunststoffe, Folien, Sterilgutverpackungen, Durchdrückverpackungen von Tabletten, Aluminium, Konservendosen
- Glas: Trennung in Weiß- und Buntglas, Infusions- und Medikamentenflaschen
- Papier und Pappe: Zeitungen, Medikamentenschachteln, sonstige Kartons
- richtiges Sortieren (spart Müllkosten)

VORSICHT

In Wertstoffsammelbehältnisse dürfen auf keinen Fall infektiöse Abfälle, spitze/scharfe Gegenstände oder mit Blut/Sekret kontaminierte Gegenstände gelangen. Infusionsbestecke müssen von Infusionsflaschen getrennt sein. Handschuhe, Schürzen, Hygienematerialien, Verbände, Tupfer und Spritzen gehören nicht ins Recycling.

4.4.5 Hygiene in der ambulanten Pflege

Das Arbeiten in ambulanten Pflegediensten umfasst eine große Bandbreite an Tätigkeiten. Dazu gehören Maßnahmen der Körperpflege, Verbandswechsel bis hin zur Heimbeatmung oder Heimdialyse.

Lebensumfeld berücksichtigen

Auch wenn das Einhalten hygienischer Prinzipien im Haushalt eines Pflegebedürftigen wichtig ist, achten Pflegekräfte darauf, ihre professionellen Forderungen nicht über den persönlichen Einrichtungsgeschmack, die Gewohnheiten und das Empfinden des Pflegebedürftigen von Ordnung und Sauberkeit zu stellen.

Es ist abzuwägen, an welcher Stelle die eigenen Vorstellungen von Sauberkeit zurückgestellt werden können, z. B. wenn durch mangelnde Sauberkeit der Wohnung die Gesundheit des Pflegebedürftigen nicht direkt gefährdet ist. Deshalb sollten Pflegekräfte bereit sein, Kompromisse einzugehen und das gewohnte **Lebensumfeld** des Pflegebedürftigen großzügig zu akzeptieren. Sie sollten eigene Vorstellungen immer wieder hinterfragen; hilfreich ist auch ein Austausch im Team, um sich in Zweifelsfällen Rückhalt zu holen.

Bei wirklich untragbaren hygienischen Bedingungen, z. B. Vorkommen von Flöhen oder Mäusen in der Wohnung, sollte in Rücksprache mit dem Pflegebedürftigen oder seinen Angehörigen das Gesundheitsamt informiert werden.

Hygienisches Arbeiten sicherstellen

Infektionsrisiken und Übertragungswege sind in einem Privathaushalt anders zu bewerten als in einer Pflegeeinrichtung. Der Betroffene ist z. B. nicht von anderen infizierten Personen umgeben und benutzt fast ausschließlich personengebundene Pflegeutensilien. Andererseits sind alle notwendigen Materialien zum hygienischen Arbeiten eigens zu besorgen, z. B. Desinfektionsmittel, sterile Verbandsmaterialien oder Handschuhe. Hier müssen Pflegende sich die Voraussetzungen für ein hygienisch einwandfreies Arbeiten schaffen bzw. vom Arbeitgeber und dem behandelnden Arzt einfordern. Sie sind verpflichtet, eine Erregerübertragung von sich auf den Pflegebedürftigen durch sorgfältige Personalhygiene zu unterbinden. Hier kann der Einsatz von Kitteltaschenflaschen mit einem Händedesinfektionsmittel eine große Hilfe sein. [4]

Beispiele für Hygienemaßnahmen:
- Waschschüssel und -becken nach Benutzung mit einem Haushaltsreiniger reinigen, bei Bedarf desinfizieren.
- Wenn es dem Pflegebedürftigen nicht möglich ist, die Wäsche in regelmäßigen Abständen zu reinigen, mit den Angehörigen den Wäschewechsel absprechen oder in Rücksprache mit dem Pflegebedürftigen eine Wäschereinigung beauftragen.
- Ist ein regelmäßiger Verbandswechsel notwendig, zuständigen Arzt bitten, ausreichend steriles Material (z. B. Verbandsets) zu verschreiben. Materialien steril in der Originalverpackung an einem sauberen Ort aufbewahren, z. B. in einem abschließbaren Schrank.
- Eine besondere hygienische „Falle" sind in manchen Fällen Haustiere, etwa Hunde oder Katzen. Durch mangelnde Hygiene können z. B. Hunde- bzw. Katzenspulwürmer oder Läuse auf den Pflegebedürftigen übertragen werden.

- Wie bei den Pflegemaßnahmen sollten auch bei der Hygiene die Pflegebedürftigen in die notwendigen Maßnahmen einbezogen und eingewiesen werden. Hilfreich ist es, gemeinsam Hygienegrundsätze zu besprechen (z. B. über Desinfektionsmittel) und die jeweiligen Vorgänge genau zu erklären.
- Werden notwendige Hygiene- oder Pflegemaßnahmen abgelehnt, z. B. ein Verbandswechsel bei Durchnässung, muss als Nachweis der Fürsorgepflicht die Verweigerung im Pflegebericht dokumentiert werden.
- Lässt ein Pflegebedürftiger bei (vermutlichem) Vorliegen einer meldepflichtigen Infektionskrankheit keinen Arzt in seine Wohnung, muss die Pflegekraft bzw. die Leitung des Pflegedienstes diesen Umstand an das Gesundheitsamt melden.

4.5 Hygienisch handeln in besonderen Situationen

DEFINITION

Expositionsprophylaxe (lat. expositio = *Aussetzung*): Maßnahmen, die Infektionen vorbeugen, indem sie Kontakte mit Mikroben und Infektionen verhindern.
Dispositionsprophylaxe: Maßnahmen, die die Empfänglichkeit für eine Infektion verringern.
Standardhygiene: Maßnahmen, die bei der Versorgung **jedes Pflegebedürftigen** zu berücksichtigen sind, um ihn vor exogener Keimübertragung zu bewahren, aber auch, um die Pflegenden und weitere Bewohner vor potenziell pathogenen Erregern zu schützen.

Zwei grundsätzliche Präventionsprinzipien der Hygiene sind die **Expositions-** und die **Dispositionsprophylaxe**.

Werden schädigende Einflüsse von einem Menschen ferngehalten, spricht man von Expositionsprophylaxe, d. h. der Mensch wird einer Gefährdung erst gar nicht ausgesetzt. Bezogen auf die Infektionsprävention bedeutet das z. B., sich in Malariagebieten mit Mückennetzen und langärmeliger Kleidung vor dem Stich der Anopheles-Mücke zu schützen oder bei der Versorgung eines Tuberkulosekranken einen Mund-Nasen-Schutz zu tragen.

Durch die Dispositionsprophylaxe soll der Mensch so gestärkt werden, dass er weniger empfänglich für schädigende Einflüsse wird. In seiner Umwelt und auf seiner Körperoberfläche ist der Mensch von Mikroben unterschiedlicher Pathogenität umgeben; ein generelles Meiden dieser Infektionserreger ist somit nicht möglich. Zu den spezifischen Maßnahmen der Dispositionsprophylaxe zählt die passive und aktive Immunisierung (beim alten Menschen z. B. Basisimpfungen sowie Influenza- und Pneumokokkenimpfung). Zu den unspezifischen Maßnahmen gehört die allgemeine Stärkung der Abwehr.

4.5.1 Standardhygiene

Maßnahmen der **Standardhygiene** bilden die Basis der Infektionsprävention. Sie sind in den meisten Fällen ausreichend, um Infektionsketten sicher zu durchbrechen. Dazu zählen:
- Händedesinfektion
- Einsatz von Schutzkleidung (mit gezieltem Handschuhwechsel, Benutzen von Schutzkittel/Plastikschürze, ggf. Tragen von Mund-Nasen-Schutz oder Schutzbrille)
- Reinigung, Desinfektion (Desinfektion bewohnernaher Flächen), Sterilisation
- Schutz vor Stichverletzungen

Abhängig von den Übertragungswegen und der Virulenz der Erreger sind bei einigen Infektionserkrankungen zusätzliche Maßnahmen der Expositionsprophylaxe notwendig, z. B. die Isolierung eines infizierten Menschen.

4.5.2 Infektionsprävention

In Pflegeeinrichtungen leben Menschen mit sehr unterschiedlichem Pflege- und Unterstützungsbedarf. Während einige mobil sind und sich fast selbstständig versorgen können, benötigen andere kontinuierliche pflegerische Betreuung. Alte Menschen können sich allgemeine Infektionskrankheiten zuziehen, sind aber aufgrund ihrer Lebenssituation in einer Pflegeeinrichtung oder einer bestehenden Pflegebedürftigkeit zusätzlichen Risiken ausgesetzt. Die Diagnostik ist erschwert, weil die Betroffenen dieser Altersgruppe häufig nicht die charakteristischen Symptome der Erkrankung zeigen. Folgende Infektionsgefährdungen bestehen:

- allgemeine Infektionen: z. B. „Erkältungskrankheiten" (> 2.9.8), FSME (> 2.13.8), Hepatitis B (> 2.10.17)
- Infektionen aufgrund altersbedingter Disposition (> 1.4.1) und Pflegebedürftigkeit
- Nosokomialinfektionen aufgrund medizinisch-pflegerischer Maßnahmen (> 4.2.3)
- Infektionen mit Tendenz zu Ausbrüchen: z. B. Influenza, Noroviren, Skabies
- Infektionen aufgrund gemeinschaftlicher Versorgung: z. B. Lebensmittelvergiftungen (> 5.6.2)
- gehäufter Kontakt mit multiresistenten Erregern, z. B. MRSA, VRE, ESBL

FALLBEISPIEL
Frau Dörflinger, Teil II

Nach kurzer Zeit sind Jasmin Jäger und Frau Dörflinger ein gut eingespieltes Team. Die Altenpflegeschülerin schätzt insbesondere die lebensbejahende Einstellung der Bewohnerin.
Am Montagmorgen wird sie von Frau Dörflinger gebeten, sie noch ein bisschen schlafen zu lassen. Wegen des ständigen Hustens in der Nacht habe sie kein Auge zumachen können. Anscheinend habe sie sich beim Adventssingen am Wochenende angesteckt, da hätten auch schon zwei Damen husten und niesen müssen.
Schülerin Jasmin informiert die Wohnbereichsleiterin Frau Yilderim und erkundigt sich, was man denn unternehmen müsse, damit sich nicht alle Bewohner und Mitarbeiter anstecken. Im Team gibt es unterschiedliche Meinungen: von „Erkältungen kommen und gehen, da muss man gar nichts machen" bis zum Vorschlag, Frau Dörflinger in ihrem Zimmer zu isolieren, „denn so einen Grippeausbruch wie vor zwei Jahren möchte ich nicht noch einmal erleben".

Nosokomialinfektionen durch medizinisch-pflegerische Maßnahmen

Besonders anfällig für nosokomiale Infektionen sind abwehrgeschwächte Menschen. Die Erreger stammen überwiegend aus der Residentflora des Infizierten.

Harnwegsinfektionen
Die **Harnblasenkatheterisierung** ist ein Eingriff in einen sterilen Hohlraum. Die als Folge einer Katheterisierung ausgelösten Harnwegsinfekte sind die häufigsten nosokomialen Infektionen überhaupt. Die Harnblase ist im gesunden Zustand keimfrei. Barrieren wie der äußere und innere Blasenschließmuskel bieten einen natürlichen Schutz vor eindringenden Keimen. Durch den Harnfluss werden Mikroorganismen aus der Harnröhre gespült. Beim Legen eines Blasenkatheters wird dieser Schutz aufgehoben, Keime können aus dem Genitalbereich in die Blase gelangen und eine Harnwegsinfektion hervorrufen. Zudem wirkt der liegende Katheter gewissermaßen als „Keimleiter" insbesondere für biofilmbildende Erreger – die Keime können über den Katheter in die Blase aufsteigen (*Leitschienenfunktion*). Um diese Gefahr zu minimieren, müssen umfassende Maßnahmen beachtet werden (> Tab. 4.17).

> Die sicherste Prophylaxe nosokomialer Harnwegsinfektionen liegt darin, vor der Katheterisierung sorgfältig abzuwägen, ob ein Blasenkatheter notwendig ist. Inkontinenz (> 2.11.5) allein stellt keine Indikation für eine Urinableitung per Blasenkatheter dar. Bei längerer Liegedauer sollte einer suprapubischen Blasenableitung der Vorzug gegeben werden.

Tab. 4.17 Auszug aus einem Hygieneplan: „Prävention von katheterassoziierten Harnwegsinfektionen".

Personal
- Einsatz von regelmäßig geschultem, qualifiziertem Personal
- hygienische Händedesinfektion vor und nach jeder Manipulation an Blasenkathetern oder Drainagesystemen, auch nach dem Ausziehen von Einmalhandschuhen

Blasenkatheter
- strenge Indikationsstellung in Bezug auf Notwendigkeit und Liegedauer
- Katheter so früh wie möglich entfernen
- Anlage eines suprapubischen Katheters bei voraussichtlicher Liegedauer > 5 Tage

Technik der Katheterisierung
- aseptisches Handling
- Verwendung von Kathetersets
- Verwendung steriler Handschuhe, ggf. steriler Pinzette sowie sterilen Abdeckmaterials, steriler Tupfer, eines Schleimhautantiseptikums (z. B. Octenidin), sterilen Gleitmittels und steriler Aqua-Glycerin-Lösung zum Blocken des Ballons

Umgang mit dem Harnableitungssystem
- Abknicken von Katheter- und Ableitungssystem verhindern; kein intermittierendes Abklemmen (fälschlich als „Blasentraining" bezeichnet)
- Sammelbeutel frei hängend über Boden unter Blasenniveau positionieren
- beim Entleeren unsterile Handschuhe tragen

Katheterpflege
- Intimhygiene zweimal täglich mit Wasser und Waschlotion durchführen und Verkrustungen entfernen, dabei unsterile Einmalhandschuhe tragen
- bei Entzündungen der Schleimhaut Antiseptikum zur Reinigung verwenden

Abnahme von Harnproben
- auf vorgesehene Entnahmestelle farbloses Hautdesinfektionsmittel aufsprühen, 15 Sek. Einwirkzeit einhalten, trocknen lassen
- Entnahmestelle mit steriler Nadel punktieren und Urin abnehmen
- Katheter nicht abklemmen

ggf. Standard „transurethrale Harnableitung" beachten

4.5 Hygienisch handeln in besonderen Situationen

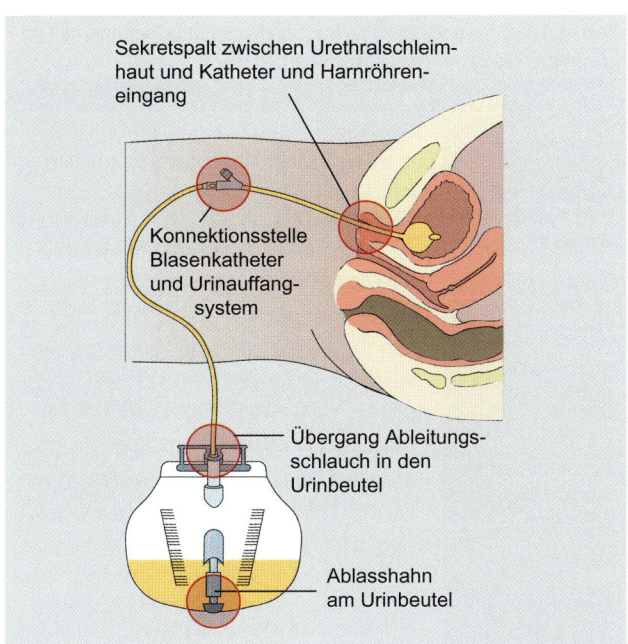

Abb. 4.51 Häufige Eintrittspforten für Bakterien bei einem Blasendauerkatheter. [L190]

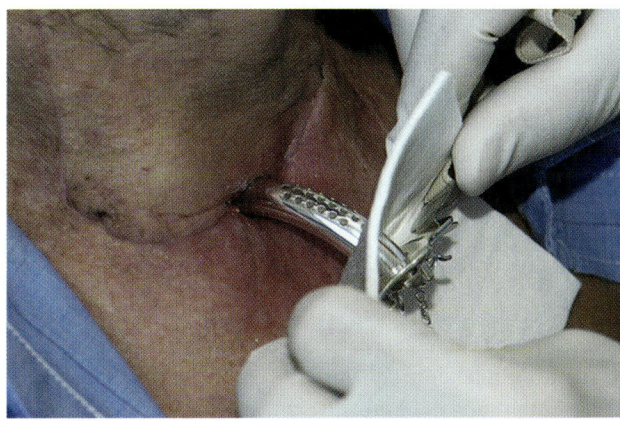

Abb. 4.52a Trachealkanüle entfernen (unsterile Handschuhe verwenden). [M270]

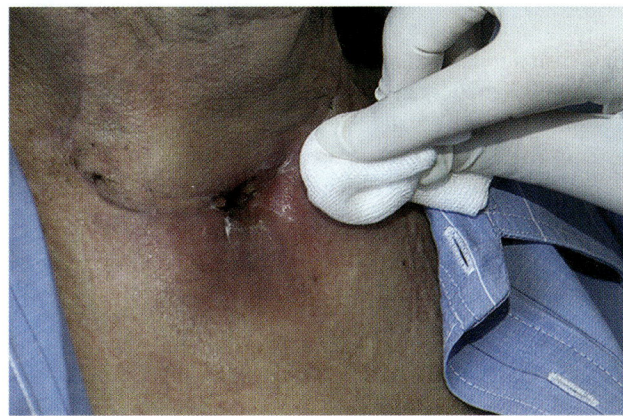

Abb. 4.52b Wundrand des Tracheostomas mit steriler Kompresse reinigen. [M270]

Atemwegsinfektionen

Bronchitis und Pneumonie zählen zu den nosokomialen Atemwegsinfektionen. Eine mögliche Ursache ist die **Aspiration** (> 2.9.8). Sie entsteht, wenn z. B. bei Pflegebedürftigen mit Schluckstörungen oder in geschwächtem Allgemeinzustand Nahrung mit Anteilen der Mundflora in die Atemwege gelangt und diese nicht abgehustet werden kann.

FALLBEISPIEL
Frau Dörflinger, Teil III

Nach einigen freien Tagen kommt Jasmin Jäger zum Spätdienst auf die Station und erfährt, dass am Nachmittag der Hausarzt bei Frau Dörflinger vorbeischauen wird, da sich ihr Zustand verschlechtert habe. Sie solle schon einmal die Vitalzeichen messen und der Pflegebedürftigen Tee eingeben.
Als die Altenpflegeschülerin das Zimmer betritt, ist sie erschrocken: Das Gesicht von Frau Dörflinger ist fahl und eingefallen, sie wirkt matt und kraftlos und reagiert kaum auf die Begrüßung. Puls und Atmung sind beschleunigt, die Temperatur ist leicht erhöht und der Blutdruck niedriger als üblich. Als Jasmin Jäger die Bewohnerin aufsetzt und ihr etwas Tee anbietet, blitzt noch einmal die „bekannte" Frau Dörflinger durch: „Ich will nichts trinken, da verschlucke ich mich bloß wieder." Dann sinkt sie ins Kissen zurück und drückt die Hand der Schülerin: „Ach Jasmin, ich kann einfach nicht mehr."
Kurz darauf weist der Hausarzt Frau Dörflinger mit Verdacht auf Pneumonie ins Krankenhaus ein. Im Team wird diskutiert, ob man alles getan habe, um diesen Krankheitsverlauf zu verhindern.

Vermehrt werden in Altenpflegeeinrichtungen und in der häuslichen Pflege Menschen mit einem **Tracheostoma** betreut. Im Gegensatz zu frisch angelegten Tracheostomata ist bei einem bereits länger bestehenden Zugang zur Trachea die Gefahr einer lokalen Wundinfektion eher gering (> Abb. 4.52a). Es können sich jedoch fakultativ pathogene und multiresistente Mikroben um das Stoma ansammeln und bei einer Abwehrschwäche Ausgangspunkt für absteigende Infektionen der Atemwege sein. Endotracheales Absaugen muss unter aseptischen Bedingungen erfolgen.

Wundinfektionen

Die **Infektion einer zuvor entzündungsfreien Wunde** kann durch die Flora des Pflegebedürftigen, aber auch durch nicht fachgemäße Wundversorgung verursacht werden. Das Ulcus cruris (> 2.8.10) oder die diabetische Gangrän (> 2.5.13) sind besonders problematisch. Sie sind oft mit Mikroorganismen kontaminiert und weisen aufgrund der Minderdurchblutung des Gewebes eine schlechte Heilungstendenz auf. Im ungünstigen Fall droht eine lebensbedrohliche Sepsis.

Andere Wunden können bei ungenügender Wundabdeckung und mangelnder Körperpflege durch körpereigene Mikroorganismen verunreinigt werden und sich entzünden. So kann z. B. ein Druckgeschwür (> 2.2.5) am Steiß durch Exkremente, die E. coli enthalten, infiziert werden.

Prävention von Haut- und Weichteilinfektionen
Beim Verbandswechsel einer Wunde ist zu beachten:
- Pflegebedürftige mit infizierten Wunden beim Verbandswechsel zum Ende der Verbandsrunde verbinden.
- Persönliche Schutzausrüstung anlegen, sofern das Risiko der Kontamination der Arbeitskleidung besteht.
- Zum aseptischen Arbeiten ggf. die Hilfe einer zweiten Person in Anspruch nehmen.
- Zur Materialablage eine ausreichend große, saubere Arbeitsfläche (z. B. auf dem Verbandswagen) schaffen; für die Entsorgung benutzter Materialien Abwurf bereitstellen.
- Händedesinfektion; ggf. unsterile Einmalhandschuhe für die Entfernung des Verbandes anziehen.
- Nach Abnehmen des Wundverbandes (klebende wundabdeckende Kompressen mit steriler Pinzette entfernen) Handschuhe entsorgen.
- Nach Abnahme des alten Verbandes erneute Händedesinfektion durchführen.
- Wundbehandlung in Non-Touch-Technik, mit sterilen Handschuhen oder sterilen Instrumenten.
- Zum Spülen von Wunden nur sterile Lösungen verwenden.
- Benutzte Instrumente direkt entsorgen, Arbeitsfläche desinfizieren, abschließende Händedesinfektion durchführen.

Infektionen mit Tendenz zu Ausbrüchen

Eine plötzliche Zunahme von Infektionen mit dem gleichen Erreger wird als **Ausbruch** bezeichnet. Solche epidemischen Häufungen sind ein grundsätzliches Problem von Gemeinschaftseinrichtungen; sie gehen häufig mit schweren Krankheitsverläufen und einer hohen Sterblichkeit der Pflegebedürftigen einher. Beispiele sind virale Gastroenteritiden (z. B. durch Noro- oder Rotaviren), Salmonelleninfektionen, Influenza oder Skabies.

Alte Menschen leiden relativ oft unter Durchfällen. Die häufigste Ursache nichtbakterieller Gastroenteritiden ist eine Infektion mit **Noroviren**. Die größte Gefahr für alte Menschen während dieser meist nur zwei oder drei Tage dauernden Infektion ist der massive Flüssigkeits- und Elektrolytverlust. Neben sorgfältig durchgeführten Maßnahmen der Standardhygiene ist hier eine Isolierung des Pflegebedürftigen notwendig.

4.5.3 Nachhaltig handeln

„Nur die eine Erde" lautete das Thema der ersten weltweiten Umweltkonferenz 1972 in Stockholm. Die dort verabschiedete Grundsatzdeklaration verpflichtet alle Menschen zu **nachhaltigem Handeln** (> Kasten).

> „Der Mensch hat ein Grundrecht auf Freiheit, Gleichheit und angemessene Lebensbedingungen in einer Umwelt, die so beschaffen ist, dass sie ein Leben in Würde und Wohlergehen ermöglicht, und hat die Pflicht, die Umwelt für gegenwärtige und künftige Generationen zu schützen und zu verbessern."

Tab. 4.18 Kennzeichen, Übertragungswege und Maßnahmen im Zusammenhang mit Norovirus-Infektionen.

Erregersteckbrief: Norovirus	
Erkrankung	**Gastroenteritis** mit schwallartigem Erbrechen, starken Durchfällen und Bauchkrämpfen; 12–72 Std.
Erreger	**Noroviren** (bereits eine geringe Infektionsdosis von 10–100 Viruspartikeln kann eine Infektion verursachen)
Epidemiologie	weltweit verbreitet
Inkubationszeit	1–3 Tage; Viren werden bereits 12 Std. vor Auftreten der Symptomatik und bis zu 14 Tagen nach Erkrankungsende ausgeschieden
Erregerreservoir	Lebensmittel, Wasser, Ausscheider
keimhaltiges Material	Stuhl und Erbrochenes: hier liegen die Viren in hoher Keimzahl vor
Übertragungsweg	orale Viren-Aufnahme: – alimentär (z. B. durch von einem Ausscheider kontaminierte Lebensmittel) – direkter Kontakt mit Betroffenen (Stuhl, Erbrochenes) – indirekt durch Kontakt mit Händen oder Oberflächen, die mit Noroviren kontaminiert sind – Tröpfchen: bei schwallartigem Erbrechen gelangen Spritzer auf die Mund-Rachenschleimhaut
Dispositionsprophylaxe	keine Impfung möglich
Hygienemaßnahmen	• Isolierung: Einzelzimmer und eigene Toilette • mehrmals täglich Desinfektion bewohnernaher Flächen • Händedesinfektion mit viruzidem Mittel, Empfehlung: 2× desinfizieren • PSA: Handschuhe und Schutzkittel bei Pflegemaßnahmen, Mundschutz bei Erbrechen

Umweltschutz betrifft nahezu alle Lebensbereiche. Ohne wirksamen Schutz haben Menschen als Teil des sehr komplizierten Netzwerkes im Gesamtsystem Erde, keine Chance zum Überleben. Wie jedes Tier und jede Pflanze sind sie auf saubere Luft, sauberes Wasser und verträgliche Nahrung angewiesen. Die Lebensgrundlagen Wasser, Luft und Boden dürfen nicht unachtsam, fahrlässig oder gar kriminell zerstört werden. Nach Schätzungen der WHO sind etwa 80 % aller Krankheiten der Entwicklungsländer direkt auf eine unzureichende Versorgung mit einwandfreiem Trinkwasser zurückzuführen.

Letztendlich ist Umweltschutz auch die Verantwortung für die lebenden Menschen und alle nachfolgenden Generationen. Es ist unabdingbar, darüber nachzudenken, dass Rohstoffe nicht unendlich zur Verfügung stehen, dass dem Wachstum Grenzen gesetzt sind, und dass Menschen die Verpflichtung haben, die Lebensgrundlagen der belebten und unbelebten Umwelt zu erhalten. Dieses Konzept der Nachhaltigkeit umfasst auch Ökonomie, Ökologie und soziale Belange.

4.5 Hygienisch handeln in besonderen Situationen

SURFTIPP
Bundesministerium für Umwelt, Naturschutz und Reaktorsicherheit: www.bmu.de
Umweltbundesamt: www.umweltbundesamt.de

Mitarbeiter des Gesundheitswesens wissen um die Bedeutung des Umweltschutzes und kennen die – teilweise tödlichen – Gefahren von Umweltschäden. So können sich im „Lebensbereich Altenpflegeeinrichtung" praktizierte Hygiene und Umweltschutz ergänzen. Nachhaltige Hygiene findet z. B. Anwendung durch Mülltrennung und Recycling, durch korrekt dosierte Desinfektionsmittel oder im professionellen Umgang mit infizierten Pflegebedürftigen.

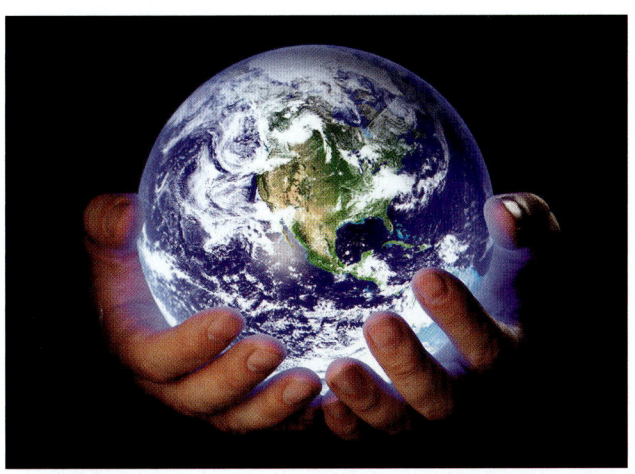

Abb. 4.53 Der Mensch „spielt" Schicksal mit der Erde. Wenn er nicht nachhaltig für den Schutz und Erhalt ihrer natürlichen Ressourcen wie Wasser, Luft und Boden sorgt, vernichtet er seine Lebensgrundlagen. [J787]

Literaturnachweis

1. Robert Koch-Institut (Hrsg.): Zur Entwicklung nosokomialer Infektionen im Krankenhausinfektions-Surveillance-System (KISS). Veröffentlicht in: Epidemiologisches Bulletin Nr. 5/2011 unter www.rki.de.
2. Gastmeier, P.; Geffers, C.: Nosokomiale Infektionen in Deutschland: Wie viele gibt es wirklich? Eine Schätzung für das Jahr 2006. In: Deutsche medizinische Wochenzeitschrift 133, S. 1.111–1.115, Thieme Verlag, Stuttgart, 2008.
3. Wischnewski, M.; Mielke, M.; Wendt, C.: Healthcare-associated infections in long-term care facilities (HALT), Ergebnisse aus Deutschland im Rahmen einer europäischen Prävalenzstudie. In: Bundesgesundheitsblatt Band 54/2011, S. 1.147–1.152, Springer Verlag, Heidelberg, 2011.
4. AKTION Saubere Hände: u. a. Positionspapiere zu „Einreibemethode" (2011), „Mobile Spender und Kitteltaschenflaschen" (2009) über www.aktion-sauberehaende.de (letzter Zugriff 16. November 2011).
5. Gesetzestexte: u. a. Infektionsschutzgesetz (IfSG), Heimgesetz (HeimG), Medizinproduktegesetz (MPG), Verordnung über Sicherheit und Gesundheitsschutz bei Tätigkeiten mit biologischen Arbeitsstoffen (BioStoffV) unter www.gesetze-im-internet.de (letzter Zugriff 16. November 2011).
6. Infektionsprävention in Heimen. Empfehlung der Kommission für Krankenhaushygiene und Infektionsprävention beim Robert Koch-Institut. In: Bundesgesundheitsblatt Band 48/2005, S. 1.061–1.080, Springer Verlag, Heidelberg, 2005.
7. Anforderung an die Hygiene bei Punktionen und Injektionen. Empfehlung der Kommission für Krankenhaushygiene und Infektionsprävention beim Robert Koch-Institut. In: Bundesgesundheitsblatt Band 54/2011, S. 1.135–1.144, Springer Verlag, Heidelberg, 2011.
8. Menker, K.; Waterboer, C. (Hrsg.): Pflegetheorie und -praxis. Elsevier Verlag, München, 2011.
9. Robert Koch-Institut (Hrsg.): Empfehlungen der Ständigen Impfkommission (STIKO) am Robert Koch-Institut, Stand Juli 2011, veröffentlicht in: Epidemiologisches Bulletin Nr. 30/2011 unter www.rki.de.
10. Deutsche Gesellschaft für Krankenhaushygiene: Fachinformationen, Empfehlungen u. a. zu „Schmuck, Piercing und künstliche Fingernägel" (2010), „Kleidung und Schutzausrüstung für Pflegeberufe aus hygienischer Sicht" (2008) unter www.dgkh.de (letzter Zugriff 16. November 2011).
11. Hansen, D. et al.: Umgang mit Wäsche und Abfall in Altenpflegeheimen. Eine Erfassung in 22 Heimen. In: Bundesgesundheitsblatt Band 54/2011, S. 1.135–1.144, Springer Verlag, 2011.
12. Blech, J.: Leben auf dem Menschen. Die Geschichte unserer Besiedler. Rowohlt Taschenbuch Verlag, Reinbek bei Hamburg, 2010.
13. Hof, H.; Dörries, R.: Medizinische Mikrobiologie. Thieme Verlag, Stuttgart, 2009.
14. Klischies, R.; Panther, U.; Singbeil-Grischkat, V.: Hygiene und medizinische Mikrobiologie – Lehrbuch für Pflegeberufe. Schattauer Verlag, Stuttgart, 2011.
15. Bergen, P.: Basiswissen Krankenhaushygiene. Brigitte Kunz Verlag/Schlütersche Verlagsgesellschaft, Hannover, 2011.
16. Kappstein, I.: Nosokomiale Infektionen. Thieme Verlag, Stuttgart, 2009.

Wiederholungsfragen

1. Welche Bedeutung haben die Resident- und die Transientflora? (➤ 4.1.1)
2. Was unterscheidet obligat pathogene Erreger von opportunistischen Erregern? (➤ 4.1.2)
3. Welche Faktoren erhöhen bei alten Menschen die Krankheitsdisposition? (➤ 4.1.2)
4. Stellen Sie die vier großen Gruppen der für den Menschen bedeutenden Krankheitserreger vor. Nennen Sie besondere Merkmale der jeweiligen Gruppe und Beispiele bedeutender Vertreter. (➤ 4.1.2, ➤ Tab. 4.4)
5. Mit welchen Methoden werden Bakterien bei einer Infektion nachgewiesen? Welche Untersuchungsmaterialien sind dazu erforderlich? (➤ 4.1.3, ➤ Tab. 4.1)
6. Wie unterscheidet sich eine Infektion von einer Infektionskrankheit? (➤ 4.1.1) Erläutern Sie Besonderheiten in Bezug auf den alten Menschen. (➤ 4.2.2)
7. Welche Übertragungswege von Mikroorganismen kennen Sie? (➤ Tab. 4.5) Stellen Sie relevante Infektionsketten in Altenpflegeeinrichtungen vor. (➤ 4.2.1)
8. Wie unterscheiden sich Reinigung, Desinfektion und Sterilisation? (➤ 4.3)
9. Nennen Sie Anwendungsgebiete chemischer Desinfektionsmittel. (➤ 4.3.2) Welche Regeln müssen Sie beim Einsatz der Mittel aufgrund der unterschiedlichen Wirkstoffe beachten? (➤ Tab. 4.11)
10. Erklären Sie den Begriff „Hygiene" in seiner umfassenden Bedeutung sowie bezogen auf das Handeln in Pflegeeinrichtungen. (➤ 4.4)
11. Welche internen und externen Regelwerke sind für die Infektionsprävention bedeutsam? Was sind ihre Schwerpunkte? (➤ 4.2.4, ➤ 4.4.1)
12. Welche Maßnahmen umfasst die Händehygiene? Erläutern Sie Indikationen zur hygienischen Händedesinfektion. (➤ 4.4.3, ➤ 4.3.2)
13. Wie können Sie mit Maßnahmen der Umgebungshygiene Infektionsketten unterbrechen? (➤ 4.5.1)
14. Erläutern Sie die Bedeutung von Nosokomialinfektionen in Altenpflegeeinrichtungen. (➤ 4.2.3, ➤ 4.5.2)
15. Geben Sie Beispiele für einen Krankheits-Ausbruch in einer Pflegeeinrichtung. (➤ 4.5.2)

KAPITEL 5

Ernährung im Alter

5.1	Vollwertige Ernährung	559	5.4.4	Ernährungstherapie bei
5.1.1	Energiebedarf gesunder Menschen im Alter	559		Fettstoffwechselstörungen ... 613
5.1.2	Nährstoffbedarf	561	5.4.5	Ernährungstherapie bei arterieller
5.1.3	Gesundheitsfördernde Stoffe	585		Hypertonie ... 614
			5.4.6	Ernährungstherapie bei Hyperurikämie und Gicht ... 614
5.2	Vollwertige Mischkost	588	5.4.7	Ernährungstherapie bei Osteoporose ... 615
5.2.1	Definition „vollwertige Mischkost, DGE"	588	5.4.8	Ernährungstherapie bei Diarrhö ... 616
5.2.2	Nährstoffverteilung „vollwertige Mischkost"	589	5.4.9	Ernährungstherapie bei Obstipation ... 616
5.2.3	Praktische Umsetzung „DGE-Ernährungskreis"	589	5.4.10	Ernährungstherapie bei chronischen Nierenerkrankungen ... 617
5.2.4	Leichte Vollkost	592		
5.3	Ernährungsmanagement in der Pflege	592	5.5	Enterale Ernährung ... 618
5.3.1	Ess- und Trinkbiografie	592	5.5.1	Ziele der enteralen Ernährung in der Geriatrie ... 619
5.3.2	Energiebedarfsberechnung in der Pflege	593	5.5.2	Einsatz, Einteilung und Zusammensetzung bilanzierter Diäten ... 619
5.3.3	Flüssigkeitsbedarfsberechnung in der Pflege	594	5.5.3	Indikationen für enterale Ernährung ... 620
5.3.4	Ernährungssituation erfassen und einschätzen	596	5.5.4	Kontraindikationen für enterale Ernährung ... 620
5.3.5	Ernährungsprobleme erkennen	599	5.5.5	Verordnungsfähigkeit von bilanzierten Diäten zur enteralen Ernährung ... 621
5.3.6	Mögliche Ursachen für Ernährungsprobleme	599		
5.3.7	Speisenangebot bei bestimmten Gesundheitsproblemen	603	5.6	Lebensmittelrecht ... 622
			5.6.1	Ziele und Wirkungen ... 622
5.4	Ernährungstherapie bei Krankheiten	607	5.6.2	Lebensmittelhygienekonzept ... 623
5.4.1	Ernährungstherapie bei Mangelernährung	607	5.6.3	Betriebliches Eigenkontrollsystem ... 628
5.4.2	Ernährungstherapie bei Adipositas	608		
5.4.3	Ernährungstherapie bei Diabetes mellitus	609		

5.1 Vollwertige Ernährung

> **DEFINITION**
>
> **Vollwertige Ernährung**: „Ausreichend, aber nicht zu viel Energie; alle Nährstoffe in der richtigen Menge und im optimalen Verhältnis; gesundheitsfördernde Stoffe, z. B. Ballaststoffe und sekundäre Pflanzenstoffe in erforderlicher Menge." Angelehnt an die D-A-CH-Referenzwerte (➤ 5.1.2) und die neuesten wissenschaftlichen Erkenntnisse. [1] [2]

Da eine bedarfsgerechte Ernährung nicht individuell berechnet werden kann, werden die D-A-CH-Referenzwerte für **vollwertige Ernährung** zugrunde gelegt (➤ 5.1.2).

5.1.1 Energiebedarf gesunder Menschen im Alter

> **DEFINITION**
>
> **Tatsächlicher täglicher Energiebedarf** (*bedarfsgerechte Energiezufuhr*): Tägliche Energiemenge, die benötigt wird, um den Energieverbrauch eines Menschen, zu decken.
>
> **Durchschnittlicher täglicher Energiebedarf** (*total energy expenditure, TEE*): Richtwerte für die tägliche Energiezufuhr, die für einzelne Alters- und Berufsgruppen gelten. Er wird berechnet: Produkt aus Richtwert für den Grundumsatz und dem PAL-Wert, d.h. Grundumsatz × PAL-Wert. [2]

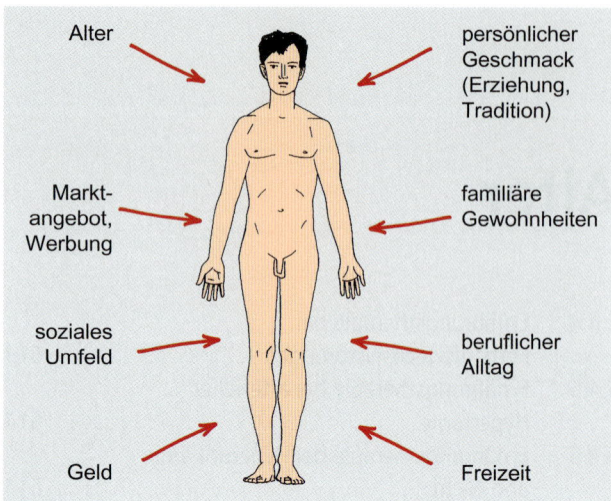

Abb. 5.1 Faktoren, die den Grundumsatz beeinflussen. [L190]

Tab. 5.1 PAL-Werte für unterschiedliche Berufs- und Freizeittätigkeiten von Erwachsenen. [2]

PAL-Werte	
1,2	• ausschließlich sitzende oder liegende Lebensweise, z. B. alte, gebrechliche Menschen
1,4–1,5	• ausschließlich sitzend, bei leichter körperlicher Anstrengung, z. B. Büroangestellte
1,6–1,7	• überwiegend sitzend, zeitweilig auch gehend und stehend, z. B. Laboranten, Kraftfahrer, Studenten, Fließbandarbeiter
1,8–1,9	• überwiegend stehend und gehend, z. B. Verkäufer, Kellner, Mechaniker, Handwerker
2,0–2,4	• körperlich anstrengende Tätigkeit, z. B. Bauarbeiter, Landwirte, Waldarbeiter, Bergarbeiter, Leistungssportler

Tab. 5.2 Richtwerte für den Grundumsatz und durchschnittliche Energiezufuhr pro Tag in Abhängigkeit von der körperlichen Aktivität für Männer und Frauen über 65 Jahre und älter (modifiziert). [2]

	Grundumsatz kcal/Tag	Durchschnittlicher täglicher Energiebedarf bei PAL 1,2 kcal/Tag	Durchschnittlicher täglicher Energiebedarf bei PAL 1,4 kcal/Tag
Männer	1.410	1.700	2.000
Frauen	1.170	1.400	1.600

Der **tatsächliche tägliche Energiebedarf** eines Menschen ist individuell und lässt sich nur durch regelmäßige Gewichtskontrollen feststellen. Der **durchschnittliche tägliche Energiebedarf** (> Tab. 5.2) ist der berechnete Wert, der nicht mit dem tatsächlichen Energiebedarf übereinstimmen muss. Zur Überprüfung der Energiebilanz (entspricht die Energiezufuhr dem Energiebedarf?), ist eine regelmäßige Gewichtskontrolle notwendig.

Grundumsatz

DEFINITION

Grundumsatz (*Basal metabolic rate, BMR*): Energiemenge, die für alle physiologischen Grundfunktionen im völligen Ruhezustand, 12 Std. nach der letzten Mahlzeit, aufgewendet werden muss, etwa zur Aufrechterhaltung der Körpertemperatur und grundlegender Organfunktionen, z. B. Herz-Kreislauf-Tätigkeit, Atmung, Gehirnfunktion. [2]

Der **Grundumsatz** nimmt mit steigendem Alter ab. Dies liegt in erster Linie an den physiologischen Veränderungen in der Körperzusammensetzung (> 5.3.6).

Richtwerte für den Grundumsatz gesunder Menschen im Alter

Für gesunde, normalgewichtige Menschen über 65 Jahre und älter liegen die **Richtwerte für den Grundumsatz** (> Tab. 5.2) bei:
- 1.410 kcal für Männer
- 1.170 kcal für Frauen

Bei adipösen bzw. untergewichtigen Pflegebedürftigen ist die Energiezufuhr entsprechend anzupassen, d. h. niedriger bzw. höher als der Energiebedarf für Normalgewichtige.

Leistungsumsatz

DEFINITION

Leistungsumsatz: Energiebedarf für die körperlichen Aktivitäten in Beruf und Freizeit sowie anderen physiologischen Leistungen (z. B. Wachstum, Schwangerschaft und Stillzeit), Wärmeproduktion (*Thermogenese*) nach Nahrungsaufnahme und bei individuellen Adaptionsmechanismen. [2] [3]
PAL-Werte (*physical activity level*): „Durchschnittlicher täglicher Energiebedarf für körperliche Aktivität als Mehrfaches des Grundumsatzes." [2]

Der **Leistungsumsatz** umfasst die Energiemenge für jede zusätzlich erbrachte Leistung, d. h. für körperliche Aktivität, Wachstum, Nahrungsaufnahme und Verdauung. Der Energieverbrauch für die körperliche Aktivität des Menschen ergibt sich aus den beruflichen Tätigkeiten und dem Freizeitverhalten. Mit zunehmendem Alter lässt die körperliche Aktivität nach.

Der **PAL-Wert** ist der durchschnittliche Energiebedarf für definierte körperliche Aktivität als Mehrfaches des Grundumsatzes (> Tab. 5.1). Bei Pflegebedürftigen, die nicht mehr einer beruflichen Tätigkeit nachgehen, hängt der Multiplikationsfaktor allein von ihrer körperlichen Aktivität im Alltag ab. Für „mobile Senioren wird ein PAL von 1,4 zu Grunde gelegt. Für Senioren mit ausschließlich sitzender oder liegender Lebensweise, wie bettlägerigen Senioren, wird ein PAL von 1,2 angenommen." [4]

Die Personengruppe der über 65-Jährigen ist hinsichtlich ihres durchschnittlichen täglichen Energiebedarfs besonders heterogen. Zu ihr gehören rüstige und gesunde Menschen ebenso wie multimorbide und gebrechliche Menschen. In Altenpflegeeinrichtungen wird der Energiebedarf für Pflegebedürftige auf einer anderen Grundlage berechnet (> 5.3.2). [5]

Maßeinheiten für Energie

DEFINITION
1 Kilokalorie (*kcal*): Energiemenge, die benötigt wird, um 1 l Wasser von 14,4 °C auf 15,5 °C zu erwärmen.

Der menschliche Organismus braucht **Energie** zur Aufrechterhaltung seiner Funktionen. Die Energie, die über die Nahrung bzw. über die Energie liefernden Nährstoffe – Kohlenhydrate, Fette und Eiweiß – zugeführt wird, misst man in **Kalorien**.

Der Energiebedarf des Organismus und der Energiegehalt der Nährstoffe werden mit der Einheit Kalorie (lat. calor = *Wärme*) angegeben. Daneben existiert die Einheit **Joule**. Sie ist im SI-System verankert und damit international gültig. [6]

Umrechnung
- 1.000 Joule (J) = 1 Kilojoule (kJ) = 0,239 kcal
- 1.000 Kalorien (cal) = 1 Kilokalorie (kcal) = 4,18 kJ

Energiegehalt von Nährstoffen und Alkohol

Folgende **Nährstoffe** (und **Alkohol**) liefern Energie:
- Kohlenhydrate, 1 g enthalten ca. 4,1 kcal (17 kJ)
- Eiweiß, 1 g enthalten ca. 4,1 kcal (17 kJ)
- Fette, 1 g enthalten ca. 9,3 kcal (38 kJ)
- Alkohol, 1 g enthalten ca. 7 kcal (29 kJ) [2]

5.1.2 Nährstoffbedarf

Der **Nährstoffbedarf** wird nicht als individueller Bedarf berechnet, da dieser nicht bekannt ist, sondern mit Hilfe der D-A-CH-Referenzwerte für die Nährstoffzufuhr angegeben. [2]

Referenzwerte

DEFINITION
D-A-CH-Referenzwerte für die Nährstoffzufuhr: Menge an Nährstoffen, „von denen angenommen wird, dass sie nahezu alle Personen der jeweils angegebenen Bevölkerungsgruppe vor ernährungsbedingten Gesundheitsschäden schützt und bei ihnen für eine volle Leistungsfähigkeit sorgt." Sie schaffen „eine gewisse Körperreserve, die bei unvermittelten Bedarfssteigerungen sofort und ohne gesundheitliche Beeinträchtigungen verfügbar ist." Die **Richtwerte für die Energiezufuhr** sind davon zu unterscheiden. [2]

Die **Referenzwerte** gelten nur für Gesunde, nicht aber für Pflegebedürftige
- mit Verdauungs- und Stoffwechselkrankheiten,
- mit einer regelmäßigen Medikamenteneinnahme,
- mit übermäßigem Konsum von Genussmitteln, z. B. Alkohol, Tabak,
- die krank oder rekonvaleszent sind,
- mit bestehendem Nährstoffmangel. [2]

Die D-A-CH-Referenzwerte für die Nährstoffzufuhr umfassen: [2]
- **Empfehlungen**. Beziehen sich auf Zufuhrmengen, die allen individuellen Schwankungen gerecht werden und eine ausreichende Reserve im Organismus gewährleisten. Wird die Zufuhr unterschritten, geben sie lediglich einen Hinweis auf eine wahrscheinliche Unterversorgung, jedoch nicht zwangsläufig auf einen Mangel. Die Empfehlungen gelten für Eiweiß, essenzielle Fettsäuren, Vitamin A, D, C, B_1, B_2, B_6, B_{12}, Niacin, Folsäure und für die Mineralstoffe Kalzium, Phosphor, Magnesium, Eisen, Jod sowie Zink.
- **Schätzwerte**. Bezeichnen Zufuhrmengen, bei denen der Bedarf aller Personen in einer Bevölkerungsgruppe nicht mit der wünschenswerten Genauigkeit bestimmt werden kann. Sie geben jedoch Hinweise für die Beurteilung der Nährstoffversorgung. Während für die Vitamine E und K Zahlenwerte angegeben werden, handelt es sich bei β-Karotin, Pantothensäure und Biotin um Bereiche. Für Natrium, Chlorid und Kalium sind Schätzwerte der Mindestzufuhr angeführt.
- **Richtwerte**. Orientierungshilfen mit empfohlenen Zufuhrmengen in bestimmten Bereichen. Während es für Wasser, Fluorid, Ballaststoffe und Kohlenhydrate eine Begrenzung nach unten gibt, sind die Werte für Fett, Cholesterin, Alkohol, Speisesalz und Wasser nach oben eingeschränkt.

Nährstoffdichte

DEFINITION
Nährstoffdichte: Verhältnis von essenziellen Nährstoffen zum Energiegehalt der Nahrung. [2]

Ältere Menschen haben einen geringeren Energiebedarf als Jüngere oder nehmen aus bestimmten Gründen, z. B. wegen der physiologischen Veränderungen im Alter (> 5.3.6), geringe Nahrungsmengen auf. Ihr Nährstoffbedarf aber bleibt im Vergleich zu ihrem vergangenen Lebensabschnitt entweder unverändert oder ist sogar erhöht, z. B. durch Erkrankungen oder Stoffwechselstörungen. Um eine Mangelernährung (> 5.3.4) zu vermeiden, ist bei älteren Menschen eine Ernährung mit hoher **Nährstoffdichte** von großer Bedeutung.

Kohlenhydrate

> **DEFINITION**
>
> **Kohlenhydrate** (*Saccharide*): Organische Verbindungen aus den Elementen Kohlenstoff (C), Wasserstoff (H) und Sauerstoff (O). Sie werden entsprechend der Zahl Ihrer Moleküle in Mono-, Di- oder Polysaccharide unterteilt und gehören zu den Energie liefernden Nährstoffen. [6]

Kohlenhydrate werden in Pflanzen gebildet. Diesen chemischen Prozess bezeichnet man als Photosynthese. Mit Hilfe des Sonnenlichtes und des Chlorophylls (*Blattgrün*) entsteht aus Kohlendioxid und Wasser Traubenzucker (*Glukose*) und Sauerstoff.

Struktur

Einfachzucker

Einfachzucker (*Monosaccharide*) umfassen eine Gruppe von Kohlenhydraten aus einem einzigen Zuckergrundgerüst (➤ Tab. 5.3). Die für die Ernährung bedeutenden Monosaccharide sind:

- **Glukose** (*Traubenzucker*)
- **Fruktose** (*Fruchtzucker*)
- **Galaktose** (*Schleimzucker*)

Zweifachzucker

Zweifachzucker entstehen durch die Verbindung zweier Monosaccharid-Moleküle unter Abspaltung eines Moleküls Wasser. Die für den Menschen wichtigsten Disaccharide sind:

- **Saccharose** (*Rohr- oder Rübenzucker*), Verbindung aus Glukose und Fruktose
- **Laktose** (*Milchzucker*), Verbindung aus Glukose und Galaktose
- **Maltose** (*Malzzucker*), Verbindung aus Glukose und Glukose

Mehrfachzucker

Mehrfachzucker entstehen durch die Verknüpfung von einigen bis zu mehreren Tausend Monosaccharid-Molekülen unter Wasserabspaltung. Polysaccharide sind:

- **Stärke**, mehrere Tausend Glukosemoleküle, verzweigt (*Amylopektin*) oder spiralförmig (*Amylose*) angeordnet
- **Maltodextrin**, Spaltprodukt der Stärke
- **Glykogen**, mehrere Tausend Glukosemoleküle, stark verzweigt [6]

Tab. 5.3 Einteilung und Vorkommen der Kohlenhydrate.

Kohlenhydratarten			Vorkommen als	
Bezeichnung der Kohlenhydrate		symbolische Darstellung	isolierte Kohlenhydrate	Kohlenhydrate in Lebensmitteln
Einfachzucker	• Glukose (*Traubenzucker*)	○	• Traubenzucker, gepresst oder Pulver	• Obst, z. B. Weintrauben • Fruchtsäfte • Honig • Trockenobst
	• Fruktose (*Fruchtzucker*)	△	• Fruchtzucker zum Süßen im Haushalt	• Obst, z. B. Äpfel • Honig • Fruchtsäfte (100 % Fruchtgehalt) • Trockenobst • Gemüse
	• Galaktose (*Schleimzucker*)	▭		• Milch • Naturjoghurt • Kefir • Buttermilch • Käse
Zweifachzucker	• Saccharose (*Rüben- und Rohrzucker*)	○—△	• Haushaltszucker (Raffinade) • brauner Zucker • Würfelzucker • Puderzucker • Kandiszucker	• Obst • Sirup • Süßwaren • Gebäck • Limonaden • Fruchtnektare und Fruchtsaftgetränke • Fruchtjoghurt
	• Lactose (*Milchzucker*)	○—▭	• Milchzucker	• Milch • Naturjoghurt • Kefir • Buttermilch • Käse
	• Maltose (*Malzzucker*)	○—○		• Malzbonbons • Bier

5.1 Vollwertige Ernährung

Tab. 5.3 Einteilung und Vorkommen der Kohlenhydrate. (Forts.)

Kohlenhydratarten		Vorkommen als	
Bezeichnung der Kohlenhydrate	symbolische Darstellung	isolierte Kohlenhydrate	Kohlenhydrate in Lebensmitteln
Mehrfachzucker • Stärke	• Amylopektin • Amylose	• Kartoffelstärke • Maisstärke • Weizenstärke	• Mehl • Brot • Nudeln • Grieß • Getreideflocken • Reis • Mais • Hirse • Linsen • Erbsen • Bohnen • Kartoffeln
• Maltodextrin (*Glukose*)		• Maltodextrin als Nährstoffkonzentrat	• Riegel • Sportlergetränke
• Glykogen	• Kette aus Glukoseresten, stark verzweigt		• Leber, • Muskeln

Funktionen der Kohlenhydrate

Die wichtigsten **Funktionen der Kohlenhydrate** sind: [1] [2] [6]
- **Hauptenergielieferant**. 1 g Kohlenhydrate liefert 4,1 kcal = 17,2 kJ Energie.
- **Gehirnstoffwechsel**. Glukose ist notwendig, um den Energiebedarf des Gehirns zu decken.
- **Speicherfunktion**. Glykogen dient als Speichersubstanz in Muskeln und Leber sowie in Phasen zwischen den Mahlzeiten als Energielieferant.
- **Osmotische Funktion**. Kohlenhydrate haben Einfluss auf den Wasser- und Elektrolyt-Haushalt des Organismus (> 2.11.3).
- **Schutz- und Abwehrfunktion**. Als Bestandteil von Schleimstoffen, Blutgruppensubstanzen und gerinnungshemmenden Stoffen üben Mukopolysaccharide (*Mehrfachzucker mit Eiweißanteilen*) eine wichtige Funktion aus. Außerdem sind sie an der Immunabwehr des Organismus beteiligt.
- **Proteinsparende Funktion**. Bei Mangel an Kohlenhydraten werden in der Leber und der Nierenrinde unter hohem Energieaufwand Proteine in Glukose umgewandelt (*Glukoneogenese*). Eine ausreichende Kohlenhydrat-Zufuhr kann diesen Umbauprozess verhindern.

Richtwerte der Kohlenhydratzufuhr für gesunde Menschen im Alter

Der **Richtwert** für die tägliche **Kohlenhydratzufuhr** für einen gesunden Menschen über 65 Jahre, liegt bei mehr als 50 % der Gesamtenergiezufuhr. Das entspricht, bei einem PAL-Wert von 1,4 (> 5.1.1), einer Kohlenhydratmenge von mind. 230 g für Frauen und 300 g für Männer. [2] [7]

Der Richtwert für den Energieanteil von Kohlenhydraten ergibt sich aus der Differenz der Summe des Richtwerts für die Fettzufuhr und der empfohlenen Proteinmenge zu 100 % der Gesamtenergiemenge. [3]

Zugesetzter Zucker, in Form von Mono- und Disachariden, ist in kleinen Mengen von max. 10 % der Gesamtenergiezufuhr akzeptabel. Dies entspricht einer täglichen Zuckermenge von max. 50 g bei einer Energiezufuhr von 2.000 kcal pro Tag. [7]

> Es besteht mit wahrscheinlicher, überzeugender und möglicher Evidenz ein Zusammenhang zwischen dem steigenden Konsum von Kohlenhydraten und ernährungsbedingten Krankheiten. Beispiele:
> - Zuckergesüßte Getränke erhöhen wahrscheinlich das Risiko für Adipositas (> 5.4.2).
> - Zuckergesüßte Getränke erhöhen wahrscheinlich das Risiko für Diabetes mellitus Typ 2 (> 5.4.3).
> - Erhöhter Kohlenhydratanteil an der Gesamtenergiezufuhr beeinflusst mit überzeugender Evidenz das Risiko für Fettstoffwechselstörungen. Zu Lasten der Zufuhr von Gesamtfett und gesättigten Fettsäuren senkt er die Konzentrationen des Gesamt- und LDL-Cholesterols sowie des HDL-Cholesterols (> 5.4.4).
> - Erhöhter Kohlenhydratanteil an der Gesamtenergiezufuhr zu Lasten der mehrfach ungesättigten Fettsäuren erhöht die Konzentrationen des Gesamt- und LDL-Cholesterols und senkt die des HDL-Cholesterols.
> - Ein hoher Kohlenhydratanteil an der Gesamtenergiezufuhr zu Lasten der Zufuhr von Gesamtfett erhöht unabhängig von der Qualität der Fettsäuren in der Nahrung die Triglyceridwerte (> 5.4.4). [8]

Tipps zur praktischen Umsetzung

- Stärke- und gleichzeitig ballaststoffreiche Lebensmittel sind geeignete Lieferanten für die tägliche Kohlenhydratzufuhr, da sie auch Vitamine, Mineralstoffe und sekundäre Pflanzenstoffe enthalten. Dazu zählen Obst, Gemüse, Vollkorngetreideprodukte, Hülsenfrüchte und Kartoffeln.

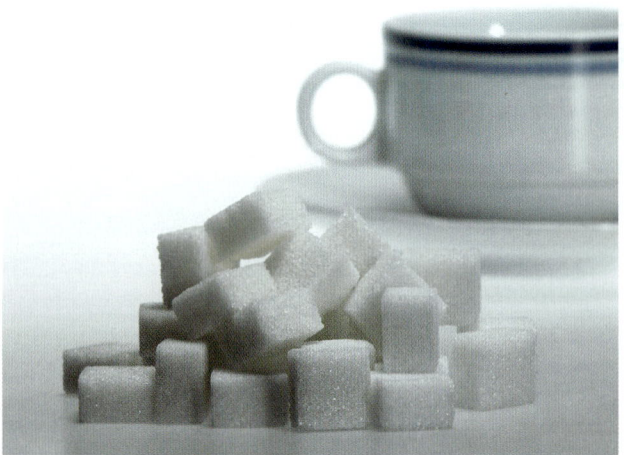

Abb. 5.2 Zucker sollte nur sparsam verwendet werden. So verringert sich das Risiko für Adipositas und Diabetes mellitus Typ 2. [J787]

- Getreideprodukte in der Vollkornvariante wählen, z. B. Naturreis statt weißen Reis.
- Moderater Umgang mit Lebensmittel und Getränken, die mit Einfach- und Zweifachzuckern gesüßt sind (➤ Abb. 5.2):
  – Konsum zuckergesüßter Getränke einschränken (➤ 5.2.3)
  – süße Snacks in Maßen genießen
  – sparsame Verwendung von Zucker im Haushalt, z. B. Dosierung von Zucker bei der Zubereitung von Desserts gering halten
  – Abmessen von Zucker bei der Zubereitung von Speisen mit Hilfe eines Küchenmaßes: 2 Teelöffel oder 1 Esslöffel Zucker (Saccharose) = 10 g Saccharose
- Natürlichen Zuckergehalt in Obst nutzen, z. B. frisches Obst in Naturjoghurt als Nachspeise oder Trockenfrüchte als Zwischenmahlzeit wählen.
- Gezielte Lebensmittelauswahl aus den Lebensmittelgruppen 1, 2 und 3 des DGE-Ernährungskreises (➤ 5.2.3). [1] [7] [8]

SURFTIPP
Deutsche Gesellschaft für Ernährung e. V.: www.dge.de
Deutsches Ernährungsberatungs- und Informationsnetz; Institut für Ernährungsinformation: www.ernaehrung.de

Fette

DEFINITION
Fett: Kommt in Lebensmitteln vor. Ist für die menschliche Ernährung relevant. Es handelt sich um Triglyzeride.
Triglyzeride (*Neutralfette*): Verbindung aus einem Molekül Glyzerin und drei Molekülen Fettsäure. Gehören zu den Energie liefernden Nährstoffen. [6]
Essenzielle Fettsäuren: Mehrfach ungesättigte Fettsäuren mit cis-Konfiguration, einer bestimmten Stellung der Doppelbindungen, die der Organismus nicht selbst aufbauen kann (Linolsäure und α-Linolensäure). Sie müssen mit der Nahrung zugeführt werden. [2]

Die Eigenschaften der **Triglyzeride** sind durch die Struktur der Fettsäuren bestimmt.

Einteilung der Fettsäuren

Die **Fettsäuren** unterscheiden sich durch Kettenlänge, Zahl und Stellung der Doppelbindungen sowie ihre Konfiguration. Sie werden nach folgenden Kriterien eingeteilt (➤ Tab. 5.4).

Kettenlänge
Nach ihrer **Kettenlänge** werden die Fettsäuren unterschieden in (➤ Abb. 5.3):
- kurzkettige Fettsäuren mit bis zu sechs C-Atomen, z. B. Buttersäure
- mittelkettige Fettsäuren mit bis zu zwölf C-Atomen, z. B. Caprylsäure
- langkettige Fettsäuren ab 14 C-Atomen, z. B. Ölsäure

Kurz- und mittelkettige Fettsäuren (*MCT* ➤ 5.5.2) sind wasserlöslich. Mit steigender Länge der Kohlenstoffkette nimmt die Löslichkeit ab. Langkettige Fettsäuren (*LCT*) sind wasserunlöslich. Sie können nur mit Hilfe von Gallensäuren resorbiert werden.

Sättigungsgrad
Nach ihrem **Sättigungsgrad**, d. h. der Zahl der Doppelbindungen, werden die Fettsäuren eingeteilt in (➤ Abb. 5.3):
- **gesättigte** Fettsäuren, besitzen ausschließlich Einfachbindungen, z. B. Buttersäure, Palmitinsäure
- **einfach ungesättigte** Fettsäuren, besitzen eine Doppelbindung, z. B. Ölsäure
- **mehrfach ungesättigte** Fettsäuren, besitzen zwei oder mehr Doppelbindungen, z. B. Linolsäure (zwei Doppelbindungen) und α-Linolensäure (drei Doppelbindungen)

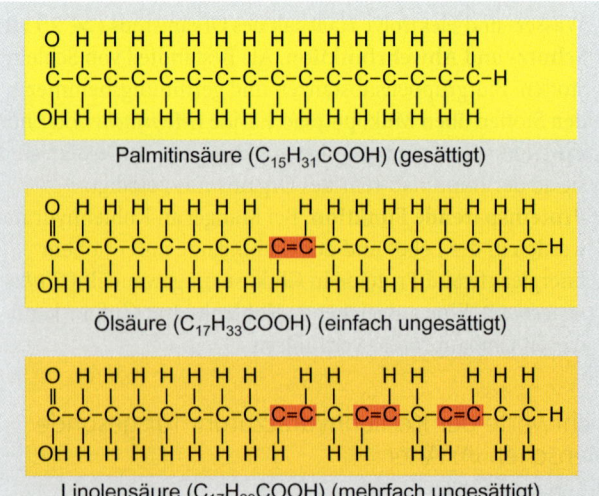

Abb. 5.3 Fettsäuren unterscheiden sich durch Kettenlänge und Sättigungsgrad. Palmitinsäure umfasst eine Kette von 16 C-Atomen und enthält keine Doppelbindung (gesättigte Fettsäure). Ölsäure besitzt 18 C-Atome und eine Doppelbindung (einfach gesättigte Fettsäure). Linolsäure weist 18 C-Atome und zwei Doppelbindungen auf (mehrfach ungesättigte Fettsäure). [L190]

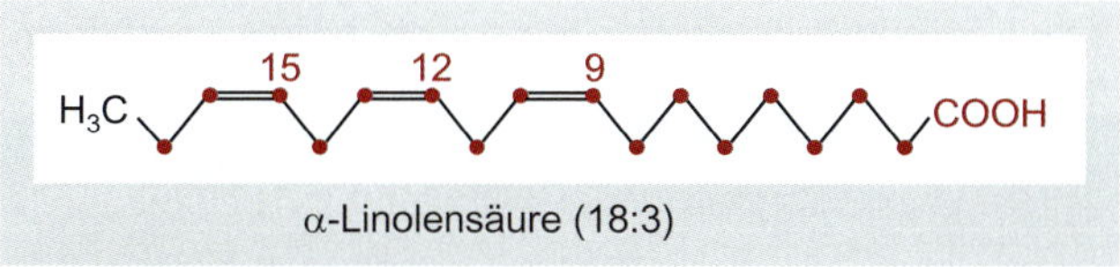

α-Linolensäure (18:3)

Abb. 5.4 Bei einer Omega-6-Fettsäure befindet sich die erste Doppelbindung am 6. C-Atom, bei den Omega-3-Fettsäuren am 3. C-Atom. Die Zählung beginnt am Methylende (-CH3). [L190]

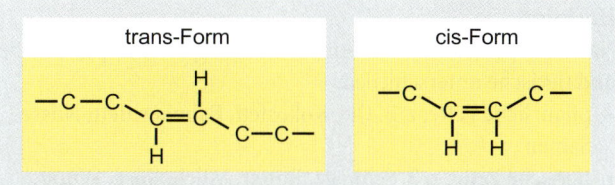

Abb. 5.5 Die Struktur einer trans-Fettsäure unterscheidet sich von der einer cis-Fettsäure. [L190]

Nach der **Stellung der ersten Doppelbindung im Molekül** sind Fettsäuren unterschieden in (➤ Abb. 5.4):
- Omega-6-Fettsäuren, z. B. Linolsäure und Arachidonsäure
- Omega-3-Fettsäuren, z. B. α-Linolensäure, Docosahexaensäure und Eicosapentansäure

Sie gehören zu der Gruppe der mehrfach ungesättigten Fettsäuren.

Konfiguration

Nach der **Konfiguration** werden die Fettsäuren eingeteilt in **cis-** oder **trans-Formen**, d. h. nach der Anordnung der Wasserstoffatome an die Kohlenstoffatome mit Doppelbindungen (➤ Abb. 5.5).

cis-Konfiguration

Ungesättigte Fettsäuren in Pflanzenölen liegen in der **cis-Konfiguration** vor. Diese ist Voraussetzung für die biologische Wirksamkeit der mehrfach ungesättigten Fettsäuren und für die Bildung von Gewebehormonen (*Eicosanoide*). Im Vergleich zur trans-Konfiguration haben sie einen verringerten Schmelzpunkt.

trans-Konfiguration

Ungesättigte Fettsäuren in der **trans-Konfiguration** (*trans-Fettsäuren*) sind in geringen Mengen in Joghurt, Käse, Butter und Fleisch enthalten, weil sie im Pansen von Wiederkäuern gebildet werden. Sie fallen aber auch als Nebenprodukt bei der chemischen Härtung (*Hydrierung*) während der Herstellung von Speisefetten an. Dabei werden die ungesättigten Fettsäuren zum Teil von der cis-Form in die trans-Konfiguration umgewandelt. Hauptquelle für Trans-Fettsäuren ist Margarine aus „gehärteten Fetten" oder Lebensmittel, bei deren Herstellung hydrierte Fette verwendet werden, z. B. frittierte Lebensmittel, Fertiggerichte, Süß- und Backwaren (➤ Tab. 5.4). Sie entstehen auch beim Erhitzen von Fetten und Ölen bei hohen Temperaturen. [7] [9] [10] [11]

Tab. 5.4 Einteilung der Fettsäuren nach Kettenlänge, Sättigungsgrad, Stellung der Doppelbindungen, Konfiguration und ihrem Vorkommen in Lebensmitteln. [2] [6] [7] [9] [10] [11]

	Bezeichnung	Zahl der C-Atome	Zahl der Doppelbindungen	Vorkommen
gesättigte Fettsäuren				
• kurzkettig	• Buttersäure • Capronsäure	• 4 • 6	• 0 • 0	• Butter
• mittelkettig	• Caprylsäure • Caprinsäure • Laurinsäure	• 8 • 10 • 12	• 0 • 0 • 0	• Kokosfett, Kokosnuss, Palmkernfett
• langkettig	• Myristinsäure • Palmitinsäure	• 14 • 16	• 0 • 0	• Wurst, Fleisch, Sahne, saure Sahne, Eier, Käse, Joghurt, Quark, Schmalz, Talg
ungesättigte Fettsäuren				
• einfach ungesättigt	• Ölsäure	• 18	• 1	• Olivenöl, Erdnussöl, Rapsöl, Oliven, Pflanzenmargarine, Halbfettmargarine
• mehrfach ungesättigte Omega-6-Fettsäure	• Linolsäure	• 18	• 2	• Avocado, Haselnüsse, Sesam, Mohn, Sonnenblumenöl, Distelöl, Walnussöl, Sojaöl, Maiskeimöl, Haselnussöl, Sesamöl, Diätmargarine
• mehrfach ungesättigte Omega-3-Fettsäure	• α-Linolensäure	• 18	• 3	• Leinsamen, Walnüsse, Linsen, Leinöl, Walnussöl, Rapsöl
• Omega-6-Fettsäure	• Arachidonsäure	• 18	• 4	• tierische Fette: Innereien, Fleisch, Wurst, Ei, Milchprodukte und Käse
• Omega-3-Fettsäure	• Eicosapentaensäure	• 20	• 5	• Fette Seefische: Makrele, Hering, Lachs
• Omega-3-Fettsäure	• Docosahexaensäure	• 22	• 6	
gesättigte Fettsäuren				
	• trans-Fettsäuren			• frittierte Lebensmittel, Trockensuppen, Fertiggerichte, Süßwaren, Backwaren und Margarine

5 Ernährung im Alter

Herkunft

Nach ihrer **Herkunft** werden die Nahrungsfette in pflanzliche und tierische unterschieden:
- pflanzliche Fette, z. B. Öle, Kokosfett, Palmkernfett, Nüsse, Samen
- tierische Fette, z. B. Schmalz, Butter, Milch, Käse, Wurst, Fleisch, Fisch

In vielen Lebensmitteln sind Fette nicht sichtbar, sie werden **unsichtbare Fette** genannt (> Tab. 5.5).

Funktionen der Fette

Fette (*Triglyzeride*) üben im menschlichen Organismus folgende **Funktionen** aus:
- **Energielieferant**. Gesättigte Fettsäuren dienen in erster Linie zur Energiegewinnung. 1 g Fett liefert 9,3 kcal = 39 kJ Energie und damit mehr als doppelt so viel wie Kohlenhydrate oder Proteine.
- **Schutzfunktion**. Fett dient in Form von Unterhautfettgewebe dem Organismus als Wärmeschutz. Außerdem dient es der Lagefixierung der Organe, z. B. Niere, und schützt diese vor mechanischen Einflüssen, z. B. bei Sturz oder Schlag.
- **Träger fettlöslicher Vitamine**. Diese Gruppe der Vitamine lässt sich vom Körper nur bei gleichzeitiger Zufuhr von Fetten verwerten.
- **Geschmack**. Fette sind Träger von Geschmacks- und Aromastoffen.
- **Träger mehrfach ungesättigter Fettsäuren**. Linolsäure und α-Linolensäure sind **essenziell**. Eicosapentaensäure und Docosahexaensäure sind nicht essenziell, sollten aber mit der Nahrung zugeführt werden, da sie aus α-Linolensäure nur begrenzt gebildet werden können. [1] [2] [7] [13]

Biologische Wirkungen der mehrfach ungesättigten Fettsäuren

Mehrfach ungesättigte Fettsäuren haben zusätzliche **biologische Wirkungen** im Organismus:
- Bestandteil der Zellmembranen; Strukturelement der Phospholipide, z. B. Lezithin
- Bestandteil des Nervengewebes
- Omega-6-Fettsäuren. Beeinflussung der Konzentration und Zusammensetzung der Lipoproteine (> 2.6.1)
- Bestandteil der Photorezeptoren der Netzhaut im Auge
- Omega-3-Fettsäuren. Bestandteil der regulatorisch wirksamen Gewebehormone (*Eicosanoide*), z. B. Prostaglandine, Prostacycline, Thromboxane und Leukotriene; wirken, z. B. auf Thrombozytenaggregation, Blutdruck und entzündliche Reaktionen [11] [13]

Richtwerte der Fettzufuhr für gesunde Menschen im Alter

Der **quantitative Richtwert** (*Fettmenge*) der täglichen **Fettzufuhr** für gesunde Menschen über 65 Jahre liegt bei nicht mehr als 30 % der Gesamtenergiezufuhr, bei einem PAL 1,4 bis 1,7 (> 5.1.1). Das entspricht einer täglichen Fettmenge von durchschnittlich 60 bzw. 80 g, für Frauen bzw. Männer. Bei körperlich sehr aktiven Menschen mit einem PAL von mehr als 1,75 liegt der Fettanteil bei max. 35 %.

Tab. 5.5 Fettgehalt ausgewählter Lebensmittel bzw. unsichtbare Fette in Lebensmitteln. [12]

Lebensmittel	Fettgehalt in g pro 100 g essbarem Anteil
Milch, Milchprodukte, Eier	
Vollmilch	3,6
fettarme Milch, fettarmer Naturjoghurt	1,6
Speisequark, mager	0,3
Speisequark, 20 % Fett i. Tr.	5,1
Rahm-Frischkäse, 50 %, Fett i. Tr.	23,6
Hüttenkäse	4,3
Schlagsahne, mind. 30 % Fett i. Tr.	31,7
Emmentaler, 45 % Fett i. Tr.	31,2
Edamer, 30 % Fett i. Tr.	16,2
Sauerrahm	18,0
Hühnerei	11,3
Fisch	
Forelle	2,7
Karpfen	4,8
Hering	17,8
Aal, geräuchert	28,6
Ölsardinen	13,9
Krabben	1,4
Fleisch, Wurst	
Huhn, mit Haut	6,2
Kalbfleisch, mager	1,4
Rindfleisch, mager	4,0
Schweinefleisch, mager	2,0
Wiener Würste	26,4
Salami, deutsch	33,0
Kochschinken	3,7
Kasseler	7,5
Leberwurst, grob	29,2
Mettwurst	37,2
Bierschinken	11,4
Münchner Weißwurst	24,7
pflanzliche Lebensmittel	
Avocado	23,5
Cashewnuss	42,2
Erdnuss	48,1
Walnuss	62,5
Haselnuss	61,6
Mandel, süß	54,1
Kakaopulver, schwach entölt	24,5

Die **qualitativen Richtwerte** (*Fettqualität*) für die Fettzufuhr sind:
- gesättigte Fettsäuren; max. 10 % der Gesamtenergie; Verhältnis gesättigter zu ungesättigten Fettsäuren 1:2
- mehrfach ungesättigte Fettsäuren; ca. 7 % der Gesamtenergie, Verhältnis der Linolsäure (Omega-6-Fettsäure) zur α-Linolensäure (Omega-3-Fettsäure) 5:1
- einfach ungesättigte Fettsäuren; Rest der Fettzufuhr ab, mehr als 10 % der Gesamtenergie
- trans-Fettsäuren; weniger als 1 % [2] [3] [7] [11]

Mangel an essenziellen Fettsäuren

Ein **Mangel an essenziellen Fettsäuren** ist sehr selten, aber nicht unmöglich. Bei einer Fettverwertungsstörung oder bei fettfreier enteraler bzw. parenteraler Ernährung kann er auftreten und zeigt sich durch:
- Mangel an Omega-6-Fettsäuren, z. B. Hautekzeme, Fettleber, Anämie, herabgesetzte Immunabwehr, Wundheilungsstörungen, Wachstumsstörungen
- Mangel an Omega-3-Fettsäuren, z. B. Sehstörungen, Muskelschwäche, Zittern und Störungen der Oberflächen- und Tiefensensibilität, erhöhtes Sturzrisiko [2]

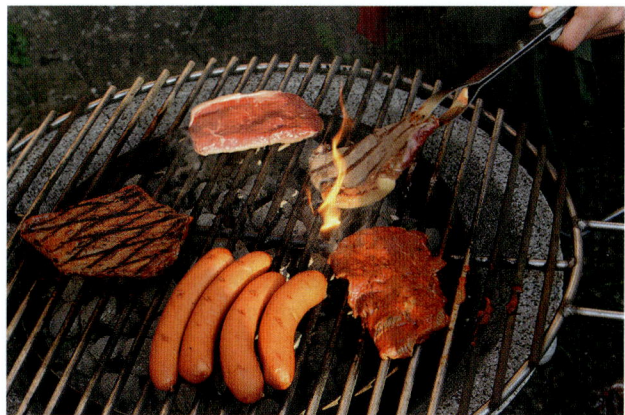

Abb. 5.6 Grillen ist eine fettarme Form der Speisenzubereitung. [J787]

> Es besteht mit überzeugender und möglicher Evidenz ein Zusammenhang zwischen dem steigenden Konsum von Fetten und ernährungsbedingten Krankheiten. Beispiele (➤ 5.4.2, ➤ 5.4.3, ➤ 5.4.4):
> - Gesättigte Fettsäuren erhöhen mit überzeugender Evidenz das Risiko für Fettstoffwechselstörungen, mit möglicher Evidenz das Risiko für Brustkrebs und koronare Herzkrankheiten.
> - trans-Fettsäuren erhöhen mit überzeugender Evidenz das Risiko für Fettstoffwechselstörungen und koronare Herzkrankheiten. Sie erhöhen LDL-Cholesterol und senken HDL-Cholesterol im Blut.
> - Einfach ungesättigte Fettsäuren senken mit überzeugender Evidenz das Risiko für Fettstoffwechselstörungen und möglicherweise das Risiko für Brustkrebs.
> - Mehrfach ungesättigte Fettsäuren senken das Risiko für Fettstoffwechselstörungen mit überzeugender Evidenz, und senken möglicherweise das Risiko für koronare Herzkrankheiten und Diabetes mellitus.
> - Omega-3-Fettsäuren senken mit überzeugender Evidenz das Risiko für Fettstoffwechselstörungen, erhöhte Triglyceridwerte, Bluthochdruck und koronare Herzkrankheiten. [11]

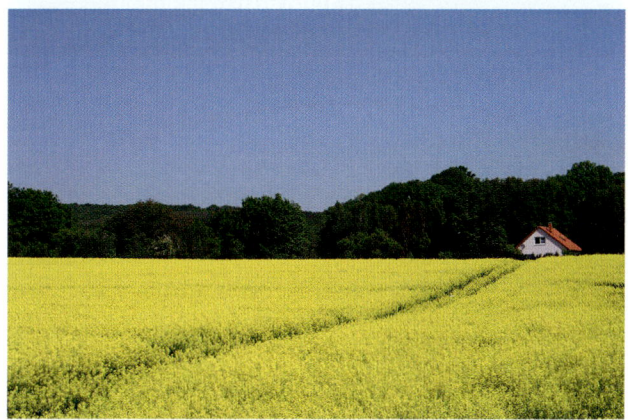

Abb. 5.7 Das Öl aus der Kulturpflanze Raps verfügt über ein günstiges Verhältnis zwischen Linol- und α-Linolensäure. [J787]

Tipps für die praktische Umsetzung

- Fettzufuhr zugunsten der Zufuhr pflanzlicher Lebensmittel, z. B. Hülsenfrüchte, Vollkornprodukte, Obst, Gemüse, erhöhen.
- Tierische Fette wegen ihres hohen Anteils an gesättigten Fettsäuren meiden. Fettarme Varianten bevorzugen (bei allen tierischen Lebensmitteln, mit Ausnahme von Fisch).
- Verzehr von rotem Fleisch und Wurstwaren einschränken.
- Fettarme Zubereitung von Speisen bevorzugen z. B. Grillen, Dünsten, Dampfgaren.
- Fettreichen Seefisch ein- bis zweimal die Woche verzehren, z. B. Hering, Makrele, Lachs.
- Pflanzliche Öle nach einem günstigen Verhältnis von Linolsäure zu α-Linolensäure auswählen, z. B. eher Raps- als Standardöl.
- Zufuhr von trans-Fettsäuren begrenzen, z. B. durch:
  – Auf die Zutatenliste der verpackten Produkte achten. Gehärtete Fette und Öle müssen mit der Formulierung „enthält gehärtete Fett" oder „pflanzliches Öl z. T. gehärtet" gekennzeichnet sein (Zufuhr dieser Produkte einschränken). [14]
  – Starkes Erhitzen von Pflanzenölen vermeiden, z. B. beim Braten mit hohen Temperaturen können trans-Fettsäuren entstehen.
  – Produkte, mit hohem Gehalt an trans-Fettsäuren (➤ Tab. 5.4) nur gelegentlich und in Maßen verzehren.
- Lebensmittel gezielt aus den Lebensmittelgruppen 4, 5 und 6 des DGE-Ernährungskreises (➤ 5.2.3) auswählen. [1] [7] [9] [11]

Cholesterol

DEFINITION
Cholesterol: Fettähnliche Substanz. Verbindung, die zur Klasse der Steroide gehört. [6]

Funktionen

Die **wichtigsten Funktionen** des **Cholesterols** im menschlichen Organismus sind:
- Strukturbestandteil von Zellmembranen
- Bildung von Gallensäuren in der Leber
- Vorstufe des Vitamin D (UV-Strahlung bildet in der Haut Vitamin D aus Dehydrocholesterin)
- Bildung von Steroidhormonen der Nebennierenrinde (➤ 2.5.6), z. B. Kortisol und Östrogen [1] [2] [6]

Tab. 5.6 Cholesterolgehalt ausgewählter tierischer Lebensmittel. [12]

Lebensmittel	Cholesterolgehalt in mg pro 100 g essbarem Anteil
Milch, Milchprodukte, Eier	
Vollmilch	12
fettarme Milch (1,5–1,8 % Fett)	5
Schlagsahne (mind. 30 % Fett)	110
Speisequark, mager	1
Speisequark, 20 % Fett i. Tr.	17
Doppelrahmfrischkäse (mind. 60 %, max. 85 % Fett i. Tr.)	105
Emmentaler, 45 % Fett i. Tr.	90
Edamer, 30 % Fett i. Tr.	35
Hühnerei	395
Hühnereigelb	1.260
Hühnereiweiß	0
Fette	
Butter	240
Butterschmalz	285
Schweineschmalz	85
Fisch, Schalentiere	
Forelle	55
Karpfen	75
Hering	75
Aal, geräuchert	165
Ölsardinen	140
Krabben	135
Fleisch, Innereien, Wurst	
Huhn, mit Haut	60–85
Kalbfleisch	70
Rindfleisch	50–60
Schweinefleisch	55–70
Kalbsleber	360
Kochschinken	60
Brühwürste, z. B. Wiener	60

Vorkommen

Cholesterol kommt ausschließlich in tierischen Lebensmitteln (➤ Tab. 5.6) vor. Deren Cholesterolgehalt ist abhängig vom Anteil gesättigter Fettsäuren, d. h. je reichlicher diese in den Lebensmitteln enthalten sind, desto höher ist die Cholesterolmenge. Cholesterolreiche Lebensmittel sind Innereien, Schalentiere, Eigelb, Speck, Sahne, fettreiches Fleisch, fettreiche Käse- und Wurstsorten.

Richtwert der Cholesterolzufuhr für gesunde Menschen im Alter

Der **Richtwert** der täglichen Zufuhr von **Cholesterol** liegt bei max. 300 mg. Dieser ist möglichst nicht zu überschreiten (➤ 5.4.4). [2] [7] [11]

Maßnahmen zur praktischen Umsetzung

- Fettarme Produkte auswählen, z. B. Käse.
- Verzehr von Schalentieren und Innereien einschränken.

Proteine

DEFINITION
Proteine (*Eiweiße*): Verbindungen, die aus mehr als hundert Aminosäuren zusammengesetzt sind. Gehören zu den Energie liefernden Nährstoffen. [6]

Struktur

Beim Aufbau von **Proteinen** werden die Aminosäuren kettenartig aneinander gereiht. Die meisten Proteine im menschlichen Organismus bestehen aus 100–500 Aminosäuren. Die Reihenfolge der 20 verschiedenen Aminosäuren im Proteinmolekül (*Sequenz*) ist genetisch festgelegt. Liegt die Aminosäurekette in einer Ebene, spricht man von einer **Primärstruktur**. Sobald sie jedoch in mehreren Ebenen übereinander liegt und dreidimensionale

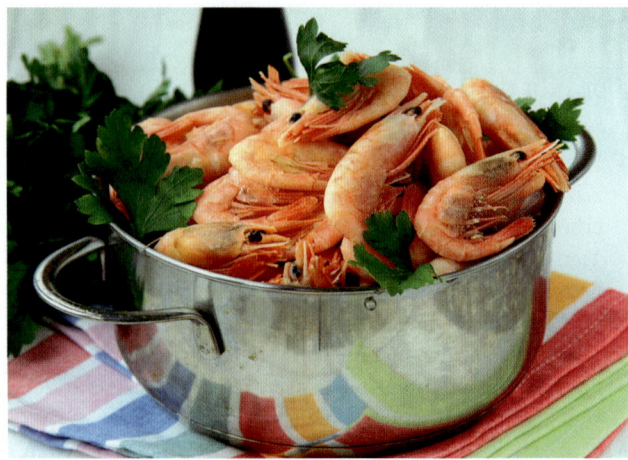

Abb. 5.8 Schalentiere enthalten viel Cholesterol. [J787]

Strukturen ausbildet, spricht man von einer **Sekundär-**, **Tertiär-** bzw. **Quartärstruktur**. Diese räumliche Struktur ist für die Funktionstüchtigkeit eines Proteins verantwortlich, z. B. als Enzym.

Hitze, Säuren und Laugen sowie organische Lösungsmittel können die räumliche Proteinstruktur zerstören, womit gleichzeitig die Funktionsfähigkeit des Proteins verloren geht; man nennt diesen Vorgang **Eiweißdenaturierung**. [6]

Aminosäuren

> **DEFINITION**
>
> **Aminosäuren**: Verbindungen aus den Elementen Kohlenstoff (C), Wasserstoff (H), Sauerstoff (O) und Stickstoff (N). Einige besitzen die Elemente Schwefel (S) oder Phosphat (P). Sie sind die kleinsten Bausteine der Nahrungs- und Körperproteine.
> **Unentbehrliche Aminosäuren**: Kann der Organismus nicht (oder nicht in ausreichender Menge) selbst bilden, müssen über die Nahrung zugeführt werden. [2] [7]
> **Entbehrliche Aminosäuren**: Kann der Organismus aus den unentbehrlichen Aminosäuren aufbauen. [2] [7]

Es gibt 20 verschiedene **Aminosäuren**, die in unentbehrliche und entbehrliche unterschieden werden.

- **unentbehrliche Aminosäuren**: Histidin, Isoleucin, Leucin, Methionin, Phenylalanin, Threonin, Tryptophan, Valin
- **entbehrliche Aminosäuren**: Alanin, Arginin, Asparagin, Asparaginsäure, Cystein, Glutamin, Glutaminsäure, Glycin, Prolin, Serin, Tyrosin

Damit die Versorgung mit **unentbehrlichen Aminosäuren** sichergestellt ist, ist auf eine ausreichende Zufuhr der gesamten Eiweißmenge und der Eiweißqualität zu achten.

Funktionen der Proteine

- **Energie**. 1 g Protein liefert 4,1 kcal = 17,2 kJ Energie. Proteine im Körper sind nicht in erster Linie Energielieferanten, sondern Struktur- und Funktionseiweiße.
- **Struktur**. Proteine sind am Aufbau von Zellen und Geweben beteiligt. Im Muskelgewebe sind kontraktile Proteine ein wichtiger Bestandteil. Proteine üben eine strukturgebende Funktion in Körperflüssigkeiten und -sekreten aus. Alle Enzyme sind Proteine. Einige Hormone enthalten Protein-Komponenten.
- **Transport**. Lipoproteine dienen im Plasma als Trägersubstanzen anderer Verbindungen, z. B. von Triglyceriden, freien Fettsäuren, Phospholipiden, Cholesterin, fettlöslichen Vitaminen, Eisen, Kalzium, Bilirubin, Pharmaka.
- **Osmose**. Plasmaproteine halten die osmotischen Verhältnisse zwischen den Kompartimenten des Organismus aufrecht (➤ 1.2.3).
- **Schutz** und **Abwehr**. Als Antikörper und Gerinnungsfaktoren übernehmen Proteine eine wichtige Funktion bei der Immunabwehr und der Blutgerinnung (➤ 2.6.3).
- **Synthese**. Nahrungseiweiß unterstützt die Synthese körpereigener Proteine z. B. bei Wundheilungen und bei Verbrennungen, zusätzlich erhöht es die Körpermasse in Wachstumsphasen. [1] [2] [6] [7]

Proteingehalt in Lebensmitteln

Zur Aufrechterhaltung seiner Funktionen ist der Körper auf die regelmäßige Zufuhr von Proteinen über die Nahrung angewiesen. Der **Proteingehalt** (➤ Tab. 5.7) in pflanzlichen und tierischen **Lebensmitteln** ist unterschiedlich hoch.

- eiweißreiche tierische Lebensmittel: z. B. Fisch, Fleisch, Milch, Milchprodukte, Ei
- eiweißreiche pflanzliche Lebensmittel: z. B. Hülsenfrüchte, Getreide, Getreideprodukte
- eiweißarme pflanzliche Lebensmittel: z. B. Gemüse, Obst, Kartoffeln, Pilze

Proteinqualität

> **DEFINITION**
>
> **Biologische Wertigkeit der Proteine**: Gibt an, wie viel Prozent von 100 g Nahrungsprotein in körpereigenes Protein umgewandelt werden können. Die begrenzende Aminosäure bestimmt die biologische Wertigkeit der Eiweiße, d. h. die Aminosäure, die von den unentbehrlichen Aminosäuren am wenigsten enthalten ist. [6]

Tab. 5.7 Proteingehalt ausgewählter Lebensmittel pflanzlicher und tierischer Herkunft. [12]

Proteine tierischer Herkunft		Proteine pflanzlicher Herkunft	
Lebensmittel (100 g essbarer Anteil)	Proteingehalt in g	Lebensmittel (100 g essbarer Anteil)	Proteingehalt in g
Hering	18,2	Bohnen, weiß, trocken	21,1
Makrele	18,7	Erbsen	6,6
Forelle	19,5	Linsen, trocken	23,4
Thunfisch	21,5	Sojabohnen, trocken	34,3
Brathuhn	19,9	Karotten	1,0
Kalbfleisch, Filet	20,6	Kartoffeln	2,0
Rindfleisch, Filet, mager	21,2	Haferflocken	12,5
Schweinefleisch, Filet	22,0	Weißbrot	7,6
Buttermilch	3,5	Weizengrieß	9,6
Emmentaler, 45 % F. i. Tr.	28,9	Reis, poliert	6,8
Milch, fettarm, 1,5 %, 1,8 % Fett	3,4	Naturreis	7,2
Speisequark, mager	13,5	Weizenmehl Type 405	9,8
Joghurt, fettarm, 1,5 %, 1,8 % Fett	3,6	Weizenmehl Type 1050	11,3
Ei	12,8	Champignons	2,7
		Bohnen, grün	2,4
		Apfel	0,3

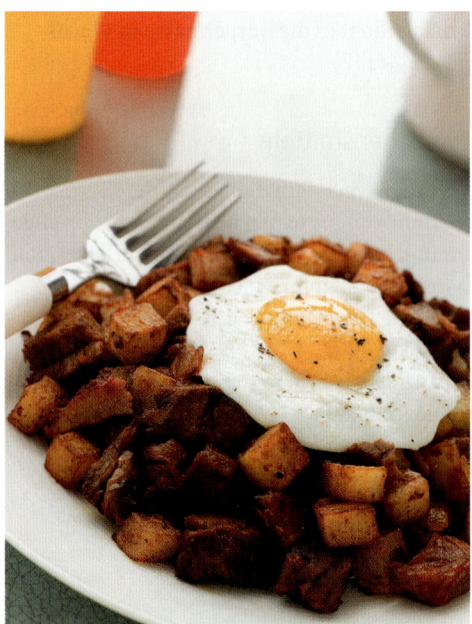

Abb. 5.9 Bratkartoffeln mit Spiegelei. [J787]

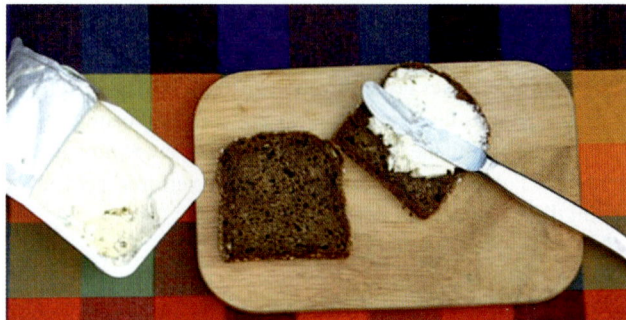

Abb. 5.10 Vollkornbrot mit Frischkäse. [M294]

Die **biologische Wertigkeit** von Lebensmitteln tierischen Ursprungs liegt höher als die pflanzlicher Lebensmittel. Eine Ausnahme bilden Kartoffeln und Sojabohnen.

Bei gemischter Kost nimmt ein Mensch während einer Mahlzeit pflanzliche und tierische Lebensmittel gleichzeitig auf. Die fehlende begrenzende Aminosäure wird durch Eiweiße anderer Lebensmittel ergänzt und die Qualität des Eiweißgemischs steigt. Hierbei handelt es sich um die **biologische Ergänzungswirkung** der Proteine.

> Günstige Lebensmittelkombinationen mit guter Ergänzungswirkung sind:
> - Getreide mit Milchprodukt, z. B. Grießbrei, Milchreis, Nudeln mit Käsesoße, Vollkornbrot mit Frischkäse
> - Getreide mit Hülsenfrüchten, z. B. Bohnensalat mit Brot, Linseneintopf mit Spätzle
> - Hülsenfrüchte mit Milchprodukten, z. B. Erbsensuppe mit Brot und Quarkspeise als Dessert
> - Kartoffeln mit Milchprodukten, z. B. Pellkartoffeln mit Kräuterquark, Kartoffelpüree mit Milch, Kartoffelgratin mit Käse
> - Kartoffeln mit Ei, z. B. Bratkartoffeln mit Spiegelei, Kartoffelpüree mit Rührei [1] [6] [7]

Richtwert der Proteinzufuhr für gesunde Menschen im Alter

Der **Richtwert für die tägliche Proteinzufuhr** liegt bei einer vollwertigen Mischkost (➤ 5.2) bei ca. 10 % der Gesamtenergiezufuhr. Das entspricht einer Zufuhr von 0,8 g/kg KG/Tag, bei mind. 50 g pro Tag. Die obere Proteinzufuhr von 15 % der Gesamtenergiezufuhr bzw. max. 2 g/kg KG ist akzeptabel, da sie nach derzeitigem Kenntnisstand beim Gesunden keine unerwünschten Wirkungen erwarten lässt. [2] [3] [7]

> Je höher die biologische Wertigkeit der Proteine in Lebensmitteln ist, desto weniger Protein wird benötigt, um den Eiweißbedarf zu decken. Dies gilt insbesondere für Pflegebedürftige mit geringer Nahrungsaufnahme (➤ 5.3.5), eingeschränkter Nierenfunktion (➤ 5.4.10), eingeschränkter Leberfunktion (➤ 2.10.17) oder erhöhtem Bedarf, z. B. bei Dekubitus, bzw. verzögerter Wundheilung (➤ 2.1.18).

Veränderungen des Proteinbedarfs
- erhöhter Proteinbedarf, z. B. bei verzögerter Wundheilung (etwa durch Dekubitus, Diabetes mellitus), schweren und lang anhaltenden Infektionen, nach Operationen, Tumorerkrankungen, Verbrennungen, Eiweiß-Energie-Mangel (➤ 5.3.4)
- verringerter Proteinbedarf, z. B. bei Nieren-, Herz- und Leberinsuffizienz mit Aszites [2]

Eiweiß-Energie-Mangel

Der klinische Befund bei einem Eiweiß-Energie-Mangel zeigt Albuminwerte im Serum < 3,5 g pro 100 ml. Die Ursachen sind eine ungenügende Eiweißversorgung bei gleichzeitig unzureichender Energiezufuhr. Die Symptome sind Leistungsminderung, Schwäche, verminderte Wundheilung, Ödeme bis hin zum Verlust von Organproteinen. [15] [17]

Maßnahmen zur praktischen Umsetzung
- biologische Ergänzungswirkung der Proteine nutzen, besonders bei Verzicht auf Fleisch und Fisch
- abwechslungsreiche Auswahl der Eiweißträger. Fettreiche Lebensmittel tierischer Herkunft enthalten in der Regel auch gesättigte Fettsäuren und Purine (➤ 5.4.6). Deshalb fettarme Eiweißträger bevorzugen, z. B. mageres Fleisch, fettarmen Käse und Milch (➤ 5.2.3)
- ein bis zwei Fischmahlzeiten pro Woche
- tgl. Getreideprodukte und mind. einmal in der Woche Hülsenfrüchte (➤ 5.2.3)
- gezielte Lebensmittelauswahl aus den Lebensmittelgruppen 2, 4 und 5 des DGE-Ernährungskreises (➤ 5.2.3)
- ausreichende Energiezufuhr in Form von Kohlenhydraten und Fetten, damit Protein nicht zur Deckung des Energiebedarfs herangezogen wird. [1] [2] [7]

Vitamine

> **DEFINITION**
> **Vitamine** (lat. vita: *Leben*, lat. amin: *stickstoffhaltig*): Organische Verbindungen, die der menschliche Organismus nicht oder nur unzureichend selbst herstellen kann. Allen Vitaminen gemeinsam ist ihre Wirkung in kleinsten Mengen. Der tägliche Bedarf liegt, mit Ausnahme von Vitamin C, unter 20 mg. Sie werden nach ihrem Löslichkeitsverhalten in wasserlösliche und fettlösliche Vitamine unterteilt und gehören nicht zu den Energie liefernden Nährstoffen. [6]

Die Nahrung enthält sowohl die aktiven, also direkt wirksamen **Vitamine**, wie auch die inaktiven Vorstufen, die Provitamine. Letztere werden erst im Organismus in ihre biologisch aktive Form umgewandelt, z. B. Karotinoide als Provitamin von Vitamin A.

Funktionen der Vitamine

Die wichtigsten **Funktionen der Vitamine** im menschlichen Organismus sind:
- Als **Bestandteile von Enzymen oder Koenzymen** sind sie am Kohlenhydrat-, Fett- und Proteinstoffwechsel beteiligt. Sie sind Aktivatoren von Nerven, Muskeln, Zellteilung und Zellneubildung.
- **Spezifische Funktionen** sind z. B. Blutbildung.
- **Körpereigener Schutzmechanismus**, d. h. durch die antioxidativen Eigenschaften einiger Vitamine werden radikale Sauerstoffverbindungen abgefangen und unschädlich. Die „freien Radikale" reagieren leicht mit anderen Verbindungen und verändern deren Strukturen. Antioxidantien aus der Nahrung sind Vitamin C, Karotinoide und Vitamin E. [1] [2] [7] [15]

Kritische Vitamine im Alter

> **DEFINITION**
> **Kritische Vitamine**: Vitamine, deren Zufuhr häufig unzureichend ist (➤ Tab. 5.8). Zu den kritischen Vitaminen im Alter gehören: C, D, E, Folat sowie Vitamin B_{12}. [18]

Vitaminmangel

> **DEFINITION**
> **Hypovitaminose**: Vitaminmangel, der in der Regel mit klinischen Befunden belegt werden kann.
> **Avitaminose**: Zustand bei fehlender Aufnahme eines Vitamins über einen längeren Zeitraum. Sind die Körperreserven erschöpft, kommt es z. B. zu Skorbut, Rachitis oder der Beriberi-Krankheit.

Der Vorrat an Vitaminen im Organismus ist unterschiedlich hoch. Er reicht von wenigen Wochen, z. B. Thiamin, bis hin zu mehreren Monaten, z. B. Vitamin C. [6]

Ursachen für Mangelernährung

Mögliche **Ursachen** für eine qualitative Mangelernährung (➤ 5.3.4):
- einseitige Ernährung, z. B. bei Abneigung gegenüber bestimmten Lebensmitteln wie Obst; Bevorzugung nährstoffarmer Lebensmittel, z. B. Wurst
- geringe Nahrungsaufnahme, z. B. durch physiologische Veränderungen im Alter (➤ 5.3.6)
- Malabsorptionsstörungen. Spaltprodukte der Nährstoffe werden nicht oder nur teilweise resorbiert, z. B. wenn zu wenig Magensäure vorhanden ist oder bei entzündlichen Veränderungen im Magen-Darm-Trakt (➤ 5.3.6)
- Maldigestion. Nährstoffe werden nicht oder nur teilweise gespalten, z. B. bei Pankreatitis (➤ 2.10.19)
- erhöhtem Bedarf bei Krankheiten, z. B. Niereninsuffizienz (➤ 5.4.10), und Gesundheitsstörungen, z. B. verzögerte Wundheilung oder schwere Infektionen
- erhöhter Bedarf aufgrund von Gewohnheiten, z. B. erhöhter Alkohol- und Tabakkonsum
- erhöhter Bedarf bzw. erhöhte Verluste durch die dauerhafte Einnahme von Medikamenten, z. B. Psychopharmaka, Antibiotika, Antikonvulsiva [5]
- erhöhte Verluste, z. B. durch unsachgemäße Lagerung und Zubereitung von Lebensmitteln
- geringe körperliche Aktivität und eingeschränkte Mobilität, z. B. Vitamin D-Unterversorgung durch mangelnden Aufenthalt im Freien [2] [7] [15]

Vitaminstatus

Laborparameter liefern Informationen über den **Vitaminstatus** bzw. die Vitaminversorgung, d. h. sie zeigen, ob eine qualitative Mangelernährung vorliegt (➤ 5.3.4).

> Bei einseitiger Ernährung von Pflegebedürftigen (z. B. mit wenig Obst und Gemüse) gibt der Folsäurewert im Blut einen Hinweis auf die Folsäureversorgung. Messungen erfolgen möglichst an zwei verschiedenen Tagen. Es ist notwendig, die Ursachen eines niedrigen Wertes genau zu hinterfragen. [17]

Hypervitaminose

Hypervitaminosen treten vor allem durch fettlösliche Vitamine auf, da diese im Körper gespeichert werden. Eine Überdosierung ist mit der üblichen Ernährung in der Regel nicht möglich, meist liegt die Einnahme von hochdosierten Nahrungsergänzungsmitteln zugrunde. [2] [7]

Tab. 5.8 Wasser- und fettlösliche Vitamine – Täglich empfohlene Zufuhr, Vorkommen, Funktionen, Mangelerscheinungen.

Vitamine	empfohlene tägliche Zufuhr[1] (Referenzmaße)	Vorkommen[2]	Funktionen[3]	Mangelerscheinungen[4]
wasserlösliche Vitamine				
Thiamin (Vitamin B_1)	• 1,0 mg • Bedarf erhöht bei chronischem Alkoholmissbrauch	• Fleisch, v. a. Schweinefleisch, Leber, Scholle, Thunfisch, Vollkornprodukte (v. a. Haferflocken), Hülsenfrüchte, Kartoffeln	• als Bestandteil von Koenzymen am Kohlenhydrat- und Eiweißstoffwechsel beteiligt • Erregbarkeit der Nerven	• Avitaminose: Beriberi-Krankheit
Riboflavin (Vitamin-B_2)	• 1,2 mg • Bedarf erhöht bei: – chronischem Alkoholmissbrauch, schweren Krankheiten, nach Operationen – Wechselwirkungen mit verschiedenen Medikamenten	• Milch, Milchprodukte, Fleisch, Fisch, Eier, Vollkornprodukte, Spinat	• als Bestandteil von Koenzymen an der Verstoffwechselung von Kohlenhydraten, Fetten und Eiweißen zur Energiegewinnung beteiligt • Hämoglobinsynthese	• Entzündungen der Mundschleimhaut und der Zunge • Mundwinkelrhagaden • Anämie • Wachstumsstörungen bei Kindern
Niacin	• 13 mg NÄ[2] • Bedarf erhöht bei: – chronischem Alkoholkonsum – Malabsorptionsstörungen – Verlusten, z. B. Diarrhö – angeborenen Störungen des Tryptophanstoffwechsels	• Fleisch, Innereien, Fisch, Milch, Eier, Brot, Backwaren, Kartoffeln	• als Bestandteil von Koenzymen am Auf- und Abbau von Kohlenhydraten, Fett- und Aminosäuren, somit an der Energiegewinnung beteiligt • Beteiligung an Zellteilung	• Avitaminose: Pellagra
Pantothensäure Schätzwert	• 6 mg	• Fleisch, Leber, Fisch, Milch, Vollkornprodukte, Hülsenfrüchte, z. B. Erbsen	• als Bestandteil von Coenzym A am Abbau von Kohlenhydraten, Fetten, einigen Aminosäuren und somit an der Energiegewinnung beteiligt • Aufbau von Fettsäuren, Cholesterol und einigen Hormonen	• Mangelerscheinungen sind in Europa sehr selten
Folat/Folsäure	• 400 µg FÄ[2] • Bedarf erhöht bei: – erhöhtem Alkoholkonsum – dauerhafter Einnahme bestimmter Medikamente, z. B. Antiepileptika, Zytostatika	• Fleisch, Leber, Milch, Milchprodukte, einige Käsesorten, Eier, Tomaten, Kohlarten, Spinat, Gurken, Orangen, Weintrauben, Vollkornprodukte, Kartoffeln, Weizenkeime, Sojabohnen	• Zellteilung und Zellneubildung (Proteinstoffwechsel) • Neubildung der Blutzellen, der Schleimhautzellen des Darms und des Urogenitaltrakts • Nervengewebe • fördert die Senkung der Homocysteinkonzentration im Blut	• Störungen des Blutbildes (v. a. Erythrozyten, Leukozyten) • in schweren Fällen ggf. Entwicklung einer megaloplastischen Anämie • verminderte Infektabwehr • Durchfall • Schwangerschaftskomplikationen, z. B. Früh- und Fehlgeburten, Fehlbildungen, etwa Neuralrohrdefekte
Biotin Schätzwert	• 30–60 µg	• Leber, Sojabohnen, Eier, Nüsse, Haferflocken, Spinat, Champignons, Linsen	• als Coenzym am Aufbau von Kohlenhydraten und Fettsäuren sowie am Abbau von Aminosäuren beteiligt	• Mangelerscheinungen sind bei üblichen Ernährungsgewohnheiten nicht bekannt
Pyridoxin (Vitamin B_6)	• 1,2–1,4 mg • 0,02 g pro g Protein[5] • Bedarf erhöht bei: – dauerhafter Einnahme bestimmter Medikamente – erhöhtem Proteinbedarf z. B. wegen Wundheilung	• Hühner- und Schweinefleisch, Fisch, Kohl, grüne Bohnen, Linsen, Feldsalat, Kartoffeln, Bananen, Vollkornprodukte, Weizenkeime, Sojabohnen	• als Coenzym beteiligt am Aminosäure- und Proteinstoffwechsel sowie der Hämoglobinbildung • beeinflusst die Funktionen des Nervensystems • unterstützt die Infektabwehr • fördert die Senkung der Homocysteinkonzentration im Blut	• Mangelerscheinungen treten bei üblichen Ernährungsgewohnheiten nicht auf • Dermatitis im Nasen-Augen-Mundbereich • eisenresistente Anämie • Störungen von Nervenfunktionen, z. B. Sensibilitätsstörungen

5.1 Vollwertige Ernährung

Tab. 5.8 Wasser- und fettlösliche Vitamine – Täglich empfohlene Zufuhr, Vorkommen, Funktionen, Mangelerscheinungen.(Forts.)

Vitamine	empfohlene tägliche Zufuhr[1] (Referenzmaße)	Vorkommen[2]	Funktionen[3]	Mangelerscheinungen[4]
wasserlösliche Vitamine				
Cobalamin (Vitamin-B$_{12}$)	• 3,0 µg • Bedarf erhöht bei: – Malabsorptionsstörungen, z. B. nach Entfernung des Magens – Magenschleimhautentzündung	• Leber, Fleisch, Fisch, Eier, Milch, Käse; pflanzliche Lebensmittel, die einer Gärung unterworfen sind, enthalten nur Spuren, z. B. Sauerkraut	• Coenzym für den Aminosäuren- und Fettsäurestoffwechsel • Beteiligung an der Blutbildung (zusammen mit Folat) • fördert die Senkung der Homocysteinkonzentration im Blut	• Störung der Zellbildung im Knochenmark mit perniziöser Anämie • Schädigung bestimmter Rückenmarksbezirke (*funikuläre Myelose*) • voll gestillte Kinder von Müttern, die sich vegan ernähren • vegane Ernährung, d. h. ohne tierische Lebensmittel • Gastritis (➤ 2.10.13)
Ascorbinsäure (Vitamin C)	• 100 mg • Bedarf erhöht bei: – starker körperlicher Belastung z. B. Hochleistungssport – Alkohol- und Medikamentenmissbrauch – Rauchen – anhaltendem geistig-seelischem Stress – Diabetes mellitus – dialysepflichtiger Niereninsuffizienz – Infektionen	• Sanddornbeeren, schwarze Johannisbeeren, Paprika, Zitrusfrüchte, Kartoffeln, Broccoli, Grün-, Rosen-, Rot- und Weißkohl, Him- und Erdbeeren, Tomaten, Spinat	• Bildung von Bindegewebe und Heilung von Wunden und Verletzungen • verbesserte Verwertung von Eisen aus pflanzlichen Lebensmitteln • Verhinderung der Bildung von krebsauslösenden Nitrosaminen • körpereigener Schutzmechanismus und antioxidative Wirkung	• erste Zeichen können sein: Müdigkeit, Leistungsschwäche, erhöhte Infektanfälligkeit, schlechte Wundheilung, verlangsamte Erholung nach Krankheiten • Avitaminose: Skorbut
fettlösliche Vitamine				
Retinol (Vitamin A)	• 0,8–1,0 mg RÄ[2] • Bedarf erhöht bei Infektionskrankheiten mit Fieber	• Butter, Margarine, Leber, Eigelb	• Bestandteil des Sehpurpurs • Bildung neuer Zellen der Haut und Schleimhäute • körpereigener Schutzmechanismus (antioxidative Wirkung)	• Nachtblindhaut • Austrocknen und Zerstörung der Hornhaut bis hin zur Erblindung • erhöhte Infektanfälligkeit der Atemwege
Karotinoide (Provitamin A) Schätzwert		• in tiefgelben bis orangefarbenen Früchten und Gemüsen, z. B. Aprikosen, Karotten; in grünem Gemüse, z. B. Grünkohl, Broccoli, Spinat	• antioxidative Wirkung	• (➤ Retinol)
Calciferole (Vitamin D)[3]	• 10 µg • Bedarf erhöht bei: – Störungen der Fettresorption und -digestion – Lebererkrankungen – Niereninsuffizienz – Einnahme bestimmter Medikamente	• fette Fische, z. B. Hering, Makrele, Leber, Margarine, Eigelb • **Besonderheit**: Bildung durch Einwirkung des UV-Lichtes in der Haut aus der Vorstufe Dehydrocholesterin	• Regulation des Kalzium- und Phosphathaushalts: Mineralisierung der Knochen und Knorpel • Aktivierung der Zellen des Immunsystems • Bildung der Hautzellen	• Störungen in der Mineralisation der Knochen: Osteoporose (*Knochenschwund*) • erhöhte Infektanfälligkeit • Avitaminose im Kindesalter: Rachitis • Avitaminose im Erwachsenenalter: Osteomalazie
Tocopherole (Vitamin E) Schätzwert	• 11 mg TÄ[2] • Bedarf erhöht bei: – Darmresektionen, Lebererkrankungen, Mukoviszidose – Malabsorptionsstörung von Fetten	• Pflanzenöle, Nüsse, Samen, Weizenkeime, Vollkornbrot, Diätmargarine	• antioxidative Wirkung auf Zellmembranen, ungesättigte Fettsäuren und andere Substanzen z. B. Vitamin A • stärkt Immunabwehr	• Ausfallerscheinungen, die Membranfunktionen, den Muskelstoffwechsel und das Nervensystem betreffend

Tab. 5.8 Wasser- und fettlösliche Vitamine – Täglich empfohlene Zufuhr, Vorkommen, Funktionen, Mangelerscheinungen. (Forts.)

Vitamine	empfohlene tägliche Zufuhr[1] (Referenzmaße)	Vorkommen[2]	Funktionen[3]	Mangelerscheinungen[4]
fettlösliche Vitamine				

Phyllochinone (Vitamin K) Schätzwert	• 65–80 μg
	• Bedarf erhöht bei:
	  – Krankheiten mit gestörter Fettaufnahme
	  – Einnahme bestimmter Medikamente, z. B. Antibiotika
		• Milch, Milchprodukte, Fleisch, Eier, Getreide, Obst grünes Gemüse
		• **Besonderheit**: wird auch durch Darmbakterien gebildet
			• Bildung von Blutgerinnungsfaktoren
			• Beteiligung am Knochenstoffwechsel
				• bei bestimmten Krankheiten kommt es zu Störungen der Blutgerinnung, dann besteht eine erhöhte Neigung zur Blutung
				• Frauen mittleren Alters haben ein erhöhtes Risiko für Knochenfrakturen[1]

1) Nach Angaben der D-A-CH: Referenzmaße für die Nährstoffzufuhr. Bonn, 2008
2) Äquivalent: Wert, der die unterschiedlichen Wirkungsgrade von Vitamin-Vorstufen berücksichtigt.
NÄ = Niacin-Äquivalent: 1 mg NÄ = aus 60 mg Tryptophan
TÄ = Tocopherol-Äquivalent
RÄ = Retinol-Äquivalent: 1 mg RÄ = 1 mg Retinol = 6 mg β-Karotin
FÄ = Folat-Äquivalent: 1 μg FÄ = 1 μg Nahrungsfolat = 0,5 μg synthetische Folsäure
3) Deutsche Gesellschaft für Ernährung: Ernährungsbericht 2000, 2004, 2008. Frankfurt/Main.
4) Deutsche Gesellschaft für Ernährung e. V. (*DGE*): Die Nährstoffe – Bausteine für ihre Gesundheit. Bonn, 2009.

Wasserlösliche Vitamine

DEFINITION

Wasserlösliche Vitamine: Vitamine, die hauptsächlich in pflanzlichen Nahrungsmitteln zu finden sind. Kontinuierliche Zufuhr ist erforderlich, da die Speicherfähigkeit für wasserlösliche Vitamine begrenzt ist. Dazu gehören Thiamin, Riboflavin, Niacin, Pantothensäure, Folsäure, Biotin, Pyridoxin, Cobalamin und Ascorbinsäure. [2] [6] [7]

Thiamin (Vitamin B1)

Vorkommen: Thiamin ist v. a. in Fleisch, insbesondere in Schweinefleisch, Leber, Scholle, Thunfisch, Vollkornprodukten (vor allem Haferflocken), Hülsenfrüchten und Kartoffeln enthalten (➤ Abb. 5.11).

Eigenschaften: Thiamin ist labil gegenüber Hitze und Sauerstoff.

Täglich empfohlene Zufuhr (65 Jahre und älter): 1,0 mg Thiamin. Der Bedarf ist erhöht bei chronischem Alkoholmissbrauch.

Funktion: Thiamin ist Bestandteil von Enzymen und spielt beim Abbau von Kohlenhydraten und somit bei der Gewinnung von Energie eine Rolle. Außerdem ist es am Abbau einiger Aminosäuren beteiligt. Thiamin wird auch für die Erregbarkeit des Nervengewebes benötigt.

Mangelerscheinungen: Ein Mangel an Thiamin trifft aufgrund seiner wichtigen Funktion im Kohlenhydratstoffwechsel besonders Organe und Organsysteme, die auf eine kontinuierliche und ausreichende Versorgung mit Kohlenhydraten angewiesen sind, z. B. Nervensystem, Muskulatur, Herz und Magen-Darm-Trakt. In Kombination mit einer Unterversorgung an Proteinen führt eine Thiamin-Avitaminose zu dem v. a. in Ostasien auftretenden Krankheitsbild Beriberi. Es kommt dabei zu Herzfunktionsstörungen, Wasseransammlungen im Gewebe (*Ödeme*), Muskelschwund und neurologischen Ausfällen. [2] [7]

Riboflavin (Vitamin-B2)

Vorkommen: Riboflavin kommt v. a. in Milch, Milchprodukten, Fleisch, Fisch, Eiern und Vollkornprodukten, bestimmten Gemüsesorten (z. B. Spinat) vor.

Eigenschaften: Riboflavin ist lichtempfindlich, aber stabil gegenüber Hitze und Sauerstoff.

Täglich empfohlene Zufuhr (65 Jahre und älter): 1,2 mg Riboflavin. Der Bedarf ist erhöht bei chronischem Alkoholmissbrauch, schweren Krankheiten, nach Operationen, Wechselwirkungen mit verschiedenen Medikamenten

Funktion: Riboflavin ist Bestandteil von zwei Koenzymen, die an der Energiegewinnung beteiligt sind. Außerdem wirkt Riboflavin bei der Hämoglobinbildung in den Erythrozyten mit.

Mangelerscheinungen: Ein Mangel an Riboflavin führt zu Wachstumsstörungen und Dermatitis, Entzündungen der Mundschleimhaut und der Zunge sowie Mundwinkelrhagaden. In schweren Fällen kann eine Unterversorgung zu einer Anämie führen. [2] [7]

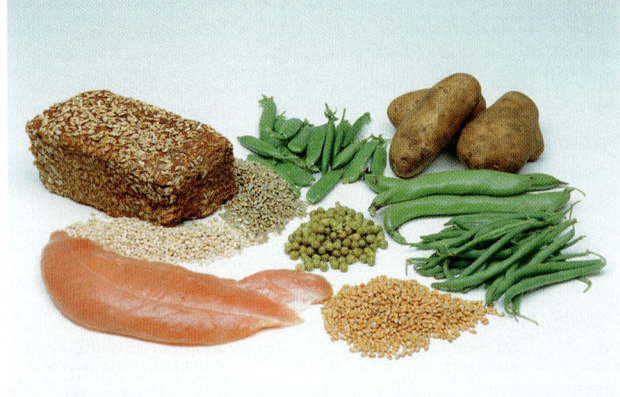

Abb. 5.11 Auswahl wichtiger Thiamin-Quellen: Fleisch, Kartoffeln, Hülsenfrüchte und Vollkornprodukte. [K115]

Niacin

Vorkommen: Niacin ist v. a. in Fleisch, Innereien, Fisch, Milch und Eiern enthalten. Auch Brot, Backwaren und Kartoffeln tragen zur Versorgung mit Niacin bei. Aus pflanzlichen Lebensmitteln ist die Bioverfügbarkeit (*Verwertung*) eingeschränkt.

Eigenschaften: Niacin ist beständig gegenüber Sauerstoff, Licht und Hitze.

Täglich empfohlene Zufuhr (65 Jahre und älter): 13 mg Niacin-Äquivalent. Aus 60 mg Tryptophan wird etwa 1 mg Niacin gebildet, d. h. 1 mg Niacin-Äquivalent. Der Bedarf ist erhöht bei chronischem Alkoholkonsum, Malabsorptionsstörungen, bei erhöhten Verlusten z. B. chronischen Diarrhöen oder bei angeborenen Störungen des Tryptophanstoffwechsels (Protein ➤ 1.1.4).

Funktion: Niacin ist ein Coenzym von Wasserstoff übertragenden Enzymen der Atmungskette im Mitochondrium (➤ 1.2.1). Es ist somit am energieliefernden Abbau von Kohlenhydraten, Fett- und Aminosäuren sowie der Zellteilung beteiligt.

Mangelerscheinungen: Eine Unterversorgung mit Niacin tritt in Mitteleuropa nur noch sehr selten auf. Neben der Aufnahme über die Nahrung wird Niacin aus der unentbehrlichen Aminosäure Tryptophan in Leber und Nieren gebildet. Erst ein gleichzeitiger Mangel an Niacin und eine geringe Zufuhr von Tryptophan führt zur Avitaminose Pellagra. [2] [7]

Pantothensäure

Vorkommen: Pantothensäure kommt in geringen Mengen in allen Lebensmitteln vor (griech. pan = *alles*), v. a. in Fleisch, Leber, Fisch, Milch, Vollkornprodukten und Hülsenfrüchten, z. B. Erbsen.

Eigenschaften: Pantothensäure ist besonders labil gegenüber Hitze sowie beständig gegenüber Sauerstoff und Licht.

Täglich empfohlene Zufuhr (65 Jahre und älter): 6 mg Pantothensäure.

Funktion: Pantothensäure nimmt eine zentrale Stellung im Energiestoffwechsel ein. Als Bestandteil des Coenzym A, dessen Grundgerüst aus Pantothensäure besteht, ist sie am Endabbau von Kohlenhydraten, Fetten und einigen Aminosäuren beteiligt sowie am Aufbau von Fettsäuren, Cholesterol und einigen Hormonen.

Mangelerscheinungen: Ein Mangel an Pantothensäure tritt nur selten auf. [2] [7]

Folat

Vorkommen: Folat kommt v. a. in Fleisch, Leber, Milch, Milchprodukten, einigen Käsesorten und Eiern vor. Gute Lieferanten sind auch Tomaten, Kohlarten, Spinat, Gurken, Orangen, Weintrauben, Vollkornprodukte, Kartoffeln, Weizenkeime und Sojabohnen (➤ Abb. 5.12).

Eigenschaften: Folsäure ist besonders labil gegenüber Hitze, Licht und Sauerstoff.

Täglicher Bedarf (65 Jahre und älter): 400 µg Folat-Äquivalent. 1 µg Folat-Äquivalent entspricht 1 µg Nahrungsfolat bzw. 0,5 µg synthetischer Folsäure. Der Bedarf ist erhöht bei erhöh-

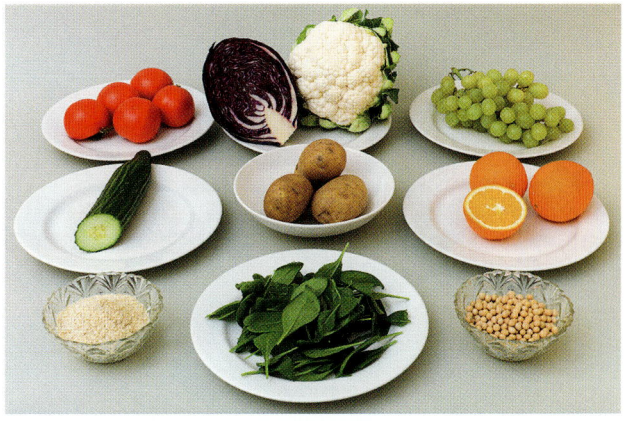

Abb. 5.12 Folsäurehaltiges Obst und Gemüse. [K115]

tem Alkoholkonsum und einer dauerhaften Einnahme von Medikamenten, z. B. Antiepileptika und Zytostatika.

Funktion: Folat übernimmt als Coenzym eine bedeutende Aufgabe bei der Zellteilung und Neubildung der Blutzellen. Folsäure wirkt an der Bildung der DNS und der stickstoffhaltigen Basen Adenin und Guanin mit (➤ 1.2.2) und ist so an der Weitergabe der genetischen Erbinformation in den Zellen beteiligt. Deshalb spielt sie eine wichtige Rolle für die Zellteilung und -neubildung, besonders der von Erythrozyten, Leukozyten und Thrombozyten (➤ 2.6).

Mangelerscheinungen: Ein Mangel an Folsäure stört die Bildung von Zellen, die eine hohe Teilungsrate aufweisen. Besonders betroffen sind daher die Blutzellen, z. B. Erythrozyten und Leukozyten (➤ 2.62, ➤ 2.6.4). Die ersten Symptome sind Störungen des Blutbildes. Die megaloplastische Anämie, eine schwere Form des Folatmangels, kommt in westlichen Ländern selten vor. Sind zu wenige Leukozyten vorhanden, ist die Infektabwehr vermindert (➤ 2.6.5). Zudem ist die Bildung von Schleimhautzellen beeinträchtigt. Im Magen-Darm-Trakt wird dadurch die Resorptionsleistung der Schleimhaut verringert, zusätzlich kommt es zu Durchfall. Der Folsäurestoffwechsel steht mit dem Vitamin B_{12} und dem Eisen in Verbindung.

Besonderheiten: Ausreichende Versorgung mit den Vitaminen B_6, B_{12} und Folsäure ist für die Senkung erhöhter Homocysteinkonzentration im Blut bedeutend, da sie das Risiko für Schlaganfall vermindern. [2] [7] [11]

Biotin

Vorkommen: Biotin ist v. a. in Leber, Sojabohnen, Eier, Nüssen, Haferflocken, Spinat, Champignons und Linsen enthalten.

Eigenschaften: Biotin ist beständig gegenüber Sauerstoff, Licht und Hitze.

Täglich empfohlene Zufuhr (65 Jahre und älter): 30 bis 60 µg Biotin.

Funktion: Biotin wirkt als Coenzym beim Aufbau von Kohlenhydraten und Fettsäuren sowie beim Abbau von Aminosäuren.

Mangelerscheinungen: Bei üblichen Ernährungsgewohnheiten treten Mangelerscheinungen nicht auf. [2] [7]

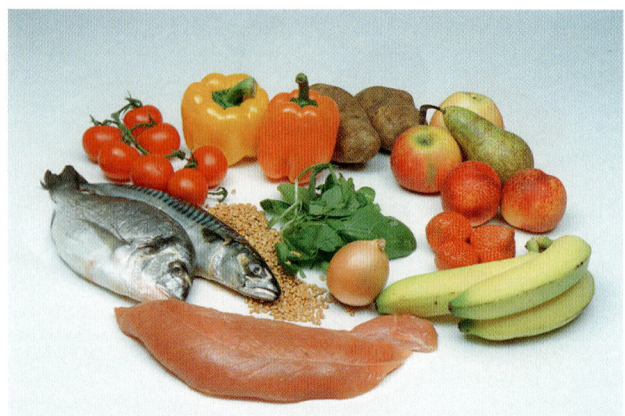

Abb. 5.13 Wichtige Pyridoxin-Quellen sind z. B. Fleisch, Fisch, Kartoffeln, Bananen. [K115]

Pyridoxin

Vorkommen: Pyridoxin (Vitamin B_6) ist v. a. in Hühner- und Schweinefleisch, Fisch, Kohl, grünen Bohnen, Linsen, Feldsalat, Kartoffeln, Bananen, Vollkornprodukten, Weizenkeimen und Sojabohnen enthalten.

Eigenschaften: Pyridoxin ist labil gegenüber Licht und Hitze, dagegen beständig gegenüber Sauerstoff.

Täglich empfohlene Zufuhr (65 Jahre und älter): 1,2 bis 1,4 mg Pyridoxin. Der Bedarf ist bei Einnahme bestimmter Medikamente erhöht sowie bei erhöhtem Proteinbedarf, z. B. während der Wundheilung.

Funktion: Pyridoxin ist ein Coenzym im Aminosäuren- und Proteinstoffwechsel. Außerdem ist es an der Hämoglobinsynthese beteiligt, beeinflusst die Funktionen des Nervensystems und unterstützt die Immunabwehr.

Mangelerscheinungen: Bei üblichen Ernährungsgewohnheiten treten Mangelerscheinungen nicht auf. Ein schwerer Mangel an Pyridoxin führt zu neurologischen Störungen (z. B. Sensibilitätsstörungen), Dermatitis im Nasen-Augen-Mundbereich sowie zu einer eisenresistenten Anämie.

Besonderheiten: Ausreichende Versorgung mit den Vitaminen B_6, B_{12} und Folsäure ist für die Senkung erhöhter Homocysteinkonzentration im Blut bedeutend, da sie das Risiko für Schlaganfall vermindern. [2] [7]

Cobalamin

Vorkommen: Cobalamin (Vitamin B_{12}) ist nur in tierischen Lebensmitteln, z. B. Leber, Fleisch, Fisch, Eier, Milch und Käse, enthalten. Pflanzliche Lebensmittel, die einer Gärung unterworfen sind, enthalten Vitamin B_{12} nur in Spuren, z. B. Sauerkraut.

Eigenschaften: Cobalamin ist gegenüber Licht, Hitze und Sauerstoff labil.

Täglich empfohlene Zufuhr (65 Jahre und älter): 3,0 µg Cobalamin.

Funktion: Cobalamin ist als Coenzym am Aminosäuren- und Fettsäurestoffwechsel beteiligt. Vitamin B_{12} spielt eine wesentliche Rolle im Folsäurestoffwechsel. Es aktiviert Folat und fördert den Reifungsprozess der Erythrozyten.

Mangelerscheinungen: Ein Mangel an Cobalamin entsteht häufig durch mangelnde oder fehlende Produktion des Intrinsic factors durch die säurebildenden Belegzellen der Magenschleimhaut. Der Intrinsic factor wird für die Resorption von Cobalamin benötigt. Nach Entfernung des Magens oder bei einigen Formen der chronischen Magenschleimhautentzündung (*atrophische Gastritis* ➤ 2.10.13) wird kein Intrinsic factor gebildet. Fehlt oder mangelt Vitamin B_{12} chronisch, werden die Myelinscheiden im Nervensystem (➤ 1.3.4) fortschreitend zerstört, Lähmungen treten auf und Dauerschäden des Nervensystems (*funikuläre Myelose*) sind möglich. Ein ausgeprägter Mangel führt zu einer Störung der Zellbildung im Knochenmark mit einer perniziösen Anämie (➤ 2.6.7) als Folge. Erste Symptome eines Vitamin B_{12}-Mangels, auch bei Veganern, zeigen sich häufig nach Jahren einer Unterversorgung, weil die Leber das Cobalamin in relativ großen Mengen speichert.

Besonderheiten: Eine ausreichende Versorgung mit den Vitaminen B_6, B_{12} und Folsäure ist für die Senkung erhöhter Homocysteinkonzentration im Blut bedeutend, da sie das Risiko für Schlaganfall vermindern. [2] [7]

Ascorbinsäure

Vorkommen: Ascorbinsäure (Vitamin C) ist v. a. in Obst, Gemüse und den daraus hergestellten Säften enthalten. Beispiele sind Sanddornbeeren(saft), Paprikaschoten, schwarze Johannisbeeren, Stachelbeeren, Him- und Erdbeeren, Zitrusfrüchte. Lieferanten sind auch Kartoffeln, Broccoli, Grün-, Rosen-, Rot- und Weißkohl, Spinat und Tomaten (➤ Abb. 5.14).

Eigenschaften: Ascorbinsäure ist labil gegenüber Sauerstoff, Licht und Hitze.

Täglich empfohlene Zufuhr (65 Jahre und älter): 100 mg Ascorbinsäure. Der Bedarf ist in verschiedenen Lebensumständen erhöht, z. B. starker körperliche Belastung, anhaltendem geistig-seelischem Stress, Alkohol- und Medikamentenmissbrauch, Rauchen, Erkrankungen wie Diabetes mellitus, Infektionen und dialysepflichtige Niereninsuffizienz.

Funktion: Ascorbinsäure besitzt innerhalb des Stoffwechsels eine Reduktions-Oxidations-Funktion, d. h. es kann anderen Mo-

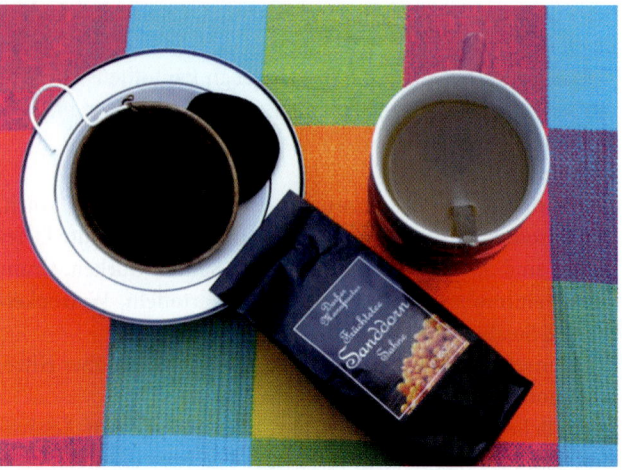

Abb. 5.14 Sanddorn enthält viel Vitamin C. [M294]

lekülen Elektronen abnehmen oder anbieten. So fördert sie die Resorption von Eisen aus pflanzlichen Lebensmitteln und hemmt die Nitrosaminbildung im Magen aus Nitrit und Aminen und ist als Antioxidans an dem körpereigenen Schutzmechanismus und an der Bildung von Kollagen bzw. Bindegewebe beteiligt.

Mangelerscheinungen: Eine unzureichende Zufuhr an Vitamin C äußert sich zunächst z. B. in allgemeiner Müdigkeit, Leistungsschwäche, erhöhter Infektanfälligkeit, verzögerter Wundheilung und einer verlangsamten Erholung nach Krankheiten (*Rekonvaleszenz*). Die Avitaminose von Vitamin C ist Skorbut.

Besonderheiten: Eine ausreichende Vitamin-C-Versorgung stärkt das Immunsystem und wirkt verhütet degenerative Erkrankungen, z. B. Arteriosklerose, Krebs und grauen Star (*Katarakt* ➤ 2.3.7). [2] [7]

Fettlösliche Vitamine

> **DEFINITION**
>
> **Fettlösliche Vitamine**: Vitamine, die hauptsächlich in tierischen Nahrungsmitteln zu finden sind. Werden im Organismus gespeichert (Ausnahme: Phyllochinon = Vitamin K) und nicht über den Urin ausgeschieden. Überdosierungen können zu einer Hypervitaminose führen. Fettlösliche Vitamine sind Retinol, Calciferol, Tocopherol und Phyllochinon (➤ Tab. 5.8).

Retinol und Karotinoide

Vorkommen: Retinol (Vitamin A) ist v. a. in Leber, auch in geringen Mengen in Butter, Margarine und Eiern enthalten. Karotinoide, die Provitamine von Vitamin A, kommen in pflanzlichen Lebensmitteln, v. a. in tiefgelben bis orangefarbenen Früchten und Gemüsen wie Karotten, Paprikaschoten und grünem Gemüse wie Spinat, Grünkohl, Broccoli vor (➤ Abb. 5.15).

Eigenschaften: Retinol und Karotinoide sind labil gegenüber Licht und Sauerstoff, aber beständig gegenüber Hitze.

Täglich empfohlene Zufuhr (65 Jahre und älter): 0,8 bis 1,0 mg (RÄ). 1 mg Retinol entspricht 6 mg β-Karotin und 12 mg anderen Provitamin-A-Karotinoiden. Der Bedarf ist erhöht bei Infektionskrankheiten mit Fieber.

Funktion: Retinol ist in chemisch abgewandelter Form ein Bestandteil des Sehpigmentes Rhodopsin, das in den Lichtrezeptoren der Netzhaut enthalten und für das Hell-Dunkel-Sehen verantwortlich ist. Außerdem ist Retinol an der Bildung neuer Zellen der Haut und Schleimhäute beteiligt. Karotinoide wirken als Antioxidanzien und sind am körpereigenen Schutzmechanismus beteiligt.

Mangelerscheinungen: Ein leichter Mangel führt zu einer erhöhten Infektanfälligkeit der Atemwege. Schleimhäute werden geschädigt und bieten so einen Angriffspunkt für Krankheitserreger. Die Nachtblindheit, d. h. eine ungenügende Anpassung der Sehkraft in einer dunklen Umgebung, ist ebenfalls Folge eines Vitamin A-Mangels. Ein schwerer Mangel an Retinol äußert sich in der Austrocknung der Tränendrüsen, der Verhornung und anschließend der Zerstörung der Hornhaut bis hin zur Erblindung.

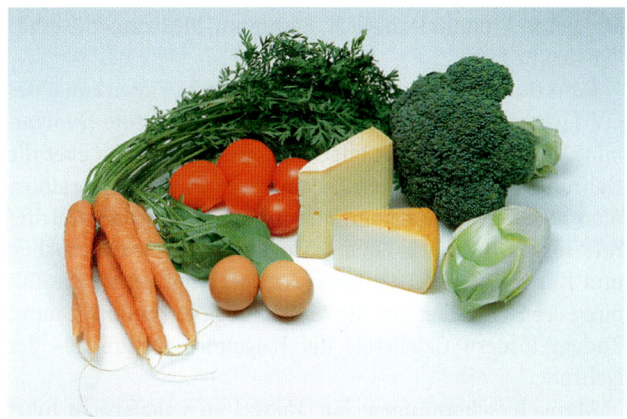

Abb. 5.15 Eigelb, Karotten, Paprika, Spinat und Broccoli sind wichtige Lieferanten für Retinol und Karotinoide. [K115]

Überdosierung: Akutes Symptom einer zu hohen Retinolaufnahme, in Form von Nährstoffpräparaten, sind Kopfschmerzen. Chronisch treten Hautveränderungen und Leberschädigungen auf. Bei Schwangeren kann eine Überdosierung von Vitamin A zu einer Schädigung des Ungeborenen führen.

Besonderheiten: Ausreichende Versorgung mit Karotinoiden senkt möglicherweise das Risiko für Krebserkrankungen. Bei schlechten Haut- und Schleimhautzuständen ist auf eine ausreichende Zufuhr von Vitamin A zu achten (➤ 2.2). [2] [7]

Calciferole

Vorkommen: Calciferole (Vitamin D) sind va. In Lebertran, fetten Fischen, (z. B. Makrele und Hering), Leber und Eigelb enthalten. Margarine ist häufig mit Vitamin D angereichert (➤ Abb. 5.16).

Eigenschaften: Calciferole sind labil gegenüber Sauerstoff und Licht sowie beständig gegenüber Hitze.

Täglich empfohlene Zufuhr (65 Jahre und älter): 10 μg Calciferole. Der Bedarf ist erhöht bei Störungen in der Fettverdauung und -absorption, z. B. Mangel an Gallensäure bzw. Pankreasinsuffizienz oder Störung bei der Bildung von Cholecalciferol. Bei Lebererkrankungen oder Niereninsuffizienz ist ein

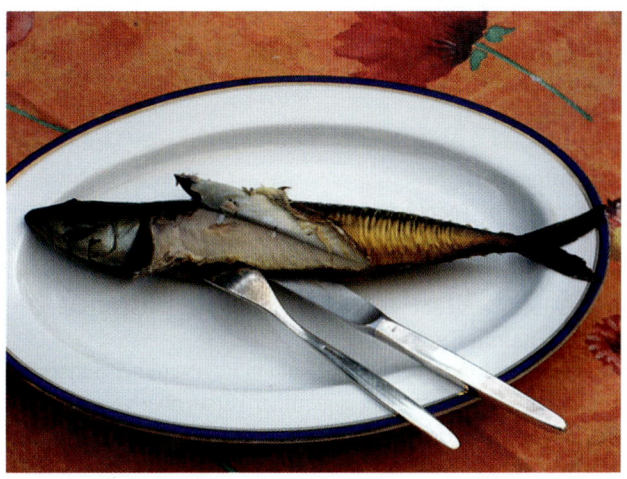

Abb. 5.16 Fetter Fisch, z. B. Makrele, liefert Vitamin D. [M294]

Mangel an Vitamin D möglich. Bestimmte Medikamente erhöhen den Bedarf.

Funktion: Der Organismus kann durch Einwirkung des UV-Lichtes Vitamin D in der Haut aus der Vorstufe (*Provitamin*) Dehydrocholesterin bilden. Zusammen mit den über die Nahrung aufgenommenen Calciferolen und dem Parathormon regelt es den Kalzium- und Phosphat-Haushalt. Calciferole sorgen demnach für die Mineralisierung von Knochen und Knorpel (➤ 2.1.1). Außerdem beeinflussen sie die Bildung der Hautzellen und die Aktivierung des Immunsystems. Zudem fördern Calciferole die Kalziumresorption aus der Nahrung.

Mangelerscheinungen: Ein Mangel an Calciferolen führt zu Mineralisierungsstörungen der Knochen. Die Avitaminose im Kindesalter ist die Rachitis, die mit Deformierungen im Bereich der Wachstumsfugen und des Skeletts einhergeht, z. B. rachitischer Rosenkranz und O-Beine. Im Erwachsenenalter führt ein ausgeprägter Vitamin-D-Mangel zur Osteomalazie (➤ 2.1.13). Diese ist durch eine Demineralisierung der voll entwickelten Knochen gekennzeichnet. Typisch sind bandförmige Umbauzonen (*Looser*), in deren Bereich Spontanfrakturen auftreten können. Die Knochen biegen sich langsam. Dies ist verbunden mit generalisierten Schmerzen und der Entwicklung einer Myopathie. Weitere Symptome sind herabgesetzte Muskelkraft, verminderter Muskeltonus und erhöhte Infektanfälligkeit. Eine Verminderung der anorganischen und organischen Knochensubstanz führt zur Entstehung der Osteoporose (*Knochenschwund*) mit gehäuften Frakturen (➤ 2.1.13).

Überdosierung: Eine zu hohe orale Vitamin-D-Zufuhr, mit Nährstoffpräparaten, kann zu dem Hyperkalzämie-Syndrom mit erhöhtem Blutkalziumspiegel führen. Die Symptome sind z. B. häufiges Wasserlassen und Durst, Übelkeit und Erbrechen, Nierensteine und Verkalkung der Nieren.

Besonderheiten: Im Alter ist die Vitamin-D-Eigensynthese in der Haut geringer als bei jungen Erwachsenen. Bei pflegebedürftigen und bettlägerigen Menschen nimmt sie zusätzlich ab, wenn der Aufenthalt im Freien eingeschränkt ist. Das Risiko für Osteoporose ist erhöht. Bei gefährdeten Pflegebedürftigen ist eine Nahrungsergänzung (*Supplementation*) mit Vitamin D und Kalzium zur Sturzprophylaxe (➤ 1.4.1) und Osteoporosetherapie (➤ 5.4.7) zu überlegen und mit dem Arzt abzusprechen. [2] [7]

Tocopherole
Vorkommen: Tocopherole (Vitamin E) sind in hochwertigen Pflanzenölen z. B. in Weizen-, Maiskeim-, Raps-, Soja- sowie Sonnenblumenöl enthalten. Auch in Weizenkeimen, Vollkornbrot, Nüssen und Samen kommen sie vor. Diätmargarine wird häufig Vitamin E zugesetzt.

Eigenschaften: Tocopherole sind labil gegenüber Sauerstoff und Licht sowie beständig gegenüber Hitze, aber wiederholtes Erhitzen von Bratfetten zerstört Vitamin E.

Täglich empfohlene Zufuhr (65 Jahre und älter): 11–12 mg Tocopherol-Äquivalent. Malabsorptionsstörung von Fetten kann bei Darmresektionen und schweren Lebererkrankungen zu einem Mangel führen.

Funktion: Tocopherole wirken als Antioxidanzien und sind am körpereigenen Schutzmechanismus beteiligt. Sie schützen Zellmembranen, ungesättigte Fettsäuren und andere Substanzen, z. B. das Retinol, vor Veränderungen durch Sauerstoff (*Oxidation*).

Mangelerscheinungen: Ausfallerscheinungen, die Membranfunktionen, den Muskelstoffwechsel und das Nervensystem betreffen, sind möglich.

Überdosierung: Nicht bekannt. [2] [7]

Phyllochinone
Vorkommen: Phyllochinone (Vitamin K) sind v. a. reichlich in grünem Gemüse, z. B. Feldsalat, Spinat sowie in Milch, Milchprodukten, Fleisch, Eiern, Getreide, Obst und verschiedenen Gemüsearten (z. B. Chicoree) enthalten. Sie werden auch von Darmbakterien gebildet.

Eigenschaften: Phyllochinone sind sehr labil gegenüber Licht sowie beständig gegenüber Sauerstoff und Hitze.

Täglich empfohlene Zufuhr (65 Jahre und älter): 65–80 µg Vitamin K. Der Bedarf ist erhöht bei Krankheiten der Leber, des Magen-Darm-Trakts, schweren Störungen der Fettabsorption, Einnahme einiger Medikamente sowie parenteraler Ernährung.

Funktion: Phyllochinone sind für die Bildung der Blutgerinnungsfaktoren II, VII, IX und X (➤ 2.6.3) zuständig. Als Bestandteil des Osteocalcins (*Knochenprotein*) ist es am Knochenstoffwechsel beteiligt.

Mangelerscheinungen: Ein Vitamin-K-Mangel führt v. a. zu Störungen der Blutgerinnung. Bei einigen Krankheiten, z. B. Lebererkrankungen, oder bei der Gabe von Medikamenten, z. B. Antibiotika, kann es in Folge der Blutgerinnungsstörungen zu sicht- und unsichtbaren Blutungen in verschiedene Organe, z. B. Haut und Schleimhaut, Gehirn, Nebenniere, Magen-Darm-Trakt kommen. Es besteht v. a. für Frauen (mittleren Alters) ein erhöhtes Risiko für Knochenfrakturen.

Überdosierung: Nicht bekannt.

Besonderheiten: Bei Verabreichung von Gerinnung hemmenden Medikamenten (*Antikoagulantien*), die z. B. zur Vorbeugung einer Thrombose eingenommen werden, ist keine Vitamin-K-arme Ernährung mehr empfohlen. [2] [7]

Maßnahmen zur praktischen Umsetzung

- Lebensmittelmenge und gezielte Lebensmittelauswahl der Lebensmittelgruppen 1, 2, 3, 4, 5 und 6 des DGE-Ernährungskreises beachten (➤ 5.2.3)
- Die Einnahme von Nahrungsergänzungsmitteln mit Vitaminen in konzentrierter Form ist kein Ersatz, z. B. für eine vollwertige Ernährung (➤ 5.1). Der gezielte Einsatz von einzelnen Vitaminen ist im Bedarfsfall sinnvoll.

Mineralstoffe

DEFINITION

Mineralstoffe: Anorganische Substanzen, die bei der Verbrennung von Nahrungsmitteln den nicht brennbaren Rückstand (Asche) bilden. Gehören zu den nicht Energie liefernden Nährstoffen. Anteil im Körper beträgt durchschnittlich 3 % des Körpergewichts. Werden nach ihrer Konzentration im Organismus in Mengen- und Spurenelemente eingeteilt (➤ Tab. 5.9).
Mengenelemente: Substanzen, deren jeweiliger Bestand im Körper größer als 50 mg/kg KG ist, etwa Natrium, Chlorid, Kalium, Phosphor, Kalzium, Magnesium.
Spurenelemente: Substanzen, deren jeweiliger Bestand im Körper kleiner als 50 mg/kg KG ist, z. B. Eisen, Zink, Jod, Selen. [2] [6] [7]

Funktionen

- Als **unlösliche Verbindungen** sind Mineralstoffe in den Gerüst- und Stützsubstanzen der Knochen und Zähne enthalten.
- Als **lösliche Verbindungen** erhalten sie elektrolytische und osmotische Gleichgewichte. Außerdem sind sie an der Reizleitung im Nervensystem und am Aufbau von Puffersystemen beteiligt (➤ 1.1.4).
- In **organischen Verbindungen** sind sie u. a. Bestandteil von Hormonen (z. B. Jod in den Schilddrüsenhormonen), Enzymen, Koenzymen oder von Proteinen (z. B. Eisen im Hämoglobin ➤ 2.6.2) [2] [6] [7]

Kritische Mineralstoffe im Alter

DEFINITION

Kritische Mineralstoffe: Mineralstoffe, bei denen die Versorgung häufig unzureichend ist, d. h. die tatsächliche Zufuhr entspricht nicht der empfohlenen Menge (Referenzwerte ➤ 5.1.2). Zu den kritischen Mineralstoffen im Alter gehören das Kalzium, Zink, Eisen und Magnesium. [18]

Mineralstoffmangel

Ursachen

Die **Ursachen** eines Mineralstoffmangels sind denen des Vitaminmangels ähnlich. Diese gilt es zu verhindern.

Mineralstoffstatus

Biochemische Parameter oder andere Verfahren, z. B. Knochendichtemessung, geben Informationen über den **Mineralstoffstatus**, d. h. ob eine qualitative Mangelernährung (➤ 5.3.4) vorliegt.

Bei einseitiger Ernährung von Pflegebedürftigen (mit wenig Fleisch, Obst, Gemüse und Vollkornprodukten), gibt z. B. der Hämoglobinwert im Blut einen Hinweis auf die Eisenversorgung. Bei niedrigen Werten sind auch andere Ursachen in Erwägung zu ziehen, z. B. Entzündungen im Körper. [2] [17]

Tab. 5.9 Mengenelemente und ausgewählte Spurenelemente. Täglich empfohlene Zufuhr sowie Vorkommen, Funktionen und Mangelerscheinungen.

Mineralstoffe	empfohlene tägliche Zufuhr[1]	Vorkommen[2]	Funktionen[3]	Mangelerscheinungen[3]
Mengenelemente				
Natrium	• 2,4 g (Schätzwert)[1] • Bedarf erhöht bei großen Wasserverlusten, z. B. anhaltendem Erbrechen, Diarrhö, Schweiß, nässenden Hauterkrankungen, Einnahme von Diuretika • Bedarf reduziert bei Hypertonie, Nierenerkrankungen, Herzinsuffizienz	• Käse, Wurst, Brot, Salzgebäck, Fertigsoßen, gepökeltes Fleisch, Fertiggerichte • Gewürzsalz, Gewürzzubereitungen, z. B. Gemüsebrühe, Fleischbrühe • Meer- und Steinsalz • natriumhaltiges Mineralwasser	• Aufrechterhaltung des osmotischen Drucks der Körperflüssigkeiten (*Gewebespannung*) • Beteiligung am Säure-Basen-Haushalt • Reizweiterleitung von Nervenfasern, z. B. Schmerz	• Hypotonie • Elektrolyt-Entgleisungen mit Muskelkrämpfen • Tachykardie
Chlorid	• 830 mg (Schätzwert) • Bedarf erhöht durch Verluste, z. B. starkes Erbrechen von saurem Magensaft	• (➤ oben)	• Aufrechterhaltung des osmotischen Drucks der Körperflüssigkeiten (*Gewebespannung*) • Bestandteil der Magensäure • Beteiligung am Säure-Basen-Haushalt	• Alkalose, Muskelkrämpfe
Kalium	• 2.000 mg (Schätzwert) • Bedarf erhöht durch Verluste, z. B. Diarrhö, Erbrechen, Einnahme von Diuretika und Abführmitteln • Bedarf reduziert bei chronischer Niereninsuffizienz	• Gemüse und Obst (v. a. in Bananen), Trockenobst, Kartoffeln, Pilze	• Aufrechterhaltung des osmotischen Drucks • Erregbarkeit der muskelversorgenden Nerven, v. a. an Herz und Darm • Blutdrucksenkend (bei reichlicher Zufuhr)	• Erschlaffung der glatten Muskulatur bis zur Darmträgheit, Obstipation • Schwäche der Skelettmuskulatur • Störungen der Herzfunktion

Tab. 5.9 Mengenelemente und ausgewählte Spurenelemente. Täglich empfohlene Zufuhr sowie Vorkommen, Funktionen und Mangelerscheinungen. (Forts.)

Mineralstoffe	empfohlene tägliche Zufuhr[1]	Vorkommen[2]	Funktionen[3]	Mangelerscheinungen[3]
Mengenelemente				
Kalzium	• 1.000 mg	• Milch, Käse, Joghurt, Quark, Gemüse, z. B. Broccoli, Grünkohl, Fenchel, Lauch • natürliche Mineralwässer „kalziumhaltig" • angereicherte Lebensmittel, z. B. Fruchtsäfte	• Baustein von Knochen und Zähnen • Stabilisierung der Zellmembranen • Reizübertragung an Nerven und Muskeln • Beteiligung an der Blutgerinnung	• Osteoporose • Krämpfe in Folge einer Überregbarkeit der Muskeln und Nerven
Magnesium	• 300–350 mg • Bedarf erhöht bei: – starkem Alkoholkonsum – anhaltendem Stress – chronischer Niereninsuffizienz – Einnahme bestimmter Medikamente – intensiver körperlicher Aktivität	• Vollkornprodukte, Milch, Milchprodukte, Leber, Geflügelfleisch, Fisch, Beerenobst, Bananen, Sojabohnen, Kartoffeln, manche Gemüsesorten, z. B. Broccoli, Spinat, Fenchel • natürliche Mineralwässer „magnesiumhaltig"	• Bestandteil von zahlreichen Enzymen • Erregbarkeit der Nerven und Muskeln • Mineralisation der Knochen	• erhöhte Erregbarkeit • Muskelschwäche • Muskelkrämpfe • Parästhesien
Spurenelemente				
Eisen	• 10 mg • Bedarf erhöht bei: – chronischen Entzündungen und Tumorerkrankungen – Verlusten (z. B. chronischen Blutungen im Magen-Darm-Trakt, Menstruation, Hämorrhoidalblutungen) – verminderter Resorption (z. B. nach Magenentfernung)	• Hämeisen: Fleisch, Wurstwaren, Leber • Nicht-Hämeisen: Getreideprodukte, Gemüse, Hülsenfrüchte • natürliches Mineralwasser „eisenhaltig"	• Bestandteil des Hämo- und Myoglobins (Transport von Sauerstoff) • Bestandteil von Enzymen im Zellstoffwechsel • Beteiligung an der Immunabwehr	• erste Anzeichen einer Eisenunterversorgung sind Abgeschlagenheit und anhaltende Müdigkeit • Eisenmangelanämie
Zink	• 7–10 mg • Bedarf erhöht bei Verlusten, nephrotischem Syndrom, alkoholinduzierter Leberzirrhose	• Rindfleisch, Schweinefleisch, Geflügel, Ei, Milch, Käse, Hülsenfrüchte, Vollkornprodukte	• Bestandteil zahlreicher Enzyme oder Aktivator von Enzymen • am Protein-, Kohlenhydrat-, Fettsäurestoffwechsel beteiligt • Aufgaben bei der Insulinspeicherung • Aktivierung des Immunsystems • Cofaktor für antioxidative Enzyme	• verzögerte Wundheilung • Appetitlosigkeit • verminderte Infektabwehr • Wachstumsstörungen • vermindertes Geschmacksempfinden • neurologische Störungen
Jod	• 180 µg (Schätzwert)	• Seefische • Brot, Backwaren, Wurst, Käse und Fertiggerichte, die mit Jodsalz hergestellt werden • im Haushalt: Kochen und Backen mit Jodsalz • mit Jodsalz zubereitete Speisen in der Außer-Haus-Verpflegung	• aktiviert als Bestandteil der Schilddrüsenhormone den Energiestoffwechsel • fördert die Teilung und das Wachstum von Zellen und Geweben	• Kropf (*Struma*): Vergrößerung der Schilddrüse • Jodmangel in der Schwangerschaft führt zu Auswirkungen beim Ungeborenen

1), 3), 4) wie in Tab. 5.8 (Vitamine)
2) 1 g NaCl (Natriumchlorid) = 0,4 g Natrium

Natrium

Vorkommen: Natrium kommt in Verbindung mit Chlorid als Natriumchlorid (*Kochsalz*) v. a. in vielen verarbeiteten Lebensmitteln vor, z. B. in Käse, Wurst, Brot, Salzgebäck, Fertigsoßen und Fertiggerichten sowie in gepökeltem Fleisch. Außerdem ist es in verschiedenen Würzmitteln, z. B. in Kräuter- und Gewürzsalzen, Gewürzpräparaten, Gewürzzubereitungen und natriumhaltigem Mineralwasser enthalten. Als Kochsalz ist be-

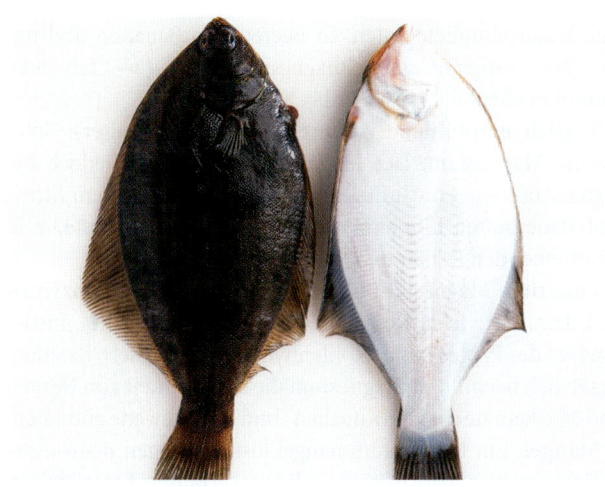

Abb. 5.17 Stark gesalzene Lebensmittel. [J787]

vorzugt Jodsalz mit Fluorid zu wählen, daneben gibt es auch Meersalz.

Täglich empfohlene Zufuhr (65 Jahre und älter): 2,4 g Natrium (x 2,5), d. h. 6 g Natriumchlorid.

550 mg Natrium, d. h. 1 g Natriumchlorid ist die minimale Zufuhr. Durch Verluste z. B. bei Erbrechen und Diarrhö (*isotone Dehydratation* ➤ 2.11.6) wird Natrium und gleichermaßen Wasser ausgeschieden. Erhebliche Natriumverluste entstehen bei nässenden Hauterkrankungen und mit dem Schweiß (*hypotone Dehydratation* ➤ 2.11.6), z. B. bei entsprechenden klimatischen Verhältnissen und körperlicher Aktivität.

Funktion: Natrium ist das häufigste positiv geladene Ion (*Kation*) in der extrazellulären Flüssigkeit, das den osmotischen Druck bestimmt. Es spielt im Säure-Basen-Haushalt (➤ 2.11.3) und als Bestandteil in manchen Verdauungssäften eine Rolle.

Mangelerscheinungen: Die Folgen sind Wasserverluste mit Hypotonie und Tachykardie (*Volumenmangelschock* ➤ 2.8.10) sowie Elektrolyt-Entgleisungen mit Muskelkrämpfen.

Überdosierung: Entsteht meist durch zu hohe Aufnahme von Kochsalz. Wird gleichzeitig zu wenig Wasser zugeführt, um das Natriumchlorid über den Harn auszuscheiden, steigt der osmotische Druck im extrazellulären Raum zu weit an. Die Folge sind Zellschädigungen. Symptome einer Überdosierung sind u. a. Bluthochdruck, Unruhe, Schwindel, Erbrechen bis hin zu Atem- und Herzrhythmusstörungen. Eine lang anhaltende Überdosierung verursacht Ödeme (➤ 2.11.6). Bei genetisch vorbelasteten Menschen kann eine zu hohe Einnahme von Natriumchlorid die Ausbildung eines erhöhten Blutdrucks (➤ 5.4.5) begünstigen. [2] [7]

Besonderheiten: Bei Bluthochdruck (*arterielle Hypertonie* ➤ 2.8.6) und Niereninsuffizienz (➤ 2.11.4) wird eine kochsalzarme Ernährung empfohlen. Die Beschränkung der Natriumzufuhr auf < 2,4 g pro Tag, bzw. eine Kochsalzaufnahme < 6 g pro Tag kann erreicht werden durch z. B.:

- Meiden von stark gesalzenen Lebensmitteln, z. B. Wurst, gesalzenen Nüssen, Salzgebäck, Fertiggerichten und Gewürzzubereitungen
- Verzicht auf das Nachsalzen am Tisch; bevorzugt z. B. mit Gewürzölen würzen
- kein Kochsalz bei der Zubereitung von Speisen. Verwendung von gemahlenen Gewürzen und Kräutern
- natürliche Mineralwässer, mit < 20 mg Natrium/l; geeignet für die natriumarme Ernährung [19] (➤ Tab. 5.15)
- frische Lebensmittel bevorzugen, Konserven und Fertiggerichte meiden
- bevorzugt Garmethoden wählen, die den Eigengeschmack der Lebensmittel erhalten, z. B. Dünsten, Grillen, Schmoren
- Lebensmittel mit Natriumgehalt < 120 mg pro 100 g Lebensmittel wählen [20]

Chlorid

Vorkommen: Chlorid kommt in Verbindung mit Natrium als Natriumchlorid (*Kochsalz*) v. a. in vielen verarbeiteten Lebensmitteln vor, z. B. in Käse, Fleisch, Wurst, Brot, Fertigsoßen.

Täglicher Bedarf (65 Jahre und älter): 3,6 g Chlorid bei 6 g Natriumchlorid. 830 mg Chlorid ist die minimale Zufuhr.

Funktion: Chlorid ist das häufigste und damit für den osmotischen Druck entscheidende negativ geladene Ion (*Anion*) im extrazellulären Raum. Es ist an der Regulation des osmotischen Drucks und des Säure-Basen-Haushalts beteiligt und bildet zusammen mit Wasserstoff die Magensalzsäure (HCl ➤ 2.10.4).

Mangel: Chloridmangel, z. B. durch Verlust von saurem Magensaft bei starkem Erbrechen, ruft eine Alkalose (➤ 2.11.3) und damit eine Störung der neuromuskulären Erregbarkeit und Muskelschwäche hervor.

Überdosierung: Ein kurzzeitiger Überschuss an Chlorid wird über die Nieren ausgeschieden. Einer anhaltenden oder zu starken Überdosierung können die Nieren nur begrenzt gegensteuern, sodass sich eine Azidose entwickelt (➤ 2.11.3). [2] [7]

Kalium

Vorkommen: Kalium ist in Gemüse und Obst (v. a. Bananen, Trockenobst) sowie in Kartoffeln und Pilzen enthalten.

Täglich empfohlene Zufuhr (65 Jahre und älter): 2.000 mg Kalium. Verluste durch z. B. Erbrechen, Diarrhö oder die Einnahme von Abführmitteln (Laxanzien ➤ 2.10.14) und Diuretika (➤ 2.11.4) können einen Mangel verursachen.

Funktion: Kalium ist das wichtigste Kation in der intrazellulären Flüssigkeit. In der Zelle hält es den osmotischen Druck aufrecht, d. h. es fördert das Ausschwemmen von Wasser aus den Zellen. Weiterhin dient es der Erregbarkeit der muskelversorgenden Nerven, z. B. am Herzen (➤ 2.7.2) und im Magen-Darm-Trakt. Aldosteron (➤ 2.11.1) fördert die Natrium- und Wasserrückresorption in der Niere, erhöht aber zugleich die Kaliumausscheidung über den Harn.

Mangelerscheinungen: Aus einem Kaliummangel resultieren Schwäche der Skelettmuskulatur, Erschlaffung der glatten Muskulatur, z. B. Darmträgheit, bis hin zur Obstipation (➤ 5.4.9) bzw. Herzrhythmusstörungen.

Überdosierung: Beim gesunden Menschen ist eine Überdosierung kaum möglich, da die Nieren überschüssiges Kalium ausscheiden. Eine Niereninsuffizienz kann jedoch einen Kaliumüberschuss hervorrufen, insbesondere bei zusätzlicher Gabe von Kalium sparenden Diuretika. Die erhöhte Kaliumkonzentration im Blut führt dann zu Herzrhythmusstörungen bis zum Herzstillstand.

Besonderheiten: Blutdrucksenkend (> 5.4.5) bei reichlicher Kaliumzufuhr. [2] [7]

Kalzium

Vorkommen: Kalzium ist v.a. in Milch, Käse, Joghurt und Quark enthalten. Es kommt auch in manchen Gemüsesorten, z.B. Broccoli, Grünkohl, Fenchel und Lauch vor. Natürliches Mineralwasser „kalziumhaltig" (> Tab. 5.15) oder mit Kalzium angereicherte Lebensmittel, z.B. Fruchtsäfte, sind ebenfalls gute Lieferanten (> Abb. 5.18).

Täglich empfohlene Zufuhr (65 Jahre und älter): 1.000 mg Kalzium.

Funktion: Kalzium ist nahezu vollständig im Skelettsystem gebunden, ein verschwindend geringer Anteil liegt z.B. in Flüssigkeiten gelöst oder an Eiweiße gebunden vor. Es ist als Baustein von Knochen und Zähnen für die Festigkeit der Knochen, für die Stabilisierung von Zellmembranen, die Reizübertragung in Nervenzellen oder bei der Muskelkontraktion sowie für eine normale Blutgerinnung (> 2.6.3) zuständig.

Mangelerscheinungen: Eine kalziumarme Ernährung fördert die Entstehung der Osteoporose (> 2.1.13) mit erhöhtem Risiko für Frakturen und Krämpfe in Folge einer Übererregbarkeit der Muskeln und Nerven.

Überdosierung: Hohe Kalziumzufuhr mit der Nahrung kann die Bildung von Harnsteinen, z.B. Kalziumoxalat- und -phosphatsteinen, fördern (> 2.11.4). Bei regelmäßiger Einnahme von mehr als 4 g Kalzium täglich kann es zu Kalziumablagerungen in den Weichteilen, v.a. in der Niere, kommen. [2] [7]

Besonderheiten: Neben der kalziumarmen Ernährung beeinflussen mangelnde Bewegung, unzureichende Vitamin-D-Versorgung und die Hormonlage der Pflegebedürftigen das Risiko für eine Osteoporose (> 5.4.7).

Magnesium

Vorkommen: Magnesium ist v.a. in Vollkorngetreideprodukten, Milch, Milchprodukten, Leber, Geflügelfleisch, Fisch und Kartoffeln enthalten. Auch viele Gemüsesorten, z.B. Spinat, Fenchel, Kohlrabi, Broccoli, Karotten sowie Sojabohnen sind gute Magnesiumlieferanten. In Beerenobst, Bananen und natürlichem Mineralwasser „magnesiumhaltig" (> Tab. 5.15) kommt es ebenfalls vor (> Abb. 5.19).

Täglich empfohlene Zufuhr (65 Jahre und älter): 300–350 mg Magnesium. Der Magnesiumbedarf kann jedoch bei chronischer Niereninsuffizienz, Alkoholismus, starkem Stress und dauerhafter Einnahme bestimmter Medikamente, z.B. harntreibenden Präparaten, erhöht sein.

Funktion: Magnesium ist Bestandteil von ca. 300 Enzymen und damit an vielen Reaktionen des Zellstoffwechsels, insbesondere des Protein- und Kohlenhydratstoffwechsels, beteiligt. Zusätzlich beeinflusst Magnesium die Erregbarkeit von Nerven und Muskeln und ist im Knochen- und Zahngewebe enthalten.

Mangel: Ein Magnesiummangel löst Störungen neuromuskulärer Erregungsprozesse aus, die von erhöhter Erregbarkeit, Parästhesien, Muskelschwäche und Krampfanfällen gekennzeichnet sind.

Überdosierung: Eine Überdosierung, z.B. durch einseitige Ernährung, ist nicht bekannt. [2] [7]

Eisen

Vorkommen: Eisen kommt in Form von Hämeisen v.a. in Fleisch, Wurstwaren und Leber vor. In pflanzlichen Lebensmitteln, z.B. Getreide, Getreideprodukten, Gemüse und Hülsenfrüchten ist das Nicht-Hämeisen enthalten. Natürliches Mineralwasser „eisenhaltig" (> Tab. 5.15) liefert ebenfalls wertvolles Eisen (> Abb. 5.20).

Grundsätzlich gilt, dass das Hämeisen besser verwertet wird als das Nicht-Hämeisen. Beim gleichzeitigen Verzehr von eisenreichen pflanzlichen Lebensmitteln und einem Vitamin-C-reichen Lebensmittel, kann das Vitamin C, z.B. aus Paprika die Eisenaufnahme aus Brot verbessern.

Täglich empfohlene Zufuhr (65 Jahre und älter): 10 mg Eisen. Der Bedarf ist erhöht bei verminderter Eisenresorption nach Magenentfernung, bei chronischen Blutungen aus dem Magen-Darm-Trakt oder den Harnwegen. Chronische Entzündungen und Tumore können ebenfalls Ursache für eine Eisenunterversorgung sein.

Funktion: Eisen ist Bestandteil des Hämo- (> 2.6.2) und Myoglobins und somit für den Transport von Sauerstoff in Blut und Muskulatur zuständig. Eisen ist als Bestandteil von Enzymen an Energie liefernden Prozessen in den Mitochondrien

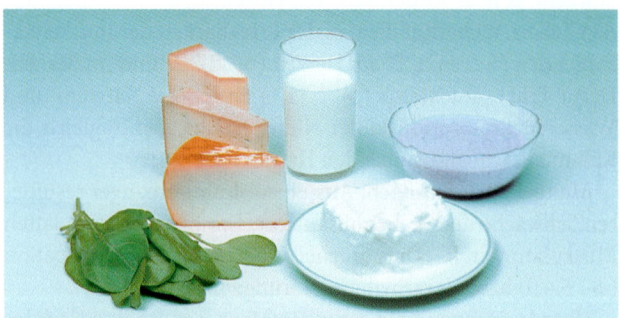

Abb. 5.18 Milch und Milchprodukte sowie Spinat sind Beispiele für Kalziumlieferanten. [K115]

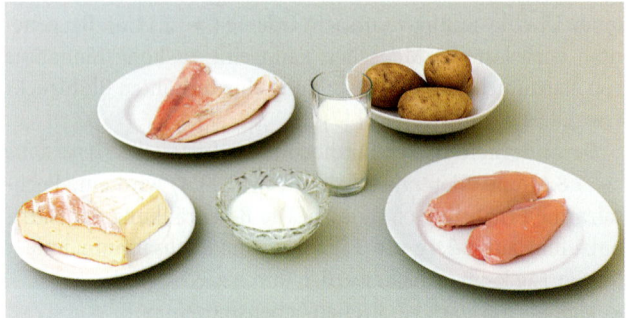

Abb. 5.19 Milch, Milchprodukte, Geflügelfleisch, Fisch und Kartoffeln enthalten viel Magnesium. [K115]

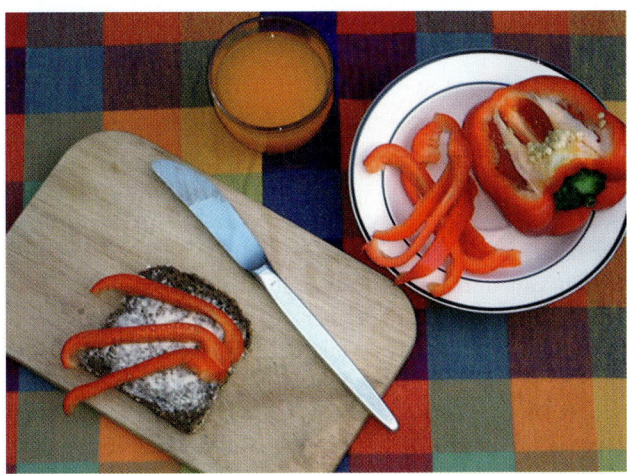

Abb. 5.20 Die Kombination von Brot, Orangensaft und z. B. Paprika bei einer Mahlzeit verbessert die Aufnahme des Eisens in den Körper. [M294]

beteiligt. Die Immunabwehr ist eisenabhängig, d. h. bei einem reduzierten Hämoglobinwert im Blut ist auch an eine Entzündung im Körper zu denken.

Mangelerscheinungen: Erste Zeichen einer Eisenunterversorgung sind Abgeschlagenheit und anhaltende Müdigkeit. Der chronische Mangel verursacht die Eisenmangelanämie (➤ 2.6.7), die weltweit häufigste Mangelerkrankung.

Überdosierung: Eine Überdosierung durch einseitige Ernährung mit eisenhaltigen Nahrungsmitteln ist nicht bekannt. Bei der idiopathischen Eisenspeichererkrankung (*Hämochromatose*) wird wahrscheinlich durch einen Stoffwechseldefekt Eisen in zahlreichen Organen wie Leber, Bauchspeicheldrüse und Herz in abnormen Mengen abgelagert. Hier ist eine gemäßigte Einnahme eisenhaltiger Lebensmittel erforderlich.

Besonderheiten: Bei Pflegebedürftigen, die wenig Fleisch verzehren oder ganz darauf verzichten, verbessert die Kombination Vitamin-C-reicher Lebensmittel bzw. Speisen mit pflanzlichen Lebensmitteln die Resorption des Nicht-Hämeisens. Beispiele: Orangensaft zum Brot, Nudelauflauf mit Salat. [2] [7]

Zink

Vorkommen: Zink ist v. a. in Rindfleisch, Geflügel, Ei, Milch, Käse, Hülsenfrüchten und Vollkornprodukten enthalten.

Täglich empfohlene Zufuhr (65 Jahre und älter): 7–10 mg Zink. Bedarf erhöht bei Verlusten, nephrotischem Syndrom (➤ 2.11.4) und alkoholinduzierter Leberzirrhose.

Funktion: Zink ist v. a. Aktivator zahlreicher Enzyme, die am Protein-, Kohlenhydrat- und Fettstoffwechsel beteiligt sind. Zink übernimmt auch Aufgaben bei der Insulinspeicherung, bei der Aktivierung des Immunsystems, ist Bestandteil bestimmter Hormone und Cofaktor antioxidativer Enzyme.

Mangel: Zinkmangel führt zu verzögerter Wundheilung, vermindertem Geschmacksempfinden, Appetitlosigkeit, verminderter Immunabwehr, Veränderungen der Haut und Wachstumsverzögerungen. Ein gravierender Mangel verursacht darüber hinaus neurologische Funktionsstörungen.

Überdosierung: Im Rahmen medikamentöser Therapien mit zinkhaltigen Mitteln sind Überdosierungen möglich. Zinkvergiftungen äußern sich in Form von Magen-Darm-Störungen.

Besonderheiten: An eine ausreichende Zinkversorgung bei Pflegebedürftigen ist bei verminderter Infektabwehr, Wundheilung (➤ 2.1.18), Diabetes mellitus (➤ 2.5.13) und vermindertem Geschmacksempfinden zu denken. [2] [7]

Jod

Nahrungsquellen: Nahezu alle natürlichen Nahrungsmittel enthalten zu wenig Jod (➤ Abb. 5.21). Eine Ausnahme bilden Milch und Seefische wie Schellfisch, Seelachs oder Kabeljau, Brot, Backwaren, Wurst, Käse und Fertiggerichte, die mit Jodsalz hergestellt sind. Empfehlenswert ist, Jodsalz mit Fluorid im Haushalt zu verwenden. Jodsalz ist ein mit Jod angereichertes herkömmliches Kochsalz: 1 kg enthält ca. 20 mg Jodat (15–25 mg/kg). [18]

Täglicher Bedarf (65 Jahre und älter): 180 µg Jod.

Funktion: Jod ist Bestandteil der Schilddrüsenhormone Trijodthyronin (T3) und Thyroxin (T4), die die Proteinsynthese stimulieren. Sie fördern das Wachstum sowie die Teilung von Zellen und Geweben. Außerdem beeinflussen sie den Grundumsatz (➤ 5.1.1).

Mangel: Deutschland ist ein Jodmangelgebiet, wobei der Mangel sich vom Norden zum Süden hin verstärkt. Jodmangel führt zu einer verringerten Schilddrüsenhormonproduktion und zu einem vermehrten Wachstum des hormonproduzierenden Schilddrüsengewebes, es entsteht ein Jodmangelkropf (*Struma* ➤ 2.5.9). Ein Jodmangel in der Schwangerschaft hat Auswirkungen auf das Ungeborene.

Überdosierung: Eine Schilddrüsenüberfunktion durch Jodüberschuss tritt meist bei Einnahme jodhaltiger Medikamente ein, wenn die Schilddrüse einen nicht diagnostizierten autonomen Bezirk aufweist (➤ 2.5.9).

Besonderheiten: Werden weder Fisch, noch Milch oder Milchprodukte verzehrt, z. B. bei Laktoseintoleranz, Kuhmilchallergie, Fischallergie, aus biografischen Gründen des

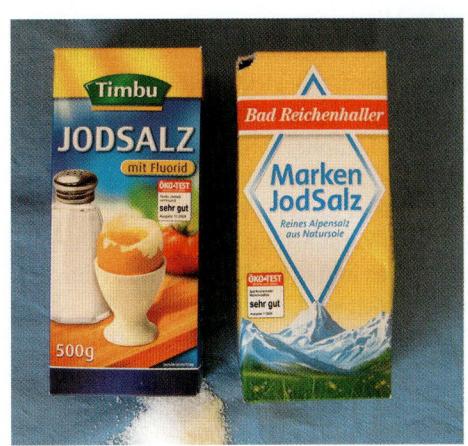

Abb. 5.21 Regelmäßige Verwendung von Jodsalz beugt einem Jodmangel vor. [O408]

Verzichts und einer therapiebedingten salzarmen Ernährung, ist zur Prävention eine zusätzliche Zufuhr von Jod in Tablettenform empfohlen. Sie ist unbedingt mit dem Arzt abzusprechen. [2] [7] [21]

Maßnahmen zur praktischen Umsetzung

- Lebensmittelmenge und gezielte Lebensmittelauswahl der Lebensmittelgruppen 1, 2, 3, 4, 5 und 7 des DGE-Ernährungskreises beachten (➤ 5.2.3)
- Die Einnahme von Nahrungsergänzungsmitteln mit Mineralstoffen in konzentrierter Form ist kein Ersatz, z. B. für eine vollwertige Ernährung (➤ 5.2); gezielter Einsatz von einzelnen Mineralstoffen ggf. sinnvoll

Wasser

> **DEFINITION**
> **Wasser** (H_2O): Wichtigster anorganischer Bestandteil im Organismus, Basis für seine Lebens- und Funktionsfähigkeit. Gehört zu den nicht Energie liefernden Nährstoffen (➤ 5.1.2). [2] [6] [7]

Wassergehalt des Organismus

Wasser ist der Hauptbestandteil des menschlichen Organismus. Das Körpergewicht eines gesunden Erwachsenen besteht zu 50–60 % aus Wasser. Der Wassergehalt des Körpers nimmt im Alter ab (➤ 5.3.6).

Funktionen

Wasser erfüllt folgende **Funktionen** im menschlichen Organismus:

- **Reaktionspartner**. Alle Stoffwechselvorgänge sind auf Wasser angewiesen. Bei vielen wichtigen Reaktionen entsteht Wasser, z. B. bei der Kondensationsreaktion, oder es wird Wasser verbraucht, z. B. bei der Hydrolyse.
- **Strukturbestandteil**. Wasser ist ein wichtiger Baustein in Polysacchariden und Proteinen.
- **Lösungsmittel**. In Wasser lassen sich organische und anorganische Substanzen lösen, z. B. Elektrolyte.
- **Transportmittel**. Wasser transportiert gelöste Substanzen, z. B. in Form von Blut, Lymphe, Verdauungssekret und Urin.
- **Wärmeregulator**. Wasser dient als Wärmeregulator, indem beim Schwitzen durch Verdunstung des Wassers auf der Haut Wärme abgegeben und so ein Kühlungseffekt durch Verdunstungskälte erzielt wird.
- **Quellmittel**. Wasser wird im Darm als Quellmittel für Ballaststoffe benötigt, die nach dem Quellvorgang durch Volumenvergrößerung die Darmwände mechanisch reizen und so die Verdauung unterstützen (➤ 2.10.8). [1] [2] [7] [22]

Wasserbilanz im Körper

> **DEFINITION**
> **Wasserbilanz** (*Flüssigkeitsbilanz*): Gegenüberstellung von Wasseraufnahme und Wasserabgabe innerhalb von 24 Std. Ist unter physiologischen Bedingungen ausgeglichen.

Die tägliche **Wasserabgabe** über die Haut, Lunge, Darm und Nieren von durchschnittlich 2.300 ml ist durch die tägliche **Wasseraufnahme** auszugleichen.

Die Wasseraufnahme erfolgt über Getränke, flüssige Lebensmittel und feste Nahrung. Im Durchschnitt nimmt ein gesunder Mensch jenseits der 65 Jahre rund 1.300 ml Wasser über Getränke und 700 ml über feste Nahrung auf. Hinzu kommen 300 ml Oxidationswasser, das bei der Verbrennung (*Oxidation*) von Kohlenhydraten, Fetten und Proteinen in der Zelle frei wird. Zusammen beträgt die Gesamtwasseraufnahme durchschnittlich 2.300 ml pro Tag (➤ Abb. 5.22). [2]

Richtwert der Wasserzufuhr für gesunde Menschen im Alter

Der **Richtwert** der täglichen **Wasserzufuhr** (*Flüssigkeitsbedarf*) liegt für gesunde Menschen mit Normalgewicht über 65 Jahre bei 2.300 l pro Tag. Dies entspricht etwa 30 ml Wasser/kg KG bzw. mehr als 1 ml pro kcal Bei einer gemischten Kost berechnet die DGE den Wassergehalt der Nahrung und Speisen mit 0,33 ml pro kcal Das entspricht einem Drittel der Gesamtwassermenge. Zwei Drittel der Flüssigkeitsmenge, d. h. 1,5 l, ist

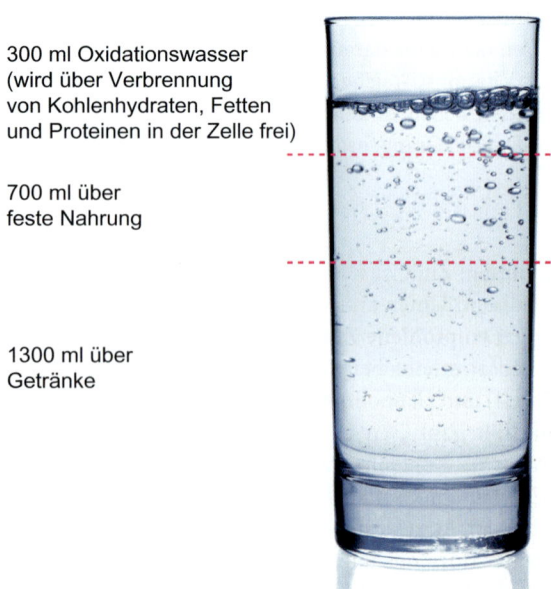

Abb. 5.22 Zusammensetzung der erwünschten täglichen Flüssigkeits-Aufnahme eines Menschen jenseits des 65. Lebensjahres. [J787, L157]

die Trinkmenge. Dazu zählen auch flüssige Speisen z. B. Brühen und Suppen. [1] [2] [7] [22]

> Für Pflegebedürftige in Altenpflegeeinrichtungen wird der Flüssigkeitsbedarf auf einer anderen Grundlage berechnet (➤ 5.3.2).

Veränderungen des Wasserbedarfs
Verschiedene Faktoren **verändern den Wasserbedarf**.
- Erhöhung:
  - bei Krankheiten mit Flüssigkeitsverlusten, z. B. Fieber, Diarrhö, Erbrechen, Verbrennungen, Blutverluste
  - beim Schwitzen durch Umweltfaktoren, z. B. überhitzte Wohnräume, Sommerhitze, unzweckmäßige Kleidung
  - Einnahme von Medikamenten, z. B. Abführmittel (*Laxanzien*) und Diuretika
  - körperliche Aktivität, z. B. Herumwandern bei Demenz oder Gartenarbeit
- Verringerung:
  - Niereninsuffizienz und Dialysetherapie (➤ 5.4.10)
  - Herzinsuffizienz (➤ 2.7.6)
  - Leberinsuffizienz mit Aszites (➤ 2.10.17)
  - Ödeme (➤ 2.11.6)

Maßnahmen zur praktischen Umsetzung
- Trinkmenge von mind. 1,3 l über den Tag verteilen.
- Geeignete Getränke auswählen, entsprechend der Lebensmittelgruppe 7 des DGE-Ernährungskreises (➤ 5.2.3). Konsum von zuckergesüßten Getränken einschränken wegen des Risikos von Adipositas und Diabetes mellitus (Kohlenhydrate ➤ 5.1.2).
- Pflegebedürftige zum Trinken motivieren und jeweils individuellen Trinkplan erstellen (➤ 5.3.3).
- Alkoholische Getränke (➤ 5.2.3) gelegentlich möglich, z. B. 1 Glas Wein oder Bier. Die gesundheitlich verträgliche Menge, bei der die möglichen positiven Effekte die negativen noch überwiegen, lässt sich mit 20 g Alkohol pro Tag, d. h. 0,5 l Bier, 0,25 l Wein oder 0,06 l Weinbrand für einen gesunden Mann und mit 10 g täglich für eine gesunde Frau angeben. [2]
- Bei Konsum von alkoholischen Getränken den Energiegehalt berücksichtigen. Verzicht auf Alkohol ist bei bestimmten Erkrankungen und Stoffwechselstörungen anzuraten, z. B. Fettleber, Leberzirrhose, Pankreaserkrankungen.
- Beschränkung des Alkoholkonsums auf gelegentlich kleine Mengen bei Bluthochdruck (➤ 2.8.6), Hyperlipidämien (➤ 2.5.14) Diabetes mellitus (➤ 2.5.13), Gicht und Hyperurikämie (➤ 2.5.12).
- Vorsicht ist beim Genuss von Alkohol in Kombination mit Medikamenten geboten.
- Erhöhter Alkoholkonsum bzw. Alkoholmissbrauch führt häufig zu einer unzureichenden Versorgung mit Vitaminen, z. B. Thiamin (➤ Tab. 5.8) und Mineralstoffen, z. B. Magnesium (➤ Tab. 5.9). [1] [2] [7] [20]

> **SURFTIPP**
> Auswertungs- und Informationsdienst Ernährung, Landwirtschaft und Verbraucherschutz e. V.:
> - www.aid.de
> - www.was-wir-essen.de
>
> Bundesministerium für Ernährung, Landwirtschaft und Verbraucherschutz: www.bmelv.de
> Arbeitskreis Jodmangel: www.jodmangel.de

5.1.3 Gesundheitsfördernde Stoffe

Ballaststoffe

> **DEFINITION**
> **Ballaststoffe** (*Nahrungsfasern*): Verschiedene Bestandteile pflanzlicher Nahrung, die von Enzymen des menschlichen Verdauungstrakts nicht oder nur teilweise abgebaut werden. Gehören zu den nicht Energie liefernden Nährstoffen. [2] [7]

Einteilung

Ballaststoffe unterscheiden sich in ihrer Faserstruktur und ihrem Wasserbindungsvermögen. Entsprechend ihrer physiologischen Eigenschaften im menschlichen Organismus werden sie in lösliche, unlösliche Ballaststoffe sowie Ballaststoffe insgesamt eingeteilt (➤ Tab. 5.10).

Tab. 5.10 Einteilung und Vorkommen ausgewählter löslicher und unlöslicher Ballaststoffe. [2]

Ballaststoffe (unlöslich)	Ballaststoffe (löslich)
- Lignin: Kleie, Getreide - Zellulose: Getreide, Gemüse, Obst - Hemizellulose: Vollkorngetreide, Hülsenfrüchte - Oligosaccharide: Hülsenfrüchte - resistente Stärke: rohe Kartoffeln, unreife Bananen, Brot, rohe Getreidekörner	- Pektine: Obst - β-Glukane: Getreide - Schleime: Leinsamen, Flohsamen

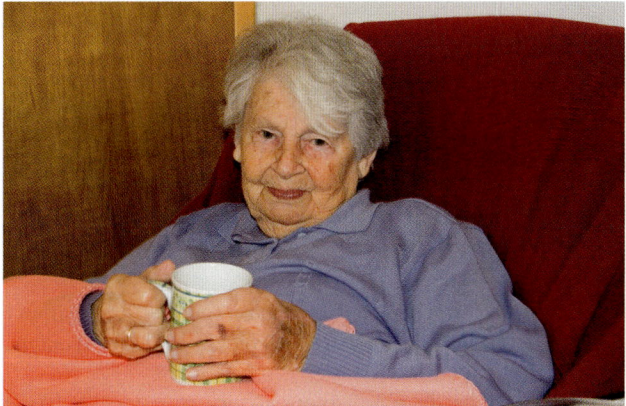

Abb. 5.23 Geeignete Getränke helfen alten Menschen, die tägliche erwünschte Trinkmenge zu erreichen. [J745–018]

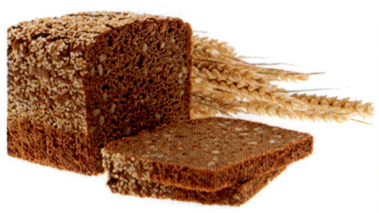
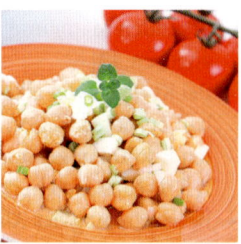

Abb. 5.24 Vollkornprodukte und Hülsenfrüchte enthalten viele Ballaststoffe. [J745–019, J745–020]

Resistente Stärke, die von den menschlichen Verdauungsenzymen nicht gespalten werden kann, ist den Ballaststoffen zugeordnet. Sie entsteht bei der Herstellung bzw. der Verarbeitung stärkehaltiger Lebensmittel, z. B. im Brot nach dem Backen oder in Kartoffeln nach dem Kochen.

Ballaststoffe insgesamt sind die löslichen und unlöslichen sowie jene Ballaststoffe, die den anderen zwei Gruppen nicht zugeordnet werden können.

Vorkommen

Der Ballaststoffgehalt ausgewählter Lebensmittel ist in ➤ Tab. 5.11 angegeben.
- **ballaststoffreiche Lebensmittel**: Getreideprodukte aus Vollkorn (➤ Abb. 5.24, ➤ Abb. 5.25), Trockenobst, Hülsenfrüchte, Beeren (z. B. Himbeeren), Kohl (z. B. Weißkohl)
- **ballaststoffarme Lebensmittel**: Weißbrot, Nudeln, weißer Reis, Äpfel, Birnen, Tomaten, Gurken

Funktionen

Die Ballaststoffe übernehmen wesentliche **Funktionen** im Verdauungstrakt und haben positive Wirkung auf den Stoffwechsel. Die Funktionen der **Ballaststoffe insgesamt** sind:
- Sie fördern durch ihre Faserstruktur ein längeres Kauen der Nahrung. Dadurch sondern die Mundspeicheldrüsen verstärkt alkalischen Speichel ab, der die Nahrung vor verdaut und Zahn erhaltend wirkt. Er hemmt die Bildung eines sauren Mundmilieus, das das Wachstum Karies verursachender Bakterien begünstigen würde.
- Sie verzögern die Magenentleerung (*Hunger-Sättigung-Regulation* ➤ 5.3.6). Die verlängerte Verweildauer des Speisebreis in Magen und Dünndarm hat eine positive Wirkung auf den Hunger-Sättigungs-Rhythmus: Das Hungergefühl tritt später auf, die Sättigung bleibt länger erhalten.
- Verringerung der Transportgeschwindigkeit verzögert die Glukoseaufnahme und verhindert die Entstehung von Blutzuckerspitzen (➤ 2.5.13). Ballaststoffe verbessern die Insulinwirkung, besonders bedeutend bei Diabetikern.

Funktionen der **löslichen Ballaststoffe**:
- Sie vergrößern das Stuhlvolumen und Stuhlgewicht durch ihr hohes Wasserbindungsvermögen (➤ Abb. 5.26). Als Folge nimmt die Darmperistaltik zu und die Darmpassage ist verkürzt, d. h. es kommt zu häufigerem Stuhlgang.

Tab. 5.11 Ballaststoffgehalt ausgewählter Lebensmittel. [12]

Lebensmittel	Ballaststoffgehalt in g/100 g essbarem Anteil	Lebensmittel	Ballaststoffgehalt in g/100 g essbarem Anteil
Gemüse und Salat		**Trockenobst**	
Feldsalat	1,5	Aprikosen	17,7
Spinat	2,1	Feigen	12,9
Blumenkohl	2,9	Pflaumen	17,8
Broccoli	3,0	Rosinen	5,4
Champignons	2,1	**Nüsse und Samen**	
Gurke	0,5	Cashewnuss	2,9
Kohlrabi	2,9	Haselnuss	8,2
Karotte	3,6	Mandel, süß	13,5
Lauch	2,3	Walnuss	6,1
Radieschen	1,6	**Getreide- und Getreideprodukte**	
Rosenkohl	4,4	Weizenmehl Type 405	4,0
Rotkohl	2,5	Weizengrieß	7,1
Tomaten	1,0	Weizenkleie	45,4
Weißkohl	3,0	Weißbrot	3,2
Kartoffeln	2,0	Weizenvollkornbrot	7,4
Hülsenfrüchte		Roggenmischbrot	6,1
Bohnen, weiß, trocken	23,2	Roggenvollkornbrot	8,1
Bohnen, grün	1,9	Zwieback	3,5
Erbsen, grün	4,3	Haferflocken	10,0
Kichererbsen, trocken	15,5	Hirse, geschält	3,8
Linsen, trocken	17,0	Naturreis	2,2
Mungbohnen, trocken	15,8	Reis, poliert	1,4
Sojabohnen, trocken	22,0	Eierteigwaren, roh	3,4
Erdnuss	11,7	Weizenmehl Type 1050	5,2
Obst			
Apfel	2,0	Johannisbeere, rot	3,5
Birne	3,3	Pflaume	1,7
Brombeere	3,2	Süßkirsche	1,3
Erdbeere	1,6	Aprikose	1,5
Himbeere	4,7		

- Sie wirken Darmträgheit, Obstipation (➤ 2.10.14), Hämorrhoiden (➤ 2.10.15) und Divertikulose (➤ 2.10.15) entgegen.

Funktionen der **unlöslichen Ballaststoffe**:
- Die Bakterien im Darm bauen die unlöslichen Ballaststoffe zu kurzkettigen Fettsäuren ab. Dadurch vermehren sich die

Bakterien, der Stuhl wird lockerer und das Stuhlvolumen nimmt zu. Als Folge verstärkt sich die Darmperistaltik und die Darmpassage ist verkürzt, d. h. es kommt zu häufigerem Stuhlgang.
- Sie wirken Darmträgheit, Obstipation (➤ 2.10.14), Hämorrhoiden (➤ 2.10.15) und Divertikulose (➤ 2.10.15) entgegen. [2] [7]

Richtwert der Ballaststoffzufuhr für gesunde Menschen im Alter

Der **Richtwert der täglichen Ballaststoffzufuhr** für gesunde Menschen über 65 Jahre liegt bei mind. 30 g. Aufgrund ihrer unterschiedlichen Eigenschaften und Wirkungen im Körper, sind sowohl lösliche Ballaststoffe aus Obst, Gemüse und Kartoffeln als auch unlösliche Ballaststoffe aus Vollkorngetreide aufzunehmen. Diese Lebensmittel enthalten reichlich Vitamine, Mineralstoffe sowie sekundäre Pflanzenstoffe und weisen daher eine hohe Nährstoffdichte (➤ 5.1.2) auf. [1] [2] [7]

> Es besteht mit wahrscheinlicher Evidenz ein Zusammenhang zwischen dem steigenden Konsum von Ballaststoffen und ernährungsbedingten Krankheiten. Beispiele sind:
> - Ballaststoffe insgesamt verringern wahrscheinlich das Risiko für Adipositas.
> - Ballaststoffe insgesamt und Ballaststoffe in Vollkornprodukten verringern wahrscheinlich das Risiko für Bluthochdruck (➤ 2.8.6).
> - Ballaststoffe aus Vollkornprodukten und lösliche Ballaststoffe senken wahrscheinlich das Risiko für Fettstoffwechselstörungen (➤ 5.4.4).
> - Vollkornprodukte und Ballaststoffe aus Getreideprodukte, ohne Vollkorn, senken wahrscheinlich das Risiko für Diabetes mellitus Typ 2 (➤ 2.5.13).
> - Ballaststoffe insgesamt, Vollkornprodukte und lösliche Ballaststoffe senken wahrscheinlich das Risiko für koronare Herzkrankheit.
> - Ballaststoffe aus Getreideprodukten senken wahrscheinlich das Risiko für Krebserkrankungen. [8]

Maßnahmen zur praktischen Umsetzung

- Vor allem Vollkornprodukte aus der Lebensmittelgruppe 1 des DGE-Ernährungskreises (➤ 5.2.3) wählen (➤ Abb. 5.25).
- Ballaststoffreiche Lebensmittel gezielt auswählen, z. B. Obst, Gemüse und Hülsenfrüchte. Lebensmittelauswahl aus den Lebensmittelgruppen 2 und 3 des DGE-Ernährungskreises (➤ 5.2.3)
- Ausreichende Flüssigkeitszufuhr, die eine Quellung der Ballaststoffe im Darm unterstützt.
- Langsame Gewöhnung an ballaststoffreichere Kost vermindert Entstehung von Blähungen und Völlegefühl.
- Bei Kau- und Schluckstörungen (➤ 5.3.7), bei Darmträgheit und Obstipation (➤ 5.4.9), isolierte Ballaststoffe, z. B. Weizenkleie, Lein- und Flohsamen, wählen. [1] [2] [7] [8]

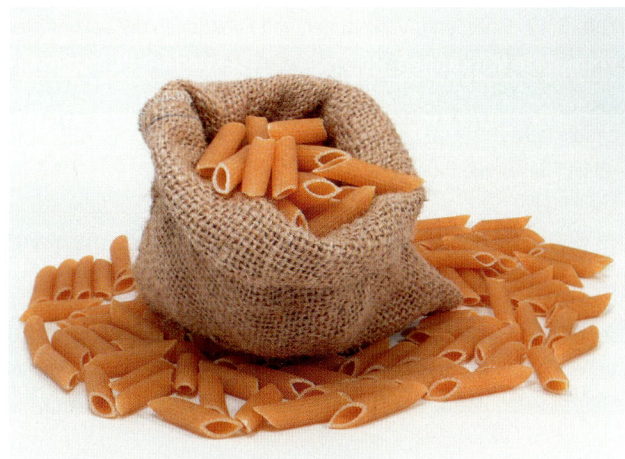

Abb. 5.25 Vollkornnudeln. [J745–022]

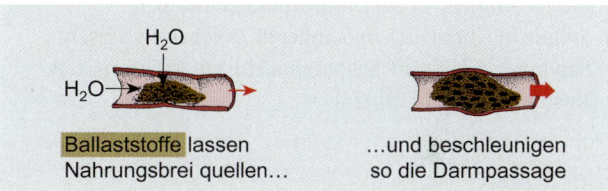

Abb. 5.26 Lösliche Ballaststoffe haben ein hohes Wasserbindungsvermögen. Sie saugen die Flüssigkeit wie ein Schwamm auf, lassen den Nahrungsbrei aufquellen und regen dadurch die Darmperistaltik an.

Sekundäre Pflanzenstoffe

> **DEFINITION**
> **Sekundäre Pflanzenstoffe**: Chemisch verschiedenartige Verbindungen, die ausschließlich von pflanzlichen Organismen synthetisiert werden. Sie kommen in Pflanzen nur in geringen Mengen vor. Darin unterscheiden sie sich von den primären Pflanzenstoffen, z. B. Kohlenhydraten, Fetten und Proteinen. [7]

Einteilung und Vorkommen

Sekundäre Pflanzenstoffe schützen Pflanzen vor Krankheiten, fördern das Wachstum und dienen als Farb- oder Duftstoffe. Sie lassen sich aufgrund ihrer chemischen Struktur und funktionellen Eigenschaften in verschiedene Gruppen einteilen. Die Hauptgruppen kommen hauptsächlich in Obst und Gemüse, manche auch in Vollkornprodukten vor:
- Karotinoide in gelbem, rotem und grünem Obst und Gemüse
- Phytosterine in Nüssen und Pflanzensamen
- Glycosinolate in Kreuzblütlern, z. B. Kohlarten, Rettich, Senf
- Flavonoide in Beeren, Äpfeln, Birnen, Tomaten, Auberginen
- Protease-Inhibitoren in Kartoffeln, Hülsenfrüchten und Getreiden

Tab. 5.12 Einteilung, Vorkommen und Funktionen der sekundären Pflanzenstoffe. [7]

vermutete Wirkungen	sekundäre Pflanzenstoffe					
	Karotinoide	Sulfide	Glucosinolate	Flavonoide	Phytosterine	Phytoöstrogene
antioxidativ	×			×		×
senken das Risiko für einige Krebserkrankungen	×	×	×	×		×
hemmen das Wachstum von Bakterien, Pilzen, Viren		×		×		
stärken das Immunsystem	×			×		×
senken den Cholesterolspiegel					×	
senken das Risiko für Herz-Kreislauf-Erkrankungen	×			×		×

- Monoterpene in Kräutern und Gewürzen
- Phytoöstrogene in Sojabohnen und Leinsamen
- Sulfide in Knoblauch und anderen Zwiebelgewächsen
- Saponine in Hülsenfrüchten und einigen Kräutern, z. B. Rosmarin [1] [7] [18] [23]

Funktionen

Die sekundären Pflanzenstoffe sind Substanzen mit zahlreichen **Funktionen** (➤ Tab. 5.12), die die Gesundheit fördern:

- Vaskuläre Wirkung. Blutdrucksenkend und Hemmung der Blutplättchenaggregation, d.h. Reduktion des Risikos für Thrombose bzw. Herz-Kreislauf-Erkrankungen
- Antikanzerogene Wirkung. Senkung des Risikos für bestimmte Krebserkrankungen, z. B. Dickdarm- und Brustkrebs
- Entzündungshemmende Wirkung. Beeinflussung des Immunsystems
- Antimikrobielle Wirkung. Unterdrückung des Wachstums von Bakterien, Pilzen und Viren
- Antioxidative Wirkung. Schutz der Zellmembranen vor der schädigenden Wirkung der hochaktiven Sauerstoffradikale
- Senkung des Cholesterolspiegels [1] [7] [17] [23]

Maßnahmen zur praktischen Umsetzung

- 5 am Tag, d. h. täglicher Verzehr von 400 g Gemüse und 250 g Obst (➤ 5.2.3)
- täglich Vollkornprodukte (➤ 5.2.3, ➤ 5.1.2) verzehren
- wegen der Vielzahl sekundärer Pflanzenstoffe abwechslungsreiche Lebensmittelauswahl treffen; bevorzugt Lebensmittel pflanzlicher Herkunft (entsprechend der Empfehlungen für die Lebensmittelauswahl des DGE-Ernährungskreises ➤ 5.2.3)
- Einnahme von Nahrungsergänzungsmitteln mit sekundären Pflanzenstoffen in konzentrierter Form kein Ersatz für eine gemüse- und obstreiche Ernährung [1] [7] [23]

5.2 Vollwertige Mischkost

5.2.1 Definition „vollwertige Mischkost, DGE"

DEFINITION

Vollwertige Mischkost: Vollwertige Ernährung (➤ 5.1) nach den 10 Regeln der DGE (➤ Tab. 5.13). [1]
DGE-Ernährungskreis: Visualisierungsmodell für die praktische Umsetzung der vollwertigen Mischkost (➤ Abb. 5.27). Sieben Lebensmittelgruppen, deren Segmentgröße ihrem Anteil an der gesamten Lebensmittelmenge für den Tag entspricht. [1]

Die **vollwertige Mischkost** auf Basis aktueller wissenschaftlicher Kenntnisse ist für jeden Menschen geeignet, unabhängig vom Alter. Das Ziel der Empfehlungen ist, die Lebensqualität und die Gesundheit zu erhalten, d. h. die Prävention von ernährungsmitbedingten Krankheiten.

Tab. 5.13 Vollwertig essen und trinken nach den 10 Regeln der DGE. [1]

10 Ernährungsregeln der DGE	
1	vielseitig essen
2	reichlich Getreideprodukte – und Kartoffeln
3	Gemüse und Obst – Nimm „5 am Tag" …
4	täglich Milch und Milchprodukte; ein- bis zweimal in der Woche Fisch; Fleisch, Wurstwaren sowie Eier in Maßen
5	wenig Fett und fettreiche Lebensmittel
6	Zucker und Salz in Maßen
7	reichlich Flüssigkeit
8	schmackhaft und schonend zubereiten
9	sich Zeit nehmen und genießen
10	auf das Gewicht achten und in Bewegung bleiben

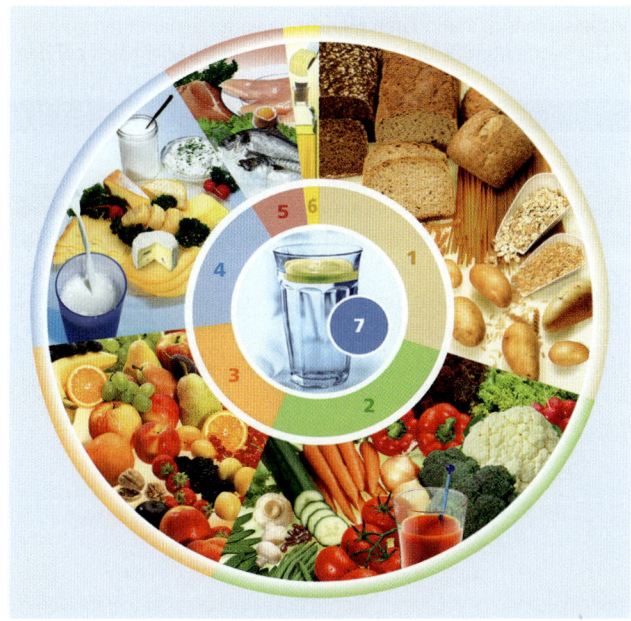

Abb. 5.27 Der DGE-Ernährungskreis® ist ein Visualisierungsmodell für die praktische Umsetzung einer vollwertigen Mischkost. Die Größe der Segmente verdeutlicht das Mengenverhältnis der einzelnen Lebensmittelgruppen zueinander. [W245]

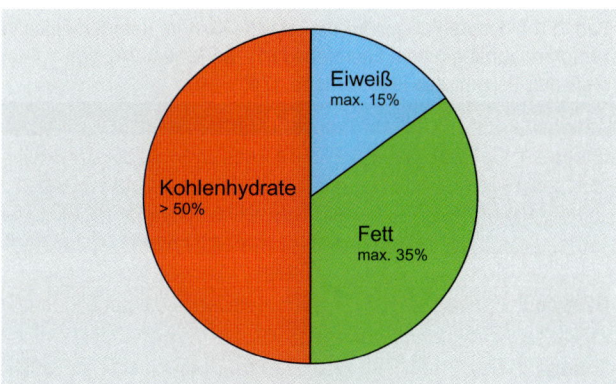

Abb. 5.28 Empfohlene Verteilung der Nährstoffe in vollwertiger Mischkost für körperlich aktive Menschen.

Der DGE-Ernährungskreis dient als Grundlage für die Speisenplanung in Altenpflegeeinrichtungen, mobilen Essensdiensten, Krankenhäusern und Rehabilitationseinrichtungen. Hierfür wurden von der DGE Qualitätsstandards entwickelt. [24] [25] [26] [27]

5.2.2 Nährstoffverteilung „vollwertige Mischkost"

DEFINITION

Nährstoffverteilung: Verhältnis der Energie liefernden Nährstoffe zueinander, bezogen auf den täglichen Richtwert für Energie (➤ 5.1.1) [2]

Die **Nährstoffverteilung** bei der vollwertigen Mischkost, bezogen auf die Gesamtenergiemenge, lautet (➤ Abb. 5.28):
- > 50 % Kohlenhydrate
- max. 30 % Fett (max. 35 % Fett bei körperlicher Aktivität)
- 9–11 % Protein (max. 15 % Protein) [3]

5.2.3 Praktische Umsetzung „DGE-Ernährungskreis"

Der **DGE-Ernährungskreis** (➤ Abb. 5.27) hilft bei der **praktischen Umsetzung** der **vollwertigen Mischkost**. Bei der täglichen Lebensmittelauswahl und Lebensmittelkombination ist die Vielfalt der einzelnen Gruppen zu nutzen und das Mengenverhältnis (dargestellt in der Größe der Kreisausschnitte) zu berücksichtigen. Täglich ist aus allen Gruppen zu essen bzw. zu trinken. Ist dies nicht möglich, sind die fehlenden Lebensmittelgruppen an den folgenden Tagen auszugleichen. Entscheidend für die vollwertige Ernährung ist die zugeführte Menge an Energie, Nährstoffen und gesundheitsfördernden Stoffen innerhalb einer Woche. Vorschläge für die zu verzehrenden Mengen pro Woche, in Abhängigkeit vom Energiebedarf, aus jeder Lebensmittelgruppe sind in ➤ Tab. 5.14 zusammengefasst. [1]

Gruppe 1 (Getreide, Getreideprodukte und Kartoffeln)

Tipps für die Lebensmittelauswahl

Einige Beispiele:
- Bevorzugt Vollkornbrot wählen, Vollkornbrot aus fein gemahlenem Vollkornmehl, Vollkorntoast statt Weizentoast.
- Backen im Haushalt; z. B. Weizenmehl Type 405, bzw. 550 mit Vollkornmehl mischen; Weizenmehl Type 1050 verwenden; Roggenmehle Type 997, bzw. 1150 mit Weizenmehl mischen.

DIN 10355 umfasst die Typenregelung von Mehl:
- Die Mehltype gibt den Mineralstoffgehalt in mg in 100 g Mehl an.
- Je höher die Typenzahl, desto höher ist der Mineralstoffgehalt im Mehl.
- „Vollkorn" wird nicht typisiert, weil es das ganze Korn enthält, gemahlen, geschrotet oder ganz. Die Spelzen und Hülsen, also die nicht essbaren Teile, werden entfernt. [28]

- Getreideflocken bei der Zubereitung von Speisen verwenden, z. B. binden von Suppen und Soßen mit Haferflocken; Frikadellen mit Haferflocken zubereiten, statt mit weißen Semmeln.
- Reis, Nudeln und andere Getreideprodukte. Die Varianten aus Vollkorn bevorzugen z. B. Naturreis; Mischen der Vollkornvarianten mit Weißmehlprodukten, z. B. bunte Nudeln aus Weißmehl mit Dinkel-Vollkornnudeln mischen.
- Kartoffeln. Vielfältige Zubereitungsmöglichkeiten nutzen, z. B. Kartoffelbrei, Salz- bzw. Pellkartoffeln, Backofen-Kartoffeln, Kartoffelgratin. [1] [4] [7] [8] [24] [29] [30] [31]

Tab. 5.14 Empfehlungen für die tägliche Kost im Rahmen eines Wochenspeiseplans in stationären Einrichtungen für Seniorinnen und Senioren, abhängig vom Energiebedarf – bei einem PAL von 1,4 und 1,2. Die Segmentgröße der Lebensmittelgruppen bezieht sich auf den täglichen Verzehr aus jeder Gruppe. [24]

Lebensmittelgruppe	PAL 1,4	PAL 1,2
Gruppe 1: Getreide, Getreide-Produkte und Kartoffeln	• 250 g Brot/Tag (= 1.750 g/Woche) • 5-mal Kartoffeln/Woche a 220 g • 1-mal Vollkornteigwaren a 200 g (= 200 g/Woche) • 1-mal Parboiled-Reis/Woche a 180 g, gegart (= 180 g/Woche)	• 200 g Brot/Tag (= 1.400 g/Woche) • 5-mal Kartoffeln/Woche a 200 g • 1-mal Vollkornteigwaren a 200 g (= 200 g/Woche) • 1-mal Parboiled-Reis/Woche a 150 g, gegart (= 150 g/Woche)
Gruppe 2: Gemüse	• 400 g Gemüse ([1]) (gegart und roh)/Tag (= 2.800 g/Woche)	• 400 g Gemüse (gegart und roh)/Tag (= 2.800 g/Woche)
Gruppe 3: Obst	• 250 g Obst ([2]) (frisch oder als Saft)/Tag (= 1.750 g/Woche)	• 250 g Obst (frisch oder als Saft)/Tag (= 1.750 g/Woche)
Gruppe 4: Milch und Milchprodukte	• 200 g fettarme Milch und Milchprodukte/Tag (= 1.400 g/Woche) • 60 g Käse/Tag (= 420 g/Woche)	• 200 g fettarme Milch und Milchprodukte/Tag (= 1.400 g/Woche) • 50 g Käse/Tag (= 350 g/Woche)
Gruppe 5: Fisch, Fleisch und Eier	• 400 g mageres Fleisch und Wurstwaren/Woche • 80 g Magerfisch/Woche • 70 g Fettfisch/Woche • 3 Eier pro Woche (inkl. verarbeiteter Eier im Eierkuchen, Kuchen, Teigwaren usw.)	• 300 g mageres Fleisch und Wurstwaren/Woche • 80 g Magerfisch/Woche • 70 g Fettfisch/Woche • 3 Eier pro Woche (inkl. verarbeiteter Eier im Eierkuchen, Kuchen, Teigwaren usw.)
Gruppe 6: Fette und Öle	• 15 g Diätmargarine/Tag (= 105 g/Woche) • 15 g Rapsöl/Tag (= 105 g/Woche)	• 15 g Diätmargarine/Tag (= 105 g/Woche) • 10 g Rapsöl/Tag (= 70 g/Woche)
Gruppe 7: Getränke	• mind. 1,3 l, besser 1,5 l Getränke/Tag (= 9,1 l/Woche)	• mind. 1,3 l, besser 1,5 l Getränke/Tag (= 9,1 l/Woche)

(1) regelmäßig nährstoffdichte Gemüsesorten verwenden (z. B. Spinat, Brokkoli, Grünkohl)
(2) hier: mind. 600 ml Mulivitaminsaft/Woche zur Verbesserung der Nährstoffversorgung

Gruppe 2 (Gemüse, Salate und Hülsenfrüchte)

Tipps für die Lebensmittelauswahl

5-am-Tag-Regel, d. h. 5 Portionen Gemüse und Obst, davon 3 Portionen Gemüse, mind. eine Portion als rohes Gemüse oder Salat. (Als Maß für eine Portion dient die eigene Hand.) [1]
• 2 Hände voll Salat oder kleingeschnittenem Gemüse, z. B. Feldsalat oder Kohlrabi
• 1 Hand voll getrocknete Hülsenfrüchte, z. B. Linsen [32]

Einige Beispiele:
• frisches, bzw. rohes Gemüse; fein geriebene Rohkostsalate, z. B. Möhrensalat, Gemüsesäfte mit 100 % Gemüseanteil
• gegartes Gemüse; Salate aus gekochtem Gemüse, z. B. Blumenkohl, Gemüsesoßen oder -ragouts zu Nudeln; Gemüsepuffer, -kuchen oder -strudel; Gemüseaufläufe; Gemüsepasten als Brotaufstriche; Suppen und Eintöpfe, z. B. aus Gemüse, Erbsen, Linsen und Bohnen; eingelegtes und mariniertes Gemüse, z. B. Paprikaschoten, Pilze; Soßen mit Gemüse binden [1] [4] [7] [24] [31]

Gruppe 3 (Obst)

Tipps für die Lebensmittelauswahl

5-am-Tag-Regel, d. h. 5 Portionen Gemüse und Obst, davon 2 Portionen Obst, mind. eine Portion als frisches Obst. (Als Maß für eine Portion dient die eigene Hand.) [1]
• 1 Hand voll (ca. 100 g) große ganze Früchte, z. B. Birne, Apfel, Nektarine
• ½ Hand voll (ca. 25 g) ungesalzene Nüsse oder Trockenfrüchte, z. B. Walnüsse, Aprikosen
• 2 Hände voll kleiner Früchte, z. B. Himbeeren

Einige Beispiele:
• frisches, bzw. rohes Obst; kleingeschnittenes Obst zum Brot oder Getreideflocken, Obstpüree zu Milchbrei, Obstsalat, Obstkuchen, ein Glas Fruchtsaft mit 100 % Fruchtgehalt, Fruchtmixgetränke, Quark- und Joghurtspeisen mit Obst
• gegartes Obst; Kompott als Dessert oder Zwischenmahlzeit, Quark- bzw. Obststrudel
• Nüsse und Samen; gemahlen oder als Mus, in Kuchen, Desserts oder Salaten
• zerkleinerte, bzw. eingeweichte Trockenfrüchte, z. B. in Desserts [1] [4] [7] [24] [31]

Gruppe 4 (Milch und Milchprodukte)

Tipps für die Lebensmittelauswahl

Einige Beispiele:
- fettarme Produkte bevorzugen; Milch und Naturjoghurt mit 1,5–1,8 % Fett; Quark mit max. 20 % Fett i. Tr., Joghurt, Buttermilch und Kefir, Käse unter 50 % Fett i. Tr., z. B. als Brotauflage, zum Überbacken oder in Salat
- Milch, Buttermilch oder Kefir als Mixgetränke mit Obstpüree
- süße Quark- und Joghurtspeisen, z. B. mit Obst, Getreideflocken und Nüssen, Puddingspeisen mit Quark mischen
- pikante Dips mit Frischkäse, Quark, Joghurt und mit Gemüse sowie Kräutern, zu Fleisch-, Fisch- Nudel- und Kartoffelgerichten oder als Brotaufstrich und Alternative zu Streichfett, z. B. Butter
- Milch-Getreidebreie mit Kompott, Fruchtsoße oder Obstpüree [1] [4] [7] [24] [31]

Gruppe 5 (Fisch, Fleisch, Eier)

Tipps für die Lebensmittelauswahl

Einige Beispiele:
- Verzehr von Eier einschränken, einschließlich der verarbeiteten Eier, z. B. in Kuchen und Aufläufen
- Fisch mind. zweimal pro Woche, z. B. einmal mittags Lachs und abends, z. B. geräucherten oder eingelegten Fisch wie Rollmops oder Matjes in Joghurtsoße
- magere Fleischteile, z. B. Hähnchenbrust oder Putenschnitzel, Geflügel ohne Haut
- fettarme Fleischprodukte (max. 20 % Fett), z. B. Bierschinken, roher und gekochter, Schinken ohne Fett, Bratenaufschnitt, Braten in Aspik [1] [4] [7] [24] [31]

> Bei Verzicht auf Fleisch sind eiweißreiche Speisen und Lebensmittel, günstig kombiniert, gute Eiweißlieferanten (➤ 5.1.2).

Gruppe 6 (Fette und Öle)

Tipps für die Lebensmittelauswahl und Zubereitung

Einige Beispiele:
- fettreiche Lebensmittel meiden, z. B. Bratwürste
- Rapsöl als Standardöl für die Zubereitung von kalten Speisen und zum Braten, z. B. von Fleisch; auch Verwendung von Oliven- und Sojaöl möglich
- Sonnenblumen-, Maiskeim- und Distelöl und Geschmacksöle gelegentlich, z. B. Walnuss-, Traubenkern- oder Kürbiskernöl
- Nüsse und Samen gehören botanisch zum Obst, enthalten aber reichlich ungesättigte Fettsäuren, z. B. in Desserts, Kuchen, Brotaufstrichen und Salaten
- Margarine ohne gehärtete Fette als Alternative zu Butter, z. B. Diätmargarine mit hohem Anteil ungesättigter Fettsäuren
- fettreiche Kuchen gelegentlich, z. B. Blätterteig, Mürbteig, Sahne- und Cremetorten
- Rührteig, Quarkölteig, Strudelteig mit Standardöl zubereiten
- fettarme Kuchen bevorzugen, z. B. Hefegebäck, Quarkölteig, Strudelteig
- Soßen ohne Sahne, z. B. mit Gemüsepüree oder Haferflocken binden
- fettreiche Zubereitungsarten meiden, z. B. Frittieren, Braten
- fettarme Zubereitung bevorzugen, z. B. Dünsten, Folie, Grillen, Dämpfen, Pfannenrühren [1] [4] [7] [24] [31]

Gruppe 7 (Getränke)

Tipps für die Getränkeauswahl

Geeignete Getränke:
- Mineralwasser und Trinkwasser uneingeschränkt. Energiefrei. Bei natürlichen Mineralwässern, die die Anforderungen an den Gehalt bestimmter Mineralstoffe erreichen, ist dies auf dem Etikett vermerkt. Tab. 5.15 zeigt eine Auswahl natürlicher Mineralwässer mit einem definierten Gehalt an Mineralstoffen
- ungesüßte Früchte- und Kräutertees. Aufgussgetränke aus getrockneten oder frischen Pflanzenteilen
- mit Wasser verdünnte Frucht- und Gemüsesäfte (100 % Frucht- bzw. Gemüsegehalt) im Mischungsverhältnis 3:1, d. h. 3 Teile Wasser, 1 Teil Saft

Bedingt geeignete Getränke:
- Konsum zuckergesüßter Getränke einschränken, z. B. Limonaden (➤ 5.1.2)
- Heiltee und Heilwasser gelegentlich und bei entsprechender Veranlassung (*Indikation*), wegen ihrer pharmakologischen Wirkung. Dies sind Arzneimittel, keine Lebensmittel [33]
- Milch- und oder Fruchtmixgetränke gelegentlich, außer bei Mangelernährung (➤ 5.3.4)
- kalorienarme Erfrischungsgetränke, z. B. Cola light
- Kaffee; bis zu vier Tassen mit je 150 ml am Tag
- alkoholische Getränke (➤ 5.1.2) gelegentlich, z. B. 1 Glas Wein oder Bier [1] [7] [22] [24] [32]

Tab. 5.15 Angaben auf dem Etikett und Anforderungen an den Mineralstoffgehalt eines natürlichen Mineralwassers. [19]

Angabe	Anforderung
kalziumhaltig	> 150 mg/l
magnesiumhaltig	> 50 mg/l
bicarbonathaltig	> 600 mg/l
eisenhaltig	> 1 mg/l
natriumhaltig	> 200 mg/l
geeignet für die natriumarme Ernährung	< 20 mg/l

SURFTIPP

Informationszentrale Deutsches Mineralwasser (*IDM*):
www.mineralwasser.com
Verband Deutscher Mühlen e. V.: www.mein-mehl.de
5 am Tag e. V.: www.5amtag.de
Deutsche Gesellschaft für Ernährung e. V.: www.fitimalter-dge.de

5.2.4 Leichte Vollkost

DEFINITION

Leichte Vollkost: Unterscheidet sich von der vollwertigen Mischkost (➤ 5.2), durch das Weglassen von Lebensmittel und Speisen, die häufig Unverträglichkeiten auslösen. [34]

Die **leichte Vollkost** ist die Basiskost bei Krankheiten des Verdauungstrakts, ist aber nicht typisch für ein bestimmtes Krankheitsbild. Bestimmte Lebensmittel bzw. Speisen werden individuell nicht vertragen. Diese sind möglicherweise Ursache für unspezifische, d. h. nicht erklärbare Unverträglichkeiten im Magen-Darm-Bereich. Die Symptome sind z. B.:

- Sodbrennen
- Völlegefühl
- Magendruck
- Blähungen

Bei folgenden Erkrankungen des Verdauungstrakts wird eine leichte Vollkost empfohlen:

- Magen- und Zwölffingerdarmgeschwüre
- chronisch entzündliche Darmerkrankungen, z. B. Morbus Crohn, Colitis ulcerosa
- Gallensteine, Entzündungen der Gallenblase bzw. Gallenwege
- Magenschleimhautentzündung
- akute und chronische Bauchspeicheldrüsen- bzw. Leberentzündung
- Entzündung der Speiseröhre
- Fettleber

In jedem Fall ist im Rahmen der Pflegeanamnese individuell zu klären, welche Lebensmittel von den Pflegebedürftigen nicht vertragen und deshalb weggelassen werden. Dies ist notwendig, damit die Vielfalt der Lebensmittelauswahl eine vollwertige Ernährung (➤ 5.1) gewährleistet ist und eine Mangelernährung (➤ 5.3.4) verhindert werden kann.

Maßnahmen zur praktischen Umsetzung

- keine gerösteten, geräucherten und scharf angebratenen Speisen
- keine frittierten Speisen, z. B. Pommes frites, Kroketten
- keine fettreichen Speisen, z. B. Speck, Suppen, Brühen, Soßen
- keine fettreichen Lebensmittel und Backwaren, z. B. vollfetter Käse, Sahneprodukte, Mettwurst, Makrele, Gebäck aus Blätterteig
- keine zuckerreichen Lebensmittel oder Getränke, z. B. Schokolade, Pralinen, Bonbons, Limonaden
- kein unreifes Obst, z. B. unreife Äpfel
- keine sehr scharfen oder stark gesalzenen Speisen, z. B. Chili con Carne
- keine sehr sauren Lebensmittel, z. B. Essig, Zitrusfrüchte
- keine eiskalten, heißen oder kohlensäurehaltigen Getränke
- keine blähenden Lebensmittel, z. B. Kohlsorten, Sauerkraut, Paprika, Zwiebeln, Hülsenfrüchte, Rettich, Gurken, Weintrauben, Pflaumen, frisches Brot
- kein Alkohol (in jeder Form) [34]

5.3 Ernährungsmanagement in der Pflege

DEFINITION

Bedürfnisorientierte Speisenauswahl: Speisen- und Getränkeangebot wird ebenso wie die Esssituation auf die Wünsche, Gewohnheiten und Vorlieben des Pflegebedürftigen abgestimmt. Die lokalregionalen, biografischen, ethnischen, religiösen werden berücksichtigt, da diese wesentlich zum Wohlbefinden und der Lebensqualität beitragen. [35]

Ernährungsmanagement in der Pflege dient der Qualitätssicherung der Ernährung in Altenpflegeeinrichtungen. Als Grundlage dient der Expertenstandard „Ernährungsmanagement zur Sicherstellung und Förderung der oralen Ernährung in der Pflege". [36] [17]

Ziel

Die orale Nahrungsaufnahme ist bei jedem Bewohner (mit pflegerischem Unterstützungsbedarf sowie einem Risiko für oder Zeichen von Mangelernährung) entsprechend der individuellen Bedürfnisse und des jeweiligen Bedarfs sicher zu stellen.

5.3.1 Ess- und Trinkbiografie

Um die bedarfsgerechte und bedürfnisorientierte Ernährung der Bewohner von Altenpflegeeinrichtungen sicher zu stellen, ist eine Erhebung der **Ess- und Trinkbiografie**, als Bestandteil der Pflegedokumentation unverzichtbar. Bei Aufnahme in eine Altenpflegeeinrichtung führen Pflegefachkräfte mit dem Bewohner ein Gespräch über seine Ess- und Trinkbiografie. Sie dokumentieren die gesammelten Informationen und ergänzen sie durch Beobachtungen im laufenden Pflegeprozess. Auch veränderte Verhaltensweisen sind schriftlich festzuhalten. Hilfreiche Informationen liefern neben der betroffenen Person auch Angehörige, Betreuer und Ärzte. Die biografischen Angaben zum Essen und Trinken, die in einem von der Altenpflegeeinrichtung selbst erstellten Fragebogen oder in ausgewählten Vordrucken eingetragen werden, umfassen individuelle Gewohnheiten (➤ Abb. 5.29) der Pflegebedürftigen, z. B.:

- Esstempo
- Speisenauswahl
- Essenszeiten

5.3 Ernährungsmanagement in der Pflege

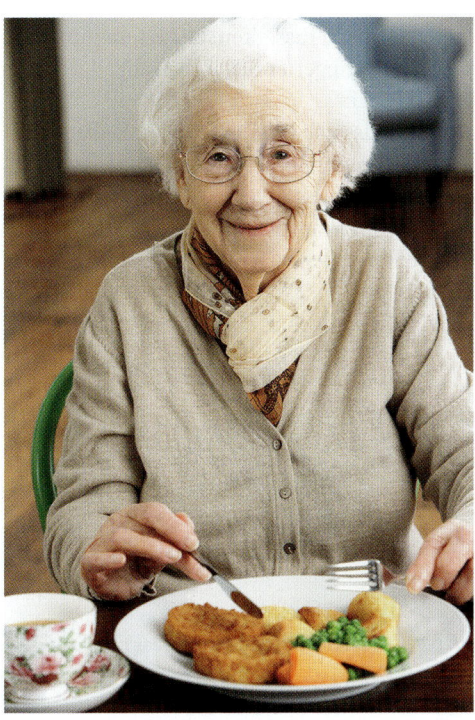

Abb. 5.29 Jeder Mensch bildet im Laufe des Lebens individuelle Ess-Gewohnheiten aus. [J787]

- Lieblingsspeisen und Lieblingsgetränke
- Abneigung gegen bestimmte Speisen und Getränke [38]

Bei Pflegebedürftigen mit Demenz fordert der MDK eine umfangreichere Dokumentation der biografischen Besonderheiten. Dies betrifft auch die Ess- und Trinkbiografie. Es gestaltet sich schwierig, wenn ein Pflegebedürftiger erst während seines Aufenthalts in der Altenpflegeeinrichtung eine Demenz entwickelt. Deshalb ist gleich bei Aufnahme eine Informationssammlung sinnvoll. Zusätzlich sind Auskünfte einzuholen über:
- kulturelle Tischgewohnheiten, z. B. Tischdecke an Feiertagen
- religiös motivierte Riten, z. B. Tischgebet, Einhalten der Fastenzeit
- soziale Gewohnheiten, z. B. spezielles und gemeinsames Frühstück am Sonntag
- regionale Vorlieben, z. B. Spätzle, Schweinebraten mit Knödel, Brezen
- Traditionen, z. B. bestimmte Gerichte zu jahreszeitlichen Festen [5] [36] [37] [38] [39]

5.3.2 Energiebedarfsberechnung in der Pflege

Die **Energiebedarfsberechnung in der Pflege** ist Bestandteil der Pflegedokumentation. Für jeden Pflegebedürftigen in Altenpflegeeinrichtungen und in der ambulanten Pflege ist der Energiebedarf zu berechnen.

Grundumsatz berechnen

Der **Grundumsatz** wird nach der Formel von FAO/WHO/UNU (> 5.1) **berechnet**. Vom MDS empfohlene Formel:
- Männer: $(0{,}0491 \times \text{kg KG} + 2{,}46) \times 239 = 1.410$ kcal pro Tag
- Frauen: $(0{,}0377 \times \text{kg KG} + 2{,}75) \times 239 = 1.170$ kcal pro Tag

> Bei der Berechnung ist zu beachten:
> - normalgewichtige Menschen mit normalem Hydrationsstatus ausgehend vom Ist-Gewicht berechnen
> - adipöse Menschen (BMI > 30) ausgehend vom Zielgewicht berechnen
> - untergewichtige Menschen (BMI < 20) zu Beginn ausgehend vom Ist-Gewicht, im Verlauf ausgehend vom Ziel-Gewicht berechnen
> - extrem untergewichtige Menschen (BMI < 16) zu Beginn ausgehend von max. 50 % des Ist-Gewichts, im Verlauf mit dem Ziel-Gewicht berechnen [40]

Gesamtenergiebedarf berechnen

Der **Gesamtenergiebedarf** wird nach folgender Formel berechnet: Gesamtenergiebedarf = Grundumsatz × Aktivitätsfaktor **oder** Stressfaktor. [40]

Die Aktivitäts- und Stressfaktoren sind in > Tab. 5.16 angegeben.

In Altenpflegeeinrichtungen wird im Rahmen der Pflegedokumentation der Energiebedarf pflegebedürftiger Menschen häufig mit Hilfe von Tabellen berechnet bzw. mittels einer Software bestimmt.

Tab. 5.16 Aktivitäts- und Stressfaktoren zur Berechnung des Gesamtenergiebedarfs in der Pflege. [40]

Aktivitätsfaktoren ([1])	Stressfaktoren ([2]) (Beispiele)
bettlägrig 1,2	leichter Stress 1,1–1,3
leichte Aktivität 1,5	leichtes Fieber (39 °C) Dekubitus, Grad I und II
mittlere Aktivität 1,75	mäßiger Stress 1,4–1,6 schwere Infektion Dekubitus, Grad III und IV
schwere Aktivität 2,0	schwerer Stress 1,7–2,0 Schädel-Hirn-Trauma Verbrennungen

(1) Die Multiplikationsfaktoren für die körperliche Aktivität, nach denen sich der MDS richtet, unterscheidet sich von den PAL-Werten der DGE (> 5.1.1), ist aber weniger differenziert. Die MDS Grundsatzstellungnahme berücksichtigt die krankheitsbedingten Stressfaktoren nicht. [5]
(2) Sind Pflegebedürftige aktiv und haben sie krankheitsbedingten Stress, wird bei der Berechnung des Gesamtenergiebedarfs der höhere Faktor verwendet. [40]

Ist-Gewicht, Zielgewicht und Gewichtskontrollen

Durch regelmäßiges Wiegen (wöchentlich, zweiwöchentlich oder vierwöchentlich) wird das Ist-Gewicht (Situation) festgestellt und in Gewichtskurven (Gewichtsverlauf) dokumentiert (Ernährungszustand ➤ 5.3.4). Das Pflegeziel, ein realistisches Ziel-Gewicht, wird im Rahmen der Pflegeplanung formuliert und anschließend werden Maßnahmen eingeleitet und durchgeführt.

5.3.3 Flüssigkeitsbedarfsberechnung in der Pflege

Die **Flüssigkeitsbedarfsberechnung in der Pflege** ist Bestandteil der Pflegedokumentation. Für jeden Pflegebedürftigen in Altenpflegeeinrichtungen und in der ambulanten Pflege ist es sinnvoll, den Flüssigkeitsbedarf zu berechnen. [5]

Berechnung des Flüssigkeitsbedarfs

Folgende Berechnungsvariante ist für Pflegebedürftige vom MDS empfohlen: [5]
- 100 ml je kg für die ersten 10 kg KG = 1.000 ml
- 50 ml je kg für die zweiten 10 kg KG = 500 ml
- 15 ml für jedes weitere kg KG = ? ml
- Gesamtwasserbedarf = ? ml pro Tag
- minus kcal-Menge × 0,33 ml/kcal (Flüssigkeitsanteil der oralen Nahrung) = ? ml pro Tag
- **Trinkmenge = ? ml pro Tag**

> **Beispiel aus der Praxis**
> Pflegebedürftiger mit 80 kg KG, BMI 24, 2.000 kcal Gesamtenergiebedarf:
> - 100 ml je kg für die ersten 10 kg KG = 1.000 ml ([1])
> - 50 ml je kg für die zweiten 10 kg KG = 500 ml ([1])
> - 15 ml für jedes weitere kg KG (60 kg) = 900 ml
> - Gesamtwasserbedarf = 2.400 ml pro Tag
> - minus 2.000 kcal × 0,33 ml = 660 ml pro Tag
> - **Trinkmenge = 1.840 ml pro Tag**
>
> ([1]) Die ersten zwei Berechnungsschritte bleiben immer gleich. Dem 3. Schritt liegt das Ist-Gewicht zugrunde.

Flüssigkeitsbedarf anpassen

> **DEFINITION**
> **Flüssigkeitsbilanz**: Exakte Protokollierung und rechnerische Gegenüberstellung von Wassereinfuhr und Wasserausfuhr über einen Zeitraum von 24 Std. Zur Einfuhr zählen alle Flüssigkeitsmengen, die oral, parenteral oder über die Sonde eingenommen bzw. verabreicht wurden. Bei der Ausfuhr sind Urin, Stuhl, Sondenabfluss und Erbrochenes zu berücksichtigen.

Bei Pflegebedürftigen ist der **Flüssigkeitsbedarf anzupassen**, wenn ein erhöhter oder verringerter Bedarf besteht.
Erhöhter Flüssigkeitsbedarf:
- bei Krankheiten mit Flüssigkeitsverlusten, z. B. Fieber, Diarrhö, Erbrechen, Verbrennungen, Blutverluste
- beim Schwitzen durch Umweltfaktoren, z. B. überhitzte Wohnräume, Sommerhitze, unzweckmäßige Kleidung
- Einnahme von Medikamenten, z. B. Abführmittel (*Laxanzien*) und Diuretika
- körperliche Aktivität, z. B. Herumwandern bei Demenz oder Gartenarbeit

> Erreicht der Pflegebedürftige die Flüssigkeitszufuhr von mind. 1.000 ml täglich über mehrere Tage nicht, gilt er als Dehydratation gefährdet. Die Pflegekräfte klären die Ursachen. Anschließend planen sie handlungsorientierte Maßnahmen und leiten diese ein.

Verringerter Flüssigkeitsbedarf bei:
- Niereninsuffizienz und Dialysetherapie (➤ 2.11.4)
- Herzinsuffizienz (➤ 2.7.6)
- Leberinsuffizienz mit Aszites (➤ 2.10.17)
- Ödeme (➤ 2.11.6)

> Indikationen für eine **Flüssigkeitsbilanzierung** sind z. B. Niereninsuffizienz und Leberinsuffizienz. Sie wird vom Arzt verordnet und wird, z. B. auf dem Bilanzbogen des Pflegedokumentationssystems (➤ Abb. 5.30), von Pflegekräften eingetragen.

Dehydratationsprophylaxe

Eine Dehydratation von Pflegebedürftigen gilt es zu verhindern. Deshalb sind Maßnahmen zur Prophylaxe notwendig.

Maßnahmen zur praktischen Umsetzung

- Angebot geeigneter Getränke, Abwechslung beachten
- sinnvolle Getränkeauswahl, entsprechend den Empfehlungen des DGE-Ernährungskreises (➤ 5.2.3)
- bedürfnisorientierte Auswahl unter Berücksichtigung der biografischen Angaben, z. B. gewünschte Getränke, Temperatur der Getränke
- Trinkmotivation. Erfolgt bedürfnisorientiert, z. B. aufgrund von:
  - sozialen Gründen, z. B. Gespräche führen und sich Zeit nehmen, Gesellschaft beim Trinken, Trinkrituale einführen
  - altersbedingten physiologischen Veränderungen, z. B. grundsätzlich zu den Mahlzeiten Getränke reichen
  - körperlicher Beeinträchtigung, z. B. Unterstützung durch geeignete Trinkgefäße, Getränke in Reichweite stellen, leere Becher und Tassen immer wieder füllen

Bilanzbogen

Name: Haubner Vorname: Linda Datum: 16/11/11

EINFUHR				AUSFUHR			
Frühdienst							
Uhrzeit	Getränk/Infusionslösung/Sondenkost	(in ml)	HZ	Uhrzeit	Urin/sonstige Ausfuhr	(in ml)	HZ
6:20	Tee	100	vh	6:15	Urin	400	vh
7:30	Kaffee	150	vh	8:10	Urin	310	vh
10:15	Apfelsaft	150	vh	11:45	Urin	240	vh
12:00	Suppe	200	vh				
12:30	Mineralwasser	150	vh				
Insgesamt		750	vh	Insgesamt		950	vh
Spätdienst							
Uhrzeit	Getränk/Infusionslösung/Sondenkost	(in ml)	HZ	Uhrzeit	Urin/sonstige Ausfuhr	(in ml)	HZ
14:00	Kaffee	150	KF	14:30	Urin	350	KF
16:30	Tee	200	KF				
19:00	Mineralwasser	200	KF	19:00	Urin	400	KF
Insgesamt		550	KF	Insgesamt		750	KF
Nachtdienst							
Uhrzeit	Getränk/Infusionslösung/Sondenkost	(in ml)	HZ	Uhrzeit	Urin/sonstige Ausfuhr	(in ml)	HZ
20:00	Bier	500	Na	22:10	Urin	300	Na
02:15	Mineralwasser	100	Na				
Insgesamt		600	Na	Insgesamt		300	Na
SUMME		1900	Na	SUMME		2000	Na
TAGESBILANZ						−100 ml	Na

Abb. 5.30 Bilanzbogen des Dokumentationssystems. [M294]

– geistiger Beeinträchtigung, z. B. verbale Aufforderung zum Trinken, auch zwischen den Mahlzeiten, Anbahnen von Trinken, z. B. durch Führen des Armes zum Mund

- Verfügbarkeit der Getränke erhöhen, z. B. Selbstbedienung an Getränke-Inseln in der stationären Pflege
- Basale Stimulation®. Trinken mit allen Sinnen (➤ 5.3.6), z. B. kann olfaktorische Stimulation zum Trinken anregen, etwa durch Kochen von frischem Kaffee bzw. Tee oder das Auspressen von Zitrusfrüchten

Trinkplan

Im Unterschied zum Trinkprotokoll ist in einem **Trinkplan** (➤ Tab. 5.17) die Trinkmenge nicht dokumentiert. Pflegende hinterlegen den Trinkplan in der Pflegeplanung und bringen ihn evtl. an der Zimmertür des Pflegebedürftigen gut sichtbar an. Darauf ist notiert, welche Flüssigkeit und Menge der Pflegebedürftige zu vorgegebenen Zeiten trinkt. Der Trinkplan wird an die Bedürfnisse der Pflegebedürftigen angepasst. Deutliche Abweichungen sind zu dokumentieren. Abhängig vom Ausmaß der Abweichung kann das Führen eines Trinkprotokolls (➤ Tab. 5.19) erforderlich werden.

Tab. 5.17 Beispiel für einen Trinkplan für gesunde Menschen > 65 Jahre mit einer Trinkmenge von 1,5 l am Tag.

Frühstück	2 Tassen Milchkaffee, Kaffee, Tee, Kakao, Frucht- oder Gemüsesaft	250 ml
vormittags	1 Glas Fruchtsaftschorle oder Buttermilch	200 ml
mittags	1 Glas Mineralwasser und 1 Teller Suppe bzw. Brühe	200 ml 150 ml
nachmittags	2 Tassen Früchte- oder Kräutertee, Malzkaffee, Kaffee, Fruchtsaftschorle	200 ml
abends **spätabends**	1 Glas Fruchtsaftschorle, Mineralwasser 1 Glas Mineralwasser, gelegentlich Bier oder Wein	300 ml 200 ml
Gesamtmenge		1.500 ml

5.3.4 Ernährungssituation erfassen und einschätzen

DEFINITION

Ernährungssituation: Gesamtsituation der Ernährung, einschließlich Ernährungszustand, Möglichkeiten der Nahrungsaufnahme (Aspekte der Pflegeanamnese) und individuellen Bedürfnissen (biografische Angaben). [35]

Ernährungszustand (*Ernährungsstatus*): Ergebnis der Gegenüberstellung von physiologischem Bedarf und tatsächlicher Zufuhr an Energie und Nährstoffen. Der körperliche Ist-Zustand wird mit Hilfe der anthropometrischen Daten, dem Erscheinungsbild und bestimmten Laborparametern ermittelt. Er wird eingeschätzt, um das Risiko für Überernährung, Unterernährung und Mangelernährung festzustellen.

Mangelernährung: Defizit an Energie und Nährstoffen, anhaltend, im Sinne einer negativen Bilanz zwischen Aufnahme und Bedarf, mit Konsequenzen für Ernährungszustand, physiologische Funktionen und Gesundheitszustand. [35]

Quantitative Mangelernährung: Defizit an Energie.

Qualitative Mangelernährung: Defizit an Nährstoffen, z. B. Proteinen, essenziellen Fettsäuren, Vitaminen, Mineralstoffen und Ballaststoffen.

Eine **Mangelernährung** tritt nicht akut auf, sondern entwickelt sich schleichend.

Pflegefachkräfte erfassen und bewerten bei jedem Pflegebedürftigen die **Ernährungssituation** im Rahmen des Pflegeprozesses, hier das Risiko einer **Mangelernährung und Dehydratation**.

Häufigkeit der Erfassung und Einschätzung

Die **Häufigkeit der Erfassung und Einschätzung** von Ernährungssituation und Flüssigkeitsversorgung orientiert sich in Altenpflegeeinrichtungen und in der ambulanten Pflege an den Vorgaben des Medizinischen Dienstes der Krankenversicherungen (*MDK*).

Der Expertenstandard „Ernährungsmanagement zur Sicherstellung der oralen Ernährung und Flüssigkeitsversorgung" empfiehlt den Einsatz von Screening-Instrumenten zur Erfassung des Risikos einer Mangelernährung zu folgenden Zeiten:
- **erstmalig**. Für jeden Pflegebedürftigen bei der Aufnahme in eine stationäre Einrichtung, in ein Krankenhaus und beim Erstbesuch in der ambulanten Pflege und anschließend alle drei Monate in der Langzeitpflege
- **umgehende Wiederholung** bei Auftreten von Ereignissen, die sich negativ auf den Ernährungszustand auswirken können, z. B. Gewichtsverlust in einer Trauerphase durch geringe Essmengen
- **regelmäßige Wiederholung**. Wöchentlich bzw. 14-tägig, beim Auftreten eines Ernährungsdefizits, bis ein als unbedenklich erachteter Zustand festgestellt ist, z. B. geringe Essmengen haben normale Essportionen erreicht
- Gewichtskontrollen erfolgen regelmäßig alle vier Wochen, bei entsprechender Veranlassung, einmal in der Woche bzw. 14-tägig (> 5.1.1) [5] [36] [37]

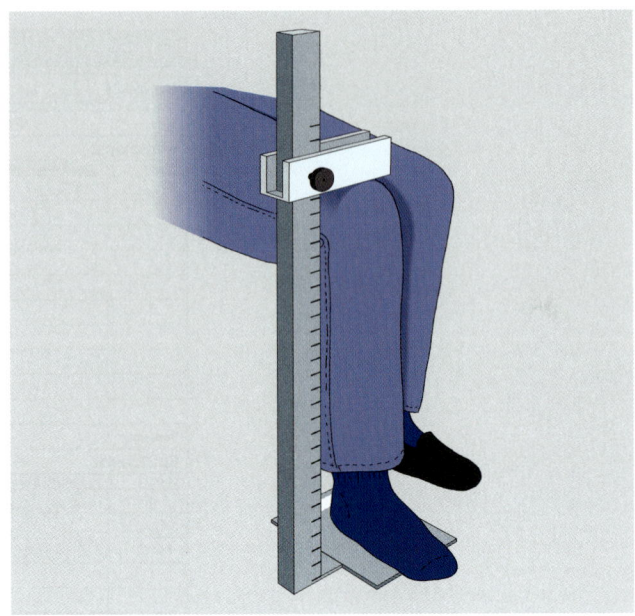

Abb. 5.31 Messung der Kniehöhe mit der Schublehre. [L190]

Anthropometrische Angaben und Methoden

Die **anthropometrische Angaben**, z. B. Körpergröße, Körpergewicht, BMI, Gewichtverlauf bzw. Gewichtsverlust, Oberarm- bzw. Wadenumfang, gehören zu den objektiven Methoden der Bestimmung des Ernährungszustands. Eine subjektive Methode ist der klinische Eindruck.

Ermittlung der Körpergröße

Die **Ermittlung der Körpergröße** erfolgt durch Messung im Stehen oder im Liegen. Voraussetzung für eine genaue Messung ist eine gestreckte Körperhaltung.

Die Ermittlung der Körpergröße bei Pflegebedürftigen mit Wirbelsäulenverkrümmung und Kontrakturen erfolgt über die Messung der Kniehöhe (> Abb. 5.31). Dazu bestimmen Pflegekräfte mittels einer Schublehre den Abstand zwischen Fersenunterseite und Knieoberseite, während das Knie bei 90° angewinkelt ist. Die Körpergröße lässt sich dann anhand dieser Zahl mit Hilfe einer Formel berechnen (> Abb. 5.33). [41]

Ermittlung des Körpergewichts

Die Ermittlung des **Körpergewichts** erfolgt in Abhängigkeit vom Gesundheitszustand im Stehen, Sitzen oder Liegen. Dafür sind geeignete Waagen, z. B. Bett-, Sitz-, Liege- oder Rollstuhlwaage notwendig (> Abb. 5.32). [5] [41]

Die Ermittlung des Körpergewichts bei Pflegebedürftigen mit Amputation erfolgt mit Hilfe einer Formel (> Tab. 5.18).

> Die Ermittlung des tatsächlichen Körpergewichts ist nicht möglich bei Störungen im Wasserhaushalt, z. B. Ödemen, Aszites oder Exsikkose. [37]

5.3 Ernährungsmanagement in der Pflege

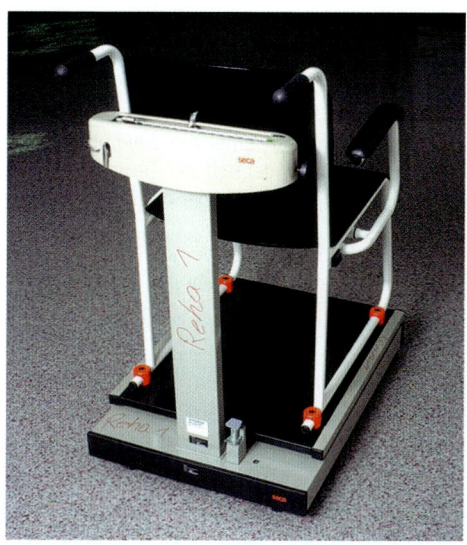

Abb. 5.32 Eine Sitzwaage ermöglicht die Bestimmung des Körpergewichts von Pflegebedürftigen, denen das Stehen schwer fällt. [K183]

Männer: Körpergröße in cm =
(2,02 x Kniehöhe in cm) – (0,04 x Alter in Jahren) + 64,19.

(Beispiel: 69-Jähriger Mann mit einer Kniehöhe von 57 cm.
(2,02 x 57 cm) – (0,04 x 69) + 64,19 = 176,6 cm).

Frauen: Körpergröße in cm =
(1,83 x Kniehöhe in cm) – (0,24 x Alter in Jahren) + 84,88.

(Beispiel: 83-jährige Frau mit einer Kniehöhe von 52 cm.
(1,83 x 52 cm) – (0,24 x 83) + 84,88 = 160,1 cm).

Abb. 5.33 Formel zur Berechnung der Körpergröße mit Hilfe der Messung der Kniehöhe.

Tab. 5.18 Formel zur Berechnung des Körpergewichts bei Pflegebedürftigen mit Amputationen (Körpergewicht mit Amputation = aktuelles Körpergewicht × 100 : 100 % der Amputation). [42]

Hand	0,8 %	Fuß	1,8 %
Unterarm	3,1 %	Unterschenkel	7,1 %
Arm	6,5 %	Bein	18,5 %

Bestimmung des Bodymass-Index

DEFINITION

Bodymass-Index (*BMI*): Die Formel zur Berechnung lautet:
BMI (kg/m^2) = Körpergewicht in kg : Körpergröße in m × Körpergröße in m.

In Altenpflegeeinrichtungen wird der **BMI** ermittelt durch:
- Berechnung aus Körpergröße und Körpergewicht,
- Tabellen,
- eine Software im Rahmen der Pflegedokumentation.

Aussagefähigkeit und Bewertung des BMI:
- Die wünschenswerten BMI-Werte liegen für über 65-Jährige zwischen 24 und 29 kg/m^2. (National Research Council 1989, MDS)
- Ein erhöhtes Risiko für eine Mangelernährung besteht für Pflegebedürftige bei unter 22 kg/m^2 (DNQP) und < 24 kg/m^2 (MDS). Unterernährung liegt bereits bei einem BMI < 18,5 kg/m^2 (WHO, MDS) bzw. < 20 kg/m^2 (DNQP) vor.
- Die BMI-Werte sind auch bei korrekter Berechnung nur in Kombination mit anderen Informationen zum Ernährungszustand aussagekräftig, z. B. subjektiver Eindruck.
- Der BMI ist nicht aussagekräftig, wenn erhebliche Normabweichungen in der Essbiografie, z. B. Körpergewicht des Pflegebedürftigen, schon seit dem jungen Erwachsenenalter im Bereich des Untergewichts lag. [5] [36] [37]

Beispiel aus der Praxis
Aktuelles Körpergewicht 70 kg, Fußamputation links 1,8 % = 1,24 kg
Berechnung:
Körpergewicht mit Amputation = 70 kg × 100 : 1,24 kg = 56,4 kg

Ermittlung des Oberarm- und Wadenumfang

Die Messung des Oberarm- und Wadenumfangs (➤ Abb. 5.34) sowie der Hautfaltendicke am Trizeps sind bei Pflegebedürftigen wegen der physiologischen Veränderungen im Alter (➤ 1.4.1) wenig aussagekräftig.

Ein Wadenumfang von < 31 cm deutet auf Risiko für Mangelernährung. Er ist nur in Kombination mit anderen Parametern aussagekräftig, z. B. geringen Essportionen. [15] [24]

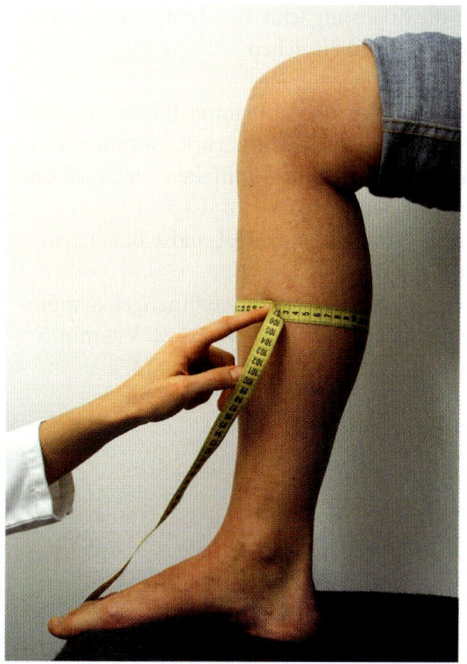

Abb. 5.34 Messung des Wadenumfangs. [M315]

Aufzeichnung des Gewichtsverlaufs und Gewichtsverlust

DEFINITION

Gewichtsverlauf: Aufzeichnungen der Gewichtsentwicklung innerhalb eines bestimmten Zeitraums. [37]

Die regelmäßigen Aufzeichnungen von BMI-Werten über einen Zeitraum sind hinsichtlich einer Veränderung des Gewichts aussagekräftiger als einzelne Gewichtsangaben. Voraussetzung ist eine korrekte Erfassung. In manchen Situationen ist die Ermittlung der **Gewichtsverluste** schwierig, etwa bei der Erstaufnahme in einer Senioreneinrichtung. Hier ist im Rahmen der Pflegeanamnese, z. B. auf Kleidung zu achten, die der Konfektionsgröße des Pflegebedürftigen nicht mehr entspricht. In solchen Fällen kann der Wadenumfang in Kombination mit anderen Parametern zur Bewertung des Ernährungszustands herangezogen werden.

> Jeder auffällige, unbeabsichtigte Gewichtsverlust ist ein wesentliches Kriterium für die Klärung der Ursachen und umgehende Einleitung von Maßnahmen. Grenzwerte sind:
> - > als 5 % in 1–3 Monaten
> - > als 10 % in 6 Monaten [37]

Klinischer Eindruck

Der **klinische Eindruck** ist eine subjektive Methode, die Hinweise auf den Ernährungszustand gibt. Für die korrekte Einschätzung solcher Zeichen bedürfen Pflegekräfte einer erheblichen Erfahrung, die sich meist erst nach mehreren Berufsjahren einstellt. Falls die Erfahrung fehlt, ist zu empfehlen, berufsübergreifend den Arzt hinzu zu ziehen.
Mögliche Zeichen sind:
- Hinweise auf geringe Nahrungsaufnahme. Bilden sich Muskelmasse und Unterhautfettgewebe zurück, kommt es z. B. zu tiefliegenden Augen, schlaffen Hautfalten am Gesäß und Abdomen, eingefallenen Wangen.
- Hinweise auf einen Flüssigkeitsmangel sind z. B. konzentrierter Urin und Verwirrtheit.
- Hinweise auf einen spezifischen Nährstoffmangel. Symptome eines Energie-Protein-Mangels (➤ 5.1.2), Vitamin- und Mineralstoffmangels (➤ 5.1.2). [5] [36] [37]

> Der subjektive Eindruck, den ein Pflegebedürftiger macht, gewinnt an Bedeutung, wenn Körpergröße und Körpergewicht nur schwer zu ermitteln sind. [34]

Instrumente zur Erfassung und Einschätzung

DEFINITION

Screening: „Kurze, leicht durchführbare Erhebung zum frühzeitigen Identifizieren von Menschen, die gefährdet sind, ein Gesundheitsproblem (z. B. Mangelernährung) zu entwickeln oder bereits davon betroffen sind." [36]
Assessment: Tiefergehende Untersuchung relevanter Probleme einer gesundheitsbezogenen Situation, z. B. Ernährung, zur Ursachenabklärung. [35]

Die Altenpflegeeinrichtungen entscheiden im Rahmen des Qualitätsmanagement, welche **Instrumente** bzw. **Verfahren zur Erfassung und Einschätzung** der Ernährungssituation eingesetzt werden. Der Expertenstandard „Ernährungsmanagement zur Sicherstellung der oralen Ernährung und Flüssigkeitsversorgung" empfiehlt ein zweistufiges Vorgehen, das aus einem Screening-Verfahren und einem anschließenden Assessment-Verfahren besteht.

Screening-Instrumente

Screening-Instrumente sind Erhebungsbögen, die die Ernährungssituation erfassen und einschätzen, d. h. ob bei den Pflegebedürftigen grundsätzlich ein Risiko für eine Mangelernährung besteht und welche Ernährungsprobleme vorliegen. Screening-Instrumente, die im Ernährungsbereich eingesetzt werden, sind z. B.
- Mini Nutritional Assessment – Short form (*MNA-SF*) (für den geriatrischen Bereich)
- Malnutrition Universal Screening Tool (*MUST*) (für die ambulante Pflege)
- Nutritional Risk Screening (*NRS*, für Krankenhäuser)
- pflegerische Erfassung von Mangelernährung und deren Ursachen (*PEMU*), Kurzform (für die stationäre Langzeitpflege) [5] [34] [35]

Assessment-Instrumente

Liegt ein Risiko für Mangelernährung vor und sind Ernährungsprobleme erkannt, sind tiefer gehende Untersuchungen (*Assessments*) mit detaillierter Erfassung anzuschließen, die die Ursachen der erkannten Ernährungsprobleme ermitteln und handlungsorientierte Maßnahmen ableiten lassen. **Assessment-Instrumente**, die im Ernährungsbereich eingesetzt werden:
- Mini Nutritional Assessment (*MNA*, für Altenpflegeeinrichtungen in der Langzeitpflege)
- pflegerische Erfassung von Mangelernährung und deren Ursachen (*PEMU*). Instrument zur zweiphasigen Erfassung der Ernährungssituation, besonders geeignet für die stationäre Langzeitpflege (➤ oben) [35] [36]

Ernährungsprotokoll

	Tag/Datum												
Mahlzeit	Mo	Di	Mi	Do	Fr	Sa	So	Mo	Di	Mi	Do	Fr	Sa
Frühstück													
Zwischenmahlzeit													
Mittagessen													
Zwischenmahlzeit													
Abendessen													
Spätmahlzeit													

Personalien: Diät:

Legende: (fast) nichts = ○   wenig (ca. ¼) = ◔   etwa die Hälfte = ◐   fast alles (ca. ¾) = ◕   alles = ●

Abb. 5.35 Quantitatives Essprotokoll: Erfassen der verzehrten Mahlzeitenanteile in Viertelportionen. [5]

Zusätzliche Methoden

Ergänzende Informationen liefern zusätzliche Methoden, z. B. bei Verdacht auf geringe Ess- oder Trinkmengen.

Verzehrsprotokolle

Quantitative Verzehrsprotokolle erfassen bei Verdacht auf eine geringe Nahrungsaufnahme, ca. eine Woche, die verzehrten Mahlzeitenanteile sind in Viertelportionen geteilt. Sie lassen Rückschlüsse auf die Energiezufuhr des Pflegebedürftigen zu, vorausgesetzt, der Energiegehalt der angebotenen Kost ist berechnet (➤ Abb. 5.35). Stellen Pflegekräfte dabei eine geringe Nahrungsaufnahme fest, werden die Ursachen hierfür geklärt (Assessment).

Qualitative Essprotokolle erfassen die Lebensmittelauswahl zu den einzelnen Mahlzeiten und ermöglichen Rückschlüsse auf die Nährstoffaufnahme. Handlungsorientierte Umsetzung und Durchführung ist laut Expertenstandard den Ernährungsfachkräften vorbehalten. Eine berufsübergreifende Zusammenarbeit ist sinnvoll. [5] [35]

Trinkprotokolle

Bei Verdacht auf eine geringe Trinkmenge bzw. bei dehydratationsgefährdeten Pflegebedürftigen werden **Einfuhr-Trinkprotokolle** (➤ Tab. 5.19) geführt. Darin notieren Pflegekräfte sorgfältig die tatsächliche Trinkmenge, die Art des Getränks, evtl. den Kaloriengehalt der Getränke und den Vergabezeitpunkt. Auch pflegerelevante Beobachtungen, z. B. Pflegebedürftiger hat erbrochen, sind zu notieren.

Dann errechnen Pflegekräfte die Gesamttrinkmenge pro 24 Std., setzen sie in Bezug zu den anderen Daten des Pflegebedürftigen und leiten bei Bedarf Maßnahmen ein. Die tägliche Trinkmenge von 1.000 ml sollte nicht unterschritten werden (➤ 5.3.3). [5] [37]

Flüssigkeitsbilanz

Die Flüssigkeitsbilanz (➤ 5.3.3) erfolgt bei bestimmten Krankheiten. Sie wird vom Arzt verordnet.

Laborparameter

Bei einem Hinweis auf eine qualitative Mangelernährung, d. h. einen bestimmten Nährstoffmangel (➤ 5.1.2), z. B. Energie-Eiweiß-Mangel, Eisenmangel, Folsäuremangel, wird der entsprechende **Laborparameter** ermittelt. Besteht ein Risiko für einen Vitamin-, Mineralstoff- oder Proteinmangel, schließt sich ein Assessment zur Aufklärung an. Wegen des Kosten- und Zeitaufwandes wird dieses Vorgehen in Altenpflegeeinrichtungen selten durchgeführt.

5.3.5 Ernährungsprobleme erkennen

Besteht ein Risiko für Mangelernährung bzw. Dehydratation, müssen die Ernährungsprobleme erkannt werden. ➤ Tab. 5.20 gibt einen Überblick über Zeichen von Ernährungsproblemen.

5.3.6 Mögliche Ursachen für Ernährungsprobleme

Werden Ernährungsprobleme erkannt, müssen die Ursachen dafür geklärt werden. Pflegefachkräfte ermitteln die Ressourcen der Pflegebedürftigen und formulieren Pflegeziele. Die gezielten Maßnahmen sind zu planen und einzuleiten. Im folgen-

Tab. 5.19 Beispiel für ein Trinkprotokoll.

Name:			Datum:	
Mindesttrinkmenge/Tag in ml:			Höchsttrinkmenge/Tag in ml:	
	Uhrzeit	Art des Getränks/Bemerkungen	Einfuhr in ml	Handzeichen
Frühdienst				
Einfuhr (Frühdienst)				
Spätdienst				
Einfuhr (Spätdienst)				
Nachtdienst				
Einfuhr (Nachtdienst)				
GESAMTE EINFUHR				

Tab. 5.20 Zeichen von Ernährungsproblemen. [37]

Hinweise auf Ernährungsprobleme	Ernährungsprobleme
• auffälliger, unbeabsichtigter Gewichtsverlust • BMI < 20 kg/m² **und** klinischer Eindruck, z. B. tief liegende Augen • auffällig geringe Essmengen • Veränderungen in der Nahrungsmenge • auffällige Essensreste	• geringe Nahrungsaufnahme • erhöhter Energiebedarf
• protokollierte Trinkmenge unter 1.000 ml pro Tag • klinischer Eindruck, z. B. konzentrierter Urin	• Flüssigkeitsmangel durch geringe Trinkmengen • erhöhter Flüssigkeitsbedarf • Flüssigkeitsverluste
• klinischer Eindruck, z. B. verzögerte Wundheilung, Infektanfälligkeit	• bestimmter Nährstoffmangel durch Nährstoffverluste • bestimmter Nährstoffmangel durch erhöhten Nährstoffbedarf

den Abschnitt werden Ursachen und Maßnahmen am Beispiel der „physiologischen Veränderungen im Alter" ausgeführt.

Physiologische Veränderungen im Alter

Die **physiologischen Veränderungen im Alter** haben Auswirkungen auf den Ernährungszustand und sind häufig Ursache für eine Mangelernährung (➤ 5.3.4).

Altersanorexie

DEFINITION
Altersanorexie: Nachlassendes Verlangen nach Nahrung durch veränderte, bzw. gestörte Hunger-Sättigungs-Regulation. [5] [24] [43]

Im Alter verringert sich das Verlangen nach Nahrung aufgrund der gestörten Hunger-Sättigungs-Regulation, z. B. durch:
- Veränderungen im Hormonhaushalt, die sich auf das Sättigungsgefühl auswirken. Es werden Sättigungshormone ausgeschüttet, obwohl der Magen noch nicht gefüllt ist. Die Pflegebedürftigen sind satt, obwohl sie nur wenig gegessen haben.
- Sättigungsimpulse, die von der Dehnung der Magenwand und der Füllung des Magens ausgehen, fehlen oder sind verzögert.

Maßnahmen bei Altersanorexie sind z. B.:
- mehrere kleine Mahlzeiten über den Tag verteilt, unbedingt auf kleine Portionen achten
- Pflegebedürftiger bestimmt selbst, wie groß die Portion ist
- appetitliches Anrichten, angenehmer Geruch, richtige Temperatur der Speisen (➤ 5.3.4)
- Pflegebedürftiger wählt Lieblingsspeisen und beteiligt sich an der Zubereitung

Mundtrockenheit

Verringerte Speichelbildung und vermehrte Austrocknung der Mundschleimhäute, z. B. durch Mundatmung im Alter, führt zur **Mundtrockenheit** (*Xerostomie*), die die Nahrungsaufnahme erschwert. Eine ausreichende Menge an Speichel ist notwendig, um schlucken zu können. Eine trockene Mundschleimhaut beeinträchtigt den Geschmackssinn und damit den Appetit. Ebenso erschwert sie den Schluckvorgang und verhindert eine Vorverdauung im Mund. Dies führt zu Verdauungsbeschwerden. Die reinigende Wirkung des Speichels ist herabgesetzt und die Entstehung von Karies und Entzündungen im Mund begünstigt. Neben altersbedingten Veränderungen sind Ursachen für Mundtrockenheit z. B.:
- Einnahme von Medikamenten, z. B. Antidepressiva
- geringe Flüssigkeitszufuhr

Maßnahmen gegen Mundtrockenheit sind z. B.:
- Getränke auch zu den Mahlzeiten reichen.
- Säurehaltige Getränke anbieten, sie fördern die Speichelsekretion, z. B. Früchtetee mit Fruchtsaft.
- Zum Trinken motivieren (➤ 5.3.3), z. B. durch Aufforderung, Anbahnen von Trinken, Getränke reichen, Trinkrituale. [5] [24] [41] [43]

Verringerte Kauleistung

Ungenügendes Kauen der Nahrung und eine verringerte Speichelproduktion können zu Verdauungsbeschwerden führen. Ursachen für eine **verringerte Kauleistung** sind, z. B.:
- verringerte Kraft der Kaumuskulatur
- schlechter Zahnstatus
- schlecht sitzende Zahnprothesen

Maßnahmen gegen verringerte Kauleistung sind z. B.:
- Weiche Kost anbieten (➤ 5.3.7).
- Regelmäßige und gründliche Mundpflege durchführen. [5] [24] [40] [42]

Schluckstörung durch altersbedingte Veränderungen

Eine **altersbedingte Schluckstörung** (*Presbyphagie*) betrifft einzelne Schluckphasen:
- Orale Vorbereitungsphase. Verminderte Speichelbildung und vermehrte Austrocknung der Mundschleimhäute erschwert das Schlucken, verminderte Kraft zum Kauen verringert die Kauleistung.
- Orale Phase. Umbau der Zungenmuskulatur führt zu einer Zunahme des Bindegewebes und einer Abnahme der Muskelmasse, die Kraft der Zunge lässt nach. Die Atem-Schluck-Koordination ist eingeschränkt, der Unterkiefer sinkt aufgrund struktureller Veränderung der Kiefergelenke und der Lippenschluss ist verändert.
- Ösophageale Phase. Verminderte Elastizität des Ösophagus führt zur Störung der Ösophagusmotilität, mit Folge eines Transportproblems des Nahrungsbreis. Motilitätsstörungen des Ösophagus entstehen durch Abnahme der Nervenzellen im Auerbach-Plexus.
- Pharyngeale Phase. Neuromuskuläre Störungen führen z. B. zu einer reduzierten Kraft des Muskelsystems. Die Kontraktionsfähigkeit des Kehlkopfes (*Larynx*) ist vermindert, der Schlussreflex verzögert (Maßnahmen ➤ 5.3.7). [5] [24] [41] [43] [44] [45] [46] [47] [48]

Veränderte Sinneswahrnehmungen

Im Alter nehmen die Geschmacks- und Geruchswahrnehmung ab, das Sehvermögen und die Hörfähigkeit sind beeinträchtigt.
- Ursachen beeinträchtigter Geschmackswahrnehmung:
  – Verringerung der Zahl an Geschmacksknospen auf Zunge und Mundschleimhaut führt zur Abnahme der Wahrnehmung (*Perzeption*).
  – Sensibilität gegenüber den fünf Geschmacksqualitäten süß, bitter, sauer, salzig und umami (*wohlschmeckend*) lässt nach, allerdings nicht für alle Geschmacksqualitäten gleichermaßen. Häufig schmecken ältere Menschen sauer und bitter besser, süß und salzig hingegen weniger. Deshalb lehnen viele Pflegebedürftige bittere und saure Speisen ab und bevorzugen süße bzw. salzige Nahrungsmittel.
  – Zinkmangel beeinträchtigt die Geschmackswahrnehmung.
  – Einnahme diverser Medikamente beeinträchtigt das Geschmacksempfinden erheblich. [5]
  – Berührungswahrnehmung (taktile Wahrnehmung) im Mund sinkt, wodurch die Reflexe verzögert ausgelöst werden.

- Ursachen beeinträchtigter Geruchswahrnehmung:
  - Appetitanregende Düfte der Nahrung werden nur teilweise oder gar nicht wahrgenommen. Dadurch sind der reflektorisch eingeleitete Speichelfluss und die Magensaftsekretion vermindert.
  - Pflegebedürftige nehmen Gerüche verändert wahr. Manche empfinden Aromen als unangenehm, auch wenn sie diese früher als angenehm wahrgenommen haben.
- Ursachen beeinträchtigten Sehvermögens:
  - „Grauer Star" im Alter (*Cataracta sensilis*) verursacht verschwommenes Sehen, Licht- und Blendempfindlichkeit. Betroffene können Speisenkomponenten oder das Tischgedeck nicht eindeutig wahrnehmen.
- Begleiterscheinungen beeinträchtigten Hörvermögens:
  - Häufig ist das Hören herabgesetzt. Der Pflegebedürftige hört die Geräusche der Küche, des Tischdeckens, der Kaffeemaschine nicht oder versteht die Erklärungen der Pflegekraft zu den Speisen nicht. [5] [24] [41] [43]

Essen mit allen Sinnen, d. h. eine gezielte Anregung der verschiedenen Wahrnehmungsbereiche, fördert die Selbstständigkeit und Selbstbestimmung unter Berücksichtigung der Biografie. Jeder Pflegebedürftige ist über eine oder mehrere Wahrnehmungsbereiche basal zu stimulieren:
- **Hören**
  - Neugier wecken durch vertraute Essgeräusche, z. B. beim Verzehr knackiger oder knuspriger Zutaten, z. B. Geräusche der Kaffeemaschine, Geschirrklappern beim Tischdecken
  - Benennen und Beschreiben des Menüs beim Servieren bzw. Anreichen
- **Riechen**
  - angenehme Erinnerungen durch angenehme Düfte, z. B. Duft der Mahlzeiten oder der Umgebung, z. B. Kaffee, Kräutertee, Weihnachtsbäckerei, Bratäpfel
  - Gewürze im Essen, Verwendung von Gewürz- und Kräuterölen
- **Sehen** „Das Auge isst mit"
  - klare Sicht durch Licht, Farbe und Konturen
  - appetitliches Anrichten der Speisen
- **Fühlen** und **Greifen** (das Wahrnehmen von Berührungsreizen und das Tasten ist eine Ressource, die lange erhalten bleibt)
  - „Finger Food". Verbindung des „Begreifens" von Objekten und der entsprechenden Begriffsbildung (Sprache) lässt Eigenschaften, z. B. weich, heiß, entstehen
  - Aufforderung zum Essen durch Führen des Armes (Anbahnen) während der Nahrungsaufnahme; Berührung ist sehr stark mit Gefühlen verbunden (Signal z. B.: ich unterstütze dich, ich respektiere dich)

Verringertes Durstempfinden

Im Alter ist das **Durstempfinden** verringert. Durst entsteht in der Regel, wenn der Körper mehr als 0,5 % seines Gewichts an Wasser verliert bzw. beim Anstieg der Osmolarität im Blut, z. B. durch Schwitzen. [22] [43]

Geeignete Maßnahmen sind:
- bedürfnisorientierte Auswahl unter Berücksichtigung der biografischen Angaben, z. B. gewünschte Getränke
- Trinkplan für jeden Pflegebedürftigen erstellen (➤ 5.3.3)
- Trinkmotivation (➤ 5.3.3)
- Trinkhilfen anbieten (➤ 5.3.7)
- Trinken mit allen Sinnen

Vermehrte Ausscheidung

Im Alter ist die Nierentätigkeit verringert. Dies führt zu einer verminderten Konzentration harnpflichtiger Substanzen, aber zur Ausscheidung großer Harnmengen (*Altersdiurese*) und damit einem erhöhten Risiko für Dehydratation.

Veränderungen im Magen-Darm-Trakt

Im Alter gibt es verschiedene Veränderungen im Magen-Darm-Trakt, z. B.:
- Veränderungen der Magenschleimhaut
  - führen zu einer verminderten Bildung von Magensaft bzw. Magensäure (*Anazidität*) mit Völlegefühl und Übelkeit als Folge.
  - Bei chronischen Magenschleimhautentzündungen, die im Alter häufiger anzutreffen sind als in der Jugend, kommt es zu einer unzureichenden Bildung des Intrinsic factors und in der Folge zu einem Vitamin-B_{12}- bzw. Eisenmangel (➤ 5.1.2).
- Herabgesetzte Motilität (*Beweglichkeit*) des Magen-Darm-Trakts. Im Alter lässt die Erregung der glatten Muskulatur im Verdauungstrakt nach. Folgen sind u. a.:
  - Verzögerung der Magenentleerung. Damit ist die Hunger-Sättigungs-Regulation gestört (*Altersanorexie*). Dies hat zur Folge, dass sich ältere Menschen schon von kleinen Mengen gesättigt fühlen.
  - Verändertes Motilitätsmuster des Ösophagussphinkters führt zu gastroösophagealen Refluxerkrankungen.
  - Störung der ösophagealen Peristaltik beeinträchtigt das Schlucken.
  - Verminderte Dickdarmmotilität verursacht Obstipation.
  - Herabgesetzter Muskeltonus, z. B. des Analsphinkters, führt zu seltener Defäkation mit Blähungen und Obstipation. [48]

Veränderte Körperzusammensetzung

Im Alter ändert sich die Zusammensetzung des Körpers. So reduziert sich die Menge des Körperwassers auf bis zu 45 % bei relativen Anstieg des Fettanteils und Abnahme der Muskelmasse.
- Abnahme der Muskelmasse (*Sarkopenie*). Im Alter nimmt die Muskelmasse ab, das nimmt Bindegewebe zu. Dies führt zu einer herabgesetzten Muskelkraft mit Auswirkungen auf das Muskelsystem des gesamten Körpers, z. B. verminderte

Kraft der Kaumuskulatur. Pflegebedürftige haben ein erhöhtes Sturzrisiko und sind ihrer Mobilität und in ihren alltäglichen Tätigkeiten eingeschränkt, z. B. Funktionseinschränkungen der Hände und Arme.
- Veränderte Körperzusammensetzung wirkt auf den Energiebedarf. Im Alter sinkt der Gesamtenergiebedarf. Der Grundumsatz nimmt ab, weil die Fettmasse wächst und die Muskelmasse sich verringert. Der Leistungsumsatz sinkt in der Regel wegen abnehmender körperlicher Aktivität.
- Knochendichte nimmt ab im Alter ab und die Fähigkeit, Vitamin D in der Haut zu bilden, lässt ebenfalls nach. [43] [49]

Veränderungen im Säure-Basen-Haushalt

Im Alter verändert sich nicht selten auch der Säure-Basen-Haushalt. Es besteht bei geriatrischen Pflegebedürftigen eine Neigung zur Ödembildung, ohne dass eine Krankheit als Ursache festzustellen wäre. Dies erschwert die Erfassung und Einschätzung des Ernährungszustands und hat Auswirkungen auf den Kochsalzkonsum (➤ 5.1.2).

SURFTIPP
Deutsches Netzwerk für Qualitätsentwicklung in der Pflege (*DNQP*): www.dnqp.de
Bundeskonferenz zur Qualitätssicherung im Gesundheits- und Pflegewesen e. V. (*BUKO-QS*): www.buko-qs.de
Medizinischer Dienst des Spitzenverbandes Bund der Krankenkassen e. V. (*MDS*): www.mds-ev.de
Medizinischer Dienst der Krankenversicherung in Bayern (*MDK Bayern*): www.mdk-bayern.de
Deutsche Gesellschaft für Geriatrie (*DGG*): www.dggeriatrie.de
Deutsche Seniorenliga e. V. (*DSL*): www.deutsche-seniorenliga.de
Allianz gegen Mangelernährung im Alter: www.mangelernaehrung.info
Deutscher Berufsverband für Pflegeberufe e. V. (*DBfK*): www.dbfk.de
Kuratorium deutsche Altershilfe (*KDA*): www.kda.de
Deutsche Gesellschaft für Ernährungsmedizin e. V. (*DGEM*): www.dgem.de
Nestlé Nutrition Institute: www.mna-elderly.com (liegt auf Englisch vor)

5.3.7 Speisenangebot bei bestimmten Gesundheitsproblemen

Bei bestimmten Gesundheitsproblemen, z. B. Kau- und Schluckstörungen oder Demenz, werden besondere Anforderungen an das Speisenangebot gestellt.

Essen und Trinken bei Kau- und Schluckstörungen

DEFINITION
Aspiration: Einatmen von Fremdpartikeln in die Atemwege.
Penetration: Eindringen von Fremdpartikeln in den Kehlkopf (*Larynx*).

Die Ziele der umfassenden Behandlung sind die Vermeidung von:
- Gewichtsverlust,
- Mangelernährung bzw. Dehydratation und deren Folgen,
- Aspiration und Penetration.

Die Pflegeziele sind für jeden Pflegebedürftigen mit einer Schluckstörung sehr individuell. Sie sind abhängig davon, in welcher Schluckphase die Probleme auftreten.

Eine gezielte Behandlung bei Kau- und Schluckstörungen umfasst die adaptierten (*anpassenden*), restituierenden (*wiederherstellenden*) und kompensatorischen (*ausgleichenden*) Therapieverfahren. Die Pflegebedürftigen, die in Altenpflegeeinrichtungen leben, leiden häufig an Schluckstörungen aufgrund des Alters (*Presbyphagie* ➤ 5.3.6), wegen Morbus Parkinson oder Demenz im fortgeschrittenen Stadium. [44]

Maßnahmen der adaptierten Behandlung

Logopäden informieren die Verantwortlichen nach der Diagnose, welche Schluckphase beeinträchtigt ist und empfehlen die konsistenzangepasste Kost bzw. Getränke. Das Küchenpersonal setzt die Empfehlungen praktisch um. Bei Notwendigkeit können Diätassistenten bzw. Oecotrophologen die Köche beraten. Die Pflegekraft gibt Rückmeldung, ob die Kost für den Pflegebedürftigen geeignet ist und meldet Wünsche an die Küche zurück. Hier handelt es sich um berufsübergreifende Maßnahmen, die dem Expertenstandard entsprechen.
Die adaptierten Maßnahmen umfassen:
- diätetische Maßnahmen
  - Anpassung der Konsistenz der Kost an das Schluckvermögen des Pflegebedürftigen
  - Anpassung der Fließgeschwindigkeit der Flüssigkeiten an das Schluckvermögen des Pflegebedürftigen
  - Verwendung von Dickungsmitteln
- Hilfe beim Essen und Trinken durch die Pflegekraft
- Anleitung beim Essen und Trinken mit Hilfsmitteln

Voraussetzungen für die orale Nahrungsaufnahme

Wird bei einem Pflegebedürftigen eine Schluckstörung beobachtet und diagnostiziert, ist vor Beginn des Essens zu klären, ob er essen und trinken darf, d. h. ob orale Nahrungsaufnahme ohne Gefahr einer Aspiration bzw. Penetration möglich ist. Die Voraussetzungen werden z. B. von Logopäden oder Pflegefachkräften geprüft. Bedingungen sind:
- Schluckreflex ist vorhanden. Der Pflegebedürftige ist in der Lage, seinen Speichel sicher und effektiv zu schlucken.
- Hustenreflex ist vorhanden. Spontanes Husten ist möglich, wenn die Kraft ausreicht.
- Keine Anzeichen für Lungenentzündung (*Pneumonie*) bzw. keine erhöhte Körpertemperatur, die auf eine Aspiration bzw. Lungenentzündung hinweist.
- Allgemeinzustand ist gut. Der Pflegebedürftige ist ausreichend wach und ansprechbar. Er hat keine Luftnot oder massive Kurzatmigkeit.

Anpassung der Konsistenz der Speisen

Passierte Kost
Speisen sind zu einem feinen, homogenen Brei gemixt und durch ein feines Sieb gestrichen. Es können Angebote der Industrie oder selbst hergestellte Speisen genutzt werden, z. B. Mus aus Himbeeren gemixt mit Kernen, durch ein Sieb gestrichen ohne Kerne. Diese Kostform ist nicht bedarfsdeckend bzw. vollwertig, sie muss ergänzt werden.

Pürierte Kost
Speisen sind zu einem feinen, homogen Brei gemixt. Selbst hergestellte Speisen oder Angebote der Industrie können genutzt werden, z. B. Becherpasteten. Eine Ergänzung der Kost ist sinnvoll.

Teilpürierte Kost
Pflegebedürftige wählen die Lebensmittel aus, die für sie geeignet sind, z. B. leichte Vollkost. Einzelne Komponenten, die dem Pflegebedürftigen individuelle Probleme beim Schlucken bereiten, z. B. Fleisch, werden püriert. Alle weichen Lebensmittel können verzehrt werden.

Weiche Kost
Alle Speisen und Lebensmittel, die mit der Zunge zu zerdrücken sind. Lebensmittel mit Zusätzen, z. B. Fleisch- und Wurstwaren mit groben Zusätzen oder Saucen mit Zusätzen wie Pilzen, sind ungeeignet. [45]

Anpassung der Konsistenz der Flüssigkeiten

Zu den Flüssigkeiten gehören, neben den Getränken, auch Suppen und Brühen. Die Flüssigkeiten werden mit einem industriell hergestellten Dickungsmittel angedickt. Der gezielt von den Logopäden gewählte Andickungsgrad ist abhängig von der Ausprägung der Probleme sowie den Ressourcen des Pflegebedürftigen. Nach ihrem Andickungsgrad werden die Flüssigkeiten unterschieden in:
- löffelfest bis puddingartig, z. B. Götterspeise, Fruchtmus
- cremig bis nektarartig, z. B. Cremesuppen, Cremespeisen, angedickte Getränke zum Löffeln
- sirup- bis honigartig, leicht angedickt, z. B. kalte und warme Getränke, Trinkversuche mit Trinkhilfe oder Strohhalm
- dünnflüssig, nicht angedickt, z. B. kleine Schlucke trinken

Verwendung von Dickungsmitteln

Die Verwendung von industriell hergestellten Dickungsmitteln, z. B. modifizierte Maisstärke zur Herstellung von konsistenzangepassten Speisen und Flüssigkeiten, ist sinnvoll (> Abb. 5.36). Der Einsatz dieser Produkte bringt gewisse Vorteile mit sich, z. B.:
- Konsistenz von Flüssigkeiten und Speisen lässt sich an individuelle Bedürfnisse der Pflegebedürftigen anpassen.

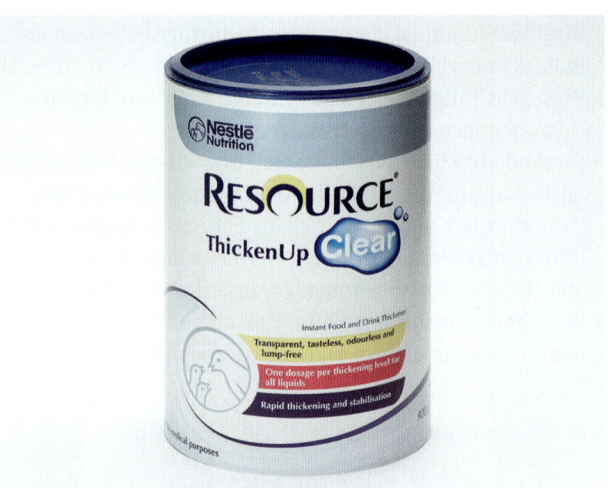

Abb. 5.36 Industriell hergestellte Dickungsmittel. [V494]

- Speisen halten länger warm, bei langsam essenden Pflegebedürftigen durchaus sinnvoll.
- Appetitliches Anrichten ist möglich, z. B. Speisen sind formbar und ein Absetzen von Flüssigkeit nach längerem Stehen der Speisen wird verhindert.
- Tragen zur Flüssigkeitsversorgung bei, da das gebundene Wasser im Dickdarm resorbiert wird.

Maßnahmen zur praktischen Umsetzung

Es ist wichtig, die Speisen biografiebezogen auszuwählen und in einer angenehmen Atmosphäre anzubieten.
- Lebensmittel, die sich bei Schluckstörungen nicht eignen:
  - gemischte Konsistenzen, z. B. Eintöpfe mit verschiedenen Einlagen
  - Lebensmittel mit groben Zusätzen, z. B. Fleisch- und Wurstwaren mit groben Zusätzen, Saucen mit Zusätzen wie Pilzen
  - schwer formbare Lebensmittel, z. B. Reis, Fruchtgummi
  - krümelige Lebensmittel, z. B. Knäckebrot, Gebäck
  - Lebensmittel mit hohem Säureanteil, z. B. Zitrusfrüchte.
- Speisen appetitlich anrichten (> Abb. 5.37), d. h. Speisenkomponenten sind getrennt zu präsentieren und farblich ansprechend zu kombinieren.
- Bei pürierter Kost z. B. nicht zerkleinerte Bestandteile der Speise zur Orientierung dazu legen.
- Auf angenehmen Geruch der Speisen achten (> 5.3.4).
- Mild, aber nicht geschmacklos würzen.
- Temperaturen der Speisen an die Wahrnehmung und das Geschmacksempfinden anpassen.
- 5–6 kleine Mahlzeiten über den Tag verteilt anbieten, weil die Pflegebedürftigen häufig nur geringe Mengen essen können bzw. wollen.
- Pürierte Speisen und Getränke nach Bedarf andicken, bis die gewünschte Konsistenz erreicht ist, d. h. nicht jeder Pflegebedürftige mit Schluckstörung benötigt eine pürierte Kost.

5.3 Ernährungsmanagement in der Pflege

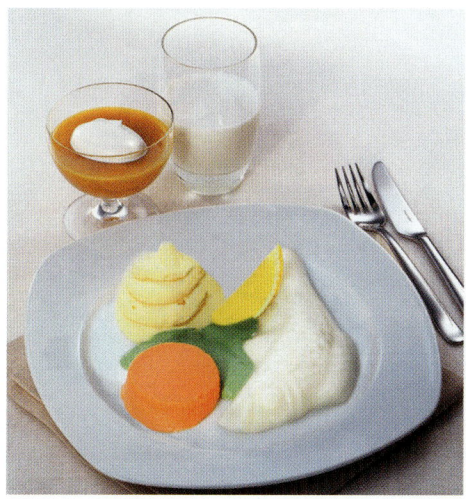

Abb. 5.37 Auch pürierte Speisen lassen sich ansprechend anrichten. [V437]

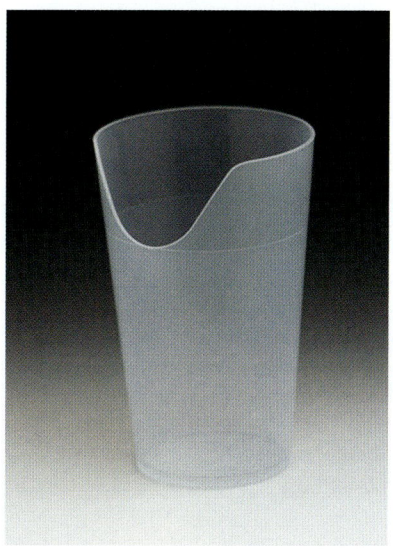

Abb. 5.38 Nasenausschnittbecher. [V143]

- Konsistenzangepasste Speisen sind aus dem Speiseplan zuzubereiten.
- Eine schonende Zubereitung der Speisen ist wünschenswert, um eine ausreichende Vitaminversorgung zu gewährleisten.
- Getränke auch zu den Mahlzeiten reichen. [24] [44] [45] [46]

Hilfe durch Pflegekräfte

- Anpassung der Größe des Nahrungsbolus an das Schluckvermögen der Pflegebedürftigen
- Stimuli, z. B. über Lippen streichen (Öffnen des Mundes durch Reflex)
- Unterstützung beim Trinken, z. B. durch verbale Aufforderung oder Anbahnen von Trinken (Essregeln zum Anreichen von Nahrung beachten)
- Positionierung der Nahrung auf der Zunge

Hilfsmittel

Bei Schluckstörungen ist das Anbieten von Trinkhilfen, abhängig von den Ressourcen der Pflegebedürftigen, sehr hilfreich. Sie tragen häufig zu Verbesserung der Ernährungssituation bei.

Trinkhilfen werden in verschiedenen Ausführungen und Farben angeboten, z. B.:
- Nasenausschnittbecher (➤ Abb. 5.38); Trinken bei geringer Neigung des Kopfes ist möglich, damit Flüssigkeit nicht vorzeitig in den Pharynx fließt
- Trinkbecher mit kleinen Öffnungen; kleine Schlucke möglich
- Trinken mit Strohhalm; bei reduziertem Lippenschluss bzw. wenig Kraft zum Halten des Glases oder Bechers

Weitere Therapieverfahren

Restituierende (wiederherstellende) Verfahren
- Haltung während der Nahrungsaufnahme im Sitzen oder Liegen, z. B. eine stabile und aufrechte Sitzposition
- vorbereitende Übungen und Stimulation, z. B. thermische Reize mit Einfluss auf den Muskeltonus (➤ 5.3.6)
- Mobilisationstechniken, z. B. Dehnungen und Widerstandsübungen
- autonome motorische Bewegungs- und Funktionsübungen, z. B. Übungen für Lippen und Gesicht

Kompensatorische (ausgleichende) Verfahren
- Schutz der Atemwege, z. B. Minimierung von Nahrungsresten im Mund durch Mundpflege [46]

SURFTIPP
Arbeitskreis Dysphagie in Ostwestfalen/Lippe e. V.: www.arbeitskreis-dysphagie.de
Kölner Dysphagiezentrum: www.dysphagiezentrum.de
Informationen und Erfahrungen eines Altenheim-Kochs: www.kochen-im-altenheim.de
Nutricia GmbH: www.nutricia.de
Fresenius Kabi Deutschland GmbH: www.fresenius-kabi.de

Essen und Trinken bei Demenz

Die Ziele sind, die Eigenaktivität zu fördern, die Selbstbestimmung der Pflegebedürftigen zuzulassen, Mangelernährung zu vermeiden und Ernährungssituation sowie Lebensqualität zu verbessern.

FALLBEISPIEL
Frau Gröber, Teil 1

Frau Gröber ist dement im frühen Stadium. Die Pflegekraft Frau Taschler beobachtet, dass die Bewohnerin nur sehr wenig trinkt. Um Gewissheit zu bekommen, veranlasst sie, dass bei Frau Gröber zunächst für fünf Tage ein Trinkprotokoll geführt wird. Bereits während die Trinkmenge protokolliert wird, erkennt das Pflegeteam, dass Frau Gröber dehydratationsgefährdet ist. Ihre Trinkmenge beträgt etwa 750 ml am Tag.

Frau Taschler hat im Verlauf der Pflegebeziehung festgestellt, dass Frau Gröber viel vergisst sowie räumlich und zeitlich meist desorientiert ist. Die Pflegekraft weiß, dass die physiologischen Veränderungen auch ein vermindertes Durstempfinden verursachen können. Allerdings verfügt Frau Gröber über Ressourcen, die sich zur Vergrößerung der täglichen Trinkmenge nutzen lassen. Sie zeigt eine ausgeprägte soziale Kompetenz, versteht verbale Aufforderungen und kann sich selbst verständlich ausdrücken.

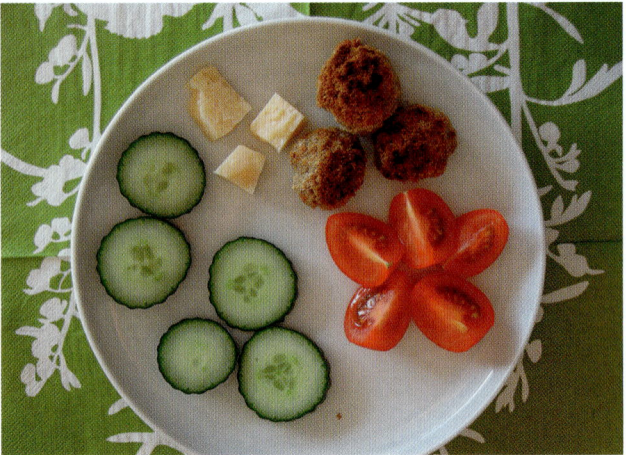

Abb. 5.39 Appetitlich angerichtetes „Finger Food" kommt dem Bewegungsdrang dementer Menschen entgegen, weil man es im Gehen essen kann. [O408]

Ernährungsprobleme bei Demenz

Die häufigsten **Ernährungsprobleme bei Demenz**:
- Gewichtsverlust durch geringe Nahrungsaufnahme bzw. erhöhten Energiebedarf
- Risiko für Dehydratation durch geringe Trinkmengen
- Nährstoffmangel durch einseitige Ernährung
- Nahrungsverweigerung

Ursachen

Die Ursachen für Ernährungsprobleme bei Menschen mit Demenz sind sehr verschiedenartig. Um gezielte Maßnahmen einleiten zu können, ist es notwendig, dass die Pflegekräfte die Krankheit kennen, damit sie die Menschen mit Demenz verstehen können. Ein geeignetes Assessment-Verfahren zur Identifizierung von Fähigkeiten und Verhalten der Pflegebedürftigen (durchgeführt von Fachärzten) ist Voraussetzung für die Umsetzung eines zielorientierten Ernährungskonzepts für Menschen mit Demenz in Altenpflegeeinrichtungen. [50]

Häufige Ursachen für Ernährungsprobleme bei Menschen mit Demenz:
- physiologische Veränderungen im Alter (➤ 5.3.6), z. B.:
  - Altersanorexie; Veränderung der Hunger-Sättigungs-Regulation
  - Veränderung der Geschmackswahrnehmung; „Süßes" wird gerne gegessen
  - Schluckstörungen (im fortgeschrittenen Krankheitsverlauf)
  - vermindertes Durstgefühl, mitbedingt z. B. durch nachlassende kognitive Fähigkeiten (Pflegebedürftige vergessen zu trinken)
- Verlust kognitiver Fähigkeiten, z. B.:
  - Apraxie; Unkenntnis, wie das Essen mit Besteck funktioniert
  - Aphasie; verbale Kommunikation erschwert
  - Desorientierung; Umgebung ist unbekannt
- Veränderung des Verhaltens, z. B.:
  - Agitation; etwa Teller aggressiv zur Seite schieben
  - Wandering; erhöhter Bewegungsdrang und anhaltende Unruhe

Speisenangebot bei Demenz

- Speisen mit der Geschmacksrichtung „süß" bevorzugen
- Finger Food als Zwischen- sowie als Hauptmahlzeit anbieten
- Eat-by-walking ermöglichen; Finger Food „für unterwegs" (➤ Abb. 5.39)
- konsistenzangepasste Kost bei Schluckstörungen
- Anreicherung der Speisen und Getränke mit energie- und nährstoffreichen Lebensmitteln (➤ 5.4.1)
- hochkalorische Zwischenmahlzeiten (➤ 5.4.1) unter Berücksichtigung der Wünsche
- Anreicherung der Speisen mit Nährstoffkonzentraten (➤ 5.4.1)
- hochkalorische Trinknahrung als Zwischenmahlzeit (➤ 5.5)
- flexibles Speisenangebot auch zu ungewöhnlichen Zeiten; Anpassung an verschobenen Tag-Nacht-Rhythmus

Fördernde Unterstützung während der Mahlzeiten

- Ess- und Trinkhilfen anbieten, z. B. Warmhalteteller für langsame Esser, Becher oder Getränke in kräftigen Farben zum leichteren Erkennen
- genügend Zeit zum Essen, Pflegekraft sitzt auch am Tisch
- Anreichen von Essen im Sinne einer Einzelbetreuung, Bezugspflege

FALLBEISPIEL
Frau Gröber, Teil 2

Gemeinsam legt das Pflegeteam als Pflegeziel fest, dass Frau Gröber täglich mind. 1 l trinkt. Die Maßnahmen sollen Frau Gröbers Selbstständigkeit berücksichtigen und fördern. Da die Bewohnerin sich gern in Gruppen aufhält, führt das Pflegeteam Trinkrituale beim

„Nachmittagskaffee" ein. Die Pflegebedürftigen und die Pflegekräfte prosten sich gegenseitig zu und erzählen sich nebenbei Geschichten. Durch das zwanglose Vormachen des Trinkens durch Mitbewohner und Pflegekräfte sowie die angenehme Atmosphäre, wird Frau Gröber regelmäßig erinnert, wie Trinken funktioniert. Sie fühlt sich sichtbar wohl. In der sehr detaillierten Ess- und Trinkbiografie ist dokumentiert, dass Frau Gröber gern heißen und gesüßten Pfefferminztee trinkt. Deshalb haben die Pflegekräfte auch beschlossen, Frau Gröber immer wieder verbal zum Trinken aufzufordern, etwa durch Reichen des Trinkgefäßes auch während der Mahlzeiten. Außerdem beteiligen sie die Bewohnerin regelmäßig an der Zubereitung des Tees und des Nachmittagskaffees. Frau Gröber äußert bei einer dieser Gelegenheiten, dass sie den Duft der Pfefferminze sehr mag und erzählt von früher, als sie täglich Tee gekocht und im Sommer die Pfefferminze aus dem Garten geholt hat.
Eine dritte Maßnahme ist die Begleitung und Erinnerung an den Toilettengang. Da Frau Gröber Angst hat, einzunässen, haben die Pflegekräfte ihr zugesichert, sie häufig auf die Toilette zu führen. Das Team setzt dies konsequent um, z. B. vor und nach dem Nachmittagskaffee.

Interaktion während der Mahlzeiten

- validierende Kommunikation, z. B.:
  - verbale Aufforderung zum Essen mit kurzen Sätzen, auf Augenhöhe und mit direktem Blickkontakt, mit ruhiger Stimme
  - nonverbale Zeichen, z. B. Essen mit Besteck anbahnen, d. h. durch leichtes Führen des Unterarms; Mimik und Gestik beobachten, ernst nehmen und entsprechend reagieren
  - stimulierend bzw. validierend agieren; z. B. Gefühle mit Sprichwörtern und Reimen aufnehmen
- Beteiligung der Pflegebedürftigen an hauswirtschaftlichen Tätigkeiten unter Berücksichtigung der Fähigkeiten und Biografie; eingeübte Bewegungen, auch mit Fingern und Händen, bleiben sehr lange erhalten, z. B. beim Tischdecken helfen
- Tischgemeinschaften bilden aber auch Möglichkeiten zum Rückzug gewähren

Motivierende Umgebungsgestaltung

- ruhige, entspannte, familiäre Atmosphäre. Bedürfnis nach Ruhe (oder das Gegenteil) respektieren, evtl. niederfrequente Musik im Hintergrund, Milieugestaltung der Räume, wenig Ablenkung
- Gestaltung während der Mahlzeiten. Sehr sparsame Tischdekoration (möglichst essbar), kontrastreiches Geschirr und Tischdecke, z. B. rotes Geschirr und weißer Tisch [37] [51] [52] [53] [54] [55] [56]

FALLBEISPIEL
Frau Gröber, Teil 3
Nach zwei Wochen werten die Pflegekräfte das Trinkprotokoll von Frau Gröber aus. Sie kommen zu dem Ergebnis, dass die Ziele durch die Maßnahmen erreicht wurden und diese vorerst nicht angepasst werden müssen.

SURFTIPP
Deutsche Gesellschaft für Alzheimer: www.alzheimer.de
Internetportale
www.nahrungsverweigerung.de
www.alzheimerforum.de

5.4 Ernährungstherapie bei Krankheiten

DEFINITION
Ernährungstherapie: Wendet sich an Kranke. Verbindliche, individuelle Anleitung eines Menschen zu nutritiven, wissenschaftlich fundierten Maßnahmen in einem therapeutischen Gesamtkonzept bei ernährungsabhängigen Erkrankungen und krankheitsbedingten Ernährungsproblemen. Verfolgt ein individuelles Therapieziel und basiert auf einem individuellen Therapieplan. Dies erfordert entsprechende Qualifikationen sowie die Kenntnisse über Risiken und Grenzen und eventuell ergänzend eine Kooperation mit anderen Therapeuten. Umfasst die Erstellung individueller Ernährungspläne und verhaltenstherapeutische Maßnahmen unter Einbeziehung sozioökonomischer, familiärer und beruflicher Bedingungen des Betroffenen. Besondere Berücksichtigung muss hierbei seine persönliche Lebensqualität erfahren, mit dem Ziel, diese zu erhalten bzw. zu verbessern. Sie setzt eine längerfristige Führung und Betreuung des Betroffenen voraus. [59]

5.4.1 Ernährungstherapie bei Mangelernährung

Das Ziel der **Ernährungstherapie bei Mangelernährung** (➤ 5.3.4) ist eine Verbesserung der Ernährungssituation und eine Gewährleistung der Lebensqualität. Die Pflegeziele sind abhängig vom Ernährungsproblem, von den möglichen Ursachen bzw. den Ressourcen des Pflegebedürftigen.

Maßnahmen

Die Maßnahmen erfolgen in der Regel durch einen Stufenplan.

Stufenplan zur Ernährungstherapie bei Mangelernährung

Sind die ernährungstherapeutischen Maßnahmen einer Stufe ausgeschöpft, wird die nächste durchgeführt und im Rahmen der Pflegedokumentation schriftlich festgehalten. Die einzelnen Stufen der Ernährungstherapie sind:

Stufe 1: Orale Ernährung
Orale Ernährung über die Nahrung mit einer hohen Nährstoffdichte (➤ 5.1.2) ist so lange als möglich beizubehalten. Sie ist orientiert an den Bedürfnissen und Einschränkungen der Pflegebedürftigen. Unter oraler Ernährung versteht man:
- vollwertige Essen und Trinken nach den 10er-Regel der DGE (➤ 5.2.3)

- Speisenangebot nach den Prinzipien der Ernährungstherapie bei Krankheiten
- Speisenangebot an bestimmte Gesundheitsprobleme (> 5.3.7) angepasst
- Energie- bzw. Nährstoffanreicherung der Speisen durch Lebensmittel

> **Beispiele:**
> - Sahne und Creme fraiche, z. B. Cremesuppen
> - Sahne gemischt mit Milch, z. B. Milchreis, Grießbrei, Pudding
> - zarte Haferflocken, z. B. Hackfleisch, Saucen
> - gemahlene Samen und Nüsse, z. B. Quarkspeisen
> - geriebener Käse, z. B. Saucen, Suppen, Brotaufstriche
> - gemixtes Gemüse, z. B. Saucen, Cremesuppen
> - Pflanzenöle, z. B. in allen möglichen Speisen

- hochkalorische Zwischenmahlzeiten aus dem üblichen Nahrungs- und Speiseangebot sowie biografischen Erkenntnissen, z. B. Sahnejoghurt gewünschter Geschmacksrichtung
- unterstützende Maßnahmen, z. B. mehrere kleine Mahlzeiten über den Tag

2. Stufe: Orale Ernährung plus Supplemente
Orale Ernährung plus Supplemente, d. h. die orale Ernährung wird ergänzt, um die Energie- und Nährstoffdefizite auszugleichen. Sie sollten Hauptmahlzeiten nicht ersetzen. Ergänzung z. B. durch:

- Nährstoffkonzentrate, etwa Maltodextrin zur Energieanreicherung bei Mangelernährung oder Eiweißkonzentrate zur Förderung der Wundheilung
- Hochkalorische Trinknahrung (> 5.5) als Zwischenmahlzeit

> **Beispiele:**
> - verschiedene Geschmacksrichtungen verwenden
> - neutrale Geschmacksrichtung in Getränke oder Cremesuppen einrühren

3. Stufe: Enterale Ernährung
Wenn die zweite Stufe der Therapie erfolglos bleibt oder nicht durchgeführt werden kann, ist eine Sonde zu legen, falls die juristischen und ethischen Fragen geklärt sind (> 5.6). [59]

4. Stufe: Parenterale Ernährung
Parenterale Ernährung ist über das Arzneimittel-Gesetz geregelt. Sie erfolgt nach Klärung juristischer und ethischer Gesichtspunkte. [16] [43] [58]

5.4.2 Ernährungstherapie bei Adipositas

Das Basisprogramm bei **Adipositas** umfasst die Ernährungs-, Bewegungs- sowie Verhaltenstherapie und besteht aus zwei Phasen. In der ersten Phase steht die Gewichtsreduktion im Vordergrund. Schwerpunkt der zweiten Phase ist die Gewichtsstabilisierung.

Ziel der Ernährungstherapie

Die **Ziele** der **Ernährungstherapie bei Adipositas** sind eine, den individuellen Bedingungen angepasste dauerhafte Gewichtsreduktion, sowie eine Gewichtsstabilisierung mit langfristiger Ernährungsumstellung. Bei hochbetagten Pflegebedürftigen kann bereits eine Gewichtsstabilisierung als Erfolg gewertet werden. Da sie eine Veränderung der Lebensweise bzw. der Ernährungsgewohnheiten häufig nicht oder nur teilweise akzeptieren. [34] [60]

Indikationen

Indikationen für die Behandlung adipöser Menschen sind:
- BMI ≥ 30
- Übergewicht mit einem BMI zwischen 25–29,9 und gleichzeitiges Vorliegen
  - übergewichtsbedingter Gesundheitsstörungen, z. B. Hypertonie, Diabetes Typ 2
  - eines abdominalen Fettverteilungsmusters
  - von Erkrankungen, die durch Übergewicht verschlimmert werden
  - eines hohen psychosozialen Leidendrucks [59]

Maßnahmen der Ernährungstherapie

Die **Maßnahmen der Ernährungstherapie** sind in vier Stufen unterteilt. Welche Stufe eingesetzt wird, hängt von den individuellen Faktoren des Betroffenen ab. Führt die einzelne Stufe nicht zum erwarteten Erfolg, ist die nächste Stufe durchzuführen. Das gewünschte Energiedefizit kann über folgende Stufen erreicht werden:

- **Stufe 1. Vollwertige Mischkost** (> 5.2) mit reduzierter Fettzufuhr von weniger als 60 g pro Tag kann ein Energiedefizit von 500 kcal pro Tag erreichen, bei gleichzeitig nicht begrenzter Aufnahme von Kohlenhydraten. Eine Gewichtsabnahme von ca. 4 kg innerhalb von 6 Monaten ist möglich.
- **Stufe 2. Mäßig energiereduzierte Mischkost** ist die fettreduzierte Basiskost in der Ernährungstherapie bei Adipositas. Das Energiedefizit beträgt 500–800 kcal pro Tag. Die Energiereduzierung auf 1.200–1.500 kcal pro Tag genügt in aller Regel, um eine deutliche Gewichtsreduktion zu erreichen. Bei der Auswahl und Kombination der Lebensmittel ist darauf zu achten, dass diese eine hohe Nährstoffdichte (> 5.1.2) und eine niedrige Energiedichte aufweisen. [59]

Die Nährstoffrelation beträgt (bezogen auf die Gesamtenergiezufuhr):
- 50–55 % Kohlenhydrate
- 25–30 % Fette
- 15–20 % biologisch hochwertiges Protein (> 5.1.2) [34]

> Bei Pflegebedürftigen ist eine langfristige Gewichtsreduktion unter einer täglichen Energiezufuhr < 1.200 kcal mit einem erhöhten Risiko der Mangelernährung verbunden. Sie haben in der Regel einen geringeren Energiebedarf als Jüngere, deshalb ist mit einem längeren Zeitraum zu rechnen, bis ein sichtbarer Erfolg eintritt. Das gilt vor allem, weil häufig die Mobilität eingeschränkt ist.

- **Stufe 3.** Bei extrem adipösen Menschen führen die ersten zwei Stufen häufig nicht zum gewünschten Erfolg. Hier wird empfohlen, ein bis zwei Hauptmahlzeiten mit „diätetischen Lebensmitteln für kalorienarme Ernährung zur Gewichtsverringerung" (Verordnung über diätetische Lebensmittel, 3. Abschnitt § 14a, Abs. 4, § 21a) zu ersetzen.

> Es besteht mit hoher Wahrscheinlichkeit ein Zusammenhang zwischen dem steigenden Konsum von Kohlenhydraten und dem Risiko für Adipositas: zuckergesüßte Getränke erhöhen vermutlich das Risiko für Adipositas. [8]

- **Stufe 4.** Alle Mahlzeiten bestehen aus „diätetischen Lebensmittel für kalorienarme Ernährung zur Gewichtsverringerung" (Verordnung über diätetische Lebensmittel, 3. Abschnitt § 14a, Abs. 4 § 21a). Nach höchstens drei Monaten ist auf eine mäßig energiereduzierte Mischkost umzustellen. [59]

> Zur langfristigen Gewichtsreduktion wenig geeignet sind:
> - einseitige Diäten (z. B. Kohlsuppendiät)
> - „blutbasierte" Diäten (z. B. metabolic balance®)
> - Crash-Diäten (z. B. Nulldiät)
> - „Sonder-Diäten" (z. B. Elemente-Diät) [60]

Maßnahmen zur praktischen Umsetzung

Gezielte Lebensmittelauswahl, entsprechend der vollwertigen Mischkost der DGE (➤ 5.2.3):
- Kalorienreiche, d. h. fett- und zuckerreiche Lebensmittel meiden.
- Fettarme Zubereitung von Speisen bevorzugen.
- Stärke- und ballaststoffreiche Lebensmittel bevorzugen.
- Reichlich pflanzliche Lebensmittel verzehren.
- Zuckerreiche Getränke meiden, kalorienarme bzw. -freie Getränke bevorzugen.
- Mind. 2 l pro Tag trinken.
- Alkohol (vor allem auch wegen seines Energiegehaltes) meiden.

Unterstützende Maßnahmen

Die regelmäßige körperliche Bewegung und die Verhaltenstherapie gehören neben der Ernährungstherapie zum Basisprogramm bei Adipositas. Sie sind unterstützende Maßnahmen der Gewichtsreduktion bzw. -stabilisierung.

- Regelmäßige **körperliche Bewegung** erhöht den Energieverbrauch, wirkt dem Verlust an Muskelmasse entgegen und beeinflusst begleitende kardiovaskuläre Risikofaktoren positiv.
- Verhaltenstherapeutische Techniken, z. B. soziale Unterstützung, können die Motivation der Betroffenen erhöhen und führen so zu einer langfristigen Ernährungsumstellung und damit zur lang anhaltenden Gewichtsreduktion bzw. Gewichtsstabilisierung. [60]

SURFTIPP
Kompetenznetz Adipositas, Else Kröner-Fresenius-Zentrum für Ernährungsmedizin, Klinikum rechts der Isar der TU München:
www.kn-adipositas.de
Deutsche Adipositas-Gesellschaft e. V. (*DAG*):
www.adipositas-gesellschaft.de

5.4.3 Ernährungstherapie bei Diabetes mellitus

Die diabetesgerechte Ernährung gehört ebenso wie die Bewegung, die Medikamente und die Schulung zur Therapie des Diabetes mellitus. Im höheren Lebensalter richten sich die Therapieziele nach den funktionellen Beeinträchtigungen der Pflegebedürftigen, den Komorbiditäten, den diabetesassoziierten Beschwerden und dem Wohlbefinden. Die Vermeidung von Mangelernährung ist wegen der erhöhten Mortalität ein „höherrangiges Ziel". Die Pflegeziele sind individuell mit den Pflegebedürftigen abzustimmen. [62]

Spezielle „Diabetesdiäten" sind nicht mehr empfohlen. Dies gilt insbesondere für stationäre Pflegeeinrichtungen. [63]

Maßnahmen

- Die Basiskost ist eine vollwertige Mischkost (➤ 5.2). Bei Übergewicht bzw. Adipositas ist diese energiereduziert (➤ 5.4.2).

> - Im höheren Lebensalter ist ein leichtes Übergewicht zu tolerieren, d. h. ein BMI bis 30 kg/m^2.
> - Bei hochbetagten Pflegebedürftigen mit erhöhtem Körpergewicht wird eine Gewichtsreduktion nicht empfohlen. [62]
> - Bei übergewichtigen Pflegebedürftigen hat sich zur Gewichtsreduktion der Verzicht auf Zwischenmahlzeiten bewährt. Dies gilt nicht bei der Behandlung mit Gliniden und Sulfonylharnstoff. [64] [65]

- **Protein.** Die empfohlene tägliche Zufuhr liegt bei 10–20 % der Gesamtenergiemenge. Bei einer manifesten Nephropathie sollte die tägliche Proteinaufnahme im unteren Bereich liegen, d. h. 0,8 g pro kg Normalgewicht.

> Bei einer überhöhten Proteinaufnahme kann es durch die Umwandlung von Eiweiß in Glukose zu hohen Blutzuckerwerten kommen. Daher sollte die empfohlene Eiweißmenge möglichst gleichmäßig über den Tag verteilt sein. Für die Spätmahlzeit ist vorzugsweise Obst oder Brot einzuplanen. [66]

- **Fettmenge** und **Fettsäurezusammensetzung**. Die tägliche Aufnahme sollte nicht über 35 % der Gesamtenergie liegen. Bei übergewichtigen jüngeren Diabetikern kann eine Fettaufnahme unter 30 % die Gewichtsabnahme erleichtern. Hier sind die Empfehlungen zur Fettzufuhr und die Fettqualität und bei Dyslipoproteinämien (➤ 5.4.4) zu berücksichtigen, vor allem in Hinblick auf das erhöhte kardiovaskuläre Risiko bei Diabetes mellitus.
- **Cholesterin**. Die Aufnahme sollte 300 mg/Tag nicht überschreiten und ist weiter zu reduzieren, wenn das LDL-Cholesterol erhöht ist (➤ 2.5.14).
- **Kohlenhydrate**. Die tägliche Aufnahme kann bei 45–60 % der Gesamtenergie liegen. Kostformen mit einem geringeren Kohlenhydratanteil als 45 % der Gesamtenergiemenge sind nicht empfohlen.

> - Kohlenhydratreiche Lebensmittel, ballaststoffreich bzw. mit einem niedrigen glykämischen Index auswählen.
> - Kohlenhydratreiche Lebensmittel auf die Mahlzeiten des Tages verteilen.

- **Ballaststoffe**. Die tägliche Aufnahme sollte idealerweise bei mehr als 40 g am Tag liegen, d. h. bei 20 g pro 1.000 kcal. Davon ist die Hälfte in Form von löslichen Ballaststoffen, z. B. aus Hülsenfrüchten, Obst, Gemüse, aufzunehmen. Dies wirkt sich günstig auf die diabetische Stoffwechsellage aus, da die Resorption der Kohlenhydrate verzögert stattfindet. Damit lassen sich Blutzuckerspitzen vermeiden, weil (absolut gesehen) weniger Insulin für den Stoffwechsel der Kohlenhydrate benötigt wird.
- **Zucker**. Ist in kleinen Mengen von max. 10 % der Gesamtenergiezufuhr akzeptabel. Dies entspricht einer täglichen Zuckermenge von max. 50 g bei einer Energiezufuhr von 2.000 kcal pro Tag.

> - Geeignete zuckerhaltige Lebensmittel sind solche, die gleichzeitig andere Nährstoffe enthalten, weil dadurch der Blutzucker langsamer ansteigt, z. B. Fruchtquark, Vollkornbrot mit Marmelade, Milchreis.
> - Saccharose in isolierter Form ist ungeeignet, z. B. zuckerreiche Getränke, da sie den Zuckerspiegel im Blut rasch ansteigen lassen.

- **Kochsalz**. Die Zufuhr ist auf max. 6 g pro Tag zu begrenzen, auch wenn noch keine Hypertonie (➤ 2.8.6) vorliegt.
- **Alkohol**. Ist nach einer individuellen Risikoeinschätzung erlaubt. Eine Alkoholzufuhr von täglich 10 g für Frauen und 20 g für Männer ist akzeptabel, vorausgesetzt, es bestehen keine Erkrankungen, die dagegen sprechen, z. B. Leberzirrhose, Pankreatitis, ausgeprägter Hypertriglyceridämie (➤ 5.4.4), fortgeschrittene Neuropathie oder erektile Dysfunktion.

> Insulinbehandelte Diabetiker sollten Alkohol nur zusammen mit kohlenhydratreichen Mahlzeiten trinken. Ansonsten besteht das Risiko einer lang anhaltenden und tiefen Hypoglykämie, da Alkohol die Glukoneogenese (➤ 5.2.1) hemmt. [66]

- **Trinkmenge**. Mind. 1,5 l über den Tag verteilt; Getränke gezielt auswählen.

> Geeignete Getränke für den Diabetiker, die den Blutzucker nicht beeinflussen, sind:
> - Mineralwasser, Leitungswasser
> - Kräuter- und Früchtetee ohne Zusatz von Zucker
> - Light-Getränke, z. B. Limonaden, die anstelle von Saccharose Süßstoffe enthalten
>
> Ungeeignete Getränke für den Diabetiker sind zuckerhaltige Getränke, wie
> - Erfrischungsgetränke z. B. Limonaden, Eistee
> - Fruchtsäfte
> - Fruchtsaftgetränke und Fruchtnektar
>
> Getränke, die unter Anrechnung der Broteinheiten gelegentlich und in Maßen getrunken werden können, sind:
> - Diätgetränke z. B. Diät-Fruchtsäfte
> - Buttermilch
> - fettarme Milch [64] [66]

- **Gemüse** und **Obst**. Regel „5-am-Tag" einhalten, wegen der sekundären Pflanzenstoffe, Vitamine und Mineralstoffe und deren Wirkungen, z. B. antioxidativ.
- **Fisch**. Ein bis zwei Fischmahlzeiten in der Woche einplanen. [63] [64] [66]

Besonderheiten der diabetesgerechten Ernährung

- **Diabetiker-Lebensmittel**. Sind nicht mehr empfohlen. Der § 12 der Verordnung über diätetische Lebensmittel wurde mit der 16. Änderungsverordnung der Diätverordnung, die am 9. Oktober 2010 in Kraft getreten ist, aufgehoben. Es bestehen Übergangsfristen, um den betroffenen Unternehmen die Umstellungen im Bereich der Kennzeichnung und Zusammensetzung der Produkte zu ermöglichen. [67]
- **Zuckeraustauschstoffe**. Insbesondere Fruktose hat gegenüber Saccharose keine Vorteile und ist deshalb nicht mehr für Diabetiker empfohlen. [67] [68]
- **Süßstoffe**. Werden als kalorienarme bzw. kalorienfreie Süßungsmittel eingesetzt. Sie haben keine Auswirkungen auf den Blutzucker. [64]
- **Zwischenmahlzeiten**. Eine Verteilung der Energiemenge auf mehrere kleine Mahlzeiten ist für einen Diabetiker günstiger als drei große Mahlzeiten. Der Blutzucker steigt dadurch gemäßigter an, Heißhunger wird vermieden und die Hauptmahlzeiten fallen kleiner aus.

- Zwischenmahlzeiten am Vormittag, z. B. Apfel
- Zwischenmahlzeit am Nachmittag, z. B. Joghurt
- Zwischenmahlzeit als Spätmahlzeit, z. B. 1 Tasse Milch und 1 Knäckebrot (➤ Abb. 5.40) [65]

Glykämischer Index

DEFINITION

Glykämischer Index (*GI*): Ausdruck für die Blutzuckerwirksamkeit eines Lebensmittels, bezieht sich immer auf 50 g Kohlenhydrate aus einem Lebensmittel. Traubenzucker dient häufig als Referenzgröße und wird mit 100 % definiert. [68] [69]

Mit Hilfe des **glykämischen Indexes** lassen sich Lebensmittel entsprechend ihrer Blutzuckerwirksamkeit einordnen. Art und Menge der Kohlenhydrate in einem Lebensmittel beeinflussen die glykämische Antwort, d. h. wie schnell Kohlenhydrate ins Blut gelangen und dort den Zuckerspiegel erhöhen. Der glykämische Index berücksichtigt nicht die unterschiedlichen Kohlenhydratmengen in einem Lebensmittel pro üblicher Portionsgröße, sondern bezieht sich immer auf 50 g Kohlenhydrate in einem Lebensmittel, daher ist ein Vergleich der Lebensmittel untereinander schwierig.

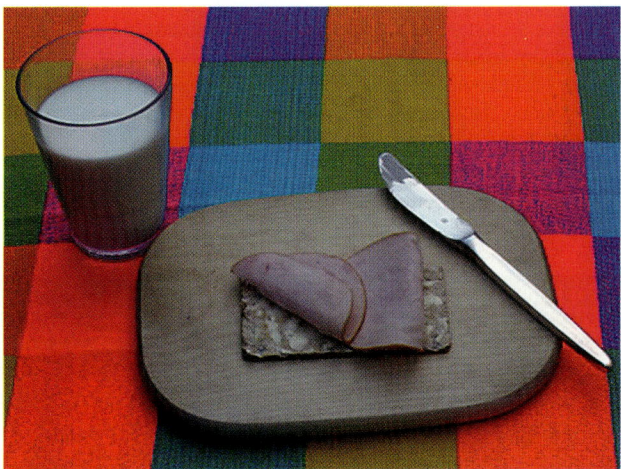

Abb. 5.40 Ein Glas Milch und eine Scheibe Knäckebrot ergeben eine geeignete Spätmahlzeit. [M294]

Tab. 5.21 Klassifizierung des GI und Lebensmittelbeispiele. [69]

glykämischer Index (GI)	Beispiele
hoher Index: ab 70 %	• Glukose, Bratkartoffeln, Kartoffelbrei, Kürbis, Honig
mittlerer Index: 55–70 %	• Weißbrot, Wassermelone, Mischbrot, Vollkornbrot
niedriger Index: < 55 %	• Haferflocken, Vollkornnudeln, Obst, Parboiled-Reis, Schokolade

Bedeutung des glykämischen Indexes für Diabetiker (➤ Tab. 5.21):
- Hoher GI. Bedeutet einen schnellen und hohen Anstieg des Blutzuckerspiegels.
- Niedriger GI. Bedeutet, dass die Kohlenhydrate langsamer ins Blut übergehen. Kohlenhydrathaltige Lebensmittel mit niedrigem GI wirken sich positiv auf die Ernährung des Diabetikers aus. Sie sorgen für einen gleichmäßigen Blutzuckerverlauf und haben zudem einen hohen Sättigungswert.
- Der GI sollte nicht das einzige Auswahlkriterium für die Ernährung des Diabetikers sein, da einige Lebensmittel einen geringen GI haben, aber reichlich gesättigte Fettsäuren enthalten, z. B. Schokolade.
- Vollkornbrot aus fein gemahlenem Vollkornmehl weist einen höheren GI auf als Vollkornbrot aus Schrot und Korn, obwohl der Ballaststoffgehalt hoch ist. [68]

Ernährung bei medikamentöser Therapie

Die **Art und Menge der Kohlenhydrate** sowie ihre Verteilung über den Tag müssen beim Diabetiker an die körpereigene Insulintherapie bzw. an die **medikamentöse Therapie** angepasst werden.

Ernährung und orale Antidiabetika

Neben der **Ernährung** und ausreichender Bewegung werden zur Behandlung des Diabetes mellitus auch **orale Antidiabetika** eingesetzt. Es stehen mehrere Medikamentenklassen mit unterschiedlichen Wirkungsweisen zur Verfügung (➤ 2.5.13). Diabetiker, die orale Antidiabetika einnehmen, die die Bauchspeicheldrüse zur Insulinproduktion anregen, z. B. Sulfonylharnstoffe, sind an eine feste Mahlzeitenverteilung gebunden (➤ Tab. 5.22). Das Risiko für Hypoglykämie ist gegeben.

Tab. 5.22 Verteilung der 12 Broteinheiten auf die einzelnen Mahlzeiten bei einer Tagesenergiezufuhr von 1.200 kcal und einem Kohlenhydratanteil von 50 %.

Mahlzeiten	Anteil an der Nahrungsenergie	Energiezufuhr	BE-Menge
Frühstück	• 20 %	• 240 kcal	• 3
Zwischenmahlzeit	• 10 %	• 120 kcal	• 1
Mittagessen	• 30 %	• 360 kcal	• 3
Zwischenmahlzeit	• 10 %	• 120 kcal	• 1
Abendessen	• 20 %	• 240 kcal	• 3
Spätmahlzeit	• 10 %	• 120 kcal	• 1

Bei einer spürbaren Hypoglykämie mit Schweißausbruch, Herzklopfen und Zittern nehmen Diabetiker zur raschen Anhebung des Blutzuckers sofort ein zuckerhaltiges Lebensmittel zu sich. Folgende Regeln gelten:
- Erst essen, dann messen.
- Sofort 2–4 Plättchen Traubenzucker im Mund zerkauen.
- Sofort 200 ml zuckerhaltiges Getränke wie Fruchtsäfte, Limonaden und Cola trinken.
- Idealerweise stets einige Stücke Traubenzucker griffbereit halten. [65] [66]

Tab. 5.23 Kohlenhydrat-Austauschtabelle (Auszug). [61]

12 g Kohlenhydrate (= 1 BE) sind enthalten in:		
Lebensmittelgruppe, Lebensmittel	Menge essbarer Anteil (ca.)	Küchenportion (ca.)
Brot		
Knäckebrot	20 g	2 mittlere Scheiben
Mischbrot	30 g	½ Scheibe
Pumpernickel	30 g	½ Scheibe
Vollkornbrot	35 g	1 dünne kleine Scheibe
Weizen-, Roggenbrötchen	25 g	½ Stück
Nährmittel/Kartoffeln/Teigwaren		
Cornflakes	15 g	3 Esslöffel
Kräcker	15 g	6 kleine (runde)
Grieß, Mehl, Paniermehl, Puddingpulver, Stärke	15 g	1 gehäufter Esslöffel
Kartoffeln	80 g	1 mittelgroße
Kartoffelbrei	100 g	2 (–3) gehäufte Ess-löffel
Kartoffelkloß	50 g	1 kleiner
Kroketten	40 g	1 mittelgroße
Nudeln, roh Nudeln, gekocht	15 g 60 g	Wegen unterschiedlicher Nudelformen keine Angaben möglich
Pommes frites	40 g	½ Tasse
Reis, roh Reis, gekocht	15 g 45 g	1 gehäufter Esslöffel 2 gehäufte Esslöffel
Salzstangen	15 g	20 Stück
Weizengrieß	15 g	1 gehäufter Esslöffel
Milch/Milchprodukte		
Milch, Buttermilch, Joghurt, Dickmilch, Kefir	250 g	¼ l
kohlenhydratreiche Gemüse		
Mais, gekocht (Dose)	70 g	4 Esslöffel
Obst		
Apfel	100 g	1 kleiner
Apfelsine	120 g	1 mittelgroße
Banane	90 g	½ mittelgroße
Birne	100 g	½ mittelgroße
Erdbeeren	200 g	15 mittelgroße
Mandarine	120 g	3 kleine oder 2 mittelgroße
Pfirsich	130 g	1 kleiner
Pflaume	110 g	4 kleine oder 2 große
Weintrauben	80 g	10 mittelgroße
Obstsaft		
Apfel-, Orangensaft	125 g	¼ l

Kohlenhydratarme Gemüse- und Salatsorten können entsprechend den normalen Portionen bis zu 200 g ohne Berechnung verzehrt werden.
Nüsse, Kerne und Samen können bis 50 g ohne Berechnung gegessen werden.
Bei Fertigprodukten und -gerichten sind Kohlenhydratmenge und BE meist auf der Packung vermerkt.

Ernährung bei Insulintherapie

Ernährung bei konventioneller Insulintherapie

Diabetiker, die einer **konventionellen Insulintherapie** (*CT*) unterliegen, sind an einen geregelten Tagesablauf mit einem festgelegten Tagesplan (➤ Tab. 5.22) gebunden. Der Zeitpunkt und die Dosierung der Medikation ist auf die Menge und Art der Kohlenhydrate abgestimmt. Die Mahlzeiten, auch die Zwischenmahlzeiten, sind also dem Wirkverlauf des Insulins angepasst. Bei einer akut auftretenden Hypoglykämie (➤ 2.5.13) ist es notwendig, rasch mit einer Zufuhr von Kohlenhydraten zu reagieren. [63] [66]

Ernährung bei intensivierter konventioneller Insulintherapie

Diabetiker, die auf eine **intensivierte konventionelle Insulintherapie** (*ICT*) eingestellt sind, unterliegen keiner strengen Vorschrift. Hier wird die jeweilige Insulindosis an die Essgewohnheiten angepasst. Die Zahl und die Zusammensetzung der Mahlzeiten sind variabel. Ein fester Plan ist überflüssig. Allerdings ist es notwendig, dass der Diabetiker den Kohlenhydratgehalt seiner Kost richtig einschätzt, um die entsprechende Insulinmenge spritzen zu können. Dafür ist die Kohlenhydrat-Austauschtablette nützlich und sinnvoll. Mit Hilfe der Blutzuckerselbstkontrolle überprüft der Erkrankte die Wirkung der Nahrung auf die Blutzuckerwerte. Eine flexiblere Lebensführung ist möglich, jedoch ist häufiger Insulin zu spritzen. Bei einer Hypoglykämie ist rechtzeitig zu reagieren. [62] [65]

Broteinheiten und Kohlenhydrateinheiten

Die Menge der Kohlenhydrate wird mit Hilfe der **Broteinheiten** (*BE*) oder der **Kohlenhydrateinheiten** (*KHE*) geschätzt. Beides sind gebräuchliche Maße für die Kohlenhydratmenge und werden folgendermaßen definiert:
- 1 BE = 12 g Kohlenhydrate
- 1 KHE = 10 g Kohlenhydrate

Mit Hilfe der Kohlenhydrat-Austauschtabelle (➤ Tab. 5.23) lässt sich nachschlagen, wie viel g eines kohlenhydratreichen Lebensmittels 1 BE enthält. Dafür benötigt der Anfänger eine Diät- oder Briefwaage, um alle kohlenhydrathaltigen Lebensmittel auszuwiegen. Nach längerer Übung ist das Abschätzen der BE Mengen möglich. Dies wird durch angegebene Küchenmaße erleichtert. Die Austauschtabellen berücksichtigen ausschließlich den Kohlenhydratgehalt, nicht aber ihre Blutzuckerwirksamkeit.

Die Aufteilung der Tagesenergiemenge und die Verteilung der Broteinheiten erfolgt z. B. nach einem Schema, das in ➤ Tab. 5.22 gezeigt ist.

SURFTIPP
Deutsche Diabetes-Gesellschaft e. V. (*DDG*):
www.deutsche-diabetes-gesellschaft.de
Deutscher Diabetiker Bund e. V. (*DDB*): www.diabetikerbund.de
Deutsche Diabetes Stiftung e. V. (*DDS*): www.diabetesstiftung.de
Deutsches Diabetes-Zentrum (*DDZ*): www.ddz-uni-duesseldorf.de
Deutsche Diabetes-Union e. V. (*DDU*): www.diabetes-union.de
Kompetenznetz Diabetes mellitus:
www.kompetenznetz-diabetes-mellitus.net
Diabetes-Akademie Bad Mergentheim e. V.:
www.diabetes-akademie.de
Internetportale
www.diabetes-heute.de
www.selbsthilfenetz.de
www.diabsite.de
www.diabetes-forum.de
www.diabetes-gate.de

5.4.4 Ernährungstherapie bei Fettstoffwechselstörungen

Die Behandlungsziele bei **Fettstoffwechselstörungen** (*Dyslipoproteinämien* ➤ 2.5.14) sind abhängig vom Muster der Blutfettwerte, d. h. von der Frage, ob es sich um Hypercholesterinämie, Hypertriglyceridämien oder eine gemischte Form handelt. Bei Übergewicht ist eine Reduktion auf das Normalgewicht anzustreben.

Maßnahmen

Die **Maßnahmen der Ernährungstherapie** bei den Fettstoffwechselstörungen sind abhängig vom Muster der Blutfettwerte und davon, ob ein Zusammenhang zwischen einer steigenden Zufuhr von Kohlenhydraten, Ballaststoffen und Fetten und dem Risiko für eine Fettstoffwechselstörung besteht.

> Es besteht mit wahrscheinlicher Evidenz ein Zusammenhang zwischen dem steigenden Konsum von Kohlenhydraten, Fetten und Ballaststoffen und dem Risiko für Hypercholesterinämie bzw. Hypertriglyceridämie.
> - Hypercholesterinämie:
>   – Kohlenhydratanteil an der Gesamtenergiezufuhr zu Lasten der Zufuhr von Gesamtfett und gesättigten Fettsäuren senkt die Gesamt- und LDL-Cholesterolkonzentrationen sowie die HDL-Cholesterolkonzentration (➤ 2.5.14).
>   – Erhöhter Kohlenhydratanteil an der Gesamtenergiezufuhr zu Lasten der mehrfach ungesättigten Fettsäuren erhöht die Konzentrationen des Gesamt- und LDL-Cholesterols und senkt die des HDL-Cholesterols.
>   – Ballaststoffe aus Vollkornprodukten senken das Gesamt- und LDL-Cholesterol.
>   – Lösliche Ballaststoffe senken das Gesamt-, das LDL- und das HDL-Cholesterol.
>   – Gesamtfette (bei gesteigerter Zufuhr von gesättigten Fettsäuren) erhöhen das LDL-Cholesterol.
> - Hypertriglyceridämie:
>   – Ein hoher Kohlenhydratanteil an der Gesamtenergiezufuhr zu Lasten der Zufuhr von Gesamtfett erhöht unabhängig von der Qualität der Fettsäuren in der Nahrung die Triglyceridwerte. [8] [10]

Die Basiskost ist eine vollwertige Mischkost (> 5.2). Bei Übergewicht bzw. Adipositas ist sie energiereduziert (> 5.3.2).

Maßnahmen bei Hypercholesterinämie

- Gesamtfettzufuhr verringern, durch Auswahl von fettarmen Fleisch- und Wurstsorten bzw. Milch und Milchprodukten.
- Zubereitungsfett reduzieren, durch Grillen, Dünsten und Dampfgaren.
- Ersatz der gesättigten Fettsäuren durch einfach- und mehrfach ungesättigte Fettsäuren, vor allem Pflanzenöle verwenden.
- Tägliche Zufuhr von mind. 30 g Ballaststoffen (> 5.1.3) sicherstellen.
- Cholesterinaufnahme (> 5.1.2) < 300 mg am Tag. Da die meisten tierischen Lebensmittel mit einem hohen Gehalt an gesättigten Fettsäuren auch einen hohen Cholesteringehalt aufweisen, beschränken sich die Empfehlungen auf eine Einschränkung von cholesterinreichen Lebensmitteln, z. B. Eier, Innereien, Krusten- und Schalentiere.

Maßnahmen bei Hypertriglyceridämie

- Reduktion von Nahrungs- und Zubereitungsfett
- Verzicht auf Alkohol (Alkohol erhöht die Werte der Triglyzeride im Blut, deshalb ist von einem Alkoholkonsum grundsätzlich abzuraten)
- tägliche Zufuhr von mind. 30 g Ballaststoffe (> 5.1.3)

> **SURFTIPP**
> Deutsche Gesellschaft zur Bekämpfung von Fettstoffwechselstörungen und ihrer Folgeerkrankungen (Lipid-Liga) e. V. (*DGFF*): www.lipid-liga.de
> Deutsche Herzstiftung: www.herzstiftung.de

5.4.5 Ernährungstherapie bei arterieller Hypertonie

Die Ziele der **Ernährungstherapie bei arterieller Hypertonie** sind die Senkung der Blutdruckwerte bzw., die Verhinderung eines Anstiegs, die Minderung des kardiovaskulären Risikos und die Minderung der Dosierung blutdrucksenkender Medikamente.

Maßnahmen

Bei einer leichten Hypertonie sind die ernährungstherapeutischen Maßnahmen dem Einsatz blutdrucksenkender Medikamente voranzustellen, während bei mittelschweren und schweren Formen diätetische Maßnahmen die medikamentöse Behandlung ergänzen.

- Basiskost ist die vollwertige Mischkost (> 5.2). Energiereduziert bei Übergewicht bzw. Adipositas (> 2.5.14); Gewichtsreduktion senkt den Blutdruck.
- Natrium ist als Bestandteil von Kochsalz in zahlreichen verarbeiteten Lebensmitteln, z. B. Brot, Käse und Wurst, enthalten. Um den Blutdruck zu senken, ist bei jedem Pflegebedürftigen mit Hypertonie eine natriumarme Ernährung mit max. 2,4 g Natrium am Tag notwendig. Dies entspricht einer Kochsalzmenge von höchstens 6 g täglich. Bei älteren, salzempfindlichen Hochdruckkranken ist die tägliche Zufuhr auf weniger als 4–5 g pro Tag zu beschränken, vorausgesetzt sie sind salzempfindlich.
- Kaliumreiche Ernährung mit 4–5 g pro Tag, da Kalium blutdrucksenkend wirkt. Ein hoher Anteil an Kalium findet sich in Obst, Gemüse und Kartoffeln, deshalb sind diese Lebensmittel reichlich zu verzehren.
- Gesamtfettzufuhr unter 70–80 g pro Tag halten.
- Cholesterinzufuhr unter 300 mg pro Tag halten.
- Verzehr von fettreichem Fisch 1–2-mal pro Woche bei gleichzeitiger Reduktion von gesättigten Fettsäuren.
- Einschränkung der Alkoholzufuhr auf max. 20–30 g pro Tag bei Männern und 10–20 g bei Frauen. Zusätzlich regelmäßigen Konsum unterlassen.
- Kaffee und schwarzer Tee sind in Maßen auch regelmäßig erlaubt.
- Tägliche Zufuhr von mind. 30 g Ballaststoffen ist zu empfehlen. [71]

> Es besteht eine wahrscheinliche Evidenz zwischen dem steigenden Konsum von Ballaststoffen und dem Risiko für Bluthochdruck.
> - Ballaststoffe insgesamt senken das Risiko für Bluthochdruck.
> - Ballaststoffe aus Vollkornprodukten senken das Risiko für Bluthochdruck. [8]

Zusätzliche Maßnahmen

Zusätzliche Maßnahmen, die zum Erreichen der Therapieziele wesentlich beitragen, sind neben den ernährungstherapeutischen Maßnahmen auch eine Änderung des Lebensstils:
- Nikotinkarenz
- regelmäßige körperliche Aktivität [71]

> **SURFTIPP**
> Deutsche Hochdruckliga e. V. (*DHL*): www.hochdruckliga.de
> Bayerisches Staatsministerium der Justiz und für Verbraucherschutz: www.justiz.bayern.de/ministerium

5.4.6 Ernährungstherapie bei Hyperurikämie und Gicht

Das Ziel der **Ernährungstherapie bei Hyperurikämie und Gicht** ist die dauerhafte Senkung der Harnsäurekonzentration im Blut und damit die Verhinderung von Harnsäureablagerungen in den Gelenken und der Niere.

Maßnahmen

- Basiskost ist die vollwertige Mischkost (> 5.2). Energiereduziert bei Übergewicht bzw. Adipositas (> 2.5.14). Eine Gewichtsreduktion senkt die Harnsäurekonzentration im Blut.
- Strenges Fasten kann zum Anstieg der Harnsäurekonzentration im Blut führen und damit zum Auslöser für einen Gichtanfall werden. Eine sehr niedrige Energiezufuhr führt zu einer Steigerung der Bildung von Ketonkörpern. Diese verschiebt den pH-Wert in den sauren Bereich und hemmt so die Harnsäureausscheidung über die Niere. Gleichzeitig werden im Körper vermehrt Fett- und Muskelgewebe abgebaut. Beim Zellabbau fallen körpereigene Purine an, die zu Harnsäure umgewandelt werden.
- Purinzufuhr über die Nahrung verringern.
- Purine kommen in Lebensmitteln in unterschiedlichen Mengen vor und werden im Körper zu Harnsäure abgebaut. In Lebensmitteltabellen ist die Harnsäure angegeben, die aus den Purinen aus Lebensmittel gebildet wird. Die Angaben über die gebildete Harnsäure in 100 g essbarem Anteil in Lebensmittel dienen dem Vergleich der Lebensmittel untereinander und erleichtern die Lebensmittelauswahl:
  - **Purinfreie** bzw. **-arme Lebensmittel** (< 50 mg gebildete Harnsäure pro 100 g Lebensmittel) sind zu bevorzugen, z. B. Milch, Joghurt, Eier, Milch und Milchprodukte, Blattsalate, Kartoffeln, Eier, Kartoffeln, Obst, manche Gemüse und einige Getreideprodukte.
  - Lebensmittel mit **mittlerem Puringehalt** (50–150 mg gebildete Harnsäure pro 100 g Lebensmittel) sind in definierten Mengen und eingeschränkt erlaubt, z. B. Fleisch (außer Geflügel mit Haut), bestimmte Fischsorten (etwa Makrele), Krustentiere (etwa Krabben), Wurst (etwa Bierschinken), Hülsenfrüchte (etwa Bohnen) und manche Gemüsesorten (etwa Broccoli).
  - Lebensmittel mit **hohem Puringehalt** (> 150 mg gebildete Harnsäure in 100 g Lebensmittel) sind zu meiden, z. B. Innereien jeder Art (etwa Leber), bestimmte Fischsorten (etwa Anchovis und Sardellen), Geflügel mit Haut.
- Eine **gute Harnsäureausscheidung über den Urin** führt zu einer Neutralisation des Urins, d. h. sie verhindert das Sinken in den sauren pH-Bereich. Eine reichliche Flüssigkeitszufuhr von mind. 2 l verteilt über den Tag und in Form von energiearmen Getränken, fördert die Ausscheidung von Harnsäure.
- Der **Alkoholkonsum** ist stark einzuschränken, da Alkohol die Harnsäureausscheidung über die Nieren hemmt. Beim Genuss von Bier ist neben den Wirkungen des Alkohols auf den Harnsäurespiegel auch der Puringehalt von Bier (auch alkoholfreiem Bier) zu berücksichtigen. Wein ist zwar purinfrei, wirkt sich aber über seinen vergleichsweise hohen Alkoholgehalt aus. Gelegentlich ein alkoholisches Getränk ist akzeptabel. [72] [73]

Maßnahmen zur praktischen Umsetzung

- **purinarme Kost**: max. 500 mg Harnsäure täglich bzw. 3.000 mg Harnsäure wöchentlich
- **streng purinarme Kost**: max. 300 mg Harnsäure täglich bzw. 2.000 mg Harnsäure wöchentlich

Streng purinarme Kost verlangt eine sehr strikte Lebensmittelauswahl und wird daher nur in besonderen Situationen empfohlen, z. B. nach einem Gichtanfall. [72]

- Purinreiche Lebensmittel sind generell zu meiden, z. B. Innereien und die Haut von Geflügel.
- Täglich frisches Gemüse, Salate und Obst verzehren. Der Puringehalt ist zu beachten, pflanzliche Lebensmittel sind nicht generell purinarm bzw. purinfrei.
- Auf die von Lebensmitteln üblicherweise verzehrte Menge bzw. Portionsgröße ist zu achten. Nicht allein den Puringehalt von Lebensmitteln berücksichtigen.
- Fettarme Milch und Milchprodukten als tierische Proteinlieferanten wählen.
- Fleisch- oder Wurstmahlzeiten auf max. 100 g täglich reduzieren oder nur gelegentlich verzehren.
- Das Kochen von Fleisch ist günstig, vorausgesetzt die Brühe wird verworfen und nur das Fleisch gegessen.
- Gelegentlicher Verzehr von Hülsenfrüchten und manchen Gemüsesorten mit mittlerem Harnsäuregehalt ist zu empfehlen.
- Eine Mahlzeit von mind. 100 g Seefisch einmal pro Woche ist empfehlenswert.
- Verzicht auf alkoholische Getränke bei häufigen Gichtanfällen, bzw. gelegentlichen Genuss von alkoholischen Getränken und in Maßen, z. B. ein Glas Wein, anstreben. [72] [73]

5.4.7 Ernährungstherapie bei Osteoporose

Die Ziele der **Ernährungstherapie bei Osteoporose** sind die Erhöhung der Knochenmineraldichte und die Stabilisierung der Knochen. Dies führt zur Vermeidung von Knochenbrüchen, Linderung von Schmerzen und zum Erhalt der Lebensqualität.

Maßnahmen

- Ausreichende Kalziumzufuhr 1.200–1.500 mg verteilt über den Tag:
  - Kalzium ist vor allem in Milch, Milchprodukten und kalziumreichen Mineralwässern enthalten. Auch grünes Gemüse und Samen liefern Kalzium aus der Nahrung.
  - Nahrungsergänzung ist sinnvoll, z. B. bei Lactoseintoleranz.
  - Anreicherung der Speisen mit Milchpulver möglich; 100 g enthalten ca. 130 g Kalzium. [12]

- Ausreichende Vitamin D-Versorgung:
  - Der Verzehr von 1–2 Mahlzeiten mit fettem Seefisch pro Woche ist nicht ausreichend.
  - Bei einem regelmäßigen Aufenthalt im Freien, vor allem in den Sommermonaten, wird durch UV-Strahlung Vitamin D in der Haut gebildet.
  - Eine Zufuhr von 800–2.000 IE Vitamin D, zusammen mit 1.000 mg Kalzium, wird empfohlen. Eine Nahrungsergänzung ist häufig sinnvoll. [74]
- Vitamin K ist für die Mineralisierung der Knochen wichtig, deshalb auf reichliche Zufuhr achten.
- Beschränkung der Kochsalzaufnahme auf max. 6 g pro Tag. Kochsalz erhöht die Kalziumausscheidung über die Niere (➤ 2.11.3).

Zusätzliche Maßnahmen

- physiotherapeutische Maßnahmen
- medikamentöse Behandlung
- Sturzprophylaxe

Prävention

- Eine lebenslange knochengesunde Lebensweise ist grundsätzlich empfehlenswert, um den Knochenabbau gering zu halten. Das bedeutet kalziumreiche Ernährung, regelmäßige Bewegung sowie ausreichende Versorgung mit Vitamin D und K.
- Mangelernährung vermeiden. [74] [75] [76]

> **SURFTIPP**
> Kuratorium für Knochengesundheit e. V.: www.osteoporose.org
> Bundesselbsthilfeverband für Osteoporose e. V. (*BfO*): www.osteoporose-deutschland.de
> Netzwerk Osteoporose e. V. (*NWO*): www.netzwerk-osteoporose.de
> Osteoporose Selbsthilfegruppen Dachverband e. V.: www.osd-ev.org

5.4.8 Ernährungstherapie bei Diarrhö

Die **Ernährungstherapie bei Diarrhö** zielt darauf, den Verdauungstrakt zu entlasten und das Flüssigkeits- und Elektrolytdefizit des Organismus auszugleichen, um einer Dehydratation vorzubeugen.

Maßnahmen

Den **Maßnahmen der Ernährungstherapie** bei Diarrhö geht eine Klärung der Ursachen voraus. Nach einer Nahrungskarenz von 1–2 Tagen beginnt der langsame Kostaufbau. Sobald der Erkrankte eine Stufe komplikationslos verträgt, kann die nächste beginnen. Für eine ausgleichende Flüssigkeits- und Elektrolytzufuhr ist zu sorgen.

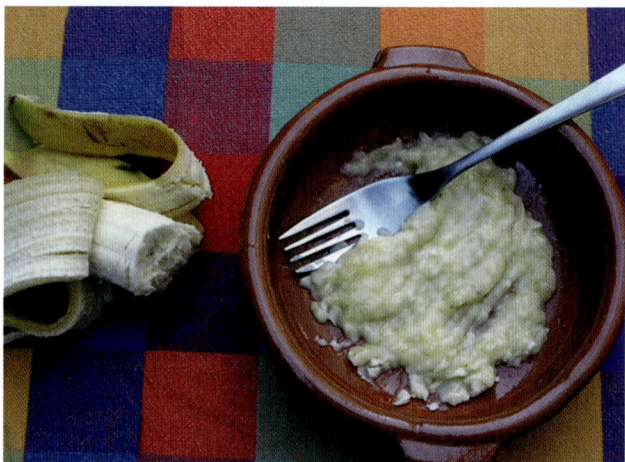

Abb. 5.41 Pürierte Bananen gehören zum Kostaufbau bei Diarrhö. [M294]

Kostaufbau in vier Stufen

- **1. Stufe.** Tee Fasten mit 2–3 l schwarzem, grünem Tee oder Kräutertee bzw. mit 2–3 l Standard-Glukose-Elektrolyt-Lösung (3,5 g Natriumchlorid, 1,5 g Kaliumchlorid, 2,5 g Natriumhydrogencarbonat, 20 g Traubenzucker oder 40 g Rohrzucker auf 1 l Flüssigkeit). Die orale Rehydratation sollte nicht länger als einen Tag durchgeführt werden.
- **2. Stufe.** Schleimkost in Form von Hafer-, Reis- oder Gerstenschleim und pektinreicher Kost in Form von Karottensuppe, geriebenen rohen Äpfeln oder geschlagenen Bananen (➤ Abb. 5.41). Abhängig vom Krankheitsverlauf sollten die Zucker-Elektrolyt-Lösungen weiterhin ergänzend verabreicht werden. Die schleim- und pektinreiche Kost sollte 1–2 Tage lang verzehrt werden.
- **3. Stufe.** Leichte Vollkost (➤ 5.2.4) bestehend aus ballaststoffarmen Kohlenhydraten (z. B. Zwieback, Weißbrot, Kartoffelbrei, püriertes Gemüse), laktose- und fettarmen Eiweißlieferanten (z. B. Eier, mageres Geflügelfleisch, Magerquark) sowie leicht verdaulichen Fetten (z. B. MCT Fette ➤ 5.2.1, ➤ 5.5.2). Die leichte Vollkost sollte einige Tage verabreicht werden.
- **4. Stufe.** Leichte Vollkost unter Beachtung des notwendigen Ausgleichs der durch die Diarrhö entstandenen Energie- und Nährstoffdefizite zusammenstellen. [41]

> **SURFTIPP**
> Verband für Ernährung und Diätetik e. V.: www.vfed.de
> Verband der Diätassistenten – Deutscher Berufsverband e. V.: www.vdd.de

5.4.9 Ernährungstherapie bei Obstipation

Das Ziel der **Ernährungstherapie bei Obstipation** und Darmträgheit ist die Wiederherstellung einer normalen Darmpassage und -entleerung.

Maßnahmen

Den **Maßnahmen der Ernährungstherapie** bei akuter oder chronischer Stuhlverstopfung geht die Klärung der Ursachen voraus. Empfehlungen zur Ernährung:
- Ballaststoffzufuhr schrittweise erhöhen und Betroffenen auf eine ballaststoffreiche Kost von täglich mind. 40 g Ballaststoffen mit einem hohen Anteil an Vollkorngetreide, Gemüse, Obst und Hülsenfrüchten (➤ 5.1.3) umstellen.
- Stufenweise Reduzierung der Abführmittel (*Laxanzien*) und gleichzeitige Steigerung des Ballaststoffanteils der Kost bei bestehendem Abführmittelmissbrauch. Allerdings können Wochen und Monate vergehen, bis der Darm wieder funktioniert. Dabei ist unbedingt darauf hinzuweisen, dass unerwünschte Wirkungen, z. B. Völlegefühl und Blähungen, nur vorübergehend bestehen.
- Ist eine Umstellung auf eine ballaststoffreiche Ernährung nicht möglich, z. B. bei Kau- und Schluckbeschwerden, ist auf isolierte Ballaststoffe zurückzugreifen. Hier eignen sich lösliche und unlösliche Ballaststoffe, z. B. Flohsamen, Leinsamen, Kleie, Zellulosederivate. Aufgrund ihrer physiologischen Eigenschaften bewirken sie eine erhebliche Volumenzunahme des Darminhalts. Dadurch wird ein Dehnungsreiz an der Darmwand ausgeübt und die Darmperistaltik setzt ein. Bei der Einnahme dieser Lebensmittel muss ausreichend getrunken werden, damit sie ihre Wirkung entfalten können und kein Darmverschluss entsteht (ein Esslöffel Getreidekleie benötigt z. B. mind. 200 ml Wasser).
- Bei einer ballaststoffreichen Ernährung immer auf eine reichliche Flüssigkeitszufuhr von täglich 2 l achten.

Weitere Ernährungstipps, die einer chronischen Verstopfung entgegenwirken, vorausgesetzt sie werden regelmäßig durchgeführt, sind z. B.:
- Trinken von einem Glas lauwarmem, stillem Wasser auf nüchternen Magen
- morgens eingeweichte Trockenfrüchte essen und das Einweichwasser trinken, z. B. Backpflaumen (➤ Abb. 5.42)
- geriebenen Apfel unter Joghurt oder Müsli mischen
- täglich Sauermilchprodukte wie Naturjoghurt oder Kefir
- fermentiertes Gemüse, z. B. Sauerkraut, Sauerkrautsaft
- keine stopfenden Lebensmittel, z. B. Bananen, kakaohaltige Süßigkeiten

Zusätzliche Maßnahmen

- Ausreichende körperliche Bewegung regt die Darmtätigkeit an und unterstützt die Ernährungstherapie.
- Kolonmassage und Darmtraining (➤ 2.10.14) gewinnen an Bedeutung, wenn sich Pflegebedürftige nicht mehr regelmäßig bewegen können.
- Voreilige Einnahme von Abführmittel oder Abführtees verhindern. [77]

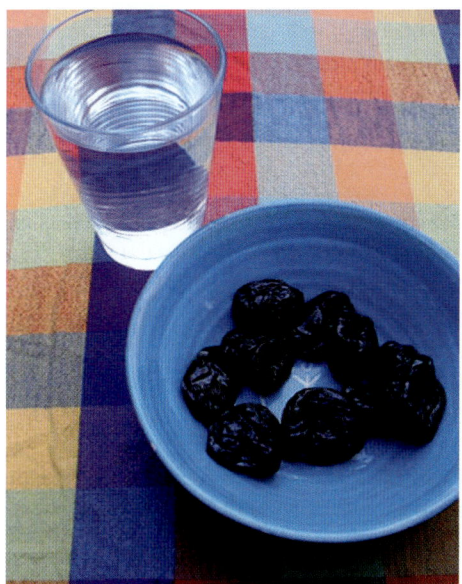

Abb. 5.42 Eingeweichte Backpflaumen eignen sich zur Behandlung von Obstipation. [M294]

5.4.10 Ernährungstherapie bei chronischen Nierenerkrankungen

Das Ziel der **Ernährungstherapie bei chronischen Nierenerkrankungen** ist, die in ihrer Ausscheidungsfunktion eingeschränkten Nieren durch ein reduziertes Aufkommen harnpflichtiger Stoffwechselendprodukte, urämischer Toxine und anderer Eiweißabbauprodukte zu entlasten. Eine proteinarme Diät kann das Fortschreiten einer Niereninsuffizienz verzögern und die Notwendigkeit einer Dialysetherapie aufschieben. [79] [80]

Weitere Gründe für die Eiweißrestriktion sind z. B., die negativen Effekte von Hyperphosphatämie, Hyperkaliämie oder Azidose zu vermeiden.

Eine intensive Schulung von chronisch Nierenkranken fördert die Lebensqualität. PEP ist ein Schulungsprogramm für dialysepflichtige Menschen mit dem Ziel des Phosphatmanagements. [79]

Maßnahmen

Die Ernährung bei Niereninsuffizienz unterscheidet sich von einer vollwertigen Mischkost erheblich. Die **Maßnahmen der Ernährungstherapie** bei Niereninsuffizienz sind abhängig vom Stadium der chronischen Niereninsuffizienz. [34] [78] [79] [80]

Die Basiskost ist eine eiweißdefinierte Kost. Mind. 50 % des Nahrungsproteins sollte eine hohe biologische Wertigkeit (➤ 5.1.2) besitzen und in Form von natürlichen Lebensmitteln z. B. Kartoffel-, Ei-, Fisch- oder Fleischportionen im Rahmen eines Ernährungsplans zugeführt werden. Eine freie Lebensmittelauswahl, ergänzt durch unentbehrliche Aminosäuren (> 5.1.2) ist ebenfalls möglich.

Chronische Niereninsuffizienz im prädialytischen Stadium

Bei einer **chronischen Niereninsuffizienz im prädialytischen Stadium** (glomeruläre Filtrationsrate liegt bei < 25 ml pro Min.) gelten folgende Ernährungsregeln:
- Kontrollierte tägliche Eiweißzufuhr von 0,6 g/kg KG sowie Energiezufuhr von 30–35 kcal/kg KG und Tag. Akzeptiert der Pflegebedürftige diese Ernährungsform nicht oder ist die Energiezufuhr zu gering, lässt sich die tägliche Eiweißzufuhr auf 0,75 g/kg KG erhöhen.
- Individuell. Flüssigkeitszufuhr liegt zwischen 2–3 l pro Tag. Sie ist erforderlich, um harnpflichtige Substanzen auszuscheiden.
- Phosphatreduziert. Phosphate sind enthalten, z. B. in Milch und Milchprodukten, Getreideprodukten, Fleisch, Cola. Genügt die Phosphateinschränkung in der Nahrung nicht, sind zusätzlich Phosphatbinder zu geben.

Hämodialyse

Bei dialysepflichtigen Erkrankten:
- Energiezufuhr von 30–35 kcal/kg KG und Tag. Ein guter Ernährungszustand ist zu halten.
- Liegt die tägliche Eiweißzufuhr bei 1,2 g/kg KG und Tag.
- Ist die Flüssigkeitszufuhr individuell und nach der Restdiurese festgelegt. Bei eingeschränkter Diurese gilt: Urinvolumen des Vortages plus 500 ml (> 5.3.3). Der Flüssigkeitsgehalt flüssiger Lebensmittel und Speisen, z. B. Joghurt und Brei, sind zu 100 % zu berücksichtigen.
- Natriumaufnahme ist auf max. 2,4 g pro Tag (> 5.1.2) begrenzt. Natrium fördert Wassereinlagerungen im Körper und erhöht den Durst. Es gilt die Devise „Würzen statt Salzen".
- Kaliumarme Ernährung (> 5.1.2) ist in der Regel erst notwendig, wenn die Urinmenge auf weniger als 1.000 ml täglich abgenommen hat. Ein erhöhter Kaliumgehalt im Blut (*Hyperkaliämie*) ist zu vermeiden. Die Kaliumzufuhr beträgt 2.000–2.500 mg pro Tag. Bei fortgeschrittener Niereninsuffizienz ist die tägliche Zufuhr von 1,6 g Kalium nicht zu überschreiten. Kaliumreiche Lebensmittel und Getränke, z. B. Obst, Gemüse, Kartoffeln, Schokolade, Trockenfrüchte, Obst- und Gemüsesäfte, sind zu meiden. Entsprechendes küchentechnisches Vorgehen, z. B. Kleinschneiden und Wässern von Kartoffeln, unterstützt dieses Ziel.
- Phosphatreduziert. Phosphate sind enthalten, z. B. in Milch und Milchprodukten, Getreideprodukten, Fleisch, Cola. Genügt die Phosphateinschränkung in der Nahrung nicht, sind zusätzlich Phosphatbinder zu geben.
- Die Indikation für eine enterale Ernährung (> 5.5) von dialysepflichtigen Menschen hängt bei einer unzureichenden Protein- und Energieaufnahme vom klinischen Zustand der Betroffenen ab. Die DGEM-Leitlinie „Enterale Ernährung: Nephrologie" von 2003 beschreibt die Indikationen für Trinknahrung bzw. Sondennahrung. Die Einführung erfolgt nach zwei Tagen bis zwei Wochen, wenn sich der Ernährungszustand nicht bessert, d. h. die Laborwerte keine Normalisierungstendenz aufweisen.

Chronische Peritonealdialyse

Für Menschen, die sich einer **chronischen Peritonealdialyse** unterziehen:
- Energiezufuhr von 30–35 kcal/kg KG und Tag. Ein guter Ernährungszustand ist zu halten.
- Liegt die tägliche Eiweißzufuhr bei 1,2–1,3 g/kg KG (bei mind. 1,3 g Eiweiß/kg KG und Tag während der akuten Erkrankung).
- Phosphatreduziert. Die Phosphataufnahme ist bei fortgeschrittener Niereninsuffizienz auf max. 800 mg/Tag zu beschränken. Phosphate sind enthalten, z. B. in Milch und Milchprodukten, Getreideprodukten, Fleisch, Cola. Genügt die Phosphateinschränkung in der Nahrung nicht, sind zusätzlich Phosphatbinder zu geben.
- Ist die Flüssigkeitszufuhr ist individuell und auf die Menge der Restdiurese + 800 ml festgelegt (> 5.3.3).

Eiweiß-Energie-Mangelernährung

Entwickelt sich bei chronischer Niereninsuffizienz (GFR < 15–20 ml/Min.) eine **Eiweiß-Energie-Mangelernährung** durch die geringe Protein- und Energiezufuhr, wird die Dialysetherapie oder eine Nierentransplantation empfohlen. [79]

> **SURFTIPP**
> Bundesverband Niere e. V.: www.bundesverband-niere.de
> **Internetforen**
> www.dialyse-online.de
> www.dialyse.de

5.5 Enterale Ernährung

> **DEFINITION**
> **Enterale Ernährung**: Ernährung mit bilanzierten Diäten über bestimmte Applikationswege. Die Verdauungsfunktion des Magen-Darm-Trakts ist zumindest teilweise vorhanden.
> **Bilanzierte Diät**: Industriell hergestelltes, diätetisches Lebensmittel für besondere medizinische Zwecke. **Vollständig bilanzierte** Diäten sind zur ausschließlichen Ernährung geeignet. Sie müssen hinsichtlich des Energie- und Nährstoffgehalts (Proteine, Kohlenhydrate, Fette bzw. Fettsäuren, Vitamine und Mineralstoffe) bedarfsdeckend sein. Grundlage hierfür sind die D-A-CH-Referenzwerte. Für Mineralstoffe (Mengen- und Spurenelemente) und Vitamine sind zudem Höchstmengen pro Tag ausgewiesen. **Ergänzende bilanzierte** Diäten sind zur ergänzenden Ernährung vorgesehen. Sie dürfen in einer Tagesverzehrsmenge die vorgegeben Höchstmengen für Mineralstoffe und Vitamine nicht überschreiten. [81]

5.5 Enterale Ernährung

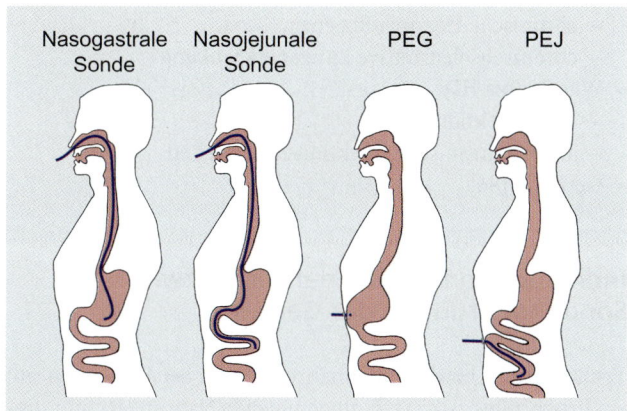

Abb. 5.43 Applikationswege der enteralen Ernährung. [L215]

Applikationswege

Die **Applikationswege der enteralen Ernährung**, wie sie in ➤ Abb. 5.43 gezeigt werden, sind:
- oral, für Trinknahrung
- nasal, über Sonde in Magen oder Dünndarm
- perkutan (*PEG*), über Sonde in Magen (*gastral*) oder Dünndarm (*duodenal* oder *jejunal*)

5.5.1 Ziele der enteralen Ernährung in der Geriatrie

- Steigerung der Energie- und Nährstoffzufuhr (quantitativ und qualitativ)
- Erhaltung oder Verbesserung des Ernährungszustands
- Erhaltung oder Verbesserung der Funktionalität, Aktivität und Rehabilitationsfähigkeit
- Erhaltung oder Verbesserung der Lebensqualität
- Reduktion der Morbidität und Mortalität [82]

5.5.2 Einsatz, Einteilung und Zusammensetzung bilanzierter Diäten

Einsatz

Bilanzierte Diäten werden abhängig von Krankheitsbildern bzw. Indikationen eingesetzt zur ausschließlichen oder teilweisen Behandlung von Menschen mit:
- eingeschränkter, behinderter oder gestörter Fähigkeit zur Aufnahme, Verdauung, Resorption, Stoffwechsel oder Ausscheidung gewöhnlicher Lebensmittel, bestimmter darin enthaltener Nährstoffe oder ihrer Metaboliten
- einem sonstigen medizinisch bedingten Nährstoffbedarf, für deren diätetische Behandlung eine Modifizierung der normalen Ernährung, andere Lebensmittel für eine besondere Ernährung oder eine Kombination aus beiden nicht ausreichen [83]

Einteilung

- vollständig bilanzierte Diäten zur ausschließlichen Ernährung
- ergänzend bilanzierte Diäten, zur ergänzenden Ernährung, z. B. bei erhöhtem Energie- bzw. Eiweißbedarf

Beide Diätformen werden angeboten als:
- Nährstoff-Standardformulierung
- krankheits- oder stoffwechseladaptierte Nährstoffformulierung, z. B. bei Niereninsuffizienz
- spezifische Nährstoffformulierungen für bestimmte Beschwerden, z. B. Dysphagie [84]

Nährstoffzusammensetzung

Bilanzierte Diäten lassen sich in verschiedene Formen unterscheiden. Ihr Einsatz erfolgt nach ihrer **Nährstoffzusammensetzung** und in Abhängigkeit von der Indikation, die beim Pflegebedürftigen besteht.

Hochmolekulare Trink- und Sondennahrungen

➤ Tab. 5.24 zeigt, welche Nährstoffzusammensetzung die **hochmolekularen Trink- und Sondennahrungen** erfüllen müssen. Diese sind geeignet für Pflegebedürftige mit intakter Verdauungs- und Resorptionsleistung, z. B. bei:
- Mangelernährung,
- Kau- und Schluckstörungen,
- neurologischen Störungen,
- Mund-Kiefer-Gesichtschirurgischen Eingriffen.

Niedermolekulare Trink- und Sondennahrung

➤ Tab. 5.25 zeigt, welche Nährstoffzusammensetzung die **niedermolekularen Trink- und Sondennahrungen** erfüllen müssen. Diese sind geeignet für Pflegebedürftige mit eingeschränkter Verdauungs- und Resorptionsleistung, z. B. bei:
- Pankreatitis
- Morbus Crohn
- Colitis ulcerosa
- Kurzdarmsyndrom
- Strahlenenteritis
- Milcheiweißallergie

Tab. 5.24 Nährstoffzusammensetzung hochmolekularer Trink- und Sondennahrung. [81]

Kohlenhydrate	Poly- und Oligosaccharide	z. B. Stärke, Maltodextrin
Fette	Triglyzeride, mit langkettigen und mittelkettigen Fettsäuren	
Proteine	hochmolekulare Proteine „intakte Proteine"	z. B. Milcheiweiß
Vitamine, Mineralstoffe	entsprechend den D-A-CH-Referenzwerten (➤ 5.1.2)	
Ballaststoffe	abhängig von der Indikation	

Tab. 5.25 Nährstoffzusammensetzung niedermolekularer Trink- und Sondennahrung. [81]

Kohlenhydrate	• Mono-, Di- und Oligosaccharide	• z. B. Glukose, Maltodextrin
Proteine bzw. Aminosäuren	• Aminosäuren oder hydrolysierte Peptide	• z. B. freie Aminosäuren
Fette	• Triglyzeride, mit mittelkettigen Fettsäuren (MCT ➤ 5.1.2)	
Vitamine, Mineralstoffe	• entsprechend den D-A-CH-Referenzwerten (➤ 5.1.2)	

Spezielle Substrate bzw. stoffwechseladaptierte Trink- und Sondennahrungen

Bei spezifischen Organ- bzw. Stoffwechselerkrankungen sind Trink- und Sondennahrungen an die pathophysiologischen Veränderungen im Stoffwechsel und dem daraus entstehenden veränderten Nährstoffbedarf angepasst. Diese **speziellen Substrate** gibt es z. B. für:
- Diabetes mellitus
- Erkrankungen der Leber
- Erkrankungen der Nieren [81] [86]

5.5.3 Indikationen für enterale Ernährung

Die ESPEN-Leitlinie fasst das aktuelle und medizinische Wissen auf dem Gebiet der enteralen Ernährung zusammen und dient als Informations- und Entscheidungshilfe, d.h. bei welchem Krankheitsbild, wird welches Ziel verfolgt. Mit welcher Art der Nahrung, über welchen Applikationsweg und wie wird die Ernährung durchgeführt. Sie beschreibt auch Kontraindikationen, d.h. wann eine enterale Ernährungstherapie nicht durchgeführt werden darf. Es folgt eine Zusammenfassung der Indikationen, die Inhalt der genannten Leitlinie sind:
- Chirurgie und Organtransplantation
- Ernährung in der nichtchirurgischen Onkologie
- Intensivmedizin
- Gastroenterologie
  - Morbus Crohn
  - Colitis ulcerosa
  - Kurzdarmsyndrom
- Pankreas
  - akute Pankreatitis
  - chronische Pankreatitis
- Lebererkrankungen
  - alkoholische Steatohepatitis
  - Leberzirrhose
  - Transplantation und Operatio
- Nierenversagen
  - akutes Nierenversagen
  - chronisches Nierenversagen
  - Hämodialyse
- Kardiologie und Pulmonologie
  - chronische Herzinsuffizienz
  - chronisch-obstruktive Lungenerkrankung
- Wasting bei HIV
  - HIV-Infektion
  - andere chronische Infektionskrankheiten
- Geriatrie [84]

Indikationen für Trinknahrung bzw. Sondennahrung in der Geriatrie

Trinknahrung bzw. Sondennahrung wird bei Hinweisen auf ein Ernährungsrisiko (z. B. ungenügende Nahrungszufuhr, ungewollter Gewichtsverlust > 5 % in 3 Monaten oder > 10 % in 6 Monaten, BMI < 20 kg/m²) frühzeitig empfohlen. [84]

Indikationen für Trinknahrung in der Geriatrie

Bei folgenden **Indikationen** ist die Verabreichung von Trinknahrung an Pflegebedürftige in der Geriatrie empfohlen:
- manifeste und drohende Mangelernährung
- Gebrechlichkeit (zur Verbesserung bzw. Aufrechterhaltung des Ernährungszustands)
- Demenz in frühen und mittleren Krankheitsstudien (in Einzelfällen auch Sondennahrung empfohlen)
- Risiko der Entstehung von Dekubitalulzera bzw. deren Heilung
- Hüftfrakturen bzw. orthopädische Operationen (Minderung von ungünstigen Folgen)
- schwere Depressionen (in Phasen der Antriebslosigkeit) [84]

Indikation für Sondennahrung in der Geriatrie

Bei folgender **Indikation** ist die Verabreichung von **Sondennahrung** an Pflegebedürftige in der **Geriatrie** empfohlen:
- Gebrechlichkeit (solange der Allgemeinzustand stabil ist)
- schwere, neurologisch bedingte Schluckstörungen
- schwere Depressionen (in Phasen der Antriebslosigkeit)

> **VORSICHT**
> Bei final dementen Pflegebedürftigen ist Sondenernährung nicht empfohlen. [84]

5.5.4 Kontraindikationen für enterale Ernährung

- keine nasale Sonden-Ernährung möglich, z. B. bei Schädelbasisfrakturen und Ösophagusrupturen
- keine gastrale bzw. jejunale Sonden-Ernährung möglich, z. B. bei Peritonitis, massivem Aszites, ausgeprägten Peritonealkarzinomen, schweren Gerinnungsstörungen
- generelle Kontraindikation, z. B. Ileus [81]

5.5.5 Verordnungsfähigkeit von bilanzierten Diäten zur enteralen Ernährung

Anspruch

Versicherte haben Anspruch auf bilanzierte Diäten zur enteralen Ernährung, wenn eine diätetische Intervention mit bilanzierten Diäten, medizinisch notwendig, zweckmäßig und wirtschaftlich ist (§ 6 AM-RL). [87]

Voraussetzungen für die Verordnungsfähigkeit

Für die **Verordnungsfähigkeit** bestimmter Produktgruppen zur enteralen Ernährung für medizinisch notwendige Fälle müssen bestimmte Kriterien erfüllt sein:
- Enterale Ernährung bei fehlender oder eingeschränkter Fähigkeit zur ausreichenden Ernährung, wenn eine Modifizierung der normalen Ernährung oder sonstige ärztliche, pflegerische oder ernährungstherapeutische Maßnahmen zur Verbesserung der Ernährungssituation nicht ausreichen (AM-RL Abschnitt I, § 21, Abs. 1). [87] Es ist möglich, dass enterale Ernährung und sonstige Maßnahmen zur Verbesserung der Ernährungssituation kombiniert werden, sie schließen sich nicht gegenseitig aus, z. B. bei Mangelernährung (AM-RL Abschnitt I, § 21, Abs. 1, 2). [87]
- Menschen mit angeborenen, seltenen Störungen im Kohlenhydrat- und Fettstoffwechsel, die unbehandelt zu schwerer körperlicher oder geistiger Behinderung führen, erhalten die medizinisch notwendigen Spezialprodukte als Kassenleistung (AM-RL Abschnitt I, § 20). [87]

Ärztliche Prüf- und Dokumentationspflicht

Der behandelnde Arzt prüft,
- ob die sonstigen Maßnahmen durchgeführt werden, bzw. veranlasst sie, bevor er Produkte zur enteralen Ernährung verordnet,
- dokumentiert die sonstigen Maßnahmen, bevor er Produkte zur enteralen Ernährung verordnet. Ein Erhebungsbogen zur Verordnung enteraler Ernährung erleichtert die Dokumentation der sonstigen Maßnahmen,
- ob sonstige Maßnahmen zur Verbesserung der Ernährungssituation geeignet sind, eine ausreichende normale Ernährung auch ohne Einsatz von enteraler Ernährung zu gewährleisten ist und diese gegebenenfalls zu veranlassen (AM-RL Abschnitt I, § 21, Abs. 2). [87]

Sonstige Maßnahmen sind z. B.:
- kalorische Anreicherung der Nahrung mit Hilfe natürlicher Lebensmittel (z. B. Butter, Sahne, Vollmilch, Fruchtsäfte, Öle, Nahrungsmittel mit hoher Energie- und Nährstoffdichte) sowie ein erweitertes Nahrungsangebot mit kalorien- und nährstoffreichen Zwischenmahlzeiten (➤ 5.4.1)
- Überprüfung restriktiver Diäten
- Sicherstellung angemessener Konsistenz der Nahrung, Verordnung von Heilmitteln (Anbahnung und Förderung des Schluckvorgangs als Teil der logopädischen Stimm-, Sprech- und Sprachbehandlung; sensomotorisch-perzeptive Behandlung zur Verbesserung der Mund- und Essmotorik als Teil der Ergotherapie ➤ 5.3.7)
- kritische Überprüfung verordneter Medikamente unter dem Gesichtspunkt negativer Effekte auf den Appetit und den Ernährungszustand; Veranlassung geeigneter pflegerischer Maßnahmen zur Sicherung einer ausreichenden Trinkmenge
- Behebung von Kaustörungen durch Mundpflege, Mundhygiene, ärztlicher Zahnbehandlungen
- Behebung motorischer Probleme beim Zerkleinern der Nahrung durch die Verordnung von ergotherapeutischem Esstraining und entsprechende Versorgung mit geeignetem Besteck
- Zuwendung während der Mahlzeiten mit Aufforderung zum Essen sowie geduldiges Anreichen der Nahrung (➤ 5.3.7)
- Soziale Maßnahmen, z. B. Beratung der Angehörigen, Organisation von Besuchsdiensten, Unterstützung beim Einkauf und ggf. Lieferung vorbereiteter Produkte [87]

Verordnungsfähigkeit der Produktgruppen

> **DEFINITION**
>
> **Aminosäuremischung**: Diätetische Lebensmittel für besondere medizinische Zwecke (bilanzierte Diäten im Sinne der Diätverordnung). Bestehen überwiegend aus qualitativ und quantitativ definierten Gemischen von Aminosäuren und sind nicht für die Verwendung als einzige Nahrungsquelle geeignet.
> **Eiweißhydrolysate**: Diätetische Lebensmittel für besondere medizinische Zwecke (bilanzierte Diäten im Sinne der Diätverordnung), bestehend aus abgebauten Proteinen (niedermolekularen Proteinkomponenten in Form von z. B. freien Aminosäuren, Oligopeptiden). Sie sind nicht für die Verwendung als einzige Nahrungsquelle geeignet.
> **Elementardiäten**: Trinknahrungen. Diätetische Lebensmittel für besondere medizinische Zwecke (bilanzierte Diäten im Sinne der Diätverordnung), die – unabhängig von der Molekulargröße – oral zuzuführende Gemische aus Proteinen (auch hoch hydrolysierte Proteine), Aminosäuren, Kohlenhydraten, Fetten, Mineralstoffen, Spurenelementen und Vitaminen enthalten, und als einzige Nahrungsquelle geeignet sind.
> **Sondennahrung**: Diätetische Lebensmittel für besondere medizinische Zwecke (bilanzierte Diäten im Sinne der Diätverordnung), die bei einer individuell gewählten Zusammensetzung und Dosierung als einzige Nahrungsquelle zur Ernährung über die Sonde bestimmt sind (AM-RL Abschnitt I, § 19). [87]

Produktgruppen, die in medizinisch notwendigen Fällen ausnahmsweise verordnungsfähig sind, sind genau definiert. Es handelt sich um Aminosäuremischungen, Eiweißhydrolysate, Elementardiäten und Sondennahrungen im Sinne der Arzneimittel-Richtlinie (AM-RL Abschnitt I, § 18). [87]

Verordnungsfähige Produktgruppen zur enteralen Ernährung

Sind die Voraussetzungen für die Verordnungsfähigkeit erfüllt, können bei entsprechender Indikation einige Produktgruppen vom Arzt verordnet werden, z. B.:
- norm- und hochkalorische Trink- und Sondennahrung, Standardprodukte zur ausschließlichen Ernährung
- Trink- und Sondennahrung, krankheitsadaptiert für niereninsuffiziente Menschen
- Trinknahrung mit hoch hydrolysierten Eiweißen oder Aminosäuremischungen; für Säuglinge und Kleinkinder mit Kuhmilcheiweißallergie oder Menschen mit Nahrungsmittelallergien
- niedermolekulare oder speziell mit mittelkettigen Triglyzeriden (MCT ➤ 5.1.2) angereicherte Produkte für Menschen mit dokumentierten Fettverwertungsstörungen oder Malassimilitationssyndromen, z. B. Kurzdarmsyndrom, Mukoviszidose
- Aminosäuremischungen (auch fett- und kohlenhydrathaltige Produkte) für Menschen mit Phenylketonurie oder anderen angeborenen Enzymdefekten
- spezielle Produkte für die Behandlung von Menschen mit seltenen angeborenen Defekten im Kohlenhydrat- oder Fettstoffwechsel (je nach Krankheitsbild auch kohlenhydrat- oder fettfreie Einzelsupplemente) sowie für andere definierte diätpflichtige Erkrankungen (AM-RL Abschnitt I, §§ 22, 23) [87]

Nicht verordnungsfähige Produktgruppe zur enteralen Ernährung

Die Verordnung von krankheitsadaptierten Spezialnahrungen ist ausgeschlossen, wenn es sich um Produkte handelt, die speziell zur Ernährung bei folgenden Erkrankungen oder Indikationen gedacht sind:
- chronische Herz-Kreislauf- oder Ateminsuffizienz
- Dekubitusprophylaxe oder -behandlung
- Diabetes mellitus
- Geriatrie
- Stützung des Immunsystems
- Tumorerkrankungen (AM-RL, Abschnitt I, § 24) [87]

Produkte, die aufgrund ihrer Zusammensetzung nicht verordnungsfähig sind:
- Elementardiäten und Sondennahrungen, die über die gesetzlichen Anforderungen hinaus mit Mineralstoffen, Spurenelementen oder Vitaminen angereichert sind
- hypokalorische Lösungen (Energiedichte < 1,0 kcal/ml; AM-RL Abschnitt I, § 25) [87]
- Produkte, die Mehrkosten verursachen, weil sie z. B.:
  - mit Ballaststoffen angereichert sind
  - mit mittelkettigen Triglyzeriden (MCT) angereichert sind (gilt nicht, wenn eine dokumentierte Fettverwertungsstörung vorliegt; AM-RL Abschnitt I, §26) [87]

SURFTIPP
Deutsche Gesellschaft für Palliativmedizin e. V.: www.dgpalliativmedizin.de
Arbeitsgemeinschaft der Wissenschaftlichen Medizinischen Fachgesellschaften e. V. (AWMF): www.awmf.org
Hipp GmbH: www.hipp.de
abbott AG: www.abbott.com

5.6 Lebensmittelrecht

DEFINITION
Lebensmittelrecht: Rechts- und Verwaltungsvorschriften für Lebensmittel im Allgemeinen und die Lebensmittelsicherheit im Besonderen. Einbezogen sind alle Produktions-, Verarbeitungs- und Vertriebsstufen von Lebensmitteln wie von Futtermitteln für Tiere, die der Lebensmittelgewinnung dienen. [89]

Das einheitliche europäische Gemeinschaftsrecht sowie die einzelstaatlichen Rechtsvorschriften bilden seit Januar 2006 das Lebensmittelrecht der EU Mitgliedstaaten. Die europäische Basisverordnung (EG) 178/2002 und das nationale Lebensmittel- und Futtermittelrecht (LFGB) sind die Grundlage des Lebensmittelrechts in Deutschland. Weitere gemeinschaftsrechtlichen EG-Verordnungen und nationalen Durchführungsbestimmungen sind verpflichtend. Die DIN-Normen ergänzen das Hygienepaket, sind aber nicht verpflichtend. [89] [90]

5.6.1 Ziele und Wirkungen

Ziele des Lebensmittelrechts

Das grundlegende **Ziel des Lebensmittelrechts** ist, ein hohes Maß an Schutz für Leben und Gesundheit des Menschen herzustellen. [89]

Das Lebensmittelrecht dient der Lebensmittelsicherheit entlang der Lebensmittelkette „Vom Acker auf den Teller", vom Futtermittel über das Lebensmittel bis hin zur Speise. Die Gewährleistung der Lebensmittelsicherheit von der Primärproduktion bis zum Inverkehrbringen oder zur Ausfuhr ist als integriertes Konzept angelegt.

Kontrolle der Lebensmittelsicherheit

Behörden wie das Bundesinstitut für Risikobewertung (BfR) und die Europäische Behörde für Lebensmittelsicherheit (EFSA) haben die Aufgabe, die Verbraucher zu informieren, wenn bestimmte Lebensmittel für einzelne Verbrauchergruppen ein Risiko bedeuten und die Lebensmittelsicherheit gefährdet ist. Die Überprüfung der Hygiene in den Lebensmittelunternehmen erfolgt durch amtliche Kontrollen. [88] [89]

Gültigkeit des Lebensmittelrechts

DEFINITION

Lebensmittelunternehmen: Unternehmen (gleichgültig, ob sie auf Gewinnerzielung ausgerichtet sind oder nicht, ob sie öffentlich oder privat sind), die eine mit Produktion, Verarbeitung und Vertrieb von Lebensmitteln zusammenhängende Tätigkeit ausführen. [87]
Einzelhandel: Unternehmen, die mit der Be- oder Verarbeitung von Lebensmitteln, ihrer Lagerung am Ort des Verkaufs oder der Abgabe an den Endverbraucher befasst sind. Hierzu gehören Verladestellen, Verpflegungsvorgänge, Betriebskantinen, Großküchen, Restaurants (und ähnliche Einrichtungen der Lebensmittelversorgung), Läden, Supermarkt-Vertriebszentren und Großhandelsverkaufsstellen. [89]

Das Lebensmittelrecht ist für alle **Lebensmittelunternehmen** gültig. Soziale Einrichtungen, die Menschen mit einem Betreuungs-, Hilfe- oder Unterstützungsbedarf verpflegen, sind ebenfalls als Lebensmittelunternehmen im Einzelhandel zu betrachten. Zu diesen Betrieben gehören z. B. auch Altenpflegeeinrichtungen, Kindertagesstätten, Schulen mit Verpflegungsangeboten und Betriebskantinen. Sie produzieren, verarbeiten oder verkaufen Lebensmittel und Speisen und geben diese an die Verbraucher bzw. Pflegebedürftige ab.

Das Lebensmittelrecht greift **nicht** im privaten häuslichen Umfeld, weil es sich ausschließlich an Lebensmittelunternehmen richtet, nicht an Endverbraucher. [88] [89]

VORSICHT

Therapiegruppen sowie Wohngruppen die für den eigenen Bedarf kochen und stationäre Einrichtungen, die Speisen aus Privathaushalten abgeben, z. B. mitgebrachte Kuchen von Angehörigen zum Sommerfest, müssen die lebensmittelrechtlichen Anforderungen in Teilen erfüllen. [91]

Pflichten der Lebensmittelunternehmer

Alle Lebensmittelunternehmer haben entsprechend dem Lebensmittelrecht folgende **Pflichten** zu erfüllen:
- Sorge tragen, dass die Lebensmittelsicherheit nicht gefährdet ist und die Kühlkette eingehalten wird
- Meldung des Betriebs bei der Lebensmittelüberwachung; es besteht Registrierpflicht
- Rückverfolgbarkeit der Lebensmittel und Speisen gewährleisten [89]
- Dokumentation, z. B. Wareneingang
- Schulung der Mitarbeiter
- Verantwortung für die Erfüllung der Anforderungen des Lebensmittelrechts; entsprechende Umsetzung eines betriebseigenen Hygienekonzepts (*HACCP* ➤ 5.6.3) [88] [89]

5.6.2 Lebensmittelhygienekonzept

DEFINITION

Lebensmittelhygiene: Maßnahmen und Vorkehrungen, die notwendig sind, Gefahren unter Kontrolle zu bringen und zu gewährleisten, dass ein Lebensmittel unter Berücksichtigung seines Verwendungszwecks für den menschlichen Verzehr tauglich ist. [89]
Gefahr (im lebensmittelrechtlichen Sinne): Biologisches, chemisches oder physikalisches Agens in einem Lebensmittel oder Futtermittel bzw. Zustand eines Lebensmittels oder Futtermittels, der eine Gesundheitsbeeinträchtigung verursachen kann. [89]
Nachteilige Beeinflussung (im lebensmittelrechtlichen Sinne): Eine Ekel erregende oder sonstige Beeinträchtigung der einwandfreien hygienischen Beschaffenheit von Lebensmitteln, z. B. durch Mikroorganismen, Verunreinigung, Witterungseinflüsse, Gerüche, Temperaturen, Gase, Dämpfe, Rauch, Aerosole, tierische Schädlinge, menschliche und tierische Ausscheidungen sowie durch Abfälle, Abwässer, Reinigungsmittel, Pflanzenschutzmittel, Biozid-Produkte oder ungeeignete Behandlungs- und Zubereitungsverfahren. [92]

Das **Lebensmittelhygienekonzept**, das eine Altenpflegeeinrichtung erstellt, umfasst sämtliche Maßnahmen und Vorkehrungen, die dazu beitragen, dass die Gesundheit der versorgten Pflegebedürftigen nicht gefährdet wird. Die Richtlinie lautet, dass Lebensmittel nur so hergestellt, behandelt oder in den Verkehr gebracht werden dürfen, dass sie bei Beachtung der im Verkehr erforderlichen Sorgfalt der Gefahr einer nachteiligen Beeinflussung nicht ausgesetzt sind.

Die „Gefahren" bzw. die „nachteiligen Beeinflussungen", die es zu vermeiden gilt sind, z. B.
- physikalische Gefahren, z. B. unsachgemäße Temperaturen, Fremdkörper
- chemische Gefahren, z. B. Rückstände von Reinigungs- und Pflanzenschutzmitteln, Biozid-Produkten, Schwermetalle in Lebensmitteln (etwa Cadmium im Fisch), Acrylamidbildung durch ungeeignete Zubereitungsverfahren (etwa in Backwaren)

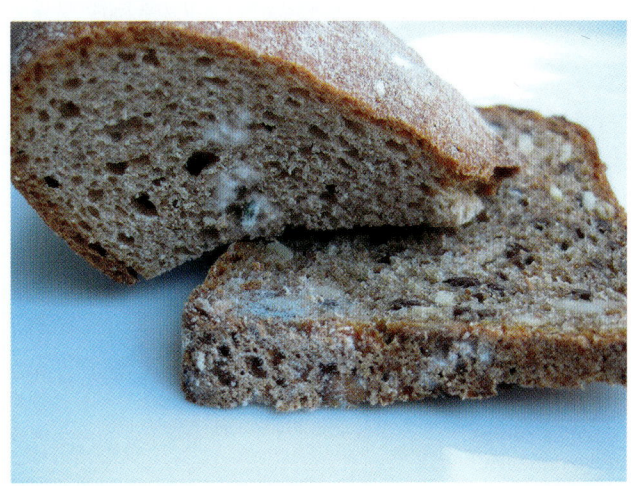

Abb. 5.44 Verschimmeltes Brot. Bei Schimmelbefall ist der gesamte Brotlaib zu verwerfen. [O408]

- biologische Gefahren, z. B. Schimmelpilze (➤ Abb. 5.44), die Lebensmittel verderben oder Krankheiterreger, etwa Salmonellen, Colibakterien oder Staphylokokken

Lebensmittelvergiftung

> **DEFINITION**
> **Lebensmittelinfektion**: Vergiftung, ausgelöst durch Vermehrung eines pathogenen Mikroorganismus (➤ Tab. 5.26) in einem Lebensmittel.
> **Lebensmittelintoxikation**: Vergiftung durch ein Lebensmittel, das mit Toxinen (➤ Tab. 5.26) bestimmter Mikroorganismen kontaminiert ist.

Bei den Lebensmittelvergiftungen, die durch mikrobielle Verunreinigungen hervorgerufen sind, unterscheidet man zwischen **Lebensmittelinfektionen** und **Lebensmittelintoxikationen**. Die häufigsten bakteriellen Lebensmittelinfektionen und -intoxikationen in Deutschland sind in ➤ Tab. 5.26 zusammengefasst.

Pflegebedürftige unterliegen in besonderem Maße der Gefahr, an einer Lebensmittelvergiftung und deren Folgen ernsthaft zu erkranken. Gründe sind z. B.:

- höhere Anfälligkeit gegenüber pathogenen Mikroorganismen aufgrund des im Alter geschwächten Immunsystems (➤ 1.4.1)
- geringere „natürliche Reserven", etwa im Wasser- und Elektrolythaushalt; deshalb erhöhtes Risiko bedrohlicher Wasser- und Elektrolytverlusten, z. B. durch Erbrechen oder Diarrhö
- erhöhtes Risiko wegen Verpflegung, etwa durch Essensdienste oder Essen in Altenpflegeeinrichtungen (Gemeinschaftsverpflegung)

Kernpunkte des Lebensmittelhygienekonzepts

- „Gute Hygienepraxis in sozialen Einrichtungen"; d. h. Maßnahmen, die in allen Bereichen der sozialen Einrichtung zur Lebensmittelsicherheit führt. Maßnahmen der Produkt-, Personal- und Betriebshygiene sind in der „Leitlinie für eine Gute Lebensmittelhygienepraxis in sozialen Einrichtungen" zusammengefasst. Allgemeine Hygieneanforderungen sind in der DIN 10506 „Lebensmittelhygiene – Gemeinschaftsverpflegung" festgehalten [90]
- Mitarbeiterschulungen; ggf. auch Schulungen für Angehörige, z. B. bei Festen
- betriebliches Eigenkontrollsystem (HACCP); verpflichtend für Lebensmittelunternehmen

Tab. 5.26 Die häufigsten bakteriellen Erreger von Lebensmittelinfektionen und -intoxikationen in Deutschland. [41]

Bakterium (Erkrankung)	Inkubationszeit	Dauer	Symptome	betroffene Lebensmittel
Salmonellen (*Salmonellose*)	• 6–72 Std. (max. 7 Tage)	• 1–7 Tage	• Durchfall, Erbrechen, Fieber	• ungenügend erhitzte tierische Lebensmittel (Eier, Fleisch, Geflügel), Speiseeis, gefüllte Backwaren, Mayonnaise
Campylobacter jejuni (*Campylobakteriose*)	• 2–7 Tage	• 3–5 Tage	• Leichte und mittelschwere Durchfälle	• nicht durcherhitzte tierische Lebensmittel (Geflügel, Fleisch, Rohmilch)
Yersinien (*Yersinose*)	• 1–10 Tage	• mehrere Wochen	• Durchfall, Bauchschmerzen	• nicht durcherhitzte tierische Lebensmittel (Fleisch, Rohmilch)
VTEC (*EHEC*)	• 1–3 Tage • (max. 8 Tage)	• 2–9 Tage	• Kolikartige Bauchschmerzen, Durchfall oft blutig, kaum Fieber. Lebensbedrohlich für Kleinkinder	• unzureichend erhitztes Rindfleisch, Rinderhackfleisch, Rohmilch und Rohmilchprodukte, Sprossen, frische Rohwurst, unpasteurisierte Säfte
Staphylococcus aureus (*Staphylokokkenenterotoxämie*)	• 1–4 Std.	• 1–2 Tage	• Übelkeit, Erbrechen, Bauchkrämpfe, Durchfall	• proteinreiche Lebensmittel, meist gegarte, rekontaminierte Lebensmittel • (ca. 30–50 % der Bevölkerung sind von diesem Erreger besiedelt, z. B. auf Nase und Haut)
Listeria monocytogenes (*Listeriose*)	• 3–70 Tage		• Durchfall, Meningitis (*Hirnhaut- und Rückenmarkshaut-Entzündung*)	• Rohmilchkäse, rohgeräucherter Fisch, Rohwürste
Clostridium perfringens (*Enterotoxämie*)	• 6–24 Std.	• 1–2 Tage	• Durchfall, Erbrechen, Bauchkrämpfe	• erhitzte Fleischerzeugnisse
Bacillus cereus (*Enterotoxämie*)	• 6–24 Std.	• 1 Tag	• Durchfall, Erbrechen	• kohlenhydratreiche Lebensmittel und Speisen, z. B. Vanillesoße, Cremes, Reis, Nudeln, erhitzte Fleischerzeugnisse

Inkubationszeit = Zeit von der Aufnahme des Erregers bis zum Auftreten der Symptome

Gute Hygienepraxis in sozialen Einrichtungen

Die **„Gute Hygienepraxis in sozialen Einrichtungen"** umfasst die Personal-, Produkt- und Betriebshygiene. [91]

Lebensmittelbezogene Personalhygiene

Personen, die mit Lebensmitteln umgehen, haben ein hohes Maß persönlicher Sauberkeit zu gewährleisten.

Lebensmittelbezogene Personalhygiene lässt sich unterscheiden in Händehygiene, persönliche Hygiene und Arbeitskleidung. Dabei sind verschiedene Hygieneregeln zu beachten z. B.:

- Händehygiene (hygienische Händedesinfektion, hygienische Händewaschung)
  - Vor Arbeitsbeginn; nach allen Pausen; vor der Speisenausgabe; nach dem Gang zur Toilette; nach dem Niesen, Husten und Nase putzen; vor und nach dem Umgang mit leicht verderblichen Lebensmitteln; nach Reinigungsarbeiten; nach dem Kontakt mit ungewaschenem Gemüse und Obst
  - Einweghandtücher zum Abtrocknen der Hände verwenden (> Abb. 5.45)
- Arbeitskleidung. Bei der Beachtung der Hygieneregeln zur Arbeitskleidung ist die DIN 10524 „Lebensmittelhygiene – Arbeitsbekleidung in Lebensmittelbetrieben" zu beachten:
  - Auswahl geeigneter Arbeitskleidung; Wechsel mind. täglich
  - Aufbewahrung benutzter Arbeitskleidung getrennt von der sauberen Arbeitskleidung
  - Aufbereitung der Arbeitskleidung mit geeigneten desinfizierenden Waschverfahren
  - Wechseln der Arbeitskleidung beim Übergang von „nicht reinen Tätigkeiten", z. B. Spülen von Geschirr, zu „reinen Tätigkeiten", z. B. Ausgabe von Speisen
  - Verwendung sauberer Vorbindeschürze durch das Pflegepersonal
  - Tragen einer Kopfbedeckung entsprechend den Anforderungen
- persönliche Hygiene
  - kein Schmuck, z. B. Ringe, Armbänder, Piercings an Händen und Armen
  - kurz geschnittene, saubere, unlackierte Fingernägel
  - zusammengebundene Haare
  - Rauchen verboten (Rauch und Asche können an die Lebensmittel gelangen, dies ist gesundheitsschädlich und Ekel erregend)
  - angemessene Körperhygiene, z. B. regelmäßiges, sorgfältiges Waschen der Haare
  - kein Kontakt offener Wunden (v. a. an Händen und Fingern) mit Lebensmitteln; sind ggf. Reservoir für Mikroorganismen, u. a. für solche, die Lebensmittelvergiftungen auslösen; Schutz durch wasserdichte Pflaster bzw. sauberen Verband (Abdeckung mit Fingerling oder Handschuh aus Gummi)
  - kein Husten oder Niesen auf Lebensmittel (Mikroorganismen, die beim Menschen in der Nasen- und Rachen-

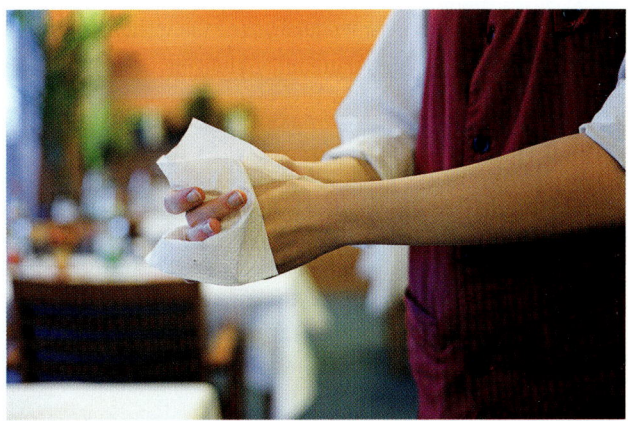

Abb. 5.45 Mitarbeiter in Altenpflegeeinrichtungen, die mit der Zubereitung oder Verabreichung von Lebensmitteln befasst sind, verwenden nach dem Händewaschen ausschließlich Einweghandtücher. [K115]

schleimhaut vorkommen, z. B. Staphylococcus aureus [> Tab. 5.26], könnten dadurch auf Lebensmittel geschleudert werden.); Schutz stets mit Papiertaschentüchern; anschließend sorgfältige Händedesinfektion und -waschung

Produkthygiene

Produkthygiene bezieht sich auf die Einhaltung der Hygieneregeln im Umgang mit Lebensmitteln, z. B. beim Wareneingang, Einkauf, Lagerung, Herstellung von Speisen, Speisentransport, Zwischenlagerung und Präsentation (> Tab. 5.27).

Leicht verderbliche Lebensmittel

> **DEFINITION**
>
> **Leicht verderbliche Lebensmittel:** Lebensmittel, das in mikrobiologischer Hinsicht in kurzer Zeit verderblich ist und dessen Verkehrsfähigkeit nur bei Einhaltung bestimmter Temperaturen oder sonstiger Bedingungen erhalten werden kann. [92]

Als **leicht verderbliche Lebensmittel** bezeichnet man Nahrungsbestandteile, die besonders gefährdet sind, bei unsachgemäßer Behandlung ein hohes Risiko für Lebensmittelvergiftungen zu bilden.

Zu dieser Produktgruppe gehören:

- Fleisch, Geflügelfleisch sowie Erzeugnisse daraus (> Abb. 5.46)
- Milch und Erzeugnisse auf Milchbasis
- Fische, Krebse, Weichtiere sowie Erzeugnisse daraus
- Eiprodukte
- Säuglings- oder Kleinkindernahrung
- Speiseeis und Speiseeishalberzeugnisse
- Backwaren mit nicht durchgebackener oder durcherhitzter Füllung oder Auflage
- Feinkost-, Rohkost- und Kartoffelsalate, Marinaden, Mayonnaisen und andere emulgierte Soßen

Tab. 5.27 Maßnahmen der Produkthygiene (Beispiele).

Verarbeitungsschritt	Maßnahmen (Beispiele)

Wareneingang	• Lebensmittel auf einwandfreie Qualität, Frische sowie Einhaltung der erforderlichen Temperaturen prüfen:
	  – Hinweise für Schädlingsbefall?
	  – Verpackungen beschädigt, durchnässt, verschmutzt?
	  – Mindesthaltbarkeitsdatum ausreichend?
	  – geforderte Lagerungstemperatur (+4 °C bis max. +10 °C) eingehalten?
	• Durchführung der Wareneingangsprüfung, festgestellte Mängel und durchgeführte Maßnahmen dokumentieren, z. B. mit einem Stempelaufdruck auf dem Lieferschein oder der Rechnung
	• sämtliche Waren auf Übereinstimmung mit Bestellung prüfen

Lagerung und Zwischenlagerung	• Kühlkette nicht unterbrechen • Lagerung und Entnehmen nach Prinzip „First in – First out" • Lebensmittel auf Mindesthaltbarkeitsdatum prüfen • erhitzte Speisen zur weiteren Verarbeitung möglichst schnell abkühlen, dazu in flache, kleine Behälter umfüllen (nach 3 Std. muss eine Kerntemperatur von +7 °C erreicht sein) • Lebensmittel und gegarte Speisen in geeigneten Behältern und immer abgedeckt zwischenlagern und aufbewahren • Lebensmittel nicht am Boden lagern
Verarbeitung, Herstellung und Zwischenlagerung	• gefrorene Lebensmittel bei Kühltemperatur auftauen • beim Erwärmen von gegarten Speisen Produkttemperatur von 65 °C nicht unterschreiten • Warmhalten von Speisen vermeiden • Durchgaren von Fleisch (bei mind. 70 °C für 10 Min. oder 80 °C für 3 Min.)
Speisenausgabe	• Temperaturen der Speisen bei Ausgabe kontrollieren (Temperaturanforderungen sind abhängig von Speisenart, entsprechend der DIN 10508 „Lebensmittelhygiene – Temperaturen") • Speisen und Geschirrinnenflächen nicht mit den Händen anfassen

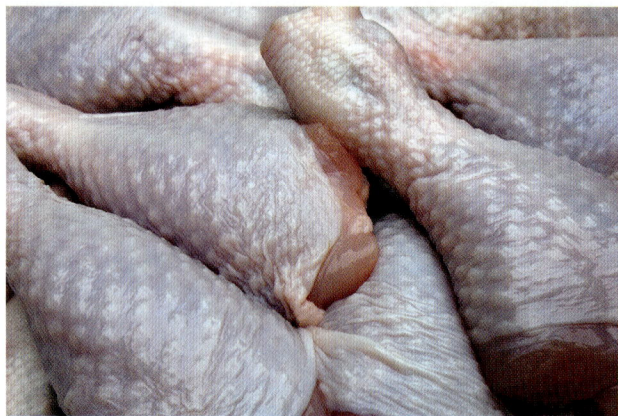

Abb. 5.46 Geflügel gehört zu den leicht verderblichen Lebensmitteln. [J787]

Hygieneregeln
- Kühlkette streng einhalten. Entsprechend der DIN 10508 „Lebensmittelhygiene – Temperaturen" sind die produktspezifischen Kühltemperaturen zu beachten, z. B.:
  - Kühlpflichtige Lebensmittel bei Temperaturen von +7 °C aufbewahren, kurzfristige Überschreitung von 3 °C ist möglich, wenn nicht zusätzliche Vorschriften vorliegen
  - Tiefkühlen unter -18 °C
- Entnahme von Rückstellproben von jeder Speise, die an Pflegebedürftige abgegeben wird. Vorgehen entspricht DIN 10526 „Lebensmittelhygiene – Rückstellproben in der Gemeinschaftsverpflegung"
- Geflügel vor dem Zubereiten vollständig auftauen lassen und Auftauflüssigkeit ordnungsgemäß verwerfen
- jedes Fleisch vollständig durchgaren
- Lebensmittel mit Verbrauchsdatum nicht einfrieren, z. B. Hackfleisch

Betriebshygiene
Die Forderungen der **Betriebshygiene** betreffen die Bedingungen, unter denen ein Unternehmen die hygienischen Anforderungen an seine Dienstleistung erfüllt. Die folgenden Themen gehören dazu.

Reinigung und Desinfektion
Reinigung und Desinfektion umfasst alle Bereiche, in denen Lebensmittel produziert, verarbeitet oder gelagert werden. Die Sauberkeit zur Erhaltung der hygienischen Lebensmittelqualität ist zwingend. Die Reinigung und Desinfektion von Wirtschaftsräumen, Küche, Speiseräumen, Arbeitsgeräten, Arbeitsflächen, Oberflächen und Fußböden ist die notwendige Voraussetzung. Hierzu einige Anforderungen an das Lebensmittelunternehmen:
- Reinigungs- und Desinfektionsplan (entsprechend § 36 IfSG) für Küche, Wirtschaftsräume, Speiseräume und Arbeitsgeräte erstellen.
  - Der Plan klärt: Was wird gereinigt? Wer reinigt? Wann und wie häufig wird gereinigt? Mit welchen Mitteln, in welcher Dosierung und welchem Verfahren wird gereinigt? Wer kontrolliert die Durchführung der Reinigungsarbeiten?
  - Desinfektionsmittel, die für den Lebensmittelbereich geeignet sind, sind in der VAH-Liste (Verband für angewandte Hygiene) und DVG-Liste (Deutsche Veterinärmedizinische Gesellschaft) gelistet. Sicherheitsdatenblätter von Konzentraten sind zu hinterlegen.

– Reinigungsmittel, die für den Lebensmittelbereich geeignet sind, können bei den Reinigungsmittelherstellern nachgefragt werden. Es existiert keine Liste. Sicherheitsdatenblätter von Konzentraten sind zu hinterlegen.
- Reinigungs- und Desinfektionsmittel dürfen nicht zusammen mit Lebensmitteln gelagert sein, sondern müssen im Originalgebinde aufbewahrt werden.
- Reinigung und Desinfektion nach Verarbeitung von leicht verderblichen Lebensmitteln muss gewährleistet sein.
- Oberflächen, Arbeitsflächen und Fußboden sind (entsprechend DIN 10516 „Lebensmittelhygiene – Reinigung und Desinfektion") zu reinigen bzw. zu desinfizieren.
- Reinigungsanweisungen für Maschinen, Geräte und Arbeitsmittel sind im Betrieb für Mitarbeiter einsehbar zu hinterlegen, z. B. Kunststoffbretter zum Trocknen nicht aufeinander stapeln.
- Geschirrreinigung. Temperatureinstellungen der Hersteller nicht verändern.
- Vorschriften für die Reinigung und Desinfektion von Küchenwäsche und Reinigungsutensilien beachten.

Schädlingsvorsorge

Bei der Umsetzung einer „Guten Hygienepraxis" kann für die Schädlingsvorsorge bzw. -bekämpfung, die DIN 10523 „Lebensmittelhygiene – Schädlingsbekämpfung im Lebensmittelbereich", unterstützend herangezogen werden. Hygieneregeln zur Schädlingsvorsorge sind, z. B.
- Türen geschlossen halten.
- Fenster mit Fliegengitter ausstatten.
- Keine Reste herumliegen lassen.
- Umverpackungen, z. B. Kartonagen, entfernen.
- Betriebseigene Behältnisse verwenden.
- Hygienische Abfallentsorgung sicherstellen.
- Ständige Kontrollen durchführen, z. B. Begehung von Betriebs- und Lagerräumen durch Hygienebeauftragte, Untersuchung von Anlagen, Maschinen, Geräten, Verpackungen bei Warenanlieferung.
- Lebensmittel in geschlossenen Behältern lagern.
- Evtl. Schädlingsvorsorgevertrag mit gewerblichem und geprüftem Schädlingsbekämpfer abschließen.

Bei Schädlingsbefall ist ein Vorgehen entsprechend DIN 10523 „Lebensmittelhygiene – Schädlingsbekämpfung im Lebensmittelbereich" zu empfehlen.

Bauliche Anforderungen

Eine Trennung der Arbeitsgänge nach „unreinen" und „reinen" Tätigkeiten bzw. Arbeitsgängen ist notwendig, um eine Kreuzkontamination zu vermeiden.
Unreine Arbeitsgänge sind z. B.:
- Warenanlieferung
- Säubern und Vorbereiten von Gemüse und Salaten
- Umgang mit rohen Lebensmitteln tierischer Herkunft, z. B. Auftauen von Hühnerfleisch
- Lagerung von Vorprodukten
- Geschirrspülen und Transport von Schmutzgeschirr

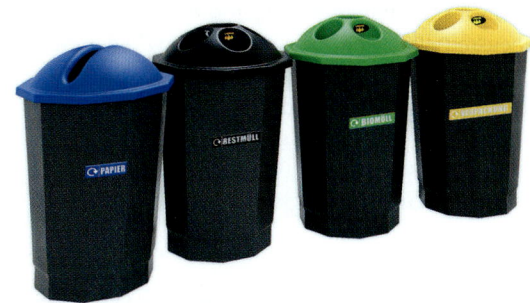

Abb. 5.47 Abfall ist in geeigneten, verschließbaren Behältnissen zu lagern und zu transportieren. [J787]

- Abfallbeseitigung, Abfalllagerung, Abfalltransport

Reine Arbeitsgänge sind z. B.:
- Umgang mit rohen Lebensmitteln nicht tierischer Herkunft, z. B. Auftauen von Brot
- Umgang mit erhitzten Lebensmitteln, z. B. Speisenzubereitung, Portionieren, Speisenausgabe
- Reinigungsarbeiten im Kochbereich, z. B. Bereitstellen von sauberem Geschirr und Transportwagen

Hygienische Abfallentsorgung

Abfälle sind stets so zu behandeln, dass keine hygienischen Gefahren von den Lebensmitteln ausgehen. Hygieneregeln zur Abfallentsorgung sind z. B.:
- Geeignete Abfalllager verwenden (getrennt von reinen Arbeitsgängen).
- Zwischenlagerung und Transport in geeigneten verschließbaren Behältern. Werden die Abfälle nicht täglich entsorgt, muss ein Zwischenlager vorhanden sein.
- Strikte Abfalltrennung (> Abb. 5.47). Organische Abfälle und Verpackungsmaterial verschiedener Zusammensetzung, z. B. Gläser, Kunststoffe, Papier und Kartonagen, Bleche, sind getrennt zu sammeln und entsorgen.
- Abfallbehälter nach Gebrauch reinigen.
- Abholung der organischen Abfälle von geeigneten Entsorgungsunternehmen veranlassen (mind. 1-mal täglich) [88] [91] [93] [94] [95]

Mitarbeiterschulungen und Belehrungen

Folgende **Schulungen für Mitarbeiter**, die mit Lebensmittel umgehen, sind für den Lebensmittelunternehmer Pflicht (entsprechend dokumentierte Nachweise sind notwendig):
- Bescheinigung über Erstbelehrung nach § 42 IfSG durch das Gesundheitsamt.
- Wiederbelehrung der Mitarbeiter durch den Arbeitgeber alle zwei Jahre gemäß § 43 IfSG über Tätigkeitsverbote und Meldepflichten
- Hygieneschulung für alle Mitarbeiter durch den Arbeitgeber, entsprechend Verordnung (EG) 852/2004. Mitarbeiter, die mit leicht verderblichen Lebensmitteln umgehen, müssen mind. einmal jährlich oder aus aktuellem Anlass vom Arbeitgeber geschult werden. Die Inhalte der Schulungen sind auf die jeweiligen Tätigkeiten der Mitarbeiter abge-

stimmt. Als Schulungsunterlagen können die DIN 10514 „Lebensmittelhygiene – Hygieneschulung" oder die Leitlinie „Gute Lebensmittelhygienepraxis für soziale Einrichtungen" herangezogen werden. [91]

5.6.3 Betriebliches Eigenkontrollsystem

DEFINITION

Hazard Analysis Critical Control Point (*HACCP*): Betriebliches Eigenkontrollsystem in sieben Schritten. Die Buchstaben bedeuten: H = Hazard (*Gefahr*), A = Analysis (*Analyse*), C = Critical (*kritisch*), C = Control (*kontrollieren*), P = Point (*Schritt im Herstellungsprozess*).

Das **betriebliche Eigenkontrollsystem** (*HACCP*) ist Bestandteil des Lebensmittelhygienekonzepts im Rahmen des Qualitätsmanagements einer Altenpflegeeinrichtung nach dem Prinzip der Vorsorge. Darin sind Risiken erfasst, bewertet und kontrolliert, die beim Herstellen und bei der Verarbeitung von Lebensmitteln entstehen. Jedes Lebensmittelunternehmen ist verpflichtet, Verfahren auf der Grundlage der HACCP-Grundsätze einzuführen und an die Situation des Betriebes anzupassen. Die sieben Schritte des HACCP lassen sich am Beispiel „Garen von Hackbraten" (➤ Tab. 5.28) darstellen:

- **Gefahrenanalyse**. Es werden biologische, chemische bzw. physiologische Gefahren ermittelt. Beim Garen von Hackbraten handelt es sich um eine biologische Gefahr, nämlich die mikrobiologische Gefahr durch Salmonellen.
- **Ermittlung der kritischen Kontrollpunkte** (*CCP*). Die kritischen Kontrollpunkte werden für das einzelne Lebensmittel bzw. die Speisenkomponenten festgelegt. Beim Garen von Hackfleisch ist eine Kerntemperatur von 80 °C für 3 Min. oder 70 °C für 10 Min. zu erreichen.
- **Festlegung der Grenzwerte** für die CCP. Es werden ein oder mehrere Grenzwerte festgelegt. Die Akzeptanzgrenze für Hackbraten ist, eine Kerntemperatur von 72 °C für mind. 2 Min. zu erreichen.
- **Festlegung von Verfahren zur Überwachung** der CCP. Kontrolle des Hackbratens in Stichproben, z. B. durch Anschneiden oder durch Messung von Gardauer und Garzeit.
- **Festlegung von Korrekturmaßnahmen**. Falls Nachgaren notwendig ist, wird die Temperatur erhöht, die Garzeit verlängert und das Ergebnis dieser Maßnahmen wiederholt kontrolliert.

Tab. 5.28 Sieben Grundsätze des HACCP am Beispiel „Garen von Hackbraten". [41] [96]

HACCP-Grundsätze am Beispiel „Garen von Hackbraten"	
Grundsatz 1: Analyse der gesundheitsrelevanten Gefahren	• biologische Gefahr, hier: Risiko von Salmonellen im Fleisch
Grundsatz 2: Ermittlung der kritischen Kontrollpunkte (*CCP*)	• Kerntemperatur von 80 °C für 3 Min. oder 70 °C für 10 Min. beim Garen erreichen
Grundsatz 3: Festlegung von Grenzwerten für die CCP	• Akzeptanzgrenze: Kerntemperatur von 72 °C für mind. 2 Min.
Grundsatz 4: Festlegen eines Überwachungssystems	• Kontrolle aller zubereiteten Speisen in Stichproben, hier: Anschneiden des Hackbratens
Grundsatz 5: Festlegen von Korrekturmaßnahmen	• Nachgaren, z. B. Temperatur von 70 °C auf 80 °C erhöhen, Garzeit um 10 Min. verlängern
Grundsatz 6: Festlegen von Verifizierungsmaßnahmen	• HACCP anpassen, z. B. wenn sich die entsprechenden DIN verändern
Grundsatz 7: Einführen der erforderlichen Dokumentation	• umfasst: Datum, Produkt, Kerntemperatur, Zeit, Nacherhitzung bei Bedarf, Unterschrift der verantwortlichen Person

- **Festlegung von Verifizierungsverfahren**. Die Wirksamkeit der einzelnen Schritte wird in regelmäßigen zeitlichen Abständen geprüft und verbessert, z. B. durch Anpassung der Temperaturen an die aktuellen Gesetze und DIN-Normen.
- **Erstellung von Dokumenten und Aufzeichnungen**. Folgende Daten sind in Formblätter einzutragen: Datum, Produkt, Kerntemperatur, Zeit, Nacherhitzung bei Bedarf und Unterschrift der verantwortlichen Person. [41] [88] [89] [90] [96]

SURFTIPP

Bundesinstitut für Risikobewertung (*BfR*): www.bfr.bund.de
Bund für Lebensmittelrecht und Lebensmittelkunde: www.bll.de
Bayerisches Landesamt für Gesundheit und Lebensmittelsicherheit: www.lgl.bayern.de
Bayerisches Staatsministerium der Justiz und für Verbraucherschutz: www.vis.bayern.de
Texte deutscher Gesetze: www.gesetze-im-internet.de

Literaturnachweis

1. Auswertungs- und Informationsdienst für Ernährung, Landwirtschaft und Verbraucherschutz e. V. (aid), Deutsche Gesellschaft für Ernährung e. V. (DGE): Vollwertig essen und trinken nach den 10 Regeln der DGE, Bonn, 2011.
2. Deutsche Gesellschaft für Ernährung, Österreichische Gesellschaft für Ernährung, Schweizerische Gesellschaft für Ernährungsforschung, Schweizerische Vereinigung für Ernährung: Referenzwerte für die Nährstoffzufuhr, Umschau/Braus, Frankfurt am Main, 2008.
3. Deutsche Gesellschaft für Ernährung (Hrsg.): Richtwerte für die Energiezufuhr aus Kohlenhydraten und Fett, DGE-Position, Bonn, 2011.
4. Deutsche Gesellschaft für Ernährung e. V. (DGE): Essen und Trinken im Alter – Fit im Alter – Gesund essen, besser leben. Bonn, 2011.

5. Medizinischer Dienst der Spitzenverbände der Krankenkassen; Grundsatzstellungnahme – Ernährung und Flüssigkeitsversorgung älterer Menschen – Abschlussbericht der Projektgruppe 39. Essen, 2003.
6. Schlieper, Cornelia A.: Grundfragen der Ernährung, Verlag Handwerk und Technik, Hamburg, 2010.
7. Deutsche Gesellschaft für Ernährung e. V. (DGE): Die Nährstoffe – Bausteine für ihre Gesundheit. Bonn 2009.
8. Deutsche Gesellschaft für Ernährung e. V. (Hrsg.): Leitlinie Kohlenhydrate kompakt – Kohlenhydratzufuhr und Prävention ausgewählter ernährungsmitbedingter Krankheiten. Bonn, 2011.
9. DGE-Info 02/2007- Beratungspraxis: trans-Fettsäuren – Welchen Einfluss nehmen trans-Fettsäuren auf die Gesundheit. DGE vom 27.3.2007.
10. Bundesinstitut für Risikobewertung (BfR): Trans-Fettsäuren sind in der Ernährung unerwünscht – zu viel Fett auch. Stellungnahme Nr. 015/2006 des BfR vom 30.1.2006.
11. Deutsche Gesellschaft für Ernährung e. V. (Hrsg.): Leitlinie Fett kompakt – Fettkonsum und Prävention ausgewählter ernährungsmitbedingter Krankheiten. Bonn, 2008.
12. Deutsche Forschungsanstalt für Lebensmittelchemie (Hrsg.): Der kleine Souci-Fachmann-Kraut. Lebensmitteltabelle für die Praxis. Wissenschaftliche Verlagsgesellschaft, Stuttgart, 2004.
13. DGE-Info 12/2006 – Forschung, Klinik und Praxis: Fette in der Bewertung der DGE. DGE vom 10.1.2007.
14. www.lgl.bayern.de/lebensmittel/trans_fettsaeuren.htm (letzter Zugriff: 2.11.2011)
15. Küpper, C.: Mangelernährung im Alter – Teil 1: Definition, Verbreitung und Diagnose. In: Ernährungs-Umschau 04/10, S. 204–211.
16. Küpper, C.: Mangelernährung im Alter – Teil 2: Ursachen und Folgen, Therapie und Prävention. In: Ernährungs-Umschau 5/10, S. 256–260.
17. Schaenzler N., Bieger W. P.: Laborwerte. Graefe und Unzer Verlag, München, 2007.
18. Deutsche Gesellschaft für Ernährung (Hrsg.): Ernährungsbericht 2008. Frankfurt am Main.
19. Verordnung über natürliches Mineralwasser, Quellwasser und Tafelwasser (Mineral- und Tafelwasser-Verordnung), vom 1. August 1984 (BGBl. I S.1036), zuletzt durch Artikel 1 der Verordnung vom 1. Dezember 2006 (BGBl. I S. 2.762) geändert.
20. Verordnung über diätetische Lebensmittel (Diätverordnung), vom 20.6.1963, neugefasst durch Bek. v. 28.4.2005 I S. 1.161; zuletzt geändert durch Art. 1 V v. 1.10.2010 I 1.306, 3. Abschnitt, § 13.
21. www.jodmangel.de/jod_und_ernaehrung/ (letzter Zugriff: 2.11.2011).
22. Deutsche Gesellschaft für Ernährung e. V. (DGE): Trinken im Alter – Fit im Alter Gesund essen, besser leben. Bonn, 2011.
23. DGE-Info 02/2010 – Beratungspraxis: Gemüse- und Obstprodukte als Nahrungsergänzungsmittel. DGE vom 18.3.2010.
24. Deutsche Gesellschaft für Ernährung e. V. (DGE): DGE-Qualitätsstandard für die Verpflegung in stationären Senioreneinrichtungen. Bonn, 2009.
25. Deutsche Gesellschaft für Ernährung e. V. (DGE): DGE-Qualitätsstandard für Essen auf Rädern. Bonn, 2011.
26. Deutsche Gesellschaft für Ernährung e. V. (DGE): DGE-Qualitätsstandard für die Verpflegung in Krankenhäusern. Bonn, 2011.
27. Deutsche Gesellschaft für Ernährung e. V. (DGE): DGE-Qualitätsstandard für die Verpflegung in Rehabilitationskliniken. Bonn, 2011.
28. www.muehlen.org./produkte0.html. (letzter Zugriff: 2.11.2011).
29. Leitsätze des deutschen Lebensmittelbuchs für Brot und Kleingebäck, vom 19.10.1993,3.1994, GMBl. Nr. 10 S. 346 vom 24.3. 1994, zuletzt geändert am 19.9.2005, BAnz. Nr. 184 vom 28.9. Beilage zu BAnz. Nr. 58 aktualisiert.
30. DGE-Info 04/2011- Beratungspraxis: Vollkorn & Co in der Praxis: Nutzung der primärpräventiven Potentiale der Ballaststoffe. DGE vom 11.5.2011.
31. Auswertungs- und Informationsdienst für Ernährung, Landwirtschaft und Verbraucherschutz e. V. (aid), Deutsche Gesellschaft für Ernährung e. V. (DGE): Senioren in der Gemeinschaftsverpflegung, Bonn, 2007.
32. www.machmit-5amtag.de/index.php?id=288 (Letzter Zugriff: 25.11.2011)
33. Gesetz über den Verkehr mit Arzneimitteln (Arzneimitteltelgesetz), in der Fassung v. 12.12.2005, zuletzt geändert durch Erste Verordnung zur Änderung EU-rechtlicher Verweisungen im Arzneimittelgesetz vom 19.7.2011.
34. Kluthe R., et al.: Das Rationalisierungsschema 2004 des Bundesverbandes Deutscher Ernährungsmediziner (BDEM), der Deutschen Adipositas Gesellschaft, der Deutschen Akademie für Ernährungsmedizin (DAEM), der Deutschen Gesellschaft für Ernährung (DGE), der Deutschen Gesellschaft für Ernährungsmedizin (DGEM), des Verbandes der Diätassistenten.
35. Bartholomeyczik S., Schreier M. M., Volkert D., Bai J. Ch.: Bundeskonferenz zur Qualitätssicherung im Gesundheits- und Pflegewesen e. V. (BUKO-QS, Hrsg.): Qualitätsniveau II, Orale Nahrungs- und Flüssigkeitsversorgung von Menschen in Einrichtungen der Pflege und Betreuung. Economica Verlag, Bonn, 2008.
36. Deutsches Netzwerk für Qualitätsentwicklung in der Pflege (DNQP, Hrsg.): Expertenstandard Ernährungsmanagement zur Sicherstellung und Förderung der oralen Ernährung in der Pflege, Entwicklung – Konsentierung – Implementierung. Osnabrück, 2010.
37. Deutsches Netzwerk für Qualitätsentwicklung in der Pflege (DNQP, Hrsg.): Expertenstandard Ernährungsma-

nagement zur Sicherstellung und Förderung der oralen Ernährung in der Pflege. Osnabrück, 2009.
38. Medizinischer Dienst des Spitzenverbandes Bund der Krankenkassen e. V. (MDS): Qualitätsprüfungs-Richtlinien – MDK Anleitung – Transparenzvereinbarung: Grundlagen der MDK-Qualitätsprüfungen in der stationären Pflege. Essen, 2009.
39. Demenz & MDK-Prüfung – Wie Sie die Qualitätsaspekte in stationären Einrichtungen richtig umsetzen. Verlag PRO PflegeManagement, Bonn, 2010.
40. Nutricia GmbH: Bedarfsgerechte Ernährung für Senioren – Power Point Präsentation, DB 05/11, Erlangen.
41. Menebröcker, C. (Hrsg.): Ernährung in der Altenpflege. Elsevier Verlag, München, 2009.
42. Deutscher Berufsverband für Pflegeberufe e. V. (DBfK): Leitfaden Ernährungsstatus – Umgang mit Mangelernährung, Handreichung für Pflegefachkräfte in der stationären Altenpflege. Stuttgart, 2007.
43. Deutsche Gesellschaft für Ernährung e. V.: Mangelernährung im Alter, Fit im Alter – Gesund essen, besser leben. Bonn, 2011.
44. Motzko M.: Prebyphagie – alternder Organismus und Schlucken, 9. Symposium der interdisziplinären Arbeitsgemeinschaft für Dysphagie, Kölner Dysphagiezentrum, 18. November 2009.
45. Deutsche Gesellschaft für Ernährung e. V.: Kau- und Schluckstörungen, Fit im Alter – Gesund essen, besser leben. Bonn, 2011.
46. Borasio, Hund-Wissner, Husemeyer (Hrsg.): Ernährung bei Schluckstörungen – Eine Sammlung von Rezepten, die das Schlucken erleichtern. Kohlhammer Verlag, Stuttgart, 2011.
47. Berthold Gröne (Hrsg.):Schlucken und Schluckstörungen – Eine Einführung. Elsevier Verlag, München, 2009.
48. Lindner U. K.: Physiologische Veränderungen im Alter mit Einfluss auf Therapie und Pflege. www.klinikum.uni-heidelberg.de/fileadmin/pflegebereich/krebskrankenpflege/16._Symposium/Lindner-Vortrag.pdf. (letzter Zugriff: 2.11.2011)
49. Münzer T.: Sarkopenie im Alter – Konzept, Klinik, Intervention. In: Schweiz Med. Forum 2010; 10 (10), S. 188–190.
50. Medizinischer Dienst des Spitzenverbandes Bund der Krankenkassen e. V. (Hrsg.): Grundsatzstellungnahme – Pflege und Betreuung von Menschen mit Demenz in stationären Einrichtungen. Essen, 2009.
51. Bayerisches Staatsministerium für Arbeit und Sozialordnung, Familie und Frauen (Hrsg.): Ratgeber für die richtige Ernährung bei Demenz – Appetit wecken, Essen und Trinken genießen. Ernst Reinhardt Verlag, München, 2007.
52. Menebröcker C., Rebbe J.: Genuss im Alter: Kochen für Menschen mit Demenz. Books on Demand GmbH, Norderstedt, 2008.
53. Deutsche Gesellschaft für Psychiatrie, Psychotherapie und Nervenheilkunde (DGPPN), Deutsche Gesellschaft für Neurologie (DGN): Interdisziplinäre S3 Praxisleitlinien, Diagnose- und Behandlungsleitlinie – Demenz. Springer Verlag, Berlin, 2010.
54. Grond E.: Pflege Demenzerkrankter. Schlütersche Verlagsgesellschaft, Hannover, 2009.
55. Deutsche Gesellschaft für Ernährung e. V. (DGE): Essen und Demenz, Fit im Alter – Gesund essen, besser leben. Bonn, 2009.
56. Crawley H.: Essen und Trinken bei Demenz – Reihe „Türen öffnen zu Menschen mit Demenz". Kuratorium Deutsche Altershilfe (Hrsg.), Köln, 2010.
57. www.quetheb.de/Seiten/definition.htm (Copyright von 1998 by QUETHEB e. V.)
58. Volkert D.: Leitfaden zur Qualitätssicherung der Ernährungsversorgung in geriatrischen Einrichtungen. In: Zeitschrift für Gerontol. Geriatr. V 42, Nr. 2, 2009, S. 77–87.
59. Deutsche Adipositas-Gesellschaft e. V. (DAG), Deutsche Diabetes-Gesellschaft e. V. (DDG), Deutsche Gesellschaft für Ernährung e. V. (DGE), Deutsche Gesellschaft für Ernährungsmedizin e. V. (DGEM): Prävention und Therapie der Adipositas – Evidenzbasierte Leitlinie, 2007.
60. http://kn-adipositas.de/patienten/therapie/diaeten/default.aspx (letzter Zugriff: 2.11.2011).
61. Schumacher W., Toeller M.: KH-Tabelle für Diabetiker. Kirchheim Verlag, Mainz, 2006.
62. Zeyfang A., Bahrmann A. Wernecke J.: DDG Praxisleitlinie – Diabetes mellitus im Alter. In: Diabetologie und Stoffwechsel, Supplement Praxis-Leitlinien der Deutschen Diabetes-Gesellschaft – Aktualisierte Version 2010, 5. Jahrgang, S2, 2010, S. 166–172.
63. Toeller M.: DDG-Evidenz-basierte Empfehlungen zur Behandlung und Prävention des Diabetes mellitus. Bochum, 2004.
64. Deutsche Gesellschaft für Ernährung e. V.: Diabetes mellitus im Alter, Fit im Alter – Gesund essen, besser leben. Bonn, 2011.
65. Zeyfang A., Feucht I.: Fit bleiben und älter werden mit Diabetes – Strukturiertes Schulungsprogramm für Typ-2-Diabetiker im höheren Lebensalter. Elsevier Verlag, München, 2007.
66. Schmeisl G.-W.: Schulungsbuch für Diabetiker. Elsevier Verlag, München, 2009.
67. Bundesinstitut für Risikobewertung (BfR): BfR befürwortet ersatzlose Streichung von Diabetikerlebensmitteln in der Diätverordnung. Stellungnahme Nr. 043/2009 des BfR vom 14. Oktober 2009.
68. Bergmann G.: Der glykämische Index in der diätetischen Therapie des Diabetes mellitus. Bayerische Landesanstalt für Landwirtschaft, Institut für Ernährung und Markt (IEM). Internet: www.vis.bayern.de/ernaehrung/ernaehrung/ernaehrung_krankheit/glykämischer_index_diabetes.htm (vom 11.2.2008).

69. Glykämischer Index und glykämische Last – ein für die Ernährungspraxis des Gesunden relevantes Konzept – Teil 1. In: Ernährungs-Umschau 51, 2004, 3, S. 84–91.
70. Verordnung über diätetische Lebensmittel (Diätverordnung), vom 20.6.1963, neugefasst durch Bek. v. 28.4.2005 I S. 1.161; zuletzt geändert durch Art. 1 V v. 1.10.2010 I 1.306.
71. Deutsche Hochdruckliga e. V. (DHL), Deutsche Hypertonie Gesellschaft: Leitlinien zur Behandlung der arteriellen Hypertonie. Heidelberg, 1. Juni 2008.
72. Deutsche Gesellschaft für Ernährung e. V. (DGE): Essen und Trinken bei Gicht. Bonn, 2010.
73. DGE-Info 09/2009 – Beratungspraxis: Frage: Welche Ernährungsrichtlinien gelten für Gicht-Patienten? DGE vom 19.10.2009.
74. www.netzwerk-osteoporose.de/images/stories/Aktuelles/2011/Maerz/Vitamin_D_Mangel_in_Deutschland.pdf. (letzter Zugriff: 2.11.2011)
75. Bauer R., Mertel K. G.: Ernährung, Bewegung und Balance – Ein Leitfaden zur knochengesunden Ernährung bei Osteoporose. Netzwerk Osteoporose e. V., 2010.
76. Deutsche Gesellschaft für Ernährung e. V. (DGE): Essen und Trinken bei Osteoporose. Bonn, 2006.
77. Deutsche Gesellschaft für Ernährung e. V. (DGE): Essen und Trinken bei chronischer Verstopfung. Bonn, 2007.
78. Gesellschaft für Ernährungsmedizin und Diätetik e. V.: Niere und Dialyse Teil 1 – Wenn die Niere streikt und die Dialyse droht – Chronische Niereninsuffizienz. Aktuell. Ernaehr. Med. 08/2005, Georg Thieme Verlag, Stuttgart.
79. Landthaler I.: Zwischen Zuviel und Zuwenig Diät beim Dialysepatienten. München, 10.12.2009.
80. Landthaler I.: Ernährungstherapie bei Dialyse-Patienten, 2. Fortbildungsveranstaltung für Ernährungsfachkräfte und Ernährungsmediziner – Abstracts und Programm – Update Ernährungsmedizin 2011, München 28./29. Oktober 2011, TUM-Akademie.
81. Radziwill R., et al.: DGEM-Leitlinie enterale Ernährung – Grundlagen. In: Aktuel. Ernaehr. Med. 2003; 28, Supplement 1. S. 26–35, Georg Thieme Verlag, Stuttgart.
82. Volkert D., et al.: Leitlinie enterale Ernährung der DGEM und DDG – Enterale Ernährung in der Geriatrie und geriatrisch-neurologische Rehabilitation. In: Aktuel. Ernaehr. Med. 2004; 29: S. 198–225, Georg Thieme Verlag, Stuttgart.
83. Verordnung über diätetische Lebensmittel (Diätverordnung), vom 20.6.1963, neugefasst durch Bek. v. 28.4.2005 I S. 1.161; zuletzt geändert durch Art. 1 V v. 1.10.2010 I 1.306, 1. Abschnitt, Abs. 4a.
84. Schütz T., et al.: ESPEN-Leitlinie zur enteralen Ernährung – Zusammenfassung. In: Aktuel. Ernaehr. Med. 2006, 31, S. 196–197 Georg Thieme Verlag, Stuttgart.
85. Pirlich M., et al.: DGEM-Leitlinie enterale Ernährung – Ernährungsstatus. In: Aktuel. Ernaehr. Med. 2003; 28, Supplement 1: S.10–25, Georg Thieme Verlag, Stuttgart.
86. Volkert D.: Leitlinie enterale Ernährung der DGEM und DDG – Ernährungszustand, Energie- und Substratstoffwechsel im Alter. In: Aktuel. Ernaehr. Med. 2004; 29, 190–197, Supplement 1, Georg Thieme Verlag, Stuttgart.
87. Richtlinie des gemeinsamen Bundesausschusses über die Verordnung von Arzneimitteln in der vertragsärztlichen Versorgung (Arzneimittel-Richtlinie/AM-RL), Fassung vom 18. Dezember 2008/22. Januar 2009, veröffentlicht im Bundesanzeiger 2009, Nr. 49a, zuletzt geändert am 21. Oktober 2010, veröffentlicht im Bundesanzeiger Nr. 193: S. 4.248, in Kraft getreten am 22. Dezember 2010.
88. Verordnung (EG) Nr. 852/2004 des Europäischen Parlaments und des Rates vom 29. April 2004 über Lebensmittelhygiene, Stand 31.3.2009.
89. Verordnung (EG) Nr. 178/2002 des europäischen Parlaments und des Rates vom 28. Januar 2002 zur Festlegung der allgemeinen Grundsätze und Anforderungen des Lebensmittelrechts, zur Errichtung der Europäischen Behörde für Lebensmittelsicherheit und zur Festlegung von Verfahren zu Lebensmittelsicherheit, Stand 18.7.2009.
90. Gesetz zur Neuordnung des Lebensmittel- und des Futtermittelrechts (LFGB), Stand 3.6.2009.
91. Deutscher Caritasverband e. V., Diakonisches Werk der Evangelischen Kirche in Deutschland e. V. (Hrsg.): Wenn in sozialen Einrichtungen gekocht wird – Die Leitlinie für eine Gute Lebensmittelhygienepraxis in sozialen Einrichtungen. Lambertus Verlag, Freiburg, 2009.
92. Verordnung über Anforderungen an die Hygiene beim Herstellen, Behandeln und Inverkehrbringen von Lebensmitteln – LMHV – Lebensmittelhygiene-Verordnung, Stand 11.5.2010.
93. Verordnung (EG) Nr. 853/2004 des europäischen Parlaments und des Rates vom 29. April 2004 mit spezifischen Hygienevorschriften für Lebensmittel tierischen Ursprungs, Stand 25.6.2010
94. Verordnung (EG) Nr. 854/2004 des europäischen Parlaments und des Rates vom 29. April 2004 mit besonderen Verfahrensvorschriften für die amtliche Überwachung von zum menschlichen Verzehr bestimmten Erzeugnissen tierischen Ursprungs, Stand 31.3.09.
95. Verordnung über Anforderungen an die Hygiene beim Herstellen, Behandeln und Inverkehrbringen von bestimmten Lebensmitteln tierischen Ursprungs – Tier-LMHV – Tierische Lebensmittel-Hygieneverordnung, Stand 11.11.2010.
96. Deutsche Gesellschaft für Ernährung e. V. (DGE): HACCP – Gesundheitliche Gefahren durch Lebensmittel identifizieren, bewerten und beherrschen. Bonn, 2010.

Wiederholungsfragen

1. Erklären Sie den Begriff „Nährstoffe" und benennen Sie die Nährstoffgruppen. (➤ 5.1.2)
2. Welche Lebensmittel enthalten Omega-3-Fettsäuren? Wofür benötigt der menschliche Körper diese mehrfach ungesättigten Fettsäuren? (➤ 5.1.2)
3. Welche Lebensmittelkombinationen haben einen günstigen Ergänzungswert der Eiweiße? (➤ 5.1.2)
4. In welchen Lebenssituationen ist es sinnvoll, den Ergänzungswert der Eiweiße zu nutzen? (➤ 5.1.2)
5. Wie könnte eine Unterversorgung mit Folsäure bzw. Folat im Alter vermieden werden? Welche Lebensmittel sind gute Lieferanten? (➤ 5.1.2)
6. Was ist unter „ballaststoffreicher Ernährung" zu verstehen? (➤ 5.1.3)
7. Wie ist die vollwertige Mischkost der DGE definiert? (➤ 5.2.1)
8. Wie unterscheidet sich die „leichte Vollkost" von der vollwertigen Mischkost der DGE? (➤ 5.2.1)
9. Welche Anforderungen sind an das Speiseangebot bei Kau- und Schluckstörungen zu stellen? (➤ 5.3.7)
10. Welche Maßnahmen können bei Altersanorexie zu einer vermehrten Nahrungsaufnahme führen? (➤ 5.4.1)
11. Was ist unter dem Stufenplan in der Ernährungstherapie bei Mangelernährung zu verstehen? (➤ 5.4.1)
12. Welche Lebensmittel wählen Sie für einen Diabetiker mit konventioneller Behandlung als Zwischenmahlzeiten aus? (➤ 5.4.3)
13. Welche Applikationswege für enterale Ernährung werden unterschieden? (➤ 5.5.1)
14. Nennen Sie vier mögliche Indikationen für eine Trinknahrung in der Geriatrie. (➤ 5.5.3)
15. Unter welchen Voraussetzungen ist enterale Ernährung verordnungsfähig? (➤ 5.5.5)
16. Welche Lebensmittel und Speisen sind „leicht verderbliche Lebensmittel" und besonders anfällig, z. B. für eine Salmonelleninfektion? (➤ 5.6.2)
17. Nennen Sie jeweils fünf Hygieneregeln aus der Personal-, Produkt- und Betriebshygiene. (➤ 5.6.2)

KAPITEL 6

Pflege in Notfallsituationen

6.1	Was ist ein Notfall?	633
6.2	**Prüfung der Vitalfunktionen**	633
6.2.1	Prüfung des Bewusstseins	634
6.2.2	Prüfung der Atmung und des Kreislaufs	634
6.3	**Vorgehen bei einem Notfall**	635
6.3.1	Reanimation nach der ERC-Richtlinie 2010	635
6.3.2	A = Atemwege freimachen	635
6.3.3	H = Herzdruckmassage	636
6.3.4	A = Atemspende	637
6.3.5	D = Defibrillation	638
6.3.6	D = (drugs) Notfallmedikamente	639
6.4	**Vergiftungen und Rauschzustände**	640
6.4.1	Allgemeines	640
6.4.2	Alkoholvergiftung	640
6.4.3	Benzodiazepinvergiftung	641
6.4.4	Antidepressivavergiftung	641
6.5	**Verätzungen**	641
6.6	**Verbrennungen und Kälteschäden**	642
6.6.1	Verbrennungen	642
6.6.2	Kälteschäden	643
6.7	**Stromunfälle**	644
6.8	**Ertrinken**	644
6.9	**Krampfanfälle**	645
6.10	**Aspiration**	646
6.11	**Kanülenverletzung**	646

> Prinzipiell kann es jederzeit zu **medizinischen Notfällen** kommen. Sie treten aber gehäuft in Einrichtungen auf, in denen sich kranke oder alte Menschen aufhalten. Notfälle führen oft in den Grenzbereich zwischen Leben und Tod. In Anbetracht des psychischen Drucks, unter dem die erste Hilfe stattfindet, ist ein durch häufige Übung gestütztes und strukturiertes Vorgehen unabdingbar.

Weitere Voraussetzungen qualifizierter Hilfe sind Kenntnisse der Erste-Hilfe-Regeln, der vorhandenen Ausrüstung (z. B. Notfallkoffer) sowie das Wissen über weitergehende Maßnahmen.

> Alle Pflegekräfte einer Einrichtung müssen mit der Notfallausstattung sowie den standardisierten Notfallplänen vertraut gemacht werden.

6.1 Was ist ein Notfall?

DEFINITION
Notfall: Akut lebensbedrohlicher Zustand, bei dem die **Vitalfunktionen** des Betroffenen gestört sind oder eine solche Störung unmittelbar droht.
Einem Notfall können Verletzungen, plötzliche Erkrankungen (z. B. Herzinfarkt), Verschlechterungen bestehender Erkrankungen (z. B. Dekompensation einer Herzinsuffizienz) oder Vergiftungen (*Intoxikation*) zugrunde liegen.

Häufige Symptome:
- **Störungen des Bewusstseins**, z. B. durch Ausfall der Atmung oder des Kreislaufs, Gewalteinwirkung auf den Kopf (Schädel-Hirn-Trauma), Schlaganfall, Krampfanfälle, Vergiftungen
- **Störungen der Herzaktion**, z. B. durch Herzinfarkt, Herzinsuffizienz oder andere Störungen des Reizleitungs- und -bildungssystems
- **Störungen des Kreislaufs**, z. B. durch Schock aufgrund von Volumenverlust oder anderen Ursachen
- **Störungen der Atmung**, z. B. durch Asthma, Verlegung der Atemwege, Brustkorbverletzungen oder als Folge von Herz-Kreislauf-Störungen

6.2 Prüfung der Vitalfunktionen

Nach dem Auffinden eines bewusstlosen Menschen verschafft sich die ersthelfende Pflegekraft zunächst einen Überblick über

dessen lebenswichtige Körperfunktionen. Zur Prüfung der **Vitalfunktionen** gehören:
- Prüfung des Bewusstseins (➤ 6.2.1)
- Gleichzeitige Prüfung der Atmung und Kreislauffunktion; Dauer nicht länger als 10 Sek. (➤ 6.2.2)

Vitalzeichenkontrolle und Sofortmaßnahmen greifen ineinander. Stellen Pflegende fest, dass der Betroffene bewusstlos ist und keine Atmung aufweist, beginnen sie nach den Richtlinien des European Resuscitation Council (ERC) aus dem Jahr 2010 sofort mit der kardiopulmonalen Wiederbelebung (➤ 6.3).

VORSICHT
Die **Überprüfung der Herzfunktion** kann im Notfall zeitraubend sein und bringt häufig unzuverlässige Ergebnisse. Deshalb ist bei bewusstlosen, ungenügend atmenden Personen die Pulskontrolle nur für entsprechend geschulte Ersthelfer empfohlen. Ansonsten beginnt nach dem Absetzen des Notrufs unverzüglich die Wiederbelebung.

6.2.1 Prüfung des Bewusstseins

DEFINITION
Bewusstlosigkeit: Schwere Bewusstseinsstörung, bei der der Mensch nicht ansprechbar ist und auch auf andere Reize (z. B. Schmerzreize) nicht anspricht.

Reagiert ein Mensch nicht auf Ansprache („Wie heißen Sie?"), fassen Ersthelfer ihn z. B. an der Schulter und rütteln ihn leicht. Erfolgt auf die deutliche Berührung keine Reaktion, ist von einer Bewusstlosigkeit auszugehen.

Ursachen der Bewusstlosigkeit

Die Ursache der **Bewusstlosigkeit** ist in der Regel zunächst unklar. Einer Bewusstlosigkeit können Störungen des Zentralnervensystems zugrunde liegen:
- Durchblutungsstörungen oder Blutungen des Gehirns (etwa beim Schlaganfall ➤ 2.13.6, ➤ 2.16.17)
- Entzündungen des Gehirns oder der Hirnhäute (Enzephalitis oder Meningitis ➤ 2.13.8)
- Schädel-Hirn-Verletzung infolge einer Gewalteinwirkung
- Hirntumoren und -metastasen
- Krampfanfälle, z. B. Epilepsie (➤ 2.13.10).

Aber auch Störungen, die primär nicht im Gehirn liegen, können zu Bewusstlosigkeit führen, z. B.:
- Vergiftungen, etwa mit Alkohol oder Schlaftabletten (➤ 3.2.2)
- Stoffwechselentgleisungen, z. B. bei Funktionsstörungen der Leber, der Niere, der Schilddrüse und beim Diabetes mellitus
- Schock, z. B. nach Herzinfarkt

6.2.2 Prüfung der Atmung und des Kreislaufs

Die Richtlinien des ERC 2010 sehen eine kombinierte Überprüfung der Atmung und des Kreislaufs vor, die insgesamt nicht länger als 10 Sek. dauern soll.

Bei Bewusstlosen verlegt die Zunge aufgrund der Muskelerschlaffung häufig den Rachenraum. Auch Fremdkörper können die Atmung behindern. Vor der **Prüfung der Atmung** müssen deshalb die Atemwege freigemacht werden:
- Betroffenen auf den Rücken drehen
- Mund öffnen und auf Fremdkörper, Erbrochenes oder Blut inspizieren. Bei **sichtbaren** Fremdkörpern diese mit durch ein Gazestück bedeckten Zeige- und Mittelfinger entfernen (cave: Verletzungsgefahr durch plötzliche Beißbewegungen)
- Lockere Gebissteile entfernen, festsitzende künstliche Zähne belassen
- Kopf nackenwärts überstrecken (➤ 6.3.2)
- Kinn mit der linken Hand anheben (➤ Abb. 6.2)

Zur Prüfung der Atemfunktion beugt der Ersthelfer seine Wange über Mund und Nase des Betroffenen (**Fühlen** des Luftstroms und **Hören** der Atemzüge) und beobachtet den Brustkorb (**Sehen** der Atembewegung).

Während die linke Hand das Kinn hält, kann der entsprechend geschulte Ersthelfer mit Zeige- und Mittelfinger der rechten Hand an der Halsschlagader (Arteria carotis; seitlich vom Kehlkopf ➤ Abb. 6.1) den Puls tasten. Falls ein Stethoskop zur Verfügung steht, können Ersthelfer den Herzschlag auch über dem Brustkorb auskultieren.

Die kombinierte Atem- und Kreislaufkontrolle darf nicht länger als 10 Sek. dauern.

Wenn beide Funktionen nicht ausreichend vorhanden sind, beginnt der Ersthelfer unverzüglich mit der Wiederbelebung. [1]

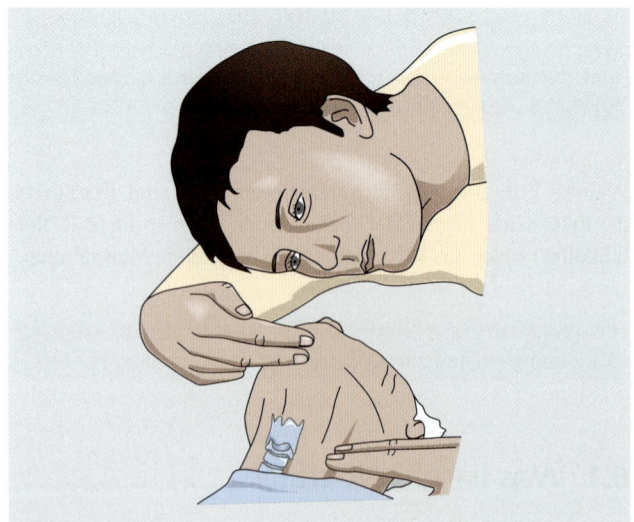

Abb. 6.1 Prüfung der Atem- und Herzfunktion. Mit der rechten Hand fixiert der Ersthelfer den Kopf in der überstreckten Position. Mit Zeige- und Mittelfinger der linken Hand tastet er gleichzeitig den Puls an der Halsschlagader seitlich vom Kehlkopf. [L157]

Unter **Schnappatmung** versteht man ein unzureichendes Atemmuster, das einem Atemstillstand gleichzusetzen ist. Zeichen:
- deutlich erkennbare Atemzüge, Frequenz ≤ 10/Min.
- geöffneter Mund
- blasse oder zyanotische Hautfarbe

Schnappatmung zeigt sich oft beim Herzstillstand sowie unmittelbar vor dem Tod. Ersthelfer müssen erkennen, dass trotz dieser scheinbaren Atemfunktion sofort mit der Wiederbelebung zu beginnen ist, weil dieser Atemtyp keine ausreichende Aufsättigung des Blutes mit Sauerstoff gewährleistet.

6.3 Vorgehen bei einem Notfall

Nach der **Prüfung der Vitalfunktionen** löst im Pflegeheim jeder, der einen Bewohner in bedrohlichem Zustand vorfindet, zunächst **Stationsalarm** aus bzw. verständigt je nach Alarmplan weitere Helfer (z. B. Rettungsdienst oder Notarzt).

Maßnahmen, wenn nicht reanimiert werden muss

Ist keine Wiederbelebung notwendig, haben Pflegende folgende Aufgaben:

Tab. 6.1 Das Vorgehen bei der kardiopulmonalen Wiederbelebung (nach der ERC Richtlinie 2010).

Maßnahmen	Ersthelfer	Arzt
Vitalzeichen prüfen	• Ansprechen • vorsichtiges Schütteln an der Schulter • Atemtätigkeit überprüfen sowie ggf. Carotispuls tasten	• fortlaufende, umfassende Kontrolle der Vitalparameter, meist apparativ assistiert
Atemwege freimachen	• mechanische Reinigung von Mund und Rachen (nur bei sichtbaren Fremdkörpern) • Überstrecken des Kopfes, evtl. Esmarch-Handgriff • stabile Seitenlage (sofern Atmung vorhanden)	• gezieltes Absaugen mit Gerät • endotrachealer Tubus
Herzdruckmassage	• Thoraxkompressionen; 100/Min., Brustkorb ca. 5 cm tief eindrücken	
Atemspende	• Mund-zu-Nase-Beatmung oder Mund-zu Mund-Beatmung	• Beutelbeatmung mit Maske • Beutelbeatmung über Endotrachealtubus • maschinelle Beatmung
Defibrillation	• falls ein automatischer externer Defibrillator/AED (➤ 6.3.5) vorhanden ist, erfolgt Elektrotherapie auch durch Ersthelfer	• Defibrillation • Schrittmachertherapie
Drugs (Medikamente)		• Adrenalin • Amiodaron

- Pflegebedürftigen beruhigen.
- Arbeitskollegen und Arzt verständigen. Bei vitaler Bedrohung (Bewusstlosigkeit, Zyanose, massive Blutung) ggf. Notarzt über die Telefonnummer 112 verständigen, ggf. Pförtner benachrichtigen (Haustür öffnen lassen).
- Falls vorhanden: Infusionen vorbereiten, z. B. 0,9 % NaCl.
- Bei Atemnot O_2-Gabe über Nasensonde bis 6 l/Min., über Maske bis 15 l/Min.
- Betroffenen bei Bewusstlosigkeit in stabile Seitenlage bringen.
- Vitalzeichen regelmäßig kontrollieren – mind. alle 5 Min., bis Hilfe kommt: RR, Puls, Bewusstsein, Atmung. Betroffenen möglichst nicht allein lassen.
- Soweit vorhanden, medizinische und pflegerische Dokumente zur schnellen Information am Krankenbett bereitlegen.
- Maßnahmen dokumentieren.

6.3.1 Reanimation nach der ERC-Richtlinie 2010

Das **European Resuscitation Council** (ERC), das europäische Gremium für die Erstellung von Notfallrichtlinien, hat im Jahr 2010 erneut auf die überragende Bedeutung der korrekt ausgeführten Herzdruckmassage bei der Wiederbelebung hingewiesen.

Sie soll durchgehend erfolgen. Lediglich für die **Elektrotherapie** (*Defibrillation*) sind kurze Unterbrechungen vorgesehen, die nicht länger als jeweils 5 Sek. dauern dürfen.

Das **Wiederbelebungsschema für Ersthelfer** enthält folgende Schritte:
- Kontrolle der Vitalzeichen (Bewusstsein, Atmung, Kreislauf)
- **A: A**temwege freimachen (➤ 6.3.2)
- **H: H**erzdruckmassage (➤ 6.3.3)
- **A: A**temspende (➤ 6.3.4)

Die **erweiterten Reanimationsmaßnahmen** gelten in erster Linie für Ärzte und Rettungsassistenten, wobei die Defibrillation auch von Ersthelfern ohne spezielle Ausbildung durchzuführen ist, sofern ein automatischer externer Defibrillator (AED) zur Verfügung steht und ohne Zeitverlust herbeigeholt werden kann:
- **D: D**efibrillation (➤ 6.3.5)
- **D: D**rugs = Medikamente (➤ 6.3.6) [1]

6.3.2 A = Atemwege freimachen

Verlegte Atemwege müssen als erstes freigemacht werden:
- Der Helfer entfernt alle sichtbaren Fremdkörper, z. B. Erbrochenes, aus dem Mund durch Ausräumung mit dem Finger, bei Verfügbarkeit auch mit Magillzange und Tupfer oder durch Absaugen. Fest sitzende Zahnprothesen werden belassen, lockere herausgenommen.

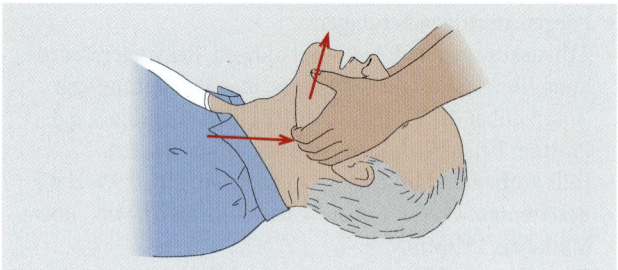

Abb. 6.2 Esmarch-Handgriff: Beide Hände fassen das Kinn des Verletzten und schieben den Unterkiefer so nach vorne, dass die untere Zahnreihe vor die obere kommt. Gleichzeitig muss der Hals des Betroffenen überstreckt sein. [L190]

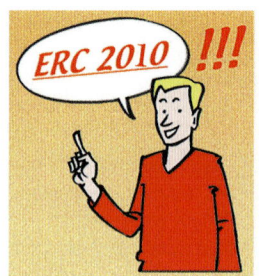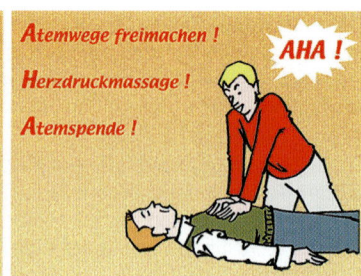

Abb. 6.3 Zusätzlich zu den hier genannten Maßnahmen der Wiederbelebung überprüfen Pflegende die Vitalzeichen (Bewusstsein, Atmung, Kreislauf) des Betroffenen. [M294, M297]

- Beim Bewusstlosen kann die Zunge nach hinten fallen und die Atemwege verlegen. Überstrecken des Kopfes nackenwärts und zusätzliches Anheben des Unterkiefers beseitigen das Hindernis. Die Überstreckung des Kopfes sollte schon bei der Prüfung von Atmung und Kreislauf erfolgen.
- Reichen diese Maßnahmen nicht aus, um eine Spontanatmung in Gang zu setzen, so wird der **Esmarch-Handgriff** angewendet, mit dessen Hilfe der Unterkiefer nach vorne geschoben wird (➤ Abb. 6.2).

> **VORSICHT**
> Auch einen bewusstlosen aber atmenden Menschen mit Verdacht auf eine **Halswirbelsäulenverletzung** bringen Ersthelfer in die stabile Seitenlage. Um eine zusätzliche Schädigung des Rückenmarks zu vermeiden, stützen sie den Kopf bei der Drehung mit dem Esmarch-Handgriff.

6.3.3 H = Herzdruckmassage

> Da die Herzdruckmassage mit der Atemspende kombiniert sein kann, spricht man auch von **kardiopulmonaler Reanimation** (Herz-Lungen-Wiederbelebung).

Sobald feststeht, dass der Betroffene bewusstlos ist und nicht ausreichend atmet, beginnen die Ersthelfer mit der **Herzdruckmassage** (Thoraxkompression). Ein Notruf, hausintern oder mit der Telefonnummer 112, ist absolut notwendig, sollte jedoch möglichst nicht zu einer Verzögerung der Wiederbelebungsmaßnahmen führen.

> Voraussetzung für eine erfolgreiche Herzdruckmassage ist eine **harte Unterlage** (z. B. Reanimationsbrett, Fußboden, Bettbrett), da der Brustkorb auf einer weichen Unterlage (z. B. Matratze) der Kompression ausweichen würde.

Die Pflegenden entkleiden den Brustkorb des Betroffenen, um die richtige Lokalisation für die Herzmassage zu finden (➤ Abb. 6.4). Der Druckpunkt befindet sich in der **Mitte des Brustbeins** (Sternum).

> Eine erfolgreiche Herzdruckmassage bei einem Erwachsenen erfolgt mit einer Frequenz von 100 (bis 120) Kompressionen/Min. Durch die Atemspenden entstehen Pausen, die jeweils nicht länger als 5 Sek. dauern dürfen. [1]

Der Helfer drückt das Brustbein etwa 5 (bis 6) cm tief ein, was einige Kraft erfordert. Ebenso wesentlich ist es, dass er den Druck danach vollkommen lockert – allerdings ohne den Kontakt zum Körper zu verlieren –, damit das Herz sich erneut mit Blut füllen kann.

Herzmassage und Atemspende erfolgen im rhythmischen Wechsel. Die Helfer beginnen grundsätzlich mit der Herzdruckmassage.

Das empfohlene Verhältnis von Herzkompression zu Atemspende beträgt 30:2, auf 30 Kompressionen des Brustkorbs folgen also zwei Atemspenden.

Ein-Helfer-Methode

Steht nur ein Helfer zur Verfügung, beginnt er die Reanimation mit 30 Brustkorbkompressionen und gibt anschließend zwei Atemspenden (Verhältnis 30:2). Diesen Rhythmus behält der Helfer bei.

Da die **Ein-Helfer-Methode** sehr anstrengend ist, sollte dieser Helfer möglichst schnell eine zweite Person dazuholen (z. B. durch Rufe). Gemeinsam gehen sie ohne Zeitverzug zur Zwei-Helfer-Methode über.

Zwei-Helfer-Methode

Bei der **Zwei-Helfer-Methode** beatmet der eine Helfer, und der andere führt die Herzmassage durch. Die beiden Helfer stimmen sich dabei so ab, dass auf jeweils 30 Herzkompressionen zwei Atemspenden folgen (Verhältnis 30:2). Da die Herzmassage über längere Zeit sehr anstrengend ist, sollten sich die beiden Helfer im Abstand von 1–2 Min. abwechseln. Sie achten darauf, dass während des Positionswechsels die Thoraxkompressionen so wenig wie möglich unterbrochen werden. Bereits eine Pause von 15 Sek. kann den Betroffenen massiv schädigen.

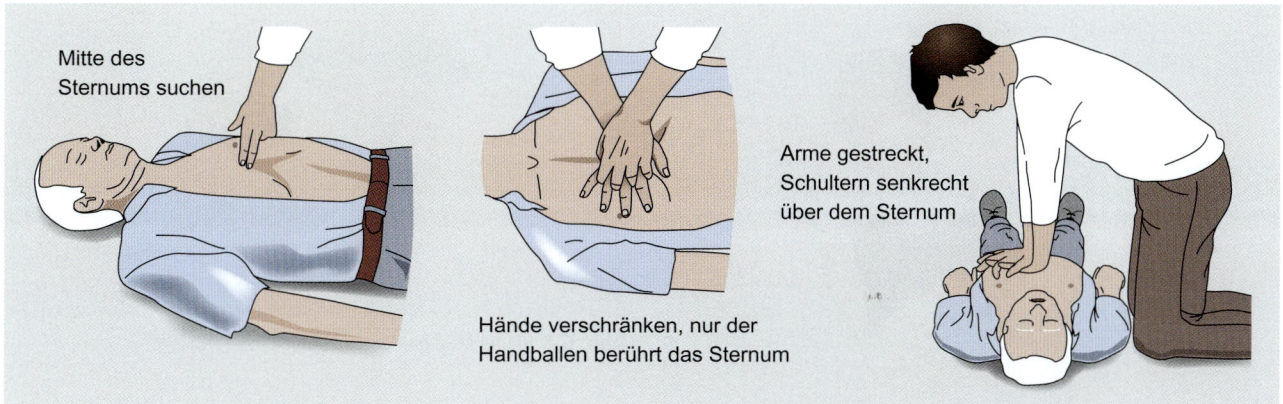

Abb. 6.4 Herzdruckmassage. Der Druckpunkt befindet sich in der Mitte des Sternums. Ersthelfer legen den Handballen der einen Hand auf diesen Bereich. Die Finger dieser Hand sind nach oben gestreckt. Der andere Handballen legt sich auf den Handrücken der ersten Hand. Die Finger dieser Hand sind ebenfalls gestreckt. Wie der vergrößerte Ausschnitt zeigt, überträgt nur der Handballen den mit gestreckten Armen ausgeübten Druck. [L157]

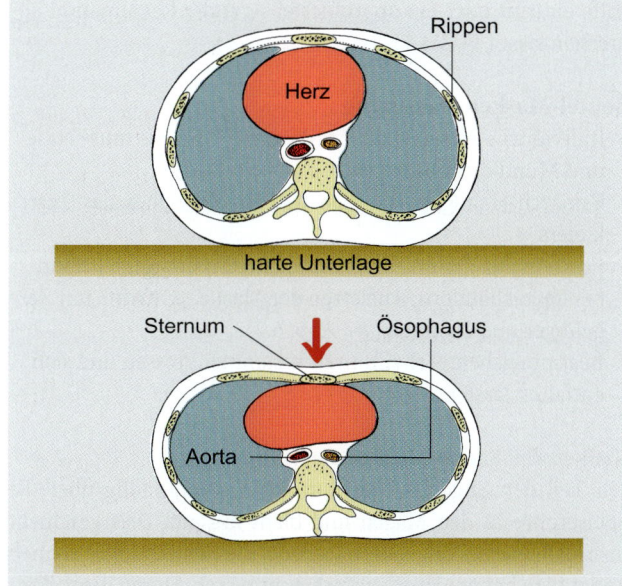

Abb. 6.5 Wirkung der Herzdruckmassage. Schnitt durch den Brustkorb. [L190]

> Die **geglückte Wiederbelebung** erkennen Helfer daran, dass der Puls am Hals tastbar wird und die Atmung einsetzt. Die Hautfarbe des Reanimierten sollte sich normalisieren und die Pupillen klein werden.

Abbruch der Reanimation

Den Abbruch der Reanimationsbemühungen darf grundsätzlich nur ein approbierter Arzt anordnen (➤ 1.4.1). Abbruch-Kriterien können sein:
- länger als 30 Min. nach Beginn einer ordnungsgemäß durchgeführten Reanimation bestehender zerebraler Kreislaufstillstand (weite, lichtstarre Pupillen, Bewusstlosigkeit, fehlende Spontanatmung). Ausnahme ist die Reanimation bei Unterkühlung oder Intoxikation, da hier die Überlebenszeit des Körpers länger ist
- länger als 15 Min. bestehende Zeichen des Herztodes im EKG (*Asystolie*)

> **Die wichtigsten Notfallmedikamente**
> - **Adrenalin** stimuliert das sympathische Nervensystem und fördert dadurch die Schlagkraft, die Schlagfrequenz, die Reizleitung und die Erregbarkeit des Herzens. Alle diese Effekte sind erwünscht, um das Herz maximal anzuregen.
> - **Amiodaron** (Cordarex®) ergibt das EKG die Diagnose eines Kammerflimmerns oder Kammerflatterns, so wird das Medikament Amiodaron eingesetzt. Sofern kein Amiodaron verfügbar ist, verwendet der Notarzt **Lidocain** (z. B. Xylocain®), das früher als Mittel der ersten Wahl galt. Es dämpft die Erregungsleitung und die Bildung von Extrasystolen in der Herzkammer.

6.3.4 A = Atemspende

Setzt nach Freimachen der Atemwege keine Spontanatmung ein, ist eine künstliche Beatmung durch z. B. die **Atemspende** möglich.

Behelfsweise erfolgt die Atemspende zunächst durch **Mund-zu-Nase-Beatmung** oder, falls die Nase verletzt oder beim Einblasen nicht durchlässig ist, durch **Mund-zu-Mund-Beatmung.** Wegen der Gefahr von Infektionen und der besseren Wirksamkeit sollte die Beatmung aber möglichst mittels Maske und Beatmungsbeutel (z. B. Ambu®-Beutel) durchgeführt werden.

Im Rhythmus dieser Ersthelfermaßnahme folgen auf 30 Thoraxkompressionen zwei Atemspenden, wobei der Helfer jeweils **eine Sekunde** lang Luft in die Atemwege des Betroffenen bläst.

Die Intubation durch den Arzt sollte so früh wie möglich erfolgen. Die **Intubationsbeatmung** beugt zusätzlich der Aspiration (➤ 2.9.3) vor und kann mit einer Frequenz erfolgen, die weitgehend unabhängig von den Thoraxkompressionen ist.

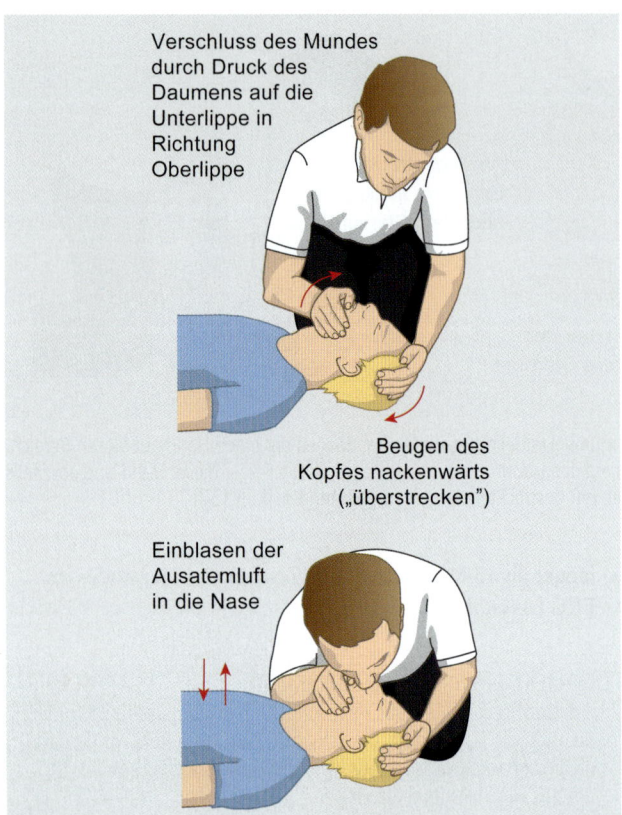

Abb. 6.6 Mund-zu-Nase-Beatmung. Das leichte Anheben des Brustkorbs ist ein sicheres Zeichen dafür, dass die eingeblasene Luft die Lunge erreicht. [L138]

Mund-zu-Nase- und Mund-zu-Mund-Beatmung

Mund-zu-Nase-Technik
- Kopf des Betroffenen überstrecken.
- Mund durch Druck des Daumens auf die Unterlippe in Richtung Oberlippe verschließen. Ist der Mund nicht richtig verschlossen, kann die in die Nase eingeblasene Luft über ihn entweichen.
- Zweimal hintereinander Ausatemluft (des Helfers) 1 Sek. lang vorsichtig in die Nase des Betroffenen blasen.

Mund-zu-Mund-Technik
Auch bei der Mund-zu-Mund-Beatmung ist das Überstrecken des Halses entscheidend. Diesmal muss jedoch die Nase verschlossen werden. Dies geschieht mit Daumen und Zeigefinger der auf der Stirn liegenden Hand. Der Helfer setzt seinen Mund fest um den Mund des Betroffenen herum auf. Gleichzeitig zieht er das Kinn des Betroffenen nach oben, um die Atemwege freizuhalten. Durch den leicht geöffneten Mund bläst er nach seinem eigenen Atemrhythmus Luft ein. Bei richtiger Beatmungstechnik und freien Atemwegen hebt und senkt sich der Brustkorb des Betroffenen. Ist dies nicht der Fall, erfolgt keine weitere Kontrolle der Atemwege. Die unverzügliche Fortsetzung der Thoraxkompression hat oberste Priorität.

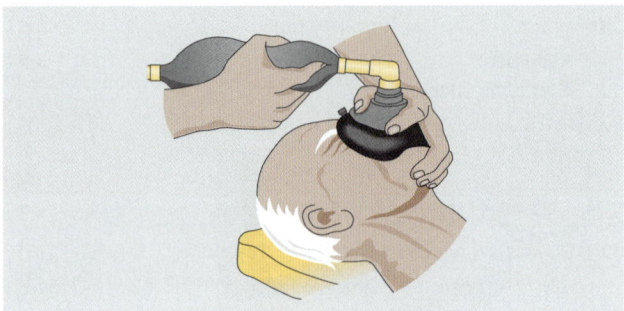

Abb. 6.7 Beutel-Masken-Beatmung mit C-Griff. [L157]

Beenden der Beatmung
Die Beatmung ist so lange fortzuführen, bis sie entweder erfolgreich ist, d. h. der Betroffene wieder selber atmet, fachliche Hilfe eintrifft oder ein approbierter Arzt die Reanimation abbrechen lässt (➤ 1.4.1).

Beutel-Masken-Beatmung
- Individuelle Auswahl der Maskengröße: Maske muss Nase und Mund dicht umschließen.
- Esmarch-Handgriff (➤ Abb. 6.2) mit Vorziehen des Unterkiefers.
- Fixation des Kiefers mit 3. bis 5. Fingern der linken Hand bei Rechtshändern, Aufsetzen der Maske, „C-Griff" mit Zeigefinger und Daumen (➤ Abb. 6.7).
- Beatmungsbeutel rhythmisch zusammenpressen und sich entfalten lassen.

Risiken der Beutel-Masken-Beatmung
Ein Teil der eingeblasenen Luft gerät zwangsläufig über die Speiseröhre in den Magen und bläht ihn auf. Dies geschieht insbesondere bei ungeübten Helfern, die den Beutel zu schnell und mit zu hohem Druck zusammenpressen. Durch die ballonartige Magenfüllung wird:
- Das Zwerchfell nach oben gedrückt, was die Lungenausdehnung und damit die Atemfunktion behindert.
- Der Mageninhalt in die Speiseröhre gepresst, was eine Aspiration begünstigt.

Viele moderne Beatmungsbeutel verfügen deshalb über Druckventile, die zu hohe Beatmungsdrücke verhindern.

6.3.5 D = Defibrillation

Sobald wie möglich wird ein **EKG** (➤ 1.5.4) aufgezeichnet, da es in vielen Fällen Auskunft über Form und Ursache des Kreislaufstillstandes gibt (Asystolie?, Kammerflimmern?) und eine Kontrolle der Therapiebemühungen ermöglicht.

Bei einem Kammerflimmern (➤ 2.7.7) muss unverzüglich eine **Defibrillation** erfolgen. Sie kann die Herzmuskelerregungen koordinieren (➤ Abb. 6.8).

Bei einem Notfall wird für die EKG-Ableitung ein kombiniertes Gerät eingesetzt, das einerseits die elektrischen Entladungen des Herzmuskels auf einem Bildschirm zeigt, anderseits auch zwei Elektroden besitzt, mit deren Hilfe der Stromstoß zur Defibrillation verabreicht werden kann.

Automatische externe Defibrillation

In Deutschland wurden an Orten mit hohem Passantenaufkommen **automatische externe Defibrillatoren** (*AED*) installiert. Diese Geräte sind so ausgelegt, dass sie sich auch durch ungeschulte Ersthelfer leicht bedienen lassen.

In der Regel sind sie in einer Halterung gesichert, die nur nach einem Notruf bei der zuständigen Rettungsleitstelle zu öffnen ist.

Sie verfügen über zwei Klebeelektroden, die auf der Brust des Betroffenen zu befestigen sind. Über diese Elektroden leiten die Geräte die Herzaktionen ab. Sofern eine entsprechende Störung vorliegt, gibt das Gerät die Möglichkeit frei, einen Stromstoß auszulösen. Pflegende beachten, dass alle Helfer während der Defibrillation den Körperkontakt zum Betroffenen lösen und darauf achten müssen, auch nicht über stromleitende Materialien mit ihm in Verbindung zu stehen.

6.3.6 D = (drugs) Notfallmedikamente

Um rasch **Notfallmedikamente** (engl. *drugs* = *Arzneimittel*) geben zu können, legt der Arzt einen venösen Zugang (z. B. Braunüle®). Einige Notfallmedikamente, z. B. Adrenalin, Ami-

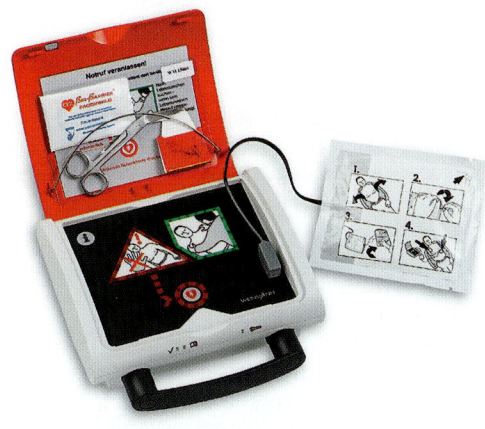

Abb. 6.8 Der automatische externe Defibrillator ist auch für ungeschulte Ersthelfer leicht zu bedienen. [V083]

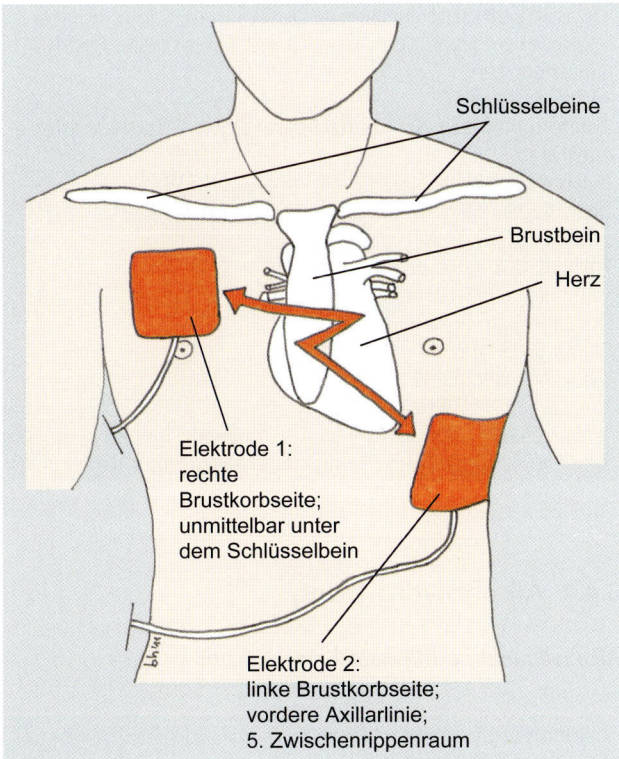

Abb. 6.9 Korrekte Position der Elektroden des Defibrillators auf dem Brustkorb. [M294]

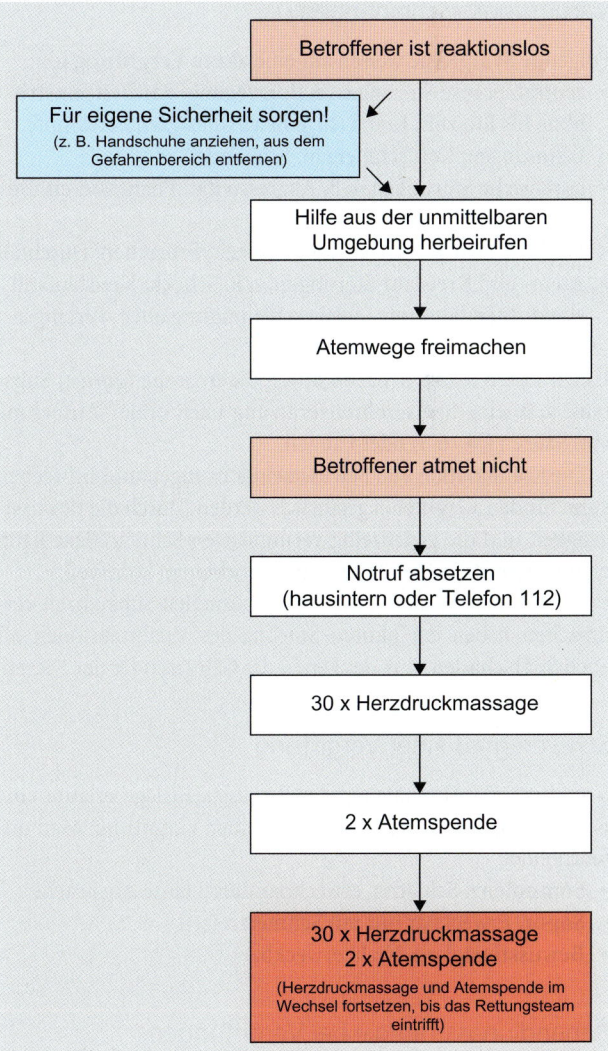

Abb. 6.10 Schema für die kardiopulmonale Reanimation nach der ERC-Richtlinie 2010. [M294]

odaron können auch in einen Knochen *(intraössär)* verabreicht werden. Dafür sind spezielle Kanülen notwendig. [1]

6.4 Vergiftungen und Rauschzustände

6.4.1 Allgemeines

Gift kann über die Verdauungswege, die Atemwege, die Blutbahn oder die Haut in den Körper gelangen *(Intoxikation)*. Auf allen Wegen ist eine Schädigung des gesamten Organismus möglich. Mögliche Vergiftungsursachen:
- Selbsttötungsabsicht
- Versehen
- (Arbeits-)Unfall
- Überdosierung von Rausch- und Genussmitteln (z. B. Alkohol, illegale Drogen ➤ 3.7)

Vergiftungserscheinungen

Folgende Symptome weisen auf eine **akute Vergiftung** hin:
- zentralnervöse Störungen, z. B. Erregung, Bewusstseinstrübung bis hin zum Koma *(tiefe Bewusstlosigkeit)*, Krämpfe, Lähmungen, Kopfschmerzen, Schwindel
- psychische Störungen, z. B. Aggressivität, Phantasieren, Depressionen
- Magen-Darm-Störungen, z. B. Übelkeit, Erbrechen, Durchfall
- Atem- und Kreislauf-Störungen, z. B. Schock, Kreislaufstillstand, Atemlähmung, Pulsbeschleunigung oder -verlangsamung

Hinzu treten lokale Schäden durch die toxische *(giftige)* Substanz, z. B. eine Speiseröhrenverätzung nach oraler Aufnahme von Säuren (➤ 6.5) oder Laugen.

Die Kombination von Bewusstseinsstörungen und Erbrechen kann für den Vergifteten gefährlich werden: Durch die Bewusstlosigkeit und die gleichzeitig verminderten Schutzreflexe kann es zur **Aspiration** (➤ 2.9.3) von Erbrochenem kommen.

Die toxische Wirkung der eingenommenen Substanzen verursachen neben der **akuten** Störung der Vitalfunktionen oft auch **Spätschäden**, z. B. der Leber, des Gehirns oder der Nieren.

Schweregrad einer Vergiftung

Vor allem die Abschätzung der Bewusstseinslage erlaubt eine Beurteilung des aktuellen Stadiums einer Vergiftung. Man unterscheidet:
- **Somnolenz**. Schläfrig, erweckbar durch laute Ansprache
- **Sopor**. Erweckbar nur mit Schmerzreizen
- **Bewusstlosigkeit**. Nicht erweckbar

Behandlungsstrategie bei Vergiftungen

Bei Vergiftungen hat sich die **Elementartherapie** bewährt, die fünf Schritte umfasst (➤ Vorsicht). Die Erste Hilfe besteht in der Sicherung der Vitalfunktionen, dem Anruf bei der Vergiftungszentrale und in der Durchführung der von der Vergiftungszentrale gegebenen Anweisungen (z. B. Organisation eines Transports in eine Spezialklinik).

> **VORSICHT**
> **Elementartherapie bei Vergiftungen**
> - Sicherung der Vitalfunktionen (➤ 6.3.1)
> - Entfernung des Betroffenen aus der Gefahrenzone (Selbstschutz unbedingt beachten)
> - Ratschläge der Vergiftungszentrale einholen
> - Diagnosesicherung: Sicherstellung von Material, z. B. Tablettenreste, Gläser, Flaschen, Urin oder Erbrochenes
>
> **Nach Anweisung der Vergiftungszentrale**
> - Gabe von Aktivkohle oder eines entschäumenden Arzneimittels (z. B. Dimeticon)
> - Gabe von Gegengiften (ausschließlich durch den Arzt)
> - Beschleunigte Ausscheidung der Gifte, z. B. durch Hämofiltration oder Hämodialyse, Blutaustauschtransfusion oder forcierte Diurese (medikamentös erhöhte Urinausscheidung).

> **Anruf in der Vergiftungszentrale**
> Folgende Informationen bereithalten:
> - Alter des Vergifteten
> - Was wurde wahrscheinlich eingenommen? Evtl. gezielt nach Hinweisen suchen, z. B. Tablettenschachteln.
> - Wieviel wurde maximal/minimal eingenommen? Möglichst detaillierte Informationen geben, z. B. Stärke des Medikaments – Packungsaufschrift beachten.
> - Wann ist die Einnahme wahrscheinlich erfolgt?
> - Was ist bisher beobachtet worden?
> - Was ist bisher unternommen worden?
> - Welche Vorerkrankungen bestehen, z. B. Epilepsie oder Herzrhythmusstörungen?
> - Wer ist betroffen?
>
> **Telefonnummern der deutschsprachigen Giftinformationszentralen**
> Berlin: 030/192 40
> Bonn: 0228/192 40
> Erfurt: 0361/73 07 30
> Freiburg: 0761/192 40
> Göttingen: 0551/192 40
> Homburg/Saar: 06841/192 40
> Mainz: 06131/192 40
> München: 089/192 40
> Nürnberg: 0911/398 24 51
> Wien: 0043/(0)1/406 43 43
> Zürich: 0041/(0)44/251 51 51 (aus der Schweiz: Notruf 145)

6.4.2 Alkoholvergiftung

Alkoholkrankheit, Alkoholdelir ➤ 3.7

> **Alkoholvergiftungen** sind sehr häufig und enden tödlich, wenn sie zu spät behandelt werden.

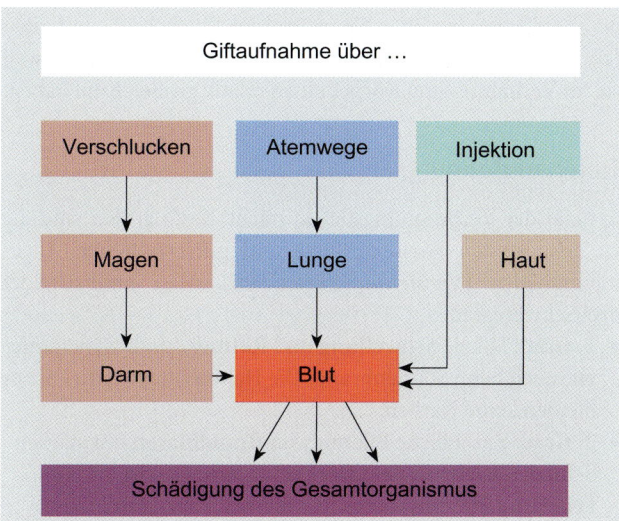

Abb. 6.11 Möglichkeiten der Giftaufnahme. [A400]

Symptome einer Alkoholvergiftung:
- bei mäßiger Vergiftung erhöhtes Selbstbewusstsein, das dann (bei weiterer Alkoholzufuhr) in eine hypnoseähnliche Bewusstseinstrübung bis in ein narkotisches Stadium übergehen kann
- Störung der motorischen Koordination, abnehmende Konzentrationsfähigkeit, verlangsamte Reaktionen, Gedächtnisverlust für die zurückliegenden Stunden
- Geruch nach Alkohol (*Alkoholfötor*)
- erhöhte Wärmeabgabe durch erweiterte periphere Gefäße (gerötetes Gesicht), häufig mit nachfolgender Unterkühlung
- Erbrechen, erhöhter Harnfluss (*Polyurie*)

Behandlung

Möglichkeiten der Behandlung von alkoholvergifteten Menschen:
- bei Bewusstlosigkeit stabile Seitenlage, ggf. Wiederbelebung
- bei drohender Atemlähmung Intubation und Beatmung
- bei Volumenmangel Infusionstherapie
- bei Übererregung oder Aggressionen Haloperidol i.v. (z. B. in Haldol®)

Abgesehen von der sehr unterschiedlichen Alkoholtoleranz der Betroffenen (das klinische Stadium kann über den tatsächlichen Vergiftungsgrad täuschen) bestehen bei Alkoholkranken sehr oft gleichzeitig weitere Ursachen für ein Koma – insbesondere Hypoglykämien (*Unterzuckerungen* > 2.5.13), Mischintoxikationen (z. B. mit Tabletten oder Rauschgift), Schädel-Hirn-Traumen. Die Behandlung muss diese Faktoren berücksichtigen.

Besteht nicht nur eine akute Alkoholvergiftung, sondern zugleich eine Alkoholabhängigkeit, können sich innerhalb von Std. die Symptome eines **Alkoholentzugsdelirs** zeigen.

6.4.3 Benzodiazepinvergiftung

Benzodiazepine (> 3.2.2) wie Valium® und Adumbran® werden nach Auskunft der Ärztekammern sehr häufig verordnet. Sie besitzen ein hohes Suchtpotenzial und werden nicht selten in Suizidabsicht überdosiert eingenommen.

Der von einer Vergiftung Betroffene wirkt benommen, seine Muskeln sind schlaff; er läuft – soweit noch möglich – ataktisch, also unkoordiniert. Bei starker Überdosierung treten Bewusstlosigkeit, Atemdepression und Blutdruckabfall hinzu.

Als **Antidot** (*Gegengift*) steht Flumazenil (Anexate®) zur Verfügung, das i.v. gegeben wird. Die weiteren Maßnahmen richten sich nach dem Zustand des Betroffenen.

6.4.4 Antidepressivavergiftung

Häufig ereignen sich Vergiftungen mit tri- und tetrazyklischen **Antidepressiva** (> 3.2.2). Meist liegt eine Selbsttötungsabsicht zugrunde. Bei Erwachsenen kann schon die zehnfache Menge der normalen Dosierung lebensgefährliche Folgen haben.
- Zeichen leichterer Vergiftung: Tachykardie, Mundtrockenheit, Sprachstörung, Zittern, Erregung, Delirium
- Zeichen schwerer Vergiftung: Herzrhythmusstörungen, generalisierte Krampfanfälle, Koma, Atemstörung

Die Behandlung erfolgt mit Aktivkohle, ggf. Infusionen zur Volumenauffüllung und Benzodiazepinen zur Unterbrechung der Krämpfe. Oft sind künstliche Beatmung sowie die umfangreiche Behandlung der Herzrhythmusstörungen auf der Intensivstation nötig. [2]

6.5 Verätzungen

DEFINITION
Verätzung: Durch Laugen und Säuren hervorgerufene Schädigung der Haut, Schleimhaut und eventuell tiefer liegender Gewebe. Treten vor allem an Mund, Speiseröhre und Magen sowie an den Augen und auf der Haut auf.

Nach dem Trinken einer **ätzenden Substanz** kommt es zu heftigen Schmerzen und Speichelfluss. Die Schleimhäute sind durch Beläge, Verquellungen oder Blutungen verändert.

Als Erstmaßnahme wird dem Verunglückten etwa 200 ml Flüssigkeit, z. B. Leitungswasser oder Tee, in kleinen Schlucken zu trinken gegeben – nicht mehr, sonst besteht die Gefahr des Erbrechens.

Betroffenen niemals zum Erbrechen bringen. Dies würde die Schädigungen der Schleimhäute, insbesondere der Speiseröhre, nur verschlimmern.

Bei **Verätzungen** der Haut, z. B. durch Chemikalien, entfernen Ersthelfer alle benetzten Kleider. Daraufhin ist der betroffene Bereich unter fließendem Wasser ausgiebig zu spülen. Ist kein Wasser vorhanden, wird der Schadstoff abgetupft. Pflegende achten auf ausreichenden Eigenschutz, indem sie vor der Versorgung Handschuhe und ggf. flüssigkeitsdichte Kittel anlegen.

6.6 Verbrennungen und Kälteschäden

6.6.1 Verbrennungen

DEFINITION

Verbrennung: Schädigung der Haut durch Hitze, chemische Einwirkung oder elektrischen Strom. Bei Gewebeschädigung durch heiße Flüssigkeiten spricht man auch von **Verbrühung**.

Entscheidend für den Verlauf und für die Prognose einer **Verbrennung** sind:
- Flächenausdehnung
- Tiefenausdehnung (Schweregrad)
- Alter des Betroffenen

Flächenausdehnung

Je größer der verbrannte Hautanteil, desto bedrohlicher die Verbrennung. Sind mehr als 10–15 % der Hautoberfläche betroffen, droht ein Volumenmangelschock (➤ 2.8.10), da große Mengen an Körperwasser über die geschädigte Haut verloren gehen. Verbrennungen über 50 % der Körperoberfläche sind in der Regel tödlich.

Zur Abschätzung des verbrannten Hautanteils hat sich die **Neunerregel** bewährt: Beim Erwachsenen lässt sich die Körperoberfläche in elf „Neun-Prozent-Stückchen" aufteilen (➤ Abb. 6.12). Bei Kindern gelten modifizierte Regeln, weil sie im Verhältnis zum Körper einen relativ großen Kopf haben.

Tiefenausdehnung

Je tiefer der Verbrennungsdefekt reicht, desto größer sind die zu erwartenden Wasserverluste und giftvermittelten Allgemeinschäden (*Verbrennungskrankheit*). Man unterscheidet drei Schweregrade:
- **1. Grad**: Lokale **Schwellung** und **Rötung** durch Hyperämie, wie auch beim Sonnenbrand. Die Haut schuppt später ab; es bleiben keine Narben.
- **2. Grad**: Zusätzliche Bildung von **Brandblasen** mit starken Schmerzen. Neben der Oberhaut (*Epidermis*) ist auch die Lederhaut (*Dermis*) betroffen. Je nach Tiefenausdehnung erfolgt die Heilung mit oder ohne Narbenbildung.
- **3. Grad**: Komplette Zerstörung (*Nekrose*) der Haut mit den Hautanhangsgebilden. Eine Selbstheilung ist nicht möglich. Die schwere drittgradige Verbrennung kann auch Unterhaut, Knochen, Sehnen und Muskulatur betreffen und wird dann auch als Verbrennung **4. Grades** (*Verkohlung*) bezeichnet.

Bei der Verbrennung 3. Grades werden die Hautanhangsgebilde (z. B. Haare, Schweißdrüsen) und die Schmerzrezeptoren der Haut zerstört. Je geringer die Schmerzen nach einer Verbrennung sind, desto schwerer kann also die Schädigung sein.

Alter des Brandverletzten

Ältere Menschen sind durch Verbrennungen stärker gefährdet. Zur Abschätzung der Prognose werden deshalb Lebensalter und Prozentanteil der verbrannten Körperoberfläche addiert. Werte < 50 zeigen eine gute, Werte > 75 eine schlechte, Werte > 100 eine aussichtslose Prognose an.

Erstmaßnahmen

Oft sieht die Verbrennung zunächst undramatisch aus: Blasen bilden sich erst nach einer gewissen Zeit, Gewebedefekte sind anfänglich noch schwer einzuschätzen, zum Teil sind Verbrennungen unter Kleidern verborgen. Verbrennungen bei Erwachsenen, die mehr als 10 % der Körperoberfläche umfassen, sind unbedingt im Krankenhaus zu behandeln. Betreffen die Verbrennungen sensible Körperbereiche (z. B. Hand, Genitale), führt auch eine geringere Ausdehnung bereits zwingend zur stationären Behandlung. Häufig benötigen die Betroffenen eine Spezialklinik.

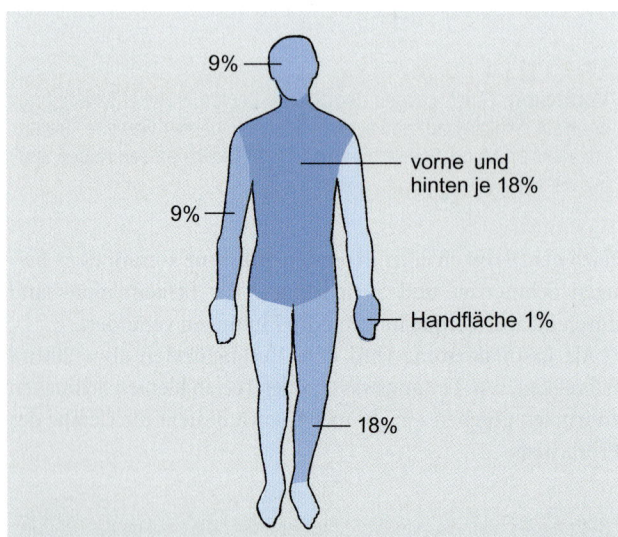

Abb. 6.12 Figurenschema zur Neunerregel. Kopf und Arm eines Erwachsenen machen etwa 9 % seiner Körperoberfläche aus. Sind kleinere Hautbezirke betroffen, lässt sich die Ausdehnung mit der Ein-Prozent-Regel abschätzen: Der Handteller des Verletzten entspricht etwa 1 % seiner Körperoberfläche. [L190]

- Kleiderbrände sofort löschen. Hierzu die brennende Person, die aus Panik meist versucht, davonzulaufen, in jedem Fall aufhalten.
- Brennende Person mit Wasser übergießen oder in Wasser eintauchen.

- Steht kein Wasser zur Verfügung, die Flammen mit Tüchern ersticken oder die brennende Person in Wolldecken hüllen bzw. auf dem Boden wälzen. Darauf achten, dass die verwendeten Tücher oder Decken nicht aus synthetischen Fasern bestehen, da sie in der Hitze mit der Haut und tiefer liegenden Gewebeschichten verschmelzen können. Feuerlöscher können auch eingesetzt werden; bei Verwendung aber nicht ins Gesicht spritzen.
- Alle Verbrennungen nach dem Löschen rasch und nachhaltig kühlen. Hierzu die betroffenen Stellen mit lauwarmem Wasser für etwa 20 Min. übergießen. Die Benutzung von kaltem Wasser kann zu einer Unterkühlung des Brandopfers führen und zusätzliche Schäden verursachen. Auch Verbrühungen werden mit Wasser behandelt. Die Kleider auch hier möglichst rasch entfernen, da sie die Kühlung behindern. Bei Verbrennungen an Extremitäten diese sofort für mindestens 15 Min. in Wasser tauchen.
- Brandwunden mit einem sterilen Verbandtuch abdecken. Steht ein Verbandtuch nicht zur Verfügung, bleibt die Wunde unbedeckt. Keinesfalls Salben, Puder oder Sprays verwenden. Auch in die Haut eingebrannte Materialien, z. B. Teer, nicht entfernen.
- Schockbekämpfung und evtl. kardiopulmonale Reanimation (➤ 6.3) beginnen.

VORSICHT

Insbesondere bei Explosionen oder Bränden in geschlossenen Räumen sowie bei Brandmarkierungen im Gesicht an eine Lungenbeteiligung denken (*Inhalationsschaden mit Schleimhautschwellung und Lungenödem*). Die Schädigung des Respirationstrakts äußert sich durch Heiserkeit, Husten, Ruß im Sputum und Atemnot. Der Inhalationsschaden kann zum Lungenversagen führen.

6.6.2 Kälteschäden

Körperkerntemperatur und -messung ➤ 1.4.3

DEFINITION

Erfrierung: Lokale, meist auf die Haut beschränkte Kälteschädigung ohne Absinken der Körperkerntemperatur.
Unterkühlung (*Hypothermie*): Absinken der Körperkerntemperatur < 35 °C. Akute Lebensgefahr besteht bei Körperkerntemperaturen < 30–27 °C.

Erfrierung

Erfrierungen treten besonders an den **Akren** (Zehen, Finger, Ohrläppchen, Nasenspitze) auf. Ähnlich wie bei Verbrennungen ist der Heilungsverlauf von der Tiefenausdehnung abhängig. Man unterscheidet drei Schweregrade. Wie bei der Verbrennung sind die Grade 1 und 2 auf die Epidermis beschränkt und heilen zumeist folgenlos ab.
- **1. Grad**: Verfärbung. Zunächst ist die Haut wegen des durch die Kälte ausgelösten Gefäßkrampfes weiß, kalt und gefühllos. Später färbt sie sich blau-rot und wird äußerst schmerzhaft.
- **2. Grad**: Blasenbildung und schwere Schwellungen („*Frostbeulen*"). Die Schmerzempfindlichkeit ist erhalten.
- **3. Grad**: Nekrose. Die gesamte Haut und evtl. tiefere Weichteilschichten sind durch die kältebedingte Minderdurchblutung zerstört und verfärben sich schwarzblau.

Erstmaßnahmen

Ersthelfer entfernen die meist feuchte Kleidung und reiben den Betroffenen trocken. Anschließend hüllen sie ihn in warme Decken, damit sich der Körperteil langsam durch den einsetzenden Blutstrom erwärmt. Es ist strikt untersagt, unterkühlte Körperteile aktiv zu erwärmen, z. B. im Wasserbad. Durch die Wärmeapplikation würde der Sauerstoffbedarf des geschädigten Gewebes rasch ansteigen. Wegen der Kälte ist jedoch die Durchblutung stark eingeschränkt und kann den Bedarf nicht decken. Die Folge können Gewebeschäden sein.

Die Hautschäden werden, ähnlich wie bei Verbrennungen, steril abgedeckt.
Bei allen Erfrierungen muss an eine gleichzeitig vorliegende Unterkühlung gedacht werden. Diese ist **vorrangig** zu behandeln.

Unterkühlung

Die **Unterkühlung** (*Hypothermie*) betrifft größere Körperregionen oder den gesamten Organismus. Der Körper besitzt wirksame Gegenmaßnahmen, um sich vor Kälte zu schützen. Er kann z. B. durch Muskelzittern die Wärmeproduktion steigern oder durch Engstellung der Hautgefäße die Wärmeverluste vermindern (*Zentralisierung*).

Tab. 6.2 Stadien der Unterkühlung.

Stadium	Körperkerntemperatur	Symptome
I	37–34 °C	• bewusstseinsklar • Muskelzittern • Schmerzen • Blutdruck und Puls erhöht • Haut blass und kalt
II	34–30 °C	• Schläfrigkeit • Reflexe abgeschwächt • keine Schmerzen • Blutdruck und Puls erniedrigt • nach einem Tag: Hautödem und -blasen
III	30–27 °C	• Koma • Puls nicht tastbar • minimale Atmung • keine Reflexe • evtl. Herz-Kreislaufstillstand • Pupillenerweiterung • nach einer Woche: Hautnekrosen

Versagen diese Ausgleichmechanismen, sinkt die Körperkerntemperatur; also die „Betriebstemperatur" der wichtigsten Organe. Die Folgen sind gefährlich:
- Verlangsamung des Stoffwechsels mit Schläfrigkeit und Bewusstseinsveränderung
- Verlangsamung des Herzschlags (*Bradykardie*)
- Nachlassen der Schmerzempfindung

Bei etwa 27 °C sind die sichtbaren Lebensäußerungen stark eingeschränkt. Bei einem weiteren Sinken der Körpertemperatur tritt Kammerflimmern und später Herzstillstand (*Asystolie*) auf. Die Stadien der Unterkühlung sind in Tab. 6.2 zusammengefasst.

Unterkühlung tritt häufig auf:
- bei Bewusstlosen: mangelnde Wärmeproduktion
- im Wasser: Wasser leitet Kälte 20-mal besser als Luft
- bei Wind: rasche Wärmeverluste über die Haut
- unter Alkohol- und Medikamentenwirkung (Hypnotika, Tranquilizer): insbesondere Alkohol führt durch Weitstellung der Hautgefäße zu raschen Wärmeverlusten
- bei alten Menschen: eingeschränkte Wärmeproduktion

Erstmaßnahmen
- Bei Kreislaufstillstand rasch mit der Wiederbelebung beginnen. Da der Herzschlag extrem verlangsamt sein kann, Puls bei der Erstuntersuchung über mind. 30 Sek. messen.
- Weitere Kälteverluste verhindern: nasse Kleider entfernen sowie den Unterkühlten gut bedeckt und windgeschützt lagern. Es ist nicht geraten, den Betroffenen stark zu bewegen, um ihn z.B. in einen warmen Raum zu bringen. Heftige Körperbewegungen können in diesen Fällen den „**Bergetod**" verursachen.
- Nur bei leichter Unterkühlung mit erhaltenem Bewusstsein aktiv erwärmen. Bei allen schweren Fällen von Unterkühlung drohen bei der aktiven Erwärmung schwerwiegende Komplikationen, z.B. Herzflimmern und Schock. Den Unterkühlten in diesem Fall nur unter ärztlicher Aufsicht aufwärmen.
- Geeignete Erwärmungsmaßnahmen bei Bewusstseinsklarheit: Verabreichung warmer Getränke, warme Packungen im Bereich des Körperstammes (Nacken, Armhöhlen, Leisten).
- Niemals die Extremitäten isoliert erwärmen: es droht ein „Versacken" des Blutes mit folgendem Volumenmangelschock.

6.7 Stromunfälle

Stromverletzungen entstehen, wenn Strom durch den Körper fließt. Das Ausmaß der Schädigung hängt ab von:
- **Stromart**. Wechselstrom ist gefährlicher als Gleichstrom
- **Stromspannung**. Hochspannung ist gefährlicher als Niederspannung
- **Stromstärke**
- **Einwirkzeit**
- **Hautwiderstand**. Feuchte Haut leitet Strom besser
- **Stromweg**. Stromfluss von Hand zu Hand ist gefährlicher als Stromfluss von Hand zu Fuß

Der Strom kann zur direkten **elektrischen Schädigung** (*Störungen der Reizleitung im Körper*) und durch Umwandlung der Stromenergie in Hitze zur **thermischen Schädigung** (*Verbrennung*) führen. Mögliche Folgen:
- **Herzrhythmusstörungen** bis hin zum Herzstillstand. Sie können sich noch Tage nach dem Stromunfall entwickeln.
- **Muskelverkrampfungen** insbesondere bei Wechselstrom. Hierdurch ist das Opfer oft nicht in der Lage, die Stromquelle loszulassen. Dies verlängert die Zeit der Stromeinwirkung. Die Verkrampfungen können Muskelrisse und Knochenbrüche verursachen
- **Zentralnervöse Schädigungen**. Verwirrung, gestörte Atemregulation, Koma
- **Atemstillstand** durch Lähmung des Atemzentrums im Gehirn oder durch Verkrampfungen der Atemmuskulatur
- **Verbrennungen**. Insbesondere an den Ein- und Austrittstellen des Stroms kommt es zur Hitzeentwicklung und entsprechenden **Strommarken** mit unterschiedlicher Tiefenausdehnung

Erstmaßnahmen

Durch Kontakt zum Verletzten kann der Helfer in den Stromkreis geraten. Bei Unfällen mit elektrischem Strom hat die **Eigensicherung** deshalb höchste Priorität.
- Bei Haushaltsunfällen sofort die Stromzufuhr durch Ausschalten der Sicherung unterbrechen.
- Bei Hochspannungsunfällen (Spannung > 1.000 Volt, z.B. an Überlandleitungen) grundsätzlich sofort einen Notruf absetzen. Weitere Hilfe kann erst **nach** dem Eintreffen von Fachpersonal erfolgen.
- Den Verunglückten in Ruhelage bringen und, wenn erforderlich, mit der Wiederbelebung beginnen.
- Evtl. vorhandene Strommarken wie Verbrennungswunden keimfrei bedecken.

6.8 Ertrinken

Beim **Ertrinken** füllt sich die Lunge durch reflektorische Atembewegungen rasch mit Wasser, das die lebensnotwendige Atemluft verdrängt. Beim seltenen **trockenen Ertrinken** verhindert ein Krampf der Kehlkopfmuskulatur (*Laryngospasmus*) das Eindringen von Wasser.

Ursachen des Ertrinkens sind fehlende Schwimmkenntnisse, Erschöpfung, Unterkühlung, aber auch Intoxikationen (oft Alkohol), Trauma (Sprung ins flache Wasser mit Schädelverletzung), seltener Krampfanfälle oder Herzinfarkt.

Der Ertrunkene ist in der Regel bewusstlos und zyanotisch. Meist besteht Atemstillstand, selten ist eine schnappende Atmung zu beobachten. Anfänglich ist evtl. noch ein schneller

Herzschlag vorhanden, der bei längerem Untertauchen langsamer wird und schwindet (*Asystolie*). Durch den Sauerstoffmangel kommt es nicht selten zu Krampfanfällen. Erbrechen ist wegen der großen verschluckten Wassermenge häufig. Typisch ist ein weißlicher bis blutiger Schaum vor Mund und Nase.

Erstmaßnahmen

- Betroffenen aus dem Wasser bergen. Der Betroffene sollte bei der Rettungsaktion stets **horizontal** liegen, um eine weitere Einschränkung der Hirndurchblutung zu verhindern.
- Bei Tauchverletzungen bzw. Sprung oder Sturz ins Wasser an das evtl. Vorliegen einer Wirbelsäulenverletzung denken. Der Kopf darf dann keinesfalls gebeugt oder gestreckt werden und Kopf und Rumpf sind achsengerecht zu drehen.
- Unverzüglich Mund-zu-Mund-Beatmung durchführen.
- Keinesfalls versuchen, „das Wasser aus der Lunge zu entfernen", etwa, wie früher üblich, indem der Betroffene mit dem Kopf nach unten „ausgeschüttelt" wird. Das in der Lunge verbliebene Wasser wird rasch vom Körper resorbiert.
- Bei Pulslosigkeit Wiederbelebung beginnen (➤ 6.3).

Oft besteht bei einem Ertrinkungsunfall gleichzeitig eine Unterkühlung. Die Betroffenen sind deshalb wie unterkühlte Personen zu versorgen (z. B. Schutz vor Wind, Entfernung nasser Kleider).

6.9 Krampfanfälle

Krampfanfall ➤ 2.13.10

> **VORSICHT**
> **Zeichen eines Krampfanfalls**:
> - plötzliches Hinfallen
> - zuckende Bewegungen oder Verkrampfungen
> - Bewusstlosigkeit

Ziel der **Erstmaßnahmen bei Krampfanfällen** ist die Vermeidung von Verletzungen. Dazu werden Hindernisse, z. B. Stühle, weggeräumt. Muss der Krampfende unbedingt transportiert werden (z. B. von einer Treppe weg), halten Ersthelfer den Kopf von hinten. Die krampfenden Arme und Beine dürfen wegen der Verletzungs- und Frakturgefahr nicht festgehalten werden. Bei **Krampfserien** oder langem, ununterbrochenem Krampfen (*Status epilepticus*) ist die Injektion eines krampflösenden Medikaments (z. B. Diazepam) erforderlich. Bei schweren Atemstörungen mit Zyanose versorgt der Arzt den Betroffenen mit einem Tubus und leitet die Beatmung ein.

Der Betroffene muss nach dem Anfall bis zur vollständigen Wiedererlangung des Bewusstseins zur Aspirationsprophylaxe in die stabile Seitenlage gebracht werden (➤ Abb. 6.13).

Abb. 6.13 Pflegende bringen eine bewusstlose Person in die stabile Seitenlage. [L138]

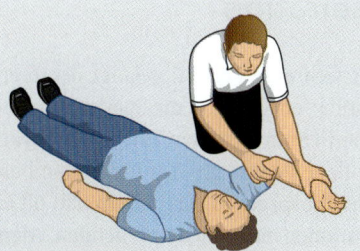

Den zugewandten Arm des Bewusstlosen rechtwinklig abspreizen. Den Arm so beugen, dass die Handfläche nach oben zeigt.

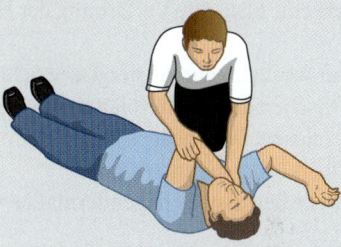

Den weiter entfernten Arm über die Brust des Betroffenen heranholen. Den Arm beugen und den Handrücken an die Wange des Bewusstlosen legen.

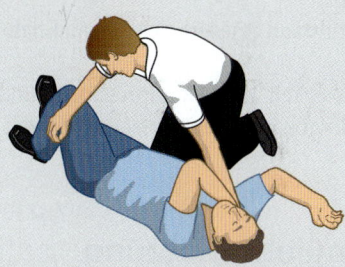

Mit einer Hand den Handrücken des Bewusstlosen an der Wange fixieren. Mit der anderen Hand das weiter entfernte Bein am Knie fassen, hochziehen (Knie gebeugt, Fuß am Boden) und den Betroffenen zu sich herüberdrehen.

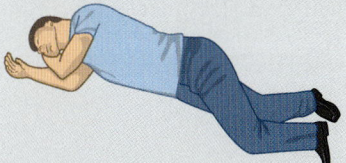

Hüfte und Knie des oben gelegenen Beins beugen.
Zum Freihalten der Atemwege den Kopf des Betroffenen nackenwärts beugen.
Diese Position ggf. mit der unter der Wange gelegenen Hand sichern.

6.10 Aspiration

Verschluckt sich eine Person, gelangt der Fremdkörper, z. B. ein Fleischstück, entweder in die Speiseröhre oder in die Atemwege. Man spricht in letzterem Fall von **Aspiration** (➤ 2.9.3).

Die betroffene Person greift mit der Hand an den Hals und kann nicht mehr sprechen. Außerdem tritt oft ein starker Hustenreiz zusammen mit einem pfeifenden Atemgeräusch auf. Der Fremdkörper kann verschiedene Beschwerden verursachen:
- Schluckbeschwerden
- Schmerzen
- Atemnot und darauf folgende mangelhafte Belüftung der Lunge sowie eine blau-rote Verfärbung der Haut (*Zyanose* ➤ 2.7.4)

Die Pflegekraft versucht, durch energische Schläge mit der flachen Hand zwischen die Schulterblätter Hustenstöße beim Betroffenen auszulösen. Dazu beugt sich der Betroffene vornüber, sodass sein Oberkörper herunterhängt.

Ist der Betroffene bewusstlos, folgendermaßen vorgehen:
- Notruf tätigen
- Mund des Betroffenen öffnen und die oberen Atemwege inspizieren. Bei sichtbarem Fremdkörper diesen mit dem gebogenen Zeigefinger entfernen. Bei nicht sichtbarem Fremdkörper kann ein „blindes" Entfernen des Fremdkörpers mit dem Finger versucht werden (Vorsicht: Verletzungsgefahr)
- bei Atemstillstand Wiederbelebungsmaßnahmen einleiten (➤ 6.3)
- bei Erfolglosigkeit Thoraxkompressionen und Atemspenden unbedingt konsequent fortsetzen, bis das Rettungsteam eintrifft

6.11 Kanülenverletzung

Eine **Kanülenverletzung** an sich führt zu kleineren, meist harmlosen Schnitt- oder Stichwunden. Die eigentliche Gefahr einer Kanülenverletzung besteht darin, dass über eine bereits gebrauchte Kanüle Infektionen übertragen werden können.

> **VORSICHT**
> Nach **Kanülenverletzungen** drohen eine Übertragung von Hepatitis B (häufig ➤ 2.10.17) oder HIV (selten ➤ 2.6.10).

Folgende Maßnahmen sind angezeigt:
- Stichkanal zum Bluten bringen
- gründliche Desinfektion (z. B. Fingerbad in Betaisodona®)
- Wundverband
- chirurgische Wundversorgung
- Dokumentation im Verbandbuch der Station und Meldung der Verletzung an den Betriebsarzt („Durchgangsarzt-Verfahren" zum Nachweis eines Arbeitsunfalls)

Besteht der begründete Verdacht, dass das in der Nadel enthaltene Blut von einem mit Hepatitis B oder HIV infizierten Pflegebedürftigen stammt, ist eine simultane Hepatitis-B-Impfung (aktiv und passiv) bzw. die Gabe einer Kombination von antiretroviralen Wirkstoffen möglich.

In jedem Falle ist sofort nach der Verletzung beim Betroffenen eine Blutuntersuchung zur Feststellung des Hepatitis B- bzw. HIV-Antikörperstatus durchzuführen. Diese Antikörperbestimmung wird nach ca. sechs Wochen und nach drei bis sechs Monaten wiederholt. Hierdurch lässt sich erkennen, ob eine Infektion tatsächlich auf die Kanülenverletzung zurückzuführen ist. [3] [4]

> **VORSICHT**
> Entscheidend ist die **Verhinderung von Kanülenverletzungen**. Deshalb:
> - Gebrauchte Kanülen nicht in die Schutzkappen zurückstecken, denn beim Einführen wird häufig der Finger getroffen (häufigste Verletzungsursache).
> - Gebrauchte Kanülen sofort ohne Verpackung in den Kanülenabwurf (Plastikkanister) entsorgen.
> - Gebrauchte Kanülen niemals im Krankenzimmer liegen lassen.
> - Beim Umgang mit möglicherweise ansteckenden Personen Handschuhe tragen.
> - Jeder, der unmittelbar mit kranken Menschen arbeitet, sollte gegen Hepatitis B geimpft sein.

SURFTIPP
Initiative SafetyFirst: www.nadelstichverletzung.de

Literaturnachweis

1. ERC Guidelines 2010: www.springerlink.com/content/1434–6222/13/7/ (Letzter Zugriff: 9. August 2011).
2. www.a-k-n.at/kursmaterial/Skript_Intoxikationen_062009.pdf (Letzter Zugriff: 9. August 2011).
3. Robert Koch-Institut: www.rki.de/cln_178/nn_196444/DE/Content/Infekt/EpidBull/Archiv/2000/01__00,templateId=raw,property=publicationFile.pdf/01_00.pdf (Letzter Zugriff: 9. August 2011).
4. Robert Koch-Institut: www.rki.de/cln_178/nn_196040/DE/Content/InfAZ/H/HIVAIDS/Prophylaxe/Leitlinien/pep__empfehlungen__08,templateId=raw,property=publicationFile.pdf/pep_empfehlungen_08.pdf (Letzter Zugriff: 9. August 2011).

Wiederholungsfragen

1. Was gehört zur Prüfung der Vitalfunktionen? (➤ 6.2)
2. Wie erfolgt die Überprüfung von Atmung und Herzfunktion im Notfall? (➤ 6.2.2)
3. Welche Maßnahmen sind bei einem Notfall in einer Pflegeeinrichtung einzuleiten, wenn nicht reanimiert werden muss? (➤ 6.3)
4. Wie machen Ersthelfer die Atemwege frei? (➤ 6.3.2)
5. Wie wird die Herzdruckmassage korrekt durchgeführt? (➤ 6.3.3)
6. Welche Schritte umfasst die Elementartherapie bei Vergiftungen? (➤ 6.4.1)
7. Welche Maßnahmen helfen, wenn sich jemand verschluckt hat? (➤ 6.10)
8. Wie kann man Kanülenverletzungen vorbeugen? (➤ 6.11)

Zuordnung der Lernfelder für den theoretischen Unterricht

Das Lehrbuch „Altenpflege konkret – Gesundheits- und Krankheitslehre" vermittelt Inhalte, die gemäß der „Ausbildungs- und Prüfungsverordnung für den Beruf der Altenpflegerin und des Altenpflegers" (vom 26. November 2002, veröffentlicht im Bundesgesetzblatt I 2002, 4.423–4.425) in Lernfelder gegliedert sind. Die folgende Tabelle ordnet die Inhalte des vorliegenden Werkes den Lernfeldern zu.

Die Auswahl soll einen Überblick geben und erhebt keinen Anspruch auf Vollständigkeit. Da die Lernfelder und die Inhalte der Kapitel sich überschneiden, kommen einige der Lernfelder in mehreren Kapiteln vor, auch in solchen, die hier nicht ausdrücklich genannt sind.

Lernbereiche/-felder	Entsprechende Kapitel in „Altenpflege konkret – Gesundheits- und Krankheitslehre"
Lernbereich 1: Aufgaben und Konzepte in der Altenpflege	
1.1 Theoretische Grundlagen in das altenpflegerische Handeln einbeziehen	1.4.1, 1.4.2 2.1.1–2.1.18; 2.2.1–2.2.9; 2.3.1–2.3.13; 2.4.1–2.4.4; 2.5.1–2.5.14; 2.6.1–2.6.11; 2.7.1–2.7.11; 2.8.1–2.8.10; 2.9.1–2.9.12; 2.10.1–2.10.19; 2.11.1–2.11.6; 2.12.1–2.12.8; 2.13.1–2.13.12 3.1–3.10 4.4, 4.5 5.3 6.1–6.11
1.2 Pflege alter Menschen planen, durchführen, dokumentieren und evaluieren	1.4.1 2.1.10–2.1.18; 2.2.4–2.2.9; 2.3.2–2.3.13; 2.4.2–2.4.4; 2.5.8–2.5.14; 2.6.7–2.6.11; 2.7.4–2.7.11; 2.8.5–2.8.10; 2.9.7–2.9.12; 2.10.11–2.10.19; 2.11.4–2.11.6; 2.12.5–2.12.8; 2.13.6–2.13.12 3.1.5; 3.3–3.10 4.4, 4.5 5.1; 5.2; 5.3; 5.5; 5.6
1.3 Alte Menschen personen- und situationsbezogen pflegen	1.1; 1.2; 1.3; 1.4 2.1.10–2.1.18; 2.2.4–2.2.9; 2.3.2–2.3.13; 2.4.2–2.4.4; 2.5.8–2.5.14; 2.6.7–2.6.11; 2.7.4–2.7.11; 2.8.5–2.8.10; 2.9.7–2.9.12; 2.10.11–2.10.19; 2.11.1–2.11.3; 2.12.5–2.12.8; 2.13.5–2.13.12 3.1–3.10 4.1.3–4.1.7; 4.2; 4.3; 5.1; 5.2; 5.3; 5.4; 5.5 6.1–6.10
1.4 Anleiten, beraten und Gespräche führen	1.4.2 2.5.12; 2.5.13; 2.7.5; 2.7.6 3.1.5; 3.2; 3.3; 3.4; 3.5; 3.6; 3.7; 3.9; 3.10 4.2; 4.3; 4.4; 4.5 5.1.1; 5.1.2; 5.3.1; 5.3.4; 5.3.5; 5.3.6; 5.3.7
1.5 Bei der medizinischen Diagnostik und Therapie mitwirken	1.4.1; 1.4.2; 1.4.4; 1.4.5; 1.5 3.1.5; 3.2.1 4.1; 4.2; 4.3 5.4; 5.5 6.2; 6.3; 6.4; 6.5; 6.6; 6.7; 6.8; 6.9; 6.10; 6.11

Lernbereiche/-felder	Entsprechende Kapitel in „Altenpflege konkret – Gesundheits- und Krankheitslehre"
Lernbereich 2: Unterstützung alter Menschen bei der Lebensgestaltung	
2.1 Lebenswelten und soziale Netzwerke alter Menschen beim altenpflegerischen Handeln berücksichtigen	1.4.1 2.12 3.1; 3.2; 3.3; 3.7; 3.10 4.1.1; 4.1.2 5.1.1; 5.2.3; 5.3.5
2.2 Alte Menschen bei der Wohnraum- und Wohnumfeldgestaltung unterstützen	3.1.3; 3.1.5 4.4.5 5.1; 5.2; 5.3; 5.5
2.3 Alte Menschen bei der Tagesgestaltung und bei selbst organisierten Aktivitäten unterstützen	3.9
Lernbereich 3: Rechtliche und institutionelle Rahmenbedingungen altenpflegerischer Arbeit	
3.1 Institutionelle und rechtliche Rahmenbedingungen beim altenpflegerischen Handeln berücksichtigen	1.5.7 3.1.5 4.2.3; 4.2.4; 4.3; 4.4; 4.5 5.5.5; 5.6
3.2 An qualitätssichernden Maßnahmen in der Altenpflege mitwirken	4.2.3; 4.2.4; 4.3; 4.4; 4.5 5.1; 5.2: 5.3; 5.5
Lernbereich 4: Altenpflege als Beruf	
4.1 Berufliches Selbstverständnis entwickeln	1.5 4.2.3; 4.3; 4.4; 4.5
4.2 Lernen lernen	
4.3 Mit Krisen und schwierigen sozialen Situationen umgehen	1.4.1; 1.4.2; 1.4.4; 1.4.5 3.1.1–3.1.4 6.1–6.10
4.4 Die eigene Gesundheit erhalten und fördern	1.4.4; 1.4.5; 1.5.5 2.1.15; 2.2.3; 2.3.1; 2.4.1; 2.5.7; 2.5.13; 2.5.14; 2.6.6; 2.7.3; 2.8.4; 2.9.6; 2.10.10; 2.113; 2.12.4; 2.13.4 3.1 4.1.2; 4.2.3; 4.3; 4.4; 4.5 6.3.5; 6.7; 6.11

Abbildungsnachweis

Der Verweis auf die jeweilige Abbildungsquelle befindet sich bei allen Abbildungen im Werk am Ende des Legendentextes in eckigen Klammern. Alle nicht besonders gekennzeichneten Grafiken und Abbildungen sind © Elsevier GmbH, München.

A400	Reihe Pflege konkret, München: Elsevier GmbH, Urban & Fischer
A400–117	P. Schweitrieg, Stuttgart
B109	Oethinger M. (Hrsg.): Mikrobiologie und Immunologie, 8. A., Ulm und Lübeck: Jungjohann Verlag, 1994.
E160	Gebler H., Kindl G. (Hrsg.): Pharmazie für die Praxis, 5. A., Stuttgart: Deutscher Apotheker Verlag, 2005.
E273	Mir M. A. Atlas of Clinical Diagnosis, 5. A., Philadelphia: Elsevier Saunders, 2003
E283	Mettler F. A. Essentials of radiology, 2nd ed., Philadelphia: Elsevier Saunders, 2005
E288	Forbes CD, Jackson WF. Color Atlas and Text of Clinical Medicine. Edinburgh: Elsevier Mosby, 2004
E326	Kanski J., Bowling B. Ophthalmology in focus, 1st ed., Philadelphia: Elsevier Churchill Livingstone, 2005
E349	der Meulen D. CRASH COURSE Imaging, 1st ed., St. Louis: Elsevier Mosby, 2008
E350	Odze R.D, Goldblum J. R. Surgical Pathology of the GI Tract, Liver, Biliary Tract, and Pancreas, 2nd ed., Philadelphia: Elsevier Saunders, 2009
E353	Waugh A., Grant A. Ross and Wilson Anatomy and Physiology in Health and Illness, 11th ed., Philadelphia: Elsevier Churchill Livingstone 2010
E355	Goldman L., Ausiello D. A., Arend W., Armitage J. O., Clemmons D., Drazen J., Griggs R., LaRusso N., Newman J., Foster E. Cecil MEDICINE, 23rd ed., Philadelphia: Elsevier Saunders, 2008
E362	Thibodeau G. A., Patton K. T. Structure and function of the body, 14th ed., St.Louis: Elsevier Mosby, 2011
E366	Sanders M. J. Mosby's Paramedic Textbook, 3rd ed., St. Louis: Mosby Elsevier, 2007
E370	Shiland B. J. Mastering Healthcare Terminology, 3rd ed., St. Louis: Elsevier Mosby, 2009
E372	Bontrager K. L. Bontrager's Handbook of Radiographic Positioning an Techniques, 5th ed., St. Louis: Elsevier Mosby, 2010
E373	Swain J, Bush K. W., Brosing J. Diagnostic Imaging for Physical Therapists, 1st ed., Philadelphia: Elsevier Saunders, 2008
E374	Harris ED. Kelly's Textbook of Rheumatology, 7th ed. Philadelphia, Elsevier Saunders, 2005.
E375	Christensen B. L. Foundations and Adult Health Nursing, 5th ed., St. Louis: Elsevier Mosby, 2007.
E376	Cameron M. H., Monroe L. Physical Rehabilitation – Evidence-Based Examination, Evaluation, and Intervention, 1st ed., Philadelphia: Elsevier Saunders, 2007.
E377	Eisenberg R. L., Johnson N. Comprehensive Radiographic Pathology, Skeletal System, St. Louis: Elsevier Mosby, 2012.
E378	Fritz S., Grosenbach J. Mosby's essential sciences for therapeutic massages: Anatomy, Physiology, Biomechanics and Pathology, 3rd ed., St. Louis: Elsevier Mosby, 2009.
E379	Dalrymple N., Leyendecker J., Oliphant M. Problem Solving in Abdominal Imaging, 1st ed., St. Louis: Elsevier Mosby, 2009.
E380	Herrick A. L., Andrew G. J., Funk, Hutchinson C. Orthopaedics and Rheumatology IN focus, 1st ed., Philadelphia: Elsevier Churchill Livingstone, 2010.
E381	Plancher K. D. Atlas of the Hand Clinics: Sports Injuries- An Issue of Clinics in Sports Medicine, 1st ed., Philadelphia: Elsevier Saunders, 2006.
E382	Coughlin M., Saltzmann C., Mann R. A. Surgery of the foot and ankle, Philadelphia: Elsevier Mosby, 2007.
E383	Phipps'Medical-Surgical Nursing: Health and Nursing: Health and Illness Perspectives, Mosby, 2007 Fig. 65–14
E384	Ignatavicius D., Workman L. Medical-Surgical Nursing: Critical Thinking for Collaborative Care, 5th ed., Elsevier, 2006
E385	Habif T. Clinical Dermatology, 5th ed., St. Louis: Elsevier Mosby, 2010.
E386	Habif T., Campbell J., Chapman S., Dinulos J., Zug K. Skin Disease Diagnosis and Treatment, 3rd ed., Philadelphia: Elsevier Saunders, 2011.
E387	Zitelli B., Davis H. Atlas of Pediatric Physical Diagnosis, 5th ed., St. Louis: Elsevier Mosby, 2007.
E402	Drake RL et al: Gray's Anatomy for Students, 1st ed., Philadelphia: Elsevier Churchill Livingstone, 2005.
E413	Young NS, Gerson SL, High KA : Clinical Hematology. 1st ed., St. Louis, Elsevier Mosby, 2006.
E419	Patton K., Thibodeau G. Anatomy & Physiology, 8th ed., St. Louis: Elsevier Mosby, 2010.
E420	Talley N. Clinical Examination, 6th ed., Philadelphia: Elsevier Churchill Livingstone, 2010.
E421	Oral Pathology for the Dental Hygienist, 5th ed., Philadelphia: Elsevier Saunders, 2008.
E422	Weston W., Lane A., Morelli J. Colour Textbook of Pediatric Dermatology, 4th ed., St. Louis: Elsevier Mosby, 2007.
E423	Damjanov I., Linder J. Pathology: A color atlas, St Louis: Elsevier Mosby 1999
E424	Damjanov I, Linder J. Anderson's pathology, ed 10, St. Louis: Mosby, 1996.
E425	Sharon L., Dirkse R., Heitkemper M., Linda Bucher L., Camera I. Medical-Surgical Nursing in Canada: Assessment and management of Clinical Problem, 8th ed., St. Louis: Elsevier Mosby 2010.
E426	Kanski J. Clinical Diagnosis in Ophthalmology, 1st ed. St. Louis: Elsevier Mosby, 2006.
E428	Albert M., Miller J., Azar D., Blodi B. Albert & Jakobiec's Principles and Practice of Ophthalmology, 3rd ed., Philadelphia: Elsevier Saunders, 2008.
E429	Aehlert B. Paramedic practice today- above and beyond, 1st ed., St. Louis: Elsevier, Mosby 2010.
E430	Kanski J. Klinische Ophthalmologie, 6.A., München: Elsevier Urban & Fischer, 2008.
E431	A. Pane, P. Simcock, Practical Ophthalmology- a survival guide for doctors and optometrists, 1st ed., Elsevier limited, 2005.
E432	Dental Management of the Medically Compromised Patient, 6th ed., St. Louis: Elsevier Mosby, 2008.
E433	Neville B., Damm D., Carl Allen C., Bouquot J., Neville B., Oral and Maxillofacial Pathology, 3rd ed., Philadelphia: Elsevier Saunders, 2009.
E434	Dermatology, St. Louis: Elsevier Mosby, 2008.
E435	Walsh T.D., Caraceni A. T., Fainsinger R., Foley K., Glare P., Goh C., Lloyd-Williams M, Olarte J. N., Lukas

	Radbruch L. Palliative Medicine, 1st ed., Philadelphia: Elsevier Saunders, 2009.	F254	Jason A. Pates, Diane M. Twickler. The Use of Radiographic Modalities to Diagnose Infection in Pregnancy. J Clinics in Perinatology, Elsevier 2005; 32: 789–802.
E436	Hopper T. Mosby's Pharmacy Technician, 3rd ed., Philadelphia: Elsevier Saunders, 2011.	F255	Wirbelauer C. Management of the Red Eye for the Primary Care Physician. American J of Medicine, Elsevier 2006; 119; 302–306
E437	Salvo S. Mosby's Pathology for massage therapists, 2nd ed., St. Louis: Elsevier Mosby, 2009.	F256	Carod-Artal F. Stroke: a neglected complication of American trypanosomiasis (Chagas' disease). J of Transactions of the Royal Society of Tropical Medicine and Hygiene, Elsevier 2007; 101:1.075–1.080.
E438	Swartz M. Textbook of physical diagnosis: History and Examination, 6th ed., St. Louis: Elsevier, 2009.		
E439	Townsend M., Beauchamp R., Evers M., Mattox K. L. Sabiston Textbook of Surgery, St. Louis: Elsevier Saunders, 2008.		
		J660	MEV Verlag GmbH, Augsburg
E441	Shiland B. Mastering Healthcare Terminology, 3rd ed., St. Louis: Elsevier Mosby, 2009.	J745–018	Christa E., panthermedia.net, München
		J745–019	Josef M., panthermedia.net, München
E442	Lovassen K. ICD-9-CM Coding, 1st ed., St. Louis: Elsevier Saunders, 2011.	J745–020	Silvia B., panthermedia.net, München
		J745–021	Maxim Pawlow, panthermedia.net, München
E443	Vivier A: Atlas of Clinical Dermatology. 3rd ed., London: Churchill Livingstone, 2002.	J745–022	Joerg. Mikus, panthermedia.net, München
		J745–023	Herbert E., panthermedia.net, München
E444	Cook G. C., Zumla A. Manson's Tropical Diseases, 22nd. ed., St. Louis: Elsevier Saunders, 2009.	J745–024	Isantilli, panthermedia.net, München
		J745–025	Michael Nowak, panthermedia.net, München
E445	McPherson R., Pincus M. Henry's Clinical Diagnosis and Management by Laboratory Methods, 22nd ed., St. Louis: Elsevier Saunders, 2011	J751–064	Kirby Hamilton, istock.com
		J751–081	Jay Lazarin, istock.com
		J751–082	Anne-Louise Quaforth, istock.com
E446	Rapini R. Practical Dermatopathology, St. Louis: Elsevier Saunders 2005	J784–12	E. Wodicka, adpic.de, Bonn
		J784–14	A. Raths, adpic.de, Bonn
E447	Brooks M. L. Exploring Medical Language, 7th ed., St. Louis: Elsevier Mosby, 2009.	J787	Colourbox.com
		K115	A. Walle, Hamburg
E448	Van Meter K. C., Robert J Hubert R. J. Microbiology for the healthcare Professionals, 1st ed., St. Louis: Elsevier Mosby, 2010.	K157	W. Krüper, Bielefeld
		K183	E. Weimer, Würselen
		K313	S. Vavra, München
E450	Lindon G. Encyclopedia of Spectroscopy and Spectrometry, Elsevier Ltd. 2000.	L115	R. Dunkel, Berlin
		L123	J. Dimes
E451	Rich R., Fleisher T. A., Schroeder H., Thomas A. Shearer W., Schroeder H. W., Frew A. J., Weyand C. M. Clinical Immunology, 3rd ed., St. Louis: Elsevier Mosby, 2008.	L138	M. Kosthorst, Borken
		L142	E. Liebermann, Steingaden
		L157	S. Adler, Lübeck
		L190	G. Raichle, Ulm
E452	Kliegman R. M., Stanton B. M. D., Geme J., Schor N., Behrman R. Nelson Textbook of Pediatrics, 19th ed., Philadelphia: Elsevier Saunders 2011.	L215	S. Weinert-Spieß, Neu-Ulm
		M119	P. Bergen, Hildesheim
		M123	Th. Dirschka, Wuppertal
E453	Robinson J. K., Hanke C. W., Siegel D. M., Fratila A. Surgery of the skin, 2nd ed., St. Louis: Elsevier Mosby, 2010.	M161	M. Zimmer, Bammental
		M270	W. Schädle, Babenhausen
		M294	B. Hein, München
E454	Clinic C. Current clinical medicine, 2nd ed., St. Louis: Elsevier Saunders, 2010.	M297	M. Deschner, Berlin
		M315	C. Menebröcker, Duisburg
E455	W. John Spicer W. J.Clinical Bacteriology, Mycology and Parasitology, St. Louis: Churchill Livingstone, 2000.	O408	M. Gärtner, München
		R168	Gruber G., Hansch, A.: Interaktiver Atlas der Blickdiagnostik in der Inneren Medizin. München: Elsevier Urban & Fischer, 2009.
E456	Kanski J. Clinical Diagnosis in Ophthalmology, 1st ed., St. Louis: Elsevier Mosby, 2006		
E459	van Dinh T, Hannigan E., Doherty M., Saia P. Clinical gynecologic oncology, 3rd ed., St. Louis: Elsevier Mosby, 2002	R170–3	U. Welsch: Sobotta Lehrbuch der Histologie unter Mitarbeit von Thomas Deller, 3.A., München: Elsevier Urban & Fischer 2010
F225	Motomura G., Yamamoto T., Nakashima J., Shuto T., Jingushi S., Ywamoto Y. Outcome of the Contralateral Hip in Rapidly Destructive Arthrosis After Total Hip Arthroplasty, J of Arthroplasty, Elsevier 2006, 21:1.026–1.031.	R172	Murray P. R., Rosenthal K. S., Pfaller M. A., Medical Microbiology, 6th ed., St. Louis: Elsevier Mosby 2008.
		R194	Kiechle M. Gynäkologie und Geburtshilfe, 2. A., München: Elsevier Urban & Fischer, 2011.
		R246	Gruber G., Hansch A. Kompaktatlas Blickdiagnosen 2. A., München: Elsevier Urban & Fischer Verlag 2009
F226	Alan D. Irvine. Inherited defects in keratins. J Clinics in Dermatology Elsevier 2005; 23:6–14	R264	Huch R., Jürgens K.-D. Mensch Körper Krankheit, 6. A. München: Elsevier GmbH, Urban & Fischer Verlag 2011
F227	Cecilia W. P. Li-Tsang, Joy C. M. Lau, Chetwyn C. H. Chan. J Burns Prevalence of hypertrophic scar formation and its characteristics among the Chinese population Elsevier 2005; 31: 610–616.		
		T173	U. Vogel, Tübingen
		T195	R. Bühler, Giengen/Brenz
F253	Kiminori Sato, Hirohito Umeno, Tadashi Nakashima. Histological investigation of liposuctioned fat for injection laryngoplasty. American J of Otolaryngology, Elsevier 2005, 26: 4–7.	T197	B. Danz, Ulm
		T398	Stiftung Deutscher Pollendienst, Berlin
		U107	FlexPen® ist eine eingetragene Marke der Novo Nordisk A/S, Dänemark.

U114	Apogepha Arzneimittel GmbH, Dresden	V437	Findus Sverige AG, Bjuv – BestCon Food GmbH, Osnabrück
U136	F. Hoffmann-La Roche AG, Basel		
U242	Allergopharma Joachim Ganzer KG, Reinbek	V463	Anita Dr. Helbig GmbH, Brannenburg
V083	Weinmann Geräte für Medizin GmbH + Co. KG, Hamburg	V465	Lautenschläger Bekleidung GmbH, Spezialfabrik für Dienstkleidung, Mainaschaff
V137	Siemens Medical Solutions, Erlangen	V494	Nestlé HealthCare Nutrition, Frankfurt
V143	Thomashilfen für Behinderte GmbH & Co. Medico KG, Bremervörde	W178	Auswertungs- und Informationsdienst für Ernährung, Landwirtschaft und Forsten (aid), Foto: P. Meyer; Bonn
V214	Cook Medical Deutschland GmbH, Mönchengladbach	W245	DGE-Ernährungskreis, Copyright: Deutsche Gesellschaft für Ernährung e. V., Bonn
V216	GN ReSound GmbH, Münster		
V227	prepress ulm GmbH, Ulm	X217	bvmed-Bilderpool, Berlin
V228	Synthes GmbH & Co. KG, Umkirch	X243	G. Beer, L. Filgueira, Labor für experimentelle Mikroskopie, Oberasbach
V334	SD-nostik GmbH, Sinsheim		
V429	Davita medizinische Produkte GmbH & Co. KG, Kleve		

Register

Symbol
α-Amylase 324
β-Acetyldigoxin 257
β-Methyldigoxin 257

A
ABCD-Regel, Melanom 165
ABC-Klassifikation, Gastritis 337
Abdomen, akutes 338
Abduktor 88
Abfall 551
– Hygiene 627
– Infektionsquelle 527
Abfallkatalog, europäischer 551
Abführmittel 342
Abhängigkeit
– Alkoholkrankheit, Phasen nach Jellinek 498
– Arzneimittel 500
– Beruhigungsmittel 501
– Drogen 496
– körperliche 498
– psychische 498
Ablatio
– mammae 413
– retinae 175
Ablederungswunde 137
Abszess 40, 155
Abwehr 226
– geschwächte 240
– humorale 226
– Störungen 237
– zelluläre 227
Acarbose, Hypoglykämie 212
ACE-Hemmer 275, 374
Acetabulum 103
Achalasie 332
Achillessehne 108
– Reflex, ASR 426
Achse
– Knickung 125, 126
– Myopie 172
Aciclovir 178
ACTH, Adrenokortikotropes Hormon 195
Adamsapfel 290
Adam-Stokes-Anfall 260
Addison-Krankheit 205
Adduktor 88
Adenin 12
Adenokarzinom 48
– Niere 383
Adenom 48
– Prostata 401
Adenomatosis coli 349
Adenosintriphosphat, ATP 10
Aderhaut 167
Adipositas 215, 502
– Ernährung 608
– Psychosomatik 501, 502
Adnexe 397
Adnexitis 409
Adrenalin 637
Aerophagie 341

Aerosol 70
Affekt
– inadäquater 489
– paradoxer 468, 489
– Schizophrenie 488
– Störung 468
Affektivität 468
Affektstarre 468
Afferent-loop-Syndrom 339
After 327
Agglutinin 220
Agonie 32
Agonist, Muskeln 86
Agoraphobie 492
Agranulozytose 236, 241
AIDS 241
– HAART 242
– Kanülenverletzung 646
Ajmalin 262
Akathisie 471
Akinese 442
Akinesie 433
Akromegalie 200
Akromion 96
Akrophobie 492
Aldehyd 533
Aldosteron, Überproduktion 205
alignom, Brustdrüse 410
Alkalimetall 3
Alkalose 7, 375
Alkohol
– Abhängigkeitsphasen nach Jellinek 498
– Entzugsdelir 499
– Erkrankungen, assoziierte 499
– Fettleber 357, 499
– Krankheit 498
– Polyneuropathie 447
– Psychose 499
– Schlafstörungen 504
– Vergiftung 640
– Wirkung, diuretische 194
Alkoholismus 498
ALL, akute lymphatische Leukämie 235
Allel 16
Allergenkarenz 238
Allergie 237
– Arzneimittel 75
– Kontrastmittel 63
– Latex 549
Alles-oder-Nichts-Regel 86
Alopezie 150
Alpha-Trinker 499
Alter
– biologisches 28
– Ernährung 607
– Gehirn 428
– Hormondrüsen 199
Altern 451
– Beziehungen, soziale 459
– Funktionsabbau 452
– Gedächtnis 457
– Intelligenz 457
– Lernfähigkeit 458

– Normen 454
– Persönlichkeit 459
– Psychomotorik 459
– Veränderungen 457
Alterspsychiatrie 451
Altersschwerhörigkeit 189
Altersstar 174
Altersweitsichtigkeit 173
Alveole, Lunge 292
Alzheimer-Demenz 477
– Phasen 478
– Reisberg-Stadien 477
Amaurose 176
Amaurosis fugax 169, 434
Ambivalenz 468, 488
Amboss 183
AMG, Arzneimittelgesetz 67
Aminogruppe 8
Aminosäure 8, 569
Amiodaron 262, 637
Amisulprid 472
Ammoniakgeruch 299
Amnesie 465
Amphiarthrose 84
Amplitude, Blutdruck 270
Ampulle, Gleichgewichtsorgan 185
Amputation 134
Amygdala 417
Analgetikum
– nicht-opioides 37
– opioides 37
Anämie 230
– Alkoholkrankheit 499
– Eisenmangel 230
– hämolytische 231
– megaloblastäre 230
– perniziöse 230
Anamnese 51
Anaphase 15
Anastomose
– Braun-Fußpunkt 338
– Roux-Y 338
Anatomie, Standardposition 52
Aneurysma
– Bauchaorta 277
– dissecans 278
– Herzwand 255
– Hirnarterie 437
Anexate 641
Anfall
– einfach-fokaler 444
– Erste Hilfe 645
– fokaler 443
– generalisierter 443
– Grand-Mal 443
– Jackson 444
– komplex-fokaler 444
Anfallsleiden 443
Angina pectoris 251
Angina tonsillaris 331
Angioplastie, perkutane transluminale koronare (PTCA) 253
Angioplastie, perkutane transluminale 279

Angst 491
– Erkrankung, psychische 491
– Kindesalter 491
– Störung 491
– Störung, frei flottierende 491
– Störung, generalisierte 491
Angsthierarchie, Phobien 492
Ängstlichkeit 468
Anion 4
Anorexia nervosa 502
Anorexie 600
Anpassungsstörung 494
Ansatz, biografischer 480
Anspannungszeit 249
Antagonist, Muskeln 86
Anthelmintikum 523
Anthropometrie 596
Antibiogramm 517
Antibiotikum 44
Antidepressivum 469, 485
– tetrazyklisches 470
– trizyklisches 470
– Vergiftung 641
Antidiarrhoikum 345
Antidot 473
Antigen 225
– D 221
– Präsentation 225
– prostata-spezifisches 395
– Rhesus 221
Antigen-Antikörper-Reaktion 226
Antihistaminikum 238
Antihypertonikum 275
Antiinfektivum 44
Antiinsomnikum 473
Antikoagulanzium 232
Antikonvulsivum 444
Antikörper 225
Antimykotikum 45
Antipsychotikum 471
Antirheumatikum, nichtsteroidales 118
Antisepsis 540
Antiseptikum 533
Antitoxin 519
Antituberkulotikum 305
Antitussivum 303
Antrieb, Störung 468
Anurie 376
Anus 327
ANV, akutes Nierenversagen 378
Anxiolytikum 472
Aorta 245, 267
Aortenklappe 247
Aortenklappeninsuffizienz 264
Aortenklappenstenose 264
Aphasie 430
Aphonie 335
Apnoe 297, 298
Aponeurose 84
Appendix vermiformis 327
Appendizitis 347
Applikation
– Arzneimittel 73
– Augentropfen 179
Applikator, Dosieraerosole 307
Arbeiten, steriles 540, 549

Arbeitshygiene 542
Arcus
– costalis 95
– senilis 167
– vertebrae 93
Arm 98
– Geflecht 425
– Lymphödem 412
– Muskel 99
– Venen 272
Arrhythmie 258
Arteria
– axillaris 269
– brachialis 269
– carotis 267
– femoralis 269
– fibularis 269
– hepatica 329
– iliaca 269
– intercostalis 269
– lienalis 228
– mesenterica 269, 316
– poplitea 269
– radialis 269
– renalis 367
– subclavia 267
– tibialis 269
– ulnaris 269
– vertebralis 267
Arterie 267
– Aorta 267
– Aufbau 267
– Bauch 316
– Durchtrittsstellen 81
– hirnversorgende 420
– Körperkreislauf 267
– Lungenkreislauf 272
– Metastasierung 48
– Niere 367
– Typ, elastischer 270
– Typ, muskulärer 270
Arteriole 267
Arteriosklerose 276
– Demenz 479
Arthritis
– rheumatoide 116
– urica 206
Arthrose 111
– Wirbelsäule 115
Arthrosis deformans 111
Arthroskopie 65
Arzneimittel 65
– 5-R-Regel 69
– Abhängigkeit 500
– Allergie 75
– Anwendungsgebiete 66
– apothekenpflichtig 67
– Applikationsform 73
– Augen 178
– Betäubungsmittel 67
– Elimination 74
– frei verkäuflich 67
– Gabe, orale 69
– Gesetz 67
– Gruppen 66
– Halbwertszeit 74

– Haltbarkeit 68
– Richten 68
– Schrank 68
– Spezialität 65
– Umgang 68
– Verabreichung 69
– verschreibungspflichtig 67
– Wechselwirkung 75
Arzneirezeptur 65
Arzneistoff 65
Ascites 359
Ascorbinsäure 573, 576
Asepsis 540
Aspiration 603
– Erste Hilfe 646
– Pneumonie 302, 555
ASR, Achillessehnenreflex 426
Assoziationsbahn 416
Asthma
– Anfall 309
– bronchiale 297, 308
– cardiale 256, 258
– Psychosomatik 501
Astrozyt 23
Astrozytom 446
Ataxie 433
Atem
– Gas 297
– Geruch 299
– Grenzwert 294
– Hilfsmuskulatur 294, 296
– Kapazität 294
– Kontrolle 297
– Mechanik 294
– Muskulatur 95
– Rhythmus 300
– Stillstand 297, 298
– Tiefe 300
– Volumen 294
– Zug 294
Atemnot, Erstmaßnahmen 298
Atemspende 637
Atemweg
– freimachen 635
– Infektion, nosokomiale 554
– Infektionen 301
Atenolol 262
Atlas 93
Atmung 287
– agonale 300
– äußere 287
– Biot 300
– Cheyne-Stokes 300
– innere 287
– intermittierende 300
– Kussmaul 300
– pathologische 300
– Prüfung im Notfall 634
– Schnapp 300
Atom, Bindung 4
ATP 5
ATP, Adenosintriphosphat 10
Atrium 246
Atrophie 26, 149
Attacke, transitorische ischämische 434
Aufbaureaktion 5

Aufhellung, präsuizidale 506
Aufmerksamkeit, Störung 463
Auge 166
– Erkrankungen 169
– Fremdkörper 179
– Hilfseinrichtungen 168
– künstliches 181
– Liderkrankungen 170
– Medikamente, Applikation 178
– Muskel, äußerer 168
– Muskelnerv 423
– Phase, postoperative 179
– Prothese 181
– Ringmuskel 91
– Rötung 169
– Schmerz 169
– Schutz 176
– Spülung 179
– Verband 180
Augenbraue 168
Augenhaut, innere 167
Augenkammer 167
Augenlid 168
Ausatmung 294
Ausfluss, genitaler 405
Auskultation 52
Ausscheidung 602
Außenband 106
Außenknöchel, Fraktur 134
Außenmeniskus 106
Außenrotator 88
Austreibungszeit 249
Auswurf 298
Aut idem-Regelung 67
Autismus 489
Autoimmunerkrankung 239
Autoimmungastritis 337
Autonomie, Schilddrüse 201
Autopsie 51
Autosom 11
AV-Block 260
Avitaminose 571
AV-Knoten 248
Axis 93
Azetongeruch 299
Azidose 7, 375

B

Babcock-Operation 282
Babinski-Zeichen 432, 434
Bahn
– afferente 419
– Assoziation 416
– efferente 419
– extrapyramidale 420
– Hinterstrang 419
– Kommissuren 416
– Projektion 416
– Pyramide 420
– Seitenstrang 419
Bakteriämie 528
Bakterium 514
– aerobes 515
– anaerobes 515
– Erkrankungen 518
– Hauterkrankungen 154

– Kultur 516
– Nachweis 516
– Sporen 515
Bakteriurie 385
Baldrian 473
Ballaststoff 585
– Funktionen 586
– Richtwerte 587
– Wasserlöslichkeit 585
Band, Kniegelenk 106
Bänder 84
Bandscheibe 94
– Vorfall 114
Bandwurm 523
Barrett-Ösophagus 334
Bartholin-Drüse 405
Bartholinitis 405
Basalganglion 415, 420
Basaliom 164
Basalzellkarzinom 164
Base 6
– Triplett 12
Bathmotropie 250, 257
Bauch
– akuter 338
– Aorta 269
– Arterien 269, 316
– Fell 315
– Venen 272, 316
Bauchaorta, Aneurysma 277
Bauchatmung 294
Bauchfell 315
Bauchfett 20
Bauchhautreflex 426
Bauchmuskel
– gerader 95
– querer 96
– schräger 95
Bauchspeicheldrüse 323
– Erkrankungen 362
– Hormone 198
Bauchwand 95
BCG-Impfung 305
Beatmung, Beutel-Maske 638
Becherzelle 18
Bechterew, Morbus 120
Becken
– Arterien 269
– Boden 103
– großes und kleines 103
– knöchernes 102
– Venen 272
Bedside-Test 221
Befund, psychopathologischer 462
Befürchtung 466
Begriffszerfall 488
Behinderung, psychische 456
Bein
– Arterien 269
– Längendifferenz 110
– Muskulatur 104
– Schmerzen 272
– Schwellung 274
– Umfangsdifferenz 274
– Venen 272
Belastungs-EKG 59

Belastungsinkontinenz 386
Belastungsstörung, posttraumatische 494
Benommenheit 436
Benzodiazepin 472, 473
– Antidot 641
– Vergiftung 641
Beruhigungsmittel
– Abhängigkeit 501
– Demenz 482
Bestehlungswahn 466
Beta-Blocker 275
Beta-Rezeptorenblocker 261
Beta-Trinker 499
Betäubungsmittel 67
– Dokumentation 68
Betriebshygiene 626
Beutel-Masken-Beatmung 638
Bewegung, manierierte 469
Bewegungsapparat 81
– Veränderungen im Alter 109
Bewegungsstörung, extrapyramidale 433
Bewusstlosigkeit 436, 634
Bewusstsein 414, 463
– Einengung 463
– Glasgow-Koma-Skala 53, 436
– Störung 53, 463
– Störung, qualitative 463
– Störung, quantitative 463
– Trübung 463
– Verschiebung 463
Beziehung, soziale 459
Beziehungswahn 466
Bezugspflege 461
B-Gedächtniszellen 227
Bicarbonatpuffer 375
Bifurkation, Enge 320
Biguanide 211
Bikuspidalklappe 247
Bilanzsuizid 505
Bilirubin 220, 325
Bindegewebe 19, 20
Bindehaut 168
Bindehautentzündung 171
Bindung
– chemische 4
– Ionen 4
– kovalente 4
Biokatalysator 8
Biologika 118
Biopsie 46
Biostoffverordnung 542
Biosynthese, Protein 14
Biot-Atmung 300
Biotin 572, 575
Biperiden 471
Bisphosphonat 122
Bisswunde 138
Bizeps 99
– Sehnenreflex 426
BKS, Blutkörperchensenkungsgeschwindigkeit 216
Blähung 341
Blase
– Effloreszenz 147
Blasenkatheter, Hygiene 554

Blepharochalase 168
Blinddarm 326
– Entzündung 347
Blindheit 176
Blumberg-Zeichen 348
Blut 216
– Aufgaben 217
– Bildung 218
– Diagnostik 57
– Erbrechen 299
– Erkrankungen 230
– Gas 297
– Gerinnung 222
– Gerinnung, erhöhte 232
– Gerinnungsstörung 234
– Kultur 516
– pH-Wert 374
– Plasma 218
– Plättchen 221
– Reservoir 271
– Senkungsgeschwindigkeit 216
– Stillung 222
– Strömung 269
– Viskosität 269
– Wäsche 381
– Zusammensetzung 217
Blutbild, rotes 219
Blutdruck 269
– Amplitude 270
– diastolischer 269
– erhöhter 274
– Messung 53
– Richtwert 54
– systolischer 269
Bluterkrankheit 234
Blutgefäß, Durchtrittsstellen 81
Blutgerinnsel 283
Blutschwamm 163
Blutstillung, provisorische 137
Blutung
– akute intrakranielle 437
– epidurale 438
– Fraktur 127
– gastrointestinale 338
– intrakranielle 436
– intrazerebrale 434
– Neigung 235
– postmenopausale 405
– subarachnoidale 437
– subdurale 437
– Trauma 125
Blutzucker
– nüchtern 208
– Störung 208
B-Lymphozyt 225
Bobath-Konzept 435
Bodymass-Index 597
Bogengang 185
Bohrdrahtosteosynthese 131
Borderline-Persönlichkeit 495
Bowman-Kapsel 368
BPH, benigne Prostatahyperplasie 401
Brachytherapie 76
Bradyarrhythmie 258
Bradykardie 258

Brandblasen 642
Braun-Fußpunktanastomose 338
Brechungsfehler 172
Brechungsmyopie 172
Brescia-Cimino-Shunt 382
Bries 229
Broca-Aphasie 430
Broca-Zentrum 416
Bromazepam 473, 474
Bronchialasthma 308
Bronchialkarzinom 310
Bronchie 292
Bronchiole 292
Bronchitis 301, 306
Bronchopneumonie 302
Bronchoskopie 65
Bronchospasmolytikum 307
Broteinheit 613
Brotizolam 474
Bruch, Knochen 125
Brummen 299
Brust
– Aortenaneurysma 278
– Muskeln 97
– Wirbelsäule 93
Brustatmung 294
Brustbein 95
Brustdrüse
– Karzinom 410
– Knoten 405
– Schmerzen 405
– weibliche 399
Brustfell 293
– Entzündung 312
Brustkorb 94
BSG, Blutkörperchensenkungsgeschwindigkeit 216
BSR, Bizepssehnenreflex 426
BtM, Betäubungsmittel 67
Bulbus, Haar 144
Bulimia nervosa 502
Bulla 147
Buprenorphin 38
Bursa
– omentalis 315
– synovialis 84
Büstenhalterprothese 412
BWS, Brustwirbelsäule 93
Bypass, aorto-koronarer 253

C

Caecum 326
Calcaneus 108
Calciferole 84, 573, 577
Campylobacter jejuni 624
Captopril 275
Caput
– femoris 105
– fibulae 107
– humeri 98
– radii 99
– tibiae 106
– ulnae 99
Carbamazepin 444
Carboxylgruppe 8
Carcinoma in situ 46

Carpus 100
Carrier 13
Cataracta senilis 174
Cauda equina 424
Cavitas glenoidalis 96
Ceiling-Effekt 38
Cellulae ethmoidales 289
Cellulite 143
Cerebellum 418
Cerebri-media-Infarkt 434
Cerumen 182, 186
C-Griff 638
Chalazion 171
Charakterneurose 494
Chemorezeptor, Atmung 297
Chemotherapie 49
Cheyne-Stokes-Atmung 300
Chiasma opticum 168
Chirurgie 75
Chloralhydrat 473
Chlorid 374, 579, 581
Chlorprothixen 471
Chlortetracyclin 178
Cholangitis 362
Cholestase 361
Cholesteatom 188
Cholesterin 8, 214, 567
– Steine 361
Cholesterol 568
– Bedarf 568
Cholezystitis 362
Cholezystografie 63
Cholezystokinin 199, 324
Cholezystolithiasis 360
Cholinergikum 178
Cholinesterasehemmer, Alzheimer 478
Chondrom 48, 123
Chondrosarkom 124
Choroidea 167
Chromosom 11
Chronotropie 250, 257
Chylothorax 313
Cicatrix 148
Cisterna chyli 228
Clavicula 96
Clearance 368
CLL, chronisch lymphatische Leukämie 236
Clopenthixol 471
Clorazepat 474
Clostridium
– tetani 140
– perfringens 624
Clozapin 472
CML, chronisch myeloische Leukämie 236
Cobalamin 573, 576
Cochlea 183
COLD, chronisch-obstruktive Lungenerkrankung 306
Colitis ulcerosa 346
Collum femoris 105
Colon
– ascendens 327
– descendens 327

– irritabile 348
– sigmoideum 327
– transversum 327
Columna vertebralis 92
Coma, hepaticum 360
Computertomografie 63
Condylomata, acuminata 155
Conn-Syndrom 205
Cor 245
Corpus
– callosum 415
– sterni 95
– femoris 105
– humeri 98
– luteum 397
– vertebrae 93
Cortex 415, 416
Corti-Organ 183
Costa 95
Cowper-Drüse 395
cP, chronische Polyarthritis 116
Creme 71
Creutzfeldt-Jakob-Krankheit 521
Crista 84
– iliaca 102
Crusta 148
CT, Computertomografie 63
– Bronchialkarzinom 311
Cumarin 233
Cupula 185
Cushing, Syndrom und Morbus 204
Cystitis 148
Cytosin 12
C-Zell-Karzinom 203

D

Dabigatran 233
Dampfsterilisation 538
Darm
– Appendizitis 347
– Arterienverschluss 281
– Colitis ulcerosa 346
– Divertikel 349
– Entzündungen 344
– Erkrankungen 341
– Flora 328
– Hämorrhoiden 352
– Hernie 353
– Krebs 350
– Morbus Crohn 345
– Polypen 349
– Reiz 348
– Zotten 323
Darmbein 102
– stachel 105
Dauerausscheider 528
Daumengrundgelenk 100
D-Dimer 221
Deckgewebe 17
Décollement 137
Defäkation 328
Defektheilung 29
Defektpsychose, schizophrene 491

Defibrillation 638
– automatische externe 639
Defibrillator, implantierbarer 262
Degeneration
– Gelenke 111
– Wirbelsäule 115
Dehiszenz, Wunde 140
Dehnungsmyopie 172
Dehydratation 388
– Behandlung 389
– Prophylaxe 594
Dekonditionierung, Phobien 492
Dekubitus
– Entstehung 270
– Pflege 154
– Prophylaxe 153
– Stellen, gefährdete 106, 152
Delir 474
Delirium tremens 499
Dellwarze 156
Delta-Alkoholiker 499
Deltamuskel 97
Demenz 475
– Alzheimer 477
– Beruhigungsmittel 482
– Ernährungsprobleme 606
– Multiinfarkt 479
– Schlafstörung 482
– vaskuläre 479
– Wahn 466
Demyelinisierung 440
Denaturierung 8
Denken
– Einengung 465
– zerfahrenes 465, 488
Denkstörung 465
– formale 465
– inhaltliche 465
– Schizophrenie 488
Denosumab 122
Dens axis 93
Depersonalisation 468, 489
Depression 483
– agitierte 484
– EKT 486
– endogene 483
– larvierte 484
– neurotische 483
– organische 483
– Prophylaxe 485
– psychogene 483
– Psychotherapie 486
– reaktive 483
– Suizid 486
– Wahn 484
– zyklothyme 483
Depressivität 468
Derealisation 468
Dermatitis, atopische 160
Dermatofibrom 164
Dermatomykose 156
Dermatomyositis 119
Dermatophyt 156, 521
Descensus uteri 406

Desinfektion 532
– Alkohol 533
– chemothermische 532
– Fläche 533, 537
– Hände 535
– Haut 536
– Instrumente 537
– laufende 538
– Mittel 533
– physikalische 532
– thermische 532
Desorientiertheit 463
Desoxyribonukleinsäure 11
Dexpanthenol 178
DGE-Ernährungskreis 588
Diabetes
– Alkoholkrankheit 499
– Ernährung 609
– Fußsyndrom 214
– insipidus 200
– Koma 212
– mellitus 207
– Netzhautveränderungen 176
– Polyneuropathie 447
– Zwischenmahlzeit 611
Diagnose 50
Diagnostik
– Blut 57
– Endoskopie 65
– Nuklearmedizin 64
– Radiologie 61
– Röntgen 61
– Stuhl 58
– Urin 57
Dialyse 381
Diaphragma 95
Diaphyse 81
Diarrhö 343
– Ernährung 616
Diarthrose 84
Diastole 249
Diät
– bilanzierte 618
– Pankreasinsuffizienz 364, 365
Diathese, hämorrhagische 234
Diazepam 473, 474
DIC, disseminierte intravasale Gerinnung 234
Dickdarm 326
– Divertikel 349
– Karzinom 350
Dickungsmittel 604
Diencephalon 415, 416
Diffusion 13
Digestivum 340
Digitalthermometer 56
Digiti pedis 108
Digitoxin 257
Digoxin 257
Dihydrocodein retard 38
Dihydroergotamin 276
Diltiazem 262
Dioptrie 172
Disaccharid 8

Discus
- intervertebralis 94, 114
- Prolaps 114
Diskopathie 114
Dislokation, Fraktur 126
Dispenser 69
Disposition 514
Dissoziation 6
Diuretikum 380
- kaliumsparendes 380
Divertikel
- Dickdarm 349
- epiphrenales 334
- Ösophagus 333
- parabronchiales 334
- Zenker 334
Divertikulitis 349
DMS-Kontrolle 127
Döderlein-Stäbchen 399
Dopamin 25
Doppelbruch 126
Doppelkontrastaufnahme 63
Dormia-Körbchen 385
Dornfortsatz 93
Dornwarze 155
Dorsalextension
- Fuß 107
- Handgelenk 100
Dosieraerosol 70
- Handhabung 306
Douglas-Raum 327
Down-Syndrom 16
Dragee 70
Dranginkontinenz 386
Dreher 93
Dreiecksbein 100
Drillingsnerv 423
Droge
- Abhängigkeit 498
- Gesellschaft 497
- Gewöhnung 497
- Missbrauch 497
- Suchtentwicklung 496
Dromotropie 250, 257
Drosselvene 272
Drüse 18
- Bartholin 405
- Bauchspeichel 198, 323
- Brunner 323
- Cowper 395
- Duft 145
- endokrine 18
- Epithel 18
- exokrine 18
- Geschlechtsdrüsen, männliche 395
- Haut 145
- Hirnanhang 195
- Keimdrüsen, weibliche 396
- Magen 321
- muköse 18
- Nebenniere 198
- Nebenschild 196
- Schild 196
- seröse 18
- Speichel 319
- Talg 145

- Tränen 168
- Unterzunge 319
DSM-VI-Klassifizierung 460, 462
Duchenne-Zeichen 110
Ductus
- choledochus 324
- cysticus 324
- hepaticus 324
- lactiferus 400
- lymphaticus dexter 228
- pancreaticus 323
- parotideus 317
- thoracicus 228, 272
Dumpingsyndrom 339
Dünndarm 322
Duodenopankreatektomie 365
Duodenum 322
- Erkrankungen 336
Durchblutung, Organsteuerung 270
Durchblutungsstörung
- kardiale 251
- Trauma 125
Durchfall 343
Durchschlafstörung 503
Durchschuss 138
Durst 602
Dysästhesie 434
Dysfunktion, erektile 401
Dyskinesie 471
- initiale 471
- Neuroleptika 471
- tardive 471
Dysphagie 332
Dysphorie 468
Dyspnoe 297
Dysurie 385

E
Echinokokkus 524
ED, Encephalomyelitis disseminata 440
Edelgas, Konfiguration 3
EEG 60
Effloreszenz 146
Eierstock 396
- Releasing-Hormon 195
Eigelenk 85
Eigenanamnese 51
Eigenreflex 426
Eileiter 398
- Entzündung 409
Einatmung 294
Einfachzucker 562
Eingeweidearterien, Durchblutungsstörung 281
Ein-Helfer-Methode 636
Einschlafstörung 503
Einsekundenkapazität 295
Eisen 579, 582
- Mangelanämie 230
Eiter
- Bläschen 147
- Geruch 299
Eiweiß 8, 568
- Bedarf 570
- Denaturierung 8
- Elektrophorese 219

- Energie-Mangelernährung 618
- Leberstoffwechsel 330
- Mangel 570
Ejakulation 396
EKG 58, 260
- Arrhythmie 260
- Auswertung 58
- Extrasystole 260
- Tachykardie 260
EKT, Elektrokrampftherapie 486
Ektropionieren 180
Ektropium 171
Ekzem
- atopisches 160
- endogenes 160
Elektroablation 262
Elektroenzephalografe (EEG) 60
Elektrokardiogramm 58
Elektrokrampftherapie 486
Elektrolyt, Haushalt 374
Elektron 2
- Hülle 2
- Paarbindung 4
Elektrotherapie 262
Element, chemisches 1
Elementartherapie bei Vergiftungen 640
Elevation 97
Ellbogengelenk 99
Elle 99
- Haken-Fortsatz 99
- Köpfchen 99
- Nerv 425
Embolie 280
- Lunge 312
Emesis 336
Emmetropie 172
Emotionalität 468
- im Alter 459
Empfindung 144
Empfindungsstörungen 433
Emphysem
- Lunge 308
- obstruktives 308
Empyem 40
Emulsion, Arzneimittelform 70
Enalapril 275
Enanthem 146
Encephalon 414
Enchondrom 123
Enddarm 327
Endemie 528
Endglied, Finger 101
Endhirn 414
Endokard 247
Endokarditis 265
Endokrinium, Erkrankungen 192
Endolymhe 183
Endometrium 398
- Karzinom 408
Endoprothese, Hüfte 112
Endoskopie 65
Endplatte, motorische 86
Energie, Bedarfsberechnung 593
Energiebedarf 559, 560
Enteritis, infektiöse 344

Enterotoxämie 624
Entmarkung 440
Entropium 171
Entzugsdelir 498
– Alkohol 499
Entzündung 39
– Adnexe 409
– Atemwege 300
– Darm 344
– eitrige 40
– Gallenblase 362
– Leber 355
– Magen 336
– Mandel 331
– Mediator 39
– Mittelohr 186
– Mittelohr, chronische 187
– Mund 330
– Nasenhöhle 289
– Nerven 447
– Pankreas 363
– seröse 40
– Speicheldrüse 332
– Speiseröhre 334
– Typen 40
– Zeichen 283
Enzephalitis 439
– disseminata 440
Enzephalopathie, hepatische 360
Enzym 8
Epidemie 528
Epidermis 141
Epididymis 394
Epiglottis 290
Epikard 247
Epikondylus
– Femur 105
– Humerus 99
Epilepsie 443
– Erste Hilfe 645
Epiphyse 81
– Fuge 84
Epistaxis 289
Epithel 17
– körperchen 196
– Tumoren 48
Epithese, Brust 412
Epsilon-Alkoholiker 499
Erbgut 11
Erbrechen 336
Erbsenbein 100
ERCP 63
Erdalkalimetall 3
Erector spinae 94
Erektion 400
– gestörte 401
Erfrierung 643
Erinnerung, Nachhall 494
Erkältung 301
Erkrankung, autoimmune 239
Erkrankung, psychische
– Angst 491
– Heilung, soziale 460
– Ursachen 459
– Zwangsmaßnahmen 461
Erlebnisreaktion 493

Erlebnissucht 495
Erleichterungstrinker 499
Ermüdungsfraktur 126
Ernährung
– Adipositas 608
– Alter 607
– Antidiabetikum, orales 611
– Demenz 606
– Diabetes 609
– Diarrhö 616
– Dickungsmittel 604
– Energiebedarf 559
– enterale 335, 608, 618
– Fettstoffwechselstörung 613
– Gicht 615
– Grundumsatz 560
– Hämodialyse 618
– Hypercholesterinämie 614
– Hypertonie 614
– Hypertriglyceridämie 614
– Hyperurikämie 614
– Leistungsumsatz 560
– Nierenerkrankung 617
– Obstipation 616
– Osteoporose 615
– Pankreasinsuffizienz 364, 365
– parenterale 335, 608
– Probleme 599
– Schizophrenie 490
– Situationseinschätzung 596
– Status 596
– vollwertige 559
Ernährungskreis 588, 589
Ernährungsmanagement 592
Erosion 149
– Magenschleimhaut 336
Erreger, Bekämpfung 531
Erregernachweis, Viren 520
Erregung, Muskelzelle 86
Erregungsleitungsstörung 260
Erregungsphase 400
Ersatzmagen 341
Erschöpfungsdepression 483
Erste Hilfe
– Aspiration 646
– Atemspende 637, 638
– Defibrillation 638
– Erfrierung 643
– Ertrinken 644
– Esmarch-Handgriff 636
– Herzdruckmassage 636
– Kanülenverletzung 646
– Krampfanfall 645
– Notfallmedikamente 640
– Stromverletzung 644
– Unterkühlung 644
– Verätzung 641
– Verbrennung 642
– Vergiftung 640
– Verschlucken 646
Ertrinken 644
Erwartungsangst 492
Erysipel 155
Erythema migrans 439
Erythrophobie 492
Erythropoese 220

Erythrozyt 219
– Erkrankungen 230
– Zahl 219
Escherichia coli, Enteritis 344
Esmarch-Handgriff 636
Essstörung 502
Etagenbruch 126
Ethambutol 305
Eukaryont 525
Euphorie 468
Eupnoe 300
Eustachische Röhre 183
Euthyreose 200
Exanthem 146
Existenzangst 491
Exkoriation 149
Exostose, solitäre 123
Expektorans 303
Expektoration 298
Expositionsprophylaxe 553
Expositionstraining, Phobien 492
Exsikkose 388
Exspiration 294
Exsudationsphase, Wundheilung 139
Extension, Fraktur 130
Extensor 88
Extrasystole 258
Extremität
– obere 98
– untere 105

F
Fadenpilz 156, 521
Fadenwarze 155
Fadenwurm 523
Faeces 328
Fahrrad-Ergometrie 59
Familienanamnese 52
Fassthorax 308
Faszie 86
Fazialisparese 446
Feigwarze 155
Feiung, stille 43
Femoralhernie 353
Femur 105
– Fraktur 133
Fenoterol 307
Fentanyl 38
Ferment 8
Fersenbein 108
Fertigarzneimittel 65
Fett 8, 564
– Funktionen 566
– Leberstoffwechsel 330
– Richtwerte 566
– Säure 564, 565
– Stoffwechselstörung 613
– Verdauung, Galle 325
Fettgewebe 20
Fettleber 356
Fettleibigkeit 215
Fettsäure 8
Fettstoffwechselstörung 214
Fibrin 222
Fibrinolyse 223

Fibrinolytikum 233
Fibrom 48, 164
Fibromyalgiesyndrom 121
Fibrose 19
Fibula 106
Fieber 41
– rheumatisches 331
– Typen 42
Filament 86
Filtration 13
Filtrationsrate, glomeruläre 369
Filzlaus 159
Finger
– Beuger 101
– Knochen 100
– Nagel 145
– Nase-Versuch 430
Finne 523
Fissur 125
Fixateur externe 131
Fixation, Fraktur 130
Fixierung 462
Flashback 494
Fleck
– blinder 167
– gelber 167
Flexor 88
Flexura
– coli 327
– duodenojejunalis 322
Flimmerepithel 18
Fluchtreflex 426
Flumazenil 641
Fluor vaginalis 405
Flupentixol 471
Flurazepam 473
Flüssigkeit
– Bedarfsberechnung 594
– Beschränkung 389
– Bilanz 594, 599
Foetor
– ex ore 299
– hepaticus 299
Folat 575
Follikel, Schilddrüse 196
Follikulitis 154
– Lid 171
Folsäure 572
Fontaine-Stadien, pAVK 279
Fontanelle 89
Foramen 81
– intervertebrale 94
– magnum 90
– vertebrale 93
Foramina sacralia 94
Formatio reticularis 418
Fossa 81
Fraktur 125
– Blutung 127
– DMS-Kontrolle 127
– Drehfehler 126
– geschlossene 126
– Heilung, primäre 127
– Heilung, sekundäre 127
– Humerus 132
– Kontrolle 132

– Oberschenkelhals 133
– offene 127
– Osteosynthese 130
– pathologische 124, 125
– Radius 132
– Reposition 130
– spezielle im Alter 122, 132
– Sprunggelenk 134
– Wirbel 134
– Zeichen 127
Freitod 505
Fremdanamnese 51
Fremdbeeinflussungserlebnis 468
Fremdkörper
– Aspiration, Erste Hilfe 646
– Auge 180
Fremdreflex 426
Fresszelle 226
Frühdumpingsyndrom 339
Frühdyskinesie, Neuroleptika 471
Frühsyphilis 404
FSH, Follikel-stimulierendes Hormon 195
FSME, Frühsommermeningoenzephalitis 439
Fundoplikatio 333
Fundus hypertonicus 167
Furunkel 154
Fuß 108
– Gewölbe 109
– Muskeln, kurze 109
– Muskeln, lange 107
– Nagel 145
– Wurzel 108
Fußpunktanastomose, Braun 341
Fußsyndrom, diabetisches 214

G

Gabapentin 444
Galle 325
Gallenblase 325
– Empyem 361
– Erkrankungen 362
– Hydrops 361, 362
Gallenkolik 361
Gallensteine 360
Gallenweg 324
Gamma-Alkoholiker 499
Gangataxie 433
Gangrän 285
– diabetische 214
Gangstörung
– Sklerose, Multiple 440
Gasaustausch 296
Gaster 321
Gastrektomie 341
Gastrin 199, 321
Gastritis 336, 337
Gastroenteritis, infektiöse 344
Gastrointestinaltrakt 315
Gastroskopie 65
Gaumen 317
– Mandeln 290
Gaumenbein 89
Gebärdensprache 190

Gebärmutter 398
– Entfernung 408
– Halskrebs 408
– Senkung 406
Gebiss, Erwachsene 318
Gebrechlichkeit 29
Gedächtnis 414, 457
– prozedurales 458
– Störung 464
– zellen 227
Gedanken
– Abreißen 465
– Ausbreitung 468
– Eingebung 468
– Entzug 468
– Lautwerden 489
– Sperre 465
Gefäß, Reaktion 222
Geflechtschicht 143
Gefühllosigkeit 468
– Gefühl der 485
Gefühlsregung 468
Gefühlssperre 489
Gegengift 519
Gehirn 414
– Alter 428
– Arterien 420
– Arterienaneurysma 437
– Blutung, akute 437
– Blutversorgung 420
– Brücke 418
– Entzündung 439
– Erschütterung 436
– Hautentzündung 438
– Ischämie 434
– Kammern 423
– Lappen 415
– Metastase 446
– Nerv 446
– Quetschung 436
– Schenkel 418
– Stamm 417
– Substanz, graue 416
– Substanz, weiße 416
– Venen 421
Gehör 183
Gehörgang 182
Gehörknöchelchen 183
Gel 71
Gelbkörper 397
Gelbsucht 354
Gelegenheitstrinker 499
Gelegenheitswunde, Erstmaßnahmen 136
Gelenk 84
– akromioclaviculares 96
– Aufbau 84
– Ellbogen 99
– falsches 84
– Finger 100
– Flüssigkeit 84
– Formen 84
– Fortsatz 94
– freies 84
– Hand 100
– Knie 106
– sakroiliakales 102

– Schulter 96
– Sprung 108
– sternoklavikulares 96
– straffes 84
Gelenkknorpel 111
Gelenkkopf 85
Gelenkpfanne 85
Geltungsbedürfnis 495
Gen 12
Generallamelle 83
Generic name 65
Genetik 15
Genitale
– männliches 393
– weibliches 396
Geriatrie 30, 451
Geriatrikum 31
Gerinnung 221
– Diagnostik 221
– disseminierte intravasale 234
– Faktor 222
Gerontologie 28, 451
Gerontopsychiatrie 451
Gerstenkorn 170
Geruchshalluzination 467
Geruchssinn 290, 602
Gesäßmuskel 104
Geschlechtschromosom 11
Geschlechtskrankheit 403
Geschlechtsmerkmal 393
Geschlechtsorgan
– männliches 393
– weibliches 396
Geschmackshalluzination 467
Geschmackssinn 319, 601
Geschwür 149
– Magen 337
Gesichtsfeld 168
Gesichtsnerv 423
Gesichtsschädel 89
Gesprächstherapie 461
Gesundheit 27, 454
– Förderung 28
– psychische 455
Gewebe 17
– Schwund 149
Gewicht, Verlauf 598
Gicht 206
– Ernährung 614
Giemen 299
Gift 640
Glandula 18
– parotis 319
– sublingualis 317
– suprarenalis 197
Glans penis 395
Glanzstreifen 22
Glasgow-Koma-Skala 436
Glaukom 173
– Anfall 169, 174
Gleichgewichtsnerv 423
Gleichgewichtsorgan 183
– Erkrankungen 185
Gleithernie, Magen 333
Glianimon 471
Gliazelle 23

Gliederfüßer 523
Glioblastom 446
Glitazone 211
Globalinsuffizienz 255
Globulin 219
Glomerulonephritis 377
Glomerulopathie 376
Glomerulosklerose, Kimmelstiel-Wilson 213
Glomerulus 368
Glossa 318
Glucoprotamin 534
Glukagon 199
Glukokortikoid 197, 239
– Cushing-Syndrom 204
Glukose 7
Glukosidase 326
Glukosidasehemmer 211
Glukosurie 208
Glykosid 257
Glyzerin 8
Glyzeroltrinitrat 252
Golgi-Apparat 9
Gonaden
– männliche 393
– weibliche 396
Gonarthrose 112
Gonokokken 403
Gonorrhö 403
Gonosom 11
G-Phase, Zellzyklus 14
Graft-versus-Host-Reaktion 236
Granulat 70
Granulozyt 224
Greisenbogen 167
Grenzwerthypertonie 274
Grimmdarm 326
Grippe 301
Größenwahn 466
Großhirn 414
Großzehe 108
Grübeln 465
Grundsubstanz 19
Grundumsatz 560, 593
Guanin 12
Gymnastik, Thromboseprophylaxe 283
Gynäkomastie 400
Gyrus, praecentralis 415

H

Haar 144
– Ausfall 150
– Veränderungen 149
Haarschutz 546
HAART 242
HACCP, Hazard Analysis Critical Control Point 628
Hagelkorn 171
Hakenbein 100
Halbwertszeit 74
Hallux 108
– rigidus 111
Halluzination 467
– akustische 467, 489
– olfaktorische 467
– optische 467

Halogen 3
Haloperidol 471
Hals 92
– Geflecht 425
– Hautmuskel 92
– Wirbelsäule 93
Hämagglutinin 301
Hämangiom 163
Hämatemesis 299
Hämatokrit 216
Hämatom 147
Hämatopoese 218
Hämatothorax 313
Hämaturie 372, 385
Hammer 183
Hämodialyse 381
– Ernährung 618
Hämofiltration 381
Hämoglobin 219
– Konzentration 219
Hämolyse 231
Hämophilie 234
Hämoptoe 299
Hämoptyse 299
Hämorrhagie 234
Hämorrhoiden 352
Hand
– Beuger 100
– Hygiene 546
– Muskeln 99
– Waschen 547
– Waschplatz 548
– Wurzelband, queres 101
Händedesinfektion 535
Handelsname 65
Handschuh 548
– steriler 549
Handwurzel 100
Harn
– Bakterien 385
– Blase 371
– Blasenentleerung 372
– Diagnostik 372
– Inkontinenz 386
– Leiter 371
– Röhre 371
– System 366
– Verhalt 402
– Wege 370
– Zusammensetzung 372
Harnableitung, Hygiene 554
Harnblase, Karzinom 388
Harnsäure, Erhöhung 206
Harnweg
– Infektion 386
– Infektion, nosokomiale 554
Hashimoto-Thyreoiditis 203
Hauptbronchie 292
Hauptlymphgang, rechter 227, 228
Haustren 328
Haut
– Anhangsgebilde 144
– Desinfektion 536
– Drüsen 145
– Effloreszenzen 146
– Erkrankungen 146

– Krebs 164
– pflege 547
– Rezeptoren 144
– Sensibilität 144
– Störung, trophische 274
Havers-Kanal 83
Havers-Säule 83
HdO-Gerät 190
Heberden-Arthrose 111
Hefepilz 156
Heilkrampfbehandlung 486
Heimgesetz, Infektionsschutz 541
Helferzellen 227
Helicobacter pylori 336
Helminthe 523
Hemianopsie 168
Hemiparese 434
Henle-Schleife 369
Hepar 328
Heparin 232
Hepatitis 355
– chronische 356
– Kanülenverletzung 646
Hernie 353
– epigastrische 353
– Hiatus 333
– Inkarzeration 353
– Leiste 353
– Nabel 353
– Narbe 353
– Schenkel 353
Herniotomie 354
Herpes
– labialis 330
– Stomatitis 330
– zoster 156
Herz 245
– Beutel 246
– Druckmassage 636
– Durchblutungsstörung 251
– Erkrankungen 250
– Erregungsleitungsstörung 260
– Frequenz 247
– Geräusche 249
– Glykoside 257
– Infarkt 254
– Insuffizienz 255
– Kammer 246
– Klappe 246
– Klappenfehler 264
– Klappeninsuffizienz 264
– Klappenstenose 264
– Kranzarterien 245
– Leistung 250
– Minuten-Volumen 250
– Muskelhypertrophie 263
– Muskulatur 22
– Nachlast 249
– Nerven 250
– Rasen 250
– Regulation 250
– Reizleitungssystem 247
– Rhythmusstörungen 258, 638
– Schrittmacher 262
– Spitze 245
– Töne 249
– Transplantation 258
– Venen 245
– Ventilebene 247
– Vorhof 246
– Vorlast 249
– Wand 247
– Wandaneurysma 255
– Zyklus 249
Herzgewicht, kritisches 263
Herzinsuffizienz, Alkoholkrankheit 499
Herzkrankheit, koronare 251
Herzneurose 491
HGH, Human growth hormone 196
Hiatushernie 333
Hilfsausatmer 296
Hilfseinatmer 296
Hilfsstoff 65
Hinken 110
Hinterhauptsbein 89
Hinterhauptsloch, großes 90
Hinterhorn 418
Hinterstrangataxie 433
Hinterstrangbahn 419
Hippocampus 417
Hirn
– Atrophie, Alzheimer 477
Hirnhaut 421
Hirnnerv 423
Hirnschädel 89
Hirnströme 60
Hirntod 32
His-Bündel 248
Histiozytom 164
HIV 241
– Diagnostik 242
– HAART 242
– Kanülenverletzung 646
Hoden 393
– Releasing-Hormon 195
Hodgkin-Lymphom 242
Hoffnungslosigkeit 468
Hohlfuß 109
Hohlnägel 151
Hohlvene 245, 246
– Metastasierung 48
Hohlverband 180
Hohmann-Zeichen 283
Homöostase 366
Homunkulus 416
Hopfenzapfenextrakt 473
Hordeolum 170
Hörgerät 190
Hormon 192
– Drüse 18
– Erkrankungen 192
– glandotropes 195
– Hierarchie 193
– Pankreas 198, 324
– Rezeptor 193
– Sexual 198
– Signal 193
– Struktur, chemische 193
– Verdauungstrakt 198
– Wachstum 196
Hörnerv 423
Hornzelle 141
Hörorgan 182
Hörsturz 188
Hospiz 32
Hüftbein 102
Hüfte
– Arthrose 112
– Endoprothese 112
– Gelenk 103
– Hinken 110
– Lendenmuskel 103
Hüftschraube, dynamische 131
Hüllstruktur, Muskelgewebe 86
Humerus 98
– Fraktur 132
Hundebandwurm 524
HUS 378
Husten, produktiver 298
HWS, Halswirbelsäule 93
Hydroxid-Ion 6
Hygiene 511, 540
– Abfall 551, 627
– Arbeit 542
– Beauftragter 542
– bei Gastroenteritis 344
– Betrieb 626
– Hände 546
– Handschuhe 548
– Harnblasenkatheter 554
– Kommission 542
– Lebensmittel 623
– Personal 545
– Pflege, ambulante 552
– Plan 544
– Schlaf 505
– Umgebung 550
– Verbandswechsel 556
– Voraussetzungen, rechtliche 541
– Wäsche 551
– Wasser 550
Hygieneplan 542
Hypalgesie 433
Hypästhesie 433
Hyperaldosteronismus 205
Hyperalgesie 433
Hyperästhesie 433
Hypercholesterinämie 214
– Ernährung 614
Hyperglykämie 208
Hyperhydratation 389
Hyperkaliämie 391
Hyperkalzämie 392
Hyperkinesie 433
Hyperlipoproteinämie 214
Hypermetropie 172
Hypernephrom 383
Hyperopie 172
Hyperparathyreoidismus 204
Hyperplasie 26
Hyperthermie 41
Hyperthyreose 201
Hypertonie
– arterielle 274
– Augenhintergrund 167
– Ernährung 614
– maligne 274
– Psychosomatik 501

Hypertriglyceridämie, Ernährung 614
Hypertrophie 26
– Herzmuskel 263
Hyperurikämie 206
– Ernährung 614
Hyperventilation 300
Hypervitaminose 571
Hypochondrie 466
Hypoglykämie 208, 212, 612
Hypokaliämie 391
Hypokalzämie 391
Hypokinese 442
Hypomagnesämie 392
Hypoparathyreoidismus 204
Hypophyse
– Erkrankungen 199
– Überfunktion 200
– Vorderlappen 195
Hypopituitarismus 199
Hyposensibilisierung 238
Hyposphagma 170
Hypothalamus 194, 417, 428
– Hormonregulation 194
Hypothermie 643
Hypothyreose 202
Hypotonie
– arterielle 276
– orthostatische 276
Hypotrichose 150
Hypoventilation 300
Hypovitaminose 571
Hypovolämie, Schock 286
Hysterektomie 408

I
ICD-10
– Erkrankungen, psychische 462
– Klassifizierung 460
– Substanzabhängigkeit 496
Ich-Erleben, Störung 467
ICR, Interkostalraum 95
Ideenflucht 465
– Manie 487
IgA, Immunglobulin A 225
IgE, Immunglobulin E 226
Ikterus 354
Ileoaszendostomie 346
Ileum 322
Ileus 342
– mechanischer 342
– paralytischer 342
Illusion 467
Immunabwehr 225
Immundefekt 237, 240
– Syndrom, erworbenes (AIDS) 241
Immunglobulin 225
– atypisches 243
Immunisierung 43
Immunität 43, 514
Immunkomplex 226
Immunmodulation 44
Immunstimulation 44
Immunsuppressivum 239
Immunsystem 43
Impfstoff 43

Impfung 43, 545
– BCG 305
– Virus-Hepatitis 356
Impotenz 401
Incisura 81
Index, glykämischer 611
Infarkt
– Cerebri-media 434
– Herz 254
– mesenterialer 281
– Myokard 254
Infektion 512
– Atemwege 555
– Ausbruch 556
– Bindehaut 172
– Darm 344
– Eintrittspforten 527
– endogene 526
– exogene 526
– Gallenblase 362
– genitale, Fluor 405
– Haut 154
– HIV 241
– Inkubationszeit 528
– Kanülenverletzung 646
– Kette 525
– Krankheit, Ablauf 528
– latente 519
– Lebensmittel 624
– Leber 355
– lokale 527
– Magen 337
– Meldepflicht 529
– Niere 383
– nosokomiale 529
– Prävention 554
– Quelle 525
– Rachen 331
– Schutz 42, 541
– Soor 330
– Speicheldrüse 332
– systemische 528
– Tonsillen 331
– Übertragungswege 526
– Vektor 523
– venerische 403
– Wunde 138, 555
– zeckenbedingte 439
– ZNS 438
Infektionsdosis 513
Influenza 301
– Impfindikation 44, 302
Infrarot-Ohrthermometer 56
Infusion 390
– Lösung 390
– Therapie 391
Ingestionsallergen 237
Inhalationsallergen 237
Inhalationshilfe 307
Inhalationsschaden 643
Inhibiting-Hormone 194
Injektion
– intramuskuläre nach Hofstetter 105
– subkutane 143
– Übersicht 143
Injektionsallergen 237

Inkontinenz
– Harn 386
– neurogene 387
– Stuhl 343
– Urge 386
Inkubationszeit 528
Innenband 106
Innenknöchel 107
– Fraktur 134
Innenmeniskus 106
Innenohr 183
Innenrotator 88
Inotropie 250, 257
INR, International Normalized Ratio 221
Inspektion 52
Inspiration 294
Insuffizienz
– chronisch venöse 284
– Gefühl 468
– zerebrovaskuläre 434
Insula, Hirnteil 415
Insulin 199
– Formen 208
– Injektion 210
– Komplikationen 210
– Therapie mit Pumpe 210
– Therapie, intensivierte 210
– Therapie, intensivierte konventionelle 210, 613
– Therapie, konventionelle 210, 613
Insult, zerebraler 434
Intelligenz 457
Interkostalmuskeln 95
Interkostalraum 95
Interponat, Gefäß 280
Intoxikation 640
– Alkohol 641
– Antidepressivum 641
– Benzodiazepin 641
Intrinsicsystem 222
IO-Gerät 190
Ion 4
Ionenbindung 4
Ipratropiumbromid 307
Iridozyklitis 170
Ischämie
– Herz 251
– Hirn 434
– PRIND 434
– TIA 434
Isometrische Kontraktion 88
Isoniazid 305
Isosorbiddinitrat 252
Isosorbidmononitrat 252
Isotonische Kontraktion 88

J
Jackson-Anfall 444
Jejunum 322
– Interponat 341
Jellinek-Einteilung
– Alkoholkrankheit 498
– Trinker-Typen 499
Jochbein 89
Jod 579, 583
Joule 561

Juckreiz 149
– Vulva 405

K

Kahnbein
– Fuß 108
– Hand 100
Kalium 374, 579, 581
– Antagonisten 261
Kallus 127
Kalorie 561
Kalotte 89
Kälteschaden 643
Kalzitonin 197
Kalzium 374, 579, 582
– Antagonisten 261, 275
– Erhöhung, Krise 204
– Knochen 84
– Stoffwechsel 196
– Substitution 392
Kammer
– Flimmern 638
– Herz 246
– Schenkel 248
– Septum 246
– Zyklus 249
Kammerwasser, Auge 167
Kanülenstichverletzung 542
– Erste Hilfe 646
– Vorbeugung 646
Kapazitätsgefäße 271
Kapillare 270
Kappenmuskel 97
Kapsel, Arzneimittelform 70
Kapuzenmuskel 97
Karbunkel 154
Kardia 321
Kardiomyopathie
– dilatative 263
– hypertrophische 263
Kardioversion 262
Karies 317
Karminativum 340
Karotinoid 573, 577
Karpaltunnel 101
Karzinom 48
– bronchiales 310
– Brustdrüse 410
– Endometrium 408
– Gallenblase 362
– Gallengang 362
– hepatozelluläres 360
– inflammatorisches der Mamma 410
– kolorektales 350
– Leber 360
– Magen 340
– medulläres 203
– Mundhöhle 331
– Niere 383
– Ösophagus 335
– ovariales 409
– Pankreas 364
– Prostata 402
– Scheide 406
– Schilddrüse 203
– spinozelluläres 165

– Vulva 406
– Zervix 408
Katabole Reaktion 5
Katalepsie 469
Katarakt 174
Katatonie 489
Katecholaminhypothese 488
Kation 4
Kaudasyndrom 114, 432
Kaumuskulatur 92
Kauvorgang 318
Kehldeckel 290
Kehlkopf 290
Kehlkopfkarzinom 48
Keilbein 89
Keilbeinhöhle 289
Keimdrüsen
– männliche 393
– weibliche 396
– Schutz bei Röntgendiagnostik 62
Kennmuskel 114
Keratin 141
Kern, Gehirn 416
Kernspintomografie 64
Ketoazidose 208
– Koma 212
KHK, koronare Herzkrankheit 251
Kieferhöhle 289
Kieferklemme 140
Kimmelstiel-Wilson-Nephropathie 213
Kindesalter, Angst 491
Kirschner-Draht 131
Kitzler 399
Klappe, Herz 246
Klaustrophobie 492
Kleiderlaus 159
Kleinhirn 418
– Ataxie 433
Klimakterium 399
Knie 106
– Arthrose 113
Knöchel 106
– Fraktur 134
– Ödem 256
Knochen 21
– Aufbau 82
– Entwicklung 83
– Ernährung 83
– Formen 81
– Fraktur 125
– Haut 82
– irreguläre 81
– Kern 84
– kurze 81
– Metastasen 124
– Mineralhaushalt 84
– platte 81
– Transplantation 132
Knochenmark 82
– Lymphozytenprägung 225
Knochentumor 123
Knopflochdeformität 117
Knorpel 20
– Tumor 123
Knoten 147

Knotenstruma 200
Koch, Robert 511
Koffein
– Wirkung, diuretische 194
Kohlendioxid, BGA 297
Kohlenhydrat 562
– Funktion 563
– Richtwert 563
Kohlenhydrate 7
– Leberstoffwechsel 330
– Tabelle 612
Kohlenhydrateinheit 613
Kohlensäure-Bikarbonat-Puffer 7
Koilonychie 151
Kokkus 515
Kolibakterienenteritis 344
Kolik 385
– Galle 361
Kolitis
– ischämische 348
– pseudomembranöse 348
Kollagenfaser 20
Kollagenose 119
Kollumkarzinom 408
Kolon 326
– Divertikel 349
– Karzinom 350
– spastisches 348
Kolonisation 512
Koloskopie 65
Kolpitis, senilis 405
Koma
– diabetisches 212
– hepatisches 360
– hyperglykämisches 213
– hyperosmolares 212
– hypophysäres 200
– ketoazidotisches 212
– Skala 436
Kommissurenbahn 416
Kommunikation
– innere 26
– Schizophrenie 490
Kompartment-Syndrom 127
Kondylen
– Femur 105
– Humerus 98
– Tibia 106
Kondylome, spitze 155
Konflikttrinker 499
Konisation 408
Konjunktiva 168
Konjunktivitis 170, 171
Konjunktivitis senilis 168
Kontakt
– Allergen 237
– Ekzem, allergisches 160
Kontamination 525
Kontraktion 86
– isometrische 86, 88
– isotonische 88
Kontraktur 113
– ischämische 127
– Prophylaxe 113
Kontrastmittel 62
– Allergie 63

Konus-Syndrom 432
Konzentration, Störung 463
Konzept, Vulnerabilität 460
Kopf
– Muskulatur 90
– Schmerz 429
– Venen 272
Kopfbein 100
Kopflaus 159
Kopfschmerz, chronischer 430
Korium 143
Kornealreflex 426
Korotkow-Töne 54
Körper
– Aufbau 27
– Gewicht 596
– Größe 596
– Halluzination 467, 489
– Zusammensetzung, veränderte 602
Korpuskarzinom 408
Korsakow-Syndrom 499
Kortikalis 82
Kortisol 197
Kost
– Aufbau bei Diarrhö 616
– passierte 604
– pürierte 604
– purinarme 615
– teilpürierte 604
– weiche 604
Kot 328
Koxarthrose 112
Krampf, Erste Hilfe 645
Krampfader 281
– anale 352
Krankenhausabfall 551
Krankheit 454
– Einsicht 463
– Erreger 512
– Infektion, Verlauf 529
– manisch-depressive 483
– psychische 455
– psychosomatische 502
– Ursachen 28
– Verlauf 29
Krankheitsgefühl 463
Kranksein, eingebildetes 466
Krätze 158
Kratzwunde 137
Kreatinkinase 255
Kreatinphosphat 86
Kreatinphosphokinase, Störfaktoren 255
Kreislauf
– enterohepatischer 325
– Körper 246
– Lunge 246
– Zentralisation 286
Kreuz, Geflecht 425
Kreuzband 106
Kreuzbein 93, 102
– Kanal 94
– Löcher 94
Kreuzprobe 221
Krise
– hyperkalzämische 204, 392
– hypertensive 275

– intervention, Suizid 506
– Reaktion 494
– thyreotoxische 202
Krummdarm 322
Kruste 148
Krypte, Darm 323
Kugelgelenk 84
Kultur
– Bakterien 516
– Blut 516
Kumulation 74
Kupffer-Sternzellen 329
Kurzdarmsyndrom 346
Kurzsichtigkeit 172
Kurzzeitgedächtnis 457
– Störung 464
Kussmaul-Atmung 300

L
Labien 399
Labordiagnostik 56
Labyrinthitis 189
Lage
– extraperitoneale 315
– intraperitoneale 315
– retroperitoneale 315
Lagerung
– Dekubitus 153
– Thromboseprophylaxe 283
Lagerungsschwindel, benigner paroxysmaler 185
Lähmung 431
– myogene 432
– periphere Fazialislähmung 446
– schlaffe 432
– sensible 433
Lamellenknochen 83
Lamotrigin 444
Längsgewölbe 109
Langzeit-EKG 59
Langzeitgedächtnis 458
– Störung 464
Lanz-Punkt 348
Laparoskopie 65
Lappenbronchie 292
Larynx 290
Latex, Allergie 549
Lauge 6
– Verätzung 641
Läuse 159
Laxanzium 342
Lebendimpfstoff 43
Lebensmittel
– Hygiene 623
– Infektionsquelle 527
– leicht verderbliches 625
– Recht 622
– Sicherheit 622
– Unternehmen 623
– Vergiftung 624
Leber 328
– Entzündung 355
– Erkrankungen 354
– Gallengang 324
– Karzinom 360

– Koma 360
– Läppchen 329
– Lappengang 324
– Zellverfettung 356
– Zirrhose 356, 357
– Zirrhose, alkoholinduzierte 499
Leberfleck 163
Lederhaut 143
– Auge 166
Leeraufnahme 62
Leerdarm 322
Leibhalluzination 467
Leiste, Hernie 353
Leistenband 105
Leistungsumsatz 560
Lenden
– Geflecht 425
– Muskel, großer 103
– Wirbelsäule 93
Lernfähigkeit 458
Leukämie 235
– akute lymphatische 235
– chronisch lymphatische 236, 243
– chronisch myeloische 236
Leukopenie 223
Leukozyt 223
Leukozytose 223
Leukozyturie 385
Levetiracetam 444
Levomepromazin 471
LH, Luteinisierendes Hormon 195
Licht
– Reflex 167
– Therapie 486
Lid, Erkrankung 170
Lidocain 262
Ligament 84
Linea alba 96, 353
Lingua 318
Linksherzinsuffizienz 255
Linksschenkelblock 261
Linksverschiebung 224
Lipase 324
Lipid 564
Lipom 48
Lippenbremse, dosierte 310
Lippenkrebs 331
Liquor cerebrospinalis 422
Lisinopril 275
Listeriose 624
Lithiasis
– Gallenwege 360
– Speicheldrüse 332
Lithium 487
Livores 33
Lobärpneumonie 302
Lobus
– frontalis 415
– Hirn 415
– parietalis 415
Lochklappe 180
Löffelnägel 151
Lorazepam 474
Lordose 93
Lormetazepam 473

Lösung
- alkalische 6
- Arzneimittelform 70
- azide 6
- basische 6
- saure 6
Lues 404
Luftröhre 292
Luftweg 287
Lumbago 114
Lunge 293
- Bläschen 292
- Embolie 312
- Emphysem 308
- Entzündung 302
- Erkrankung, chronisch-obstruktive 306
- Fibrose 294
- Inhalationsschaden bei Bränden 643
- Krebs 310
- Kreislauf 272
- Lappen 293
- Ödem 258
- Transplantation 308
Lungenfell 293
Lunula 145
Lupus erythemadodes 119
LWS, Lendenwirbelsäule 93
Lyme-Borreliose 439
Lymphadenitis 244
Lymphangitis 244
Lymphe 219, 227
- Ödem 412
Lymphgefäße, Bauchraum 317
Lymphknoten 228
- Vergrößerung 242
Lymphogranulomatose 242
Lymphom
- Hodgkin 242
- Non-Hodgkin 243
Lymphozyt 224
Lysosom 9

M
Macula lutea 167
Magen 321
- Erkrankungen 336
- Ersatz 341
- Geschwür 337
- Hochzug 335
- Hormone 198
- Krebs 340
- Operation 341
- Peristaltik 322
- Saft 321
- Schleimhautentzündung 336
- Upside-down 333
- Verweilzeit 322
Magensonde 289
Magnesium 374, 579, 582
- Haushalt, Störungen 392
Makroangiopathie 213
Makuladegeneration 176
Malabsorption 341
Malassimilation 341
Maldigestion 341

Malignom 46
- Bronchien 310
- Dickdarm 350
- Gallenwege 362
- Lunge 310
- Magen 340
- Mundhöhle 331
- Niere 383
- Ösophagus 335
- Ovar 409
- Pankreas 364
- Prostata 402
- Rektum 350
- Scheide 406
- Uterus 408
- Zervix 408
Malleolen 107
- Gabel 108
Malnutrition 341
Malpighi-Körperchen 367
Mamillarkörper 417
Mamille, Retraktion 410
Mamma 399
- Karzinom 335
- Knoten 405
- Schmerzen 405
Mandelentzündung 331
Mandelkern 417
Mangelernährung 596
Manie 487
Maniküre 151
Manubrium sterni 95
MAO-Hemmer 470
Mariske 352
Mark, verlängertes 418
Marknagelosteosynthese 131
Marsupialisation 405
Mastdarm, Karzinom 350
Mastektomie 411
McBurney-Punkt 348
Meatus 81
Mediator, Entzündung 39
Medikamentenabhängigkeit 500
Medulla
- oblongata 418
- spinalis 418
Medusenhaupt 358
Megakolon 347
Mehrfachzucker 562
Meiose 15
Meissner-Tastkörperchen 143
Melancholie 483
Melanom 165
Melanozyt 142
Melperon 473
Membran, Potenzial 23
Membrana
- synovialis 84
- interossea 107
Mengenelement 579
Meningen 421
Meningitis 438
Meniskus 84, 106
Menopause 399
Menstruationszyklus 399
Merkfähigkeit, Störung 464

Mesencephalon 418
Mesenchym, Tumoren 48
Mesenterialinfarkt 277
Messenger-RNS 14
Metabolismus 25
Metaphase 15
Metaphyse 81
Metastase 48
- Brustkrebs 412
- Hirn 446
- Knochen 124
- Magenkarzinom 340
Metastasierung, hämatogene 48
Metatarsus 108
Meteorismus 341
Metoprolol 275
MHC-Molekül 225
Midazolam 473, 474
Migräne 429
Mikroangiopathie 213
Mikrobiologie 512
Mikroorganismus 512
Mikrozirkulation 270
Miktion 372
- Störungen 401
Milch, Hormon 196
Milchbrustgang 228
Mild Cognitive Impairment 476
Milz 228
- Arterie 228
- Vene 228
Mineralhaushalt, Knochen 84
Mineralokortikoid 197
Mineralstoff, kritischer 579
Mini-Mental-Status 476
Minusglas 172
Minussymptome 488
Miosis 167
Mischkost 588
Miserere 343
Missempfinden 433
Mitochondrium 10
Mitose 15
Mitralklappe 246
- Insuffizienz 264
- Stenose 264
Mittelfellraum 293
Mittelfuß 109
Mittelglied, Finger 100
Mittelhandknochen 100
Mittelhirn 418
Mittelnerv 425
Mittelohr 183
- Entzündung, akute 186
- Entzündung, chronische 187
Mittelstrahlurin 57
Mobilisation, Thromboseprophylaxe 283
Moclobemid 470
Modell
- biomedizinisches organisches 460
- humanistisches 460
- lerntheoretisches 460
- psychoanalytisches 460

– salutogenetisches 460
– sozialkritisches 460
– sozialwissenschaftliches 460
– systemisches 460
Mollusca contaginosa 156
Mondbein 100
Monosaccharid 7, 562
Monozyt 224
Morbus
– Addison 205
– Basedow 202
– Bechterew 120
– Creutzfeldt-Jakob 521
– Crohn 345
– Cushing 204
– Hodgkin 242
– Kahler 243
– Kimmelstiel-Wilson 379
– Menière 188
– Paget 122
– Werlhoff 235
Morphin 38
Motoneuron 86
MRT 64
MS, Multiple Sklerose 440
Mukosa 316
Multiinfarkt-Demenz 479
Multimorbidität 453
Mund
– Erkrankungen 330
– Höhle 317
– Nasen-Schutz 546
– Rachen 290
– Ringmuskel 92
– Trockenheit 601
– zu-Mund-Beatmung 637
– zu-Nase-Beatmung 637
Murein 516
Musculi interossei 101
Musculus
– biceps brachii 99
– biceps femoris 106
– brachialis 99
– deltoideus 97
– erector spinae 94
– flexorum digitorum 101
– frontalis 91
– glutaeus 104
– iliacus 103
– iliopsoas 103
– infraspinatus 97
– latissimus dorsi 97
– masseter 92
– obliquus abdominis 96
– orbicularis oculi 91
– orbicularis oris 92
– pectoralis major 97
– pectoralis minor 97
– psoas major 103
– quadriceps femoris 104
– rectus abdominis 95
– rectus femoris 104
– sartorius 104
– scalenus 92
– serratus anterior 97
– soleus 108

– sphincter Oddii 324
– sphincter, Harnröhre 371
– sternocleidomastoideus 92
– subscapularis 97
– supraspinatus 97
– temporalis 92
– teres major 97
– tibialis anterior 107
– tibialis posterior 107
– transversus abdominis 96
– trapezius 97
– triceps brachii 99
– triceps surae 108
– vastus medialis, lateralis und intermedius 104
Muskel 21
– Ansatz 86
– Atmung 95
– autochtoner 94
– Bauchwand 95
– Beckenboden 103
– Brust 97
– Erregung 86
– Faszie 86
– glatter 21
– Grundspannung 433
– Hals 92
– Hand 101
– Herz 22
– Hüfte 103
– Hülle 86
– Loge 107
– mimischer 91
– Oberschenkel 103, 106
– Pumpe 271
– quergestreifter 21, 86
– Rücken 97
– Schulter 97
– Skelett 85
– Spindel 88
– Synergist 86
– Tonus 88, 433, 602
– Unterarm 99
– Unterschenkel 107
– Ursprung 86
Muskelkopf 86
Muskularis 316
Muskulatur
– Fuß 109
– Kopf 90
– Oberarm 99
Mutismus 469
Muttermund 398
Myasthenia gravis 25
Mydriasis 167
Myelom, multiples 243
Mykose 522
Myofibrille 86
Myokard 247
– Infarkt 254
Myokarditis 265
Myom 48
– Uterus 407
Myometrium 398
Myopie 172
Myosin, Filamente 86

Myringoplastik 187
Myxödem 203

N
Nabel, Hernie 353
Nachhallerinnerung 494
Naevus 163
Nagel 145
– Beobachtung 145
– Veränderungen 150
Nährstoff
– Bedarf 561
– Dichte 561
– Referenzwert 561
– Verteilung 589
Nahrung
– Allergen 237
– Aufnahme 603
– Fasern 585
– Sonde 61
Naloxon 38
Narbe 148
Narbenhernie 353
Nase
– Aufbau 287
– Nebenhöhlen 90, 289
Nasenbein 89
Nasenbluten 268, 289
Nasenhöhle, Entzündung 289
Nasenmuschel, untere 89
Nasopharynx 290
Natrium 374, 579, 580
– Antagonisten 261
Nausea 336
Nebenhoden 394
Nebenhöhle 289
Nebenniere 197
– Erkrankungen 204
– Mark 198
– Releasing-Hormon 195
– Rinde 197
Nebenschilddrüse 196
– Erkrankungen 204
Neglect 435
Neisseria gonorrhoeae 403
Nekrose 285
Neoblase 388
Neologismus 488
Nephrolithiasis 384
Nephron 368
Nephropathie
– diabetische 213, 376
– Gicht 206
Nerv
– Durchtrittsstellen 81
– Gehirn 446
– Gewebe 22
– Herz 250
– Hirn 423
– peripherer 423
– Signal 193
– spinaler 418
– System 414
– Zelle 22
Nervenerkrankung 447
Nervenschock 494

Nervensystem
– vegetatives 426
– zentrales, Infektion 438
Nervenzelle
– afferente 23
– efferente 23
Nervus
– abducens 423
– accessorius 423, 424
– facialis 423, 446
– femoralis 425
– glossopharyngeus 423
– hypoglossus 423, 424
– ischiadicus 425
– medianus 425
– oculomotorius 423
– olfactorius 423
– opticus 423
– radialis 425
– trigeminus 423
– trochlearis 423
– ulnaris 425
– vagus 423
– vestibulocochlearis 185, 423
Nesselsucht 159
Netzhaut, Ablösung 170, 175
Neunerregel 642
Neuraminidase 301
Neurinom 446
Neurit 23
Neuritis nervi optici 170
Neurocranium 89
Neurodermitis 160
Neuroglia 23
Neuroleptikum 471
– atypisches 471
– hochpotentes 471
– Indikationen 471
– klassisches, konventionelles 471
– mittelpotentes 471
– niederpotentes 471, 472
– typisches 471
– Wirkungen, unerwünschte 472
Neuron 22
– motorisches 419
– viszerosensibles 428
Neurotransmitter 25
Neutron 2
NHL, Non-Hodgkin-Lymphom 243
Niacin 572, 575
Niere 366
– Becken 371
– Beckenentzündung 383
– Clearance 368
– Erkrankung, Ernährung 617
– Ersatztherapie 381
– Gicht 206
– Glomerulus 368
– Hormone 370
– Infektion 383
– Insuffizienz 379
– Sklerosierung 369
– Steine 384
– Transplantation 382
– Tubulussystem 369

– Tumor 383
– Versagen, akutes 378
Nierenzellkarzinom 383
Nifedipin 275
Nisse 159
Nitrat 252
Nitrazepam 473
Nitrendipin 275
Nitroglyzerin 252
Nodus 147
– lymphaticus 228
Non-Hodgkin-Lymphom 243
Non-REM-Schlaf 503
Nootropikum 31
Normalflora 43, 513
Normalität 453
Normalsichtigkeit 172
Normaltemperatur 42
Notfall 633
– Anamnese 52
– Aspiration 646
– Defibrillation 638
– Erfrierung 643
– Ertrinken 644
– Kanülenverletzung 646
– Krampfanfall 645
– Medikamente 639
– Pflegeeinrichtung 635
– Stromverletzung 644
– Verätzung 641
– Verbrennung 642
– Vergiftung 640
NSAR 118, 122
Nucleus, Gehirn 416
Nuklearmedizin 64, 77
Nukleinsäure 11
NYHA, New York Heart Association
– Herzinsuffizienz-Stadien 256

O

Obduktion 51
Oberarm 98
Oberarmknorren 98
Oberarmumfang 597
Oberflächenschmerz 33
Obergrätenmuskel 97
Oberhaut 141
Oberkiefer 89
Oberschenkel 105
– Fraktur 133
Oberschenkelmuskel
– vierköpfiger 104
– zweiköpfiger 105
Obstipation 342
– Ernährung 617
Octenidin 534
Ödem 389
– Extremität 274
– kardiales 256
– Knöchel 256
– Lymphödem des Armes 412
Offenwinkelglaukom 174
Ohnmacht 250
Ohr 182
– Erkrankungen 185
– Geräusche 185

– Schmerzen 185
– Speicheldrüse 319
– Thermometer 56
– Vorhof 184
Ohrenschmalz 182, 186
Ohrtrompete 183
Olecranon 99
Ölflecknägel 162
Oligurie 376
Omarthrose 111
Omega-3-Fettsäure 565
Onkologie 46
Onychorrhexis 151
Oophoritis 409
Operation
– Gastrektomie 341
– Gebärmutter 408
– Hämorrhoiden 352
– Hernie 354
– Hysterektomie 408
– Ileoaszendostomie 346
– Kolon 350
– Magenresektion 341
– Rektum 350
– Wertheim-Meigs 408
– Whipple 365
Opioid 37
Opisthotonus 140, 439
Orangenhaut 143
Orbitopathie, endokrine 202
Orciprenalin 307
Organ
– Durchblutung bei Muskeltätigkeit 88
– Verlust, Mamma 413
Organische Verbindung, im menschlichen Organismus 7
Organismus, Wasser 584
Organo-Nitrate 252
Orgasmusphase 400
Orientierung 463
– Hilfen 475
– Störung 463
Oropharynx 290
Orthopädie 81
Orthopnoe 297
Os 21
– capitatum 100
– coccygis 93
– coxa 102
– cuboideum 108
– ethmoidale 89
– frontale 89
– hamatum 100
– hyoideum 89
– ilium 102
– ischii 102
– lunatum 100
– mandibulare 89
– maxillare 89
– nasale 89
– naviculare 108
– occipitale 89
– palatinum 89
– parietale 89
– pisiforme 100
– pubis 102

– sacrum 93, 102
– scaphoideum 100
– sphenoidale 89
– temporale 89
– trapezium 100
– triquetrum 100
– zygomaticum 89
Osmodiuretikum 381
Osmolalität 388
Osmolarität 388
Osmose 13
Ösophagojejunostomie 341
Ösophagus 319
– Engen 320
– Erkrankungen 332
– Karzinom 335
– Sphinkter 321
– Stent 335
Ossa
– carpi 100
– metatarsalia 109
– tarsi 108
Ossifikation 83
– chondrale 83
– desmale 83
Osteitis 128
Osteoblast 83
Osteochondrom 123
Osteodystrophia deformans 122
Osteom 123
Osteomalazie 122
Osteomyelitis 128
Osteon 83
Osteoporose 122
– Ernährung 615
Osteosarkom 123
Osteosynthese 130
Osteotomie 119
Otalgie 185
Otosklerose 188
Otoskopie 183
Ovar 396
– Karzinom 409
– Releasing-Hormon 195
Oxazepam 473, 474
Oxydation 3
Oxytocin 195

P
Paget, Morbus 122
Palliativmedizin 32
Palmarerythem 358
Palmarflexion 100
Palpation 52
Palpitation 250
PAL-Wert 560
Panaritium 146
Pandemie 528
Pangonarthrose 113
Panik 491
Pankreas 323
– Entzündung 363
– Hormone 198
– Insuffizienz, Alkoholkrankheit 499
– Karzinom 364
– Saft 324

Pankreatektomie 365
Pankreatitis 363
Pantothensäure 572, 575
Panzerherz 266
Papanicolaou, Abstrich 408
Papel 147
Papilla
– vateri 324
– Vateri 324
Papillarschicht 143
Papille, dermale 143
Papillom 48
Papula 147
Paralyse 431
Parasit 522
– Haut 158
Parästhesie 434
Parasympathikus 427
Parasympathomimetikum 178
Parathormon 196
– Störungen 204
Parathymie 468, 489
Parazentese 187
Parenchym, Ikterus 354
Parese 431
Parkinson-Syndrom 441
Parondontose 317
Passivimmunisierung 44
Paste 71
Patella 104
Patellarsehne 104
– Reflex 426
Pathogenität 513
Pathologie 27
Pathophysiologie 27
Paukenhöhle 183
Pauwels-Klassifikation 133
pAVK, Verschlusskrankheit, periphere arterielle 278
Payr-Zeichen 283
PCP, primär chronische Polyarthritis 116
Pedikulose 159
Pedunculi cerebri 418
Penis 395
– atriales natriuretisches 374
– gastrin-inhibitorisches 199
Perforansvene 272
Perforation
– Appendizitis 348
– Magen-Darm-Ulkus 338
Perikard 247
– Tamponade 255
Perikarditis 266
Perilymphe 183
Perimetrium 398
Periode
– Zyklus, weiblicher 399
Periodensystem 3
Periost 82
Peritoneum 315
Peritonitis 315
– spontane bakterielle 359
Perkussion 52
Peroneusgruppe 107
Perseveration 465
Personalhygiene 545

Persönlichkeit
– abnorme 494
– Borderline 495
– im Alter 459
– Störung 494
– Störung, anankastische 496
– Störung, depressive 496
– Störung, dissoziale 496
– Störung, histrionische 495
– Störung, hysterische 495
– Störung, narzisstische 496
– Störung, paranoide 495
– Störung, schizoide 495
– Störung, zwanghafte 496
Pes 108
PET 64
Petechien 147
Pethidin 38
Peyer-Plaques 323
Pfählungsverletzung 138
Pflanze, Infektionsquelle 527
Pflanzenstoff, sekundärer 587
Pflege
– ambulante, Hygiene 552
– Modell, psychobiografisches 481
Pflugscharbein 89
Pfortader 272, 316
– Metastasierung 48
Pförtner 321
Phagozyt 224
Phagozytose 14
Phalangen 100
Phantomschmerz 135
Pharmakodynamik 72, 74
Pharmakokinetik 72
Pharmakologie 65
Pharyngitis 331
Pharynx 290
Phenobarbital 444, 473
Phenprocoumon 233
Phenytoin 444
Phlebothrombose 283
Phlegmasia coerula dolens 284
Phlegmone 40
Phobie 467, 492
– Dekonditionierung 492
– Erwartungsangst 492
– Expositionstraining 492
– soziale 492
Phosphat, anorganisches 374
Phosphatstoffwechsel 197
Phospholipid 8
pH-Wert 6
Phyllochinone 574, 578
Physiologie 27
Physiotherapie, Thromboseprophylaxe 283
Pigmentzellnaevus 163
Pilz 521
– Einteilung 521
– Erkrankungen 156, 522
– Nachweis 522
– Wuchsformen 522
Pinozytose 13
Pinselwarze 155
Piritramid 38

Plantarflexion, Fuß 107
Plantarwarze 155
Plasma, Proteine 219
Plasmozytom 243
Plateauphase 400
Plattenepithel 18
– karzinom 48, 165
Plattenosteosynthese 131
Plattfuß 109
Platysma 92
Platzwunde 137
Plegie 431
Pleura 293
– Erguss 313
– Karzinose 312
– Schwarte 313
Pleuritis 312
Pleuropneumonie 302
Plexus
– brachialis 425
– cervicalis 425
– lumbalis 425
– sacralis 425
– solaris 427
Plusgläser 173
Plussymptome 488
Pneumonie, atypische 302
PNP, Polyneuropathie 447
Polihexanid 534
Pollakisurie 385
Polydipsie 208
Polyglobulie 231
Polymyositis 119
Polyneuritis 447
Polyneuropathie 447
– Alkoholkrankheit 499
– diabetische 213
Polypen, Dickdarm 349
Polypeptid, pankreatisches 199
Polypose, familiäre 349
Polysaccharide 8
Polyurie 208, 376
Polyvinylalkohol 178
Polyzythämie 231
Porzellangallenblase 362
Positronen-Emissions-Tomografie 64
Post-Fallsyndrom 30
Postmenopause 399
Povidonjod 534
Prädelir 474, 499
Präexzitationssyndrom 261
Präkanzerose 46
Präkoma 436
Präparat 65
Prävention 31
– Infektion 541, 554
Prednisolon 178
Presbyakusis 189
Presbyopie 173
Primärharn 369
Primärnaht 138
PRIND, prolongiertes reversibles ischämisches neurologisches Defizit 434
Prion, proteinaceus infectious particle 521

Processus
– coracoideus 96
– xiphoideus 95
Projektionsbahn 416
Prokaryont 525
Prolaktin 195
– Störungen 200
Prolaktinom 200
Prolaps
– Bandscheibe 114
– Uterus 406
Proliferation, Entzündung 40
Proliferationsphase, Wundheilung 139
Promethazin 471
Promontorium 93
Pronation 89
– Fuß 107
Propafenon 262
Prophase 15
Prophylaxe
– Dehydratation 594
– Disposition 553
– Exposition 553
– Harnwegsinfekt 385
Prostata 395
– Adenom 401
– Hyperplasie 401
– Karzinom 402
Protamin 233
Protein 8, 568
– Bedarf 570
– Funktionen 569
– Leberstoffwechsel 330
– Qualität 570
– Richtwert 570
Proteinurie 376
Proteoglykan 20
Prothese
– Arm 136
– Auge 181
– Bein 135
– Brustdrüse 412
– Herzklappe 265
– nach Amputation 135
– Zahn 318
Prothrombin, Zeit 221
Proton 2, 6
Protozoe 522
Protrusion, Bandscheibe 114
Pruritus 149
– vulvae 405
Pseudarthrose 128
Pseudodemenz 484
– Depression 476
Pseudodivertikel 333
Pseudozyste 363
PSR, Patellarsehnenreflex 426
Psyche 451
– im Alter 459
Psychiatrie 451
– Hauptsymptome 463
Psychomotorik 459
– Schizophrenie 489
Psychopathologie 462
– Befunderhebung 463

Psychopharmakon 469
Psychose
– affektive 483
– akute organische 474
– bipolare 483
Psychosomatik 501
Psychotherapie 461
PTA 279, 435
PTCA, perkutane transluminale koronare Angioplastie 253
PTH, Parathormon 196
PTT, partielle Thromboplastinzeit 221
Puffer 6
– Bikarbonat 375
– Kohlensäure-Bikarbonat- 7
– System 375
Pulmo 293
Pulmonalklappe 247
Pulpa, Milz 228
Puls 247
– Messung 55
– Normalwerte 55
– Qualität 55
– Schlagader 269
Pulsionsdivertikel 333
Pulver, Inhalat 72
Pupillenreflex 167, 426
Purin 206
Purkinje-Fasern 248
Pusher-Syndrom 435
Pustel 148
Pyelon 367
Pyelonephritis 383
Pylorus 321
Pyothorax 313
Pyramidenbahn 420
Pyramidenzeichen 432
Pyrazinamid 305
Pyridoxin 572, 576

Q

Quaddel 148
– Sucht 159
Quadrizeps 104
Qualitätssicherung, Hygiene 542
Quartalstrinker 499
Querfortsatz 94
Quergewölbe 109
Querschnittsyndrom 432
Quetiapin 472
Quetschwunde 137
Quick 221
Quincke-Ödem 159

R

Rabenschnabelfortsatz 96
Rachen 290
– Entzündung 331
Rachenring, lymphatischer 229
Radgelenk 85
Radialabduktion 100
Radiojodtherapie 203
Radiologie 61
Radioulnargelenk 99

Register   673

Radius   99
– Fraktur   132
– Köpfchen   99
Ramus
– communicans   425
– dorsalis   425
– meningeus   425
– ventralis   425
Rasselgeräusch   299
Reaktion
– anabole   5
– chemische   5
– katabole   5
Reaktionszyklus, sexueller   400
Realangst   491
Realitätsorientierungstraining, ROT   480
Reanimation   32
– Abbruchkriterien   637
– Atemspende   637, 638
– Ein-Helfer-Methode   636
– kardiopulmonale   636
– Medikamente   640
– Zwei-Helfer-Methode   636
Rechtsherzinsuffizienz   255
Rechtsschenkelblock   261
Rechtsverschiebung   224
Reduktase   402
Reduktion   3
Reduktionsteilung   15
Referenzwert, Nährstoffe   561
Reflex   426
– ASR   426
– Babinski   432, 434
– BSR   426
– eigener   426
– fremder   426
– Inkontinenz   387
– PSR   426
– TSR   426
Refluxösophagitis   334
Refraktärphase
– Nervenzelle   24
– Reaktionszyklus, sexueller   400
Refraktionsanomalie   172
Reifeteilung   15
Reinigung   531
Reisberg-Stadien, Alzheimer   477
Reiz
– Husten   298
– Kolon   348
– Konjunktivitis   172
– Leitung, Nervenzelle   23
Reizbestrahlung   76
Reizleitungssystem   247
Rektum   327
– Karzinom   350
Rektusscheide   96
Rekurrensparese   201
Releasing-Hormon   194
REM-Schlaf   503
Ren   366
Renin-Angiotensin-Aldosteron-Mechanismus   374
Repolarisation   24
Reposition

– Fraktur   130
– Radiusfraktur   133
Reproterol   307
Reservevolumen   295
Residentflora   512
Residualvolumen   295
Resistenz
– Antibiotika   515
– Bestimmung   517
– gegen Erreger   515
Resorption   325
Respirationstrakt   287
Retention
– Fraktur   130
– Niereninsuffizienzstadien   380
Retikulum
– endoplasmatisches   9
– Zellen   20
Retinaculum flexorum   101
Retinol   573, 577
Retinopathia diabetica   176
Retropatellararthrose   113
Rezept   67
Rezeptor
– Chemo   297
– Haut   144
– Hormon   193
Rezeptur   65
Rhagade   148
Rhesus-System   221
Rheuma   116
– Knoten   117
Rheumatologie   81
Rhizarthrose   111
Rhythmusstörung   258
– Defibrillation   638
Riboflavin   572, 574
Ribonukleinsäure   12
– messenger   14
– Transfer   14
Ribose   12
Ribosom   9
Riesenzellarteriitis   120
Rifampicin   305
Rigor   433, 442
Rindenfeld   415
Ringknorpel   290
– Enge   320
Rippe, Bogen   95
Rippenfell   293
– Entzündung   312
Risperidon   472
Risswunde   137
Risus sardonicus   140
Riva-Rocci, Blutdruckmessung   53
Rivaroxaban   233
Röhrenknochen   81
Rohvisus   176
Rollhügel   105
Röntgen   61
– Bambusstab   120
– Bronchialkarzinom   311
– Kontrastmittel   62
– Leeraufnahme   62
– Lungenmetastasen   310

– Pneumonie   303
– Tuberkulose   304
ROT, Realitätsorientierungstraining   480
RR, *siehe* Blutdruck
Rückbildungsphase   400
Rücken
– Mark   418
– Muskeln, oberflächliche   97
– Muskulatur, autochthone   94
Rückfallfieber   42
Ruhetremor   442
Rumpf
– Ataxie   433
– Aufrichter   94
Rundmuskel, großer   97

S
Säbelscheidentibia   123
Saccharid   7
Sacculus   184
Sägezahnmuskel, vorderer   97
Salbe   71
Salbengesicht   442
Salbutamol   307
Salmonelle   624
Salpingitis   409
Saluretikum   380
Salz   3, 6
Salzsäure, Magensaft   321
Samen
– Leiter   394
– Strang   394
Sammelrohr   371
Sarkom   48
Sarkomer   86
Sarkoplasma   86
Sattelgelenk   85, 100
Sauerstoff
– Bedarf bei Bakterien   515
– BGA   297
Saugwurm   523
Säure   6
– Verätzung   641
Säure-Basen-Haushalt   374
Scapula   96
Schädel   89
– Basis   90
– Grube   90
Schalenmodell   2
Schallempfindungsschwerhörigkeit   188
Schallleitungsschwerhörigkeit   186
Schallwellen   183
Schambein   102
– Fuge   102
– Winkel   103
Schamhügel   399
Schanker, harter   404
Scharniergelenk   85
Schaufensterkrankheit   279
Scheide   399
– Entzündung   405
– Karzinom   406
– Katarrh   405
Scheintod   32
Scheitelbein   89

Schenkel
– Hals 105
– Hernie 353
– Nerv 425
Schenkelblock 261
Schienbein 106
Schilddrüse 196
– Erkrankungen 201
– Releasing-Hormon 195
– Tumor 203
– Unterfunktion 202
Schildknorpel 290
Schimmelpilz 522
Schizophrenia simplex 490
Schizophrenie 488
– Defektpsychose 491
– Denkstörung 488
– Ernährung 490
– Formen 489
– hebephrene 490
– katatone 490
– Kommunikation 490
– Minussymptome 488
– paranoid-halluzinatorische 490
– Plussymptome 488
Schlaf 503
– Bedürfnis 503
– Entzug 485
– Hygiene 505
– Störung 503
– Zyklus 503
Schläfe, Muskel 92
Schläfenbein 89
Schlafmittel 473
– Abhängigkeit 500
Schläfrigkeit 436
Schlafstörung
– Demenz 482
– Psychosomatik 501
Schlaganfall 434
Schlagvolumen 250
Schleimbeutel 84
Schließmuskel
– After 327
– Harnröhre 371
– Papilla Vateri 324
– Speiseröhre 321
Schluckbeschwerden 332
Schluckstörung 601
Schluckvorgang 320
Schlussdesinfektion 538
Schlüsselbein 96
Schmerz 33
– akuter 33
– Auge 169
– Bein 272
– chronischer 34
– dumpfer 385
– Empfindung 33
– Faktoren, verstärkende 33
– Formen 33
– in der Orthopädie 109
– Kopf 429
– neurogener 34
– Ohr 185
– Phantom 135

– Protokoll 35
– psychogener 34, 503
– Skala 35
– somatischer 34
– somatoformer 502
– Trauma 124
– Tumor 50
– viszeraler 34
Schmerzmittel, Abhängigkeit 500
Schmerzsyndrom, komplexes regionales 129
Schmerztagebuch 35
Schnappatmung 300, 635
Schnarchen 299
Schnecke
– häutige 183
– knöcherne 183
Schneidermuskel 104
Schnittwunde 137
Schock 286
– anaphylaktischer 238, 286
– hyperglykämischer 212
– hypoglykämischer 212
– hypovolämischer 286
– kardiogener 286
– septischer 286
– spinaler 432
Schonhinken 110
Schraubenosteosynthese 131
Schrittmacher 248
Schrumpfleber 357
Schrunde 148
Schuldwahn 466
Schulter 97
– Gürtel 96
– Muskeln 97
Schulterblatt 96
Schuppe 148
Schürfwunde 137
Schusswunde 138
Schutzausrüstung, persönliche 546
Schutzimpfung 43, 545
Schutzreflex 426
Schwanenhalsdeformität 117
Schwankungsbreite, emotionale 468
Schweißdrüse 145
Schwellung
– Extremität 273
– Trauma 125
Schwerhörigkeit 186
– Alter 189
– Wahn 466
Schwerkraft, Wahrnehmung 185
Schwertfortsatz 95
Schwindel 186
– Anfall 186
Schwindsucht 303
Schwingungsfähigkeit, emotionale 468
Sebostase 145
Sediment, Urin 372
Segelklappe 247
Segment, Bronchien 292
Sehbehinderte, Umgang mit 177
Sehfunktion 168
Sehleistung 176
Sehne 84

Sehnerv 423
Sehschärfe 176
Sehschwäche 176
Sehstörung 169
Seitenband 106
Seitenhorn 418
Seitenstrangbahn 419
Sektion 51
Sekundärurin 370
Selbsttötung 505
Sella turcica 90
Senkung, Gebärmutter 406
Sensibilisierung 237
Sensibilität
– Haut 144
– Schmerz 33
Sensibilitätsprüfung 517
Sensibilitätsstörung 433
– Trauma 125
Sepsis 528
– Schock 286
Septum
– cardiale 246
– nasi 289
Serothorax 313
Serotonin-Wiederaufnahme-Hemmer 469
Serum, Eiweißelektrophorese 243
Sesambein 81
Seuchenlehre 525
Sexualhormon, weibliches 399
Sheehan-Syndrom 199
SHF, Schenkelhalsfraktur 133
Schädel-Hirn-Trauma 436
Shunt, Brescia-Cimino 382
Sialadenitis 332
Sialolithiasis 332
Sicca-Syndrom 168
Siebbein 89
– Zellen 289
Siebklappe 180
Sinnesepithel 17
Sinnestäuschung 467
Sinus
– coronarius 245
– frontalis 289
– maxillaris 289
– Milz 229
– sphenoidales 289
Sinusknoten 248
– Tachykardie 259
Sinusoide, Leber 329
Sinusthrombose 420
Sitzbein 102
Skabies 158
Skelett 81
– Muskulatur 85
Sklera 166
Sklerodermie 119
Sklerose, multiple 440
Skoliose 115
Skotom 168
Soforttyp, allergische Reaktion 237
Sohlenwarze 155
Solution 70
Somnolenz 436
Sonde, Nahrung 619

Sonografie 61
Soorstomatitis 330
Sopor 436
Sorgentrinker 499
Sozialanamnese 52
Soziopathie 496
Soziotherapie 461
– Erkrankungen, psychische 461
Spacer 307
Spastik 431
Spätdumpingsyndrom 339
Spätdyskinesie 471
Spättyp, allergische Reaktion 237
Speiche 99
Speichel 319
– Drüse 319
– Drüsenentzündung 332
– Stein 332
Speichennerv 425
Speicherfett 20
Speise
– Auswahl, bedürfnisorientierte 592
Speiseröhre 319
– Erkrankungen 332
Sperma 396
Spermatogenese 17
Spermiogenese 393
Spermium, Bildung 17
S-Phase, Zellzyklus 14
Sphinkter
– Harnröhre 371
– Magen 321
– Oddii 324
– Speiseröhre 321
Spickdrahtosteosynthese 131
Spider naevi 358
Spiegeltrinker 499
Spina
– iliaca anterior superior 103
– scapulae 96
Spinalkanal 93
Spinalnerv 424
Spinnwebhaut 422
Spitzfuß 113
Spondylitis, ankylosierende (ankylopoetica) 120
Spondylolisthesis 116
Spondylolyse 116
Spongiosa 82
Spontanfraktur 125
Sporen, Bakterien 515
Sprachzentrum 416
Sprechstörung 430
Spreizfuß 109
Sprosspilz 157, 521
Sprungbein 108
Sprunggelenk 108
– Fraktur 134
Spurenelement 579
Sputum 298
SPV, selektive proximale Vagotomie 339
Stäbchen, Auge 167
Stäbchen, Bakterienform 515
Stachelwarze 155
Stachelzellkarzinom 165

Stamm
– Bronchien 292
– Ganglien 420
Stammvarize 282
Standardhygiene 553
Standataxie 433
Staphylococcus aureus 624
Star
– grauer 174
– grüner 173
Status epilepticus 443
STD, sexually transmitted diseases 403
Steatorrhö 346
Steckschuss 138
Steigbügel 183
Stein
– Gallenwege 360
– Niere 384
– Speicheldrüse 332
Steißbein 93
Stellknorpel 290
Stent, Ösophagus 335
Sterbehilfe 31
Sterben 31
Stereotypie 469
Sterilisation 538
– chemische 538, 539
– Dampf 538
– Lagerung von Sterilgut 539
– physikalische 538
– Verpackung 539
Sternoclavikulargelenk 96
Sternum 95
STH, somatotropes Hormon 196
Stichwunde 137
Stimmband 291
Stimmbildung 291
Stimme
– dialogisierende 489
– imperative 489
– kommentierende 489
Stimmenhören 467
Stimmritze 291
Stirn, Muskel 91
Stirnbein 89
Stirnhöhle 289
Stoffwechsel 25
– Erkrankungen 192
Stomatitis 330
Störung
– affektive 482
– Ich-Erleben 467
– psychomotorische 468, 469
– psychosomatische 501
Strahlenschutzverordnung 62
Strahlentherapie 76
Stratum
– papillare 143
– reticulare 143
Streifschuss 138
Streptomycin 305
Stress
– Inkontinenz 386
– Reaktion 198
Stridor 299

Strom
– Marke 644
– Verletzung 644
Stroma 19
Strömungswiderstand 269
Strontiumranelat 122
Struma 200
Stufenbettlagerung 114
Stuhl 328
– Diagnostik 58
– Entleerung 328
– Inkontinenz 343, 481
– Teer 336
– Verstopfung 342
Stumpf 135
Stupor 469
– depressiver 484
Stützgewebe 19, 20
Subarachnoidalblutung 437
Subkutis 143
Submukosa 316
Substantia nigra 418
Substanz
– graue 416
– harnpflichtige 366
– oberflächenaktive 534
– weiße 416
Substanzabhängigkeit 496
Sucht 496
– Alkohol 498
– Arzneimittel 500
– Entwicklung 497
– Voraussetzungen 496
Sudeck-Dystrophie 129
Suizid 505
– Alkoholiker 500
– Depression 486
– Gefahr 506
– in Einrichtungen 507
Suizidalität 506
Sulcus 415
– calcarinus 415
– centralis 415
– lateralis 415
– parieto-occipitalis 415
Sulfonylharnstoffe 211
Superweichlagerung 153
Supination 89
– Fuß 107
Suppositorium 72
Suspension, Arzneimittelform 70
Sutura 89
Sympathikomimetikum 276
Sympathikus 427
Sympatholytikum 178
Symphyse 102
Synapse 24
– erregende 25
– hemmende 25
Synarthrose 84
Synchondrose 84
Syndesmose 84
Syndrom
– abführende Schlinge 340
– apallisches 436
– Conn 205

– Cushing 204
– Dumping 339
– hämolytisch-urämisches 234
– hepatorenales 359
– Karotissinus 259
– Kauda 432
– Konus 432
– koronares 251
– Korsakow 499
– malignes neuroleptisches 472
– metabolisches 214
– nephrotisches 377
– paraneoplastisches 49
– Parkinson 441
– Parkinson, pharmakogenes 471
– postthrombotisches 283
– präsuizidales 506
– Pusher 435
– Raynaud 270
– Sheehan 199
– Sick-Sinus 260
– Wolff-Parkinson-White 261
– zuführende Schlinge 339
Synkope 250
Synovektomie 119
Synovia 84
Synovialmembran 84
Syphilis 404
System
– endogenes 222
– endokrines 192
– exogenes 222
– extrapyramidales 420
– extrinsic 222
– Gerinnung 222
– Harn 366
– intrinsic 222
– limbisches 417
– lymphatisches 227
– Puffer 375
– Renin-Angiotensin-Aldosteron 374
– Rhesus 221
Systole 249

T
Tablette 70
Tachyarrhythmie 258
Tachykardie 55, 258, 259
Taenia, saginata 523
Talgdrüse 145
Talus 108
Tarsus 108
Tbc, Tuberkulose 303
TEA, Thrombendarteriektomie 435
Tee 70
Teerstuhl 336
Telencephalon 414
Telophase 15
Temperatur
– Erhöhung 42
– erniedrigte 42, 643
– Messung 56
– Normalwerte 42, 56
– subfebrile 42
Tendo 84
Tenesmen, stuhl 347

Terbutalin 307
Test
– Bedside 221
– Major 221
Tetanie, Hyperventilation 300
Tetanus 140
– Impfindikation 44
Thalamus 416
Theophyllin 308
Thermometer
– Arten 56
– klassisches 56
Thiamin 572, 574
Thiaziddiuretikum 204
Thorax 94
– Fass 308
Thorax, Röntgen
– Bronchialkarzinom 311
– Metastasen 310
– Pleuraerguss 313
– Pneumonie 303
– Tuberkulose 304
Thrombopathie 234
Thrombopenie 234
Thrombophlebitis 282
Thromboplastinzeit 221
Thrombose
– Prophylaxe 283
– Sinus 420
Thrombozyt 221
– Störungen 234
Thrombozytenaggregationshemmer 232
Thrombus 283
– Blutstillung 221
Thymin 12
Thymus 229
– Lymphozytenprägung 225
Thyreoiditis 203
Thyroxin 196
– Störungen 201
TIA, transitorische ischämische Attacke 434
Tibia 106
– Plateau 106
Tibialis-anterior-Syndrom 127
Tiefenschmerz 33
Tiefensensibilität 88
Tiefschlaf 503
Tier
– Hygiene 553
– Infektionsquelle 527
Tierphobie 492
Tilidin-Naloxon 38
Tinktur 70
Tinnitus 185
Tiotropiumbromid 307
T-Lymphozyten 225
Tocopherole 573, 578
Tod
– Abbruchkriterien bei Reanimation 637
– nahender 32
– Zeichen 32
– Zeitpunkt 32
Tollwut, Impfindikation 44

Tomografie 63
Tonsilla 229
– palatinae 290
– pharyngea 290
Tonsillitis 331
Tonus, Muskel 88
Tophus 206
Topiramat 444
Totalkapazität 295
Totalprolaps 407
Totenflecken 32
Totimpfstoff 43
Totraum, Atmung 295
Toxin 515
Toxoidimpfstoff 43
Trachea 292
Tracheitis 301
Tracheobronchitis 301
Tramadol 38
Träne
– Apparat 168
– Nasengang 289
Tränenbein 89
Transfer-Ribonukleinsäure 14
Trans-Fettsäure 565
Transfusionsreaktion 221
Transientflora 513
Transkription 14
Translation 14
Transplantation, MHC-Muster 225
Transport
– aktiver 13
– passiver 13
Traubenzucker 8
Trauma
– Schädel-Hirn 436
– Fraktur 125
Traumatologie 81
Tremor 430, 433
– Ruhe 442
Trendelenburg-Zeichen 110
Treponema pallidum 403
Trias
– Charcot 362
– Glisson 329
Triazolam 474
Triflupromazin 471
Trigeminus 423
– Neuralgie 429
Triglycerid 8, 564, 566
Trijodthyronin 196
Trikuspidalklappe 246
Trinkhilfe 605
Trinkmuster, Jellinek-Einteilung 499
Trinkplan 595
Trinkprotokoll 599
Tripper 403
Trismus 140
Trochanter major 105
Trommelfell 182
Trommelschlegelfinger 151
Trugwahrnehmung 467
Truncus
– brachiocephalicus 267
– coeliacus 269, 316

TSH, Thyreoidea stimulierendes Hormon 195
TSR, Trizepssehnenreflex 426
Tube 398
Tuberkulin-Test 304
Tuberkulose 303
Tuberositas 84
Tumor 46
– Abwehr, körpereigene 226
– Einteilung 47
– Haut 163
– intrakranieller 445
– Knochen 123
– Knorpel 123
– Lunge 310
– Prophylaxe 50
– Schilddrüse 203
– Schmerz 50
– Transformation durch Viren 519
– Ursachen 46
Tunnelproteine 12
Tüpfelnägel 162
Türkensattel 90
Tussis 298
Tympanoplastik 187
Tyrosinkinase 236
T-Zellen 227

U
Übelkeit 336
Überempfindlichkeit, Allergie 237
Übergangsepithel 18
Übergewicht 215
Überlaufinkontinenz 387
Übersichtigkeit 172
Überwässerung 389
Überwindungsphase 529
Überzuckerung 208
Uhrglasnägel 151
Uhrglasverband 180
Ulkus 147
– cruris 285
– duodeni 337
– Komplikation, Magen-Darm 338
– Krankheit 337
– Magen 337
Ulkustherapeutikum 340
Ulna 99
Ulnarabduktion 100
Ulnardeviation 117
Ultraschall 61
Umweltschutz 556
Ungezieferwahn 466
Unterarm 99
Unterbringungsgesetz 462
Unterhaut 143
Unterkiefer 89
– Speicheldrüse 319
Unterkühlung 643
– Erste Hilfe 644
Unterschenkel 106
Untersuchung
– körperliche 52
– Labor 56
Untertemperatur 42
Unterwässerung 388

Unterzuckerung 208
Unterzungendrüse 319
Uracil 12
Ureter 371
Urethra 371
Urge-Inkontinenz 386
Urikopathie 206
Urin 372
– bierbrauner 355
– Diagnostik 57, 372
– Kultur 385
– Sediment 372
– Zusammensetzung 372
Urinkontinenz 371
Urolithiasis 384
Urothel 18
Urtica 148
Urtikaria 159
Uterus 398
– Karzinom 408
– Myom 407
– myomatosus 407
– Myosarkom 408
– Senkung 406
Utriculus 184

V
Vagina 399
– Entzündung 405
– Karzinom 406
Vaginitis 405
Vagotomie 339
Validation® 480
Valiumvergiftung 641
Valproinsäure 444
Varikosis 281
Varizen, retikuläre 282
Vas
– afferens, Lymphknoten 228
– efferens, Lymphknoten 228
– privata 293
– publica 293
Vaskulitiden 120
Vasodilatation 269
Vasodilatator 275
Vasokonstriktion 269
Vater-Papille 324
Vaughan Williams, Antiarrhythmika-Klassifikation 261
Vena
– axillaris 272
– cava 246, 272
– femoralis 272
– hepatica 272, 329
– iliaca 272
– jugularis 272
– lienalis 228
– poplitea 272
– portae 272, 316
– radialis 272
– saphena magna 273
– subclavia 272
– ulnaris 272
Vene
– Aufbau 271
– Ausstreichen 283

– Durchtrittsstellen 81
– Gehirn 421
– Klappe 281
– Kompression 283
– Lungenkreislauf 272
– Metastasierung 48
– Niere 367
– Thrombose, tiefe 283
– Winkel 228
Venole 271
Ventrikel 246
– Herz 246
– seitliche 423
Verapamil 262, 275
Verarmungswahn 466
Verätzung 641
Verband, Auge 180
Verbindung
– anorganische 5
– organische 7
Verbrauchskoagulopathie 234
Verbrennung 642
Verbrühung 642
Verbundosteosynthese 132
Verdauung 314
– Magenverweilzeit 322
Verdauungssaft
– Galle 325
– Magen 321
– Pankreas 324
– Speichel 319
Verdauungstrakt 315
– Erkrankungen 330
– Hormone 198
Vererbung 15
Verfallsdatum, Medikamente 68
Verfolgungswahn 466
Vergiftung 640
– Alkohol 640
– Antidepressivum 641
– Benzodiazepin 641
Vergiftungszentrale 640
Verhalten, Perspektiven 455
Verhaltenstherapie 461
Verknöcherung 83
Verkohlung 642
Verkürzungshinken 110
Verruca 155
Verschlucken, Erste Hilfe 646
Verschluss
– embolischer 280
– Extremitätenarterie 280
– Ikterus 354
– Thrombotischer 280
Verschlusskrankheit, periphere arterielle 278
Verstopfung, Stuhl 342
Vertigo 186
Verwirrtheit 474
– chronische 475
Vesica, fellea 325
Vesicula 147
Vestibularapparat 183
Vestibulum
– Gleichgewichtssinn 184
– vaginae 399

Vielfachzucker 8
Vierhügelplatte 418
Vigilanzstörung 463
Vinylbital 473
Virostatikum 46
Virulenz 514
Virus 519
– Erkrankungen, Therapie 521
– Grippe 301
– Hauterkrankungen 155
– Hepatitis 355
– Kapsid 519
– Nachweis 520
– Wirtszelle 519
Viscerocranium 89
Viskosität, Blut 269
Visus 176
Vitalfunktion, Prüfung im Notfall 634
Vitalzeichen 53
Vitamin 31, 571
– B_{12}-Mangelanämie 231
– fettlösliches 577
– Funktionen 571
– kritisches 571
– Mangel 571
– Resorption 326
– Status 571
– wasserlösliches 574
Vitiligo 147
Volkmann-Kanal 83
Vollkost 588
– leichte 592
Volumen
– Atmung 295
– Defizit 388
– Mangelschock 286
– Überlastung 389
Vomer 89
Vomitus 336
Vorderhorn 418
Vorhof
– Flattern 259
– Flimmern 259
– Gleichgewichtssinn 183
– Herz 246
– Septum 246
Vulnerabilität 488
Vulnerabilitätskonzept 460
Vulva 396, 399
– Entzündung 405
– Juckreiz 405
– Karzinom 406
Vulvitis 405

W

Wachheit, Minderung 463
Wachstum, Lebensmerkmal 26
Wachstumsfuge 84
Wachstumshormon 196
– Störungen 200
Wachtherapie 485
Wadenbein 106
Wadenmuskel, dreiköpfiger 108
Wadenumfang 598

Wahn 465
– Demenz 466
– Depression 484
– hypochondrischer 466
– im Alter 466
– Schizophrenie 489
– Themen 466
Wahrnehmungsstörung 467
– Schizophrenie 489
– Sensibilität 433
Wanderwellen 183
Warenzeichen 66
Warfarin 233
Wärmehaushalt 40
Warze 155
Wäscheaufbereitung 551
Wasser 5, 550, 584
– Abgabe 373
– Bedarf 584
– Bilanz 584
– Funktionen 373, 584
– Haushalt 372
– Organismus 584
– Zufuhr 373
Weber-Klassifikation, Außenknöchelfrakturen 134
Wechselfieber 42
Weichlagerung 153
Weißfleckenkrankheit 147
Weitsichtigkeit 172
Werkzeugstörung 430
Wernicke-Aphasie 430
Wernicke-Enzephalopathie 499
Wernicke-Zentrum 416
Wertheim-Meigs-Operation 408
Whipple-Operation 365
WHO, World Health Organization
– Altern 28
– Gesundheit 27
– Hypertoniestadien 274
Widerstand, wächserner 433
Wiederbelebung 636
Willensbeeinflussung 489
Windkesselfunktion 267
Windpocken, Impfindikation 156
Winterdepression 486
Wirbel 92, 93
– Fraktur 134
– Gleiten 116
– Kanal 93
– Osteoporose 121
– Schlagader 268
Wirbelsäule 92
– Bambusstab 120
– Degeneration 115
– Morbus Bechterew 120
Wirkstoff 65
Wirkung, unerwünschte 75
Wirt, Parasiten 522
Wirtszelle, Virusinfekte 519
Wolff-Parkinson-White-Syndrom 261
Wunde 136
– Behandlung, offene 138
– Behandlung, operative 138
– Dehiszenz 140
– Desinfektion 536

– Hämatom 140
– Heilung 139
– Infektion 138, 139
– septische 138
Wundinfektion, nosokomiale 555
Wundstarrkrampf 140
Würfelbein 108
Würgereflex 426
Wurm, Finne 523
Wurmfortsatz 327
– Entzündung 347

X

X0-Konfiguration 16
X-Chromosom 11
Xerostomie 601

Y

Y-Chromosom 11
Yersinie 624

Z

Zahn 317
– Halteapparat 318
– Prothese 318
Zahnradphänomen 433
Zäpfchen, Arzneimittelform 70
Zapfen, Auge 167
Zecken, ZNS-Infektion 439
Zehe 107
Zelle 9
– Haut 141
– Horn 142
– Nerven 22
– Teilung 15
– Zyklus 14
Zellkern 10
Zentralarterienverschluss 170
Zentralisation 286
Zentralkanal 423
Zentralvene 329
– Verschluss 170
Zentriol 9
Zerstreuungsglas 172
Zervix, Karzinom 408
Ziliarkörper 167
Ziliarmuskel 167
Zink 579, 583
Zirrhose, Leber 357
Zittern 430
ZNS 414
– Infektion 438
Zolpidemtartrat 473
Zotepin 472
Zucker 7
– Krankheit 207
– Stoffwechselstörung 208
Zuggurtung 131
Zunge 318
– Krebs 331
Zungenbein 89, 92
– Muskeln 92
Zwang 466
– Gedanken 493
– Handlung 493
– Rituale 493

– Störung 493
Zwangsmaßnahme 461
– Grundlagen, rechtliche 462
Zweifachzucker 8, 562
Zwei-Helfer-Methode 636
Zwerchfell 95, 294
– Bruch 333
– Enge 320
Zwischenhirn 415, 416

Zwischenknochenmuskeln 101
Zwischenrippenmuskeln 95
Zwischenwirbelloch 94
Zwischenwirbelscheibe 94
Zwölffingerdarm 322
– Erkrankungen 336
Zyanose 251
Zyklothymie 483
Zyste 148

Zystizerkose 524
Zytokine 226
Zytostatikum 49